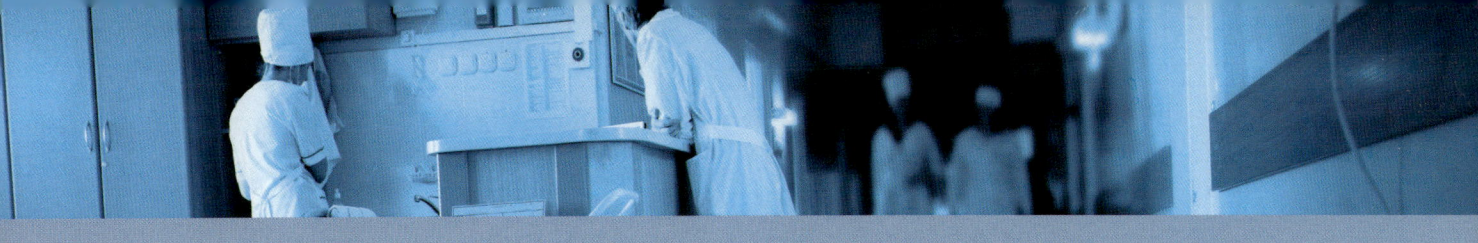

Fundamentos de Enfermagem Básica

Tradução da 3ª edição norte-americana

Dados Internacionais de Catalogação na Publicação (CIP)
(Câmara Brasileira do Livro, SP, Brasil)

White, Lois
　　Fundamentos de enfermagem básica / Lois White, Gena Duncan, Wendy Baumle ; tradução EZ2Translate ; revisão técnica Fernando Henrique Brandão Molento, Fernando Augusto Dias e Sanches, Lucilia Maria Nunes Falcão. -- São Paulo : Cengage Learning, 2012.

　　Título original: Foundations of basic nursing, third edition.
　　3. ed. norte-americana.
　　ISBN 978-85-221-0986-9

　　1. Enfermagem 2. Enfermagem - Prática 3. Enfermagem - Teoria I. Duncan, Gena. II. Baumle, Wendy. III. Título.

11-05998　　　　　　　　　　　　　　　　CDD-610.73

Índice para catálogo sistemático:

1. Enfermagem : Teoria e prática　　610.73

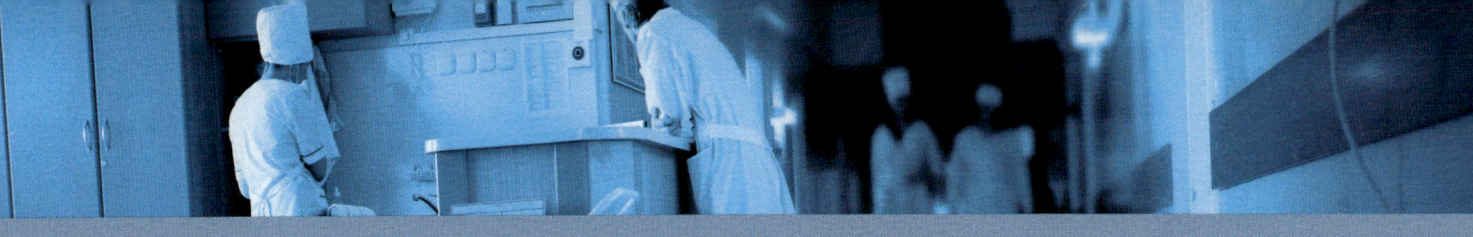

Fundamentos de Enfermagem Básica

Tradução da 3ª edição norte-americana

Lois White

Gena Duncan

Wendy Baumle

Tradução

Ez2translate

Revisão técnica

Fernando Henrique Brandão Molento

Mestre em Enfermagem pela Faculdade de Enfermagem da Universidade do Estado do Rio de Janeiro (UERJ), Especialista em Enfermagem em Clínica Médica pelo Programa de Residência em Enfermagem do Hospital Universitário Pedro Ernesto (UERJ), Professor Assistente da Faculdade de Enfermagem da Universidade Federal do Pará (UFPA) – Enfermagem em Doenças Transmissíveis, Coordenador do Semi-Internato em Enfermagem II da Faculdade de Enfermagem (UFPA).

Fernando Augusto Dias e Sanches

Mestre em Enfermagem pela Faculdade de Enfermagem da Universidade do Estado do Rio de Janeiro (UERJ), Chefe de Enfermagem de Seção de Clínica Médica – Hospital Universitário Pedro Ernesto (UERJ), Enfermeiro do Complexo Hospitalar Instituto de Doenças do Tórax/Hospital Universitário Clementino Fraga Filho da Universidade Federal do Rio de Janeiro (UFRJ) e Diretor Científico da AcademicNurse: Treinamento, Gestão e Consultoria.

Lucilia Maria Nunes Falcão

Mestre em Epidemiologia pela London School of Hygiene and Tropical Medicine, Universidade de Londres, UK; Enfermeira formada pela Universidade Estadual do Ceará (UECE), Doutoranda em Ciências da Saúde pela Universidade de Aveiro, Portugal; Coordenadora do Curso de Graduação em Enfermagem da Faculdade Integrada da Grande Fortaleza, Ceará (FGF).

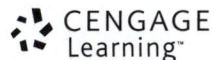

Austrália • Brasil • Japão • Coreia • Cingapura • Espanha • Reino Unido • Estados Unidos

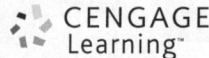

Fundamentos de Enfermagem Básica
Tradução da 3ª edição norte-americana
Lois White, Gena Duncan e Wendy Baumle

Gerente editorial: Patricia La Rosa

Supervisora editorial: Noelma Brocanelli

Supervisora de produção editorial e gráfica: Fabiana Alencar Albuquerque

Editoras de desenvolvimento: Sheila Fabre e Viviane Akemi Uemura

Título original: Foundations of Basic Nursing, Third Edition

(ISBN 10: 1-4283-1774-0; ISBN 13: 978-1-4283-1774-1)

Tradução: Ez2translate

Revisão técnica: Fernando Henrique Brandão Molento, Fernando Augusto Dias e Sanches e Lucilia Maria Nunes Falcão

Copidesque: Andréa Pisan Soares Aguiar, Alessandra Miranda de Sá

Revisão: Áurea R. de Faria, Maria Alice da Costa, Norma Gusukuma, Cristiane M. Morinaga, Erika Sá e Maya Indra Oliveira

Diagramação: Triall Composição Editorial Ltda.

Capa: MSDE/Manu Santos Design

Pesquisa iconográfica: Josiane Camacho Laurentino e Vivian Rosa

Impresso no Brasil
Printed in Brazil
1 2 3   13 12 11

© 2001, 2005, 2011 Delmar Cengage Learning

© 2012 Cengage Learning Edições Ltda.

Todos os direitos reservados. Nenhuma parte deste livro poderá ser reproduzida, sejam quais forem os meios empregados, sem a permissão por escrito da Editora. Aos infratores aplicam-se as sanções previstas nos artigos 102, 104, 106, 107 da Lei no 9.610, de 19 de fevereiro de 1998.

Esta editora empenhou-se em contatar os responsáveis pelos direitos autorais de todas as imagens e de outros materiais utilizados neste livro. Se porventura for constatada a omissão involuntária na identificação de algum deles, dispomo-nos a efetuar, futuramente, os possíveis acertos.

Para informações sobre nossos produtos, entre em
contato pelo telefone **0800 11 19 39**

Para permissão de uso de material desta obra, envie seu pedido para
direitosautorais@cengage.com

© 2012 Cengage Learning. Todos os direitos reservados.

ISBN 13: 978-85-221-0986-9
ISBN 10: 85-221-0986-9

Cengage Learning
Condomínio E-Business Park
Rua Werner Siemens, 111 – Prédio 20 – Espaço 04
Lapa de Baixo – CEP 05069-900 – São Paulo –SP
Tel.: (11) 3665-9900 – Fax: 3665-9901
SAC: 0800 11 19 39

Para suas soluções de curso e aprendizado, visite
www.cengage.com.br

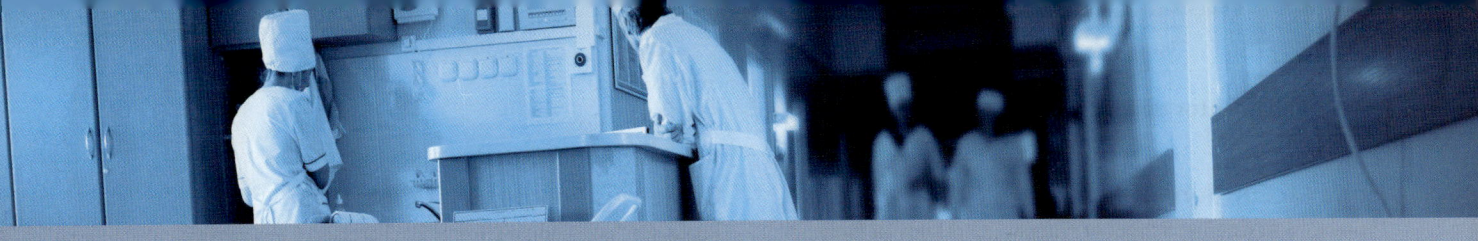

COLABORADORES

Joy E. Ache-Reed, RN, MS
Professor Assistente de Enfermagem, Indiana Wesleyan University Marion, Indiana
   Capítulo 10, *Considerações Culturais*

Susan L. Bredemeyer, RN, MS
Ex-Professora Assistente, University of Saint Francis, Fort Wayne, Indiana
   Capítulo 25, *Avaliação*

Ali Brown, RN, MSN
Professor Assistente, College of Nursing, University of Tennessee, Knoxville, Tennessee
   Capítulo 8, *Processo de Enfermagem/Documentação/Informática*

Donna J. Burleson, RN, MS
Presidente do Departamento de Enfermagem, Cisco Junior College, Abilene, Texas
   Capítulo 1, *Habilidades de um Estudante de Enfermagem para o Sucesso*

Anne H. Cary, RN, PhD, MPH, A-CCC
Professora e Coordenadora, PhD em Programa de Enfermagem, College of Nursing e Health Sciences
George Mason University, Fairfax, Virginia
   Capítulo 2, *História da Enfermagem, Ensino e Entidades Profissionais*

Judy Conlon
   Capítulo 19, *Segurança/Higiene*

Jan Corder, RN, DNS
School of Nursing, Northeast Louisiana University, Monroe, Louisiana
   Capítulo 8, *Processo de Enfermagem/Documentação/Informática*

Julie Coy, RNC, MS
Serviços de Consultoria da Dor, Hospital Infantil, Denver, Colorado
   Capítulo 18, *Repouso e Sono* e Capítulo 26, *Controle da Dor*

Cheryl Erickson, RN, BSN, MA, FNP-BC
Professor Associado, University of Saint Francis, Fort Wayne, Indiana
   Capítulo 25, *Avaliação*

Mary Ellen Zator Estes, RN, MSN, FNP, APRN-BC, NP-C
Enfermeira de Família em Medicina Interna, Fairfax, Virginia e Professora Adjunta da School of Health Professions, Marymount University, Arlington, VA
   Capítulo 25, *Avaliação*

Mary Frost, RN, BSN
Covington, Louisiana
   Capítulo 16, *Terapias Complementares/Alternativas*

Susan Halley, RN, MS, FNP
Enfermeira Geriátrica Praticante, Fort Wayne, Indiana

Lucille Joel, RN, EdD, FAAN
Professora, College of Nursing, Rutgers, The State University of New Jersey, Newark, New Jersey
   Capítulo 4, *O Sistema de Atenção à Saúde*

Denise M. Jordan, RN, BSN, MA
Presidente do Programa de Enfermagem, IT Technical Institute, Fort Wayne, Indiana

Mary E. A. Laskin, RN, CS, MN
Especialista em Enfermagem Clínica, Serviços Cirúrgicos/Ortopédicos, Kaiser Permanente, San Diego, Califórnia
   Capítulo 26, *Controle da Dor*

Judy Martin, RN, MS, JD
Enfermeira Encarregada, Departamento de Saúde e Hospitais, Seção de Padrões de Saúde, Baton Rouge, Louisiana

Kim Martz
Instrutor do Departamento de Enfermagem, Boise State University, Departamento de Enfermagem, Boise, Idaho
   Capítulo 15, *Espiritualidade*

Linda McCuistion, RN, PhD
Professora Assistente, School of Nursing, Our Lady of Holy Cross College, New Orleans, Louisiana
  Capítulo 8, *Processo de Enfermagem/Documentação/Informática*

Betty Miller
Coordenadora de Desenvolvimento Corporativo, Meadowcrest Hospital, Gretna, Louisiana
  Capítulo 12, *Cuidados no Fim da Vida*

Barbara S. Moffett, RN, PhD
Professora Associada de Enfermagem, School of Nursing, Southeastern Louisiana University, Hammond, Louisiana
  Capítulo 8, *Processo de Enfermagem/Documentação/Informática*

Mary Anne Mordcin-McCarthy, RN, PhD
Professora Associada e Diretora do Programa de Estudantes, School of Nursing, University of Tennessee-Knoxville, Knoxville, Tennessee
  Capítulo 8, *Processo de Enfermagem/Documentação/Informática*

Barbara Morvant, RN, MN
Comissão Estadual de Enfermagem de Louisiana, Metairie, Louisiana
  Capítulo 3, *História da Enfermagem, Ensino e Entidades Profissionais*

Joan Fritsch Needham, RNC, MS
Diretora de Educação, DeKalb County Nursing Home, DeKalb, Illinois
  Capítulo 5, *Esferas de Atenção* e Capítulo 12, *Cuidados no Fim da Vida*

Rebecca Osterhaut
  Capítulo 2, *Atendimento Holístico*

Brenda Owens, RN, PhD
Professora Associada da School of Nursing, Centro Médico, Louisiana State University, New Orleans, Louisiana
  Capítulo 24, *Administração de Medicação e Terapia IV*

Demetrius Porche, RN, CCRN, DNS
Professor Associado e Diretor Bacharel em Ciências no Programa de Enfermagem, Nicholsa State University e Professor Assistente Adjunto, Tulane University, School of Public Heath and Tropical Medicine, New Orleans, Louisiana
  Capítulo 19, *Segurança/Higiene*, Capítulo 20, *Controle de Infecções/Assepsia* e Capítulo 21, *Precauções-Padrão e de Isolamento*

Suzanne Riche, RN
Charity School of Nursing, Delgado Community College, New Orleans, Louisiana
  Capítulo 8, *Processo de Enfermagem/Documentação/Informática*

Maureen Straight, RN, BSN, MSEd
Regents College Albany, Nova York
  Capítulo 1, *Habilidades de um Estudante de Enfermagem para o Sucesso*

Susan Stranahan, RN, DPH, BCC
Capelã, Shell Point Retirement Community Fort Myers, Flórida
  Capítulo 10, *Considerações Culturais*

Leonie Sutherland, RN, PhD
Professor Assistente, Departamento de Enfermagem, Boise State University, Boise, Idaho
  Capítulo 15, *Espiritualidade*

Patricia R. Teasley, RN, MSN, APRN, BC
Central Texas College, Killeen, Texas
  Capítulo 22, *Bioterrorismo*

John M. White, PhD
Ex-Presidente, Professor do Departamento de Biologia, Del Mar College, Corpus Christi, Texas
  Capítulo 23, *Fluidos, Eletrólitos e Equilíbrio Ácido-Base*

Rothlyn Zahourek, RN, CS, MS
Especialista em Enfermagem Clínica Certificada, Amherst, Massachusetts
  Capítulo 16, *Terapias Complementares/Alternativas*

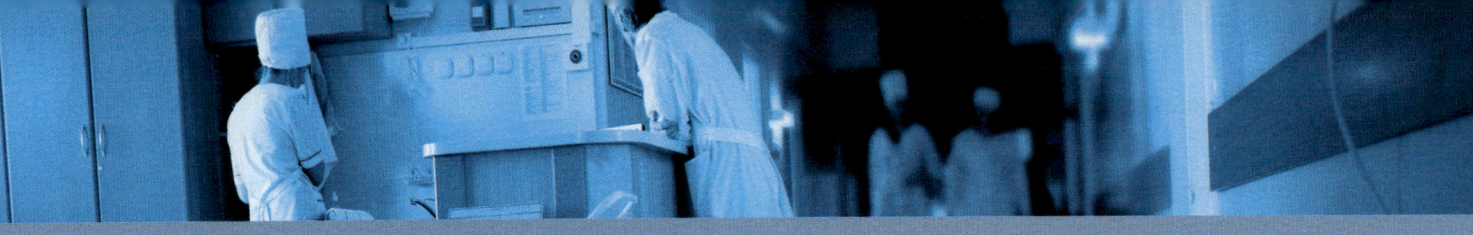

COLABORADORES DOS PROCEDIMENTOS

Gaylene Bouska Altman, RN, PhD
Diretora, Learning Lab Faculty, School of Nursing, University of Washington, Seattle, Washington

Sharon Aronovitch, RN, PhD, CETN
Regents College, Albany, Nova York

Dale D. Barb, MHS, PT
Coordenador Acadêmico de Educação Clínica do Departamento de Fisioterapia, Wichita State University Wichita, Kansas

Theresa A. Barenz, RN, MN

Susan Weiss Behrend, RN, MSN
Fox Chase Cancer Center, Philadelphia, Pennsylvania

Patricia Buchsel, RN, MSN, FAAN
Instrutora Clínica da School of Nursing, University of Washington, Seattle, Washington

Bethaney Campbell, RN, MN, OCN
University of Washington Medical Center, Seattle, Washington

Curt Campbell
Serviços Integrados de Saúde de Seattle, Washington

Jung-Chen (Kristina) Chang, RN, MN, PhD
University of Washington, School of Nursing, Seattle, Washington

Eileen M. Collins, MN, ARNP, CNOR
University of Washington, School of Nursing, Seattle, Washington

Cheryl L. Cooke, RN, MN
Coordenadora de Serviços aos Estudantes, University of Washington, School of Nursing, Seattle, Washington

Valerie Coxon, RN, PhD
Professora Assistente Associada, University of Washington School of Nursing, Seattle, Washington, e Diretora Executiva da NRSPACE Software, Inc. Bellevue, Washington

Gayle C. Crawford, RN, BSN,
Enfermeira de Assessoria, University of Washington Medical Center Seattle, Washington

Eleonor U. de la Pena, RN, BS
Northwest Asthma and Allergy Center Seattle, Washington

Tom Ewing, RN, BSN
Hematology-Oncology University of Washington Medical Center Seattle, Washington

Amy Fryberger, RN, MN, ONC

Karrin Johnson, RN
Gerente de Projetos de Assistência Médica, NRSPACE Software, Inc., Bellevue, Washington

Kimberly Sue Kahn, RN, MSN, FNP-C, CS, AOCN
University of Virginia, Portsmouth, Virginia

Catherine H. Kelley, RN, MSN, OCN
Chimeric Therapies, Inc. Palatine, Illinois

Carla A. Bouska Lee, PhD, ARNP, FAAN
Clarkston College, Omaha, Nebraska

Kathryn Lilleby, RN
Enfermeira de Pesquisa Clínica, Centro de Pesquisa de Câncer Fred Hutchinson, Seattle, Washington

Joan M. Mack, RN, MSN, CS
Centro Médico de Nebraska, Omaha, Nebraska

Marianne Frances Moore, RN, MSN
Clarkson Hospital, Omaha, Nebraska

Susan Randolph, RN, MSN, CS
Gerente, Serviços de Transplante, Coram Healthcare, Parkersburg, West Virginia

Susan Rives, RN, BSN, OCN
Coordenadora, Centro CARE, Martha Jefferson Hospital, Charlottesville, Virginia

Barbara Sigler, RN, MNEd, CORLN
Editora de Publicações Técnicas, Oncology Nursing Press, Inc. Anteriormente: Enfermeira Clínica Especialista em Otolaringologia – Cirurgia de Cabeça e Pescoço, University of Pittsburgh Medical Center, Pittsburgh, Pennsylvania

Pam Talley, MN, PhD
School of Nursing, University of Washington, Seattle, Washington

Hsin-Yi (Jean) Tang, RN, MS, PhD
School of Nursing, University of Washington, Seattle, Washington

Robi Thomas, MS, RN, AOCN
Enfermeira Clínica Especialista em Oncologia e Centro da Dor, St. Mary's Mercy Medical Center, Grand Rapids, Michigan

Chandra VanPaepeghem, RN, BSN
University of Washington Medical Center, Seattle, Washington

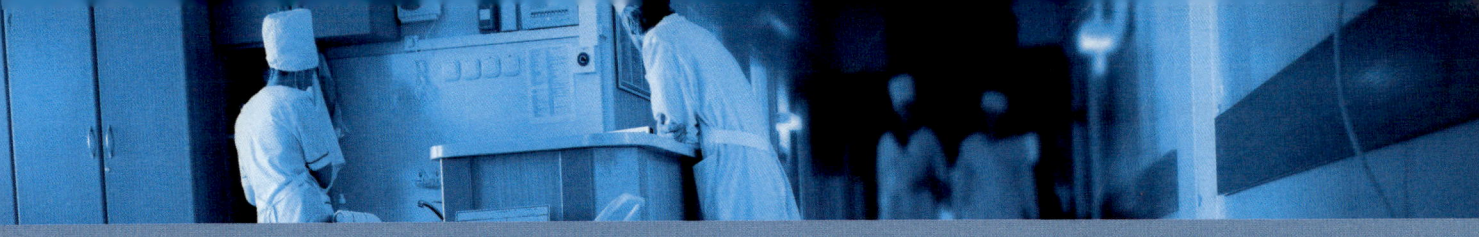

REVISORES

Charlene Bell, RN, MSN, NCSN
Instrutor, Programa de Enfermagem Grau Associado, Southwest Texas Junior College, Uvalde, Texas

Donna Burleson, RN, MS
Presidente do Departamento de Enfermagem, Cisco Junior College, Abilene, Texas

Dotty Cales, RN
Instrutor, North Coast Medical Training Academy, Kent, Ohio

Carolyn Du, BSN, MSN, NP, CDe
Diretora de Educação, Pacific College, Costa Mesa, Califórnia

Janice Eilerman, RN, MSN
Instrutora de Enfermagem, James A. Rhodes State College, Lima, OH

Jennifer Einhorn, RN, MS
Instrutora de Enfermagem, Chamberlain College of Nursing, Addison, Illinois

Patricia Fennessy, RN, MSN
Consultora de Educação, Connecticut Technical High School System, Middletown, Connecticut

Helena L. Jermalovic, RN, MSN
Professora Assistente, University of Alaska, Anchorage, Alaska

Lee Klopfenstein, MD, CMD
Médico de Família, Diretor Clínico de Cuidados em Longo Prazo, Van Wert, Ohio

Sharon Knarr, RN
Instrutora Clínica, Programa LPN, Northcoast Medical Training Academy, Kent, Ohio

Christine Levandowski, RN, BSN, MSN
Diretora de Enfermagem, Baker College, Auburn Hills, Michigan

Wendy Maleki, RN, MS
Diretora, Programa de Enfermagem Profissional, American Career College, Ontário, Califórnia

Deborah McMahan, MD
Comissária de Saúde do Departamento de Saúde do Condado de Fort Wayne-Allen, Fort Wayne, Indiana

Katherine C. Pellerin, RN, BS, MS
Chefe de Departamento do Programa LPN, Norwich Technical High School, Norwich, Connecticut

Jennifer Ponto, RN, BSN
Programa Superior de Enfermagem Profissional, South Plains College, Levelland, Texas

Cheryl Pratt, RN, MA, CNAA
Membro Regional de Enfermagem do Rasmussen College, Mankato, Minnesota

Cherie R. Rebar, RN, MSN, MBA, FNP
Presidente, Professor Associado, Programa de Enfermagem, Kettering College of Medical Arts, Kettering, Ohio

Patricia Schrull, RN, MSN, MBA, MEd, CNE
Diretora, Programa de Enfermagem Prática, Lorain County Community College, Elyria, Ohio

Laura Spinelli
Keiser Career College, Miami Lakes, Flórida

Frances S. Stoner, RN, BSN, PHN
Instrutor, Coordenador NCLEX, American Career College, Anaheim, Califórnia

Tina Terpening
Professora Associada de Enfermagem, University of Phoenix, Southern Califórnia Campus

Lori Theodore, RN, BSN
Orlando Tech, Orlando, Flórida

Kimberly Valich, RN, MSN
Professora de Enfermagem, Presidente de Departamento, South Suburban College, South Holland, Illinois

Sarah Elizabeth Youth Whitaker, DNS, RN
Diretora do Programa de Enfermagem, Computer Career Center, El Paso, Texas

Shawn White, RN, BSN
Coordenadora Clínica, Instrutora de Enfermagem, Griffin Technical College, Griffin, Georgia

Christina R. Wilson, RN, BAN, PHN
Professora, Programa de Enfermagem Prática, Anoka Technical College, Anoka, Minnesota

REVISORES DO MERCADO E PARTICIPANTES DOS TESTES DE CLASSE

Deborah Ain
Professora de Enfermagem, College of Southern Nevada, Las Vegas, Nevada

Mary Ann Ambrose, MSN, FNP
Diretora de Programa, Cuesta Community College, Programa de Enfermagem Vocacional, Paso Robles, Califórnia

Jennie Applegate, RN, BSN
Instrutora de Enfermagem Prática, Keiser Career College, Greenacres, Flórida

Charlotte A. Armstrong, RN, BSN
Instrutora, Northcoast Medical Training Academy, Kent, Ohio

Camille Baldwin
High Tech Central, Fort Myers, Flórida

Priscilla Burks, RN, BSN
Instrutora de Enfermagem Prática, Hinds Community College, Pearl, Mississippi

Virginia Chacon
Colorado Technical University, Pueblo, Colorado

Sherri Comfort, RN
Instrutora de Enfermagem Prática
Chefe de Departamento, Holmes Community College, Goodman, Mississippi

Brandy Coward, BNS, MA
Diretora de Enfermagem, Angeles Institute, Lakewood, Califórnia

Scott Coward, RN
Diretor do Campus, Angeles Institute, Lakewood, Califórnia

Jennifer Decker
Instrutora Clínica, College of Eastern Utah, Price, Utah

C. Kay Devereux
Professor, Chefe de Departamento, Educação de Enfermeiro(a) Vocacional, Tyler Junior College, Tyler, Texas

Carolyn Du, BSN, MSN, NP, CDe
Diretora de Educação, Pacific College, Costa Mesa, Califórnia

Laura R. Durbin, RN, BSN, CHPN
Instrutora, West Kentucky Community e Technical College, Paducah, Kentucky

Robin Ellis, BSN, MS
Professor de Enfermagem, Provo College, Provo, Utah

Suzanne D. Fox, RN
Instrutora de Enfermagem Prática, Arkansas State University Technical Center, Marked Tree, Arkansas

Judie Fritz, RN, MSN
Instrutora, Keiser Career College, Miami Lakes, Flórida

Edith Gerdes, RN, MSN, BHCA
Professora Associada de Enfermagem Ivy Tech Community College South Bend, Indiana

Juanita Hamilton-Gonzalez
Professora, Coordenadora–Programa de Enfermagem Prática, City University of New York-Medgar Evers, Brooklyn, Nova York

Jane Harper
Professora Assistente, Southeast Kentucky Community e Technical College, Pineville, Kentucky

Angie Headley
Instrutora de Enfermagem, Swainsboro Technical College, Swainsboro, Geórgia

Lillie Hill
Coordenadora/Instrutora, Clínica de Enfermagem Prática, Durham Technical Community College, Durham, North Carolina

Michelle Hopper
Sanford-Brown College, St. Peters, Missouri

Karla Huntsman, RN, MSN
Instrutora, Programa de Enfermagem, AmeriTech College, Draper, Utah

Connie M. Hyde, RN, BSN
Instrutora, Enfermagem Prática, Louisiana Technical College, Lafayette, Louisiana

Kimball Johnson, RN, MS
Professor de Enfermagem, College of Eastern Utah, Price, Utah

Sandy Kamhoot, BSN
Professora, Santa Fe College, Gainesville, Flórida

Juanita Kaness, MSN, RN, CRNP
Coordenadora do Programa de Enfermagem, Lehigh Carbon Community College, Schnecksville, Pennsylvania

Mary E. Kilbourn-Huey, MSN
Professora Assistente, Maysville Community e Technical College, Maysville, Kentucky

Gloria D. Kline, RN
Instrutora de Enfermagem Prática, Hinds Community College, Vicksburg, Mississippi

Christine Levandowski, RN, BSN, MSN
Diretora de Enfermagem, Baker College, Auburn Hills, Michigan

Mary Luckett, RN, MS
Professora de Enfermagem Vocacional Nível 1, Coordenadora, Houston Community College, Coleman College for Health Sciences, Houston, Texas

Wendy Maleki, RN, MS
Diretora do Programa de Enfermagem Profissional, American Career College, Ontório, Califórnia

Luzviminda A. Malihan
Professora Assistente, Hostos Community College, Bronx, Nova York

Vanessa Norwood McGregor, RN, BSN, MBA
Instrutora de Enfermagem Prática, West Kentucky Community e Technical College, Paducah, Kentucky

Kristie Oles, RN, MSN
Instrutora de Enfermagem Prática, Brown Mackie College, North Canton, Ohio

Beverly Pacas
Chefe de Departamento/Instrutora de Enfermagem Prática, Louisiana Technical College, Baton Rouge, Louisiana

Debra Perry, RN, MSN
Instrutora, Lorain County Community College, Elyria, Ohio

Cheryl Pratt
Membro Regional de Enfermagem do Rasmussen College, Mankato, Minnesota

Charlotte Prewitt, RN, BSN
Instrutora de Enfermagem Prática, Meridian Technology Center, Stillwater, Oklahoma

Stephanie Price
Professora de Enfermagem Prática, Holmes Community College, Goodman, Mississippi

Patricia Schrull, RN, MSN, MBA, M.Ed., CNE
Diretora, Programa de Enfermagem Prática, Lorain County Community College, Elyria, Ohio

Margi J. Schutlz, RN, MSN, Ph.D
Diretora da Divisão de Enfermagem, GateWay Community College, Phoenix, Arizona

Sherie A. Shupe, RN, MSN
Diretora de Enfermagem do Computer Career Center, Las Cruces, Novo México

Sherri Smith, RN
Presidente, Arkansas State University Technical Center, Jonesboro, Arkansas

Cheryl Smith, RN, BSN
Instrutora de Enfermagem Prática, Colorado Technical University, North Kansas City, Missouri

Laura Spinelli
Keiser Career College, Miami Lakes, Flórida

Jennifer Teerlink, RN, MSN
Professora de Enfermagem, Provo College, Provo, Utah

Dana L. Trowell, RN, BSN
Diretora do Programa LPN, Dalton State College, Dalton, Georgia

Racheal Vargas, LVN
Ligação Clínica, Enfermagem Clínica Profissional/Assistencial Lake College, Reading, Califórnia

Sarah Elizabeth Youth Whitaker, DNS, RN
Diretora do Programa de Enfermagem, Computer Career Center, El Paso, Texas

Shawn White, RN, BSN
Coordenador Clínico, Instrutor de Enfermagem do Griffin Technical College, Griffin, Georgia

Sharon Wilson
Diretora/Instrutora do Programa de Enfermagem Prática, Durham Technical Community College, Durham, North Carolina

Vladmir Yarosh, LVN, BS
Coordenador de Programa–Programa de Enfermeiro Profissional, Gurnick Academy of Medical Arts, San Mateo, Califórnia

DiAnn Zimmerman
Diretora, Instrutora do Dakota County Technical College, Rosemount, Minnesota

SIGLA	SIGNIFICADO EM INGLÊS	EM PORTUGUÊS
A-CCC	Advanced Continuity of Care Certification	Certificação Avançada de Continuidade dos Cuidados Médicos
AOCN	Advanced Oncology Certified Nurse	Enfermeira oncológica com certificação avançada
APRN	Advanced Practice Registered Nurse	Enfermeira Licenciada (ou apenas Enfermeira)
APRN-BC	Advanced Practice Registered Nurse – Board Certified	Enfermeira Licenciada e Certificada em nível avançado (por alguma universidade)
ARNP	Advanced Registered Nurse Practitioner	Enfermeira Clínica Licenciada e Certificada em nível avançado (por alguma universidade)
BAN	Bachelor of Arts in Nursing	Bacharel em Enfermagem
BC	Board Certified	Certificado pelo Conselho
BCC	Brevard Community College	Brevard Community College
BHCA	Baltimore Health Care Access	Baltimore Health Care Access
BNS	Bachelor of Nursing Science	Bacharel em Ciências da Enfermagem
BS	Bachelor of Science	Bacharel em Ciências
BSN	Bachelor of Science in Nursing	Bacharel em Ciências da Enfermagem
CCRN	Critical Care Registered Nurse	Enfermeira Licenciada em Cuidados Intensivos
Cde	Certified Diabetes Educator	Educador Certificado em Diabetes
CD-e	Community Diabetes Educator	Educador da Comunidade sobre Diabetes
CETN	Certified Enterostomal Therapy Nurse	Enfermeira Certificada para Terapia Enterostomal
CHPN	Certified Hospice and Palliative Nurse	Cuidados Paliativos em Enfermagem
CMD	Certified Medical Director / Certified Medical Dosimetrist	Diretor Médico Certificado / Dosimetrista Médico Certificado
CNAA	Certified Nursing Assistant Advanced	Auxiliar de Enfermagem Certificada em nível avançado
CNE	Continuing Nursing Education	Educação Continuada em Enfermagem
CNOR	Certified Nurse Operating Room	Enfermeira Licenciada para Centro Cirúrgico
CORLN	Certified Otorhinolaryngology Nurse	Enfermeira com Certificação em Otorrinolaringologia
CRNP	Certified Registered Nurse Practitioner	Enfermeira Clínica Licenciada e Certificada (por alguma universidade)
CS	Community Server	Assistente Social
DNS	Director of Nursing Services / Doctor of Nursing Science	Diretor de Serviços de Enfermagem / Doutor(a) em Ciências da Enfermagem
DPH	Department of Public Health	Departamento de Saúde Pública
EdD	Doctor of Education	Doutor(a) em Educação
FAAN	Fellow of the American Academy of Nursing	Membro da Academia Americana de Enfermagem
FNP	Family Nurse Practitioner	Enfermeira da Família
FNP-BC	Family Nurse Practitioner - Board Certified	Enfermeira da Família – Certificada pelo Conselho

(continua)

(continuação)

FNP-C	Family Nurse Practitioner (Certified by AANP)	Enfermeira da Família (Certificada pelo AANP)
JD	Joint Degree	Diploma conjunto
LVN	Licensed Vocational Nurse	Enfermeira Vocacional Licenciada
M.Ed	Master of Education	Mestre em Educação
MA	Master of Arts	Mestre em Artes
MBA	Master of Business Administration	Mestre em Administração de Negócios
MD	Medicinae Doctor (Doctor of Medicine)	Médico (Doutor em Medicina)
Med	Medical	Médico
MHS	Military Health System	Sistema de Saúde Militar
MN	Master of Nursing	Mastre em Enfermagem
MNEd	Master of Nursing Education	Mestre em Educação da Enfermagem
MPH	Masters in Public Health	Mestre em Saúde Pública
MS	Master of Science	Mestre em Ciências
MSEd	Master of Science in Education	Mestre em Ciências da Educação
MSN	Master's of Science in Nursing	Mestre em Ciências da Enfermagem
NCSN	National Certified School Nurse	Enfermeira Licenciada
NP	Nurse Practitioner	Enfermeira Clínica
NP-C	Nurse Practitioner Certified	Enfermeira Clínica Certificada
OCN	Outpatient Care Network	Rede de Cuidados Ambulatoriais
PhD	Philosophiae Doctor (Doctor of Philosophy)	Doutor(a) em Filosofia
PHN	Public Health Nurse	Enfermeira de Saúde Pública
PT	Physical Therapy / Physical Therapist	Fisioterapia / Fisioterapeuta
RN	Registered Nurse	Enfermeira (Licenciada)
RNC	Registered Nurse Certified	Enfermeira Licenciada e Certificada (por alguma universidade)

PREFÁCIO

O livro, *Fundamentos da Enfermagem Básica,* Terceira edição, é destinado ao semestre inicial do curso de enfermagem prática/profissional. Esse texto inclui informações sobre as habilidades que o estudante de enfermagem precisa ter para o sucesso na profissão, sobre microbiologia, controle de infecções (Precauções Padronizadas), crescimento e desenvolvimento, questões legais e éticas, comunicação, documentação, processo de enfermagem, orientação ao cliente enfermo, aspectos culturais, terapias complementares/alternativas, conceitos de bem-estar, estresse/ansiedade, cuidados ao cliente enfermo terminal, repouso/sono, segurança/higiene, nutrição, equilíbrio de fluidos/eletrólitos/ácido-base, administração de medicamentos, terapia IV, avaliação, tratamento da dor, exames diagnósticos e procedimentos de enfermagem. O texto dá ênfase significativa ao desenvolvimento da longevidade, às necessidades dos adultos mais idosos e aos ajustes profissionais. Os capítulos sobre terrorismo, espiritualidade e autoconceito reforçam o aprendizado do estudante sobre as questões atuais da enfermagem. Em conjunto com *Fundamentos de Enfermagem para Adultos,* Terceira edição e

Fundamentos de Enfermagem Maternal e Pediátrica, terceira edição, ambos de White, Duncan e Baumle, os livros abrangem todo o currículo de um programa de enfermagem prática/profissional.

Embora se apresente a abordagem de sistemas, o conceito de cuidados holísticos é fundamental a este texto. Em todo o texto do livro, quadros destacam tópicos especiais sobre questões de pensamento crítico, truques de memória, desenvolvimento da longevidade, orientação ao cliente enfermo, considerações culturais, dicas profissionais, assistência médica na comunidade/em casa, segurança e controle de infecções. São apresentados também: os fundamentos da Farmacologia, a administração de medicamentos e a verificação diagnóstica. O conceito de pensamento crítico, apresentado no primeiro capítulo, prepara a base para todo o processo de enfermagem, exibido em detalhes e incorporando as diagnoses atuais da NANDA e as referências do NIC/NOC. O estudante tem a oportunidade de demonstrar seu conhecimento e de desenvolver habilidades de pensamento crítico ao completar os Estudos de Caso incluídos em vários capítulos do texto. Mapas de Conceitos e Mapas de Cuidados Conceituais desafiam o estudante a incorporar a inter-relação dos conceitos de enfermagem na preparação para a prática clínica. O estudante tem a oportunidade de avaliar conhecimento e pensamento crítico dos conceitos essenciais de enfermagem respondendo as perguntas de revisão ao estilo NCLEX, no fim de cada capítulo.

As instalações de assistência médica são dinâmicas, multifuncionais, desafiadoras e recompensadoras. Pensamento crítico e julgamentos de enfermagem corretos são essenciais no ambiente atual da assistência médica. Os estudantes de enfermagem prática/profissional enfrentam e se adaptam a alterações em tecnologia, informação e recursos ao construírem uma base sólida de informações precisas e essenciais.

Essa base sólida de conhecimentos também permite que os enfermeiros atendam às necessidades em constante mudança dos clientes enfermos. Este texto foi escrito para equipar o LPN/VN com conhecimento atual e habilidades básicas de solução de problemas e de pensamento crítico para o sucesso no exame da NCLEX-PN e para atender às demandas desafiadoras da assistência médica na atualidade.

ORGANIZAÇÃO

Fundamentos de Enfermagem Básica, Terceira edição, consiste em 31 capítulos agrupados em 8 unidades.

- **Unidade 1:** PRINCÍPIOS BÁSICOS — discute as habilidades do estudante de enfermagem para o sucesso (incluindo pensamento crítico, administração do tempo, habilidades de estudo e habilidades de organização da vida); cuidados holísticos; história, educação e organizações de enfermagem e responsabilidades legais e éticas.
- **Unidade 2:** O AMBIENTE DE ATENDIMENTO — descreve o sistema de prestação de assistência médica e as esferas de cuidados, concentrando-se nos vários cenários nos quais atuam os enfermeiros práticos/profissionais.
- **Unidade 3:** COMUNICAÇÃO — trata do processo de comunicação, do uso da comunicação na relação enfermeiro/cliente enfermo; das diferenças em termos de

geração e dos aspectos técnicos e legais de documentação. Cada componente do processo de enfermagem é explicado de maneira clara e concisa.

- Todos os capítulos incorporam registros clínicos eletrônicos e informações tecnológicas. O processo de orientação ao cliente enfermo é apresentado como uma intervenção significativa da enfermagem para os clientes enfermos durante toda a vida.
- **Unidade 4:** PREOCUPAÇÕES DESENVOLVIMENTAIS E PSICOSSOCIAIS — descreve as mudanças de crescimento e de desenvolvimento durante a vida; aspectos e considerações culturais; estresse, adaptação e ansiedade; luto e cuidados terminais.
- **Unidade 5:** PROMOÇÃO DA SAÚDE — trata do autoconceito, da espiritualidade e das terapias complementares/alternativas. Conceitos de bem-estar, de nutrição básica, de repouso e sono e de segurança/higiene são apresentados como métodos de promover a saúde.
- **Unidade 6:** CONTROLE DE INFECÇÕES — apresenta a cadeia de infecção, descreve os vários tipos de micro-organismos patogênicos, apresenta os conceitos de assepsia e de técnicas assépticas junto com as Precauções-Padrão e as medidas de isolamento e discute questões sobre bioterrorismo.
- **Unidade 7:** CUIDADOS ESSENCIAIS DE ENFERMAGEM — discute o equilíbrio de fluidos, de eletrólitos e do ácido-base. A administração de medicamentos e a terapia IV são apresentadas em formato de processo de enfermagem. São incluídos também: considerações legais, equivalentes de dose e cálculos de dosagem. A avaliação é apresentada detalhadamente, incluindo o exame físico completo, a história da enfermagem e a avaliação funcional. O tratamento da dor é detalhado em: causas da dor, transmissão e percepção, métodos de avaliação e intervenções da enfermagem para alívio da dor. O texto abrange completamente os cuidados de enfermagem ao cliente enfermo que enfrenta exames diagnósticos. Os exames diagnósticos solicitados com mais frequência são apresentados em tabelas que fornecem os resultados normais e as considerações de enfermagem.
- **Unidade 8:** PROCEDIMENTOS DE ENFERMAGEM — procedimentos básicos, intermediários e avançados acompanham o formato de processo de enfermagem e são apresentados em modo passo a passo. Cada passo tem sua base lógica com adição de figuras para a clareza dos procedimentos.

CARACTERÍSTICAS

Cada capítulo inclui vários recursos de aprendizagem desenhados para ajudar o leitor a mais bem compreender os conceitos-chave básicos. Cada capítulo se inicia com um quadro **Efetuando a Conexão** que orienta o leitor para outros capítulos-chave relacionados ao capítulo em foco, o que destaca a integração do material do texto. Os procedimentos usados para a assistência aos clientes enfermos com transtornos clínicos/cirúrgicos são identificados adequadamente. **Os Objetivos de Aprendizagem** também são apresentados no início de cada capítulo, o que ajuda os estudantes a se concentrarem no estudo e usar o tempo de maneira eficiente. Uma lista de **Palavras-chave** é fornecida para identificar os termos que os estudantes deverão conhecer ou aprender para mais bem compreenderem o assunto. Esses termos aparecem em negrito e são definidos na primeira apresentação no texto do capítulo.

O conteúdo de cada capítulo é apresentado em formato de processo de enfermagem. Onde apropriado, **o capítulo fornece também um** Plano Modelo de Cuidados de Enfermagem. Esses modelos servem de referência aos estudantes ao criarem seus próprios planos de assistência com base em estudos de caso. **Os Estudos de Caso** são apresentados na conclusão da maioria dos capítulos. Esses estudos convidam os estudantes a explorarem suas bases de conhecimentos e sintetizarem as informações para desenvolverem suas próprias soluções para casos reais. **Diagnósticos, Planejamento/Resultados e Intervenções da Enfermagem** são apresentados em formato de tabela conveniente para referência rápida. **Mapas de Conceito** e **Mapas de Cuidados Conceituais** são figuras visuais de conceitos inter-relacionados ao se associarem à enfermagem.

No fim de cada capítulo, uma lista resumida **com marcadores** e Perguntas de Revisão de múltipla escolha **ao estilo NCLEX** ajuda o estudante a se lembrar do e usar o material apresentado. **As Referências/Leituras Recomendadas** permitem que o estudante descubra a fonte do material apresentado e também as informações complementares sobre os tópicos cobertos. **Os recursos** também são relacionados e fornecem nomes e endereços na Internet de organizações especializadas em uma área específica de assistência médica.

Os quadros usados em todo o texto dão ênfase a pontos essenciais e fornecem tipos de informações específicas. Os quadros são:

- **Pensamento Crítico:** estimula o estudante a usar o conhecimento ganho para pensar criticamente sobre uma situação.
- **Truque de Memória:** fornece um mnemônico ou recurso fácil para ajudar o estudante a se lembrar de informações importantes apresentadas.
- **Considerações sobre Longevidade:** fornece informações relacionadas ao atendimento a grupos etários específicos durante toda a vida.
- **Orientação ao Cliente enfermo:** identifica itens específicos que o cliente enfermo deverá conhecer sobre os vários transtornos existentes.
- **Considerações culturais:** compartilham crenças, maneiras e meios de proporcionar atendimento, comunicação e relações dos vários grupos culturais e étnicos como meio de fornecer cuidados holísticos.

- **Dica Profissional:** oferece dicas e sugestões técnicas para que o enfermeiro assegure assistência de qualidade.
- **Segurança:** enfatiza a importância e os meios de se manter atendimento seguro.
- **Assistência Médica Comunitária/Domiciliar:** descreve fatores a considerar ao fornecer assistência na comunidade ou na casa de um cliente enfermo e adaptações que possam ser necessárias nesse atendimento.
- **Ícone sobre Drogas:** destaca os tratamentos farmacológicos e as intervenções que possam ser apropriadas para certas condições e transtornos.
- **Cuidados Cooperativos:** mencionam membros da equipe de atendimento e seus papéis ao prestar assistência abrangente aos clientes enfermos. **Controle de Infecções:** indica lembretes de métodos para evitar a disseminação de infecções.

A matéria de fundo inclui um **Glossário de Termos disponível na página deste livro no site da Cengage – www.cengage.com.br.** Os apêndices incluem **Diagnoses de Enfermagem da Nanda** e **Calendários de Vacinação** recomendados para Crianças, Adolescentes e Adultos.

NOVIDADES NESTA EDIÇÃO

Acréscimo de três novos capítulos:

- **O Capítulo 15,** *Autoconceito,* apresenta a compreensão global das dimensões, da formação e dos fatores que afetam o autoconceito para facilitar o enfrentamento pelo cliente enfermo e promover o bem-estar geral físico e mental.
- **Capítulo 16,** *Espiritualidade,* fornece a compreensão da necessidade humana básica de espiritualidade e prepara o enfermeiro para integrar o aspecto espiritual de cada cliente enfermo ao atendimento prestado.
- **Capítulo 23,** *Bioterrorismo,* discute os principais agentes do terrorismo, as medidas protetoras antes de e após um ataque terrorista e descreve os papéis do enfermeiro, dos vários níveis de governo e de cada pessoa no caso de um ataque terrorista.

Capítulos com extensa atualização:

- **Capítulo 13,** *Assistência Médica no Fim da Vida* inclui seções sobre fluidos e nutrição, cuidados paliativos e de casas de repouso e tratamento da dor
- **Capítulo 27,** *Controle da Dor,* apresenta: seção aperfeiçoada sobre analgesia controlada pelo cliente enfermo (PCA), analgesia oral controlada pelo ao ciente e medicamento mediante solicitação (MOD); a discussão sobre a teoria do controle do portão para a dor; e a apresentação dos padrões da Comissão Conjunta e das diretrizes da Organização Mundial de Saúde (OMS), ambos para controle da dor.

Capítulos com conteúdo atualizado:

- Cobertura complementar de incapacidades de aprendizagem.
- Informações sobre a preparação para exames e dicas para completar os exames.
- Inclui a cobertura de crenças da Cientologia no Capítulo de Considerações Culturais
- Obedece a nova pirâmide alimentar recomendada do governo federal, a MyPyramid
- Atualizações ao Capítulo de Apreciação incluem a avaliação do cliente enfermo por meio de terapia complementar/alternativa e avaliação de edema.
- Atualização completa dos capítulos sobre procedimentos básicos, intermediários e avançados com novas fotos para aprendizagem visual.
- Atualização completa do Capítulo de Exames Diagnósticos com adição dos novos e atuais procedimentos de verificação diagnóstica.
- Adição de conteúdo sobre adultos mais velhos ao Capítulo de Desenvolvimento da Longevidade e ênfase ao conteúdo geriátrico nos quadros de Considerações sobre tempo de vida.

Outras adições:

- Estudos de Caso foram acrescentados a todos os capítulos, onde apropriado; eles oferecem uma mistura de pensamento crítico e de perguntas sobre o processo de enfermagem.
- Mapas de Conceito foram acrescentados a vários capítulos para que o(a) estudante possa ligar fatos com a prática clínica na vida real.
- Mapas de Cuidados Conceituais foram acrescentados aos capítulos onde necessário para visualização do processo de enfermagem.
- Aumento do número de perguntas de pensamento crítico desafiadores e aplicáveis.
- Atualização das considerações culturais e do conteúdo cultural em todo o texto.
- Adição do Programa de Imunização de Adultos junto com os Programas para Crianças e Adolescentes.
- Adição das diagnoses atuais da Nanda de acordo com os Diagnósticos de Enfermagem Internacional (2009) da Nanda *Edição 2009-2011: Definições e Classificação (Diagnósticos de Enfermagem Nanda).*
- Adição de novas perguntas ao estilo NCLEX® no final dos capítulos para ajudar os estudantes a desafiarem sua compreensão do conteúdo enquanto ganham prática com esse estilo importante de perguntas.
- Adição de truques de memória para facilitar a evocação do estudante de informações pertinentes.
- Várias fotos e ilustrações novas para apresentação aperfeiçoada de conceitos.

Nota da Editora: Até o fechamento desta edição, todos os sites contidos neste livro estavam no ar com funcionamento normal, entretanto, a Editora Cengage não se responsabiliza caso ocorra a suspensão dos mesmos.

OS AUTORES

LOIS ELAIN WACKER WHITE formou-se em enfermagem pela Memorial Hospital School of Nursing, Springfield, Illinois; tem grau de Associada em Ciências pelo Del Mar College, Corpus Christi, Texas; é Bacharel em Ciência da Enfermagem pela Texas A & I University – Corpus Christi, Corpus Christi, Texas; é Mestre em Ciência da Educação pela Corpus Christi State University, Corpus Christi, Texas; e tem o grau de Doutora em Filosofia em administração de educação – universidade comunitária da University of Texas, Austin, Texas.

Ela lecionou no Del Mar College, Corpus Christi, Texas, nos Programas de Enfermagem em Nível de Associado e de Enfermagem Profissional. Durante 14 anos, ocupou também a presidência do Departamento de Educação do Enfermeiro Profissional. A Dra. White lecionou fundamentos de enfermagem, saúde mental/doença mental, enfermagem médico-cirúrgica e enfermagem maternal-pediátrica. Sua carreira profissional incluiu também 15 anos de prática clínica.

A Dra. White participou do Comitê Consultivo de Educação de Enfermagem do Conselho de Examinadores de Enfermeiros do Texas e do Conselho de Examinadores de Enfermeiros Profissionais, o qual desenvolveu as competências esperadas dos graduados em cada nível da enfermagem.

GENA DUNCAN trabalhou como Enfermeira Registrada (RN) durante 36 anos nas esferas clínica, de saúde da comunidade e educacional. Com isso, ela conquistou vasta experiência em enfermagem, além de habilidades variadas para atender às necessidades educacionais dos estudantes atuais. Ela tem as graduações MSEd e MSN.

Durante sua carreira profissional, atuou como enfermeira assistente, enfermeira chefe assistente em uma unidade médico-cirúrgica, instrutora de educação contínua, professora associada em um programa LPN e como diretora em um programa de enfermagem em grau de Associado. Ela ensinou estudantes de enfermagem em níveis LPN, ADN, BSN e MSN. Como membro do corpo docente, ministrou muitos cursos de enfermagem e atuou em um comitê em nível estadual para uma universidade estadual. Como diretora de um programa de enfermagem em grau de Associado, foi fundamental para iniciar e obter a aprovação do comitê estadual para o programa de enfermagem LPN-RN.

Sua tese de pesquisa de mestrado recebeu o título de: An Investigation of Learning Styles of Practical and Baccalaureate Students. [Investigação sobre os estilos de Aprendizagem de Estudantes, Práticas e Bachareis]. Os resultados desse estudo estão publicados no *Journal of Nursing Education*. Ela também é coautora em dois livros, um sobre a esfera médico-cirúrgica e um texto de transições de estudantes de LPN para RN. A Sra. Duncan tem atuado ativamente como membro da Sigma Theta Tau.

WENDY BAUMLE é, atualmente, instrutora de enfermagem na James A. Rhodes State College, Ohio. Atuou 19 anos como clínica, educadora, coordenadora de saúde do distrito escolar e acadêmica. Ela lecionou fundamentos de enfermagem, enfermagem médico-cirúrgica, pediatria, obstetrícia, farmacologia, anatomia e fisiologia, além de ética em assistência médica em programas de enfermagem prática e de enfermagem em grau associado. Lecionou também no Lutheran College, Fort Wayne, Indiana, na Northwest State Community College, Archbold, Ohio e na James A. Rhodes State College em Lima, Ohio. A Sra. Baumle possui grau de Bacharel em Ciências em Enfermagem da The University of Toledo, Toledo, Ohio e o de Mestre em Enfermagem do The Medical College of Ohio, Toledo, Ohio. Participa também de várias organizações de enfermagem profissional, incluindo a Sigma Theta Tau, a American Nurses Association, a National League for Nursing e a Ohio Nurses Association.

AGRADECIMENTOS

São necessárias muitas pessoas trabalhando juntas para produzir um livro, mas um texto abrangente com este exige ainda o envolvimento de mais pessoas com várias áreas de experiência. Agradecemos aos colaboradores pelo tempo e esforço em compartilhar seu conhecimento de muitos anos de experiência nos cenários clínico e acadêmico. Nancy Emke, enfermeira clínica especializada em oncologia no Parkview Health Comprehensive Cancer Center, contribuiu para o conteúdo do Capítulo 2, Atendimento Holístico.

Agradecemos aos revisores pelo tempo dedicado à leitura crítica do manuscrito, por sua experiência e sugestões valiosas que só contribuíram para melhorar o texto.

Nossos sinceros agradecimentos a toda a equipe da Delmar Cengage Learning que trabalhou para transformar este texto em realidade. Juliet Steiner, gerente sênior de produto, recebe nosso agradecimento especial. Ela nos manteve unidos e nos proporcionou orientação entremeada de bom humor, entusiasmo, sensibilidade e experiência. Nosso agradecimento especial a Steve Helba, editor executivo, por sua visão em relação a este texto, sua conduta tranquila e sua paciência. Aos demais membros da equipe – Marah Belle-garde, editora gerente, James Zayicek, gerente sênior de produto de conteúdo, Jack Pendleton, diretor de arte sênior e Meghan Orvis, assistente editorial, agradecemos por seu trabalho diligente para a conclusão deste livro. Nossos agradecimentos a todos.

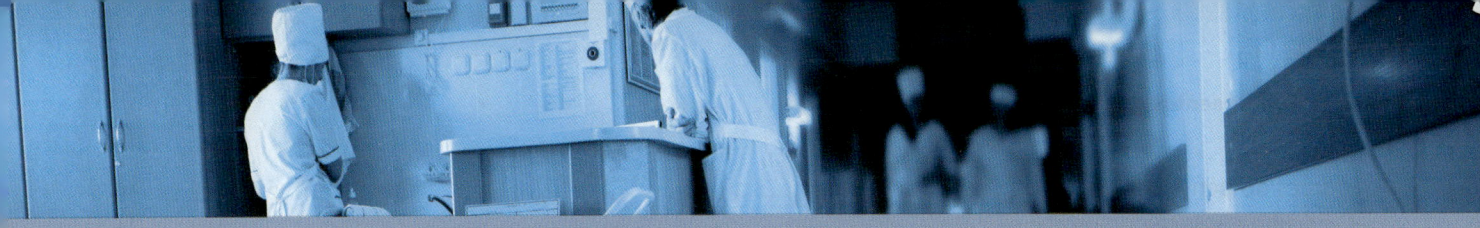

SUMÁRIO

UNIDADE 1 ■ PRINCÍPIOS BÁSICOS 1

CAPÍTULO 1 ■ Habilidades de um Estudante de Enfermagem para o Sucesso 2
Introdução 3
Aprendizagem 3
Desenvolva Atitudes Positivas 3
    Crie autoimagens positivas 3
    Reconheça suas capacidades 4
    Identifique expectativas realistas 5
Desenvolva suas HAbilidades Básicas 6
    Leitura 6
    Aritmética e matemática 6
    Redação 7
    Escuta 7
    Fala 7
Desenvolva o seu Estilo de Aprendizagem 8
    Classificação dos estilos de aprendizagem 9
    Estratégias de aprendizagem 10
Desenvolva o Gerenciamento do Tempo 10
    Analise os seus compromissos 10
    Conheça-se 11
    Esclareça os seus objetivos 12
    Defina as prioridades 12
    Discipline-se 13
Desenvolva uma Estratégia de Estudo 13
    Organize o ambiente 13
    Reúna seus recursos 13
    Minimize as interrupções 14
    Conheça o livro-texto 14
    Defina o plano de estudo 14
    Tome notas 16
    Prepare-se para os exames 17
    Revisões 17
    Aprenda com os erros 17
    Converse com os professores 18
Pratique o Pensamento Crítico 18
    Habilidades de pensamento crítico 18

Padrões do pensamento crítico 19
Raciocínio e solução de problemas 21
Peculiaridades de um pensador disciplinado 22
Pensamento crítico e o processo de enfermagem 22
Desenvolva Habilidades para Exames 22
Atitude e expectativas 22
Preparação 22
Minimize a ansiedade 24
Melhore as habilidades para exames 24
Comportamentos na sala de exame 26
O Seu Curso Está Quase Concluído 27
Escopo da prática/competência 28
Tarefas do auxiliar de enfermagem 28
Delegação de tarefas 28
Priorização do atendimento 29
A equipe de enfermagem 30
De Aluno a Técnico de Enfermagem 30
Resumo 32
Questões de Revisão 32
Referências/Leituras Sugeridas 33
Recursos da Web 34

CAPÍTULO 2 ▪ Atendimento Holístico 35
Introdução 36
Conceitos de Saúde Inter-Relacionados 36
Atendimento holístico 36
Enfermagem para o indivíduo em sua totalidade 37
Bem-estar 37
Hierarquia das Necessidades
de Maslow 37
Prestando Atendimento de Qualidade 39
Autoconsciência 39
Desenvolvimento do autoconceito 39
Cuidados Pessoais como Pré-Requisito para o Atendimento ao Paciente 40
Bem-estar físico 40
Postura 41
Bem-estar intelectual 42
Bem-estar sociocultural 43
Bem-estar psicológico 43
Bem-estar espiritual 44
Cuide de Si Mesmo 44
Resumo 46
Questões de Revisão 46
Referências/Leituras Sugeridas 47
Recursos da Web 48

CAPÍTULO 3 ▪ História da Enfermagem, Ensino e Entidades Profissionais 49
Introdução 50
Abordagem Histórica 50

A evolução da enfermagem 50
Influências religiosas 53
Florence Nightingale 53
A Guerra Civil e a enfermagem 54
Os homens na enfermagem 54
O movimento das mulheres...55
Pioneiros e líderes da enfermagem 55
Escolas Pioneiras na Enfermagem Prática 56
Ballard School 56
Thompson Practical Nursing School 56
Household Nursing School 56
Enfermagem no Século XX 56
O Relatório Flexner 56
Primeiros planos de seguro 57
Relatórios de referência no ensino de enfermagem 57
Outras iniciativas no atendimento de saúde 58
Controles de custo e de qualidade 58
Reforma no atendimento de saúde 59
Ensino de Enfermagem 59
Tipos de cursos 59
Tendências no ensino de enfermagem 64
Entidades Profissionais 65
National League for Nursing 65
National Association of Practical Nurse Education and Service 65
National Federation of Licensed Practical Nurses 65
American Nurses Association 65
National Council of State Boards of Nursing 65
Resumo 68
Questões de Revisão..69
Referências/Leituras Sugeridas 70
Recursos da Web..71

UNIDADE 2 ■ O AMBIENTE DE ATENÇÃO À SAÚDE 73

CAPÍTULO 4 ■ Sistema de Atenção à Saúde 74
Introdução..75
Níveis de Atenção à Saúde 75
Atenção primária 75
Atenção secundária 76
Atenção terciária 76
O Sistema de Prestação de Atenção à Saúde 76
Prestadores/consumidores 76
Instalações 77
Pessoal e serviços 77
Equipe de Atenção à Saúde 77
Aspectos Econômicos da Atenção à Saúde 77
Seguro privado 79
Atenção gerenciada 80

Organizações para manutenção da saúde 80
Organizações de credenciados preferenciais 80
Organizações conveniadas exclusivas 81
Planos do Governo Federal Norte-Americano 81
Medicare 81
Fatores que Influenciam na Assistência à Saúde 82
Custo 82
Acesso 82
Qualidade 83
Desafios do Sistema de Assistência à Saúde 83
Descrença nos profissionais credenciados 83
Perda de controle 84
Mudança das instalações para prestação de serviços 84
Utilização reduzida dos hospitais 84
Questões éticas 86
A Resposta da Enfermagem aos Desafios da Assistência à Saúde 86
Agenda da enfermagem para a reforma da assistência à saúde 86
Padronização da atenção à saúde 86
Prática avançada 86
Programas públicos versus programas privados 87
Saúde pública 87
Saúde da comunidade 87
Questões e tendências 87
Resumo 88
Questões de Revisão 88
Referências/Leituras Sugeridas 89
Recursos da Web 91

CAPÍTULO 5 ▪ Esferas de Atenção 92
Introdução 93
Licenciamento, Certificação e Credenciamento 93
Licenciamento 93
Certificação 93
Credenciamento 93
Hospital de Pronto Atendimento 93
Unidades de enfermagem 93
Unidades de atendimento especializado 93
Unidades cirúrgicas 94
Setor de diagnósticos 94
Departamentos de terapia 94
Serviços de apoio 94
O papel do técnico de enfermagem 94
Cuidados de Longo Prazo 95
Instituições de cuidados de longo prazo 95
Atenção subaguda 95
Residências de atenção continuada para Idosos 96
Moradia terapêutica 97
Centros de atendimento diário para adultos 97
Atendimento de repouso 97

Moradias de adoção 97
O papel do técnico de enfermagem 97
Atendimento Ambulatorial 97
O papel do técnico de enfermagem 98
Atendimento Domiciliar 98
O papel do técnico de enfermagem 98
Cuidados Paliativos 99
Reabilitação 101
A equipe interdisciplinar de atendimento 101
Análise e avaliação funcional para a reabilitação 101
O papel do enfermeiro 102
Ambientes de reabilitação 102
Resumo 105
Questões de Revisão 105
Referências/Leituras Sugeridas 106
Recursos da Web 107

UNIDADE 3 ■ COMUNICAÇÃO 109

CAPÍTULO 6 ■ Comunicação 110
Introdução 111
Processo de Comunicação 111
Emissor 111
Mensagem 111
Canal 111
Receptor 111
Feedback 111
Influências 112
Modalidades de Comunicação 112
Comunicação verbal 112
Comunicação não verbal 112
Toque 113
Influências na Comunicação 113
Idade 114
Nível do desenvolvimento 114
Educação 114
Emoções 114
Cultura 116
Linguagem 116
Atenção 116
Ambiente 116
Congruência das Mensagens 117
Escutar/Observar 117
Aspectos Psicossociais da Comunicação 117
Gestos 117
Estilo 117
Significado do espaço 118
Significado do tempo 118

Valores culturais ... 119
Politicamente correto ... 119
Comunicação Terapêutica ... 119
Objetivos da comunicação terapêutica ... 119
Comportamentos/atitudes para reforçar a comunicação ... 120
Técnicas de comunicação terapêutica ... 121
Barreiras à Comunicação ... 122
Limites Profissionais ... 124
Comunicação Enfermeiro/Cliente ... 124
Comunicação formal/informal ... 124
Comunicação social ... 124
Interações ... 124
Fatores que afetam a comunicação enfermeiro/cliente ... 125
Comunicação com a Equipe do Atendimento de Saúde ... 127
Comunicação oral ... 127
Relatório de turno ... 128
Comunicação escrita ... 128
Comunicação eletrônica ... 129
Comunicação Consigo Mesmo ... 130
Comunicação intrapessoal positiva ... 130
Comunicação intrapessoal negativa ... 130
Resumo ... 130
Questões de Revisão ... 131
Referências/Leituras Sugeridas ... 132
Recursos da Web ... 132

CAPÍTULO 7 ■ Educação em Saúde do Cliente ... 133
Introdução ... 134
O Processo de Ensino-Aprendizagem ... 134
Ensino formal ... 134
Ensino informal ... 135
Domínios da aprendizagem ... 135
Princípios da aprendizagem ... 135
Estilo de aprendizagem ... 137
Barreiras ao processo de ensino-aprendizagem ... 137
Métodos de ensino ... 139
Aprendizagem Contínua ... 140
Crianças ... 140
Adolescentes ... 141
Idosos ... 141
Responsabilidades Profissionais na Educação em Saúde ... 141
Autoconsciência ... 143
Documentação ... 144
Ensino-Aprendizagem e o Processo de Enfermagem ... 144
Análise ... 144
Diagnóstico de enfermagem ... 147
Planejamento ... 147
Implementação ... 148

Avaliação 149
Resumo 150
Questões de Revisão 150
Referências/Leituras Sugeridas 151
Recursos da Web 152

CAPÍTULO 8 ■ Processo de Enfermagem/Documentação/Informática 153

Introdução 154
História do Processo de Enfermagem 154
    O processo de enfermagem 154
    Diagnóstico 158
    Planejamento e identificação de resultados 160
    Implementação 163
    Avaliação 165
O Processo de Enfermagem e a Reflexão Crítica 166
O Processo de Enfermagem e as Decisões 167
O Processo de Enfermagem e o Atendimento Holístico 167
Documentação 167
    Finalidades da documentação 168
Princípios da Documentação Efetiva 171
    Siga o processo de enfermagem 172
    Elementos da documentação eficiente 172
Sistemas de Documentação 177
    Prontuário narrativo 177
    Prontuário orientado à fonte 177
    Prontuário orientado ao problema 177
    Prontuário PIA 178
    Prontuário de enfoque 178
    Prontuário por exceção 180
    Documentação computadorizada 180
Formulários para Documentação 181
    Livro de Ocorrências 181
    Folhas de fluxo 182
    Notas de evolução de enfermagem 182
    Resumo da alta 182
Tendências na Documentação 182
    Conjunto de dados mínimos em enfermagem 182
    Diagnósticos de enfermagem 186
    Classificação das intervenções de enfermagem 186
    Classificação dos resultados das intervenções de enfermagem 186
Relatórios 187
    Relatórios resumidos 187
    Rondas 187
    Relatórios e ordens por telefone 188
    Relatórios de incidentes 188
Resumo 189
Questões de Revisão 190
Referências/Leituras Sugeridas 191
Recursos da Web 193

UNIDADE 4 ■ PREOCUPAÇÕES DESENVOLVIMENTAIS E PSICOSSOCIAIS 195

CAPÍTULO 9 ■ Desenvolvimento no Ciclo de Vida ... 196
Introdução ... 197
Conceitos Básicos de Crescimento e de Desenvolvimento ... 197
    Princípios do crescimentoe do desenvolvimento ... 197
    Fatores que influenciam no crescimento e no desenvolvimento ... 197
Dimensões e Teorias do Desenvolvimento Humano ... 198
    Dimensão fisiológica ... 198
    Dimensão psicossocial ... 199
    Dimensão cognitiva ... 199
    Dimensão moral ... 199
    Dimensão espiritual ... 199
Estrutura Holística da Enfermagem ... 202
FAses do Ciclo de Vida ... 202
    Fase pré-natal ... 203
    Fase neonatal ... 203
    Fase da infância ... 205
    Fase da primeira infância ... 207
    Fase pré-escolar ... 210
    Fase escolar ... 211
    Fase da pré-adolescência ... 212
    Fase da adolescência ... 213
    Fase adulta ... 216
    Fase da meia-idade ... 218
    Fase da velhice ... 220
Resumo ... 226
Questões de Revisão ... 226
Referências/Leituras Sugeridas ... 227
Recursos da Web ... 228

CAPÍTULO 10 ■ Considerações Culturais ... 229
Introdução ... 230
Cultura ... 230
    Etnia e raça ... 230
    Diversidade cultural ... 231
    Componentes da cultura ... 231
    Características da cultura ... 232
Influências Culturais nas Crenças e Práticas Relacionadas ao Atendimento ... 232
    Definição de saúde ... 232
    Etiologia ... 232
    Promoção e proteção da saúde ... 233
    Profissionais da saúde e medicamentos ... 233
    Crenças de grupos culturais selecionados ... 233
Influências Culturais e Raciais nos Cuidados com o Cliente ... 242
    Comunicação ... 243
    Orientação em relação a espaço e tempo ... 243
    Organização social ... 244
    Variação biológica ... 248

Os Aspectos Culturais e o Processo de Enfermagem 249
    Avaliação 250
    Diagnóstico de enfermagem 250
    Planejamento/identificação de resultados 250
    Implantação 252
    Avaliação 252
Resumo 255
Questões de Revisão 256
Referências/Leituras Sugeridas 257
Recursos da Web 258

CAPÍTULO 11 ▪ Estresse, Adaptação e Ansiedade 259

Introdução 260
Estresse 260
    Respostas ao estresse 260
    Síndrome de adaptação geral 260
    Sinais e sintomas de estresse 260
    Resultados do estresse 260
Adaptação 261
    Crise 264
Ansiedade 264
Relação entre Estresse e Doença 264
Mudança 266
    Tipos de mudança 266
    Resistência à mudança 266
    O enfermeiro como agente de mudanças 267
Processo de Enfermagem 267
    Avaliação 267
    Diagnóstico de enfermagem 268
    Planejamento/identificação de resultados 268
    Implantação 268
    Avaliação 270
Gerenciamento de Estresse Ocupacional 270
Resumo 274
Questões de Revisão 274
Referências/Leituras Sugeridas 275
Recursos da Web 276

CAPÍTULO 12 ▪ Cuidados no Fim da Vida 277

Introdução 278
Perda 278
    Perda de alguém importante 278
    Perda da autoimagem 278
    Perda de um objeto 278
    Perda do ambiente familiar 278
Luto 278
    Etapas do luto 279
    Tipos de luto 279

Crenças religiosas e culturais 281
Relacionamento com a pessoa ou com o objeto que se foi 281
Causa da morte..282
Os cuidados da enfermagem para com o cliente angustiado 283
Análise inicial 283
Diagnóstico da enfermagem 283
Planejamento/Identificação de resultados 283
Implementação 284
Avaliação 284
Morte 284
Considerações legais 284
Considerações éticas 285
Estágios do morrer e da morte 285
Cuidados paliativos 287
Centro especializado
em cuidados paliativos 287
Os cuidados da enfermagem
com o cliente terminal 288
Morte iminente 296
Cuidados após a morte 297
Aspectos jurídicos 297
Cuidados com a família 298
Cuidados pessoais do enfermeiro 298
Resumo 301
Questões de Revisão..301
Referências/Leituras Sugeridas 302
Recursos da Web..304

UNIDADE 5 ■ PROMOÇÃO DA SAÚDE 305

CAPÍTULO 13 ■ Conceitos sobre Bem-Estar 306
Introdução 307
Saúde 307
Bem-estar 307
Bem-estar emocional...307
Bem-estar mental..307
Bem-estar intelectual..307
Bem-estar vocacional..307
Bem-estar social..307
Bem-estar espiritual..308
Bem-estar físico..308
Promoção da Saúde..308
Healthy people 2000 309
Healthy People 2010 310
Visão e metas 310
Áreas de foco e objetivos específicos 310
Prevenção de Doenças..310
Tipos de prevenção 311
Equipe de atendimento preventivo 311

Fatores que Afetam a Saúde 312
    Genética e biologia humana 312
    Influências do ambiente 312
    Comportamento pessoal 312
    Assistência médica 314
Fazendo um Genograma 315
Diretrizes para a Saúde 316
Resumo 319
Questões de Revisão 319
Referências/Leituras Sugeridas 320
Recursos da Web 322

CAPÍTULO 14 ▪ Autoconceito 323

Autoconceito 324
Componentes do Autoconceito 324
    Identidade 324
    imagem corporal 325
    Autoestima 326
    Papel 326
Desenvolvimento do Autoconceito 326
    Teoria de Erikson 327
    Recém-nascidos e crianças pequenas 327
    Crianças pequenas e crianças na pré-escola 327
    Crianças em idade escolar e adolescentes 327
    Idade adulta 328
Fatores que Afetam o Autoconceito 328
    Experiências de vida 328
    Hereditariedade e cultura 329
    Experimentar estresse e lidar com situações 329
    Estado da saúde 329
    Estágio desenvolvimental 329
Processo da Enfermagem 330
    Avaliação inicial 330
    Diagnóstico da Enfermagem 331
    Planejamento/identificação de resultados 331
    Implementação 332
    Avaliação 332
Resumo 333
Questões de Revisão 333
Referências/Leituras Sugeridas 334
Recursos da Web 334

CAPÍTULO 15 ▪ Espiritualidade 335

Introdução 336
Espiritualidade 336
    Conceitos de saúde espiritual 336
    Valores 338
    Critérios de cuidados espirituais estabelecidos pela Joint Commission 338

Código de Ética da Associação Americana de Enfermeiros 339
Angústia Espiritual 340
    Definição 340
    Descrição 340
Processo de Enfermagem 340
    Avaliação 340
    Diagnósticos de enfermagem 344
    Planejamento/identificação de resultados 345
    Implantação 345
    Avaliação 347
Resumo 349
Questões de Revisão 349
Referências/Leituras Sugeridas 350
Recursos da Web 350

CAPÍTULO 16 ▪ Terapias Complementares/Alternativas 352

Introdução 353
Aspectos Legais 353
Histórico 353
    Grécia Antiga 353
    Extremo Oriente 353
    Índia 354
    Práticas xamânicas 354
Tendências Atuais 354
    Investigação de mente/corpo 355
    Holismo e enfermagem 355
Terapias Complementares/Alternativas 355
    Intervenções no corpo e na mente 355
    Biofeedback 358
    Métodos manipulativos e baseados no corpo 358
    Terapias energéticas 360
    Terapias com base biológica 363
    Outras metodologias 364
Resumo 371
Questões de Revisão 371
Referências/Leituras sugeridas 372
Recursos da Web 375

CAPÍTULO 17 ▪ Nutrição 376

Introdução 377
Fisiologia da Nutrição 377
    Ingestão 377
    Digestão 377
    Absorção 378
    Metabolismo 378
    Excreção 379
Nutrientes 379
    Água 379

Carboidratos 381
Gorduras 382
Proteína 384
Vitaminas 385
Minerais 389
Promovendo a Nutrição Apropriada 392
Quatro grupos alimentares (Histórico) 392
Guia da pirâmide alimentar 393
Diretrizes alimentares 395
Nível de ingestão dietética recomendada 396
Ingestão dietética de referência 396
Fatores que influenciam na Nutrição 396
Cultura 396
Religião 398
Situação socioeconômica 399
Modismos 399
Superstições 399
Necessidades Nutricionais Durante o Ciclo de Vida 399
Primeiro ano de vida 399
Infância 401
Adolescência 403
Jovens e adultos de meia-idade 403
Terceira idade 404
Gravidez e lactação 404
Nutrição e Saúde 405
Doenças nutricionais primárias 405
Doença nutricional secundária 406
Controle do Peso 406
Determinando as necessidades calóricas 406
Sobrepeso 407
Baixo peso 408
Rotulagem de Alimentos 408
Qualidade e Segurança Alimentar 408
Qualidade dos alimentos 408
Segurança dos alimentos 409
Doenças transmitidas por alimentos 410
Processo de Enfermagem 410
Avaliação 410
Diagnóstico de enfermagem 413
Planejamento/Identificação de resultados 413
Implementação 414
Avaliação 417
Resumo 418
Referências/Leituras Sugeridas 419
Questões de Revisão 419
Recursos da Web 421

CAPÍTULO 18 ▪ Repouso e Sono 422
Introdução 423

Sono e Repouso 423
    Fisiologia do sono 423
    Relógio biológico 424
    Fatores que afetam o sono e repouso 425
    Alterações do padrão de sono 427
Processo de Enfermagem 429
    Avaliação 429
    Diagnóstico de enfermagem 430
    Planejamento/identificação de resultados 431
    Implementação 431
    Avaliação 432
Resumo 434
Questões de Revisão 434
Referências/Leituras Sugeridas 435
Recursos da Web 436

CAPÍTULO 19 ▪ Segurança/Higiene 437

Introdução 438
Segurança 438
Fatores que Afetam a Segurança 438
    Idade 439
    Estilo de vida/ocupação 440
    Alterações sensoriais e de percepção 440
    Mobilidade 440
    Estado emocional 440
HIGIENE 440
    Fatores que influenciam as práticas de higiene 440
Processo de Enfermagem 442
    Avaliação 442
    Diagnóstico da enfermagem 443
    Planejamento/identificação de resultados 445
    Execução 445
    Avaliação 459
Resumo 461
Questões de Revisão 462
Referências/Leituras Sugeridas 462
Recursos da Web 463

UNIDADE 6 ▪ CONTROLE DE INFECÇÕES 465

CAPÍTULO 20 ▪ Controle de Infecções/Assepsia 466

Introdução 467
Flora 467
Patogenicidade e Virulência 467
    Bactérias 467
    Vírus 467
    Fungos 468

Protozoários	468
Riquétsia	468
Colonização e Infecção	468
Cadeia de Infecção	468
Agente	468
Reservatório	468
Porta de saída	469
Modos de transmissão	470
Porta de entrada	471
Hospedeiro	471
Quebra da Cadeia de Infecção	472
Entre o agente e o reservatório	472
Entre o reservatório e a porta de saída	473
Entre a porta de saída e o modo de transmissão	474
Entre o modo de transmissão e a porta de entrada	474
Entre a porta de entrada e o hospedeiro	474
Entre o hospedeiro e o agente	474
Defesas do Corpo	474
Defesa imune inespecífica	474
Defesa imune específica	475
Tipos e Fases das Infecções	476
Período de incubação	476
Período Prodrômico	476
Fase da doença	477
Fase da convalescença	477
Infecções Hospitalares	477
Processo de Enfermagem	477
Análise	477
Diagnóstico de enfermagem	478
Planejamento e identificação de resultados	479
Implementação	479
Avaliação	481
Resumo	483
Questões de Revisão	483
Referências/Leituras Sugeridas	484
Recursos da Web	485

CAPÍTULO 21 ■ Precauções-Padrão e de Isolamento ... 486

Introdução	487
Perspectiva Histórica	487
Precauções-Padrão	488
Higiene das mãos	489
Luvas	489
Máscara, protetor ocular e facial	489
Avental	489
Produtos e equipamentos utilizados na assistência	489
Controle ambiental	489
Roupas de cama	490
Saúde ocupacional e patógenos veiculados ao sangue	490

Cuidados com a unidade de internação do cliente ... 490
Isolamento ... 490
Reação do Cliente ao Isolamento ... 493
Resumo ... 494
Questões de Revisão ... 494
Referências/Leituras Sugeridas ... 495
Recursos da Web ... 496

CAPÍTULO 22 ▪ Bioterrorismo ... 497

Introdução ... 498
O que é Bioterrorismo ... 498
Agentes Biológicos de Bioterrorismo e Doenças ... 498
    Antraz ... 500
    Varíola ... 501
    Peste ... 503
Agentes de Bioterrorismo Químico ... 504
    Ricina ... 504
    Sarin ... 506
    Agente de bioterrorismo de radiação nuclear ... 508
Preparação para o Bioterrorismo ... 508
    Envolvimento do governo ... 508
Equipes de Socorristas ... 510
Resumo ... 511
Questões de Revisão ... 511
Referências/Leituras Sugeridas ... 512
Recursos da Web ... 514

UNIDADE 7 ▪ CUIDADOS ESSENCIAIS DE ENFERMAGEM 515

CAPÍTULO 23 ▪ Fluidos, Eletrólitos e Equilíbrio Ácido-Base ... 516

Introdução ... 517
Homeostasia ... 517
Organização Química ... 517
    Elementos ... 517
    Átomos ... 519
    Isótopos ... 519
    Moléculas e compostos ... 519
    Íons ... 520
Água ... 520
Gases ... 521
Ácidos, Bases, Sais e pH ... 521
    Ácidos ... 521
    Bases ... 521
    Sais ... 521
    pH ... 521
Tampões ... 522
    Sistema de tampão de bicarbonato ... 522
    Sistema tampão de fosfato ... 522

Tampões de proteína ... 523
Movimento de Substâncias ... 523
　Transporte passivo ... 523
　Transporte ativo ... 524
Equilíbrio de Fluidos e de Eletrólitos ... 525
　Fluidos corporais ... 526
　Troca entre fluidos extra e intracelulares ... 526
　Reguladores do equilíbrio de fluidos e de eletrólitos ... 526
Distúrbios no Equilíbrio de Eletrólitos ... 527
　Sódio ... 528
　Potássio ... 528
　Cálcio ... 531
　Magnésio ... 531
　Fosfato ... 532
　Cloreto ... 532
Equilíbrio Ácido-base ... 532
　Reguladores do equilíbrio ácido-base ... 533
　Dados diagnósticos e de laboratório ... 533
Distúrbios no equilíbrio Ácido-Base ... 534
　Acidose respiratória ... 534
　Alcalose respiratória ... 534
　Acidose metabólica ... 535
　Alcalose metabólica ... 536
Processo de Enfermagem ... 539
　Avaliação ... 539
　Diagnóstico de enfermagem ... 541
　Planejamento/Identificação de resultados ... 543
　Implementação ... 543
　Avaliação ... 545
Resumo ... 547
Questões de Revisão ... 548
Referências/Leituras Sugeridas ... 549
Recursos da Web ... 553

CAPÍTULO 24 ■ Administração de Medicação e Terapia IV ... 550

Introdução ... 551
Padrões e Legislação Referentes aos Fármacos ... 551
　Padrões ... 551
　Legislação norte-americana ... 552
Nomenclatura dos Fármacos ... 552
Ação do Fármaco ... 552
　Farmacologia ... 553
　Farmacocinética ... 555
　Interação de fármacos ... 555
　Efeitos colaterais e reações adversas ... 555
　Interação entre fármacos e alimentos ... 556
Fatores que Influenciam a Ação do Fármaco ... 556
Prescrições de Medicação ... 556
　Tipos de prescrição ... 557

Sistemas de Peso e Medidas 557
    Sistema métrico 557
    Sistema apotecário 558
    Sistema doméstico 558
Equivalentes Aproximados 559
    Conversão das unidades de peso e volume 559
    Cálculos de dosagem 560
Segurança na Administração do Fármaco 561
    Diretrizes para administração da medicação 561
    Suprimento e armazenamento de fármacos 564
Conformidade com a Medicação 565
Aspectos Legais da Administração de Medicações 565
Processo de Enfermagem 566
    Análise 566
    Diagnóstico de enfermagem 567
    Planejamento e identificação do resultado 567
    Implementação 567
    Avaliação 587
Resumo 589
Questões de Revisão 589
Referências/Leituras Sugeridas 590
Recursos da Web 591

CAPÍTULO 25 ■ Avaliação 592

Introdução 593
Histórico Clínico 593
    Informações demográficas 593
    Razões para procurar atendimento médico 593
    Percepção do estado de saúde 593
    Doenças anteriores, hospitalizações e cirurgias 593
    Histórico de saúde do cliente/ da família 593
    Vacinas/exposição a doenças contagiosas 593
    Alergias 594
    Medicamentos atuais 594
    Nível de desenvolvimento 598
    Histórico psicossocial 598
    Histórico sociocultural 598
    Uso de terapia complementar/alternativa 598
    Atividades do cotidiano 598
    Revisão dos sistemas 598
Exame Físico 599
    Inspeção 599
    Palpação 599
    Percussão 600
    Auscultação 600
Avaliação Cefalopodal 600
    Avaliação geral 600
    Sinais vitais 602
    Medição de altura e peso 607

Avaliação da cabeça e do pescoço 607
Estado mental e neurológico, e influências 608
Avaliação da pele 608
Avaliação torácica 609
Avaliação abdominal 612
Avaliação musculoesquelética e das extremidades 613
Resumo 614
Questões de Revisão 614
Referências/Leituras Sugeridas 615

CAPÍTULO 26 ▪ Controle da Dor 617
Introdução 618
Definições de Dor 618
Natureza da Dor 619
Mitos Comuns Sobre a Dor 619
Tipos de Dor 619
    Dor categorizada pela origem 619
    Dor categorizada pela natureza 620
Propósito da Dor 621
Fisiologia da Dor 622
    Estímulo de dor 622
    Teoria do portão para controle da dor 623
    Condução de impulsos de dor 624
Fatores que Afetam a Experiência da Dor 624
    Idade 624
    Experiências anteriores com a dor 625
    Abuso de drogas 626
    Normas culturais 626
Padrões da Joint Commission 626
Processo de Enfermagem 626
    Avaliação 626
    Diagnósticos de enfermagem 632
    Identificação de planejamento/resultado 632
    Execução 633
    Avaliação 641
Resumo 643
Questões de Revisão 644
Referências/Leituras Sugeridas 645
Recursos da Web 647

CAPÍTULO 27 ▪ Exames Diagnósticos 648
Introdução 649
exames Diagnósticos 649
    Tratamento do cliente enfermo 649
    Preparação do cliente enfermo para exames diagnósticos 649
    Cuidados com o cliente enfermo durante o exame diagnóstico 650
    Cuidados com o cliente enfermo após o exame diagnóstico 653
Exames Laboratoriais 653

Coleta de amostras 653
Venopunção 654
Punção arterial 655
Punção capilar 656
Linhas centrais 656
Cateter implantado 656
Coleta de urina 656
Coleta de fezes 657
Exames sanguíneos 657
Exames de urina 675
Exame de fezes 676
Exames de cultura e sensibilidade 679
Exame de Papanicolau 680
Estudos Radiológicos 680
Radiografia de tórax 681
Tomografia computadorizada 681
Estudos báricos 681
Angiografia 681
Arteriografia 686
Estudos da injeção de contraste 687
Ultrassonografia 687
Imagens de Ressonância Magnética 687
Cintilografia 687
Estudos Eletrodiagnósticos 687
Eletroencefalografia 688
Eletrocardiografia 688
Endoscopia 692
Aspiração/Biópsia 693
Aspiração/biópsia da medula óssea 693
Paracentese 698
Toracocentese 698
Aspiração de fluido cerebroespinhal 699
Outros Exames 700
Resumo 706
Questões de Revisão 706
Referências/Leituras Sugeridas 707
Recursos da Web 708

UNIDADE 8 ■ PROCEDIMENTOS DE ENFERMAGEM 709

CAPÍTULO 28 ■ Procedimentos Básicos 710

Procedimento 28-1   Higiene das mãos 710
Procedimento 28-2   Uso de equipamento de proteção individual (EPI) 713
Procedimento 28-3   Medição de temperatura 718
Procedimento 28-4   Medição do pulso 726
Procedimento 28-5   Contagem da respiração 732
Procedimento 28-6   Medição da pressão arterial 734
Procedimento 28-7   Oximetria de pulso 739
Procedimento 28-8   Pesagem de cliente com mobilidade e sem mobilidade 741

Procedimento 28-9	Mecânica corporal adequada	745
Procedimento 28-10	Exercícios de amplitude de movimento (ADM)	750
Procedimento 28-11	Segurança na locomoção e auxílio para sair do leito e caminhar	756
Procedimento 28-12	Auxílio para usar muletas, bengala ou andador	761
Procedimento 28-13	Virar e posicionar o cliente	766
Procedimento 28-14	Mover o cliente no leito	771
Procedimento 28-15	Transferir do leito para a cadeira de rodas, sanitária ou convencional	774
Procedimento 28-16	Transferir do leito para a maca	777
Procedimento 28-17	Arrumar o leito desocupado	780
Procedimento 28-18	Arrumar o leito ocupado	785
Procedimento 28-19	Banho no leito	788
Procedimento 28-20	Cuidados com o períneo	792
Procedimento 28-21	Cuidados rotineiros com o cateter	794
Procedimento 28-22	Cuidados orais	796
Procedimento 28-23	Cuidados com os olhos	801
Procedimento 28-24	Massagem nas costas	806
Procedimento 28-25	Barbear o cliente	808
Procedimento 28-26	Colocação de meias antiembolia	810
Procedimento 28-27	Utilização de comadre ou urinol	812
Procedimento 28-28	Colocação de coletor de urina tipo preservativo	816
Procedimento 28-29	Administração de enema	819
Procedimento 28-30	Medição de ingestão e eliminação	823
Procedimento 28-31	Coleta de urina – sistema de drenagem fechada	826
Procedimento 28-32	Coleta de urina – coleta limpa para homens/mulheres	828
Procedimento 28-33	Coleta de amostras do nariz, da garganta e de escarro	831
Procedimento 28-34	Coleta de amostra de fezes	835
Procedimento 28-35	Colocação de cinta abdominal com fecho de velcro	837
Procedimento 28-36	Aplicação de contenção	839
Procedimento 28-37	Manobra de Heimlich	843
Procedimento 28-38	Ressuscitação cardiopulmonar (RCP)	848
Procedimento 28-39	Admissão do cliente	858
Procedimento 28-40	Transferência do cliente	859
Procedimento 28-41	Alta do cliente	861
Procedimento 28-42	Precauções de isolamento estrito	863

CAPÍTULO 29 ▪ Procedimentos Intermediários 868

Procedimento 29-1	Assepsia Cirúrgica: Preparação e Conservação de um Campo Estéril	868
Procedimento 29-2	Técnica Aberta Para Colocar Luvas	871
Procedimento 29-3	Realização de Cateterismo Urinário: Mulher/Homem	875
Procedimento 29-4	Irrigação de Cateter Urinário	883
Procedimento 29-5	Irrigação da Bexiga com Utilização de Cateter de Sistema Fechado	886
Procedimento 29-6	Troca de Bolsa de Ostomia Para Desvio Intestinal	890
Procedimento 29-7	Aplicação de Calor e Frio	893
Procedimento 29-8	Administração de Medicação Oral, Sublingual e Bucal	901
Procedimento 29-9	Remoção de Medicação da Ampola	906
Procedimento 29-10	Remoção de Medicação do Frasco	910
Procedimento 29-11	Administração de Injeção Intradérmica	912
Procedimento 29-12	Administração de Injeção Subcutânea	916
Procedimento 29-13	Administração de Injeção Intramuscular	920

Procedimento 29-14	Administração de Medicação Para Olhos e Ouvidos	926
Procedimento 29-15	Administração de Medicação Cutânea/Tópica	931
Procedimento 29-16	Administração de Medicação Nasal	935
Procedimento 29-17	Administração de Medicação Retal	939
Procedimento 29-18	Administração de Medicação Vaginal	942
Procedimento 29-19	Administração de Medicação Nebulizada	946
Procedimento 29-20	Aplicação de Curativo Seco	951
Procedimento 29-21	Aplicação de Curativo Úmido	954
Procedimento 29-22	Cultura de Incisão	958
Procedimento 29-23	Irrigação de Incisão	961
Procedimento 29-24	Administração de Oxigenoterapia	964
Procedimento 29-25	Aspiração Nasofaríngea e Orofaríngea	968
Procedimento 29-26	Realização de Cuidados em uma Traqueotomia	971
Procedimento 29-27	Realização de Aspiração em uma Traqueostomia	975
Procedimento 29-28	Instruções Sobre Exercício Pós-Operatório	978
Procedimento 29-29	Realização de Punção na Pele	983
Procedimento 29-30	Alimentação e Medicação via Sonda Enteral	985

CAPÍTULO 30 ▪ Procedimentos Avançados 992

Procedimento 30-1	Inserção e Manutenção de Sonda Nasogástrica	992
Procedimento 30-2	Execução de Venopunção (Coleta De Sangue)	996
Procedimento 30-3	Preparo de Solução IV e Início de Aplicação IV	1000
Procedimento 30-4	Definição do Gotejamento IV	1006
Procedimento 30-5	Administração de Medicamentos Via Conjuntos de Administração Secundária (Infusão Secundária)	1012
Procedimento 30-6	Avaliação e Manutenção de Um Sítio de Inserção IV	1013
Procedimento 30-7	Troca de Curativo Venoso Central	1015
Procedimento 30-8	Remoção de Suturas e de Pontos da Pele	1019

APÊNDICE A ▪ Diagnósticos de Enfermagem Nanda-I - 2009-2011 1023

APÊNDICE B ▪ Calendários de Vacinação 1027

ÍNDICE REMISSIVO 1039

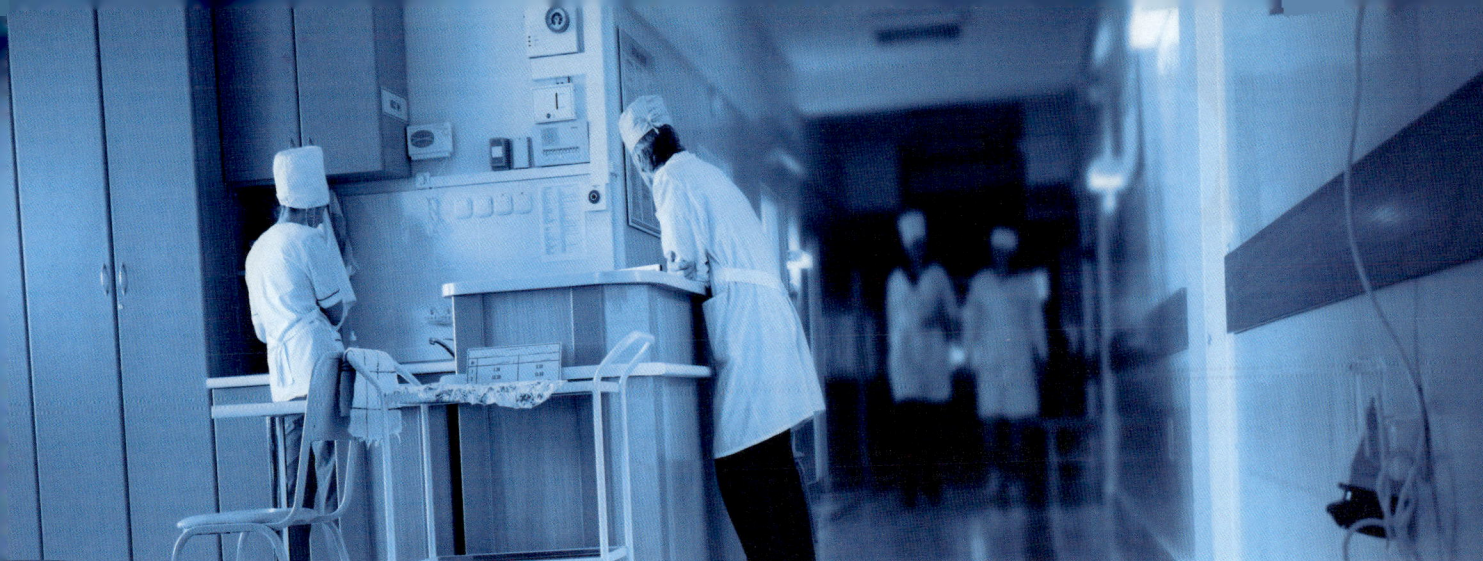

UNIDADE 1 · PRINCÍPIOS BÁSICOS

CAPÍTULO ▶ 1	Habilidades de um Estudante de Enfermagem para o Sucesso	2
CAPÍTULO ▶ 2	Atendimento Holístico	35
CAPÍTULO ▶ 3	História da Enfermagem, Ensino e Entidades Profissionais	49

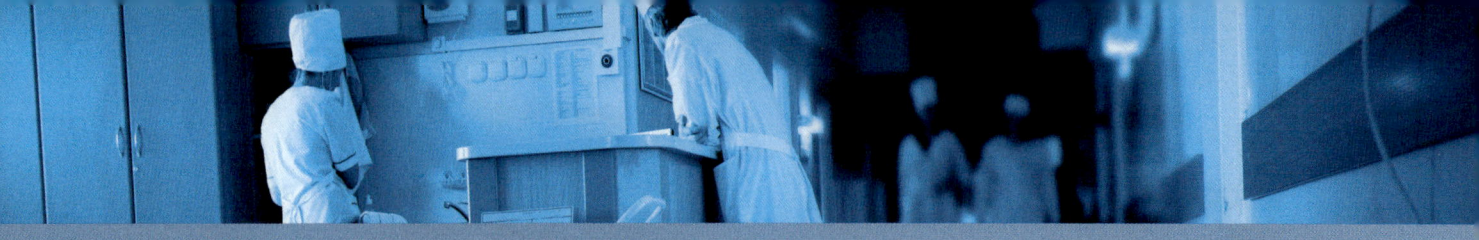

CAPÍTULO 1

Habilidades de um Estudante de Enfermagem para o Sucesso

PALAVRAS-CHAVE

ansiedade
aprendizagem
atitude
atribuição
atributo
capacidade
codificação
delegação
disciplinado
distúrbio de aprendizagem
estilo de aprendizagem
gerenciamento do tempo
julgamentos
opiniões
padrões
pensamento crítico
perfeccionismo
procrastinação
raciocínio
responsabilidade
recursos mnemônicos

ESTABELECENDO RELAÇÕES

Consulte os capítulos seguintes para ampliar seu conhecimento acerca das habilidades necessárias para que um estudante de enfermagem obtenha sucesso:

Enfermagem Básica

- Comunicação
- Educação em Saúde do Cliente
- Estresse, Adaptação e Ansiedade

OBJETIVOS

Ao final deste capítulo, você estará apto a:

- Definir palavras-chave.
- Esboçar estratégias para desenvolver uma atitude positiva em relação à condição de aprendiz.
- Identificar estratégias para desenvolver a proficiência nas habilidades básicas.
- Identificar métodos de aprendizagem que possam ser incorporados ao estudo.
- Elaborar um plano de gerenciamento do tempo.
- Elaborar um plano de estudo.
- Identificar estratégias para melhorar os resultados nos exames.
- Discutir os padrões do pensamento crítico.
- Identificar as seis peculiaridades de um pensador disciplinado (crítico).
- Concluir um exercício de redução do estresse, usando a criação de imagens orientada.

INTRODUÇÃO

Bem-vindo à profissão de enfermagem! Você escolheu uma carreira muito gratificante. Os próximos anos serão difíceis, exaustivos, frustrantes e repletos de novas experiências. Considerando o grau de dificuldade do processo de admissão no curso de enfermagem, fazer parte dessa turma não é uma vitória qualquer. O fato de você ter sobrevivido a essa fase demonstra que é capaz de superar os desafios que encontrará adiante. Você vai precisar ter autodisciplina para equilibrar suas responsabilidades com a família, com a comunidade e com a escola.

APRENDIZAGEM

A **aprendizagem** é definida como o ato ou o processo de adquirir conhecimento e/ou habilidades em determinado assunto. Uma pessoa nunca para de aprender. Isso é especialmente verdadeiro em relação à área da enfermagem e da saúde, de modo geral. A quantidade de informações pertinentes ao domínio do atendimento em saúde aumentou exponencialmente nos últimos anos. Pense, por exemplo, nos avanços das terapias farmacológicas, das terapias complementares e alternativas e da genética. Na graduação, algumas das informações aprendidas no início do curso serão substituídas por novas informações e descobertas. Estamos na era da informação e temos acesso constante a milhares de dados em diversos tipos de mídia, incluindo a televisão e a internet. O conhecimento nunca é estático. A aprendizagem também não é estática, é um processo contínuo.

As pessoas buscam conhecimento para fazer algum tipo de mudança. Como estudante, você busca conhecimento para aprender habilidades e se preparar para uma carreira na área de enfermagem. Referir-se a si mesmo como um aprendiz implica que você é um participante ativo no processo de aprendizagem, e não um receptor passivo de informações. Para essa nova aventura, você traz suas experiências prévias, suas capacidades e sua motivação, a fim de dominar o conhecimento necessário para atingir seus objetivos. Você já aprendeu muito ao longo de sua vida e está pronto para continuar o processo. É importante reservar um tempo para pensar nas competências necessárias para ser aprendiz. É igualmente importante perceber que *você* é responsável por desenvolver as competências que lhe permitirão aprender.

A aprendizagem que você vai adquirir vai lhe instrumentalizar do conhecimento e das capacidades necessárias para que se torne um enfermeiro e seja capaz de atender de modo adequado aos que lhe procuram. A graduação em enfermagem é diferente da graduação em cursos de outras áreas no que diz respeito ao tempo disponível para a aprendizagem. Poucas disciplinas exigem que o aluno aplique na terça-feira o que ele aprendeu na segunda. Os alunos de enfermagem têm de adquirir conhecimentos profundos em um curto período; para isso, processos básicos de aprendizagem precisam ser bem desenvolvidos.

Este capítulo discute *como* você aprende, e não *o que* você aprende. O foco está nas competências necessárias para dominar o processo de aprendizagem: atitude, habilidades básicas, estilo de aprendizagem, gerenciamento do tempo, estratégias de estudo, pensamento crítico e estratégias para fazer uma prova. Avaliando seus hábitos e os que precisa incorporar, internalizar e utilizar, você poderá melhorar o seu processo de aprendizagem. Consequentemente, seu potencial para atingir objetivos aumentará.

 DICA Profissional

Aprendizagem

O segredo para o sucesso não é como somos ensinados, mas, sim, como decidimos aprender.

DESENVOLVA ATITUDES POSITIVAS

Atitude é definida como um sentimento ou posicionamento em relação a uma pessoa ou coisa. Para mudar o comportamento, é preciso desenvolver atitudes positivas em relação à experiência que está prestes a começar. Você é responsável por se preparar para o sucesso. Essa é a sua oportunidade de adquirir o conhecimento e as habilidades que lhe permitirão se tornar um enfermeiro prático/vocacional licenciado. Comece adotando uma atitude positiva em relação a si mesmo, como pessoa e aprendiz, e em relação ao desejo de aprender. Para manter essa atitude de madrugada, quando você está se esforçando para decorar os nomes dos fármacos mais modernos e escrevendo a avaliação dos pacientes, você deve ter a convicção de que tem capacidade para concluir a tarefa e que algum fator intrínseco irá apoiá-lo no cumprimento de seu objetivo. Essa atitude positiva responde à pergunta "Por que estou fazendo isso?". Entre as estratégias que podem ajudar a desenvolver uma atitude positiva, estão as seguintes:

- Crie autoimagens positivas e visualize que está cumprindo seus objetivos.
- Reconheça suas capacidades.
- Identifique expectativas realistas.

CRIE AUTOIMAGENS POSITIVAS

Para criar uma autoimagem positiva, você deve conhecer seus próprios atributos. Um **atributo** é uma característica, positiva ou negativa, que lhe pertence. Alguns atributos positivos típicos de um enfermeiro incluem preocupar-se com o outro e ter compaixão. Às vezes, os atributos são classificados como pontos fortes e fracos. Seja qual for a designação, liste e memorize suas qualidades. Divida um papel em duas colunas, uma para os atributos positivos e outra para os negativos. Liste o máximo possível de palavras que descrevam suas atitudes.

Qual lado possui mais entradas? Você começou pela lista negativa? Infelizmente, é comum nos lembrarmos dos aspectos negativos mais rapidamente que dos positivos. Com frequência, falamos de nós em termos negativos, o que nos faz criar uma autoimagem negativa. Você já pode ter pensado o seguinte: "Queria ser mais magro...", "Espero conseguir, não sou muito bom em matemática". Nenhuma dessas asserções cria uma imagem positiva. É possível que você precise perder cinco quilos ou melhorar suas habilidades em matemática, mas isso não mede seus atributos. Caso essas sejam as únicas qualidades de que você se lembra, elas podem se tornar a imagem que você faz de si mesmo. Independentemente de como começou, concentre-se no lado positivo da tabela. Lembre-se dos pontos positivos pelo menos com a mesma frequência que você cita aspectos que podem ser melhorados.

Comece a falar de si mesmo em termos positivos e aceite seus próprios elogios! Quando uma tarefa é particularmente difícil, você pode mudar as frases "Espero que eu consiga fazer isso. Nunca fui bom em matemática" para "Eu sei ler e seguir as instruções do capítulo sobre como resolver os problemas". Essa simples reformulação pode fazer a diferença entre o sucesso ou o fracasso nas tentativas de adquirir um novo conhecimento.

A lista não precisa parar nas palavras que você escreveu hoje. Continue praticando e fazendo autoanálises periódicas. Você irá acrescentar cada vez mais palavras no lado positivo e começará a se elogiar com mais frequência. Quando houver dificuldades, você usará esses atributos positivos e saberá que tem pontos fortes.

Reconheça suas capacidades

Reconhecer as próprias capacidades também leva ao desenvolvimento de atitudes. **Capacidade** pode ser definida como a competência em uma atividade. Às vezes, uma capacidade é algo que você pode aprender; a competência é a proficiência em uma tarefa. O seu grau de competência como enfermeiro dependerá de fatores como exposição prévia, motivação, frequência e parceiro de prática, expectativas do que você deve fazer e disposição para rir das tentativas e aprender com os erros.

Você tem capacidades e habilidades que sabe usar. A aquisição dessas habilidades exigiu coragem, disciplina e muito trabalho. Lembrar-se delas e de como você desenvolveu suas competências não apenas melhora a sua autoimagem positiva como também realça seus pontos fortes. Comece fazendo uma tabela com quatro colunas, com os títulos "Sou bom em...", "Capacidades que tenho para ser bom...", "Evito fazer..." e "Capacidades de que preciso para ser bom...". Na segunda coluna, enumere as capacidades que o fazem ser "bom". Na terceira, escreva as coisas que tende a evitar. Por fim, na quarta coluna, liste as capacidades que precisa adquirir para ser "bom" nas tarefas que você "evita" (consulte a Tabela 1.1).

Talvez você tenha escrito "Sou bom em cozinhar". Algumas habilidades que você anotou podem ser as seguintes:

- *Aritmética*: É necessário conhecer as frações e a relação das partes com o todo.
- *Leitura*: É necessário compreender as palavras da receita para seguir todas as etapas.
- *Priorização*: É necessário saber por onde começar, para que todos os pratos fiquem prontos ao mesmo tempo.
- *Riscos*: Você pode se preocupar se os convidados vão gostar da comida, mas persiste, confiante na sua capacidade de transformar os ingredientes em uma deliciosa refeição.

Agora, observe a terceira coluna. Talvez você tenha escrito matemática. A matemática é uma habilidade que você precisa desenvolver para administrar as medicações com segurança. Se essa capacidade foi vista como algo a evitar, você começa com atitude negativa em relação a uma capacidade necessária. Você está criando uma autoimagem negativa no que diz respeito a concluir essa tarefa. Em vez disso, examine suas experiências prévias considerando seus pontos fortes; você vai perceber que já possui grande parte do conhecimento matemático necessário para calcular corretamente as doses das medicações. Essa percepção gera uma tendência positiva em relação a essa capacidade.

É preciso desenvolver a competência matemática. Comece listando as habilidades necessárias para realizar cálculos matemáticos. Você deve prestar atenção aos detalhes, entender como as partes se relacionam com o todo e ter habilidades sólidas em aritmética (soma, subtração, divisão e multiplicação). A matemática exige a escolha de fórmulas apropriadas para resolver uma variedade de

Tabela 1.1 ■ Reconhecendo suas habilidades

"Sou bom em..."	"Habilidades que tenho para ser bom"	"Evito fazer..."	"Habilidades de que preciso para ser bom"
Cozinhar	Aritmética	Matemática	Atenção aos detalhes
	Leitura		Entender como as partes se relacionam com o todo
	Priorização		Habilidades sólidas em soma, subtração, divisão e multiplicação
	Riscos		

CORTESIA DE DELMAR CENGAGE LEARNING

problemas reais. Para administrar a dose correta de medicação para um paciente, é preciso conhecer a fórmula correta a ser usada no cálculo. Esse é um problema real, para o qual você deve escolher a fórmula correta e entendê-la. Em seguida, é necessário realizar as operações aritméticas com exatidão.

IDENTIFIQUE EXPECTATIVAS REALISTAS

Como já foi mencionado, desenvolver uma autoimagem positiva é de suma importância para a aprendizagem. Suas expectativas em relação ao desempenho como aprendiz afetam sua atitude consigo mesmo e com a aprendizagem. Você tem uma expectativa em relação ao seu progresso ao longo do curso de enfermagem. O ideal é frequentar todas as aulas, passar em todos os exames e se formar. Além disso, as responsabilidades que você tem vão colaborar com esse plano e apoiá-lo. No entanto, você encontrará alguns obstáculos. Quando chegar à primeira "barreira", sua capacidade de examinar suas expectativas reais será importante para recuperar o foco positivo. Observe o seguinte exemplo:

> G. é uma mulher de 25 anos que está matriculada em um curso de enfermagem de período integral. Foi bem no ensino médio e já fez um curso profissionalizante de meio período antes do atual curso. G. espera tirar A e B, assim como ocorreu no curso anterior. Ela trabalha em período integral e tem uma filha de quatro anos. Quando a programação das aulas é publicada, percebe um conflito com um dos dias em que trabalha. Por isso, nesse dia, chegará ao trabalho com 20 minutos de atraso. Ela ainda não contou ao chefe que está fazendo faculdade. Colocou a filha na creche, mas a necessidade de chegar à clínica às sete horas significa que precisa arrumar outra creche e que chegará à clínica com 30 minutos de atraso às sextas-feiras. Não contou aos professores que tem problemas de horário por causa da creche. Ela precisa de silêncio para estudar e gosta de acordar cedo. G. descobre que as tarefas de leitura demoram o dobro do que ela havia planejado. Com todas as demais responsabilidades, o único tempo que tem para estudar é depois que a filha adormece. Sua família mora perto, mas G. prefere não sobrecarregá-la para cuidar da filha. No passado, ela sempre arrumou uma maneira de fazer tudo sozinha.

G. é uma pessoa capaz, mas sua expectativa de controlar todas as variáveis de sua vida, com harmonia, não é realista. É difícil, se não impossível, manter uma atitude positiva em meio ao estresse gerado pelo desejo de concluir todas as tarefas; assim, o plano costuma ser abandonado. No caso de G., abandonar o plano significa desistir de estudar. A realidade de G. é que ela não pode incluir mais 30 horas de escola na sua agenda e continuar fazendo tudo o que já faz. Ela precisa definir as prioridades e identificar expectativas realistas em relação ao que consegue fazer.

Quando não for possível fazer tudo o que está na sua lista, mude de abordagem e realinhe suas expectativas. Uma maneira de fazer isso é pedir ajuda. Pedir ajuda não é uma fraqueza, é uma estratégia de sucesso. As pessoas bem-sucedidas geralmente são as que sabem quando pedir ajuda e que criaram um plano para estruturar essa ajuda. No exemplo anterior, G. precisa acabar com parte do estresse relacionado ao trabalho, aos cuidados com a filha e aos compromissos com a escola, informando o chefe e os professores de sua situação e pedindo ajuda para que a orientem sobre como controlar essas demandas. Às vezes, pedir ajuda significa algo tão simples quanto conversar com o chefe e pedir para chegar com 20 minutos de atraso e depois trabalhar 20 minutos a mais ou pedir para alguém da família levar a filha à creche às sextas-feiras.

Se você não definir expectativas realistas, pode ser vítima do maior inimigo da atitude positiva, o perfeccionismo. **Perfeccionismo** é uma expectativa opressiva de ser capaz de fazer tudo de maneira impecável. Esse é o caminho para o fracasso, porque é um padrão que ninguém consegue cumprir. A Tabela 1.2 sugere alguns comportamentos dos perfeccionistas, comparados com os de quem procura a excelência. Qual lista o descreve? Lembre-se de tentar ser o mais realista possível em suas expectativas; seja paciente consigo mesmo e peça ajuda quando necessário.

Tabela 1.2 ▪ Comportamentos dos perfeccionistas e de quem busca a excelência

Indivíduos Perfeccionistas	Indivíduos que Buscam a Excelência
Atingem objetivos impossíveis	Gostam de cumprir altos padrões, que estejam ao alcance
Valorizam-se pelo que fazem	Valorizam-se por serem quem são
Ficam deprimidos e desistem	Ficam decepcionados, mas vão em frente
Sentem-se devastados pelo fracasso	Aprendem com o fracasso
Lembram-se dos erros e convivem com eles	Corrigem os erros e aprendem com eles
Só conseguem viver se forem o número 1	Ficam satisfeitos em saber que fizeram o melhor possível
Odeiam críticas	Aceitam críticas
Têm de vencer para manter a autoestima	Não têm de vencer para manter a autoestima

DESENVOLVA SUAS HABILIDADES BÁSICAS

Leitura, aritmética, matemática, redação, escuta e fala são habilidades básicas para o sucesso na vida e nos estudos. Quando você pensa na importância dessas habilidades, deve ter uma base sólida para fazer avançar o seu conhecimento além do nível da memorização, para a compreensão e a aplicação. Se você está lutando com essas habilidades básicas, terá dificuldades para avançar. Desenvolvê-las é essencial para os hábitos de um aprendiz bem-sucedido.

Leitura

Grande parte do curso está na forma escrita. Para estudar efetivamente, é preciso ter aptidão na habilidade básica de leitura. Para ser competente na leitura, é necessário saber localizar, entender e interpretar as informações escritas; determinar a ideia principal ou a mensagem essencial; encontrar o significado de palavras técnicas ou desconhecidas; e julgar a precisão e plausibilidade dos autores.

As estratégias para aprimorar as habilidades de leitura incluem a criação de vocabulário, compreensão e nível de leitura. A habilidade básica de leitura envolve a criação de vocabulário, que inclui a capacidade de identificar e entender a língua portuguesa e a terminologia médica. Investir em dicionários médicos e de português de qualidade é uma boa medida para entender essas duas linguagens. Ao ler o texto, consulte as palavras que você não conhece (Figura 1.1).

O principal motivo para criar um vocabulário médico amplo é que as palavras são ferramentas para pensar e entender o seu mundo – e você está entrando no novo mundo da enfermagem: desenvolver o hábito de ampliar o vocabulário exige tempo no início, mas, à medida que você persiste em praticar, sua compreensão aumenta.

A compreensão vai além da memorização mecânica. Um sinal da verdadeira compreensão é a capacidade de resumir a mensagem. Quando você resume, descreve o material com as suas próprias palavras. A menos que você entenda as palavras que leu, não poderá fazer avançar o seu nível de conhecimento da memorização mecânica para a compreensão. Se, ao ler o material de enfermagem, percebeu que não está entendendo o conteúdo, pode usar algumas das estratégias destacadas na Tabela 1.3.

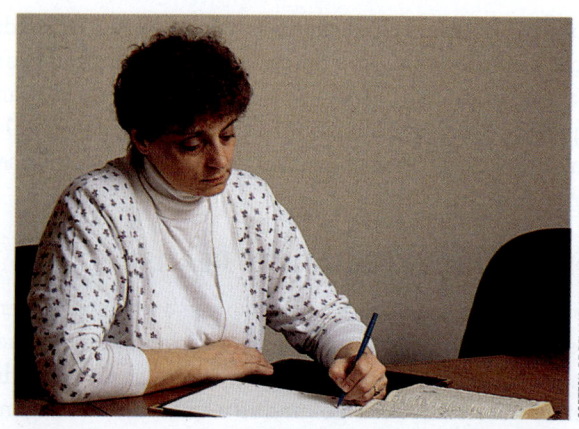

Figura 1.1 ■ Para expandir o seu vocabulário, anote os novos termos em um caderno. Revise-os e tente usá-los na sua prática diária.

O nível de leitura é outro elemento dessa habilidade. Ele não está relacionado ao que você é capaz de entender, mas, sim, ao comprimento das palavras e frases usadas no texto para explicar, descrever e transmitir as informações. Não tem nada a ver com inteligência, baseia-se na quantidade de tempo que você demora para ler.

Aritmética e matemática

É preciso desenvolver competência em aritmética e matemática. Para ser competente nessas habilidades, você precisa ser capaz de realizar cálculos básicos usando números inteiros, porcentagens, frações e decimais, bem como de escolher a fórmula apropriada. Você será responsável por calcular corretamente as doses de medicações e administrá-las com segurança aos pacientes. Além disso, é necessário verificar se os cálculos estão corretos e lógicos. Na

Tabela 1.3	■ Estratégias para melhorar a compreensão
Releia	Faça isso depois de ler um trecho ou mesmo um parágrafo.
Defina as palavras novas	Anote a definição de cada palavra nova na margem do texto e depois releia o parágrafo. Use um caderno para criar o seu próprio glossário. Faça cartões para estudar mais profundamente.
Visualize	Crie imagens mentais do material que você está lendo. Você também pode desenhar figuras simples e, à medida que lê, fazer ajustes nelas.
Pesquise	Muitas vezes, você não consegue compreender o material porque não possui experiência suficiente no assunto. Uma solução pode ser consultar outro texto dessa base de conhecimento. Use um dicionário, um texto de anatomia e fisiologia, um texto de assuntos gerais (como psicologia) ou uma revista de enfermagem para aumentar seu repertório no assunto (Meltzer e Marcus-Palau, 1997).
Resuma	Use suas próprias palavras para relatar o que acabou de ler e como isso se relaciona com o que você fará. Pergunte: "Por que eu preciso entender esse material?".

enfermagem, o domínio das habilidades matemáticas básicas é absolutamente necessário. De acordo com um estudo, aproximadamente 7 mil mortes ocorrem anualmente por causa de erros na medicação (Sakowski et al. 2005). Hughes e Edgerton (2005) afirmam:

> Os cálculos mais comuns envolvem frações, porcentagens, decimais e proporções. Nos testes matemáticos, percebeu-se que novos residentes e enfermeiros não têm boas habilidades matemáticas. (...) A incapacidade de calcular corretamente o volume terapêutico da dose de um fármaco é a causa da maioria dos erros observados em medicações pediátricas. As pesquisas revelaram que os principais problemas por trás de muitos desses cálculos incorretos estão associados à incapacidade de formular o conceito do cálculo certo a ser realizado e entender o processo matemático que leva à solução. (...) O posicionamento incorreto da casa decimal é um erro comum que pode resultar em uma dose dez vezes maior ou menor. Alguns erros desse tipo foram vinculados ao desempenho nos exames de cálculo, porque os profissionais que não têm um bom desempenho nesses exames são mais propensos a cometer um erro na prática, principalmente quando estão cansados ou distraídos. (p. 81)

Analise sua competência matemática de maneira realista e assuma o compromisso de aprimorar seus pontos fracos nessa área. Você pode procurar recursos como o serviço de apoio pedagógico de sua faculdade, solicitar a ajuda de um professor ou usar um material de autoaprendizagem para atualizar suas habilidades. Há também numerosos textos para ajudar os estudantes de enfermagem a desenvolver as habilidades essenciais. Além disso, é possível utilizar programas computadorizados ou módulos autodidáticos para fortalecer suas habilidades em matemática. Seja qual for o recurso, uma avaliação honesta da sua competência em matemática e o compromisso de melhorar são essenciais para sua prática como profissional de enfermagem.

REDAÇÃO

Como estudante e profissional, você precisará de habilidades de redação. Para ser competente nessa área, é preciso ter capacidade de comunicar pensamentos e informações com clareza e de maneira completa, usando gramática, ortografia e pontuação adequadas. Em contraposição à opinião popular, a utilização de computadores no atendimento de saúde não eliminou a necessidade dessa habilidade. Você terá de redigir as avaliações do paciente, resumos de transferência, resumos de alta e planos de cuidados ao cliente. A habilidade de redação deve ser praticada e aprimorada.

ESCUTA

Aquele antigo dito popular "Eu sei que você está me ouvindo, mas está me escutando?" pode ser aplicado a todos nós. Quando está na classe ou ao trabalhar com os pacientes, é preciso escutar, entender e processar as informações, em vez de apenas ouvi-las. Para ser competente na escuta, você deve receber, interpretar e responder às mensagens verbais e outras dicas, como a linguagem corporal, enquanto tenta compreender as informações e avaliar a pessoa que está falando. Refine suas atitudes para melhorar as habilidades de escuta e avaliação e aproveitar ao máximo o seu tempo na classe. Tornando a escuta eficaz, você faz uso eficiente do tempo em classe; consequentemente, sua compreensão do conteúdo aumenta

Entre as várias estratégias que podem ser usadas para aprimorar as habilidades de escuta, estão as seguintes:

- *Mostre interesse pelo assunto*. Dê importância ao motivo pelo qual você participará da palestra. Qual é a relação entre as informações e a sua necessidade de obtê-las? Você leu o material e levantou alguma pergunta sobre o assunto?
- *Esteja aberto às informações*. Quando você ouve um tópico e reage instintivamente, geralmente não entende o argumento e determinado aspecto da apresentação que nunca foi considerado antes. Ouvir não significa que você mudará de ideia sobre o assunto, mas lhe permite avaliar e incorporar os aspectos benéficos da informação.
- *Concentre-se na mensagem, não no mensageiro*. A pessoa que está falando pode não ser membro de uma companhia de teatro, que sabe entreter. A função dela é transmitir as informações. Foque as informações necessárias e aplique-as adequadamente.
- *Concentre-se nas informações*. Preste atenção na aula. Se estiver com sono, flexione os músculos ou respire profundamente para tentar permanecer alerta e consciente. Pense em perguntas que possam ser feitas.
- *Avalie as informações*. Nem toda palavra é fundamental. Relacione as informações com o que você sabe, considere onde você pode usá-las e verifique se concorda com o que foi dito. Se tiver dificuldades com o que está sendo apresentado, use a próxima estratégia para manter a concentração.
- *Anote perguntas enquanto ouve*. Isso permite acompanhar até o final a pessoa que está falando, além do que muitas das perguntas terão sido respondidas. Se não, você pelo menos as anotou e pode consultar a lista mais tarde. Isso promove a concentração nas informações apresentadas. Você não ficará distraído tentando se lembrar das perguntas que queria fazer.

FALA

Você escolheu uma das profissões que são mais orientadas à fala. Você vai se comunicar diariamente com os pacientes e suas famílias, com professores, colegas, membros da equipe e diversos profissionais da saúde. Para ser competente na fala, organize suas ideias e as comunique usando a linguagem verbal em um tom, estilo e nível de complexidade apropriado para o ouvinte.

Muitos estudantes não fazem perguntas durante a aula porque não se acham capazes de falar claramente e identificar as informações de que precisam. Existe um dito popular: "Não há perguntas estúpidas"; acredite nele. Desenvolva a confiança de falar quando tiver uma dúvida. Existem possíveis consequências graves para os pacientes se você não esclarecer uma ordem médica ou questionar um procedimento que não está claro.

As seguintes estratégias podem ajudá-lo a fazer uma pergunta:

- *Entenda por que você está fazendo a pergunta.* Em vez de dizer "Não entendi", diga: "Eu estava acompanhando a fisiologia dos rins até você chegar à cápsula de Bowman. Você pode traçar um vínculo entre essa parte do rim e a osmose?". Com isso, você e a pessoa que está falando ficam em sintonia; você não atacou a explicação dela e reconhece a sua própria habilidade de ouvir. Você está comunicando o que precisa e pedindo ajuda para vincular dois conceitos.
- *Saiba quando fazer a pergunta.* Anotar os tópicos que precisam ser esclarecidos pode ajudar você a decidir o momento correto para fazer a pergunta. Se o professor começar dizendo "Hoje falaremos sobre a farmacocinética" e você não sabe o que é isso, interromper antes que ele tenha a chance de definir a palavra pode não ser a estratégia mais eficaz. Se você anotar "O que significa farmacocinética?" e procurar o significado da palavra no contexto da aula, provavelmente ouvirá dicas sobre o significado. O professor usará outras palavras como *absorção*, *distribuição*, *metabolismo* e *excreção* para descrever o que acontece com um fármaco enquanto ele passa pelo corpo. Quando chegar o momento apropriado, revise o que foi dito e esclareça: "Então, professor, é correto dizer que farmacocinética tem a ver com o movimento dos fármacos ao longo de todos os sistemas do corpo?". Você terá a resposta e o professor saberá, pela pergunta, que você estava acompanhando.

Nas aulas, fale com clareza e articule suas necessidades; ouça os professores; ouça seus pacientes; transmita as informações para professores, colegas, equipe de apoio, médicos e outros membros da equipe de saúde. Pratique as habilidades de ouvir e de falar e sempre faça perguntas.

DESENVOLVA O SEU ESTILO DE APRENDIZAGEM

O termo **estilo de aprendizagem** refere-se às maneiras como você recebe, processa e assimila melhor as informações (conhecimento) sobre um assunto em particular. Na sua vida de estudante, provavelmente você já teve estas duas experiências:

Você faz o Curso 100 com o professor A. Ele organiza a sala em pequenos grupos e divide o tempo para alternar exposições orais com trabalhos em grupo. Há tempo para uma demonstração prática do princípio, com itens reais e relacionados ao trabalho. O professor permite a troca de ideias com os alunos e dá crédito para as experiências deles durante as discussões. Você sai da classe feliz e cheio de ideias, ciente de que o conteúdo tem relação com o resultado desejado. Planeja revisar as anotações com um colega que conheceu no grupo formado durante a aula. Você continua empenhado no curso até o final, quando ganha um B.

No dia seguinte, você faz o Curso 200 com o professor B. A sala está organizada em filas. O professor B escreve o resumo da aula na lousa, fala por 40 minutos e, no final, dá 10 minutos para as perguntas. Se você entregar uma pergunta por escrito, ele responde na próxima aula. Você não aprecia essa apresentação tediosa e gostaria que o professor B fosse mais parecido com o professor A. Além disso, não conhece ninguém da classe para convidar para estudar, não entende o texto e tira C e D. Essa matéria é obrigatória para passar. Você tenta fazer sua parte, mas não consegue se envolver.

Pense no professor A, que apresenta as informações por meio de vários métodos – exposições orais, grupos, demonstração prática. Como aluno, você aprende as informações com o método que melhor se ajusta ao seu caso. Há uma sensação de conexão com o assunto e os colegas e vocês querem continuar aprendendo mais. Você é recompensado pelos seus esforços por meio do sistema de notas acadêmicas.

Agora, pense no professor B, que conhece o assunto tanto quanto o professor A, mas o apresenta utilizando um único método – a aula expositiva. Esse tipo de aula não combina com seu estilo de aprendizagem preferido, e a sua capacidade de melhorar a compreensão por meio de perguntas é limitada pelo formato da sala. Seus resultados nos exames são inferiores, então você começa a evitar estudar o assunto. Você acaba achando que não se sai bem nessa matéria e pensa em trocar de formação.

A diferença nos resultados desses dois exemplos está no papel do aprendiz. O aluno depende da capacidade do professor de apresentar o material no seu estilo preferido de aprendizagem. Lembre-se de que você é o responsável por sua aprendizagem. A forma de apresentação dos professores varia e é possível que ela não se encaixe no seu estilo de aprendizagem; mesmo assim, você pode aprender. Você é responsável por desenvolver suas habilidades, identificar o seu estilo de aprendizagem preferido e implementar algumas estratégias simples para aprimorar o processo. À medida que aprimora suas habilidades nos métodos preferidos e fortalece seus pontos fracos, os resultados vão melhorando.

DICA Profissional

Fala

A preparação cuidadosa é uma estratégia importante para falar. Formular vários exemplos é uma maneira de aumentar o seu nível de conforto em relação às informações fornecidas. Se alguém lhe perguntar como o pâncreas produz insulina, você pode desenhar o órgão e indicar onde ficam as ilhotas de Langerhans. Você também pode usar uma fechadura e uma chave para explicar como a insulina trabalha abrindo os canais para que a glicose entre nas células. Desenhe como uma bolacha percorre o corpo desde os dentes até as células e indique onde e como a insulina é utilizada. Independentemente das especificações, criar vários exemplos ajuda a entender um tópico profundamente e produz uma sensação de conforto em relação ao seu conhecimento sobre o assunto.

SUGESTÃO Profissional

Distúrbios de aprendizagem

De acordo com o National Center for Learning Disabilities (2008), 15 milhões de crianças, adolescentes e adultos têm algum tipo de distúrbio de aprendizagem. **Distúrbio de aprendizagem** é um termo genérico que se refere a um grupo heterogêneo de distúrbios que se manifestam por dificuldades significativas na aquisição e no uso das habilidades de escuta, fala, leitura, escrita, raciocínio ou matemática.

Tais dificuldades não impedem seu sucesso; no entanto, é necessário conhecer as próprias habilidades. Identifique os materiais técnicos que podem fortalecer suas habilidades de aprendizagem e solicite o que você precisa. Os materiais técnicos são determinados com base em cada caso. Contar com materiais técnicos razoáveis na classe pode ser tão simples como solicitar ao professor para usar um microfone, pedir permissão para usar um gravador ou solicitar arquivos sonoros dos textos. Na área clínica, os materiais técnicos são oferecidos dentro dos limites de segurança do paciente e das habilidades necessárias para fazer um curso de enfermagem. Um local de estudo silencioso e protetores de ouvido promovem silêncio para alunos hipersensíveis ao ruído de fundo. O uso do computador na classe para fazer tarefas e anotar informações pode ajudar aqueles que têm dificuldade de escrita. Contratar um tutor que tenha experiência para lidar com alunos que apresentam distúrbios de aprendizagem é outra intervenção a considerar.

Sejam quais forem as necessidades que você acredita ter, faça um teste com um profissional para determinar se tem mesmo um distúrbio e identificar os materiais técnicos específicos. Peça a ajuda dos professores, dos alunos ou do centro pedagógico. Essas alternativas ajudarão você a localizar um profissional que aplique testes específicos, informe os recursos disponíveis e a documentação necessária.

CLASSIFICAÇÃO DOS ESTILOS DE APRENDIZAGEM

Os estilos de aprendizagem são funções cognitivas (mentais). Eles se referem às maneiras como você percebe, memoriza, pensa e resolve problemas: o enfoque é como você aprende e não o que aprende. Podemos argumentar que a sua preferência por um estilo pode ser genética e desenvolvimental. Seja como for, saber qual o modo preferido de aprender afeta os resultados da aprendizagem.

Os estilos de aprendizagem são classificados de várias maneiras. Um método de classificação concentra-se na rota pela qual os alunos percebem e memorizam as informações: visual, auditiva ou sinestésica. Essas divisões não são exclusivas; nós temos todas as três e as usamos para adquirir informações. Os aprendizes visuais constituem aproximadamente 65% da população, os auditivos, cerca de 30% e os sinestésicos, 5% (Mind Tools, 2008).

Os aprendizes visuais pensam em imagens. Independentemente de como a informação é obtida (por meio de leitura, escuta ou visualização), é armazenada na forma de imagens visuais. Essas pessoas costumam dizer "Estou vendo". Os aprendizes auditivos se relacionam melhor com a palavra falada e preferem a discussão em classe e as apresentações orais. Costumam dizer "Estou ouvindo". Os aprendizes sinestésicos processam as informações e se lembram delas se tocarem, imitarem e praticarem o que estão estudando. Todos nós temos a capacidade de aprender nesses três modos. Naturalmente, as pessoas preferem um deles baseadas no estilo que propicia mais sucesso na aprendizagem.

Outra maneira de classificar o estilo de aprendizagem está relacionada com a dominância de um dos hemisférios cerebrais. O hemisfério esquerdo está associado às atividades analíticas, como lógica, estrutura, fala, raciocínio, números, expressão verbal, verificação de dados e análise das partes do todo. O lado direito está associado à criatividade e à síntese das partes para formar um todo. Ele também é considerado mais emocional e ligado a *insights*, intuição, divagação, visualização, música, ritmo e visualização das cores.

Precisamos dos dois lados do cérebro para desempenhar atividades e aprender. Numerosos estudos demonstraram que os indivíduos com dominância do hemisfério esquerdo são aprendizes auditivos e aqueles com dominância do hemisfério direito, aprendizes visuais. Outros estudos mostram que os aprendizes cujo lado direito do cérebro é dominante processam, memorizam e retêm mais informações apresentadas nos programas de ensino mediados por computador, ao passo que os indivíduos cujo lado esquerdo é dominante têm mais sucesso nas aulas expositivas. Negligenciar ou usar apenas um estilo e excluir o outro é como utilizar apenas uma parte da capacidade potencial do indivíduo para aprender.

Estratégias de aprendizagem

Por meio dos sites www.Vmentor.com, www.mindtools.com e www.vark-learn.com (todos em inglês), você pode identificar o seu estilo de aprendizagem preferido pesquisando e fazendo os testes disponíveis. Visite também os recursos apresentados no final do capítulo, para obter mais informações sobre o estilo de aprendizagem. Determinando o seu estilo preferido, você adotará estratégias que o fortaleçam nos estudos. É importante inserir, efetivamente, as informações necessárias na memória de longo prazo e aumentar o nível de conhecimento da memorização para a compreensão e, por fim, para aplicação. Para isso, você deve saber quais estratégias funcionam com cada estilo de aprendizagem. Consulte a Tabela 1.4 e anote as estratégias que você costuma utilizar em sua rotina de estudo. Comece com o estilo que você identificou previamente como o seu preferido.

Nesse estilo, existe alguma estratégia que atualmente você não utiliza? Para fortalecer a sua assimilação do conteúdo, comece a incorporá-la ao seu plano de estudo. Em algum outro estilo, existe uma estratégia que você poderia utilizar quando o material é particularmente difícil?

Uma maneira de incorporar mais de um estilo de aprendizagem ao seu programa de estudo é empregar um programa de ensino mediado por computador. Atualmente, muitos textos vêm com CD projetado para aprimorar o estilo de aprendizagem. Esses discos podem conter textos completos, bem como testes e exercícios e/ou material de pesquisa.

Quando você se deparar com uma passagem ou um conceito particularmente difícil, incorpore mais de um estilo e mais de uma estratégia para processar a informação.

Quanto mais ação você incorporar aos métodos de aprendizagem, mais otimizará o seu tempo e os seus resultados. Os **recursos mnemônicos**, palavras ou frases usadas para ajudar na memorização, podem ser úteis. ARC, por exemplo, lembra via aérea, respiração e circulação. Ao longo deste livro, nos boxes denominados *Truque de Memória*, você encontrará vários exemplos que utilizam esse recurso para ilustrar conceitos.

DESENVOLVA O GERENCIAMENTO DO TEMPO

Em algum momento do processo de escolha de um curso superior, você decidiu que teria tempo para fazê-lo. Agora, é necessário transformar isso em realidade por meio de um plano de gerenciamento do tempo. **Gerenciamento do tempo** é um sistema que ajuda no cumprimento de metas mediante a solução de problemas. As estratégias de gerenciamento do tempo não implicam que você deixará de fazer as tarefas de que não gosta, mas as tornarão mais fáceis de controlar. A aplicação ativa dessas estratégias fará diferença no que você consegue fazer com o tempo disponível.

As estratégias de gerenciamento do tempo incluem o seguinte:

- Analisar os seus compromissos
- Conhecer-se
- Esclarecer os seus objetivos
- Definir prioridades e identificar um ou dois objetivos a serem atingidos
- Disciplinar-se para seguir o plano, considerando as mudanças e até cumprir o objetivo

Analise os seus compromissos

Para analisar o tempo dedicado aos seus compromissos, faça uma lista. Elabore um plano geral e outro diário. Crie um calendário com o resumo do ano, listando todos os compromissos importantes, para ter uma ideia de como serão os próximos meses. Comece colocando a data da formatura em letras vermelhas. Esse é um lembrete visual instantâneo do seu objetivo atual. Depois, a lápis, insira todas as datas importantes, incluindo feriados, aniversários, trabalhos e obrigações organizacionais. Lembre-se de incluir as atividades familiares que exigem sua participação, como dar caronas, programas da escola, atividades após a escola e preocupar-se com as crianças. Use o calendário acadêmico como fonte das datas de aulas e das férias, início e final do ano letivo, pagamentos, e assim por diante. Utilize os horários das aulas individuais para obter as datas de provas, de revisões ou clínicas, idas a campo e

Tabela 1.4 ▪ Exemplos de estratégias de aprendizagem

Aprendiz Visual	Aprendiz Auditivo	Aprendiz Sinestésico
Toma notas na classe	Lê em voz alta	Toma notas e as reescreve para resumir
Faz anotações na margem do livro	Dita para um gravador e depois ouve a gravação	Expressa-se com as mãos, mesmo enquanto está lendo
Procura livros de referência com imagens, gráficos e tabelas	Discute as ideias sobre a aula com os outros	Mexe em recursos visuais durante a aula
Desenha as próprias ilustrações	Pede explicações das ilustrações	Solicita uma demonstração

outros compromissos necessários para concluir o curso. Esse exercício fornecerá uma visão abrangente dos seus compromissos e destacará eventuais conflitos.

Os conflitos não são obstáculos impossíveis de serem transpostos. Identificando-os com antecedência, é possível tomar medidas para priorizar e reprogramar. Ao priorizar, pense em delegar algumas tarefas para outras pessoas. Procure não resolver os conflitos apenas removendo as tarefas de que você gosta ou que o revigoram. É muito importante cuidar de si mesmo durante esse período. Nunca abra mão do tempo necessário para se renovar e descansar, mesmo que seja apenas um banho quente, uma caminhada de 15 minutos ou um jantar com os amigos e parentes. Coloque-se no topo da lista de prioridades para cumprir o seu objetivo.

O mapa de cada tipo de aprendiz é diferente. O desafio é coordenar o seu mapa com as outras atividades e permanecer no topo da lista. Uma estratégia é colocar o seu calendário em um local onde todas as pessoas da sua casa o vejam – principalmente você. Todos terão a oportunidade de ver que estão na lista e que contribuem para ajudá-lo a atingir seu objetivo.

A próxima etapa é o planejamento diário. Use uma agenda semanal para ilustrar as expectativas mais concretas do que planeja fazer e do tempo disponível (Figura 1.2). Inclua tempo para dormir, comer, deslocar-se, trabalhar, frequentar as aulas e estudar.

Provavelmente, você precisará reorganizar a sua agenda. Isso não significa continuar fazendo todas as coisas listadas, mas apenas em dias diferentes; significa escolher dois objetivos mais importantes e trabalhar neles. *Um desses objetivos é: ser um aprendiz. O outro, você escolhe.* Isso não significa que você irá substituir todos os outros objetivos por esses dois. Na verdade, esses dois objetivos devem ser prioridades quando você decide como usará o seu tempo. Se você escolher como os objetivos mais importantes estar com as crianças e ser um aprendiz, pode refiná-los para que se complementem. Você pode optar por continuar na turma da carona, desde que dirija sempre pela manhã, assim terá duas horas para estudar antes da aula. Com isso, talvez seja necessário alterar o horário de cuidar das crianças para depois da aula, o que pode implicar pedir ajuda a um vizinho. Você também pode ter de separar uma hora por noite para arrumar a casa para o dia seguinte – uma tarefa que outra pessoa da sua casa pode executar para que você tenha uma hora a mais de estudo. Essa hora a mais, por sua vez, pode significar que irá dedicar os sábados apenas aos compromissos familiares. Seja qual for a maneira escolhida para se organizar, a solução sempre deve ter a finalidade de atingir seus objetivos.

Conheça-se

Para desenvolver o seu esquema, é preciso que você se conheça. Seja honesto consigo mesmo em relação aos seus hábitos e preferências de trabalho. Pense no horário do dia em que você se sente mais ativo intelectualmente: é logo pela manhã ou às dez da noite? Quando você está estudando, precisa se concentrar. Participar da carona para chegar à escola mais cedo para estudar não faz sentido se você só consegue se concentrar depois do meio-dia. Nesse caso, nessas duas horas antes da aula, é melhor fazer tarefas mais mecânicas e menos intelectuais, como cuidar das compras ou das roupas. Você é mais orientado ao lado esquerdo do cérebro (lógica, ordem, estrutura e regras)? Então, listar as tarefas e riscá-las depois de prontas é uma ótima estratégia de gerenciamento de tempo. Talvez você seja mais orientado ao lado direito (é criativo, resiste às regras, tem um senso próprio do tempo). Programar as tarefas com base em um cronograma específico que tenha um objetivo/recompensa no final ajuda a usar o tempo disponível com mais eficiência.

	Segundas	Terças	Quartas	Quintas	Sextas	Sábados	Domingos
7h	Trabalho	Carona	Carona	Carona	Clínica	Casa	
9h	Trabalho	Aula	Aula	Aula		Casa	
11h	Trabalho	Aula	Aula	Aula		Tarefas	Igreja
13h	Trabalho	Aula	Aula	Aula			
15h	Trabalho				Trabalho	Trabalho	
17h	Carona/Jantar				Trabalho	Trabalho	
19h	Estudar	Estudar	Estudar	Estudar	Trabalho	Trabalho	

Figura 1.2 ■ Calendário semanal resumido.

SUGESTÃO Profissional

Desperdiçadores de tempo

Você costuma desperdiçar o seu tempo? Às vezes, nosso comportamento sabota o melhor dos planos. A seguir, estão alguns exemplos de tarefas que desperdiçam tempo e estratégias para ajudar a recuperar as horas perdidas.

1. Bagunça: dizem que é possível economizar uma hora por dia com o costume de manter a área de trabalho limpa e organizada. Esse tempo pode ser muito bem empregado estudando. Organize a sua área de estudo para que, quando você chegar, ela esteja pronta — e reserve alguns minutos no final do período para se preparar para o próximo.
2. Interrupções: as interrupções no seu horário de estudo ou trabalho (por pessoas ou outros afazeres) o fazem perder muito tempo. Experimente o seguinte:
   - Aprenda a dizer "não". Você não precisa concordar com todos os pedidos. Aprenda a escolher com cuidado as tarefas e de acordo com o que é mais importante para atingir seus objetivos
   - Ligue a secretária eletrônica e desligue a campainha do telefone. Reserve tempo para ouvir e responder às mensagens depois de estudar.
   - Abra suas cartas sobre a lata de lixo. Responda, delegue ou jogue fora.
   - Organize seus papéis. Tenha uma pasta para os papéis. Guarde os cadernos da aula, o calendário e a agenda de telefones em uma pasta fichário, para que tudo o que é essencial fique junto.
3. Procrastinação: significa adiar ou atrasar intencionalmente algo que deveria ser feito. A procrastinação o faz perder tempo porque não permite o uso eficiente do tempo. O gerenciamento do tempo não é, necessariamente, terminar tudo de uma vez, mas, sim, programar um tempo para retomar a tarefa e terminá-la; já a procrastinação é adiar a tarefa intencionalmente sem que haja uma boa causa ou sem um plano para concluí-la de maneira eficiente. Divida a tarefa em segmentos e recompensas, assim você ficará motivado para retomá-la até terminar.
4. Perfeccionismo: com muita frequência, não seguimos um plano porque ele não traz os resultados imediatos ou esperados. O perfeccionismo afeta o gerenciamento do tempo, impedindo que você não aceite nada menos que a perfeição; também prejudica a sua atitude positiva, porque define expectativas que não são realistas. Concentre-se nas suas vitórias, procure maneiras de melhorar, aceite seus fracassos e aumente suas experiências.

ESCLAREÇA OS SEUS OBJETIVOS

Sem definir objetivos, não há como saber se estamos progredindo. Os objetivos são como listas de supermercado. Lembre-se de quando você vai ao mercado sem uma lista. Você até pode comprar muitos itens, mas quando chega em casa, descobre que esqueceu alguma coisa. Se você fizer uma lista na próxima vez, provavelmente comprará tudo de que precisa.

Da mesma forma, é necessário anotar os objetivos. Eles devem ser baseados na realidade e divididos em partes mais fáceis de controlar. Digamos que o seu objetivo é reservar tempo para estudar toda semana, para se sair bem nos exames. Esse tempo inclui preparar e revisar o material, preparar-se para as tarefas clínicas, procurar informações na biblioteca e praticar novas habilidades no laboratório. Via de regra, você precisará de uma ou duas horas de estudo para cada hora que passa na classe. Se você faz 12 horas de aula por semana, precisará de 24 horas a mais para estudar; se fica na clínica durante seis horas, três dias por semana (total de 18 horas), precisará encaixar mais 36 horas de estudo. Como estimativa, isso significa 12 horas de aula mais 24 de estudo, além das 18 horas da clínica mais 36 de preparação, totalizando 90 horas por semana (30 horas de aula e 60 de estudo) para a semana de estudo ideal e 30 horas (apenas aulas) nas semanas em que você não estuda. Agora, você sabe de quanto tempo precisará. Pegue essa meta de 60 horas de estudo por semana, compare-a com a sua programação e com o calendário, para determinar como organizará as demandas de modo a alcançar os objetivos.

DEFINA AS PRIORIDADES

A definição das metas inclui priorizar as tarefas em categorias gerais. Observe seu calendário diário e identifique tais categorias. A seguir, alguns exemplos:

- Trabalho
- Estudo
- Pessoal (comer, dormir)
- Tarefas de casa (compras, orçamento)
- Transporte (de si mesmo e dos outros)
- Supervisão dos filhos
- Decisões (planejamento, responsabilidades organizacionais externas, tempo para si mesmo, para o cônjuge, os amigos e os filhos)

Agora, classifique essas categorias gerais em ordem de prioridade, lembrando-se de que nem tudo é prioridade máxima. Se houver conflitos, tente definir quais itens são mais urgentes.

Outra maneira de priorizar é agrupar as tarefas de acordo com o cronograma em que deseja realizá-las. Para isso, divida uma folha de papel em três partes. São três

A	B	C
Preciso realizar estas tarefas agora	Posso fazer isto depois de terminar A	Posso adiar, eliminar ou delegar estas tarefas até depois de terminar B
escola/estudo	supervisão dos filhos	organização
creche		compras
cuidados pessoais		
trabalho		

Figura 1.3 ■ Priorização de tarefas.

colunas: A, B e C. Na coluna A, escreva "Preciso realizar estas tarefas agora". Essa lista inclui as prioridades que exigem atenção imediata. Na coluna B, escreva "Posso fazer isto depois de terminar A". Na coluna C, escreva "Posso adiar, eliminar ou delegar estas tarefas até depois de terminar B" (Figura 1.3).

Se você colocou toda a sua lista na coluna A, volte aos dois objetivos originais – um deles inclui sua nova função como aprendiz – e repense sua lista. Priorize suas atividades para cumprir o seu objetivo. Você não pode fazer todas as coisas o tempo todo para todas as pessoas. É necessário saber como trabalhar de uma forma mais inteligente, não por mais tempo ou com mais esforço, para manter o enfoque na tarefa prioritária.

DISCIPLINE-SE

A estratégia mais difícil de seguir é a autodisciplina. A ideia de utilizar um plano parece simples. Na prática, ele nem sempre funciona. Quando isso acontece, você fica tentado a abandonar o plano em vez de mudá-lo. Se não está funcionando, determine os motivos. Talvez você não disponha dos recursos adequados ou não tenha programado tempo suficiente ou, então, precise rever e reavaliar suas metas. Arrume um tempo para planejar o seu programa semanal. Se você realmente quiser usar o sistema de gerenciamento do tempo, é muito importante voltar ao plano e revisá-lo.

DESENVOLVA UMA ESTRATÉGIA DE ESTUDO

Desenvolver um plano de estudo abrange mais do que apenas comprar um livro e ler. As estratégias a seguir ajudarão você a estudar com mais eficiência e eficácia.

ORGANIZE O AMBIENTE

Onde e quando você estuda é tão importante quanto como você estuda. O fato de você atribuir um comportamento específico ao espaço de estudo o prepara para o sucesso. O espaço deve corresponder ao seu estilo. Você gosta de tudo organizado e limpo ou só quer ter tudo à mão? Qual é o tipo de iluminação, cadeira ou nível de ruído que o ajuda a se concentrar ou o distrai? Pense no seu estilo de aprendizagem preferido ao organizar o seu espaço de estudo. Se você for um aprendiz sinestésico, inclua, por exemplo, uma esteira no seu plano de estudo. Assim, você passa uma parte do tempo sentado e escrevendo, depois começa a andar ou correr na esteira para revisar o material e refletir sobre ele. Além de aumentar a compreensão e estabelecer relações, você correrá três quilômetros! Independentemente de como organiza o espaço, leve em consideração o tipo de aprendiz que você é e suas preferências biológicas e de personalidade.

REÚNA SEUS RECURSOS

No seu espaço de estudo, o acesso aos recursos precisa ser fácil. Há pessoas que estudam na mesa da cozinha. Se o espaço de estudo cumpre mais de uma função, como no caso da mesa da cozinha, pense em manter os seus recursos em uma caixa para facilitar o transporte e deixá-los disponíveis imediatamente quando necessário.

Reunir recursos é começar uma biblioteca com os livros que serão utilizados durante o curso. Esses recursos se tornam uma biblioteca de referência para quando você estiver estudando. Você deve ter à mão:

- Uma edição recente de um bom dicionário
- Um dicionário médico
- Um texto de anatomia e fisiologia

Os recursos adicionais necessários para seu progresso no curso podem incluir textos sobre farmacologia, nutrição e procedimentos de enfermagem. Dependendo da sua base de conhecimento, será necessário incluir recursos de outras áreas – biologia, psicologia e sociologia. Essas áreas servem como base de conhecimento para sua futura profissão.

Sempre com o seu estilo de aprendizagem em mente, pense em comprar cadernos de exercícios e outros recursos que acompanham o livro-texto e procure programas de ensino computadorizados ou vídeos disponíveis na biblioteca referentes ao seu curso. Usar recursos variados aumenta a base de conhecimento e a compreensão do conteúdo. Para responder às perguntas das provas, é preciso ir além da memorização e do acúmulo de fatos e compreender a base de conhecimento. Tenha em mente que você está estudando para a prova final e, em última instância, para aplicar o que aprendeu no atendimento, de modo a torná-lo seguro e eficiente.

Lembre-se de consultar as revistas da área da saúde. Os artigos e situações relacionadas podem ajudá-lo a entender a aplicação do conteúdo na área clínica. O seu objetivo final é aplicar as informações no atendimento do paciente. Pense em assinar uma revista de enfermagem, como a *Revista Brasileira de Enfermagem* ou a *Revista Latino-Americana de Enfermagem*. Os conselhos e associações de enfermagem também são recursos valiosos e possuem sites que você pode visitar.

Sejam quais forem os recursos escolhidos, reúna-os e deixe-os à mão; essas são estratégias simples para utilizar o tempo de modo mais produtivo e eficaz.

MINIMIZE AS INTERRUPÇÕES

As interrupções diminuem o tempo em que você permanece focado no material e afetam a sua concentração. Elas também podem desencadear a procrastinação. Se você permitir que o tempo do estudo seja constantemente interrompido, logo estará fazendo algo além de estudar. No mínimo, essas interrupções diminuem o uso eficiente do tempo. Quando você planeja o seu tempo para estudar, não permita interrupções. Examine sua agenda de maneira realista e não programe tempo para estudar nos momentos mais atribulados – tipicamente, no começo da manhã e da noite, nos horários das refeições e na hora de dormir.

Nesses momentos, as estratégias de gerenciamento do tempo devem funcionar. Se você definiu um horário e um local para estudar, informe aos demais que não quer ser interrompido a menos que haja uma emergência. Coloque uma placa na porta com os dizeres "Pense antes de bater". Estudar em blocos de uma ou duas horas também é uma maneira de diminuir as interrupções. Esses períodos permitem que você coloque o mundo em espera e realize suas tarefas.

CONHEÇA O LIVRO-TEXTO

O seu livro didático não deve ser lido como um romance, do começo ao fim e de uma vez. Ele possui instruções de uso (introdução, prefácio) e referências (glossário, apêndice, questões de revisão). É organizado em seções, cada qual com um tópico importante, que depois são subdivididas em partes (capítulos) que constituem a soma do tópico. Conhecer o livro-texto, seus recursos e a abordagem do autor pode constituir a primeira parte do plano de estudo. Essas informações fornecem um *insight* de como o material está agrupado e interligado.

Alguns autores escrevem livros com capítulos independentes, o que incentiva os alunos a revisar o sumário e começar de onde quiserem. Os módulos ou textos autodidáticos de matemática fornecem a instrução de primeiro fazer todos os testes dos capítulos e depois, à medida que determinada pontuação é atingida, prosseguir. Esse é um meio de dar crédito ao aluno pelo conhecimento que já possui e facilitar a memorização quando está aprendendo coisas novas.

Examine as várias partes deste livro. Como a informação está organizada? Quais referências integradas podem ajudá-lo?

DEFINA O PLANO DE ESTUDO

Sempre que você entra no seu local de estudo, o seu plano deve estar presente. É necessário ter um plano ou um objetivo específico para a sessão. Cada vez que inicia o período de estudo, tenha uma atitude positiva em relação ao seu objetivo. O esboço do seu curso de enfermagem é a diretriz do seu plano de estudo. Você terá determinada quantidade de material para estudar em um período específico. Primeiro, é preciso saber o que se espera de você. O esboço do curso, da grade curricular e os professores fornecem essas informações.

Considere, por exemplo, uma unidade que trata de sinais vitais, a qual deve ser concluída em uma semana. Os componentes da unidade incluem compreender a teoria e aprender as habilidades psicomotoras envolvidas na medição real desses indicadores. Espera-se que você adquira conhecimento lendo o capítulo, participando da aula e da demonstração e praticando no laboratório. Sua habilidade será testada em uma prova escrita e na demonstração das capacidades psicomotoras. Agora que você sabe o que precisa estudar, conhece as fontes de informação e a maneira como será avaliado, é possível mapear o plano de estudo. Considere as seguintes etapas:

1. *Faça um estudo prévio do material a ser usado.* A leitura do conteúdo da unidade pode estar limitada a um capítulo ou abranger vários capítulos. Sempre faça um estudo prévio dos capítulos indicados. Com frequência, o aluno lê apenas as páginas indicadas, achando que essa é a forma mais eficiente de estudar. Como ele não dedica cinco ou dez minutos para dar uma olhada no capítulo inteiro, as relações entre os assuntos acabam se perdendo. Esse estudo prévio pode ser rápido, dando uma olhada nos títulos, figuras e tabelas do capítulo.

2. *Observe os títulos dos capítulos.* O material sobre os sinais vitais pode estar em um capítulo chamado "Análise dos sinais vitais", "Medição dos sinais vitais" ou "Funções fisiológicas do corpo". Todos dão uma ideia do que você está prestes a estudar.
3. *Leia os objetivos do capítulo.* Os objetivos indicam o que você estará apto a fazer ao terminar o conteúdo do capítulo.
4. *Procure o glossário, o resumo e as perguntas no final do capítulo.* Leia as palavras-chave, o resumo e as questões que finalizam o capítulo. Dessa forma, você terá uma visão do escopo da leitura que fará; isso não leva mais do que cinco ou dez minutos.
5. *Defina suas perguntas.* Começando com os objetivos do capítulo, anote o que você já sabe, as perguntas sobre o que precisa aprender em relação a cada objetivo e os recursos adicionais a serem verificados. No capítulo sobre os sinais vitais, por exemplo, a primeira página pode ser semelhante à da Figura 1.4. Anote o que sabe sobre o assunto e as suas dúvidas. Esse recurso relaciona os motivos pelos quais você está aprendendo esse conteúdo. É muito importante vincular o conteúdo aprendido à prática profissional. Agora, você está pronto para ler o capítulo com criticismo, buscando respostas para as suas perguntas. Você descobrirá outros dados e terá mais perguntas no final; porém, já tem um plano e pode seguir para a próxima etapa.
6. *Leia e anote.* Responda às suas perguntas e verifique o conhecimento do vocabulário durante a leitura.
7. *Releia quando necessário.* Lembre-se de suas habilidades básicas e da concentração.
8. *Reflita sobre as relações que você pode estabelecer entre o conteúdo e o atendimento ao paciente.* Identifique por que a informação é importante e como será usada.
9. *Elabore dicas de acordo com seu estilo.* É aqui que você coloca o seu estilo de aprendizagem para funcionar. Invente músicas. Crie recursos mnemônicos. Faça cartões

> **DICA Profissional**
>
> **Recursos mnemônicos**
>
> Crie os seus próprios recursos mnemônicos para agrupar as etapas de um procedimento. Um recurso mnemônico é um método para ajudar na associação e memorização; ele consiste em uma palavra ou frase fácil de lembrar, criada com as letras da lista de itens que você está tentando decorar. Para memorizar todas as etapas a incluir na análise de um paciente que foi engessado (pulso, circulação, sensação, movimento, temperatura), você pode criar uma frase boba, como "**P**aulo **C**arrega **S**empre **M**inha **T**uba". Esse tipo de frase ajuda a agrupar itens e memorizá-los. Você também pode cantar essa frase. Faça o que precisar para transferir o material da memória de curto prazo para a de longo prazo.

Medição dos sinais vitais

Ao terminar este capítulo, você será capaz de:

1. *Descrever os mecanismos fisiológicos que controlam temperatura, pulso, respiração e pressão arterial.*
   Temp = ?, Pulso = coração, Respiração = pulmões, Pressão arterial = artérias; preciso descobrir temp.
2. *Identificar o intervalo normal das medições dos sinais vitais.*
   Para adultos? Crianças?
3. *Selecionar o equipamento apropriado para medir os sinais vitais.*
   Termômetro, estetoscópio, manguito de pressão.
4. *Demonstrar a técnica psicomotora correta para medir os sinais vitais.*
   Faço isso no laboratório/verificar o procedimento no livro ou com o professor? Perguntar na aula.
5. *Documentar os achados normais na medição da pressão arterial.*
   Temp = 36, p = 60-80, pa = 120/80; preciso descobrir isso para avaliar se o paciente está normal ou se tem problemas.

Figura 1.4 ■ Comece com os objetivos do capítulo. Elabore perguntas e respostas para determinar o que você já sabe e o que exige mais atenção.

para os itens que devem ser memorizados. Tente estabelecer relações lógicas ao relembrar as informações.
10. *Revise ou resuma as informações.* Responda aos objetivos. Use suas próprias palavras para responder às perguntas iniciais. Você tem mais dúvidas? É necessário consultar um segundo recurso?
11. *Termine a sessão com uma questão de teor crítico.* Qual será a aparência do paciente se a temperatura dele for 39,5°C? Quais sistemas corporais seriam afetados? Quais ações posso tomar para ajudar o paciente com esse nível de temperatura (por exemplo, monitorar a ingestão e eliminação de líquidos porque o corpo perderia líquidos como resultado da termorregulação [suor e evaporação, que reduzem a temperatura]) e por quê? Inclua essas perguntas nas suas anotações. Logo você terá uma coleção de "cenários de pacientes" que pode evoluir à medida que a sua base de conhecimento aumenta.

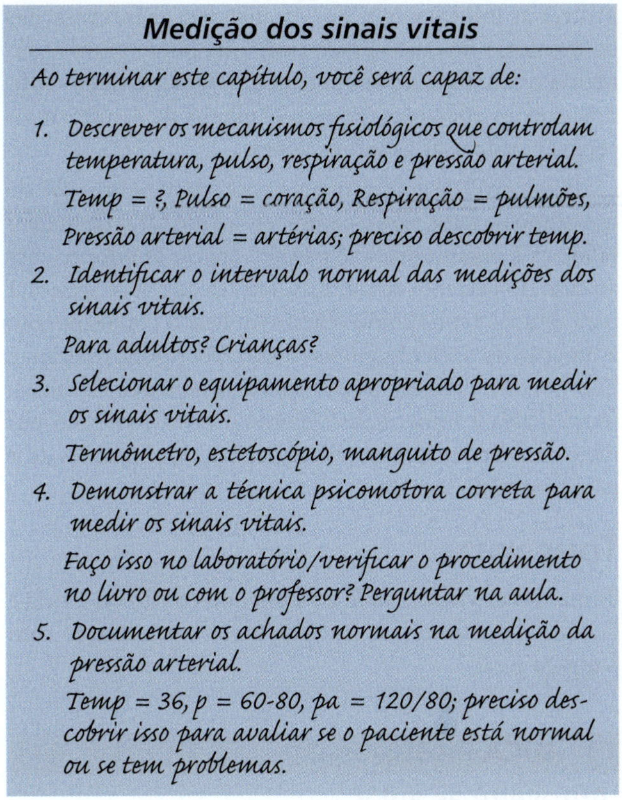

As 11 etapas prévias do plano de estudo exigem habilidades em cinco áreas: ler, reler, refletir, recitar e revisar. A cada etapa, você se envolve no processo de codificação do conteúdo. **Codificação** significa definir trajetos nas áreas do seu cérebro. Cada vez que você lê, relê, reflete, recita e revisa, a profundidade do trajeto aumenta – bem como a sua capacidade de relembrar e utilizar as informações. Você transporta as informações da memória de curto prazo para a de longo prazo e aumenta o seu nível de conhecimento. Quanto mais sentidos e ações você incorporar aos planos de estudo, mais será capaz de usar as informações.

O seu nível de conhecimento passa da memorização de um grupo de fatos para a compreensão dos fatos de maneira lógica e organizada, que permite aplicar as informações ao caso do paciente atendido. Cada vez que você se sentar para estudar, tenha como objetivo aplicar o conhecimento à situação do paciente. Antes da aula, você pode examinar, questionar e delinear os principais pontos dos capítulos. Ouça a aula e tome notas. Aborde o novo conteúdo por meio das etapas ler, reler, refletir, recitar e revisar antes de ir para o próximo tópico.

TOME NOTAS

Tomar notas vincula você ao conteúdo escrito ou à aula e o ajuda a identificar as principais ideias e sua relação com o tópico geral.

> **DICA Profissional**
>
> ### Aproveite as aulas
>
> Em geral, as melhores estratégias para aproveitar ao máximo as aulas são:
>
> - Chegar na hora.
> - Sentar-se nas fileiras da frente.
> - Ouvir atentamente com um lápis na mão e tomar notas.

Guarde os materiais de cada aula ou tópico em uma pasta fichário. Tome notas em folhas soltas; escreva em apenas um lado, assim você pode organizar as anotações do estudo e das aulas em ordem cronológica. Você também pode inserir materiais da aula na ordem apropriada conforme os recebe. Usando esse método, é possível comparar as notas com as informações adicionais obtidas por meio de outros recursos; isso ajuda na hora de revisar o material para as provas.

Ao tomar notas durante a leitura de um texto, fique com o lápis na mão e preparado para escrever. Assim, você estará pronto para receber e processar as informações. Tome notas também quando ler no computador; isso facilita a edição e a reorganização do material.

Antes da aula, consulte o material do capítulo e divida o papel, deixando uma margem de 10 cm no lado esquerdo. Para a leitura indicada, identifique o tópico a ser abordado, liste a principal seção e os subtítulos e resuma as informações na coluna da esquerda. Em seguida, anote suas perguntas nessa coluna. Isso o prepara para uma participação mais ativa; use a coluna da direita para tomar notas durante a aula.

Seja qual for o método escolhido para tomar notas, esse hábito o ajuda a estabelecer relações com o conteúdo. Ele o posiciona como um participante ativo no processo de aprendizagem e, sempre que sua participação ativa no processo aumenta, você aprende mais.

Ao tomar notas na classe, ouça com atenção, incline o tronco para a frente e concentre-se nas informações transmitidas (Figura 1.5). Tome notas sobre o seguinte:

- O assunto citado pelo professor; anote no topo da página
- As principais ideias e detalhes que servem de fundamento para o tópico
- Os pontos mais importantes, com base na organização e ênfase do professor
- As perguntas e as respostas de outros alunos às questões, frequentemente, têm relação com as dúvidas que você já tinha.

Identifique as dicas visuais e auditivas do professor, por exemplo, se ele diz "Isso é importante" ou se anota as etapas na lousa. Não forme uma opinião sobre o assunto até ter ouvido toda a aula. Como já foi mencionado, uma boa estratégia é anotar as perguntas à medida que elas surgem. Até o final da aula, elas podem ter sido respondidas.

O objetivo de tomar notas durante uma aula não é transcrever as informações, e sim registrar o que você entendeu. A combinação entre participar da aula, ouvir e tomar notas pode prové-lo do conhecimento necessário, de modo que

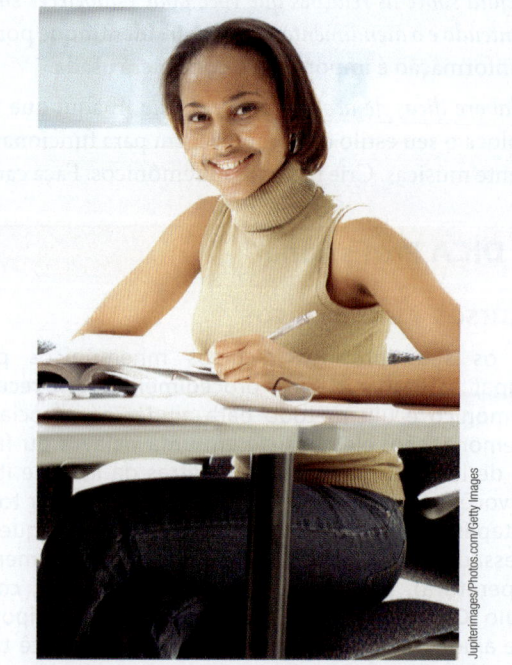

Figura 1.5 ■ Tomar notas é uma estratégia importante para ampliar a compreensão do conteúdo.

não será preciso buscar informações em outros lugares. O estudo prévio do conteúdo a ser abordado contribui ainda mais para essa dinâmica. Ao tomar notas, considere as seguintes diretrizes para ser mais produtivo e eficaz:

- Não tome notas com a intenção de reescrevê-las. Isso é perda de tempo e não ajuda na memorização.
- Se a sua letra é ilegível, escreva em letra de forma ou use um *laptop*.
- Condense a quantidade de informações usando símbolos e abreviações e anotando apenas as palavras fundamentais. Em vez de escrever "Se a leitura da pressão arterial do paciente for maior que 140 sistólica e 90 diastólica...", escreva "Se PA >140/90...".
- Anote as definições e fórmulas matemáticas exatamente como as ouviu.
- Nas aulas de matemática e de laboratório de ciências, anote o processo passo a passo, exatamente como explicado. Indique quais fórmulas são usadas em quais problemas, por exemplo:
  "Usar proporção para questões matemáticas".
- Escolha um sistema de abreviação e siga-o sempre.
- Revise as anotações assim que possível. Muitos estudos demonstraram que mesmo uma breve revisão das anotações depois da aula aumenta a retenção do conteúdo em 50%.

PREPARE-SE PARA OS EXAMES

O benefício final de ter um plano de estudo é a habilidade de revisar para os exames. Isso não significa apenas estudar todo o material. Você já estudou a matéria que cairá no exame; agora, está revisando e relembrando os tópicos por meio de uma série de exercícios desenvolvidos para aumentar a sua compreensão e facilitar a aplicação. Alguns exames de enfermagem são elaborados no nível da compreensão ou da memorização. O exame de profissionalização NCLEX-PN® (exame final em escolas de enfermagem nos Estados Unidos) é redigido no nível da aplicação. Nele, não há muitas perguntas sobre a nomeação dos locais dos pontos de verificação de pulso (compreensão, memorização). Em vez disso, há uma pergunta sobre quais pontos de verificação de pulso são mais apropriados para avaliar um bebê (aplicação). Tomar decisões sobre os fatos ou grupos de princípios que você aprendeu é a base da maioria das perguntas de exames de enfermagem.

Dependendo do currículo, você terá exames a cada semana ou mês, uma prova semanal, uma semestral e outra final. Seja como for, você conhece o cronograma de antemão e deve reservar um tempo para se preparar. Se as provas forem semanais, deve inserir um cronograma de revisão no seu plano de estudo diário. Uma forma é reservar pelo menos 30 minutos de cada sessão de estudo para a revisão. Pegue os objetivos da disciplina, sem olhar para as anotações ou para o texto, transforme-os em perguntas e, depois, elabore as respostas. Se você tiver pontos fracos em determinada área, consulte suas anotações e crie uma técnica de memorização, como cartões, ritmos, recursos mnemônicos, imagens ou desenhos. Trabalhe em cada objetivo a ser abordado.

Se o seu exame for por unidade, você deve dividir o material pelo tempo necessário para estudá-lo, reservando pelo menos dois dias antes do exame para revisão e memorização. À medida que obtém sucesso em cada exame e continua estabelecendo relações com a aplicação clínica, a profundidade do conhecimento e o domínio do conteúdo aumentam.

REVISÕES

As revisões para os exames variam de um professor para outro, bem como de uma aula para outra, mas são uma ótima maneira de conferir o seu nível de conhecimento e a capacidade de ser bem-sucedido em uma disciplina e na profissão. Nos Estados Unidos, a avaliação final e a certificação para as práticas de enfermagem são os exames NCLEX-PN®. Essa é uma prova computadorizada de múltipla escolha e somente o aluno aprovado poderá iniciar sua carreira. Dessa forma, é imperativo aprender a ter sucesso nos exames. A revisão é uma forma de identificar erros ou padrões comuns nos exames. Alguns alunos observam que, com frequência, trocam uma resposta certa por outra errada. Outros eliminam todas as respostas, deixando só duas, e depois escolhem a certa. Trocar esses padrões pode fazer a diferença entre ter sucesso ou fracassar no curso de enfermagem (DePew, 2008). No Brasil, o aluno está qualificado para a parte prática do curso após obter aprovação nas disciplinas de Semiologia e Semiotécnica em Enfermagem.

APRENDA COM OS ERROS

Alguns erros que os alunos de enfermagem cometem são: reprovar no exame, perder aulas ou não terminar uma tarefa. A capacidade de aprender com os próprios erros é uma oportunidade de transformar o fracasso em sucesso. O desafio depois de cada exame é entender cada resposta errada; assim, se o aluno revir esse conceito, já saberá do que se trata e terá a resposta certa. Se as informações pertinentes foram perdidas por causa de uma falta, na próxima vez, é importante conversar com o professor e com os colegas para garantir que nenhuma informação fornecida na aula seja omitida. Um erro pode ocorrer no ambiente clínico, e o preceptor de estágio oferece tempo para revisar e reaprender a habilidade. Os erros são oportunidades para aprender e crescer, mas é importante não repeti-los, porque os erros de um enfermeiro podem afetar a vida de outro ser humano. Reservar um tempo para aprender com os próprios erros leva ao sucesso no atendimento e na prática profissional (DePew, 2008).

CONVERSE COM OS PROFESSORES

Muitas pessoas estão disponíveis para discutir experiências e preocupações com um aluno de enfermagem. Algumas delas são professores, tutores e colegas. É importante lembrar a importância de conversar com os colegas. Conversem sobre o que dá certo ou não na aula. Explorem ideias que podem ajudar a ter sucesso nas aulas e na faculdade ou podem impedir que o sucesso ocorra.

Se você acha que não está obtendo os resultados desejados e não consegue identificar maneiras de corrigir um problema, marque uma reunião com seu professor. Com frequência, os professores estão disponíveis antes e depois das aulas ou determinam horários específicos para conversar com os alunos. Eles são ótimos recursos para dar informações ou esclarecer detalhes específicos das aulas. Além disso, sabem o que deu certo com ex-alunos e em relação às tarefas. A colaboração entre aluno e corpo docente é uma parte importante do sucesso no curso quando acompanhada por uma relação de confiança (Sayles, Shelton e Powell, 2003). Para ser bem-sucedido no curso de enfermagem, lembre-se desses recursos ao avaliar e modificar os seus processos. Essas dicas ajudam a identificar os recursos necessários para o sucesso (DePew, 2008).

PRATIQUE O PENSAMENTO CRÍTICO

Até agora, a maior parte do capítulo foi dedicada à apresentação de estratégias para a aquisição eficaz e produtiva do conhecimento. O objetivo final é tornar-se capaz de usar esse conhecimento para prestar um atendimento seguro ao cliente. Para isso, você deve ir além da fase inicial de simplesmente adquirir as informações. Na área da enfermagem, apenas os fatos não constituem uma base de conhecimentos suficiente para tomar decisões sobre o atendimento. É preciso internalizar esses fatos e ser capaz de usá-los em situações novas.

Ao considerar quais ações você precisa tomar em uma nova situação, pense na experiência prévia e nos princípios do atendimento, defina os possíveis resultados de uma variedade de intervenções e busque informações adicionais com colegas, clientes e bibliografia técnica. Esse processo é chamado de pensamento crítico; é isso que se espera que você faça com o conhecimento que acaba de adquirir.

A primeira etapa é desenvolver uma compreensão do **pensamento crítico**. Uma definição abrangente é o processo intelectual **disciplinado** (ensinado por instrução e exercício) de aplicar o **raciocínio** (uso dos elementos do pensamento para resolver um problema ou uma questão), impondo **padrões** (um nível ou grau de qualidade) intelectuais e o pensamento reflexivo como uma orientação para uma crença ou uma ação (Heaslip, 1994; Paul, 1995).

Muitos alunos acham doloroso o processo de se tornar responsável pelos próprios pensamentos. Você e vários outros alunos podem não se sentir à vontade quando precisam defender suas **opiniões** (crenças subjetivas) e **julgamentos** (conclusões baseadas no raciocínio coerente e apoiadas em evidências) ao decidir o que é importante. Provavelmente, você prefere que lhe digam o que precisa saber. Uma vez que os enfermeiros devem tomar muitas decisões quando prestam atendimento, é essencial saber como tomar boas decisões.

HABILIDADES DE PENSAMENTO CRÍTICO

Suas quatro capacidades básicas – leitura crítica, escuta crítica, redação crítica e fala crítica – podem ser medidas pelo seu desempenho em cumprir os padrões intelectuais universais (UIS). Esses padrões serão discutidos em *Padrões do Pensamento Crítico*.

Leitura crítica

Ler para obter o significado dos conceitos é um processo básico para a aquisição do conhecimento por meio dos livros. O tempo de estudo é reduzido e as informações são retidas, levando a resultados melhores nos testes. O uso de um marcador de texto para identificar as principais ideias também ajuda muito. Um aluno que não saiba ler criticamente costuma marcar a maior parte da página. Forme um grupo de estudos para comparar as principais ideias marcadas no material indicado. Ao revisar os testes, observe quando um erro de leitura ou interpretação foi a causa da resposta errada. Faça um esforço consciente para identificar seus pontos fracos.

Enquanto você se prepara para as tarefas, converse consigo mesmo:

- Antes de começar a ler, dê uma olhada no material e pergunte: Qual é o assunto; como se relaciona com o que eu já sei; como está organizado; outros recursos são necessários?
- Enquanto lê, pergunte: Faz sentido; os termos são conhecidos ou preciso consultar; como isso se relaciona com o que eu já sei; como posso resumir essa seção?
- Depois de ler, pergunte: Entendi os pontos principais; consigo identificá-los; como utilizar ou aplicar essas informações; preciso esclarecer algo; como seriam as perguntas na prova?

Escuta crítica

As habilidades de comunicação, principalmente as de escuta, são muito enfatizadas no currículo da enfermagem. Muitos alunos não possuem habilidades efetivas de escuta. Muitas pessoas desenvolveram o hábito de ouvir ocasionalmente o que está sendo dito, resultando na perda da comunicação. Melhore a sua capacidade de escuta repetindo os argumentos levantados na conversa com outro aluno e peça a ele para dizer se você realmente entendeu o que foi dito. Enquanto você escuta, concentre-se no que a pessoa está dizendo, escute os principais pontos e anote o que parece confuso (Figura 1.6).

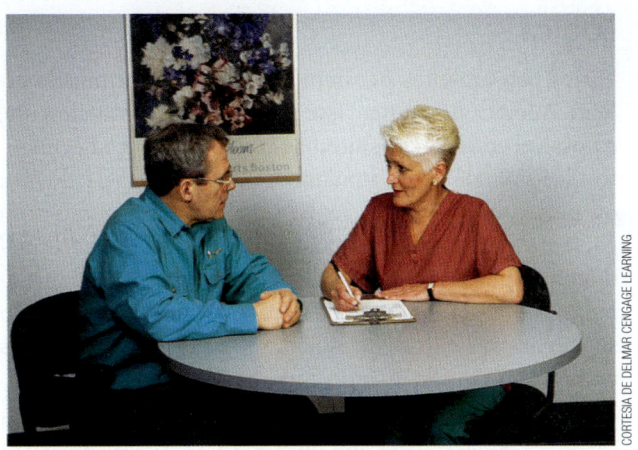

Figura 1.6 ■ As habilidades de escuta são essenciais nas interações com os pacientes.

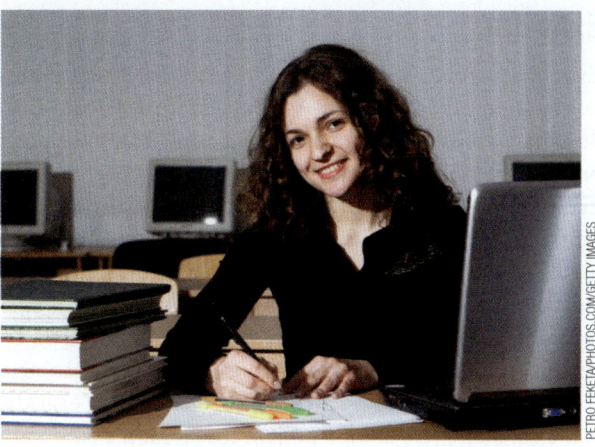

Figura 1.7 ■ As habilidades de redação são essenciais para o pensamento crítico.

A escuta crítica requer um compromisso consciente de se concentrar no tópico da discussão. Reconheça o que tira sua atenção. Tentar anotar palavra por palavra, divagar e se concentrar nos maneirismos ou na aparência da pessoa são motivos de distração. Um bom pensador não tem medo de identificar seus pontos fortes e fracos para poder melhorar.

Fala crítica

A fala disciplinada talvez seja a habilidade mais negligenciada de todas. Os exemplos de uma comunicação oral clara, lógica e exata são raros. Em geral, a comunicação oral é mais espontânea que a escrita e deve ser apresentada com cuidado. As afirmações ambíguas levam a enganos e os vieses pessoais influenciam o que a pessoa ouve. A prática em grupos pequenos, seguida pelo *feedback* dos ouvintes, pode ajudar o aluno a avaliar e melhorar suas habilidades de fala.

Redação crítica

Outro aspecto básico do bom raciocínio é a capacidade de demonstrar os pensamentos com coerência, clareza e de maneira concisa. Muitos alunos chegam à faculdade sem saber escrever bem. A qualidade do raciocínio é aprimorada pela disciplina exigida de escrever bem. Muitos alunos acham que a escrita é muito reveladora e têm medo de anotar seus pensamentos. Escrever é importante para aprimorar o pensamento, porque o texto pode ser revisado com base em padrões do pensamento crítico de forma a avaliar a qualidade do pensamento refletido na escrita (Figura 1.7). Os padrões de pensamento crítico serão discutidos a seguir.

PADRÕES DO PENSAMENTO CRÍTICO

O pensamento crítico baseia-se no uso de padrões intelectuais para se verificar a qualidade do pensamento (Elder e Paul, 2008). A primeira exigência é familiarizar-se com os padrões intelectuais universais desenvolvidos no The Center for Critical Thinking[1]. Eles serão usados nesta discussão porque fornecem uma medição válida e confiável da qualidade do pensamento. Se você está lendo, ouvindo, escrevendo, respondendo a perguntas ou falando, os padrões de clareza, exatidão, precisão, relevância, coerência, lógica, profundidade, extensão e imparcialidade devem ser aplicados.

Clareza

A capacidade de pensar claramente é fundamental para um pensamento de qualidade. Clareza significa colocar os fatos e ideias em uma estrutura lógica e coerente. O padrão é o grau em que os outros conseguem entender o seu ponto de vista. Atente para o significado exato das palavras. Haverá muitos termos e conceitos novos no seu currículo de enfermagem. Pratique o uso adequado desses termos e aplique os conceitos apropriadamente, para melhorar a clareza do pensamento e aumentar a retenção do conteúdo.

Pense na palavra *clareza*. O dicionário a define de várias formas. Pesquise essa palavra e decida qual definição se aplica ao uso da clareza para descrever um padrão do pensamento crítico.

Pense nas expressões que você usa com frequência. Uma pessoa de outra região do país as entenderia? A expressão "na hora de dormir" varia conforme a região. Para você, quando é *a hora de dormir*? Nas regiões rurais, por exemplo, as pessoas costumam dormir muito mais cedo. Ao conversar com os pacientes, suas famílias e outros membros da equipe de saúde, certifique-se de que as palavras usadas expressam claramente a mensagem pretendida. Não suponha que você entende um termo; verifique o significado. Quando um enunciado não está claro, não há como determinar se ele é exato ou relevante.

---

[1] A fundação conduz pesquisas avançadas e dissemina informações sobre o pensamento crítico, além de criar eventos e recursos que auxiliam os educadores a aprimorar sua instrução (N.T.).

Exatidão

Exatidão significa ser correto ou verdadeiro e estar dentro dos parâmetros adequados. A necessidade do cálculo exato de uma dose de medicamento ou da medição correta da pressão arterial é imediatamente compreendida. Da mesma forma, a coleta e a interpretação dos dados devem ser exatas. Ser exato implica o uso de algum instrumento de medição. No pensamento, pode ser difícil formular o conceito de exatidão. Quando uma pessoa usa o termo *hipertensão* para se referir a alguém ansioso e muito ativo, em vez do significado real, que é a elevação da pressão arterial acima do máximo normal aceito, o padrão de exatidão não é satisfeito. Os alunos podem melhorar a exatidão do raciocínio escrevendo novas informações com as próprias palavras e pedindo a outro aluno que interprete o que foi escrito. As informações inexatas se tornam evidentes.

A documentação exata do atendimento ao paciente é essencial para a qualidade. Existem diferentes graus de exatidão. É possível, por exemplo, medir a temperatura de um paciente usando um termômetro que meça até 0,01°, mas esse nível de exatidão não é necessário. Por outro lado, ao calcular uma dosagem pediátrica, uma diferença de 0,01 é muito importante. O desafio é aprender o grau de exatidão exigido em determinadas situações da área de enfermagem.

Precisão

Às vezes, os alunos aprendem um assunto superficialmente, não o aprofundam. O resultado é uma ideia geral sobre o fato ou conceito, não o conhecimento suficiente para aplicá-lo. O pensamento preciso significa que existem detalhes e especificidade suficientes para que um conceito ou palavra seja claramente entendido, em termos de sua relação com outros conceitos ou palavras.

Relevância

Relevância refere-se às informações ligadas ou não a um assunto. Os alunos podem ficar dispersos em relação ao objetivo de um exercício, caso não limitem a discussão ao problema apresentado. As respostas tornam-se irrelevantes. Ao estudar, questione-se em que medida um conceito específico é relevante para o atendimento ao paciente. Do mesmo modo, é importante ser capaz de reconhecer quando as informações relevantes não estão disponíveis.

Coerência

Coerência é o uso apropriado de princípios e conceitos. Um diagnóstico de enfermagem, baseado em indicadores específicos, por exemplo, deve ser usado quando esses indicadores estão presentes – nunca quando não estão.

Conhecer as ações básicas da epinefrina permite que o enfermeiro preveja a resposta do paciente a esse fármaco. Ajuda também se o enfermeiro entender que o paciente terá a mesma resposta quando uma secreção elevada de epinefrina for liberada pela medula adrenal.

Lógica

Vários pensamentos ocorrem juntos, em determinada ordem. A lógica pergunta: "Isso faz sentido?". Normalmente, é possível entender os sintomas com base no conhecimento da fisiologia e nas mudanças produzidas pela doença ou pela condição do paciente. Considere o seguinte: um paciente que possui um cálculo bloqueando o ducto colédoco fica preocupado quando as fezes tornam-se acinzentadas. A bile é a substância que dá a cor marrom, portanto se não houver bile, as fezes não ficam marrons. Esses dois itens fazem sentido quando combinados.

Ao calcular a dosagem de uma medicação, o padrão da lógica é extremamente importante. Se a resposta do cálculo for administrar 200 comprimidos, isso não é lógico; não faz sentido. Provavelmente, falta a casa decimal, e a resposta correta seria dois comprimidos.

Profundidade

Com frequência, os alunos ficam tentados a depender dos objetivos de aprendizagem específicos como indicação de qual matéria devem dominar. Isso pode resultar em uma compreensão superficial. A capacidade de reconhecer a profundidade da exploração de conceitos e ideias pode ser aprendida. Os alunos perguntam: "Quais são os fatores mais significativos; quais são as complexidades dessa situação; quais problemas podem estar envolvidos?". Essas perguntas os orientam a considerar outros aspectos que também precisam ser explorados para que a compreensão seja mais abrangente. O seu professor e os recursos de aprendizagem oferecidos pelo livro-texto são guias úteis para identificar as informações relevantes e a profundidade adequada do conhecimento exigido para tomar boas decisões clínicas.

Extensão

A extensão do pensamento significa levar em conta outro ponto de vista e perguntar se existe outra maneira de examinar uma questão ou um problema. Veja, por exemplo, o caso de uma gestante que tem um filho de seis anos e recebeu a recomendação de ficar na cama por causa das complicações. O problema é mais amplo do que apenas a complicação da gravidez. Quem vai cuidar do filho dela e levá-lo para a escola? Quem vai cozinhar, limpar, lavar as roupas? Isso é financeiramente possível? Alguma amiga ou a mãe dela pode ajudar? O marido pode ficar em casa? O "simples" problema da complicação na gravidez tem uma grande extensão quando a situação é vista de forma mais ampla.

Imparcialidade

Cada pessoa tem suas crenças, opiniões e pontos de vista. As pessoas tendem a acreditar no que acham que é verdade. Melhorar a qualidade do pensamento depende da sua capacidade de identificar os vieses presentes no seu pensamento e no dos outros. Seguir o padrão da imparcialidade leva a questionar as conclusões baseadas no viés pessoal. Quando um enfermeiro que responde à dor de maneira estoica avalia uma pessoa que responde à dor emocionalmente, ele pode permitir que seus valores pessoais influenciem na análise – o resultado é que ele proporcionará ao paciente um alívio inadequado da dor.

RACIOCÍNIO E SOLUÇÃO DE PROBLEMAS

Embora raciocínio envolva pensamento, nem todo pensamento é raciocínio. O pensamento ocorre quando uma pessoa divaga, tira conclusões precipitadas ou decide ouvir música. No entanto, essas atividades não podem ser chamadas de raciocínio. Para usar o raciocínio com eficácia, entender as coisas realmente ou resolver problemas, o aluno deve se familiarizar com os componentes do raciocínio. Eles são: finalidade, a questão em si, premissas, ponto de vista, dados e informações, conceitos, inferências e conclusões, implicações e consequências.

Finalidade

Todo raciocínio é direcionado a determinada finalidade. Esse é um aspecto em que o raciocínio difere da divagação. Para o aluno de enfermagem, a finalidade do raciocínio é usar as informações aprendidas em classe para resolver com eficácia os problemas no atendimento ao paciente.

A questão em si

A finalidade do processo de raciocínio é descobrir alguma coisa, responder a uma questão ou resolver algum problema. Esse problema ou questão deve ser definido com clareza. No início do período de estudo, defina claramente os problemas apresentados pelo material. O bom julgamento clínico começa com uma definição clara dos problemas apresentados pelo cliente.

Premissas

Premissas são ideias ou coisas que as pessoas presumem. Elas são aceitas como verdadeiras, sem julgamento. As premissas podem ajudar na solução de problemas, porém devem ser reconhecidas pelo que são. Um exemplo de premissa é que a enfermagem faz diferença no resultado da doença do cliente. Essa é uma premissa necessária para que o enfermeiro se envolva na solução dos problemas relacionados às necessidades do cliente.

As premissas comprovadas como confiáveis podem ajudar nas decisões, ao passo que as premissas falhas podem levar a conclusões incorretas e a soluções inadequadas para os problemas. Aprenda a reconhecer suas próprias premissas e as dos outros. Não tenha medo de desafiar suas premissas ou de pedir aos outros que esclareçam as premissas em que estão se baseando.

Ponto de vista

As pessoas raciocinam apoiando-se no próprio ponto de vista, que é influenciado pela experiência prévia, pelas informações disponíveis, pela qualidade do pensamento já adquirido e por muitos outros fatores. Juntos, esses fatores proporcionam a cada pessoa uma perspectiva única e uma maneira de pensar exclusiva. Procure outros pontos de vista e avalie seus pontos fortes e fracos. Cada indivíduo vê as coisas de uma maneira diferente. O ponto de vista determina quais fatos e informações ele irá perceber, a importância dada e até mesmo as soluções aceitáveis para o problema. Identifique o seu ponto de vista e suas limitações e reconheça o direito de os outros terem seus próprios pontos de vista (Figura 1.8).

Dados e informações

Os dados e as informações são elementos básicos do raciocínio. Certifique-se de que todas as informações e todos os dados sejam claros, exatos e relevantes para a questão ou para o problema presente. Pesquise não apenas as informações que apoiem a sua posição mas também as que a contestem. Tire conclusões apoiadas nos fatos que coletou.

Conceitos

Identifique os conceitos necessários para explorar o problema e as implicações de cada um. Os conceitos (como assepsia, dor, adaptação, e assim por diante) importantes para o atendimento de enfermagem devem fazer parte da evidência que apoia o julgamento.

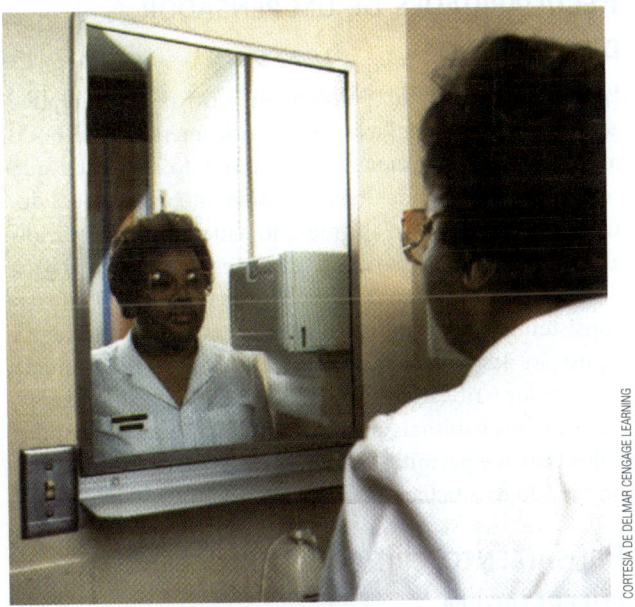

Figura 1.8 ■ Para serem eficientes na solução de problemas e no pensamento crítico, os enfermeiros devem examinar profundamente seus pontos de vista.

Inferências e conclusões

O raciocínio exige a interpretação dos fatos e das informações. A interpretação deve ser justificada pelos fatos relevantes e apoiada por dados e informações. Muitas vezes, os alunos manifestam suas opiniões como julgamentos ou inferências. Isso acontece quando as inferências são baseadas em premissas e preferências pessoais, e não nas informações.

A formulação adequada de julgamentos ou inferências é essencial para pensar com exatidão. Considere o seguinte exemplo: quando a temperatura corporal está acima de 37°C, a taxa metabólica aumenta. O metabolismo elevado exige mais oxigênio para os tecidos. O transporte elevado de oxigênio provoca o aumento na frequência cardíaca. Com base nesses fatos, inferimos que a temperatura corporal elevada resulta em frequência cardíaca elevada.

O produto do raciocínio é uma conclusão em relação ao problema. É a resposta para a pergunta que iniciou o processo. A conclusão deve ser lógica.

Implicações e consequências

O processo de raciocínio geralmente produz mais de uma solução. Agora, é necessário examinar as implicações de cada solução, levando em conta a facilidade com que uma solução pode ser aplicada, a capacidade da pessoa para realizar as ações exigidas ou os riscos envolvidos. Considere as consequências positivas e negativas.

As consequências podem resultar da ação ou da omissão. Talvez não seja possível prever todas as consequências, mas os resultados possíveis devem ser examinados com o máximo de abrangência.

PECULIARIDADES DE UM PENSADOR DISCIPLINADO

Ler os requisitos do pensamento crítico apresentados aqui não fará uma pessoa pensar criticamente. Você pode melhorar o seu pensamento incorporando a ideia de que considerar a qualidade do seu pensamento é uma meta desejável. O pensamento aprimorado não pode ser adquirido em um dia ou dois. Isso exige tempo, esforço e uma prática disciplinada. No entanto, o resultado vale a pena. O esforço consistente para aprimorar o pensamento pode resultar na aquisição das peculiaridades de uma pessoa disciplinada (Center for Critical Thinking, 2008). Essas peculiaridades, ou maneiras habituais de pensar, podem ser reconhecidas pelos outros e permitir que uma pessoa seja bem-sucedida no mundo da alta tecnologia (Tabela 1.5).

PENSAMENTO CRÍTICO E O PROCESSO DE ENFERMAGEM

O programa de graduação tem como objetivo ajudar os alunos a desenvolver a lógica da enfermagem. Em outras palavras, você aprenderá a pensar como um enfermeiro. O método que os enfermeiros adotaram para implementar a prática de enfermagem é chamado de processo de enfermagem. Esse processo aplica a solução dos problemas à prática da enfermagem e exige o pensamento crítico. Quando você encontra a relação entre o conteúdo dos livros e a lógica da enfermagem, o estudo se torna um processo emocionante e cheio de desafios. O processo de enfermagem melhora a qualidade do seu pensamento, ao passo que o raciocínio melhora a utilização do processo de enfermagem.

DESENVOLVA HABILIDADES PARA EXAMES

Prestar um exame não é a mesma coisa que estudar; no entanto, você precisa das mesmas habilidades em ambos os casos. A tarefa envolvida na realização de um teste não é passar; passar é o resultado. Você não atinge o resultado se não realizar a tarefa. A tarefa é ler a questão, entender o que está sendo perguntado e tomar uma decisão sobre uma resposta certa.

Para refinar seu comportamento durante o teste, faça uma análise pessoal de suas atitudes, métodos de preparação e comportamentos relacionados a essa situação. Apenas depois de identificar essas variáveis é que você pode iniciar estratégias para melhorar seus resultados.

ATITUDE E EXPECTATIVAS

Se você é como a maioria dos alunos, fica ansioso ao fazer um exame. Você pode considerá-lo uma oportunidade final de mostrar seu valor. Ou então, acha que tirar menos que A é o mesmo que fracassar. Nenhuma dessas expectativas é coerente. O teste é uma ferramenta útil para medir o seu nível de conhecimento e mostrar o que ainda precisa aprender. Você já pensou que tirar um C em um exame geralmente indica que você sabe 75% de todo o conhecimento? Além disso, a matéria de uma prova não representa todo o seu conhecimento. Se você quer melhorar seus resultados, sua atitude em relação ao exame é muito importante. Mantenha uma expectativa coerente em relação à finalidade do exame e ao significado da nota. Frequentemente, esse é um fator importante para melhorar seu desempenho.

PREPARAÇÃO

Ao analisar como você se prepara para um teste, é preciso observar criticamente seus hábitos de estudo. Revise a seção deste capítulo sobre as estratégias de estudo e verifique se possui os hábitos corretos. Talvez algumas áreas possam ser melhoradas. Se você tem um ponto fraco, faça um esforço consciente para desenvolver essa parte. Seja coerente quanto às suas expectativas e não espere resultados de um dia para o outro. Criar hábitos de estudo exige tempo e persistência. Persevere e os resultados nos exames vão melhorar.

A seguir, pense em como você revisa a matéria antes de um exame. Você se desespera na noite anterior ou planeja as perguntas no seu plano de estudo e adiciona tempo para

Tabela 1.5 ▪ Peculiaridades de um pensador disciplinado

Peculiaridade	Descrição
Fé na razão	Está certo de que os interesses da humanidade são mais bem satisfeitos quando a razão é aplicada Valoriza o próprio raciocínio e o dos outros Acredita que as pessoas podem aprender a pensar por si mesmas, pensa de maneira lógica e coerente e chega a conclusões racionais
Humildade intelectual	Está ciente de que não sabe de muitas coisas É sensível aos vieses, preconceitos e limitações do próprio ponto de vista Está disposto a examinar as crenças e conclusões com base em novas evidências Respeita pensamentos e ideias alheias Aprende e aprimora continuamente o próprio pensamento
Coragem intelectual	Dedica-se a ideias, crenças ou pontos de vista que causaram emoções negativas fortes e não receberam atenção adequada Reconhece que as ideias consideradas perigosas às vezes são justificadas Está disposto a assumir posicionamentos pouco populares, com base no raciocínio
Integridade intelectual	É fiel ao próprio pensamento Mantém-se coerente com os padrões intelectuais aplicados e não muda conforme as circunstâncias ou o viés pessoal Admite as discrepâncias e incoerências nos próprios pensamentos e ações Pratica o que defende para os outros
Perseverança intelectual	Usa os *insights* e verdades intelectuais, apesar das dificuldades e frustrações Persegue uma questão ou um problema até chegar a uma conclusão Segue princípios racionais Está disposto a enfrentar confusão e questões não respondidas por um período prolongado, para chegar a um significado mais profundo
Empatia intelectual	Imagina-se no lugar das outras pessoas para entendê-las Consegue reconstruir os pontos de vista e raciocínios dos outros Lembra-se das ocasiões em que estava errado, apesar da convicção de estar certo
Imparcialidade	Considera todos os pontos de vista Segue padrões intelectuais Age com justiça

🛈 DICA Profissional

Férias de 30 segundos

Para quem precisa diminuir a ansiedade, uma dica de férias de 30 segundos. Ela é baseada em uma técnica de criação de imagens orientada, frequentemente usada no atendimento ao cliente. Essa técnica exige prática. Comece fazendo o seguinte:

Sente-se em um local confortável onde não será perturbado, feche os olhos e pense em um evento ou local que evocam um sentimento de calma (não necessariamente felicidade). Esse evento ou local o faz sentir que tudo está certo com o mundo e com você. Pode ser de qualquer época da sua vida.

Às vezes, demora um tempo para encontrar o evento ou local certo. Relaxe por alguns minutos e pense.

Depois de descobrir, não conte para ninguém! Esse é o seu lugar secreto e de paz, e quando você está lá, ninguém o encontra.

Depois de selecionar esse evento ou local, faça-o ganhar vida. Para isso, comece a se lembrar dele regularmente. Pratique-o no início das sessões de estudo, quando você está parado no trânsito, no dentista, quando precisa fazer algo difícil, antes de fazer os exercícios ou antes da prova.

Cada vez que você se lembra desse evento ou local, faça-o ganhar mais vida. Lembre-se da hora do dia, do ambiente e das cores. Estava chovendo, fazia sol, ventava? Se estivesse chovendo, seria um dia de verão ou de outono? Lembre-se do que você estava usando e das cores da sua roupa. Você estava sozinho ou com outras pessoas? Estava comendo? Qual era o odor desse alimento?

revisar o material? Uma estratégia é usar a técnica do mapeamento de anotações para ajudar a organizar o material em partes fáceis de gerenciar. (Consulte a Dica Profissional: Mapeamento de anotações.) Outro método é pegar cada parte e desenvolver um esboço mais detalhado de uma página, que você pode revisar durante 15 a 20 minutos. Outra sugestão é mudar o local e horário de estudo. Em vez de sessões de uma hora, divida as sessões de revisão em sessões de memorização de 30 minutos. Desenhe uma linha imaginária entre o estudo e a revisão. Estudar é aprender um conhecimento novo; revisar é relembrar, organizar e resumir as informações.

Não estude apenas antes do exame. Essa técnica não é adequada. Preparar-se dessa maneira serve apenas para colocar alguns fatos na memória de curto prazo. É melhor relaxar antes do exame com um bom livro ou com os amigos. Mantenha-se confiante e descansado; faça o exame com a sensação boa de estar fazendo algo de que gosta.

Pense no seu repouso na noite antes do exame. A energia é necessária para a concentração. Se você estudar a noite inteira, é possível que cometa erros no exame. Seja coerente, reveja o seu plano de estudo e descanse o suficiente.

Agora, analise se você possui energia suficiente para fazer a prova. Você pode comer o que quiser; não deixe de fazê-lo. As células do cérebro precisam de glicose para funcionar; essa glicose está nas calorias que você consome. Tente não aumentar a ingestão de cafeína imediatamente antes do teste, porque isso pode deixá-lo agitado.

Por fim, questione-se se prefere ficar perto de pessoas positivas para manter a concentração a conversar com outros alunos antes do teste, pois isso o torna mais ansioso. Nesse caso, é melhor chegar com tempo suficiente apenas para entrar na sala sem conversar com ninguém.

Minimize a ansiedade

Ansiedade é a resposta fisiológica do sistema nervoso autônomo a uma situação estressante. À medida que o estresse da situação aumenta, a reação corporal torna-se mais intensa. Isso afeta a capacidade de processar as informações e fazer escolhas racionais. Com frequência, as pessoas não são boas para identificar o que estão sentindo e não sabem até que ponto o estresse afeta a capacidade de fazer uma prova.

Desenvolva um plano para lidar com a ansiedade. A ansiedade em relação ao desempenho está sempre presente. As experiências prévias com exames contribuem para o desenvolvimento da ansiedade no momento das provas. Se a expectativa em relação ao desempenho não se reflete na nota, a confiança na capacidade é abalada e vemos a experiência cada vez com mais ansiedade.

Para lidar com a ansiedade, adote conscientemente um comportamento que o leve a superar esse sentimento. Algumas pessoas ouvem música, batucam ou respiram profundamente, de forma a combater o sentimento de estresse e ansiedade. Todas essas estratégias são ótimas, mesmo que não possam ser realizadas enquanto você está fazendo o exame.

Melhore as habilidades para exames

Como melhorar as habilidades para exames? Você pratica, pratica, pratica e analisa, analisa e analisa. Pense no seguinte:

Trate cada resposta errada como um tesouro. Examine-a e descubra por que você errou.

Essa é a única maneira de saber quais erros você está cometendo. Sempre peça para revisar seus exames e acompanhe as respostas erradas usando a planilha de análise apresentada na Figura 1.9. Inicialmente, ao revisar seus exames, não se preocupe com o conteúdo das perguntas. Basta anotar o número da pergunta na linha que indica o motivo pelo qual você errou. Você também perceberá que existe uma linha preta grossa antes da última linha da planilha. As primeiras quatro linhas representam o que é conhecido como erros mecânicos; eles podem ser eliminados se você desenvolver hábitos positivos e revisar as práticas atuais. Depois de três ou quatro análises, você perceberá que um padrão começa a surgir. Imagine que você acaba de fazer um teste de 100 perguntas e acertou 60. Use a planilha para classificar suas respostas erradas.

Entre as 40 respostas erradas, você percebe que dez estão na categoria "Não leu com atenção", duas na categoria "Não conhecia o vocabulário", sete na "Dados adicionais inferidos", quatro na "Prioridades identificadas incorretamente" e sete na "Não sabia a matéria". Se você puder eliminar os maus hábitos que resultaram nos primeiros 23 erros, sua pontuação melhora imediatamente. Sua nota seria 83.

Planilha de análise das questões do exame		
Motivo da resposta incorreta	Teste 1 Data	Teste 2 Data
Não leu com atenção (não viu detalhes ou palavras-chave)		
Não conhecia o vocabulário (terminologia médica, vocabulário em português)		
Dados adicionais inferidos (fez premissas, supôs o resto da pergunta)		
Prioridades identificadas incorretamente (colocou os eventos na ordem errada)		
Não sabia a matéria		
Marcou a resposta correta e depois mudou (alterou a resposta em vez de manter a primeira escolha)		

Figura 1.9 ■ Planilha de análise das questões do exame.

> **DICA Profissional**

Mapeamento de anotações

Esse método envolve tomar notas e organizá-las em uma imagem que permita a visualização das conexões e vínculos entre ideias e conceitos. O mapa de anotações é semelhante aos mapas de conceitos deste texto. Quando você desenvolve um mapa de anotações, pensa em problemas complexos, reúne as informações, resume o conteúdo e exibe os dados de maneira que seja fácil memorizá-los. Uma parte maior do cérebro se envolve em assimilar e vincular os fatos, assim você se lembra facilmente das informações porque se recorda do formato e da estrutura do mapa. A vantagem do mapeamento em relação às anotações convencionais é a exibição dos vínculos das informações e a memorização dos fatos básicos relacionados às anotações. Todas as páginas das notas cabem em uma página, por isso é fácil transportar o mapa e estudá-lo nos momentos de folga. Aqui está um exemplo de um mapa da seção que você está lendo, "Desenvolva habilidades para exames".

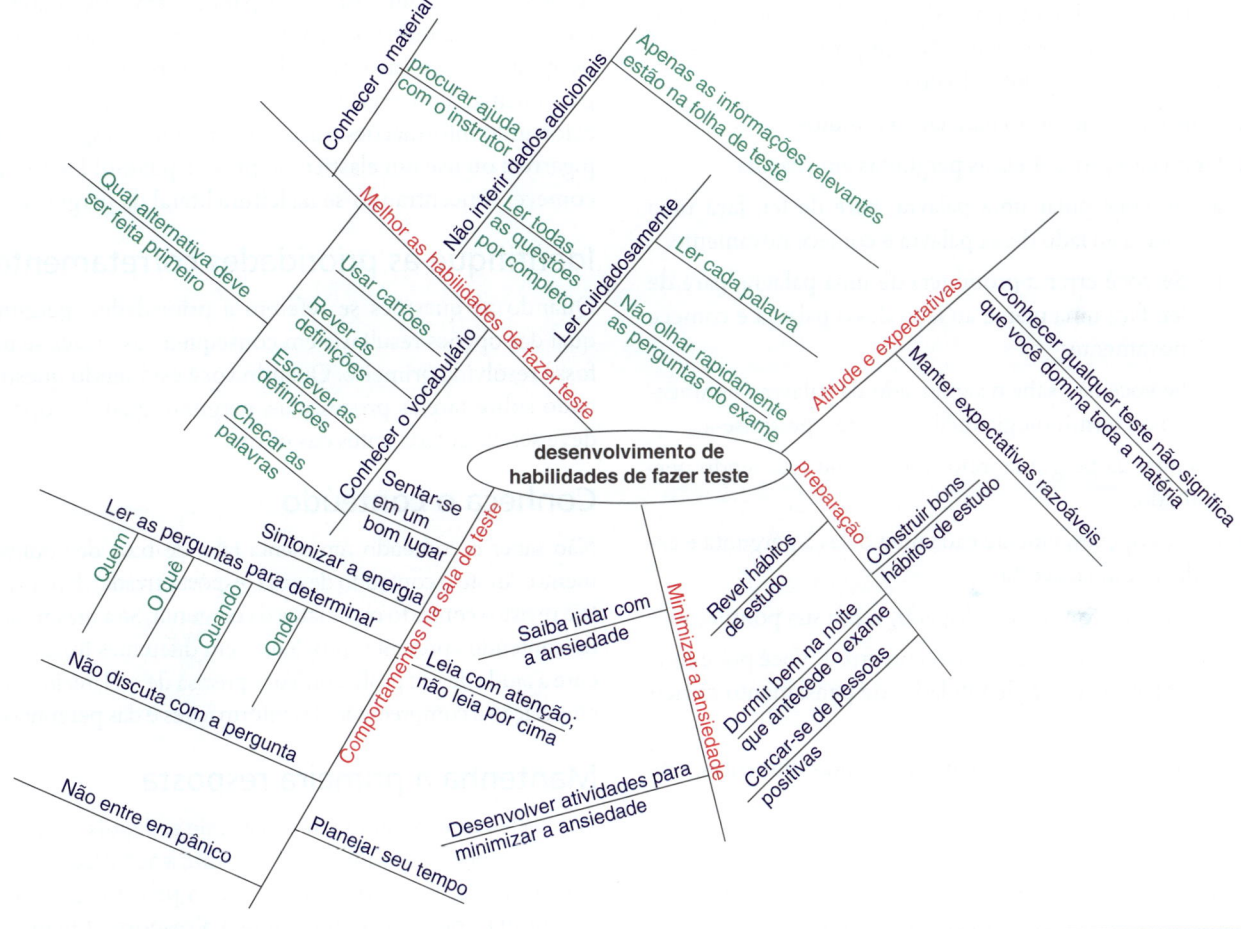

O mais importante: o teste representaria verdadeiramente o que você não sabia, e não as áreas em que maus hábitos resultaram em más pontuações.

Se você identificou os seus padrões de erro, pode trabalhar para desenvolver contramedidas para eliminá-los. Foque primeiro o que está mais evidente.

Leitura cuidadosa

A leitura cuidadosa é um comportamento que deve ser praticado. A seção sobre as estratégias de estudo observou o valor de dar uma olhada rápida para procurar palavras importantes durante a leitura. No entanto, quando você está lendo uma pergunta, nunca deve fazer isso. Muitos alunos escolhem respostas erradas porque não perceberam uma palavra-chave, só prestaram atenção nos termos conhecidos, inferiram a pergunta ou fizeram uma interpretação equivocada do que leram. As respostas erradas resultantes dessas ações representam maus hábitos de leitura, não uma base de conhecimento deficiente. O exercício a seguir ajudará você a melhorar seus hábitos de leitura.

Exercício para melhorar os hábitos de leitura literal

Você precisará de:

- Um cronômetro

- A revisão de um exame ou qualquer livro de perguntas e respostas. É importante que o texto de revisão apresente as respostas e a lógica de cada resposta.
- Duas folhas: uma para respostas e outra para criar uma planilha de análise
- Lápis ou caneta
- Dicionário

1. Escolha um horário e local em que não será interrompido por 20 minutos. Você não pode falar com ninguém nem se levantar para usar outros recursos. Isso é uma prova.
2. Abra aleatoriamente uma página do livro e escolha cinco perguntas dessa página. Não importa se você já estudou ou não esse conteúdo no seu curso.
3. Ajuste o cronômetro para cinco minutos.
4. Comece a prova. Leia as perguntas em voz alta.
    a. Se você pular uma palavra, pare de ler, faça uma marca ao lado dessa palavra e comece novamente.
    b. Se você errar a pronúncia de uma palavra, pare de ler, faça uma marca ao lado dessa palavra e comece novamente.
    c. Se você não sabe o significado da palavra (significado ou terminologia médica), pare e pesquise-a.
5. No final da pergunta, reformule o que está sendo perguntado.
6. Leia as opções, vincule cada uma delas à pergunta e escolha a resposta certa.
7. Quando o cronômetro disparar, veja a sua pontuação.
8. Analise por que você acertou ou errou. Você pode usar essa planilha e suas habilidades de pensamento crítico para analisar as respostas.
9. Repita o exercício com cinco perguntas diferentes, três ou quatro vezes por semana.

O objetivo não é responder a todas as perguntas nem acertar todas as respostas. A meta é praticar conscientemente a leitura literal de cada palavra. Cada vez que você faz esse exercício, deve tratá-lo como um exame: não pode comer, conversar, ouvir música e ser interrompido. Associe esse tipo de leitura ao ato de fazer uma prova; assim, a cada prova, esse hábito se tornará instintivo.

Conheça o vocabulário

Se o vocabulário for um de seus pontos fracos, a única coisa a fazer é aprendê-lo. Consulte a palavra (significado e terminologia médica) no dicionário adequado, anote a definição no verso da planilha e revise a definição durante a próxima sessão de estudo. Acrescente um tempo extra ao plano de estudo para criar o vocabulário. Use modos de aprendizagem adicionais como arquivos de áudio ou cartões para dominar suas habilidades de vocabulário.

Não infira dados adicionais

Quanto mais experiência você tem, mais fácil é inferir dados adicionais em qualquer situação. Contudo, você deve perceber que, por enquanto, a única informação relevante é a que está na folha da prova – nem mais nem menos. Com base nessa informação e nas opções fornecidas, é preciso decidir quais são as respostas corretas. Baseie sua decisão no que você aprendeu sobre o tópico, nos padrões de atendimento, no processo de enfermagem e na sua base de conhecimento. Se você supõe o resto da pergunta, basicamente a está reescrevendo e talvez não escolha a resposta certa. Uma estratégia para superar esse hábito é reconhecer quando você começa a interpor dados em uma pergunta. Nesse caso, você deve parar, reagir fisicamente para chamar a própria atenção para o fato de que você está acionando informações e acalmar a mente – respire fundo, pigarreie ou use um elástico no pulso e puxe-o! Depois recomece, concentrando-se na leitura literal da pergunta.

Identifique as prioridades corretamente

Quando as questões se referem a prioridades, pergunte qual das opções resultaria em consequências graves se não fosse resolvida primeiro. Quando você está sendo questionado sobre tarefas processuais, pergunte qual das opções deve ser executada antes das outras.

Conheça o conteúdo

Não saber o conteúdo representa falta de base de conhecimento. Anote o conteúdo de cada resposta errada, depois volte e revise o contexto ou os fatos da pergunta. Se a mesma área de conteúdo apresentar problemas em diferentes testes, procure a ajuda de seu professor. Você precisa de esclarecimentos em relação à compreensão das informações e das perguntas.

Mantenha a primeira resposta

Você já leu uma pergunta de um exame e, depois, eliminou todas as opções, menos duas? Por fim, você escolhe uma das respostas. Você começa a ir para a próxima pergunta, mas hesita por um instante e muda a resposta. Quando o exame volta corrigido, você descobre que a primeira opção estava certa.

Geralmente, a primeira opção está correta. Não mude, a menos que você tenha pensado "Nossa, por que escolhi essa resposta?". Esse pensamento indica que você lembrou ou encontrou informações que indicaram ser a segunda opção incorreta. A não ser que você saiba que a resposta está definitivamente errada, mantenha a primeira intuição. Muitas vezes, ela está correta.

COMPORTAMENTOS NA SALA DE EXAME

Preparar-se na sala de exame para uma experiência positiva pode fazer a diferença no resultado. Certifique-se de fazer o seguinte:

1. *Sente-se em um local adequado.* A menos que os lugares sejam marcados, escolha uma área silenciosa, com boa iluminação, onde você possa se concentrar e se desligar do resto da sala. Se você fica ansioso ao ver que é o último que ficou na sala, escolha um lugar na frente, bem longe da porta e vire a cadeira ligeiramente na direção da parede. Assim, você não verá as pessoas saindo.
2. *Sintonize a energia.* Enquanto você espera para receber a prova, tire suas férias de 30 segundos. Adote a atitude mais positiva possível. Identifique a tarefa. Respire fundo e repita:

   "Estou preparado. Vou ler as perguntas, processar as informações, escolher a melhor resposta e seguir adiante".
3. *Leia com atenção* – não faça leitura superficial. Leia cada palavra da questão. Cada uma delas é importante!
4. Leia a pergunta para determinar o seguinte:
   - Sobre quem é a pergunta? Isso afetará a resposta escolhida. Se você supuser automaticamente que todas as perguntas se referem ao enfermeiro, pode errar uma questão que lhe pede para decidir o que um pai pode dizer para demonstrar que entende as instruções dadas no momento da alta, por exemplo.
   - Sobre o que é a pergunta? Você deve determinar a qual parte da base de conhecimento a pergunta se refere. É sobre como ensina a uma criança de nove anos, diabética, a verificar o nível de glicose no sangue? Para responder, você deve pensar no estilo de aprendizagem de uma criança de nove anos, no desenvolvimento cognitivo, na destreza manual e em outras pessoas que devem ser envolvidas na ação. A resposta correta deve sustentar todos esses princípios.
   - Sobre quando é a pergunta? O aspecto temporal da pergunta também é significativo, no que diz respeito à continuidade do atendimento. A sessão é aguda? O paciente tem diabetes há vinte anos e agora está desenvolvendo uma doença vascular pulmonar? A mãe do recém-nascido tem apenas esse filho ou já teve outros quatro? Você está na fase de análise do processo de enfermagem, na de planejamento ou está avaliando os efeitos de um tratamento ou fármaco?
   - Sobre onde é a pergunta? O foco do enfermeiro na instituição de atendimento a clientes com enfermidades agudas é diferente do foco em uma clínica comunitária. Isso afetará a resposta.
5. *Não discuta com a pergunta.* O fato de você concordar ou não com a pergunta é irrelevante. A tarefa é ler a pergunta, concentrar-se nela e, dadas as opções oferecidas, fazer sua escolha com base nos princípios e na aplicação da base do conhecimento.
6. *Planeje o seu tempo.* Não passe tempo demais em uma pergunta. Existem algumas coisas que você não saberá e, se perder muito tempo em uma questão, pode sabotar seu sucesso nas outras. Você pode voltar a uma pergunta, mas tire-a da cabeça antes de seguir para a próxima. Esse é um bom momento para as férias de 30 segundos, a fim de recuperar a concentração na tarefa! Se você não consegue se desligar de uma pergunta, não conseguirá se concentrar nas próximas e, muito provavelmente, errará várias delas. É melhor ler, escolher e seguir adiante. Esse método de voltar às perguntas pode funcionar no caso de exames escritos durante o curso de enfermagem, mas o NCLEX-PN®, por exemplo, é feito no computador, para a conclusão do curso e não permite voltar. Nesse caso, as perguntas devem ser respondidas na ordem apresentada.
7. *Não entre em pânico.* Diante de uma pergunta que não pode responder imediatamente, não entre em pânico. Use as férias de 30 segundos para controlar a ansiedade e facilitar sua capacidade de processamento. Repita: "Estou preparado, vou ler, processar, escolher e seguir" (consulte o Truque de Memória). Lembre-se de que a resposta está no papel.

O SEU CURSO ESTÁ QUASE CONCLUÍDO

Quando você sai do ambiente acolhedor do curso de enfermagem, lhe são exigidas algumas capacidades. Elas in-

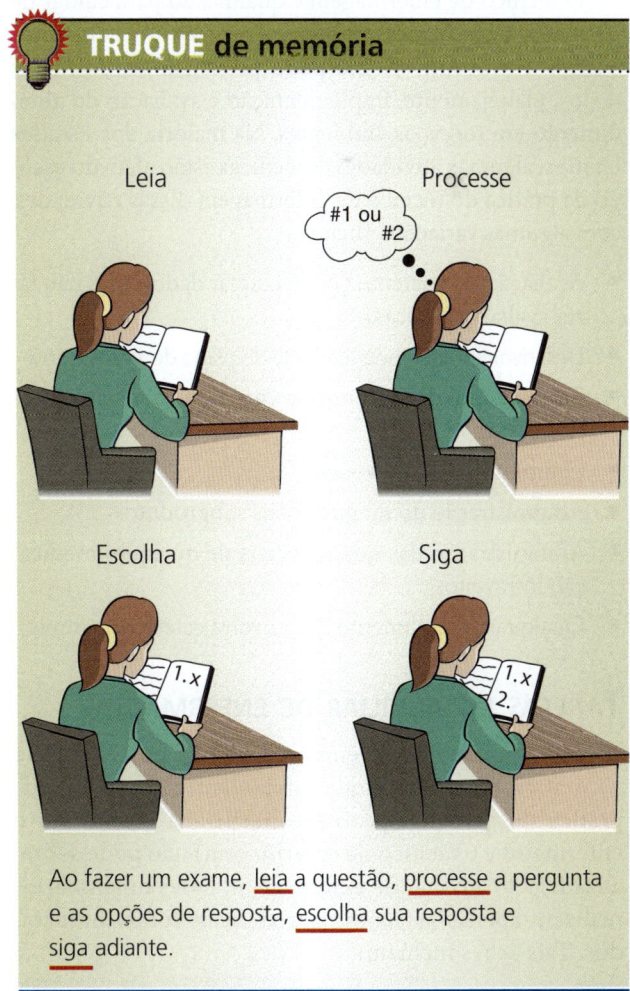

TRUQUE de memória

Leia — Processe — Escolha — Siga

Ao fazer um exame, leia a questão, processe a pergunta e as opções de resposta, escolha sua resposta e siga adiante.

cluem o escopo da prática/competência, tarefas do auxiliar de enfermagem, delegação, priorização do atendimento e equipe de enfermagem.

Escopo da prática/competência

Os enfermeiros e técnicos de enfermagem são licenciados individualmente. Embora os escopos da prática de ambos os profissionais possam coincidir em alguns aspectos, há diferenças significativas. O técnico de enfermagem é um profissional dependente, o que significa que um enfermeiro, médico, dentista ou outro profissional da saúde deve supervisioná-lo. Com frequência, o supervisor é um enfermeiro.

Além do escopo na prática, o escopo do técnico de enfermagem é na competência. No escopo da prática, existem tarefas e responsabilidades que o indivíduo pode ou não ser capaz de executar. No escopo da prática do técnico de enfermagem está a realização da flebotomia, mas essa tarefa não se encaixa no escopo de competência de todos os profissionais. O escopo da competência se expande à medida que novas habilidades são adquiridas, mas todas as habilidades devem estar dentro do escopo da prática.

O técnico de enfermagem é qualificado para cuidar de pacientes com doenças comuns e realizar procedimentos básicos e preventivos. Ele pode participar da coleta de dados, planejamento, implementação e avaliação do atendimento em todos os ambientes. Na maioria dos Estados Unidos, algumas atividades específicas estão além do escopo da prática do técnico de enfermagem. Essas atividades, com algumas variações, incluem:

- Avaliação do paciente (pode coletar dados, mas não fazer avaliações físicas)
- Desenvolvimento independente do plano de atendimento
- Triagem, gerenciamento de casos ou aconselhamento mental
- Quimioterapia intravenosa
- Administração do sangue e seus subprodutos
- Administração das doses iniciais de qualquer medicação intravenosa
- Qualquer procedimento que envolva cateteres centrais

Tarefas do auxiliar de enfermagem

No Brasil, o auxiliar de enfermagem não possui escopo na prática. Uma tarefa que esteja dentro do escopo da prática de qualquer profissão licenciada (incluindo o enfermeiro e o técnico de enfermagem) não pode ser realizada pelo auxiliar de enfermagem. Esses funcionários realizam apenas as ações para as quais foram preparados. Tais ações incluem:

DICA Profissional
Atividades do técnico de enfermagem

Sempre que os serviços de enfermagem forem prestados por um técnico de enfermagem, o enfermeiro deve estar no local ou imediatamente disponível por telefone. O atendimento feito por secretária eletrônica ou serviço de mensagens não se enquadra na definição de "imediatamente disponível". O grau de supervisão está submetido ao ambiente. Em um atendimento domiciliar ou em instalações de atendimento de longo prazo, a prática comum é que o supervisor esteja disponível por telefone, e não no local.

- Atividades rotineiras (alimentar o paciente, arrumá-lo, ajudá-lo a usar o banheiro, a locomover-se e a vestir-se)
- Verificação dos sinais vitais
- Venopunção
- Uso do glicosímetro
- Cuidados com a boca e sucção
- Cuidados com os cabelos, pele e unhas
- Medições de eletrocardiograma
- Aplicação de curativos sem avaliação
- Funções que não sejam referentes à enfermagem (trabalho administrativo, transporte, limpeza)

Delegação de tarefas

Delegação é o processo de transferir, para uma pessoa competente, a autoridade de realizar determinada tarefa em determinada situação. Na área da enfermagem, as disposições legais da delegação variam. Nos Estados Unidos, alguns estados permitem a delegação de tarefas de enfermagem pelo enfermeiro para o técnico de enfermagem e para o auxiliar de enfermagem. Em outros, o técnico de enfermagem pode delegar certas tarefas para outros técnicos de enfermagem ou para o auxiliar de enfermagem. Outros estados restringem a delegação apenas para o pessoal licenciado. É extremamente importante conhecer a legislação da sua região. No Brasil, o site do Conselho Federal de Enfermagem www.portalcofen.gov.br apresenta uma listagem dos Conselhos Regionais de cada Estado.

O enfermeiro é responsável pela delegação. **Responsabilidade** significa que a pessoa é responsável por suas ações ou pelas dos outros. **Atribuição**, outro termo frequentemente usado para descrever a transferência de atividades de uma pessoa para outra, envolve a transferência da responsabilidade por uma atividade para uma pessoa de cargo equivalente ou para um subordinado.

Existem diferenças entre *delegar* tarefas para enfermeiros e *atribuir* tarefas aos auxiliares de enfermagem. Em Nova York, o enfermeiro não é legalmente responsável pelo processo ou resultado do atendimento delegado para outro enfermeiro. No entanto, o enfermeiro continua sendo o responsável pelas tarefas atribuídas ao auxiliar de enfermagem. Como enfermeiro, você é responsável pelas suas decisões de delegar ou atribuir tarefas. O seu conhecimento sobre o paciente, sobre a atividade e sobre o outro profissional o ajudará a tomar decisões sábias.

> ### DICA Profissional
> #### Supervisão do técnico de enfermagem
>
> Como definido nas regras e regulamentos do conselho de enfermagem de cada país, um técnico de enfermagem trabalha sob a supervisão de um enfermeiro. Esse é o profissional que o supervisiona diretamente. Em alguns estados dos Estados Unidos, a lei indica que "outros profissionais da saúde" podem supervisionar o técnico de enfermagem. A questão é: quem são esses profissionais? Em seu país, você deve seguir as ordens dadas pelo assistente de um médico? Por um profissional de enfermagem? Um fisioterapeuta? As respostas variam conforme o local. É essencial saber quem pode direcionar suas atividades profissionais.

Na maioria das situações, o enfermeiro decide quais atividades de enfermagem podem ser delegadas ou atribuídas para outros enfermeiros ou técnicos de enfermagem e para o auxiliar de enfermagem. O enfermeiro e o técnico de enfermagem devem considerar cinco fatores ao decidirem delegar ou atribuir tarefas:

1. *O potencial de causar danos.* Certas atividades de enfermagem envolvem o risco de prejudicar o paciente. Em geral, quanto mais invasivo o procedimento, maior o potencial de dano. Além disso, algumas atividades oferecem maior risco para certos tipos de paciente (por exemplo, cortar as unhas dos pés de um diabético). Quanto maior o risco, maior a necessidade de que um enfermeiro realize a atividade.
2. *A complexidade da tarefa.* As habilidades cognitivas e psicomotoras necessárias para as diferentes tarefas de enfermagem variam consideravelmente. À medida que a complexidade da habilidade aumenta, o nível de instrução e competência torna-se mais crítico. Algumas atividades requerem um nível de avaliação e julgamento que pode ser oferecido apenas por um profissional graduado.
3. *A solução do problema e a inovação.* À medida que o atendimento é prestado, problemas podem surgir. Um resultado bem-sucedido para o paciente depende de uma análise complexa do problema e de uma abordagem individualizada para a solução. É possível que uma simples atividade exija adaptação especial por causa da condição do paciente. Conforme a solução do problema aumenta de complexidade e a necessidade de ino-

vação torna-se maior a presença de um enfermeiro para prestar atendimento torna-se mais necessária.
4. *A imprevisibilidade do resultado.* A resposta do paciente a uma atividade pode ser bastante previsível. No entanto, se ele estiver instável ou se a atividade for nova para ele, a resposta pode ser imprevisível e desconhecida. À medida que a imprevisibilidade aumenta, o mesmo ocorre com a necessidade da presença de um enfermeiro.
5. *A coordenação e a coerência exigida para o atendimento ao cliente.* A eficiência no planejamento, coordenação e avaliação do atendimento exige que o enfermeiro tenha contato direto com o paciente. Quanto mais estável o paciente e mais comum o diagnóstico médico, maior a parte do atendimento que pode ser delegada ao pessoal de apoio. A necessidade de um enfermeiro aumenta conforme aumenta a exigência de um atendimento de qualidade.

Os cinco aspectos "certos" relacionados ao ato de delegar fornecem orientação adicional para tomar decisões apropriadas nesses casos. Tais aspectos são os seguintes:

1. Tarefa certa: o enfermeiro deve determinar se a tarefa deve ser delegada no caso de um paciente específico.
2. Circunstância certa: os fatores a considerar incluem o ambiente do paciente, a disponibilidade de recursos, as condições dele e outras considerações.
3. Pessoa certa: o enfermeiro deve perguntar: "A pessoa certa está delegando a tarefa certa para a pessoa certa, que a realizará com o cliente certo?".
4. Instrução/comunicação certa: É preciso fornecer uma descrição clara e concisa da tarefa, incluindo as expectativas envolvidas.
5. Supervisão certa: É necessário monitorar, implementar, avaliar e dar *feedback* apropriado.

Com frequência, os enfermeiros são responsáveis por delegar o atendimento e atribuir pacientes a outros profissionais de enfermagem. Em alguns ambientes, no entanto, o técnico de enfermagem toma essas decisões. O técnico de enfermagem deve usar as mesmas diretrizes para tomar as decisões sobre delegar uma atividade para outro técnico de enfermagem ou atribuir uma tarefa para o auxiliar de enfermagem.

PRIORIZAÇÃO DO ATENDIMENTO

Estabelecer prioridades requer a compreensão da importância dos diferentes problemas para o enfermeiro, o paciente, a família e outros profissionais da saúde. Um paciente pode estar ansioso para tomar banho porque a família vem visitá-lo. Por outro lado, o enfermeiro não quer remover o curativo para o banho até que o médico tenha examinado o ferimento. Prestar um atendimento de qualidade, administrando os conflitos e garantindo a conclusão de todas as tarefas, é um desafio.

As informações obtidas durante o relatório de troca de turno são necessárias para estabelecer as prioridades corretamente. Essas informações podem ser úteis para criar uma planilha que identifica uma lista de tarefas e metas de tempo para realizá-las. O tempo alocado para as atividades varia de acordo com as condições do paciente, a disponibilidade do pessoal de apoio e de suprimentos e diversos outros fatores. O uso eficaz do tempo é essencial ao atender um paciente, um grupo de pacientes ou supervisionar as atividades de outras pessoas.

Embora seja útil ter uma visão geral das atividades do dia, o ambiente clínico pode mudar de maneira rápida e constante. Isso se aplica particularmente aos ambientes de atendimento clínico. O enfermeiro deve ser flexível e deve avaliar e reordenar continuamente as prioridades do atendimento.

Ainda que a tarefa seja a mesma, os enfermeiros não estabelecem, necessariamente, as prioridades do atendimento da mesma maneira. Se estiver trabalhando com um supervisor, você deve determinar as prioridades conforme a perspectiva dele. Quando você supervisiona alguém, deve deixar claro quais são as prioridades e expectativas. Entre os fatores que podem ser examinados ao estabelecer as prioridades estão os seguintes:

- *Segurança*: determine se uma situação de segurança deve ou não ser controlada imediatamente. O paciente que sofre uma parada cardíaca, uma queda, uma reação à insulina ou vivencia outras situações que representam ameaça iminente deve ser atendido primeiro.
- *Tempo*: as medicações, os testes e sinais vitais são solicitados em horários específicos. Em geral, há pouca flexibilidade para mudar esses horários. Nos hospitais, as medicações precisam ser administradas nos horários certos, comumente dentro de um intervalo de meia hora antes ou depois do estabelecido.
- *Interdependência dos eventos*: é preciso determinar se uma atividade deve ocorrer antes de outra. O nível de açúcar no sangue deve ser medido antes que o paciente receba insulina ou alimentação; o sangue é coletado em um período específico depois da medicação para determinar o pico do nível de gentamicina.
- *Solicitações do paciente*: a qualidade do atendimento depende de resolver as necessidades do paciente. Alguns eventos – banho, troca de roupa de cama, administração de enema, e assim por diante – podem ser marcados depois de perguntar as preferências pessoais dele.
- *Disponibilidade da ajuda*: se forem necessárias duas pessoas para virar ou mover o paciente, ou prestar outro tipo de atendimento, a coordenação da equipe de saúde é essencial para a efetiva utilização do tempo. Determine quais atividades exigem assistência e depois consulte os colegas sobre a disponibilidade deles.
- *Status do paciente*: os pacientes variam na extensão em que podem participar de tarefas que visem a seu próprio cuidado. Esse fator influencia a ordem da execução das tarefas e o tempo exigido. Um cliente semi-independente pode realizar uma tarefa (por exemplo, tomar banho) com assistência mínima, enquanto o enfermeiro trata de outra necessidade.
- *Disponibilidade de recursos*: se seis pacientes devem ser retirados da cama e colocados em cadeiras, e apenas duas cadeiras estão disponíveis, é óbvio que nem todos podem sair da cama ao mesmo tempo. Às vezes, não há cadeiras geriátricas, de rodas e outros equipamentos em quantidade suficiente. Além disso, pode ser necessário adiar algumas tarefas porque os suprimentos vêm de um estoque central.

É necessário ter prática para organizar e estabelecer as prioridades referentes ao atendimento. A obtenção de respostas para certas perguntas, no retrospecto dos eventos do dia, pode ajudar a refinar essa capacidade: Faltou alguma informação que teria ajudado a priorizar com mais eficácia? Você desconsiderou, ou considerou erroneamente, o status do paciente, a disponibilidade de ajuda ou outros fatores? Você estabeleceu as prioridades e definiu o cronograma sem se informar com o paciente? Você deixou de coordenar o seu trabalho com o dos colegas? Você aprenderá com a experiência. O paciente e o enfermeiro sentem os benefícios positivos de um dia no qual tudo deu certo.

A EQUIPE DE ENFERMAGEM

Existem diferentes profissionais em uma equipe de enfermagem. A equipe inclui o auxiliar de enfermagem, o técnico de enfermagem e o enfermeiro. As funções, níveis e autonomia variam consideravelmente (Figura 1.10). Familiarize-se com as funções dos membros da equipe, para exercer sua profissão dentro do escopo das práticas definidas pela legislação.

Os técnicos de enfermagem trabalham com os enfermeiros. Nos Estados Unidos, o técnico de enfermagem participa de um programa de um ano e deve passar no exame NCLEX-PN®. No Brasil, o enfermeiro participa de curso de graduação com duração de cinco anos. Ao final, pode solicitar registro junto ao Conselho de Enfermagem.

DE ALUNO A TÉCNICO DE ENFERMAGEM

Você concluiu o curso técnico de enfermagem. Por meio da educação formal e da supervisão clínica, estudou e aprendeu as habilidades necessárias para se tornar competente na prestação de atendimento ao paciente. Agora, está pronto para começar sua carreira na enfermagem. O esforço exigido no período entre procurar emprego e encontrá-lo pode ser considerado um emprego propriamente dito. Existem muitas tarefas para executar e habilidades para dominar no seu primeiro emprego como técnico de enfermagem.

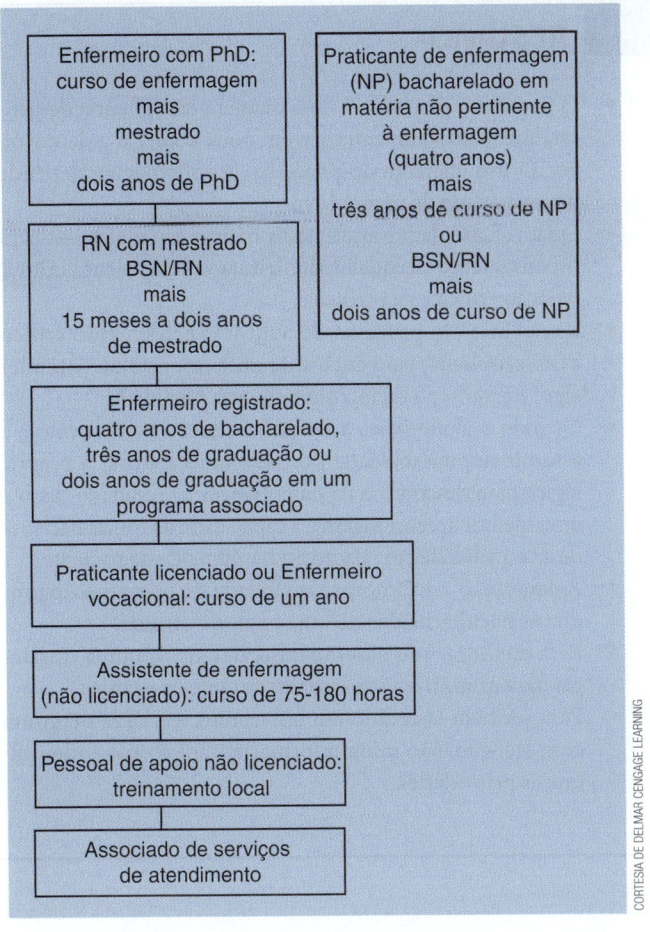

Figura 1.10 ▪ Hierarquia no local de trabalho.

1. O candidato se inscreve para licenciatura no estado em que deseja atuar e cumpre os requisitos de elegibilidade.
2. O candidato recebe um NCLEX® Examination Candidate Bulletin do conselho de enfermagem, do National Council of State Boards of Nursing (www.ncsbn.org) ou o obtém no site de candidatos do NCLEX® (www.vue.com/nclex).
3. O candidato recebe a confirmação do registro da Pearson VUE.
4. O conselho de enfermagem, para o qual a licenciatura foi solicitada, envia o status de elegibilidade para fazer o exame.
5. A Pearson VUE envia o Authorization to Test (ATT) ao candidato.
6. Depois de receber o ATT, o candidato marca a data do exame pela web (www.pearsonvue.com/nclex) ou por telefone na Pearson VUE.
7. No dia marcado, o candidato faz o exame no Pearson Professional Center. No centro de testes, ele apresenta o formulário de identificação aprovado e o ATT.
8. O resultado é enviado ao candidato dentro de um mês após o exame.

Figura 1.11 ▪ Processo do exame NCLEX® nos Estados Unidos (dados da NCSBN, 2008c).

O NCLEX-PN®

Nos Estados Unidos, os enfermeiros devem obter aprovação no exame NCLEX-PN® para serem registrados. Esse exame testa as habilidades e o conhecimento exigidos para a prática no nível iniciante. Os conselhos estaduais usam os resultados dessa avaliação para determinar se um registro será concedido para a formação técnica. A Figura 1.11 lista as etapas que cada graduado deve seguir para fazer o exame. O NCLEX-PN® testa o conhecimento de necessidades fisiológicas e psicológicas do paciente, segurança e promoção da saúde, bem como o processo de enfermagem incluindo coleta de dados, planejamento e implementação. O exame é computadorizado e utiliza como base um método chamado teste adaptativo computadorizado (CAT) em que o computador seleciona as perguntas à medida que o candidato faz o exame. É necessário responder a todas as perguntas e não é possível pular nenhuma delas. A maioria das perguntas está no formato de múltipla escolha, com quatro opções de resposta.

Em abril de 2003, formatos alternativos foram adicionados ao exame NCLEX®. Tais formatos incluem questões de múltipla escolha que exigem mais de uma resposta, lacunas que devem ser preenchidas (com a ortografia correta) e identificação de uma área em uma figura ou em um gráfico. As respostas são consideradas corretas ou incorretas; não há pontuação parcial (National Council of State Boards of Nursing [NCSBN], 2007).

Durante as cinco horas de teste, os candidatos a técnicos de enfermagem devem responder no mínimo a 85 perguntas e no máximo a 205 (NCSBN, 2008b). Os resultados são enviados ao candidato pelo conselho regional em até um mês depois do exame. Os candidatos podem refazer o exame; no entanto, o National Council exige uma espera de pelo menos 91 dias entre os testes. Os conselhos regionais podem ter outras políticas em relação à reaplicação do exame.

Seu registro profissional

Depois de ter passado no NCLEX®, você receberá o registro profissional do conselho regional. É sua responsabilidade manter o registro de acordo com os padrões de sua região e informar o conselho sobre qualquer alteração no nome, endereço ou emprego. Depois de registrado, você está pronto para atuar como profissional.

RESUMO

- Desenvolver uma atitude positiva aprimora a sua experiência de aprendizagem.
- As estratégias incluem criar uma autoimagem positiva, reconhecer suas habilidades e criar expectativas realistas para cumprir seus objetivos.
- É necessário ter competência nas habilidades básicas de leitura, aritmética, matemática, redação, escuta e fala.
- É importante criar um vocabulário e compreender a terminologia médica, para que você possa atender melhor às necessidades do paciente.
- Identifique seu estilo de aprendizagem preferido, para saber de quais estratégias precisará para ter sucesso como aluno.
- Organize o espaço e diminua as interrupções, para aumentar sua eficácia e facilitar sua obediência ao plano de estudo.
- Existem vários métodos para tomar notas. Fazer anotações durante as aulas ou com base na leitura de textos é uma estratégia que auxilia na retenção de informações.
- O pensamento crítico é a capacidade de aplicar a sua base de conhecimento.
- O pensamento crítico é uma maneira disciplinada de pensar, que o aluno de enfermagem pode começar a desenvolver. O uso eficiente do processo de enfermagem depende da capacidade de pensar bem.
- Quatro habilidades intelectuais básicas são essenciais para o pensamento de qualidade: leitura crítica, escuta crítica, redação crítica e fala crítica.
- Raciocínio é o processo de aplicar o pensamento crítico a um problema, para encontrar uma resposta ou entender algo; portanto, o raciocínio tem uma finalidade.
- Quando o aluno passa a ter ciência de seu pensamento e a assumir responsabilidade por ele, começa a usar a própria lógica para descobrir a da enfermagem. O resultado disso é uma melhor aprendizagem e a capacidade de tomar decisões de alta qualidade em relação ao atendimento ao paciente.
- A dedicação a aprimorar a qualidade do pensamento produz as peculiaridades de uma pessoa instruída.
- Para melhorar seu desempenho, desenvolva uma estratégia para minimizar a ansiedade durante os exames.
- Para ser bem-sucedido em um exame, leia cada pergunta com atenção, não infira informações adicionais e identifique as prioridades.

QUESTÕES DE REVISÃO

1. O que indica a verdadeira compreensão do conteúdo é:
    1. a capacidade de repetir o parágrafo palavra por palavra.
    2. a memorização do conteúdo.
    3. a capacidade de recitar o conteúdo.
    4. a capacidade de resumir o conteúdo com as suas próprias palavras.
2. Se você suspeita que possui um distúrbio de aprendizagem, é importante:
    1. ignorar; você conseguirá resolver isso sozinho.
    2. fazer um teste para determinar a assistência necessária para compensar o distúrbio.
    3. guardar segredo; você não conseguirá passar no curso se contar a alguém.
    4. usar isso como desculpa para se esforçar menos no curso.
3. A melhor maneira de estudar é:
    1. ler apenas o conteúdo indicado.
    2. tomar notas somente durante a aula.
    3. ler, reler, refletir, recitar e revisar.
    4. ler e participar das aulas.
4. A melhor maneira de lidar com a ansiedade durante um exame é:
    1. fazer cooper.
    2. ouvir música.
    3. respirar profundamente e criar imagens mentais.
    4. pedir mais tempo para terminar o exame.
5. A pessoa que tem a habilidade de separar as informações necessárias das desnecessárias para determinada tarefa está praticando um padrão de pensamento crítico chamado:
    1. lógica.
    2. relevância.
    3. adequação.
    4. importância.
6. Para melhorar as habilidades para os exames, deve-se (Selecione todas as opções possíveis.):
    1. dar uma olhada rápida na pergunta e nas respostas e escolher uma opção.
    2. comparar cada resposta com a pergunta, para determinar qual está certa.
    3. escrever definições de palavras desconhecidas e estudá-las antes do exame.
    4. pensar nas experiências de vida e considerá-las ao responder.
    5. ao determinar as prioridades, decidir qual item teria as consequências mais graves se não fosse atendido primeiro.
    6. Não perder tempo revisando as respostas erradas.

7. A melhor estratégia para diminuir a ansiedade durante o exame é:
   1. ficar sentado perto da porta, para ver todos os alunos saindo quando terminarem.
   2. adiar a revisão do conteúdo até a véspera do exame.
   3. tirar as férias de 30 segundos antes do exame.
   4. mentalizar algo como: "Este é apenas um dos quatro exames do curso".
8. O professor acaba de devolver para L. G. o exame corrigido. Quando ela relê as perguntas que errou, pensa: "Como pude ler errado a pergunta e escolher essa resposta?". Qual estratégia ela pode usar para melhorar sua nota no próximo exame?
   1. Ficar acordada até tarde na véspera do exame, revisando suas anotações.
   2. Ao fazer o exame, lembrar as informações adicionais que não estão incluídas na pergunta.
   3. Durante a leitura do capítulo, pular palavras que não sabe definir ou pronunciar.
   4. Ler cada pergunta com atenção e determinar o que está sendo perguntado.
9. No primeiro dia na clínica, uma enfermeira pede a P. W., um aluno de enfermagem, para administrar a medicação a P. L., paciente do quarto 423, porque ela está muito ocupada. Qual aspecto relacionado a delegar tarefas essa enfermeira está violando?
   1. Tarefa certa
   2. Circunstância certa
   3. Pessoa certa
   4. Instrução/comunicação certa
10. Mapeamento de anotações é:
    1. colocar as anotações feitas durante a aula em lugares visíveis por toda a casa.
    2. fazer um esforço extra na noite anterior ao exame final.
    3. colocar as anotações feitas durante a aula em cartões para revisar nos momentos livres.
    4. organizar as notas em uma figura, para visualizar as conexões e os vínculos entre os conceitos.

REFERÊNCIAS/LEITURAS SUGERIDAS

American Nurses Association. (2008). Unlicensed assistive personnel. Obtido em 19 de agosto de 2008 do site http://www.nursingworld.org/MainMenuCategories/HealthcareandPolicy Issues/ANA Position

Browne, M.; Keeley, S. (2006). *Asking the right questions: A guide to critical thinking* (8. ed.). Upper Saddle River, NJ: Prentice Hall College Division.

Center for Critical Thinking. (2008). Valuable intellectual traits. Obtido em 21 de agosto de 2008 do site http://www.criticalthinking.org/page.cfm?PageID=528&CategoryID=68

Center for New Discoveries in Learning, Inc. (2007). Personal Learning Style Inventory. Obtido em 21 de agosto de 2008 do site http://www.howtolearn.com/lsinventory_student.html

Chaffee, J. (2006). *Thinking critically* (8. ed.). Boston: Houghton Mifflin College.

Chopra, D. (1997, maio-jun.). How can I keep up? *Natural Health*, 208.

DePew, R. (2008). Successfully mastering medical-surgical content. Manuscrito enviado para publicação.

Duncan, G.; DePew, R. (2011). *Transitioning from LPN/VN to RN: Moving ahead in your career*. Clifton Park, NY: Delmar Cengage Learning.

Elder, L.; Paul, R. (2008). Universal intellectual standards. Obtido em 18 de agosto de 2008 do site http://www.criticalthinking.org/articles/universal-intellectual-standards.cfm

Ham, K. (2001). *From LPN to RN—Bridges for role transitions*. Philadelphia: W. B. Saunders.

Heaslip, P. (1994, nov.). Defining critical thinking. *Dialogue: A Critical Thinking Newsletter for Nurses*, 3.

Higbee, K. (2001). *Your memory: How it works and how to improve it* (2. ed.) Indianapolis, IN: Macmillan.

Holkeboer, R.; Walker, L. (2003). *Right from the start: Taking charge of you college success* (4. ed.). Belmont, CA: Wadsworth.

Hughes, R.; Edgerton, E. (2005). Reducing pediatric medication errors: Children are especially at risk for medications errors. *American Journal of Nursing*, 105(5), 79-84.

Korchek, N.; Sides, M. (1998). *Successful test-taking: Learning strategies for nurses* (3. ed.). Philadelphia: Lippincott Williams & Wilkins.

Lesar, T. (1998). Errors in the use of medication dosage equations. *Archives of Pediatric Adolescent Medicine*, 152(4), 340-344.

Martin, C. (2002). The theory of critical thinking of nursing. *Nursing Education Perspectives*, 23(5), 243-247.

Meltzer, M.; Marcus-Palau, S. (1997). *Learning strategies in nursing: Reading, studying and test taking* (2. ed.). Philadelphia: W. B. Saunders Company.

Mind mapping. (2008). Obtido em 27 de outubro de 2008 do site http://www.achieve-goal-setting-success.com/mind-mapping.html

Mind Tools. (2008). Mind maps – a powerful approach to note taking related variants: Spray diagrams, spider diagrams, spidograms, spidergrams and mindmaps. Buzan Organization. Obtido em 31 de outubro de 2008 do site http://www.mindtools.com/pages/article/newISS01.htm

Mind Tools. (15 ago. 2008). Use of Mnemonics. Obtido em 15 de agosto de 2008 do site http://www.mindtools.com/mnemlstylo.htm

National Center for Learning Disabilities, Inc. (NCLD) 24 de janeiro de 1999 [Online]. Disponível em http://www.ncld.org

National Center for Learning Disabilities. (18 ago. 2008) Obtido em 18 de agosto de 2008 do site http://www.guidestar.org/pqShowGsReport.do?partner+justgive&npoId=67112

National Council of State Boards of Nursing (NCSBN). (2007) Fast facts about alternative item formats and the NCLEX examinations. Obtido em 21 de agosto de 2008 do site http://www.ncsbn.org/0_1_08_04_Alt_Itm.pdf

National Council of State Boards of Nursing (2008a). The NCLEX process. Obtido em 20 de agosto de 2008 do site http://www.ncsbn.org/NCLEX_Process_public.ppp

National Council of State Boards of Nursing (2008b). 2008 NCLEX examination candidate bulletin. Obtido em 20 de agosto de 2009 do site https://www.ncsbn.org/2008_NCLEX_Candidate_Bulletin.pdf

National Council of State Boards of Nursing (2008c). The eight steps of the NCLEX examination process. Obtido em 20 de agosto de 2008 do site https://www.ncsbn.org/Eight_Steps_of_NCLEX.pdf

Nosich, G. (2008). *Learning to think things through: A guide to critical thinking across the curriculum* (3. ed.). Upper Saddle River, NJ: Prentice Hall.

Nugent, P.; Vitale, B. (2000). *Test taking techniques for beginning nursing students* (3. ed.). Philadelphia: F. A. Davis.

Paul, R. (1995). *Critical thinking: How to prepare students for a rapidly changing world* (3. ed.). Dillon Beach, CA: Foundation for Critical Thinking, http://www.criticalthinking.org/resources/books/how-to-prepare-students.cfm

Paul, R.; Elder, L. (2002). *Critical thinking: Tools for taking charge of your professional and personal life* (2. ed.). Upper Saddle River, NJ: Prentice Hall.

Rubenfeld, M.; Scheffer, B. (1998). *Critical thinking in nursing: An interactive approach* (2. ed.). Philadelphia: Lippincott Williams & Wilkins.

Sakowski, J.; Leonard, T.; Colburn, S.; Michaelsen, B.; Schiro, T.; Schneider, J.; Newman, J. (2005). *Using a bar-coded medication administration system to prevent medication errors.* American Society of Health-System Pharmacists, 62(24), 2619-2625.

Saucier, B.; Stevens, K.; Williams, G. (2000). Critical thinking outcomes of computer-assisted instruction versus written nursing process. *Nursing and Health Care Perspectives*, 21(5), 240-246.

Sayles, S.; Shelton, D.; Powell, H. (2003). Predictors of success in nursing education. *ABNF Journal*, 14(6), 116-120.

Schank, R. (2000). *Dynamic memory revisited* (2. ed.). Cambridge, UK: Cambridge University Press.

Scriven, M.; Paul, R. (2008). Defining Critical Thinking. Obtido em 21 de agosto de 2008 do site http://www.criticalthinking.org/page.cfm?CategoryID=51

Sheehan, J. (2001). Delegating to UAPs – A practical guide. *RN*, 64(11), 65-66.

Smith, G.; Davis, P.; Dennerll, J. T. (1999). *Medical terminology: A programmed systems approach* (8. ed.). Clifton Park, NY: Delmar Cengage Learning.

Vark: A guide to learning styles. (2006). Learning style quiz. Obtido em 20 de agosto de 2008 do site http://vark-learn.com/english/index.asp

VMentor. (2006). Identifying your learning style strategies to help you be a better student. Obtido em 20 de agosto de 2008 do site http://www.Vmentor.com/docs/learning_styles_module.pdf

Walter, T.; Knudsvig, G.; Smith, E. (2002). *Critical thinking: Building the basics* (2. ed.). Belmont, CA: Wadsworth.

RECURSOS DA WEB

Artes Socráticas: http://socraticarts.com

Avaliação do *insight*: http://www.calpress.com

Center for Critical Thinking at Sonoma State University: http://www.criticalthinking.org

Identificação de estratégias do estilo de aprendizagem: www.vmentor.com

LD Resources: http://www.ldresources.org/

Mind Tools: http://www.mindtools.com

Sobrecen (Sociedade Brasileira de Educação Continuada em Enfermagem): www.ellusaude.com.br

Vark, um guia dos estilos de aprendizagem: http://www.vark-learn.com/

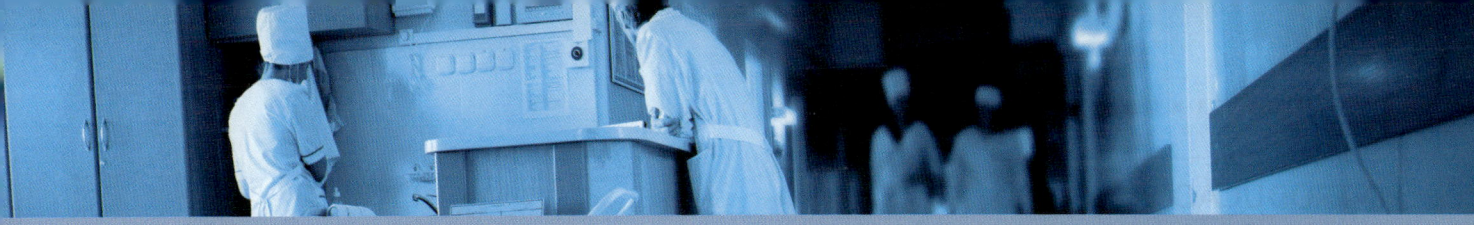

CAPÍTULO 2
Atendimento Holístico

PALAVRAS-CHAVE

atendimento holístico
atitude
autoconceito
autoconsciência
bem-estar
bem-estar espiritual
bem-estar físico
bem-estar intelectual
bem-estar psicológico
bem-estar sociocultural
continuum da saúde
cultura
cura
espiritualidade
Hierarquia das Necessidades de Maslow
homeostasia
mecânica corporal
saúde

ESTABELECENDO RELAÇÕES

Consulte os capítulos a seguir para ampliar seu conhecimento acerca do atendimento holístico:

Enfermagem Básica

- Desenvolvimento no Ciclo de Vida
- Considerações Culturais
- Estresse, Adaptação e Ansiedade
- Autoconceito
- Espiritualidade
- Terapias Complementares/Alternativas
- Nutrição
- Precauções-Padrão e de Isolamento
- Fluidos, Eletrólitos e Equilíbrio Ácido-Base

Procedimentos Básicos

- Higiene das mãos
- Mecânica corporal adequada

OBJETIVOS

Ao final deste capítulo, você estará apto a:

- Definir palavras-chave.
- Definir o estado de saúde relacionado ao indivíduo em sua totalidade.
- Listar e discutir os cinco aspectos do bem-estar geral.
- Listar e discutir a Hierarquia das Necessidades de Maslow.
- Descrever a autoconsciência e por que ela é importante para os enfermeiros.
- Descrever o autoconceito.
- Discutir o conceito de responsabilidade pela própria doença.
- Identificar atitudes pessoais sobre saúde e doença e assumir a responsabilidade pelo bem-estar pessoal.
- Reconhecer os componentes de um estilo de vida saudável.

INTRODUÇÃO

Como enfermeiro, você será um terapeuta profissional. O contato com os pacientes é uma oportunidade não apenas de fornecer o apoio físico e emocional, mas também de ensinar maneiras de assumir um papel ativo na preservação da saúde.

Você terá contato com centenas de pacientes, cada um deles precisando de tratamento e atendimento especializados. O atendimento varia do rotineiro para o crítico e para o emergencial. Você fará parte de uma equipe multidisciplinar que inclui enfermeiros, médicos, técnicos de enfermagem, fisioterapeutas, terapeutas, técnicos de laboratório, nutricionistas e assistentes sociais. Todos esses profissionais trabalham juntos para promover e conservar a saúde do paciente.

Uma vez que o objetivo é promover e conservar a saúde, é essencial entender o conceito de saúde. Saúde é "o estado de bem-estar físico, mental ou espiritual" (*Merriam-Webster Online Dictionary*, 2008).

CONCEITOS DE SAÚDE INTER-RELACIONADOS

Em 1948, foi fundada a Organização Mundial da Saúde (OMS). A OMS, que funciona como um braço das Nações Unidas, enfatiza o combate a doenças transmissíveis, a educação de profissionais da saúde e a melhoria da saúde da população mundial. A OMS define **saúde** da seguinte maneira: "Saúde é o estado de completo bem-estar físico, mental e social, não apenas a ausência de doença ou debilidade" (OMS, 1974).

Muitas pessoas acreditam que a saúde ou o bem-estar é tão somente a ausência de doenças. A saúde, no que se refere ao aspecto holístico, é mais do que isso. Ela é um estado de bem-estar físico, emocional e espiritual, somado a uma sensação de estar cumprindo sua missão na vida (Telstar Innovations, Inc., 2000). Em sua forma mais verdadeira, saúde refere-se ao bem-estar completo de uma pessoa.

Holística é um termo derivado da palavra grega *holos*, que significa "inteiro". A saúde holística vê os aspectos físicos, intelectuais, socioculturais, psicológicos e espirituais da vida de uma pessoa como um todo integrado. Esses cinco aspectos não podem ser separados ou isolados; qualquer coisa que afete um deles afeta os demais. O ambiente em que uma pessoa vive e a maneira como interage com ele também são considerações importantes. A Figura 2.1 ilustra a perspectiva holística.

Cura significa estar ou tornar-se inteiro (Quinn, 2005). É um estado de harmonia ou equilíbrio na conexão entre corpo, mente e espírito. **Homeostasia** é o equilíbrio ou a estabilidade que o corpo luta para conquistar entre esses aspectos, por meio da adaptação contínua.

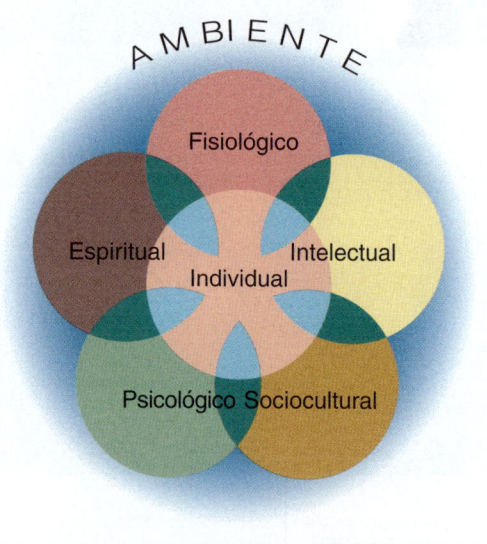

Figura 2.1 ■ Visão holística de um indivíduo.

O objetivo da enfermagem holística é "melhorar a cura de uma pessoa como um todo, do nascimento até a morte" (American Holistic Nurses Association [AHNA], 2004). Os enfermeiros devem entender a integração desses aspectos para poder ajudar os pacientes ao longo dos processos de cura. Com frequência, a cura é diferente da recuperação. Embora a cura de uma doença possa ou não ser possível, a recuperação é sempre possível. Um componente importante da cura é o cuidado. Assim, o objetivo do atendimento holístico é curar.

ATENDIMENTO HOLÍSTICO

A Associação Americana de Enfermeiros Holísticos (AHNA) é uma organização de enfermagem profissional dedicada à promoção do holismo e da cura. Ela apoia a crença de que a saúde envolve o equilíbrio harmonioso entre corpo, mente, emoções e espírito, em um ambiente que muda constantemente. A AHNA serve como ponte entre o modelo médico convencional e as práticas de cura complementares e alternativas. Essa organização apoia um modelo integrado, que envolve a combinação das modalidades complementares e alternativas com as terapias convencionais, permitindo que o paciente se beneficie de todos os tratamentos disponíveis. O National Institutes of Health – NIH (Instituto Nacional de Saúde) estabeleceu o National Center for Complementary and Alternative Medicine (Centro Nacional de Medicina Alternativa e Complementar), a fim de investigar as modalidades holísticas. O NIH define o atendimento holístico como aquele que "considera a pessoa em sua totalidade, incluindo seus aspectos físicos, mentais, emocionais e espirituais". O objetivo final da investigação das modalidades holísticas é permitir que as terapias validadas sejam cada vez mais integradas ao atendimento geral do paciente.

O sucesso no uso das modalidades holísticas no atendimento do paciente requer a consciência de um princípio fundamental do holismo: o enfermeiro *facilita* para o paciente a aquisição da melhor condição para que a cura ocorra. Entre as modalidades holísticas usadas com mais frequência na enfermagem estão as seguintes:

- *Biofeedback*
- Exercício e movimento
- Definição de metas
- Humor e riso
- Criação de imagens
- Elaboração de diários
- Massagem
- Terapia lúdica
- Orações
- Toque terapêutico

Os enfermeiros devem estar abertos a novas ideias e não devem permitir que as modalidades holísticas tornem-se apenas mais uma técnica. De acordo com a AHNA, a enfermagem holística é "um instrumento de cura e um facilitador no processo de cura" (AHNA, 2004). Os enfermeiros desenvolvem qualidades pessoais de cura e tornam-se mais cientes da cura em sua própria vida. Entre outras qualidades, um curador faz o seguinte:

- Demonstra a consciência de que a autocura é um processo contínuo
- Está familiarizado com o autodesenvolvimento
- Reconhece os próprios pontos fortes e fracos
- Modela os cuidados pessoais
- Demonstra consciência de que a presença pessoal é tão importante quanto as habilidades técnicas
- Respeita e ama os pacientes
- Presume que os pacientes sabem quais são as melhores escolhas para a vida
- Orienta os pacientes a descobrir opções criativas
- Ouve ativamente
- Compartilha ideias sem impor valores e crenças pessoais
- Aceita as opiniões do paciente sem julgar
- Vê o tempo dedicado aos pacientes como uma oportunidade de servir e compartilhar (adaptado de Dossey, 1998)

Enfermagem para o indivíduo em sua totalidade

A enfermagem que trata a pessoa em sua totalidade, ou atendimento holístico, é uma abordagem ampla do atendimento de saúde. Ela considera os aspectos físicos, intelectuais, socioculturais, psicológicos e espirituais; a resposta à doença; e o efeito da doença na capacidade de uma pessoa atender às suas necessidades de cuidados pessoais. Também é levada em consideração a responsabilidade do indivíduo pelo seu bem-estar pessoal. Ensinar os cuidados preventivos está sempre em foco.

Os enfermeiros trabalham com as pessoas para promover o bem-estar e prevenir as doenças (Figura 2.2). A meta de cada enfermeiro e de cada paciente deve ser o mais alto nível de bem-estar.

Bem-estar

Bem-estar é uma responsabilidade, uma escolha, um estilo de vida que ajuda a manter o mais alto potencial de saúde pessoal (Hill e Howlett, 2005). O *continuum da saúde* é uma maneira de visualizar a variação da saúde de uma pessoa, desde o pico de saúde até a morte (Figura 2.3).

A posição do indivíduo no *continuum* pode mudar diariamente ou até a cada hora, dependendo do que está acontecendo com ele. É necessário esforço constante para equilibrar todos os aspectos da vida e manter o mais alto nível de saúde. Uma pessoa que possui o mais alto nível de bem-estar é aquela que demonstra ter cuidados pessoais físicos, bem-estar emocional, expressão criativa e relações positivas com os outros.

O bem-estar incorpora aspectos físicos, intelectuais, socioculturais, psicológicos e espirituais. Para prestar um atendimento holístico, todos os aspectos do bem-estar do indivíduo devem ser abordados.

Hierarquia das Necessidades de Maslow

Abraham Maslow desenvolveu uma teoria da motivação comportamental baseada em necessidades. Essa teoria cos-

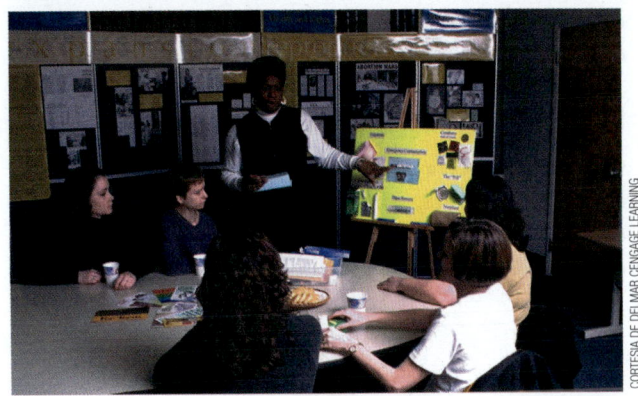

Figura 2.2 ▪ Os enfermeiros trabalham com pacientes de todas as faixas etárias para incentivar a saúde e o bem-estar.

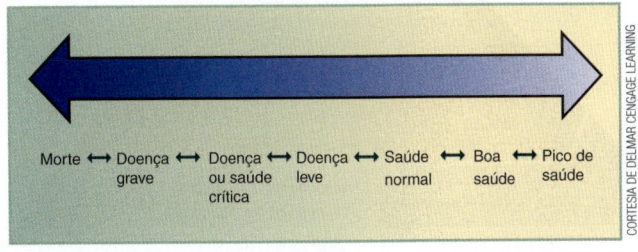

Figura 2.3 ▪ *Continuum* da saúde.

tuma ser denominada **Hierarquia das Necessidades de Maslow**. Existem cinco níveis nessa hierarquia. As necessidades fisiológicas básicas devem ser atendidas para manter a vida. As demais são relacionadas à qualidade de vida. Elas são segurança e proteção, sentimentos de amar e pertencer, autoestima e realização pessoal. As necessidades dos níveis inferiores devem ser cumpridas para que a pessoa se sinta motivada a cumprir as do nível subsequentemente superior (Figura 2.4).

Muitos cursos de enfermagem utilizam a Hierarquia das Necessidades de Maslow como base do planejamento do atendimento aos pacientes. Isso garante que as necessidades fisiológicas primárias, bem como as outras necessidades, sejam avaliadas e abordadas nos planos de atendimento individualizados.

Necessidades fisiológicas

Embora Maslow (1987) não tenha identificado especificamente as necessidades fisiológicas, geralmente é aceito que elas representam a necessidade de oxigênio, água, comida, evacuação, repouso (sono)/atividade (exercício) e sexo. Exceto o sexo, todas as necessidades devem ser cumpridas para que a vida de uma pessoa seja mantida. A satisfação da necessidade sexual, embora não seja necessária para a sobrevivência individual, é fundamental para a sobrevivência da raça humana. As necessidades fisiológicas básicas devem ser cumpridas antes que as necessidades de níveis superiores se tornem motivadoras do comportamento. Uma pessoa que está com fome, por exemplo, é motivada por essa necessidade e seu comportamento foca a obtenção de comida.

Necessidades de segurança e proteção

O próximo nível, a segurança, envolve as necessidades de abrigo, estabilidade, proteção, segurança física e libertação da ansiedade excessiva. As necessidades de segurança incluem os aspectos físicos e emocionais. Frequentemente, a doença é uma ameaça à segurança, porque a estabilidade da vida é comprometida.

Necessidades de amar e pertencer

O terceiro nível da hierarquia, amar e pertencer a alguém, incorpora não apenas dar afeto mas também recebê-lo. Ter amigos e participar de grupos e organizações são duas maneiras de atender a essas necessidades. Satisfazê-las é extremamente importante para a saúde mental.

Necessidades de autoestima

As necessidades no nível da autoestima representam o sucesso no trabalho e em outras atividades. O reconhecimento dos outros aumenta a autoestima e o sentimento de orgulho pelas próprias conquistas.

Necessidades de realização pessoal

A autoatualização é o nível mais alto da hierarquia de Maslow. Uma pessoa que cumpre essas necessidades é confiante, realizada e criativa, procura desafios e vê beleza e ordem no mundo.

Maslow explica que, uma vez que a maioria das pessoas está ocupada cumprindo as necessidades fisiológicas e de segurança e proteção, sobra pouco tempo ou energia para atender às necessidades de amar e pertencer, de autoestima e de realização pessoal; portanto, a maioria das pessoas é menos satisfeita nos níveis mais altos da hierarquia. Mesmo quando os dois níveis inferiores são atendidos sem grandes problemas, muitas pessoas têm personalidades e atitudes que dificultam, quando não impossibilitam, o cumprimento das necessidades dos três níveis superiores.

As pessoas não progridem de maneira estável na hierarquia. À medida que as situações da vida mudam, o mesmo ocorre com as necessidades não cumpridas, e o comportamento é motivado por diferentes níveis da hierarquia. Se uma pessoa que está trabalhando para cumprir sua necessidade de autoestima é demitida, a necessidade de segurança e proteção (sustentar-se financeiramente e a sua família) logo se torna a necessidade não cumprida que motiva o comportamento dessa pessoa.

Outras teorias do desenvolvimento humano são: as fases do desenvolvimento psicossocial de Freud, as fases do desenvolvimento psicossocial de Erickson, o modelo da personalidade interpessoal de Sullivan, as fases do desenvolvimento cognitivo de Piaget, as fases do desenvolvimento

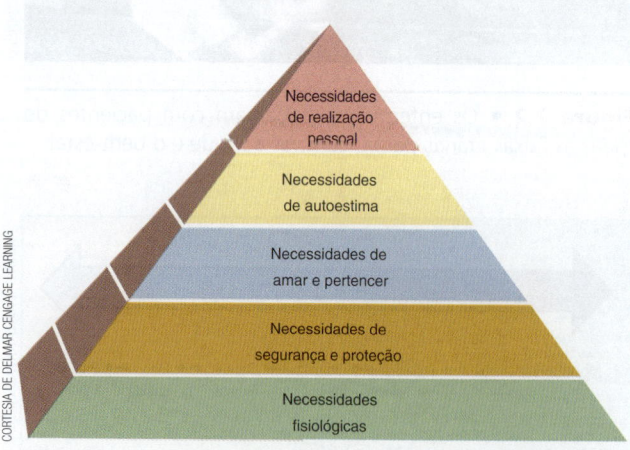

Figura 2.4 ■ Hierarquia das Necessidades de Maslow.

> **REFLEXÃO CRÍTICA**
> **Saúde e bem-estar**
> Quais são as suas atitudes em relação à saúde e ao bem-estar?

moral de Kohlberg e as fases da fé de Fowler. Consulte o Capítulo 9, Unidade 4, "Preocupações Desenvolvimentais e Psicossociais", para conhecer uma abordagem detalhada de todas essas teorias e ampliar o seu conhecimento sobre as fases da vida do paciente.

PRESTANDO ATENDIMENTO DE QUALIDADE

O primeiro passo para prestar um atendimento de qualidade é estar ciente de si mesmo. Qual é o seu tipo de personalidade? O seu autoconceito é positivo ou você duvida de si mesmo e não tem autoconfiança? Quais são as suas crenças e atitudes? Saber responder a essas perguntas o ajuda no seu papel como profissional da saúde.

O próximo passo é cuidar de suas próprias necessidades (consulte a seção anterior, sobre a Hierarquia das Necessidades de Maslow). Quando você satisfaz suas próprias necessidades, torna-se livre para se concentrar nos outros e cuidar deles. O seu exemplo de cuidados pessoais inspira os pacientes a terem a confiança de que você prestará um atendimento de qualidade. Assim, os cuidados pessoais são importantes para a sua eficácia como profissional.

AUTOCONSCIÊNCIA

Autoconsciência é saber conscientemente como você mesmo pensa, sente, acredita e se comporta em um momento específico. A autoconsciência é um processo constante, focado no presente. Os pensamentos, sentimentos e crenças de uma pessoa são interligados e influenciam profundamente o comportamento. A autoconsciência exerce vários tipos de influência.

Ela pode causar desconforto. A consciência permite que uma pessoa aceite ou rejeite seus sentimentos, crenças e comportamentos. É possível aprender a ser autoconsciente. Comece agora a se concentrar em se tornar ciente de seus pensamentos e ações. Observe as suas reações em uma situação qualquer. O que o torna ansioso? O que o deixa feliz? Escute a si mesmo quando responde a perguntas e quando visita seus amigos. Observe que todo mundo tem pontos fortes e fracos. Concentre-se nos seus pontos fortes. Dedique suas energias ao momento presente. Não remoa os erros do passado; tente aprender com eles e depois os esqueça. Pare periodicamente e preste atenção no que você sente e acredita. Ouvir não apenas as palavras, mas também a maneira como as pessoas falam, ajuda a criar a autoconsciência. Use a palavra *Eu* e apodere-se dos seus sentimentos e crenças. Diga "Eu estou feliz" e não "Isso me faz feliz".

A autoconsciência é extremamente importante para os enfermeiros. Esses profissionais devem se conhecer, para que seus sentimentos, atitudes e necessidades não interfiram na prestação de um atendimento de qualidade. O enfermeiro autoconsciente tende a tomar decisões mais em resposta às necessidades do paciente que em resposta às próprias necessidades. Os estudantes de enfermagem – e até os enfermeiros experientes – se sentem ansiosos por ter de cuidar de um paciente específico. Reservando um tempo para praticar a autoconsciência, o enfermeiro pode descobrir que a ansiedade surge de nunca ter realizado o procedimento em questão. O enfermeiro pode, então, lidar diretamente com a situação, revisando o procedimento e solicitando auxílio a um instrutor ou supervisor. Todas as decisões referentes ao atendimento devem ser tomadas em resposta às necessidades do paciente, não do enfermeiro.

DESENVOLVIMENTO DO AUTOCONCEITO

Autoconceito é o que uma pessoa pensa ou sente em relação a si mesma. Esses pensamentos e sentimentos vêm de experiências dela com os outros e refletem como acha que é vista pelos demais.

O autoconceito começa a se formar na primeira infância. Um bebê cujas necessidades são supridas se sente bem e satisfeito. As experiências positivas e negativas influenciam o autoconceito (Figura 2.5). As interações com pessoas amadas, como pais, parentes e amigos, causam um grande impacto no autoconceito. Isso se aplica não apenas durante o desenvolvimento mas também ao longo de toda a vida. Em razão da sua influência no atendimento ao paciente, é importante que o enfermeiro fique ciente de como o seu autoconceito se desenvolveu. O autoconceito se desenvolve por meio do *feedback* dos outros. O enfermeiro é responsável por fornecer um *feedback* que não afete negativamente o autoconceito do paciente.

Uma pessoa que é constantemente ignorada ou que recebe mensagens como "Não me incomode", "Você não é capaz de fazer algo certo?" ou "Você não tem bom-senso" pode começar a se analisar com base nesses termos, e o provável resultado será um autoconceito negativo. Por outro lado, uma pessoa que recebe carinho e ouve mensa-

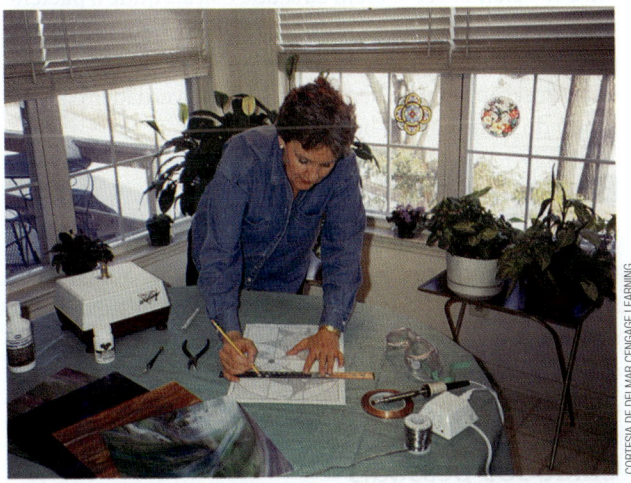

Figura 2.5 ■ A aprendizagem de novas habilidades pode aprimorar o autoconceito e a autoestima.

gens como "Vou ajudá-lo em um minuto", "Vamos tentar dessa maneira" ou "Você já pensou em... ?" começa a criar um autoconceito positivo.

CUIDADOS PESSOAIS COMO PRÉ-REQUISITO PARA O ATENDIMENTO AO PACIENTE

A maneira mais eficiente de ensinar o bem-estar é por meio de um exemplo positivo. Começando a praticar bons hábitos de saúde enquanto é aluno de enfermagem, você se tornará, por meio do exemplo, um fator importante no bem-estar geral e na boa saúde do seu paciente. Lembre, e diga aos pacientes, que a saúde é uma escolha pessoal e que cada pessoa tem o controle do seu próprio bem-estar.

Você ajudará os pacientes a reconhecerem como as próprias ações podem impedir muitas das condições que causam doenças. Optar por se exercitar regularmente, ter uma dieta equilibrada, tomar café da manhã todos os dias, controlar o teor de gordura e selecionar grupos de alimentos básicos são boas regras para o bem-estar. Decidir não fumar, ingerir bebidas alcoólicas com moderação, evitar drogas não terapêuticas e praticar sexo seguro pode ajudar a impedir muitas das condições que causam doenças e a morte.

Enquanto enfatiza a promoção da saúde e a educação do paciente, o enfermeiro deve incentivar e respeitar a responsabilidade do paciente pelo próprio bem-estar. Esse respeito permite que ele se torne um parceiro ativo do atendimento de saúde, e não um receptor passivo. Não é suficiente dizer ao paciente *o que* pode ser feito para melhorar a saúde; o enfermeiro deve estar preparado para explicar *por quê*. Se o paciente entender os motivos por trás de uma ação, a probabilidade de conformidade aumenta.

Assim como você está ciente de que é uma pessoa com várias partes constituintes, ajude o paciente a ver a si mesmo e seu atendimento além da saúde física. Ajude o paciente a entender como a saúde física, intelectual, sociocultural, psicológica e espiritual estão relacionadas e podem levar a uma sensação geral de bem-estar. Esse é o verdadeiro significado do atendimento holístico.

BEM-ESTAR FÍSICO

Bem-estar físico refere-se a ter um corpo saudável, que funciona em um nível ideal. Para conquistar o bem-estar físico, deve-se ter bons hábitos de cuidados pessoais; usar uma mecânica corporal adequada; ter boa postura; não fumar, usar drogas ou álcool; e ter alimentação, sono, repouso, relaxamento e exercícios adequados.

Cuidados pessoais

O enfermeiro passa uma impressão de saúde e bem-estar quando está limpo e bem arrumado (Figura 2.6). O

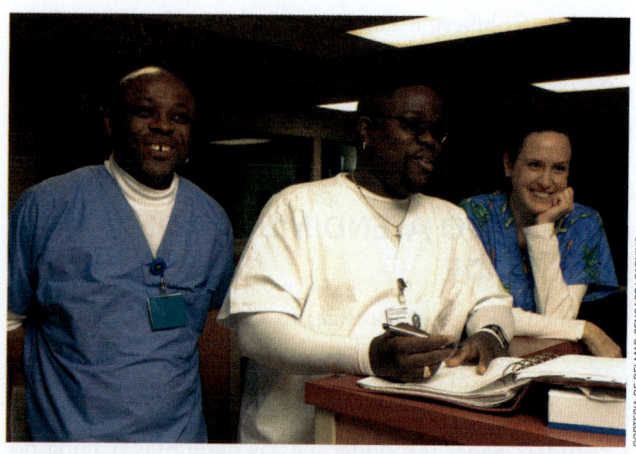

Figura 2.6 ▪ As atitudes positivas de um enfermeiro holisticamente saudável são contagiosas.

banho diário e o uso de desodorante formam a base dos cuidados pessoais. Os cabelos devem estar limpos, penteados e bem arrumados. Não use perfume porque alguns pacientes podem ter alergia, além disso, pode ser ofensivo para outros. Escovar os dentes habitualmente, passar por avaliação odontológica frequente e não ingerir açúcar refinado ajudam a controlar as cáries.

Assim como é importante para a segurança do paciente, a boa higiene das mãos é crucial para o bem-estar do enfermeiro. Uma loção antisséptica pode ser usada para prevenir pele desidratada e rachada. As unhas devem estar sempre curtas porque, quando longas, não apenas acumulam sujeira e micro-organismos como também podem arranhar os pacientes.

As precauções-padrão foram estabelecidas pelos Centers for Disease Control and Prevention (Centros de Controle e Prevenção de Doenças – CDC), em Atlanta, Georgia, Estados Unidos. Elas foram desenvolvidas para proteger todos os profissionais da saúde e seus pacientes contra a transmissão de doenças. A boa higiene das mãos é parte integrante das precauções-padrão. Após aprender a habilidade da higiene manual, pratique-a. Torne-a parte da sua rotina. Incentive os pacientes a higienizar as mãos e fazer disso um hábito.

As bijuterias, que podem abrigar bactérias, e maquiagem excessiva são inadequadas para os enfermeiros que usam uniforme. As roupas devem estar limpas, passadas e sem manchas. Os pacientes confiam no enfermeiro que mantém uma aparência profissional e tem bons hábitos de higiene.

Mecânica corporal

O bem-estar envolve mais do que apenas cuidados pessoais. Ele requer uma **mecânica corporal** (isto é, usar o corpo da maneira mais segura e eficiente para movimentar ou levantar objetos) adequada. O uso da mecânica corporal adequada é importante porque muitas das habilidades e tarefas que você realiza como enfermeiro envolvem levantar ou movimentar pacientes ou objetos. Inclinar-se, levantar-se ou curvar-se são ações que podem causar lesões, se executadas incorretamente. Uma das primeiras habilidades que você estudará envolve a prática da mecânica corporal adequada para impedir a incapacidade física, incluindo métodos seguros para inclinar, levantar e se mover.

Postura

A boa postura é a base da mecânica corporal adequada. Ter uma boa postura significa manter-se ereto e com um alinhamento corporal correto. A postura também pode dizer muito sobre a pessoa. Alguém em pé, com os pés bem separados e as mãos nos quadris, por exemplo, pode ser percebida como agressiva ou autoritária, ao passo que aquela que está com os braços cruzados pode ser vista como fechada.

Observe as pessoas se comunicando. Perceba as diferenças na postura. A pessoa que fica em pé bem alinhada, com os ombros para trás e a cabeça elevada, passa uma imagem de autoconfiança e capacidade? Uma pessoa com os ombros caídos e a cabeça inclinada passa um sentimento de depressão, tristeza ou falta de autoconfiança?

À medida que você avança em seus estudos e começa a atender, perceberá que os pacientes gostam de enfermeiros que parecem confiantes em relação às próprias capacidades e decisões. Quando você estiver com eles, preste atenção a sua própria postura. Lembre-se de que a postura diz muito sobre suas atitudes e sentimentos. O paciente deve sentir que você é confiante, cuidadoso, calmo e que está disposto a ouvir.

Fumo

O tabagismo oferece vários riscos à saúde e contribui para o desenvolvimento de doenças. Ele também pode ser particularmente ofensivo para os pacientes. O odor do cigarro nas roupas ou no hálito pode precipitar reações alérgicas no paciente ou levá-lo a uma sensação de náusea. A maioria das instalações de saúde impõe regras rigorosas em relação a esse aspecto. Na maioria delas, é proibido fumar. O enfermeiro nunca deve fumar no quarto do paciente. Além disso, é necessário garantir a eliminação do odor do tabaco, caso o enfermeiro use ou se aproxime de produtos derivados. Em cada situação, é necessário aplicar esforços para garantir o cumprimento de todas as regras de segurança para pacientes e visitantes. As placas com os dizeres "É proibido fumar" devem ser afixadas e obedecidas quando o oxigênio estiver em uso.

Drogas e álcool

Nos Estados Unidos, o índice crescente do uso de álcool e drogas é uma tendência alarmante. O abuso das drogas tornou-se tão disseminado nas profissões da área da saúde que foram implementados alguns programas para os profissionais envolvidos. Hoje, muitos estados americanos, por meio do conselho estadual de enfermagem, oferecem tratamento para o profissional. O abuso de drogas pode começar de maneira insidiosa, quando o enfermeiro diz a si mesmo: "Vou pegar um comprimido só desta vez, para a minha dor de cabeça". Na segunda vez, é mais fácil, então inicia-se a descida ao abismo.

O enfermeiro não deve fornecer nenhuma substância sem a solicitação por escrito de um médico ou de outro profissional que possa prescrever medicamentos legalmente. Perto de 10% dos enfermeiros têm problemas com abuso de substâncias (Dunn, 2005). Se você acredita que um colega usa drogas, tem a obrigação de informar o supervisor, para que o colega possa ser ajudado. Se você estiver viciado, tem a obrigação, para com os pacientes, os colegas e consigo mesmo, de aceitar a ajuda de um programa de recuperação.

Alimentação

A enfermagem é uma profissão que exige muito em relação aos aspectos emocional, mental e físico. Os enfermeiros devem ser capazes de pensar claramente e trabalhar com eficiência. Para que o corpo funcione da maneira ideal, é necessário seguir uma dieta equilibrada, que inclua frutas e legumes, grãos integrais e cereais, leite e derivados e carnes ou outras proteínas.

Os estudantes de enfermagem ficam tentados a pular refeições, não tomar o café da manhã, comer lanches e seguir dietas da moda. Isso não é prudente. Enquanto você está na faculdade, o seu sucesso depende do seu desempenho. Pular as refeições, particularmente o café da manhã, deixa as pessoas cansadas, fracas e com fome. É impossível pensar eficientemente quando se está com fome. Lembre-se da Hierarquia das Necessidades de Maslow: a necessidade de alimentar-se deve ter sido cumprida antes que você se sinta motivado a atender à necessidade de aprender ou estudar.

Faça sempre um café da manhã balanceado. Os doces e o café, embora saciem rapidamente, elevam o nível de açúcar no sangue apenas por um curto período, depois o reduzem. Essa reação deixa as pessoas esgotadas, irritadas e com mais fome que antes. Tente evitar os lanches cujas calorias são vazias ou os que possuem pouco valor nutricional. Em vez disso, coma frutas ou lanches ricos em proteínas.

CONSIDERAÇÕES sobre tempo de vida
Alimentação

- O apetite das crianças varia conforme o estirão e os platôs do crescimento.
- Os hábitos alimentares saudáveis devem ser estabelecidos durante a infância.
- Em geral, os idosos ingerem uma quantidade menor de alimentos.
- Para os idosos, a escolha adequada dos alimentos é mais importante do que a quantidade.

>
>
> ### ORIENTAÇÕES para o cliente
>
> #### Dicas sobre como manter uma alimentação adequada
>
> - Leia os rótulos dos produtos.
> - Evite alimentos ricos em gordura, açúcar e sal.
> - Trabalhe para manter ou chegar ao seu peso ideal.
> - Se você ingere álcool, faça-o com moderação.
> - Nunca pule o café da manhã.
> - Os lanches entre as refeições devem ser saudáveis, como frutas e legumes crus.

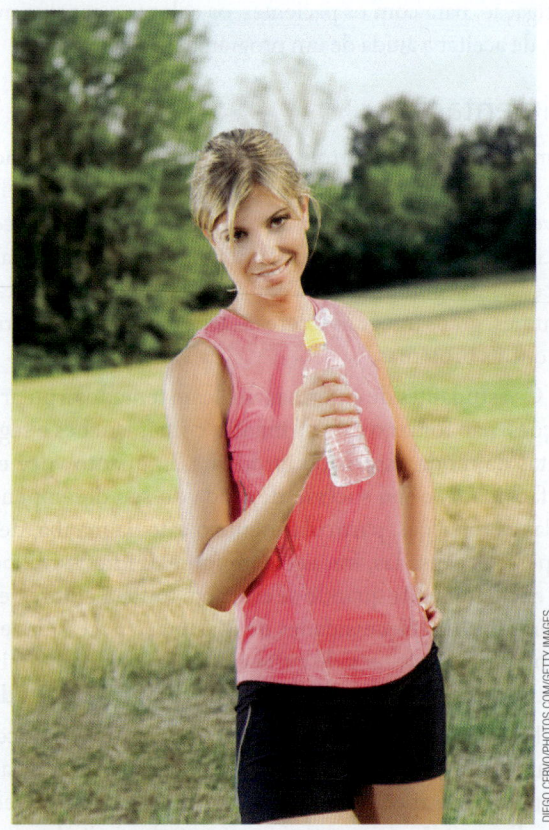

Figura 2.7 ▪ Beber muita água é essencial para uma alimentação adequada.

Planeje uma rotina para as suas refeições e siga-a. Isso ajuda a controlar a vontade de comer lanches que não sejam saudáveis. Além disso, beba muita água. A água é o nutriente mais importante do corpo (Figura 2.7). Um ser humano pode sobreviver semanas sem comida, mas apenas alguns dias sem água. Aproximadamente 60% do peso de um adulto é constituído de água. A fim de manter o equilíbrio adequado dos fluidos e facilitar a eliminação dos resíduos, é necessário beber muito líquido.

A maioria das autoridades de saúde concorda que em média um adulto precisa de seis a oito copos de água (200 ml) por dia. É importante manter uma dieta balanceada para o bem-estar ideal.

Sono, repouso, relaxamento e exercício

O bem-estar implica mais do que ter alimentação balanceada, evitar substâncias prejudiciais e ter cuidados pessoais. Ele também significa reservar um tempo para se divertir. Isso quer dizer arrumar tempo para dormir, descansar, relaxar e exercitar-se.

O sono serve para que o corpo reponha suas reservas de energia e se cure. O tempo de sono necessário pode variar conforme a pessoa e até conforme o dia. Um indivíduo pode precisar de oito horas de sono depois de um dia de trabalho pesado, mas de apenas seis horas depois de um dia menos cansativo. Obviamente, um bebê precisa de mais sono que um jovem adulto. O sono é necessário para que os órgãos do corpo funcionem em níveis mínimos. Esse período de rejuvenescimento corporal é necessário para o bem-estar.

O descanso, que significa libertar-se de forma consciente da atividade e da preocupação, é tão importante quanto o sono. É um período de silêncio interior e inatividade física. Apenas quando relaxada e tranquila a pessoa consegue descansar adequadamente.

Relaxar significa fazer algo só porque é divertido. Algo relaxante para uma pessoa pode não ser para outra. Os exemplos de atividades relaxantes incluem ler um livro, ler para as crianças, jogar cartas ou outros jogos, pescar, brincar, costurar ou fazer outros trabalhos manuais.

Muitos especialistas concordam que o melhor repouso segue um exercício planejado. Durante o exercício, as frequências cardíaca e respiratória aumentam, a circulação melhora e os músculos se estendem. O exercício também é um período para libertar a mente de pensamentos que produzem ansiedade. Às vezes, depois de um dia de trabalho, uma caminhada rápida libera a mente e permite que o corpo relaxe, se preparando para descansar.

Seja qual for o tipo de exercício, descanso ou relaxamento que melhor funciona para você, reserve um tempo para isso todos os dias (ver Figura 2.8). O repouso e o relaxamento, bem como o sono e o exercício regulares, são ingredientes essenciais para o bem-estar e resultam na diminuição da fadiga e da irritabilidade, além de aumentarem a resistência a resfriados, gripes e infecções graves. Somando-se a esses benefícios, a capacidade de se concentrar aumenta, o que fará diferença nos seus estudos.

BEM-ESTAR INTELECTUAL

Bem-estar intelectual é a capacidade de agir como uma pessoa independente e capaz de tomar decisões adequadas. Essas decisões são baseadas nas necessidades individuais, mas, ao mesmo tempo, levam em consideração as necessidades dos outros. O pensamento claro, a habilidade de resolver problemas, o bom julgamento e o desejo de aprender continuamente são qualidades de pessoas que estão intelectualmente bem.

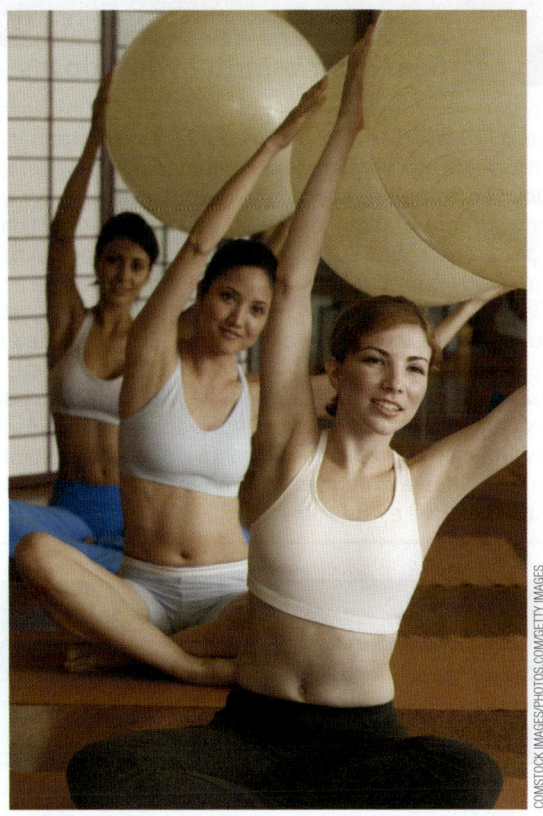

Figura 2.8 ■ O exercício é um ingrediente essencial para o bem-estar porque melhora as funções fisiológicas e aumenta a capacidade de concentração.

A enfermagem exige a tomada de decisões, algumas das quais podem significar a vida ou a morte para o paciente. O enfermeiro deve ter aptidão intelectual para tomar as melhores decisões possíveis em relação ao atendimento.

BEM-ESTAR SOCIOCULTURAL

Bem-estar sociocultural é a capacidade de apreciar as necessidades dos outros e de se preocupar com o ambiente e seus habitantes. Como enfermeiro, você cuidará de pacientes de todas as idades e raças, que falam idiomas diferentes e vêm de diversos grupos culturais. A **cultura** de cada paciente (comportamento, costumes e crenças da família, parentes, tribo, nação e sociedade) influencia a maneira como ele vê o bem-estar e responde à doença.

É importante que o enfermeiro entenda que as necessidades básicas de todos são iguais, mas as maneiras como são cumpridas podem variar com base na cultura do paciente. Hoje, a população trabalha, se diverte e contribui com a sociedade por mais anos do que antigamente. As pessoas são mais preocupadas com a saúde, mais bem informadas e mais envolvidas em fazer escolhas saudáveis que qualquer outra geração. Os enfermeiros devem incentivar esse envolvimento e trabalhar para eliminar a discriminação, aceitando cada pessoa em sua individualidade.

BEM-ESTAR PSICOLÓGICO

Bem-estar psicológico envolve o prazer com a criatividade, satisfação da necessidade básica de amar e ser amado, compreensão das emoções e capacidade de manter o controle das emoções. As emoções constituem uma parte integrante do equilíbrio que se quer na vida e são fatores importantes no que se refere à maneira como uma pessoa se relaciona com os outros. Elas são medições dos pensamentos e sentimentos e se tornam aparentes nas ações ou nos comportamentos.

O bem-estar exige que as pessoas reconheçam suas emoções e controlem suas reações em diversas situações. Controlando as próprias emoções, o enfermeiro ajuda a criar um ambiente terapêutico adequado aos pacientes.

Outro aspecto do bem-estar emocional é a atitude positiva. Uma **atitude** é um sentimento em relação a pessoas, lugares ou coisas que se manifesta no comportamento. Ela pode ser positiva ou negativa. Muitos livros e centenas de estudos descreveram o papel da atitude positiva no combate à doença. Muitas autoridades acreditam que ter uma atitude positiva é tão importante quanto o melhor tratamento para uma doença.

A enfermagem exige que você veja o melhor das pessoas durante os piores momentos. Para sobreviver e ter um bom desempenho, o enfermeiro precisa ver a vida como um desafio e um presente a ser desfrutado e valorizado.

Uma vez que a atitude positiva é tão importante no atendimento aos pacientes, é fundamental que você compartilhe a sua com eles. As atitudes podem se tornar hábitos. Se você pensar de forma positiva repetidamente, logo perceberá que é possível ver os aspectos positivos em qualquer situação. Imagine o seguinte: você está no trabalho e uma grande parte da equipe faltou. No início do turno, você pode pensar: "Nunca vou terminar meu trabalho a

CONSIDERAÇÕES CULTURAIS
Bem-estar sociocultural

Os enfermeiros e alunos de enfermagem têm diferentes experiências culturais, portanto são excelentes recursos para você aprender mais sobre as variações culturais.

DICA Profissional

Cuidando de si mesmo
- Desenvolva atividades para recarregar o corpo, a mente e o espírito.
- Reserve um tempo para se divertir. Qualquer atividade que proporcione felicidade ou alegria é benéfica.
- Reserve alguns minutos do dia para fazer pelo menos uma coisa divertida.

tempo" ou "Esta é a oportunidade perfeita para me organizar com antecedência e trabalhar em equipe". Seja como for, você terá o mesmo número de funcionários. No entanto, embora a atitude negativa aumente as suas chances de se sentir mal e fracassado, a positiva ajuda o dia a passar mais facilmente e aumenta a probabilidade de que seus colegas fiquem alegres e dispostos a ajudar.

Ter uma atitude positiva também é bom para os estudos. Ela o ajuda a abrir a mente e se incorpora à sua rotina, tornando-a mais agradável.

BEM-ESTAR ESPIRITUAL

O **bem-estar espiritual** manifesta-se como a força e a paz interior. **Espiritualidade** é um conceito amplo, que incorpora mais do que a afiliação religiosa do paciente. Ela envolve as crenças pessoais, que trazem significado e propósito à existência (Fitchett, 2002). Incorpora valores, propósitos, carinho, amor, honestidade, sabedoria e imaginação (Roberts, 2005) e também pode refletir a crença na existência de um poder maior ou de um espírito orientador fora do ego do paciente (Burkhardt e Jacobson, 2005). A espiritualidade se manifesta em um trabalho significativo, na expressão criativa, em rituais familiares e práticas religiosas (Wright, 1998). Ela envolve encontrar o significado de tudo, incluindo a vida, a doença e a morte. As necessidades espirituais incluem o amor, o significado da vida, o perdão e a esperança. A dimensão espiritual humana é uma importante força de cura. Ela pode significar a diferença entre a vida e a morte, o bem-estar e a doença (Dossey, Keegan e Guzzetta, 2004).

Florence Nightingale foi corajosa ao descrever a importância do aspecto espiritual no atendimento de saúde. Dossey e Dossey (1998) afirmam que a riqueza das interações de uma pessoa com os outros gera resultados positivos para a saúde e que a prática de qualquer religião está associada a mais saúde e longevidade.

ORIENTAÇÕES para o cliente
Dicas para o bem-estar

Incentive o paciente a seguir estas dicas para o bem-estar:
- Ingerir refeições e lanches saudáveis.
- Não pular o café da manhã.
- Não usar derivados de tabaco.
- Praticar exercícios regularmente.
- Não usar drogas.
- Não ingerir álcool; se beber, fazê-lo com moderação.
- Concentrar-se em um problema de cada vez.
- Dormir o suficiente todas as noites.
- Adotar uma atitude positiva.
- Pensar antes de falar.
- Fazer uma lista dos objetivos do dia.

CONSIDERAÇÕES sobre tempo de vida
Bem-estar espiritual dos idosos

Conforme o idoso vive a sua vida e enfrenta os desafios, a espiritualidade evolui. As necessidades espirituais e a expressão da espiritualidade podem mudar. É possível que o idoso encontre um novo significado para a vida. Por outro lado, se enfrentar muitas mudanças relacionadas à idade e a perdas que parecem insuperáveis, o idoso pode acreditar que a vida não tem mais significado e que não vale a pena viver. Ele pode se sentir mais próximo de um poder superior, nunca vivenciado antes. É possível que tenha raiva desse poder superior, por causa de todas as perdas que sofreu. As mudanças relacionadas à idade também podem resultar em amargura em relação aos "anos dourados". Discutir com o idoso o que ele sente em relação à espiritualidade o ajuda a experimentar um sentimento de harmonia espiritual (Brill e Anderson, 2003).

▶ REFLEXÃO CRÍTICA
Bem-estar pessoal

O que você faz, ou poderia fazer, para assumir a responsabilidade pelo seu bem-estar?

Não é necessário que o enfermeiro assuma o papel de conselheiro espiritual. Clark (2004) propõe que o enfermeiro faça perguntas simples e abertas, como pedir ao paciente para contar uma história sobre seus esforços em sua jornada para permanecer íntegro. O enfermeiro incentiva o paciente a explicar o que a espiritualidade significa para ele. Pergunta-lhe se possui opinião sobre o propósito e o significado de sua própria vida e se gostaria de compartilhá-la. Além disso, avalia se o paciente já se sentiu perdido e, nesse caso, o que o ajudou a encontrar seu caminho ou se ainda se sente assim.

Em razão de os enfermeiros terem um papel crucial ao auxiliar os pacientes a encontrar a esperança e o significado da vida, é importante que esses profissionais entendam a espiritualidade. Para muitas pessoas, as práticas religiosas são uma expressão da espiritualidade. Os enfermeiros têm o importante papel de respeitar as crenças religiosas dos pacientes, favorecer a privacidade para que pratiquem suas crenças e proporcionar orientação espiritual por meio de um padre, pastor, rabino ou outro representante, quando solicitado.

CUIDE DE SI MESMO

A nossa importante e desafiadora profissão requer que sejamos altruístas. Aqueles que escolhem a enfermagem como carreira geralmente querem fazer a diferença na vida das pessoas. As exigências dos pacientes, funcionários e colegas de trabalho podem estressar o enfermeiro, assim como sua vida pessoal. Muitos profissionais não sa-

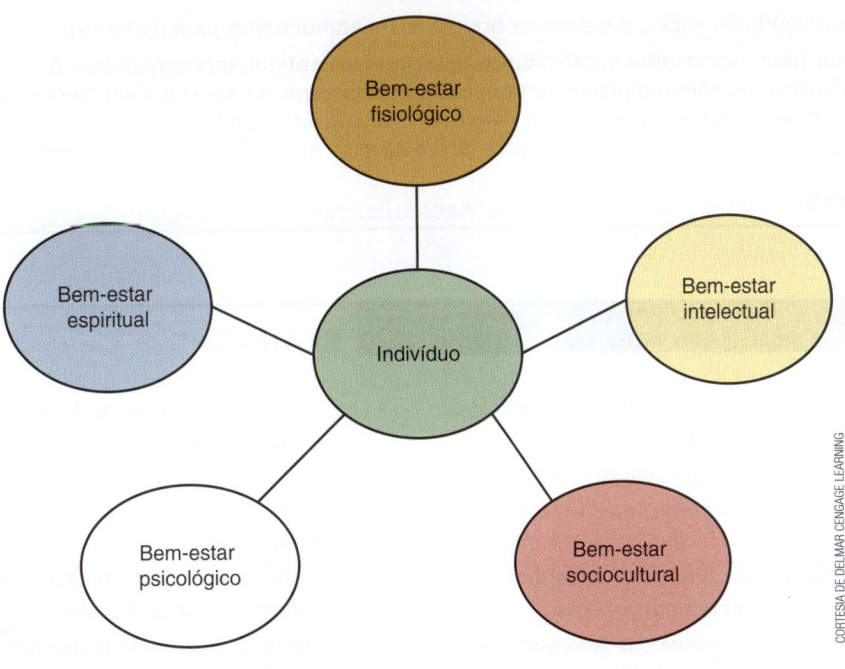

Mapa de conceito 2.1 ■ Atividade para o bem-estar do aluno.

1. Leia o conteúdo do capítulo sobre bem-estar fisiológico, sociocultural, psicológico, espiritual e bem-estar intelectual.
2. Dentro de cada balão de bem-estar, cite as áreas que se aplicam à categoria designada.
3. Realce as áreas listadas em que você está "inteiro" ou "bem".
4. Como você pode melhorar as áreas que não estão realçadas?

bem cuidar de si mesmos. Essas pessoas estão propensas a sofrer de estresse e outras doenças (American Holistic Health Association, 2007).

As pessoas que estão bem nos aspectos fisiológico, intelectual, sociocultural, psicológico e espiritual levam uma vida produtiva e criativa. São mais capazes de enfrentar os desafios e controlar o estresse. Para os enfermeiros, atingir o bem-estar significa praticar hábitos saudáveis diariamente. Os enfermeiros são excelentes modelos quando saudáveis do ponto de vista holístico.

ESTUDO DE CASO

H.B. é uma mulher de 52 anos que se apresenta para o enfermeiro com um histórico de dor abdominal no lado direito, que já dura três semanas. A dor começou como um desconforto ocasional à noite, no entanto agora ocorre durante o dia com maior frequência. Ela afirma que a dor surge algumas horas depois de comer, mas não está associada a nenhum alimento em particular. Ela classifica a dor como 7 a 8 em uma escala de 0 a 10. Ela não sente dor no momento da consulta.

H.B. está na perimenopausa – apresenta episódios brandos de calor e às vezes "se sente nervosa e parece que não é ela mesma" – também descreve que seu ciclo menstrual está "normal". Há 20 anos, fez uma ooforectomia direita para um cisto benigno. É alérgica a losna, por isso toma Rhinecort (antialérgico) e Singular (antiasmático).

Enquanto descreve a dor, seus olhos se enchem de lágrimas; diz que essa é a última coisa de que precisa. Ela admite que tem medo do que pode significar essa dor. Também afirma que está sobrecarregada pelas demandas atuais em sua vida. Ela não tem tempo para si mesma, para fazer as coisas de que gosta.

Quando o enfermeiro pergunta sobre suas dificuldades, ela admite que está em uma fase difícil. Ela se casou com uma pessoa abusiva. Divorciou-se cedo e, apesar de ter dois filhos pequenos em casa, entrou na faculdade e se formou em gestão de alimentos. É muito ativa em sua igreja e acredita que isso é uma fonte de apoio. No entanto, admite que precisou diminuir seu envolvimento nos últimos anos. Ela também afirma que está apenas "vivendo dia após dia... apenas tentando sobreviver".

H.B. é mãe solteira, com duas filhas adolescentes. A mais nova está com dificuldade para se ajustar ao colégio e tem problemas de comportamento. Os pais de H.B. são idosos e moram perto dela. Eles têm vários problemas de saúde e ela está preocupada com a possibilidade de eles não poderem mais morar sozinhos. H.B. é gerente de um restaurante, trabalha 12 horas por dia e faz plantão nos finais de semana.

As perguntas a seguir ajudarão você a desenvolver um plano de atendimento para esse caso.
1. Avalie o bem-estar físico, sociocultural, psicológico, espiritual e a aptidão intelectual de H.B.
2. Revise a sua avaliação e elabore um plano com um objetivo mensurável para H.B. ficar "inteira".
3. Quais medidas (intervenções) H.B. pode tomar para melhorar sua inteireza?
4. De acordo com o plano e as intervenções que você desenvolveu, como saber se H.B. está melhorando ou se tornando "inteira"?

RESUMO

- O bem-estar inclui a saúde física, sociocultural, psicológica, espiritual e aptidão intelectual.
- Os segredos do bem-estar são a prevenção e a educação.
- Cada pessoa aprende a aceitar a responsabilidade pelo seu próprio bem-estar.
- A maneira mais eficiente de reforçar o aprendizado do bem-estar é por meio de um exemplo positivo.
- Existem cinco níveis na Hierarquia das Necessidades de Maslow: fisiológico, segurança e proteção, sentimentos de amar e pertencer, autoestima e realização pessoal.
- A autoconsciência é importante para os enfermeiros, para que suas necessidades não interfiram na prestação de um atendimento de qualidade.
- O enfermeiro deve se conhecer para se tornar ciente de seus pensamentos, ações e reações diante de determinadas situações.
- A boa postura é necessária para a segurança do enfermeiro e do paciente.
- A saúde bucal é necessária para o bem-estar geral e para a imagem profissional do enfermeiro.
- As dicas de bem-estar incluem fazer exercícios regularmente, dormir o suficiente e ter momentos tranquilos diariamente para relaxar.
- A atitude positiva é útil para ver o melhor das outras pessoas.
- O enfermeiro deve aprender a rir de si mesmo e a desfrutar dos pequenos prazeres da vida.

QUESTÕES DE REVISÃO

1. Descanso é definido como:
    1. dormir.
    2. inatividade física.
    3. jogar com a família ou com os amigos.
    4. liberação consciente da atividade e da preocupação.
2. Quais são as responsabilidades de um enfermeiro cujo colega está usando drogas?
    1. Informar o supervisor.
    2. Ignorar; ele não tem nada a ver com isso.
    3. Dizer ao colega para parar ou chamará a polícia.
    4. Ajudar o colega a buscar tratamento.
3. Qual pode ser o resultado de pular o café da manhã?
    1. A pessoa perde peso rapidamente.
    2. A pessoa fica cansada, fraca e com fome.
    3. A pessoa come mais no almoço e nas refeições noturnas.
    4. A mente fica mais aguçada e o tempo de estudo é mais produtivo.
4. Sentimentos positivos e negativos sobre pessoas, lugares ou coisas são chamados de:
    1. cultura.
    2. empatia.
    3. sintomas.
    4. atitudes.
5. Os aspectos do bem-estar são:
    1. descanso, exercício e cuidados pessoais.
    2. fisiológico, psicológico, espiritual, sociocultural e aptidão intelectual.
    3. autoconsciência, descanso, dieta equilibrada e nutritiva, cuidados pessoais, cuidados bucais.
    4. fisiológico, segurança e proteção, sentimentos de amar e pertencer, autoestima, realização pessoal.
6. O objetivo da enfermagem holística é:
    1. curar o paciente.
    2. avaliar, planejar, intervir e analisar o paciente.
    3. ajudar o paciente a se curar.
    4. colaborar com o paciente.
7. Espiritualidade inclui: (Selecione todas as opções aplicáveis.)
    1. a afiliação religiosa do paciente.
    2. crenças que trazem significado e propósito à vida.
    3. valores como honestidade, sabedoria e cuidado.
    4. crença na existência de um poder superior.
    5. sentir-se "perdido na vida".

6. contar uma história de esperança durante a luta pela inteireza.

8. Um enfermeiro quer ter um estilo de vida saudável. Quais atividades contribuem para isso? (Selecione todas as opções aplicáveis.)
    1. Escolher alimentos pobres em gorduras e ricos em vitaminas, minerais e nutrientes para ele e sua família.
    2. Recusar-se a perdoar um colega por algo que ele disse, que o magoou.
    3. Encarar como um desafio e uma oportunidade o fato de ter de trabalhar horas a mais uma vez por semana e precisar mudar a creche dos filhos.
    4. Fazer uma aula sobre valores e crenças de outras culturas.
    5. Fazer todas as horas extras que puder e dormir em média quatro a cinco horas por noite.
    6. Ficar em pé bem alinhado, com os ombros para trás e a cabeça para cima.

9. A avaliação holística consiste no seguinte:
    1. aspectos fisiológicos, psicológicos e espirituais.
    2. aspectos psicológicos e fisiológicos.
    3. aspectos espirituais, sociais, psicológicos e fisiológicos.
    4. aspectos ambientais, espirituais, sociais, psicológicos e fisiológicos.

10. O enfermeiro estabelece uma relação terapêutica por meio de: (Selecione todas as opções aplicáveis.)
    1. enfoque no paciente e na própria família.
    2. imposição de valores e crenças pessoais ao paciente.
    3. estabelecimento de uma base de confiança com o paciente.
    4. escuta ativa e afetuosa.
    5. colaboração com o paciente como um parceiro ativo.
    6. avaliação das relações passadas e atuais do paciente.

REFERÊNCIAS/LEITURAS SUGERIDAS

American Holistic Health Association. (2007). Wellness from within: The first step. Obtido em 10 de abril de 2007 do site http://www.ahna.org

American Holistic Nurses Association. (1994). AHNA philosophy. *Journal of Holistic Nursing, 12*(3), 350-351.

American Holistic Nurses Association. (2004). Standards of holistic practice. Obtido em 10 de abril de 2007 do site http://www.ahna.org

Brill, C.; Anderson, M. (2003). Common clinical problems: Psychological. In: M. A. Anderson (Ed.), *Caring for older adults holistically* (p. 212-231). Philadelphia: F. A. Davis.

Burkhardt, M.; Jacobson, M. G. (2005). Spirituality and health. In: B. Dossey; D. Guzzetta; L. Keegan (Eds.), *Holistic nursing: A handbook for practice* (p. 135-172). Sudbury, MA: Jones and Bartlett.

Cerrato, P. (1998a). Spirituality and healing. *RN, 61*(2), 49-50.

Cerrato, P. (1998b). Understanding the mind/body link. *RN, 61*(1), 28-31.

Clark, C. (2004). *The holistic nursing approach to chronic diseases.* New York: Springer Publishing.

Diluzio, J.; Spillane, E. (2002). Holistic nursing: Is it right for you? *RN, 65*(8), 32-35.

Dossey, B. (1997). *Core curriculum for holistic nursing.* Gaithersburg, MD: Aspen.

Dossey, B. (1998). Holistic modalities and healing moments. *American Journal of Nursing, 98*(6), 44-47.

Dossey, B. (2000). *Florence Nightingale: Mystic, visionary, healer.* Springhouse, PA: Springhouse.

Dossey, B.; Dossey, L. (1998). Attending to holistic care. *American Journal of Nursing, 98*(8), 35-38.

Dossey, B.; Keegan, L.; Guzzetta, C. (2004). *Holistic nursing: A handbook for practice* (4. ed.). Sudbury, MA: Jones and Bartlett.

Dunn, D. (2005). *Substance abuse among nurses – Defining the issue* (PMID: 16370231). Wayne, NJ: St. Joseph's Wayne Hospital. Obtido em 1º de fevereiro de 2009 do site http://www.ncbi.nlm.nih.gov/pubmed/16370231?ordinalpos=1&itool=EntrezSystem2.PEntr

Dyer, E. (6 abr. 1998). Faith and healing. *Corpus Christi Caller-Times.*

Edlin, G. (2004). *Health and wellness* (8. ed.). Sudbury, MA: Jones and Bartlett.

Fitchett, G. (2002). *Assessing spiritual needs: A guide for caregiver.* Lima, OH: Academic Renewal Press.

Frisch, N.; Dossey, B.; Guzzetta, C.; Fristh, N.; Quinn, J. (2000). *AHNA standards of holistic nursing practice: Guidelines for caring and healing.* Gaithersburg, MD: Aspen.

Hill, S.; Howlett, H. (2005). *Success in practical nursing: Personal and vocational issues* (5. ed.). Philadelphia: W. B. Saunders.

Hughs, C. (1997). Prayer and healing: A case study. *Journal of Holistic Nursing, 15*(3), 318.

Ivker, R. (2002). Comparing holistic and conventional medicine. Obtido em 28 de agosto de 2008 do site http://ahha.org/articles/ivker.htm

Jerome, A.; Ferraro-McDuffie, A. (1992). Nurse self-awareness in therapeutic relationships. *Pediatric Nursing, 18*(2), 153-156.

Kahn, S.; Saulo, M. (1995). *Healing yourself.* Clifton Park, NY: Delmar Cengage Learning.

Kurzen, C. (2000). *Contemporary practical/vocational nursing* (4. ed.). Philadelphia: Lippincott Williams & Wilkins.

Maslow, A. (1987). *Motivation and personality* (3. ed.). Nova York: HarperCollins.

Merriam-Webster Online Dictionary. (2008). Health. Obtido em 28 de agosto de 2008 do site http://www.merriam-webster.com/dictionary/health

National Institutes of Health. (2000). Complementary and alternative medicine at the NIH. Disponível em: http://nccam.nih.gov/nccam/ne/newsletter/spring2000

Quinn, J. (2005). Transpersonal human caring and healing. In: B. Dossey; D. Guzzetta; L. Keegan (Eds.), *Holistic nursing: A handbook for practice* (p. 39-54). Sudbury, MA: Jones and Bartlett.

Rivera-Andino, J.; Lopez, L. (2000). When culture complicates care, *RN, 63*(7), 47-49.

Roberts, D.; Taylor, S.; Bodell, W.; Gostick, G.; Silkstone, J.; Smith, L.; Phippen, A.; Lyons, B.; Denny, D.; Norris, A.; McDonald, H. (2005). Development of a holistic admission assessment: An integrated care pathway for the hospice setting. *International Journal of Palliative Nursing, 11*, 322–332.

Selye, H. (1978). *The stress of life* (2. ed.). Nova York: McGraw-Hill.

Taber's Cyclopedic Medical Dictionary (20. ed.). (2005). Philadelphia: F. A. Davis.

Telstar Innovations, Inc. (2000). Obtido em 8 de abril de 2007 do site http://www.findhealer.com

Walter, S. (1999). Holistic health. Disponível em: http://ahha.org/rosen.htm

Waughfield, C. (2002). *Mental health concepts* (5. ed.). Clifton Park, NY: Delmar Cengage Learning.

World Health Organization. (1974). *Chronicle of WHO*. Geneva: Organization Interim Commission.

Wright, K. (1998). Professional, ethical, and legal implications for spiritual care in nursing. *Image: Journal of Nursing Scholarship, 30*(1)81-83.

RECURSOS DA WEB

American Holistic Health Association: http://ahha.org

American Holistic Nurses' Association: http://www.ahna.org

National Center for Complementary and Alternative Medicine (NCCAM): http://nccam.nih.gov

Nurse Healers – Professional Associates International, Inc.: http://www.therapeutic-touch.org

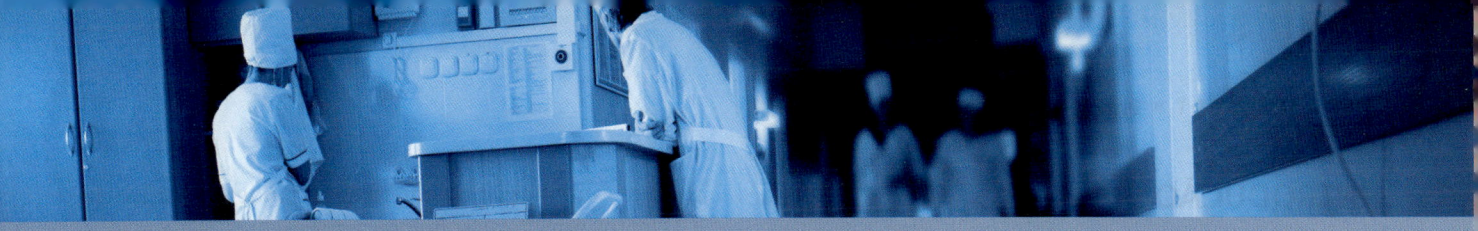

CAPÍTULO 3

História da Enfermagem, Ensino e Entidades Profissionais

PALAVRAS-CHAVE

atendimento de saúde primário
autonomia
clínica
credenciamento
desenvolvimento da equipe
didática
empoderamento
enfermagem
morbidez
mortalidade
organizações para manutenção da saúde (HMOs)
prestador de atendimento primário

ESTABELECENDO RELAÇÕES

Consulte os capítulos a seguir para ampliar seu conhecimento acerca da história da enfermagem, do ensino e das entidades profissionais:

Enfermagem Básica

- Conceitos sobre Bem-Estar

OBJETIVOS

Ao final deste capítulo, você estará apto a:

- Definir palavras-chave.
- Definir a enfermagem como uma arte e uma ciência.
- Identificar os principais eventos históricos e sociais que deram forma à prática da enfermagem.
- Descrever o impacto de Florence Nightingale na prática da enfermagem.
- Discutir as colaborações dos precursores da enfermagem nos Estados Unidos.
- Discutir o impacto de relatórios de referência selecionados no ensino e na prática da enfermagem.
- Definir a função do enfermeiro.
- Definir a função do técnico de enfermagem.
- Descrever as entidades profissionais, suas finalidades e funções.
- Diferenciar aprovação no curso de enfermagem de registro profissional.

INTRODUÇÃO

Enfermagem é arte e a ciência de promover, restaurar e manter a saúde dos pacientes, com base em um conhecimento apoiado na teoria fundamentada em evidências. A enfermagem tornou-se uma profissão de caráter científico, resultado da mudança de crenças místicas para tecnologia e atendimento sofisticado. Ela requer atitudes que demonstrem cuidado, habilidade de pensamento crítico e conhecimento científico.

Essa ciência se concentra na *resposta* do paciente à doença, e não na doença propriamente dita. A enfermagem promove a saúde e ajuda os pacientes a passarem a um nível mais alto de bem-estar, inclusive ajuda no caso de doenças terminais, mantendo o conforto e a dignidade durante a fase final da vida.

Neste capítulo, o desenvolvimento da enfermagem é traçado ao longo de sua rica história e das forças sociais que a afetaram. O ensino e as entidades profissionais também são discutidos.

ABORDAGEM HISTÓRICA

É preciso conhecer um pouco da história da enfermagem para entender o que ela é hoje. Estudar enfermagem ajuda o profissional a compreender questões relacionadas a **autonomia** (ser independente), união profissional, ensino, oferta e demanda, salário e prática atual. Aprendendo com os modelos da história, o enfermeiro pode aumentar sua capacidade de fazer mudanças positivas no presente e definir objetivos para o futuro.

O principal motivo para estudar a história é aprender com o passado. Aplicando as lições aprendidas, o profissional continuará sendo uma força vital no sistema de saúde.

Ao estudar a história da profissão, o enfermeiro aprende como ela avançou desde seus primórdios. O processo de permitir que outras pessoas façam as coisas sozinhas é chamado de empoderamento. Hoje, os hospitais incentivam a autonomia dos enfermeiros (Summers, 2008). Quando esses profissionais têm empoderamento, são autônomos. Ao longo da história, eles enfrentaram dificuldades para conquistar autonomia.

O empoderamento e a autonomia são necessários para que o enfermeiro provoque mudanças positivas no atendimento. O poder pessoal é conquistado pelo indivíduo que sabe o que quer da vida e considera seu trabalho essencial para as contribuições que deseja fazer.

A EVOLUÇÃO DA ENFERMAGEM

A enfermagem evoluiu com a civilização humana. Embora não seja possível apresentar a história completa da enfermagem e do atendimento da saúde, considerando-se o escopo deste texto, é necessário que todos os enfermeiros entendam a herança de sua profissão e dos pioneiros que abriram caminhos para a enfermagem moderna. Na Tabela 3.1, temos uma lista cronológica dos eventos relacionados à enfermagem.

Civilizações antigas

A enfermagem data de 4000 a.C., em sociedades primitivas nas quais enfermeiras-mães trabalhavam com os sacerdotes. A presença da ama de leite na Babilônia e na Assíria foi registrada em 2000 a.C.

Grécia Antiga

Os gregos construíram templos em homenagem a Higeia, a deusa da saúde. Esses templos, que eram instituições religiosas governadas por sacerdotes, eram mais parecidos com *spas* para tratamentos de saúde do que com hospitais.

As sacerdotisas (que não eram enfermeiras) cuidavam das pessoas que visitavam o templo. As práticas de enfermagem eram realizadas pelas mulheres da casa.

Hipócrates, médico grego nascido em 460 a.C., é considerado o pai da medicina. Ele utilizava um sistema de análise física, observação e registros ao cuidar de seus doentes. Escreveu sobre muitos aspectos da medicina, incluindo anatomia, fisiologia, patologia, diagnóstico, prognóstico, doença mental, ginecologia, obstetrícia, cirurgia, atendimento focado no paciente, observação no leito, higiene e ética profissional. Os casos que descreveu ainda são usados como exemplos. Sua ênfase na importância de cuidar do paciente estabeleceu as bases da enfermagem. O juramento hipocrático, feito pelos médicos, é baseado nesses princípios.

Império Romano

Os primeiros hospitais foram estabelecidos no Império Romano Oriental (Império Bizantino). Fabíola, discípula de São Jerônimo, foi responsável por introduzir os hospitais no Ocidente. Essas instituições religiosas e de caridade ficavam nos mosteiros e conventos. Os voluntários que ofereciam seu tempo para cuidar dos doentes não tinham treinamento formal em modalidades terapêuticas.

Idade Média

Nos hospitais das grandes cidades bizantinas medievais trabalhavam, principalmente, assistentes e enfermeiros pagos do sexo masculino. Isso não acontecia nas regiões rurais do Império Romano Oriental e no Ocidente, onde a enfermagem era vista como um trabalho próprio de mulheres.

Na Europa Ocidental, as práticas médicas permaneceram praticamente inalteradas até os séculos XI e XII. Nessa época, o ensino formal para os médicos era obrigatório em ambiente universitário, mas outras pessoas que cuidavam de doentes não precisavam possuir ensino formal.

Tabela 3.1 ■ Eventos históricos que influenciaram a evolução da enfermagem

Data	Evento
4000 a.C.	Sociedades primitivas
2000 a.C.	Babilônia e Assíria
800-600 a.C.	Religiões de saúde da Índia
700 a.C.	Grécia: origens da ciência médica moderna
460 a.C.	Hipócrates
3 a.C.	Irlanda: enfermagem pré-cristã
390 d.C.	Fabíola: primeiro hospital fundado
390-407	Primórdios do cristianismo, diáconos
711	Hospital de campo com enfermagem na Espanha
1096-1291	Ordens Militares de Enfermagem (Cavaleiros Hospitalares de São João, em Jerusalém)
1100	Clínicas de ambulatório na Espanha (muçulmanos)
1440	Primeiras Cadeiras de Medicina em Oxford e Cambridge
1500-1752	Deterioração dos hospitais e da enfermagem, "era das trevas na enfermagem"
1633	Fundação: Filhas da Caridade
1820	Nasce Florence Nightingale
1836	É restabelecida a Kaiserswerth, Ordem Luterana dos Diáconos
1841	Fundação: Irmãs Enfermeiras da Santa Cruz
1848	Convenção dos Direitos das Mulheres, Seneca Falls, Nova York
1854-1856	Guerra da Crimeia
1859	*Notes on Nursing (Notas sobre Enfermagem)*, de Nightingale, é publicado na Inglaterra
1860	Fundação: primeira Escola de Enfermagem Nightingale, St. Thomas Hospital, Londres
1861-1865	Guerra Civil dos Estados Unidos
1861	Dorothea Dix é nomeada Superintendente das Enfermeiras do Exército
1871	Fundação: New York State Training School for Nurses, Brooklyn Maternity, Brooklyn, Nova York.
1872	Curso de um ano no New England Hospital forma a primeira enfermeira dos Estados Unidos, Linda Richards
1873	Fundação: primeiras três Escolas de Enfermagem Nightingale nos Estados Unidos: Bellevue Hospital School of Nursing (Nova York), Connecticut Training School (New Haven, CT) e Boston Training School (Boston, MA)
1881	Fundação: Cruz Vermelha Americana, por Clara Barton
1892	Fundação: Ballard School em YWCA Brooklyn, Nova York; primeira escola prática de enfermagem
1893	Fundação: American Society of Superintendents of Training Schools for Nurses
1899	Fundação: Conselho Internacional de Enfermeiros (ICN)
1900	Fundação do *American Journal of Nursing (AJN)*
1903	Em Nova York, fracassa a iniciativa de aprovar uma lei de registro de enfermeiros Carolina do Norte: aprovada a primeira lei estadual de registro de enfermeiros Fundação: Army Nurse Corps
1907	É fundada a Escola de Enfermagem Prática Thompson em Brattleboro, Vermont
1910	Relatório Flexner
1911	Fundação: American Nurses Association (ANA), previamente denominada Associated Alumnae
1912	Fundação: National League of Nursing Education, previamente denominada Superintendents' Society
1914	Mississippi é o primeiro estado a registrar técnicos de enfermagem
1917	Aprovação do Smith-Hughes Act (fornecia fundos federais para cursos de técnicos de enfermagem nas escolas profissionalizantes)

(continua)

Tabela 3.1 ■ Eventos históricos que influenciaram a evolução da enfermagem (Continuação)	
Data	Evento
1918	É fundada a Escola de Atendentes de Enfermagem da Associação de Enfermagem em Boston, Massachusetts
Década de 1920	É estabelecido o primeiro plano médico pré-pago; Pacific Northwest Hospitals oferecem o Baylor Plan (protótipo da Blue Cross)
1921	Nos Estados Unidos, as mulheres conquistam o direito de votar
1923	Relatório Goldmark: Enfermagem e Ensino de Enfermagem nos Estados Unidos
1935	Aprovação do Social Security Act (Lei de Seguro Social)
1941	Fundação: Association of Practical Nursing Schools
1942	Association of Practical Nursing Schools torna-se a National Association of Practical Nurse Education (NAPNE) A prática de enfermagem é reconhecida e legalizada em todos os Estados Unidos.
1944	O U.S. Department of Vocational Education encomenda estudo intenso para diferenciar as tarefas do enfermeiro
1945	Nova York é o único estado a ter uma lei que obriga os enfermeiros a ter registro
1948	Relatório Brown: O Futuro da Enfermagem
1949	Fundação: National Federation of Licensed Practical Nurses (NFLPN)
1952	A National League of Nursing Education torna-se a National League for Nursing (NLN)
1955	A enfermagem é estabelecida pelo Health Amendment Act (Título III) Todos os estados americanos aprovam leis de registro que afetam os técnicos de enfermagem
1959	A National Association of Practical Nurse Education (NAPNE) torna-se a National Association for Practical Nurse Education and Service (NAPNES) Associação Nacional de Educação e Serviço do Técnico de Enfermagem
Década de 1960	Fundados: Medicare e Medicaid
1961	A National League for Nursing estabelece o Council for Practical Nursing Programs Surgeon General's Consultant Group
1965	Primeiro curso de praticantes de enfermagem pediátrica Documento da ANA entra em prática
1966	São criadas bolsas de estudo para enfermeiros
1970	É criada uma comissão para estudar a abrangência das funções dos enfermeiros
1973	Health Maintenance Organization Act
1977	Rural Health Clinic Service Act
1979	U.S. Surgeon General Report Healthy People
1980	Omnibus Budget Reconciliation Act (Obra) National Commission on Nursing
1982	Corte do orçamento para o Health Maintenance Organization Act Tax Equity Fiscal Responsibility Act (Tefra)
1983	Estudo do Institute of Medicine Committee on Nursing and Nursing Education
1987	Secretary's Commission on Nursing
Década de 1990	Reforma do atendimento de saúde
1991	Departamento Norte-Americano de Saúde e Serviços Humanos Healthy People 2000
1996	Certificação para Técnicos e Enfermeiros em Cuidados Paliativos
1997	Fundada: Comissão de Acreditação da Liga Nacional de Enfermagem (NLNAC)
2000	Departamento Norte-Americano de Saúde e Serviços Humanos Healthy People 2010
2002	Lei de Reinvestimento na Enfermagem, de 2002 (PL 107-205)

Renascimento

O interesse nas artes e nas ciências surgiu durante o Renascimento (1400-1550 d.C.). Nessa época, os europeus realizaram muitas explorações, que resultaram na expansão do mundo.

As universidades foram inauguradas por causa do interesse renovado na ciência, mas não existiam faculdades de enfermagem. O *status* social e os costumes incentivavam as mulheres a ficar em casa e cumprir a função tradicional de educadora e cuidadora.

Revolução Industrial

A Revolução Industrial levou à proliferação de fábricas, nas quais as condições de trabalho eram deploráveis. A jornada exaustiva e longa, além da falta de segurança, prevaleciam no local de trabalho; a saúde dos trabalhadores recebia pouca atenção.

O Royal College of Surgeons (Colégio Real de Cirurgiões), em Londres, e outras faculdades de medicina foram fundados em 1800. Na França, os barbeiros também trabalhavam como cirurgiões, aplicando sanguessugas, enemas e extraindo dentes.

Em meados de 1800, era improvável que as mulheres atuassem como enfermeiras, embora alguns hospitais (asilos) dependessem delas para dar banho nos pobres, arrumar as camas e limpar o chão. A maioria das tarefas da enfermagem era realizada em casa, pelas mulheres parentes do doente.

INFLUÊNCIAS RELIGIOSAS

A religião exerceu forte influência no desenvolvimento da enfermagem, começando na Índia em 800-600 a.C. A influência religiosa avançou na Grécia e na Irlanda em 3 a.C., com os enfermeiros sacerdotes.

Em 1836, Theodor Fleidner, pastor em Kaiserswerth, Alemanha, reavivou a ordem luterana de diáconos para cuidar dos doentes no hospital que havia fundado. Ele inaugurou a primeira escola de enfermagem para ensinar os diáconos a cuidar dos doentes. Os diáconos de Kaiserswerth ficaram famosos, porque eram os únicos que haviam recebido educação formal em enfermagem. O pastor Fleidner exerceu profunda influência na enfermagem por meio de Florence Nightingale, que se formou no Kaiserswerth Institute.

A Igreja Católica estabeleceu ordens religiosas para cuidar dos pobres e doentes. Apenas os enfermeiros que trabalhavam nessas ordens eram aceitos pela sociedade. Em meados do século XIX, a necessidade de enfermeiros e a mudança nas condições sociais aprontaram o caminho para as reformas de Florence Nightingale.

Em 1841, a Ordem das Irmãs Enfermeiras da Santa Cruz foi fundada em LeMans, França, pelo padre Bassil Moreau.

Também em 1841, quatro irmãs foram levadas para Notre Dame, em South Bend, Indiana, pelo padre Sorin. Elas inauguraram a St. Mary's Academy, em Bertrand, Michigan, em 1844. Em 1855, a escola foi transferida para Notre Dame e se tornou o Saint Mary's College, que, mais tarde, exerceu forte influência na função emergente das mulheres (Wall, 1993).

FLORENCE NIGHTINGALE

A fundadora da enfermagem moderna é Florence Nightingale (1820-1910), que cresceu em uma família de classe alta na Inglaterra. Diferentemente de outras jovens de sua época, Nightingale fez aulas de grego, latim, matemática, história e filosofia. Ela sempre se interessou por aliviar o sofrimento alheio e cuidar dos doentes, mas a moral social da época não permitia, porque Nightingale não pertencia a uma ordem religiosa. No entanto, depois de ser incentivada por um amigo da família, Dr. Samuel Gridley Howe, ela se tornou enfermeira, apesar das objeções sociais e familiares. Após concluir um curso de três meses no Kaiserswerth Institute, Nightingale trabalhou na reforma do atendimento de saúde. A guerra da Grã-Bretanha na Crimeia lhe proporcionou a oportunidade de se oferecer, juntamente com outros 38 enfermeiros, para servir no hospital de campo (Figura 3.1). Os médicos encarregados atribuíam aos enfermeiros tarefas que não incluíam o atendimento aos pacientes. Florence Nightingale persistia em defender a limpeza, a boa nutrição e o ar fresco. Quando as vítimas da batalha se acumularam, os enfermeiros tiveram a chance de provar o seu valor. Eles trabalhavam o tempo todo, cuidando dos feridos e carregando lâmpadas para iluminar o caminho deles na escuridão. A lâmpada a óleo tornou-se o símbolo da enfermagem e é o motivo pelo qual Florence Nightingale é chamada de "a dama da lâmpada". A implementação dos seus princípios na área da prática da enfermagem e nas modificações no ambiente resultou em uma redução nos índices de **morbidez** (doença) e **mortalidade** (morte) durante a guerra.

Nightingale trabalhou para conscientizar o público da necessidade de formação dos enfermeiros e forjou o futuro do ensino de enfermagem, como resultado de suas experiências em ensinar os enfermeiros a cuidar dos soldados britânicos. No St. Thomas' Hospital, em Londres, fundou a Nightingale Training School of Nurses (Escola de Enfermagem Nightingale). Esta foi a primeira escola de

> **REFLEXÃO CRÍTICA**
>
> **As características de Florence Nightingale**
>
> Florence Nightingale é descrita como uma pessoa determinada e de personalidade forte. No seu caso, em que aspectos seria bom desenvolver essas características?

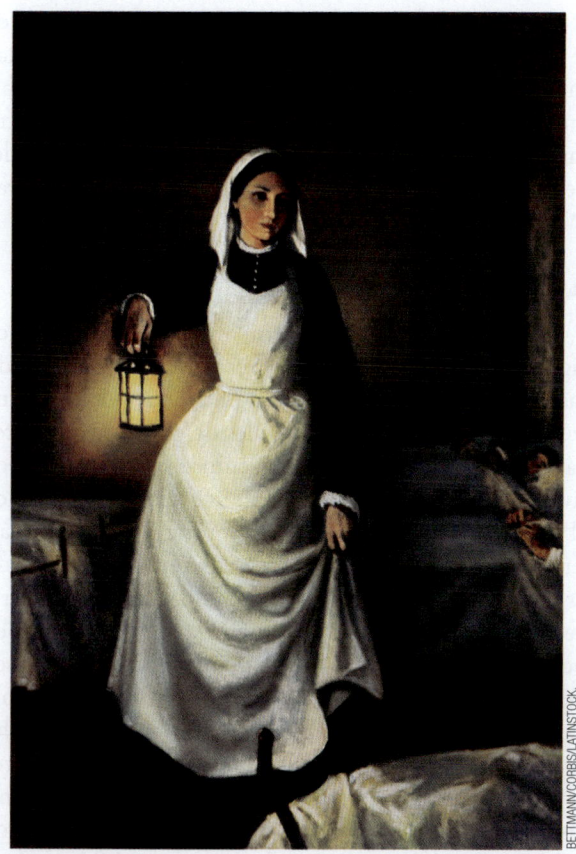

Figura 3.1 ■ Florence Nightingale na Crimeia.

enfermeiros a ensinar com base na teoria e na experiência clínica. Fundamentalmente, Nightingale mudou a percepção pública sobre a enfermagem e o método de ensino. Para ela, a enfermagem e seu respectivo ensino necessitavam de:

- Estrutura holística, incluindo a doença e a saúde
- Base teórica para a prática de enfermagem
- Ensino liberal como fundamento da prática de enfermagem
- Ambiente que promovesse a saúde
- Repertório de conhecimento de enfermagem distinto do conhecimento médico (Macrae, 1995)

Ela introduziu muitos outros conceitos utilizados ainda hoje, embora fossem desconhecidos em sua época. Especificamente, recomendava (a) um método sistemático para analisar os pacientes, (b) o atendimento individualizado com base nas necessidades e preferências do paciente e (c) sigilo.

Reconhecendo a influência dos fatores ambientais na saúde, recomendou que um ambiente limpo, o ar fresco e a iluminação poderiam melhorar a qualidade do atendimento (Nightingale, 1969). Ela acreditava que os enfermeiros deveriam receber um ensino formal e agir como defensores do paciente (Selanders, 1994). Nightingale é reconhecida como precursora da enfermagem moderna, porque muitas das suas crenças e conceitos ainda são defendidos nas escolas de enfermagem atuais.

A Guerra Civil e a enfermagem

Durante a Guerra Civil (1861-1865), a necessidade de enfermeiros nos Estados Unidos aumentou drasticamente. As Irmãs da Santa Cruz foram as primeiras a suprir a falta de enfermeiras, com 12 irmãs cuidando dos soldados feridos. No final da guerra, 80 delas haviam cuidado dos soldados nos estados de Illinois, Missouri, Kentucky e Tennessee (Wall, 1993).

Esse atendimento também foi prestado pelas Irmãs de Caridade, Filhas da Caridade, Irmãs Dominicanas e Irmãs Franciscanas dos Pobres. Embora influenciadas pelas funções atribuídas às mulheres durante o século XIX, elas estavam dispostas a correr riscos quando os direitos humanos eram ameaçados (Wall, 1993). Outras mulheres também se ofereceram como voluntárias para cuidar dos soldados dos dois exércitos que lutaram nessa guerra, União e Confederados. Essas mulheres implementavam condições higiênicas nos hospitais de campo e realizavam várias outras tarefas.

Dorothea Dix (1802-1887) foi a primeira mulher designada a uma posição administrativa pelo governo dos Estados Unidos, ao ser nomeada superintendente das enfermeiras do exército, em 1861. Suas iniciativas de recrutamento registraram mais de 2 mil mulheres para cuidar dos doentes no exército da União. Depois da Guerra Civil, ela se concentrou em reformar o tratamento dos doentes mentais (Mohr, 2005).

Clara Barton (1821-1912), que serviu como enfermeira durante a Guerra Civil, organizou a Cruz Vermelha nos Estados Unidos, em 1881.

Blanche E. Oberle foi enfermeira do exército da Cruz Vermelha na Primeira Guerra Mundial. De acordo com Oberle, em 1918, os enfermeiros não podiam medir a pressão arterial. Apenas ao médico era permitido fazer esse procedimento. No entanto, os enfermeiros misturavam água estéril com os medicamentos em pó que eram injetados nos pacientes.

Os homens na enfermagem

Os homens também influenciaram a enfermagem, embora seu envolvimento tenha sido menor que o das mulheres. Na Idade Média, os homens prestavam atendimento nas ordens militares, religiosas e leigas, incluindo os Cavaleiros Hospitalares, Cavaleiros Teutônicos, os Terciários Cavaleiros de São Lázaro e os Irmãos do Hospital de Santo Antônio. São Camilo era dessa época, criou o símbolo da Cruz Vermelha, usado até hoje, e desenvolveu o primeiro serviço de ambulâncias (Kauffman, 1978). Os enfermeiros serviram nos dois lados durante a Guerra Civil, mas as mulheres foram mais reconhecidas como voluntárias da União. O exército dos Confederados tinha 30 homens por regime, nomeados para cuidar dos feridos (Pokorny, 1992). As escolas masculinas de enfermagem – Mills School for Nursing e St. Vincent's Hospital School for Men – foram inauguradas em 1888, em Nova York (Wilson et al., 2009). Os enfermeiros serviram no navio-hospital da marinha dos Estados Unidos, o *U.S.S. Solace*, durante a Guerra entre a Espanha e os Estados Unidos (Navsource.com, 2007). Hoje, os homens são um componente vital da enfermagem.

O MOVIMENTO DAS MULHERES

O ano de 1848 foi o início do agito social, com a Convenção dos Direitos das Mulheres, em Seneca Falls, Nova York. As mulheres não eram consideradas iguais aos homens, não tinham o direito de votar e a sociedade não achava importante a formação para elas. Com o sufrágio, os direitos das mulheres e a enfermagem como profissão avançaram. Em meados dos anos 1900, havia mais mulheres nas faculdades e universidades, mas existiam poucos cursos universitários de enfermagem.

PIONEIROS E LÍDERES DA ENFERMAGEM

Com o passar dos anos, a colaboração de muitos enfermeiros de destaque tornou a enfermagem o que é hoje. Os pioneiros estabeleceram a enfermagem na saúde pública, os serviços de atendimento de saúde rural e o ensino avançado de enfermagem.

Linda Richards

Em 1873, Linda Richards (1841-1930) obteve o primeiro diploma de uma faculdade americana para enfermeiros. Ela abriu várias escolas de enfermagem dentro de hospitais e introduziu a prática das anotações do enfermeiro e das ordens do médico como parte dos registros médicos. Além disso, instituiu o uso de uniformes pelos enfermeiros. Quando trabalhava como primeira superintendente no Massachusetts General Hospital, mostrou que os enfermeiros graduados prestavam um melhor atendimento em comparação aos não formados na área.

Mary Mahoney

Mary Mahoney (1845-1926) foi a primeira enfermeira afro-americana dos Estados Unidos (Figura 3.2). Ela foi uma líder de destaque, que incentivou o respeito pela diversidade cultural. Hoje, a American Nurses Association (Associação Americana de Enfermagem) (ANA) concede o Prêmio Mary Mahoney às pessoas que contribuem de forma significativa para melhorar as relações entre os vários grupos culturais.

Adelaide Nutting

Educadora, historiadora e acadêmica, Adelaide Nutting (1858-1947) fez uma campanha ativa para o estabelecimento do ensino superior de enfermagem. Ela foi a primeira enfermeira a se tornar professora universitária.

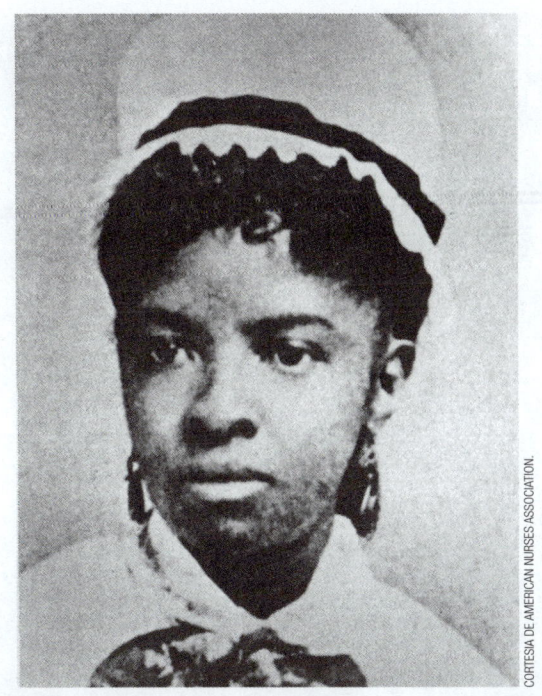

Figura 3.2 ▪ Mary Mahoney.

Lavinia Dock

Outra líder influente no ensino de enfermagem, Lavinia Dock (1858-1956), formou-se na Bellevue Training School for Nurses, em 1886. Ela trabalhava na Henry Street Settlement House (Casa de Repouso Henry Street), em Nova York, cuidando de indigentes. Dock escreveu um dos primeiros livros sobre enfermagem, *Materia Medica for Nurses (Materia Médica para Enfermeiros)*. Além disso, foi a primeira editora do *American Journal of Nursing* (*AJN*) e escreveu muitos livros.

Isabel Hampton Robb

Isabel Hampton Robb (1860-1910) foi a fundadora da Superintendents' Society, em 1893, e da Nurses' Associated Alumnae of the United States and Canada, em 1896. Ela sabia que era importante que os enfermeiros participassem de organizações profissionais e lutassem pela unificação da profissão. Robb trabalhou para fundar a ANA e a National League of Nursing Education, predecessora da National League for Nursing (NLN). Como uma das primeiras defensoras dos direitos dos alunos de enfermagem, reivindicava menos horas de trabalho e enfatizava o papel do aluno como aprendiz, e não como funcionário.

Lillian Wald

Lillian Wald (1867-1940) passou toda a sua vida prestando atendimento aos pobres. Em 1893, com o estabelecimento do Henry Street Settlement Service, fundou a enfermagem para a saúde pública (Figura 3.3), em Nova York (Silvers-

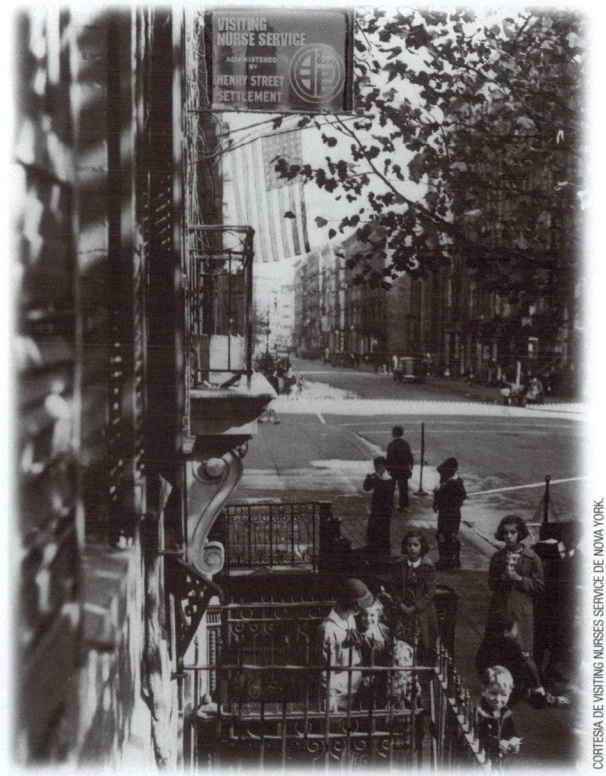

Figura 3.3 ▪ Enfermeiras da Henry Street Settlement em Nova York.

tein, 1994). Ela foi a primeira enfermeira comunitária e também abriu uma escola de enfermagem. Como reformadora incansável, ela buscava:

- Melhorar as condições de moradia nos bairros pobres
- Instituir a educação para deficientes mentais
- Aprovar regulamentos mais flexíveis para imigrantes
- Iniciar a mudança nas leis do trabalho infantil; ela fundou o Children's Bureau of the U.S. Department of Labor

Mary Breckenridge

Em 1925, Mary Breckenridge (1881-1965) introduziu um sistema descentralizado para prestar atendimento de saúde nas áreas rurais dos Estados Unidos. Esse sistema de prestação de serviços de enfermagem em Kentucky Appalachian Mountains, chamado de Frontier Nursing Service, diminuiu o índice de mortalidade infantil em Leslie County, Kentucky, que era o mais alto do país, para abaixo da média nacional.

Mamie Hale

O Arkansas Health Department contratou Mamie Hale (1911-1968?), em 1942, para modernizar os cursos para parteiras. Formada na Tuskegee School of Nurse-Midwifery, conquistou o apoio de enfermeiros públicos, parteiras experientes e obstetras. Por meio da educação, diminuiu a ignorância e a superstição entre as mulheres que trabalhavam como parteiras. As iniciativas de Hale melhoraram os índices de mortalidade de bebês e mães (Bell, 1993).

ESCOLAS PIONEIRAS NA ENFERMAGEM PRÁTICA

As mulheres que cuidavam dos outros, mas não recebiam ensino formal, eram chamadas de "enfermeiras práticas". O ensino formal para as enfermeiras práticas começou na década de 1890. As primeiras escolas foram Ballard School, Thompson Practical Nursing School e Household Nursing Association School of Attendant Nursing.

Ballard School

Em 1892, a Ballard School, fundada por Lucinda Ballard, foi inaugurada em Nova York pela YWCA. Entre os vários cursos oferecidos para mulheres estava o de enfermagem prática. O curso durava três meses e tratava do atendimento de enfermagem simples, com foco no cuidado domiciliar de bebês, crianças, idosos e pessoas incapacitadas. O curso incluía culinária, nutrição, ciência básica e procedimentos básicos de enfermagem. Quando a YWCA foi reorganizada, em 1949, a escola fechou.

Thompson Practical Nursing School

Em seu testamento, Thomas Thompson, de Brattleboro, Vermont, designou uma quantia para ajudar as mulheres que costuravam camisas para o exército e recebiam apenas 1 dólar por dúzia. O testamenteiro, Richard Bradley, percebeu a necessidade de um serviço de enfermagem e, em 1907, inaugurou uma escola de enfermagem prática em Brattleboro. Ela funciona até hoje e é credenciada pela NLN.

Household Nursing School

Em 1918, um grupo de mulheres em Boston prestava atendimento domiciliar a pessoas que estavam doentes. Depois de conversarem com Richard Bradley, inauguraram a Household Nursing Association School of Attendant Nursing. Mais tarde, o nome mudou para Shepard-Gill School of Practical Nursing. A escola fechou em 1984.

ENFERMAGEM NO SÉCULO XX

O início do século XX trouxe mudanças que influenciaram muito a enfermagem contemporânea. Vários relatórios de referência sobre ensino médico e de enfermagem, os primeiros planos de seguro, o estabelecimento de associações de enfermeiros visitantes e o uso de protocolos e iniciativas de atendimento de saúde serão discutidos a seguir.

O Relatório Flexner

Em 1910, Abraham Flexner, apoiado numa concessão da Carnegie Foundation, visitou as 155 escolas médicas dos Estados Unidos e do Canadá. O objetivo do relatório

Flexner, que foi baseado em suas descobertas, era impor responsabilidade pelo ensino médico. O seu estudo resultou no fechamento de escolas médicas inadequadas, na consolidação de escolas com recursos limitados, na criação do *status* sem fins lucrativos para as demais e no estabelecimento do ensino médico universitário baseado em padrões e em pesados recursos econômicos.

Percebendo o valor e o impacto do relatório sobre o ensino médico, Adelaide Nutting, junto com colegas da Superintendents' Society, apresentou, em 1911, uma proposta à Carnegie Foundation para investigar o ensino de enfermagem. Esse estudo nunca foi realizado.

Em 1906, Richard Olding Beard inaugurou uma escola de enfermagem que oferecia diploma em três anos, na University of Minnesota, dentro da Faculdade de Medicina.

Primeiros planos de seguro

No começo do século XX, foram instituídos os conceitos do pagamento de terceiros e do seguro de saúde pré-pago. O pagamento de terceiros por serviços prestados é efetuado por alguém que não é a pessoa que recebeu o atendimento de saúde (normalmente, uma seguradora). Os planos médicos pré-pagos surgiram nos campos de lenhadores e mineiros da Pacific Northwest; os empregadores contratavam serviços médicos e pagavam uma taxa mensal. Como primeira presidente da National Organization for Public Health Nursing, Lillian Wald sugeriu o estabelecimento de um plano de seguro de saúde nacional.

Associações de enfermeiros visitantes

Em 1901, Lillian Wald sugeriu que a Metropolitan Life Insurance Company (Companhia de Seguros de Vida Metropolitan) entrasse em acordo com a Henry Street Settlement para prestar serviços de enfermeiros visitantes para os titulares de suas apólices. Uma forma de atendimento gerenciado começou quando Wald trabalhou com a Metropolitan para estender os serviços da Henry Street Settlement a outras cidades.

Os enfermeiros que prestavam atendimento domiciliar tinham mais autonomia em sua prática que os que trabalhavam em hospitais (Figura 3.4). Isso gerou discórdia entre os médicos em relação ao escopo da prática médica e da enfermagem. Alguns médicos incentivavam os enfermeiros a fazer o que fosse necessário para cuidar dos doentes em casa, ao passo que outros achavam que os enfermeiros iriam tomar seu lugar.

Em 1912, a Chicago Visiting Nurse Association desenvolveu uma lista de normas que deveriam ser seguidas pelos enfermeiros durante o atendimento domiciliar. Quando o enfermeiro não tinha as ordens específicas de um médico, essa lista orientava o atendimento. Isso estabeleceu a base dos protocolos de enfermagem.

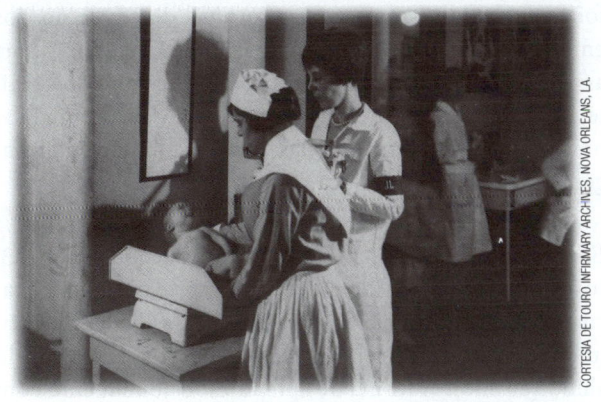

Figura 3.4 ▪ Bebê sendo pesado por uma aluna de enfermagem e uma voluntária da Junior League, em 1929.

Blue Cross e Blue Shield

O principal impulso para o crescimento dos planos de seguro foi a Grande Depressão. Nos Estados Unidos, a filosofia do atendimento de saúde para todos contribuiu ainda mais para o crescimento dos planos de seguro. Em 1920, os hospitais americanos ofereciam um plano pré-pago que se tornou o protótipo da Blue Cross.

A American Hospital Association estabeleceu as bases de uma seguradora que fornecia benefícios aos assinantes quando hospitalizados. No futuro, ela se tornou a Blue Cross. A American Medical Association criou o Blue Shield para fornecer aos assinantes o reembolso dos valores pagos pelos serviços médicos.

O governo federal começou a se envolver no atendimento de saúde em 1935, quando o Social Security Act foi aprovado. Essa lei autorizava benefícios para os idosos, bem-estar infantil e fundos federais para o ensino dos profissionais da saúde, entre outras coisas. Durante a Segunda Guerra, o governo dos Estados Unidos ampliou os benefícios dos militares para incluir seus dependentes e o atendimento de saúde para veteranos de guerra.

Relatórios de referência no ensino de enfermagem

Durante a primeira metade do século XX, foram emitidos vários relatórios sobre o ensino e a prática da enfermagem. Três relatórios causaram profundo impacto no ensino de enfermagem. São eles: o relatório Goldmark, o Brown e o relatório do Institute of Research and Service in Nursing Education.

O Relatório Goldmark

Em 1918, Adelaide Nutting foi à Rockefeller Foundation pedir apoio para uma reforma no ensino de enfermagem. A fundação forneceu os recursos financeiros e, em 1919, o Committee for the Study of Nursing Education foi estabelecido para pesquisar o nível de educação dos enfermeiros da saúde pública. Josephine Goldmark, uma assistente social que trabalhava como secretária do comitê, desenvolveu um método para coletar dados e analisar uma pequena amostragem das 1.800 escolas de enfermagem que existiam na época.

O relatório Goldmark, intitulado *Nursing and Nursing Education in the United States*, foi publicado em 1923. Josephine Goldmark identificou que o principal ponto fraco dos cursos hospitalares era que as necessidades da instituição (prestação de serviço) eram colocadas antes das do aluno (ensino). A forma de aprendizado, juntamente com a tradição da enfermagem, colocavam as necessidades do paciente antes das necessidades de aprendizagem do aluno.

Os recursos limitados, os baixos padrões de admissão, o ensino deficiente dos professores, a falta de supervisão e a inexistência de associação da prática clínica com a teoria foram identificados pelo estudo como os principais problemas no ensino de enfermagem. O relatório concluiu que, se a enfermagem desejasse atingir o mesmo *status* de outras disciplinas, o ensino deveria ocorrer em uma universidade.

O Relatório Brown

Em 1948, a antropóloga social Esther Lucille Brown publicou *Nursing for the Future and Nursing Reconsidered: A Study for Change*. O relatório Brown, publicado 26 anos após o Goldmark, identificava muitos dos mesmos problemas no ensino de enfermagem nos hospitais, incluindo o fato de que os alunos ainda eram usados para o serviço, os recursos eram inadequados e o autoritarismo prevalecia.

Brown entendia que o ambiente intelectual adequado para educar enfermeiros profissionais era a universidade. Educadores visionários defendiam que bibliotecas, laboratórios e instalações clínicas eram recursos de aprendizagem necessários. Os pioneiros da enfermagem colocaram em prática ações profissionais, como a realização de pesquisas e sua divulgação.

O Relatório do Institute of Research and Service in Nursing Education

Na década de 1950, foram abordados diferentes aspectos da enfermagem. Depois da Segunda Guerra, um déficit no número de enfermeiros coincidiu com uma demanda elevada de serviços de enfermagem. Hospitais fecharam como resultado do decréscimo do número de profissionais. Outros fatores que contribuíram para a escassez de enfermeiros foram as excessivas horas de trabalho, a pesada carga de tarefas, o desprestígio da enfermagem como profissão e os módicos salários.

O relatório do Institute of Research and Service in Nursing Education resultou no estabelecimento da técnica de enfermagem conforme o Título III do Health Amendment Act, de 1955. Depois desse relatório, as escolas técnicas de enfermagem se disseminaram nos Estados Unidos.

OUTRAS INICIATIVAS NO ATENDIMENTO DE SAÚDE

Na década de 1960, os serviços de saúde eram prestados aos idosos e indigentes por intermédio dos programas federais Medicare e Medicaid.

O Nurse Training Act, aprovado em 1964, dedicou fundos federais para expandir as matrículas nas escolas de enfermagem. Esses fundos também serviram para construir escolas de enfermagem, bem como para fornecer empréstimos e bolsas aos alunos.

O Health Maintenance Organization Act, de 1973, ofereceu uma alternativa ao setor privado de seguros de saúde. As *organizações para manutenção da saúde* (HMOs) são planos de saúde norte-americanos, pré-pagos, que prestam serviços primários de saúde em troca de uma taxa definida e se concentram em tratamentos econômicos. **Atendimento de saúde primário** refere-se ao ponto de entrada do paciente no sistema de saúde; inclui análise, diagnóstico, tratamento, coordenação do atendimento, educação, serviços de prevenção e vigilância.

Em 1977, o estudo da National Commission for Manpower resultou em emendas ao Título XVIII do Social Security Act, que fornecia o pagamento para os serviços clínicos de saúde rural. Anne Zimmerman, ex-presidente da ANA, fez uma emenda para substituir o termo **prestador de atendimento primário** (o primeiro profissional de saúde que atende o paciente) por *assistente médico*, permitindo que os praticantes de enfermagem fossem pagos diretamente pelos seus serviços. Pela primeira vez os enfermeiros seriam diretamente reembolsados pelo atendimento prestado.

CONTROLES DE CUSTO E DE QUALIDADE

Na década de 1970, o rápido aumento nos gastos com saúde tornou inadequados os sistemas de controle de custos de vários programas de saúde federais. Em 1982, o Tax Equity Fiscal Responsibility Act (Tefra) foi aprovado em resposta aos 287 milhões de dólares gastos com saúde em 1981. Ao mesmo tempo que o governo federal tentava controlar os custos com o Tefra e a legislação de pagamento prospectivo, crescia a preocupação com a qualidade do atendimento de saúde.

Embora o comércio e a indústria tenham adotado sistemas de controle de qualidade nas décadas de 1940 e 1950, o setor da saúde só percebeu essa necessidade nos anos 1980. No final desse período, a Joint Commission on Accreditation of Healthcare Organizations (antiga JCAHO, atual Joint Commission) enfatizou a monitoração da qualidade dos resultados, e não do processo. Isso transformou o sistema estático de garantia de qualidade

CAPÍTULO 3 ■ História da Enfermagem, Ensino e Entidades Profissionais

> **REFLEXÃO CRÍTICA**
>
> **Aprendendo com a experiência**
>
> Estudando a história da enfermagem, entendemos melhor conceitos como autonomia, profissionalismo, os avanços no ensino da enfermagem e o atendimento de enfermagem. Considere algumas lições que aprendemos com o passado. Você consegue identificar experiências de vida que lhe ensinaram alguma coisa? Cite duas coisas que você aprendeu com essas experiências ou situações.

em um programa dinâmico de aprimoramento da qualidade. A Joint Commission (2008) considera a qualidade do atendimento um processo contínuo, que busca maneiras de melhorar o atendimento prestado.

REFORMA NO ATENDIMENTO DE SAÚDE

Com o número crescente de americanos (mais de 60 milhões) sem seguro ou com seguro deficitário, o acesso ao atendimento de saúde e os custos envolvidos tornaram-se foco de atenção na década de 1990 (Edelman e Mandle, 2002). No caso de crianças, em especial, o risco de haver negligência no atendimento é maior: uma em cada cinco crianças nos Estados Unidos conta com um seguro deficitário (Baker, 1994).

A enfermagem como profissão deu grandes passos ao afetar a legislação federal e estadual voltada à saúde (Figura 3.5). Os hospitais estão deixando de ser entidades controladoras e burocráticas e estão se tornando cada vez mais caracterizados por um ambiente de governança compartilhada, em que os enfermeiros podem opinar na tomada de decisões clínicas e administrativas. Hoje, o enfermeiro pode atuar como gerente de caso e colaborar com os médicos e outros profissionais da saúde. Os defensores da área da saúde trabalham para que todos os profissionais de nível superior tenham o direito de prescrever medicamentos.

Os enfermeiros estão tentando melhorar seu conhecimento científico e os resultados para os pacientes, desenvolvendo a prática baseada na evidência, que significa "a integração das melhores evidências de pesquisas com a especialização clínica e os valores do paciente" (Sackett, Straus, Richardson, Rosenberg e Haynes, 2000, p. 1). A ação baseada na evidência garante a melhor prática e os melhores resultados para o paciente.

ENSINO DE ENFERMAGEM

Os cursos que preparam graduados para o exame de licenciamento do registro profissional devem ser aprovados por um conselho estadual de enfermagem. Esses conselhos aprovam os cursos de iniciantes na profissão para garantir a prática segura da enfermagem, estabelecendo requisitos educacionais mínimos e garantindo que os graduados sejam candidatos elegíveis ao exame de registro profissional. Nos Estados Unidos, antes de o conselho estadual de enfermagem emitir um registro para a prática da profissão, os candidatos devem passar no National Council Licensure Examination (NCLEX®).

TIPOS DE CURSOS

Nos Estados Unidos, existem dois tipos de cursos de enfermagem para iniciantes: técnico de enfermagem e o bacharelado em enfermagem. O curso para iniciantes prepara os graduados para o exame de registro profissional. Os graduados dos cursos técnicos fazem o NCLEX® para técnicos de enfermagem (NCLEX-PN®), ao passo que os graduados dos cursos de bacharelado em enfermagem fazem o teste para enfermeiros de nível superior (NCLEX-RN®).

Os cursos de pós-graduação preparam os enfermeiros para várias funções, como enfermeiros especialistas (APRNs, do inglês *advanced-practice registered nurses*). As disposições estatutárias para os enfermeiros especialistas variam entre os estados americanos.

Técnicos de enfermagem

Nos Estados Unidos, os técnicos de enfermagem trabalham sob a supervisão de um enfermeiro ou de outro profissional graduado, como médico ou dentista. O técnico, assim como o enfermeiro, estudou primeiro em hospitais. O Smith Hughes Act, aprovado em 1917, gerou a formação de cursos acadêmicos de técnicos de enfermagem. Em 2006, nos Estados Unidos, havia 11.172 alunos inscritos em cursos de técnicos de enfermagem (National League for Nursing Accreditation Commission [NLNAC], 2008). Em 2006, 8.047 novos graduados dos cursos de técnico de enfermagem entraram no mercado de trabalho (NLNAC, 2008).

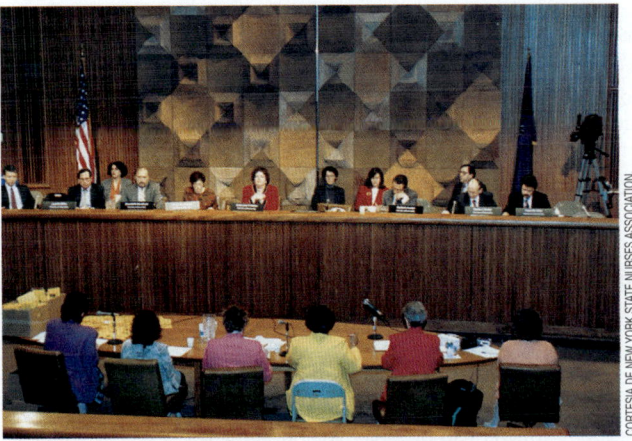

Figura 3.5 ■ Enfermeiros apresentando-se perante a Assembleia Legislativa Estadual.

Os cursos são aprovados pelo estado e, em alguns casos, também são credenciados pela NLN. **Credenciamento** é um processo pelo qual uma agência ou organização voluntária e não governamental reconhece e concede o *status* de credenciado para instituições e/ou cursos e serviços que cumpram critérios predeterminados de estrutura, processos e resultados. Em geral, esses cursos acadêmicos têm um ano de duração e fornecem experiência **didática** (apresentação sistemática de informações) e **clínica** (observação e atendimento de pacientes). A educação é focada nas habilidades básicas de enfermagem e no atendimento direto ao paciente. Embora grande parte da experiência clínica ocorra nos hospitais, as instalações de atendimento de longo prazo, os consultórios, as agências de saúde domiciliar e os ambulatórios também são utilizados.

Geralmente, a admissão requer um diploma de ensino médio ou um certificado denominado General Education Development (GED). As escolas podem exigir um exame pré-admissão que avalia habilidades como matemática, leitura e redação.

Depois de registrado, o técnico de enfermagem está preparado para trabalhar em ambientes estruturados como hospitais, casas de repouso, atendimento domiciliar, consultórios médicos e ambulatórios. Assim como foram designadas ao enfermeiro obrigações antes consideradas de domínio do médico, também o técnico de enfermagem passou a ser responsável por tarefas antes consideradas próprias do enfermeiro. Muitos hospitais oferecem cursos avançados para o técnico de enfermagem.

A National Federation of Licensed Practical Nurses determinou os padrões da prática de enfermagem para o técnico de enfermagem. Tais padrões estão listados na Tabela 3.2.

Tabela 3.2 ■ Padrões da prática para técnicos de enfermagem

Educação

O técnico de enfermagem:

1. Deve concluir um curso formal de técnico de enfermagem, aprovado pela autoridade competente no estado.
2. Deve ser aprovado no National Council Licensure Examination for Practical Nurses.
3. Deve participar da orientação inicial da instituição empregadora.

***Status* legal/ético**

O técnico de enfermagem:

1. Deve ter uma licença atualizada para praticar a enfermagem como técnico de enfermagem, de acordo com a lei do estado em que atua.
2. Deve conhecer o escopo da prática de enfermagem autorizada pelo Nursing Practice Act no estado em que desempenha sua profissão.
3. Deve ter o compromisso pessoal de cumprir as responsabilidades legais inerentes à boa prática de enfermagem.
4. Deve tomar ações responsáveis nas situações em que ocorre conduta antiética por parte de um colega ou de outro profissional da saúde.
5. Deve reconhecer e se comprometer a cumprir as obrigações éticas e morais da prática de enfermagem.
6. Não deve aceitar responsabilidades profissionais que sabe não ser competente para realizar.

Prática

O técnico de enfermagem:

1. Deve aceitar as responsabilidades atribuídas como membro responsável da equipe de saúde.
2. Deve realizar suas funções dentro dos limites da preparação e da experiência relacionadas às tarefas designadas.
3. Deve trabalhar com os outros membros da equipe para promover e manter a saúde, impedir a doença e a incapacidade, cuidar das pessoas que apresentam estado de saúde alterado e procurar reabilitá-las, bem como contribuir para a manutenção da qualidade de vida até a morte.
4. Deve conhecer e utilizar o processo de enfermagem para planejar, implementar e avaliar os serviços de saúde e o atendimento de enfermagem para um paciente ou um grupo.
    a. Planejamento – O planejamento da enfermagem inclui:
        1) avaliação/coleta de dados do *status* de saúde do paciente individual, da família e dos grupos da comunidade
        2) relatório das informações obtidas na avaliação/coleta dos dados
        3) identificação dos objetivos de saúde
    b. Implementação – O plano de atendimento de enfermagem é colocado em prática para atingir os objetivos definidos e inclui:
        1) Observar, registrar e relatar mudanças significativas que exigem intervenção ou objetivos diferentes
        2) Aplicar o conhecimento e as habilidades de enfermagem para promover e manter a saúde, impedir a doença e a incapacidade e otimizar as capacidades funcionais do paciente

(continua)

Tabela 3.2 ■ Padrões da prática para técnicos de enfermagem *(Continuação)*

    3) Ajudar o paciente e a família nas atividades rotineiras e incentivar os cuidados pessoais
    4) Satisfazer os regimes e protocolos terapêuticos prescritos por um enfermeiro, um médico ou outras pessoas autorizadas pelas leis do estado
  c. Avaliação – o plano do atendimento de enfermagem e suas implementações são avaliados para medir o progresso em direção aos objetivos e incluem pessoas e/ou grupos apropriados para determinar:
    1) A relevância dos objetivos atuais em relação ao progresso do paciente individual
    2) O envolvimento dos que recebem atendimento no processo de avaliação
    3) A qualidade da ação de enfermagem na implementação do plano
    4) A reorganização das prioridades ou a definição de novos objetivos no plano de atendimento
5. Deve participar da revisão de colegas ou outros processos de avaliação.
6. Deve participar do desenvolvimento de políticas referentes às necessidades da sociedade em relação à saúde e à enfermagem, bem como participar das funções e papéis do LP/VN.

Formação continuada

O técnico de enfermagem:
1. Deve ser responsável por manter, continuamente, o mais alto nível de competência profissional.
2. Deve reavaliar, periodicamente, os objetivos profissionais e selecionar atividades de formação continuada que ajudem a cumprir esses objetivos.
3. Deve aproveitar as vantagens da formação continuada que levem ao crescimento pessoal e ao desenvolvimento profissional.
4. Deve participar de atividades de formação continuada aprovadas por entidades apropriadas.

Prática de enfermagem especializada

O técnico de enfermagem:
1. Deve ter pelo menos um ano de experiência em enfermagem, no nível de equipe.
2. Deve apresentar qualificações pessoais que indiquem as habilidades em potencial para a prática na área de enfermagem especializada escolhida.
3. Deve apresentar evidências da conclusão de um curso que seja aprovado por uma entidade competente; o curso deve permitir que o profissional ofereça o conhecimento e as habilidades necessárias para desempenhar atividades de enfermagem efetivas no campo especializado.
4. Deve cumprir todos os padrões da prática estabelecidos neste documento.

(Adaptado com a permissão da National Federation of Licensed Practical Nurses, Inc.)

No Brasil, de acordo com a lei nº 7.498/86, de 25 de junho de 1986, que regulamenta o exercício da enfermagem, o técnico de enfermagem exerce atividade de nível médio, envolvendo orientação e acompanhamento do trabalho de enfermagem em grau auxiliar e participação no planejamento da assistência de enfermagem, cabendo-lhe especialmente:

Art. 11. O Enfermeiro exerce todas as atividades de enfermagem, cabendo-lhe:

I - privativamente:

a) direção do órgão de enfermagem integrante da estrutura básica da instituição de saúde, pública e privada, e chefia de serviço e de unidade de enfermagem;

b) organização e direção dos serviços de enfermagem e de suas atividades técnicas e auxiliares nas empresas prestadoras desses serviços;

c) planejamento, organização, coordenação, execução e avaliação dos serviços da assistência de enfermagem;

d) (VETADO);

e) (VETADO);

f) (VETADO);

g) (VETADO);

h) consultoria, auditoria e emissão de parecer sobre matéria de enfermagem;

i) consulta de enfermagem;

j) prescrição da assistência de enfermagem;

l) cuidados diretos de enfermagem a pacientes graves com risco de vida;

m) cuidados de enfermagem de maior complexidade técnica e que exijam conhecimentos de base científica e capacidade de tomar decisões imediatas;

II - como integrante da equipe de saúde:

a) participação no planejamento, execução e avaliação da programação de saúde;

b) participação na elaboração, execução e avaliação dos planos assistenciais de saúde;

c) prescrição de medicamentos estabelecidos em programas de saúde pública e em rotina aprovada pela instituição de saúde;

d) participação em projetos de construção ou reforma de unidades de internação;

e) prevenção e controle sistemático da infecção hospitalar e de doenças transmissíveis em geral;

f) prevenção e controle sistemático de danos que possam ser causados à clientela durante a assistência de enfermagem;

g) assistência de enfermagem à gestante, parturiente e puérpera;

h) acompanhamento da evolução e do trabalho de parto;

i) execução do parto sem distocia;

j) educação visando à melhoria de saúde da população.

Parágrafo único. As profissionais referidas no inciso II do art. 6º desta lei incumbe, ainda:

a) assistência à parturiente e ao parto normal;

b) identificação das distocias obstétricas e tomada de providências até a chegada do médico;

c) realização de episiotomia e episiorrafia e aplicação de anestesia local, quando necessária.

Art. 12. O Técnico de Enfermagem exerce atividade de nível médio, envolvendo orientação e acompanhamento do trabalho de enfermagem em grau auxiliar, e participação no planejamento da assistência de enfermagem, cabendo-lhe especialmente:

a) participar da programação da assistência de enfermagem;

b) executar ações assistenciais de enfermagem, exceto as privativas do Enfermeiro, observado o disposto no parágrafo único do art. 11 desta lei;

c) participar da orientação e supervisão do trabalho de enfermagem em grau auxiliar;

d) participar da equipe de saúde.

Art. 13. O Auxiliar de Enfermagem exerce atividades de nível médio, de natureza repetitiva, envolvendo serviços auxiliares de enfermagem sob supervisão, bem como a participação em nível de execução simples, em processos de tratamento, cabendo-lhe especialmente:

a) observar, reconhecer e descrever sinais e sintomas;

b) executar ações de tratamento simples;

c) prestar cuidados de higiene e conforto ao paciente;

d) participar da equipe de saúde.

Art. 14. (VETADO).

Art. 15. As atividades referidas nos arts. 12 e 13 desta lei, quando exercidas em instituições de saúde, públicas e privadas, e em programas de saúde, somente podem ser desempenhadas sob orientação e supervisão de Enfermeiro.

Art. 16. (VETADO).

Art. 17. (VETADO).

Art. 18. (VETADO).

Parágrafo único. (VETADO).

Art. 19. (VETADO).

Art. 11. O Enfermeiro exerce todas as atividades de enfermagem, cabendo-lhe:

I – privativamente:

a) direção do órgão de enfermagem integrante da estrutura básica da instituição de saúde, pública e privada, e chefia de serviço e de unidade de enfermagem;

b) organização e direção dos serviços de enfermagem e de suas atividades técnicas e auxiliares nas empresas prestadoras desses serviços;

c) planejamento, organização, coordenação, execução e avaliação dos serviços da assistência de enfermagem;

Itens "d" a "g": vetados;

h) consultoria, auditoria e emissão de parecer sobre matéria de enfermagem;

i) consulta de enfermagem;

j) prescrição da assistência de enfermagem;

l) cuidados diretos de enfermagem a pacientes graves com risco de vida;

m) cuidados de enfermagem de maior complexidade técnica e que exijam conhecimentos de base científica e capacidade de tomar decisões imediatas;

II – como integrante da equipe de saúde:

a) participação no planejamento, execução e avaliação da programação de saúde;

b) participação na elaboração, execução e avaliação dos planos assistenciais de saúde;

c) prescrição de medicamentos estabelecidos em programas de saúde pública e em rotina aprovada pela instituição de saúde;

d) participação em projetos de construção ou reforma de unidades de internação;

e) prevenção e controle sistemático da infecção hospitalar e de doenças transmissíveis em geral;

f) prevenção e controle sistemático de danos que possam ser causados à clientela durante a assistência de enfermagem;

g) assistência de enfermagem à gestante, parturiente e puérpera;

h) acompanhamento da evolução e do trabalho de parto;

i) execução do parto sem distocia;

j) educação visando à melhoria de saúde da população.

Parágrafo único. As profissionais referidas no inciso II do art. 6º desta lei incumbe, ainda:

a) assistência à parturiente e ao parto normal;

b) identificação das distocias obstétricas e tomada de providências até a chegada do médico;

c) realização de episiotomia e episiorrafia e aplicação de anestesia local, quando necessária.

Art. 12. O Técnico de Enfermagem exerce atividade de nível médio, envolvendo orientação e acompanhamento do trabalho de enfermagem em grau auxiliar, e participação no planejamento da assistência de enfermagem, cabendo-lhe especialmente:

a) participar da programação da assistência de enfermagem;

b) executar ações assistenciais de enfermagem, exceto as privativas do Enfermeiro, observado o disposto no parágrafo único do art. 11 desta lei;

c) participar da orientação e supervisão do trabalho de enfermagem em grau auxiliar;

d) participar da equipe de saúde.

Art. 13. O Auxiliar de Enfermagem exerce atividades de nível médio, de natureza repetitiva, envolvendo serviços auxiliares de enfermagem sob supervisão, bem como a participação em nível de execução simples, em processos de tratamento, cabendo-lhe especialmente:

a) observar, reconhecer e descrever sinais e sintomas;

b) executar ações de tratamento simples;

c) prestar cuidados de higiene e conforto ao paciente;

d) participar da equipe de saúde.

Art. 14. (VETADO).

Art. 15. As atividades referidas nos arts. 12 e 13 desta lei, quando exercidas em instituições de saúde, públicas e privadas, e em programas de saúde, somente podem ser desempenhadas sob orientação e supervisão de Enfermeiro.

Art. 16 ao Art. 18: Vetados.

Parágrafo único. (VETADO).

Art. 19. (VETADO).

Art. 20. Os órgãos de pessoal da administração pública direta e indireta, federal, estadual, municipal, do Distrito Federal e dos Territórios observarão, no provimento de cargos e funções e na contratação de pessoal de Enfermagem, de todos os graus, os preceitos desta Lei.

Parágrafo único - Os órgãos a que se refere este artigo promoverão as medidas necessárias à harmonização das situações já existentes com as diposições desta Lei, respeitados os direitos adquiridos quanto a vencimentos e salários.

Art. 21. (VETADO)

Art. 22. (VETADO)

Art. 23. O pessoal que se encontra executando tarefas de Enfermagem, em virtude de carência de recursos humanos de nível médio nesta área, sem possuir formação específica regulada em lei, será autorizado, pelo Conselho Federal de Enfermagem, a exercer atividades elementares de Enfermagem, observado o disposto no Art. 15 desta Lei.

Parágrafo único - É assegurado aos Atendentes de Enfermagem, admitidos antes da vigência desta Lei, o exercício das atividades elementares da Enfermagem, observado o disposto em seu artigo 15. (Redação alterada pela Lei n. 8.967, de 28 de dezembro de 1994.)

Art. 24. (VETADO)

Parágrafo único - (VETADO)

Art. 25. O Poder Executivo regulamentará esta Lei no prazo de 120 (cento e vinte) dias a contar da data de sua publicação.

Art. 26. Esta Lei entra em vigor na data de sua publicação.

Art. 27. Revogam-se (vetado) as demais disposições em contrário (Brasil, 1986).

Bacharel em Enfermagem

Nos Estados Unidos, os enfermeiros são formados em cursos aprovados pelo estado e, em muitos casos, credenciados pela NLN. Eles são preparados para a prática de uma das três maneiras a seguir: cursos de especialização por hospitais, cursos de graduação associada ou de bacharelado.

Os **Programas de Especialização** são oferecidos por hospitais e, geralmente, duram três anos. Hoje, a maioria dos hospitais é afiliada a faculdades ou universidades que concedem créditos pelos cursos selecionados. Os graduados desses programas obtêm diploma concedido pelo hospital, e não uma graduação.

Tradicionalmente, o conteúdo preparava o aluno em habilidades básicas de enfermagem, em particular aquelas adequadas para pacientes hospitalizados. Hoje, no entanto, a maioria das escolas utiliza ambientes comunitários como consultórios, serviços de enfermeiros visitantes, clínicas e departamentos de saúde para as experiências da prática.

Embora tenham sido proeminentes no início da história da educação de enfermagem, o número de especializações em enfermagem diminuiu nos Estados Unidos. Em 2006, 4% dos cursos para iniciantes naquele país eram de especialização com 11.266 alunos matriculados (ANA, 2008a; NLNAC, 2008). Nesse mesmo ano, 3.600 graduados, ou 8% de todos os formandos elegíveis para entrar na força de trabalho da enfermagem, vinham dos programas de especialização (NLN, 2008a; NLNAC, 2008).

Os **Cursos de Graduação Associada** são oferecidos por faculdades comunitárias e, tipicamente, duram dois anos. Eles também podem ser oferecidos como opção em universidades que têm cursos de quatro anos. O formando obtém graduação associada em enfermagem (ADN). Em 2006, 58,9% dos cursos para iniciantes nos Estados Unidos eram de ADN, com 139.008 alunos matriculados (ANA, 2008a; NLNAC, 2008). Nesse mesmo ano, 49.878 graduados, ou 59% de todos os formandos elegíveis para entrar no mercado de trabalho, vinham dos cursos de ADN (NLN, 2008a; NLNAC, 2008). Tradicionalmente, o conteúdo refletia a preparação de habilidades básicas e enfatizava a prática clínica no hospital. No entanto, em função da utilização reduzida dos leitos hospitalares, agora é provável que os alunos passem mais horas de prática clínica em instituições que atuam na comunidade (por exemplo, ambulatórios, clínicas e escolas).

Os **Cursos de Bacharelado** são oferecidos por faculdades e universidades e tipicamente duram quatro anos. O graduado torna-se bacharel em enfermagem (BSN). Esses programas enfatizam uma preparação mais focada na prática, não apenas em ambiente hospitalar mas também em prática autônoma e de colaboração. Em 2006, 38% dos programas para iniciantes nos Estados Unidos eram de bacharelado, com 52.481 alunos matriculados (ANA, 2008a; NLNAC, 2008). Nesse mesmo ano, 14.233 graduados, ou 38% de todos os formandos aptos para entrar no mercado de trabalho, vinham dos cursos de bacharelado (NLN, 2008a; NLNAC, 2008).

Formação continuada e desenvolvimento da equipe

Quando o enfermeiro começa sua prática, a educação continuada e o desenvolvimento da equipe são utilizados para manter o conhecimento e as habilidades necessários para dar continuidade à prática.

Os enfermeiros são responsáveis por sua própria formação continuada. A continuidade dos estudos proporciona ao enfermeiro crescimento pessoal e profissional, além do que constitui uma dimensão essencial da aprendizagem ao longo de sua vida. Em alguns estados, a renovação da licença depende da aquisição de unidades de formação continuada (CEUs), de acordo com as regras do conselho de enfermagem. A aprendizagem vitalícia é essencial para o desenvolvimento da carreira e a aquisição de competências na prática de enfermagem.

Geralmente, o **desenvolvimento da equipe** ocorre no local de trabalho e é descrito como o fornecimento de instrução para auxiliar os enfermeiros a cumprir os objetivos do empregador. Ele é orientado pelos padrões de credenciamento da Joint Commission e dos *Standards for Nursing Staff Development* da ANA (ANA, 1990).

A orientação é uma ferramenta organizacional importante para o recrutamento e a retenção. Geralmente, as sessões de orientação ocorrem no início do emprego e sempre que os cargos ou funções mudarem. As sessões incluem informações da instituição e do trabalho, como filosofia, objetivos, políticas e procedimentos, expectativas da função, instalações, recursos e serviços especiais, além de avaliação e desenvolvimento da competência com equipamentos e suprimentos usados no ambiente de trabalho.

O ensino no ambiente de trabalho ocorre após a orientação e durante a própria atuação. Ele ajuda o enfermeiro a adquirir, manter e aumentar sua capacidade para cumprir as responsabilidades designadas.

Nos Estados Unidos, o American Nurses Credentialing Center (ANCC) é um programa internacional de credenciamento que certifica enfermeiros registrados e de prática avançada nas áreas especializadas. O exame de certificação do ANCC valida "capacidades, conhecimentos e habilidades do enfermeiro" (ANCC, 2009, p. 1). O Napnes fornece certificação para técnicos de enfermagem no atendimento de longo prazo que abrange não apenas a geriatria mas também doenças crônicas para todas as faixas etárias (NAPNES, 2009). Para obter mais informações sobre a certificação para técnicos de enfermagem, visite www.napnes.org e pesquise em "Certifications for LPN/LVNs".

TENDÊNCIAS NO ENSINO DE ENFERMAGEM

As tendências no ensino de enfermagem refletem os problemas da enfermagem, do ensino, da prestação do atendimento e da saúde pública. No cerne de muitas dessas tendências estão dois problemas fundamentais: desenvolvimento de competências e prestação de atendimento.

Desenvolvimento de competências

O debate referente aos diversos níveis de ensino da prática de enfermagem continuará. A demonstração da competência básica por todos os graduados no nível iniciante, independentemente do ensino, provavelmente obterá o apoio da enfermagem. Ela permite não apenas o consenso em relação ao resultado (competência) mas também a diversidade (inovação) do processo. Muitas mudanças no ensino da enfermagem estão sendo estimuladas pelo desenvolvimento de competências.

Prestação de atendimento

A demanda pelo atendimento de enfermagem continuará sendo orientada pelo aumento da população idosa, que utiliza o atendimento de longo prazo e os serviços de saúde domiciliares. Outras mudanças irão incluir a expansão do atendimento primário e preventivo para o enfoque na promoção da saúde e do bem-estar, o uso elevado de serviços de ambulatório por serem mais baratos; a complexidade elevada da prestação de atendimento de saúde, que requer enfermeiros bem instruídos; e demanda elevada dos serviços de saúde como atendimento pré-natal, clínicas infantis e para adolescentes, bem como clínicas perto de populações carentes (como os residentes no centro das cidades).

Sistemas de cuidados preventivos serão os sistemas do futuro. Eles enfatizam o bem-estar, a promoção da saúde e a prevenção de doenças. Cada vez mais, fatores que contribuem para o desenvolvimento de doenças apontam para comportamentos saudáveis como intervenções preventivas. Os objetivos, as áreas de enfoque e os principais indicadores de saúde do Healthy People 2010 podem ser encontrados no site www.health.gov.

ENTIDADES PROFISSIONAIS

Existem entidades de enfermagem para técnicos de enfermagem e enfermeiros. Algumas também aceitam pessoas que estejam interessadas em enfermagem, mas não sejam enfermeiros. Também existem muitas entidades de enfermagem especializada.

É importante que o enfermeiro se associe a uma entidade profissional. As entidades representam os enfermeiros diante do público, dos órgãos legislativos estaduais e nacionais, das agências federais e de todas as instituições de saúde. Por meio dessas entidades, ocorre a abordagem das preocupações do enfermeiro com os problemas no local de trabalho, o estímulo para altos padrões das práticas, o estabelecimento dos códigos de ética, a certificação dos cursos de formação continuada e a proteção do bem-estar geral do enfermeiro. Essa é uma oportunidade profissional de ser um membro participante de uma entidade de enfermagem. É uma opção de apresentar uma voz forte e unificada no que se refere aos assuntos de enfermagem. A Tabela 3.3 fornece informações pertinentes sobre algumas entidades de enfermagem.

NATIONAL LEAGUE FOR NURSING

A entidade original, inaugurada em 1893, era denominada American Society of Superintendents of Training Schools for Nurses. A designação National League for Nursing foi criada em 1952. Em razão do aumento do número de cursos técnicos de enfermagem, o NLN estabeleceu o Department of Practical Nursing Programs (atualmente denominado Council of Practical Nursing Programs [CPNP]), em 1961. O NLN oferece serviços de credenciamento para todos os cursos de enfermagem por meio de uma subsidiária independente denominada National League for Nursing Accrediting Commission (NLNAC) (NLN, 2008b).

NATIONAL ASSOCIATION OF PRACTICAL NURSE EDUCATION AND SERVICE

Originalmente denominada Association of Practical Nurse Schools, essa entidade era dedicada ao técnico de enfermagem. A associação multidisciplinar planejou o primeiro currículo-padrão para o técnico de enfermagem. Em 1959, o nome foi modificado para National Association of Practical Nurse Education and Service (NAPNES, 1998).

NATIONAL FEDERATION OF LICENSED PRACTICAL NURSES

A National Federation of Licensed Practical Nurses (NFLPN) foi fundada em 1949 por um grupo de técnicos de enfermagem que reconheceram que, para alcançar *status* e reconhecimento no campo da saúde e dispor de um canal para falar e agir oficialmente, os profissionais da área pre

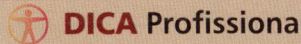

DICA Profissional

Entidades

É importante que o enfermeiro se envolva em uma entidade profissional. Esse tipo de organização tem mais influência política para aprovar leis que melhoram o atendimento de saúde e aspectos relacionados à profissão.

O aluno de enfermagem tem a oportunidade de se manter informado dos assuntos atuais e se encontrar com líderes locais para discutir a reforma no atendimento de saúde, modelos alternativos e outras questões. Depois de formado, é possível compartilhar essas informações com a população e com os legisladores.

---

para falar e agir oficialmente, os profissionais da área precisavam de uma entidade própria. Desde 1991, a afiliação (sem direito de votar e de manter cargos) está disponível para qualquer pessoa interessada no trabalho da NFLPN, mesmo que não seja praticante ou aluno de curso técnico de enfermagem. O NFLPN é a organização oficial dos técnicos de enfermagem (NFLPN, 2008).

AMERICAN NURSES ASSOCIATION

A ANA representa os enfermeiros registrados por meio de suas entidades estaduais constituintes. A entidade promove altos padrões na prática de enfermagem, defende o bem-estar geral e econômico dos enfermeiros no local de trabalho, projeta uma visão realista e positiva da enfermagem e está vinculada às agências do congresso e regulamentares nas questões do atendimento de saúde que afetam os enfermeiros e o público (ANA, 2008a).

NATIONAL COUNCIL OF STATE BOARDS OF NURSING

O National Council of State Boards of Nursing (NCSBN) foi implementado em 1978 para ajudar os conselhos, de forma coletiva e individual, a promover a prática de enfermagem segura e eficiente no interesse de proteger a saúde e o bem-estar do público. A entidade desenvolveu os exames NCLEX-PN® e NCLEX-RN® para testar a competência dos candidatos iniciantes em enfermagem, para a licenciatura como técnicos de enfermagem e enfermeiros.

Em 1996, passou a administrar o primeiro exame de certificação nacional de larga escala disponível para os técnicos de enfermagem. Esse teste foi denominado Certification Examination for Practical and Vocational Nurses in Long-Term Care (CEPN-LTC®). Os aprovados são certificados para o atendimento de longo prazo e autorizados pelo NAPNES a usar as iniciais CLTC, indicando o novo *status* (Washington State Department of Health: The Nursing Commission Newsletter, 1999).

Tabela 3.3 ■ Entidades profissionais selecionadas

Entidade	Descrição
National League for Nursing (NLN)	Fundação: 1893 como The American Society of Superintendents of Training Schools for Nurses. Em 1952, o nome mudou para National League for Nursing. Finalidade: Promover o ensino de enfermagem de qualidade, que prepare a força de trabalho para atender às necessidades de diversas populações no ambiente do atendimento da saúde, que está sempre mudando Atividades: • Credenciar cursos de enfermagem (por meio da participação voluntária das escolas) • Realizar pesquisas para coletar dados sobre os programas educativos • Oferecer cursos de formação continuada • Oferecer serviços de exames, incluindo: Exames de qualificação para serem aplicados nas escolas de enfermagem Exame pré-admissão para os possíveis alunos de enfermagem Associação: • Aberta para qualquer pessoa (enfermeiros ou não) ou agência interessada em melhorar os serviços ou o ensino de enfermagem Publicações: • *Nursing Education Perspectives* • *The Scope and Practice for Academic Nurse Educators©* • *National Study of Faculty Role Satisfaction©* • *The NLN Report* • *NLN Member Update* • *Professional Development Bulletin* • *Nursing Education Policy*
National Association for Practical Nurse Education and Service, Inc. (Napnes)	Fundação: 1941 Finalidade: Melhorar a qualidade, o ensino e o reconhecimento das escolas de enfermagem e de técnicos de enfermagem nos Estados Unidos Atividades: • Oferecer *workshops*, seminários e cursos de formação continuada • Avaliar e certificar os cursos de formação continuada e outros • Fornecer um programa de seguro de responsabilidade profissional ao aluno • Informar o Poder Legislativo e o público sobre as questões do técnico de enfermagem • Autorizar os aprovados no Certification Examination for Practical and Vocational Nurses in Long-term Care (CEPN-LTC)® a usar as iniciais *CLTC* Associação: • Técnicos de enfermagem • Enfermeiros, médicos e profissionais clínicos de todas as áreas • Alunos de técnicos de enfermagem Publicações: • *Journal of Practical Nursing* • *NAPNES Forum*
National Federation of Licensed Practical Nurses, Inc. (NFLPN)	Fundação: 1949 Finalidade: • Oferecer liderança para os técnicos de enfermagem • Promover altos padrões de ensino e prática na enfermagem • Incentivar a formação continuada • Conquistar reconhecimento para os técnicos de enfermagem • Defender a utilização eficiente dos técnicos de enfermagem • Interpretar o papel e a função dos técnicos de enfermagem • Representar a enfermagem prática/vocacional

(Continua)

Tabela 3.3 ■ Entidades profissionais selecionadas (*Continuação*)	
Entidade	Descrição
	• Atuar como fonte central de informações sobre o ensino e a prática da enfermagem prática/vocacional
	Atividades:
	• Promover a formação continuada de técnicos de enfermagem; avaliar os cursos para o credenciamento de CEU
	• Oferecer certificação IV e gerontologia
	• Estabelecer princípios de ética
	• Oferecer aos membros a oportunidade de participar das atividades da entidade
	• Manter os membros informados sobre questões importantes para a área
	• Oferecer aos membros o melhor tipo de seguro de baixo custo
	• Representar e falar em nome dos técnicos de enfermagem no Congresso
	• Incentivar a associação entre os técnicos de enfermagem
	• Desenvolver a compreensão e a boa vontade mútuas entre os membros, outros grupos de saúde aliados e o público em geral
	Associação:
	• Conceito do envolvimento em três camadas: local, estadual e nacional
	• Técnicos de enfermagem
	• Alunos de técnicos de enfermagem
	• Afiliado (pessoa que tenha interesse no trabalho da NFLPN, mas não seja um técnico de enfermagem ou aluno de técnico de enfermagem)
	Publicação:
	• *Practical Nursing Journal*
American Nurses Association (ANA)	Fundação: 1911
	Finalidade: Trabalhar pelo aprimoramento dos padrões de saúde e pela disponibilidade do serviço de atendimento para todas as pessoas, estimular altos padrões para a enfermagem, estimular e promover o desenvolvimento profissional dos enfermeiros e fazer avançar o seu bem-estar econômico e geral
	Atividades:
	• Estabelecer padrões para a prática de enfermagem
	• Estabelecer um código de ética profissional
	• Desenvolver padrões educacionais
	• Promover a pesquisa em enfermagem
	• Supervisionar o sistema de credenciamento
	• Influenciar a legislação que afeta o atendimento de saúde
	• Proteger o bem-estar econômico e geral dos enfermeiros registrados
	• Ajudar no desenvolvimento profissional dos enfermeiros (isto é, oferecendo cursos de formação continuada)
	Associação:
	• Somente enfermeiros registrados
	• Federação de associações estaduais de enfermagem
	• Individual, pela afiliação à respectiva associação estadual de enfermagem
	Publicações:
	• *American Nurse Today*
	• *The American Nurse*
National Council of State Boards of Nursing, Inc. (NCSBN)	Fundação: 1978
	Finalidade: Oferecer uma entidade por meio da qual os conselhos de enfermagem possam agir e aconselhar sobre questões de interesse comum e assuntos que afetem a saúde, a segurança e o bem-estar públicos, incluindo o desenvolvimento de exames de registro em enfermagem

(*Continua*)

Tabela 3.3 ■ Entidades profissionais selecionadas (*Continuação*)	
Entidade	Descrição
	Atividades: • Desenvolver e administrar exames de registro para o enfermeiro registrado e os candidatos a enfermeiros práticos/vocacionais licenciados • Realizar análises de ocupação que forneçam os dados necessários para auxiliar os exames NCLEX® e o processo de desenvolvimento de testes • Manter um banco de dados de ações disciplinares nacional • Monitorar e analisar as questões e tendências nas políticas públicas, bem como na prática e no ensino de enfermagem, que afetem os regulamentos pertinentes • Atuar como repositório nacional de informações sobre regulamentos da área de enfermagem • Realizar conferências educacionais e assembleias regionais Afiliação: • Conselhos de enfermagem nos 50 estados americanos, no Distrito de Colúmbia e nos quatro territórios dos Estados Unidos • Não há associação individual Publicações: • *Temas relacionados à educação* • *NCLEX-PN® Program Reports* • *NCLEX-RN® Program Reports* • *NCLEX-PN® Detailed Test Plan* • *NCLEX-RN® Detailed Test Plan*

Dados da About ANA (*on-line*), pela American Nurses Association, 2008a, http://www.nursingworld.org/FunctionalMenuCategories/AboutANA.aspx; História da NAPNES pela National Association for Practical Nurse Education and Service, Inc., 1998, Silver Spring, MD: Autor; About Us (*on-line*), pela National Association for Practical Nurse Education and Service, 2008, http://www.napnes.org/about/index.html; Sobre a NFLPN (*on-line*), pela National Federation of Licensed Practical Nurses, 2008, http://www.nflpn.org/about.html; Estatutos pela National League for Nursing, 1995, Nova York: Autor; Sobre a NLN (*on-line*), pela National League for Nursing, 2008, http://www.nln.org/aboutnln/index.htm; sobre a NCSBN (on-line), pelo National Council of State Boards of Nursing, Inc., 2008a, https://www.ncsbn.org/about.htm.

ESTUDO DE CASO

C. J. é um aluno de enfermagem. Uma de suas primeiras tarefas é ler um capítulo sobre a história da enfermagem. Ele acha que a história é chata e pensa em pular esse capítulo. No entanto, como quer tirar boas notas e é um aluno dedicado, faz a leitura.

1. Como o fato de conhecer a história da enfermagem afeta o ponto de vista de C. J.?
2. O que está acontecendo atualmente passará a fazer parte dos arquivos da história da enfermagem em dez anos?
3. O que está acontecendo hoje na área da enfermagem ou na legislação que mudará o destino da profissão em cinco

RESUMO

- Enfermagem é a arte e ciência de ajudar os indivíduos a aprender a cuidar de si mesmos sempre que possível e cuidar deles quando não puderem atender às próprias necessidades.
- Estudando a história, o enfermeiro entende determinados aspectos, como autonomia, unidade profissional, oferta e demanda, salário, educação e prática atual e assim promover o empoderamento dos enfermeiros
- A história da enfermagem foi amplamente influenciada por organizações religiosas e pela necessidade de cuidar dos soldados durante a guerra.
- Florence Nightingale mudou a história da prática e do ensino de enfermagem. Isso foi resultado de suas experiências ao ensinar os enfermeiros a cuidar de soldados.
- Os pioneiros americanos, organizações profissionais e relatórios de referência de enfermagem determinaram a infraestrutura da prática atual.
- Precursoras influentes como Lillian Wald, Isabel Hampton Robb, Adelaide Nutting e Lavinia Dock foram essenciais no avanço do ensino e da prática de enfermagem.

- Outras, como Mary Breckenridge, Mary Mahoney e Linda Richards, fizeram importantes colaborações para o ensino e a prática da enfermagem.
- Em 1923, o relatório Goldmark concluiu que para que a enfermagem tivesse a mesma importância que outras disciplinas, o ensino deveria ocorrer em universidades.
- O relatório Brown (1958) abordou a necessidade de os enfermeiros demonstrarem mais competência profissional, o que seria alcançado com a transferência do ensino de enfermagem para as universidades.
- O Título III do Health Amendment Act, de 1955, resultou no estabelecimento da enfermagem prática.
- O Health Maintenance Organization Act, de 1973, forneceu uma alternativa ao setor de seguros de saúde privados.
- Atualmente, os cursos que preparam os enfermeiros para a prática inicial são cursos de especialização graduação associada e o bacharelado.

QUESTÕES DE REVISÃO

1. Quem é considerada a fundadora da enfermagem moderna?
   1. Lillian Wald.
   2. Dorothea Dix.
   3. Florence Nightingale.
   4. As Irmãs de Caridade da Santa Cruz.
2. A primeira escola de técnico de enfermagem foi:
   1. Ballard School.
   2. Thompson Practical Nursing School.
   3. Bellevue Training School for Nurses.
   4. Household Nursing Association School of Attendant Nursing.
3. O técnico de enfermagem foi estabelecido pelo:
   1. Bureau of Medical Services, 1908.
   2. Health Maintenance Organization Act, de 1973.
   3. Título III do Health Amendment Act, de 1955.
   4. Nursing and Nursing Education in the United States, 1923.
4. Uma entidade que credencia as escolas norte-americanas da área de enfermagem é:
   1. ANA.
   2. NLN.
   3. NFLPN.
   4. Napnes.
5. O National Council of State Boards of Nursing começou a administrar um exame de certificação nacional disponível para o técnico de enfermagem. Ele serve para:
   1. registro.
   2. atendimento agudo.
   3. credenciamento.
   4. atendimento de longo prazo.
6. A ciência da enfermagem é evidenciada por: (Selecione todas as opções aplicáveis.)
   1. habilidades de pensamento crítico.
   2. uso do conhecimento científico.
   3. comportamentos de afeto.
   4. uso da prática baseada na evidência.
   5. oferta de conforto e dignidade na morte.
   6. prática baseada na evidência.
7. Nos Estados Unidos, a organização oficial que fala e age em nome do técnico de enfermagem é:
   1. National Council of State Boards of Nursing.
   2. American Nurses Association.
   3. National League of Nursing.
   4. National Federation of Licensed Practical Nurses.
8. É importante que o enfermeiro se associe a uma entidade, porque ela: (Selecione todas as opções aplicáveis.)
   1. protege o bem-estar do profissional.
   2. enfatiza os melhores padrões da prática.
   3. estabelece o código de conduta e prática do enfermeiro.
   4. desenvolve currículos para os cursos de enfermagem.
   5. supervisiona e disciplina a má conduta profissional.
   6. deixa os cursos de formação continuada para os hospitais.
9. Estudar a história da enfermagem: (Selecione todas as opções aplicáveis.)
   1. dá ao enfermeiro uma sensação de autonomia.
   2. incentiva o profissional a causar um impacto positivo nos atuais eventos da enfermagem.
   3. serve apenas para apresentar eventos prévios da enfermagem.
   4. enfatiza a abordagem presente da prática atual.
   5. tem pouca relevância para as práticas atuais.
   6. ajuda a compreender os avanços no ensino de enfermagem.
10. A enfermagem como ciência: (Selecione todas as opções aplicáveis.)
    1. promove, restaura e conserva a saúde dos pacientes.
    2. é fundamentada na pesquisa baseada em evidências.
    3. utiliza os princípios de enfermagem baseados na teoria científica.
    4. é demonstrada em atos habilidosos de cuidado.
    5. é um atendimento individualizado baseado nas necessidades e preferências do paciente.
    6. é a aplicação da coleta de dados (pesquisa) no atendimento ao paciente.

REFERÊNCIAS/LEITURAS SUGERIDAS

American Nurses Association. (1990). Standards for nursing staff development. Kansas City, MO: Author.

American Nurses Association. (2008a). About ANA. Obtido em 29 de setembro de 2008 do site http://www.nursingworld.org/FunctionalMenuCategories/AboutANA.aspx

American Nurses Association. (2008b). About nursing. Obtido em 29 de setembro de 2008 do site http://www.nursingworld.org/MainMenuCategories/CertificationandAccreditation/AboutN

American Nurses Association. (2008c). ANA bylaws. Obtido em 29 de setembro de 2008 do site http://www.nursingworld.org/DocumentVault/MemberCenter/ANABylaws2006PDF.aspx

American Nurses Association. (2008d). ANA's statement of purpose. Obtido em 29 de setembro de 2008 do site http://www.nursingworld.org/FunctionalMenuCategories/AboutANA/WhoWeAre/ANAsStatementofPurpose.aspx

American Nurses Association. (2009). What is nursing? Obtido em 7 de fevereiro de 2009 do site http://www.nursingworld.org/EspeciallyForYou/StudentNurses/WhatisNursing.aspx

American Nurses Credentialing Center. (2009). About ANCC. Obtido em 7 de fevereiro de 2009 do site http://www.nursecredentialing.org/FunctionalCategory/AboutANCC.aspx

Anglin, L. (2000). Historical perspectives: Influences of the past. In: J. Zerwekh (Ed.). Nursing today: Transitions and trends (3. ed.). Philadelphia: W. B. Saunders.

Baker, C. (1994). School health: Policy issues. Nursing and Health Care, 15(4), 178-184.

Bell, P. (1993). "Making do" with the midwife: Arkansas' Mamie O. Hale in the 1940s. Nursing History Review, 155-169.

Brasil, Lei nº 7.498, de 25 de junho de 1986. Dispõe sobre a regulamentação do exercício da enfermagem e dá outras providências. *SICON – Senado Federal-Portal da Legislação*, Brasília, DF. Disponível em: <htt://www6.senado.gov.br/ligeslacao/listatextointegral.action?id=107318>.

Calhoun, J. (mar. 1993). The Nightingale pledge: A commitment that survives the passage of time. Nursing and Health Care, 14(3), 130-136.

Cushing, A. (verão, 1995). A historical note on the relationship between nursing and nursing history. International History Nursing Journal, 1(1), 57-60.

Department of Health and Human Services: Centers for Disease Control and Prevention. (2008). Obtido em 29 de setembro de 2008 do site http://www.cdc.gov/nchs

Dossey, B. (1995). Endnote: Florence Nightingale today. Critical Care Nursing, 15(4), 98.

Edelman, C.; Mandle, C. (2002). Health promotion throughout the lifespan (5. ed.). St. Louis, MO: Mosby.

Estabrooks, C. (1995). Lavinia Lloyd Dock: the Henry Street years. Nursing History Review, 3, 143-172.

Guide to Nursing Organizations. (2000). Nursing2000, 30(5), 54-56.

Humphreys, K. (2002). Guide to 2002 nursing organizations. Nursing 2002, 32(5), 46-48.

Joint Commission on the Accreditation of Healthcare Organizations. (2008). Principles respecting joint commission core performance measurement activities. Obtido em 29 de setembro de 2008 do site http://www.jointcommission.org/NR/rdonlyres/A2C1C8AFD879-41DD-A4DF-E6D9CCA21362/0/AttachAPMPrinciplesFinalWebVersion.pdf

Kauffman, C. (1978). The ministry of healing. Nova York: Seabury Press.

Macrae, J. (1995). Nightingale's spiritual philosophy and its significance for modern nursing. Image: Journal of Nursing Scholarship, 27(1), 8-10.

Mason, D.; Leavitt, J. (1995). The revolution in health care: What's your readiness quotient? American Journal of Nursing, 95(6), 50-54.

Mohr, W. (2005). Psychiatric-mental health nursing (6. ed.). Philadelphia: Lippincott Williams & Wilkins.

National Association for Practical Nurse Education and Service. (1998). History of NAPNES. Silver Spring, MD: Author.

National Association for Practical Nurse Education and Service. (2008). About us. Obtido em 29 de setembro de 2008 do site http://www.napnes.org/about/index.html

National Association for Practical Nurse Education and Service. (2009). Certifications for LPN/LVNs. Obtido em 7 de fevereiro de 2009 do site http://www.napnes.org/certifications.htm

National Council of State Boards of Nursing. (2008a). About NCSBN. Obtido em 29 de setembro de 2008 do site http://www.ncsbn.org/about.htm

National Council of State Boards of Nursing. (2008b). What is NCLEX? Obtido em 29 de setembro de 2008 do site http://www.ncsbn.org/1200.htm

National Federation of Licensed Practical Nurses. (2008). About NFLPN. Obtido em 29 de setembro de 2008 do site http://www.nflpn.org/about.html

National League for Nursing Accrediting Commision. (2008). NLNAC 2008 report to constituents. Obtido em 29 de setembro de 2008 do site http://www.nlnac.org/reports/2008.htm

National League for Nursing. (15 ago. 2000). Unofficial, unpublished data from 1998. Research Department Communication.

National League for Nursing. (1995). Bylaws. Nova York: Author.

National League for Nursing. (1998) Research Department Communication. Nova York: Author.

National League for Nursing. (2008a). About the NLN. Obtido em 29 de setembro de 2008 do site http://www.nln.org/aboutnln/index.htm

National League for Nursing. (2008b). Number of nursing school graduates – Including ethnic and racial minorities – On the rise. Obtido em 29 de setembro de 2008 do site http://www.nln.org/newsreleases/data_release_03032008.htm

Navsource.com. (2007). NavSource online: Service ship photo archive. Obtido em 9 de fevereiro de 2009 do site http://www.navsource.org/archives/09/12/1202.htm

Nightingale, F. (1969). Notes on nursing: what it is and what it is not. Nova York: Dover.

Ogren, K. (1994). The risk of not understanding nursing history. Holistic Nursing Practice, 8(2), 10.

Pokorny, M. (1992). An historical perspective of confederate nursing during the Civil War, 1861-1865. Nursing Research, 41(1), 29.

Sackett, D.; Straus, S.; Richardson, W.; Rosenberg, W.; Haynes, R. (2000). Evidence-based medicine: How to practice and teach EBM (2. ed.). Edinburgh: Churchill Livingstone.

Secretary's Commission on Nursing. (1988). Final report. Washington, DC: Department of Health and Human Services.

Selanders, L. (1994). Florence Nightingale: An environmental adaptation theory. Newbury Park, CA: Sage.

Silverstein, N. (1994). Lillian Wald at Henry Street, 1893-1895. In: P. L. Chinn (Ed.), Developing the discipline: Critical studies in nursing history and professional issues. Gaithersburg, MD: Aspen.

Summers, S. (2008). What is magnet status and how's that whole thing going? Obtido em 10 de setembro de 2008 do site http://www.nursingadvocacy.org/faq/magnet.html

U.S. Department of Health and Human Services. (1996). The registered nurse population. Washington, DC: Author.

Wall, B. (1993). Grace under pressure: the nursing sisters of the Holy Cross, 1861-1865. Nursing History Review, 71-88.

Washington State Department of Health: The Nursing Commission Newsletter. (1999). Self directed care. Obtido em 29 de setembro de 2008 do site https://fortress.wa.gov/doh/hpqa1/hps6/Nursing/documents/nwsltr_f99.pdf

Wilson, Sprouse, D.; Gause, G., Jr.; Tallent, D.; Ahlfield, R.; Holbrook, B. (2009). The story of men in American nursing. Obtido em 9 de fevereiro de 2009 do site http://www.geocities.com/Athens/Forum/6011/sld002.htm

Wolf, P. (2003). Guide to nursing organizations. Nursing 2003, 33(5), 50-52.

RECURSOS DA WEB

Associação Brasileira de Enfermagem (Aben): http://www.abennacional.org.br

Conselho Federal de Enfermagem (Cofen): http://site.portalcofen.gov.br

Conselho Internacional de Enfermeiros (ICN): http://www.icn.ch

Sociedade Brasileira de Enfermeiros Pediatras (Sobep): http://www.sobep.org.br

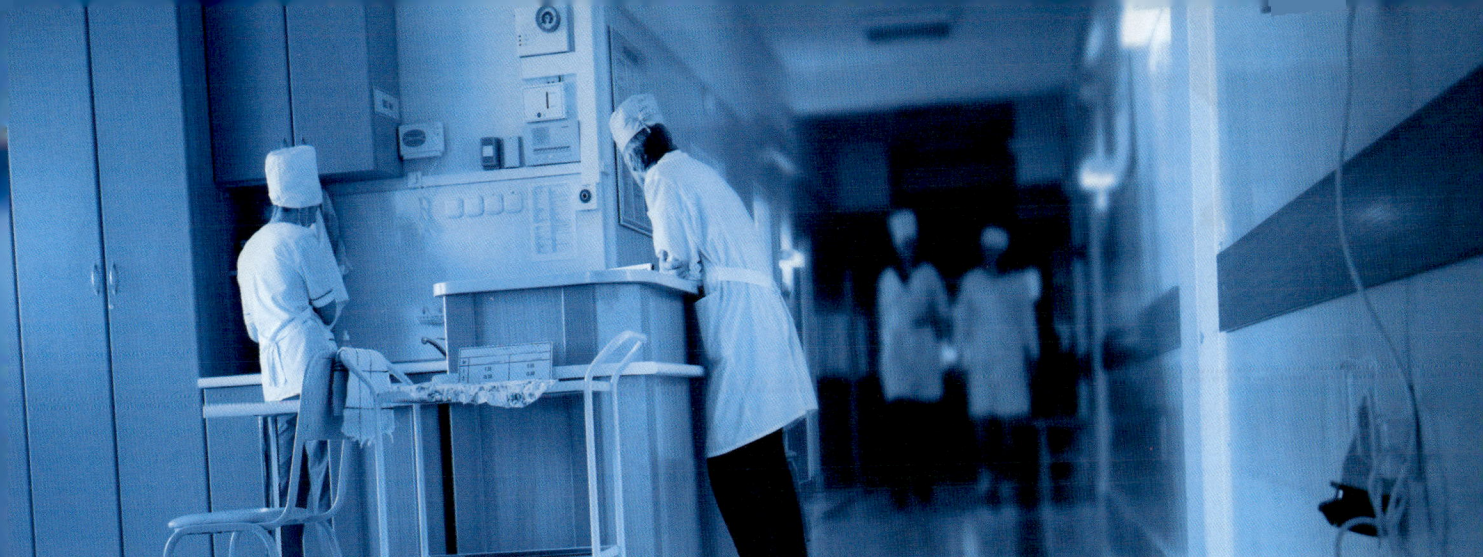

UNIDADE 2 • O AMBIENTE DE ATENÇÃO À SAÚDE

CAPÍTULO ▸ 4	Sistema de Atenção à Saúde		74
CAPÍTULO ▸ 5	Esferas de Atenção		92

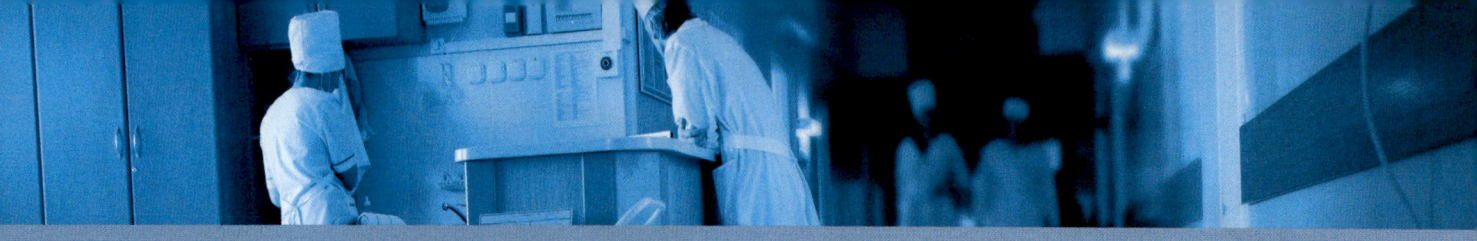

CAPÍTULO 4

Sistema de Atenção à Saúde

PALAVRAS-CHAVE

atenção primária
atenção primária de saúde
atenção secundária
atenção terciária
atendimento gerenciado
autoridade prescritiva
comorbidade
Medicaid
Medicare
modelo médico
organizações conveniadas exclusivas (EPOs)
organizações de credenciados preferenciais (PPOs)
organizações para manutenção da saúde (HMOs)
pagamento prospectivo
ponto único de entrada
prestador de atenção primária
seguro Medigap
sistema de atenção à saúde
sistema de pagamento único
taxa por serviço
taxas "per capita"

ESTABELECENDO RELAÇÕES

Consulte os capítulos a seguir para ampliar seu conhecimento acerca do sistema de atenção à saúde:

Enfermagem Básica

- Esferas de Atenção
- Conceitos sobre Bem-Estar

OBJETIVOS

Ao final deste capítulo, você estará apto a:

- Definir palavras-chave.
- Descrever os três níveis do sistema de atenção à saúde dos Estados Unidos.
- Identificar os membros da equipe de atenção e seus respectivos papéis.
- Descrever as diferenças entre programas financeiros para serviços de atenção e reembolso.
- Explicar os fatores que influenciam na atenção à saúde.
- Identificar os desafios do atendimento.
- Descrever o papel da enfermagem no enfrentamento dos desafios impostos pelo sistema de atenção.
- Discutir as tendências e as questões emergentes relacionadas ao sistema de atenção à saúde.

INTRODUÇÃO

Um **sistema de atenção à saúde** oferece serviços que atendem às necessidades de saúde dos indivíduos. Nos Estados Unidos, esse sistema está passando por uma mudança dramática. As empresas de assistência à saúde, antes prósperas, hoje tentam sobreviver. Os que prestam atendimento buscam meios efetivos, no que se refere a custos, de prestar uma ampla faixa de serviços aos consumidores, que estão exigindo maior acesso a serviços de assistência à saúde de qualidade e dentro de seus orçamentos. O aumento do consumismo é alimentado pela Internet, por mudanças reguladoras, pela popularidade crescente de terapias não tradicionais e pela frustração de pacientes e de suas famílias que sentem que não foram tratados adequadamente pelo sistema (Haugh, 1999).

Uma vez que a enfermagem é o principal componente do sistema de atenção à saúde nos Estados Unidos, os enfermeiros precisam compreender as alterações que ocorrem no sistema e o papel da enfermagem em moldar essas mudanças. Este capítulo explora os níveis de serviços de assistência à saúde disponíveis, as instalações que esses serviços oferecem e os membros da equipe de atendimento. O capítulo trata também de aspectos econômicos relacionados à assistência à saúde, dos desafios no sistema de atendimento de saúde e do papel da enfermagem no enfrentamento desses desafios.

NÍVEIS DE ATENÇÃO À SAÚDE

Os serviços de assistência à saúde são classificados em três níveis: primário, secundário e terciário. Na Tabela 4.1 há um resumo dos níveis de atenção. Há uma tendência para o atendimento holístico (isto é, os cuidados dispensados consideram a pessoa em sua totalidade, incluindo os aspectos fisiológico, psicológico, social, intelectual e espiritual).

> **▶ REFLEXÃO CRÍTICA**
>
> **Níveis de atenção à saúde**
>
> A enfermeira está cuidando de uma paciente de 72 anos, diagnosticada com câncer de mama em fase terminal. Qual nível de assistência à saúde essa paciente utilizará? Qual é a finalidade desse nível de cuidados? Qual seria a meta apropriada para essa paciente?

ATENÇÃO PRIMÁRIA

As principais finalidades da **atenção primária** são: promover o bem-estar e prevenir a doença ou a incapacidade. Esses cuidados são coordenados pelo prestador de atenção primária, geralmente um médico da família, um pediatra, um profissional de medicina interna ou um especialista em enfermagem da família. Nos Estados Unidos, o sistema de atenção à saúde se concentrou em tratar a doença em vez de promover o bem-estar. Hoje, porém, o foco está em comportamentos que promovam a saúde, como exercícios regulares, redução da gordura na dieta, controle do nível de colesterol e do estresse, atividades de promoção do bem-estar voltadas para o indivíduo, a família ou a comunidade.

De acordo com o **modelo médico** tradicional, o sistema de atenção dos Estados Unidos não era um sistema de assistência *à saúde*, mas, sim, um sistema de assistência à

Tabela 4.1 ■ Níveis de serviços de atenção à saúde

Tipos de cuidados	Descrição	Exemplos
Primários	*Meta:* Reduzir o risco de o paciente ou a comunidade desenvolver uma doença ou disfunção *Explicação:* Promoção da saúde Proteção contra doenças específicas	Educação Modificação do estilo de vida com foco na saúde (por exemplo, parar de fumar, aconselhamento nutricional) Encaminhamento Imunização Triagem de rotina Promoção de um ambiente seguro (por exemplo, medidas sanitárias, proteção contra agentes tóxicos)
Secundários	*Meta:* Aliviar os sintomas da doença e prevenir agravamento da incapacidade *Explicação:* Detecção e intervenção precoces	Verificação diagnóstica Cuidados agudos Várias terapias Cirurgia
Terciários	*Meta:* Minimizar os efeitos e a incapacidade permanente associada a condições crônicas ou irreversíveis *Explicação:* Atividades de restauração e de reabilitação para atingir nível ótimo de funcionamento	Educação e retreinamento Provisão para cuidados diretos Intervenção ambiental (por exemplo, recomendação sobre necessidade de cadeira de rodas para um paciente que sofreu acidente cerebrovascular [derrame]).

doença. Os serviços estavam voltados para o atendimento após a doença ou a incapacidade ter se desenvolvido, em vez de estarem voltados para os aspectos preventivos. Contudo, atualmente, há mais ênfase na promoção holística do bem-estar e nas ações preventivas.

Atenção secundária

Em relação à **atenção secundária**, os serviços – diagnósticos e tratamento – ocorrem depois que o paciente manifesta os sintomas da doença. Os centros de tratamento de emergência (hospitais) ainda constituem o local predominante para esse tipo de atenção, mas existe um movimento crescente para que serviços de diagnósticos e terapêuticos sejam oferecidos em locais de fácil acesso para a população. Com frequência, são centros de apoio a um hospital de grande porte, onde se oferecem cuidados holísticos.

Atenção terciária

Restaurar o estado de saúde que o indivíduo tinha antes do desenvolvimento de uma doença é a finalidade da **atenção terciária** (de reabilitação). Quando uma pessoa não consegue recuperar as habilidades funcionais anteriores, o objetivo da reabilitação é atingir o melhor nível ótimo de saúde possível. Um paciente recupera o movimento parcial de um braço após sofrer um derrame. Os cuidados de restauração são holísticos, uma vez que os aspectos fisiológico, psicológico, social e espiritual da pessoa são todos considerados na provisão de cuidados.

O SISTEMA DE PRESTAÇÃO DE ATENÇÃO À SAÚDE

O complexo sistema de atenção à saúde dos Estados Unidos envolve muitos prestadores, consumidores, instalações, pessoal e serviços.

PRESTADORES/CONSUMIDORES

Nos Estados Unidos, os setores público (oficial e voluntário), público/privado e privado prestam serviços de atenção à saúde. Consumidores são os indivíduos que fazem uso dos serviços de saúde.

Setor público

Os impostos financiam os órgãos públicos, que se encarregam de atender a população. As agências oficiais (ou governamentais) e as agências voluntárias constituem o setor público.

O U.S. Public Health Service (USPHS), a maior agência de supervisão do sistema de atenção à saúde, é administrado pelo U.S. Department of Health and Human Services (USDHHS). A Tabela 4.2 relaciona as agências do USPHS e suas finalidades. A Veterans Administration (VA), também financiada por impostos, tem hospitais e clínicas que oferecem serviços aos veteranos das forças armadas.

Os serviços de saúde pública variam entre os estados. De modo geral, as atividades dos departamentos locais de saúde são coordenadas por um departamento estadual. Os serviços locais oferecem imunizações, cuidados materno e infantil e controle de doenças infecciosas e crônicas.

Tabela 4.2 ▪ Agências do serviço de saúde pública americano

Agência	Finalidade
Health Resources and Services Administration (HRSA)	Fornecer informações relacionadas à saúde; oferecer programas de controle de assistência à saúde para a população sem teto; atender pessoas com o vírus da imunodeficiência humana (HIV) e com a síndrome da imunodeficiência adquirida (Aids); oferecer assistência à saúde para a área rural; realizar transplantes de órgãos e tratar da saúde ocupacional de funcionários.
Food and Drug Administration (FDA)	Proteger a população contra medicamentos, alimentos e cosméticos não seguros.
Centers for Disease Control and Prevention (CDC)	Estudar e controlar a disseminação de doenças transmissíveis.
National Institutes of Health (NIH)	Conduzir a pesquisa e a educação sobre doenças específicas.
Alcohol, Drug Abuse, and Mental Health Administration (ADAMHA)	Atuar como câmara de compensação para informações sobre abuso de substâncias e questões de saúde mental.
Agency for Toxic Substances and Disease Registry (ATSDR)	Manter o registro de determinadas doenças. Fornecer informações sobre agentes tóxicos. Estudar a mortalidade e a morbidade em grupos de população definidos.
Indian Health Service (IHS)	Fornecer serviços de assistência à saúde aos americanos nativos, incluindo promoção de saúde, nutrição, saúde materna e infantil, prevenção de doenças, alcoolismo, prevenção de suicídio e abuso de substâncias.
Agency for Health Care Research and Quality (AHRQ)	Atuar como principal suporte federal para pesquisa relacionada à qualidade da assistência à saúde.

As agências voluntárias constituem parte importante do setor público do sistema de atendimento de saúde. Essas organizações sem fins lucrativos (por exemplo, National Federation of Licensed Practical Nurses [NFLPN], American Nurses Association [ANA], National League for Nursing [NLN] e American Medical Association [AMA]) podem exercer influência significativa na legislação. Outras organizações voluntárias, como a American Diabetes Association e a American Heart Association, fornecem recursos educacionais aos credenciados da assistência à saúde e ao público em geral. As agências voluntárias obtêm recursos financeiros das contribuições individuais, das mensalidades dos associados e da filantropia corporativa.

Setor público/privado

A combinação dos setores público e privado em muitas áreas de assistência à saúde ocorreu gradativamente após a introdução da Medicare e dos grupos relacionados ao diagnóstico (DRGs), discutidos em outra seção. Regulamentos federais orientam tanto os cuidados oferecidos aos pacientes em instituições privadas com e sem fins lucrativos por médicos particulares assim como o reembolso tanto para as instituições quanto para os médicos.

Setor privado

O setor privado do sistema de assistência à saúde é composto, principalmente, de instituições e de credenciados de agências de assistência à saúde independentes, os quais são reembolsados na base de **taxa por serviço** (o beneficiário paga diretamente ao profissional credenciado pelos serviços prestados). Nesse caso, os pacientes podem ter seguro particular ou utilizar seus próprios recursos financeiros para pagar as despesas.

INSTALAÇÕES

As instalações onde a assistência à saúde é oferecida incluem: hospitais de emergência, instalações de cuidados ampliados, instalações ambulatoriais, agências de assistência à saúde domiciliar, escolar e casas de repouso, discutidas no Capítulo 5.

PESSOAL E SERVIÇOS

As várias instalações de assistência à saúde dispõem de muitos funcionários e serviços. Os grandes hospitais oferecem o maior número de serviços. Outras instalações podem oferecer alguns, mas não todos os serviços. Os departamentos mais comuns nas várias instalações incluem: unidades de enfermagem, unidades especializadas, unidades de diagnósticos, unidades de terapia e serviços de apoio.

EQUIPE DE ATENÇÃO À SAÚDE

Os serviços de assistência à saúde são prestados por uma equipe multidisciplinar (Figura 4.1). A Tabela 4.3 relaciona os vários membros da equipe de assistência à saúde, a formação acadêmica exigida e os papéis que desempenham. Os enfermeiros trabalham com outros membros da equipe, assim compreendem o papel de cada um.

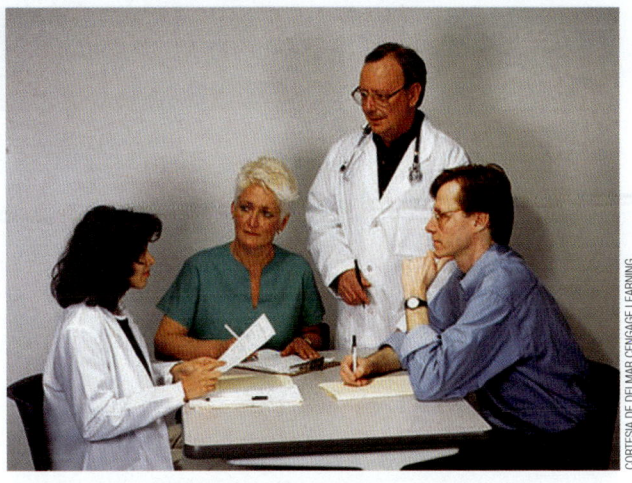

Figura 4.1 ■ Os membros da equipe de assistência à saúde trabalham juntos para o benefício do paciente.

Os enfermeiros assumem vários papéis ao ajudar os pacientes a satisfazer suas necessidades. A Tabela 4.4 identifica os papéis mais comuns desempenhados pelos enfermeiros. Esses profissionais atuam em papéis independentes, interdependentes e dependentes. No papel independente, não precisam de orientação ou comando de outro profissional (por exemplo, para decidir que o braço edematoso do paciente deve permanecer elevado). No interdependente, trabalham em colaboração com outros profissionais (por exemplo, em uma reunião em que vários membros da equipe planejam como atender às necessidades dos pacientes). No dependente, necessitam da orientação de um médico ou dentista (por exemplo, medicamentos precisam ser prescritos por um médico ou dentista antes de serem administrados ao paciente). O grau de autonomia dos enfermeiros está relacionado às necessidades do paciente, à expertise do profissional e aos materiais e equipamentos disponíveis para a prática.

ASPECTOS ECONÔMICOS DA ATENÇÃO À SAÚDE

O custo tem sido a principal motivação do movimento de reforma na área da assistência à saúde. O controle de custos mudou dos credenciados de assistência à saúde para as companhias seguradoras, aumentando as restrições aos reembolsos. O método predominante de pagamento de serviços foi, por vários anos, o de taxa por serviço, com pouco incentivo à prestação de cuidados de maneira eficiente no que se refere a custos. Isso tudo está mudando.

A base financeira do sistema de assistência médica dos Estados Unidos é composta de recursos públicos e privados, o que resulta em custos administrativos muito mais

Tabela 4.3 ■ Membros da equipe de atenção à saúde

Membro da equipe	Formação	Função/papel
Enfermeiro (LP/VN, RN e APRN)	LP/VN: 1 ano RN: 2 a 4 anos	Enfatizar a promoção da saúde (bem-estar). Usar a abordagem holística para ajudar os pacientes a enfrentar a doença ou a incapacidade oferecendo cuidados de enfermagem, educação em saúde e assistência à saúde, bem como planejamento de alta. Formular diagnósticos para orientar o plano de cuidados. Tratar as necessidades do paciente (tanto no aspecto individual quanto no familiar e da comunidade). Auxiliar o médico.
	APRN (Advanced Practice Registered Nurse): 1 a 3 anos após RN	As funções podem variar por estado e especialização.
Médico (bacharel em medicina [MD])	8+ anos	Formular diagnoses clínicas e prescrever modalidades terapêuticas. Executar procedimentos clínicos e cirúrgicos.
Dentista (tanto especialista em cirurgia dentária [DDS] quanto especialista em medicina dentária [DMD]).	8+ anos	Diagnosticar e tratar quadros que afetam boca, dentes e gengiva. Aplicar medidas preventivas para promover a saúde bucal.
Farmacêutico registrado (Rph)	5 a 6 anos	Preparar e dispensar medicamentos para uso farmacêutico. Pode estar envolvido na educação do paciente.
Assistente de médico (PA)	2 anos (mais grau de mestrado para licenciatura em PA, exigida em muitos estados)	Oferecer serviços médicos sob a supervisão de um médico.
Nutricionista registrado (RD)	4+ anos	Planejar dietas para atender às necessidades especiais dos pacientes. Promover a saúde por meio da nutrição, da educação e do aconselhamento. Supervisionar o preparo de refeições.
Assistente social (SW)	4 anos	Auxiliar os pacientes com problemas psicossociais (por exemplo, financeiro, de habitação, conjugal). Fazer encaminhamentos para outras instalações e grupos de apoio. Ajudar no planejamento da alta.
Terapeuta respiratório (TR)	2 anos	Oferecer tratamentos terapêuticos para doenças respiratórias. Aplicar exames de função pulmonar.
Fisioterapeuta (FT)	4 anos	Trabalhar com pacientes que apresentam problemas musculoesqueléticos. Avaliar a força e a mobilidade do paciente. Aplicar medidas terapêuticas (por exemplo, amplitude do movimento, massagem, aplicação de calor e frio) e ensinar novas habilidades (por exemplo, andar de muletas).
Terapeuta ocupacional (TO)	4 anos	Trabalhar com pacientes que apresentam prejuízo funcional ensinando-lhes habilidades para desempenhar atividades rotineiras.
Fonoaudiólogo	4 anos	Auxiliar pacientes a falar de maneira compreensível ou a aprender outro método de comunicação.
Capelão	8 anos	Ajudar os pacientes a conhecer suas necessidades espirituais. Oferecer aconselhamento individual e apoio às famílias. Conduzir serviços religiosos.

Tabela 4.4 ■ Papéis do enfermeiro	
Cuidador:	O papel tradicional e mais importante Atuar como educador Oferecer cuidados diretos Apoiar Demonstrar proficiência clínica Promover conforto para o paciente
Professor:	Oferecer informações Atuar como conselheiro Capacitar os pacientes para o autocuidado Incentivar a conformidade com a terapia prescrita Promover estilos de vida sadios Interpretar informações
Advogado:	Proteger o paciente Oferecer explicações na linguagem do paciente Atuar como agente de mudanças Dar suporte à decisão do paciente
Gerente:	Tomar decisões Coordenar atividades de terceiros Alocar recursos Avaliar os cuidados e o pessoal Atuar como líder Tomar iniciativa
Especialista:	Atuar em práticas especializadas Conduzir pesquisas Ensinar em escolas de enfermagem Desenvolver teorias Contribuir para a literatura da área Fornecer testemunhos em audiências governamentais e na justiça
Gerente de caso:	Acompanhar o progresso do paciente por meio do sistema de assistência à saúde Coordenar cuidados para assegurar sua continuidade
Membro da equipe:	Colaborar com terceiros Usar habilidades de comunicação

SEGURO PRIVADO

O modelo de seguro privado é a base do sistema de financiamento de serviços de assistência à saúde nos Estados Unidos. As companhias de seguro privado constituem um dos maiores setores do sistema de assistência à saúde. As taxas de pagamento para os credenciados variam entre as companhias.

Nos Estados Unidos, os segurados pagam prêmios mensais substanciais para a cobertura, com altas deduções para serviços de assistência à saúde. Para muitos, esses custos representam barreiras na busca de cobertura de serviços de saúde necessários. Além disso, as seguradoras não pagarão mais por serviços que *elas* julguem desnecessários, assim retiram das mãos dos médicos a decisão sobre cuidados dispensados aos pacientes. Atualmente, a qualidade dos cuidados é monitorada não só pelos credenciados (médicos) mas também por pagadores terceirizados (companhias de seguros) e, cada vez mais, pelos consumidores.

O **seguro Medigap** para pagar os custos não cobertos pela Medicare é adquirido de companhias de seguro privado. A partir de 2006, cerca de 18% dos beneficiários da Medicare passaram a ter cobertura pela apólice da Medigap (Henry J. Kaiser Family Foundation, 2006). Há cobertura para os custos de cuidados domiciliares: 39% por seguro privado, cerca de 10% pela Medicare e 48% pela Medicaid (CMS, 2002a). Os benefícios de seguro de longo prazo variam muito, pois dependem da companhia.

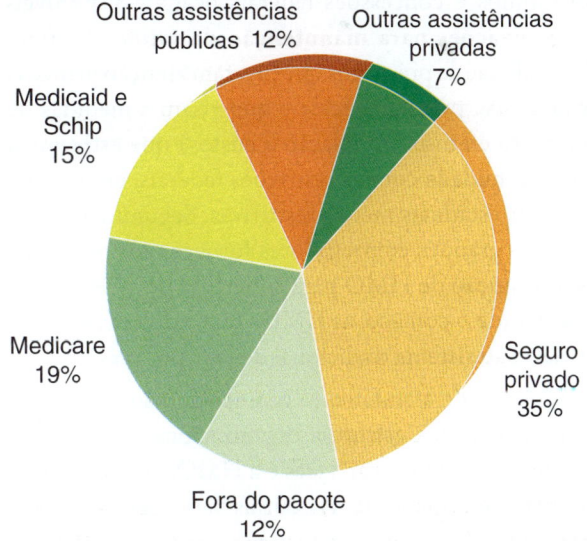

Figura 4.2 ■ Fonte de dólares na saúde em 2007. (Obs.: "Outras assistências públicas" incluem: pagamento de trabalhadores, atividade de saúde pública, Departamento de Defesa, Departamento de Veteranos, Serviço de Saúde aos Índios, subsídios a hospitais estaduais e locais e saúde escolar. "Outras assistências públicas" incluem: construção industrial interna com financiamento privado e receitas de não pacientes, incluindo filantropia). (Cortesia do Centers for Medicare and Medicaid Services, Office of the Actuary, National Health Statistics Group, 2009.)

altos para o reembolso dos cuidados nesse país que naqueles com **sistema de pagamento único** (segundo esse modelo, o governo é a única entidade a reembolsar custos de assistência à saúde; como exemplo, temos o Canadá). Apesar do gasto expressivo de recursos públicos, os Estados Unidos não encontraram um meio de fornecer cobertura de assistência à saúde para toda a população. A Figura 4.2 mostra a origem dos dólares associados à saúde, em 2007.

Atenção gerenciada

O **atendimento gerenciado** é um sistema que oferece e monitora cuidados e no qual o acesso, o custo e a qualidade são controlados antes ou durante a prestação dos serviços. A meta das organizações de atendimento gerenciado é prestar serviços da maneira mais eficiente possível no que se refere a custos. Tais organizações combinam financiamento e assistência à saúde e tentam controlar custos monitorando a prestação de serviços e restringindo o acesso a procedimentos e credenciados dispendiosos.

O sistema de atendimento gerenciado foi elaborado para fornecer serviços coordenados, dando ênfase à prevenção e ao atendimento primário. A base lógica desse sistema é fornecer aos consumidores serviços preventivos por meio de um **prestador de atenção primária** (o primeiro credenciado que o paciente procura, tipicamente o médico da família, um clínico geral ou um pediatra). Esse prestador de atenção primária é responsável pela gestão ou coordenação de todos os cuidados dispensados ao paciente quando a doença obriga que se faça um encaminhamento. Acredita-se que essa abordagem resulte em intervenções menos dispendiosas.

Embora o sistema de atendimento gerenciado exista há vários anos, somente nas últimas duas décadas obteve destaque nacional. Em 1973, o Health Maintenance Organization Act executou dois mandatos. Primeiro, empréstimos e concessões federais ficaram disponíveis às **organizações para manutenção da saúde** (HMOs) (planos de saúde pré-pagos que prestam atenção primária por uma taxa preestabelecida e que visam a medidas de tratamento efetivas em relação a custos) que estivessem em conformidade com as restrições federais, em vez das exigências estaduais menos restritivas. Segundo, foi solicitado aos grandes empregadores fornecer aos funcionários uma opção de HMO para cobertura de assistência à saúde. Desde o começo, as HMOs têm sido uma alternativa viável ao sistema tradicional de taxa por serviço.

Os planos de atendimento gerenciado não são um local, mas, sim, uma estrutura organizacional com muitas variações. Uma dessas variações é a HMO, que atua como conveniada e seguradora. As outras variações são as **organizações de credenciados preferenciais (PPOs)**, nas quais os membros devem selecionar os credenciados no sistema para obter reembolso total, embora possam se valer de outros credenciados com reembolso menor, e as **organizações conveniadas exclusivas (EPOs)**, em que o atendimento deve ser prestado pelos credenciados, para que o paciente receba o reembolso. Na última década, verificou-se migração significativa da população do seguro privado para as HMOs e PPOs (Feldstein, 2005).

Organizações para manutenção da saúde

As organizações para manutenção da saúde oferecem instalações para a atenção primária (embora não necessariamente) e empregam, com frequência, profissionais para realizar esse atendimento. Elas aplicam **taxas "per capita"** (taxas uniformes predefinidas com base na associação na HMO, e não nos serviços oferecidos pela organização), assumem o risco de pacientes que utilizam os serviços com mais frequência do que a média e controlam a utilização dos serviços. As HMOs têm usado enfermeiros registrados em prática avançada (APRNs) como prestadores de atenção primária e programas de pré-certificação para limitar a hospitalização desnecessária. Além disso, dão ênfase à educação do paciente para promoção da saúde e autocuidado.

Outro aspecto comum das HMOs é a prática de **ponto único de entrada** (entrada no sistema de assistência à saúde por um ponto designado pelo plano) por meio da qual o atendimento primário é testado. A **atenção primária de saúde** é o ponto de entrada do paciente no sistema de assistência à saúde e inclui análise, diagnóstico, tratamento, coordenação do atendimento, educação, serviços de prevenção e vigilância. Ele cobre todos os serviços prestados por um enfermeiro ou médico de saúde da família em instalações ambulatoriais. Os prestadores de atenção primária (PCPs) funcionam como uma "barreira" para o sistema de assistência à saúde ao decidirem quais serão, se houver, os encaminhamentos a especialistas, conforme a necessidade do paciente. As HMOs limitam propositadamente o acesso direto a especialistas para reduzir custos. Os planos de atendimento gerenciado assumem grande parte do risco de fornecimento de assistência à saúde, portanto incentivam o uso inteligente por parte de profissionais e consumidores. Em 1976, havia 75 HMOs nos Estados Unidos; em 2002, 650 (Centers for Education and Research on Therapeutics [Certs], 2003).

Organizações de credenciados preferenciais

As organizações de credenciados preferenciais (PPOs, nos Estados Unidos) são os planos de atendimento gerenciado mais comuns. Uma PPO é a relação contratual entre credenciados, hospitais, seguradoras, empregadores e usuários que formam uma rede na qual os credenciados negociam com os compradores do grupo para prestar serviços de assistência à saúde a uma população específica e a um custo predefinido (Feldstein, 2005). A assistência oferecida na rede está associada ao reembolso máximo, ao passo que aquela oferecida fora da rede tem reembolso mais baixo e o paciente paga a diferença. Essas organizações são muito populares nos Estados Unidos. Na verdade, o número de PPOs aumentou de menos de 10 em 1981 para mais de 670 e para mais de 55 cadeias de PPOs em 2008 (First Mark, 2008).

ORGANIZAÇÕES CONVENIADAS EXCLUSIVAS

Essas organizações (EPOs) criam uma rede de credenciados (como médicos e hospitais) e oferecem serviços ao consumidor por um custo mínimo, ou mesmo gratuito, se ele usar exclusivamente os credenciados da rede. Caso o consumidor membro da rede seja atendido fora dela, não haverá reembolso. Um membro que fique doente e passe por atendimento durante visita a parentes em outro estado não será reembolsado.

PLANOS DO GOVERNO FEDERAL NORTE-AMERICANO

Com o advento da Medicare e da Medicaid, em 1965, o governo federal se tornou a fonte pagadora da assistência à saúde, nos Estados Unidos. A Health Care Financing Administration (HCFA) é uma agência federal que regula as despesas com a Medicare, a Medicaid e o Children's Health Insurance Program (Chip) naquele país.

Com o objetivo de reduzir despesas para pacientes hospitalizados pela Medicare, o governo federal criou os DRGs (*diagnosis related groups*) para categorizar o custo médio da assistência para cada diagnose. Com base nos DRGs, foi criado um sistema de pagamentos prospectivos. **Pagamento prospectivo** é uma taxa predeterminada, paga a cada episódio de hospitalização baseado na idade do paciente e diagnóstico principal e na presença ou ausência de cirurgia e de **comorbidade** (existência simultânea de mais de uma doença). Os hospitais são reembolsados pelo valor predeterminado, seja qual for o valor real do atendimento. O sistema de pagamento prospectivo, originalmente elaborado para a Medicare, foi adotado por outras agências e companhias de seguro.

MEDICARE

Em 1965, a **Medicare** (Título XVIII) foi legalizada como adendo ao Social Security Act. O objetivo original desse sistema era proteger a população com mais de 65 anos contra os custos excessivos da assistência à saúde. Em 1972, a Medicare foi modificada para cobrir também os indivíduos com incapacidade permanente e aqueles portadores de doença renal em estágio terminal. O governo federal administra a Medicare por meio dos Centers for Medicare and Medicaid Services (CMS). A Medicare Parte A cobre a assistência ao paciente internado, a assistência domiciliar e aquela fornecida pelos asilos. O plano pode cobrir a assistência em instalações de enfermagem especializada, mas há muitas restrições e os critérios de cobertura mudam frequentemente. A Medicare Parte B cobre parcialmente os custos por serviços médicos, reabilitação em ambulatório e certos serviços e complementos não cobertos pela Parte A. Atendimento especializado limitado e serviços de reabilitação em instalações certificadas de atendimento em longo prazo podem ser cobertos se o paciente e os serviços prestados cumprirem com critérios específicos. Visitas intermitentes de um enfermeiro registrado para atendimento especializado poderão ser reembolsadas a agências certificadas de atendimento domiciliar. Em 2006, a Medicare apresentou despesas totais de US$ 408,3 bilhões (U.S. Social Security Administration, 2007).

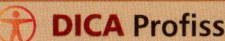 **DICA Profissional**

Impacto do sistema de pagamento prospectivo e dos DRGs

- Redução da permanência do paciente no hospital
- Mais ênfase em cuidados preventivos
- Maior preocupação com a resposta do consumidor (do paciente) ao atendimento
- Maior número de pacientes com doença crítica nos hospitais
- Aumento dos casos de pacientes que ficam doentes após a alta hospitalar
- Aumento do atendimento ambulatorial
- Paciente e família mais responsáveis pela assistência
- Maior necessidade de assistência à saúde domiciliar
- Fusões ou fechamento de hospitais em razão da concorrência desordenada

Medicaid

A **Medicaid** (Título XIX) paga a assistência à saúde às famílias de baixa renda com filhos dependentes, aos idosos pobres e aos deficientes (Abrams et al., 2000). O plano é financiado pelo estado e pela federação, mas é administrado em nível estadual. Cada estado determina quem é "carente" e se qualifica para verbas públicas; por isso, a assistência à saúde varia de um estado para o outro. A Medicaid é o principal programa de financiamento de assistência à saúde para indivíduos deficientes e para famílias de baixa renda. Esse programa fornece fundos somente quando exauridos os outros recursos financeiros. Os serviços que têm cobertura incluem: atendimento médico, hospitalar e ambulatorial, diagnósticos, atendimento de enfermagem especializada, serviços de assistência à saúde rural e assistência à saúde domiciliar. Os estados podem optar pela oferta de outros serviços, como assistência odontológica, oftalmológica e fornecimento de medicamentos mediante prescrição à saúde. Entre 2007 e 2008, a Medicaid gastou um valor estimado de US$ 339 bilhões (CMS, 2007). Ela é a principal fonte de assistência financeira para assistência à saúde em longo prazo e cobre a assistência à saúde domiciliar especializada em todos os estados. O benefício opcional de assistência pessoal domiciliar também abrange 29 estados. Estima-se que haja 50 milhões de beneficiários da Medicaid (CMS, 2007). Para os próximos dez anos, os gastos da Medicaid com benefícios estão estimados em US$ 4,9 trilhões (CMS, 2007).

State Children's Health Insurance Program

O State Children's Health Insurance Program (Chip, anteriormente Schip) foi criado em 1997 como parte do Balanced Budget Act. O programa foi elaborado para oferecer assistência à saúde a crianças não seguradas, muitas das quais pertencentes a famílias de trabalhadores com renda muito baixa para permitir o pagamento de seguro por conta própria, mas com renda muito alta para a Medicaid. Trata-se de uma parceria entre os governos federal e estadual para cobrir crianças anteriormente não seguradas. O programa é administrado pelos estados.

FATORES QUE INFLUENCIAM NA ASSISTÊNCIA À SAÚDE

Apesar dos esforços de contenção de custos (como os DRGs, estabelecidos pelo governo federal, e os atendimentos gerenciados, estabelecidos pelas seguradoras), o sistema de assistência à saúde dos Estados Unidos ainda tem problemas em relação a acesso, custo e qualidade. É importante que os enfermeiros compreendam essas questões, que fazem parte integral de qualquer esforço para a reforma da assistência à saúde.

Custo

O custo é a força motriz da mudança no sistema de assistência à saúde, como constatado pelo número de planos de atendimento gerenciado, uso intensificado de atendimento ambulatorial e redução nos períodos de hospitalização. Lucros máximos e custos mínimos são as forças de mercado que dominam as mudanças atuais no sistema de assistência à saúde.

Nos últimos 15 anos, o custo da prestação de assistência à saúde aumentou muito. O governo americano gasta mais em assistência à saúde por pessoa que qualquer outro país do mundo. O uso de recursos federais para assistência à saúde significa que não há recursos disponíveis para outras áreas, como educação, moradia e serviços sociais (Grace, 2001). A Figura 4.3 mostra as despesas com assistência à saúde.

Os programas mais eficientes no que diz respeito a custos são Medicare e Medicaid (HCFA, 1998). Agências e organizações privadas são subcontratadas para administrar esses programas. Por outro lado, alguns planos comerciais menores e privados usam mais de 40 centavos de cada dólar para a administração. Por essa razão, o custo da assistência à saúde de funcionários de uma empresa é alto para pequenos negócios.

Três fatores principais aumentam o custo da assistência à saúde: (a) excesso de profissionais credenciados especialistas (as taxas aumentam para manter a renda do credenciado perante o número menor de pacientes), (b) excesso de leitos hospitalares (leitos vazios geram custos) e (c) papel passivo assumido pela maioria dos consumidores (quando alguém mais paga a conta, os consumidores não se preocupam tanto com os custos) (Feldstein, 2005). Outros fatores que contribuem para o custo elevado da assistência à saúde são: população em processo de envelhecimento, aumento de pessoas com doenças crônicas e proliferação de processos judiciais associados à assistência à saúde e uso associado de serviços desnecessários (por exemplo, verificação diagnóstica complementar). A tecnologia avançada permitiu que mais pessoas sobrevivessem a doenças antes fatais.

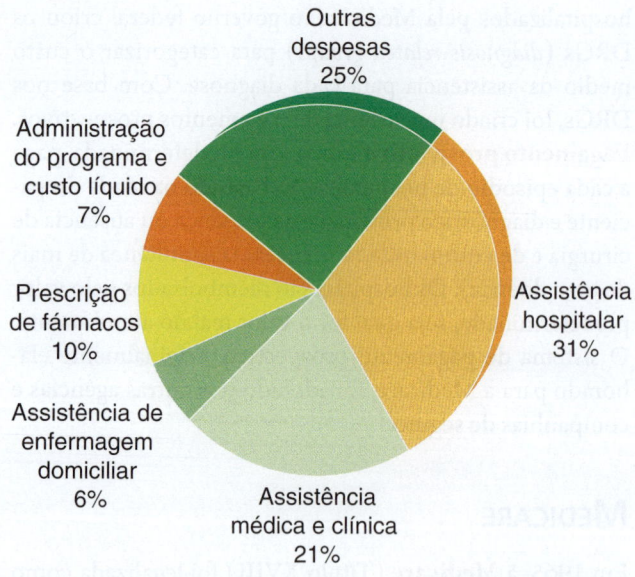

Figura 4.3 ▪ Gastos com assistência à saúde em 2007. (Obs.: "Outras despesas" incluem assistência odontológica, outros serviços profissionais, saúde domiciliar, produtos médicos duráveis, fármacos e miudezas sem prescrição à saúde, saúde pública, outros tipos de assistência à saúde pessoal, pesquisa, estruturas e equipamento.) (Cortesia de Centers for Medicare and Medical Services, Office of the Actuary, National Health Statistics Group, 2009.)

Acesso

A questão dos custos está relacionada à questão do acesso aos serviços de assistência à saúde, o qual representa implicações graves para o funcionamento do sistema. Para muitas pessoas a assistência à saúde é orientada pela crise

> **CONSIDERAÇÕES CULTURAIS**
> **Barreiras aos serviços de assistência à saúde**
>
> Certas crenças e valores culturais podem impedir alguns indivíduos de buscar assistência à saúde. Os impedimentos incluem:
>
> - Crença na cura divina
> - Recusa da assistência em dias santificados
> - Crença de que se alguém levar uma pessoa doente a um centro de assistência à saúde, essa pessoa será responsável pelo doente pelo resto da vida dela após a recuperação
> - Crença de que a enfermidade é resultado dos pecados cometidos em vidas anteriores
> - Crença na oração como ferramenta para livrar o paciente da doença
> - Crença de que a doença é um castigo de Deus

e fragmentada por causa dos custos elevados. Nos Estados Unidos, muitas pessoas não têm acesso à assistência à saúde em razão do seguro inadequado ou inexistente; por isso, a doença entre essa população pode progredir para um estágio agudo antes de haver alguma intervenção. O acesso dessas pessoas ocorre, tipicamente, por meio dos departamentos de emergência na fase aguda da doença. Os serviços de pronto-socorro e a assistência a doenças graves são muito dispendiosos, em comparação com a prevenção e a intervenção precoce. De acordo com Hoffman (2007), mais de 46 milhões de americanos ficaram sem seguro saúde em algum momento de 2005. A existência do seguro saúde poderia ter reduzido de 10% a 15% da mortalidade entre os não segurados (Hoffman, 2007).

A Medicare cobre apenas uma pequena parte dos indivíduos "carentes". A maioria dos indivíduos com seguro saúde inadequado não é nem pobre nem idosa, mas, sim, empregada em companhias que não oferecem assistência à saúde adequada ou, então, americanos de classe média desempregados. Além da pobreza e do desemprego, outros fatores impedem a pessoa de obter um seguro e/ou serviços de assistência à saúde, a saber:

- Falta de provisão para o seguro pelo empregador, por causa dos custos proibitivos
- Altos custos para obtenção de seguro individual
- Certas condições preexistentes
- Barreiras culturais
- Escassez de prestadores de atenção em algumas áreas geográficas (especialmente áreas rurais e regiões urbanas decadentes)
- Acesso limitado a serviços auxiliares (por exemplo, assistência e transporte para crianças)
- Condição de responsável único ou família na qual o casal trabalha e não consegue se afastar de seus afazeres para levar os filhos aos profissionais da saúde

QUALIDADE

De acodo com Lee, Soffel e Luft (1997), 30% a 40% dos procedimentos diagnósticos e clínicos realizados nos Estados Unidos são desnecessários. Esse uso não adequado dos recursos pode estar associado a vários fatores, a saber:

- O ambiente litigioso e a tendência resultante voltada à prática defensiva (por exemplo, solicitar todos os exames possíveis em vez de somente aqueles que o credenciado julgue realmente necessários)
- A crença norte-americana de que mais é melhor
- Falta de acesso à assistência à saúde e sua continuidade, além da consequente má utilização dos serviços de emergência

A qualidade pode ser sacrificada na tentativa de fornecer acesso universal aos serviços de maneira eficaz no que se refere a custos. Os hospitais que reduzem o número de enfermeiros (*downsizing*), por exemplo, põem em risco a qualidade. A segurança e a qualidade são frequentemente comprometidas em razão da substituição inadequada de pessoal qualificado no atendimento direto aos pacientes. Nos hospitais, a qualidade do atendimento diminui com o treinamento transversal dos profissionais, com aumento de pessoal sem licença e redução dos cargos em período integral para enfermeiros.

DESAFIOS DO SISTEMA DE ASSISTÊNCIA À SAÚDE

Os principais desafios do sistema de assistência à saúde nos Estados Unidos, que também exercem impacto sobre o controle de custos, incluem a descrença do público nos profissionais credenciados, a perda de controle de consumidores e de credenciados sobre as decisões de assistência à saúde, a mudança das instalações de atendimento, a utilização reduzida de hospitais, populações vulneráveis e questões éticas.

Descrença nos profissionais credenciados

Ganância e desperdício foram identificados como os principais problemas do sistema de assistência à saúde nos Estados Unidos (Maraldo, 2001). A causa desses problemas é irrelevante para o público. O sucesso da reforma significa começar com as expectativas públicas de eliminar a ganância dos credenciados e o desperdício no sistema de assistência à saúde. Além disso, nos Estados Unidos, a população tornou-se desconfiada em relação aos credenciados. O alto nível de estima no qual a medicina se mantinha deteriorou-se nos últimos anos. Os consumidores, cada vez mais cansados dos altos custos da assistência à saúde, estão questionando práticas e honorários médicos (Zerwekh e Claborn, 2008); entretanto, essa desilusão não acontece em relação aos enfermeiros. Como informado no *American Journal of Nursing (AJN)*, uma pesquisa Gallup de novembro de 1999 informou que quase três-quartos da população entrevistada classificaram a honestidade e a ética dos enfermeiros como "alta" ou "muito alta" (Health Care News, 2000). A enfermagem recebeu classificações mais altas que qualquer outra profissão, incluindo demais profissionais da assistência à saúde. A *Nurse Week* e o Sigma Theta Tau International patrocinaram outra pesquisa, segundo a qual 92% da população confia nas informações fornecidas por enfermeiros registrados.

> **REFLEXÃO CRÍTICA**
>
> **Percepção dos enfermeiros**
>
> Em sua opinião, quais fatores contribuíram para a percepção positiva em relação aos enfermeiros? Percepção negativa? O que você pode fazer para promover uma imagem positiva da enfermagem para o público?

Percepção positiva dos enfermeiros

Os enfermeiros são considerados parte da solução, não do problema. Se os enfermeiros fossem autorizados a usar suas habilidades, o público acredita que eles melhorariam significativamente a qualidade e reduziriam os custos. Uma pesquisa (ANA, 1993) perguntou aos consumidores sobre a receptividade da expansão das responsabilidades dos enfermeiros. Os entrevistados apoiaram a *autoridade de prescrição* (reconhecimento legal da habilidade de prescrever medicamentos) para RNs e endossaram o papel dos enfermeiros na execução de exames físicos e no tratamento de doenças agudas menores. Os enfermeiros devem ampliar seu foco para os cuidados holísticos e gastar o maior tempo possível na prevenção de doenças e nas questões relacionadas ao bem-estar.

PERDA DE CONTROLE

Os consumidores expressam sentimentos causados pelo sistema de prestação de assistência à saúde. Eles sentem que perderam o controle pessoal sobre sua assistência à saúde. Muitos permanecem em seus empregos atuais por causa dos benefícios de assistência à saúde ou desistem de mudar de emprego por medo de não conseguirem uma nova apólice devido a condições preexistentes.

Os credenciados também sentem que perderam o controle sobre a assistência que prestam aos seus clientes. Cada vez mais, as companhias de seguro ou os atendimentos gerenciados decidem qual tipo de assistência pode ou não ser oferecida ao cliente.

MUDANÇA DAS INSTALAÇÕES PARA PRESTAÇÃO DE SERVIÇOS

A maioria dos enfermeiros trabalha em hospitais e continuará a fazê-lo. O aumento de pacientes gravemente enfermos exige que os enfermeiros que atuam em ambiente hospitalar possuam *expertise* técnica, habilidades de pensamento crítico e competência interpessoal. Fora desse ambiente, existe a necessidade crescente de enfermeiros em diferentes áreas. Serviços de assistência à saúde domiciliar, em especial, precisarão se expandir para atender às necessidades crescentes da população de idosos. Mudanças sociais e políticas estão afetando os enfermeiros ao criarem a necessidade de serviços e instalações ampliados. No futuro, serão necessários mais enfermeiros em razão:

- da necessidade de mais serviços de assistência à saúde por causa do aumento da população idosa;
- do aumento das admissões em casas de repouso;
- do crescimento do número de indivíduos sem teto.

As reformas podem deslocar os enfermeiros de seu atual local de trabalho. A demanda para maior acesso a serviços de assistência à saúde criará mais empregos. Mais enfermeiros serão necessários para atendimento primário, cuidados ampliados, assistência domiciliar e saúde pública.

UTILIZAÇÃO REDUZIDA DOS HOSPITAIS

No século XX, o foco dos hospitais era fornecer assistência à saúde àqueles que não tivessem cuidadores na família ou na comunidade. Essas instituições primitivas prestavam assistência à saúde, mas não proporcionavam a cura (Grace, 2001). Em meados da década de 1940, o foco dos hospitais mudou por causa da tecnologia e do Hill-Burton Act, de 1946, que financiou a renovação e a construção de hospitais. Isso resultou no excesso de leitos hospitalares. Para manter os leitos ocupados, todos os pacientes eram internados, por qualquer motivo, fosse em razão de exame físico completo, fosse em razão da verificação diagnóstica específica para cuidados de emergência ou cirurgia; dessa forma, os custos da assistência à saúde aumentaram.

Entre 1945 e 1982 verificou-se o aumento na demanda por leitos hospitalares. Depois de 1982, verificou-se um declínio uniforme nas internações e na duração média de permanência no hospital (Grace, 2001). Em 1995, verificou-se redução de 23,7% nos dias de internação, em comparação com 1985 (Feldstein, 2005). Muitos hospitais de pequeno porte fecharam, pois não conseguiram competir com as grandes instituições.

Os hospitais ainda são o centro do sistema de assistência à saúde dos Estados Unidos. Empregam a maioria dos trabalhadores da área de assistência à saúde. Hoje, os hospitais abrigam menos pacientes por causa da alta precoce e do grande número de procedimentos realizados em ambulatórios. Atualmente, os pacientes internados precisam mais de assistência de enfermagem em razão das suas necessidades complexas e do nível de gravidade das doenças. Os fatores adicionais que contribuíram para reduzir a população hospitalar incluem:

- Maior disponibilidade de instalações e serviços ambulatoriais
- Avanços na tecnologia
- Expectativas/demandas de pagadores

As alterações nas práticas de reembolso resultaram na reestruturação dos hospitais (também definidas como redesenho e reengenharia). Os exemplos incluem fusões com instituições maiores; desenvolvimento de sistemas integrados com ampla faixa de serviços que focam a continuidade da assistência, como pré-admissão, paciente ambulatorial, paciente em emergência, paciente de longo prazo e assistência domiciliar; e a substituição de enfermeiros por trabalhadores com várias habilidades.

Populações vulneráveis

O atendimento das necessidades de assistência à saúde da população menos favorecida é um desafio especial. Os grupos que podem não ter condições de acesso aos serviços de assistência à saúde incluem: crianças, idosos, portadores de Aids, residentes na zona rural, desabrigados e aqueles que vivem em situação de pobreza. O aumento da pobreza prejudica os hospitais, pois a Medicaid não pode mais atender às necessidades dos carentes.

O atual sistema norte-americano de assistência à saúde negligencia as necessidades das crianças, que têm mais probabilidade que os adultos de não terem seguro-saúde ou terem seguro insuficiente. As crianças cobertas pelo seguro-saúde têm maior nível de bem-estar.

Muitos pais imunizam seus filhos somente quando as crianças estão prestes a entrar na escola, pois a imunização é uma exigência para ingressar no sistema público de ensino. A assistência à saúde preventiva com ênfase na imunização precoce deverá ser encorajada e se tornar disponível para as crianças de todas as idades.

Nas áreas rurais, há menos credenciados e instalações para assistência à saúde que nas áreas urbanas. No primeiro caso, muitas pessoas não possuem seguro-saúde porque trabalham como autônomos ou em empresas de pequeno porte.

Os Centers for Disease Control and Prevention (CDC) estimaram que em 2006, nos Estados Unidos, 1.106.400 pessoas eram portadoras de uma infecção por HIV (CDC, 2008). Estima-se que, em 2006, pelo menos 56.300 pessoas foram infectadas com HIV (CDC, 2008). Essa infecção está se disseminando muito rapidamente entre mulheres, crianças e usuários de drogas injetáveis e seus parceiros sexuais. É necessário financiamento com-

ASSISTÊNCIA MÉDICA COMUNITÁRIA/DOMICILIAR

Custo da assistência à saúde domiciliar

- Desde o advento da Medicare e da Medicaid, a assistência à saúde domiciliar vem aumentando rapidamente. Uma vez que é menos dispendioso oferecer assistência domiciliar, os pacientes são encaminhados para suas casas para se recuperarem.
- As despesas com assistência à saúde domiciliar estão aumentando significativamente.

CONSIDERAÇÕES CULTURAIS

Assistência à saúde para crianças

- Cerca de um terço das 71.731.000 crianças com menos de 18 anos que vivem na pobreza tem menos de seis anos de idade (U.S. Census Bureau, 2002).
- Nos Estados Unidos, há nove milhões de crianças não seguradas (Agency for Healthcare Research and Quality [AHRQ], 2008).
- Cerca de 2,3 milhões de crianças cujos pais têm seguro-saúde não são seguradas (AHRQ, 2008).
- Seis de cada dez pais cujos filhos podem se qualificar para a Medicaid ou para o State Children's Health Insurance Program (Schip) não acreditam que esses programas se apliquem a eles (RWJF, 2001).
- A crença de que os filhos não se qualificam é mais alta nos lares em que ambos os pais trabalham ou quando a renda anual é de US$ 25 mil ou mais (Robert Wood Johnson Foundation, 2001).
- Em 1996, 90% ou mais das crianças começando a andar tinham recebido as doses mais importantes de vacinas por volta dos dois anos de idade (CDC, 2002b).
- Cerca de 9% das crianças menos pobres recebem a série completa de imunizações (National Academies, 2002).
- Diariamente, 11 mil bebês nascem e precisam ser imunizados (National Academies, 2002).
- Os recursos federais que suportam a rede de imunizações estão encolhendo (CDC, 2002b).

plementar e as instalações para assistência ambulatorial (como assistência domiciliar, asilos e clínicas) precisam ser ampliadas para prestar assistência aos acometidos pela doença.

Os desabrigados e aqueles que vivem na pobreza se mudam frequentemente e não têm endereço fixo. É possível que essa população não saiba quais serviços estão disponíveis para ela nem como acessar o sistema, exceto por meio dos hospitais das zonas urbanas decadentes. Essa situação cria um ônus financeiro significativo para essas instituições. Os estrangeiros ilegais, por medo de serem presos ou deportados, podem utilizar identidade falsa para dar entrada em setores de emergência em situação de angústia aguda, receber tratamento e depois desaparecer.

QUESTÕES ÉTICAS

A questão ética de contenção de custos *versus* a assistência à saúde compassiva representa um problema que os Estados Unidos estão se esforçando para resolver. De acordo com Hicks e Boles (1997), nenhum país pode prestar a todos os cidadãos todos os serviços de assistência à saúde de que eles precisam ou desejam. Nos Estados Unidos, o sistema de assistência à saúde tem necessidades maiores que os recursos disponíveis. Escolhas difíceis precisam ser feitas para determinar quais necessidades devem ser atendidas e quais permanecerão sem atendimento.

A mentalidade nacional, refletida na expectativa de que tudo deve ser feito para salvar uma pessoa em fase terminal, criou um dreno enorme nos recursos para assistência à saúde. Devem surgir muitos debates sobre a ética das decisões tomadas em relação à alocação de recursos escassos. Os enfermeiros precisam defender a distribuição justa e ética desses recursos.

A RESPOSTA DA ENFERMAGEM AOS DESAFIOS DA ASSISTÊNCIA À SAÚDE

Os Estados Unidos continuarão a buscar meios de reformar a assistência à saúde. Haverá implicações crescentes para a enfermagem. Alguns profissionais da área se sentem ameaçados, mas outros estão entusiasmados em relação às mudanças no sistema para algo melhor. A enfermagem respondeu a esses desafios propondo um plano para a reforma.

AGENDA DA ENFERMAGEM PARA A REFORMA DA ASSISTÊNCIA À SAÚDE

Em 1991, em resposta ao alto custo, acesso limitado e deterioração da qualidade que afetavam o sistema de assistência à saúde nos Estados Unidos, a comunidade de enfermagem elaborou uma agenda de política pública que foi endossada por mais de 70 organizações. A *Nursing's Agenda for Health Care Reform* (ANA, 1991) oferece uma estrutura para políticas de atendimento e estabelece um programa legislativo para a introdução e execução dessas mudanças. Um dos aspectos principais da proposta é a prestação da assistência à saúde em ambientes familiares, de fácil acesso e amigáveis aos pacientes. Outro aspecto essencial é a capacitação dos pacientes para o autocuidado. O sistema de assistência à saúde continua dispendioso e fragmentado em razão da distribuição desigual dos serviços (ANA, 2009). A *Health Care Agenda 2005* representa o compromisso da ANA com o princípio de que todos os americanos têm direito a serviços de assistência à saúde de qualidade, acessíveis e dentro do orçamento dos usuários. A atual *Health System Reform Agenda* (ANA, 2009) continua a representar o papel da ANA como líder na defesa da reforma no debate nacional sobre assistência à saúde. Para mais informações sobre a agenda e a reforma, visite o endereço http://nursingworld.org/default.aspx.

PADRONIZAÇÃO DA ATENÇÃO À SAÚDE

A mudança voltada para a padronização da atenção é outra abordagem dos desafios do sistema de assistência à saúde. A Agency for Health Care Policy and Research (AHCPR) foi criada em dezembro de 1990 com a função específica de chegar a um consenso na comunidade clínica/de assistência à saúde sobre o diagnóstico e tratamento de certas doenças. Essa agência visa identificar padrões de diagnóstico e tratamento de doenças dispendiosas e de alto volume para as quais a comunidade de assistência à saúde possa ser mantida. Atualmente, 18 das diretrizes publicadas pela AHCPR estão disponíveis ao público e deverão fazer parte integral da prática de enfermagem.

CONSIDERAÇÕES sobre tempo de vida
Idosos em áreas rurais

As barreiras encontradas pelos idosos que vivem em áreas rurais incluem:

- As taxas de reembolso mais baixas da Medicare para os hospitais rurais em comparação aos urbanos contribuíram para o fechamento de algumas instituições rurais
- Menor quantidade de profissionais credenciados
- Distâncias maiores a serem percorridas para ter acesso ao atendimento

PRÁTICA AVANÇADA

A enfermagem especializada desenvolveu-se à medida que a prática foi se tornando mais complexa e avançada. Os enfermeiros, os especialistas em enfermagem clínica, as enfermeiras obstétricas e outros enfermeiros especialistas (APRNs) têm prestado serviços de assistência à saúde à população desde a década de 1960. Boa parte dessa população teria acesso inadequado, ou nenhum acesso, a esses serviços (Boyd, Lowes, Guglielmo e Slomski, 2000). O enfermeiro especialista possui habilidades avançadas e conhecimento profundo em áreas específicas de atuação. Embora haja diferenças entre os vários papéis de atuação avançada, todos os enfermeiros especialistas trabalham com os pacientes para promover a saúde e prevenir a doença.

Os enfermeiros especialistas estão se voltando para a atuação independente. Esses profissionais prescrevem exames diagnósticos menos dispendiosos, têm consultas em número comparável ao dos médicos e cobram menos pelos serviços, por causa do seguro mais barato de comprometimento profissional (Boyd et al., 2000). O único e maior obstáculo à atuação de um enfermeiro especialista é o fato de a maioria da população desconhecer o que esse profissional pode oferecer.

Atualmente, nos Estados Unidos, todos os estados concedem a esse profissional algum tipo de autorização para prescrição (Pearson, 2000). Em dez estados, essa autorização é completa e irrestrita e inclui todos os tipos de fármacos (Pearson, 2000). De acordo com a American Academy of Nurse Practitioners (2007), havia, em 2007, cerca de 120 mil NPs e a estimativa é de seis mil novos graduados por ano em 325 faculdades e universidades do país.

Programas públicos versus programas privados

A competição entre o setor público e o privado incentivou a qualidade e o progresso. Cada setor oferece tanto benefícios quanto obstáculos para os que recebem assistência à saúde.

O dinheiro público é necessário para ajudar os pobres e aqueles não cobertos por benefícios de assistência à saúde no trabalho. Para evitar que o sistema de assistência à saúde se torne um processo duplamente amarrado com base em recursos pessoais, tanto os pobres e os ricos quanto os privilegiados e não privilegiados deverão ser inscritos nos mesmos programas. Padrões nacionais mínimos serão definidos, mas o planejamento e a execução local deverão ser incentivados.

A filosofia americana de direitos dos estados é um obstáculo à elaboração de padrões nacionais. É necessária alguma coerência nos custos dos serviços de costa a costa, com a permissão de alguns ajustes locais.

> **REFLEXÃO CRÍTICA**
>
> **Sistema de assistência à saúde**
>
> Apesar das vantagens da tecnologia, da pesquisa biomédica, dos equipamentos e instalações de última geração, muitos consideram que o sistema de assistência à saúde nos Estados Unidos está em crise. De acordo com sua perspectiva, o estado atual do sistema de assistência à saúde é forte ou fraco? Explique seu ponto de vista.

> **CONSIDERAÇÕES sobre tempo de vida**
>
> **Atendimento às necessidades dos pacientes idosos desabrigados**
>
> A Health Resources and Services Administration (2003) relacionou as recomendações dos credenciados que prestam serviços a idosos desabrigados para ajudar no atendimento às necessidades de assistência à saúde dessa população.
> - Fornecer aos idosos desabrigados um centro abrangente e multidisciplinar de atendimento em um só local
> - Reunir as habilidades de credenciados diferentes para oferecer apreciação e avaliação abrangentes
> - Desenvolver recursos de assistência à saúde para pessoas desabrigadas entre 55 e 64 anos que não sejam elegíveis a benefícios como os da Medicare
> - Fornecer serviços não acessíveis a idosos que vivem sozinhos, estão desabrigados ou em um abrigo e correm risco de sofrerem depressão ou outros problemas de saúde

Saúde pública

Na década passada, a questão da saúde pública se deteriorou visivelmente. Os serviços de assistência à saúde pública englobam imunizações, preocupações ambientais (condições que possam afetar a saúde), cuidados pré-natais e análise dos padrões de prevalência da doença em uma comunidade. Os problemas atuais da saúde pública incluem:

- Predominância da população com excesso de peso
- Surgimento de cepas da tuberculose e de outras infecções resistentes aos medicamentos.
- Presença de condições tóxicas no ambiente

Saúde da comunidade

A prevenção e o atendimento primário são o foco do atendimento baseado na comunidade. A enfermagem tem um legado rico de ajuda comunitária, como demonstrado pelo trabalho de pioneiras como Mary Breckenridge e Lillian Wald.

Questões e tendências

À medida que as várias tendências se manifestam, a prestação de serviços de assistência à saúde continuará a mudar. O desafio é melhorar a assistência à saúde nas várias nações preservando a integridade dos serviços de enfermagem. A enfermagem precisa estar envolvida desde o início de qualquer mudança. Os fatores que continuarão a moldar a reforma do sistema de assistência à saúde incluem:

- Envelhecimento da população nos Estados Unidos;
- Diversidade cada vez maior da população;
- Mais famílias com mãe ou pai solteiros e crianças vivendo na pobreza;
- Crescimento do atendimento ambulatorial e maior demanda por credenciados de atenção primária;
- Avanços tecnológicos resultantes em mais serviços nos ambientes de ambulatório (incluindo a casa);
- Mais estados usando atendimento gerenciado para fornecer atendimento aos carentes;
- Incentivos para aqueles que participam de atividades preventivas;
- Recursos federais para a educação dos profissionais credenciados que solicitam serviços para populações e áreas carentes;
- Atendimento gerenciado dominando a prestação de serviços;
- Foco na melhoria da qualidade.

ESTUDO DE CASO

Um paciente de 45 anos é diagnosticado com câncer de pulmão. No mês anterior, perdeu o emprego e o seguro-saúde. Ele compartilha com você as preocupações sobre a falta de renda e de seguro e sobre a cobertura de assistência à saúde para a esposa e os filhos.

1. Quais são as opções de assistência à saúde disponíveis para esse paciente? E para a família dele?
2. A quais serviços de assistência à saúde ele seria elegível? E a família?
3. Como enfermeiro, que papéis você desempenha na prestação de assistência a esse paciente?
4. Qual é o nível de atendimento de que esse paciente necessita?

RESUMO

- Os serviços de assistência à saúde são classificados em três níveis: primário, secundário e terciário.
- Tais serviços são financiados e fornecidos pelos setores público (oficial, voluntário e organizações sem fins lucrativos), público-privado e privado.
- A equipe de prestação de assistência à saúde é composta por: enfermeiros, auxiliares e técnicos de enfermagem, médicos, assistentes de médicos, farmacêuticos, dentistas, dietistas, assistentes sociais, terapeutas e capelães.
- As organizações de atendimento gerenciado buscam controlar os custos da assistência à saúde monitorando a prestação de serviços e restringindo o acesso a procedimentos e credenciados dispendiosos.
- Os principais planos de seguro-saúde do governo federal são: Medicare, que fornece assistência à saúde para idosos e pessoas com deficiência; Medicaid, administrado em conjunto com os estados para fornecer assistência à saúde aos pobres; e o Chip, que fornece assistência à saúde às crianças não seguradas.
- Para alcançar a igualdade entre todos os cidadãos americanos, a reforma da assistência à saúde deve tratar das três questões críticas: custo, acesso e qualidade dos serviços prestados.
- Os desafios que o sistema de assistência à saúde nos Estados Unidos precisa superar incluem a descrença do público em relação aos credenciados, a perda de controle de pacientes e de credenciados sobre as decisões de assistência à saúde, utilização reduzida dos hospitais, a mudança das instalações de atendimento, as questões éticas e as necessidades de assistência à saúde das populações vulneráveis.
- A Agency of Health Care Policy and Research visa identificar padrões terapêuticos padronizados nos quais a comunidade de assistência à saúde possa ser mantida.
- Um objetivo primário da profissão de enfermeiro é fornecer serviços de assistência à saúde enfatizando a prevenção e a assistência à saúde primária, o que ajudará a reduzir custos e aumentar a qualidade dos serviços prestados.

QUESTÕES DE REVISÃO

1. Nos Estados Unidos, o estudante de enfermagem recebe orientação sobre os três níveis de serviços de assistência à saúde. Qual das declarações a seguir, feitas por um estudante de enfermagem, indica a necessidade de mais ensinamentos?
    1. "Um sistema de assistência à saúde é um meio de fornecer serviços que atendam às necessidades de saúde das pessoas."
    2. "Exemplo de atenção primária: a mãe que leva seu bebê de seis meses de idade ao departamento de saúde para imunizá-lo."
    3. "Exemplo de atenção secundária: um paciente recupera o movimento parcial de um braço após sofrer um derrame."
    4. "O paciente que utiliza serviços de reabilitação participa da atenção terciária."

2. Qual das opções a seguir não é considerada um grande desafio do sistema de assistência à saúde nos Estados Unidos?
    1. Mudança das instalações de prestação de serviços.
    2. Questões éticas.
    3. Populações vulneráveis.
    4. Equipes de assistência à saúde.

3. Uma vez que várias tendências e questões aparecem em assistência à saúde, quais dos fatores a seguir moldarão a reforma do sistema de prestação dessa assistência? (Selecione todas as opções aplicáveis.)
    1. Envelhecimento da população dos Estados Unidos.
    2. Mais famílias com mães ou pais solteiros.
    3. Menos crianças vivendo na pobreza.

4. Diversidade cada vez menor da população.
5. Foco na melhoria da qualidade.
6. Menos estados utilizando atendimento gerenciado.

4. Quando um enfermeiro acompanha o progresso de um paciente por meio do sistema de assistência à saúde, esse papel é conhecido como:
   1. cuidador.
   2. especialista.
   3. gestor do caso.
   4. membro da equipe.

5. Um paciente de 64 anos pergunta ao enfermeiro: "Qual é a diferença entre Medicare e Medicaid?". A resposta mais adequada será:
   1. "A Medicare visava, originalmente, proteger a população com mais de 65 anos dos custos excessivos da assistência à saúde; a Medicaid paga pela assistência à saúde a famílias de baixa renda com filhos dependentes, aos idosos pobres e aos deficientes."
   2. "A Medicare cobre o custo de famílias de baixa renda com filhos dependentes; a Medicaid paga para a população com mais de 65 anos."
   3. "A Medicare é o programa principal de financiamento de assistência à saúde para deficientes e para famílias de baixa renda; a Medicaid foi modificada para cobrir permanentemente a população com deficiência e aqueles com doença renal em estágio terminal."
   4. "A Medicare atende pessoas com mais de 65 anos; a Medicaid é para os ricos que podem arcar com isso."

6. Atualmente, a principal agência que supervisiona a prestação de assistência à saúde é:
   1. U.S. Public Health Service.
   2. Medicare.
   3. American Medical Association.
   4. National Institutes of Health.

7. Quais das opções a seguir são fatores que prejudicam a habilidade de uma pessoa para obter serviços de seguro e/ou de assistência à saúde? (Selecione todas as opções aplicáveis.)
   1. Certas condições preexistentes.
   2. Barreiras culturais.
   3. Altos custos para obtenção de seguro-saúde individual.
   4. Múltiplos procedimentos cirúrgicos.
   5. *Status* de classe média-alta.
   6. Escassez de credenciados para fornecimento de assistência à saúde.

8. Como a população de idosos desabrigados vem aumentando significativamente, os Estados Unidos estão enfrentando o desafio de cuidar desse grupo de indivíduos. A melhor intervenção para essa assistência é:
   1. fornecer aos idosos desabrigados um centro abrangente e multidisciplinar de atendimento em um só local.
   2. desenvolver recursos para assistência à saúde aos idosos desabrigados que não sejam elegíveis a benefícios como os da Medicare.
   3. identificar padrões terapêuticos nos quais a comunidade de assistência à saúde possa ser mantida.
   4. restringir o acesso a procedimentos e credenciados muito dispendiosos.

9. Uma mãe solteira que trabalha e tem três filhos pequenos ganha muito pouco para pagar um seguro-saúde privado, mas ganha muito para ser elegível à Medicaid. O enfermeiro sabe qual das opções a seguir é a melhor para os filhos da paciente?
   1. Inscrever a família na Medicare.
   2. Entrar em contato com o programa estadual Children's Health Insurance Program (Chip).
   3. Contatar o departamento de saúde da localidade.
   4. Registrar-se no programa estadual para famílias de baixa renda.

10. Um paciente recentemente diagnosticado com diabetes está voltando para casa hoje, no final do dia. Nesse momento, o enfermeiro deve atuar como:
    1. professor.
    2. defensor.
    3. cuidador.
    4. membro da equipe.

REFERÊNCIAS/LEITURAS SUGERIDAS

Abrams, W. B.; Beers, M. H.; Berkow, R. (Eds.). (2000). *The Merck manual of geriatrics* (3. ed.). Whitehouse Station, NJ: Merck Research Laboratories.

Agency for Healthcare Research and Quality. (2008). More than 2 million children with uninsured parents are uninsured; most are low to middle income. Obtido em 11 de novembro de 2008 do *site* http://www.ahrq.gov/news/press/pr2008/childuninspr.htm

American Academy of Nurse Practitioners. (2007). Why choose a nurse practitioner as your healthcare provider? Obtido em 15 de novembro de 2008 do site http://www.npfinder.com/faq.pdf

American Nurses Association. (1991). *Nursing's agenda for health care reform.* Kansas City, MO: Author.

American Nurses Association. (Set. 1993). *Consumers willing to see a nurse for routine "doctoring" according to Gallup pool* [news release]. Washington, DC: Author.

American Nurses Association. (1995). Managed care: Challenges and opportunities for nursing. *Nursing facts* (Item PR-27). Washington, DC: Author.

American Nurses Association. (2009). Health system reform agenda. Obtido em 27 de setembro de 2009 do site http://nursingworld. org/MainMenuCategories/HealthcareandPolicyIssues/HealthSystemReform/Agenda.aspx

Boyd, L.; Lowes, R.; Guglielmo, W.; Slomski, A. (2000). Advanced practice nursing today. *RN*, 63(9), 57-62.

Centers for Disease Control and Prevention. (2002). IOM Report – Calling the shots: Immunization finance policies and practice. Disponível em: www.cdc.gov/nip/registry/ss/irc-2001p24.pps

Centers for Disease Control and Prevention. (2006). HIV/Aids surveillance report: Cases of HIV infection and Aids in the United States and dependent areas. Obtido em 5 de novembro de 2008 do site http://www.cdc.gov/hiv/topics/surveillance/resources/factsheets/prevalence.htm

Centers for Education and Research on Therapeutics. (2003). Annual report. Disponível em: http://certs/hhs/gov/aboutcerts/annualreports/year2/y2certs.pdf.

Centers for Medicare and Medicaid Services (2000). The state of the Children's Health Insurance Program. Disponível em: www.cms.hhs.gov/schip/wh0700.pdf

Centers for Medicare and Medicaid Services. (2002a). Program information, ed. jun. 2002. Disponível em: www.cms.hhs.gov/chart/series/sec1.pdf

Centers for Medicare and Medicaid Services. (2002b). Program information, ed. jun. 2002. Disponível em: www.cms.hhs.gov/chart/series/sec2.pdf

Centers for Medicare and Medicaid Services. (2007). Medicaid spending projected to rise much faster than the economy: Cumulative spending on Medicaid benefits projected to reach $ 4,9 trillion over 10 years. Obtido em 11 de novembro de 2008 do site http://www.cms.hhs.gov/apps/media/press/release.asp?Counter=3311&intNumPer Page=10&checkDate=&checkKey=&srchType=1&numDays=350

Dochterman, J.; Grace, H. K. (Eds.). (2001). Current issues in nursing (6. ed.). St. Louis, MO: Mosby.

Feldstein, P. J. (2005). *Health care economics* (6. ed.). Clifton Park, NY: Delmar Cengage Learning.

First Mark. (2008). Preferred provider organizations list. Disponível em: http://www.firstmark.com/fmkcat/ppo.htm

Grace, H. K. (2001). Can medical costs be contained? In: J. Dochterman; H. K. Grace (Eds.). *Current issues in nursing* (6. ed.). St. Louis, MO: Mosby.

Grace, H. K.; Brock, R. M. (2001). Solving the health care dilemma: What will work? In: J. Dochterman; H. K. Grace (Eds.). *Current issues in nursing* (5. ed.). St. Louis, MO: Mosby.

Haugh, R. (1999). The new consumer. *Hospital Health Network*, 73(12), 30-34, 36.

Health Care Financing Administration. (1998). Medicare and Medicaid expenses, 1997. Disponível em: http://www.hcfa.gov/pubforms/finance/97/ch2n 1216.htm

Health Care Financing Administration. (2002). The nation's healthcare dollar: 2000. Disponível em: http://www.hcfa.gov/stats/nhe-oact/tables/chart.htm

Health Care News. (2000). Maryland group shows universal coverage can work. *American Journal of Nursing*, 100(8), 20.

Health Resources and Services Administration. (2003). Homeless and elderly: Understanding the special health care needs of elderly persons who are homeless. Obtido em 15 de novembro de 2008 do site http://bphc.hrsa.gov/policy/pal0303.htm

Henry J. Kaiser Family Foundation. (2006). Examining sources of coverage among Medicare beneficiaries: Supplemental insurance, Medicare advantage, and prescription drug coverage. Obtido em 11 de novembro de 2008 do site http://www.kff.org/medicare/upload/7801.pdf

Hicks, L. L.; Boles, K. E. (1997). Why health economics? In: C. Harrington; C. L. Estes (Eds.). *Health policy and nursing: Crisis and reform in the U.S. health care delivery system* (2. ed.). Boston: Jones & Bartlett.

Hoffman, C. B. (2007). Simple truths about America's uninsured. *American Journal of Nursing*, 107(1), 40-47.

Lee, P. R.; Soffel, D.; Luft, H. (1997). Costs and coverage: Pressures towards health care reform. In: P. Lee; C. Estes; N. Ramsay (Eds.). *The nation's health* (5. ed.). Boston: Jones & Bartlett.

Maraldo, P. J. (2001). Nursing's agenda for health care reform. In: J. Dochterman; H. K. Grace (Eds.). *Current issues in nursing* (6. ed.). St. Louis, MO: Mosby.

National Academies. (2002). Strengthening America's vaccine safety net. Disponível em: http://www.national-academies.org/includes/shots.htm

National Information Center on Health Services Research and Health Care Technology. (2008). The nation's health dollar: 2000. Obtido em 11 de novembro de 2008 do site http://www.nlm.nih.gov/nichsr/edu/healthecon/02_he_07.html

News. (2000). High public esteem for nurses. *American Journal of Nursing*, 100(1), 26.

Pearson, L. J. (2000). Annual legislative update: How each state stands on legislative issues affecting advanced nursing practice. *Nurse Practitioner*, 25(1), 16.

Peck, S. P. (2001). Community nursing centers: Implications for health care reform. In: J. Dochterman; H. K. Grace (Eds.). *Current issues in nursing* (6. ed.). St. Louis, MO: Mosby.

Robert Wood Johnson Foundation. (2001). About covering kids. Disponível em: http://www.coveringkids.org/about

Stafford, M.; Appleyard, J. (2001). Clinical nurse and nurse practitioners. In: J. Dochterman; H. K. Grace (Eds.). *Current issues in nursing* (6. ed.). St. Louis, MO: Mosby.

U.S. Census Bureau. (2002). Poverty 2000. Disponível em: http://www.census.gov/hhes/poverty/poverty00/tables00.html

U.S. Social Security Administration. (2007). Annual statistical supplement. Obtido em 12 de novembro de 2008 do site http://www.ssa.gov/policy/docs/statcomps/supplement/2007/medicare.pdf

Vrabec, N. J. (1995). Implications of U.S. health care reform for the rural elderly. *Nursing Outlook, 43*(6), 260-265.

Zerwekh, J.; Claborn, J. C. (2008). *Nursing today: Transitions and trends* (5. ed.). Philadelphia: W. B. Saunders.

Zerwic, J. J.; Simmons, B.; Zerwic, M. J. (2007). Helping hands health center: Chicago-area volunteers respond to the uninsured. *American Journal of Nursing, 107*(1), 48-50.

RECURSOS DA WEB

Associação Brasileira de Enfermagem (ABEn): http://www.abennacional.org.br

Associação Nacional de Enfermagem do Trabalho: http://www.anent.org.br/

Ministério da Saúde: http://portal.saude.gov.br/saude/

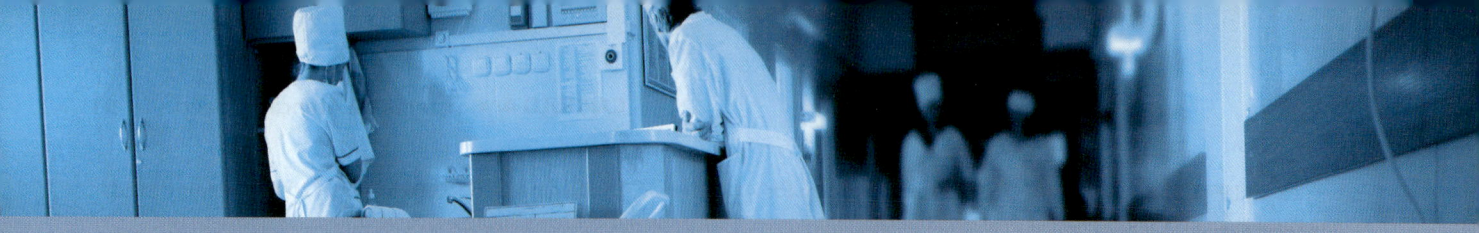

CAPÍTULO 5
Esferas de Atenção

PALAVRAS-CHAVE

atenção subaguda
atendimento de repouso
centros de atendimento diário para adultos
certificação
credenciamento
cuidados paliativos
instituição de cuidados de longo prazo
licenciamento
moradia terapêutica
reabilitação

ESTABELECENDO RELAÇÕES

Consulte os capítulos seguintes para ampliar seu conhecimento acerca das esferas de atenção:

Enfermagem Básica

- Considerações Culturais
- Cuidados no Fim da Vida
- Avaliação
- Controle da Dor

OBJETIVOS

Ao final deste capítulo, você estará apto a:

- Definir palavras-chave.
- Listar três motivos do crescimento do serviço de atenção não agudo.
- Diferenciar licenciamento, certificação e credenciamento.
- Descrever o papel do enfermeiro e do técnico de enfermagem como membros da equipe interdisciplinar, em vários ambientes de atenção.
- Discutir os tipos de clientes que se beneficiariam com a participação em um programa de reabilitação.
- Identificar as responsabilidades do enfermeiro e do técnico de enfermagem no que diz respeito a tratamento agudo, reabilitação, atenção de longo prazo e domiciliar e cuidados paliativos.
- Citar os vários tipos de serviços de atenção de longo prazo.

INTRODUÇÃO

As esferas tradicionais de atendimento eram consultórios médicos e hospitais. Atualmente, estão disponíveis diversas esferas de atendimento não agudo, incluindo atendimento de longo prazo, ambulatórios, atendimento domiciliar e centros especializados em cuidados paliativos – e a reabilitação é fornecida em todas essas opções. A maioria das instituições é licenciada e certificada, e algumas são credenciadas.

LICENCIAMENTO, CERTIFICAÇÃO E CREDENCIAMENTO

Vários métodos garantem que a agência, instituição ou serviço cumpra os padrões mínimos de atendimento. Três desses métodos são licenciamento, certificação e credenciamento.

LICENCIAMENTO

Licenciamento é um sistema obrigatório que concede licenças de acordo com padrões específicos e que é regulamentado em cada estado. Todas as instituições de saúde devem ser licenciadas. Determinada agência (com frequência, o departamento de saúde pública) é responsável por licenciar as instituições de atendimento de saúde nos estados. Anualmente, uma equipe de fiscais visita as instituições para determinar se estão cumprindo as regras e os regulamentos estaduais. Qualquer área de não conformidade resulta em sanções rigorosas e penalidades financeiras para a instituição, que tem um período limitado para corrigir suas deficiências. A instituição pode perder a licença de funcionamento se a vida ou o bem-estar dos residentes estiverem sendo ameaçados.

CERTIFICAÇÃO

Certificação é um processo voluntário que estabelece e avalia a conformidade com as regras e os regulamentos, mas é exigido para qualquer prestador que deseje ter reembolso do governo, da Medicare e da Medicaid. Uma vez que os recursos governamentais são regulamentados pelo governo federal, as regras de certificação também são geradas por ele.

Nos Estados Unidos, as agências estaduais executam essa função por meio de contrato com os centros para os serviços da Medicare e da Medicaid. Em alguns estados norte-americanos, a fiscalização do atendimento de longo prazo para obtenção de licença e certificação é realizada simultaneamente. Em geral, os estados adotam os regulamentos federais, mas, em alguns casos, os estatutos estaduais excedem os federais. As instituições que não cumprem os regulamentos não recebem certificação, o que resulta na inexistência de reembolso da Medicare ou da Medicaid.

CREDENCIAMENTO

Credenciamento é uma confirmação adicional da qualidade e, geralmente, indica que o atendimento e os serviços prestados estão acima de padrões mínimos. O credenciamento é um processo voluntário (não exigido por lei). Os padrões são emitidos por organizações credenciadas, ao passo que as regras e os regulamentos são gerados pelas agências de licenciamento e certificação estadual/federal.

HOSPITAL DE PRONTO ATENDIMENTO

Os hospitais de grande porte para pronto atendimento agudo oferecem o maior número de serviços. Outros ambientes de atendimento podem oferecer alguns deles, mas não todos. Os departamentos existentes nos hospitais de pronto atendimento incluem unidades de enfermagem e de atendimento especializado, setores de diagnóstico e de terapia, além de serviços de suporte.

UNIDADES DE ENFERMAGEM

As unidades de enfermagem são constituídas de salas, nas quais ocorre a maior parte do atendimento. Com frequência, as unidades atendem a um tipo específico de cliente, por exemplo, cardíaco, ortopédico, diabético, cirúrgico, pediátrico ou obstétrico. O enfermeiro responsável pela unidade pode ser denominado de diferentes maneiras, como coordenador da unidade, gerente de enfermagem ou enfermeiro-chefe. Os enfermeiros, os técnicos de enfermagem e os auxiliares de enfermagem prestam o atendimento de enfermagem.

UNIDADES DE ATENDIMENTO ESPECIALIZADO

As unidades especializadas atendem as necessidades específicas dos clientes. O técnico de enfermagem pode trabalhar nesses locais, dependendo da experiência, do tamanho e da localização do hospital, bem como do número de enfermeiros disponíveis. São consideradas unidades especializadas:

- Pronto-socorro (PS): Atende clientes que sofrem todos os tipos de acidentes e casos de emergência médica, como ataque cardíaco ou acidente vascular cerebral.
- Unidade de terapia intensiva (UTI): Atende clientes com doenças críticas, até que se tornem estáveis e possam ser controlados com intervenções rotineiras na unidade de enfermagem regular.
- Unidade de terapia coronariana (UTC): Atende clientes que sofreram ataque cardíaco ou passaram por cirurgia cardíaca, como *bypass* da artéria coronária ou substituição de válvula.
- Unidade de saúde mental: Atende clientes que têm dificuldades de relacionamento, de lidar com as demandas cotidianas ou que estão em crise.

- Unidade psiquiátrica: Atende clientes diagnosticados como portadores de doenças mentais.
- Unidade de reabilitação: Atende clientes que precisam reaprender o mais alto nível de cuidados pessoais após lesão, acidente ou doença.
- Unidade de diálise: Atende clientes que precisam de diálise em razão de insuficiência renal.
- Unidade de cuidados paliativos: Atende clientes que estão morrendo e oferece apoio aos familiares; pode ser uma unidade dentro do hospital ou independente.
- Unidade ambulatorial: Atende clientes quando a admissão no hospital é desnecessária.
- Unidade de internação domiciliar: Atende clientes em suas residências, quando há a necessidade de supervisão profissional e/ou atendimento mínimo; pode ser agregada ao hospital para fornecer a continuidade do atendimento.
- Unidade de educação: Oferece aos clientes orientações, individual ou em grupo, sobre doenças específicas e outras questões relacionadas à saúde.

UNIDADES CIRÚRGICAS

A equipe do centro cirúrgico (CC) e da unidade de recuperação (UR) presta atendimento ao cliente antes, durante e depois da cirurgia. Além do centro cirúrgico principal, muitos hospitais possuem uma unidade de pequena cirurgia em ambulatório. O cliente chega algumas horas antes da cirurgia marcada e sai depois de recuperado da anestesia. A duração total da permanência é inferior a 24 horas.

SETOR DE DIAGNÓSTICOS

O setor de diagnósticos oferece testes especializados que auxiliam o médico a fazer um diagnóstico.

Laboratório clínico

A equipe do laboratório clínico examina amostras de tecidos, fezes e fluidos corporais, como sangue, muco, urina e líquidos amniótico e cefalorraquidiano. Os testes avaliam os valores dos componentes normais e qualquer componente anormal.

Radiologia (medicina nuclear)

Os estudos de raios X são realizados no departamento de radiologia, junto com varreduras de tomografia por emissão de pósitrons (PET), tomografia computadorizada (TC), mamografia, ultrassom, arteriograma, venograma, ecocardiograma e imagem por ressonância magnética (IRM).

Outros serviços diagnósticos

Outros serviços diagnósticos podem incluir:

- Unidade de estudos do sono: Observação, teste e monitoração dos clientes durante o sono, para identificar problemas relacionados
- Eletroencefalografia (EEG): Registro de ondas cerebrais e determinação da atividade elétrica no cérebro.
- Eletrocardiograma (ECG): Registro da atividade elétrica no coração.
- Eletromiograma (EMG): Registro da atividade elétrica nos músculos e realização de raios X.

DEPARTAMENTOS DE TERAPIA

A função dos vários departamentos de terapia é oferecer aos clientes tratamentos especializados e/ou serviços de reabilitação, a fim de melhorar o nível funcional em uma área específica. Muitos hospitais possuem departamentos de terapia respiratória e fisioterapia. Alguns hospitais-escola maiores também têm departamentos de terapia ocupacional e fonoaudiologia.

SERVIÇOS DE APOIO

Os serviços de apoio satisfazem várias necessidades relacionadas ao atendimento aos clientes. Os farmacêuticos combinam e distribuem medicamentos para as várias unidades de atendimento. Em seguida, os enfermeiros administram os medicamentos aos clientes. Os nutricionistas supervisionam a preparação dos alimentos. Eles escolhem os alimentos e calculam as quantidades para dietas especiais, além de instruírem o cliente sobre a dieta. Os assistentes sociais ajudam o cliente a lidar com problemas psicossociais, fornecendo assistência em áreas como moradia, finanças e encaminhamento para grupos de apoio. Os capelães oferecem aconselhamento individual e apoio aos familiares, ajudando o cliente em suas necessidades espirituais. O departamento de admissão cuida do processo de internação, prepara a documentação necessária e garante os testes laboratoriais solicitados. A parte administrativa supervisiona as questões financeiras e de seguro quando o cliente recebe alta. Os registros médicos, também chamados de sistemas de informação em saúde, mantêm e armazenam todos os registros dos clientes. A manutenção e a zeladoria cuidam da limpeza, das boas condições e do funcionamento adequado das instalações físicas e dos equipamentos.

O PAPEL DO TÉCNICO DE ENFERMAGEM

Dependendo da localização geográfica e do déficit de profissionais de enfermagem, os técnicos de enfermagem podem ter oportunidades limitadas nos hospitais de pronto atendimento, devido ao alto nível de acuidade dos clientes nessas instituições. Geralmente, em uma instituição de pronto atendimento, os técnicos de enfermagem prestam atendimento direto ao cliente nas unidades de enfermagem. Isso pode incluir auxiliar na higiene pessoal e locomoção, verificar os sinais vitais e administrar medicamentos e terapias IV. Os técnicos de enfermagem avaliam o cliente e trabalham com os enfermeiros para formular diagnósticos e redigir planos de atendimento. Conforme o estado, há um escopo de práticas para o técnico de enfermagem. A responsabilidade desse profissional é conhecer o escopo da prática do estado em que atua. Em alguns estados, os técnicos de enfermagem fazem uma avaliação parcial, ao passo que outros fazem a avaliação completa. O Nurse Practice Act distingue a coleta de dados da avaliação e a avaliação dos dados. Em geral, o técnico de enfermagem coleta os dados e, depois, o RN os avalia e determina o curso do atendimento, considerando a opinião do técnico de enfermagem (JCAHO, 2001). Após alguns anos de experiência e instrução adicional nas áreas específicas, os técnicos de enfermagem podem trabalhar em unidades de atendimento especializado como UTI, UTC, diálise e atendimento domiciliar, conforme previamente descrito.

Os clientes são transferidos para centros de reabilitação e instituições de atendimento subagudo, por causa da permanência curta na instituição de pronto atendimento. Alguns hospitais incorporam unidades subagudas nas instituições de pronto atendimento. Muitos técnicos de enfermagem são contratados por centros de reabilitação e instituições de atendimento subagudo.

CUIDADOS DE LONGO PRAZO

Cuidados de longo prazo referem-se aos serviços oferecidos às pessoas que têm necessidade continuada de atendimento. Tradicionalmente, dizia respeito a uma unidade de enfermagem comunitária, licenciada para o atendimento especializado ou intermediário. Os direitos dos residentes dessas instituições são regidos pelo Omnibus Budget Reconciliation Act (Obra), de 1987 (Tabela 5.1). A demanda por esse nível de atendimento e para os outros níveis de atendimento de longo prazo é grande. Estima-se que até 2030, mais de oito milhões de idosos serão residentes em instituições para idosos. Até 2050, estima-se que, nos Estados Unidos, a população de idosos irá dobrar, chegando a 87 milhões de pessoas (Hollinger-Smith, 2005). Atualmente, 1,6 milhão de pessoas moram em 17 mil instituições para idosos. Entre esses residentes, 90% têm mais de 65 anos e quase metade tem mais de 85 (Info USA & U.S. Department of State, 2008).

A crescente população de idosos tem causado enormes mudanças na atenção à saúde. Hoje várias opções de moradia fazem parte do pacote de serviços disponíveis. O nível de atendimento menos restritivo, apropriado para as necessidades do cliente, é, geralmente, o mais econômico. A Joint Commission estabeleceu padrões para a avaliação da dor e para o tratamento nas instituições de atenção de longo prazo (JCAHO, 2004; JCAHO, 2007).

Instituições de cuidados de longo prazo

Uma **instituição de cuidados de longo prazo** pode ser licenciada para o atendimento de enfermagem intermediário ou especializado. Essas instituições prestam serviços para pessoas com necessidades contínuas de atendimento, mas que não apresentam doenças agudas que as impossibilitem de serem independentes em casa. Antigamente, essas instituições eram chamadas de casas de repouso, casas para idosos ou centros para convalescentes. Uma *instituição de cuidados prolongados* (ECF, do inglês *extended care facility*) é aquela que fornece atendimento por um longo período e pode encaminhar o paciente para uma instituição de cuidados intermediários ou especializados. Estima-se que 60% das pessoas acima de 65 anos precisarão de atendimento de longo prazo em algum momento de suas vidas (Info USA & U.S. Department of State, 2008).

A filosofia atual da atenção à reabilitação engloba a equipe interdisciplinar, que enfatiza a assistência ao cliente (geralmente chamado de residente) para atingir e manter o mais alto nível de função física, mental e psicossocial. A abordagem é holística e os membros da família fazem parte da equipe de atendimento (Figura 5.1).

Muitas instituições possuem unidades especiais para atender residentes com problemas específicos, como mal de Alzheimer, diabetes e distúrbios respiratórios.

Atenção subaguda

Atenção subaguda é um conceito desenvolvido para prestar serviços aos clientes que estejam fora da fase aguda da doença, mas que ainda precisam de tratamento continuado, enfermagem especializada e monitoração. Os clientes possuem necessidades médicas complexas. O objetivo é preencher a lacuna entre o hospital de pronto atendimento e a instituição de atenção de longo prazo (Cheek, Tumlinson e Blum, 2005).

Normalmente, as instituições de atenção subaguda fazem parte de uma instituição de cuidados de longo prazo independente. Os serviços podem incluir terapia intensiva de reabilitação, serviços pós-cirúrgicos, controle de ferimentos e da dor, atenção ao paciente com síndrome

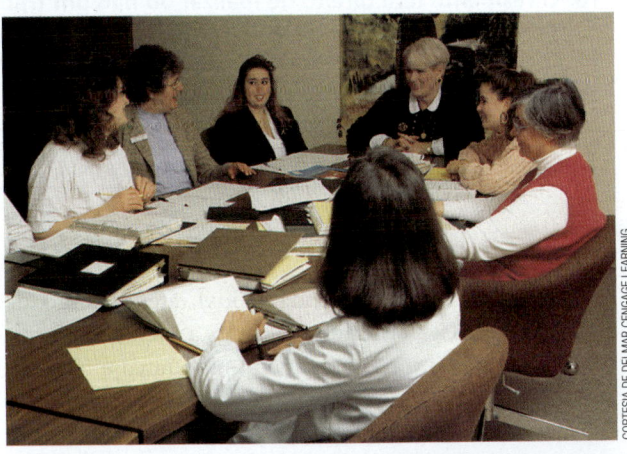

Figura 5.1 ■ Equipe interdisciplinar planeja a atenção ao cliente junto com a família como parte da equipe.

Tabela 5.1 ■ Direitos dos residentes em instituições de atenção de longo prazo

Esta é uma versão abreviada dos direitos dos residentes, estabelecidos no Omnibus Budget Reconciliation Act. Este documento deve ser fornecido aos residentes e/ou aos familiares antes da admissão em qualquer instituição de atenção de longo prazo.

1. **O residente tem direito de livre escolha, incluindo:**
   - médico que o atende
   - informações antecipadas sobre mudanças na atenção ou tratamento
   - participação no processo de avaliação e de planejamento da atenção
   - autoadministração de medicamentos
   - consentimento em participar de pesquisas experimentais
2. **O residente tem direito de livrar-se de abuso e restrições, inclusive:**
   - abuso físico, sexual e mental
   - punição corporal e reclusão involuntária
   - restrições físicas e químicas
3. **O residente tem direito à privacidade, incluindo no caso de:**
   - tratamento e atenção de enfermagem
   - recebimento/envio de correspondência
   - chamadas telefônicas
   - visitas
4. **O residente tem direito ao sigilo dos registros pessoais e clínicos.**
5. **O residente tem direito à acomodação de necessidades, incluindo:**
   - escolhas sobre a vida
   - assistência para manter a independência
6. **O residente tem direito à manifestação verbal.**
7. **O residente tem direito de organizar e participar de grupos familiares e de residentes.**
8. **O residente tem direito de participar de atividades sociais, religiosas e comunitárias, incluindo:**
   - voto
   - conservação de itens religiosos no quarto
   - participação em serviços religiosos
9. **O residente tem direito de examinar os resultados das pesquisas e os planos de correção.**
10. **O residente tem direito a controlar seus recursos pessoais.**
11. **O residente tem direito às informações sobre a qualificação para fundos da Medicare/Medicaid.**
12. **O residente tem direito de fazer queixas sobre abuso, negligência ou apropriação inadequada de propriedade.**
13. **O residente tem direito às informações sobre grupos de defesa.**
14. **O residente tem direito ao acesso imediato e ilimitado aos familiares.**
15. **O residente tem direito de compartilhar um quarto com o cônjuge se ambos residirem na mesma instituição.**
16. **O residente tem direito de realizar ou não um trabalho para a instituição, caso seja clinicamente apropriado para ele.**
17. **O residente tem direito de permanecer na instituição, exceto em determinadas circunstâncias.**
18. **O residente tem direito a posses pessoais.**
19. **O residente tem direito à notificação de mudanças em sua condição de saúde.**

(Determinado pelo Omnibus Budget Reconciliation Act [Obra], de 1987)

de imunodeficiência adquirida (Aids), atendimento de oncologia, diálise peritoneal, cuidados a paciente no respirador, terapia intravenosa, apoio nutricional e monitoração cardíaca. Muitas unidades de atenção subaguda são especializadas em uma ou duas dessas áreas. Os clientes permanecem de 20 a 30 dias. O planejamento abrangente da alta, com instruções para o cliente, é componente essencial do plano de atenção.

RESIDÊNCIAS DE ATENÇÃO CONTINUADA PARA IDOSOS

As residências de atenção continuada para idosos têm como objetivo oferecer atendimento continuado à medida que as necessidades de saúde vão mudando. Os níveis são os seguintes:

- Apartamentos para moradia independente, com serviço de zeladoria e refeições.
- **Moradia terapêutica**, uma combinação entre moradia e serviços para os que precisam de auxílio nas atividades rotineiras.
- Atendimento completo, de curto prazo, para as pessoas que estão em recuperação de um distúrbio temporário ou permanente resultante de doenças persistentes, como o mal de Alzheimer; essas residências podem ser licenciadas como intermediárias ou especializadas.

Normalmente, exige-se o pagamento de uma taxa de admissão e, posteriormente, das mensalidades. Para ser aceito, o cliente deve apresentar comprovante de rendimentos. Os residentes sentem-se seguros, sabendo que terão atendimento pelo resto da vida. A maioria dessas residências aceita pessoas capazes de viver independentemente nos apartamentos.

MORADIA TERAPÊUTICA

A moradia terapêutica fornece acomodações e serviços para aqueles que precisam de assistência nas atividades diárias. Nesse caso, não é oferecido atendimento de enfermagem. Essa opção é indicada para pessoas que não podem morar sozinhas, mas que não precisam de atendimento 24 horas. A independência e a liberdade de escolha são mantidas. Esse atendimento pode estar disponível em uma instituição independente ou fazer parte de atendimento de longo prazo ou de residência de atendimento continuado para idosos, conforme previamente descrito. A mensalidade cobre refeições, aluguel, utilitários, serviços de zeladoria, auxílio nas atividades cotidianas, promoção da saúde, controle de medicamentos, programas de exercício e transporte (Assisted Living Federation of America [Alfa], 2008a).

Estima-se que, nos Estados Unidos, existam 20 mil residências de moradia terapêutica, com mais de um milhão de residentes (Alfa, 2008a). Tipicamente, os residentes são mulheres (solteiras ou viúvas), na faixa etária de 80 anos (Alfa, 2008a). Essas residências são licenciadas pelo estado. Em média, o custo é de 3.241 dólares por mês, pagos com recursos pessoais (Alfa, 2008b). Alguns residentes possuem programas de assistência financeira para auxiliar nos gastos. O Department of Veterans Affairs proporciona ajuda nos custos de moradia terapêutica para os veteranos e suas viúvas, se o veterano serviu em uma guerra.

CENTROS DE ATENDIMENTO DIÁRIO PARA ADULTOS

Os **centros de atendimento diário para adultos** podem ser independentes, localizados em uma clínica privada, ou podem ser uma parte separada de uma instituição de atendimento de longo prazo. Esse é um ambiente acolhedor para adultos que não podem ficar sozinhos, mas que não precisam de atendimento 24 horas. Nesse caso, muitos serviços são oferecidos. Em geral, os centros ficam abertos cinco dias por semana e servem duas ou três refeições. A taxa diária ou por hora não inclui as refeições. O serviço pode ser abrangente, oferecendo atendimento de enfermagem e reabilitação, ou limitado à socialização. Pessoas que trabalham fora e que não podem deixar o cônjuge ou os pais sozinhos costumam usar esse serviço. Entre os clientes dessas instituições, 52% possuem algum grau de comprometimento cognitivo (National Adult Day Services Association, 2008).

ATENDIMENTO DE REPOUSO

O **atendimento de repouso** pode ser oferecido por instituições de cuidados de longo prazo, centros de atendimento diário para adultos ou residências privadas. Esse tipo de serviço proporciona aos cuidadores algumas horas de descanso por semana, um final de semana ocasional ou férias mais longas. Estão incluídas supervisão, refeições e atividades planejadas.

MORADIAS DE ADOÇÃO

Esse conceito, que se refere a casas para pessoas que não podem morar sozinhas, mas não precisam de atendimento em uma instituição de saúde, está sendo estudado em alguns estados. Essas casas são semelhantes ao conceito de moradias de adoção de crianças.

O PAPEL DO TÉCNICO DE ENFERMAGEM

Provavelmente, as instituições de atendimento de longo prazo oferecem mais oportunidades de carreira para os técnicos de enfermagem que qualquer outro tipo de instituição descrito neste capítulo. As instituições de pequeno porte podem ter o técnico de enfermagem como supervisor durante o turno da tarde ou da noite, de acordo com o escopo de práticas do estado. Nas instituições maiores, o técnico de enfermagem pode ser encarregado de uma unidade, com um enfermeiro como supervisor. O enfermeiro precisa ter boas habilidades de avaliação e capacidade de fazer julgamentos com base nas avaliações. Espera-se que ele coordene e supervisione o trabalho dos assistentes de enfermagem.

ATENDIMENTO AMBULATORIAL

O atendimento ambulatorial não inclui internar o cliente em uma instituição. As cirurgias rápidas (entrada e saída em 24 horas) podem ocorrer em uma unidade de um hospital de atendimento agudo ou em uma instituição independente. Várias clínicas e centros de tratamentos oferecem diagnósticos, quimioterapia, fisioterapia e outros serviços.

O PAPEL DO TÉCNICO DE ENFERMAGEM

A principal função dos técnicos de enfermagem é preparar o cliente para o tratamento ou procedimento, verificar os sinais vitais, responder a perguntas e fornecer as instruções de alta. Eles também podem ajudar nos diagnósticos ou procedimentos.

ATENDIMENTO DOMICILIAR

O atendimento domiciliar é o segmento que mais cresce na área da saúde e engloba diversos serviços. Em casa, os clientes podem ter acesso a terapia IV, quimioterapia, tratamento com respirador e nutrição parenteral. Os especialistas em enfermagem cuidam dos casos complicados que envolvem ferimentos, diabetes e problemas respiratórios ou cardíacos.

As agências certificadas pela Medicare (7.747, em 1999) prestam atendimento intermitente para as pessoas que cumprem os critérios (National Association for Home Care and Hospice [NAHC], 2008a). Um enfermeiro registrado telefona para o cliente algumas vezes por semana, para avaliar suas condições, prestar atendimento especializado e supervisionar o trabalho dos técnicos de enfermagem e funcionários não licenciados. Os assistentes de enfermagem prestam atendimento pessoal, verificam os sinais vitais e fazem exercícios passivos de amplitude de movimentos, posicionamento e transferências. Além disso, há terapeutas e assistentes sociais que prestam atendimento também de forma intermitente. A Medicare determina o tempo desses serviços, que não são reembolsáveis se o cliente não precisar de atendimento especializado.

A unidade de saúde domiciliar pode fornecer serviços de arrumadeira para tarefas leves, serviços de companhia, transporte para o ambulatório e controle da dor. O enfermeiro domiciliar deve estar ciente da disponibilidade do atendimento intermitente para os parentes que precisam de uma pausa e devem incentivá-los a usar esse recurso. Os direitos e responsabilidades do cliente estão na Tabela 5.2.

DICA Profissional

Lesões por objetos pontiagudos no atendimento domiciliar

- Um estudo recente descobriu que 34,9% dos enfermeiros domiciliares sofrem lesões por objetos pontiagudos ao longo de sua carreira. Ao analisar os dados de 2001-2007, nenhum dispositivo de segurança foi utilizado em 65% das incidências de lesão por objetos pontiagudos (Quinn et al., 2008).
- A Occupational Safety and Health Administration (Osha) não regulamenta as residências particulares.
- Os empregadores do atendimento domiciliar são responsáveis por cumprir os requisitos da Osha que não sejam específicos do local, incluindo manuseio de objetos pontiagudos com proteção integrada contra lesões.

Tabela 5.2 ▪ Direitos dos residentes em instituições de cuidados de longo prazo

Clientes e familiares com acesso ao atendimento domiciliar têm direitos e responsabilidades básicos. Isso abrange:

O direito de:

1. ser tratado com dignidade, consideração e respeito.
2. ser respeitado no que se refere à sua propriedade.
3. receber uma resposta rápida da agência, quando solicitar um serviço.
4. receber informações completas na admissão sobre o tratamento e o atendimento que será prestado, quanto custará e como o pagamento será efetuado.
5. saber com antecedência se será responsável por qualquer pagamento.
6. ser informado com antecedência acerca de qualquer mudança no atendimento.
7. ser atendido por uma equipe treinada, saber o nome dos profissionais e suas responsabilidades.
8. participar do planejamento do atendimento.
9. recusar o tratamento e ser informado das consequências dessa ação.
10. esperar que todas as informações sejam mantidas em sigilo.
11. ser informado do término antecipado do serviço.
12. ser encaminhado para outro lugar se os serviços foram recusados exclusivamente com base na capacidade de pagamento.
13. saber como fazer uma queixa ou recomendar uma mudança nas políticas e serviços da agência.

A responsabilidade de:

1. permanecer sob os cuidados de um médico enquanto estiver usufruindo dos serviços.
2. fornecer histórico de saúde completo.
3. fornecer todas as informações solicitadas sobre seguro e finanças.
4. assinar consentimentos necessários e liberações para faturamento do seguro.
5. participar do atendimento fazendo perguntas, expressando preocupações, dizendo se não entendeu as informações.
6. proporcionar um ambiente domiciliar seguro no local do atendimento.
7. cooperar com o médico, com a equipe e com outros profissionais.
8. aceitar as consequências da recusa do tratamento.
9. obedecer às políticas da instituição que restrinjam as obrigações da equipe.
10. informar a administração da instituição sobre qualquer insatisfação ou problema relacionado ao atendimento.

O PAPEL DO TÉCNICO DE ENFERMAGEM

A presença do técnico de enfermagem no atendimento domiciliar está aumentando: 56.610 profissionais trabalham nesse tipo de atendimento. Além disso, existem 126.453

RNs, 458.685 auxiliares, 21.196 fisioterapeutas, 12.564 assistentes sociais e 6.272 terapeutas ocupacionais atuando no atendimento domiciliar (NAHC, 2008a). As responsabilidades dos técnicos de enfermagem variam conforme a instituição. Todos os profissionais de enfermagem que trabalham no atendimento domiciliar devem ter excelente capacidade de análise e uma aguçada habilidade de identificar problemas reais e potenciais. Trabalhar com a família pode ser mais difícil que atender às necessidades do cliente. Uma responsabilidade importante da equipe de enfermagem domiciliar é ensinar o cliente e a família. Depois que o atendimento domiciliar termina, os clientes com problemas crônicos continuam a ter determinadas necessidades. Tanto o cliente quanto os familiares devem aprender o seguinte:

Processo patológico
- Complicações que podem ocorrer.
- Como prevenir complicações.
- Sinais e sintomas de complicações.
- Como reduzir fatores de risco, como adaptações à dieta e programas de exercícios.

Medicamentos
- Ações dos medicamentos.
- Diretrizes especiais de administração, como horários das refeições.
- Efeitos colaterais.

Habilidades especiais
- Preparar e administrar insulina ou outros injetáveis.
- Usar um monitor de glicose sanguínea.
- Trocar curativos.
- Monitorar os sinais vitais.
- Usar equipamentos especiais para o atendimento, dispositivos de adaptação e auxílio.

Documentação e comunicação
- Como manter registros para a visita do enfermeiro ou médico; por exemplo, glicose sanguínea, pressão arterial e peso.
- Como e quando contatar o enfermeiro domiciliar.
- Como e quando contatar o médico.
- Como e quando contatar serviços de emergência.

CUIDADOS PALIATIVOS

Os **cuidados paliativos** são serviços oferecidos a clientes que não podem mais se beneficiar do tratamento e têm seis meses ou menos de vida. O atendimento é projetado para fornecer apoio sensível, permitir que o cliente permaneça alerta e sem dor e controle outros sintomas, para que os últimos dias transcorram com dignidade e qualidade de vida em casa ou em um ambiente semelhante a um lar. Às vezes, é chamado de atendimento paliativo.

Nos Estados Unidos, o primeiro centro especializado em cuidados paliativos foi inaugurado em 1974. Hoje, 3.257 desses centros participam do sistema Medicare; em 2006, havia 4.500 programas de cuidados paliativos. Em 2006, 964.614 clientes da Medicare e suas famílias receberam esses serviços (Hospice Foundation of America [HFA], 2008).

O médico primário deve encaminhar o cliente a um centro desse tipo. O atendimento e o apoio são oferecidos para o cliente e a família por uma equipe formada por enfermeiros, conselheiros, terapeutas, um assistente social, auxiliares e voluntários. A equipe considera a morte um processo normal e não faz nada para adiá-la ou acelerá-la. Os profissionais propiciam alívio da dor e de outros sintomas angustiantes. O cliente recebe apoio para viver o mais ativamente possível até a morte. A família recebe apoio para lidar com a doença do cliente e com a sensação de perda após a morte. Os profissionais de saúde também podem precisar de apoio, porque a tarefa de cuidar de alguém que está morrendo é estressante, mas pode ser satisfatória, porque a maioria do tempo envolve todos os aspectos do puro atendimento de enfermagem.

Os benefícios do atendimento de cuidados paliativos estão incluídos na maioria dos seguros de atendimento privado.

Outros ambientes de atendimento incluem escolas, centros comunitários, centros de atendimento diário para adultos, hospitais rurais de atenção primária e ambulatórios em indústrias. A Tabela 5.3 descreve as esferas de atendimento, os serviços prestados e o papel do enfermeiro.

> **DICA Profissional**
>
> **Ambiente de cuidados paliativos**
>
> O atendimento de cuidados paliativos pode ser implementado em uma variedade de ambientes: na residência do cliente, em uma parte do hospital ou de unidades de enfermagem ou, ainda, em instituições de internação independentes. A maioria dos clientes recebe o atendimento em casa. Em 2006, nos Estados Unidos, os profissionais dessa área prestaram assistência em aproximadamente 36% dos processos de morte (National Hospice and Palliative Care Organization, 2007).

> **REFLEXÃO CRÍTICA**
>
> **Trabalhando em várias instituições**
>
> Quais são os prós e os contras relacionados ao trabalho em hospital de atendimento agudo, instituição de atendimento domiciliar, centro especializado em cuidados paliativos ou instituição de atendimento de longo prazo?

Tabela 5.3 ▪ Esferas do atendimento de saúde

Esfera	Serviços	Papéis do enfermeiro
Hospital de pronto atendimento	Diagnóstico e tratamento de doenças (crônicas e agudas) Internação Diagnósticos Intervenções cirúrgicas Atendimento ambulatorial Atendimento crítico (intensivo) Atendimento de reabilitação	Fazer avaliação continuada Atuar como profissional de saúde e educador Manter a segurança do cliente Coordenar o atendimento e colaborar com os demais profissionais da saúde Iniciar o planejamento da alta
Atendimento prolongado (instituição de cuidados de longo prazo) (por exemplo, casas de enfermagem, instituições de enfermagem especializada)	Atendimento intermediário e de longo prazo para pessoas portadoras de doenças crônicas, incapazes de cuidar de si mesmas Atendimento de reabilitação até que o cliente esteja pronto para a alta	Planejar e coordenar o atendimento Prestar atendimento direcionado às necessidades básicas (por exemplo, nutrição, hidratação, conforto, eliminação) Administrar medicamentos, tratamentos e outras modalidades terapêuticas Oferecer conselhos e orientações
Ambulatório (clínicas, consultórios, centros de tratamento ambulatorial)	Tratamento de doenças (agudas ou crônicas) Diagnósticos Procedimentos cirúrgicos	*Papel tradicional*: Preparar o cliente para o exame Verificar os sinais vitais Ajudar nos diagnósticos *Papel ampliado*: Realizar o exame físico (ou do *status* mental) Fornecer instruções e conselhos – em alguns ambientes, os enfermeiros registrados de prática avançada (APRNs) prestam atendimento primário
Agências de atendimento de saúde domiciliar	Ampla variedade de serviços, incluindo cura e reabilitação	Fornecer atendimento de enfermagem especializado Coordenar as atividades de promoção da saúde (por exemplo, educação)
Centro especializado em cuidados paliativos	Cuidar de pessoas portadoras de doenças terminais Melhorar a qualidade da vida até a morte	Promover medidas de conforto Fornecer meios de controlar a dor Oferecer apoio à família Educar os familiares/cliente
Escolas (clínicas sediadas em escolas)	Fundos federais para oferecer serviços de saúde física e mental em escolas de ensino médio e superior	Coordenar atividades de promoção da saúde e prevenção de doenças Fornecer educação sobre a saúde Tratar doenças brandas
Centros comunitários de enfermagem	Acesso direto aos serviços profissionais	Promover a saúde e o bem-estar Considerar as respostas do cliente aos problemas de saúde
Centros de atendimento diário para adultos	Manter a segurança dos clientes Fornecer experiências sociais Monitorar a saúde	Fornecer um ambiente seguro Incentivar a socialização Avaliar e promover a saúde
Hospitais rurais de atendimento primário	Estabilizar o cliente até que esteja fisiologicamente capaz de ser transferido para instituições especializadas	Realizar avaliações e prestar o atendimento de emergência
Ambulatórios em indústrias	Manter a segurança e a saúde dos trabalhadores	Realizar triagens continuadas Fornecer serviços preventivos (por exemplo, teste de tuberculose) Coordenar atividades de promoção da saúde Oferecer educação para a segurança Prestar atendimento urgente, conforme a necessidade Manter registros de saúde

REABILITAÇÃO

Reabilitação é o processo de ajudar o indivíduo a atingir níveis ideais de função física, mental e psicossocial. Isso é realizado pela modificação dos efeitos da incapacidade, pela prevenção de complicações e pelo aumento da independência. A autoestima da pessoa também aumenta, melhorando, assim, a qualidade de vida. A reabilitação funciona para ampliar a capacidade do cliente de realizar as atividades de vida diárias básicas e as atividades instrumentais rotineiras. As atividades de vida diárias (AVDs) estão relacionadas a cuidados pessoais e higiene, vestuário, alimentação, mobilidade e uso do banheiro. As atividades instrumentais rotineiras estão relacionadas a tarefas de nível mais alto, como usar o telefone, realizar afazeres domésticos, administrar as finanças e dirigir. O objetivo é ensinar o cliente a gerenciar seu próprio atendimento, quando o potencial de reconquistar a independência total é limitado.

A EQUIPE INTERDISCIPLINAR DE ATENDIMENTO

A equipe interdisciplinar é um componente essencial do processo de reabilitação. O foco está no cliente e na sua família, que são incentivados a participar do planejamento do atendimento. O cliente determina quanto os familiares devem participar. Os profissionais da equipe são selecionados com base nas necessidades do cliente. É necessário ter à disposição médicos, enfermeiros, assistentes sociais, nutricionistas, fisioterapeutas, terapeutas ocupacionais, fonoaudiólogos, terapeutas recreativos e profissionais da saúde mental (Figura 5.2).

Cada disciplina conclui uma avaliação e compartilha as informações na conferência do planejamento do atendimento, para chegar a um consenso entre os envolvidos (incluindo o cliente e seus familiares). Isso evita a duplicação de serviços e um atendimento fragmentado. Toma-se como base a abordagem holística, para que sejam identificadas as necessidades físicas, mentais e psicossociais do cliente.

ANÁLISE E AVALIAÇÃO FUNCIONAL PARA A REABILITAÇÃO

Os clientes que precisam de reabilitação passam por uma triagem antes da admissão no programa. As análises são realizadas pelos profissionais da saúde cujos serviços podem ser necessários. O objetivo é selecionar o melhor ambiente para os serviços. Os critérios de admissão do programa normalmente exigem que o cliente seja:

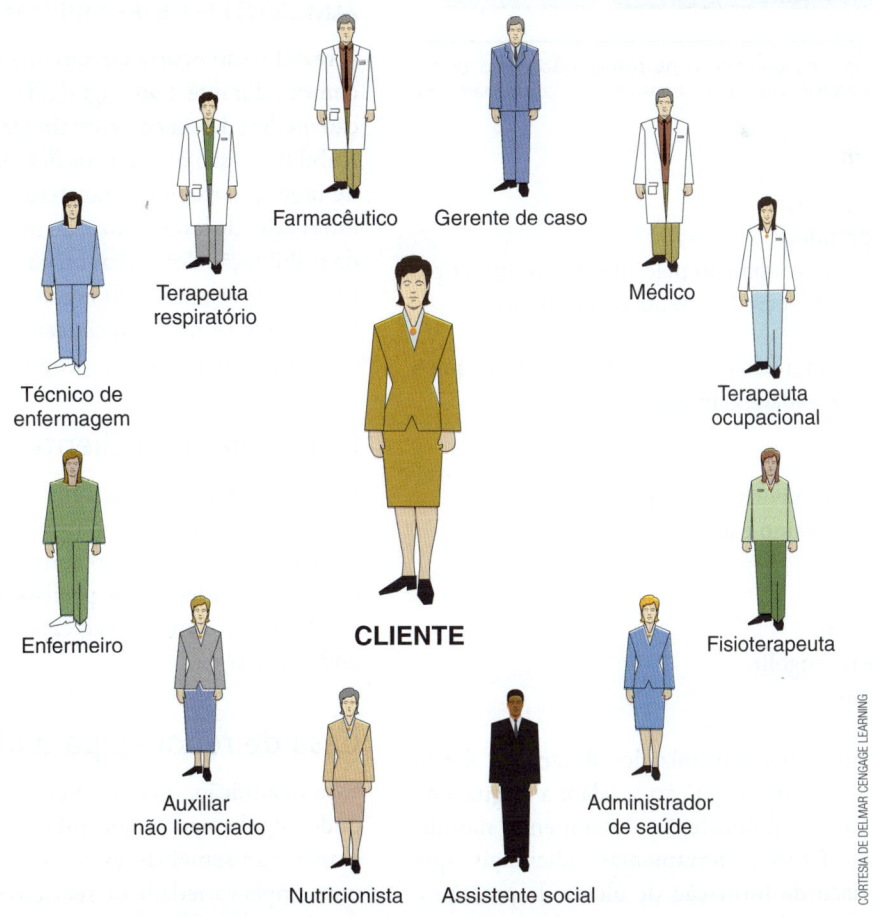

Figura 5.2 ■ Equipe interdisciplinar que atua no atendimento.

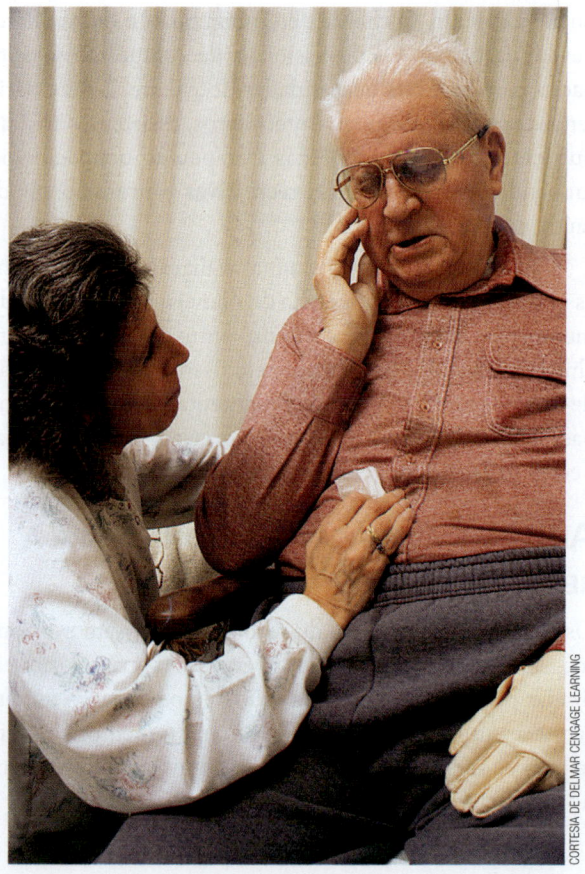

Figura 5.3 ▪ Papel do enfermeiro de reabilitação como profissional de saúde, defensor do cliente, conselheiro e coordenador do atendimento.

- Clinicamente estável.
- Capaz de aprender.
- Capaz de sentar-se apoiado pelo menos por uma hora por dia e de participar ativamente do programa.

Os programas interdisciplinares podem estipular que o cliente tenha incapacidades em duas ou mais funções:

- Mobilidade.
- Desempenho de atividades diárias.
- Controle do intestino e da bexiga.
- Cognição.
- Emocional.
- Controle da dor.
- Capacidade de engolir.
- Comunicação.

Vários instrumentos padronizados de análise foram elaborados para avaliar a cognição, a fala e a linguagem, a função motora, a mobilidade e o desempenho nas atividades diárias. Existem ferramentas adicionais que identificam o risco de formação de úlcera de pressão e o potencial de controle do intestino e da bexiga para a incontinência. Consulte a publicação da AHCPR, *Post--Stroke Rehabilitation, Clinical Guideline Number 16*, para obter uma descrição completa dos instrumentos de análise (Kernich, 1996).

O papel do enfermeiro

A enfermagem de reabilitação é uma prática que exige conhecimento, habilidades e atitudes especializados. Uma base de conhecimento sólida em anatomia e fisiologia dos sistemas neurológico, musculoesquelético, gastrointestinal e urológico é pré-requisito. O enfermeiro deve ter excelentes habilidades clínicas nas áreas de posicionamento terapêutico, exercícios de amplitude de movimento, transferências, locomoção e atividades diárias. Ele é responsável por planejar medidas que impeçam complicações, como o comprometimento da integridade da pele e contraturas, e por implementar intervenções para disfagia, incontinência e outros problemas identificados.

Como membro da equipe interdisciplinar, o enfermeiro pode atuar como profissional de saúde, defensor do cliente, conselheiro e coordenador do atendimento (Figura 5.3). Ele precisa entender o papel e as responsabilidades em cada disciplina, bem como fazer relações entre as disciplinas.

Ambientes de reabilitação

A reabilitação ocorre em uma variedade de ambientes. Ela começa durante a fase aguda da doença, quando a condição médica do cliente se estabiliza. Em geral, os serviços de reabilitação são necessários depois da alta do atendimento de urgência, exigindo transferência para um programa de internação de longo prazo, de reabilitação em ambulatório, de reabilitação domiciliar ou para uma instituição de enfermagem especializada. O ingresso em um programa de reabilitação deve refletir o consenso entre o cliente, a família ou cônjuge, o médico e o próprio programa.

Programa para clientes hospitalizados

Os hospitais podem ter uma unidade de reabilitação separada ou serviços disponíveis em um hospital independente, especializado em reabilitação. Esses locais oferecem uma ampla variedade de profissionais de reabilitação, com o enfermeiro e um médico capacitado (fisiatra) disponível 24 horas por dia.

Casa de repouso para idosos

Essa instituição, quando oferece serviços de reabilitação, pode estar baseada no hospital ou na comunidade. Os programas são semelhantes aos oferecidos no hospital, com uma ampla variedade de serviços e profissionais da saúde. A cobertura médica varia, mas o atendimento de enfermagem profissional é fornecido 24 horas por dia. As famílias devem pesquisar os serviços disponíveis para garantir que o cliente tenha à disposição o melhor programa de reabilitação para sua situação.

Reabilitação em ambulatório

Os serviços de ambulatório oferecidos pelos programas de reabilitação em hospitais variam desde consultas ocasionais até três ou quatro consultas por semana. O hospital dia é outra forma de serviço ambulatorial, mas exige que o cliente passe várias horas por dia, de três a cinco dias por semana, no hospital. A disponibilidade de transporte é um pré-requisito para todos os programas ambulatoriais.

Reabilitação domiciliar

Algumas instituições de saúde domiciliar fornecem uma ampla gama de serviços, incluindo enfermagem, terapias, reabilitação e serviço social. O acesso aos serviços varia muito, dependendo da disponibilidade de terapeutas na área.

Plano-modelo de assistência de enfermagem

Cliente que necessita de reabilitação

M.J., 65 anos, foi internado em uma instituição de enfermagem especializada após ser hospitalizado em razão de um acidente vascular no hemisfério cerebral direito. Ele não consegue mudar de posição sem ajuda. O reflexo de vômito está fraco, ele demora para engolir e tosse depois de fazê-lo. Ele fuma há 50 anos. A reabilitação iniciou no hospital. Foi colocado um tubo alimentar com o objetivo de ajudá-lo a reconquistar a capacidade de engolir. M.J. expressa que fica desanimado por depender da equipe. Ele é casado e mora no local com a esposa. Estava aposentado há um ano antes de sofrer o acidente vascular. A esposa dele, A.J., trabalha em período integral. Os dois filhos adultos moram em outros estados. A.J. espera que o marido reconquiste a capacidade de movimento, para que ela possa levá-lo para casa.

DIAGNÓSTICO DE ENFERMAGEM 1 *Mobilidade física comprometida* relacionada a comprometimento musculoesquelético, neuromuscular e sensório-perceptivo, conforme evidenciado pela incapacidade de mudar de posição sem ajuda.

Classificação de Resultados de Enfermagem (NOC)

Locomoção: Caminhar

Posicionamento do corpo: Autoiniciado

Classificação de Intervenções de Enfermagem (NIC)

Terapia do exercício: Locomoção

Posicionamento

Planejamento/resultados	Intervenções	Bases racionais científicas
M.J. manterá o nível atual de amplitude de movimento em todas as articulações.	Mudar de posição pelo menos a cada duas horas. Fazer exercícios de amplitude de movimento passivo duas vezes por dia, nas extremidades afetadas.	Impedir a formação de contratura e úlceras de pressão. Os membros hemiplégicos tornaram-se flácidos imediatamente após o acidente vascular e podem tornar-se espásticos.
M.J. permanecerá livre de contraturas.	Ajudar nos exercícios de amplitude de movimento ativo nas extremidades não afetadas. Ensinar a fazer exercícios de amplitude de movimento quando a condição permitir.	Manter a mobilidade articular e impedir a formação de contratura, além de aumentar a força e a resistência.
M.J. começará o programa de mobilização progressiva.	Ensinar M.J. a se mover na cama: • Começar em posição supina com os joelhos dobrados e pés planos sobre a cama. • Elevar os quadris pressionando os calcanhares para baixo. • Estabilizar o membro afetado, com o enfermeiro exercendo pressão para baixo na coxa, logo acima do joelho, enquanto ajuda o cliente a levantar a pelve da cama.	Aumentar a mobilidade do cliente na cama. A recuperação de um cliente que sofreu acidente vascular cerebral depende do esforço cooperativo de vários membros da equipe interdisciplinar.
	Consultar o fisioterapeuta sobre o programa de mobilização progressiva.	O fisioterapeuta é especialista em mobilidade.

AVALIAÇÃO

Amplitude de movimento articular preservada. Nenhuma contração foi observada. Ocorreu progresso da mobilização; movimentação na cama, transferência com um ou dois assistentes.

(continua)

Plano-modelo de assistência de enfermagem (*continuação*)

DIAGNÓSTICO DE ENFERMAGEM 2 *Deglutição comprometida* relacionada ao comprometimento neuromuscular, conforme evidenciado pelo fraco reflexo de vômito, pela demora para engolir e pela tosse após fazê-lo.

Classificação de Resultados de Enfermagem (NOC)	Classificação de Intervenções de Enfermagem (NIC)	
Status da deglutição	*Terapia de deglutição*	
Planejamento/resultados	**Intervenções**	**Bases racionais científicas**
M.J. engolirá sem aspirar.	Consultar um fonoaudiólogo sobre a fluoroscopia gravada em vídeo para a avaliação da deglutição.	Firmar um diagnóstico definitivo de deglutição comprometida que servirá de base para a intervenção.
	Servir alimentos semissólidos de média consistência. Usar um engrossador para os líquidos. Evitar leite, sucos cítricos e água.	Exigir menos manipulação da boca; permitir a concentração na deglutição, e não na mastigação. É mais fácil controlar os líquidos quando são espessos. Leite e sucos cítricos estimulam a produção de saliva.
	Permitir um período de repouso antes da alimentação. Posicionar o cliente em um ângulo de 60° a 90° antes, durante e uma hora após comer.	Reduzir o risco de aspiração.
	Manter a cabeça na linha média, com o pescoço ligeiramente flexionado.	Facilitar a passagem do alimento pela faringe.
	Ficar de frente para M.J., evitar apressá-lo.	Permitir que o cliente avalie o processo de alimentação.
	Minimizar as distrações e manter o mínimo de conversa.	Focar a atenção do cliente na alimentação.
	Permitir que ele veja e cheire o alimento. Fornecer descrições verbais. Usar uma colher comum de metal, dar meia colher de chá de cada vez.	Dicas sensoriais promovem a conscientização da alimentação.
	Colocar a comida no lado não afetado da boca. Ensinar a manter a comida na boca, pensar em engolir e, então, engolir em duas vezes.	Acumular alimento na bochecha, no lado afetado, é comum depois de um acidente vascular.

AVALIAÇÃO
Não existem sinais de aspiração.

DIAGNÓSTICO DE ENFERMAGEM 3 *Baixa autoestima situacional* relacionada ao comprometimento funcional da capacidade de se mover e à demora para deglutir, conforme evidenciado pela expressão verbal de desânimo

Classificação de Resultados de Enfermagem (NOC)	Classificação de Intervenções de Enfermagem (NIC)
Solução da tristeza	*Facilitação do trabalho de solução da tristeza*
Ajuste psicossocial: Mudanças na vida	*Fortalecimento da capacidade de enfrentar*

(*continua*)

Plano-modelo de assistência de enfermagem (*continuação*)

Planejamento/resultados	Intervenções	Bases racionais científicas
M.J. verbalizará a aceitação de si mesmo, da situação e das mudanças no estilo de vida.	Avaliar sinais de tristeza grave ou prolongada. Avaliar as interações do cliente com as pessoas que ele ama. Ouvir, sem julgar, os comentários sobre a situação.	Indicar necessidade de aconselhamento. Os outros podem reforçar o conceito de impotência e invalidez. Criar confiança e incentivar a verbalização dos pensamentos.

AVALIAÇÃO
M.J. está progredindo em todas as terapias de reabilitação e não apresenta sinais de tristeza prolongada.

RESUMO

- Houve um aumento significativo na quantidade dos ambientes de tratamento não agudo.
- Medicare (recursos federais) e Medicaid (recursos federais e estaduais) são as principais fontes pagadoras do atendimento de saúde, principalmente para idosos e permanentemente incapacitados.
- A reabilitação pode ser oferecida em uma variedade de ambientes.
- Existe uma necessidade de serviços e habilidades do técnico de enfermagem em todos os campos do atendimento de saúde. A experiência e a educação adicional podem ser necessárias para o trabalho em ambientes de atendimento especializado.

QUESTÕES DE REVISÃO

1. O atendimento subagudo é oferecido com mais frequência:
   1. em uma unidade separada do hospital.
   2. em uma unidade de atendimento especial de uma instituição de atendimento especializado.
   3. aos portadores de doenças terminais.
   4. aos clientes que precisam de suporte à vida.

2. Qual dos seguintes clientes provavelmente se beneficiaria mais com os serviços de reabilitação?
   1. Sr. J, 64 anos, sofreu um acidente vascular cerebral, responde bem e está estável.
   2. Sra. B, 89 anos, tem mal de Alzheimer na quarta fase.
   3. Srta. Z, 26 anos, se recupera de pneumonia.
   4. Sr. K, 56 anos, apresenta câncer pulmonar em estágio terminal.

3. Como membro da equipe interdisciplinar de atendimento, o técnico de enfermagem deve ser capaz de:
   1. participar do planejamento do atendimento.
   2. planejar a dieta apropriada para os clientes.
   3. ensinar o recém-amputado a caminhar com uma prótese.
   4. fornecer métodos alternativos de comunicação para o cliente que sofreu acidente vascular cerebral recentemente.

4. No ambiente do atendimento de saúde domiciliar, é essencial que o técnico de enfermagem possua capacidades relacionadas a:
   1. terapia intravenosa avançada.
   2. tratamentos respiratórios.
   3. avaliação física.
   4. planejamento e fornecimento da terapia da fala.

5. Em uma instituição de atendimento de longo prazo, o enfermeiro pode atuar como:
   1. enfermeiro encarregado de uma unidade.
   2. fisioterapeuta.
   3. especialista em enfermagem clínica.
   4. assistente social.

6. A certificação de uma agência: (Selecione todas as opções aplicáveis.)
   1. é regulada pelo estado.
   2. é exigida para o reembolso governamental.
   3. segue regras geradas pelo governo federal.
   4. estabelece e avalia a conformidade com regras e regulamentos.
   5. garante que a prestação do atendimento e do serviço esteja acima de padrões mínimos.
   6. é um processo voluntário.

7. Os serviços de atendimento de longo prazo incluem: (Selecione todas as opções aplicáveis.)
   1. moradia terapêutica.
   2. hospital de pronto atendimento.
   3. atendimento subagudo.
   4. centro especializado em cuidados paliativos.
   5. instituição de atendimento ambulatorial.
8. As funções do enfermeiro como membro da equipe interdisciplinar são: (Selecione todas as opções aplicáveis.)
   1. ensinar as técnicas de locomoção.
   2. prestar atendimento.
   3. avaliar o ambiente domiciliar.
   4. solicitar medicamentos.
   5. defender o cliente.
   6. coordenar o atendimento do cliente.
9. O objetivo da reabilitação é:
   1. melhorar a qualidade de vida.
   2. ajudar o cliente a atingir um nível físico, mental e psicossocial ideal.
   3. restaurar apenas as atividades da vida diária.
   4. reconquistar a independência total.
10. As esferas do atendimento de saúde não agudo incluem: (Selecione todas as opções aplicáveis.)
    1. hospital de atendimento agudo.
    2. clínica sediada em escola.
    3. ambulatório industrial.
    4. creche.
    5. instituição de enfermagem especializada.
    6. agência de atendimento domiciliar.

REFERÊNCIAS/LEITURAS SUGERIDAS

American Association of Retired Persons. (1998). *A profile of older Americans*. Washington, DC: U.S. Department of Health and Human Services.

Assisted Living Federation of America (Alfa). (2003). What is assisted living? Obtido em 13 de setembro de 2008 do site http://www.hospicefoundation.org/hospiceInfo/dearabby/default.asp

Assisted Living Federation of America. (2008a). About assisted living. Obtido em 13 de setembro de 2008 do site http://www.alfa.org/i4a/pages/Index.cfm?pageid=3285

Assisted Living Federation of America. (2008b). As costs continue rising, assisted living remains the more affordable care choice. Obtido em 13 de setembro de 2008 do site http://www.alfa.org/i4a/pages/Index.cfm?pageIC=4706

Assisted Living Info. (2003). What is assisted living? Obtido em 17 de maio de 2009 do site http://www.assistedlivinginfo.com/alserve.html

Barker, E. (1999). Life care planning. *RN*, 62(3), 58-61.

Boon, T. (1998). Don't forget the hospice option. *RN*, 61(2), 30-33.

Bral, E. (1998). Caring for adults with chronic cancer pain. *American Journal of Nursing*, 98(4), 26-32.

Bulecheck, G.; Butcher, H.; McCloskey, J.; Dochterman, J. (Eds.) (2008). *Nursing Interventions Classification (NIC)* (5. ed.). St. Louis, MO: Mosby/Elsevier.

Cheek, M.; Tumlinson, A.; Blum, J. (2005). American health keeping pace – Trends, options and opportunities in long term care. Obtido em 12 de setembro de 2008 do site http://www.ahcancal.org/research_data/funding/Documents/Avalere_TrendsOptionsAndOpportunitiesInLTC.pdf

Feldkamp, J. (2002). The legal landscape of long-term care. *RN*, 65(4), 61-62.

Ferrell, B.; Coyle, N. (2002). An overview of palliative nursing care. *American Journal of Nursing*, 102(5), 26-31.

Ferrell, B.; Coyle, N. (Eds.). (2005). *Textbook of palliative nursing* (2. ed.). Oxford: Oxford University Press.

Grove, N. (1997). Helping families select a nursing home. *RN*, 60(3), 37-40.

Haddad, A. (2003). When should you suggest hospice? *RN*, 66(5), 27-30.

Hollinger-Smith, L. (2005). Averting a care crisis. *Extended Care Product News*, 98(2), 18-23.

Hospice Foundation of America. (2008) What is nursing? Obtido em 13 de setembro de 2008 do site http://www.hospicefoundation.org/hospiceInfo/dearabby/default.asp

Info USA & U.S. Department of State. (2008). What is long-term care? Obtido em 12 de setembro de 2008 do site http://usinfo.state.gov/infousa/government/social/longtermcare.html

Joint Commission. (2001). LPN's performing assessment. Obtido em 12 de setembro de 2008 do site http://www.jointcommission.org/AccreditationPrograms/Hospitals/Standards/FAQs/Provis

Joint Commission. (2004). Nutritional, functional, and pain assessments and screens. Obtido em 12 de setembro de 2008 do site http://www.joint commission.org/AccreditationPrograms/Hospitals/Standards/FAQs/Provis.

Joint Commission. (2007) Provision of care, treatment, and services. Obtido em 12 de setembro de 2008 do site http://www.jointcommission.org/NR/rdpm;ures/D315C586-0D2B-4DB4-A9E4-FFC7681A55CC/0/LTC2008PCChapter.pdf

Kennison, M. (1999). A case study in care. *RN*, 62(1), 46-48.

Kernich, C. (1996). Post-stroke rehabilitation: Clinical practice guideline, n. 16. *Journal of Neuroscience Nursing*, 4, 1-248.

Kovner, C.; Harrington, C. (2003). Nursing care in assisted living facilities. *American Journal of Nursing*, 102(1), 97-98.

Lattanzi-Licht, M. E. (1998). *The hospice choice: In pursuit of a peaceful death*. Nova York: Simon and Schuster/Fireside.

Loeb, J.; Pasero, C. (2000). JCAHO standards in long-term care. *American Journal of Nursing*, 100(5), 22-23.

Mitty, E. (2003). Assisted living and the role of nursing. *American Journal of Nursing*, 103(8), 32-43.

Moorhead, S.; Johnson, J.; Mass, M. (2004). *Nursing Outcomes Classification (NOC)* (3. ed.). St. Louis, MO: Mosby.

National Adult Day Services Association. (2008). Adult day services: Overview and facts. Obtido em 13 de setembro de 2008 do site http://www.nadasa.org/adsfacts/default.asp

National Association for Home Care and Hospice. (2008a). Basic statistics about home care. Obtido em 13 de setembro de 2008 do site http://www.nahc.org/home.html

National Association for Home Care and Hospice. (2008b). Hospice facts and statistics. Obtido em 13 de setembro de 2008 do site http://www.nahc.org/facts

National Center for Assisted Living. (2006). Assisted living resident profile. Obtido em 13 de setembro de 2008 do site http://www.ncal.org/about/resident.cfm

National Hospice and Palliative Care Organization. (2007). NHPCO facts and figures: Hospice care in America. Obtido em 13 de setembro de 2008 do site http://www.nhpco.org/files/public/Statistics_Research/NHPCO_facts-and-figures_Nov2007.pdf

NewsHour. (2008). Today's nursing homes. Obtido em 12 de setembro de 2008 do site http://www.pbs.org/newshour/health/nursinghomes

Puopolo, A. (1999). Gaining confidence to talk about end-of-life care. *Nursing99*, 29(7), 49-51.

Quinn, M.; Markkanen, P.; Galligan, C.; Chalupka, S.; Kim, H.; Gore, R. et al. (2008). *Risk of sharps injuries and blood exposures among home health care workers* (182600). San Diego, CA: American Public Health Association.

Resnick, B.; Fleishell, A. (2002). Developing a restorative care program: A five-step approach that involves the resident. *American Journal of Nursing*, 102(7), 91-95.

Skokal, W. (2000). IV push at home? *RN*, 63(10), 26-29.

Ufema, J. (1999). Reflections on death and dying. *Nursing99*, 29(6), 56-59.

RECURSOS DA WEB

Associação Brasileira Beneficente de Reabilitação: http://www.abbr.org.br

Associação Brasileira de Cuidados Paliativos: http://abcpaliativos.wordpress.com/

Associação Brasileira de Empresas de Medicina Domiciliar: http://www.abemid.org.br/

Associação Brasileira de Hospitais Universitários e de Ensino (Abrahue): http://www.abrahue.org.br/

Associação Médica Brasileira (AMB): http://www.amb.org.br

Associação Nacional de Enfermeiros Promotores de Envelhecimento Saudável (Anepes): http://anepes.doodlekit.com/home

Associação Nacional dos Aposentados: http://www.aposen.org.br/

Federação Brasileira de Hospitais (FBH): http://www.fbh.com.br/

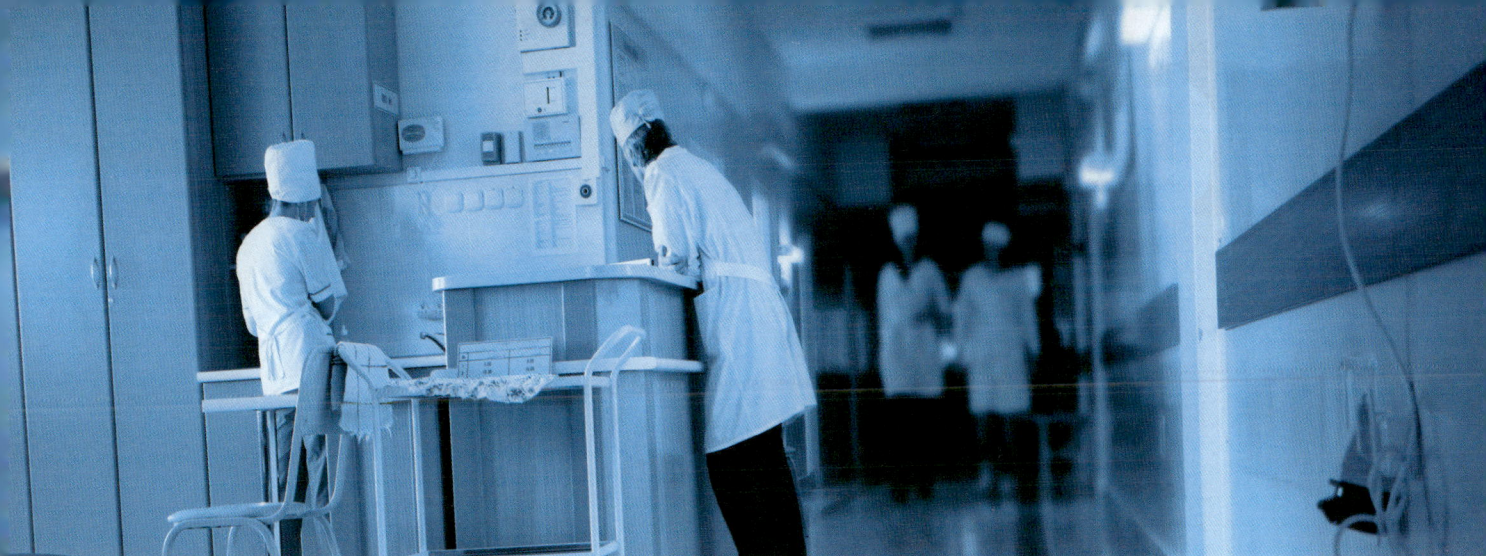

UNIDADE 3 · COMUNICAÇÃO

CAPÍTULO ▶ 6 Comunicação 110

CAPÍTULO ▶ 7 Educação em Saúde do Cliente 133

CAPÍTULO ▶ 8 Processo de Enfermagem/
Documentação/Informática 153

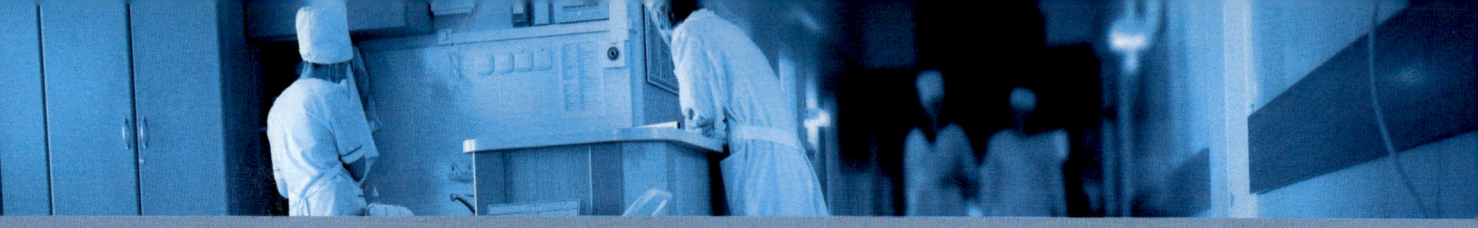

CAPÍTULO 6
Comunicação

PALAVRAS-CHAVE

afasia
audição
comunicação
comunicação interpessoal
comunicação intrapessoal
comunicação não verbal
comunicação terapêutica
comunicação verbal
congruente(s)
disartria
disfasia
empatia
escuta
escuta ativa
feedback
harmonia
limites profissionais
proxêmica
relatório de turno
telemedicina
telenfermagem
telessaúde

ESTABELECENDO RELAÇÕES

Consulte os capítulos a seguir para ampliar seu conhecimento acerca da comunicação:

Enfermagem Básica

- Habilidades de um Estudante de Enfermagem para o Sucesso
- Processo de Enfermagem/Documentação/Informática
- Considerações Culturais
- Cuidados no Fim da Vida
- Autoconceito
- Terapias Complementares/Alternativas
- Avaliação

OBJETIVOS

Ao final deste capítulo, você estará apto a:
- Definir palavras-chave.
- Discutir o processo de comunicação e os fatores que o influenciam.
- Comparar as comunicações verbal e não verbal.
- Utilizar a comunicação terapêutica.
- Descrever os aspectos psicossociais da comunicação.
- Comunicar-se adequadamente pelo telefone.
- Comunicar-se com os clientes e suas famílias.
- Comunicar-se com clientes especiais, como aqueles que apresentam comprometimento visual, auditivo ou da fala, que estejam inconscientes ou não falantes do idioma local.
- Comunicar-se com clientes terminais e suas famílias.
- Comunicar-se com outros membros da equipe.

INTRODUÇÃO

Por que estudar a comunicação? Em geral, os alunos de cursos de enfermagem passaram no mínimo 17 anos se comunicando. Você já contou uma história a alguém e depois a ouviu sendo repetida por outra pessoa? Já brincou de telefone sem fio, em que a mensagem é sussurrada de uma pessoa para outra e a última diz a mensagem em voz alta? Nas duas situações, quando você ouve novamente a história, ela é diferente da original. Ao se comunicar com um cliente, com familiares ou com outro membro da equipe de saúde, é importante que a mensagem seja enviada e recebida corretamente.

Este capítulo trata do processo de comunicação; as modalidades, incluindo comunicação verbal e não verbal, e os fatores que a influenciam, como idade, cultura, educação, linguagem, atenção, emoções e ambiente. Além disso, descrevemos as técnicas que promovem a comunicação eficiente (terapêutica), bem como barreiras comunicacionais e exemplos de ambas. Exploramos os aspectos psicossociais da comunicação, como estilo, gestos, significado do tempo e espaço, valores culturais, ser politicamente correto e a importância disso tudo para o atendimento de saúde. Por fim, discutimos a comunicação com o cliente, a família, a equipe de atendimento e consigo mesmo.

PROCESSO DE COMUNICAÇÃO

Comunicação é o processo de troca de informações entre emissor e receptor. Os seis elementos da comunicação são: emissor, mensagem, canal, receptor, *feedback* e influências.

EMISSOR

A pessoa que comunica um pensamento, uma ideia ou emoção para outra pessoa é denominada emissor. As mensagens surgem da necessidade da pessoa de se relacionar com os outros, criar significados e entender várias situações.

MENSAGEM

O pensamento, a ideia ou a emoção que uma pessoa envia para outra é a mensagem. Trata-se de um estímulo produzido pelo emissor e respondido pelo receptor. A percepção de uma pessoa (o significado que ela atribui a qualquer dado sensorial recebido) pode alterar a mensagem.

CANAL

A pessoa que envia a mensagem deve escolher a modalidade de envio: verbal ou não verbal (Tabela 6.1).

RECEPTOR

O componente fisiológico envolve os processos auditivo, visual e sinestésico. Os processos psicológicos podem enfatizar ou comprometer o recebimento da mensagem. A ansiedade, por exemplo, pode fazer a pessoa experimentar alterações na **audição** (ato ou poder de perceber os sons), na visão ou nos sentidos.

No recebimento da mensagem, o elemento cognitivo é a parte referente ao "pensamento". Ele envolve a interpretação dos estímulos e sua conversão em um significado, como na **escuta** (interpretar os sons ouvidos e atribuir-lhes um significado).

FEEDBACK

Feedback é a resposta do receptor e permite que o emissor verifique se a mensagem recebida foi a mesma enviada. Quando elas não coincidem, mais mensagens são enviadas e recebidas até que o receptor entenda a mensagem enviada pelo emissor.

Tabela 6.1 ▪ Modalidades de comunicação

Emissão	Recepção	Descrição	Exemplo
Verbal Fala	Auditiva • Audição • Escuta	Recebe estímulos auditivos Interpreta os sons ouvidos e lhes atribui significados	Ouve o cliente dizer "Estou com dor de cabeça" Ouve um gemido alto e verifica se o cliente está sentindo dor
Não verbal ou verbal Escrita Gestos Expressões faciais Postura corporal Contato visual Aparência física	Visual • Visão • Leitura • Observação • Percepção	Recebe um estímulo visual Interpreta um estímulo visual percebendo os sons que o acompanham Atribui significado a um evento visual	Vê a área avermelhada nos calcâneos Documenta no registro do cliente Percebe um gemido quando o cliente vira de lado e conclui que ele está sentindo dor Determina que o cliente sente dor quando ele faz caretas
Não verbal Toque	Sinestésica • Sensação do procedimento • Sensação de afeto	Realiza o atendimento de enfermagem Oferece apoio emocional	Massageia as costas do cliente Coloca a mão no ombro dele

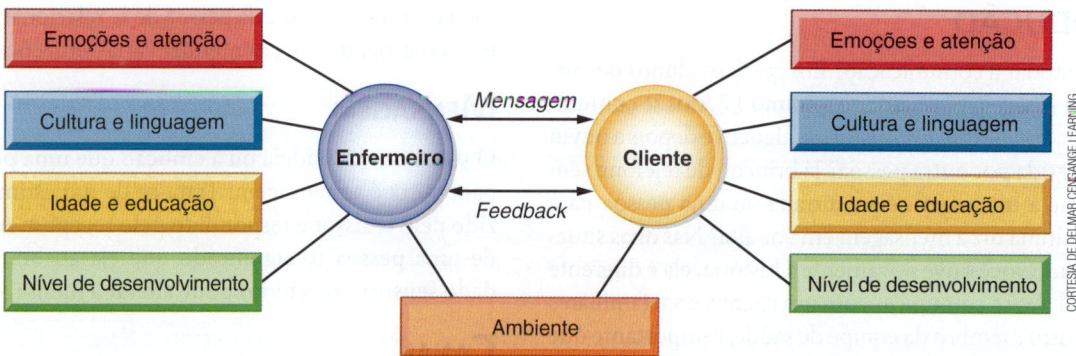

Figura 6.1 ■ Mapa conceitual que representa o processo de comunicação, com as influências identificadas.

Influências

Cultura, idade, emoções, linguagem e atenção influenciam o emissor e o receptor, bem como a situação em que eles se encontram. Todos esses elementos são chamados de estrutura de referência de uma pessoa. Às vezes, essas influências ajudam na comunicação; outras vezes, a comprometem. A Figura 6.1 mostra o processo de comunicação, com as influências que afetam o emissor e o receptor.

MODALIDADES DE COMUNICAÇÃO

Existem duas modalidades de comunicação: verbal e não verbal. Qual é a melhor? A resposta é: nenhuma; ou melhor, depende do que o emissor quer comunicar. Os aspectos não verbais acompanham praticamente todas as mensagens faladas. Uma vez que a comunicação não verbal, em geral, é transmitida inconscientemente pelo emissor, acredita-se que ela seja mais autêntica que a verbal.

Comunicação verbal

Comunicação verbal significa usar palavras faladas ou escritas para enviar uma mensagem. As modalidades de comunicação verbal incluem falar, ouvir, ler e escrever.

Falar/escutar

A fala é considerada comunicação verbal, mas é necessário que o receptor da mensagem a escute. Para que haja comunicação, é preciso que a fala e a escuta ocorram. Você já falou com alguém que estava ao seu lado e teve um retorno sem sentido ou sequer teve resposta? Provavelmente, a pessoa apenas ouviu as palavras; não escutou a mensagem.

Especialistas dizem que as pessoas falam em média 125 a 150 palavras por minuto (PPM), mas ouvem em média 400 a 800 PPM. Esse tempo extra permite distrações. Geralmente, o ouvinte fica distraído porque não está concentrado no que está sendo dito. Escutar é uma das habilidades mais difíceis de aprender e de executar de modo satisfatório.

Entonação

Estima-se que o tom de voz transmite 23% do contexto de uma mensagem. Quando as mesmas palavras são ditas em tons diferentes, elas podem ter vários significados. O tom de voz pode ser agradável, sincero, triste, sarcástico, alegre ou raivoso.

Escrita/leitura

Outra modalidade de comunicação verbal é a escrita. O receptor da mensagem escrita lê as palavras. O leitor deve entender as palavras e, depois, atribuir-lhes um significado. No caso de mensagens escritas, geralmente o *feedback* não é imediato. Assim, é necessário muito cuidado para garantir a clareza ao compor uma mensagem escrita. Um bom exemplo disso é o prontuário. O médico pode ler as anotações dos profissionais da saúde depois que eles foram para casa, não havendo, dessa forma, oportunidade para o *feedback* imediato. Nesse caso, se a anotação relatar que o cliente "não cooperou", o médico não tem uma ideia exata do que isso quer dizer. A anotação "recusou-se a almoçar, a sair da cama e a sentar-se na cadeira" é muito mais precisa, ilustrando que a clareza na redação é essencial para uma boa comunicação.

Comunicação não verbal

Comunicação não verbal, ou linguagem corporal, é uma modalidade de comunicação que envia mensagens sem usar a fala ou a escrita. A comunicação sem palavras ocorre de muitas maneiras e inclui gestos, expressão facial, postura e andar, tom de voz, toque, contato visual, posicionamento corporal e aparência física.

A comunicação não verbal, que é parte comportamento aprendido e parte instinto, geralmente é inconsciente. Acredita-se que por meio da comunicação não verbal expressamos os sentimentos de forma mais autêntica, porque não há controle consciente sobre ela.

Os clientes são particularmente sensíveis às mensagens não verbais e parecem acreditar nelas. Assim, os enfermeiros devem se conscientizar das mensagens não verbais que enviam ao cliente. Pense, por exemplo, nas tarefas que não são agradáveis, mas devem ser executadas. Como o cliente se sentirá se o enfermeiro fizer uma expressão facial de aversão ou nojo ao esvaziar a comadre?

O enfermeiro também deve estar atento às mensagens não verbais do cliente. Muitos clientes não querem incomodar os enfermeiros "ocupados", por isso dizem que estão bem e que não precisam de nada, quando isso não é verdade. O enfermeiro perceptivo observa sinais não verbais, como punhos cerrados, postura rígida ou expressão séria, e percebe se algo está errado. Em seguida, faz uma avaliação adicional para determinar o motivo dos sinais não verbais.

Gestos

Com frequência, dizemos que gesticular é "falar com as mãos". Os gestos podem ser usados para ajudar a esclarecer uma mensagem verbal, enfatizar uma ideia, chamar a atenção de outra pessoa ou aliviar o estresse. Bater os dedos na mesa, ficar se mexendo ou mexer no anel geralmente indica tensão, nervosismo ou impaciência. Sacudir a mão fechada indica raiva, ao passo que apontar serve para esclarecer instruções.

Expressões faciais

Embora algumas pessoas sejam expressivas, outras não o são. Um grande sorriso é interpretado como sinal de felicidade. As sobrancelhas são muito expressivas: mostram surpresa, preocupação, afeto ou aversão. A maneira como enrugamos a testa também é uma mensagem.

Os enfermeiros devem estar cientes de sua expressão facial, principalmente quando cuidam de um cliente em situações desagradáveis, por exemplo, quando ele vomita ou sofre de incontinência intestinal. A expressão de aversão, evidenciada pelo nariz enrugado ou pela manifestação de nojo, é facilmente identificada pelo cliente. Com frequência, o cliente já se sente constrangido por precisar de determinados cuidados; por essa razão, deve ser tranquilizado e confortado por meio de expressões faciais que indiquem afeto, preocupação e empatia.

Postura e andar

A boa postura, com a cabeça levantada, e o andar decidido são, geralmente, interpretados como sinais de autoconfiança, competência e autoimagem positiva. Ombros caídos, cabeça inclinada e andar hesitante transmitem baixa autoestima, depressão, falta de confiança ou apatia.

Toque

O toque é uma forma simples, porém poderosa, de comunicação não verbal que até um recém-nascido pode entender. Por meio do toque, é possível comunicar afeto, compreensão, incentivo, cordialidade, reafirmação ou afeto. Obviamente, também pode comunicar raiva, desprazer ou falta de afeto e compreensão.

A maioria das tarefas de enfermagem envolve tocar o cliente (nas situações em que é preciso dar banho, trocar curativos ou auxiliar na locomoção). O toque, além de outras comunicações não verbais, como a expressão facial, postura, contato visual e tom da voz, transmitem o afeto e a aceitação do enfermeiro. A maioria dos clientes aceita o toque, quando adequado e profissional, como parte integrante da enfermagem.

CONSIDERAÇÕES CULTURAIS
Contato visual

Em algumas culturas asiáticas, é considerado rude ou desrespeitoso estabelecer contato visual direto.

Contato visual

Dizem que os olhos são os espelhos da alma. Você já viu alegria, tristeza, dor ou riso nos olhos de alguém? É muito difícil controlar as mensagens transmitidas pelos olhos.

O contato visual é interpretado como uma indicação de interesse e atenção, ao passo que sua ausência indica distanciamento, desinteresse ou desconforto.

Posicionamento corporal

Com frequência, o posicionamento corporal indica a atitude da pessoa. Braços cruzados indicam distanciamento, embora a pessoa possa apenas ser fria. O enfermeiro precisa tomar o cuidado de interpretar corretamente a linguagem corporal do cliente. Posições abertas, com os braços soltos, geralmente são interpretadas como sinal de receptividade.

Aparência física

A aparência física de uma pessoa diz muito sobre ela. Uma pessoa limpa, arrumada e vestida apropriadamente transmite autoimagem positiva, conhecimento e competência. Uma pessoa suja, descuidada ou mal vestida transmite a mensagem "Não me importo com a minha aparência", com a potencial implicação: "Talvez eu não seja muito experiente e competente" ou "Sou descuidado em tudo o que faço".

É muito importante que o enfermeiro esteja sempre limpo, arrumado e vestido adequadamente. Os clientes e as famílias entendem a mensagem não verbal transmitida pela aparência. A aparência influencia na comunicação.

INFLUÊNCIAS NA COMUNICAÇÃO

A comunicação envolve mais do que apenas enviar e receber mensagens verbais e não verbais. A maneira como uma pessoa envia ou recebe uma mensagem é influenciada por fatores como idade, educação, emoções, cultura e linguagem. A atenção dispensada à mensagem e ao ambiente também é uma influência. Esses fatores devem ser levados em consideração para que a comunicação seja bem-sucedida.

IDADE

Os fatores relacionados à idade afetam a comunicação. Comunicar-se com uma criança, por exemplo, é diferente de comunicar-se com um adulto e depende da idade dela. Os bebês entendem a comunicação não verbal (particularmente o toque) e a expressão facial. Antes de aprender a entender as palavras, a criança interpreta o tom de voz e os gestos. Crianças pré-escolares respondem bem à comunicação que envolve brinquedos ou situações lúdicas. Elas devem ter opções, mas no máximo duas alternativas devem ser oferecidas. À medida que o vocabulário da criança aumenta, mais comunicação verbal ocorre.

Os idosos, por sua vez, podem ter certo grau de perda auditiva ou um tempo de resposta mais lento. Ao conversar com o idoso, o enfermeiro deve ficar de frente para ele e aguardar a resposta. O cliente deve ser tratado como "Sr." ou "Sra.", a menos que peça para ser chamado pelo primeiro nome. Essas atitudes indicam que o profissional da saúde o respeita.

As categorias das gerações são determinadas pela idade. Entendendo as características das quatro principais gerações (tradicional, *baby boomers*, geração X e geração Y), a comunicação entre o enfermeiro e o cliente, os familiares, colegas e outros será intensificada (Quadro 6.1).

NÍVEL DO DESENVOLVIMENTO

A idade e o nível de desenvolvimento não são necessariamente equivalentes. Os portadores de retardo mental ou atraso no desenvolvimento se comunicam no seu nível, e não no que é esperado de sua idade cronológica.

EDUCAÇÃO

A educação é outra forte influência na comunicação. Em geral, o vocabulário aumenta conforme aumenta a capacidade de discutir e entender conceitos e ideias abstratos.

EMOÇÕES

O estado emocional de uma pessoa influencia muito no modo como a mensagem é enviada ou recebida. Uma pessoa ansiosa ou chateada, por exemplo, pode não ouvir o que lhe é dito ou pode interpretar a mensagem de forma diferente do pretendido pelo emissor. Essa mesma pessoa, normalmente, fala de maneira abrupta, em voz alta e em tom rígido. A pessoa deprimida, por outro lado, fala pouco, apenas uma ou duas palavras ou frases muito curtas.

Quadro 6.1 ■ Características das quatro principais gerações

Tradicional
(1922-1945)
Essa geração é conhecida por sobreviver à Grande Depressão, desenvolver o programa espacial, criar vacinas, desenvolver os subúrbios e buscar a igualdade por meio do movimento dos direitos civis.

Valores
Respeitar a autoridade e as regras
Ter senso definido de certo e errado
Honrar a lealdade

Atributos
Disciplinada
Orientada aos detalhes
Não gosta de conflitos
Aprendeu com a história a planejar-se para o futuro

Estilo de trabalho
Liderança do tipo comando e controle
Prefere a organização hierárquica
Uniformidade e coerência

Saúde
Doenças crônicas comuns à faixa etária: doença pulmonar obstrutiva crônica, diabetes, osteoporose, pressão alta e doença cardiovascular. Conformidade com o tratamento depende da capacidade de arcar com os custos médicos e dos medicamentos. Menos provável de procurar serviços de saúde mental (como no caso da depressão) por causa do constrangimento e do estigma associado a ele.

Comunicação
Em razão do respeito pela autoridade, a comunicação precisa ser cortês, direta; deve ocorrer pessoalmente ou por telefone. O cliente tende a seguir as orientações do profissional da saúde sem questioná-las.

(*continua*)

Quadro 6.1 ■ Características das quatro principais gerações (continuação)

Baby boomers
(1946-1964)

Essa geração é conhecida pelo movimento dos direitos civis, movimento feminista, local de trabalho com oportunidades iguais, crescimento de oportunidades educacionais e financeiras, pela exploração do espaço e pela prosperidade.

Valores
Riqueza e bem-estar
Prosperidade
Envolvimento na comunidade
Autoatualização
Escolha individual
Propriedade

Atributos
Adaptativa
Orientada a objetivos
Atitude positiva
Foco nas escolhas individuais e na liberdade

Estilo de trabalho
Evita conflitos
Formação de equipes

Decisões em grupo
Colaboração

Saúde
As doenças crônicas comuns nessa faixa etária incluem diabetes, colesterol e pressão altos e doença cardíaca e pulmonar. Os avanços da cosmética ajudaram essa geração a tentar adiar o processo de envelhecimento. Os problemas no estilo de vida incluem obesidade, determinadas formas de câncer (como câncer de pulmão decorrente do tabagismo) e problemas no fígado em razão do consumo de álcool. Essa geração sente mais estresse não apenas para criar os filhos mas também para cuidar dos pais idosos e gerenciar o atendimento de saúde para eles. Essa faixa etária participa de ações voltadas à qualidade de vida e do atendimento de saúde preventiva.

Comunicação
Em razão do respeito pela escolha individual, o cliente deseja fazer parte do processo de decisão. Essa faixa etária prefere conversar pelo telefone ou se reunir pessoalmente para discutir tópicos importantes. O cliente espera ouvir todas as opções de tratamento que tem à disposição e quer que o processo seja cooperativo.

Geração X (*boomerang*)
(1965-1980)

Essa foi uma época de tecnologia emergente, autonomia, autoconfiança, declínio econômico e problemas políticos e institucionais como Watergate, Three Mile Island e a crise dos reféns iranianos. É a primeira geração a ser reconhecida pelas crianças cujos pais trabalhavam fora e pelo aumento no número de divórcios.

Valores
Autonomia
Feedback e reconhecimento
Tempo gerenciado
Contribuição

Atributos
Multitarefas
Independente
Adaptável

Estilo de trabalho
Resultados finais de alta qualidade
Produtividade
Liberdade de atividade
Independente (Não me supervisione)

Horários flexíveis/atração pelo compartilhamento do trabalho
Equilíbrio entre o trabalho e a vida: trabalhar para viver, não viver para trabalhar
Considera-se um produto comercializável
Tecnicamente competente
Diversidade étnica

Saúde
Por causa da carreira, essa geração esperou para casar e ter filhos em uma idade mais avançada do que as gerações anteriores. As questões médicas que afetam essa faixa etária incluem gravidez, tabagismo, depressão, ansiedade e distúrbios alimentares.

Comunicação
Os telefonemas e e-mails são os meios preferenciais de comunicação. Em razão do respeito pela independência e pelo *feedback*, o cliente prefere tomar as próprias decisões sobre sua saúde, obter uma segunda opinião, ter sigilo e *feedback* imediato do profissional da saúde sobre seu atendimento (como no caso de diagnósticos e resultados de exames). Esse cliente pesquisa os problemas de saúde na Internet e leva as informações nas consultas médicas.

(continua)

Quadro 6.1 ■ Características das quatro principais gerações (continuação)

Geração Y (do milênio)
(1980-1995)

Essa foi uma época de tecnologia, autoexpressão, trabalho em equipe, tiroteio na Columbine High School, 11 de setembro, programas de igualdade escolar nos Estados Unidos e conceito de "ser necessária uma cidade para criar uma criança". Essa faixa etária foi criada e protegida pelos pais e agora entra no mercado de trabalho com expectativas de querer tudo imediatamente, por causa da criação e da tecnologia.

Valores
A autoexpressão é mais importante que o autocontrole
O marketing e a marca pessoal são valiosos
A violência é um meio de comunicação aceitável
Medo de ter um estilo de vida pobre
O respeito deve ser conquistado; ele não é concedido com base na autoridade, na idade ou no título

Atributos
Adapta-se rapidamente/cria constantemente
Adora mudanças e desafios/é excepcionalmente resistente
Comprometido e leal quando envolvido com uma ideia ou causa
Aceita pessoas diferentes com facilidade
Perspectiva global

Estilo de trabalho
Procura trabalhar em equipe/solução virtual para os problemas

Prefere horários de trabalho e códigos de vestuário flexíveis
Vê o trabalho como uma expressão de si mesmo, não uma definição
Quer saber sua posição em determinada situação e precisa entender como tudo se encaixa
Excepcional em multitarefas (precisa de mais uma atividade acontecendo ao mesmo tempo)
Sensação de direito/quer tudo instantaneamente
Procura equilibrar o trabalho e o estilo de vida, com mais enfoque no estilo de vida

Saúde
Essa faixa etária é jovem, com poucos problemas relacionados à saúde. Os mais comuns incluem acidentes envolvendo veículos, gravidez, depressão, ansiedade, asma, acne, experiências com drogas e bebida em excesso. As visitas ao pronto-socorro são mais comuns do que as consultas com um clínico geral, porque as primeiras significam atendimento mais imediato.

Comunicação
Prefere usar a tecnologia, como celular, mensagens de texto, e-mail, pagers, blogs, Skype, Facebook, salas de bate-papo e webcams. É comum que os pais o acompanhem durante uma consulta ao profissional da saúde.

Adaptado de www.ValueOptions.com, 2009.

CULTURA

Cada cultura tem os próprios padrões de comunicação, principalmente no que se refere ao comportamento não verbal. Nos Estados Unidos, por exemplo, o contato visual é considerado um sinal de abertura e honestidade. Os descendentes de espanhóis, no entanto, acreditam que o contato visual é desrespeitoso. Em muitas partes da Europa, beijos no rosto entre dois homens são aceitos. No entanto, pessoas de diferentes partes do mundo acham esse comportamento incomum.

LINGUAGEM

A linguagem certamente influencia na comunicação. Falar a mesma língua ajuda uma pessoa a entender a outra, embora o sotaque regional ou o dialeto possa inibir a comunicação e prejudicar o entendimento, como no caso de outro idioma. Quando a comunicação verbal encontra obstáculos, usamos a não verbal. Nos Estados Unidos, a maioria das instituições de saúde é obrigada a ter intérpretes certificados para atuarem durante as consultas.

ATENÇÃO

A quantidade de atenção que cada indivíduo concentra na comunicação afeta muito o resultado. Na escuta seletiva, o receptor seleciona apenas o que quer ou espera. A dor ou o desconforto físico ou mental pode gerar preocupação, o que limita a atenção dispensada ao ato de comunicar.

AMBIENTE

A maioria das pessoas não quer conversar sobre detalhes íntimos de sua saúde em público (Figura 6.2). Assim, é necessário haver privacidade. Se o cliente estiver sozinho no quarto, o enfermeiro deve fechar a porta; se houver outros clientes, o enfermeiro deve levá-lo, se possível, para uma sala ou outro lugar privado para discutir informações pessoais.

O enfermeiro deve respeitar o espaço do cliente (por exemplo, o quarto do hospital) como faria na casa de qualquer pessoa: bater à porta antes de entrar, não se sentar na cama sem permissão e perguntar antes de mexer em objetos pessoais. Essas atitudes simples demonstram respeito pelo cliente. Quando o cliente se sente respeitado, a comunicação é intensificada.

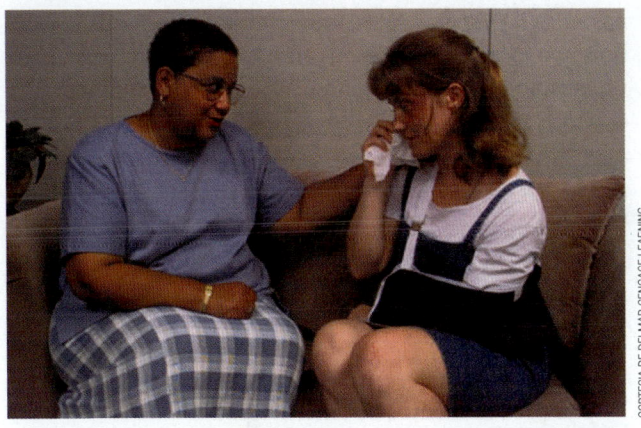

Figura 6.2 ▪ É preciso privacidade ao discutir questões íntimas com os clientes.

CONGRUÊNCIA DAS MENSAGENS

É importante que as comunicações verbal e não verbal estejam de acordo, ou seja, **congruentes**. Dizer "Eu aprecio o que você fez" em um tom de voz agradável e sorrindo é algo congruente e claro; dizer as mesmas palavras em um tom irritado e com a testa franzida é incongruente e por isso pode gerar confusão. O receptor não sabe se o emissor está realmente satisfeito ou se está insatisfeito e sendo sarcástico. Mensagens como essa podem confundir o receptor, que precisará de um *feedback* para interpretá-la corretamente.

É importante que o enfermeiro observe a congruência entre as mensagens verbais e não verbais e peça esclarecimentos quando forem incongruentes.

ESCUTAR/OBSERVAR

Escutar e observar são duas das habilidades mais valiosas que o enfermeiro pode ter. Elas são usadas para coletar os dados subjetivos e objetivos para a avaliação da enfermagem. Uma vez que os diagnósticos e as intervenções de enfermagem são baseados na avaliação, esta deve ser precisa.

O termo **escuta ativa** pode ser usado para descrever o comportamento de escutar e observar; ele reflete o processo de ouvir as palavras faladas e observar o comportamento não verbal. Isso representa perceber o significado por trás das palavras. O processo exige energia e concentração. Para mostrar atenção focada no cliente, o enfermeiro deve fazer contato visual, inclinar-se ligeiramente na direção dele e ficar na mesma altura. Nessa posição, o enfermeiro poderá escutar e observar com mais precisão. Reações como "continue", "sim", "conte mais", "certo" ou "o que mais?" indicam que o profissional está realmente escutando e incentivam o cliente a continuar.

ASPECTOS PSICOSSOCIAIS DA COMUNICAÇÃO

É importante que o enfermeiro entenda os aspectos psicossociais da comunicação e os aplique ao cuidar de clientes individuais. Levar em conta esses aspectos torna a comunicação mais eficiente.

Tais aspectos incluem gestos, estilo, significado do espaço e do tempo, valores culturais e ser politicamente correto. Eles se baseiam na individualidade e na cultura e influenciam a relação enfermeiro/cliente.

GESTOS

Os gestos são movimentos corporais que refletem pensamentos, sentimentos ou atitudes. Alguns gestos são universais, como o aplauso, que indica aprovação. Outros têm significados completamente diferentes, dependendo do país. O enfermeiro deve ter sensibilidade quanto às variações culturais e bom-senso ao cuidar de clientes com históricos e heranças culturais diversos.

ESTILO

Cada pessoa tem um estilo de comunicação que reflete sua personalidade e autoconceito. De acordo com Jack (2000), existem três tipos comuns de estilo: passivo, agressivo e assertivo. Lembre-se de que o estilo de comunicação é aprendido e foi reforçado com o passar do tempo; porém, por esse mesmo motivo, pode ser alterado.

O estresse, o medo e a ansiedade associados ao fato de ser cliente de um sistema de saúde podem alterar o estilo para passivo ou agressivo.

DICA Profissional

Quando o cliente bloqueia a comunicação

Nos casos em que o cliente bloqueia a comunicação, lembre-se do seguinte:

- É possível que o cliente não queira discutir o assunto apresentado pelo enfermeiro ou não queira falar sobre nenhum assunto. Todo mundo precisa passar um tempo sozinho para pensar.
- Aceite e respeite o desejo do cliente de não se comunicar em determinado momento.
- Informe que você estará pronto para ouvir quando ele quiser falar.

Passivo

A pessoa cujo estilo de comunicação é passivo não é capaz de compartilhar seus sentimentos ou necessidades com os outros, tem dificuldade de pedir ajuda, não se defende e fica magoada e brava quando os outros tiram vantagem. Essa pessoa tem uma voz fraca e suave, usa expressões apologéticas, faz pouco contato visual e, geralmente, é agitada. É comum concordar com os outros sem expressar o desejo de um plano de ação alternativo. O cliente que geralmente coopera, não pede nada e recebe pouca atenção tem estilo passivo.

Agressivo

A pessoa cujo estilo de comunicação é agressivo coloca suas necessidades e sentimentos em primeiro lugar. A comunicação é realizada de maneira nervosa ou precipitada. O tom de voz é exigente. Essa pessoa trabalha para controlar ou manipular os outros, não mostra preocupação com os sentimentos alheios e adota uma atitude de superioridade.

CONSIDERAÇÕES CULTURAIS
Gestos

O significado dos gestos não é universal. Em muitos lugares, um círculo pequeno feito com o polegar e o dedo indicador significa "ok". No Japão e na França, esse gesto significa "dinheiro" e "zero", respectivamente. No Brasil e na Turquia, representa determinadas partes do corpo e é considerado um insulto.

DICA Profissional
Ser assertivo

Mensagens que comecem com "Eu", como Eu acho que..., Eu espero..., Eu preciso de... são excelentes maneiras de começar a praticar a comunicação assertiva. Essas mensagens indicam propriedade dos pensamentos, sentimentos ou necessidades — fato sobre o qual ninguém pode discutir.

Assertivo

A pessoa assertiva se defende sem violar os direitos básicos dos outros. Os sentimentos verdadeiros são expressos de maneira honesta e direta, e ninguém tem a permissão de tirar vantagens. A voz é firme e confiante; em geral, estabelece contato visual apropriado. Essa pessoa também respeita os direitos, as necessidades e os sentimentos dos outros; assume a responsabilidade pelas consequências de suas ações; e se comporta de maneira a enfatizar o respeito por si mesma.

Os que têm estilo assertivo de comunicação transmitem aos outros seus pensamentos, sentimentos e necessidades. Além disso, sabem escutar e reconhecer os pensamentos, sentimentos e necessidades alheios. Se houver conflito, são abertas concessões até que se chegue a um acordo.

Significado do espaço

Durante muitos anos, Edward T. Hall (1959) investigou a **proxêmica**, o estudo do espaço entre as pessoas e seu efeito no comportamento interpessoal. Hall afirma que assim como os outros animais, os seres humanos são territoriais. Pense nos seguintes exemplos de territorialidade: na praia, as pessoas marcam seu território com uma toalha ou canga; nas salas de espera, guardamos um lugar com um casaco, bolsa ou jornal; na escola, os alunos geralmente se sentam no mesmo lugar e esperam que os outros os respeitem.

Quanto espaço prefere entre você e a outra pessoa? Essa distância varia conforme as pessoas e as situações. A distância em que uma pessoa se sente à vontade com outra é influenciada pela idade, pelo sexo e por valores culturais. Hall (1959) classifica essas zonas de conforto como íntima, pessoal, social e pública:

- Íntima: do toque até 45 cm; geralmente, limitada à família e aos amigos mais íntimos; necessária na maioria dos procedimentos de enfermagem.
- Pessoal: 45 cm a 1,20 m; usada com os amigos e colegas; eficiente em muitas interações entre enfermeiro e cliente que envolvem entrevistas ou coleta de dados.
- Social: 1,20 m a 3,60 m; distância preferida entre conhecidos casuais.
- Pública: no mínimo 3,60 m; geralmente usada com estranhos em lugares públicos.

As distâncias da zona de conforto variam entre as pessoas. Embora alguns fiquem à vontade quando estão próximos da pessoa com quem interagem, outros preferem uma distância maior. O enfermeiro deve estar ciente do nível de conforto espacial do cliente (Figura 6.3).

Grande parte do atendimento de enfermagem envolve tocar o cliente, embora, na admissão, enfermeiro e cliente geralmente não se conheçam. Para prestar atendimento, o enfermeiro deve passar do espaço público para o espaço íntimo do cliente em um período muito curto. O atendimento competente e profissional permite que o cliente se sinta mais à vontade com a ocupação de seu espaço íntimo por parte do enfermeiro.

Significado do tempo

Nos Estados Unidos, os horários e a pontualidade são muito valorizados. Tempo é dinheiro. As pessoas olham o relógio para saber onde devem estar a cada hora do dia e da noite. Quando os compromissos agendados são mantidos, a pessoa se considera obrigada a comparecer.

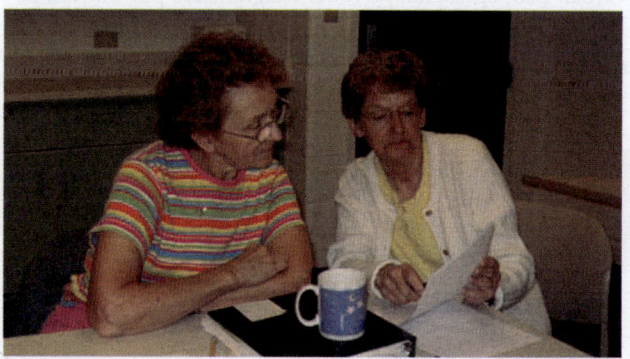

Figura 6.3 ■ A zona pessoal (45 cm a 1,20 m) é usada por amigos e colegas de trabalho.

Algumas culturas não têm um instrumento para informar o tempo. Nesses casos, há maneiras diferentes para percebê-lo e dividi-lo. Algumas culturas percebem o passar das horas porque o sol nasceu, se pôs e está nascendo novamente. Nessas culturas, um horário marcado significa "quando nos encontrarmos".

VALORES CULTURAIS

É importante que o enfermeiro esteja familiarizado com os valores culturais das pessoas atendidas em sua região, principalmente se forem diferentes dos valores da cultura dominante. Nos Estados Unidos, a saúde ideal é o enfoque da cultura dominante. Em algumas culturas, no entanto, a saúde não é prioridade e pouco esforço financeiro ou político é dedicado a essa área. Da mesma forma, o individualismo é enfatizado na cultura norte-americana. Em muitas outras, o enfoque é o grupo, não o indivíduo.

Considere que alguns grupos culturais aprenderam a gostar do que possuem e não sentem necessidade de continuar trabalhando por um objetivo ou bem material. Isso é diferente da cultura dominante nos Estados Unidos, onde as pessoas trabalham muito, conquistam coisas e se mantêm ocupadas para serem consideradas bem-sucedidas. Nesse país, a limpeza está estreitamente relacionada à saúde ideal e é um valor dominante. Poucos grupos culturais enfatizam a limpeza tanto quanto a cultura norte-americana.

DICA Profissional

Orientação conforme o tempo

Fique atento ao fato de que clientes de diferentes contextos culturais podem dar um valor diferente para o tempo. Não conclua precipitadamente que o cliente que está sempre atrasado é preguiçoso ou descuidado em relação aos horários.

POLITICAMENTE CORRETO

A comunicação politicamente correta utiliza uma linguagem que mostra sensibilidade para com as pessoas diferentes. O objetivo é evitar o uso de linguagem ofensiva e ajudar a eliminar o preconceito. Os termos que sugerem *status* inferior para membros dos grupos minoritários ou que excluem idosos, mulheres e incapacitados foram substituídos pela linguagem politicamente correta. Preconceito e falsas ideias, que frequentemente levam à violência, são perpetuados pela linguagem racista e intolerante.

COMUNICAÇÃO TERAPÊUTICA

A **comunicação terapêutica**, às vezes denominada comunicação efetiva, é objetiva e direcionada a uma meta, de forma a proporcionar um resultado benéfico para o cliente. O enfoque da conversa é o cliente, seus problemas ou necessidades, não o enfermeiro.

OBJETIVOS DA COMUNICAÇÃO TERAPÊUTICA

A comunicação terapêutica tem vários objetivos ou propósitos. Um ou mais desses objetivos orientam a comunicação terapêutica entre o enfermeiro e o cliente. Os objetivos são desenvolver confiança, obter e fornecer informações, demonstrar afeto e explorar os sentimentos.

Desenvolver confiança

Em geral, clientes e enfermeiros se consideram estranhos quando se conhecem. Então, o enfermeiro trabalha para estabelecer uma relação de confiança com o cliente. Os exemplos de ações que conquistam a confiança incluem responder às perguntas com honestidade, responder às chamadas rapidamente e fazer acompanhamento. Quando o enfermeiro demonstra afeto, a confiança logo se desenvolve. A confiança mútua entre cliente e enfermeiro é chamada de **harmonia**.

Obter ou fornecer informações

O enfermeiro obtém do cliente informações sobre a saúde geral e problemas específicos. Com esses dados, o profissional faz uma avaliação e um plano de atendimento precisos.

O enfermeiro fornece informações ao cliente desde a admissão até a alta, começando com orientações sobre as políticas e rotinas do hospital. O compartilhamento das informações continua durante a permanência no hospital: o enfermeiro explica procedimentos, tratamentos e exames; ensina ao cliente os cuidados pessoais necessários; esclarece as instruções de outros profissionais da saúde; e responde às perguntas. As instruções da alta constituem a fase final do fornecimento de informações.

Demonstrar afeto

Duas maneiras de demonstrar afeto são oferecer um copo de água sem que isso tenha sido solicitado e afofar o travesseiro. Bater à porta do quarto antes de entrar e sempre cumprimentar o cliente pelo nome são maneiras adicionais de demonstrar afeto.

Explorar os sentimentos

Depois que a harmonia é estabelecida, o enfermeiro pode incentivar o cliente a explorar os sentimentos. Muitos clientes ficam ansiosos com a doença. Alguns sentem ansiedade por estarem no hospital, outros ficam com medo dos resultados dos exames. Algumas pessoas não admitem que estão ansiosas ou com medo. Usando técnicas de comunicação terapêutica, o enfermeiro é capaz de ajudar o cliente a falar sobre os sentimentos e reduzir a ansiedade. Às vezes, apenas um esclarecimento basta para aliviar o medo ou a ansiedade. Em outros casos, apenas dar ao cliente a chance de falar melhora seu estado emocional.

Comportamentos/atitudes para reforçar a comunicação

Os comportamentos e as atitudes que reforçam a comunicação terapêutica incluem cordialidade, escuta ativa, afeto, autenticidade, empatia, aceitação e respeito e honestidade.

Afeto

Afeto é uma atitude que reforça a comunicação, além de ser um objetivo da comunicação terapêutica. Ele é a base da relação entre enfermeiro e cliente e faz com que este se sinta importante. O cliente pode identificar facilmente uma atitude de afeto. A Tabela 6.2 oferece alguns exemplos de como demonstrar afeto.

> **TRUQUE de memória**
>
> **SACIR**
>
> Ao conversar com o cliente, o enfermeiro pode usar o truque de memória **SACIR**:
>
> S = Sentar-se ereto
> A = Abrir os braços
> C = Contato visual
> I = Inclinar-se para a frente
> R = Relaxar

Cordialidade

A cordialidade, que se manifesta predominantemente pela comunicação não verbal, faz o paciente se sentir relaxado, acolhido e evita que ele se sinta julgado.

Embora o toque seja um meio importante para demonstrar cordialidade, é preciso fazê-lo da maneira apropriada. A sociedade determina que o toque é apropriado em várias situações. A comunicação deve ser enfatizada segurando a mão do cliente ou colocando a mão no ombro dele. Esse toque favorece a ligação entre enfermeiro e cliente. Lembre-se de que nem sempre o cliente aceita o toque.

Escuta ativa

A escuta é um processo ativo que exige energia e concentração. Envolve escutar as palavras faladas e prestar atenção nas mensagens não verbais.

As respostas do enfermeiro indicam que ele realmente está escutando o cliente. É importante que o enfermeiro se concentre na interação e não se distraia com outros pensamentos (Figura 6.4).

Autenticidade

A comunicação efetiva é autêntica. O enfermeiro deve ser honesto em relação aos sentimentos pessoais. Às vezes, é apropriado chorar junto com o cliente.

Ser autêntico significa ser genuíno e não tentar responder a uma pergunta quando não se sabe a resposta. Depois de admitir que não sabe, o enfermeiro deve se oferecer para encontrar a resposta e realmente fazê-lo. Sabendo que a

Tabela 6.2 ▪ Maneiras de demonstrar afeto.

Atividade	Frases adequadas
Cobrir o cliente.	"Está frio aqui. Talvez esse cobertor ajude."
Ajudá-lo a se vestir.	"Percebi que o Sr. está com dificuldades para colocar o avental. Posso ajudar?"
Servi-lo.	"Chegou a hora de comer. Espero que o Sr. esteja com fome, porque isto parece muito bom."
Oferecer-lhe ajuda.	"Deixe-me ajudá-lo. Podemos organizar essas flores juntos."
Pedir licença ao sair do quarto.	"Precisa de algo mais antes de eu sair?" ou "Estou saindo agora, mas volto em 20 minutos."
Movimentá-lo na cama.	"O Sr. parece desconfortável. Vou subi-lo na cama."
Arrumar a cama.	"Agora o Sr. tem uma cama limpa e fresca."
Regular a temperatura do ambiente.	"Parece quente aqui. Talvez melhore se eu ligar o ar-condicionado."
Virá-lo na cama.	"Mudar de posição realmente faz diferença, não é?"
Arrumar o travesseiro.	"Deixe-me arrumar o seu travesseiro."

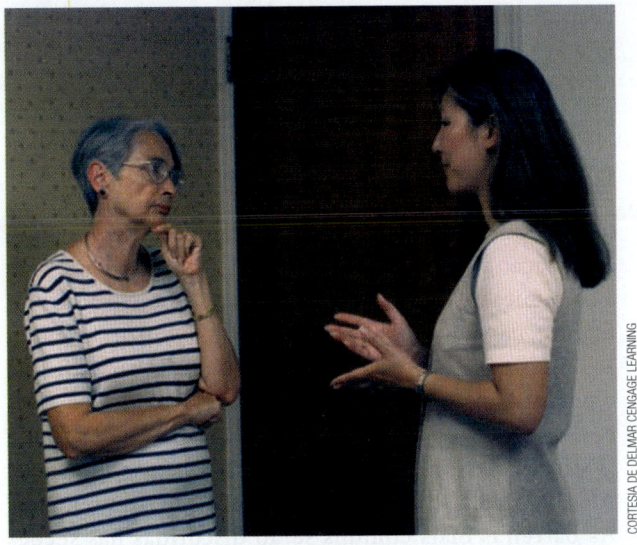

Figura 6.4 ■ A escuta ativa, concentrando-se na interação com o cliente, reforça a comunicação.

autenticidade gera confiança, o profissional deve ter bom-senso ao confrontar um membro da família, o cliente ou outro profissional da saúde, ou mesmo ao expressar pensamentos negativos.

Empatia

Empatia, a capacidade de entender os sentimentos de alguém ou perceber determinada situação, é a conscientização objetiva e a sensibilidade em relação aos sentimentos e pensamentos de outra pessoa. Embora o enfermeiro não esteja envolvido com os pensamentos e sentimentos do cliente, por meio da empatia ele é capaz de entendê-los e aceitá-los. Simpatia é diferente de empatia. Na simpatia, o enfermeiro compartilha os mesmos sentimentos e pensamentos do cliente. Geralmente, tais sentimentos e pensamentos estão relacionados a uma perda.

Aceitação e respeito

A aceitação dos clientes como pessoas, com valores e crenças próprios, é uma atitude que reforça a comunicação. Os enfermeiros devem aceitar o fato de que os clientes têm valores e crenças diferentes. Quando o cliente é aceito como ele é, isso significa que não está sendo julgado.

Mostrar aceitação significa não expressar crenças ou valores diferentes e simplesmente aceitar as afirmativas ou reclamações dos clientes. Então, eles se sentirão livres para se comunicar e cooperar com o atendimento.

Depois da aceitação, vem o respeito. A fim de entender os clientes como indivíduos únicos, eles devem ser aceitos sem julgamento. A aceitação e o respeito por parte do enfermeiro mostram ao cliente que ele pode ser ele mesmo e que receberá um atendimento de qualidade, mesmo que tenha valores e crenças diferentes. Mostrar respeito significa se apresentar e chamar o cliente pelo nome (precedido por Sr. ou Sra.).

Autorrevelação

Compartilhar algo sobre você, como pensamentos, expectativas, sentimentos ou ideias, é chamado de autorrevelação. Isso não quer dizer que é preciso contar seus problemas pessoais. O enfermeiro que conta ao cliente algo, como seus objetivos na enfermagem, confia essas informações a ele. O cliente, em troca, também confia no enfermeiro; dessa forma, a comunicação terapêutica é fortalecida.

TÉCNICAS DE COMUNICAÇÃO TERAPÊUTICA

O enfermeiro deve aprender técnicas que promovam a comunicação terapêutica e incorporá-las ao seu estilo de comunicação.

Esclarecimento/validação

Essas atitudes são adotadas quando o enfermeiro não está certo do significado de uma mensagem. Esclarecimento é a técnica usada para entender as mensagens verbais, por exemplo:

"O Sr. quer dizer...?"

A validação é usada para estabelecer a verdade ou a precisão. Ocorre no caso de mensagens verbais e não verbais. Alguns exemplos:

"A Sra. está dizendo que não tomou sua medicação hoje?"

"A Sra. está com a mão no abdômen. Está sentindo dor?"

Perguntas abertas

As perguntas abertas incentivam os clientes a expressar seus sentimentos e pensamentos. *Como*, *quando*, *onde* e *o que* são palavras com as quais se inicia uma pergunta aberta. Geralmente, tais perguntas não podem ser respondidas com sim ou não, ou apenas com uma ou duas palavras, por exemplo:

"Como esse medicamento afetou a sua visão?"

"O que o médico lhe disse sobre sua alta?"

Afirmativas abertas

Uma afirmativa aberta pede uma resposta do cliente. Como é uma afirmativa, e não uma pergunta, o cliente não se sente questionado. Esse tipo de afirmativa permite que ele determine a direção da conversa e, assim, mantém a sensação de autonomia. Os exemplos de afirmativas abertas são os seguintes:

"Conte como foi a fisioterapia de hoje."

"O Sr. estava me dizendo..."

Reflexo

Reflexo é a repetição parcial ou total de uma mensagem ao emissor. Com frequência, concentra-se nos sentimentos e ajuda o emissor a "escutar" a mensagem do receptor. Isso dá ao emissor a chance de esclarecer a mensagem e mostra que o receptor está tentando entendê-la. O reflexo pode ser uma técnica muito útil, se não utilizada em excesso. Os exemplos são:

> *Cliente:* "Estou muito nervoso com a minha cirurgia de amanhã. Minha amiga teve uma infecção depois da cirurgia dela. Estou com muito medo."
>
> *Enfermeiro:* "O Sr. está ansioso em relação à cirurgia e com medo de contrair uma infecção?"

Paráfrase/reafirmação

Parafrasear é reformular a mensagem com base nas palavras do receptor. Assim, o emissor sabe como a mensagem foi interpretada. Em seguida, pode-se fazer um esclarecimento, se necessário. O emissor sabe que o receptor está escutando e tentando entender a mensagem, por exemplo:

> *Enfermeiro:* "O Sr. está com medo de ter complicações após a cirurgia?"

Resumo

Resumir é dizer, em uma frase ou duas, os principais pontos de uma conversa para informar ao emissor o que foi escutado. Depois, o emissor pode acrescentar informações ou esclarecer a mensagem original. Um exemplo pode ser:

> "Vamos ver, discutimos que..."

Foco

Às vezes, é difícil manter o foco no tópico discutido. O cliente pode divagar ou o tópico pode ser transferido para o enfermeiro. É importante manter o foco no cliente, não no enfermeiro. Por exemplo, o enfermeiro pode dizer:

> "Podemos falar disso daqui a pouco, agora eu gostaria de discutir ..."
>
> "Há um minuto, a Sra. me disse que o medicamento afeta seu estômago. Fale-me mais sobre isso."

Silêncio

O silêncio é uma das técnicas mais difíceis, porém é eficiente. Na cultura norte-americana, a maioria das pessoas não se sente à vontade com o silêncio e tem necessidade de preencher o espaço, dizendo algo. O silêncio pode ser uma importante técnica terapêutica, pois permite que o cliente tenha um tempo para organizar seus pensamentos e verificar suas emoções. Essa técnica também dá ao enfermeiro a chance de decidir qual é a melhor maneira de continuar a interação. Se o enfermeiro empregar comportamentos que fortalecem a comunicação durante o silêncio, o cliente verbaliza seus sentimentos ou pensamentos.

BARREIRAS À COMUNICAÇÃO

Os comportamentos e as atitudes que fortalecem a comunicação serão inúteis se o enfermeiro colocar barreiras à comunicação. Embora o processo de comunicação seja intenso, não deve ser ameaçador. O objetivo de aprender as coisas que bloqueiam a comunicação é permitir que o enfermeiro as identifique e evite usá-las. Muitos erros podem ser corrigidos quando identificados. Um simples "Desculpe, eu não deveria ter dito isso" resolve a situação. A prática ajuda a refinar as habilidades de comunicação. As barreiras mais comuns serão discutidas nas seções a seguir.

 DICA Profissional

Melhore as habilidades de comunicação

As habilidades de comunicação podem ser aprimoradas das seguintes maneiras:

- Minimizando as distrações.
- Fazendo contato visual.
- Escutando.
- Sendo paciente.
- Não interrompendo.
- Verificando a congruência das palavras faladas às atitudes não verbais.
- Usando uma terminologia clara e fácil de entender; explicando os termos médicos.
- Pedindo ao cliente para parafrasear informações importantes.

DICA Profissional

Comunicação terapêutica

Pratique as técnicas de comunicação terapêutica com a sua família, colegas de classe, amigos e professores. Parece artificial e desconfortável no começo, porém fica mais fácil com a prática. Se você começar a usar as técnicas agora, elas estarão incorporadas à sua forma de comunicação quando sua experiência clínica começar.

Perguntas fechadas

As perguntas que podem ser respondidas com sim ou não, ou apenas com uma ou duas palavras, são consideradas fechadas. Depois de uma resposta desse tipo, a comunicação geralmente termina; não existe outra via para que ela continue. Em certas circunstâncias, as perguntas fechadas são apropriadas, como durante a realização do histórico médico ou durante um atendimento de emergência. Os exemplos de perguntas fechadas são:

"Parou de doer?"

"A Sra. dormiu bem?"

Clichês

Os clichês são frases excessivamente comuns e banais, que quase nunca têm um significado. São impessoais e frequentemente usadas quando uma pessoa não tem nada melhor para dizer. São proferidas sem pensar no impacto que exercerão na outra pessoa e parecem desrespeitar as circunstâncias individuais do cliente. Os exemplos são:

"Fique firme; amanhã é outro dia."

"Poderia ser pior."

Falso reconforto

Em geral, o falso reconforto ocorre quando é necessário animar o cliente, independentemente dos fatos. Ele pode ser especialmente traumático para um cliente terminal, que pode estar precisando de reconforto, mesmo que este não seja baseado na realidade. Um exemplo de falso reconforto é:

"Não se preocupe, tenho certeza de que tudo dará certo."

Respostas que sugerem julgamento

Esse tipo de resposta apoia-se no sistema de valores pessoais do enfermeiro e implica o conceito de certo ou errado. Não há espaço para discussão adicional, por exemplo:

"O Sr. não deve se sentir assim."

"O Sr. deveria..."

Concordar/discordar ou aprovar/desaprovar

Se o enfermeiro concorda/discorda ou aprova/desaprova, oferecer uma opinião implica que determinada crença está certa e outra está errada. Assim, o cliente fica impossibilitado de compartilhar seus sentimentos e pode se sentir pressionado a expressar os mesmos valores e opiniões que o enfermeiro. Um exemplo é o seguinte:

"Eu faria diferente."

Dar conselhos

Dar um conselho envolve oferecer uma opinião pessoal, e não profissional. Quando o enfermeiro faz isso, a responsabilidade do cliente por tomar uma decisão é reduzida. Além disso, alguns clientes podem acabar se sentindo incapazes de fazer as próprias escolhas e se tornam dependentes do enfermeiro. Um exemplo seria:

"Eu acho que a Sra. deve...."

Estereótipos

O estereótipo é firmado quando as diferenças individuais são ignoradas e a pessoa é automaticamente inserida em uma categoria específica, porque apresenta certas características. Alguns exemplos:

"Uma pessoa da sua idade não deveria fazer isso."

"Meninos não choram."

Depreciação

Depreciar significa dar a entender que os pensamentos ou sentimentos de uma pessoa não têm valor, que é tolice pensar ou se sentir de certa forma ou que a pessoa não é diferente de outras em circunstâncias semelhantes. Os exemplos são:

"Muitas pessoas sofrem muito mais."

"Sim, todo mundo sente isso."

Defensiva

Ficar na defensiva é uma resposta à sensação de estar sendo direta ou indiretamente ameaçado. O enfermeiro pode fazer declarações defensivas para si mesmo, para outro enfermeiro, para um médico ou para a instituição de saúde. Ficar na defensiva implica que o cliente não tem permissão para criticar ou expressar seus sentimentos. Talvez essa seja uma das barreiras mais difíceis de superar na comunicação. Ninguém gosta de ser criticado ou de ouvir críticas aos colegas. A primeira resposta natural é defender o que alguém disse, fez ou omitiu. Um exemplo de resposta defensiva é:

"Ninguém desta unidade diria isso."

Solicitar uma explicação

Pode ser intimidante para o cliente quando o enfermeiro lhe solicita a explicação de um comportamento, sentimento ou pensamento. Geralmente, o cliente não sabe o motivo. As ações resultantes são ficar mais ansioso, tornar-se defensivo e terminar a comunicação. Alguns exemplos:

"Por que o Sr. fez isso?"

"Por que o Sr. se sente assim?"

Mudar de assunto

Quando o enfermeiro muda de assunto abruptamente, é sinal de que está desconfortável ou ansioso em relação ao assunto discutido. Com frequência, esse artifício é usado para evitar ouvir o medo, a angústia ou os problemas do cliente, que o interpreta como falta de interesse.

Cliente: "Acho que não vou melhorar nunca."

Enfermeiro: "Hoje não está um dia lindo?"

LIMITES PROFISSIONAIS

Toda a comunicação com o cliente deve ocorrer dentro de **limites profissionais** (limites da relação profissional, que permitem uma relação terapêutica segura entre profissional e cliente). O enfermeiro deve se abster de conseguir ganhos pessoais à custa do cliente e deve evitar relacionamentos inadequados com ele.

COMUNICAÇÃO ENFERMEIRO/CLIENTE

Um dos aspectos mais importantes do atendimento de enfermagem é a comunicação. Boas habilidades de comunicação são essenciais se o enfermeiro está coletando informações de admissão, obtendo o histórico de saúde, ensinando ou realizando o atendimento. **Comunicação interpessoal** é a troca de informações entre o cliente e o enfermeiro. Esse nível básico de comunicação ocorre entre duas ou mais pessoas em um grupo pequeno e é a forma mais comum na enfermagem.

Os enfermeiros têm a responsabilidade ética e moral de usar qualquer informação coletada do cliente no melhor interesse dele. As informações que afetem o *status* de saúde ou o atendimento devem ser compartilhadas com outros membros da equipe. Todas as informações são confidenciais e nunca devem ser discutidas no elevador, na cafeteria, nos corredores ou em outros lugares públicos fora da instituição de saúde.

A competência do enfermeiro é frequentemente julgada com base em suas habilidades de comunicação. A satisfação do cliente aumenta com a boa comunicação e isso o leva a adequar-se melhor ao regime terapêutico.

A comunicação é um fator importante na percepção e avaliação do atendimento por parte do cliente.

COMUNICAÇÃO FORMAL/INFORMAL

A comunicação formal é empregada em uma situação estruturada, como a coleta de informações durante o processo de admissão ou as sessões de orientação agendadas (Figura 6.5). Os itens específicos abordados em uma sequência planejada fornecem mais informações no menor período de tempo.

A comunicação informal não segue uma abordagem estruturada, embora revele dados pertinentes ao atendimento. O cliente pode comentar que o esparadrapo do curativo está irritando a pele. Isso leva o enfermeiro a avaliar a área do ferimento e tomar uma ação para corrigir o problema. Essa interação, embora não tenha sido planejada ou estruturada, foi útil para garantir a qualidade do atendimento.

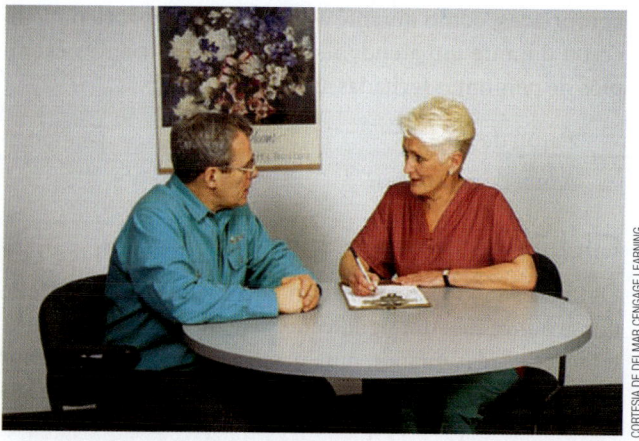

Figura 6.5 ■ Interação formal durante entrevista de admissão.

> **REFLEXÃO CRÍTICA**
>
> **Barreiras à comunicação**
>
> Você consegue identificar barreiras à comunicação que já viu no passado? Nesse caso, liste-as e discuta maneiras de eliminá-las.

COMUNICAÇÃO SOCIAL

As conversas cotidianas com os amigos, parentes e conhecidos são chamadas de comunicação social. Normalmente, os assuntos são de interesse de ambas as partes e refletem a relação social das pessoas envolvidas. As pessoas trocam informações, sentimentos e pensamentos. A comunicação social é uma maneira de conhecer melhor o cliente, aprender mais sobre ele e iniciar uma relação.

Embora a comunicação social não seja considerada terapêutica, é usada na relação enfermeiro/cliente. Não é ameaçadora e deixa o cliente à vontade, permitindo que o enfermeiro o conheça melhor e entenda o que é importante para ele. O cliente costuma interpretar a comunicação social como expressão de afeto por parte do enfermeiro — isto é, ele se preocupa o suficiente com o cliente a ponto de passar um tempo se comunicando como pessoa, e não como profissional.

INTERAÇÕES

As interações e relações entre enfermeiro e cliente progridem ao longo de três fases. O objetivo da interação determina a duração do período de cada fase.

Fase de apresentação

Em geral, a fase de apresentação de qualquer interação é curta. Depois de saudar o cliente pelo nome, o enfermeiro deve se apresentar e definir sua função. Em seguida, são esclarecidas as expectativas da interação e definidos os objetivos mútuos. Um bom formato é o seguinte:

"Bom dia, Sra. Maria. Meu nome é Lorenzo Lopes. Sou aluno de enfermagem. Vou cuidar da senhora hoje e amanhã. Durante esse período, vou ensinar alguns exercícios que a senhora precisará fazer com a sua perna após a cirurgia, amanhã".

Fase operacional

Normalmente, a fase operacional constitui a maior parte da interação e é usada para atingir o objetivo definido na apresentação. O *feedback* sempre deve ser solicitado, para garantir que o cliente entendeu. No cenário acima, o cliente deve demonstrar os exercícios e dizer por que eles são necessários.

Fase de término

Essa é a fase final da interação. Raramente, o enfermeiro tem tempo ilimitado para passar com o cliente e existem várias maneiras de indicar o fim de uma interação. O enfermeiro pode perguntar se o cliente tem dúvidas sobre o assunto discutido. Resumir o assunto é outra boa maneira para indicar o fechamento.

FATORES QUE AFETAM A COMUNICAÇÃO ENFERMEIRO/CLIENTE

Conforme mencionado, fatores como idade, educação, emoções, cultura, linguagem, atenção e ambiente afetam os participantes do ato de comunicação. No caso de enfermeiro e cliente, fatores adicionais relacionados a ambos também cumprem uma função. A fim de prestar o atendimento apropriado, o enfermeiro deve ser sensível a esses fatores e esquecer suas tendências pessoais.

Enfermeiro

Muitos fatores pertinentes ao enfermeiro influenciam na comunicação com o cliente. O estado de saúde, a situação em casa, a carga de trabalho, as relações com os colegas e a experiência prévia podem afetar a atitude, o pensamento, a concentração e as emoções do profissional. Tudo isso influencia na maneira como ele envia e recebe as mensagens. A autoconsciência (conscientização de todos esses fatores) é muito importante para o enfermeiro durante a comunicação.

Cliente

Os fatores relacionados ao cliente, que devem ser considerados, incluem aspectos sociais, religiosos, situação familiar, capacidade visual, auditiva e de fala, nível de consciência, proficiência no idioma e estágio da doença. O National Institute on Deafness and Other Communication Disorders (NIDCD, 2008) estima que mais de 46 milhões de norte-americanos sofram de distúrbios de comunicação e que, aproximadamente, 36 milhões têm algum grau de perda auditiva (NIDCD, 2008a).

Capacidade auditiva Se um deficiente auditivo souber ler, a escrita pode ser a modalidade mais fácil de comunicação; no entanto, muitos desses deficientes aprenderam a ler a fala pelo menos até certo ponto. Antigamente, isso era chamado de leitura labial. A comunicação com um portador de incapacidade auditiva requer tempo e paciência.

O cliente pode se sentir frustrado enquanto se comunica. Essa frustração geralmente resulta mais de tentar entender o outro do que de tentar se fazer entender. Fique de frente para o cliente e fale lenta e deliberadamente, usando uma formação ligeiramente exagerada das palavras. Os gestos também podem ser eficientes. Verifique se o cliente tem um aparelho auditivo; nesse caso, incentive seu uso durante a comunicação.

Capacidade de fala A disfasia (comprometimento da fala) e a **afasia** (ausência da fala) são comumente observadas como resultado de acidente vascular cerebral, embora ambas possam resultar de lesão cerebral. Outras doenças neurológicas, como o mal de Parkinson, também podem causar a **disfasia**. A disfunção dos músculos usados na fala é chamada de **disartria** e torna a fala alterada, lenta e difícil de entender. Esses três distúrbios criam problemas na comunicação.

CONSIDERAÇÕES sobre tempo de vida

Comunicação

Com um cliente idoso

- Avalie os distúrbios sensoriais.
- Fique de frente para o cliente ao falar.
- Tenha paciência; a resposta pode ser lenta.
- Mostre respeito e considere a dignidade pessoal do idoso.

Com uma criança

- Fique na mesma altura da criança.
- Use vocabulário adequado para o nível de desenvolvimento dela.

▶ REFLEXÃO CRÍTICA

Comunicação e o cliente inconsciente

Por que você deve se comunicar com um cliente inconsciente?

Como você pode se comunicar com ele?

A pessoa com disfasia tem dificuldade em converter os pensamentos e sentimentos em palavras e enviar mensagens. Contudo, é importante observar que raramente essa pessoa tem dificuldades em receber e interpretar mensagens; assim, é necessário fornecer explicações antes de fazer qualquer coisa. Se o cliente souber escrever, use lápis e papel. Uma lousa ou computador também podem ser empregados. A pessoa com comprometimento da fala se sente frustrada e impotente. Estabelecer algum meio de comunicação dá esperança e mantém a autoestima do cliente, bem como minimiza ou impede sentimentos de depressão, raiva e hostilidade.

Nível de consciência Uma comunicação verdadeira não ocorre se o cliente estiver inconsciente ou em coma. É necessário lembrar, no entanto, que o cliente nessas condições pode ouvir, embora não possa responder. O profissional da saúde deve conversar com esse cliente como faria com o que está alerta. Sempre o cumprimente pelo nome, identifique-se e diga por que você está no quarto (explique o que fará). Depois, informe ao cliente que você está saindo e, se possível, diga quando voltará. Embora seja unilateral, essa interação é importante para o atendimento.

Proficiência na linguagem A capacidade do cliente para se comunicar efetivamente por meio da linguagem falada também influencia na sua interação com o enfermeiro. Os clientes que não falam a mesma língua do enfermeiro geralmente vêm de outra cultura. Aprender sobre essa outra cultura, principalmente seus valores e crenças, evita que o enfermeiro viole determinados códigos.

Um parente que fala a língua do enfermeiro pode atuar como intérprete, como mostra a Figura 6.6. Quando outro profissional da unidade de enfermagem falar a mesma língua do cliente, essa pessoa pode ser o intérprete, desde que isso não interfira no seu trabalho. Fale diretamente com o cliente, independentemente de haver um intérprete presente ou não. Faça contato visual com o cliente; fale devagar e com clareza. Use palavras simples, evite gírias e jargão médico. O enfermeiro pode recomendar um intérprete para obter o consentimento informado.

Imagens ou dicionários bilíngues também são úteis. Quando outro idioma prevalece na comunidade, o enfermeiro deve aprender algumas frases para usar na avaliação e no atendimento. *Lembre-se de que gestos, expressões faciais e outros tipos de comunicação não verbal enviam mensagens sem o uso da linguagem.*

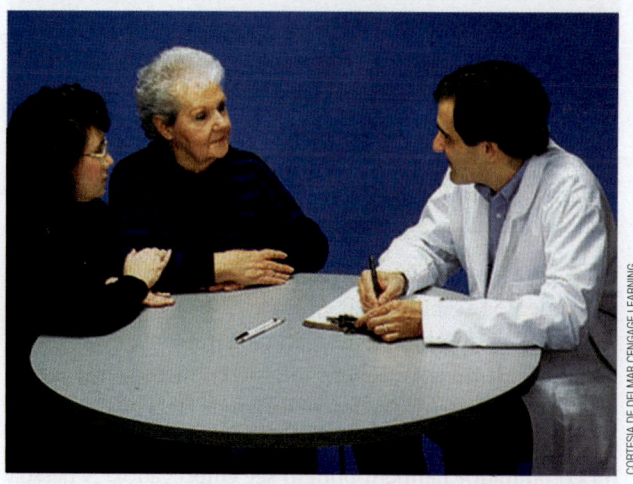

Figura 6.6 ■ Um membro da família pode atuar como intérprete quando o cliente não fala a língua do enfermeiro.

DICA Profissional

Cuidando de um cliente com incapacidade auditiva

- Verifique se o cliente usa um aparelho auditivo. Veja se funciona e se está ligado.
- Tente levar o cliente a um ambiente com um ruído mínimo de fundo.
- Sempre fique de frente para ele.
- Fale em tom e ritmo normais.
- Determine se o cliente usa a linguagem dos sinais. Se usar, solicite a ajuda de um intérprete.
- Preste atenção nas dicas não verbais do cliente e no seu próprio comportamento não verbal.
- Forneça caneta e papel para facilitar a comunicação, se necessário.

Fatores sociais Questões de saúde socialmente aceitáveis, como a remoção da vesícula, do apêndice ou uma gripe, são fáceis de discutir. Por outro lado, a comunicação pode se tornar difícil se o cliente for uma mulher cuja mama será removida. O significado simbólico do seio dificulta aceitar sua remoção e pode influenciar nas relações entre a cliente e os outros. Uma pessoa HIV positivo ou que tem uma doença sexualmente transmissível, por exemplo, pode relutar em discutir sua situação.

Fase da doença A fase pode influenciar no desejo do cliente de se comunicar com o enfermeiro. Nas primeiras fases de uma doença, os clientes estão ávidos por aprender tudo o que puderem ou, então, expressam raiva e ressentimento.

Os clientes terminais podem ser um desafio para o enfermeiro. A maioria deles sabe que está morrendo e está preocupada com as pessoas que ama. Assim, é importante que o profissional peça ao cliente para identificar as pessoas que ele considera da "família". Os familiares e o enfermeiro lutam para encontrar técnicas de comunicação eficientes para falar com alguém que está morrendo. A morte não é um assunto comum e costuma ser considerada um fracasso pelos profissionais da saúde. *Lembre-se de que respeitar o silêncio e saber escutar fazem parte da comunicação e transmitem uma atitude de afeto, compaixão e aceitação.*

Sempre que o cliente desejar falar sobre a morte, o enfermeiro deve estar disposto a ouvir e participar da conversa. Muitas vezes, o profissional hesita em se comunicar com um doente terminal por medo de dizer algo errado. O cliente que quer falar precisa de um bom ouvinte. Permita que ele dirija a conversa. Ouça e aceite o que ele tem a dizer. Tentar não dar conselhos pode ser muito difícil.

O enfermeiro e a família devem trabalhar juntos para entender como o cliente terminal se comunica. É necessário ter persistência e *insight* para identificar e decifrar algumas mensagens. "Escutar" os gestos e expressões faciais ajuda a facilitar a compreensão das mensagens.

Religião A comunicação pode ser dificultada quando as crenças religiosas do cliente entram em conflito com as do profissional da saúde. Os membros de algumas religiões buscam a cura pela fé, e não por meio dos recursos médicos convencionais; essa situação inclui a recusa em receber transfusões. Quando da visita de um padre, pastor ou rabino, a privacidade do cliente deve ser preservada, se possível.

Situação familiar A doença costuma reunir a família ao redor do cliente, mas, se ele não era próximo dos familiares nem tinha o apoio deles antes da doença, a comunicação pode se tornar complicada. O enfermeiro deve tomar o cuidado de não discutir aspectos da condição do cliente ou do tratamento na frente da família. Normalmente, é melhor pedir aos familiares para saírem do quarto quando ocorrer o atendimento. Isso preserva o direito do cliente à privacidade e ao sigilo.

A não ser que seja contraindicado, o cliente pode solicitar que uma pessoa em particular permaneça no quarto.

Capacidade visual A comunicação com um portador de deficiência visual pode não parecer um desafio no início; no entanto, por ele não perceber as mensagens não verbais, como expressões faciais, gestos e outras linguagens corporais, perde uma parte importante da mensagem.

 DICA Profissional

Cuidando de um cliente com incapacidade visual

- Ao falar, olhe diretamente para o cliente.
- Use tom e volume de voz normais.
- Avise-o quando entrar e sair do quarto.
- Oriente a pessoa no ambiente; utilize a posição dos ponteiros nas horas do relógio para indicar a posição dos itens em relação ao cliente.
- Peça permissão antes de tocá-lo.

 DICA Profissional

Objetividade

O enfermeiro deve ser objetivo e não julgar quando o conceito de "família" do cliente é diferente do seu.

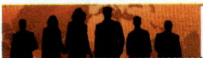 **CONSIDERAÇÕES CULTURAIS**

Padrões de interação familiar

- Em algumas famílias, os homens tomam todas as decisões.
- Em outras, as decisões são conjuntas e todos os membros (ou todos os adultos) participam.
- Há famílias em que pessoas sem parentesco direto, como padrinhos ou amigos, participam da tomada de decisões.

Em geral, os deficientes visuais falam apenas quando alguém fala com eles. Eles costumam falar alto, quando não sabem onde a outra pessoa está. O silêncio lhes causa desconforto.

Ao orientar um novo cliente nessas condições, o enfermeiro deve incluir uma explicação acerca dos "sons do hospital". Descreva o quarto em detalhes e, se possível, ande pelo ambiente com ele. Ao entrar no quarto, sempre se identifique. As etapas de um procedimento, bem como o toque, devem ser descritos antes de iniciados. Para não assustar o cliente, informe-o antes de tocá-lo.

COMUNICAÇÃO COM A EQUIPE DO ATENDIMENTO DE SAÚDE

Uma vez que o atendimento é um trabalho de equipe, é necessário que a comunicação seja efetiva. Esse contato entre os membros da equipe pode ser verbal, escrito, individual, em grupo ou pelo computador.

COMUNICAÇÃO ORAL

A comunicação oral ocorre entre todos os membros da equipe. Em nome da continuidade do atendimento, os profissionais envolvidos se comunicam oralmente.

Enfermeiro/Estagiário de enfermagem

Os estagiários de enfermagem se comunicam não apenas com o professor mas também com os enfermeiros da equipe. A qualidade da interação entre os enfermeiros e os estagiários depende da experiência que os profissionais tiveram com outros alunos e de como foram tratados quando eram estudantes. Os estagiários de enfermagem estão presentes na instituição clínica para vivenciar experiências de aprendizagem muito específicas, selecionadas pelo professor e relacionadas às discussões em classe. Eles revisam os registros, comunicam-se com os clientes e cuidam deles e, quando possível, observam outras pessoas realizando procedimentos. Dependendo do progresso no currículo de enfermagem, os estagiários podem ser limitados em suas atividades. A comunicação entre estagiários e enfermeiros é essencial, pois os profissionais são responsáveis pelo atendimento — mesmo que ele seja atribuído aos estagiários. Normalmente, desenvolve-se uma relação de cooperação mútua entre enfermeiros e estagiários.

Enfermeiro/Auxiliar de enfermagem

O enfermeiro é responsável por atribuir obrigações aos auxiliares de enfermagem. Ao responder perguntas e explicar os motivos das atividades específicas solicitadas, estabelece-se uma relação de confiança e respeito mútuo.

Os auxiliares de enfermagem ficam muito mais à vontade e confiantes para realizar o atendimento no leito. Dessa forma, podem oferecer uma ajuda considerável ao novo graduado. Eles costumam ter soluções criativas para os problemas e devem ser incluídos no planejamento do atendimento.

Enfermeiro/Enfermeiro

A comunicação entre os enfermeiros pode ocorrer entre colegas ou entre superiores e subordinados. Entre colegas, a comunicação ocorre muitas vezes durante o dia. Se a comunicação com os colegas e com os clientes for eficiente, a unidade e o atendimento são muito mais eficazes. A comunicação superior/subordinado geralmente ocorre quando o superior descreve o atendimento que deve ser realizado pelo subordinado. A maneira como essa comunicação é tratada afeta a atitude do subordinado e o atendimento.

Enfermeiro/Médico

O ensino e a especialização em enfermagem evoluíram com o passar dos anos, atingindo um nível profissional. Os enfermeiros são responsáveis por suas ações, mesmo quando orientados por um médico. Eles têm a obrigação de solicitar esclarecimento se alguma ordem estiver ilegível, confusa ou violar a política ou os procedimentos do hospital.

O enfermeiro deve se comunicar de maneira aberta e honesta com o médico, demonstrando competência em relação a avaliações, habilidades de enfermagem, prestação do atendimento, relatório de mudanças no *status* do cliente e documentação.

Enfermeiro/Outros profissionais da saúde

A comunicação com os profissionais de outros departamentos ocorre entre colegas. O enfoque da comunicação deve ser o esclarecimento dos objetivos de cada cliente e maneiras de cumpri-los. O atendimento de máxima qualidade envolve escutar os profissionais de outros departamentos e estabelecer um respeito mútuo pela área de especialização de cada um.

Comunicação em grupo

As reuniões sobre o atendimento podem ser agendadas sempre que surgir a necessidade, ou regularmente. Algumas reuniões envolvem apenas a equipe da unidade de enfermagem específica; outras incluem membros de outros departamentos. Apenas as pessoas diretamente envolvidas no atendimento devem estar presentes (Figura 6.7).

Os objetivos da reunião são estabelecidos pelo líder, que toma todas as providências necessárias. O local deve ser uma sala adequada ou outro ambiente privado. Uma pessoa deve gravar a discussão. Quando a reunião se referir a um cliente, apenas os fatos devem ser documentados no prontuário dele. Quando o assunto é geral e não se relaciona a um cliente específico, apenas a gravação da discussão é suficiente.

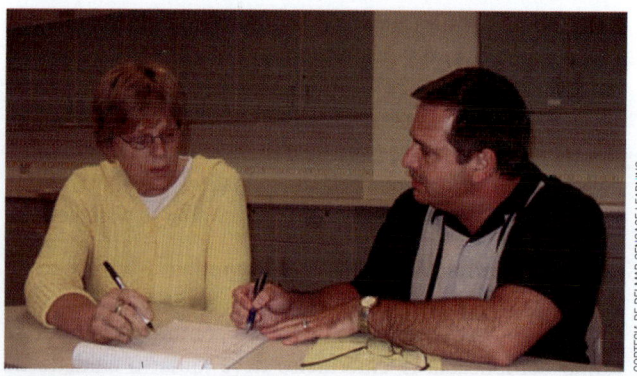

Figura 6.7 ▪ Os enfermeiros trabalham juntos para planejar o atendimento.

Telefone

Quando um estudante de enfermagem atende a uma chamada, deve dizer o nome do departamento ou andar e seu nome completo e cargo (isto é, aluno de enfermagem). Se a pessoa quiser deixar uma mensagem, ele deve anotá-la e lê-la, pedindo que a pessoa soletre o próprio nome. O estagiário não deve fornecer nenhuma informação sobre os clientes.

RELATÓRIO DE TURNO

O **relatório de turno** (um relatório sobre cada cliente elaborado entre os turnos) é essencial para a continuidade do atendimento. O relatório oral é a forma mais comum. O enfermeiro que está saindo pode fazer o relatório para todos os profissionais do novo turno ou apenas para o enfermeiro encarregado, que, por sua vez, transmite a informação para os profissionais que estão entrando.

Às vezes, o relatório é gravado. Isso não permite *feedback*, o que pode ser uma desvantagem.

Outro método é a ronda. O enfermeiro que está saindo descreve o quadro de cada cliente para o enfermeiro que está entrando, enquanto ambos passam pelos leitos. Assim, o cliente se sente incluído e está ciente das informações fornecidas para o próximo turno.

O relatório de turno deve ser completo e conciso, independentemente do método. O relatório deve ser focado no cliente e apresentar as informações de forma organizada. Esse não é o momento para uma conversa social.

COMUNICAÇÃO ESCRITA

A maior parte da comunicação por escrito se relaciona ao prontuário do cliente. Todos os aspectos do atendimento são registrados nesse prontuário.

As solicitações de radiografia, fisioterapia, terapia respiratória ou serviços de laboratório são formas de comunicação escrita. Os relatórios resultantes dessas solicitações se tornam parte do prontuário do cliente.

DICA Profissional

Informações para o relatório de turno

- Nome, quarto e leito, idade, sexo.
- Médico, diagnóstico, data de internação, cirurgia.
- Exames (com os resultados, se disponíveis) ou tratamentos realizados nas últimas 24 horas.
- *Status* geral, mudanças significativas na condição.
- Ordens médicas novas ou alteradas.
- Diagnósticos de enfermagem com as respectivas ordens.
- Avaliação das intervenções de enfermagem.
- Última medicação fornecida, líquidos IV pendurados e quantidade administrada.
- Qualquer referência ao cliente ou à família.

Um tipo de comunicação escrita que não se refere a um cliente específico é o memorando interno do departamento, que solicita equipamentos, suprimentos, manutenção ou limpeza. Documentos como esse são necessários para manter o funcionamento eficiente e eficaz da unidade de enfermagem.

COMUNICAÇÃO ELETRÔNICA

Há muitos anos, os computadores são amplamente utilizados nos escritórios das agências de atendimento de saúde. No entanto, a introdução desse recurso no atendimento direto ao cliente tem sido mais lenta. Todavia, em muitos lugares, os computadores são usados para enviar requisições para outros setores e receber os resultados de exames. Algumas farmácias de hospitais usam *softwares* que mostram as dosagens seguras e as interações medicamentosas. Há programas que ajudam o médico a diagnosticar e tratar determinadas condições. Algumas instituições de atendimento agudo e de longo prazo implementaram a documentação on-line, incluindo anotações do enfermeiro, planos de atendimento de enfermagem e registro de administração de medicamentos.

Hing, Burt e Woodwell (2007) estudaram o uso dos registros médicos eletrônicos (RMEs) em consultórios médicos nos Estados Unidos e os planos de instalar novos sistemas de RME ou usá-los para substituir os sistemas atuais nos próximos três anos. Aproximadamente 29% dos médicos relataram que usam sistemas de RME totais ou parciais. Isso representa um aumento de 22%, desde 2005, e de 60%, desde 2001. Com o uso expandido dos computadores na saúde e o potencial de aumento no uso, é importante que todos os profissionais da área tenham conhecimento suficiente em informática.

Telessaúde

Segundo Hutcherson (2001), **telessaúde** refere-se à utilização de equipamentos de telecomunicações e redes de comunicações para transmitir informações de saúde a profissionais de diferentes locais. Ela pode ser usada em quase todas as áreas do atendimento.

A **telenfermagem,** um elemento da telessaúde, permite que o enfermeiro preste o atendimento por meio de um sistema de telecomunicações. A forma mais simples — o telefone — tem sido utilizada há anos. A **telemedicina**, outro elemento da telessaúde, permite que também os médicos atendam por meio de um sistema de telecomunicações. Algumas subespecialidades reconhecidas incluem dermatologia, oncologia, patologia e radiologia.

Os problemas relacionados à telessaúde, que são especialmente importantes para a enfermagem, incluem o registro profissional e os padrões da prática. O National Council of State Boards of Nursing (NCSBN) desenvolveu um plano para o registro profissional em vários estados por meio de um acordo legal entre estados conveniados. Nesses acordos, o enfermeiro é registrado em um estado, mas pode praticar a enfermagem em qualquer outro estado conveniado. Antes disso, os enfermeiros podiam participar da telenfermagem apenas no estado de registro. Os padrões da prática para a telenfermagem estão em processo de estabelecimento. Para ajudar os enfermeiros a prestar o atendimento de telenfermagem, a American Nurses Association (ANA) desenvolveu alguns princípios essenciais da telessaúde (ANA, 1999), bem como protocolos (ANA, 2001).

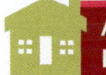

ASSISTÊNCIA MÉDICA COMUNITÁRIA/DOMICILIAR

Telenfermagem

- No consultório, um enfermeiro domiciliar pode observar um cliente em casa, trocando um curativo ou administrando insulina.
- Durante a videoconferência, o enfermeiro domiciliar pode ajudar a manipular os periféricos ou realizar uma avaliação física.

DICA Profissional

Celulares no atendimento de saúde

Segundo C. Peter Waegemann, CEO do Medical Records Institute (Waegemann, 2007): "Há uma revolução no horizonte do atendimento de saúde. Os novos recursos dos celulares modernos, *smartphones*, PDAs e outros (...) estão criando novas possibilidades para o atendimento". Os médicos e enfermeiros usam celulares para carregar informações do cliente, que serão sincronizadas com o sistema de TI do hospital no final do turno. Os clientes baixam seus registros para os celulares e outros aparelhos e podem acessá-los rapidamente no caso de emergência ou compartilhá-los com os profissionais da saúde. Os celulares com recurso de e-mail podem enviar imagens e resultados de exames para os médicos e clientes. O uso de celulares é um avanço impressionante no setor de telecomunicações direcionadas à saúde.

A videoconferência permite que cliente e profissional da saúde se vejam, discutam e conversem. Um estetoscópio ou otoscópio (chamados de periféricos) podem ser incluídos nas conexões, para transmitir sons e imagens (Granade, 1997). Isso permite que médicos especialistas, em grandes centros clínicos, examinem um cliente que está a muitos quilômetros de distância.

O enfermeiro deve documentar todas as atividades, conclusões das avaliações, informações fornecidas pelo cliente e qualquer instrução fornecida. Todas as transmissões de dados (por exemplo, a impressão de telemetria ou fitas de vídeo) devem ser armazenadas no registro do cliente. A maioria das leis da telemedicina exige que as regras de sigilo sejam obedecidas.

COMUNICAÇÃO CONSIGO MESMO

As pessoas falam sozinhas todos os dias, admitam ou não. A **comunicação intrapessoal** refere-se aos pensamentos internos e às discussões consigo mesmo. Isso influencia na personalidade da pessoa e nas interações com os outros. Essa comunicação intrapessoal pode ser positiva ou negativa.

COMUNICAÇÃO INTRAPESSOAL POSITIVA

A prática da **comunicação intrapessoal positiva** é essencial para o autoconceito positivo. É possível ter pensamentos positivos sobre si mesmo, mas é melhor dizê-los em voz alta. Pensar, dizer e ouvir declarações positivas sobre si mesmo reforça o autoconceito positivo. Quando tiver um dia difícil, seja na sala de aula, seja no ambiente clínico, lembre-se de seus atributos positivos e de suas vitórias. Todos os dias, diga em voz alta o que você aprendeu ou como foi bom o atendimento que você prestou aos clientes.

O desejo de atingir o sucesso é reforçado pelo autoconceito positivo. Quando as coisas não vão bem e a frustração começa, relembrar o sucesso pode servir de reforço positivo.

A afirmação positiva é um pensamento ou uma ideia em que uma pessoa se concentra para produzir o resultado desejado. A afirmação positiva pode ser usada para transformar mensagens internas negativas. Diga "Sei que consigo passar neste exame" em vez de "Não sei se consigo passar neste exame". Obviamente, a afirmação positiva não substitui estudar e se preparar para o exame, mas ela serve para modificar a sua atitude em relação ao teste, ou a qualquer outra situação.

COMUNICAÇÃO INTRAPESSOAL NEGATIVA

Quando você diz para si mesmo "Eu não consigo (...)" está diminuindo seu autoconceito. A origem pode ser você mesmo ou uma reprodução do que outras pessoas já disseram sobre você. Esse tipo de comunicação é autodestrutiva. Sua autoimagem é prejudicada pela sua própria crítica e você começa a se ver como um fracasso.

ESTUDO DE CASO

Comunicação intrapessoal

Uma aluna de enfermagem está em uma reunião com seus colegas, enquanto o professor prepara as tarefas do primeiro dia. Ela começa a pensar: "Ai, estou tão nervosa. Não consigo fazer isso. Sou péssima em reuniões e em conversar com as pessoas. Como vou entrar no quarto do cliente e me apresentar?"

1. Esse é um exemplo de qual tipo de comunicação intrapessoal? Explique.
2. Cite três ideias e pensamentos positivos que ela poderia aplicar.
3. Quais outras afirmações positivas ela poderia usar para melhorar seu autoconceito?
4. Qual o efeito da comunicação intrapessoal negativa no autoconceito de uma pessoa?

RESUMO

- A comunicação é influenciada por fatores como idade, educação, emoções, cultura, linguagem, atenção, ambiente e experiência prévia.
- As mensagens não verbais são, geralmente, mais exatas para comunicar os sentimentos.
- As mensagens verbais e as não verbais devem ser adequadas para que a comunicação seja clara.
- As técnicas de comunicação terapêutica devem ser praticadas e incorporadas à comunicação do enfermeiro.
- As barreiras à comunicação devem ser identificadas e evitadas.
- As pessoas têm quatro zonas de conforto quanto à proximidade: íntima, pessoal, social e pública.
- A comunicação terapêutica é direcionada e orientada aos objetivos.
- Os aspectos psicossociais da comunicação podem comprometer ou auxiliar o processo.

- A maioria das interações enfermeiro/cliente deve envolver a comunicação terapêutica.
- A comunicação entre o enfermeiro e o cliente é influenciada por ambos.
- Muitas vezes, o enfermeiro serve de modelo para a família, no que diz respeito à comunicação com um cliente terminal.
- A comunicação clara entre os membros da equipe de saúde é essencial para a continuidade do atendimento.

QUESTÕES DE REVISÃO

1. B.R. está no banheiro com a porta parcialmente fechada. O enfermeiro entra no quarto e diz: "O Sr. não pode comer ou beber nada depois do jantar, por causa dos seus exames de amanhã" e sai. A comunicação ocorreu?
    1. Não, não houve *feedback*.
    2. Não, não houve contato visual.
    3. Sim, o Sr. George deve ter ouvido a mensagem.
    4. Sim, havia um emissor, um receptor e uma mensagem.

2. Quais dos itens a seguir são exemplos de comunicação verbal?
    1. Cantar, dançar, sorrir.
    2. Ler, escrever, escutar.
    3. Apertar as mãos, ler, fazer caretas.
    4. Sussurrar, fazer contato visual, responder.

3. Quando o cliente diz "Não sei como lidar com isso", qual resposta do enfermeiro representa o esclarecimento?
    1. "Lidar com isso?"
    2. "Bem, o Sr. pode pedir ajuda à sua irmã".
    3. "Ah, o Sr. conseguirá lidar com as coisas. O Sr. é inteligente."
    4. "Acho que não entendi. O Sr. está preocupado em não lidar com o quê?"

4. Um cliente com doença crítica nega que algo está errado e fala constantemente em ir para casa. O enfermeiro deve:
    1. ouvir, mas não dizer nada.
    2. confirmar que entendeu os desejos e as esperanças do cliente.
    3. avisar o cliente que é impossível ir para casa.
    4. ajudar o cliente a planejar quando voltará para casa.

5. A cliente diz ao enfermeiro que prefere morrer a fazer quimioterapia. O enfermeiro deve relatar essa comunicação:
    1. apenas para o médico.
    2. para todos os enfermeiros da unidade.
    3. para o médico e para o enfermeiro encarregado.
    4. a ninguém; é uma comunicação confidencial.

6. O enfermeiro está estabelecendo uma relação de ajuda mútua com um novo cliente. Ao cuidar dele, o enfermeiro deve:
    1. tocá-lo no ombro imediatamente.
    2. perguntar-lhe por que está no hospital.
    3. chamá-lo pelo nome.
    4. bater à porta antes de entrar no quarto.

7. Ao usar as habilidades de comunicação com os clientes, qual resposta o enfermeiro considera mais terapêutica?
    1. "Não se preocupe, tenho certeza de que tudo dará certo."
    2. "Percebi que a Sra. não tomou sua medicação hoje de manhã. Há algo errado?"
    3. "Eu acho que, antes de fazer a cirurgia, a Sra. deveria experimentar a medicação."
    4. "Por que a Sra. se sente assim?"

8. O enfermeiro pergunta ao cliente: "O que o médico disse sobre a sua alta?". Esse é um exemplo de:
    1. pergunta aberta.
    2. pergunta para confrontar.
    3. pergunta fechada.
    4. pergunta de duplo sentido.

9. A cliente diz ao enfermeiro que está preocupada porque pode estar com depressão em virtude do sentimento de tristeza, da falta de energia e dos episódios diários de choro. Ela conta que pesquisou sobre a depressão na Internet e trouxe as informações para discutir com o médico. Provavelmente, essa cliente é de qual geração?
    1. Tradicional.
    2. *Baby boomer*.
    3. Geração X.
    4. Geração Y.

10. O estagiário de enfermagem afirma: "Eu acho que o Sr. Smith está melhorando, porque os sinais vitais dele estão estáveis hoje". Esse é um exemplo de qual tipo de comunicação?
    1. Passiva.
    2. Assertiva.
    3. Agressiva.
    4. Adequada.

REFERÊNCIAS/LEITURAS SUGERIDAS

American Nurses Association. (1999) Core principles on telehealth. Obtido em 3 de setembro de 2008 do site http://www.nursingworld.org

American Nurses Association. (2001) Developing telehealth protocols: A blueprint for success. Obtido em 3 de setembro de 2008 do site http://www.nursingworld.org

Barry, P.; Farmer, S. (2000) *Mental health and mental illness* (7. ed.). Filadélfia: Lippincott Williams e Wilkins.

Bush, K. (2001) Do you really listen to patients? *RN*, 64(3), 35-37.

Calloway, S. D. (2001) Preventing communication breakdowns. *RN*, 64(1), 71-74.

Deering, C.; Jennings, D. (2002) Communicating with children and adolescents. *American Journal of Nursing*, 102(3), 34-41.

Estes, M. E. Z. (2010) *Health assessment and physical examination* (4. ed.), Clifton Park, NY: Delmar Cengage Learning.

Frisch, N. C.; Frisch, L. E. (2011) *Psychiatric mental health nursing* (4. ed.). Clifton Park, NY: Delmar Cengage Learning.

Granade, P. (1997) The brave new world of telemedicine. *RN*, 60(7), 59-62.

Gravely, S. (2001) When your patient speaks Spanish – And you don't. *RN*, 64(5), 65-67.

Hall, Edward T. (1959) *The silent language*. Nova York: Doubleday.

Hing, E. S.; Burt, C. W.; Woodwell, D. A. (2007) *Electronic medical record use by office-based physicians and their practice: United States, 2006*. Atlanta: Centers for Disease Control and Prevention.

Hutcherson, C. (30 de setembro de 2001). Legal considerations for nurses practicing in a telehealth setting. *Online Journal of Issues in Nursing*, 6(3), manuscrito 3. Disponível em: http://www.nursingworld.org/onjin/topic16/tpc16_3.htm

Kübler-Ross, E. (1969) *On death and dying*. Nova York: Macmillan.

Kübler-Ross, E. (1975) *Death: The final stage of growth*. Englewood Cliffs, NJ: Prentice Hall.

Kübler-Ross, E. (1978) *To live until we say good-bye*. Englewood Cliffs, NJ: Prentice Hall.

Lyon, B. (2000) Conquering dysfunctional anxiety: What you say to yourself matters. *Reflections on Nursing Leadership*, 26(4), 33-35.

Milliken, M. (2004) *Understanding human behavior* (7. ed.). Clifton Park, NY: Delmar Cengage Learning.

National Institute on Deafness and Other Communication Disorders. (2008) Mission. Obtido em 3 de setembro de 2008 do site http://www.nidcd.nih.gov/about/learn/mission.asp

National Institute on Deafness and Other Communication Disorders. (2008a) Quick statistics. Obtido em 3 de setembro de 2008 do site http://www.nidcd.nih.gov/health/statistics/quick.htm

North American Nursing Diagnosis Association International. (2010) Nanda-I nursing diagnoses: Definitions and classification 2009-2011. Ames, IA: Wiley-Blackwell.

Rochman, R. (2000) Are computerized patient records for you? *Nursing2000*, 30(10), 61-62.

Tamparo, C.; Lindh, W. (2007) *Therapeutic communications for health professionals* (3. ed.). Clifton Park, NY: Delmar Cengage Learning.

Thomas, N.; Thompson, J. (2003) Tomorrow's nurses need your help today. *RN*, 66(6), 51-53.

Waegemann, C. P. (2007) The next big wave is m-health: Smart phones in healthcare. Obtido em 3 de setembro de 2008 do site http://www.medrecinst.com/cellphone/articles.html

Waughfield, C. (2002) *Mental health concepts* (6. ed.). Clifton Park, NY: Delmar Cengage Learning.

RECURSOS DA WEB

American Health Information Management Association: http://www.ahima.org

American Nurses Association: http://www.nursingworld.org

Health Resources and Services Administration: http://telehealth.hrsa.gov

Language Line Services: http://www.languageline.com

National Council of State Boards of Nursing: http://www.ncsbn.org

ValueOptions: http://www.valueoptions.com

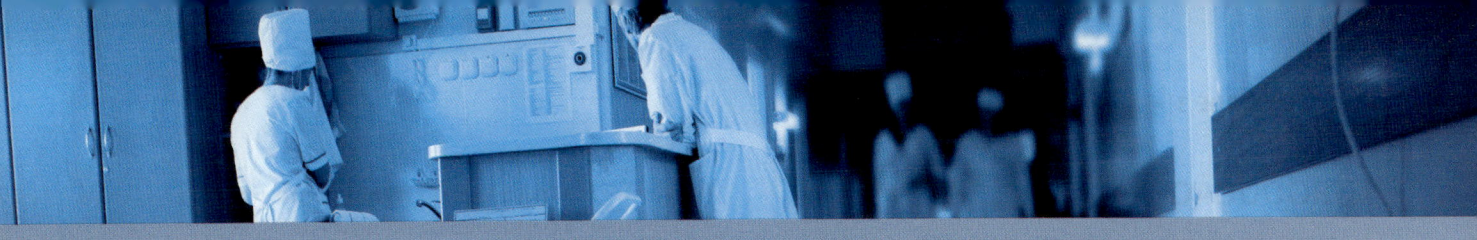

CAPÍTULO 7

Educação em Saúde do Cliente

PALAVRAS-CHAVE

aprendiz auditivo
aprendiz sinestésico
aprendiz visual
aprendizagem
disposição para a aprendizagem
domínio afetivo
domínio cognitivo
domínio psicomotor
ensino
ensino formal
ensino informal
estilo de aprendizagem
estratégias de ensino
motivação
platô de aprendizagem
processo de ensino-
-aprendizagem

ESTABELECENDO RELAÇÕES

Consulte os capítulos a seguir para ampliar seu conhecimento acerca da educação em saúde do cliente:

Enfermagem Básica

- Comunicação
- Processo de Enfermagem/Documentação/Informática
- Desenvolvimento no Ciclo de Vida
- Considerações Culturais
- Estresse, Adaptação e Ansiedade

OBJETIVOS

Ao final deste capítulo, você estará apto a:

- Definir palavras-chave.
- Explicar a importância da educação em saúde do cliente no processo de atendimento.
- Relacionar os princípios da educação para adultos com a educação em saúde do cliente.
- Identificar barreiras à aprendizagem.
- Explicar como a aprendizagem varia ao longo da vida.
- Discutir as responsabilidades profissionais do enfermeiro em relação à educação em saúde.
- Relacionar o processo de ensino-aprendizagem com o de enfermagem.
- Descrever estratégias de ensino que tornem a aprendizagem significativa para o cliente.

INTRODUÇÃO

O ensino do cliente é parte integrante do atendimento de enfermagem. O enfermeiro é responsável por ajudar o cliente a identificar as necessidades de aprendizagem e recursos que irão restaurar e manter um nível funcional ideal. Este capítulo discute o processo de ensino-aprendizagem, incluindo barreiras e responsabilidades, e o relaciona ao processo de enfermagem.

O PROCESSO DE ENSINO--APRENDIZAGEM

O **processo de ensino-aprendizagem** é uma interação planejada que promove mudanças comportamentais que não resultam de amadurecimento ou coincidência. **Ensino** é um processo ativo pelo qual uma pessoa compartilha informação com outras, para facilitar a aprendizagem e, assim, promover mudanças comportamentais. O professor é alguém que utiliza uma variedade de atividades direcionadas a objetivos para promover mudanças, ajudando o aprendiz a absorver novas informações.

Aprendizagem é o processo de assimilação de informações, cujo resultado é a mudança do comportamento. Conhecimento é poder. Compartilhando o conhecimento com os clientes, o enfermeiro os ajuda a atingir o nível máximo de bem-estar. O processo de ensino--aprendizagem segue as mesmas etapas básicas que o de enfermagem: avaliação, identificação das necessidades de aprendizagem (diagnóstico de enfermagem), planejamento, implementação das estratégias de ensino e avaliação do progresso do aprendiz e da eficácia do ensino. Essas etapas são discutidas em detalhes mais adiante, neste capítulo.

Edelman e Mandle (2002) descrevem que o objetivo do ensino na área da saúde é ajudar os indivíduos a atingir estados ideais de saúde por meio das próprias ações. Com frequência, o pouco conhecimento sobre a progressão da doença e/ou sobre as práticas de autocuidado comprometem a recuperação ou a adoção de comportamentos que promovam a saúde. A função do enfermeiro é criar uma ponte entre o que o cliente sabe e o que ele precisa saber para atingir a saúde ideal.

O ensino do cliente ocorre por vários motivos, entre eles, para:

- Promover o bem-estar.
- Prevenir a doença.
- Restaurar a saúde.
- Facilitar as habilidades de enfrentamento.

Além disso, concentra-se na capacidade do cliente de adotar comportamentos saudáveis. A habilidade de cuidar de si mesmo é melhorada por meio do ensino efetivo. O ensino do cliente pode:

- Melhorar a qualidade do atendimento.
- Diminuir a permanência no hospital.
- Reduzir a chance de reinternação.
- Melhorar a conformidade com o tratamento.

Esses benefícios são reforçados pela participação ativa e continuada do enfermeiro como educador.

O ensino formal é planejado e direcionado a objetivos; o informal, por sua vez, pode ocorrer em qualquer ambiente, a qualquer momento.

ENSINO FORMAL

O **ensino formal** ocorre em um momento e lugar específicos e tem como foco determinado assunto. Ele é planejado e direcionado a objetivos (Figura 7.1). O professor prepara as informações e/ou atividades relacionadas ao tópico. O ensino formal tanto pode ocorrer em uma sala de aula com vários aprendizes, como pode ser individual. Muitas instituições de saúde fornecem aulas formais sobre o diabetes. As mesmas informações básicas são necessárias para todos os clientes portadores da doença.

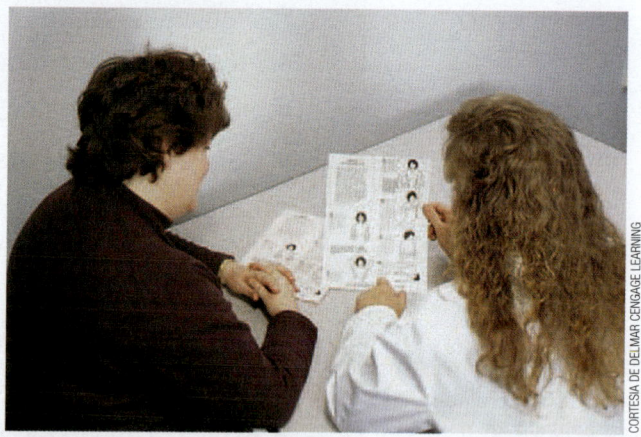

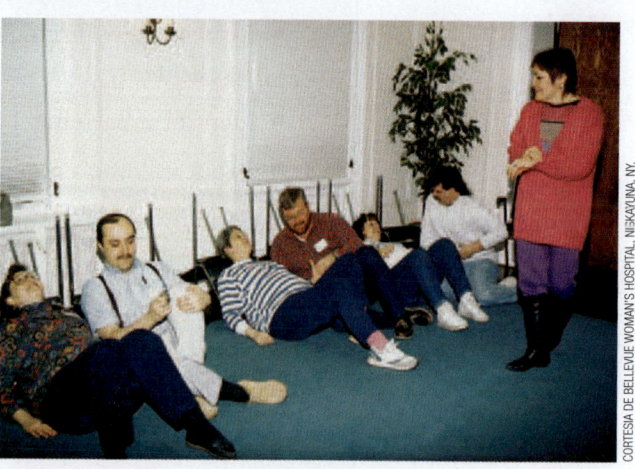

Figura 7.1 ■ Enfermeiros envolvidos no ensino formal de clientes de forma individual ou em grupo.

Ensino informal

O **ensino informal** ocorre a qualquer momento e lugar, sempre que uma necessidade de aprendizagem for identificada. Enquanto presta atendimento, o enfermeiro tem muitas oportunidades de ensinar, por exemplo, ao responder às perguntas do cliente e ao explicar um procedimento. O ensino informal pode ocorrer junto com o formal. Um comentário ou uma pergunta do aprendiz, em um ambiente formal, pode desencadear o ensino informal na forma de resposta. Durante uma aula sobre a dieta do cliente diabético, é possível que seja feita uma pergunta sobre colesterol. A resposta seria considerada ensino informal, porque não se refere ao assunto planejado.

É útil entender os domínios, os princípios, os estilos e as barreiras relacionados à aprendizagem, bem como os métodos de ensino. Esses aspectos serão discutidos a seguir.

Domínios da aprendizagem

Bloom (1977), em seu trabalho clássico, identifica três áreas ou domínios em que a aprendizagem ocorre: o **domínio cognitivo**, que envolve a compreensão intelectual; o **domínio afetivo**, que envolve atitudes, crenças e emoções; e o **domínio psicomotor**, que engloba o desempenho das habilidades motoras. As informações são processadas em cada domínio.

A Tabela 7.1 resume os três domínios de aprendizagem e oferece exemplos clínicos.

Ao desenvolver planos de ensino eficazes, o enfermeiro deve estar atento aos três domínios de aprendizagem e deve utilizar **estratégias de ensino**, ou técnicas que promovam a aprendizagem, adequadas para cada domínio. Ensinar a um diabético como a insulina funciona no corpo se encaixa no domínio cognitivo; ensiná-lo a usar o monitor de glicose diz respeito ao domínio psicomotor; e incentivá-lo a encarar o diabetes como um aspecto de sua vida pertence ao domínio afetivo. A Tabela 7.2 oferece exemplos de estratégias de ensino para cada domínio de aprendizagem.

Princípios da aprendizagem

É possível tomar como base os princípios fundamentais da aprendizagem para ensinar os clientes. Knowles, Holton e Swanson (2005) citam quatro suposições sobre os aprendizes adultos, que também são aplicáveis ao ensino do cliente:

- *Suposição 1*: A personalidade desenvolve-se de maneira organizada, da dependência para a independência. *Aplicação na enfermagem*: Planejar atividades de ensino-aprendizagem que promovam a participação do cliente. Isso incentiva a independência, aumenta o controle e favorece o autocuidado por parte do cliente.
- *Suposição 2*: A prontidão para a aprendizagem é afetada pela fase do desenvolvimento e pelos fatores socioculturais. *Aplicação na enfermagem*: Realizar avaliação psicossocial antes de planejar as atividades de ensino-aprendizagem.

Tabela 7.1 ▪ Domínios da aprendizagem

Domínio	Definição	Exemplo
Cognitivo	A aprendizagem envolve adquirir informações sobre fatos e dados; presente na tomada de decisões e na resolução de problemas	O cliente descreve os sintomas das possíveis complicações
Afetivo	A aprendizagem envolve a mudança de atitudes, emoções e crenças; presente ao fazer julgamentos	O cliente passa a aceitar as mudanças necessárias no estilo de vida
Psicomotor	A aprendizagem envolve a conquista de habilidades motoras; presente na aplicação do conhecimento	O cliente usa o monitor de glicose

Tabela 7.2 ▪ Estratégias de ensino apropriadas a cada domínio da aprendizagem

Cognitivo	Afetivo	Psicomotor
Palestra ou discussão	Dramatização	Demonstração
Material audiovisual	Grupo de discussão	Repetição de demonstração
Material impresso	Grupo de apoio	Material audiovisual
Instrução programada	Modelos de função	Descoberta
Aprendizagem computadorizada	Material impresso	Repetição da habilidade
Estudo independente	Aconselhamento individual	Material impresso

Adaptada de *Teaching the Client and Family*, de R. Smith, 2008, original enviado para publicação e adaptado de *Community Based Nursing* (2. ed.), de R. Hunt, 2001, Filadélfia: Lippincott, 2001.

- *Suposição 3*: As experiências prévias na aprendizagem servem de base para futuras experiências.
Aplicação na enfermagem: Fazer uma avaliação completa para determinar o que o cliente já sabe e expandir sua base de conhecimento.
- *Suposição 4*: O imediatismo reforça a aprendizagem.
Aplicação na enfermagem: Fornecer oportunidades para a aplicação imediata do conhecimento e das habilidades e incorporar o *feedback* como parte da interação entre enfermeiro e cliente.

Os princípios de aprendizagem incluem relevância, motivação, disposição, amadurecimento, reforço, participação, organização e repetição.

Relevância

O conteúdo a ser aprendido deve ser significativo para o cliente, fácil de entender e deve estar relacionado a informações já conhecidas. Antes que a aprendizagem ocorra, a pessoa deve acreditar que precisa aprender a informação. Se ela considera a informação valiosa, é mais provável que a aprenda. Uma vez que a relevância é determinada individualmente, o enfermeiro deve avaliar o significado pessoal da aprendizagem para cada cliente.

Motivação

Um dos indicadores mais importantes do sucesso de uma sessão de ensino é o nível de motivação do cliente. Redman (2006) descreve a **motivação** como uma força que age em um organismo para iniciar, dirigir e manter um comportamento. A motivação é complexa e muda constantemente, dependendo das influências positivas ou negativas relacionadas à vida (Smith, 2008). Para maximizar a motivação, o enfermeiro deve manter objetivos realistas de ensino-aprendizagem, dividindo o conteúdo em etapas pequenas e acessíveis. O cliente cardíaco, por exemplo, valoriza informações sobre exercícios, uma vez que eles fortalecem o coração e proporcionam mais energia.

Disposição

É necessário que o cliente tenha capacidade e disposição para aprender. A disposição está estreitamente relacionada ao crescimento e ao desenvolvimento.

DICA Profissional

Verificando a capacidade de ler e escrever

"Lscean uyro sdhna. Seu yver dloc rweat."

Isso é o que alguns clientes enxergam quando recebem materiais impressos. Não deduza que o cliente sabe ler e escrever. A fim de verificar a compreensão, peça-lhe para explicar o conteúdo escrito.

O cliente deve ter as habilidades cognitivas e psicomotoras necessárias para aprender determinada tarefa e deve compreender as informações. Um indicador da disposição para a aprendizagem é se ele faz perguntas; outro é se ele se envolve em aprender, por exemplo, mostrando como trocar um curativo. Algumas indicações de falta de prontidão são ansiedade, irritação, negação e não participação na discussão, na demonstração ou nas atividades relacionadas ao autocuidado.

Amadurecimento

O cliente deve estar apto a aprender e deve ter as habilidades cognitivas e psicomotoras necessárias para tal. Avalie o cliente em busca de características que comprometam ou facilitem a aprendizagem, como a fase do desenvolvimento. Analise a fase do desenvolvimento dele. Não suponha que um cliente de 34 anos domina as tarefas das fases anteriores.

O nível de amadurecimento influencia muito na capacidade de aprender. Cada fase do desenvolvimento é caracterizada por capacidades e habilidades únicas, que afetam a resposta a diversas ferramentas de ensino. A fase do desenvolvimento define o tipo de informação passada, os métodos, o vocabulário e o local de ensino. Além disso, o enfermeiro deve avaliar as habilidades cognitivas e de solução de problemas, bem como o alcance da atenção.

Reforço

O *feedback* ao aprendiz deve ser imediato e positivo, para reforçar sua motivação e a prontidão para aprender. O cliente que está aprendendo a aplicar um curativo estéril em um ferimento aberto deve ser informado, enquanto o faz, se o procedimento está (ou não) correto e deve ser elogiado por ter aprendido tão rápido (ou o que for apropriado). Se algum aspecto do procedimento apresentar falhas, o enfermeiro deve manter uma abordagem positiva para ensinar o cliente a fazer o curativo da forma correta.

Participação

O envolvimento ativo do cliente no processo promove e reforça a aprendizagem. O envolvimento dele é relativamente fácil de monitorar quando uma habilidade psicomotora é aprendida, porque ele está envolvido de modo ativo na prática de uma habilidade física. A aprendizagem que ocorre no domínio cognitivo ou afetivo também é mais eficiente quando há incentivo para o envolvimento ativo do cliente. Um cliente que necessita seguir uma dieta pobre em gordura se envolve em aprender a controlar sua alimentação lendo os rótulos e planejando cardápios sem esse item.

CONSIDERAÇÕES sobre tempo de vida
Capacidade de aprender

Lembre-se de que a idade nem sempre é sinônimo do nível do desenvolvimento; a observação do comportamento dá uma ideia mais clara desse aspecto.

Organização

O material a ser estudado deve incorporar informações previamente aprendidas e ser apresentado na sequência do simples para o complexo e do familiar para o desconhecido. Usando o mesmo exemplo do cliente que está estudando a dieta pobre em gordura, o enfermeiro começa a ensiná-lo descobrindo o que sabe sobre o teor dos nutrientes dos alimentos e, depois, ensinando-o a ler os rótulos, a planejar uma refeição, o cardápio para um dia, para uma semana, e assim por diante.

Repetição

A retenção das informações é reforçada com a prática, com a repetição e com a apresentação do mesmo material de formas diferentes. Quanto mais o aprendiz vê ou escuta o material, maior a chance de retenção.

É bom lembrar que o **platô de aprendizagem**, que é o pico na eficácia do ensino e profundidade da aprendizagem, ocorre em relação à motivação, ao interesse e à percepção da relevância das informações por parte do cliente. O reforço frequente, por meio do *feedback* imediato e da reavaliação continuada da eficácia, aumenta o valor do processo de aprendizagem para o ensino e para o aprendiz. Facilitar o máximo possível o processo de aquisição das informações também aumenta a satisfação e o sucesso. É possível fazer isso tornando a aprendizagem mais criativa e interessante e adotando uma abordagem flexível para permitir que o processo seja dinâmico.

> ▶ **REFLEXÃO CRÍTICA**
>
> **Aprendizagem**
>
> A aquisição isolada do conhecimento resulta na aprendizagem (mudança comportamental)? Justifique sua resposta.

> **DICA Profissional**
>
> **Crenças sobre a aprendizagem**
> - Embora todos os indivíduos tenham capacidade para aprender, essa habilidade varia.
> - O ritmo da aprendizagem também varia entre as pessoas.
> - A aprendizagem ocorre ao longo de toda a vida.
> - Ela ocorre tanto em ambientes formais como em ambientes informais.
> - A aprendizagem é um processo individualizado.
> - A aprendizagem de novas informações baseia-se no conhecimento e nas experiências anteriores.
> - A motivação e a prontidão são pré-requisitos necessários para a aprendizagem.
> - O *feedback* imediato facilita a aprendizagem.

ESTILO DE APRENDIZAGEM

Cada indivíduo possui uma maneira particular de processar as informações. A maneira pela qual uma pessoa adquire novas informações e processa o material é chamada de **estilo de aprendizagem**. Algumas pessoas aprendem processando a informação visualmente (**aprendiz visual**), outras, escutando (**aprendiz auditivo**) e há as que o fazem experimentando ou tocando, sentindo ou fazendo (**aprendiz sinestésico**). De acordo com Reed (2007), aproximadamente 40% a 65% dos alunos são aprendizes visuais e 10% a 30% são sinestésicos. Para trabalhar com os diversos estilos de aprendizagem dos clientes, utilize técnicas variadas, como palestra, discussão, dramatização, modelos, jogos, repetição de demonstração, imitação, solução de problemas e sessões de perguntas e respostas. É possível descobrir o estilo de aprendizagem perguntando ao cliente: "O que o ajuda a aprender" ou "O que você gosta de fazer?". Com base nos dados fornecidos, as estratégias de ensino podem ser combinadas com o estilo dele. No final deste capítulo, na seção *Recursos da web*, há sugestões de sites (em inglês) que apresentam ferramentas para determinar o estilo de aprendizagem. Na Tabela 7.3, há alguns métodos de ensino-aprendizagem, bem como métodos de estudo adequados para cada estilo. Os alunos podem usá-los para aprimorar os próprios hábitos de estudo e para ensinar os clientes.

BARREIRAS AO PROCESSO DE ENSINO-APRENDIZAGEM

Fornecer e receber informações não garante a aprendizagem. Várias barreiras podem impedir o processo de ensino-aprendizagem. Em uma situação de enfermagem, o enfermeiro, o cliente, ou ambos, podem enfrentar uma ou mais dessas barreiras. Tais barreiras podem ser classificadas como internas (psicológicas ou fisiológicas) ou externas (ambientais ou socioculturais). Os exemplos estão na Tabela 7.4. Para facilitar o processo de aprendizagem, o enfermeiro deve avaliar a existência de barreiras. Informações específicas da avaliação serão apresentadas mais adiante, neste capítulo.

> **CONSIDERAÇÕES CULTURAIS**
>
> **Como superar barreiras socioculturais**
> - Sempre que possível, utilizar figuras.
> - Fornecer material escrito, na linguagem apropriada.
> - Contar com um intérprete que tenha sensibilidade em relação a aspectos culturais ou com um familiar que entenda a terminologia da saúde.
> - Evitar o uso de clichês, jargões ou termos vagos.
> - Aprender os códigos culturais do cliente.
> - Conhecer os próprios valores.
> - Adaptar o ensino (informações e perguntas) à capacidade de ler e escrever do cliente.
> - Pedir ao cliente para verbalizar o que entendeu na seção de ensino-aprendizagem.

Tabela 7.3 ■ Métodos de ensino-aprendizagem e métodos de estudo adequado a cada estilo de aprendizagem

Estilo de aprendizagem	Métodos de ensino-aprendizagem	Métodos de estudo
Visual	Resumo impresso para o aprendiz acompanhar *Slides* em PowerPoint Leituras/artigos complementares Imagens/recursos visuais (gráficos e diagramas) Repetição de demonstração *Brainstorming* e anotação das ideias no quadro branco Palestra breve com a oportunidade de experimentar os novos métodos Imagens ilustrativas Jogos	Caderno de exercícios Manual de laboratório Instrução por computador *Kits* de montagem Vídeos Material para leitura
Auditivo	Palestra Discussão Solução de problemas Perguntas e respostas *Brainstorm* Vídeo interativo Imagens ilustrativas Explicação verbal sobre como resolver problemas de matemática Explicação verbal sobre qualquer *slide*, gráfico ou diagrama	Explicação verbal de vídeos CDs Sessão de estudo com música de fundo Leitura em voz alta
Sinestésico	Dramatização Modelos Jogos Repetição de demonstração Tarefas por escrito Durante a aula, segurar e brincar com uma caneta ou outro objeto Anotações durante a palestra Aulas de campo Situações experimentais Aula breve com a oportunidade de experimentar os novos métodos	Caderno de exercícios Manual de laboratório, instrução por computador *Kits* de montagem Durante a leitura, segurar e brincar com objetos barulhentos

Adaptado de "An Investigation of Learning Styles of Practical and Baccalaureate Nursing Students", de G. Duncan, 1996, *Journal of Nursing Education*, 35(1); "A New Definition for Individual: Implications for Learning and Teaching", de A. Gregorc e H. Ward, 1977, *Nassp Bulletin;* e Learning Your Way, de S. Reed, 2007, obtido de www.presentations.com/msg/content_display/training/e3i7639605670451237f7bf2bea3bf8bad3.

Tabela 7.4 ■ Barreiras à aprendizagem

Barreiras externas	Barreiras internas
Ambientais • Falta de privacidade • Estímulos externos • Interrupções	**Psicológicas** • Ansiedade • Raiva • Medo • Depressão
Socioculturais • Linguagem • Nível de instrução • Valores	**Fisiológicas** • Dor • Privação de oxigênio • Fadiga • Fome

Barreiras ambientais

Enfermeiro e cliente estão sujeitos às barreiras ambientais. Como parte do planejamento da seção de ensino, o enfermeiro garante a privacidade necessária e minimiza as interrupções e os estímulos externos.

Barreiras socioculturais

Quando a linguagem é uma barreira ao processo de ensino-aprendizagem, é possível lançar mão de alguns recursos, como figuras, materiais impressos ou um intérprete, a fim de garantir que a comunicação ocorra. Mesmo quando o enfermeiro e o cliente falam a mesma língua, pode haver uma barreira no que diz respeito aos clichês, jargões do sistema de saúde e termos vagos. Além disso, dependendo das influências culturais, o significado que enfermeiro e cliente atribuem a tipos específicos de linguagem corporal pode diferir. O enfermeiro deve estar ciente de seus valores, mas precisa enfocar o ensino nos valores do cliente. Além de ser necessário adaptar o vocabulário ao repertório do cliente, de modo a evitar o "falar difícil", é preciso considerar o nível de instrução dele.

Barreiras psicológicas

O enfermeiro pode ficar ansioso ao ter de ensinar um cliente. Conhecer as necessidades de aprendizagem e a preparação adequada em relação ao conteúdo, aos aspectos ambientais e socioculturais e ao nível de desenvolvimento reduz parte dessa ansiedade. Quando ela diminui, o enfermeiro se torna mais alerta e sensível.

Os clientes e familiares ficam chateados com a situação da saúde. Eles podem sentir angústia, nervosismo, medo ou depressão. Além de prestar atenção nas palavras do cliente, o enfermeiro deve prestar atenção na linguagem corporal e no comportamento dele. Quando o cliente ou seus familiares estiverem nervosos, o profissional deve reconhecer essa situação e dizer-lhes algo como "Você parece estar irritado. Diga-me o que está sentindo". Permitir que clientes e familiares expressem as emoções deixa o clima mais leve e favorece o processo de aprendizagem.

DICA Profissional

Como superar barreiras psicológicas
- Reconhecer as próprias emoções em relação ao ensino do cliente.
- Avaliar as barreiras psicológicas à aprendizagem.
- Reconhecer as emoções do cliente, mas não responder da mesma forma.

DICA Profissional

Conforto fisiológico e aprendizagem
- Administrar os analgésicos, se apropriado, antes da sessão de ensino, para que o cliente se concentre nas informações apresentadas.
- Planejar as sessões de ensino quando o cliente não estiver cansado, como pode ocorrer depois da fisioterapia.
- Certificar-se de que o cliente está confortável e de que não precisa ir ao banheiro.

REFLEXÃO CRÍTICA

Barreiras à aprendizagem

Um homem de 56 anos dá entrada no pronto-socorro com desconforto epigástrico, dor que irradia do tórax para o braço direito, fraqueza, palidez, diaforese e falta de ar. Ele é um executivo de uma grande corporação, é casado e tem dois filhos adolescentes. A esposa está ao lado do leito, muito aflita e chateada com a condição dele. Ele também está aflito e acredita que está sofrendo um ataque cardíaco. Afirma que seu pai morreu de ataque cardíaco aos 56 anos. Quais barreiras à aprendizagem afetam esse cliente? Como a abordagem do enfermeiro ajuda a superar essas barreiras?

Barreiras fisiológicas

A situação fisiológica afeta a capacidade de aprender do cliente. Quando há dificuldades para respirar, por exemplo, o indivíduo é incapaz de prestar atenção nas informações. A sessão deve ocorrer em um momento em que ele esteja descansado e sem dor.

MÉTODOS DE ENSINO

Muitos métodos de ensino podem ser utilizados, dependendo da necessidade de aprendizagem do cliente e do domínio aplicável da aprendizagem.

Métodos de ensino aplicáveis no domínio cognitivo

Os métodos eficientes para promover a aprendizagem cognitiva incluem debates, aula expositiva, sessões de perguntas e respostas, dramatização e atividades com jogos/computadores.

O debate pode envolver o enfermeiro e um ou vários clientes que precisem aprender as mesmas informações. Há participação ativa na discussão. As discussões em grupo permitem o apoio dos colegas.

Na aula, o professor apresenta as informações e, em geral, a participação do aprendiz é mínima.

As sessões de perguntas e respostas podem assumir duas formas: em uma delas, as preocupações do cliente são abordadas quando ele faz perguntas e o enfermeiro fornece as respostas. Na outra, o enfermeiro ajuda o cliente a aplicar o conhecimento aprendido: o profissional faz as perguntas e o cliente responde (Figura 7.2).

A dramatização permite que o cliente aplique o conhecimento em um ambiente seguro e controlado. Nesse método, cliente e enfermeiro assumem papéis que serão representados em diferentes cenários. Um enfermeiro que está passando informações de educação sexual voltadas ao adolescente pode pedir que o cliente assuma o papel da mãe ou do pai, ao passo que o enfermeiro assume o papel

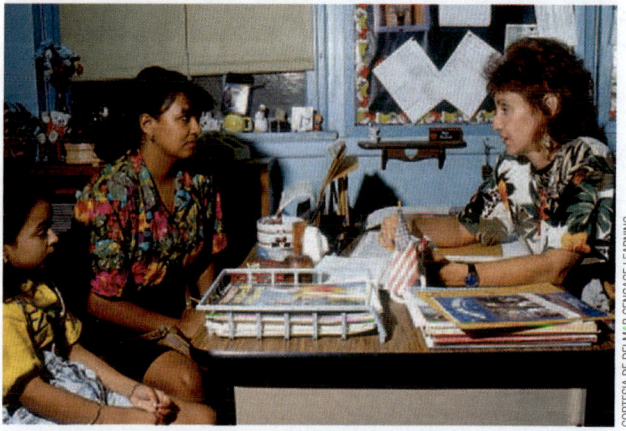

Figura 7.2 ■ Sessão de perguntas e respostas com o enfermeiro da família, a mãe e a criança.

do adolescente. Os dois podem fazer sessões de discussão prática, para preparar o cliente para a discussão com o adolescente.

As atividades com jogos/computadores são úteis para ensinar o cliente em um nível apropriado para ele. Esses métodos permitem que os clientes usem as novas informações em várias situações e se divirtam enquanto aprendem.

Métodos de ensino aplicáveis no domínio afetivo

A dramatização e a discussão são métodos eficientes para estimular a aprendizagem afetiva.

A dramatização permite a expressão de sentimentos, atitudes e valores em um ambiente seguro e controlado. O cliente pode experimentar diferentes atitudes e valores.

A discussão individual entre o enfermeiro e o cliente é eficiente no caso de assuntos pessoais ou delicados relacionados a valores, sentimentos, atitudes e emoções.

Métodos de ensino aplicáveis no domínio psicomotor

Demonstração, prática supervisionada e repetição de demonstração auxiliam o cliente a aprender as capacidades psicomotoras.

Na demonstração, o enfermeiro apresenta, passo a passo, a capacidade ou o procedimento a ser aprendido, explicando o que está sendo feito e por quê. Assim, o cliente observa não apenas o equipamento e sua utilização mas também as atitudes e o comportamento do profissional.

Na prática supervisionada, o cliente usa o equipamento e realiza o procedimento enquanto o enfermeiro observa. Este apresenta sugestões ou corrige o cliente enquanto a prática prossegue. A repetição pode continuar até que o cliente se sinta à vontade para realizar o procedimento.

Na repetição de demonstração, o cliente realiza o procedimento sem nenhuma instrução do enfermeiro. Ao término da tarefa, o profissional fornece ao cliente *feedback* e reforço.

CONSIDERAÇÕES sobre tempo de vida

Ensinando crianças

- Certificar-se de que a criança está confortável.
- Incentivar a participação dos pais.
- Avaliar o nível de desenvolvimento, a prontidão para a aprendizagem e a motivação da criança. Não supor que a idade equivale ao nível de desenvolvimento.
- Avaliar o *status* psicológico da criança.
- Determinar as habilidades em relação aos cuidados pessoais.
- Usar brinquedos e desenvolver atividades que envolvam imitação e dramatização.
- Aplicar estímulos visuais como livro, lousa e vídeo, para compartilhar informações e avaliar a compreensão.
- Utilizar termos de fácil entendimento para o cliente e para os pais.
- Promover a repetição e o reforço frequentes.
- Desenvolver objetivos realistas, consistentes com o nível do desenvolvimento.
- Lembrar-se de que, no caso de crianças, os objetivos são melhorar a cooperação, evitar o excesso de ansiedade e acelerar o processo de recuperação.

APRENDIZAGEM CONTÍNUA

Há uma suposição básica na aprendizagem: *todas as pessoas são capazes de aprender*. No entanto, tal capacidade varia conforme as pessoas e as situações. As necessidades e habilidades de aprendizagem mudam ao longo da vida. A fase do desenvolvimento e a idade cronológica do cliente influenciam na capacidade de aprender. Os princípios da aprendizagem discutidos previamente neste capítulo são relevantes para aprendizes de todas as idades. Dependendo da fase de desenvolvimento e do nível de compreensão do cliente, a abordagem do ensino pode ser alterada. Nas próximas seções, apresentaremos informações específicas relacionadas a crianças, adolescentes e idosos.

CRIANÇAS

A **disposição para a aprendizagem** (evidência de disposição para aprender) varia durante a infância, dependendo do nível de amadurecimento. O enfermeiro deve trabalhar com quem cuida da criança, principalmente se for pequena.

As crianças pequenas aprendem mais brincando. Incorporar as brincadeiras nas atividades de ensino pode reforçar a aprendizagem (Figura 7.3). Bonecos, livros para

CAPÍTULO 7 ■ Educação em Saúde do Cliente

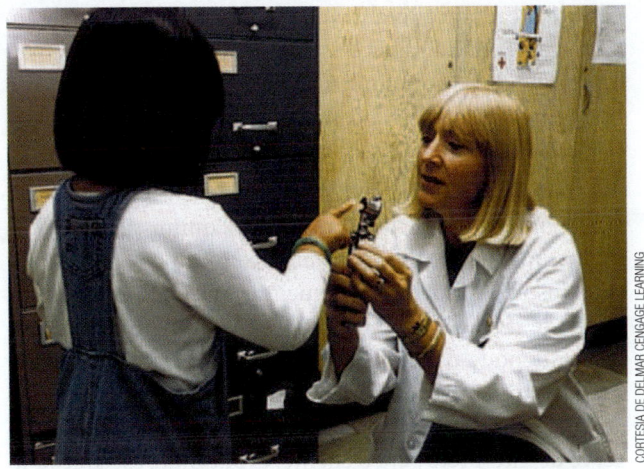

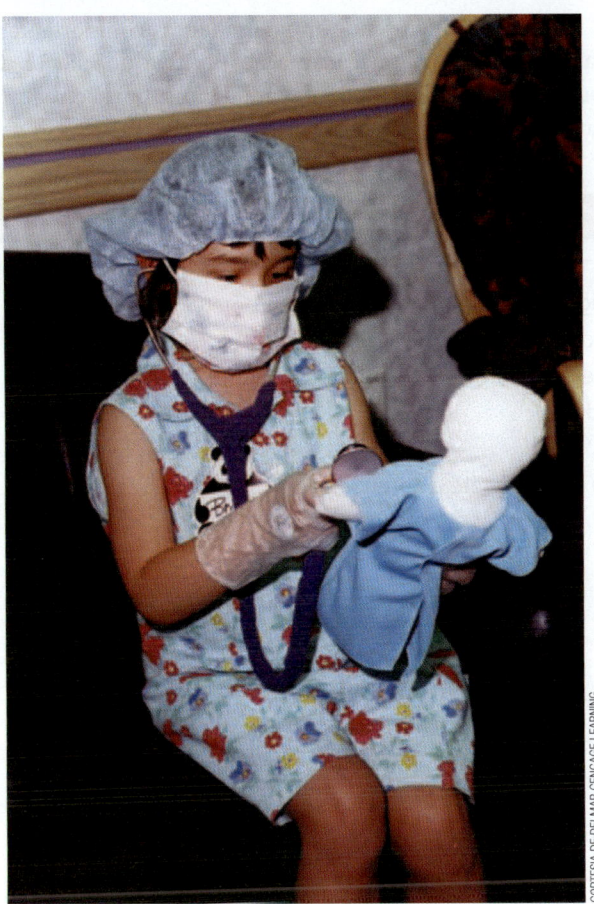

Figura 7.3 ■ A: o enfermeiro fica na mesma altura da criança para ensiná-la sobre o instrumento que será usado no exame; B: dramatização com boneca, para reduzir a ansiedade da criança e favorecer a situação de ensino.

colorir e brinquedos são ferramentas de ensino eficientes para crianças pequenas. Incentive a criança a participar ativamente do processo de aprendizagem.

Crianças maiores também se beneficiam de objetos por meio dos quais possam expressar suas emoções e seu entendimento em relação ao que está acontecendo ou que vai acontecer com elas. Usando suprimentos médicos (como copinhos para medicamentos ou bandagens), a criança pode brincar de dar remédio a uma boneca ou fazer um curativo nela, semelhante ao que ocorre na realidade. Enquanto ela está envolvida na brincadeira, o profissional ensina o que esperar em relação ao procedimento terapêutico e reduz a ansiedade.

> **ORIENTAÇÕES para o cliente**
> **Faça como eu**
> - As pessoas aprendem com os exemplos.
> - Os adolescentes são muito sensíveis a qualquer discrepância entre palavras e ações.
> - Incentivar os pais a servir de modelo do comportamento que eles desejam que a criança desenvolva.

ADOLESCENTES

Os jovens que se aproximam da adolescência são capazes de entender as relações entre as coisas. Normalmente, eles já têm uma avançada habilidade de leitura e compreensão; além disso, entendem informações mais complexas. Considerando que uma das influências mais fortes sobre o adolescente é o apoio dos colegas, as reuniões de grupo são úteis no ensino. Ao servir de modelo, o enfermeiro pode ser um professor bastante convincente.

IDOSOS

Muitas mudanças fisiológicas acompanham o envelhecimento. Nesse processo, alguns idosos sofrem comprometimentos perceptivos na visão e na audição. O enfermeiro avalia essas mudanças e adapta os materiais de ensino. São estratégias úteis para ensinar idosos: oferecer material escrito em letras grandes e verificar se o cliente ouviu todas as orientações.

RESPONSABILIDADES PROFISSIONAIS NA EDUCAÇÃO EM SAÚDE

Por meio do ensino, é possível fazer o cliente se tornar responsável pelo autocuidado. Ao ensinar, o profissional oferece informações sobre comportamentos que promovem a saúde, processos específicos das doenças e tratamento. Nos Estados Unidos, embora cada estado tenha a sua própria definição da prática de enfermagem, o ensino é uma ação exigida na maioria dos estados. Redman (2006) cita documentos da National League for Nursing (Liga Nacional da Enfermagem [(NLN]) que datam de 1918, segundo os quais "o enfermeiro é um professor e um agente da saúde".

> **CONSIDERAÇÕES sobre tempo de vida**
> **Ensinando adolescentes**
>
> - Respeitar o adolescente.
> - Reforçar a confiança, pedindo suas opiniões e comentários sobre assuntos relacionados à saúde.
> - Incentivar a análise dos sentimentos.
> - Ser sensível à pressão dos colegas.
> - Ajudá-lo a identificar e desenvolver as próprias qualidades.
> - Utilizar linguagem clara, porém apropriada para um ambiente de atendimento de saúde.
> - Incentivar decisões independentes e esclarecidas ao envolvê-lo na solução de problemas.

Ensinar o cliente é uma ação esperada do enfermeiro. No entanto, devido ao déficit de profissionais e às restrições de tempo, alguns enfermeiros não assumem essa importante responsabilidade. Se o enfermeiro desistir da sua função como educador para realizar tarefas adicionais, o valor da enfermagem para o sistema de saúde diminui. O ensino requer a profundidade de informações que apenas o enfermeiro possui; portanto, ensinar é uma das funções verdadeiramente independentes da prática da enfermagem.

Várias instituições de saúde exigem a educação em saúde do cliente, incluindo a Joint Commission (2008). O documento *Patient Care Partnership* (2009), da American Hospital Association, requer que o cliente entenda seu status de saúde e o tratamento. Apenas se bem esclarecido o cliente pode dar o consentimento informado. O enfermeiro avalia o nível do entendimento do cliente em relação aos métodos de tratamento e corrige qualquer falha. Ele serve de intérprete para o cliente, explicando, esclarecendo e fazendo referências.

A educação em saúde apoia mudanças comportamentais que levam a uma adaptação positiva do cliente. O processo diminui o medo das mudanças, porque reduz a ansiedade e o estresse antecipado.

> **CONSIDERAÇÕES sobre tempo de vida**
> **Ensinando idosos**
>
> - Certificar-se de que o cliente está confortável. Fadiga, dor, bexiga cheia ou fome podem comprometer a aprendizagem.
> - Avaliar o nível de desenvolvimento, a prontidão para a aprendizagem e a motivação.
> - Avaliar se o cliente apresenta quadro de depressão, ansiedade ou negação, o que pode interferir na aprendizagem.
> - Determinar a habilidade do cliente relacionada ao autocuidado.
> - Usar palavras que ele entenda facilmente.
> - Evitar falar difícil; uma atitude condescendente e paternalista compromete a aprendizagem.
> - Identificar o horário em que o cliente está mais alerta.
> - Apresentar o material lentamente, utilizando exemplos.
> - Incentivar a participação do cliente.
> - Solicitar *feedback* e ouvir atentamente.
> - Fornecer *feedback* frequente.
> - Avaliar o comprometimento perceptivo e individualizar as estratégias de ensino.
>
> *Para os clientes com problemas de memória:*
> - Repetir o material.
> - Usar dicas diferentes (palavras faladas, imagens, material escrito e símbolos).
>
> *Para os clientes com problemas visuais:*
> - Usar material que tenha letras grandes.
> - Oferecer uma lente de aumento.
> - Certificar-se do uso dos óculos prescritos.
> - Proporcionar iluminação adequada e reduzir a ofuscação.
>
> *Para os clientes com problemas auditivos:*
> - Ficar de frente para ele ao falar.
> - Usar frases curtas com palavras de fácil entendimento.
> - Usar gestos e demonstração, para reforçar as informações verbais.
> - Eliminar as distrações (atividades ou ruídos) o máximo possível.

A educação em saúde é uma função essencial da enfermagem em todos os ambientes da prática. Os clientes precisam de informações sobre prevenção de doenças, crescimento e desenvolvimento, segurança, primeiros socorros, nutrição e higiene. Quando hospitalizado, o cliente necessita de informações sobre sua condição, seu tratamento e o ambiente da instituição de saúde. No momento da alta, ele também deve receber informações sobre medicação, modificações na dieta, atividade, prevenção de complicações e planos de reabilitação.

Os clientes que se recuperam em casa (bem como suas famílias) possuem necessidades significativas de aprendizagem. Uma função primária do enfermeiro domiciliar é ensinar o cliente a cuidar de si mesmo. Frequentemente, isso envolve ensinar a família a prestar os cuidados (Figura 7.4) e fornecer informações sobre a doença, o acidente ou a lesão. Os familiares também precisam aprender maneiras de atingir e manter um estado máximo de bem-estar. Planos de ensino adequados para o cliente que está em casa e sua família são estabelecidos com base na avaliação de vários fatores, como:

Sistema de apoio

- Pessoas disponíveis para ajudar nos cuidados.
- Conhecimento do responsável por prestar o atendimento.

Ambiental

- Acessibilidade no ambiente doméstico.
- Espaço para atender às necessidades especiais do cliente.
- Necessidade e disponibilidade de equipamentos e suprimentos.
- Auxílio para realizar ações relacionadas aos cuidados pessoais.
- Necessidade de informações sobre a limpeza do ambiente.

ASSISTÊNCIA MÉDICA COMUNITÁRIA/DOMICILIAR

Considerações sobre a educação em saúde do cliente

- A preparação do cliente e da família para prestar atendimento domiciliar começa no momento da admissão no hospital, não da alta.
- O planejamento da alta deve considerar as necessidades de aprendizagem atuais e em potencial, tanto dos clientes quanto dos cuidadores.
- Ensino relacionado aos recursos disponíveis na comunidade.

Econômico

- Capacidade de adquirir medicamentos, equipamentos e suprimentos.
- Assistência financeira disponível.

Recursos da comunidade

- Recursos da área.
- Conscientização acerca dos serviços de apoio e acesso a eles.
- Possibilidade de descanso para a família.

Autoconsciência

Várias características do enfermeiro influenciam no resultado do processo de ensino-aprendizagem. A autoconsciência do profissional em relação aos conceitos discutidos nas próximas seções é uma etapa importantíssima do ensino.

Base de conhecimento

Não há como o enfermeiro ensinar se ele mesmo não tem o conhecimento ou as habilidades que devem ser ensinados. Manter-se atualizado em relação ao conhecimento e proficiente em relação às habilidades é o primeiro passo para ser eficaz e ter credibilidade como professor. Embora a especialização em todas as áreas de enfermagem seja impossível, saber quando encaminhar o cliente para outro profissional que o ensine é uma atitude que reflete o pensamento crítico do enfermeiro.

Habilidades interpessoais

O ensino eficiente baseia-se na capacidade do enfermeiro de estabelecer uma relação harmônica com o cliente. O enfermeiro empático demonstra ser sensível às necessidades e preferências do cliente. Uma atmosfera em que o cliente se sinta à vontade para fazer perguntas favorece a aprendizagem. As atividades que ajudam a estabelecer esse clima incluem:

- Mostrar interesse genuíno pelo cliente.
- Incluí-lo em *todos* os passos do processo de ensino-aprendizagem.

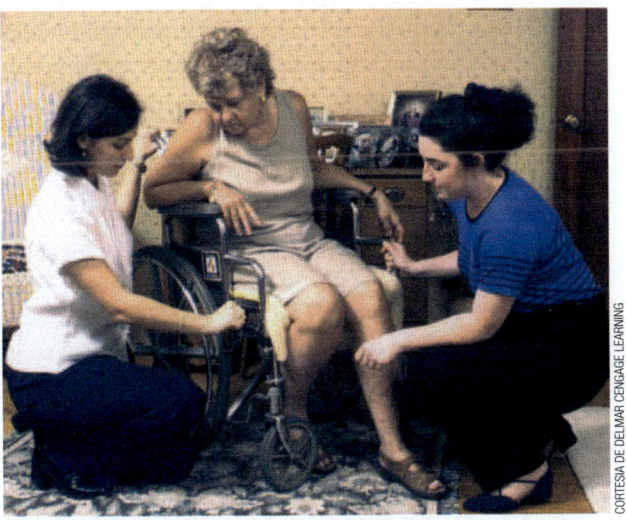

Figura 7.4 ■ O enfermeiro ensina um familiar a cuidar do cliente.

- Empregar uma abordagem sem julgamento.
- Comunicar-se conforme o nível de entendimento do cliente.

> **REFLEXÃO CRÍTICA**
>
> **Ética na educação em saúde**
>
> O enfermeiro age de modo ético ao tentar mudar as crenças do cliente usando o ensino como artifício? O profissional deve "ensinar" a atitude ou crença "certa" para o cliente?

> **DICA Profissional**
>
> **Jargão médico e ensino**
> - Considere a linguagem utilizada pela maioria dos enfermeiros; pense nos termos que eles usam. Quando o enfermeiro pede um teste de micção, por exemplo, o cliente sabe o que isso significa?
> - Termos como *deambular*, *defecar*, *cambalear*, *NPB*, *sinais vitais* e *contraindicado*, muito utilizados pelos enfermeiros, podem ser obscuros para os clientes e seus familiares.
> - Como se comunicar sem usar o jargão profissional?

DOCUMENTAÇÃO

O padrão é que o enfermeiro documente o processo de educação em saúde do cliente. De uma perspectiva legal, se o enfermeiro ensinar o cliente, mas não documentar, o ensino nunca ocorreu. A documentação facilita a comunicação com os colegas e promove a continuidade do atendimento.

Muitas abordagens são utilizadas para documentar a educação em saúde do cliente. A Figura 7.5 é um exemplo de formulário de documentação relacionado ao ensino em ambulatório.

Como a educação em saúde do cliente é um padrão e um componente essencial da prática de enfermagem, cada enfermeiro deve documentar as intervenções e a resposta do cliente. Os elementos a serem documentados nos ambientes de prática incluem:

- Conteúdo.
- Métodos de ensino.
- Aprendiz(es) (por exemplo, cliente, familiares ou outros responsáveis).
- Resposta do cliente/da família às atividades de ensino.

ENSINO-APRENDIZAGEM E O PROCESSO DE ENFERMAGEM

O processo de ensino-aprendizagem e o processo de enfermagem são interdependentes. Ambos são dinâmicos e envolvem as mesmas fases: análise, diagnóstico, planejamento, implementação e avaliação.

ANÁLISE

O enfermeiro utiliza as fontes primária (cliente) e secundária (família ou pessoas significativas) para avaliar as necessidades de aprendizagem. A comunicação é a base da avaliação relacionada à enfermagem. Os fatores a serem considerados incluem:

- Necessidades reais de aprendizagem.
- Necessidades potenciais de aprendizagem.
- Capacidade e disposição para aprender.
- Pontos fortes e limitações do cliente.
- Experiências prévias.

Necessidades reais de aprendizagem

As pessoas que passam por um atendimento de saúde têm necessidade de aprender algo. O ensino pode ser indicado quando o cliente:

- Pede informações para tomar decisões.
- Precisa de novas habilidades.
- Deseja fazer mudanças no estilo de vida.
- Está em um ambiente desconhecido.

É preciso avaliar o conhecimento do cliente em relação ao conteúdo a ser ensinado. O conhecimento prévio pode ser a base para novos conceitos. As necessidades de aprendizagem do cliente podem ser identificadas de várias maneiras, incluindo:

- Perguntar ao cliente.
- Observar o comportamento dele.
- Perguntar para a família ou para pessoas significativas para o cliente.

Primeiro, o enfermeiro trata da necessidade imediata de conhecimento do cliente. Os clientes pré-operatórios, por exemplo, aprendem a fazer exercícios de respiração profunda e exercícios para a perna, a fim de que possam realizá-los depois da cirurgia e, assim, prevenir possíveis complicações. Logo depois da cirurgia, ensine os cuidados necessários com a incisão, para que o cliente esteja pronto para lidar com isso quando tiver alta.

Necessidades potenciais de aprendizagem

As necessidades potenciais também são avaliadas, para que o planejamento antecipado possa impedir a recorrência no processo de recuperação ou para manter o bem-estar. A seguir, apresentamos duas situações com as respectivas necessidades potenciais de aprendizagem:

- N.L. está grávida pela primeira vez. *Necessidade potencial de aprendizagem:* cuidados com o bebê.
- T.A. é diabético e acaba de saber que precisa tomar insulina todos os dias. *Necessidade potencial de aprendizagem:* autoadministração de insulina.

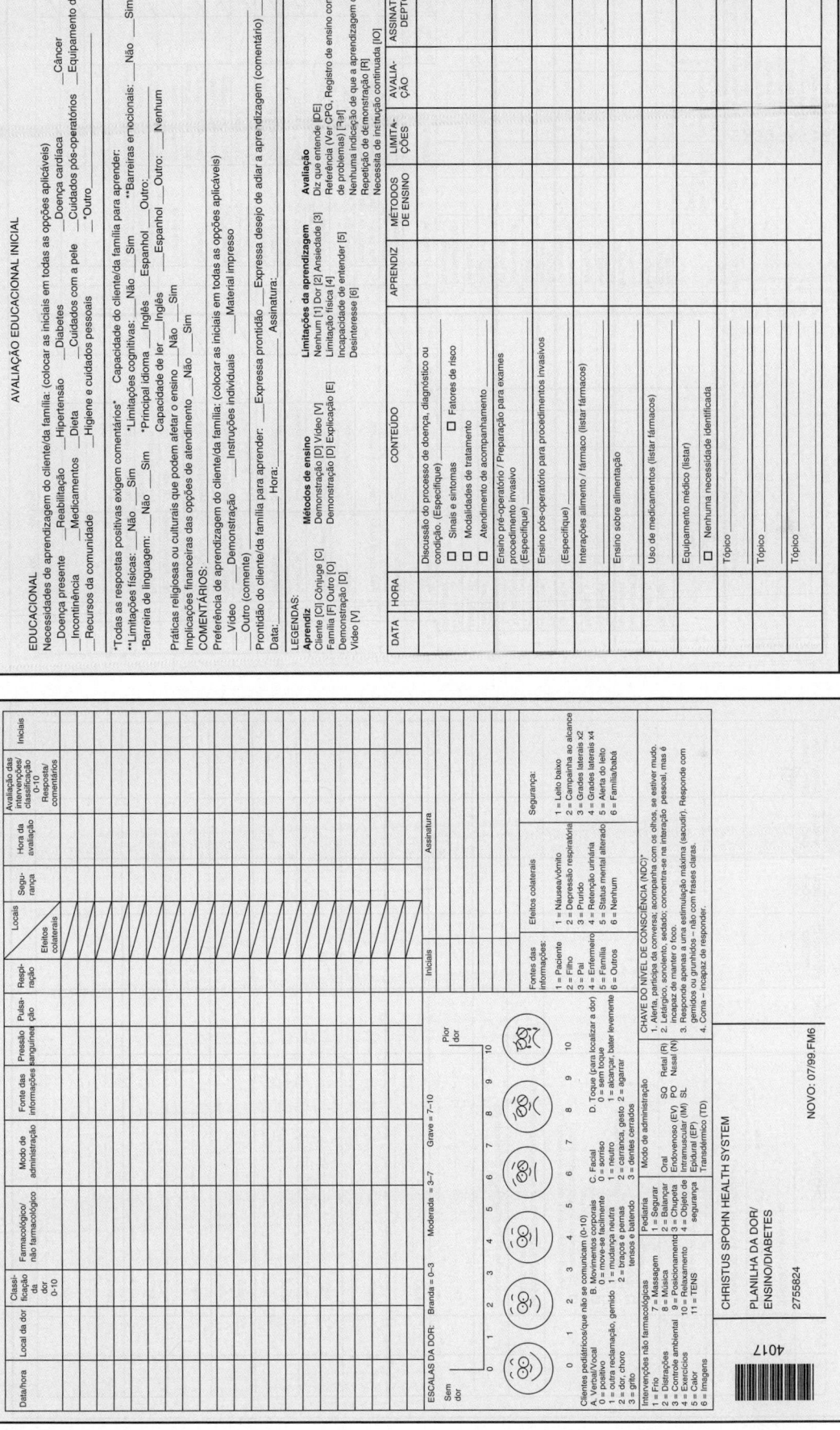

Figura 7.5 ■ Formulário referente ao ensino de clientes internados. (*Cortesia do Christus Spohn Health System, Corpus Christi, TX.*)

(*continua*)

Figura 7.5 ■ Formulário referente ao ensino de clientes internados. (Cortesia do Christus Spohn Health System, Corpus Christi, TX.)

> **DICA Profissional**
>
> **Avaliação das necessidades de aprendizagem**
>
> Avalie as necessidades de aprendizagem do cliente por meio das seguintes questões:
>
> - O cliente tem dúvidas sobre o procedimento que será realizado?
> - O cliente conhece os medicamentos, objetivos e efeitos colaterais?
> - O cliente é capaz de descrever as modificações necessárias no estilo de vida?
> - O cliente pode realizar os procedimentos relacionados ao tratamento (por exemplo, irrigação de colostomia, injeção, monitoração da glicose)?

> **CONSIDERAÇÕES sobre tempo de vida**
>
> **Aprendizagem e cultura**
>
> - A cultura tem papel importante na aquisição do conhecimento.
> - As atitudes, que são derivadas de um contexto cultural, na direção do que é apropriado aprender e quem deve ensinar, podem exigir alterações na abordagem do enfermeiro.
> - A sensibilidade aos valores culturais afeta cada aspecto do processo de ensino-aprendizagem.

Capacidade e disposição para aprender

Avalie o cliente quanto aos fatores que comprometem ou facilitam a aprendizagem. A idade não determina o nível de desenvolvimento. O comportamento fornece a melhor indicação do nível de desenvolvimento. As habilidades cognitivas e o alcance da atenção do cliente, além do nível de desenvolvimento, indicam sua capacidade para aprender.

A prontidão do cliente é influenciada pela habilidade, pelo conforto e pela motivação (ou falta dela) para aprender.

Pontos fortes e limitações do cliente

A identificação dos pontos fortes e limitações do cliente é a base para expectativas realistas. Entender esses aspectos permite que o enfermeiro planeje experiências bem-sucedidas de ensino-aprendizagem. Determinar os pontos fortes do cliente ajuda o enfermeiro a selecionar os métodos de ensino apropriados. Ao cliente cuja visão é limitada não devem ser oferecidos panfletos ou outros materiais com letras pequenas.

Experiências prévias

A base de conhecimento do cliente, adquirida por meio de suas experiências de vida, afeta sua atitude em relação à aprendizagem e à percepção da importância das informações que serão aprendidas. Um cliente que teve várias experiências de hospitalização terá determinados conhecimentos e sentimentos (positivos e negativos) sobre elas. As atitudes atuais são influenciadas pelas experiências prévias que vivenciou no ambiente hospitalar.

DIAGNÓSTICO DE ENFERMAGEM

Vários diagnósticos de enfermagem são pertinentes ao processo de aprendizagem. Quando a falta de conhecimento é a principal necessidade de aprendizagem, o diagnóstico *Conhecimento deficiente (especifique)* é aplicável. Por exemplo:

- O cliente que usa muletas pode ter diagnóstico de *Conhecimento deficiente: Uso de muletas*, falta de orientação, muitas perguntas e hesitação ao caminhar.
- Um cliente que tem de aplicar insulina em si mesmo e logo receberá alta deve ter um diagnóstico de *Conhecimento deficiente: Injeção de insulina*, falta de orientação, muitas perguntas.

Conhecimento deficiente também pode ser um componente de muitos outros diagnósticos de enfermagem que envolvem risco ou capacidade comprometida. O *Risco de constipação*, por exemplo, pode estar relacionado com o estado de saúde comprometido, no entanto pode ser modificado ou reduzido mediante mudanças na dieta e ensino. Um cliente cujo diagnóstico seja *Déficit de autocuidado relacionado à alimentação* precisa de ajuda para cortar alimentos e abrir recipientes, como resultado da atual capacidade física.

PLANEJAMENTO

A aprendizagem não acontece por acaso, ela é planejada. Uma parte importante do planejamento é a definição dos objetivos. O cliente, a família ou as pessoas que são significativas para ele devem ser envolvidos na definição dos objetivos. As metas específicas da aprendizagem incluem os seguintes elementos:

- Mudança mensurável no comportamento.
- Cronograma.
- Métodos e intervalos para a avaliação.

As metas de ensino-aprendizagem devem ser realistas (isto é, baseadas nas habilidades do aprendiz e do professor).

Estabelecer as metas de ensino-aprendizagem envolve definir prioridades. Uma forma de fazê-lo é ensinar conteúdos necessários para a sobrevivência antes de passar ao conteúdo que é "bom conhecer". A Sra. Stone, por exemplo, que está no primeiro trimestre de gravidez, deve aprender diretrizes de dieta e exercícios (conteúdo necessário); as informações sobre os cuidados com o bebê (por enquanto, é bom saber isso) podem ser fornecidas posteriormente.

O planejamento envolve considerar o seguinte:

- Por que ensinar?
- O que ensinar?
- Como ensinar?
- Quem ensina e quem aprende?
- Quando ensinar?
- Onde ensinar?

Por que ensinar?

O cliente precisa saber *por que* o ensino ocorre. Ele deve perceber a necessidade de conhecimento sobre determinado assunto e pedir informações ou fazer perguntas. O enfermeiro reconhece a necessidade de conhecimento, mesmo que o cliente não a reconheça. O profissional reconhece que um cliente pré-operatório, por exemplo, precisa conhecer os exercícios de respiração profunda e os exercícios para a perna, que devem ser feitos após a cirurgia. Assim, o planejamento do ensino deverá focar esse objetivo.

O que ensinar?

É por meio de uma avaliação abrangente que se determina *o que* ensinar. O conteúdo depende muito da base de conhecimento, do *status* de saúde atual e da disposição para aprender.

Como ensinar?

Decidir como ensinar envolve decidir quais estratégias de ensino são melhores para o conteúdo, o estilo e as habilidades de aprendizagem do cliente. O professor eficiente usa métodos que mantêm o interesse do aprendiz. Os métodos de ensino são influenciados pelo local: no ambiente hospitalar, é possível apresentar vídeos; no ambiente doméstico, a mesma informação pode ser apresentada em lousas ou livretos.

Quem ensina e quem aprende?

O planejamento inclui decidir *quem* ensinará o cliente. O enfermeiro é o coordenador das atividades de ensino da equipe de saúde. A responsabilidade por uma abordagem abrangente de ensino cabe a esse profissional. O plano de ensino afeta a continuidade do atendimento. É necessário planejar quem será ensinado. O enfermeiro deve determinar quem, além do cliente (por exemplo, membros da família, outras pessoas importantes), receberá as informações.

Quando ensinar?

É preciso considerar com atenção *quando* ensinar. O enfermeiro deve reconhecer que cada interação com o cliente é uma oportunidade para o ensino. Quando o cliente faz uma pergunta, cria-se tal oportunidade, que deve ser aproveitada. A motivação do cliente para aprender declina em razão de comentários do tipo "Pergunte ao médico" ou "Falaremos sobre isso depois. Agora, tome o seu remédio". O melhor momento para ensinar é quando o cliente está confortável — física e psicologicamente.

Onde ensinar?

É necessário planejar corretamente *onde* o ensino ocorrerá. O local afeta a qualidade da aprendizagem. Alguns fatores devem ser considerados ao se determinar o local de ensino, incluindo privacidade e disponibilidade de equipamento.

> **DICA Profissional**
>
> **Diretrizes para o ensino eficiente**
>
> - Avaliar as necessidades e o conhecimento do cliente.
> - Organizar o conteúdo do simples para o complexo, com base no que o cliente já sabe.
> - Ser criativo.
> - Garantir um ambiente confortável.
> - Manter uma abordagem flexível.
> - Utilizar métodos de ensino variados.
> - Relacionar o material com o conhecimento prévio do cliente.
> - Incentivar a participação ativa do cliente.
> - Reforçar a aprendizagem.
> - Fornecer *feedback* imediato.
> - Promover a rápida aplicação do conhecimento ou da habilidade.
> - Enfatizar as instruções verbais com material escrito e figuras.
> - Prever os platôs de aprendizagem.

IMPLEMENTAÇÃO

Katz (1997) sugere várias estratégias para atingir o sucesso na educação em saúde do cliente, conforme destacamos nas próximas seções.

Obter e manter a atenção

Comece a sessão de educação em saúde dizendo ao cliente o que será ensinado e por que isso é importante para ele. É possível manter o interesse do cliente variando o tom de voz e utilizando métodos de ensino diversificados. Tornar o abstrato concreto, oferecendo exemplos realistas da experiência do cliente, também mantém a atenção dele.

Ater-se ao básico

Como um adulto geralmente se lembra de apenas cinco a sete tópicos de cada vez, o enfermeiro deve ser específico sobre o que o cliente deve aprender. É importante utilizar uma linguagem simples e acessível e apresentar as informações mais importantes primeiro.

Usar o tempo com sabedoria

O enfermeiro incorpora a educação em saúde ao atendimento, fornecendo informações durante as interações com o cliente. Envolver a família e os amigos do cliente, permitindo que discutam o material com ele, também é útil. O enfermeiro pode complementar o ensino com um material escrito para o cliente e/ou para a família; isso permite que o aprendiz tenha tempo para revisar o material e, posteriormente, fazer perguntas para verificar se entendeu.

Reforçar as informações

A repetição cria hábitos; o enfermeiro obtém vantagens com isso, revisando o material com o cliente e servindo de modelo. Ao ensinar um procedimento ao cliente, é preciso que o enfermeiro tome cuidado para realizá-lo corretamente todas as vezes, evitando atalhos. O enfermeiro recompensa o cliente fornecendo um reforço positivo como um sorriso, um aceno de cabeça ou um elogio.

AVALIAÇÃO

A avaliação do ensino-aprendizagem é um processo de duas etapas, a saber:

1. Identificar o que o cliente aprendeu.
2. Avaliar a eficácia do ensino.

Avaliação da aprendizagem

No processo contínuo de avaliação da aprendizagem, o enfermeiro determina se ocorreu uma mudança no comportamento do cliente, se essa mudança se refere às atividades de aprendizagem, se mudanças adicionais são necessárias e se a mudança continuada do comportamento promoverá a saúde. Para avaliar a aprendizagem do cliente, são utilizadas as seguintes estratégias:

- Fazer perguntas.
- Observar.
- Fazer a demonstração de retorno.
- Fazer o acompanhamento por escrito (por exemplo, questionários).

> **DICA Profissional**
>
> ### Avaliação da aprendizagem
> - O cliente cumpriu as metas e os objetivos?
> - O cliente é capaz de demonstrar as habilidades?
> - A atitude do cliente mudou?
> - O cliente pode enfrentar melhor a situação?
> - A família sabe como ajudar?

> **DICA Profissional**
>
> ### Avaliação da eficácia do professor
> - Os objetivos de aprendizagem foram estabelecidos considerando-se aspectos comportamentais (isto é, fáceis de avaliar)?
> - O conteúdo foi apresentado com clareza e no nível de compreensão do cliente?
> - O enfermeiro mostrou interesse pelo cliente e pelo material?
> - Foram utilizados recursos de ensino diversificados?
> - Tais recursos foram apropriados para o cliente e para o conteúdo?
> - O cliente foi incentivado a participar?
> - O enfermeiro forneceu *feedback* frequente e permitiu a demonstração imediata de retorno?
> - O enfermeiro ofereceu apoio?

Avaliação da eficácia do ensino

O principal objetivo da avaliação é analisar a eficácia das atividades e decidir quais modificações são necessárias, se for o caso. Se os objetivos da aprendizagem não foram cumpridos, as atividades de ensino-aprendizagem são reavaliadas e modificadas. Objetivos mensuráveis e específicos facilitam a avaliação. A avaliação da eficácia do ensino ocorre por meio de:

- *Feedback* do aprendiz.
- *Feedback* dos colegas.
- Autoavaliação.

ESTUDO DE CASO

O enfermeiro internou um homem de 46 anos, com diagnóstico recente de câncer de cólon na fase 2. Ele é casado e tem dois filhos pequenos; abriu uma empresa de construção no ano passado. Em dois dias, passará por ressecção de cólon com colostomia. O enfermeiro está avaliando o cliente e a esposa para o ensino pré-operatório. Eles manifestam angústia e ansiedade por causa do diagnóstico e da cirurgia.

1. Quais dados você precisa coletar antes de iniciar as sessões de ensino?
2. Quais barreiras você espera encontrar no processo de ensino-aprendizagem?
3. Determine dois objetivos da sessão de ensino.
4. Identifique dois diagnósticos de enfermagem para esse cliente.
5. Identifique estratégias de ensino que você poderia utilizar nesse caso.
6. Como você avalia os objetivos de ensino?

RESUMO

- O processo de ensino-aprendizagem é uma interação planejada que promove mudanças comportamentais que não resultam de amadurecimento ou coincidência.
- Aprendizagem é o processo de assimilação de informações que resulta na mudança do comportamento.
- Os três domínios da aprendizagem são: cognitivo (intelectual), afetivo (emocional) e psicomotor (habilidades motoras).
- A prontidão para a aprendizagem é afetada por fatores socioculturais e desenvolvimentais.
- Os elementos que servem para documentar o ensino do cliente incluem o conteúdo, os métodos, os aprendizes e as respostas deles.
- A avaliação do processo de ensino-aprendizagem envolve determinar o que o cliente aprendeu e avaliar a eficácia do professor.

QUESTÕES DE REVISÃO

1. Bloom identificou três áreas em que a aprendizagem ocorre: o domínio psicomotor, o afetivo e o:
   1. da atitude.
   2. cognitivo.
   3. emocional.
   4. do conhecimento.

2. Um exemplo clínico de aprendizagem psicomotora é quando o cliente:
   1. troca o curativo de um ferimento na perna.
   2. diz que aceita a sua doença crônica.
   3. cita o nome e o objetivo de uma medicação.
   4. opta por mudar o tipo de exercício que deve fazer.

3. Ao ensinar o cliente, o enfermeiro está ciente de que as necessidades de aprendizagem:
   1. mudam diariamente.
   2. são as mesmas para todos.
   3. mudam ao longo da vida.
   4. mudam à medida que a abordagem de ensino é modificada.

4. Nos Estados Unidos, os enfermeiros são obrigados a ensinar por determinação:
   1. das leis estaduais que regem a prática de enfermagem.
   2. da National League for Nursing.
   3. da American Hospital Association.
   4. da Joint Commission.

5. Como idade não é sinônimo de nível do desenvolvimento, ao preparar-se para ensinar um cliente, o enfermeiro deve:
   1. ensinar a todos da mesma maneira.
   2. definir os objetivos para o cliente.
   3. observar o comportamento do cliente.
   4. perguntar ao cliente sobre a autoeficácia.

6. O enfermeiro fornece as informações de alta para um homem de 65 anos diagnosticado com diabetes. Ele recebeu alta com a dieta de 1.800 calorias prevista pela American Diabetes Association, medicações hipoglicêmicas por via oral e verificação da glicose quatro vezes por dia usando o glicosímetro. Qual domínio de aprendizagem está envolvido em ensinar o cliente a verificar a glicose?
   1. Afetivo.
   2. Psicomotor.
   3. Cognitivo.
   4. Social.

7. O enfermeiro está ensinando uma mulher de 48 anos, com diagnóstico recente de câncer de mama. Ele observa, durante a internação, que ela gosta muito de ler. Quais estratégias de ensino seriam mais eficientes para ajudá-la a entender a doença e o tratamento?
   1. Panfletos, figuras e material escrito.
   2. Grupos de apoio, debates e material em áudio.
   3. Vídeos, dramatizações e jogos.
   4. Exemplos, descoberta e explicação.

8. O enfermeiro está cuidando de uma mulher hispânica de 55 anos, com diagnóstico recente de insuficiência renal, que deve seguir uma dieta restrita em proteínas. Quando ele entra no quarto, observa que ela está comendo carne com feijão, que a família trouxe de casa. Qual das seguintes respostas indica que o enfermeiro está ciente das restrições nutricionais e é sensível às necessidades culturais da cliente?
   1. "Estou vendo que sua família trouxe comida de casa. Que bom que a senhora pode desfrutar disso."
   2. "Esses alimentos são ricos em proteínas. A senhora não pode mais comê-los."
   3. "Essa refeição é muito rica em proteínas. Substituir o feijão e colocar menos carne na tortilha é suficiente para seguir sua dieta."
   4. "Esses alimentos são ricos em proteínas. Pedirei ao nutricionista para trazer uma lista de alimentos aceitáveis para a sua dieta."

9. O enfermeiro está cuidando de uma menina de 15 anos, com diagnóstico recente de diabetes. Ao planejar o ensino, quais considerações relacionadas ao desenvolvimento podem orientar a escolha das estratégias?

1. Os adolescentes respondem bem às figuras autoritárias, portanto a cliente ficará atenta ao que o enfermeiro disser.
2. O nível de leitura de um adolescente pode ser baixo, portanto o material escrito não será utilizado.
3. O envolvimento da família não é incentivado, porque os adolescentes lutam por independência.
4. Os adolescentes se identificam com grupos de colegas e respondem bem aos grupos de apoio.

10. Uma mulher de 76 anos recebe alta da unidade de enfermagem. Ela tem histórico de osteoartrite e fez uma cirurgia do joelho direito cerca de duas semanas atrás. O objetivo de ensino é que ela aumente gradualmente o apoio no joelho direito, até o ponto em que consiga apoiar todo o peso, dentro de três semanas. Qual declaração da cliente indica que o objetivo de ensino foi alcançado?
    1. "Até a dor melhorar, não posso forçar o joelho."
    2. "Não vejo a hora de chegar em casa e caminhar sem o andador."
    3. "Aumentarei o peso sobre o joelho um pouco a cada dia, sem deixar de usar o andador."
    4. "O exercício não ajuda na minha reabilitação."

REFERÊNCIAS/LEITURAS SUGERIDAS

American Hospital Association. (1998). A patient's bill of rights. Chicago: Author. Obtido em 30 de novembro de 2008 do site http://www.patienttalk.info/AHA-Patient_Bill_of_Rights.htm

American Hospital Association. (2009). The patient care partnership. Obtido em 18 de junho de 2009 do site http://www.aha.org/aha/issues/Communicating-With-Patients/pt-care-partnership.html

Bandura, A. (1977). Social learning theory. Englewood Cliffs, NJ: Prentice Hall.

Beare, P.; Myers, J. (1998). Principles and practice of adult health nursing (3. ed.). St. Louis, MO: Mosby.

Bloom, B. (1977). Taxonomy of educational objectives: The classification of educational goals, handbook I: Cognitive domain. Nova York: Longman.

Bruccoliere, T. (2000). How to make patient teaching stick. RN, 63(2), 34-38

Clark, M. (2003). Community health nursing: Caring for populations (4. ed.). Upper Saddle River, NJ: Prentice Hall.

Doak, C.; Doak, L.; Root, J. (1996). Teaching patients with low literacy skills (2. ed.). Filadélfia: Lippincott Williams e Wilkins.

Duffy, B. (1997). Using creative teaching process with adult patients. Home Healthcare Nurse, 15(2), 102-108.

Duncan, G. (1996). An investigation of learning styles of practical and baccalaureate nursing students. Journal of Nursing Education, 35(1), 40-42.

Edelman, C.; Mandle, C. (2002). Health promotion throughout the lifespan (5. ed.). St. Louis, MO: Mosby.

Freda, M. (1997). Don't give it away. MCN – The American Journal of Maternal/Child Nursing, 22(6), 330.

Gregorc, A.; Ward, H. (1977). A new definition for individual: Implications for learning and teaching. Nassp Bulletin, 20-26.

Hunt, R. (2001). Community based nursing (2. ed.). Filadélfia: Lippincott.

Joint Commission. (2008). Healthcare organization survey activity guide. Obtido em 30 de novembro de 2008 do site http://www.jointcommission.org/NR/rdonlyres/481CE5EA-D02C-46C3-AA5F-DF328FE13174/0/08_HCO_SAG_3.pdf

Joint Commission for Accreditation of Healthcare Organizations. (2002). Accreditation manual. Chicago: Author.

Jubeck, M. (1994). Teaching the elderly: A commonsense approach. Nursing94, 24(5), 70-71.

Katz, J. (1997). Back to basics: Providing effective patient teaching. American Journal of Nursing, 97(5), 33-36.

Knowles, M.; Holton, E.; Swanson, R. (2005). The adult learner: The definitive classic in adult education and human resource development (6. ed.). St. Louis, MO: Elsevier Science and Technology Books.

Mayer, G.; Rushton, N. (2002). Writing easy-to-read teaching aids. Nursing2002, 32(3), 48-49.

Messner, R. (1997). Patient teaching tips from the horse's mouth. RN, 60(8), 29-31.

Meyers, D. (1998). Client teaching guides for home health care (2. ed.). Nova York: Aspen.

Muma, R.; Lyon, B.; Newman, T. (Eds.). (1996). Patient education: A practical approach. Nova York: McGraw-Hill.

Redman, B. (2006). The practice of patient education: A case study approach (10. ed.). St. Louis, MO: Elsevier Science.

Reed, S. (2007). Learning your way. Obtido em 20 de junho de 2009 do site http://www.presentations.com/msg/content_display/training/e3i7639605670451237f7bf2bea3bf8bad3

Ruholl, L. (2003). Tips for teaching the elderly. RN, 66(5), 48-52.

Seley, J. (1994). 10 strategies for successful patient teaching. American Journal of Nursing, 94(11), 63-65.

Smith, R. (2008). Teaching the client and family. Original enviado para publicação.

Sodeman, W., Jr.; Sodeman, T. (2005). Instructions for geriatric patients (3. ed.). St. Louis, MO: Elsevier Health Sciences.

Vark a Guide to Learning Styles. (2009). Research and statistics. Obtido em 20 de junho de 2009 do site http://www.vark-learn.com/english/page.asp?p=research

Weissman, M.; Jasovsky, D. (1998). Discharge teaching for today's times. RN, 61(6), 38-40.

Winslow, E. (2001). Patient education materials: Can patients read them, or are they ending up in the trash? American Journal of Nursing, 101(10), 33-38.

RECURSOS DA WEB

Center for Research on Learning and Teaching:
http://www.crlt.umich.edu/index.php

Gregorc Associates, Inc.: http://gregorc.com

The Learning Web: http://www.thelearningweb.net

Vark: http://www.vark-learn.com

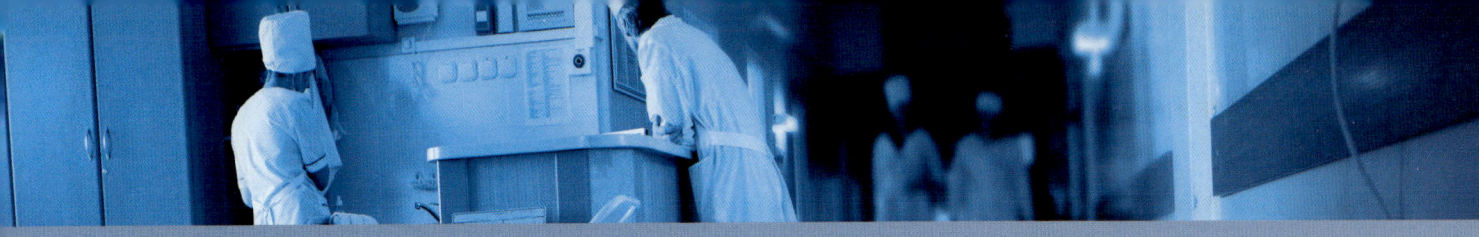

CAPÍTULO 8

Processo de Enfermagem/Documentação/Informática

PALAVRAS-CHAVE

agrupamento dos dados
análise
análise abrangente
análise contínua
análise focada
análise inicial
auditoria de enfermagem
avaliação
características definidoras
Classificação das Intervenções de Enfermagem (NIC)
Classificação dos Resultados das Intervenções de Enfermagem (NOC)
confidencial
Conjunto de Dados Mínimos em Enfermagem (NMDS)
dados objetivos
dados subjetivos
diagnóstico de enfermagem
diagnóstico de enfermagem de bem-estar
diagnóstico de enfermagem de risco
diagnóstico de enfermagem real
diagnóstico médico
documentação
etiologia
fonte primária
fontes secundárias
histórico de saúde
implementação
intervenção de enfermagem

ESTABELECENDO RELAÇÕES

Consulte os capítulos a seguir para ampliar seu conhecimento acerca do processo de enfermagem:

Enfermagem Básica

- Atendimento Holístico
- Sistema de Atenção à Saúde
- Comunicação
- Avaliação

OBJETIVOS

Ao final deste capítulo, você estará apto a:

- Definir palavras-chave.
- Explicar o processo de enfermagem.
- Descrever os componentes da análise inicial.
- Descrever os três tipos de diagnósticos de enfermagem.
- Discutir o planejamento e a identificação do resultado.
- Discutir os tipos de habilidades exigidas dos enfermeiros para realizar intervenções durante a etapa de implementação do processo de enfermagem.
- Identificar fatores que podem influenciar na avaliação.
- Explicar como a reflexão crítica e a solução de problemas relacionam-se ao processo de enfermagem.
- Usar o processo de enfermagem para prestar um atendimento seguro e eficiente.
- Discutir os objetivos da documentação no atendimento de saúde.
- Explicar os princípios da documentação efetiva.
- Descrever os métodos de documentação.
- Identificar os tipos de registros.
- Documentar o atendimento de maneira exata e completa.

PALAVRAS-CHAVE

intervenção de enfermagem dependente
intervenção de enfermagem independente
intervenção de enfermagem interdependente
Kardex
meta
meta de curto prazo
meta de longo prazo
modelo de análise inicial
ordem específica
planejamento
planejamento contínuo
planejamento da alta
planejamento inicial
plano de atendimento de enfermagem
problemas de cooperação
processo de enfermagem
prontuário de enfoque
prontuário de problema, intervenção, avaliação (PIA, do inglês *Problem, Intervention, Evaluation Charting*)
prontuário do ponto de atendimento
prontuário médico orientado ao problema (POMR, do inglês *Problem-Oriented Medical Record*)
prontuário narrativo
prontuário orientado à fonte
prontuário por exceção (CBE, do inglês *Charting by Exception*)
protocolo
protocolos assistenciais
relatório de incidentes
resultado esperado
ronda
síntese
SOAP
variações

INTRODUÇÃO

Para que o atendimento seja seguro e eficaz, o processo de enfermagem e a documentação devem ser considerados de forma conjunta. O processo de enfermagem estabelece um plano que orienta não apenas o atendimento mas também o registro preciso das informações. A documentação é um registro legal de que todos os aspectos do processo de enfermagem foram observados e de que os padrões de atendimento, as normas regulamentares e as políticas da instituição foram cumpridos.

Diariamente, os indivíduos processam informações e tomam medidas que visam atingir objetivos. Ao elaborar uma refeição, o cozinheiro passa pelo processo de juntar os ingredientes e preparar o alimento para, então, chegar ao objetivo final: o consumo. Ao decidir o que vestir, consideramos o clima e escolhemos as peças que combinem com o objetivo de parecer atraente. O profissional da saúde segue o processo de enfermagem para prestar um atendimento de qualidade. Há várias etapas nesse processo, que o enfermeiro deve observar para prestar um atendimento eficiente.

Neste capítulo, explicamos, em um primeiro momento, o processo de enfermagem de modo geral, depois tratamos de cada etapa individualmente. Abordamos também aspectos legais, métodos e tipos de documentação. Ao longo do texto, apresentamos vários exemplos.

HISTÓRIA DO PROCESSO DE ENFERMAGEM

A primeira referência à enfermagem como "processo" foi em 1955, em um artigo de jornal de Lydia Hall, embora o termo *processo de enfermagem* não fosse amplamente usado antes da década de 1960 (Edelman e Mandle, 2002).

Johnson (1959), Orlando (1961) e Wiedenbach (1963) se referiram ao processo de enfermagem como uma série de três etapas: análise, planejamento e avaliação. Yura e Walsh (1967) identificaram quatro etapas:

1. Análise.
2. Planejamento.
3. Implementação.
4. Avaliação.

O termo *diagnóstico de enfermagem* foi usado pela primeira vez por Fry (1953). Depois do primeiro encontro do grupo hoje denominado North American Nursing Diagnosis Association Nanda-International, em 1974, o diagnóstico foi acrescentado como uma etapa separada do processo de enfermagem. Atualmente, as etapas do processo de enfermagem são:

1. Análise inicial.
2. Diagnóstico.
3. Planejamento e identificação do resultado.
4. Implementação.
5. Avaliação.

O PROCESSO DE ENFERMAGEM

Um processo é uma série de etapas ou atos que visam ao cumprimento de uma meta ou de um objetivo. De acordo com Bevis (1989), "os processos têm três características: (1) objetivo inerente, (2) organização interna e (3) criatividade infinita". Essas características estão presentes no processo de enfermagem, um método sistemático para prestar atendimento aos clientes. O objetivo é atender de modo individualizado, holístico e eficiente, de maneira eficaz. Embora as etapas do processo de enfermagem sejam baseadas umas nas outras, elas não são lineares. Cada etapa se sobrepõe à anterior e à subsequente (Figura 8.1).

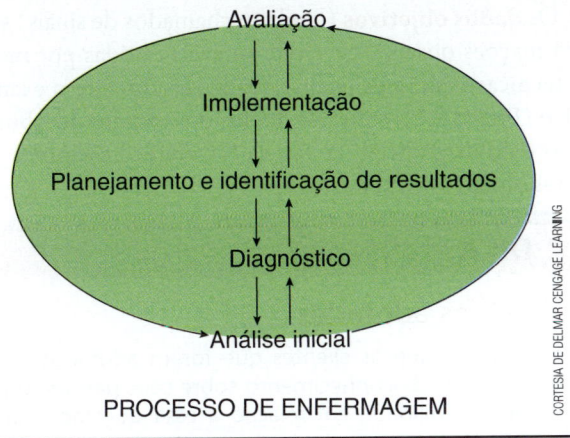

Figura 8.1 ▪ Cinco componentes do processo de enfermagem: análise inicial, diagnóstico, planejamento e identificação de resultados, implementação e avaliação. As setas para baixo representam as revisões.

O processo de enfermagem é dinâmico e requer criatividade em sua aplicação. As etapas são as mesmas para cada situação do cliente, mas a correlação e os resultados serão diferentes. O processo é utilizado com clientes de todas as idades e em qualquer ambiente de atendimento. Nos Estados Unidos, é o sistema de organização para o National Council Licensure Examination para enfermeiros técnicos (NCLEX-PN®) e enfermeiros de nível superior (NCLEX-RN®).

Análise inicial

A **análise inicial**, primeira etapa do processo de enfermagem, inclui coleta sistemática, verificação, organização, interpretação e documentação dos dados. Dados completos e corretos estão relacionados à precisão das etapas subsequentes. A análise inicial envolve as seguintes etapas:

- Coleta de dados de fontes variadas.
- Validação dos dados.
- Organização dos dados.
- Interpretação dos dados.
- Documentação dos dados.

Nos Estados Unidos, em alguns estados, os técnicos de enfermagem não fazem a análise inicial completa, mas coletam dados. Para uma prática segura, os técnicos seguem os padrões do estado em que atuam.

Objetivo da análise inicial

O objetivo da análise inicial é organizar um banco de dados referente à saúde física, psicossocial e emocional do cliente, para que seja possível identificar os comportamentos que promovem a saúde, bem como os problemas de saúde reais e/ou potenciais. Por meio da análise inicial, o enfermeiro determina as habilidades funcionais do cliente, a presença ou ausência de disfunção, as atividades cotidianas e os padrões do estilo de vida. A identificação dos pontos fortes do cliente fornece informações sobre habilidades, comportamentos e capacidades que ele pode utilizar durante o tratamento e a recuperação. A análise inicial também propicia uma relação interpessoal terapêutica com o cliente. Durante essa etapa, o cliente pode discutir com o enfermeiro suas preocupações e os objetivos do atendimento.

🛈 DICA Profissional

O processo de enfermagem

- O processo de enfermagem envolve etapas sobrepostas.
- Essas etapas são explicadas em sequência para facilitar a compreensão, mas, na prática, pode não haver um início ou final definitivo em cada uma delas.
- O trabalho em uma etapa pode começar antes do término da etapa precedente.

Tipos de análise inicial

Em geral, as informações necessárias para a análise inicial são determinadas pelo ambiente do atendimento e pelas necessidades do cliente. Os três tipos de análise inicial são abrangente, focada e contínua. A análise abrangente é a mais desejável quando se determina a necessidade de atendimento de enfermagem. O tempo limitado ou as circunstâncias especiais podem exigir a coleta abreviada de dados, como permite a análise focada. Em seguida, o banco de dados pode ser ampliado por meio da análise contínua.

A **análise abrangente** fornece dados detalhados do cliente, incluindo o histórico de saúde e as necessidades atuais. Normalmente, é feita quando da admissão em uma instituição. As mudanças no *status* do cliente podem ser mensuradas em comparação com esse banco de dados. Ele inclui análise da saúde física e psicossocial, percepção de saúde, fatores de risco e padrões de enfrentamento.

A **análise focada** limita-se aos riscos em potencial do atendimento de saúde, a uma necessidade em particular ou uma preocupação. Não é tão detalhada quanto a abrangente e costuma ser utilizada no caso de permanência breve (por exemplo, em centro cirúrgico ambulatorial ou pronto-socorro), em áreas especializadas, como saúde mental, pré-natal e parto, ou para triagem de problemas ou fatores de risco específicos (por exemplo, clínicas de puericultura).

A **análise contínua** é utilizada quando são identificados problemas durante a análise abrangente ou focada e há necessidade de acompanhamento. Essa análise inclui a monitoração sistemática de problemas específicos; além disso, amplia o banco de dados e permite que o enfermeiro confirme a validade das informações obtidas durante a análise inicial. A monitoração sistemática possibilita que o profissional determine a resposta do cliente às intervenções de enfermagem e identifique outros problemas.

Fontes de dados

Embora os dados sejam coletados de uma variedade de fontes, o cliente é considerado a **fonte primária** (o principal fornecedor de informações). É necessário coletar o máximo possível de informações por meio de técnicas de entrevista e do exame físico. Fontes de dados que não sejam os clientes são consideradas **fontes secundárias** e incluem familiares, outros profissionais da saúde e registros médicos.

> **CONSIDERAÇÕES sobre tempo de vida**
> ### Análise inicial da incapacidade auditiva e intervenções possíveis
>
> Aproximadamente 30% das pessoas acima de 65 anos apresentam incapacidade auditiva. De acordo com Wallhagen, Pettengill e Whiteside (2006), a análise da audição não é rotineira nos idosos, mesmo os que estão internados. Algumas técnicas podem ajudar o enfermeiro a determinar a incapacidade auditiva, por exemplo:
>
> - O cliente coloca a mão em forma de concha atrás da orelha?
> - Ele inclina a cabeça ou o tronco na sua direção quando você fala?
> - Ao assistir à televisão, o volume é mais alto que o normal?
> - Ele entende as perguntas errado ou responde inadequadamente?
>
> Se você perceber esses sinais, faça as seguintes intervenções para melhorar a comunicação e o atendimento de enfermagem:
>
> - Diga o nome do cliente, faça uma pausa e, depois, faça uma pergunta ou uma afirmação.
> - Fale em um tom de voz normal e pronuncie as palavras com clareza, sem exagerar nos movimentos labiais.
> - Mantenha a boca visível para o cliente (por exemplo, não coloque a mão sobre a boca ao falar e não vire o rosto).
> - Verifique se ele usa aparelho auditivo e se a bateria está funcionando.
> - Reformule a frase, em vez de repetir as mesmas palavras.

Tipos de dados

Dois tipos de informações são coletados durante a análise inicial: subjetivas e informativas. Os **dados subjetivos** correspondem ao ponto de vista do cliente (às vezes, da família) e incluem percepções, sentimentos e preocupações. O principal método de coleta de dados subjetivos (também chamados de sintomas) é a entrevista. O **histórico de saúde**, uma revisão dos padrões da saúde funcional do cliente antes do contato atual com a instituição de atendimento, fornece grande parte dos dados subjetivos.

Os **dados objetivos** (também chamados de sinais) são informações observáveis e mensuráveis obtidas por meio de técnicas-padrão de análise, realizadas durante o exame físico (Figura 8.2), e dos resultados dos exames de laboratório e do diagnóstico. A Tabela 8.1 oferece exemplos de dados objetivos e subjetivos.

> **DICA Profissional**
> ### Indivíduos adotados
>
> Lembre-se de que os clientes que foram adotados têm graus variados de conhecimento sobre seus pais biológicos. Ter sensibilidade em relação a essa questão é importante na conquista da confiança do cliente durante a entrevista.

Validação dos dados

Os dados objetivos podem complementar ou validar os subjetivos. A validação é uma etapa crítica que impede mal-entendidos, omissões, inferências e conclusões equivocadas (Figura 8.3). Esse processo é particularmente im-

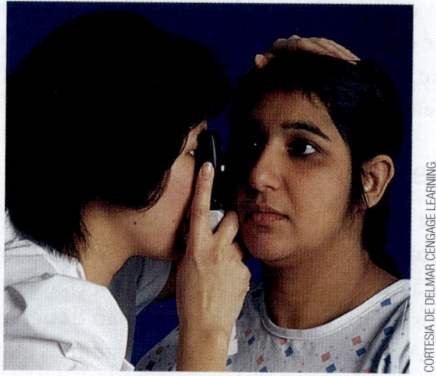

Figura 8.2 ■ Enfermeiro coleta dados objetivos por meio do exame das estruturas retinais.

Tabela 8.1 ■ Tipos de dados

DADOS

Um afro-americano de 79 anos vai ao pronto-socorro porque não consegue mover o braço esquerdo. Ele diz:"Aconteceu há 1 hora, quando minha dor de cabeça piorou. Agora, sinto náusea e tontura".

O enfermeiro mede os sinais vitais — T 37, P 100, F 28, PA 200/102 — e observa que o cliente não consegue mover o braço esquerdo e que a face apresenta rubor.

Subjetivos	Objetivos
Cefaleia	T 37, P 100
Náusea	F 28, PA 200/102
Tontura	Não pode mover o braço esquerdo Rubor na face

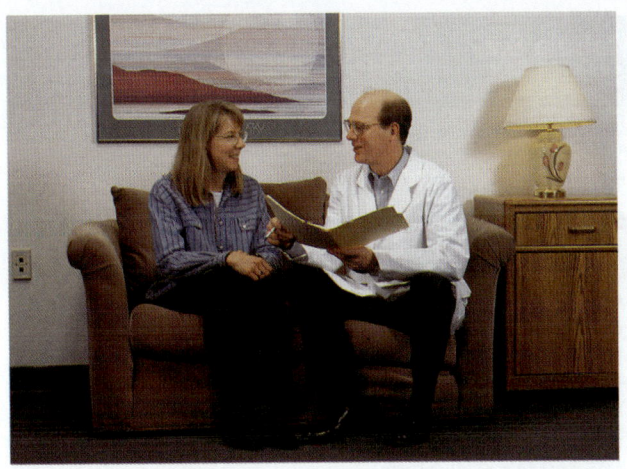

Figura 8.3 ■ Enfermeiro valida as informações coletadas durante a análise inicial.

portante se as fontes dos dados não forem confiáveis, por exemplo, quando um cliente está confuso ou é incapaz de se comunicar. Se as duas fontes fornecerem dados conflitantes, é necessário buscar informações adicionais ou um esclarecimento. Os achados também devem ser comparados com as normas e, quando muito anormais, devem ser verificados novamente e confirmados.

Organização dos dados

Os dados coletados devem ser organizados de maneira que sejam úteis para o profissional da saúde que os coleta e para os demais envolvidos no atendimento. Depois de serem organizados em categorias, são agrupados em conjuntos de itens relacionados. O **agrupamento dos dados** é o processo de reunir as informações, a fim de identificar as áreas problemáticas e os pontos fortes do cliente. Muitas instituições de saúde utilizam a análise inicial na admissão, o que ajuda o enfermeiro a coletar e organizar os dados.

O **modelo de análise inicial** é uma estrutura que representa a sistematização na organização dos dados. Alguns dos diversos modelos de análise inicial serão descritos nas próximas seções.

A **Hierarquia de Necessidades** de Maslow propõe que as necessidades básicas de uma pessoa (fisiológicas) devem ser satisfeitas antes das necessidades de nível superior. A utilização desse modelo exige a análise inicial das necessidades fisiológicas, seguida da análise das necessidades de nível superior.

O **modelo dos sistemas corporais** organiza a coleta de dados de acordo com a função do tecido e do órgão nos vários sistemas corporais (por exemplo, respiratório, cardiovascular, gastrointestinal). Os médicos utilizam esse modelo com frequência, por isso ele é denominado "modelo médico".

Os **padrões de saúde funcional** de Gordon (Gordon, 1998) fornecem uma estrutura para a coleta de dados focada em 11 padrões da saúde funcional. Essas áreas agrupam informações sobre os padrões habituais do cliente e as mudanças recentes, para determinar se a resposta atual dele é funcional ou disfuncional. O padrão de eliminação, por exemplo, é analisado no caso de um cliente que tem episódios de diarreia várias vezes por semana. A coleta dos dados teria de se concentrar nos hábitos de eliminação, dieta e ingestão de líquidos antes do início da diarreia e no efeito de qualquer alteração na capacidade funcional e no estilo de vida do cliente. Os 11 padrões são:

- Percepção da saúde/padrão do controle de saúde.
- Padrão nutricional/metabólico.
- Padrão de eliminação.
- Padrão de atividade/exercício.
- Padrão cognitivo/perceptivo.
- Padrão de sono/repouso.
- Padrão de autopercepção/autoconceito.
- Padrão de função/relação.
- Padrão de sexualidade/reprodutivo.
- Padrão de enfrentamento/tolerância ao estresse.
- Padrão de valor/crença (Gordon, 1998).

Orem (2001) desenvolveu a **teoria do autocuidado** com base na habilidade do cliente de realizar esse tipo de atividade. O autocuidado, um comportamento aprendido por meio de ações deliberadas que respondem a uma necessidade, inclui atividades realizadas para manter a saúde. Essa teoria, que envolve principalmente os estados patológicos, se concentra na análise da capacidade do cliente para satisfazer suas necessidades relacionadas aos cuidados pessoais e na identificação dos déficits existentes. As noções essenciais do autocuidado são:

- Manter entrada de ar suficiente.
- Manter ingestão de água suficiente.
- Manter ingestão de alimentos suficiente.
- Prestar atendimento associado aos processos de eliminação e excrementos.
- Manter equilíbrio entre atividade e repouso.
- Manter equilíbrio entre solidão e interação social.
- Prevenir riscos à vida, à funcionalidade e ao bem-estar humanos.
- Promover a funcionalidade humana e o desenvolvimento em grupos sociais, de acordo com o potencial, as limitações conhecidas e o desejo de ser normal (Orem, Taylor e Renpenning, 2001).

Interpretação dos dados

Após a coleta dos dados, o enfermeiro desenvolve impressões ou faz inferências sobre o significado deles. A organização dos dados em grupos ajuda o profissional a reconhecer padrões de resposta ou comportamento. Quando os dados são colocados em grupos, o enfermeiro é capaz de:

- Distinguir os dados relevantes dos irrelevantes.

- Determinar se há lacunas nos dados e onde estão localizadas.
- Identificar os padrões de causa e efeito.

Documentação dos dados

Os dados da análise devem ser registrados e alguns, relatados. O enfermeiro decide quais dados devem ser imediatamente relatados ao enfermeiro-chefe e/ou médico e quais podem ser apenas registrados. Os dados que refletem uma mudança significativa em relação ao normal (por exemplo, PA 180/100, dificuldade respiratória grave ou alto grau de ansiedade) precisarão ser relatados e registrados. Os dados que precisam ser apenas registrados incluem o fato de que a medicação prescrita aliviou a cefaleia e que o curativo abdominal está seco e intacto.

Para o registro completo e preciso dos dados da análise, é essencial comunicar as informações para os demais membros da equipe de atendimento. A base para determinar a qualidade do atendimento é a documentação, que inclui dados que apoiam os problemas identificados.

DIAGNÓSTICO

A segunda etapa do processo de enfermagem envolve **análise** adicional (dividir o todo em partes que possam ser examinadas) e **síntese** (reunir os dados de uma nova maneira). A lista de diagnósticos de enfermagem é resultado desse processo. De acordo com a Nanda-International, o **diagnóstico de enfermagem**

> é um julgamento clínico das respostas de uma pessoa, da família ou da comunidade a determinado problema de saúde/processo de vida real ou potencial. O diagnóstico de enfermagem fornece a base para a seleção das intervenções que atingirão os resultados pelos quais o enfermeiro é responsável (Nanda-I, 2010, p. 419).

O diagnóstico de enfermagem fornece a base para o atendimento ao longo das demais etapas. Os clientes têm diagnósticos médicos e de enfermagem. A Tabela 8.2 compara duas categorias de diagnósticos. É importante ter uma compreensão clara da natureza do diagnóstico de enfermagem em comparação ao **diagnóstico médico** (julgamento clínico de um médico, que identifica ou determina uma doença, condição ou um estado patológico específico). A Tabela 8.3 compara diagnósticos médicos e de enfermagem selecionados.

A fim de elaborar o diagnóstico, o enfermeiro baseia-se na reflexão crítica e na habilidade para tomar decisões. Essas habilidades serão discutidas mais adiante, neste capítulo. O papel do técnico de enfermagem ao elaborar um diagnóstico varia conforme o local. Nos Estados Unidos, o profissional deve estar familiarizado com os padrões de prática no estado em que atua.

Tabela 8.2 ■ Comparação dos diagnósticos médicos e de enfermagem

Diagnóstico de enfermagem	Diagnóstico médico
Reconhece os casos que o enfermeiro está habilitado e qualificado para tratar	Reconhece os casos que o médico está habilitado e qualificado para tratar
Concentra-se nas respostas do cliente aos problemas de saúde ou processos da vida	Concentra-se nos processos de lesão, doença ou enfermidade
Varia conforme as respostas do cliente e/ou as mudanças dos problemas de saúde	Permanece o mesmo até a cura ou a morte do cliente
Exemplos: *Náusea* *Dor aguda* *Mobilidade física comprometida*	Exemplos: *Colelitíase* *Cirurgia exploratória* *Colecistectomia*

Componentes do diagnóstico de enfermagem

O diagnóstico de enfermagem pode ser firmado como uma declaração de duas ou três partes. A declaração de duas partes é aprovada pela Nanda-International e utilizada pela maioria dos enfermeiros porque é breve e precisa. A de três partes costuma ser exigida dos alunos de enfermagem e é preferida pelos enfermeiros que desejam incluir manifestações específicas na declaração do diagnóstico. Consulte nos apêndices a lista dos diagnósticos de enfermagem aprovados pela Nanda-International.

Declaração de duas partes A primeira parte, que é o diagnóstico de enfermagem propriamente dito, é uma declaração de problema ou diagnóstico que descreve a resposta do cliente a um problema de saúde real ou potencial, bem como a uma condição de bem-estar.

DICA Profissional

Benefícios do diagnóstico de enfermagem
- É exclusivo porque se concentra na *resposta* do cliente a um problema de saúde, não no problema.
- Representa um modo de comunicação eficiente.
- Facilita o atendimento holístico.

A segunda parte é a **etiologia**, a causa relacionada ou o fator que contribui para o problema, identificada na descrição completa do diagnóstico da Nanda-International. O diagnóstico e a etiologia são vinculados pelo termo *relacionado a* (R/A). Uma vez que a lista de diagnósticos de enfermagem da Nanda-International evolui constantemente,

Tabela 8.3 ▪ Comparação de diagnósticos médicos e de enfermagem selecionados

Diagnóstico de enfermagem	Diagnóstico médico
Débito cardíaco reduzido	Doença cardíaca congestiva
Padrão respiratório ineficaz	Doença de Ménière
Risco de desequilíbrio no volume de fluidos	Câncer pulmonar
	Doença pulmonar obstrutiva crônica
Mobilidade física comprometida	
Ansiedade em relação à morte	
Desobstrução ineficaz das vias aéreas	
Padrão respiratório ineficaz	
Ansiedade	

há ocasiões em que a etiologia não é fornecida. Nesses casos, o enfermeiro tenta descrever fatores que provavelmente colaboram para a condição do cliente. Exemplos de uma declaração de duas partes do diagnóstico de enfermagem são *Imagem corporal perturbada* R/A perda da extremidade inferior esquerda e *Intolerância à atividade* R/A capacidade reduzida de transporte de oxigênio pelas células.

Na **declaração de três partes**, as anteriores são o diagnóstico e a etiologia. A terceira parte consiste nas **características definidoras** (dados coletados, também conhecidos como sinais e sintomas, dados objetivos e subjetivos ou manifestações clínicas). A terceira parte é ligada às duas anteriores pela frase *conforme evidenciado por* (CEP). Um exemplo de declaração de três partes no diagnóstico de enfermagem é *Padrão respiratório ineficaz* R/A dor CEP frequência respiratória inferior a 11 e uso dos músculos acessórios. A Tabela 8.4 fornece outros exemplos.

Tipos de diagnóstico de enfermagem

A análise dos dados coletados leva o enfermeiro a firmar um diagnóstico em uma de três categorias:

- **Diagnóstico de enfermagem real** indica que há um problema; ele é constituído do diagnóstico, fatores relacionados, sinais e sintomas. Um exemplo de um diagnóstico de enfermagem é *Baixa autoestima situacional* R/A perda (primeiro trompete em uma banda) CEP verbalização negativa "Deixei de ser bom".

DICA Profissional

Diagnóstico de enfermagem
- O diagnóstico deve evoluir com base nos dados, nunca vice-versa.
- Não tente encaixar o cliente no diagnóstico; selecione o diagnóstico apropriado com base nos dados apresentados. Caso contrário, o resultado pode ser erros no diagnóstico de enfermagem.

- **Diagnóstico de enfermagem de risco** (problema em potencial) indica que o problema não existe, mas que os fatores de risco específicos estão presentes. Esse diagnóstico começa com a expressão *Risco de* seguida pelo diagnóstico e uma lista de fatores de risco. Um exemplo seria *Baixa autoestima situacional*; os fatores de risco incluem expectativas irreais CEP tirar "B" em duas disciplinas da faculdade, trabalhando em período integral (esperava "A").

Tabela 8.4 ▪ Exemplos de diagnósticos de enfermagem redigidos como declarações de duas e três partes

Declaração de duas partes	Declaração de três partes
Déficit no autocuidado: uso do banheiro R/A comprometimento neuromuscular	*Déficit no autocuidado: uso do banheiro* R/A comprometimento neuromuscular, lado direito CEP incapacidade de se locomover no banheiro
Comprometimento na deglutição R/A obstrução mecânica	*Comprometimento na deglutição* R/A obstrução mecânica CEP presença do tubo de traqueostomia
Eliminação urinária comprometida R/A infecção no trato urinário	*Eliminação urinária comprometida* R/A infecção no trato urinário CEP frequência e disúria
Comprometimento da memória R/A desequilíbrio de fluidos e eletrólitos	*Comprometimento da memória* R/A desequilíbrio de fluidos e eletrólitos CEP incapacidade de relembrar eventos recentes ou passados
Manutenção da residência comprometida R/A doença ou lesão individual/de um membro da família	*Manutenção da residência comprometida* R/A doença ou lesão individual/de um membro da família CEP infestações repetidas de piolho

- **Diagnóstico de enfermagem de bem-estar** indica que o cliente declara o desejo de atingir um nível mais alto de bem-estar. Ele começa com a expressão *Disposição para melhorar*, seguida do diagnóstico. Uma esposa que está cuidando do marido que sofreu acidente vascular cerebral há dois meses pede ao enfermeiro para apresentá-la a outras esposas que estão/já estiveram na mesma situação. O enfermeiro faria o diagnóstico de bem-estar *Prontidão para melhorar o enfrentamento da família*.

Os exemplos dos três tipos de diagnósticos estão na Tabela 8.5.

Após a formulação, o diagnóstico de enfermagem é discutido com o cliente, mas se isso não for possível, é discutido com os familiares. Uma lista de diagnósticos de enfermagem é registrada no prontuário do cliente e o restante do plano de atendimento é concluído. A lista de diagnósticos é dinâmica, modifica-se à medida que são coletados mais dados e são avaliadas as metas e respostas do cliente às intervenções.

Carpenito (2009) discute as situações em que o enfermeiro intervém de modo a colaborar com outras disciplinas. Ela define os **problemas de cooperação** como "certas complicações fisiológicas que os enfermeiros monitoram para detectar o início ou as mudanças de estado. Os enfermeiros gerenciam esses problemas com base nas intervenções prescritas pelo médico e pela enfermagem, a fim de minimizar as complicações". Ela identificou 52 problemas específicos de cooperação, agrupados em nove categorias genéricas de problemas. Na categoria genérica de *Complicação em potencial* (CP): *respiratória* estão os problemas de cooperação específicos de "CP: hipoxemia, CP: atelectasia/pneumonia, CP: constrição traqueobronquial e CP: pneumotórax".

A declaração de problemas de cooperação *sempre* começa com *Complicação em potencial* ou CP. Isso a diferencia do diagnóstico de enfermagem. O benefício de utilizar declarações de problemas de cooperação é que elas identificam (e assim conscientizam o enfermeiro) as possíveis complicações que o cliente pode encontrar. Como no exemplo anterior, a complicação potencial específica de um cliente com um problema respiratório seria listada no plano de atendimento.

Planejamento e identificação de resultados

O **planejamento** e identificação de resultados constitui a terceira etapa do processo de enfermagem; inclui estabelecer diretrizes para o curso proposto de ação de enfermagem, a fim de resolver o diagnóstico e desenvolver o plano de atendimento. Depois de identificados o diagnóstico de enfermagem e os pontos fortes do cliente, começa o planejamento.

Essa etapa ocorre em três fases: inicial, contínua e alta. O **planejamento inicial** envolve o desenvolvimento de um plano preliminar de atendimento pelo enfermeiro que executa a análise de admissão e coleta os dados abrangentes na análise inicial. Permanências progressivamente mais curtas no hospital tornam o planejamento inicial muito importante para garantir a solução dos problemas. O **planejamento contínuo** atualiza o plano de atendimento. Novas informações sobre os clientes são coletadas e avaliadas; além disso, são feitas revisões no plano de atendimento. O **planejamento da alta** envolve a previsão das necessidades do cliente após a alta e o planejamento para satisfazê-las.

A fase de planejamento envolve diversas tarefas, entre as quais:

- Priorizar os diagnósticos de enfermagem.
- Identificar e registrar metas e resultados de longo e curto prazo, focados no cliente (identificação do resultado).
- Identificar intervenções de enfermagem específicas.
- Registrar o plano de atendimento de enfermagem no prontuário do cliente.

Priorização dos diagnósticos de enfermagem

Essa etapa envolve decidir quais diagnósticos são mais importantes e exigem atenção primeiro. A Hierarquia de Necessidades de Maslow é um dos métodos mais comuns para selecionar prioridades. Depois que as necessidades fisiológicas básicas (por exemplo, respiração, nutrição, temperatura, hidratação e eliminação) são satisfeitas até certo ponto, o enfermeiro pode considerar o próximo nível da hierarquia (por exemplo, ambiente seguro, condições de moradia estáveis, afeto e autoestima) e avançar na hierarquia até que todos os diagnósticos tenham sido priorizados. Alfaro-LeFevre (2008) sugere uma abordagem de três níveis para priorizar os problemas do cliente (diagnósticos de enfermagem):

Tabela 8.5 ▪ Tipos de diagnósticos de enfermagem

Tipo	Exemplo
Diagnóstico real	*Constipação percebida* R/A avaliação incorreta CEP expectativa de passagem das fezes no mesmo horário todos os dias
Diagnóstico de risco	*Risco de aspiração* R/A redução na tosse ou no reflexo de vômito
Diagnóstico de bem-estar	*Prontidão para melhorar o bem-estar espiritual*

- **Problemas de prioridade de primeiro nível (imediatos):**
  Vias aéreas
  Respiratórios
  Sinais (problemas com os sinais vitais)
- **Problemas de prioridade de segundo nível (imediatos, após o início do tratamento dos problemas do primeiro nível):**
  Alteração no *status* mental
  Dor aguda
  Problemas agudos de eliminação urinária
  Problemas médicos não tratados que exigem atenção imediata (por exemplo, um diabético que não tomou insulina)
  Valores laboratoriais anormais
  Riscos de infecção, segurança ou proteção (para o cliente ou para os outros)
- **Problemas de prioridade de terceiro nível:**
  Problemas de saúde que não se encaixem nas categorias elencadas anteriormente

A autora ainda indica que, *às vezes*, a ordem das prioridades pode mudar. Se a dor aguda causa problemas respiratórios, por exemplo, o controle da dor pode ter prioridade mais alta; se os valores laboratoriais anormais oferecerem risco de vida, essa é a prioridade máxima. A Tabela 8.6 ilustra o processo de priorização.

Identificação dos resultados

Essa etapa inclui estabelecer as metas e os resultados esperados que, juntos, fornecem diretrizes para as intervenções de enfermagem individualizadas e estabelecem critérios de avaliação para medir a eficiência do plano de atendimento.

Meta é um objetivo, intenção ou fim. As metas são declarações amplas que descrevem a mudança desejada ou pretendida na condição ou no comportamento do cliente. As metas focadas no cliente são estabelecidas em colaboração com ele, quando possível. A declaração das metas cita o diagnóstico (ou declaração do problema) de enfermagem. As metas focadas no cliente garantem que o atendimento de enfermagem seja individualizado e concentrado no cliente.

A **meta de curto prazo** é uma declaração que descreve a resolução desejada do diagnóstico de enfermagem por um período curto, geralmente horas ou dias (menos de uma semana). Ela se concentra na parte da etiologia do diagnóstico. A **meta de longo prazo** é uma declaração que descreve a resolução desejada do diagnóstico de enfermagem por um longo período, geralmente semanas ou meses. Ela se concentra na parte do problema do diagnóstico de enfermagem. A Tabela 8.7 apresenta exemplos de metas de curto e de longo prazo.

Resultados esperados Depois que as metas foram estabelecidas, os resultados esperados podem ser identificados com base nelas. O **resultado esperado** é uma declaração detalhada e específica que descreve os métodos que serão usados para atingir a meta. Ele inclui atendimento de enfermagem direto, ensino do cliente e continuidade do atendimento. Os resultados devem ser mensuráveis, realistas e limitados pelo tempo. Vários resultados esperados podem ser exigidos em cada meta (Tabela 8.8). Assim as intervenções de enfermagem são formuladas para permitir que o cliente atinja as metas.

Tabela 8.6 ▪ Priorização dos diagnósticos de enfermagem

Diagnóstico de enfermagem	Método de priorização	Prioridade
Débito cardíaco reduzido R/A ritmo de frequência cardíaca alterado	Maslow, fisiológico	Alta
	Alfaro-LeFevre, cardíaco/circulatório	Alta
Diarreia R/A viagem	Maslow, fisiológico	Alta
	Alfaro-LeFevre, problema médico não tratado	Moderada
Síndrome do estresse de realocação R/A isolamento da família/amigos	Maslow, segurança e proteção	Moderada
	Alfaro-LeFevre, risco para a segurança	Moderada
Padrão de sono perturbado R/A padrão da atividade diurna	Maslow, segurança e proteção	Moderada
	Alfaro-LeFevre, outros problemas de saúde	Baixa
Enfrentamento ineficaz R/A recursos inadequados disponíveis	Maslow, autoestima	Baixa
	Alfaro-LeFevre, outros problemas de saúde	Baixa

CORTESIA DE DELMAR CENGAGE LEARNING

Tabela 8.7 ▪ Metas de curto e de longo prazo

Diagnóstico de enfermagem: *Imagem corporal perturbada* R/A cirurgia para câncer de mama

Metas de curto prazo (foco na etiologia)	Metas de longo prazo (foco no problema)
Verbaliza a perda da mama	Verbalizará a aceitação ou a mudança da condição corporal
Identifica os sentimentos negativos em relação ao corpo	
Toca a parte do tórax em que a mama estava	

CORTESIA DE DELMAR CENGAGE LEARNING

Tabela 8.8 ▪ Meta e resultados esperados

Diagnóstico de enfermagem: *eliminação urinária comprometida* R/A infecção do trato urinário CEP urinação frequente em pequenas quantidades

Meta	Resultados esperados
O cliente terá eliminação urinária melhorada.	O cliente tomará os antibióticos prescritos. Na próxima consulta, identificará três fatores de prevenção da infecção do trato urinário. Em dois dias, terá um plano para aumentar a ingestão de água. Na próxima consulta, estará urinando pelo menos 150 mL em intervalos de duas horas ou mais.

Diagnóstico de enfermagem: *sensação de impotência* R/A regime relacionado à doença CEP não participação no atendimento ou nas decisões quando há oportunidade

Meta	Resultados esperados
O cliente participará do atendimento e da decisão.	Em dois dias, o cliente participará de um aspecto do atendimento a cada dia. Em uma semana, o cliente declarará sua preferência na situação da decisão.

Identificação de intervenções de enfermagem específicas

A **intervenção de enfermagem** é uma ação executada por um enfermeiro e ajuda o cliente a atingir os resultados especificados pelas metas e resultados esperados. As intervenções de enfermagem se referem diretamente aos fatores relacionados ou de risco nos diagnósticos de enfermagem. Aquelas intervenções que reduzem ou eliminam os fatores relacionados e de risco resolvem ou evitam o problema.

Pode haver algumas intervenções para cada diagnóstico de enfermagem. As intervenções são declaradas em termos específicos. Exemplos de intervenções de enfermagem:

- Ajudar o cliente a virar, tossir e respirar profundamente a cada duas horas, começando às 8h00 de 15/4.
- Ensinar os cuidados com as cordas vocais, às 10h00 de 20/6.
- Pesar o cliente diariamente às 7h00.

As intervenções formuladas para cada diagnóstico são registradas no plano de atendimento do cliente. A lista de intervenções é dinâmica e pode mudar à medida que o enfermeiro interage com o cliente e analisa as respostas às intervenções.

> ▶ **REFLEXÃO CRÍTICA**
>
> **Metas e resultados**
>
> Qual a diferença entre metas e resultados?

> ▶ **REFLEXÃO CRÍTICA**
>
> **Intervenções de enfermagem**
>
> Estabeleça a diferença entre as três categorias de intervenções de enfermagem: independente, interdependente e dependente.

Categorias de intervenções de enfermagem

A **intervenção de enfermagem independente** é iniciada pelo enfermeiro e não exige orientação ou ordem de outro profissional da saúde. As leis de práticas de enfermagem da maioria dos estados norte-americanos permitem intervenções independentes para atividades como as da vida diária, ensino e promoção da saúde e aconselhamento. Um exemplo de intervenção de enfermagem independente é elevar a extremidade edematosa do cliente.

A **intervenção de enfermagem interdependente** é implementada cooperativamente pelo enfermeiro e por outros profissionais da saúde. O enfermeiro pode ajudar o cliente a realizar um exercício que foi indicado pelo fisioterapeuta.

A **intervenção de enfermagem dependente** exige ordem do médico ou de outro profissional de saúde. A administração de medicação é um exemplo de intervenção dependente. Essa ação requer conhecimento específico de enfermagem e responsabilidades, mas não está dentro da prática legal dos enfermeiros técnicos prescrever medicações. O enfermeiro é responsável por conhecer aspectos do medicamento como classificação, dosagem normal, ação farmacológica, contraindicações, efeitos adversos e implicações para a enfermagem. As intervenções dependentes devem se basear no conhecimento e no julgamento apropriados.

Registro do plano assistencial de enfermagem

O **plano assistencial de enfermagem** é um manual que apresenta estratégias a serem implementadas para ajudar o cliente a alcançar a saúde ideal. Geralmente, os planos assistenciais de enfermagem incluem componentes como análise inicial, diagnósticos de enfermagem, metas e resultados esperados e intervenções. O plano inicia no dia da admissão e é atualizado continuamente até a alta.

Os planos assistenciais podem ser padronizados, institucionais ou computadorizados.

O plano padronizado é um guia impresso para o atendimento a clientes com necessidades comuns. Esse plano segue o formato do processo de enfermagem. Ele pode ser individualizado, ao serem incluídas notas por escrito para problemas incomuns.

Os planos assistenciais de enfermagem institucionais são documentos concisos que se tornam parte do registro médico do cliente após a alta. Esse plano pode incluir o diagnóstico e as intervenções de enfermagem e a avaliação. A Figura 8.4 apresenta um exemplo de plano assistencial institucional.

Os computadores podem gerar os planos assistenciais de enfermagem padronizados e individualizados. Os diagnósticos apropriados são selecionados em um menu, que lista as possíveis metas e intervenções de enfermagem. A Figura 8.5 é um exemplo de um plano assistencial de enfermagem computadorizado.

IMPLEMENTAÇÃO

A quarta etapa do processo de enfermagem é a **implementação**, a execução das intervenções identificadas durante a fase de planejamento. Ela também envolve delegar (processo de transferir uma tarefa de enfermagem selecionada para um profissional registrado, que seja competente para realizar essa tarefa específica) algumas intervenções de enfermagem aos membros da equipe ou atribuir uma tarefa específica ao pessoal auxiliar (não registrado) capaz de realizá-la com competência. O enfermeiro é responsável pela delegação e supervisão apropriadas do atendimento prestado pelo pessoal não licenciado.

Requisitos para a implementação efetiva

A implementação envolve muitas habilidades, incluindo avaliar as condições do cliente antes, durante e depois de cada intervenção de enfermagem. As respostas positivas adicionam informações ao banco de dados, que podem ser utilizadas ao avaliar a intervenção. As respostas negativas devem ser abordadas imediatamente.

As habilidades psicomotoras, interpessoais e cognitivas também são necessárias para realizar as intervenções de enfermagem planejadas. Tais habilidades são usadas ao lidar com equipamento médico e realizar atividades, como trocar curativos, dar injeções e ajudar o cliente a fazer os exercícios de amplitude de movimento (ADM).

As habilidades interpessoais são usadas ao coletar dados, fornecer informações nas sessões de ensino e oferecer apoio em situações de tristeza.

Diagnóstico de enfermagem	Intervenções de enfermagem	Avaliação
Amamentação ineficaz R/A conhecimento deficiente CEP (Como Evidenciado Por) incapacidade de sugar o seio materno corretamente	1. Ensinar várias posições e técnicas de amamentação para incentivar o bebê. 2. Ficar com a mãe durante a alimentação e auxiliar, se necessário.	1. Cliente experimentou as várias posições e técnicas. 2. Cliente capaz de ajudar o bebê a sugar o seio corretamente.
Risco de constipação R/A fraqueza do músculo abdominal e hemorroidas	1. Avaliar diariamente a frequência e consistência do movimento intestinal. 2. Incentivar aumento de ingestão de fluidos e fibras.	1. Movimento intestinal diário, consistência firme. 2. Pede frutas entre as refeições; quando acordado, bebe 240 mL de água a cada 2h.

Figura 8.4 ■ Plano assistencial institucional manuscrito.

Nome do cliente: J. W. **Sexo:** Feminino
Idade: 77 **Temp.:** 38,6 **PA:** 168/74 **Pulso:** 124 **Sat. O$_2$:** 89%

Histórico de saúde do cliente

Nos últimos 60 anos, J.W. fumou dois ou três maços de cigarro por dia. Há quatro anos, seu diagnóstico foi de DOPC e precisou de oxigênio suplementar a 2 L/minuto durante os últimos 18 meses. As principais queixas são aumento da dispneia durante o esforço e tosse que, às vezes, é produtiva, com muco grosso, verde amarelado. Ela diz: "Eu não sei por que estou tossindo".

Descobertas da análise inicial

Frequência respiratória 38

Chiado sonoro e sibilante na expiração nos campos pulmonares posteriores, com estertores grossos sobrepostos no campo pulmonar posterior inferior

Incapaz de andar até o banheiro ou realizar outras AVDs por causa da dispneia

Diagnóstico de enfermagem: *Padrão respiratório ineficaz* R/A pulmões doentes, infecção e aumento das secreções CEP dispneia grave, pressão arterial elevada e pulso elevado

Meta: J.W. apresentará frequência respiratória efetiva.

Resultados: J.W.:

1. Apresentará frequência respiratória de 12-20 em uma semana.
2. Apresentará sons pulmonares claros em uma semana.
3. Completará as AVDs em uma semana.
4. Aumentará a ingestão oral de líquidos para 2 L em um dia.

Planejamento e intervenção

Intervenção	Base racional
1. Ajudar a cliente a ficar na posição alta de Fowler	Maximiza o espaço da cavidade torácica, diminui a pressão do diafragma e dos órgãos abdominais, facilita o uso de músculos acessórios
2. Fornecer oxigênio umidificado em fluxo baixo (2 L/minuto), conforme solicitado	Fornece oxigênio suplementar para melhorar a oxigenação e tornar as secreções menos viscosas
3. Administrar broncodilatadores, conforme solicitado	Reduz o broncoespasmo e melhora o fluxo de ar
4. Administrar fluidos IV e aumentar os fluidos por via oral (2.000-3.000 mL/dia, se tolerado), conforme solicitado	Melhora a hidratação e diminui as secreções
5. Administrar expectorantes, conforme solicitado	Diminui as secreções de tosse previamente ineficaz
6. Administrar antibióticos, conforme solicitado	Erradica a infecção respiratória ou a pneumonia e reduz as secreções e a inflamação
7. Administrar xantinas (aminofilina, teofilina), conforme solicitado	Diminui o espasmo dos músculos lisos e o edema da mucosa
8. Administrar supressores de tosse não narcóticos, conforme solicitado	A tosse pode levar à fadiga. É importante que os clientes de DPOC tenham repouso adequado e não fiquem cansados ao tossir

Avaliação:

A respiração do cliente é eupênica com frequência respiratória de 16.

O cliente consegue tossir secreções.

O cliente é capaz de se locomover até o banheiro e completar as AVDs.

O cliente toma pelo menos 2.000 mL/dia de água.

Diagnóstico de enfermagem: *Troca gasosa comprometida* R/A destruição da parede da via aérea inferior (alveolar) impede a troca adequada de gases da respiração e obstrução da via aérea (secreções) impede a oxigenação adequada CEP dispneia grave, taquipneia, pressão arterial elevada, pulso elevado e saturação de oxigênio reduzida

Meta: J.W. terá troca gasosa melhorada nos pulmões.

Resultados: J.W.:

1. Apresentará saturação de O$_2$ 95% em uma semana.
2. Apresentará sinais vitais dentro dos intervalos normais em uma semana.

Planejamento e intervenções

Intervenção	Base racional
1. Ajudar o cliente a ficar na posição alta de Fowler	1. Diminui o trabalho respiratório (pelo menos durante o período de crise)
2. Administrar medicamentos para soltar as secreções, conforme solicitado	2. Solta secreções de tosse previamente ineficaz
3. Fornecer oxigênio umidificado em fluxo baixo (2 L/minuto), conforme solicitado	3. Melhora a oxigenação e umedece secreções grossas

Avaliação:

Saturação de O$_2$ do cliente é de 94%.

Sinais vitais do cliente estão dentro dos intervalos normais – T 36,5 P 80 R 20 PA 120/74.

Figura 8.5 ■ Plano assistencial de enfermagem gerado por computador.

As habilidades cognitivas permitem que o enfermeiro faça observações apropriadas, entenda a base racional das atividades executadas, faça perguntas adequadas e tome decisões sobre o que precisa ser feito. A reflexão crítica é um elemento importante no domínio cognitivo. Ela ajuda o enfermeiro a analisar dados, organizar observações e aplicar o conhecimento e as experiências anteriores na atual condição do cliente.

Ordens para intervenções de enfermagem

As intervenções de enfermagem são escritas como ordens no plano de atendimento e podem ser iniciadas pelo enfermeiro ou pelo médico ou, ainda, por outros profissionais da saúde. Elas podem ser implementadas com base em ordens específicas, ordens fixas ou protocolos.

Uma **ordem específica** é escrita no registro médico do cliente por um médico, ou no plano assistencial de enfermagem pelo enfermeiro, e especialmente para determinado cliente; ela não é utilizada para qualquer outro.

Um **protocolo** é uma série de ordens fixas ou procedimentos que devem ser seguidos conforme condições específicas. Ele define as intervenções permitidas e as circunstâncias em que o enfermeiro pode implementar as medidas. As instituições de saúde ou os médicos individuais frequentemente usam as ordens fixas ou os protocolos para preparar os clientes para exames ou para intervenções imediatas em circunstâncias que envolvem risco de vida. Os protocolos impedem a redação desnecessária das mesmas ordens para diferentes clientes, economizando um tempo valioso.

Documentação e relatório de intervenções

A etapa da implementação também envolve a documentação e o relatório. Os dados a serem registrados incluem as condições do cliente antes da intervenção, a intervenção específica realizada, a resposta do cliente e os resultados. A documentação proporciona um importante modo de comunicação entre os membros da equipe de atendimento, para garantir sua continuidade e avaliar o progresso em relação aos resultados esperados. A documentação escrita também fornece os dados necessários para reembolso.

Em geral, a comunicação verbal entre os enfermeiros ocorre na troca de turno, quando se altera a responsabilidade pelo atendimento. Ao deixarem a unidade, os estagiários de enfermagem podem relatar ao enfermeiro responsável as informações relevantes acerca dos clientes que atenderam. As informações que devem ser compartilhadas no relatório verbal incluem:

- Atividades concluídas ou não.
- *Status* dos problemas relevantes atuais.
- Alterações na análise inicial ou anormalidades.
- Resultados dos tratamentos.
- Exames agendados ou concluídos (e resultados).

Tanto a comunicação escrita quanto a verbal devem ser objetivas, descritivas e completas. Elas devem incluir observações, não opiniões; devem ser apresentadas de uma maneira que mostre com precisão o quadro da condição do cliente. A comunicação das atividades de implementação é básica para o atendimento e a avaliação do progresso na direção das metas.

AVALIAÇÃO

A **avaliação**, quinta etapa do processo de enfermagem, determina se as metas de atendimento foram cumpridas de forma total, parcial ou nula. Quando uma meta é cumprida, o enfermeiro decide se as intervenções devem parar ou continuar, para que o *status* seja mantido. Quando o cumprimento da meta é parcial ou nulo, o enfermeiro reavalia a situação. Os motivos pelos quais a meta não foi cumprida e as modificações no plano de atendimento são determinados pela coleta de mais dados. Os motivos do cumprimento nulo ou parcial das metas podem incluir aspectos como:

- Os dados da análise inicial eram incompletos.
- As metas e os resultados esperados não eram realistas.
- O cronograma não era adequado.
- As intervenções de enfermagem não eram apropriadas para o cliente ou a situação.

A avaliação é um processo fluido, que depende de outros componentes do processo de enfermagem. Como mostra a Figura 8.6, ela afeta as outras quatro etapas e é afetada por elas. A Tabela 8.9 mostra como a avaliação está entrelaçada com os componentes do processo de enfermagem. A avaliação contínua é essencial para que o processo de enfermagem seja implementado apropriadamente. De acordo com Alfaro-LeFevre (2003),

> Quando avaliamos logo, verificando se as nossas informações são precisas, completas e atualizadas, podemos fazer as correções *rapidamente*. Evitamos tomar decisões com base em informações desatualizadas, imprecisas ou incompletas. A avaliação precoce permite agir com segurança e eficácia. Ela melhora a nossa *eficiência*, porque nos ajuda a manter o enfoque nas prioridades e evita a perda de tempo com ações inúteis.

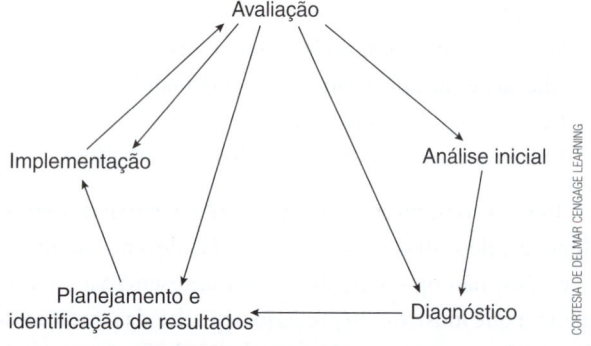

Figura 8.6 ▪ Relação da avaliação com os demais componentes do processo de enfermagem: a avaliação afeta cada componente.

O PROCESSO DE ENFERMAGEM E A REFLEXÃO CRÍTICA

São necessárias muitas habilidades por parte dos enfermeiros quando da utilização do processo de enfermagem como estrutura para prestar atendimento. A reflexão crítica é uma delas. Quem adota a reflexão crítica faz perguntas, identifica suposições, avalia evidências, examina alternativas e busca entender os vários pontos de vista.

A reflexão crítica pode ser aprendida, como qualquer outra habilidade. A habilidade de reflexão crítica é uma ferramenta particularmente vital para o enfermeiro e útil em todos os aspectos da vida de uma pessoa.

Os exemplos das perguntas que o enfermeiro, como pensador crítico, pode fazer em cada etapa do processo de enfermagem estão na Tabela 8.10.

🏠 ASSISTÊNCIA MÉDICA COMUNITÁRIA/DOMICILIAR

Eficiência do atendimento

No atendimento domiciliar, o enfermeiro pode fazer as seguintes perguntas para avaliar se o cliente obteve os resultados esperados:

- As metas eram realistas para as habilidades e o cronograma do cliente?
- Variáveis externas (por exemplo, finanças, problemas de moradia, comprometimento da dinâmica familiar) impedem o cumprimento das metas?
- A família dispunha de recursos (por exemplo, dinheiro, transporte) necessários para cumprir as metas?
- O atendimento foi apropriadamente coordenado com a ação de outros profissionais?

Tabela 8.9 ▪ Interação de outros componentes do processo de enfermagem com a avaliação

Componentes do processo de enfermagem	Perguntas de avaliação
Análise inicial	Os dados são relevantes para as necessidades do cliente? Os dados são obtidos apropriadamente? Os dados são coletados de fontes múltiplas e variadas? Um método sistemático e organizado foi usado para coletar os dados? A coleta dos dados foi completa?
Diagnóstico	Os diagnósticos são baseados nos dados coletados? Cada diagnóstico de enfermagem é completo? Os diagnósticos de enfermagem são centrados no cliente e são relevantes? Os diagnósticos de enfermagem orientam o planejamento e a implementação do atendimento? Os diagnósticos de enfermagem são priorizados?
Planejamento e identificação de resultados	Os resultados esperados são relevantes para os diagnósticos de enfermagem? Os resultados são realistas?
Implementação	Os recursos (incluindo os membros da equipe) são usados de maneira eficiente e eficaz? Os planos de atendimento são documentados? O plano de atendimento é revisado de acordo com as necessidades do cliente? O plano de atendimento é seguido por todos os membros da equipe? Os recursos necessários estão disponíveis? As ações de enfermagem ajudam os clientes a alcançar os resultados esperados? Os resultados esperados foram alcançados? A documentação reflete o *status* do cliente e as respostas às intervenções de enfermagem?

Tabela 8.10 ▪ Reflexão crítica aliada ao processo de enfermagem

Componentes do processo de enfermagem	Perguntas de avaliação
Análise inicial	Quais dados são necessários para impedir, prever ou detectar problemas de saúde? Quais dados são necessários para gerenciar ou eliminar os problemas de saúde de um cliente? De quais outras fontes os dados podem ser obtidos? Como o cliente vê a própria situação de saúde? Qual a eficiência da prestação do atendimento? Quais suposições ou vieses o enfermeiro apresenta?
Diagnóstico	Como os dados podem ser reunidos e organizados? Existe alguma lacuna nos dados? Quais problemas de saúde podem ser identificados? Quais são as causas subjacentes dos fatores de risco para os problemas de saúde? Quais são os pontos fortes e recursos do cliente? Quais aspectos satisfatórios da saúde do cliente podem ser melhorados?
Planejamento e identificação de resultados	Quais são os resultados específicos desejados para esse cliente? Quais intervenções detectam ou impedem os problemas de saúde? Quais intervenções controlam os problemas de saúde do cliente? Quais intervenções promovem o bem-estar ideal e a independência ao cliente? Como os resultados desejados podem ser alcançados de maneira econômica e ágil? Quem está mais bem qualificado para executar as intervenções? Até que ponto o cliente deseja se envolver?
Implementação	Qual é a prontidão do profissional de saúde para executar as intervenções? Quais são as etapas críticas dessas intervenções? Como as intervenções podem ser alteradas para atender às necessidades do cliente e manter os princípios de segurança? Como o cliente responde durante e depois da intervenção? O que deve ser documentado para monitorar o progresso do cliente na direção das metas e resultados?
Avaliação	Em que aspectos as metas e os resultados desejados específicos coincidem? Se forem cumpridos, essas metas e resultados podem ser eliminados? Se não, como o plano deve ser modificado (revisado)? Se a revisão do plano, das metas ou do resultado for necessária, quais análises contínuas e constantes (dados) são exigidas? Houve alguma suposição ou viés negligenciado que afetou as intervenções? Quais outros diagnósticos de enfermagem podem ser apropriados? Quais resultados e intervenções adicionais devem ser considerados?

CORTESIA DE DELMAR CENGAGE LEARNING

O PROCESSO DE ENFERMAGEM E AS DECISÕES

A cada dia, os enfermeiros tomam decisões. Elas devem ser as melhores possíveis e baseadas em informações confiáveis; além disso, devem ser tomadas considerando-se a reflexão crítica. Cada etapa do processo de enfermagem exige decisões.

Cada decisão, resultante da reflexão crítica e de informações confiáveis, leva a intervenções de enfermagem apropriadas ao cliente.

O PROCESSO DE ENFERMAGEM E O ATENDIMENTO HOLÍSTICO

A ampla utilização do repertório de conhecimento da enfermagem é derivada de muitos campos, incluindo ciências naturais, sociais e comportamentais, artes e ciências humanas e a ciência da enfermagem. Com essa base de conhecimento abrangente, o enfermeiro interage com o cliente de maneira holística. O encaminhamento e a colaboração entre os enfermeiros e outros profissionais de saúde contribuem para o cumprimento holístico das metas do cliente.

Em alguns ambientes, o plano assistencial de enfermagem tradicional, formulado apenas pelos enfermeiros, foi substituído por planos desenvolvidos por uma equipe multidisciplinar e são denominados protocolos assistenciais, que são planos assistenciais padronizados e abrangentes para condições específicas.

DOCUMENTAÇÃO

Os métodos para registrar e relatar as informações relevantes para o atendimento se desenvolveram como respostas aos padrões de prática, padrões legais, regulatórios e institucionais, políticas e normas da sociedade.

O registro e o relatório são formas importantes de comunicação entre os profissionais da saúde. O registro médico do cliente é um documento legal em que são registradas as atividades referentes ao atendimento.

A **documentação** é qualquer registro impresso ou escrito das atividades. No atendimento de saúde, ela deve incluir:

- Mudanças na condição do cliente.
- Administração de exames, tratamentos, procedimentos e ensino do cliente, com resultados ou respostas dele.

- A resposta do cliente a uma intervenção.
- A avaliação dos resultados esperados.
- Queixas do cliente ou dos familiares.

FINALIDADES DA DOCUMENTAÇÃO

Os dois principais motivos para elaborar a documentação são a responsabilidade profissional e o compromisso. No que se refere à responsabilidade profissional, a documentação fornece evidências do compromisso do profissional da saúde para com o cliente, a instituição, a profissão e a sociedade. Outros motivos são: a comunicação, os padrões legais e da prática, o ensino, o reembolso, a pesquisa e a auditoria.

Comunicação

A documentação é o método de comunicação que confirma o atendimento e destaca claramente todas as informações importantes sobre o cliente. A documentação abrangente propicia:

- Dados precisos para planejar o atendimento e garantir sua continuidade.
- Comunicação com os membros da equipe de saúde envolvidos no atendimento do cliente.
- Evidência do que foi feito, a resposta do cliente e as mudanças efetuadas no plano de atendimento.
- Evidência da conformidade com os padrões da prática profissional.
- Evidência de conformidade com os critérios de credenciamento (por exemplo, os critérios da Joint Commission).
- Recursos para reembolso, ensino e pesquisa e auditoria.
- Registro legal por escrito para proteger o cliente, a instituição e o profissional.

O registro médico do cliente contém documentos para arquivamento. Os tipos de documentos que constituem o registro médico em determinada instituição de saúde são determinados por ela. A Tabela 8.11 destaca o conteúdo dos documentos que geralmente constam no registro do cliente.

Padrões da prática e padrões legais

A documentação abrangente do atendimento no registro médico fornece evidência legal de que o atendimento cumpriu os padrões aprovados (Ferrell, 2007). *O registro médico é um documento legal e, em um processo, serve de descrição do que exatamente aconteceu com o cliente.* Em 80% a 85%

Tabela 8.11 ▪ Documentos do registro médico do cliente

Documento	Conteúdo
Folha de rosto	*Dados demográficos*: nome, número de identificação do cliente, endereço, telefone, data e local de nascimento, sexo, raça, estado civil, religião, nome e endereço do familiar mais próximo, número do seguro social, data e hora da admissão, tipo de admissão
	Dados financeiros: responsáveis pelo pagamento, nome e sexo do segurado, relação do cliente com o segurado, nome e endereço do empregador, nome do grupo, número do grupo de seguro, número da apólice do segurado
	Dados clínicos: diagnóstico de admissão (se houver)
	Dados da alta (devem ser inseridos pelo médico quando o cliente receber alta): nome do médico atendente, data e hora da alta, diagnóstico principal e outros, causa externa do código de lesão, procedimentos e datas, médico(s) da operação, disposição do cliente
Histórico médico e exame físico	Descrição da queixa principal do cliente, doenças prévias e atuais, histórico pessoal e familiar, revisão dos sistemas como indicado pelo médico, achados da análise dos sistemas corporais realizada pelo médico
Análise inicial feita pela enfermagem	Dados da entrevista e da análise física realizadas pelo enfermeiro
Ordens do médico	Ordens verbais ou escritas para admissão, direcionamento do diagnóstico e do curso terapêutico do cliente e alta
Relatório de consulta	Achados de um médico cujo parecer é solicitado por outro médico, para a avaliação e/ou tratamento do cliente
Notas de progresso feitas pelo médico	Fornecem um relatório cronológico pertinente do curso do cliente no hospital e refletem qualquer mudança nas condições e as respostas ao tratamento. Podem apresentar notas de outros membros da equipe de atendimento (por exemplo, nutricionista ou assistente social)
Relatórios de laboratório	Resultados dos exames de laboratório solicitados pelo médico
Relatórios de radiologia	Interpretação de diagnósticos radiológicos e fluoroscópicos feita pelo radiologista

(Continua)

Tabela 8.11 ▪ Documentos do registro médico do cliente (continuação)

Documento	Conteúdo
Medicina nuclear	Descreve diagnósticos e procedimentos terapêuticos realizados com o uso de agentes radiofarmacêuticos
Folha de gráficos	Vários parâmetros do cliente, mais comumente: temperatura, pulso, respiração e pressão arterial. Pode incluir peso, dieta, entrada/saída
Plano de atendimento do cliente (plano de atendimento de enfermagem)	Plano de tratamento que inclui diagnóstico de enfermagem ou lista de problemas, metas do cliente, ações de enfermagem e avaliação
Notas de progresso feitas pelo enfermeiro	Detalham o atendimento e os tratamentos, a resposta do cliente, o alcance dos resultados esperados que não dupliquem as informações da Folha de fluxo (se utilizada)
Folha de fluxo	Todas as intervenções de rotina que podem ser identificadas por uma marca de verificação ou outro descritor simples
Registro da administração de medicações	Contém todas as medicações administradas por via oral, tópicas, por injeção, inalação e infusão; inclui data, hora, dosagem, via de administração e nome do profissional que administrou o fármaco. Orientações para administração rotineira de medicamentos, prescrição conforme necessário ou para dose única geralmente ocupam seções separadas
Formulários de consentimento	*Admissão*: dá permissão para o tratamento, para a instituição e para o médico *Cirúrgico*: explica o motivo e a natureza do tratamento, os riscos, as complicações e formas alternativas de tratamento, ou ausência de tratamento, e as consequências de determinado tratamento ou procedimento. Às vezes, o consentimento cirúrgico e para a anestesia são separados, para que a responsabilidade seja atribuída apropriadamente *Transfusão de sangue*: dá permissão específica para administrar o sangue ou subprodutos *Outros*: formulários de consentimento específicos relacionados ao procedimento, à participação em projeto de pesquisa ou à captação de imagens
Registro da educação em saúde do cliente	Descreve os aspectos ensinados pelo enfermeiro ao cliente, à família e a outros profissionais da saúde, bem como a resposta do aprendiz
Registro da equipe do atendimento	Usado pelo pneumologista, fisioterapeuta ou nutricionista quando o progresso do médico é usado apenas pelos médicos
Resumo da alta de enfermagem	Contém um breve resumo do atendimento prestado, ensino sobre medicamentos e outras instruções (por exemplo, consulta de retorno e encaminhamento), *status* na alta e modo de alta
Plano e resumo da alta	Revisão dos eventos que descrevem a doença do cliente, investigação (diagnósticos), tratamento, resposta e condições na alta. Instruções para o cliente e planos do atendimento de acompanhamento, se incluídos
Diretiva antecipada	A manifestação explícita da própria vontade e uma procuração permanente do responsável legal ou curador para o cuidado da saúde são consideradas diretivas antecipadas. Nos Estados Unidos, a legislação federal exige que o cliente receba informações por escrito sobre seus direitos, para que possa tomar decisões sobre o atendimento médico. A diretiva antecipada não é obrigatória no registro médico do cliente
Outros documentos	Podem ou não estar no registro médico do cliente: relatório de cirurgia, anestesia, patologia, transfusão e reabilitação, vias críticas e relatório de restrição e autópsia

dos processos referentes ao atendimento, o fator determinante no fornecimento de provas de eventos significativos é o registro médico (Iyer e Camp, 2005).

Os aspectos legais da documentação exigem:

- Redação legível e organizada.
- Grafia e gramática corretas.
- Abreviaturas autorizadas.
- Entradas descritivas factuais e em sequência cronológica.

As **leis estaduais da prática de enfermagem** (nos Estados Unidos) estabelecem diretrizes para garantir a prática segura e demonstrar a responsabilidade para com a sociedade. Os padrões de atendimento estabelecidos nessas leis são baseados nos componentes do processo de enfermagem e requerem a documentação como evidência da conformidade. O enfermeiro deve estar familiarizado com a legislação do estado em que atua.

A **Joint Commission** pesquisa as instituições de saúde que se inscrevem voluntariamente para o credenciamento, a fim de medir a conformidade com os seus padrões de prestação de atendimento seguro. A qualificação para Medicare, Medicaid e reembolso de fundos privados depende do credenciamento da Joint Commission.

Essa comissão requer evidência documentada de um plano de atendimento individualizado (Joint Commission, 2008). Os padrões da Joint Commission exigem:

- O envolvimento do cliente ou da família no desenvolvimento do plano, que deve ser documentado no registro médico.
- Planejamento e implementação interdisciplinar de todos os aspectos do atendimento.

Durante a investigação para o credenciamento, os analistas buscam evidências de um método organizado e sistemático de monitoração e avaliação do atendimento, verificando a documentação nos registros médicos. A documentação das etapas do processo de enfermagem garante a conformidade com as exigências do plano de atendimento da Joint Commission.

Sigilo O registro do cliente é **confidencial** e deve ser lido apenas pelos profissionais da saúde diretamente envolvidos no seu atendimento. O registro não deve permanecer em locais onde qualquer pessoa possa acessá-lo. Mantenha-o guardado quando não estiver sendo utilizado.

O **consentimento informado** indica a capacidade do cliente de tomar decisões sobre sua saúde, com base no conhecimento dos benefícios, dos riscos e das potenciais consequências do tratamento recomendado ou do tratamento alternativo, incluindo a ausência de tratamento e o fato de que concorda com o tratamento. O consentimento informado pode ser verbal ou por escrito. Um documento escrito registra o processo de consentimento informado e é importante no caso de processo jurídico. O médico que realiza o procedimento é responsável por obter o consentimento informado.

DICA Profissional

A importância da comunicação

A análise das informações que exigem intervenção imediata deve ser documentada e comunicada verbalmente aos demais profissionais da saúde envolvidos no atendimento do cliente. O tempo deve orientar as decisões quando são obtidas as informações críticas.

A assinatura do enfermeiro como testemunha em um formulário de consentimento informado comprova que o cliente ou seu procurador é quem assina e está tomando uma decisão autônoma, informada e não coagida para que seja realizado o procedimento, o tratamento ou a pesquisa. É responsabilidade do enfermeiro avaliar se o cliente foi informado adequadamente, em especial se o procedimento tiver potenciais consequências graves, e providenciar informações adicionais do médico, se necessário (Grace e McLaughlin, 2005; White, 2000).

A **diretiva antecipada** (manifestação explícita da própria vontade e procuração permanente do responsável legal ou curador para o cuidado da saúde) é uma instrução por escrito sobre as preferências do indivíduo relacionadas às medidas de conservação da vida, para orientar os familiares e os profissionais da saúde quanto às opções de tratamento que devem ou não ser consideradas quando o indivíduo se tornar incapaz de decidir. Isso permite que clientes capazes tomem decisões sobre o final da vida e escolham os procedimentos de conservação aos quais desejam ser submetidos.

Reembolso

Nos Estados Unidos, o governo federal requer que as organizações de revisão por pares monitorem e avaliem a qualidade e a adequação do atendimento. Os registros médicos são revisados para a documentação da frequência dos serviços e da gravidade da doença.

O sistema de classificação do grupo relacionado ao diagnóstico (DRG) mudou o processo de reembolso, de sistema de custo por caso para sistema de pagamento prospectivo (PPS). Com o PPS, o registro médico deve ter uma documentação que suporte o DRG e a adequação do atendimento. A documentação deve mostrar evidências de ensino do cliente e dos familiares, bem como de planejamento da alta.

Da perspectiva da instituição, quando as informações no registro médico mostram conformidade com os padrões da Medicare e Medicaid, o reembolso é maximizado. A falha em documentar o equipamento ou os procedimentos (por exemplo, bomba de alimentação; peso diário, entrada e saída; terapia intravenosa; aditivos farmacológicos) pode resultar na negação do reembolso.

DICA Profissional

Consentimento de clientes sedados

Nunca peça a um cliente sedado para assinar o consentimento informado nem permita que ele o faça. Se o cliente não for capaz de entender a natureza dos procedimentos e os riscos associados, o consentimento torna-se sem efeito; além disso, o enfermeiro e a instituição colocam-se legalmente em risco. Espere o cliente sair do estado de sedação (normalmente quatro horas após a administração da medicação que altera o nível de consciência) ou solicite a assinatura a um familiar legalmente habilitado.

ASSISTÊNCIA MÉDICA COMUNITÁRIA/DOMICILIAR

Documentação

As instituições de atendimento domiciliar também mantêm registros médicos do cliente. Elas devem cumprir os regulamentos estaduais e federais que afetam o atendimento de saúde, a documentação e o reembolso.

Educação

Os alunos utilizam o registro médico como uma ferramenta de aprendizado de processos patológicos, diagnósticos médicos e de enfermagem, complicações e intervenções. Os resultados dos laboratórios, diagnósticos e exames físicos fornecem informações valiosas sobre diagnósticos e intervenções específicos.

Os estudantes podem aumentar sua habilidade de reflexão crítica examinando e analisando os registros do plano de atendimento, incluindo como foi desenvolvido, implementado e avaliado. Todos os profissionais da saúde, incluindo os alunos, devem manter em sigilo o conteúdo do prontuário do cliente.

Pesquisa

O registro médico do cliente é utilizado pelos pesquisadores para determinar se um cliente cumpre ou não os critérios para determinado estudo. A documentação também pode indicar a necessidade de pesquisas. Se a documentação mostrar um índice elevado de quedas em certas unidades de enfermagem, por exemplo, os pesquisadores podem procurar as variáveis associadas e estudá-las.

Auditoria de enfermagem

A **auditoria de enfermagem** é um método que avalia a qualidade do atendimento. Para tanto, pode focar a implementação do processo de enfermagem, os resultados do cliente ou ambos. Esse método é uma avaliação de acompanhamento que não apenas analisa a qualidade do atendimento individual mas também fornece uma avaliação geral dos atendimentos prestados na instituição de saúde. Durante a auditoria, os auditores procuram, nos registros dos clientes, a documentação relacionada aos cinco componentes do processo de enfermagem.

Cada instituição de saúde possui um comitê de auditoria de enfermagem que avalia a qualidade do atendimento. Os membros do comitê revisam os registros do cliente após a alta e examinam os registros para verificar dados relacionados a:

- Medidas de segurança.
- Intervenções e respostas do cliente.
- Resultados esperados como base para as intervenções.
- Ensino do cliente.
- Planejamento da alta.
- Equipe de profissionais adequada.

PRINCÍPIOS DA DOCUMENTAÇÃO EFETIVA

A instituição de saúde (hospital, casa de repouso, instituição de saúde domiciliar), as unidades que a compõem (pronto-socorro, unidade perioperatória, unidade médica/cirúrgica) e os profissionais específicos (obstetras, pediatras, geriatras) determinam os diferentes requisitos de documentação. Mesmo assim, a documentação do atendimento deve refletir o processo de enfermagem. As diretrizes gerais de documentação estão na Tabela 8.12.

DICA Profissional

Documente com base no processo de enfermagem

A fim de garantir a conformidade com as leis da prática de enfermagem e os critérios de reembolso e credenciamento, documente de acordo com o processo de enfermagem.

Tabela 8.12 • Diretrizes gerais de documentação

- Certifique-se de ter em mãos o registro ou prontuário correto do cliente e de que o nome e as informações de identificação constem em cada página do documento.
- Logo após visitar o cliente, faça o registro, para garantir a memorização precisa dos dados (siga as diretrizes da instituição sobre a frequência de registro no prontuário).
- Coloque data e hora em cada entrada.
- Assine cada entrada com o seu nome completo e informe suas credenciais, conforme as diretrizes da instituição.
- Não deixe espaço de uma entrada para outra.
- Se cometer um erro ao documentar, use uma única linha para riscar o erro, aponha a data e a hora e assine a correção (siga a política da instituição); evite apagar, rasurar ou usar corretivo.
- Nunca altere o registro de outro profissional, mesmo que esteja incorreto.
- A primeira entrada no turno deve ocorrer cedo (por exemplo, às 7h30 para o turno das 7h00 às 13h00, e não 11h30 ou 12h00). Registre pelo menos a cada duas horas, ou conforme a política da instituição.
- Use aspas para indicar as respostas diretas do cliente (por exemplo, "Estou com preguiça").
- Documente em ordem cronológica; se não o fizer, explique o motivo.
- Escreva de maneira legível.
- Use uma caneta com tinta permanente (a cor preta é preferível, porque mantém a nitidez nas fotocópias).
- Registre informações completas, mas seja conciso; utilize frases e abreviaturas apropriadas.
- Documente as chamadas telefônicas que fizer ou receber, relacionadas ao cliente.

Adaptado de *Health Assessment & Physical Examination* (4. ed.), de M. Estes, Clifton Park, NY: Delmar Cengage Learning.

Siga o processo de enfermagem

As anotações do enfermeiro devem ser lógicas, focadas e relevantes para o atendimento, e os resultados devem representar cada fase do processo de enfermagem.

A documentação baseada no processo de enfermagem favorece o atendimento eficiente, porque as necessidades do cliente podem ser traçadas desde a análise inicial, passando pela identificação dos problemas até o plano de atendimento, a implementação e a avaliação. A seguir, relacionamos, de forma resumida, os elementos do processo de enfermagem:

- *Análise inicial*: Os dados da análise, relacionados a uma necessidade real ou potencial do atendimento, são resumidos sem duplicação. Com a reavaliação, evidencia-se qualquer achado novo ou mudança nas condições do cliente (por exemplo, aumento na dor).
- *Diagnóstico*: A terminologia da Nanda-International é utilizada para identificar o problema ou a necessidade do cliente.
- *Planejamento e identificação de resultados*: Os resultados e as metas esperados do atendimento, conforme discutidos com o cliente e comunicados aos membros da equipe multidisciplinar, devem ser documentados no plano de atendimento ou nas vias críticas, não nas notas de progresso.
- *Implementação*: Após a realização de uma intervenção, as observações, o tratamento, o ensino e o julgamento clínico devem ser documentados na folha de fluxo e nas notas de progresso. O ensino do cliente deve incluir as necessidades de aprendizagem, o conteúdo do plano de ensino, os métodos de ensino, quem foi ensinado e a resposta do cliente.
- *Avaliação*: A eficácia das intervenções, no que diz respeito aos resultados esperados, é avaliada e documentada: progresso na direção das metas; resposta do cliente aos exames, tratamentos e intervenções de enfermagem; resposta do cliente e de familiares ao ensino e aos eventos significativos; e perguntas, declarações ou queixas manifestadas pelo cliente ou pelos familiares.
- *Revisão do atendimento planejado*: deve-se documentar os motivos da revisão, junto com as evidências de apoio e a conformidade por parte do cliente.

Elementos da documentação eficiente

Na documentação em papel, os aspectos a serem observados para torná-la eficaz são:

- Documentar de maneira precisa, completa e objetiva, incluindo os erros que ocorreram.
- Registrar data e hora.
- Utilizar formulários apropriados.
- Identificar o cliente.
- Escrever à tinta (geralmente todos os prontuários são escritos com tinta preta, mas cada instituição determina o protocolo).
- Empregar abreviaturas-padrão.
- Observar a grafia correta.
- Escrever de maneira legível.
- Corrigir os erros adequadamente.
- Escrever em todas as linhas.
- Registrar as omissões.
- Assinar cada entrada.

Em relação à documentação eletrônica, as diretrizes são as mesmas no que se refere a precisão, integralidade e objetividade. No entanto, muitas das questões do prontuário de papel são resolvidas automaticamente em um registro eletrônico, como a necessidade de usar tinta, a escrita legível e a assinatura em cada entrada. O enfermeiro só pode acessar o registro eletrônico do cliente se fizer o *logon* no computador, o qual indica o redator, a data/hora e a entrada.

Precisa, completa e objetiva

Registre apenas os fatos — exatamente o que você vê, ouve e faz. "Duas gazes de 4 × 4 completamente molhadas com drenagem amarela esverdeada em vinte minutos" é mais preciso que "Grande quantidade de drenagem". Nunca registre opiniões ou suposições. Registre informações relevantes sobre o atendimento, que reflitam o processo de enfermagem (Figura 8.7). *Lembre-se: se não está no prontuário, não foi realizado*. É difícil provar no tribunal que determinado aspecto do atendimento foi observado se não estiver documentado.

Documente as informações imediatamente, assim é mais provável que serão precisas e completas. Detalhes importantes podem ser esquecidos se o registro for feito no final do turno; posteriormente, esses detalhes podem se tornar um problema jurídico. Registre as medicações logo *após* a administração. Isso evita erros como um outro enfermeiro administrar um analgésico porque a primeira dose não foi registrada.

Evite anotações subjetivas como "o cliente não coopera". Registre as palavras exatas do cliente usando aspas, por exemplo: *O cliente disse "Eu não quero tomar banho nem quero café da manhã"*.

Data e hora

Coloque a data e a hora específica em cada registro. Observe a hora exata das mudanças repentinas na condição do cliente, as ações de enfermagem e outros eventos significativos. Não registre blocos de tempo como "das 7 às 11". Isso é vago e parece que o cliente não recebeu atenção durante esse intervalo.

Utilize o formato de 24 horas, diferenciando 8h00 e 20h00, por exemplo (Figura 8.8).

REGISTRO DE EVOLUÇÃO DE ENFERMAGEM

DATA	HORA	NOTAS DE EVOLUÇÃO
3/2/2010	08h15	Cliente indica dor abdominal grave (8 em
		uma escala de 0 a 10). Deitado sobre o lado
		direito. Afirma "Eu não quero tomar banho
		nem quero café da manhã". Distensão abdominal.
		Nenhum som intestinal auscultado.
		Dor aguda R/A ausência de flato desde
		a cirurgia -----------------------L. White, enfermeiro
3/2/10	8h20	Administrada injeção de Prostigmina 0,5 mg
		(1 mL de solução 1:2000) IM no glúteo máximo
		direito. Auxiliado para deitar-se sobre o
		lado esquerdo (posição de Sim)-----------------------L. White, enfermeiro
3/2/10	09h00	Cliente afirma "Eliminei gases e a dor diminuiu bastante",
		aproximadamente 4 (na escala de 0-10) -----------------------L. White, enfermeiro

CORTESIA DE DELMAR CENGAGE LEARNING

Figura 8.7 ▪ Documentação precisa, completa e objetiva.

CORTESIA DE DELMAR CENGAGE LEARNING

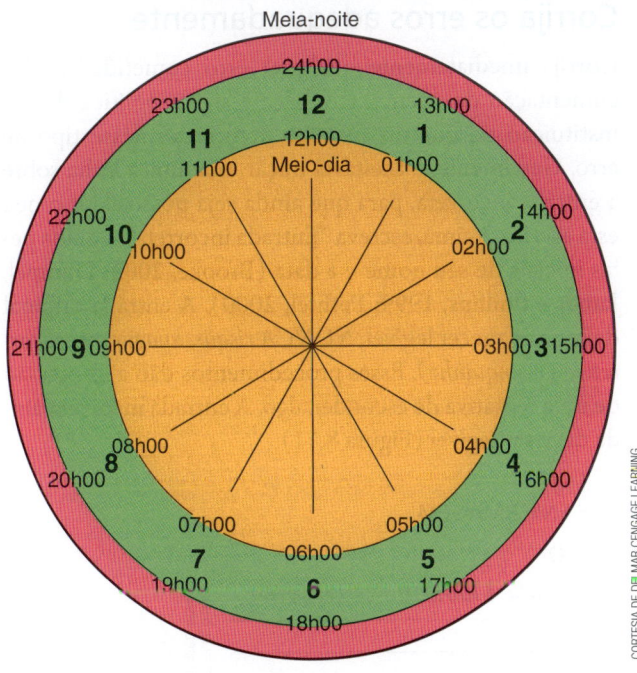

Figura 8.8 ▪ Utilize o formato de 24 horas.

Se o registro não foi feito imediatamente, explique o motivo do atraso, por exemplo: "Prontuário no raio X com o cliente". Quando um registro deve ser acrescentado após a conclusão das anotações, siga a política da instituição para registrar um registro tardio. Geralmente, a prática é inserir a data e a hora e anotar "Registro tardio".

Isso indica que o registro está fora da sequência. A data e a hora em que a entrada deveria ter sido feita é seguida pelas informações que serão registradas (Figura 8.9). O enfermeiro anota um registro tardio no prontuário eletrônico, alterando a anotação da hora, se necessário, em todos os registros durante o seu turno.

Utilize formulários apropriados

Faça uso de formulários apropriados, exigidos pela política da instituição. Os formulários não são iguais em todas as instituições. Algumas utilizam folhas de fluxo em vez das notas de evolução.

REGISTRO DE EVOLUÇÃO DE ENFERMAGEM

DATA	HORA	NOTAS DE EVOLUÇÃO
3/2/10	11h00	Registro tardio (3/2/10-9h00) Cliente chora depois de conversar
		com a mãe ao telefone.-----------------------L. White, enfermeiro

CORTESIA DE DELMAR CENGAGE LEARNING

Figura 8.9 ▪ Registro tardio.

DICA Profissional

Abreviaturas

Evite abreviaturas que possam ser mal compreendidas (Figura 8.10). O que significa Pt? Refere-se ao paciente, ao tempo de protrombina, ao tratamento físico ou a parcialmente? Consulte a lista de abreviaturas aprovadas pela instituição.

Identifique o cliente

Cada página do registro do cliente deve ter o nome dele. Isso evita confusão e garante que as informações sejam apostas no registro certo. Muitas instituições utilizam o adressógrafo para estampar o nome do cliente em cada página. No prontuário eletrônico, antes de fazer a entrada, verifique se o documento correto está na tela.

Escreva à tinta

O registro do cliente é um documento permanente, e as informações devem ser registradas à tinta ou, então, devem ser impressas. Deve-se utilizar apenas tinta preta, porque conserva a nitidez nas fotocópias. As canetas hidrográficas não devem ser usadas, principalmente nos formulários com carbono, porque elas não exercem pressão suficiente para que as cópias saiam nítidas. Além disso, costumam manchar o papel.

Use abreviaturas-padrão

Cada instituição de saúde possui uma lista de abreviaturas e símbolos aprovados para documentar as informações nos registros dos clientes. Nos Estados Unidos, o objetivo é seguir os padrões e regulamentos da Joint Commission. A lista evita confusão. Algumas abreviaturas causam ambiguidade, que gera mal-entendidos e coloca a saúde do cliente em risco (Figura 8.10).

Observe a grafia correta

Palavras erradas nos registros do cliente podem criar confusão e dão a impressão de falta de profissionalismo. A escrita incorreta pode gerar dúvidas sobre a qualidade do atendimento, aumentar a chance de processo jurídico e resultar na perda da credibilidade do redator. Caso não saiba a grafia de determinada palavra, *pesquise*. A maioria das instituições de saúde tem dicionários e outros livros à disposição para serem consultados nesses casos. Se esses recursos não estiverem disponíveis e houver dificuldade para escrever corretamente, tenha sempre um dicionário de bolso.

Escreva de maneira legível

A escrita legível é obrigatória para que a documentação seja eficiente. Quando descuidada, compromete a comunicação e pode levar a erros no atendimento. Tentar decifrar uma escrita ilegível significa perder tempo. A escrita ilegível causa má impressão em relação ao redator e prejudica sua credibilidade. Escreva com letras de forma, não no modo cursivo; geralmente, é mais fácil de entender.

Corrija os erros adequadamente

Corrija imediatamente qualquer erro cometido na documentação do cliente. Conheça e siga a política da sua instituição no que diz respeito à correção desse tipo de erro. Geralmente, é aceitável traçar uma única linha sobre a entrada incorreta, para que ainda seja possível ler o que está escrito. Acima, escreva "Entrada incorreta" seguida pelas iniciais de seu nome e a data (Brooke, 2002; Dumpel, James e Phillips, 1999; Pethtel, 2000). A entrada original deve permanecer legível. *NUNCA risque, apague ou use corretivo (branquinho)*. Esses procedimentos dão a impressão de uma tentativa de esconder algo. A entrada incorreta ainda deve ser legível (Figura 8.11).

REGISTRO DE EVOLUÇÃO DE ENFERMAGEM

DATA	HORA	NOTAS DE EVOLUÇÃO
18/11/10	14h00	Dar MS 2 mg I.V. a cada 4 horas Dr. D. Ledbetter

Figura 8.10 ■ Abreviatura confusa.

REGISTRO DE EVOLUÇÃO DE ENFERMAGEM

DATA	HORA	NOTAS DE EVOLUÇÃO
3/2/10	6h00	Cliente indica dor abdominal grave (8 em uma escala de 0 a 10) ao deitar sobre ~~lado esquerdo~~ *entrada incorreta L.W. 3/2/10* Lado direito. L. White, enfermeiro

Figura 8.11 ■ Entrada incorreta.

Escreva em todas as linhas

Preencha cada linha completamente. Não deixe linhas em branco ou espaços nas linhas. Trace um risco na parte da linha que não foi preenchida (Figura 8.12). Isso impede que outras pessoas insiram informações que possam alterar o significado da documentação original. Nos formulários, quando a informação solicitada não se aplica a um cliente em particular, escreva "NA" (não aplicável) ou coloque um traço no espaço. Isso indica que todos os itens do formulário foram contemplados.

Registre as omissões

O registro deve mostrar a implementação dos planos de atendimento médico e de enfermagem. Quando uma parte do plano é omitida, a razão deve ser registrada. Um exemplo seria: em razão de o cliente estar no setor de raio X, não foi dada continuidade ao tratamento ou a medicação não foi administrada (Figura 8.12).

Assine cada registro

Cada registro nas notas do enfermeiro (notas de evolução) deve ser assinado com o seu primeiro nome ou inicial, sobrenome completo e função (isto é, técnico de enfermagem ou enfermeiro). A assinatura deve ficar no final da entrada, na extrema direita. Quando não houver espaço suficiente na última linha da documentação, coloque um traço da última palavra até o final da linha e na próxima, deixando espaço para assinar a entrada na extrema direita.

Para uma entrada longa que termine em outra página, registre "(continua na próxima página)" e assine. Comece a próxima página com "(continuação da página anterior)", termine a entrada e assine (Figura 8.13).

Registro de erro de medicação

Os erros relacionados à medicação (discutidos adiante) exigem registro em um relatório de incidentes. A medicação errada deve ser colocada no registro de administração de medicação (RAM) e nas notas de progresso do enfermeiro. Lembre-se de que a finalidade do registro médico é relatar qualquer atendimento ou tratamento realizado; isso inclui os erros cometidos. Nas notas do enfermeiro, documente o nome e a dosagem da medicação, a hora, a resposta do cliente, a hora e o nome do profissional que percebeu o erro, a intervenção de enfermagem ou o procedimento médico para corrigir o erro e a resposta ao tratamento. Não mencione que um relatório de incidente foi preenchido.

Atualmente, algumas instituições de saúde usam um relatório específico de incidentes de medicação (variação) para tais situações (Figura 8.14). Isso fornece à instituição informações específicas para mudar as políticas ou os procedimentos, de forma a evitar incidentes de medicação.

REGISTRO DE EVOLUÇÃO DE ENFERMAGEM

DATA	HORA	NOTAS DE EVOLUÇÃO
3/2/10	9h00	Curativo abdominal não trocado. Cliente está no raio X para imagem plana do abdômen.————————L. White, enfermeiro

Figura 8.12 ■ Registro de uma parte omitida do plano de atendimento.

REGISTRO DE EVOLUÇÃO DE ENFERMAGEM

DATA	HORA	NOTAS DE EVOLUÇÃO
3/2/10	13h00	Avaliar o conhecimento do cliente sobre diabetes (continua na próxima página)————————L. White, enfermeiro

REGISTRO DE EVOLUÇÃO DE ENFERMAGEM

DATA	HORA	NOTAS DE EVOLUÇÃO
3/2/10	13h00	(continuação da página anterior) no 3º ou 4º dia pós-op.————————L. White, enfermeiro

Figura 8.13 ■ Entrada que continua na página seguinte.

Endereçador

CHRISTUS Health
Comitê de Qualidade
Relatório de segurança e qualidade de medicações
Eventos adversos ao fármaco (erros/reações)
Relatório médico:
Homem Mulher
Nome:

Endereço:

Endereçador

Erro de medicação: qualquer erro passível de prevenção e pode causar ou levar ao uso da medicação inadequada ou lesão ao paciente, incluindo a comunicação sobre a prescrição solicitada, rótulos de produtos, embalagem, composição, aplicação, distribuição, administração e uso (adaptado do USP) e qualquer variação no processo estabelecido.

Instruções: a pessoa que descobre o evento preenche as Seções 1 a 13 de acordo com a política e o procedimento da instituição. Encaminhar ao gerente para uma revisão ou investigação adicional; o gerente ou analista preenche as seções 14 a 19.

Número do evento:__________(Número designado pelo Gerenciamento de risco) | 1. Diagnóstico:

2. NOME DA INSTITUIÇÃO:________ | 3. Data de ocorrência: __/__/__ Hora___:___ AM PM

4. Tipo de evento: Variação ocorrida para: Paciente (01) ☐ Outro (OT) | Marque se o evento ocorreu em: ☐ Feriado ☐ Final de semana

5. Indicador de tipo/evento:

☐ Reação adversa ao fármaco	(70.10)	☐ Erro de monitoração	(70.60)	☐ Taxa incorreta	(77.10)
☐ Erros de fármacos deteriorados (distribuição de fármaco vencido)	(70.20)	☐ Clínico (laboratório, sinais vitais)	(70.61)	☐ Muito rápido	(71.11)
☐ Omissão da dose	(70.30)	☐ Documentar alergia	(70.62)	☐ Muito lento	(71.12)
☐ Dose inadequada	(70.40)	☐ Interação fármaco/doença	(70.63)	☐ Via de administração incorreta	(71.20)
☐ Dose extra	(70.41)	☐ Interação fármaco/fármaco	(70.64)	☐ Concentração incorreta	(71.30)
☐ Frequência	(70.42)	☐ Interação fármaco/alimentos	(70.65)	☐ Técnica incorreta	(71.40)
☐ Resultante em sobredosagem	(70.43)	☐ Discrepância de narcóticos	(7 .60)	☐ Hora incorreta	(71.50)
☐ Resultante em dosagem deficitária	(70.44)	☐ Formulário de dosagem incorreto	(70.70)	☐ Outros	(79.99)
☐ Infiltração/extravasamento IV	(70.50)	☐ Fármaco incorreto	(70.80)		
		☐ Duração incorreta	(70.90)		
		☐ Paciente incorreto	(73.00)		

6. Ambiente do evento inicial: (departamento ou unidade) | 7. Ambiente em que o evento foi descoberto: (departamento ou unidade)

8. Medicação solicitada: (Nome, dose, via, frequência) | 9. Medicação dispensada ou administrada:

10. DESCRIÇÃO DO EVENTO:

11. Resultados do paciente: (Erros e reações com ** à esquerda da descrição exigem a notificação do médico e de Gerenciamento de risco, de acordo com a política e o procedimento da instituição)

☐ Nenhum erro, mas as circunstâncias, políticas ou procedimentos poderiam levar a um erro	(31.0)
☐ O erro ocorreu, mas a medicação não chegou ao paciente (isto é, erro de distribuição detectado na farmácia ou na entrega para a unidade)	(32.1)
☐ Errou ou reação que chega ao paciente	(32.2)
☐ A medicação chega ao paciente, mas não é administrada	(32.4)
☐ A medicação chega ao paciente e é administrada, sem tratamento, monitoração ou intervenção adicional	(32.3)
☐ Aumento apenas na monitoração do paciente (sinais vitais mais frequentes, teste de laboratório solicitado)	(32.5)
☐ Tratamento ou intervenção exigido (medicações solicitadas, procedimentos exigidos)	(33.1)
☐ Hospitalização inicial ou prolongada	(33.2)
☐ Dano permanente ao paciente	(33.3)
☐ Evento que quase provocou a morte (por exemplo, anafilaxia, parada cardíaca)	(33.4)
☐ Morte	(34.0)

12. Relatado por:________ Data: __/__/__ Hora: __:___ AM PM Gerenciamento de risco notificado? ☐ Sim ☐ Não

13. Médico notificado Sim ☐ Não Por:________ Data: __/__/__ Hora: __:___ AM PM

ESTE É UM DOCUMENTO DO COMITÊ, SIGILOSO E CONFIDENCIAL

Seções 14 a 19 devem ser preenchidas pelo gerente

14. Pessoas envolvidas (incluir nome e telefone, se apropriado, para fins de acompanhamento ou participação na possível análise da causa básica)

Medicação solicitada________ ☐ Plantonista (AI) ☐ Residente (AZ) ☐ Outro médico (A3) ☐ Praticante de enfermagem: Prática avançada (CI)

Medicação preparada administrada________ ☐ Enfermeiro registrado (C2) ☐ Enfermeiro prático licenciado (C3) ☐ Técnico de farmácia (E) ☐ Farmacêutico (B) ☐ Outros ( )______

Medicação dispensada________ ☐ Farmacêutico (B) ☐ Outros (H)______

15. Pontos de quebra no sistema: Algum dos seguintes itens foi identificado durante a investigação do erro? Marcar todas as opções aplicáveis

☐ Administração não documentada	(C1)	☐ Local (medicações adjacentes)	(C27)
☐ Informações sobre alergia não estão no prontuário	(C2)	☐ Nome de produto/embalagem de aparência/som semelhante	(C28)
☐ Informações sobre alergia não estão no RAM/Kardex	(C3)	☐ Nome do paciente de aparência/som semelhante	(C29)
☐ Pulseira/nome não verificado	(C4)	☐ RAM/Kardex incorreto, ambíguo ou duvidoso	(C30)
☐ Abreviaturas	(C5)	☐ Medicação indisponível no momento programado da administração	(C31)
☐ Dispositivo de dispensa automatizado	(C6)	☐ Medicação armazenada na gaveta/local errado	(C32)
☐ Erro de cálculo na farmácia	(C7)	☐ Diversas solicitações da mesma medicação	(C33)
☐ Erro de cálculo na unidade de enfermagem	(C8)	☐ Erro na inserção da solicitação (erro do usuário)	(C18)
☐ Troca de turno	(C9)	☐ Solicitação não enviada/recebida pela farmácia	(C34)
☐ Sistema de computadores inativo	(C10)	☐ Solicitação negligenciada/perdida pela farmácia	(C35)
☐ Funcionalidade do sistema de computadores	(C50)	☐ Solicitação negligenciada/perdida pela enfermagem	(C36)
☐ Erro decimal (sem zeros à esquerda/direita)	(C11)	☐ Solicitação mal interpretada pela farmácia	(C37)
☐ Dose atrasada	(C12)	☐ Solicitação mal interpretada pela enfermagem	(C49)
☐ Documentação	(C17)	☐ Solicitação carimbada/rotulada para o paciente errado	(C19)
☐ Erro de estocagem/re-estocagem/enchimento/estoque do andar, etc.	(C13)	☐ Solicitação ambígua ou duvidosa	(C38)
☐ Escrita manual	(C14)	☐ Paciente fora da unidade	(C39)
☐ Fax ou cópia da solicitação ilegível	(C15)	☐ Paciente com alergia declarada à medicação	(C40)
☐ Solicitação incompleta	(C16)	☐ Política/procedimento não seguido	(C41)
☐ Equipe insuficiente	(C20)	☐ Preparado na área do atendimento ao paciente	(C42)
☐ Equipe inexperiente	(C21)	☐ Bomba programada incorretamente	(C43)
☐ Fadiga ou turno prolongado	(C22)	☐ Falha na bomba/equipamento	(C44)
☐ Falta de treinamento	(C23)	☐ Transferência de pacientes/solicitações	(C45)
☐ Zeros à esquerda/direita	(C24)	☐ Erro de transcrição	(C46)
☐ Rótulo ou fármaco incorreto ou ambíguo	(C25)	☐ Solicitação verbal	(C47)
☐ Falta de conhecimento	(C26)	☐ Outros (explicar na seção 16)	(C48)

16. Notas sobre a investigação, ação, recomendações de aprimoramento no sistema:

17. Natureza da lesão: **(Marcar todas as opções aplicáveis)**

☐ Abcesso (04)	☐ Comprometimento circulatório (11)	☐ Distúrbio auditivo (39)	☐ Distúrbio respiratório - asfixia/engasgamento (43)	☐ Lesão do tecido (61)
☐ Amputação (06)	☐ Dermatite/distúrbio da pele (29)	☐ Ataque cardíaco (41)	☐ Ruptura (59)	☐ Comprometimento visual (40)
☐ Anoxia (44)	☐ Deterioração na condição (14)	☐ Hematoma (51)	☐ Convulsão (22)	☐ Outros (99)
☐ Bolhas (50)	☐ Febre (24)	☐ Infecção (31)	☐ Choque (não elétrico) (37)	
☐ Distúrbio sanguíneo (62)	☐ Cefaleia (52)	☐ Inflamação (27)	☐ AVC (45)	
		☐ Flebite (19)		☐ Nenhuma lesão observada (48)

18. Lesão envolve um dos seguintes resultados... (Marcar apenas uma opção)	☐ Amputação (01)	☐ Golpe (04)	☐ Perda auditiva (13)	☐ Paralisia residual (18)
	☐ Lesão cerebral (02)	☐ Eventos resultantes em incapacidade (06)	☐ Perda da visão (12)	☐ Septicemia depois da admissão (19)
	☐ Dano cerebral (03)	☐ Insuficiência renal (11)	☐ Perda da sensação (14)	☐ Morte inesperada (20)

19. Revisão do gerente: Data:

20. Diretor: Revisão do administrador: Data:

ESTE É UM DOCUMENTO DO COMITÊ, SIGILOSO E CONFIDENCIAL

Figura 8.14 ▪ Relatório de incidente com medicação. (*Cortesia do Christus Spohn Hospital Shoreline, Corpus Christi, TX.*).

SISTEMAS DE DOCUMENTAÇÃO

Os sistemas de registro e relatório dos dados pertinentes ao atendimento evoluíram principalmente em resposta às demandas de que os profissionais de saúde comprem as normas da sociedade, os padrões da prática profissional, as normas legais e regulamentares e as políticas e padrões institucionais. Os sistemas de documentação usados atualmente refletem as necessidades e preferências específicas de várias instituições de saúde.

Entre os diversos sistemas utilizados estão os seguintes:

- Prontuário narrativo.
- Prontuário orientado à fonte.
- Prontuário orientado ao problema.
- Prontuário PIA.
- Prontuário de enfoque.
- Prontuário por exceção.
- Documentação computadorizada.
- Protocolos assistenciais.

PRONTUÁRIO NARRATIVO

O **prontuário narrativo** é o método tradicional de documentação da enfermagem. Trata-se de um relato cronológico, escrito em parágrafos que descrevem o *status* do cliente, as intervenções, o tratamento e a resposta dele. Antes das folhas de fluxo, esse era o único método de documentar o atendimento.

A documentação narrativa é o mais flexível dos sistemas e pode ser utilizada em qualquer ambiente clínico. A relação entre as intervenções de enfermagem e as respostas do cliente fica clara (Figura 8.15).

No entanto, a subjetividade é um problema comum. Pode ser difícil rastrear as informações do cliente, porque, às vezes, não são documentadas de maneira uniforme. Pode ser difícil identificar o progresso do cliente. Em geral, o prontuário narrativo não reflete o processo de enfermagem.

PRONTUÁRIO ORIENTADO À FONTE

O **prontuário orientado à fonte** é um relato narrativo de cada membro (fonte) da equipe de atendimento, em documentos separados. Cada área utiliza um registro, o que resulta no atendimento fragmentado e na comunicação demorada entre os profissionais.

PRONTUÁRIO ORIENTADO AO PROBLEMA

O **prontuário médico orientado ao problema (POP, do inglês *Problem-Oriented Medical Redord* — POMR)** emprega um formato lógico e estruturado e se concentra no problema do cliente. Existem quatro componentes críticos do POP:

- Banco de dados (informações da análise).
- Lista de problemas (problemas do cliente numerados de acordo com o momento da identificação).
- Plano inicial (esboço de metas, resultados esperados, necessidades de aprendizagem e dados adicionais, se necessário).
- Notas de progresso (prontuários baseados nos formatos **SOAP**, SOAPIE ou SOAPIER).

O formato em que as notas de evolução são escritas inclui SOAP, SOAPIE ou SOAPIER:

- S: dados subjetivos (declarações do cliente ou da família).
- O: dados objetivos (o que é observado/verificado).
- A: análise (conclusão baseada nos dados formulados como o problema do cliente ou diagnóstico de enfermagem).
- P: plano (resultados esperados e ações que serão tomadas).

SOAPIE e SOAPIER se referem aos formatos que adicionam o seguinte:

- I: implementação.
- E: avaliação.
- R: revisão.

REGISTRO DE EVOLUÇÃO DE ENFERMAGEM

DATA	HORA	NOTAS DE EVOLUÇÃO
3/2/10	16h30	Cliente 6 horas pós-operação; acorda facilmente, orientado x 3. Curativo abdominal seco e intacto. Nega dor, mas diz que sentiu náusea e vomitou 50 mL de líquido transparente. Tentou se locomover até o banheiro com assistência, mas sentiu tontura. Auxiliado a deitar-se na cama. Produziu 250 mL de urina transparente amarela. Cliente incentivado a virar-se na cama, tossir e respirar profundamente. ———— L. White, enfermeiro
3/2/10	16h50	Continua com náusea; administrado Zofran 4 mg IV ———— L. White, enfermeiro
3/2/10	17h30	Afirma que não sente mais náusea. Continua sem dor. Demonstrou corretamente a tosse e a respiração profunda. ———— L. White, enfermeiro

Figura 8.15 ■ Prontuário narrativo.

Não é preciso fazer uma entrada para cada componente SOAP(IER) em cada documentação (Figura 8.16); no entanto, cada problema deve ter uma nota completa a cada 24 horas, se não for resolvido ou sempre que mudarem as condições do cliente.

A continuidade do atendimento fica evidente quando o plano e as intervenções são documentados juntos. A Figura 8.16 mostra um exemplo de prontuário SOAPIE. Alguns médicos usam esse formato ao registrar as notas de evolução.

Prontuário PIA

Depois que o formato SOAP tornou-se popular, o sistema **prontuário de problema, intervenção, avaliação** (**PIA**) foi desenvolvido para agilizar a documentação. As partes principais desse sistema são o plano assistencial integrado, as folhas de fluxo da análise e as notas de progresso do enfermeiro. A Figura 8.17 mostra um exemplo de prontuário PIA.

Prontuário de Enfoque

O **prontuário de enfoque** é um sistema de documentação que utiliza o formato de colunas para registrar dados, ação e resposta (DAR) (Smith, 2000c) (Figura 8.18). Normalmente, o foco é o diagnóstico de enfermagem, mas também pode ser:

REGISTRO DE EVOLUÇÃO DE ENFERMAGEM

DATA	HORA	NOTAS DE EVOLUÇÃO
3/2/10	7h30	#1 Dor
		S: Cliente afirma "Meu quadril está doendo muito".
		O: Cliente classifica a dor como 9 (escala 0-10); pele quente, úmida, pálida; deitado rígido na cama, com punhos cerrados.
		A: Dor aguda, precisa de medicação para alívio
		P: Verificar ordem de analgesia; verificar sinais vitais; se estiver dentro dos limites normais, dar a analgesia solicitada; verificar a resposta em 30 minutos.————— L. White, enfermeiro
3/2/10	7h40	#1 Dor
		O: PA 142/86, P 110, R 28
		I: meperidina 75 mg IM no glúteo máximo direito.————— L. White, enfermeiro
3/2/10	8h10	#1 Dor
		S: Cliente afirma "A dor melhorou".
		O: Cliente classifica a dor em 4 (escala 0-10); pele quente, seca, cor normal. Deitado relaxado na cama.
		A: Dor aliviada
		P: Continuar monitoração da dor
		E: Analgésico eficaz ————————— L. White, enfermeiro
3/2/10	8h10	#2 Ansiedade
		S: Cliente diz "Ainda estou preocupado com a minha cirurgia no quadril".
		O: Folheto sobre o uso de muletas
		A: Ansiedade R/A cirurgia no dia seguinte
		P: Incentivar a verbalização de preocupações e sentimentos. Envolver a família na discussão das preocupações, se o cliente concordar.————— L. White, enfermeiro

Figura 8.16 ▪ Prontuário *SOAPIE*.

REGISTRO DE EVOLUÇÃO DE ENFERMAGEM

DATA	HORA	NOTAS DE EVOLUÇÃO
3/2/10	8h30	P #1: Imagem corporal perturbada R/A mastectomia bilateral
		I #1: Incentivar a verbalização de preocupações e sentimentos e
		permanecer alerta aos comentários da cliente sobre as mudanças corporais;
		incentivar a procura de um local cirúrgico quando estiver pronta———
		E #1: Olhou para o tórax durante a troca do curativo. Continuar
		incentivando o envolvimento nas trocas de curativo.——
		————————————————L. White, enfermeiro
3/2/10	8h30	P #2: Padrão respiratório ineficaz R/A comprometimento musculoesquelético após a mastectomia———————
		I #2: Incentivar o uso do espirômetro de incentivo a cada 2 horas, aumentando o
		nível diariamente; avaliar sons respiratórios, frequência e qualidade
		das respirações a cada 4 horas; monitorar a saturação do O_2
		com oxímetro de pulso————————————
		E #2: Usar espirômetro de incentivo a cada 2 horas quando estiver acordada.
		Sons respiratórios normais, respiração 20 superficial, sat O_2
		93%.——————————L. White, enfermeiro

CORTESIA DE DELMAR CENGAGE LEARNING

Figura 8.17 ▪ Prontuário PIA.

REGISTRO DE EVOLUÇÃO DE ENFERMAGEM

DATA	HORA	FOCO	NOTAS DE EVOLUÇÃO
3/2/10	13h00	Conhecimento	D: Cliente diz que não entende por que
		deficiente R/A	precisa tomar três medicamentos. "Não gosto de tomar comprimidos".
		medicações	A: Motivo de cada medicação explicado, dosagens e efeitos colaterais.————
			R: Cliente cita ação e efeitos colaterais das medicações.——L. White, enfermeiro
3/2/10	16h00	Sangramento	D: Cliente afirma que a menstruação começou e ela percebeu coágulos.
		vaginal anormal	A: Um absorvente grande saturado em 30 minutos.
			PA 110/68, P 100, R 20. Nenhum coágulo observado.
			Status relatado ao Dr. Medoffer e ordens recebidas. IV iniciado com cateter 20 G,
			1.000 mL de solução salina normal a 100 mL/h. Continuar monitorando
			sangramento e sinais vitais. Dr. Medoffer verá a cliente em 1 hora.
			Motivo de cada medicação explicado, dosagens e efeitos colaterais.————
			R: Cliente cita o motivo do IV.—
			——————————L. White, enfermeiro

CORTESIA DE DELMAR CENGAGE LEARNING

Figura 8.18 ▪ Prontuário de enfoque.

- Sinal ou sintoma (por exemplo, sangramento vaginal anormal).
- Mudança aguda na condição do cliente (por exemplo, aumento repentino da pressão arterial).
- Comportamento do cliente (por exemplo, chorar depois de falar ao telefone).
- Tratamento ou procedimento (por exemplo, troca de curativo com drenagem do ferimento).
- Necessidade especial (por exemplo, encaminhamento após a alta) (Smith, 2000a).

O prontuário de enfoque reflete as fases do processo de enfermagem. Os dados dizem respeito a informações subjetivas e objetivas, que descrevem o foco. As informações correspondem a uma análise no processo de enfermagem. A ação é a intervenção e reflete as fases de planejamento e implementação do processo de enfermagem. Como resposta, a reação do cliente às intervenções reflete a fase de avaliação do processo de enfermagem (Smith, 2000a). O formato de colunas é utilizado dentro das notas de evolução, mas é possível diferenciá-lo facilmente de outras entradas.

PRONTUÁRIO POR EXCEÇÃO

O **prontuário por exceção** (CBE, do inglês *charting by exception*) é um sistema de documentação que utiliza protocolos padronizados que definem o curso esperado da doença, e apenas os achados significativos (exceções) são documentados em forma de narrativa. Nesse caso, as necessidades do atendimento são consideradas rotineiras e previsíveis, bem como as respostas e os resultados do cliente.

A regra "se não está no prontuário, não foi realizado" é substituída pela suposição de que, a menos que o contrário seja documentado, todos os protocolos padronizados foram observados e não há necessidade de documentação adicional. Pode-se reduzir o tempo que o enfermeiro despende documentando o atendimento. Murphy (2003) afirma que quando o prontuário por exceção é desenvolvido e implementado adequadamente em uma instituição, e o prontuário segue os requisitos estaduais e locais, esse método não é ilegal. No entanto, Guido (2001) salienta que "O prontuário por exceção não permite a comprovação da atenção dispensada pela equipe de enfermagem ao cliente" e "possivelmente não ajuda o enfermeiro a se defender, porque ele não consegue reproduzir o que foi feito ou não" (p. 183).

DOCUMENTAÇÃO COMPUTADORIZADA

As instituições de saúde usam computadores há muitos anos para solicitar exames e medicamentos, bem como para receber os resultados de exames. Aos poucos, o registro computadorizado está sendo adotado. Em relação a tempo e finanças, a instituição assume um compromisso importante ao planejar e efetuar a mudança de registros escritos para registros computadorizados de seus clientes.

As questões a serem abordadas incluem padrões dos dados, vocabulário, segurança, aspectos legais e custos.

- Padrões dos dados: extensão do campo, como as datas e horas são exibidas e dados ASCII ou binários.
- Vocabulário: a terminologia mais utilizada é uma combinação entre diagnósticos de enfermagem da Nanda-International, Classificação das Intervenções de Enfermagem (NIC) e **Classificação dos Resultados das Intervenções de Enfermagem (NOC)**.
- Segurança: privacidade, sigilo, quem tem acesso aos dados, como os erros são corrigidos e proteção contra perda de dados.
- Aspectos legais: assinaturas eletrônicas.
- Custos: planejamento, *hardware*, *software* e treinamento dos usuários.

Os sistemas de informação em enfermagem (Sienf) são programas de *software* que registram as informações eletronicamente. Em geral, esses sistemas seguem os componentes do processo de enfermagem. O Sienf trabalha em combinação com o sistema de informação em hospital (HIS, do inglês *hospital information system*). Cada Sienf pode ser personalizado de acordo com os formulários utilizados na instituição.

> ### REFLEXÃO CRÍTICA
> **Sistemas de prontuários**
> - Por que há tantos sistemas de prontuários?
> - Qual é o valor de cada um?

Os sistemas de apoio às decisões (SAD) alertam enfermeiros, médicos e farmacêuticos sobre intolerância a certas drogas, antibióticos apropriados com base no antibiograma, resultados de suscetibilidade a antibióticos e reações adversas. Outro sistema desse tipo utiliza os dados da análise para sugerir possíveis diagnósticos de enfermagem, critérios para metas e resultados e intervenções que o enfermeiro seleciona para um cliente específico. Há um corretor ortográfico disponível.

Os terminais de computadores ao lado do leito permitem que o enfermeiro documente imediatamente a análise inicial, as medicações administradas e intervenções; é possível verificar os planos de atendimento e revisá-los, se necessário, bem como verificar os resultados dos exames, entre outros recursos disponíveis. O cronograma, a integralidade e a qualidade da documentação da enfermagem são melhorados.

Os sistemas de voz estão disponíveis em diversas instituições. O enfermeiro fala em um telefone especial e as palavras aparecem na tela do computador. Geralmente, ficam em um terminal central, e não ao lado do leito.

Além de reduzir o tempo de documentação e aumentar a exatidão, o prontuário computadorizado melhora a legibilidade, armazena e acessa as informações com rapidez e facilidade, ajuda a vincular as diversas fontes de informações do cliente e utiliza tecnologia padronizada, o que melhora a comunicação entre os departamentos que realizam o atendimento. Os que planejam o atendimento, os pesquisadores, advogados e responsáveis pelos pagamentos podem acessar as informações, de forma rápida e fácil, para realizar suas respectivas atividades.

Podem ocorrer problemas no prontuário computadorizado, caso seja utilizado incorretamente; nesse caso, as informações do cliente podem se misturar. Se houver negligência em relação às medidas de segurança, o sigilo do cliente pode ser comprometido. Os usuários (por exemplo, enfermeiros, médicos) nunca devem compartilhar o número de identificação ou a senha de acesso ao computador. Muitos sistemas registram o que cada usuário fez.

Para evitar problemas, o usuário deve fazer *logoff*, a fim de impedir o acesso não autorizado de outras pessoas. Deve-se seguir o protocolo da instituição para corrigir erros e manter os monitores e as versões impressas da documentação em locais que não permitam acesso de outras pessoas.

As informações ficam indisponíveis temporariamente quando o sistema estiver inoperante, seja em razão de manutenção rotineira, seja por falha inesperada. O tempo de processamento pode ser lento durante os horários de pico, quando poucos terminais estão disponíveis.

Prontuário do ponto de atendimento

O **prontuário do ponto de atendimento** é um sistema de documentação computadorizada que permite aos profissionais de saúde acesso imediato às informações do cliente. O sistema permite a inserção de dados do cliente e acesso a eles ainda no leito, por meio de um computador portátil. Isso é particularmente útil para enfermeiros que trabalham em atendimento domiciliar.

As vantagens do prontuário do ponto de atendimento estão relacionadas à eficiência do sistema computadorizado, que permite:

- Controlar os custos operacionais.
- Complementar os sistemas de informações existentes.
- Eliminar a inserção de dados redundantes.
- Oferecer ao cliente atendimento individualizado.
- Colocar à disposição de todos os processos de atendimento informações cruciais sobre o cliente.

O prontuário do ponto de atendimento reforça a continuidade do tratamento, fornecendo os dados do cliente aos profissionais da saúde. Ele também incentiva a conformidade com os padrões de credenciamento e os regulatórios.

Protocolos assistenciais

Protocolos assistenciais (mapa do atendimento) são um plano de atendimento padrão, interdisciplinar, abrangente e pré-impresso que reflete o curso de tratamento ideal para o cliente comum, com determinado diagnóstico ou procedimento, principalmente aqueles cujos resultados são relativamente previsíveis. Não costumam ser indicados no caso de situações extremamente complexas, nas quais os resultados são menos previsíveis.

O objetivo geral dos protocolos assistenciais é melhorar a qualidade e a eficiência do atendimento. São estabelecidos a sequência e o cronograma das atividades interdisciplinares, incluindo análises, consultas, exames, nutrição, medicações, atividades, tratamentos, aspectos terapêuticos, ensino e planejamento da alta. Embora os diagnósticos de enfermagem propriamente ditos não façam parte do protocolo assistencial o enfermeiro pode identificar os diagnósticos e as intervenções para um cliente específico.

As instituições de saúde desenvolvem seus próprios protocolos assistenciais. Uma equipe interdisciplinar, que envolve enfermeiros, médicos, nutricionistas, serviço de fisioterapia, assistência social e outros, quando necessário, desenvolve os protocolos assistenciais por meio de um consenso quanto ao controle da situação identificada. Essa tarefa é demorada mas, depois de elaborada, um protocolo assistencial pode ser revisto com base na avaliação das variações.

As metas não cumpridas ou as intervenções não realizadas dentro do cronograma estabelecido são chamadas de **variações**. O enfermeiro documenta, no formulário de variação, por que a meta não foi cumprida ou por que a intervenção não foi realizada. A documentação torna-se complicada quando um cliente tem mais de dois diagnósticos ou variações. São necessários formulários adicionais para complementar o caminho.

FORMULÁRIOS PARA DOCUMENTAÇÃO

Os formulários para o registro dos dados incluem Kardex, folhas de fluxo, notas de progresso do enfermeiro e resumos da alta. Eles foram projetados para facilitar o registro e permitem acesso rápido e fácil às informações.

Livro de Ocorrências

O Livro de Ocorrências é uma planilha de trabalho resumida. Nela, constam as informações básicas do atendimento que tradicionalmente não fazem parte do registro médico. É utilizada como referência ao longo do turno e durante os relatórios de troca de turno. Os tamanhos, formatos e tipos são variados, e há também os computadorizados. Normalmente, o Kardex contém as seguintes informações:

- Nome do cliente, idade, estado civil, preferência religiosa, médico, contato da família com número de telefone.
- Diagnósticos médicos: listados por prioridade.
- Diagnósticos de enfermagem: listados por prioridade.
- Alergias.

- Ordens médicas: dieta, medicações, terapia intravenosa (IV), tratamentos, diagnósticos e procedimentos (incluindo datas e resultados), consultas, ONR (ordem para não ressuscitar) (quando apropriado).
- Atividades permitidas: limitações funcionais, assistência necessária nas atividades rotineiras e precauções de segurança.

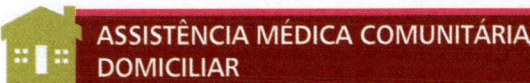

ASSISTÊNCIA MÉDICA COMUNITÁRIA/DOMICILIAR

Livro de ocorrências

O livro de ocorrências domiciliar também contém informações sobre meios de contatar a família, profissionais da saúde (médicos), outros serviços e encaminhamento de emergência.

Algumas instituições estão eliminando o Kardex em favor do computador, que oferece acesso rápido.

FOLHAS DE FLUXO

As folhas de fluxo, com colunas verticais e horizontais para registrar data, hora e dados da análise inicial e informações da intervenção, facilitam o acompanhamento das mudanças nas condições do cliente. Os equipamentos especiais utilizados no ensino do cliente e na terapia IV também estão na folha de fluxo. Esse formulário, geralmente, contém legendas que identificam as abreviaturas aprovadas para os dados do prontuário, porque possui espaços pequenos para o registro (Figura 8.19). As folhas de fluxo devem ser preenchidas completamente, porque os espaços em branco implicam que algo não foi reconhecido, tentado ou concluído.

Como diminuem a redundância do registro das notas de progresso do enfermeiro, as folhas de fluxo são usadas como suplementos de muitos sistemas de documentação. No entanto, elas não substituem as notas de evolução. Os enfermeiros têm de documentar nas notas de progresso observações, respostas e ensino do cliente, intervenções detalhadas e outros dados significativos.

NOTAS DE EVOLUÇÃO DE ENFERMAGEM

Essas notas servem para documentar condições, problemas e queixas do cliente; as intervenções; a resposta às intervenções e o alcance dos resultados. Os documentos que estão sob o título geral de notas de evolução de enfermagem incluem notas de evolução, folhas de fluxo do atendimento pessoal, registros de administração de medicamentos, registros de ensino, registros de sinais vitais, formulários de entrada e saída e formulários especializados (por exemplo, folha de fluxo diabético ou formulário de análise neurológica). As notas de evolução podem estar na forma de narrativas ou ser incorporadas à folha de fluxo padronizada (Figura 8.19) para complementar o SOAP(IE), o PIA, o registro de foco e outros sistemas de documentação.

RESUMO DA ALTA

A doença e o curso do atendimento são destacados no resumo da alta. O resumo narrativo nas notas de progresso inclui:

- *Status* do cliente na admissão e na alta.
- Breve resumo do atendimento.
- Resultados da intervenção e do ensino.
- Problemas resolvidos e necessidade de continuar o atendimento para solucionar problemas não resolvidos, incluindo o encaminhamento.
- Instruções ao cliente sobre medicações, dieta, interações entre alimentos e fármacos, atividades, tratamentos, acompanhamento e outras necessidades especiais.

Muitas instituições possuem um formulário que cita as instruções na alta e para o cliente. Esse formulário direciona uma via para o cliente e o original permanece no prontuário médico. A Figura 8.20 é um exemplo desse formulário.

TENDÊNCIAS NA DOCUMENTAÇÃO

O prontuário computadorizado é uma das tendências mais disseminadas na documentação da enfermagem; no entanto, a documentação no computador pode demonstrar a qualidade, a eficácia e o valor dos serviços prestados pelo enfermeiro apenas se bancos de dados padronizados forem desenvolvidos para garantir a exatidão e precisão das informações. A necessidade de definir e desenvolver uma terminologia-padrão para dados, diagnósticos, intervenções e resultados da enfermagem evolui constantemente.

CONJUNTO DE DADOS MÍNIMOS EM ENFERMAGEM

Em 1985, Werley e Lang convocaram uma conferência operacional para identificar os elementos que devem ser incluídos em um **Conjunto de Dados Mínimos em Enfermagem (NMDS)** (elementos que devem estar nos registros clínicos e ser abstraídos de estudos sobre a eficiência e os custos do atendimento de enfermagem) (Werley e Lang, 1988). As três categorias em que os 16 elementos identificados foram agrupados são:

1. *Dados demográficos*: identificação pessoal, data de nascimento, sexo, raça e etnia e residência.
2. *Serviço*: número exclusivo da instituição ou agência de serviço, episódio de admissão ou data do encontro, data da alta ou conclusão, disposição do cliente, responsável pelo pagamento, número do registro de saúde do cliente e número do principal enfermeiro registrado que presta atendimento.

CAPÍTULO 8 ■ Processo de Enfermagem/Documentação/Informática

Figura 8.19 ■ Folha de fluxo de análise e intervenção. (Cortesia da *Christus Spohn Health System, Corpus Christi, TX*.)

(continua)

184 UNIDADE 3 ■ Comunicação

(Continuação)

Figura 8.19 ■ Folha de fluxo de análise e intervenção. (Cortesia da Christus Spohn Health System, Corpus Christi, TX.)

CAPÍTULO 8 ■ Processo de Enfermagem/Documentação/Informática

Tulane
UNIVERSIDADE
Centro Médico

COORDENAÇÃO DO ATENDIMENTO DA ALTA

ANÁLISE DA ALTA

DESCRIÇÃO			COMENTÁRIO	DESCRIÇÃO			COMENTÁRIO	DESCRIÇÃO			COMENTÁRIO
LOC	NL	AB		qualidade respiratória	NL	AB		Foley removido/anulado	N	Y	NA
pupilas	NL	AB		auscultação do pulmão	NL	AB		problemas de hábito da bexiga	N	Y	
Amplitude de movimento	NL	AB		sons cardíacos	NL	AB		problemas de sono	N	Y	UTO
força da extremidade	NL	AB		telemetria removida	N	Y	NA	IV removido e intacto	N	Y	NA
apetite	NL	AB	UTO	pulsos periféricos	NL	AB		quebra na integridade da pele	N		
dificuldade para engolir	N	Y	UTO	sons intestinais	NL	AB		desconforto/dor	N	Y	UTO
alimenta-se sozinho	N	Y		problemas de hábito intestinal	N	Y	Data do último BM				

Assinatura _____ RN _____ Data _____ Hora _____

MEDICAÇÕES PARA A ALTA

☐ Nenhuma | Medicação | Medicagem | Via | Programação | Instruções especiais (folhetos de instruções sobre medicações foram entregues ▼ / folheto de interação entregue ▼) | alimento fármaco | RX obtido

ROTINA EM CASA

Atividade: ☐ Conforme tolerado ☐ Restrições _____ **Fisioterapia** ☐ Programa de exercício ☐ Equipamento
Dieta: ☐ Regular ☐ Modificada   ☐ Gait Instruction
                                                                        (ASSINATURA)
Instruções especiais: (documentar se o folheto da alta foi entregue **Terapia Ocupacional:**
ao paciente)

                                                                        (ASSINATURA)
                                    Atendimento de Nutrição:

                                                                        (ASSINATURA)
                                    Outros Serviços:

Serviços Sociais:

          (SIGNATURE)   (ASSINATURA)

ATENDIMENTO DE ACOMPANHAMENTO

Seu MD é: _____ Contato de referência: _____ Contato de emergência: _____
☐ Sem consulta   ☐ Consultas(s) realizada(s):
Nome _____ Clínica/andar _____ Data/hora _____ Telefone # _____
Nome _____ Clínica/andar _____ Data/hora _____ Telefone # _____
Consultas(s) não realizada(s):
Chamada _____ Ramal do telefone _____ Para uma consulta em _____ Dias/semanas com _____ MD
Chamada _____ Ramal do telefone _____ Para uma consulta em _____ Dias/semanas com _____ MD
Eu entendo as instruções acima.

Assinatura do paciente ou responsável _____ Data _____ Hora da alta _____ Assinatura e cargo do enfermeiro

Figura 8.20 ■ Resumo da alta. (Reimpresso com permissão do Tulane University Hospital & Clinic, New Orleans, LA.)

3. *Atendimento de enfermagem*: diagnóstico, intervenção e resultado de enfermagem; intensidade do atendimento de enfermagem (Werley e Lang, 1988).

O desenvolvimento de uma tecnologia-padrão para as quatro categorias de atendimento de enfermagem (diagnóstico, intervenções, resultados e intensidade) é um desafio. Os sistemas automatizados, por exemplo, devem ser capazes de suportar uma prática de enfermagem econômica, com documentação eficiente e abrangente. O uso consistente de uma taxonomia que promova a validade e a confiabilidade é básico para padronizar os bancos de dados. No entanto, o Conjunto de Dados Mínimos em Enfermagem não especifica para qualquer um desses elementos uma taxonomia como os diagnósticos de enfermagem da Nanda-International, a Classificação das Intervenções de Enfermagem (NIC), a Classificação dos Resultados das Intervenções de Enfermagem (NOC) ou classificações de precisão. A enfermagem deve encontrar um consenso na terminologia, para que os dados clínicos possam ser incluídos nos elementos do atendimento de um NMDS.

DIAGNÓSTICOS DE ENFERMAGEM

A Nanda-International é reconhecida como pioneira na classificação de diagnósticos na enfermagem. Sua definição de diagnóstico é: "O diagnóstico de enfermagem é um julgamento clínico sobre as respostas de uma pessoa, família ou comunidade a um problema de saúde/processo de vida real ou potencial" (Nanda-International, 2010). Atualmente, existem aproximadamente 188 diagnósticos de enfermagem aprovados, classificados em 47 classes e 13 domínios.

Muitos rótulos diagnósticos (diagnósticos de enfermagem) possuem novos descritores. A palavra *alterado* foi removida e adotou-se um termo mais específico. Isso permite uma documentação mais específica e a vinculação dos diagnósticos de enfermagem à NIC e à NOC. Atualmente, os diagnósticos de enfermagem são listados em ordem alfabética, conforme o conceito, não pela primeira palavra do diagnóstico (Nanda-International, 2010), por exemplo: *Volume de fluido excessivo* é encontrado em "fluido". A lista completa está no Apêndice A.

Cada diagnóstico possui um rótulo, uma definição, características definidoras primárias e secundárias e fatores relacionados. Os diagnósticos identificam o estado dos clientes, que, então, pode ser utilizado para selecionar intervenções com o objetivo de atingir os resultados desejados.

Em 1992, os termos da Nanda-International foram aceitos no Unified Medical Language System (UMLS). O UMLS foi criado em 1986, pela National Library of Medicine, como uma maneira de ajudar os profissionais da saúde e pesquisadores a acessar e integrar informações biomédicas eletrônicas de uma variedade de fontes (National Library of Medicine, 2006).

CLASSIFICAÇÃO DAS INTERVENÇÕES DE ENFERMAGEM

A **Classificação das Intervenções de Enfermagem (NIC)** é uma linguagem padronizada abrangente para as intervenções de enfermagem, organizada em uma taxonomia de três níveis. Essa taxonomia classifica, rotula e descreve as intervenções dos enfermeiros para diversas categorias diagnósticas. Iniciada por uma equipe de pesquisa (Iowa Intervention Project, 1993) da Universidade de Iowa, em 1987, agora a taxonomia de três níveis abrange sete domínios, 30 classes e 542 intervenções. Os sete domínios são:

1. Fisiológico: básico.
2. Fisiológico: complexo.
3. Comportamento.
4. Segurança.
5. Família.
6. Sistema de saúde.
7. Comunidade.

Uma intervenção de enfermagem é qualquer tratamento direto que o enfermeiro realize, usando o julgamento e conhecimento clínico para melhorar os resultados do cliente (University of Iowa College of Nursing, 2008a). Esses tratamentos incluem aqueles iniciados pelo enfermeiro e resultantes de diagnósticos de enfermagem, tratamentos iniciados pelo médico e resultantes dos diagnósticos médicos e a realização das funções diárias essenciais para o cliente que não pode fazê-las. As intervenções da NIC tratam das necessidades fisiológicas e psicológicas, bem como incluem tratamentos e prevenção da doença e promoção da saúde.

Cada intervenção de enfermagem possui um rótulo, uma definição, um conjunto de atividades para realizar as intervenções e uma lista de referências. *As atividades não são intervenções e não devem ser identificadas como tais nos sistemas de informações da enfermagem* (Bulecheck, Butcher e Dochterman, 2008).

Embora continue evoluindo, esse sistema de classificação já fornece ajuda para escolher as intervenções com base nos diagnósticos de enfermagem ou nos problemas. As intervenções da NIC foram incorporadas aos conjuntos de dados do atendimento e ao registro médico computadorizado do cliente. A NIC está incluída no *National Library of Medicine's Metathesaurus*, uma das quatro fontes de conhecimento do UMLS.

CLASSIFICAÇÃO DOS RESULTADOS DAS INTERVENÇÕES DE ENFERMAGEM

O resultado é um estado, comportamento ou percepção de uma pessoa, família ou comunidade, que é medido ao longo de um *continuum* e responde às intervenções de enfermagem (University of Iowa College of Nursing, 2008b).

O Iowa Outcomes Project desenvolveu uma taxonomia de resultados do cliente para o atendimento de enfermagem chamada de Classificação dos Resultados das Intervenções de Enfermagem (NOC). Hoje, esse sistema de classificação constitui 330 resultados agrupados em 31 classes e sete domínios (Moorhead, Johnson e Maas, 2008). Os sete domínios são:

1. Saúde funcional.
2. Saúde fisiológica.
3. Saúde psicossocial.
4. Conhecimento e comportamento de saúde.
5. Saúde percebida.
6. Saúde da família.
7. Saúde da comunidade.

Cada resultado da NOC possui um rótulo, uma definição, uma lista de indicadores de medição, uma classificação, a identificação da fonte de dados, uma escala de medição com cinco pontos e uma lista de referências (University of Iowa College of Nursing, 2008b). A NOC inclui 311 resultados individuais, dez familiares e nove comunitários. Ela faz parte do *National Library of Medicine's Metathesaurus for a Unified Medical Language* (NIH: United States National Library of Medicine, 2009AA).

RELATÓRIOS

O relatório resume as informações críticas atuais, pertinentes às decisões clínicas e à continuidade do atendimento. Assim como o registro, o relatório baseia-se no processo de enfermagem, nos padrões de atendimento e nos princípios éticos e legais. Para fazer um relatório verbal de maneira organizada e eficiente, o enfermeiro deve considerar as seguintes questões:

- O que dizer.
- Por que dizer.
- Como dizer.

Outro elemento crítico do relatório é a escuta. Os relatórios exigem que todos os presentes participem. Ao receber um relatório, fortaleça as habilidades de escuta eliminando as distrações, colocando de lado preocupações e pensamentos, concentrando-se no que está sendo dito e não prevendo as próximas declarações do apresentador. O processo de relatório integra a promoção da continuidade do atendimento. Algumas instituições gravam o relatório do final de turno. Relatórios resumidos, rondas, relatórios e ordens por telefone e relatórios de incidentes são tipos de relatórios.

RELATÓRIOS RESUMIDOS

As informações pertinentes às necessidades do cliente e identificadas pelo processo de enfermagem são destacadas

DICA Profissional

Informações para o relatório de turno

1. Nome do cliente, quarto e leito, idade e sexo.
2. Médico, diagnóstico e data de internação, qualquer cirurgia.
3. Exames diagnósticos e tratamentos nas últimas 24 horas; resultados, se disponíveis.
4. *Status* geral, mudanças significativas na condição.
5. Ordens médicas novas ou alteradas.
6. Diagnósticos de enfermagem e ordens de enfermagem sugeridas.
7. Avaliação das intervenções de enfermagem.
8. Quantidades do fluido intravenoso.
9. Horário da administração da última medicação necessária.
10. Preocupações com o cliente.

nos relatórios resumidos. Comumente, os relatórios resumidos ocorrem na troca de turno quando novos profissionais entram ou quando o cliente é transferido para outra área. Um relatório resumido deve incluir as seguintes informações, na ordem indicada:

1. Dados prévios obtidos nas interações com o cliente e análise dos padrões de saúde funcional.
2. Diagnósticos médicos e de enfermagem prioritários.
3. Riscos identificados do cliente.
4. Mudanças recentes nas condições ou tratamentos (por exemplo, novas medicações, temperatura elevada).
5. Intervenções eficientes ou tratamentos de problemas prioritários, incluindo resultados laboratoriais e diagnósticos (por exemplo, a resposta do cliente ao analgésico).
6. Progresso na direção dos resultados esperados.
7. Ajustes no plano de atendimento.
8. Queixas do cliente ou dos familiares.

Esse formato lógico e cronológico segue um processo de enfermagem, portanto estrutura e organiza as ideias. A fim de fornecer a continuidade do atendimento, o profissional da saúde que chega deve receber um relatório preciso e conciso sobre o que aconteceu no turno prévio. Uma vez que as queixas do cliente e da família normalmente geram questões e discussões, devem ser tratadas por último.

RONDAS

As rondas podem assumir a forma das rondas de enfermagem, de professor/aluno, de médico/enfermeiro ou podem ser interdisciplinares. A **ronda** ocorre quando os membros da equipe de saúde entram no quarto do cliente e discutem o progresso e o atendimento uns com os outros e com o próprio cliente, como mostra a Figura 8.21.

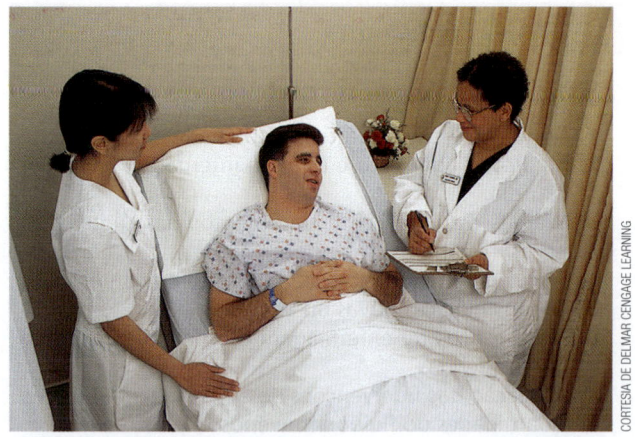

Figura 8.21 ▪ Ronda de enfermagem.

Elas são realizadas pelos enfermeiros encarregados, como método de relatório. O enfermeiro que está chegando é apresentado ao cliente, e o que está saindo discute com o cliente e com o outro enfermeiro qualquer mudança no plano de atendimento. Isso é mais demorado que o relatório resumido, mas fornece ao enfermeiro e ao cliente um tempo para, juntos, avaliarem a eficácia do atendimento.

Essa recurso também pode ser aplicado ao ensino, quando o professor apresenta o cliente ao aluno e, depois, eles discutem o atendimento juntos. As habilidades de observação, comunicação e decisão do aluno também podem ser avaliadas pelo instrutor.

As rondas enfermeiro/médico envolvem o médico e o enfermeiro da equipe ou encarregado. Essas rondas são diárias e permitem que o enfermeiro, o médico e o cliente avaliem a eficácia do atendimento.

As rondas multidisciplinares envolvem todas as disciplinas e ocorrem com menos frequência que os outros tipos, principalmente porque é difícil reunir todos. Elas são feitas mais para discutir o planejamento da alta ou suplementar conferências de caso.

Relatórios e ordens por telefone

Espera-se que o enfermeiro demonstre cortesia e profissionalismo ao usar o telefone. Em um telefonema, ele organiza as informações que serão relatadas ou recebidas. O enfermeiro:

- Verifica se todos os resultados de exames laboratoriais voltaram; do contrário, identifica os que faltam e telefona para o laboratório, ou acessa o computador para determinar se os resultados estão disponíveis. Soletra o nome do cliente e fornece o número do registro médico dele, para minimizar a chance de receber os resultados de outra pessoa. Anota os exames e resultados.
- Possui os dados da análise do cliente disponíveis, principalmente informações significativas relacionadas a resultados anormais.
- Minimiza a chance de ser interrompido durante a chamada, informando o enfermeiro encarregado ou outra pessoa no posto de enfermagem que estará ao telefone.

Explique o motivo da chamada, por exemplo: "Estou telefonando para o Dr. Wojtal para saber dos resultados da cultura sanguínea da Sra. Beacon". Seja breve, escute com atenção e verifique os resultados dos exames e as ordens recebidas, repetindo-os para o médico.

A data e hora do telefonema, os dados do cliente relatados pelo enfermeiro, o nome da pessoa com quem o enfermeiro falou e se uma ordem foi ou não obtida são registrados com precisão no prontuário do cliente. As ordens por telefone são registradas e as notas de evolução do enfermeiro são atualizadas imediatamente depois da chamada, para evitar que outro profissional anote uma entrada antes que as ordens por telefone sejam escritas.

A Figura 8.22 mostra como anotar uma ordem por telefone na planilha de ordens médicas: apor data e hora na entrada; registrar a ordem dada pelo médico; assinar a ordem, começar com OT (ordem por telefone); anotar o nome do médico; e assinar (enfermeiro). Se outro enfermeiro testemunhar a ordem por telefone, sua assinatura segue a do primeiro enfermeiro.

O médico também deve assinar a ordem, seguindo o cronograma especificado pela política da instituição. O uso de fax e computador diminuiu a necessidade de ordens longas ou complicadas pelo telefone, economizando tempo e minimizando erros. Telefone para o médico para confirmar sua identidade como iniciador das ordens por fax. O médico assina o fax de acordo com a política da instituição.

🛈 DICA Profissional

Documentação de incidente

O incidente deve ser documentado nas notas do enfermeiro, mas notas não devem dizer "relatório de incidentes preenchido".

Relatórios de incidentes

O **relatório de incidentes**, também denominado relatório de ocorrência ou variação, documenta qualquer ocorrência incomum ou acidente na instituição. Ele não serve como punição, mas a ética exige que seja preenchido para proteger a pessoa envolvida.

Os relatórios de incidentes não são apenas um dispositivo interno da instituição; eles são exigidos pelas agências federais, nacionais e estaduais de credenciamento nos Estados Unidos. Por motivos legais, os enfermeiros são aconselhados a não documentar o preenchimento de um relatório de incidentes em suas notas.

FOLHA DE ORDEM MÉDICA

DATA	HORA	ORDENS
3/2/10	14h20	Dar Demerol 50 mg IM imed.
		———————O.T. . Dr. Weng/L. White, enfermeiro

Figura 8.22 ■ Documentação de uma ordem por telefone.

O relatório de incidentes cumpre duas funções:

1. Informa a administração da instituição sobre o incidente e permite que o pessoal de controle de riscos considere maneiras de impedir ocorrências semelhantes no futuro.
2. Alerta a seguradora da instituição quanto a uma queixa em potencial e à possível necessidade de investigação.

Os formulários de relatório de incidentes variam conforme a instituição, ainda assim as seguintes informações devem ser registradas:

- Data, hora exata e local em que o enfermeiro observou a ocorrência.
- Pessoas envolvidas na ocorrência, incluindo testemunhas.
- Ocorrências exatas testemunhadas pelo enfermeiro (por exemplo, "Encontrei o cliente sentado no chão, e ele disse que..." em vez de "O cliente caiu").
- Detalhes e a sequência cronológica do que aconteceu, bem como as consequências para os envolvidos.
- Ações do enfermeiro para prestar atendimento e resultados da análise de lesões e reclamações do cliente.
- Supervisor encarregado notificado; hora e nome do médico notificado; se alguma ordem por telefone foi recebida do médico, ela deve ser documentada, conforme discutido, e implementada.
- Nunca registre opiniões pessoais, suposições, julgamentos ou conclusões sobre o que aconteceu; não aponte culpados e não sugira maneiras de evitar ocorrências semelhantes. Encaminhe o relatório de incidentes para a pessoa designada, definida pela política da instituição.

Iyer e Camp (2005) sugerem redigir uma descrição curta e precisa do incidente e guardar em casa. A descrição deve incluir detalhes do incidente e os nomes das pessoas envolvidas. Como os processos podem demorar vários anos até que o caso vá para o tribunal, as notas pessoais apresentam informações exatas do incidente. As notas podem ser lidas pelo advogado do solicitante e refletir os mesmos elementos que o relatório de incidentes.

RESUMO

- O processo de enfermagem é constituído de cinco etapas: análise inicial, diagnóstico, planejamento e identificação de resultados, implementação e avaliação, e é uma maneira organizada de planejar e prestar atendimento.
- O enfermeiro utiliza o processo de análise inicial para formar um banco de dados sobre o cliente, estabelecer relação interpessoal com ele e abrir uma oportunidade para ele discutir as preocupações sobre o atendimento.
- A segunda etapa do processo de enfermagem envolve análise e síntese adicional dos dados e dos resultados, em uma lista de diagnósticos de enfermagem.
- Os diagnósticos de enfermagem identificam o conhecimento único da área, melhoram a comunicação entre os enfermeiros e outros profissionais de saúde e promovem o atendimento individualizado.
- O planejamento e a identificação do resultado, a terceira etapa do processo de enfermagem, significa priorizar os diagnósticos, identificar e descrever metas e resultados do cliente, desenvolver intervenções de enfermagem e registrar o plano de atendimento no registro do cliente.
- A etapa de implementação do processo é direcionada a atender às necessidades do cliente, resultando na promoção da saúde, prevenção e controle da doença ou restauração da saúde.
- A avaliação, que é a quinta etapa, mede a eficácia das intervenções de enfermagem por meio do exame das metas e dos resultados esperados, que fornecem a direção do plano de atendimento e servem como um padrão para medir o progresso do cliente.
- As habilidades de reflexão crítica, de decisão e holísticas são importantes no processo de enfermagem.
- A documentação forma um sistema de registros escritos que reflete o atendimento prestado, com base nos dados da análise e da resposta do cliente às intervenções.
- Os enfermeiros são responsáveis por analisar e documentar que o cliente, antes da intervenção, tem claro entendimento acerca do tratamento.
- As agências de credenciamento e reembolso exigem documentação precisa e abrangente do atendimento prestado e da resposta do cliente às intervenções.

- A documentação efetiva exige registro claro, conciso e preciso de todo o atendimento e de qualquer outro evento significativo, de forma organizada e cronológica que represente cada fase do processo de enfermagem.

- Os relatórios de incidentes são usados para documentar qualquer ocorrência incomum em uma instituição de saúde.

QUESTÕES DE REVISÃO

1. M. R. foi admitida na unidade há duas horas. Os seguintes dados são registrados em seu prontuário. Quais dados são objetivos?
    1. Temperatura 38,9 °C.
    2. Náusea.
    3. Cefaleia.
    4. Dor abdominal.

2. O plano de atendimento de enfermagem inclui:
    1. documentação coletada de todos os membros da equipe que atendem o cliente.
    2. ordens médicas, dados demográficos, bem como administração e base racional da medicação.
    3. diagnósticos de enfermagem, metas, resultados esperados, intervenções de enfermagem e avaliação do cliente.
    4. dados da avaliação do cliente, regime de tratamento médico e base racional, resultados do exame diagnóstico e significado.

3. A documentação sistemática é importante porque:
    1. é feita de hora em hora.
    2. mostra o atendimento prestado por todos os profissionais da saúde.
    3. identifica as fases de planejamento e implementação.
    4. apresenta, de forma lógica, o atendimento prestado pelos enfermeiros.

4. A pessoa responsável por garantir que o cliente entenda o procedimento ou a intervenção e que assine o consentimento informado é o:
    1. enfermeiro.
    2. médico.
    3. assistente social.
    4. recepcionista.

5. A documentação do atendimento de enfermagem que o cliente recebe:
    1. nunca deve conter erros.
    2. deve ter um espaçamento organizado.
    3. deve refletir o processo de enfermagem.
    4. deve ser assinada no final de cada turno.

6. O enfermeiro está administrando oxigênio a 2 L/minuto por cânula nasal. Qual fase do processo de enfermagem essa ação exemplifica?
    1. Análise inicial.
    2. Planejamento e identificação de resultados.
    3. Implementação.
    4. Avaliação.

7. Uma mulher de 78 anos caiu e quebrou três costelas; uma delas está perfurando o pulmão. Ela chega ao pronto-socorro com falta de ar e estava ansiosa. Ela usa Plavix; tem vários hematomas no corpo, com possível hemorragia interna. Após a análise do enfermeiro, ele descobre que a cliente não enxerga, tem deficiência auditiva e dificuldade para esvaziar a bexiga. Entre os sintomas listados, qual aspecto deve ser priorizado pelo enfermeiro?
    1. Dificuldade respiratória.
    2. Hemorragia interna.
    3. Dificuldade ao urinar.
    4. Cegueira e dificuldade para ouvir.

8. Quais dos seguintes diagnósticos são de enfermagem? (Selecione todas as opções aplicáveis.)
    1. Doença pulmonar obstrutiva crônica.
    2. Insuficiência cardíaca congestiva.
    3. Náusea.
    4. Dor aguda.
    5. Respiração ineficaz.
    6. Mal de Parkinson.

9. Durante a análise inicial e depois dela, o enfermeiro organiza os dados para identificar as áreas problemáticas e os pontos fortes do cliente. O prontuário que o ajuda a agrupar os dados é:
    1. folha de fluxo.
    2. plano de atendimento do cliente ou plano assistencial de enfermagem.
    3. folha de análise após um modelo de análise.
    4. registro de ensino do cliente.

10. Qual tipo de diagnóstico de enfermagem é o *débito cardíaco reduzido* R/A ritmo cardíaco alterado CEP pulso irregular, cianose, pulso pedal fraco e fraqueza?
    1. Agrupamento de dados.
    2. Diagnóstico de enfermagem real.
    3. Diagnóstico de enfermagem de risco.
    4. Diagnóstico de enfermagem de bem-estar.

REFERÊNCIAS/LEITURAS SUGERIDAS

Alfaro-LeFevre, R. (2009). *Applying nursing process: A tool for critical thinking* (7. ed.) (5. ed.). Filadélfia: Lippincott Williams & Wilkins.

Alfaro-LeFevre, R. (2008). *Critical thinking and clinical judgment: A practical approach to outcome-focused thinking* (4. ed.). Filadélfia: W. B. Saunders.

American Nurses Association. (1991). *Standards of nursing practice.* Kansas City, MO: Author.

Bevis, E. (1989). *Curriculum building in nursing: A process* (3. ed., publicação n. 15-2277). Nova York: National League for Nursing.

Beyea, L. (1996). *Critical pathways for collaborative nursing care.* Menlo Park, CA: Addison-Wesley Nursing.

Brooke, P. (2002). Legal questions: Documentation errors. *Nursing 2002, 32*(1), 67.

Bulecheck, G.; Butcher, H.; McCloskey, J.; Dochterman, J., eds. (2008). *Nursing Interventions Classification (NIC)* (5. ed.). St. Louis, MO: Mosby-Elsevier.

Calloway, S. (2001). Preventing communication breakdowns. *RN, 64*(1), 71-74.

Carpenito, L. (2009). *Nursing diagnosis: Application to clinical practice* (13. ed.). Filadélfia: Lippincott Williams & Wilkins.

Celia, L. (2002). Keep electronic records safe! *RN, 65*(6), 69-71.

Chaffee, M. (1999). A telehealth odyssey. *American Journal of Nursing, 99*(7), 26-32.

Charting Tips (1999a). Documenting discharges and transfers in long-term care. *Nursing99, 29*(6), 17.

Charting Tips (1999b). Easy as PIE. *Nursing99, 29*(4), 24.

Clark, M. (1998). Implementation of nursing standardized languages Nanda, NIC, and NOC. *Online Journal of Issues in Nursing 2*(2). Disponível em: http://www.nursingworld.org

DeWitt, A. (2000). *Documentation: Legal principles of good charting, Penumbra Seminars LLC.* Disponível em: http://www.respiratorycase-online.com/doc_handoutPDF

Dumpel, H.; James, M.; Phillips, T. (1999). Charting by exception. *California Nurse,* jun./jul. 1999.

Dykes, P.; Wheeler, K. (Eds.) (1997). *Planning, implementing, and evaluating critical pathways.* Nova York: Springer Publishing.

Edelman, C.; Mandle, C. (2002). *Health promotion throughout the lifespan* (5. ed.). St. Louis, MO: Mosby.

Estes, M. (2010). *Health assessment and physical examination* (4. ed.). Clifton Park, NY: Delmar Cengage Learning.

Ferrel, K. (2007). Documentation, part 2: The best evidence of care. *American Journal of Nursing, 107*(7), 61-64.

Fry, V. (1953). The creative approach to nursing. *American Journal of Nursing,* 53(3), 301-302.

Gardner, P. (2002). *Nursing process in action.* Clifton Park, NY: Delmar Cengage Learning.

Gordon, M. (1998). Nursing nomenclature and classification system development. *Online Journal of Issues in Nursing.* Obtido em 20 de novembro de 2008 do site http://www.nursingworld.org/MainMenuCategories/ANAMarketplace/ANAPeriodicals/OJIN/TableofContents/Vol31998/No2Sept1998/NomenclatureandClassification.aspx

Gordon, M. (2002). *Manual of nursing diagnoses* (10. ed.). St. Louis, MO: Mosby.

Grace, P.; McLaughlin, M. (2005). When consent isn't informed enough: What's the nurse's role when a patient has given consent but doesn't fully understand the risks? *American Journal of Nursing, 105* (4), 79-84.

Grane, N. (1995). Documenting a "harmless" medication error. *Nursing95, 25*(4), 80.

Gregory, K. (2000). Nurse the patient! *RN, 63(9),* 52-54.

Grulke, C. (1995). Seven ways to help a student nurse. *American Journal of Nursing, 96* (60), 24L.

Guido, G. (2001). *Legal and ethical issues in nursing* (3. ed.). Upper Saddle River, NJ: Prentice Hall.

Heery, K. (2000). Straight talk about the patient interview. *Nursing2000, 30*(6), 66-67.

Humphrey, C. (1998). *Home care nursing handbook* (3. ed.). Gaithersburg, MD: Aspen.

Iowa Interventions Project (1993). The NIC taxonomy structure. *Image: Journal of Nursing Scholarship,* 25(3), 187-192.

Iyer, P.; Camp, N. (2005). *Nursing documentation: A nursing process approach* (4. ed.). Fleminiton, NJ: Medical League Support Services.

Johnson, D. (1959). A philosophy for nursing diagnosis. *Nursing Outlook, 7,* 198-200.

Johnson, M.; Bulechek, G.; Dochterman, J.; Maas, M.; Moorhead, S. (2001). *Nursing diagnoses outcomes and interventions, Nanda, NOC and NIC linkages.* St. Louis, MO: Harcourt Health Sciences.

Johnson, M.; Maas, M. (1998). Implementing the nursing outcomes classification in a practice setting. *Outcomes Management for Nursing Practice, 2*(3), 99-104.

Joint Commission (10 de novembro de 2008). Table of contents (standard PC.4.10). Obtido em 17 de novembro de 2008 do site http://www.jointcommission.org/NR/rdonlyres/6530941D-98AD-4AC7-8944-9DSE1116E503/0/OBS_Standards_Sampler_2007_final.pdf

Joint Commission on Accreditation of Healthcare Organizations (1998). *1998 Hospital accreditation standards.* Oakbrook Terrace, IL: Author.

Klenner, S. (2000). Mapping out a clinical pathway. *RN, 63*(6), 33-36.

LaDuke, S. (2000). Spotlight: What you really do with this powerful documentation tool. *Nursing2000, 30*(6), 68.

Malestic, S. (2003). A quick guide to verbal reports. *RN, 66*(2), 47-49.

McCloskey, J.;Bulechek, G. (1995). Validation and coding of the NIC taxonomy structure. *Image: Journal of Nursing Scholarship, 27*(1), 43-49.

McCloskey, J.; Maas, M. (1998). Interdisciplinary team: The nursing perspective is essential. *Nursing Outlook, 46(4)*, 157-163.

McConnell, E. (1999). Charting with care. *Nursing99, 29*(10), 68.

Moorhead, S.; Johnson, M.; Maas, M. (Eds.). (2008). *Nursing outcomes classification (NOC)* (4. ed.). St. Louis, MO: Mosby.

Murphy, E. (2003). Charting by exception — OR nursing law. *AORN Journal, 11*. Recuperado em 19 de novembro de 2008 do site http://findarticles.com/p/articles/mi_m0FSL/is_5_78/ai_1 11011830/print?tag=artBody;coll

National Institutes of Health (NIH): United States National Library of Medicine (2009AA). Appendix to the License Agreement for Use of the UMLS® Metathesaurus. Obtido em 29 de julho de 2009 do site http://www.nlm.nih.gov/research/umls/metaa 1 .html

National Library of Medicine (2006). Fact sheet: Unified medical language system®. Obtido em 22 de junho de 2009 do site http://www.nlm.nih.gov/pubs/factsheets/umls.html

North American Nursing Diagnosis Association International (2010). Nanda-I nursing diagnoses: Definitions and classification 2009-2011. Ames, IA: Wiley-Blackwell.

Oermann, M.; Huber, D. (1999). Patient outcomes: A measure of nursing's value. *American Journal of Nursing, 99(9)*, 40-47.

Olson-Chavarriaga, D. (2000). Informed consent: Do you know your role? *Nursing2000, 30*(5), 60-61.

Orem, D.; Taylor, S.; Renpenning, K. (2001). *Nursing: Concepts of practice* (6. ed.). St. Louis, MO: Mosby.

Orlando, I. (1961). *The dynamic nurse-patient relationship.* Nova York: Putnam.

Pethtel, P. (2000). *Nursing documentation.* Disponível em: http://garnet.indstate.edu/ppethtel/chartingforweb

Raymond, L. (2001). How to chart for peer review. *RN, 64(6)*, 67-70.

Raymond, L. (2002). Documenting for the "PROs". *Nursing2002, 32*(3), 50-53.

Roberts, D. (2002). How to keep electronic health records private. *Nursing2002, 32*(10), 95.

Rochman, R. (2000). Are computerized patient records for you? *Nursing2000, 30*(10), 61-62.

Seaback, W. (2001). *Nursing process: Concepts and application.* Clifton Park, NY: Delmar Cengage Learning.

Sheehan, J. (2001). Delegating to UAPs — A practical guide. *RN, 64*(11), 65-66.

Smith, L. (2000a). Charting tips. Nursing2002. Recuperado em 18 de novembro de 2008 do site http://findarticles.com/p/articles/mi_qa3689/is_200005/ai_n8880050/print?tag+artBody;c

Smith, L. (2000b). How to use focus charting. *Nursing 2000, 30*(5), 76.

Smith, L. (2000c). Safe computer charting. *Nursing 2000, 30*(9), 85.

Smith, L. (2002). How to chart by exception. *Nursing 2002, 32(9)*, 30.

Springhouse (2005). *Charting made incredibly easy.* Springhouse, PA: Author.

Stewart, K. (2001). Charting tips: Documenting adverse incidents. *Nursing2001, 31* (3), 84.

Sullivan, G. (2000). Keep your charting on course. *RN, 63*(5), 75-79.

Thede, L. (2003). *Informatics and nursing: Opportunities and challenges* (2. ed.). Filadélfia: Lippincott Williams & Wilkins.

Thompson, C. (maio de 1995). Writing better narrative notes. *Nursing95, 25*(5), 87.

Tucker, S.; Canobbio, M.; Paquette, E.; Willis, M. (2000). *Patient care standards: Collaborative planning and nursing interventions* (7. ed.). St. Louis, MO: Mosby.

United States National Library of Medicine (2006). Fact sheet: Unified medical language system®. Obtido em 22 de junho de 2009 do site http://www.nlm.nih.gov/pubs/factsheets/umls.html

University of Iowa College of Nursing (2008a). Nursing Interventions Classification (NIC): Overview of NIC. Obtido em 19 de novembro de 2008 do site http://www.nursing.uiowa.edu/excellence/nursing_knowledge/clinical_effectiveness/nicoverview.htm

University of Iowa College of Nursing. (2008b). Nursing Outcomes Classification (NOC): Overview of NOC. Obtido em 19 de novembro de 2008 do site http://www.nursing.uiowa.edu/excellence/nursing_knowledge/clinical_effectiveness/nocoverview.htm

Wallhagen, M.; Pettengill, E.; Whiteside, M. (2006). Sensory impairment in older adults: Part 1: Hearing loss. *American Journal of Nursing, 106*(10), 40-48.

Werley, H.; Lang, N. (1988). The consensually derived nursing minimum data set: Elements and definitions. In: H. H. Werley; N. M. Lang (Eds.) *Identification of the nursing minimum data set* (p. 402-411). Nova York: Springer Publishing.

White, G. (2000). Informed consent. *American Journal of Nursing, 100*(9), 83.

Wiedenbach, E. (1963). The helping art of nursing. *American Journal of Nursing, 63*(11), 54-57.

Wilkinson, J. (2004). *Prentice Hall nursing diagnosis handbook: With NIC interventions and NOC outcomes* (8. ed.). Upper Saddle River, NJ: Prentice Hall.

Wilkinson, J. (2006). *Nursing process and critical thinking* (4. ed.). Upper Saddle River, NJ: Prentice Hall.

Yocum, R. (2002). Documenting for quality patient care. *Nursing2002, 32*(8), 58-63.

Yura, H.; Walsh, M. (1967). *The nursing process.* Washington, DC: Catholic University of America Press.

RECURSOS DA WEB

American Health Information Management Association: http://www.ahima.org

American Nursing Informatics Association (Ania): http://www.ania.org

Center for Nursing Classification: http://www.nursing.uiowa.edu

Nanda International: http://www.nanda.org

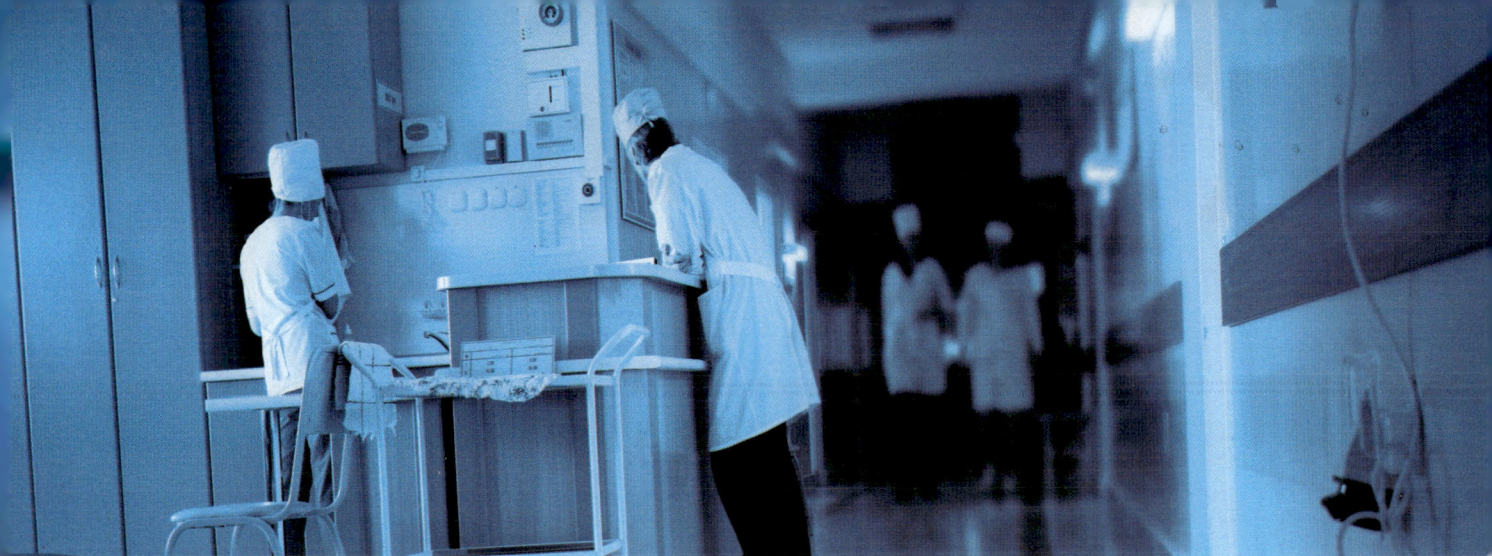

UNIDADE 4 • PREOCUPAÇÕES DESENVOLVIMENTAIS E PSICOSSOCIAIS

CAPÍTULO ▶ 9	Desenvolvimento no Ciclo de Vida		196
CAPÍTULO ▶ 10	Considerações Culturais		229
CAPÍTULO ▶ 11	Estresse, Adaptação e Ansiedade		259
CAPÍTULO ▶ 12	Cuidados no Fim da Vida		277

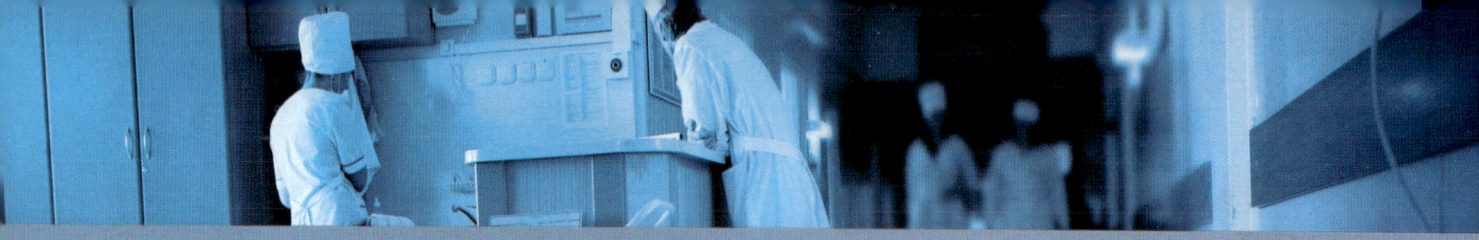

CAPÍTULO 9

Desenvolvimento no Ciclo de Vida

PALAVRAS-CHAVE

acomodação
adaptação
adolescência
amadurecimento
aprendizagem
assimilação
autoconceito
crescimento
desenvolvimento
espiritualidade
fase adulta
fase de 1 ano a 3 anos
fase embrionária
fase escolar
fase fetal
fase germinativa
fase neonatal
fase pré-escolar
fase pré-natal
infância
maturidade moral
meia-idade
menarca
período crítico
polifarmácia
pré-adolescência
puberdade

ESTABELECENDO RELAÇÕES

Consulte os seguintes capítulos para ampliar seu conhecimento acerca do ciclo de vida:

Enfermagem Básica

- Comunicação
- Cuidados no Fim da Vida
- Autoconceito
- Espiritualidade
- Nutrição
- Segurança/Higiene

OBJETIVOS

Ao final deste capítulo, você estará apto a:

- Definir palavras-chave.
- Discutir os conceitos básicos e princípios do crescimento e do desenvolvimento.
- Identificar os fatores que influenciam no crescimento e no desenvolvimento.
- Comparar as principais teorias desenvolvimentais.
- Discutir a importância do crescimento e do desenvolvimento como estruturas holísticas para analisar e promover a saúde.
- Descrever os marcos de cada período desenvolvimental.
- Discutir as intervenções de enfermagem específicas, relevantes para cada fase desenvolvimental.

INTRODUÇÃO

Da concepção até a morte, as pessoas mudam constantemente. Crescimento físico, amadurecimento emocional, desenvolvimento psicológico, cognitivo e moral e crescimento espiritual ocorrem ao longo de toda a vida. O progresso através de cada fase do desenvolvimento influencia no *status* da saúde. A prática de enfermagem de qualidade depende do entendimento profundo dos conceitos desenvolvimentais. Este capítulo apresenta 11 fases do tempo de vida.

CONCEITOS BÁSICOS DE CRESCIMENTO E DE DESENVOLVIMENTO

O desenvolvimento ocorre continuamente ao longo do tempo de vida. Mesmo os adultos continuam experimentando períodos de transição, durante os quais o crescimento e o desenvolvimento ocorrem.

Crescimento diz respeito a alterações mensuráveis no tamanho físico do corpo e em suas partes. Exemplos do crescimento são mudanças na altura, no peso, na densidade óssea e na estrutura dos dentes. Os padrões de crescimento podem ser previstos, embora o crescimento não seja um processo estável. O índice varia de períodos de crescimento rápido a outros mais lentos. O crescimento rápido é mais comum nas fases pré-natal, da infância e da adolescência.

Desenvolvimento são as alterações comportamentais nas habilidades e capacidades funcionais. Medir as mudanças desenvolvimentais não é algo fácil. **Amadurecimento**, o processo de tornar-se totalmente crescido e desenvolvido, refere-se aos aspectos fisiológicos e comportamentais de uma pessoa. Ele depende do crescimento biológico, de mudanças no comportamento e da **aprendizagem** (assimilação de informações que resulta em mudanças no comportamento). Durante cada fase da vida, certos objetivos **(tarefas desenvolvimentais)** devem ser alcançados. Essas tarefas são a base para a futura aprendizagem.

A época do crescimento ou desenvolvimento mais rápido é chamada de **período crítico**. A pessoa é mais vulnerável aos causadores de estresse durante esse período.

Crescimento, desenvolvimento, amadurecimento e aprendizagem são processos interdependentes. Uma pessoa deve ser madura o suficiente para entender os conceitos e fazer as mudanças comportamentais necessárias para que a aprendizagem ocorra. O crescimento físico é essencial para muitos tipos de aprendizagem; por exemplo, uma criança deve ter a capacidade física de alcançar a maçaneta antes de aprender a abrir a porta. Da mesma forma, o amadurecimento cognitivo precede a aprendizagem.

TRUQUE de memória

TROPBA

- **T** = Tarefas desenvolvimentais, ou metas, realizadas em cada fase do tempo de vida.
- **R** = Rápido crescimento durante o período crítico.
- **O** = Observação de mudanças na densidade óssea e na estrutura dos dentes.
- **P** = Peso muda ao longo de todas as fases do tempo de vida.
- **B** = Bem-estar deve ser verificado rotineiramente, para monitorar o crescimento.
- **A** = Altura muda durante o processo de envelhecimento.

PRINCÍPIOS DO CRESCIMENTO E DO DESENVOLVIMENTO

As habilidades e os talentos individuais contribuem para o desenvolvimento da pessoa como entidade única. *O índice exato de desenvolvimento de qualquer indivíduo não pode ser previsto.* Existem alguns princípios gerais relacionados ao crescimento e ao desenvolvimento dos seres humanos (Tabela 9.1).

A sequência do desenvolvimento é previsível, mas o desempenho de habilidades específicas varia em cada pessoa. Nem todos os bebês rolam na mesma idade, mas a maioria o faz antes de engatinhar.

FATORES QUE INFLUENCIAM NO CRESCIMENTO E NO DESENVOLVIMENTO

Muitos fatores, como hereditariedade, *status* da saúde, experiências e cultura, influenciam no crescimento e no desenvolvimento. As atitudes em relação à saúde também são determinadas por esses fatores.

Hereditariedade

As informações genéticas são transmitidas dos pais para os filhos. A composição genética de uma pessoa determina não apenas características físicas, como cor da pele, traços faciais, textura dos cabelos e estrutura corporal, mas também a predisposição para certas enfermidades (por exemplo, anemia falciforme, doença de Huntington). A hereditariedade é a marca genética do crescimento e do desenvolvimento do indivíduo. A função da hereditariedade é complexa e ainda não há um entendimento completo acerca dela.

Status da saúde

As pessoas apresentam um progresso no bem-estar durante o tempo de vida, conforme esperado. O processo de atingir os marcos desenvolvimentais pode ser adiado por uma doença ou incapacidade. Os portadores de uma condição crônica atingem esses marcos, porém mais tarde.

Tabela 9.1 ■ Princípios do crescimento e do desenvolvimento

Princípio	Exemplo
O crescimento e o desenvolvimento são ordenados e previsíveis. Eles podem ser:	Todos passam pelos mesmos processos.
• *cefalocaudal* (da cabeça ao artelho)	Cabeça mais larga no nascimento, em relação ao corpo. O bebê consegue controlar a cabeça antes de engatinhar e senta-se antes de caminhar.
• *próximo-distal* (funções próximas da linha média se desenvolvem antes das distantes)	Controle dos movimentos dos braços antes do controle dos dedos.
• *geral para específico*	Emissão de sons e ruídos antes de falar palavras. Caminhar antes de saltar ou pular.
Índice do crescimento e do desenvolvimento:	Crescimento rápido na infância e na adolescência.
• não é consistente	Crescimento mais lento na idade escolar e na fase adulta.
• é individual	Crianças cujo crescimento é lento serão menores que outras da mesma idade.
Cada fase possui características específicas.	Os bebês dependem dos outros para sobreviver. Os adolescentes procuram a própria identidade.
Certas tarefas devem ser realizadas em cada fase.	Os bebês devem desenvolver a confiança para que, quando se tornarem adolescentes, possam estabelecer a identidade individual.
Algumas fases são mais importantes que outras.	As primeiras semanas da gravidez são muito importantes para o desenvolvimento embrionário.

CORTESIA DE DELMAR CENGAGE LEARNING

Experiências

O índice de crescimento e de desenvolvimento pode ser influenciado pelas experiências da vida. Uma criança cuja família dispõe de poucos recursos para alimentação, abrigo e atendimento de saúde corre mais riscos de sofrer atraso no desenvolvimento e no crescimento físico e mental que uma criança cuja família dispõe de muitos recursos.

Cultura

Espera-se que o indivíduo domine certas habilidades em determinado período desenvolvimental, mas a idade dessa conquista é parcialmente determinada pela cultura. Em algumas culturas, por exemplo, a escolha de um companheiro ocorre aos 12 ou 13 anos, e o filho nasce logo em seguida.

DIMENSÕES E TEORIAS DO DESENVOLVIMENTO HUMANO

Para que possam prestar atendimento individualizado, os enfermeiros precisam entender profundamente o crescimento e o desenvolvimento. Lembre-se: *idade cronológica e identidade desenvolvimental não são a mesma coisa*. A seguir, apresentaremos uma visão geral do desenvolvimento humano e suas principais teorias.

> **REFLEXÃO CRÍTICA**
>
> **Hereditariedade ou experiências de vida**
>
> O que é mais importante para determinar o comportamento de uma pessoa: sua predisposição genética ou a resposta das outras pessoas e a socialização?

> **CONSIDERAÇÕES CULTURAIS**
>
> **Crescimento e desenvolvimento**
>
> O tempo para dominar as tarefas desenvolvimentais, como falar e usar o banheiro, é tão dependente das normas culturais quanto do desenvolvimento fisiológico. No Japão, o aprendizado para usar o banheiro começa mais tarde (Norimatsu, 2006). Em 1990, 22% das mães de bebês de 18 meses não haviam iniciado o treinamento para uso do banheiro. Em 2000, essa porcentagem aumentou para 52%. Os consumidores japoneses compram, por mês, cerca de 5 milhões de fraldas tamanho G, para crianças entre 3 e 7 anos (Connell, 2005).

DIMENSÃO FISIOLÓGICA

A dimensão fisiológica do crescimento e do desenvolvimento consiste no tamanho físico e no funcionamento do indivíduo. Ela é influenciada pela interação entre predisposição genética, nutrição, sistema nervoso central (SNC) e sistema endócrino.

DIMENSÃO PSICOSSOCIAL

A dimensão psicossocial do crescimento e do desenvolvimento consiste em sentimentos e relações interpessoais. O **autoconceito** positivo (percepção de si mesmo, incluindo imagem corporal, autoestima e eu ideal) é uma parte importante da felicidade e do sucesso. As características de uma pessoa cujo autoconceito é positivo incluem:

- Autoconfiança.
- Disposição para assumir riscos.
- Capacidade de aceitar críticas e não se tornar defensivo.
- Capacidade de se adaptar aos causadores de estresse.
- Habilidades inovadoras para solução de problemas.

As pessoas que possuem autoconceito positivo acreditam nelas mesmas e estabelecem metas que podem atingir. O cumprimento dessas metas reforça o autoconceito positivo.

Por outro lado, uma pessoa cujo autoconceito é negativo ou ruim provavelmente possui baixa autoestima, falta de confiança e dificuldade para definir e cumprir metas. É mais provável que uma pessoa cujo autoconceito é positivo mude hábitos não saudáveis (como tabagismo e estilo de vida sedentário) do que alguém cujo autoconceito é negativo.

Várias teorias psicossociais foram formuladas para explicar o desenvolvimento do autoconceito. A seguir, discutiremos as teorias do desenvolvimento da personalidade.

Teóricos

Os dois principais teóricos do desenvolvimento da personalidade são Sigmund Freud e Erik Erikson. A teoria de Freud é chamada de psicossexual (Tabela 9.2). Ele identificou a sexualidade (qualquer coisa que forneça prazer corporal) como a motivação subjacente ao comportamento. Ele acreditava que todos os comportamentos têm significado e que os problemas sexuais reprimidos na infância causam problemas posteriores. A gratificação ou frustração excessivas em qualquer fase, segundo ele, podem provocar uma fixação (preocupação com os prazeres dessa fase).

Erikson (1968) formulou a hipótese de que o desenvolvimento psicossocial prossegue ao longo de toda a vida. Sua teoria é conhecida como psicossocial. Ele acreditava que cada fase envolve uma tarefa que deve ser dominada. A Tabela 9.2 descreve as oito fases desenvolvimentais propostas por Erikson.

DIMENSÃO COGNITIVA

A maneira como uma pessoa pensa e entende o mundo dá forma a sua percepção, memória, atitude, ação e julgamento e é a base da teoria cognitiva. Ela se desenvolve à medida que a pessoa progride ao longo da vida. A cognição é um processo adaptativo. As pessoas inteligentes podem mudar o comportamento em resposta às demandas de um ambiente que está sempre mudando.

Jean Piaget (1963) estudou as diferenças nos padrões de pensamento das crianças em várias cidades e como elas usam a inteligência para responder a perguntas e resolver problemas. De acordo com sua teoria, é por meio da brincadeira que as crianças aprendem a pensar.

Piaget (1963) listou quatro fases do desenvolvimento intelectual: sensório-motor, pré-operacional, operações concretas e operações formais. A Tabela 9.2 descreve essas fases. Cada fase é caracterizada pela maneira como a criança interpreta e usa o ambiente. Existe uma grande variação de idade em relação a cada fase; as idades são aproximadas.

Há três processos por meio dos quais as pessoas aprendem a interagir com o ambiente: assimilação, acomodação e adaptação. A **assimilação** é o processo de entender novas experiências ou informações. A **acomodação** permite o ajuste do pensamento para entender as novas informações e aumentar o conhecimento. A **adaptação** é uma mudança resultante da assimilação e da acomodação.

DIMENSÃO MORAL

A dimensão moral é o sistema de valores de uma pessoa, que a ajuda a diferenciar o certo do errado. A **maturidade moral** (capacidade de decidir o que é "certo") está estreitamente relacionada ao desenvolvimento emocional e cognitivo. Lawrence Kohlberg (1977) descreveu uma estrutura para entender como as pessoas escolhem um código moral.

De acordo com ele, existem seis fases no desenvolvimento moral. Cada fase é baseada na fase anterior e se torna a base da próxima. O desenvolvimento moral evolui em relação ao desenvolvimento cognitivo. Pessoas que pensam em níveis mais altos têm habilidades de raciocínio para basear as decisões morais. A Tabela 9.2 apresenta um panorama das fases do desenvolvimento moral de Kohlberg. De acordo com esse estudioso, os indivíduos passam por seis fases sequenciais, mas nem todos chegam à quinta e à sexta fases (Kohlberg, 1977).

DIMENSÃO ESPIRITUAL

A dimensão espiritual é descrita como um sentido de significado pessoal. O termo *espírito* é derivado do latim e significa respirar, ar e vento. Assim, espírito refere-se ao que dá vida a uma pessoa. **Espiritualidade** refere-se às relações consigo mesmo, com os outros e com uma fonte divina ou um poder superior. Ela não indica uma religião específica. A espiritualidade se desenvolve ao longo da vida.

O trabalho de Erikson, Piaget e Kohlberg influenciou a teoria de desenvolvimento espiritual de Fowler. A teoria de Fowler apresenta uma pré-fase e seis fases distintas de desenvolvimento da fé (Fowler, 1995). A sequência das fases permanece a mesma, embora a idade com que cada pessoa as atinge varie. Na Tabela 9.3, apresentamos a teoria de Fowler.

Tabela 9.2 ■ Resumo das idades e fases propostas pelas teorias desenvolvimentais

Fase/idade	Fases cognitivas de Piaget	Fases psicossociais de Freud	Fases psicossociais de Erikson	Fases morais de Kohlberg
1. Infância Nascimento até 1 ano	**Sensório-motora** (do nascimento aos 2 anos): Início de aquisição da linguagem, desenvolvimento do senso de causa e efeito. Tarefa: Permanência do objeto	**Oral:** Prazer da exploração com a boca, língua e sucção. Tarefa: Desmame	**Confiança *versus* desconfiança:** Estabelecimento do senso de confiança. Tarefa: Adquirir confiança. Agente de socialização: Cuidador. Processo principal: Mutualidade. Qualidade do ego: Esperança	**Nível pré-convencional:** (do nascimento aos 9 anos) **1. Fase da moralidade:** Evita a punição não violando as regras das figuras de autoridade
2. Primeira infância de 1 ano a 3 anos	**Sensório-motora** continua. **Pré-operacional** (de 2 a 7 anos): Início do pensamento representativo (simbolismo) e da imaginação. Tarefa: Usar a linguagem e as imagens mentais para pensar e se comunicar	**Anal:** Controle dos músculos de eliminação. Tarefa: Treinamento para uso do banheiro	**Autonomia *versus* vergonha e dúvida:** Faz as coisas por si mesmo. Tarefa: Desenvolver autonomia. Agente de socialização: Pais. Processo principal: Imitação. Qualidade do ego: Autocontrole e força de vontade	**2. Fase de individualismo, finalidade instrumental e troca:** O "certo" é relativo; seguir regras quando há interesse próprio
3. Pré-escolar de 3 a 6 anos	**Pré-operacional** continua	**Fálica:** Atração pelo genitor do sexo oposto. Tarefa: Resolver o complexo de Édipo/Electra	**Iniciativa *versus* culpa:** Atividades inatas e responsabilidade moral. Tarefa: Iniciativa e responsabilidade moral. Agentes de socialização: Pais. Processo principal: Identificação. Qualidade do ego: Direção, finalidade e consciência	
4. Idade escolar de 6 a 12 anos	**Pré-operacional** continua. **Operações concretas** (de 7 a 12 anos). Começa a: envolver-se no raciocínio indutivo e na solução concreta de problemas. Tarefa: Aprender conceitos de conservação e reversibilidade	**Latência:** Identifica-se com o genitor do mesmo sexo. Tarefa: Identificar-se com o genitor do mesmo sexo, testar e comparar as próprias capacidades com as normas dos colegas	**Diligência *versus* inferioridade:** Desenvolve autoestima e habilidades sociais e acadêmicas. Tarefa: Diligência, segurança, autoestima. Agentes de socialização: Professores e colegas. Processo principal: Educação. Qualidade do ego: Competência	**Nível convencional:** (de 9 a 13 anos) **3. Fase de relações de expectativas mútuas e conformidade com as normas morais:** Necessidade de ser "bom" aos olhos dos outros e para si mesmo; acredita em regras e regulamentos
5. Adolescência de 12 a 18 anos	**Operações formais** (de 12 anos até a idade adulta): Envolve-se no raciocínio abstrato e na solução analítica de problemas	**Genital:** Desenvolve relações sexuais	**Identidade *versus* confusão de papéis:** Busca senso de identidade e valores	**4. Fase de sistema social e consciência:** Obedece às leis porque são obrigações sociais fixas

(continua)

Tabela 9.2 ■ Resumo das idades e fases propostas pelas teorias desenvolvimentais

(continuação)

Fase/idade	Fases cognitivas de Piaget	Fases psicossociais de Freud	Fases psicossociais de Erikson	Fases morais de Kohlberg
5. Adolescência de 12 a 18 anos	Tarefa: Desenvolver uma filosofia de vida operacional	Tarefa: Estabelecer relacionamentos significativos para toda a vida	Tarefa: Desenvolver a autoidentidade e o conceito Agentes de socialização: Grupo de colegas Processos principais: Desempenhar papéis e sentir a pressão dos colegas Qualidade do ego: Fidelidade e devoção aos outros, valores pessoais e socioculturais	
6. Adulto jovem de 18 a 30 anos	Operações formais continuam		**Intimidade versus isolamento:** Escolhe a carreira e desenvolve relações íntimas Tarefa: Estabelecer intimidade Agente de socialização: Amigos próximos, parceiros, amantes, cônjuge Processo principal: Mutualidade entre colegas Qualidade do ego: Afiliação íntima e amor	**Nível pós-convencional:** (+13 anos) **5. Fase de contrato social ou utilidade e direitos individuais:** Obedece às leis no interesse do maior bem para o maior número; obedece às leis que protejam os direitos universais
7. Início da meia-idade de 30 a 50 anos			**Generatividade versus estagnação:** Torna-se produtivo e estabelece família (30 a 65 anos) Tarefa: Generatividade Agente de socialização: Cônjuge, parceiro, filhos, normas socioculturais Processo principal: Criatividade e ajuste pessoa/ambiente Qualidade do ego: Produtividade, perseverança, caridade e consideração	
8. Final da meia-idade de 50 a 70 anos			**Generatividade versus estagnação** continua	**6. Fase dos princípios éticos universais:** Apoia os princípios morais universais, independentemente do custo
9. Terceira idade de 70 anos até a morte			**Integridade do ego versus desespero:** Aceita a própria vida (65 anos até a morte) Tarefa: Integridade do ego Agente de socialização: Pessoas amadas Processo principal: Introspecção Qualidade do ego: Sabedoria	

Adaptado de *Health Assessment and Physical Examination* (4. ed.), de M. E. Estes, 2010, Clifton Park, NY: Delmar Cengage Learning.

Tabela 9.3 ■ Fowler: fases da fé

Fase	Idade	Características
Pré-fase: *fé indiferenciada*	Indivíduo neonato	Confiança, esperança e amor competem com inconsistências ambientais ou ameaça de abandono.
Fase 1: *fé intuitivo-projetiva*	Indivíduo entre 1 ano e 3 anos e pré-escolar	Não entende conceitos espirituais, mas imita comportamentos e atitudes dos pais relacionados à religião e à espiritualidade.
Fase 2: *fé mítico-literal*	Indivíduo em idade escolar	Aceita a existência de uma deidade. Convicções religiosas e morais são simbolizadas por histórias. Aceita o conceito de justiça recíproca.
Fase 3: *fé sintético-convencional*	Indivíduo adolescente	Questiona valores e crenças religiosas enquanto tenta formar a própria identidade.
Fase 4: *fé individual-reflexiva*	Indivíduo no final da adolescência e início da fase adulta	Assume responsabilidade pelas próprias atitudes e convicções.
Fase 5: *fé conjuntiva*	Indivíduo adulto	Integra outras perspectivas de fé na própria definição da verdade.
Fase 6: *fé universal*	Indivíduo adulto	Torna os conceitos de amor e justiça tangíveis.

Dados adaptados de *Stages of Faith: The Psychology of Human Development and the Quest for Meaning*, de J. W. Fowler, 1995, Nova York: Harper & Row. Copyright 1995 de Harper & Row; *Psychiatric-Mental Health Nursing: Evidence-Based Concepts, Skills and Practices* (7. ed.), de W. Mohr, 2009, Filadélfia: Lippincott Williams & Wilkins. Copyright 2009 de Lippincott Williams & Wilkins.

Alguns clientes não parecem conhecer sua natureza espiritual. A compreensão da espiritualidade é básica para a enfermagem. Cuidar da pessoa em sua totalidade é uma característica que diferencia um enfermeiro holístico. Na Tabela 9.2 há um resumo das idades e fases das teorias desenvolvimentais.

ESTRUTURA HOLÍSTICA DA ENFERMAGEM

Um conceito básico da enfermagem é cuidar da pessoa em sua totalidade. É essencial que o enfermeiro conheça os conceitos do crescimento e do desenvolvimento. As intervenções de enfermagem devem ser apropriadas para a fase de desenvolvimento de cada cliente. A perspectiva holística reconhece que o desenvolvimento progride ao longo da vida. O progresso, ou a falta dele, é uma dimensão que afeta as demais dimensões do desenvolvimento. A Figura 9.1 mostra a natureza holística das pessoas.

Conhecer o crescimento e o desenvolvimento é útil como uma diretriz para a análise. Quando os marcos desenvolvimentais não são atingidos, a identificação imediata e a intervenção abrangente são essenciais. Por exemplo:

- O bebê que não rola, não senta nem anda na idade esperada.
- A adolescente que não experimenta a menarca na idade esperada.
- O adulto que não se ajusta às mudanças fisiológicas.

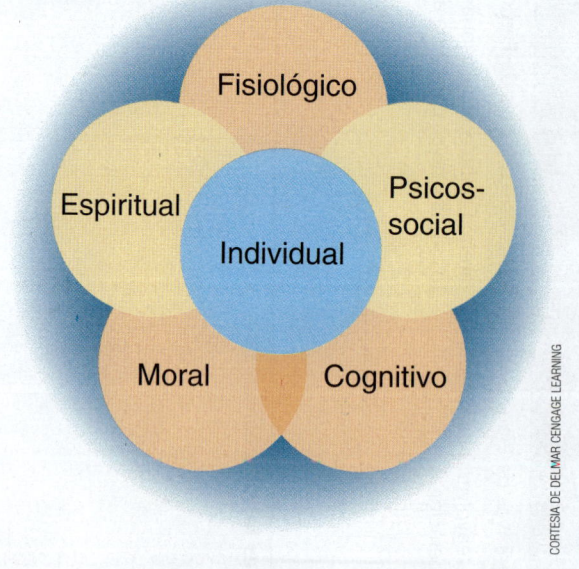

Figura 9.1 ■ Natureza holística do indivíduo.

FASES DO CICLO DE VIDA

Discutiremos 11 fases desenvolvimentais: pré-natal, neonatal, primeira infância, segunda infância, pré-escolar, idade escolar, pré-adolescência, adolescência, idade adulta, meia-idade e velhice. As indicações do crescimento e do desenvolvimento nas dimensões fisiológica, psicossocial, cognitiva, moral e espiritual serão discutidas em cada fase, bem como as implicações de enfermagem pertinentes.

FASE PRÉ-NATAL

A **fase pré-natal** (desenvolvimento que inicia na concepção e termina no nascimento) é uma época muito importante do crescimento e do desenvolvimento e consiste em três fases: germinativa, embrionária e fetal. A **fase germinativa** começa com a concepção e dura, aproximadamente, de 10 a 14 dias. A divisão rápida das células e a implantação do óvulo fertilizado na parede uterina destacam essa fase, em que o sistema nervoso central (SNC) já está se formando.

A **fase embrionária** (de 2 a 8 semanas após a concepção) é marcada pela diferenciação rápida das células, pelo desenvolvimento dos sistemas corporais e pelo crescimento. Nesse período, o embrião é mais vulnerável ao aborto espontâneo.

A **fase fetal** (período do desenvolvimento intrauterino, de 8 semanas até o nascimento) é caracterizada pelo crescimento rápido e pela diferenciação dos sistemas e partes do corpo.

Importância para a enfermagem

O atendimento pré-natal precoce, com exames físicos e rastreamento, é essencial para um resultado positivo da gravidez.

Promoção do bem-estar O principal ambiente que afeta o crescimento e o desenvolvimento pré-natal é o útero.

A mãe deve fornecer nutrientes em quantidade suficiente. Entre mulheres que consomem quantidade insuficiente de proteínas durante a gravidez, há alto índice de bebês pré-termo e com peso baixo no nascimento. O ensino deve enfatizar que os suplementos vitamínicos não substituem uma alimentação adequada. Outras maneiras de promover a saúde pré-natal incluem:

- Rastreamento (pressão arterial, glicose na urina e albumina).
- Orientação (por exemplo, nutrição, cuidados pessoais).
- Auxílio para clientes em desvantagem econômica, a fim de obter o atendimento pré-natal.

Questões de segurança Qualquer substância consumida pela manhã, sejam nutrientes integrais, sejam toxinas, influencia o feto. As substâncias tóxicas do cigarro, incluindo a nicotina, atravessam a placenta e interferem no transporte de oxigênio para o bebê. Essas toxinas podem resultar em morte fetal, nascimento prematuro, crescimento retardado e dificuldades de aprendizagem.

> **SEGURANÇA**
>
> **Tabaco e álcool na gravidez**
>
> Não é recomendável fumar durante a gravidez. As gestantes devem abster-se de álcool, porque a quantidade "segura" ainda não foi determinada.

O consumo de álcool durante a gravidez pode resultar na **síndrome alcoólica fetal (SAF)**, uma condição em que o desenvolvimento fetal é comprometido e resulta em problemas físicos e intelectuais. Durante os três primeiros meses de gravidez, quando o cérebro e outros órgãos vitais do embrião estão se desenvolvendo, é mais perigoso consumir álcool. Os efeitos do álcool no feto são permanentes. A síndrome alcoólica fetal é considerada a principal causa de retardamento mental entre bebês, e a incidência continua aumentando (Hockenberry e Wilson, 2007).

Existem muitas outras substâncias teratogênicas além da nicotina e do álcool. Uma **substância teratogênica** é qualquer coisa que atravessa a placenta e prejudica o crescimento e o desenvolvimento normais. A Food and Drug Administration (FDA) exige que todos os fármacos fabricados citem o potencial de causar defeitos de nascimento. O uso de drogas ilegais pela gestante é uma séria ameaça ao feto.

FASE NEONATAL

A **fase neonatal** (primeiros 28 dias após o nascimento) é um período de adaptações à vida extrauterina. O recém-nascido concentra energia para adquirir equilíbrio, estabilizando os primeiros sistemas corporais. A Tabela 9.4 destaca o desenvolvimento neonatal.

As atividades do recém-nascido são reflexivas e consistem, principalmente, em sugar, chorar, eliminar e dormir. Os reflexos cumprem uma função importante na capacidade de sobrevivência. O recém-nascido progride no seu desenvolvimento, partindo de uma gama de reflexos para um comportamento mais objetivado.

O ajuste às figuras paternas é a principal tarefa psicológica do recém-nascido. O **vínculo**, apego entre o genitor e o filho, começa quando ambos fazem o contato visual inicial. Esse vínculo é a base da confiança necessária para desenvolver futuras relações interpessoais.

Importância para a enfermagem

Imediatamente após o parto, é feita uma análise abrangente do recém-nascido. Os reflexos devem ser avaliados ao mesmo tempo, ou quando o recém-nascido estiver fisiologicamente estável.

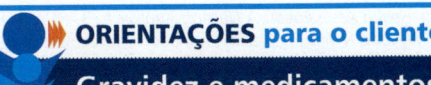

> **ORIENTAÇÕES para o cliente**
>
> **Gravidez e medicamentos**
>
> As gestantes devem verificar os rótulos de *todos* os medicamentos, principalmente os que são vendidos sem receita, com atenção especial aos efeitos em potencial sobre o feto. As mães devem questionar seu médico sobre a segurança de qualquer medicamento consumido durante a gravidez.

Logo depois do nascimento, incentive os pais a aconchegarem o bebê no colo, explique as habilidades intera-

Tabela 9.4 ■ Fase neonatal: crescimento e desenvolvimento

Dimensão	Características	Considerações de enfermagem
Fisiológica	O coração assume a função circulatória do cordão umbilical.	Avalie precisamente o *status* cardiovascular do recém-nascido.
	A troca gasosa muda da placenta para os pulmões.	Imediatamente após o nascimento, segure a cabeça do bebê mais baixo que o corpo para permitir a drenagem dos líquidos que podem bloquear as vias respiratórias.
	Os reflexos respiratórios são ativados segundos depois do nascimento.	Ressuscite imediatamente se a respiração espontânea não ocorrer.
	Os músculos do pescoço e dos ombros são fracos.	Segure a cabeça do recém-nascido.
	O mecanismo de regulação da temperatura é imaturo.	Para conservar o calor: • Seque o recém-nascido imediatamente após o nascimento e coloque-o em um berço quente. • Coloque uma touca na cabeça dele.
	A ossificação (processo de transformação da cartilagem em osso) está incompleta.	Proteja a fontanela anterior.
	A acuidade visual é ruim e, geralmente, o foco visual é rígido.	Ensine os pais a ficarem na frente do recém-nascido (22 cm a 30 cm do rosto dele) durante a comunicação.
Motora	Os reflexos direcionam a maioria dos movimentos.	Ensine os pais a reconhecerem os reflexos de proteção do recém-nascido.
	O recém-nascido a termo tem habilidade limitada de manter a cabeça ereta e é capaz de levantá-la ligeiramente quando de bruços.	Segure o pescoço e a cabeça do bebê ao levantá-lo.
Psicossocial	O choro é a forma de comunicação do recém-nascido. Existe um motivo para chorar.	Ensine aos pais a dinâmica do choro, para que não rotulem o recém-nascido de "manhoso" ou se achem pais não dedicados.
	O estabelecimento do vínculo começa logo após o nascimento.	Incentive-os a distinguirem os vários tipos de choro. Estimule-os a interagirem com o recém-nascido durante cada contato (alimentação, banho, trocas de fralda, no colo).
Cognitiva	Os recém-nascidos aprendem por meio de experiências sensoriais.	Incentive os pais a fornecerem estímulos sensoriais frequentes (tocar, falar, olhar nos olhos).
	A aprendizagem é reforçada em um ambiente que forneça estímulos sem bombardear o recém-nascido.	
	A aprendizagem ocorre por meio da exposição repetida aos estímulos.	

Dados adaptados de *Health Assessment: A Nursing Approach* (3. ed.), de J. Fuller e J. Schaller-Ayers, 2000, Filadélfia: Lippincott Williams & Wilkins. Copyright 2000 de Lippincott Williams & Wilkins; *Health Promotion Strategies through the Life Span* (8. ed.), de R. B. Murray e J. P. Zentner, 2008, Upper Saddle River, NJ: Prentice Hall. Copyright 2008 de Prentice Hall; *Wong's Nursing Care of Infants and Children* (8. ed.), de M. J. Hockenberry e D. Wilson, 2007, St. Louis, MO: Mosby Elsevier. Copyright 2007 de Mosby Elsevier.

▶ REFLEXÃO CRÍTICA

Mudanças na família

Quais são as mudanças típicas que ocorrem em uma família depois do nascimento de um bebê?

tivas dele e incentive o contato visual entre ele e os pais, mostrando-lhes como segurar a criança de frente.

Promoção do bem-estar A atividade de enfermagem mais importante para promover o bem-estar neonatal é a orientação. Outras intervenções de enfermagem que promovem o bem-estar neonatal são:

- Analisar continuamente o *status* fisiológico.
- Proporcionar um ambiente acolhedor.
- Monitorar o *status* nutricional.
- Proporcionar um ambiente limpo; ensinar aos pais que o recém-nascido precisa de um ambiente limpo, não estéril.
- Realizar exames de rastreamento; por exemplo, o de fenilcetonúria (PKU).
- Promover interação *precoce* entre o genitor e o recém-nascido.

Questões de segurança Uma vez que o recém-nascido depende totalmente de outras pessoas para cuidar de suas necessidades, a segurança é uma questão essencial. Um método importante para evitar acidentes é ensinar os pais a utilizarem a cadeira infantil. De acordo com a legislação atual, a criança deve ser transportada em uma cadeira aprovada sempre que viajar de carro.

SEGURANÇA
Cadeira infantil para veículos
O recém-nascido nunca deve ir do hospital para casa de carro, a menos que haja uma cadeira apropriada para transportá-lo.

De acordo com a Organização Mundial de Saúde (OMS, 2008a), as principais causas da morte de recém-nascidos no mundo são nascimento prematuro, peso baixo no nascimento e infecções. As infecções são um risco sério para a saúde do recém-nascido. O bebê nunca deve ficar perto de um portador de doença infecciosa. É essencial que a integridade da pele do recém-nascido seja mantida. Ensine aos pais a importância da limpeza da pele. A dermatite das fraldas, um problema dermatológico comum em recém-nascidos e bebês, é causada pela amônia da urina, que pode queimar e irritar a pele. Além da troca imediata da fralda úmida, o banho e os cremes protetores podem ajudar a evitar danos à pele.

FASE DA INFÂNCIA

A **infância** (do final do primeiro mês até o final do primeiro ano de vida) é um período de adaptação contínua, com o crescimento fisiológico rápido e o desenvolvimento psicossocial (Figura 9.2). A Tabela 9.5 apresenta um panorama do desenvolvimento do recém-nascido.

Importância para a enfermagem

O enfermeiro que cuida do bebê deve se concentrar na segurança, na prevenção de infecções e na orientação dos pais sobre como incorporar a criança à família. É essencial que os pais e outras pessoas que cuidam da criança conheçam os marcos desenvolvimentais. O atendimento de enfermagem envolve fornecer informações, apoio e reafirmação para os pais.

Promoção do bem-estar O enfermeiro promove o bem-estar infantil ensinando aos pais os conceitos de cresci-

ORIENTAÇÕES para o cliente
Os pais e o recém-nascido
Os pais precisam de informações sobre:
- Necessidades básicas do recém-nascido.
- Nutrição.
- Controle de infecções (principalmente no que diz respeito à higiene das mãos e troca de fralda).
- Cuidados com o umbigo.
- Incorporação do recém-nascido à família.
- Marcos do crescimento e do desenvolvimento, a fim de fornecer estímulos apropriados ao bebê e ter expectativas realistas em relação a ele.

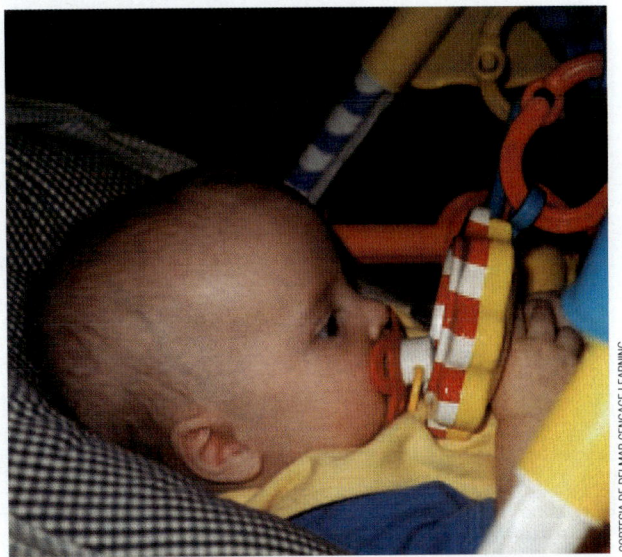

Figura 9.2 ■ Este bebê está explorando o mundo e se desenvolvendo nas dimensões fisiológica e cognitiva.

mento e desenvolvimento. Conhecer o comportamento esperado em cada idade orienta e reconforta os genitores. É comum os pais precisarem de orientação sobre nutrição, proteção contra infecções e sono.

CONSIDERAÇÕES CULTURAIS
Escolha como alimentar o bebê
Existem algumas sanções culturais em relação à amamentação, e algumas culturas consideram a alimentação com mamadeira símbolo de *status*. A mudança nas funções da mulher na sociedade americana afetou as práticas de amamentação. As práticas modernas desencorajam a amamentação e influenciam as mulheres a não amamentar por motivos sociais. Nos Estados Unidos, o uso de leite em pó tornou-se indicador de afluência, sofisticação, modernidade e liberdade (Spangler, 2009). Seja sensível à experiência e às normas culturais da cliente quando discutir a alimentação infantil.

Tabela 9.5 ■ Fase da infância: crescimento e desenvolvimento

Dimensão	Características	Considerações de enfermagem
Fisiológica	O crescimento físico é rápido. O peso do nascimento geralmente triplica até 1 ano de idade e a altura aumenta aproximadamente 22 cm.	Ensine aos pais as normas desenvolvimentais.
	Os sistemas corporais se movem na direção do amadurecimento.	Incentive os pais a fazerem os exames recomendados.
	A erupção dos dentes começa entre 4 e 6 meses.	
	O cérebro cresce rapidamente (atingindo quase metade do tamanho adulto).	
	Os olhos começam a focar.	Promova a estimulação visual.
Motora	O amadurecimento físico permite o desenvolvimento das habilidades motoras.	Informe aos pais as idades previstas para o desenvolvimento das várias habilidades motoras.
	Os reflexos primitivos são substituídos pelo movimento mais voluntário e direcionado a metas.	
	As habilidades motoras se desenvolvem rapidamente:	
	• 6 meses: rola voluntariamente.	
	• 8-10 meses: engatinha.	
	• 8 meses: senta-se sozinho.	
	A preensão dos objetos, que é reflexiva nos primeiros 2-3 meses, torna-se gradualmente voluntária.	
Psicossocial	*Freud:* fase oral	Incentive os pais a fornecerem objetos e brinquedos para a sucção e para o nascimento dos dentes.
	Busca a gratificação imediata das necessidades.	
	Sente prazer e conforto pela boca, pelos lábios e pela língua.	
	Erikson: confiança *versus* desconfiança	Motive-os a alimentarem de maneira imediata e coerente (sob demanda, e não segundo um cronograma fixo).
	O senso de si mesmo começa a se desenvolver.	
	Responde à voz dos pais.	
	A ansiedade de separação se desenvolve aproximadamente aos 6 meses.	Promova a confiança fornecendo o calor, a troca de fraldas e o conforto.
Cognitiva	*Piaget:* fase sensório-motora	Incentive os pais a fornecerem uma variedade de estímulos sensoriais: visual, sensorial, auditivo e tátil (por exemplo, móbiles coloridos, brinquedos musicais, bichos de pelúcia macios; esfregar e deslizar as mãos na pele do bebê e dar tapinhas).
	O bebê aprende interagindo com o ambiente.	
	O desenvolvimento da linguagem inclui balbuciar, repetir e imitar.	Incentive os pais a conversarem com o bebê e nomearem os objetos que estão no foco da atenção dele.
	Aos 8-10 meses fala "mama" e "papa".	
Moral	*Kohlberg:* fase pré-convencional	Os pais devem começar a ensinar (por meio do modelo) a diferença entre "certo" e "errado".
Espiritual	*Fowler:* fase da fé indiferenciada	Incentive os pais a modelarem os valores que querem que o bebê aprenda.

Dados adaptados de *Health Promotion Strategies through the Life Span* (8. ed.), de R. B. Murray e J. P. Zentner, 2008, Upper Saddle River, NJ: Prentice Hall. Copyright 2008 de Prentice Hall; *Wong's Nursing Care of Infants and Children* (8. ed.), de M. J. Hockenberry e D. Wilson, 2007, St. Louis, MO: Mosby Elsevier. Copyright 2007 de Mosby Elsevier.

Um fator importante para o bem-estar do bebê é fornecer nutrientes adequados de maneira afetuosa e coerente. Há determinados tipos de leite em pó que são indicados para bebês portadores de PKU, para bebês hipersensíveis à proteína ou com má absorção de gorduras. Os leites em pó à base de soja são indicados para bebês com intolerância à lactose ou alergia ao leite em pó comum. Geralmente, os bebês alimentados com leite em pó têm mais gordura subcutânea. O leite de vaca integral não é recomendado para bebês com menos de 1 ano. O leite humano e o leite em pó comum são mais fáceis de digerir (Figura 9.3).

Os alimentos sólidos são introduzidos aos 3 ou 4 meses de idade. O arroz é o primeiro alimento sólido a ser oferecido, porque causa menos respostas alérgicas.

Os bebês são particularmente vulneráveis às infecções, porque o sistema imune não está totalmente maduro.

A imunização é importante. O enfermeiro deve estimular a administração das imunizações recomendadas, que incluem a vacina conjugada pneumocócica (P7, P13) para impedir infecções por pneumococos (OMS, 2008b), e confirmar as vacinas que o bebê tomou. Consulte os apêndices para verificar a programação recomendada de imunização.

Em geral, os pais precisam de informações sobre os padrões de sono normais do bebê e como eles mudam com o amadurecimento. Para promover o sono, os pais devem:

- Reservar um quarto silencioso para o bebê.
- Programar as refeições e outras atividades durante os períodos em que ele está acordado, e não sonolento.
- Desenvolver consciência acerca dos períodos de sono e repouso individuais do bebê.
- Proporcionar medidas de conforto e segurança (por exemplo, balançar, cantar).
- Estabelecer horários rotineiros para o sono.

Questões de segurança A maioria das lesões e mortes de bebês está relacionada a acidentes em veículos motorizados. O uso coerente e adequado das cadeirinhas infantis é uma das medidas mais eficientes para garantir a segurança.

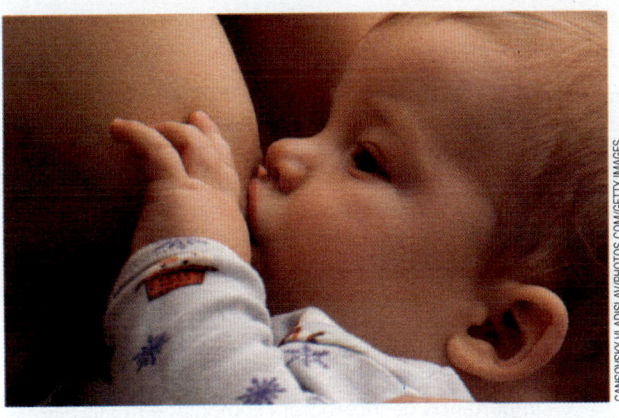

Figura 9.3 ▪ O leite materno é fácil de digerir e é o alimento preferencial para bebês no primeiro ano de vida.

CONTROLE DE INFECÇÕES

Higiene das mãos e cuidados com o bebê

É importante higienizar as mãos para evitar a transmissão de micro-organismos. Isso deve ser observado durante os cuidados dispensados ao bebê, cujo sistema imune ainda é imaturo.

FASE DA PRIMEIRA INFÂNCIA

A **fase de 1 ano a 3 anos** inicia, aproximadamente, entre 12 e 18 meses, quando a criança começa a andar sozinha, e termina perto dos 3 anos. A família promove o desenvol-

ORIENTAÇÕES para o cliente
A mamadeira

- Fique em uma posição confortável e coloque o bebê semirreclinado, aconchegado ao seu corpo.
- Nunca agite a mamadeira; isso pode resultar em engasgamento.
- Tome cuidado ao aquecer a mamadeira. Não esquente no micro-ondas, porque o líquido quente pode queimar a boca e a garganta.
- Evite usar a mamadeira como chupeta, pois isso pode prejudicar os dentes e abrir caminho para reações exageradas no futuro.

vimento da linguagem e ensina a utilização do banheiro. A criança torna-se mais independente, e os acessos de raiva ocorrem quando a autonomia é tolhida.

Essa fase costuma ser chamada de "os terríveis 2 anos". O uso frequente da palavra *não* pela criança é uma expressão do desenvolvimento da autonomia.

O enfermeiro influencia na qualidade da interação entre pais e filhos, quando ensina aos genitores os conceitos desenvolvimentais. Essa informação os ajuda a ter expectativas realistas em relação ao comportamento do filho. Impor limites auxilia no aprendizado da criança e fornece parâmetros para um comportamento seguro e socialmente aceitável. A Tabela 9.6 destaca o crescimento e o desenvolvimento da criança.

Importância para a enfermagem

Os enfermeiros que trabalham com crianças entre 1 ano e 3 anos devem ser sensíveis, porque nessa idade elas ficam ansiosas e com medo na presença de estranhos. Estabelecer a harmonia por meio de brincadeiras ajuda a aliviar a ansiedade.

ORIENTAÇÕES para o cliente
Prevenção de acidentes

- Para evitar acidentes em veículos: Use a cadeirinha e mantenha o bebê longe do trajeto de automóveis e outros veículos.
- Para evitar queimaduras: Mantenha o bebê afastado de aquecedores, lareiras, fogões e fósforos.
- Para proteger contra quedas: Mantenha as grades do berço sempre levantadas, nunca deixe a criança sozinha deitada sobre um móvel, use portões e barreiras para bloquear escadas.
- Para evitar afogamento: Nunca deixe o bebê sozinho perto da água (baldes, banheiras ou piscinas).
- Para evitar a eletrocução: Mantenha os fios elétricos fora do alcance do bebê e use protetores em todas as tomadas.
- Para evitar sufocamento: Observe atentamente o bebê enquanto ele explora o ambiente. Durante a fase oral, o bebê testa o ambiente e busca prazer pela boca. Os acidentes de aspiração são comuns, porque os bebês engasgam com objetos como botões e moedas.

Tabela 9.6 ■ Fase da primeira infância: crescimento e desenvolvimento

Dimensão	Características	Considerações de enfermagem
Fisiológica	O ritmo de crescimento torna-se mais lento. Aos 24 meses, o peso costuma ser quatro vezes maior que no nascimento. O cérebro cresce rapidamente. Os ossos das extremidades aumentam de comprimento. A prontidão fisiológica para o controle do intestino e da bexiga se desenvolve.	Ensine aos pais a necessidade de vitamina D, cálcio e fósforo. Explique o momento certo de orientar a criança para usar o banheiro, bem como a necessidade de ter coerência e paciência.
Motora	Aprende a andar, correr, subir escadas, pular, andar de triciclo e jogar bola.	Peça aos pais para analisarem a segurança no ambiente doméstico.
Psicossocial	*Freud:* fase anal Sente prazer com a contração e o relaxamento dos músculos esfíncteres. *Erikson:* fase de autonomia *versus* vergonha e dúvida.	Os pais devem evitar a ênfase excessiva no treinamento do uso do banheiro. Ensine os pais a incentivarem as tentativas de independência da criança (por exemplo, tentar se alimentar e se vestir sozinha).
Cognitiva	*Piaget:* fase pré-operacional Consegue seguir instruções simples. Tem processos de pensamento concretos. É capaz de prever eventos futuros. Tem curto alcance da atenção. Vê o eu como uma entidade separada. *Linguagem:* com cerca de 1 ano, a criança pode fazer sons de duas sílabas (por exemplo, mama, papa) Aos 3 anos, forma frases e tem um vocabulário de aproximadamente 900 palavras.	Ensine os pais a fornecerem uma instrução de cada vez. Use o calendário para mostrar a data de hoje e o número de dias até um evento significativo. Ensine aos pais a importância de chamar a criança pelo nome. Diga aos pais para conversarem com a criança frequentemente, mas evitarem falar como bebê.
Moral	*Kohlberg:* fase pré-convencional A criança aprende a distinguir o certo do errado.	Os pais devem ser coerentes ao estabelecer limites. Enfatize a importância de modelar o comportamento desejado para a criança.
Espiritual	*Fowler:* fase da fé intuitivo-projetiva	Ensine os pais a fornecerem respostas simples para perguntas sobre religião, Deus e igreja. Mostre a importância de incorporar cerimônias e rituais religiosos à vida diária.

Dados adaptados de *Health Promotion Strategies through the Life Span* (8. ed.), de R. B. Murray e J. P. Zentner, 2008, Upper Saddle River, NJ: Prentice Hall. Copyright 2008 de Prentice Hall; *Wong's Nursing Care of Infants and Children* (8. ed.), de M. J. Hockenberry e D. Wilson, 2007, St. Louis, MO: Mosby Elsevier. Copyright 2007 de Mosby Elsevier.

SEGURANÇA

Como ajudar um bebê engasgado

Nunca use a manobra de Heimlich em um bebê. Dê tapas nas costas e faça compressões no tórax para deslocar o objeto.

O medo e a ansiedade podem tornar negativa a experiência no hospital. O principal causador de estresse é a separação dos pais. O ambiente desconhecido também causa estresse na criança. O enfermeiro pode ajudar a reduzir a tensão, ensinando procedimentos à criança e aos pais. Pode-se reduzir a ansiedade por meio de brincadeiras.

Exames de saúde e imunizações regulares são essenciais no atendimento de saúde infantil. Envolva os pais durante os exames e as imunizações. Eles podem reduzir o estresse da criança, segurando-a no colo e falando calmamente quando o profissional de saúde estiver presente.

Promoção do bem-estar O ensino envolve a criança e os pais. Use a brincadeira para estabelecer uma relação satisfatória com a criança. A brincadeira é um processo valioso, porque é a principal maneira pela qual as crianças aprendem e se socializam. Ao ensinar, o enfermeiro deve ficar na altura dos olhos da criança e usar palavras que ela possa entender.

As infecções respiratórias são problemas de saúde comuns na infância, assim como as doenças provocadas por parasitas. Ensine medidas preventivas aos pais, por exemplo, lavagem frequente das mãos com sabonete antibacteriano. O enfermeiro sempre deve verificar as imunizações necessárias.

À medida que o crescimento se torna mais lento, as necessidades nutricionais mudam; isso significa que as crianças precisam de menos calorias que os bebês. A quantidade exigida de proteínas e líquidos também diminui (Hockenberry e Wilson, 2007). A maioria das crianças se torna seletiva em relação aos alimentos, por isso pode ser difícil fornecer cálcio e ferro suficientes. As crianças devem consumir em média 2 a 3 xícaras de leite diariamente, para garantir a quantidade adequada de cálcio. Beber mais de 1 litro de leite por dia aumenta o risco de desenvolver anemia, porque a criança se sente "cheia" e pode não querer outros alimentos (Hockenberry e Wilson, 2007). O enfermeiro pode assumir um importante papel no aconselhamento nutricional.

DICA Profissional

Atendimento de saúde para crianças

- Com calma, explique o que está sendo feito.
- Reduza a ansiedade com brincadeiras (por exemplo, demonstre o procedimento em uma boneca ou em um ursinho; deixe a criança mexer no equipamento, por exemplo, o estetoscópio, antes de usá-lo).
- Forneça instruções simples e breves.
- Conforte a criança depois de um procedimento dolorido.
- Incentive a participação ativa dos pais.

Questões de segurança Os acidentes (principalmente os que envolvem automóveis) são causas frequentes de incapacidade e morte entre crianças (Figura 9.4) (Edelman e Mandle, 2010). As informações sobre o uso de cadeirinhas para os recém-nascidos e bebês nos veículos também se aplicam às crianças maiores.

Outro tipo comum de acidente nessa fase envolve os brinquedos. À medida que a criança conquista novas habilidades (Figura 9.5), os pais devem reavaliar a segurança dos brinquedos e ambientes em que ela brinca.

Com o aumento da mobilidade e da curiosidade, as crianças de 1 ano a 3 anos são particularmente propensas ao envenenamento acidental. Dessa forma, os pais devem se valer de dispositivos de segurança na casa e observar a criança com atenção.

SEGURANÇA

Brinquedos para crianças de 1 ano a 3 anos

Os pais devem verificar os brinquedos quanto a:

- Adequação para a idade.
- Partes ou cantos afiados.
- Peças pequenas que podem ser engolidas.
- Tinta tóxica (por exemplo, à base de chumbo).
- Materiais inflamáveis ou tóxicos.
- Maneiras como os brinquedos são usados.

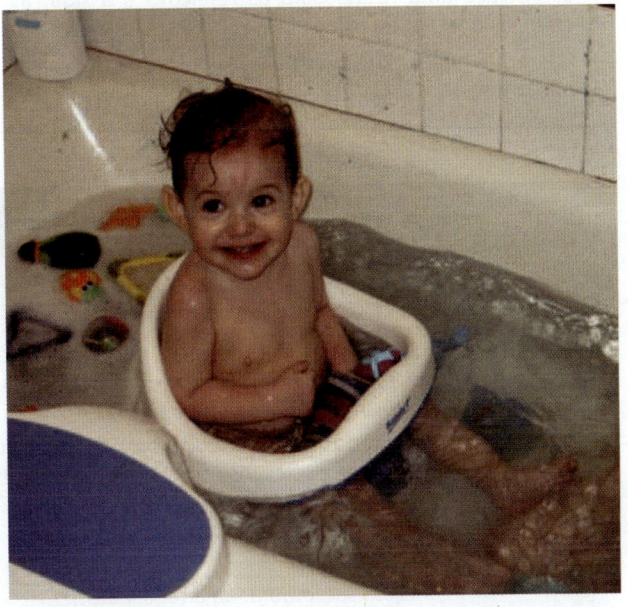

Figura 9.4 ■ Os pais devem observar as crianças com atenção e se valer de dispositivos de segurança para evitar acidentes – como é mostrado aqui, com o uso da cadeirinha para o banho.

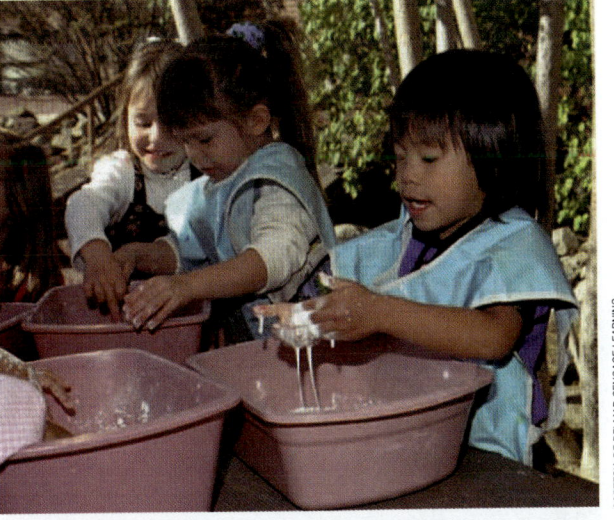

Figura 9.5 ■ Os pais devem se certificar de que todos os objetos com que a criança brinca são seguros, atóxicos e não inflamáveis.

ORIENTAÇÕES para o cliente
Nutrição da criança de 1 ano a 3 anos

- Evite usar os alimentos como recompensa, porque isso incentiva a alimentação excessiva.
- Não sirva porções grandes; a criança pode se sentir pressionada, resultando na recusa para comer.
- Espere padrões alimentares esporádicos (comer muito num dia e pouco no outro ou gostar de um alimento por vários dias e depois se recusar a consumi-lo).
- Evite intransigências no que se refere às refeições. É contraproducente estabelecer hábitos alimentares saudáveis para forçar uma criança a comer.
- Estabeleça uma rotina para as refeições e a siga; as crianças gostam de rituais.
- Ofereça lanches nutritivos para satisfazer os requisitos alimentares.

REFLEXÃO CRÍTICA
Estereótipos masculinos/femininos

A nossa sociedade rotula certas características como "masculinas" ou "femininas". Como você acha que esses estereótipos influenciam no desenvolvimento de meninos e meninas?

FASE PRÉ-ESCOLAR

O desenvolvimento dos 3 aos 6 anos é chamado de **fase pré-escolar**. Durante esse período, o crescimento físico torna-se mais lento, e o desenvolvimento psicossocial e cognitivo acelera. A Tabela 9.7 mostra os detalhes do desenvolvimento pré-escolar.

Nessa fase, a curiosidade aumenta e a criança torna-se mais capaz de se comunicar. Os pais devem observar que

Tabela 9.7 ■ Fase pré-escolar: crescimento e desenvolvimento

Dimensão	Características	Considerações de enfermagem
Fisiológica	Crescimento físico mais lento; o peso médio aos 5 anos é de 23 kg. O tamanho da cabeça se aproxima do tamanho da cabeça de um adulto.	
	Os dentes de leite (decíduos) nascem; perto dos 6 anos, caem e são substituídos pelos permanentes.	Ingere alimentos variados e faz refeições maiores.
Motora	As habilidades motoras finas se desenvolvem (por exemplo, sabe pular, jogar a bola com a mão sobre a cabeça, usar tesoura, amarrar sapatos).	Enfatize o ambiente seguro para as brincadeiras e a exploração. Elogie as tentativas de atividades independentes.
Psicossocial	*Freud:* fase fálica	
	O conflito de Édipo leva ao desenvolvimento do superego (consciência).	
	Erikson: fase da iniciativa *versus* culpa	O autocontrole é aprendido pela interação com os outros.
Cognitiva	*Piaget:* fase pré-operacional	Diga aos pais que as crianças dessa idade aprendem por meio da pergunta *por quê*.
	Vocabulário de mais de 2 mil palavras. A brincadeira baseia-se mais na realidade. Aumento na habilidade de se comunicar e se socializar com os colegas.	
Moral	*Kohlberg:* fase pré-convencional	Incentive os pais a ensinarem os valores básicos, servindo como modelo para o comportamento.
	A consciência começa a se desenvolver.	
	Tem medo de fazer coisas erradas e busca a aprovação dos pais.	Motive-os a elogiarem e aceitarem a criança de forma coerente.
Espiritual	*Fowler:* fase da fé intuitivo-projetiva	Ensinar por meio do exemplo é a melhor abordagem para uma criança dessa idade.
	Ainda não é capaz de entender os conceitos espirituais, mas imita o comportamento dos pais.	

Dados adaptados de *Health Promotion Strategies through the Life Span* (8. ed.), de R. B. Murray e J. P. Zentner, 2008, Upper Saddle River, NJ: Prentice Hall. Copyright 2008 de Prentice Hall; *Wong's Nursing Care of Infants and Children* (8. ed.), de M. J. Hockenberry e D. Wilson, 2007, St. Louis, MO: Mosby Elsevier. Copyright 2007 de Mosby Elsevier.

o uso frequente da pergunta "por que" é necessário para o desenvolvimento psicossocial e cognitivo.

O mundo da criança continua se expandindo além do ambiente doméstico. O pré-escolar usa a brincadeira para aprender e desenvolver relações.

Importância para a enfermagem

A brincadeira é uma ferramenta que pode ser usada pelo enfermeiro para ajudar a reduzir o medo e a ansiedade do pré-escolar. Ela ajuda a diminuir a tensão, aprender sobre o ambiente e incorporar expectativas socialmente definidas do comportamento (Figura 9.6).

Promoção do bem-estar É importante comunicar-se no nível de compreensão da criança, sem depreciá-la. Sempre que possível, inclua a criança nas decisões e atividades. Na fase pré-escolar, a criança começa a mostrar interesse pela saúde. Para promover o desenvolvimento de um estilo de vida saudável, o enfermeiro deve aproveitar esse fator para tornar o ensino da saúde divertido. A imunização é uma intervenção importante para o bem-estar do pré-escolar. Durante os exames, o enfermeiro deve verificar se as imunizações estão atualizadas.

Questões de segurança Os acidentes são as principais causas de morte entre as crianças pequenas. A imaturidade cognitiva, combinada com a avidez por explorar o ambiente, aumenta o risco de acidentes. Os pais devem entender a importância de ensinar à criança o significado da palavra *não*.

Acidentes comuns entre pré-escolares incluem os automobilísticos, as quedas, as queimaduras, as mordidas de animais, o afogamento e a ingestão de substâncias venenosas.

O enfermeiro deve ensinar os pais acerca da proteção contra riscos em potencial. As práticas de segurança aprendidas pelo pré-escolar são permanentes. É possível ensinar a prevenção de acidentes por meio de modelos de comportamento. Os pais que sempre usam o cinto de segurança se protegem e ensinam ao filho uma medida importante para prevenir acidentes.

> **ORIENTAÇÕES para o cliente**
> ### Promoção do bem-estar
> - Incentive estilos de vida saudáveis (atividades não sedentárias, refeições nutritivas).
> - Ensine medidas higiênicas apropriadas para a criança.
> - Agende exames regulares.
> - Mantenha as imunizações atualizadas.
> - Agende exames odontológicos; incentive a escovação diária e o uso do fio dental.
> - Ensine medidas de segurança.
> - Estabeleça padrões de sono.
> - Relate qualquer sintoma de doença ao profissional da saúde.

FASE ESCOLAR

Durante a **fase escolar** (dos 6 aos 10 anos), as mudanças físicas são lentas, uniformes e contínuas. A Tabela 9.8 fornece uma visão geral do crescimento e do desenvolvimento de uma criança nesse período.

O mundo da criança se expande imensamente. A participação em atividades escolares, esportes em equipe e brincadeiras aumenta sua rede social. À medida que a criança amadurece, a brincadeira se torna mais estruturada e menos espontânea. A comunicação aumenta e o vocabulário ampliado permite a expressão de pensamentos, necessidades e sentimentos.

As habilidades cognitivas da criança se expandem, e as atividades acadêmicas, desportivas e sociais estimulam a criatividade.

Importância para a enfermagem

Nessa fase, os problemas comuns de saúde são doenças secundárias, como infecções do trato respiratório superior, e acidentes. A orientação quanto à promoção da saúde é uma função importante ao cuidar de crianças que estão nessa fase.

Promoção do bem-estar O enfermeiro pode promover estilos de vida saudáveis entre as crianças em idade escolar. Essa é uma maneira econômica de ensiná-las a alcançar o bem-estar.

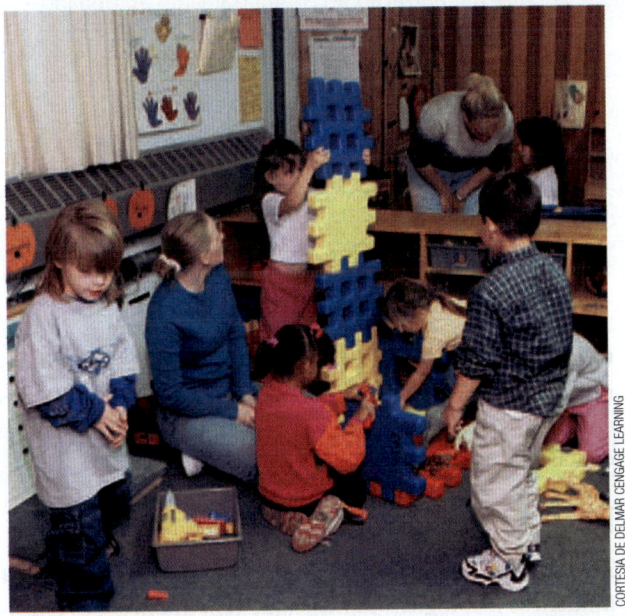

Figura 9.6 ■ A brincadeira é um meio importante para a socialização entre os pré-escolares.

Tabela 9.8 ■ Fase escolar: crescimento e desenvolvimento

Dimensão	Características	Considerações de enfermagem
Fisiológica	Crescimento físico estável (aproximadamente entre 1,5 kg e 3 kg e 5 cm e 8 cm por ano). O corpo tem forma geral mais magra. O amadurecimento do SNC está quase completo. Aos 12 anos, todos os dentes permanentes (exceto o segundo e o terceiro molares) estão presentes.	Informe aos pais a importância de uma dieta balanceada, para satisfazer as necessidades de crescimento. Higiene bucal diária (escovação e fio dental) e visitas regulares ao dentista. Troca da escova de dentes a cada três meses.
Motora	O controle motor continua se desenvolvendo. Menos dependente dos pais para as atividades da vida diária.	Incentive a participação em atividades físicas. Elogie as atividades independentes.
Psicossocial	*Freud:* fase da latência Os companheiros do mesmo sexo são os preferidos. *Erikson:* fase da diligência *versus* inferioridade Desenvolve iniciativa e autoestima, manifestada na escola e nos esportes. Menos dependente da família.	Para desenvolver um senso de confiança, incentive a criança a: • Participar de atividades individuais e em grupo. Incentive os pais a elogiarem os esforços da criança.
Cognitiva	*Piaget:* fase de operações concretas A capacidade de cooperar com os outros e considerar pontos de vista diversos leva a uma comunicação mais significativa. O raciocínio é lógico e racional. O pensamento abstrato ainda não está totalmente desenvolvido. O conceito do tempo se desenvolve: • Sabe a diferença entre passado e presente. • Aprende a ver as horas. É capaz de classificar, categorizar e ordenar objetos. Percebe a relação entre os objetos.	Incentive as atividades em grupo. Lembre-se do nível de compreensão da criança.
Moral	*Kohlberg:* fase convencional Entende o que é um comportamento inaceitável, mas pode precisar de ajuda para escolher entre o certo e o errado.	Incentive os pais a fornecerem limites coerentes. Enfatize a modelação do comportamento apropriado. Elogie o comportamento apropriado.
Espiritual	*Fowler:* fase mítico-literal Aceita a existência de uma deidade. As crenças são simbolizadas por histórias.	Incentive os pais a discutirem suas crenças. As histórias reforçam a compreensão dos conceitos espirituais.

Dados adaptados de *Health Promotion Strategies through the Life Span* (8. ed.), de R. B. Murray e J. P. Zentner, 2008, Upper Saddle River, NJ: Prentice Hall. Copyright 2008 de Prentice Hall; *Health Promotion throughout the Lifespan* (7. ed.), de C. L. Edelman e C. L. Mandle, 2010, St. Louis, MO: Mosby Elsevier. Copyright 2010 de Mosby Elsevier.

▶ SEGURANÇA

Acidentes e sequestro

- As crianças devem aprender as regras de segurança de brinquedos maiores (por exemplo, uso do equipamento de proteção; ver Figura 9.7).
- Os pais devem lembrar a criança do perigo de brincar perto do trânsito.
- Ensine a criança a tomar cuidado com estranhos, por causa da possibilidade de sequestro.

Questões de segurança As crianças em idade escolar costumam sofrer acidentes durante as brincadeiras. As lesões comuns se relacionam ao uso de trampolim, patins, skate e bicicleta.

FASE DA PRÉ-ADOLESCÊNCIA

A **pré-adolescência** (dos 10 aos 12 anos) é marcada por mudanças fisiológicas rápidas, que têm implicações psicológicas e sociais. A criança experimenta alterações hormonais que resultarão no início da **puberdade** (surgimento

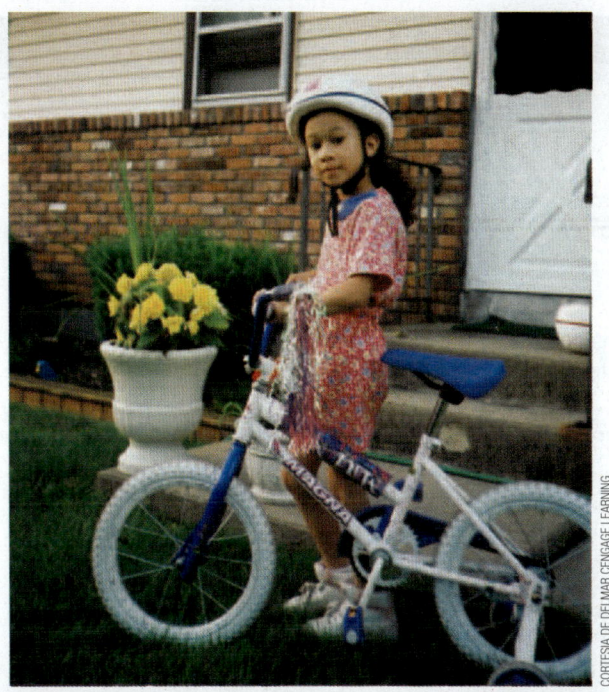

Figura 9.7 ▪ Equipamentos de segurança, como capacete, ajudam a evitar lesões.

Importância para a enfermagem

A sensibilidade é essencial para trabalhar com o pré-adolescente. Para aumentá-la, o enfermeiro deve usar uma abordagem sem julgamentos e atentar à linguagem corporal.

Promoção do bem-estar As informações sobre nutrição, atividade, repouso e mudanças fisiológicas são necessárias ao pré-adolescente. Esse cliente deve aprender sobre o estirão e sobre as mudanças sexuais e psicossociais que caracterizam essa fase da vida (Figura 9.8). A preparação do pré-adolescente para as mudanças iminentes promove a saúde física e emocional. Verifique se as imunizações estão atualizadas.

Questões de segurança O pré-adolescente corre risco de lesões durante brincadeiras e atividades esportivas.

Outros aspectos que necessitam de atenção são o desenvolvimento de um estilo de vida saudável, a prevenção do abuso de substâncias e a educação sexual.

Fase da adolescência

A **adolescência** (dos 13 aos 20 anos) começa com o início da puberdade. A pessoa passa pela transição de criança para adulto, período em que ocorrem muitas mudanças fisiológicas e um rápido crescimento. As mudanças rápidas não são apenas físicas; há também os ajustes psicossociais. A amizade torna-se muito importante (Figura 9.9). O estabelecimento do senso de identidade pessoal demanda do adolescente energia psíquica. Perguntas como "Quem sou eu?" e "O que é realmente importante?" são comuns.

Muitos adolescentes preocupam-se com a aparência. Sentir-se atraente pode causar distúrbios alimentares, como anorexia (inanição autoimposta que resulta na perda de 15% do peso corporal), bulimia (excesso alimentar episódico seguido de eliminação) ou obesidade (peso 20% ou mais acima do ideal).

> **DICA Profissional**
>
> **Relação entre o pré-adolescente e o enfermeiro**
>
> Para incentivar o pré-adolescente a fazer perguntas sobre questões relacionadas à saúde, o enfermeiro deve estabelecer uma relação de confiança.

Importância para a enfermagem

Ofereça apoio ao adolescente, dando-lhe informações sobre as transformações corporais que ocorrem durante essa fase. Incentive-o a dividir suas preocupações sobre sua saúde com os pais, mas respeite a decisão dele de não informar aspectos mais delicados. O sigilo do cliente e das pessoas que se relacionam com ele (parceiros sexuais) deve ser mantido.

---

das características sexuais secundárias). Geralmente, a puberdade ocorre mais cedo nas meninas que nos meninos – aproximadamente entre 9 e 10 anos para elas e entre 10 e 11 anos para eles (Edelman e Mandle, 2010). A Tabela 9.9 apresenta um panorama do desenvolvimento pré-adolescente.

Nas meninas, o desenvolvimento dos seios começa entre 10 e 11 anos. A liberação do estrógeno durante a puberdade estimula o desenvolvimento dessa parte do corpo. A **menarca** (primeiro período menstrual) ocorre cerca de 2 anos após o aparecimento dos seios. Os primeiros períodos menstruais costumam ser escassos e irregulares e a ovulação pode ou não ocorrer. Nos Estados Unidos, a média da idade da menarca diminuiu no século passado e, atualmente, é de 12,8 anos. Esse declínio deve-se, provavelmente, à melhora no *status* geral da saúde (Hockenberry e Wilson, 2007).

O ciclo menstrual envolve mudanças fisiológicas e psicológicas que ocorrem mensalmente. O ciclo da menina estabelece-se após os primeiros 6 a 12 meses. O enfermeiro deve lembrar que algumas meninas podem ter recebido informações incorretas ou inadequadas sobre a menstruação. Ao ensiná-la é preciso enfatizar as mudanças fisiológicas e emocionais, bem como a higiene pessoal.

Nos meninos pré-adolescentes, os primeiros sinais da puberdade são:

- Aumento dos testículos.
- Aumento do pênis.
- O escroto se torna mais vermelho e fino.
- Crescimento dos pelos púbicos.

Tabela 9.9 ■ Fase da pré-adolescência e da adolescência: crescimento e desenvolvimento

Dimensão	Características	Considerações de enfermagem
Fisiológica	*Mudanças fisiológicas:* O crescimento físico acelera e é acompanhado por mudanças na proporção do corpo. As extremidades crescem primeiro, depois o tronco e os quadris. *Mudanças endócrinas:* O hipotálamo estimula a pituitária a excretar as gonadotrofinas, causando a maturidade reprodutiva. As características sexuais primárias e secundárias se desenvolvem. O início da puberdade é evidenciado nas meninas por: • Desenvolvimento dos seios. • Crescimento dos pelos púbicos e axilares. • Menarca (primeira menstruação). • Aumento na estatura. O início da puberdade é evidenciado nos meninos por: • Desenvolvimento dos genitais. • Crescimento dos pelos faciais, púbicos e axilares. • Ejaculação noturna. • Aumento na estatura. • Engrossamento da voz. *Mudanças musculoesqueléticas:* Ossificação. A massa e a força muscular aumentam. *Mudanças dentárias:* Nascem os quatro últimos molares. *Mudanças tegumentares:* A pele se torna mais grossa e resistente. A ativação das glândulas sebáceas pode provocar acne. Os pelos púbicos aparecem.	Informe os pais e o adolescente sobre o estirão. Forneça informações e apoio em relação às mudanças sexuais. Incentive as atividades físicas e a ingestão adequada de cálcio. Continue a higiene bucal diária. Incentive o uso de protetor solar e a evitar uma exposição prolongada ao sol. Forneça apoio ao pré-adolescente com acne.
Motora	Completamente independente para proceder aos cuidados pessoais.	Incentive os pais a permitirem certa liberdade de expressão e escolha.
Psicossocial	*Freud:* fase genital *Erikson:* fase da identidade *versus* difusão dos papéis A principal tarefa é desenvolver o senso de identidade. Desenvolve-se uma nova imagem corporal. Observa-se a intimidade com o sexo oposto. O principal apoio vem do grupo de amigos. Frequentemente se rebela contra a autoridade do adulto.	Proporcione a educação sexual. Diga aos pais que a rebeldia é uma experiência desenvolvimental normal.
Cognitiva	*Piaget:* fase das operações formais A abordagem do pensamento é lógica, organizada e coerente. A maioria dos adolescentes pensa em termos de causa e efeito. Considera-se excepcional, especial e único, além de imune aos problemas. Tende a ser extremamente idealista. O pensamento egocêntrico (autocentrado) é comum, assim como a visão de si mesmo como onipotente.	O falso senso de imunidade ("Isso não acontece comigo") tem impacto no comportamento relacionado à saúde. Informe medidas de segurança quanto a: • Práticas sexuais. • Direção (não dirigir após ingerir álcool).

(continua)

Tabela 9.9 ■ Fase da pré-adolescência e da adolescência: crescimento e desenvolvimento *(continuação)*

Dimensão	Características	Considerações de enfermagem
Moral	*Kohlberg:* fase pós-convencional O adolescente tende a apoiar a moralidade ao determinar o certo e o errado. O adolescente começa a questionar e descartar o *status quo* e a escolher valores diferentes. A maturidade moral depende do contexto da situação e do relacionamento. O próprio raciocínio moral pode ser subjugado pela pressão dos amigos.	Esclareça os pais que o questionamento dos valores é normal. Ensine as capacidades de afirmação que o pré-adolescente pode usar ao se comunicar com os amigos.
Espiritual	*Fowler:* fase sintético-convencional O adolescente questiona valores e crenças.	A curiosidade em relação a outras crenças religiosas é normal.

Dados adaptados de *Health Promotion throughout the Lifespan* (7. ed.), de C. L. Edelman e C. L. Mandle, 2010, St. Louis, MO: Mosby Elsevier. Copyright 2010 de Mosby Elsevier.

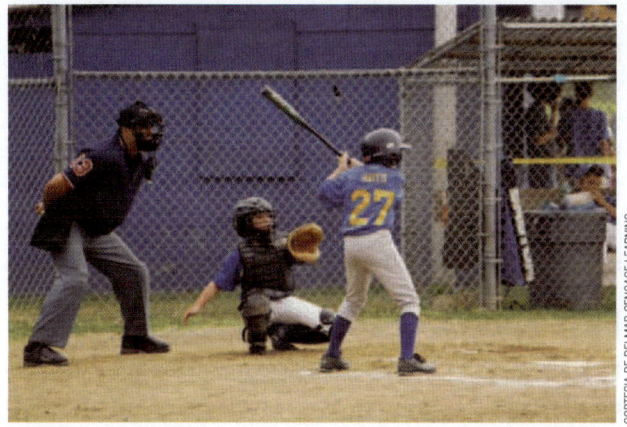

Figura 9.8 ■ A pré-adolescência é uma época de descoberta dos papéis desempenhados pelos sexos e do aumento da independência.

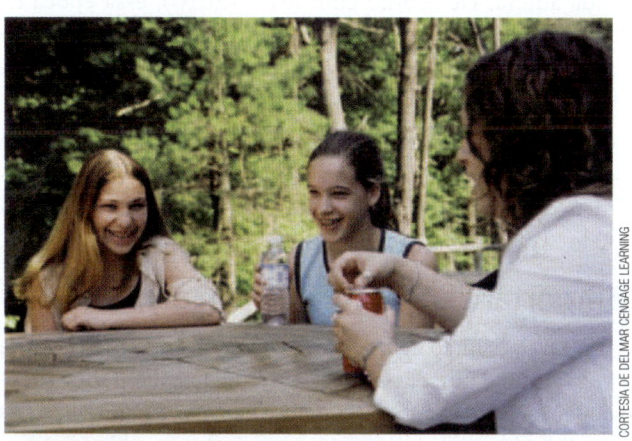

Figura 9.9 ■ A adolescência é uma época em que se desenvolvem relacionamentos entre grupos de amigos.

Promoção do bem-estar O bem-estar do adolescente é enfatizado principalmente pelo ensino. Os aspectos relacionados à saúde que devem ser abordados incluem nutrição, higiene, mudanças desenvolvimentais, educação sexual e prevenção contra abuso de substâncias. As informações são fornecidas pela American Academy of Pediatrics (AAP, 2008a).

Frequentemente, é o enfermeiro da saúde da família que esclarece aos adolescentes as mudanças físicas pelas quais estão passando.

Questões de segurança Comportamentos que não são saudáveis contribuem para as três principais causas de morte entre adolescentes: acidentes, homicídio e suicídio. O risco de acidentes aumenta porque o jovem:

- Adota um comportamento impulsivo.
- Sente-se invulnerável.
- Testa os limites.
- Rebela-se.

Como resultado, muitos passam a se comportar de forma perigosa: começam a fumar, a consumir álcool e outras drogas, dirigem de modo imprudente, têm relações sexuais sem proteção e tornam-se violentos.

Muitos problemas de saúde dos adolescentes se relacionam a comportamentos sexuais. Considere os seguintes fatos:

- O Center for Diseases Control (CDC) estima que aproximadamente 19 milhões de novas infecções sexualmente transmissíveis ocorrem por ano; cerca da metade entre pessoas de 15 a 24 anos. Meninas de 15 a 19 anos têm o mais alto índice de clamídia (CDC, 2007).
- Aproximadamente um terço das americanas engravida antes dos 20 anos. Em 2006, 435.427 bebês nasceram de mães entre 15 e 19 anos (CDC, 2008c).

> **DICA Profissional**
>
> **Trabalhando com adolescentes**
>
> - Para estabelecer uma relação de harmonia ao trabalhar com adolescentes, não faça julgamentos.
> - Trate o adolescente de maneira respeitosa e digna.
> - Evite ser condescendente ao se comunicar com adolescentes.
> - Para estabelecer uma relação colaborativa, trate o adolescente como participante ativo do atendimento de saúde.
> - Responda a todas as perguntas honestamente.
> - Seja sensível aos sinais não verbais. Os adolescentes costumam ter vergonha de iniciar uma discussão.
> - Lembre-se de que o grupo de amigos é de enorme importância para o adolescente; desenvolva atividades em ambientes de grupo.
> - Demonstre que aceita o adolescente, mesmo quando é preciso estabelecer limites.
> - Questionar a autoridade do adulto é normal na adolescência. Não leve isso para o lado pessoal. O enfermeiro que o faz se torna defensivo, perde a eficácia interpessoal e a credibilidade entre os adolescentes.

A gravidez na adolescência tem forte impacto nas famílias e comunidades. Os programas sociais que fornecem recursos para atender às necessidades das adolescentes grávidas estão diminuindo. Muitas dessas adolescentes ficam atreladas a um ciclo de fracasso na escola (ou desistência), a oportunidades limitadas de emprego e à pobreza.

É necessário informá-las, oferecer atendimento pré-natal especializado e um ambiente de apoio. O ensino deve enfatizar a prevenção de DSTs (doenças sexualmente transmissíveis), porque a gravidez é uma evidência de atividade sexual de alto risco (isto é, desprotegida). De acordo com a AAP (2007), 47,8% dos jovens (9º-12º ano escolar) do níveis fundamental e médio já tiveram relação sexual, e 61,5% usaram preservativo durante a relação mais recente. O enfermeiro que ensina as práticas de sexo seguro deve ser sensível às influências culturais sobre a atividade sexual.

O alto risco de suicídio é um problema de saúde crítico. O índice é mais alto nos meninos. Frequentemente, o suicídio é considerado a única alternativa para uma situação opressiva. O comportamento suicida pode se manifestar em razão da baixa autoestima, da falta de maturidade e do comportamento impulsivo.

A análise do potencial suicida deve envolver perguntas diretas sobre a existência de alguma intenção de se ferir ou se matar. A seguir, estão relacionados os sinais de risco de suicídio em adolescentes:

- Mudança nos hábitos alimentares e de sono.
- Redação de textos que falam sobre suicídio.
- Discussões sobre suicídio.

> **SEGURANÇA**
>
> **Prevenção do suicídio**
>
> - Nunca deixe o adolescente suicida sozinho.
> - A melhor arma contra o suicídio é a observação atenta.

- Comportamento agressivo.
- Abuso de substâncias.
- Perda de interesse por atividades agradáveis.
- Preocupação com a morte.
- Negligência em relação à higiene pessoal.
- Doação de objetos importantes para ele.
- Mudança acentuada na personalidade.
- Pistas verbais (por exemplo, "Você não terá mais de se preocupar comigo").
- Fadiga, cefaleia, dor de estômago.
- Isolamento social.

Quando alguém mostra sinais de tendência suicida, entre em contato com o profissional de saúde *imediatamente*. A maioria das comunidades tem um serviço telefônico especial para a prevenção de suicídio.

Outro problema de saúde significativo para muitos adolescentes é o abuso de substâncias. Uma maneira prejudicial de lidar com o estresse da adolescência é consumir álcool ou outras drogas.

O enfermeiro pode ajudar o adolescente a tomar decisões responsáveis sobre experimentar drogas.

FASE ADULTA

O crescimento físico se estabiliza durante o início da **fase adulta** (dos 21 anos até aproximadamente 40 anos). O adulto jovem ainda passa por mudanças físicas e emocionais, porém em um ritmo mais lento que os adolescentes. A Tabela 9.10 retrata o desenvolvimento dos adultos jovens. É um período de transição da adolescência para a vida adulta. De acordo com Estes (2010), essa época de separação e independência leva a novos compromissos e responsabilidades em relação aos papéis e às relações de trabalho, sociais e familiares (Figura 9.10).

A gravidez é comum em muitas mulheres nessa fase. Essa é uma época de transição e ajustes no estilo de vida. As mulheres passam por mudanças no autoconceito durante a gravidez e podem precisar da reafirmação de que isso é normal.

Importância para a enfermagem

Em geral, o início da fase adulta é a época mais saudável da vida de uma pessoa. Como consequência, há pouca preocupação com a saúde, e o bem-estar não é valorizado. As medidas preventivas se encaixam em duas categorias:

- Desenvolvimento de comportamentos que promovam a saúde (por exemplo, modificação no estilo de vida).
- Prevenção de acidentes, lesões e violência.

Tabela 9.10 ■ Fase adulta: crescimento e desenvolvimento

Dimensão	Características	Considerações de enfermagem
Fisiológica	*Mudanças fisiológicas:* O crescimento físico estabiliza. A função física está em um nível ideal e, provavelmente, há menos preocupação com a saúde. O amadurecimento dos sistemas corporais está completo. *Mudanças cardiovasculares:* Os homens tendem a apresentar nível de colesterol mais alto que as mulheres. *Mudanças gastrointestinais:* Depois dos 30 anos, os sucos digestivos diminuem. *Mudanças musculoesqueléticas:* Aproximadamente aos 25 anos, o crescimento esquelético está completo. *Mudanças reprodutivas:* *Mulheres:* dos 20 aos 30 anos é o período ideal, fisicamente, para a reprodução. *Homens:* a partir dos 24 anos, os hormônios masculinos diminuem lentamente (não afeta a capacidade reprodutiva).	Ensine a importância de comportamentos que promovam a saúde. Incentive o estilo de vida saudável.
Psicossocial	*Erikson:* fase da intimidade *versus* isolamento Envolve-se em um trabalho produtivo. Desenvolve relacionamentos íntimos.	Enfatize a necessidade do apoio social à medida que a pessoa assume novas funções. Forneça informações sobre educação sexual, incluindo a prevenção de DSTs.
Cognitiva	*Piaget:* fase das operações formais As habilidades de solução de problemas são realistas. Manifesta menos egocentrismo. Muitos se envolvem na educação formal.	
Moral	*Kohlberg:* fase pós-convencional O certo e o errado são definidos em relação a crenças e princípios pessoais.	Respeite o sistema de valores e crenças da pessoa.
Espiritual	*Fowler:* fase da fé individual-reflexiva Assume a responsabilidade pelas próprias crenças.	Incentive o apoio espiritual.

Dados adaptados de *Health Promotion throughout the Lifespan* (7. ed.), de C. L. Edelman e C. L. Mandle, 2010, St. Louis, MO: Mosby Elsevier. Copyright 2010 de Mosby Elsevier.

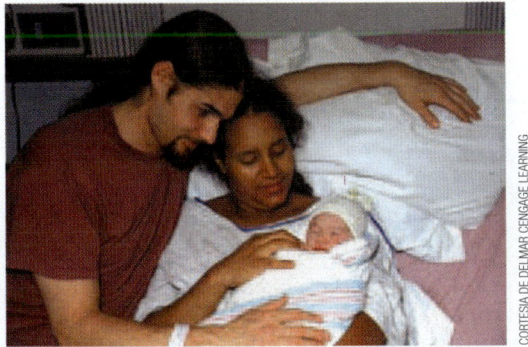

Figura 9.10 ■ A vida adulta é uma fase de novas responsabilidades e compromissos; isso inclui iniciar uma família.

▶ REFLEXÃO CRÍTICA

Adolescentes sexualmente ativos

Como você atenderia um adolescente sexualmente ativo, se achasse que o comportamento dele é imoral ou "errado"? É ético tentar mudar os valores dele, para que se ajustem aos seus? Você deve mudar seus valores para se adaptar aos valores do cliente?

Ao ensinar e aconselhar, o enfermeiro cumpre um importante papel em cada uma dessas áreas da promoção da saúde. Outros assuntos a serem abordados pelo enfermeiro são o aconselhamento vocacional e a estabilização de relacionamentos.

Promoção do bem-estar As decisões tomadas pelos jovens adultos afetam o *status* da saúde. Frequentemente, eles correm riscos excessivos e tornam-se suscetíveis a acidentes, suicídio ou homicídio (Edelman e Mandle, 2010). Direção imprudente, dirigir sob o efeito de drogas e praticar sexo sem proteção são exemplos que demonstram falta de medo de muitos adultos jovens. Algumas infecções sexualmente transmissíveis resultam em disfunção reprodutiva. O enfermeiro deve ensinar as mulheres a realizarem o autoexame das mamas (AEM) mensalmente e os homens devem aprender a realizar o autoexame testicular (AET). O enfermeiro deve confirmar se a imunização contra tétano/difteria (Dt) está atualizada.

Questões de segurança O banho de sol é um risco para muitos jovens adultos. A exposição à radiação solar direta ou à luz usada no bronzeamento artificial está diretamente relacionada ao câncer de pele. Segundo a American Cancer Society (2008), anualmente, são diagnosticados mais de 1 milhão de novos casos de câncer de pele da célula escamosa e basal. O enfermeiro pode ensinar como se expor ao sol de modo seguro.

FASE DA MEIA-IDADE

A **meia-idade** (dos 40 aos 65 anos) é caracterizada pela produtividade e pela responsabilidade. Muitas mudanças fisiológicas ocorrem durante esse período. A Tabela 9.11 lista as principais mudanças sofridas por uma pessoa de meia-idade. A maioria das atividades envolve a família e o trabalho; o sucesso é medido pela vida familiar e pelas conquistas profissionais.

A principal tarefa desenvolvimental dessa fase envolve o conflito da generatividade (sensação de contribuir com a sociedade) *versus* estagnação (sensação de falta de significado na vida). Uma pessoa que consegue resolver esse conflito desenvolvimental aceita as mudanças relacionadas à idade.

Tabela 9.11 ▪ Fase da meia-idade: crescimento e desenvolvimento

Dimensão	Características	Considerações de enfermagem
Fisiológica	*Mudanças cardiovasculares:* Capacidade de atividade física reduzida. Os vasos sanguíneos perdem a elasticidade. Possível ocorrência de hipertensão (pressão alta), doença coronariana e acidente vascular cerebral ("derrame").	Incentive o indivíduo a manter-se fisicamente ativo. Fale sobre as modificações no estilo de vida relacionadas à saúde cardiovascular: • Parar de fumar. • Evitar o fumo passivo. • Adotar comportamento alimentar saudável (redução de gorduras e colesterol). • Praticar atividades físicas.
	Mudanças neurológicas: Sensação de calor e frio comprometida.	Explique as mudanças relacionadas ao envelhecimento. Ensine medidas de segurança em relação à: • Exposição ao sol. • Sensibilidade ao calor e lesão pelo frio.
	Mudanças gastrointestinais: Motilidade gastrointestinal mais lenta resulta em constipação.	Ensine a: • Aumentar a ingestão de fibras; beber mais líquido. • Manter a atividade física. Ensine quais são os indícios de desidratação. Mostre como manter a ingestão adequada de líquidos.
	Mudanças geniturinárias: As unidades de néfrons diminuem de tamanho; há redução no suprimento sanguíneo para os rins.	
	Mudanças integumentares: As rugas se desenvolvem. O cabelo torna-se mais fino e grisalho.	Avalie as alterações na imagem corporal. Ouça sem julgar.
	Mudanças musculoesqueléticas: Diminuição na massa e densidade óssea. Pode ocorrer ligeira perda de altura (2 cm a 10 cm).	Ensine sobre: • Necessidade de aumentar a ingestão de cálcio. • Redução do consumo de cafeína e álcool. • Efeitos do estilo de vida sedentário sobre a osteoporose.

(continua)

Tabela 9.11 ■ Fase da meia-idade: crescimento e desenvolvimento *(continuação)*

Dimensão	Características	Considerações de enfermagem
	Diminuição generalizada no tônus muscular; a aparência torna-se "flácida" e a agilidade diminui, levando a risco elevado de lesão. *Mudanças endócrinas:* Produção reduzida de enzimas e aumento do ácido clorídrico, ocasionando indigestão e arrotos. *Mudanças reprodutivas:* *Mulheres:* Produção de estrógeno e progesterona termina na menopausa. Características sexuais secundárias regridem (diminuição no tamanho das mamas, perda dos pelos púbicos). A secreção vaginal diminui.	Instrua sobre a necessidade da postura correta (principalmente quando sentado, durante o exercício) e a ingestão adequada de líquidos. Ensine a necessidade da atividade física. Instrua o cliente a: • Não ingerir alimentos apimentados ou fritos. • Evitar comer 2 horas antes de dormir. Ensine as mudanças sexuais/reprodutivas relacionadas à idade.
	Homens: O nível de testosterona diminui, assim como a quantidade de esperma viável. A energia sexual diminui e há certa demora para atingir a ereção, porém ela dura mais tempo. A adaptação às doenças crônicas e os problemas sexuais podem diminuir a autoestima.	Incentive o comportamento sexual responsável. Ensine medidas para prevenir infecções sexualmente transmissíveis.
Psicossocial	*Erikson:* fase da generatividade *versus* estagnação Aqueles que conquistaram a generatividade se sentem bem e à vontade com a própria vida. Envolvem-se em atos altruístas (trabalho voluntário). O papel desempenhado na família pode mudar (começa a cuidar dos pais idosos, torna-se avô).	Forneça apoio à medida que o envelhecimento ocorre. Incentive o envolvimento nas atividades da comunidade. Explique a necessidade de cuidar de si mesmo enquanto cuida dos outros.
Cognitiva	*Piaget:* usa todas as fases, dependendo da tarefa. Capaz de refletir sobre o passado e prever o futuro. O tempo de reação diminui. A capacidade de aprendizagem permanece na pessoa motivada.	Incentive o cliente que volta a estudar ou participa de outras atividades intelectualmente estimulantes.
Moral	*Kohlberg:* fase pós-convencional	Não julgue ao discutir valores.
Espiritual	*Fowler:* fase da fé conjuntiva O adulto de meia-idade é capaz de apreciar as crenças dos outros. É menos dogmático em relação às próprias crenças. A religião é fonte de conforto.	Incentive o apoio espiritual. Se o cliente desejar, encaminhe-o ao clérigo.

Dados adaptados de *Health Promotion throughout the Lifespan* (7. ed.), de C. L. Edelman e C. L. Mandle, 2010, St. Louis, MO: Mosby Elsevier. Copyright 2010 de Mosby Elsevier; *Health Assessment: A Nursing Approach* (3. ed.), de J. Fuller e J. Schaller-Ayers, 2000, Filadélfia: Lippincott Williams & Wilkins.

A avaliação da vida pode levar à crise da meia-idade, principalmente se a pessoa sentir que não houve muitas conquistas ao longo da vida ou que suas expectativas não foram satisfeitas.

Importância para a enfermagem

Os adultos de meia-idade constituem quase metade da população americana (Edelman e Mandle, 2010). A geração *baby boomer* entrou nessa fase e há necessidade de mais enfermeiros para cuidar desses indivíduos.

> **ORIENTAÇÕES para o cliente**
>
> **Cuidados pessoais na meia-idade**
>
> Os cuidados pessoais nessa fase incluem:
> - Nutrição, exercício e manutenção do peso.
> - Controle do estresse.
> - Recomendação de exames de rastreamento (colesterol, exame de próstata, mamografia, papanicolau).
> - Mudanças relacionadas ao envelhecimento.

Ajude esse cliente a melhorar a saúde, identificando fatores de risco e promovendo uma intervenção precoce. Para os adultos de meia-idade, os principais fatores de risco são comportamentais e ambientais, portanto podem ser mudados. O auxílio a esse cliente para mudar comportamentos não saudáveis permite que o enfermeiro trabalhe individualmente ou em grupo.

Promoção do bem-estar Incentive os adultos de meia-idade a assumir mais responsabilidade pela própria saúde, recebendo a imunização contra a gripe e pneumococos, conforme recomendado pelo médico. Confirme se a imunização contra tétano/difteria (Dt) está atualizada.

Questões de segurança A meia-idade é uma época em que práticas prejudiciais à saúde ao longo da vida (como tabagismo, sedentarismo e alcoolismo) começam a mostrar seus efeitos adversos. A reversão dessas práticas pode melhorar muito o *status* da saúde. Os riscos de saúde ocupacional são outro problema significativo.

Muitos indivíduos de meia-idade têm mais tempo livre para praticar atividades físicas, o que pode resultar em risco elevado de lesões (Figura 9.11).

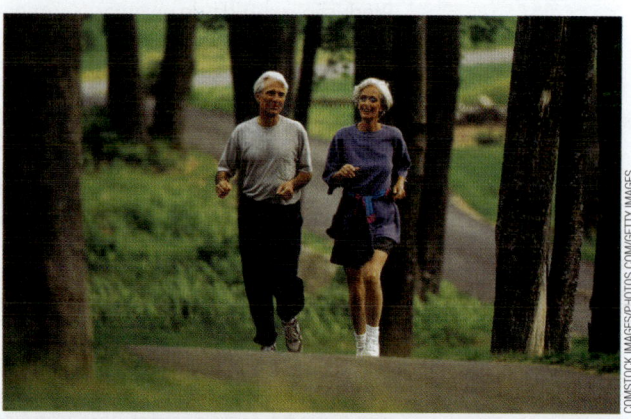

Figura 9.11 ■ Atividades saudáveis, como correr, aumentam o bem-estar do adulto de meia-idade.

FASE DA VELHICE

A **velhice** é a fase que vai dos 65 anos até a morte. A Tabela 9.12 apresenta uma visão geral do crescimento e do desenvolvimento do idoso. A Tabela 9.13 lista os distúrbios comuns nessa fase.

O CDC (2008) estima que em 2030, o número de idosos norte-americanos atingirá o dobro do atual, chegando a 71 milhões. Isso representará cerca de 20% da população dos Estados Unidos. De acordo com o CDC (2008b), "um

Tabela 9.12 ■ Fase da velhice: crescimento e desenvolvimento

Dimensão	Características	Considerações de enfermagem
Fisiológica	*Mudanças respiratórias:* Os músculos respiratórios perdem a flexibilidade, reduzindo a capacidade pulmonar. A eficácia do mecanismo de tosse diminui. Os alvéolos engrossam e diminuem de número e tamanho. A troca gasosa é menos eficaz. Mudanças estruturais no esqueleto do tórax, como a cifose, podem reduzir a expansão do diafragma.	Ensine a importância da imunização contra a gripe e pneumococos. Avalie os sons pulmonares, a eficiência do mecanismo de tosse, a oximetria de pulso e a necessidade da oxigenoterapia. Monitore os sinais de angústia respiratória.
	Mudanças cardiovasculares: O débito cardíaco diminui. A frequência cardíaca torna-se mais lenta. O fluxo sanguíneo para todos os órgãos diminui.	Planeje e incentive a verificação regular da pressão arterial. Monitore os sinais de retenção de líquidos e insuficiência arterial e venosa. Avalie o pulso apical e periférico.

(continua)

Tabela 9.12 ■ Fase da velhice: crescimento e desenvolvimento (continuação)

Dimensão	Características	Considerações de enfermagem
Fisiológica	A elasticidade arterial diminui, causando um aumento na resistência periférica e um leve aumento na pressão sistólica e diastólica.	Ensine o cliente a limitar a ingestão de gordura, colesterol, sódio e álcool. Recomende um programa para parar de fumar.
	Mudanças neurovasculares:	
	O número de neurônios diminui.	Monitore o *status* geral da saúde.
	Produção reduzida de neurotransmissores.	Avalie as mudanças cognitivas.
	O fluxo sanguíneo cerebral e a utilização de oxigênio diminuem.	Analise fatores de risco de acidente vascular cerebral.
	Mudanças sensoriais:	
	Visão:	
	As glândulas lacrimais secretam menos fluido, causando desidratação e coceira.	Incentive exames oftalmológicos regulares.
	O cristalino torna-se menos flexível, causando a presbiopia, e torna-se amarelo, resultando na percepção distorcida da cor.	Verifique se o cliente usa óculos quando necessário.
	A acomodação do tamanho da pupila diminui.	
	As mudanças no humor vítreo tornam a visão embaçada.	Incentive exames auriculares regulares por um audiologista.
	Audição:	
	A produção de cerume (cera de ouvido) aumenta.	Analise a dor de ouvido, drenagem e impactação de cerume.
	O número de neurônios na cóclea diminui e o suprimento sanguíneo também, causando degeneração da cóclea e dos ossículos.	Verifique se o cliente usa aparelho auditivo quando necessário.
	Mudanças gastrointestinais:	
	O índice de doença periodontal aumenta e o esmalte dos dentes afina.	Inspecione a boca regularmente, para verificar sinais de problemas dentários.
	A eficácia do reflexo de vômito diminui.	Analise o *status* nutricional e o reflexo de vômito.
	O peristaltismo do esôfago torna-se mais lento e pode ocorrer hérnia de hiato.	Ensine o cliente a evitar o uso excessivo de laxantes.
	O esvaziamento gástrico torna-se mais lento e a peristalse diminui.	Discuta a importância das fibras na alimentação, bem como do exercício físico, para a atividade regular do intestino.
	O tamanho mais lento do fígado e as enzimas diminuem, tornando o metabolismo de fármacos.	
	Mudanças no sistema urinário:	
	O índice de filtragem glomerular diminui, resultando na redução da eliminação renal dos fármacos.	Monitore a ingestão e saída de líquidos.
	A capacidade da bexiga diminui.	Analise o controle da bexiga e implemente um programa apropriado, se necessário.
	A capacidade de conservação do sódio diminui.	Ensine e incentive o cliente a esvaziar a bexiga a cada 3 a 4 horas.
	Os músculos da bexiga e perineais enfraquecem.	Ofereça absorventes no caso de incontinência.
	A próstata pode aumentar.	
	Mudanças tegumentares:	
	A pele torna-se mais fina e menos elástica. As rugas se desenvolvem.	Verifique a ingestão adequada de proteínas e fluidos para promover a integridade da pele.
	Redução da capacidade dos melanócitos de produzirem pigmentação uniforme, resultando nas "manchas da idade".	Analise o cliente quanto ao risco de formação de úlcera de pressão.
	As glândulas écrinas, apócrinas e sebáceas diminuem de tamanho, número e função, resultando em pele seca e coceira.	
	A regulação da temperatura corporal diminui.	

(continua)

Tabela 9.12 ▪ Fase da velhice: crescimento e desenvolvimento (*continuação*)

Dimensão	Características	Considerações de enfermagem
	O fluxo sanguíneo capilar diminui. A produção de melanina diminui, o que faz surgir cabelos brancos. O crescimento dos pelos faciais ocorre acima do lábio e no queixo.	
	Mudanças musculoesqueléticas: Ocorre a desmineralização óssea. As articulações passam por mudanças degenerativas. A massa e a elasticidade muscular diminuem.	Verifique a ingestão de cálcio, proteína e vitamina D. Ensine, incentive e ajude o cliente a adotar programas de exercícios adequados para a capacidade dele. Ensine ao cliente e aos cuidadores as medidas para reduzir o risco de quedas e fraturas.
	Mudanças endócrinas: Ocorrem alterações na produção e recepção de hormônios. As mudanças na tireoide diminuem a taxa metabólica basal. O nível de glicose sanguínea pode aumentar em razão da liberação mais lenta da insulina pelas células beta do pâncreas.	Monitore sinais e sintomas de hipotireoidismo e de hipertireoidismo. Verifique sinais e sintomas de hipoglicemia e de hiperglicemia.
	Mudanças reprodutivas: *Mulheres:* A produção de estrógeno diminui com o início da menopausa (cessação da menstruação). Útero, ovários e colo uterino diminuem de tamanho. O revestimento da vagina torna-se mais fino e as secreções vaginais diminuem. O tecido mamário diminui.	Ensine e incentive o autoexame mensal das mamas. Incentive exames ginecológicos anuais.
	Homens: A produção de testosterona diminui. A contagem de esperma e a viscosidade do fluido seminal diminuem. A próstata pode aumentar. A impotência pode se manifestar.	Ensine e incentive o autoexame testicular mensal; faça o mesmo em relação ao exame retal da próstata.
Psicossocial	*Erikson:* fase da integridade *versus* desespero Aceita a própria vida como é. Cria um senso de valor ao ajudar os outros.	Procure os conselhos do idoso. Identifique e use os pontos fortes dele. Incentive a recordação. Incentive a socialização.
Cognitiva	*Piaget:* fase das operações formais Nenhum declínio no QI é associado ao envelhecimento. O tempo de reação torna-se mais lento. *Memória:* Curto prazo: a capacidade de lembrar diminui. Longo prazo: a capacidade permanece inalterada.	Permita tempo para as respostas. Observe a confusão induzida pela medicação.
Moral	*Kohlberg:* fase pós-convencional Toma decisões morais conforme os próprios princípios e crenças.	Apoie as decisões. Respeite os valores, mesmo que diferentes dos seus.

(*continua*)

Tabela 9.12 ▪ Fase da velhice: crescimento e desenvolvimento (continuação)

Dimensão	Características	Considerações de enfermagem
Espiritual	*Fowler:* fase da universalização Geralmente se mostra satisfeito com as próprias crenças espirituais e tende a agir de acordo com elas.	Ouça com atenção para determinar as necessidades espirituais. Reconheça as perdas e incentive o tempo adequado de luto.

Dados adaptados do Women's Health: *Health Promotion throughout the Lifespan* (7. ed.), de C. L. Edelman e C. L. Mandle, 2010, St. Louis, MO: Mosby Elsevier. Copyright 2010 de Mosby Elsevier; *Health Promotion Strategies through the Life Span* (8. ed.), de R. B. Murray e J. P. Zentner, 2008, Upper Saddle River, NJ: Prentice Hall. Copyright 2008 de Prentice Hall.

Tabela 9.13 ▪ Distúrbios comuns no idoso

Respiratório	Infecção do trato respiratório (ITR) Doença pulmonar obstrutiva crônica (DPOC) Tuberculose (TB)	*Urinário*	Incontinência Infecções do trato urinário
Cardiovascular	Doença vascular periférica (DVP) Hipertensão Insuficiência cardíaca congestiva crônica (ICCC)	*Tegumentar*	Câncer de pele Úlceras de pressão Herpes zoster (cobreiro)
Neurovascular	Demência Mal de Alzheimer Depressão Ataque isquêmico transitório	*Musculoesquelético*	Osteoporose Artrite degenerativa Fratura de quadril
Sensorial	Presbiopia Catarata Glaucoma Comprometimento auditivo	*Endócrino*	Diabetes melito tipo 2 Hipotireoidismo/hipertireoidismo
Gastrointestinal	Distúrbios dentários Constipação Desidratação Nutrição excessiva/deficitária	*Reprodutivo*	*Mulheres:* Câncer de mama Prolapso uterino *Homens:* Hipertrofia prostática benigna (HPB) Impotência

enfoque aprimorado na promoção e preservação da saúde dos idosos é essencial, se quisermos tratar eficientemente os desafios econômicos e de saúde da sociedade que está envelhecendo" (p. 1). As demandas associadas ao atendimento de longo prazo representam um dos maiores desafios para os recursos pessoais/familiares e públicos (CDC, 2003).

Os idosos têm várias tarefas psicossociais a realizar, incluindo:

- Aceitar a própria vida como é (consulte o Mapa Conceitual 9.1)
- Realizar atividades significativas.
- Ajustar-se às mudanças relacionadas ao envelhecimento e à saúde.
- Lidar com as mudanças e perdas.
- Preparar-se para a morte.

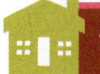

ASSISTÊNCIA MÉDICA COMUNITÁRIA/DOMICILIAR

Incentive o idoso a tornar o ambiente de sua casa mais seguro:

- Garantindo a iluminação adequada.
- Eliminando os tapetes soltos.
- Desobstruindo os trajetos por onde anda.
- Instalando corrimão na escada.
- Instalando apoios na banheira e no chuveiro.

Cenário do cliente

Homem de 65 anos com esquizofrenia precisa cumprir as tarefas de crescimento e desenvolvimento para a sua idade

Análise

O cliente aceita a própria vida como é?
Orgulho do trabalho atual e do papel na família
O cliente expressa senso de valor ao ajudar os outros?
Contato mínimo com os outros, exceto por meio do trabalho
O cliente participa de atividades significativas?
Frequenta a igreja, trabalha, lê e escreve
O cliente expressa adaptação aos problemas de saúde?
O declínio físico afeta a capacidade de manter o trabalho e cuidar de si mesmo
Como o cliente lida com as mudanças e perdas?
Não se sente mais seguro em casa
O cliente fez planos para a própria morte?
Desconhecido
O QI mudou?
Desconhecido; a irmã ajuda em algumas tarefas
O tempo de reação está mais lento?
É possível que tenha de se aposentar em razão do declínio físico
Analise a memória de curto e longo prazo
Nenhuma mudança identificada
O cliente expressa princípios e crenças morais coerentes?
Frequenta a igreja regularmente
O cliente expressa satisfação com as crenças espirituais?
Frequenta a igreja regularmente
O ambiente de casa é seguro?
Lesão recente ao pedir esmola, diz que não se sente seguro, mora em uma área com alto índice de criminalidade

Diagnóstico de enfermagem

Em virtude do declínio físico, risco de alteração no cumprimento das tarefas de crescimento e desenvolvimento relacionadas ao envelhecimento

Resultado

Tarefas de crescimento e desenvolvimento cumpridas, conforme evidenciado por:
1. Aceita a vida como é
2. Mantém o nível atual de saúde física e cognitiva
3. Mantém os princípios e crenças morais
4. Mantém as crenças espirituais

Avaliação

1. Resultados atingidos
2. Tem orgulho das habilidades atuais incluindo trabalho, crenças espirituais e capacidade de ler e escrever
3. Identifica métodos para promover a segurança pessoal, comparece às consultas médicas e utiliza as instituições sociais apropriadamente

Intervenções de enfermagem

1. Explore com o cliente/pessoa significativa para ele (irmã) as características fisiológicas, psicossociais, cognitivas, morais e espirituais da idade, que possam alterar a capacidade do cliente para cumprir as tarefas de crescimento e desenvolvimento
2. Explore com o cliente/pessoa amada soluções alternativas para as alterações reais ou potenciais identificadas nas tarefas normais de crescimento e desenvolvimento

Atividades

1. Identificação dos fatores de risco

Atividades

1. Compare soluções alternativas
2. Encaminhe o cliente para profissionais da saúde ou instituições sociais, para facilitar o cumprimento de tarefas de crescimento e desenvolvimento

Mapa conceitual 9.1.

Importância para a enfermagem

O atendimento de enfermagem é importante para ajudar o idoso a desenvolver um senso de bem-estar (Eliopoulos, 2004). O enfermeiro que trabalha com idosos deve estar ciente das próprias atitudes, sentimentos e crenças sobre o envelhecimento e entender como podem afetar o atendimento.

> ### ▶ REFLEXÃO CRÍTICA
> **Aposentadoria**
> Quais fatores afetam a adaptação do idoso à aposentadoria?

> ### CONSIDERAÇÕES sobre tempo de vida
> **Infecção do trato urinário**
> O idoso não costuma apresentar sinais e sintomas de infecção do trato urinário (ITU). As quedas ou os sinais de confusão mental (mais que o usual) podem ser as manifestações clínicas mais importantes.

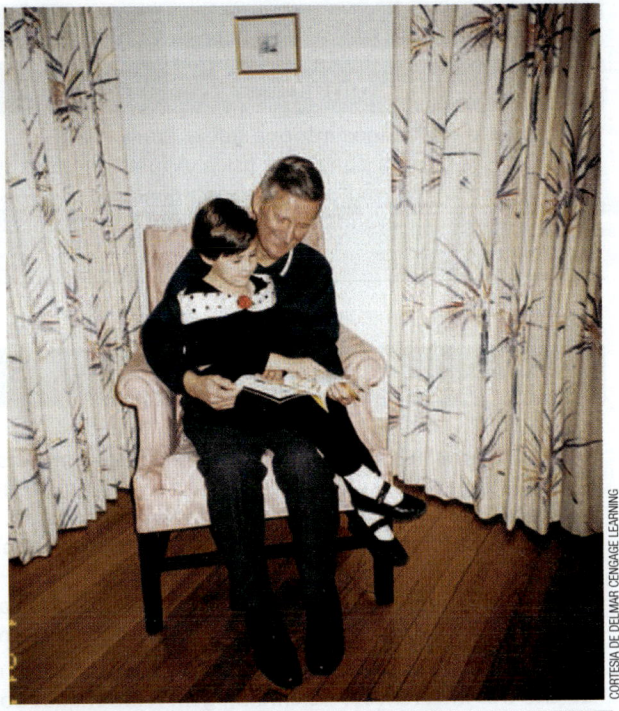

Figura 9.12 ■ Os idosos têm mais tempo para participar de atividades agradáveis que causam satisfação.

Os idosos assumem novas funções, como a de avós. Eles gostam de passar tempo com a família e com os amigos contando histórias, momentos familiares e compartilhando sua sabedoria com a geração mais jovem (Figura 9.12).

A análise do idoso deve incluir a experiência do cliente, o histórico familiar e profissional, as conquistas e o senso de valor próprio (consulte o Capítulo 14, Autoconceito) e os passatempos. Incentive o cliente a falar sobre as experiências de vida. É mais provável que o atendimento seja individualizado quando as experiências e características únicas do cliente são reconhecidas.

Nos Estados Unidos, o cuidado dispensado ao idoso tornou-se uma questão nacional da saúde. O relatório *Caregiving in the U.S.* (CDC, 2008a), de 2004, estimou que 44 milhões de homens e mulheres proporcionavam atendimento não pago a um parente, amigo ou vizinho idoso, resultando no custo estimado de US$ 306 bilhões. Essas pessoas devem ser incentivadas a respeitar os valores do cliente, apoiar suas decisões, incentivar a socialização e ajudá-lo a realizar as tarefas psicossociais apropriadas a sua fase desenvolvimental.

Quando o cliente expressar insatisfação e arrependimento em relação ao passado, ouça sem julgar. Ajude o idoso a colocar suas decepções em perspectiva, analisando com ele suas vitórias e conquistas. Incentive os familiares a conversar com o idoso sobre o passado. Muitas intervenções de enfermagem incluem introspecção e reflexão sobre a vida. Entre os idosos, a revisão da vida (ou terapia de reminiscência) promove o autoconceito positivo.

Promoção do bem-estar As atividades de promoção da saúde devem se concentrar em manter a independência funcional e maximizar as capacidades e os pontos fortes. Os idosos independentes são mais saudáveis. Tópicos específicos para discussão com os idosos são atividade física regular, uso do tempo de lazer, socialização, conservação da atitude mental positiva e nutrição adequada. Incentive o cliente a imunizar-se contra gripe e pneumococos, conforme recomendado, e verifique se a imunização contra a Dt está atualizada.

Questões de segurança As quedas representam uma importante ameaça à saúde dos idosos. Ensine maneiras de minimizar o risco de queda. A confusão provocada por regimes complicados de medicação causa problemas para muitos idosos. As novas tecnologias produzem muitos dispositivos de auxílio relacionados à administração segura de medicamentos.

> ### DICA Profissional
> **Polifarmácia**
> Um desafio para muitos idosos são os efeitos colaterais de uma medicação, que frequentemente são tratados com outro medicamento. Se o cliente consulta um médico diferente, ele pode prescrever mais medicações para tratar do mesmo problema de saúde, ou de outros. Isso é chamado de **polifarmácia**, caso de clientes que tomam muitas medicações sem receita para o mesmo processo patológico ou para vários processos, com consequências desconhecidas em razão das combinações resultantes dos compostos químicos e efeitos colaterais cumulativos.

REFLEXÃO CRÍTICA

Problemas para dirigir

Uma cliente de 92 anos informa que a família dela está planejando levá-la para uma residência assistida. Ela é alerta e orientada, apresenta boa saúde física. A família insiste que ela venda o carro antes de se mudar. A cliente deseja manter o carro; o local tem vagas de estacionamento disponíveis para os residentes. A cliente deve levar o carro? Por quê? Quais fatores devem ser levados em consideração ao tomar essa decisão? Como você lidaria com essa situação se a cliente fosse sua mãe?

ESTUDO DE CASO

C. W., uma mulher de 68 anos, foi internada em uma instituição de atendimento especializado para a reabilitação após uma fixação interna com redução aberta do quadril esquerdo. Ela sofreu uma queda ao descer as escadas da varanda de sua casa, o que resultou em fratura do fêmur esquerdo. Não lembra o que causou sua queda. É viúva e trabalha como voluntária por meio período na biblioteca local. No hospital, mostrava sinais de desorientação e confusão.

A família relata que ela nunca teve esse problema e que apresentava boa saúde antes da queda. C. W. e a família concordam que ela voltará para casa quando a reabilitação terminar.

1. Elabore um diagnóstico de enfermagem e estabeleça uma meta para C. W.
2. Cite três intervenções de enfermagem relacionadas ao *status* mental alterado.
3. Liste dois resultados para C. W.
4. Desenvolva um plano de ensino para C. W.

RESUMO

- O crescimento constitui as mudanças mensuráveis no tamanho físico; o desenvolvimento refere-se às mudanças comportamentais nas habilidades e capacidades funcionais.
- O crescimento e o desenvolvimento de um indivíduo são influenciados por fatores como hereditariedade, experiências da vida, *status* da saúde e expectativas culturais.
- Amadurecimento é o processo de crescer e desenvolver-se nos aspectos físico e comportamental.
- Para que o desenvolvimento normal ocorra, é preciso cumprir certas tarefas desenvolvimentais em cada fase.
- De acordo com Freud, os problemas sexuais reprimidos na infância causam dificuldades posteriores.
- Erikson explica que o desenvolvimento psicossocial é uma série de conflitos que ocorrem durante oito fases da vida.
- A teoria de Piaget cita quatro fases do desenvolvimento cognitivo: sensório-motora, pré-operacional, operações concretas e operações formais. Cada fase é caracterizada pelo modo como a criança interpreta o ambiente.
- A teoria de Kohlberg descreve seis fases do desenvolvimento moral por meio das quais a pessoa desenvolve um código moral para orientar seu comportamento.
- A teoria de Fowler destaca seis fases distintas do desenvolvimento da fé. A sequência permanece a mesma, mas a idade em que cada fase é vivenciada varia.
- A promoção da saúde e da segurança das pessoas em cada fase da vida é uma função importante do enfermeiro.

QUESTÕES DE REVISÃO

1. O enfermeiro avaliou quatro crianças de idades variadas. Qual delas exige avaliação adicional?
   1. A criança de 5 meses que come arroz.
   2. A criança de 2 anos que não sabe usar o banheiro.
   3. A criança de 7 anos com a perna engessada por causa do skate.
   4. A criança de 15 anos que negligencia a higiene pessoal.

2. As intervenções de enfermagem que promovem o bem-estar neonatal incluem: (Selecione todas as opções aplicáveis.)
   1. Realizar exames de rastreamento.
   2. Fornecer um ambiente acolhedor.
   3. Limitar as visitas dos irmãos.
   4. Proporcionar um ambiente estéril.

5. Promover a interação precoce entre o genitor e o recém-nascido.
6. Monitorar o *status* nutricional.

3. O enfermeiro está informando a mãe de uma criança de 22 meses sobre questões de segurança. Qual das seguintes ações da mãe indica que ela entende as necessidades de segurança da criança?
    1. Colocar um portão no topo da escada.
    2. Fechar o cinto de segurança corretamente no colo da criança.
    3. Colocar todos os medicamentos na prateleira de cima do armário.
    4. Verificar se os brinquedos contêm tinta à base de chumbo.

4. Quando uma criança em idade escolar sofre mudanças de altura, peso, densidade óssea e estrutura dentária, isso é conhecido como:
    1. Acomodação.
    2. Período crítico.
    3. Crescimento.
    4. Assimilação.

5. Durante esta fase do desenvolvimento cognitivo, a imaginação da criança desperta, o pensamento começa a se tornar representativo e os eventos são interpretados em relação ao próprio cliente:
    1. Sensório-motora.
    2. Pré-operacional.
    3. Operacional formal.
    4. Operacional concreta.

6. Durante a elaboração do histórico de saúde na admissão, o cliente de 22 anos informa ao enfermeiro que faz "sexo seguro" com a namorada há dois anos. Isso indica que ele está em qual fase do desenvolvimento psicossexual de Freud?
    1. Anal.
    2. Fálica.
    3. Latência.
    4. Genital.

7. Um cliente que se formou em direito e está começando sua carreira como advogado está em qual fase do desenvolvimento psicossocial de Erikson?
    1. Identidade *versus* confusão de papéis.
    2. Diligência *versus* inferioridade.
    3. Intimidade *versus* isolamento.
    4. Integridade *versus* desespero.

8. Respeitar a autoridade, acreditar nas regras, buscar a aprovação dos outros por meio das ações e manter relações interpessoais cordiais ocorre em qual nível da teoria do desenvolvimento moral de Kohlberg?
    1. Convencional.
    2. Pré-convencional.
    3. Pós-convencional.
    4. Pré-operacional.

9. Um cliente de 70 anos percebeu que sua memória de curto prazo diminuiu, mas que o QI e a memória de longo prazo permanecem inalterados. Em qual fase da teoria de Piaget esse cliente está?
    1. Operacional formal.
    2. Operacional concreta.
    3. Operacional de latência.
    4. Operacional da integridade.

10. Uma cliente de 81 anos foi informada de que tem câncer terminal. Quando o médico sai do quarto, ela começa a chorar e a expressar para o enfermeiro insatisfação e arrependimentos em relação ao passado. As intervenções de enfermagem apropriadas para esse momento incluem todas as seguintes, exceto:
    1. Ouvir sem julgar.
    2. Entrar em contato com a unidade de cuidados paliativos e tomar as providências para a morte iminente.
    3. Proporcionar um tempo para que ela discuta suas preocupações.
    4. Oferecer-se para entrar em contato com o conselheiro religioso da cliente.

REFERÊNCIAS/LEITURAS SUGERIDAS

American Academy of Child and Adolescent Psychiatry. (2008a) Teenagers with eating disorders. Disponível em: http://www.aacap.org/publications/factsfam/eating.htm

American Academy of Child and Adolescent Psychiatry. (2008b) Teen suicide. Disponível em: http://www.aacap.org/publications/factsfam/suicide.htm

American Academy of Pediatrics. (2007) Adolescent health: critical adolescent health issues – Sexual health. Recuperado em 30 de novembro de 2008 de http://www.aap.org/sections/adolescenthealth/sexualhealth.cfm

American Academy of Pediatrics. (2008a) Adolescent health. Disponível em: http://www.aap.org/advocacy/washing/chiah/htm

American Academy of Pediatrics (AAP). (2008b) Puberty – Readyor not expect some changes. Disponível em: http://www.aap.org/healthtopics/stages.cfm#adol

American Cancer Society. (2003) *Cancer facts and figures 2003.* Atlanta: Author.

American Cancer Society. (2008) What are the key statistics about squamous and basal cell skin cancer? Obtido em 30 de agosto de 2009 do site http://www.cancer.org/docroot/

CRI/content/CRI_2_4_1X_What_are_the_key_statistics_for_skin_cancer_51.asp?sitearea=

Beare, P.; Myers, J. (1998) *Adult health nursing* (3. ed.). St. Louis, MO: Mosby.

Bradley-Springer, L. (2001) HIV prevention: What works? *American Journal of Nursing*, 101(6), 45-48.

Centers for Disease Control and Prevention. (2002) Aids falls from top ten causes of death; teen births, infant mortality, homicides all decline. Atualizado em 30 de novembro de 2008. Disponível em: http://www.cdc.gov/od/oc/media/pre ssrel/r981007.htm

Centers for Disease Control and Prevention. (2003) Public health and aging: Trends in aging – United States and worldwide. *Morbidity and Mortality Weekly Report*, 52(06), 101-106. Obtido em 14 de dezembro de 2008 do site http://www.cdc.gov/mmwr/preview/mmwrhtml/ mm5206a2.htm

Centers for Disease Control and Prevention. (2007) Trends in reportable sexually transmitted diseases in the United States, 2006. Obtido em 30 de novembro de 2008 do site http://www.cdc.gov/std/stats/trends2006.htm

Centers for Disease Control and Prevention. (2008a) Assuring healthy caregivers, a public health approach to translating research into practice: The RE-AIM framework. Obtido em 14 de dezembro de 2008 do site http://www.cdc.gov/aging/caregiving/index.htm

Centers for Disease Control and Prevention. (2008b) The state of aging and health in America 2007 report. Obtido em 14 de dezembro de 2008 do site http://www.cdc.gov/aging/saha.htm

Centers for Disease Control and Prevention. (2008c) Teen pregnancy. Obtido em 30 de novembro de 2008 do site http:/www.cdc.gov/reproductivehealth/AdolescentReproHealth

Connell, R. (2005) Japan messes up with potty training. Obtido em 21 de junho de 2009 do site http://www.deeker.com/Articles/japan_messes_up_with_potty_training.html

Edelman, C.; Mandle, C. (2010) *Health promotion throughout the lifespan* (7. ed.). St. Louis, MO: Mosby Elsevier.

Eliopoulos, C. (2004) *Gerontological nursing* (6. ed.). Filadélfia: Lippincott Williams & Wilkins.

Erikson, E. (1968) *Childhood and society*. Nova York: Norton.

Estes, M. (2010) *Health assessment and physical examination* (4. ed.). Clifton Park, NY: Delmar Cengage Learning.

Firth, P.; Watanabe, S. (1996) *Women's health: Instant nursing assessment*. Clifton Park, NY: Delmar Cengage Learning.

Fowler, J. (1995) *Stages of faith: The psychology of human development and the quest for meaning*. Nova York: Harper & Row.

Freud, S. (1961) *Civilization and its discontents*. Nova York: Norton.

Fuller, J.; Schaller-Ayers, J. (2000) *Health assessment: A nursing approach* (3. ed.). Filadélfia: Lippincott Williams & Wilkins.

Guyton, A.; Hall, J. (2002) *Textbook of medical physiology* (10. ed.). Filadélfia: W. B. Saunders.

Hockenberry, M.; Wilson, D. (2007) *Wong's nursing care of infants and children* (8. ed.). St. Louis, MO: Mosby Elsevier.

Kimbell, S. (2001) Before the fall: Keeping your patient on his feet. *Nursing2001*, 31(8), 44-45.

Kohlberg, L. (1977) *Recent research in moral development*. Nova York: Holt, Rinehart and Winston.

Levinson, D. (1978) *The seasons of a man's life*. Nova York: Knopf.

Mayo Clinic. (2008) Children's snacks: 20 tips for healthier snacking. Obtido em 17 de dezembro de 2008 do site http:/www.mayoclinic.com/health/childrens-health/HQ00419

Mohr, W. (2009) *Psychiatric-mental health nursing* (7. ed.). Filadélfia: Lippincott Williams & Wilkins.

Murray, R.; Zentner, J. (2008) *Health promotion strategies through the life span* (8. ed.). Upper Saddle River, NJ: Prentice Hall.

Norimatsu, H. (2006) Development of child autonomy in eating and toilet training: One to-three-year-old Japanese and French children. *Early Development and Parenting*, 2(1), 39-50. Obtido em 22 de junho de 2009 do site http://www3.interscience.wiley.com/journal/112465782/abstract

Overman, B. (2009) *Older adult concept care map*. Lima, OH.

Piaget, J. (1963). *The origins of intelligence in children*. Nova York: Norton.

Spangler, A. (2009) Breastfeeding in a bottle-feeding culture. Obtido em 21 de junho de 2009 do site http://www.breastfeeding.com/reading_room/bottle_culture.html

World Health Organization. (2008a) The global burden of disease: 2004 update. Obtido em 30 de novembro de 2008 do site http://www.who.int/child_adolescent_health/media/causes_death_u5_neonates_2004.pdf

World Health Organization. (2008b) Vaccines to prevent pneumonia and improve child survival. Obtido em 30 de novembro de 2008 do http://www.who.int/bulletin/volumes/86/5/07-044503/en/index.html

RECURSOS DA WEB

American Academy of Pediatrics: http://www.aap.org

American Association of Retired Persons: http://www.aarp.org

American Foundation for Suicide Prevention: http://www.afsp.org

American Society on Aging: http://www.asaging.org

Centers for Disease Control and Prevention (CDC): http://www.cdc.gov

Gerontological Society of America: http://www.geron.org

National Institute of Child Health and Human Development: http://www.nichd.nih.gov

Zero to Three: National Center for Infants, Toddlers and Families: http://www.zerotothree.org

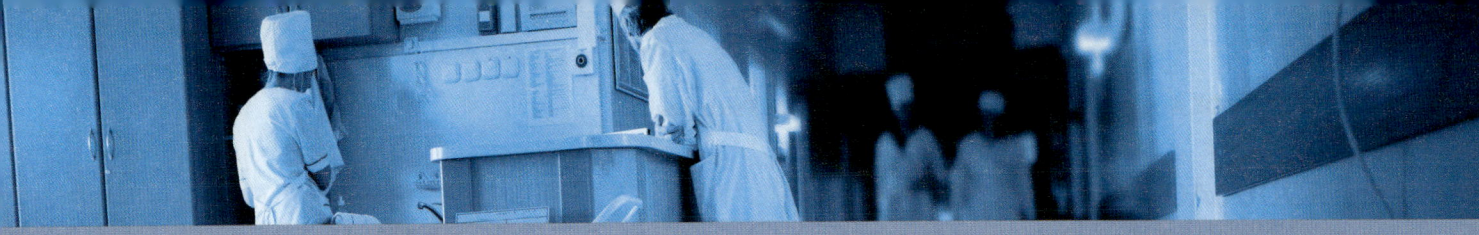

CAPÍTULO 10

Considerações Culturais

PALAVRAS-CHAVE

aculturação
agnósticos
assimilação cultural
ateus
cuidados espirituais
cultura
cultura dominante
diversidade cultural
estereótipo
etnia
etnocentrismo
grupo minoritário
necessidades espirituais
opressão
raça
sistema de apoio religioso
yin e *yang*

ESTABELECENDO RELAÇÕES

Consulte os seguintes capítulos para ampliar seu conhecimento acerca das considerações culturais e enfermagem:

Enfermagem Básica

- Atendimento Holístico
- Comunicação
- Conceitos sobre Bem-Estar
- Espiritualidade
- Terapias Complementares/Alternativas
- Controle da Dor

OBJETIVOS

Ao final deste capítulo, você estará apto a:

- Definir palavras-chave.
- Descrever as características e os componentes da cultura.
- Discutir o impacto das crenças culturais sobre as doenças e a saúde.
- Comparar e contrastar as crenças de grupos culturais dos Estados Unidos relacionadas à saúde.
- Descrever as diferenças culturais em relação a tempo e espaço.
- Identificar as preferências nutricionais de grupos culturais.
- Identificar crenças importantes que contam para as diferenças entre as religiões.
- Descrever como as crenças religiosas do enfermeiro, ou a falta delas, influenciam no atendimento.
- Discutir o papel do enfermeiro em satisfazer as necessidades espirituais do cliente e da família.
- Analisar os valores pessoais e as crenças culturais.
- Fazer uma avaliação cultural.

INTRODUÇÃO

Cada aspecto da vida de uma pessoa – incluindo atitudes, valores e crenças – é influenciado pela cultura. O comportamento relacionado à saúde é determinado culturalmente. Reconhecer as diferenças culturais e o impacto delas sobre a assistência médica vem se tornando uma questão importante, uma vez que a população dos Estados Unidos está cada vez mais diversificada. Como os enfermeiros atendem populações de culturas diversas, em contextos variados, é essencial conhecer aspectos relevantes do ponto de vista cultural, para que seja possível prestar cuidados adequados. Este capítulo discute os vários conceitos referentes à cultura, a influência da cultura sobre a saúde, as relações entre a cultura e as crenças relacionadas à saúde.

CULTURA

No que diz respeito ao aspecto cultural, cada indivíduo é único. A cultura de uma pessoa, conforme as influências das experiências de vida, da educação e do pensamento criativo, é a lente pela qual ela vê o mundo. Para prestar um atendimento holístico adequado, o enfermeiro precisa compreender os conceitos culturais.

Na sociedade, a **cultura** refere-se a uma estrutura dinâmica integrada de conhecimento, atitudes, comportamentos, crenças, ideias, hábitos, costumes, línguas, valores, símbolos, rituais e cerimônias que são próprias de um grupo específico. Essa estrutura fornece ao grupo determinada concepção de vida.

Durante o processo de crescimento e de amadurecimento, os indivíduos adquirem crenças culturais inconscientemente (Giger e Davidhizar, 2004). Nos primeiros anos de vida, as pessoas são expostas à cultura por meio da observação de tradições (padrões habituais de pensamento e comportamento). Crenças culturais, valores, costumes e comportamentos são transmitidos de uma geração a outra por intermédio da interação, das atividades diárias e de celebrações. O nascimento de uma criança, por exemplo, é celebrado de acordo com as normas e os costumes culturais da família; isso pode incluir orações, bênçãos, cerimônias de nominação, ritos religiosos e assim por diante. Por meio de demonstrações, discussões e exemplos, pais, avós e outras pessoas mais velhas ensinam às crianças normas e expectativas culturais (Figura 10.1).

CONSIDERAÇÕES CULTURAIS
Compartilhamento cultural

As mensagens culturais são transmitidas em uma variedade de contextos, por exemplo, o lar, a escola, as entidades religiosas e as comunidades. As diversas mídias, como rádio e televisão, também são poderosos transmissores e modeladores da cultura.

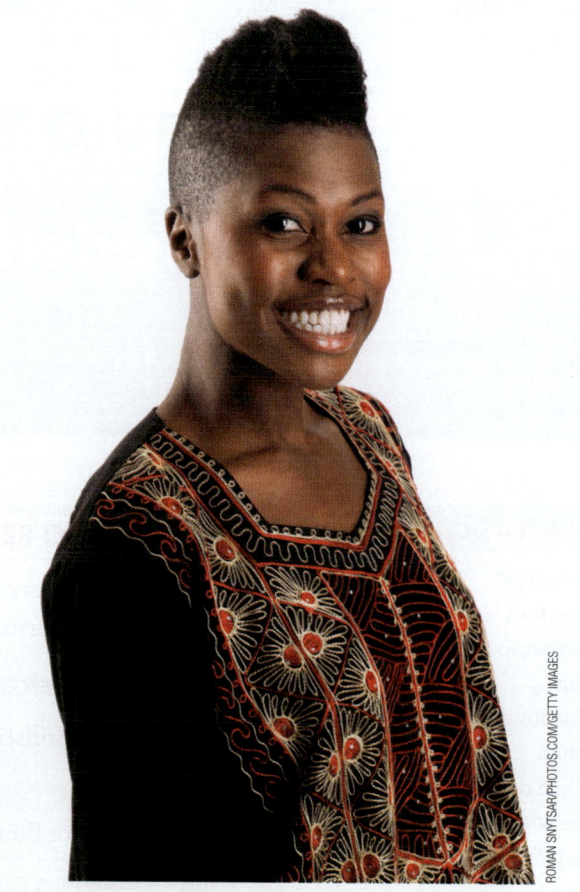

Figura 10.1 ■ Vestimenta étnica para celebrar a tradição afro-americana.

Entre os membros de um dado grupo cultural, a cultura não é estática nem uniforme. Ela representa processos dinâmicos adaptáveis apreendidos por meio de experiências. A diversidade entre grupos e dentro deles é resultante de perspectivas e práticas individuais. Considere como uma família lida com uma situação crítica. Tal situação pode tornar mais unida uma família em que há um forte senso de responsabilidade para com os parentes consanguíneos; o contrário pode ocorrer caso a família seja proveniente de uma cultura que valoriza a independência e a individualidade – os membros dessa família se afastam e criam certa distância entre si. Essas reações estão enraizadas no histórico cultural e nas tradições familiares.

ETNIA E RAÇA

Etnia diz respeito à percepção do próprio grupo cultural ou à identidade de um grupo. A etnia é uma tradição social comum que proporciona um senso de pertencimento, passado de geração a geração. Os membros de um grupo étnico mostram seu senso de identidade por meio de traços e costumes comuns. A identidade étnica pode ser expressa de diversas maneiras, incluindo por meio de vestimentas;

por exemplo, muitos afro-americanos demonstram seu orgulho étnico escolhendo roupas que destacam suas origens e tradição.

Raça diz respeito a pessoas que apresentam semelhanças biológicas. Membros de um grupo racial têm características físicas semelhantes, como características faciais, cor do cabelo, dos olhos e da pele. Grupos raciais e étnicos frequentemente se sobrepõem devido a fatores biológicos e culturais em comum que se apoiam mutuamente (Giger e Davidhizar, 2004). As semelhanças de membros de grupos étnicos e raciais reforçam o senso de identidade e coesão.

DIVERSIDADE CULTURAL

Diversidade cultural refere-se às diferenças resultantes de variações étnicas, raciais e culturais. Nos Estados Unidos, por exemplo, há uma variedade de tradições culturais. O ambiente sociopolítico é enriquecido com o vasto potencial de recursos humanos com pontos de vista e comportamentos divergentes. Uma população diversificada proporciona abordagens diversificadas para a resolução de problemas, bem como expectativa de maior tolerância.

Viver e trabalhar em uma sociedade diversificada do ponto de vista cultural tem algumas desvantagens. Os problemas aumentam quando as diferenças entre os grupos culturais e dentro deles não são compreendidas. As expectativas das pessoas em relação aos outros costumam ser acompanhadas pela apreensão e pela tensão.

Alguns grupos culturais vivenciaram o preconceito ou a discriminação na forma de racismo (discriminação com base na raça e nas diferenças biológicas). Os indivíduos podem enfrentar discriminação sexual (discriminação com base no sexo) e discriminação social (preconceito com base na classe social). Consciente ou inconscientemente, a sociedade perpetua a discriminação. A premissa que subjaz a esse comportamento é a de que uma perspectiva é superior, ao passo que as demais são inferiores. **Etnocentrismo**, o pressuposto de superioridade cultural e inabilidade de aceitar outras formas de cultura, resulta em opressão. Quando regras, valores e ideais de um grupo são impostos a outro grupo, temos a **opressão**. A opressão baseia-se na discriminação cultural, que surge de crenças, expectativas e tradições.

Estereótipo diz respeito à convicção de que as pessoas do mesmo grupo étnico, racial ou cultural agirão da mesma maneira, compartilhando as mesmas crenças e atitudes. O estereótipo resulta em rotular pessoas de acordo com preconceitos culturais, ignorando, assim, a identidade individual.

O grupo cujos valores prevalecem dentro de uma dada sociedade é a **cultura dominante**. Nos Estados Unidos, a cultura dominante é composta de protestantes brancos de classe média de ascendência europeia. Os valores europeus exerceram grande influência na cultura norte-americana.

Os valores dominantes podem entrar em conflito com valores de grupos minoritários. Um **grupo minoritário** é um grupo de pessoas que constitui menos do que a maioria numérica da população. Tais grupos costumam ser rotulados e tratados de forma diferente de outros grupos sociais. Acredita-se, em geral, que os grupos minoritários têm menos poder do que os grupos dominantes (Giger e Davidhizar, 2004).

> **CONSIDERAÇÕES sobre tempo de vida**
> **Individualidade**
>
> Lembre que cada pessoa é, em primeiro lugar, um indivíduo e, em segundo lugar, membro de um grupo cultural. Embora possam existir semelhanças dentro de um grupo étnico ou cultural, as diferenças individuais devem ser respeitadas.

Quando as pessoas assumem as características da cultura dominante, temos a **aculturação** (processo de aprendizagem de crenças, normas e expectativas comportamentais de um grupo). No caso da **assimilação cultural**, os membros de um grupo minoritário são absorvidos pela cultura dominante e assumem as características dela.

COMPONENTES DA CULTURA

Stewart identificou cinco componentes da cultura que estabelecem o modo como as pessoas veem a vida (conforme citado em Lock, 1992):

- *Percepção de si e do indivíduo:* Refere-se à identidade pessoal, ao respeito pelos indivíduos e pelos valores.
- *Motivação:* Explica os métodos e valores de realizações.
- *Atividade:* Identifica como as pessoas organizam e valorizam o trabalho.
- *Relações sociais:* Explicam a estrutura e a importância do papel dos sexos, da amizade e da classe social.
- *Percepção do mundo:* Indica a explicação de crenças religiosas e acontecimentos da vida.

Esses conceitos são especialmente úteis ao enfermeiro quando do planejamento do atendimento de um cliente de outro grupo cultural. Autoidentidade, relações sociais, trabalho, sucesso e religião influenciam na definição de saúde e doença de um grupo cultural e na resposta aos eventos de saúde. Se determinada cultura valoriza os relacionamentos mais do que o trabalho, é possível que o período de doença seja prolongado, assim como o tempo de afastamento do trabalho; por outro lado, se a cultura avalia as realizações com base na produção no trabalho, a doença pode ser interpretada negativamente. No último caso, o indivíduo pode negar a doença e demorar a procurar assistência médica.

CARACTERÍSTICAS DA CULTURA

Leninger (2002) identificou algumas características compartilhadas por todas as culturas:

- Cultura é "comportamento aprendido". Os padrões de comportamento são aprendidos à medida que as crianças imitam os adultos e desenvolvem ações e atitudes aceitáveis na sociedade.
- Cultura é o "reflexo de crenças compartilhadas". As crenças culturais são amplamente conhecidas e adotadas. As crenças e os valores do grupo orientam os "pensamentos e as ações".
- A cultura define o comportamento aceitável. Os padrões culturais não são definidos individualmente; são definidos, aceitos e praticados pelos que pertencem ao grupo cultural. Todos no grupo entendem o que é considerado comportamento aceitável.
- A cultura é dinâmica. Novas ideias vivenciadas pelas gerações podem levar a diferentes padrões de comportamento.
- A cultura é a observação de tradições. Os costumes, as cerimônias e os rituais que envolvem refeições reúnem a família e estreitam os relacionamentos.

INFLUÊNCIAS CULTURAIS NAS CRENÇAS E PRÁTICAS RELACIONADAS AO ATENDIMENTO

A cultura influencia nas decisões e nas práticas de atendimento de saúde e determina como reagimos à doença e à dor. Nas culturas em que alimentos crus não são consumidos, por exemplo, a incidência de disenteria bacteriana por *shigeloses* pode ser mais baixa do que em culturas em que o consumo de carnes e peixes crus é comum. Por outro lado, tabus culturais em relação a ingerir proteína durante a gravidez têm efeito prejudicial no desenvolvimento do feto. Os valores culturais definem as respostas humanas à doença e determinam se o indivíduo vai procurar auxílio profissional quando doente e seguir o tratamento prescrito.

DICA Profissional

Sensibilidade cultural

Enfermeiros sensíveis aos aspectos culturais prestam atendimento adequado a clientes de culturas diversas. A diversidade cultural é um desafio para enfermeiros que prestam cuidados que vão de encontro a suas crenças e valores pessoais. Enfermeiros que cuidam de clientes de contextos culturais diversificados devem atentar para a importância de considerar a perspectiva do cliente em relação à doença e o significado que atribui a ela. O enfermeiro que considera as diferenças culturais valoriza as diferenças individuais.

As crenças e os padrões de comportamento afetam as atitudes que dizem respeito a determinados aspectos da saúde. As crenças sobre definição de saúde, etiologia (causa e origem da doença), promoção da saúde e práticas de proteção, profissionais da saúde e medicamentos são influenciados pelo histórico cultural. Os clientes tendem a definir bem-estar e doença no contexto de sua própria cultura.

DEFINIÇÃO DE SAÚDE

A definição de saúde mais aceita, desenvolvida pela Organização Mundial de Saúde (OMS), diz que saúde não é somente a ausência de doença mas também o bem-estar físico, mental e social. Ao passo que essa definição é ampla o suficiente para ser global, as dimensões físicas, mentais e sociais são definidas culturalmente. Qualquer desvio daquilo que é culturalmente compreendido como saúde normal é considerado doença. Uma enfermidade biológica de etiologia imediata pode não ser interpretada como doença por certas culturas; parasitas intestinais são tão comuns em algumas regiões da África que a presença de ascaris nas fezes é considerada normal. Se um grupo cultural não perceber certos sintomas ou comportamentos como doença, os membros tendem a não procurar cuidados médicos quando tais sintomas se manifestam. Nessa situação, as condições da doença não tratada podem persistir, resultando em danos permanentes ou mesmo a morte.

ETIOLOGIA

O notável antropologista médico Peter Morley apresenta quatro pontos de vista relacionados à origem da doença: sobrenatural, não sobrenatural, imediata e definitiva (Morley e Wallis, 1978). Do ponto de vista sobrenatural, as doenças advêm de forças metafísicas, como bruxaria, feitiçaria e vodu. Um indivíduo que adota essa perspectiva pode atribuir a doença a espíritos malignos ou a uma maldição lançada por uma pessoa espiritualmente poderosa. Do ponto de vista não sobrenatural, a doença tem uma relação causa-efeito aceitável, mesmo que essa relação tenha pouca explicação científica. De acordo com muitas culturas, a cólica em bebês resulta do leite materno impuro oferecido pela mãe que tem relações sexuais durante o período de amamentação. Nessas culturas, as relações sexuais são proibidas para mães que amamentam. O ponto de vista da origem imediata atribui as doenças a agentes patogênicos conhecidos, como varicela causada pela *Herpes varicella*. Já o ponto de vista da origem definitiva descreve os determinantes para doenças, como fumo resultando em câncer do pulmão. A maioria dos grupos culturais apoia a origem multietiológica e acredita que pode haver três ou quatro explicações para o porquê das doenças e como elas ocorrem.

Promoção e proteção da saúde

As estratégias para alcançar e manter uma boa saúde variam em cada grupo cultural. Nos Estados Unidos, por exemplo, a cultura dominante tem apoiado uma dieta com baixo teor de gordura e rica em fibras; exercícios regulares, bem como imunizações apropriadas como meios de promover e proteger a saúde. Outras culturas podem dar grande valor às orações, à meditação e ao restabelecimento de relações, especialmente aquelas culturas em que a prevenção de doenças e a manutenção da saúde estão intimamente ligadas às crenças sobre a etiologia das doenças. A prevenção de doenças pode exigir a homenagem a espíritos ancestrais, de forma a evitar ofendê-los e fazê-los se vingar por meio da manifestação de enfermidades.

Profissionais da saúde e medicamentos

A variedade na forma de prestar atendimento médico é extensão de conceitos culturalmente diversificados de etiologia e definições de saúde e doença. A medicina-padrão pode não ser aceita no caso de grupos culturais que não consideram uma lógica científica para a etiologia da doença. Medicação alternativa e profissionais da saúde fazem parte de grupos diversificados culturalmente. A fim de fazer o cliente seguir o tratamento da melhor forma, os prestadores de cuidados médicos devem se empenhar em prescrever terapias e tratamentos que respeitem a tradição cultural dele. Clientes que relacionam a etiologia da doença a uma causa sobrenatural têm maior probabilidade de buscar a intervenção de líderes espirituais ou curandeiros.

A medicina popular categoriza as doenças como naturais ou não naturais (Giger e Davidhizar, 2004). A classificação de uma doença determina o tipo de tratamento e os medicamentos prescritos. Como a medicina popular (também conhecida como medicina alternativa) pode apresentar desafios para enfermeiros que cuidam de clientes de diferentes culturas, é necessário conhecer as crenças sobre doenças, fatores que contribuem para que elas se manifestem e remédios caseiros.

Os curandeiros conhecem as normas e os costumes culturais (Edelman e Mandle, 2005). A Tabela 10.1 lista os tipos de curandeiros pertencentes aos cinco grupos culturais dominantes nos Estados Unidos (euro-americano, afro-americano, hispano-americano, ásio-americano e americano nativo) e as práticas de cura comuns nessas culturas. Os enfermeiros devem ser capazes de relacionar os cuidados e o tratamento ao contexto cultural do cliente e incorporar cuidadores informais, curandeiros e outros membros do sistema de apoio ao cliente como aliados no tratamento.

Crenças de grupos culturais selecionados

Embora a população dos Estados Unidos abranja inúmeros grupos étnicos, os euro-americanos, afro-americanos, hispano-americanos, ásio-americanos e americanos nativos juntos representam a maioria. Esses grupos formam a base para a discussão acerca das crenças sobre saúde influenciadas pela cultura que desenvolvemos a seguir.

Euro-americanos

Em 2000, os americanos de ascendência europeia representavam 71% da população dos Estados Unidos (U.S. Census Bureau, 2001). O sistema de valores predominante para muitos euro-americanos baseia-se naquilo que é mencionado como a ética branca, anglo-saxônica e protestante (Wasp) (Sue e Sue, 2007). Esse grupo étnico é originário dos protestantes caucasianos que vieram do norte da Europa há mais de 200 anos. Os valores que ainda dominam a ética do americano de classe média incluem independência, individualidade, riqueza, conforto, limpeza, realizações, pontualidade, trabalho árduo, agressão, assertividade, racionalidade, orientação voltada para o futuro e domínio sobre o próprio destino (Andrews e Boyle, 2008; Edmission, 1997).

Tradicionalmente, a maioria dos americanos caucasianos prefere ser reconhecida como indivíduos em vez de ser reconhecida como membros de grupos. Assim, ao contrário de indivíduos de outras culturas, tendem a ser competitivos em vez de ajudarem os outros. A cultura norte-americana também valoriza a família nuclear e suas tradições (Luckmann, 2000).

Afro-americanos

Em 2000, a população afro-americana representava 12% da população dos Estados Unidos (U.S. Census Bureau, 2001). Os ancestrais dos afro-americanos vieram para a América do Norte de vários países africanos e do Caribe como imigrantes livres ou escravos. As práticas culturais heterogêneas (diferentes) entre os afro-americanos podem ser explicadas pelos diversos países de origem, níveis diferentes de educação, renda, trabalho e crenças religiosas.

As sociedades africanas tradicionais acreditam que a doença é causada pela desarmonia nos relacionamentos. Pode ocorrer discórdia entre um cliente e espíritos malignos, parentes vivos ou espíritos ancestrais. A restauração da harmonia pode ocorrer por meio da oração, meditação ou de outras atividades, como usar um amuleto, oferecer um presente ou confessar uma falta, ações que podem levar à cura.

UNIDADE 4 ■ Preocupações Desenvolvimentais e Psicossociais

Tabela 10.1 ■ Grupos culturais: comunicação, relações, valores, crenças e práticas relacionadas à saúde

Grupo Cultural	Comunicação	Relações familiares, sociais e de trabalho	Valores e crenças sobre a saúde	Costumes e práticas de saúde
Ásio-americanos				
Chineses	Sugestões não verbais e contextuais são importantes. O silêncio do falante após uma instrução indica o desejo dele de que o ouvinte considere a importância do que é dito. Autoexpressão reprimida. Silêncio valorizado. Toque limitado. Pode sorrir quando não entende. Receio de fazer perguntas.	Padrão de família extensa, hierárquica. Deferência às figuras de autoridade e aos mais velhos. Ambos os pais tomam decisões a respeito dos filhos. Valorização da autoconfiança e da moderação. É importante preservar a honra da família e manter as aparências. Valorização do trabalho árduo e da contribuição para a sociedade.	A saúde é vista como um presente dos pais e ancestrais; é resultado do equilíbrio entre as forças *yin* (frio) e *yang* (quente). A doença é causada por um desequilíbrio. O sangue é a fonte da vida e não pode ser regenerado. Falta de sangue e *chi* (energia inata) produzem debilitação e doença prolongada. O respeito ao corpo e a crença na reencarnação apregoam que uma pessoa deve morrer com o corpo intacto. Acreditam que um bom médico pode diagnosticar com precisão uma doença simplesmente examinando uma pessoa com base nos sentidos da visão, do olfato, do tato e da audição.	Podem utilizar a assistência médica em conjunto com a acupuntura chinesa (tratamento *yin* que consiste na inserção de agulhas nos meridianos para curar doenças ou aliviar a dor) e moxibustão (tratamento *yang* durante o qual absinto aquecido é aplicado nos meridianos apropriados para ajudar no trabalho de parto e em transtornos *yin*). Ervas medicinais, por exemplo, *ginseng*, são muito utilizadas. Receio de exames invasivos e doloridos, especialmente a retirada de sangue. Podem se recusar a fazer cirurgia invasiva ou autópsia. Desconfiam de médicos que solicitam exames invasivos e doloridos. Aceitam imunizações como uma maneira válida de prevenir doenças. Abuso na utilização de condimentos, como glutamato monossódico e molho de soja.
Japoneses	As atitudes, as ações e os sentimentos são mais importantes que palavras. Tendem a ouvir com empatia. Toque limitado. O contato visual direto é considerado falta de respeito. Resignados, suprimem emoções evidentes. Valorizam o autocontrole, a polidez e o comedimento.	Relacionamentos fechados, interdependentes e intergeracionais. As necessidades individuais são subordinadas às necessidades da família. Enfrentam grandes dificuldades para assegurar o sucesso da próxima geração. Pertencer à camada social apropriada é importante para o *status* e para o sucesso. Obrigação para com os familiares e grupos de trabalho. Educação extremamente valorizada.	Acreditam que as doenças são causadas pelo contato com agentes poluentes (por exemplo, sangue, doenças da pele, cadáveres), pela desarmonia social ou familiar ou pelo desequilíbrio originado por hábitos de saúde inadequados. Limpeza extremamente valorizada.	O filho mais velho é responsável por cuidar dos idosos. O cuidado dos deficientes é responsabilidade da família. Orgulham-se da boa saúde dos filhos. Acreditam na eliminação de áreas doentes. O controle emocional pode dificultar a avaliação da dor. Quando visitam doentes, costumam levar frutas ou comidas japonesas.

(continua)

CAPÍTULO 10 ■ **Considerações Culturais**   235

Tabela 10.1 ■ **Grupos culturais: comunicação, relações, valores, crenças e práticas relacionadas à saúde** *(Continuação)*

Grupo Cultural	Comunicação	Relações familiares, sociais e de trabalho	Valores e crenças sobre a saúde	Costumes e práticas de saúde
Vietnamitas	Respeito e harmonia são os valores mais importantes. Desrespeitosos ao questionar figuras de autoridade. Evitam contato visual direto. Foco no respeito em relação a títulos e termos que indicam relações familiares e geracionais. A modéstia no discurso e as ações são valorizadas. Conceito descontraído de tempo; pontualidade menos significante do que o decoro. Usam *Ya* para indicar que estão ouvindo, mas não entendem. Evitam fazer perguntas diretas.	Proximidade familiar, presença de várias gerações e redes sociais primárias. A devoção filial é de importância primordial. O pai toma as decisões. As necessidades individuais são subordinadas às necessidades da família. A educação dos filhos é compartilhada por toda a família. O comportamento do indivíduo reflete em toda a família. Educação extremamente valorizada.	Acreditam que a doença surge por causas naturais (comida ruim, água), causas sobrenaturais (punição por desagradar uma divindade), forças metafísicas (desequilíbrio entre calor e frio) ou em virtude da contaminação por germes.	Utilizam tanto práticas populares como as que pertencem ao sistema de saúde, como os remédios. A família transmite informações medicinais oralmente. Os cuidados médicos são considerados responsabilidade da família. Valem-se de ervas medicinais, dietas terapêuticas, medidas higiênicas para promover a saúde, prevenir e tratar doenças. Experimentam todos os meios e recursos disponíveis antes de procurar ajuda externa. Práticas populares, incluindo *cao gio* (esfregar a pele com uma moeda), para doenças respiratórias, *bat gil* (beliscar a pele) para dores de cabeça, e inalação de óleos aromáticos e linimentos, para doenças respiratórias e gastrointestinais. Eventualmente, podem consultar padre, astrólogo, xamã ou cartomante para predição ou para obter instruções sobre saúde; podem fazer uso de alimentos quentes e frios, bem como de substâncias para recuperar o equilíbrio.
Filipinos	A dignidade pessoal e a preservação da autoestima são muito valorizadas. A comunicação não verbal é importante. Evitam o contato visual. Evitam expressões diretas de desacordo, especialmente com autoridades. Sexo, situação socioeconômica e tuberculose são assuntos muito particulares para serem discutidos. Precisam se envolver em conversas amenas antes de discutir assuntos mais sérios.	Família matriarcal de várias gerações com fortes laços familiares. Evitam comportamentos que envergonhem a família. Respeitam os idosos. Os interesses individuais estão subordinados aos interesses da família. Relações interpessoais valorizadas em detrimento dos fatos.	Tendem a acreditar que a doença está relacionada a forças naturais (meio ambiente insalubre), sobrenaturais (vontade de Deus e Providência) e metafísicas (desequilíbrio entre calor e frio). Tendem a ser fatalistas em relação à perspectiva de vida.	Se possível, utilizam tanto a medicina popular quanto o sistema formal de saúde. As práticas folclóricas incluem rubor (estímulo da transpiração, do vômito, da evacuação), aquecimento (substâncias quentes e frias para manter a temperatura interna do corpo) e proteção (uso de amuletos, objetos da sorte, medalhas religiosas, fotos, estátuas). Tendem a ser resignados; acreditam que a dor é vontade de Deus e Ele dará forças para suportá-la.

(continua)

Tabela 10.1 ■ Grupos culturais: comunicação, relações, valores, crenças e práticas relacionadas à saúde (Continuação)

Grupo Cultural	Comunicação	Relações familiares, sociais e de trabalho	Valores e crenças sobre a saúde	Costumes e práticas de saúde
Negros americanos				
Afro-americanos	Muitos têm elevado nível de precaução ou desconfiam de grupos majoritários. Uso expressivo de comportamento e discurso não verbais. Muitos usam um dialeto inglês: "inglês negro". Muito sensíveis à falta de congruência entre as mensagens verbais e não verbais. Valorizam o contato visual direto. Podem "testar" profissionais da saúde antes de se submeterem ao atendimento e aos cuidados promovidos por grupos majoritários de saúde.	Fortes laços de parentesco. Famílias 50% patriarcal, 50% matriarcal. Grandes redes sociais familiares e de membros independentes. Os idosos são respeitados, principalmente os avós maternos. Forte sensação de pertencer a um povo; ajudam pessoas em situações difíceis. O ministro negro exerce forte influência na comunidade. As mulheres cuidam da saúde da família. O valor da educação é julgado por sua "utilidade na vida".	A doença é um evento coletivo que atrapalha todo o sistema familiar. Acreditam que a doença seja um evento natural resultante do conflito ou da desarmonia na vida do indivíduo, da incapacidade de se proteger do frio, da poluição, da comida e da água ou, então, que seja enviada por Deus como castigo. Aqueles mais adaptados à cultura dominante percebem a doença como resultante de ferimento ou patologia evitável.	A saúde é mantida por meio de dieta apropriada, descanso e ambiente limpo. O autocuidado e a medicina popular (geralmente de origem religiosa) são muito comuns. Indivíduos de origem rural são mais propensos a consultar curandeiros. Primeiro, fazem tentativas com remédios caseiros; podem não procurar ajuda de uma instituição de saúde até que a doença se agrave; tendem a preservar sua dignidade em vez de procurar ajuda se seus valores e sensibilidade forem subjugados. A oração é uma prática comum na prevenção e no tratamento. Quando doentes ou hospitalizados, desejam e valorizam visitas do ministro, as quais são consideradas importantes para lidar com a doença e com o sofrimento.
Haitianos	Os novos imigrantes e as pessoas mais velhas costumam falar somente o crioulo haitiano. Gestos com as mãos e tom da voz complementam o discurso. Sorrir e assentir: não indicam, necessariamente, compreensão. Contato visual direto em conversações formais e informais. Modestos – não fazem perguntas se o profissional da saúde estiver ocupado ou com pressa.	Duas classes sociais: ricos e pobres. As famílias rurais e pobres tendem a ser matriarcais. Os filhos são ensinados a obedecerem aos adultos sem questionar. A educação infantil é compartilhada por pais e irmãos mais velhos. Tendem a ter consciência de seu *status*; os pais frequentemente escolhem os coleguinhas de seus filhos para elevar o *status* da família.	Acreditam que a doença possa ser causada por forças sobrenaturais (espíritos furiosos, inimigos ou mortos) ou por forças naturais (irregularidades no sangue em relação a volume, fluxo, viscosidade, pureza, cor ou temperatura [quente e frio]; gás [*gaz*]; circulação e consistência do leite materno; desequilíbrio corporal entre quente/frio; deslocamento de ossos). Acreditam que a saúde é uma responsabilidade pessoal.	Fazem uso de assistência médica e da medicina popular simultaneamente. A saúde é mantida por bons hábitos alimentares e de higiene. A adesão aos tratamentos prescritos está diretamente relacionada à percepção da seriedade da doença; restrições alimentares e restrições de atividades. As propriedades de quente e frio, leve e pesado dos alimentos são usadas para obter harmonia no ciclo de vida e estado corporal da pessoa. As doenças naturais são primeiro tratadas com remédios caseiros.

(continua)

CAPÍTULO 10 ■ Considerações Culturais   237

Tabela 10.1 ■ Grupos culturais: comunicação, relações, valores, crenças e práticas relacionadas à saúde *(Continuação)*

Grupo Cultural	Comunicação	Relações familiares, sociais e de trabalho	Valores e crenças sobre a saúde	Costumes e práticas de saúde
Haitianos (Continuação)	O toque é percebido como uma maneira de confortar, mostrar compreensão e tranquilizar.			As doenças sobrenaturais são tratadas por curandeiros, médicos fitoterapeutas (*dokte fey*), parteiras (*fam saj*), sacerdotes vodus (*houngan*) ou sacerdotisas (*mambo*). Usam amuletos e fazem orações para se proteger contra doenças sobrenaturais.
Hispano-americanos				
Mexicanos	A maioria é bilíngue; podem fazer uso do inglês não padrão. Nas apresentações, o abraço é comum. Em momentos de estresse, tendem a falar a língua nativa. Consideram o contato visual prolongado desrespeitoso, mas valorizam o contato visual direto. Apreciam conversas amenas antes de iniciar um assunto específico. Apreciam uma abordagem não direta, com questões abertas. Hesitam em falar sobre sexo, mas podem fazê-lo mais livremente com um enfermeiro do mesmo sexo. O pai precisa estar presente durante a conversa com um menino.	Fortes laços familiares entre o núcleo da família e seu prolongamento, incluindo compadres (padrinhos). Forte necessidade de união familiar. Respeitam a sabedoria dos mais velhos. Os filhos são muito desejados e valorizados; sempre acompanham a família. Todos os membros da família contribuem para o bem-estar financeiro comum. As casas são decoradas com estátuas, medalhas e imagens de santos. As crianças relutam em compartilhar chuveiros coletivos nas escolas. Conceito não rígido de tempo.	A doença pode ser evitada por meio de alguns comportamentos, como ser bom, comer alimentos apropriados e trabalhar por tempo suficiente; fazer orações, usar medalhas religiosas ou amuletos e manter objetos de ancestrais da casa. Alguns acreditam que a doença se manifesta em razão de desequilíbrio corporal entre quente e frio ou úmido e seco; deslocamento das partes do corpo (*empacho* – bola de comida presa na parede do estômago ou *caída de la mollera* – mais grave, depressão da moleira em crianças); mágica ou com poderes sobrenaturais (*mal ojo* [mau-olhado] ou punição de Deus); estado emocional forte (*susto* – perda da alma após uma situação de medo extremo) ou *envidia* (a inveja do sucesso alheio leva à desgraça). Mais preocupados com o presente do que com o futuro; assim, focam soluções imediatas em vez de focar metas de longo prazo. Podem ver o hospital como um lugar para morrer.	Práticas mágico-religiosas são comuns. Geralmente, procuram a ajuda da mulher mais velha da família antes de ir a um *jerbero*, especialista em ervas e temperos para restaurar o equilíbrio/saúde, ou curandeiro (curandeiros holísticos), com quem eles mantêm relacionamento exclusivo e compartilham uma visão comum do mundo. Previnem e tratam a doença com prescrições e proibições de alimentos quentes e frios. No caso de doenças graves, utilizam o sistema médico-científico, mas também fazem promessas, visitam santuários, usam medalhas e velas, fazem orações – elementos relacionados a rituais e artefatos católicos e pentecostais. Modéstia extrema; podem não procurar cuidado médico e discussões abertas sobre sexo. Crianças e adultos tendem a suportar a dor com resignação.
Porto-riquenhos	Mais velhos e recém-chegados ao continente; em geral, falam apenas o espanhol; outros costumam ser bilíngues. Podem usar inglês não padrão.	São paternalistas, família hierárquica; o pai é o provedor e aquele que toma as decisões. A família tem importância primordial. As famílias são geralmente grandes.	Muitos acreditam que a doença é causada por desequilíbrio entre calor e frio, por espíritos malignos e forças sobrenaturais. Muitos acreditam em espíritos e no espiritismo, têm visões e escutam vozes.	Utilizam-se de curandeiros e instituições de saúde ou de ambos.

(continua)

Tabela 10.1 ■ Grupos culturais: comunicação, relações, valores, crenças e práticas relacionadas à saúde *(Continuação)*

Grupo Cultural	Comunicação	Relações familiares, sociais e de trabalho	Valores e crenças sobre a saúde	Costumes e práticas de saúde
Porto-riquenhos (Continuação)	Valorização da privacidade pessoal e familiar. Consideram perguntas a respeito da família desrespeitosas e presunçosas. Tendem a ter uma percepção não rígida do tempo.	Os pais exigem obediência absoluta e respeito das crianças. As mulheres cuidam de familiares doentes e ministram os medicamentos. As crianças são valorizadas; consideradas presentes de Deus.	Aceitam muitos comportamentos idiossincráticos; em vez de julgar os distúrbios comportamentais, os consideram sintomas de doenças que precisam ser tratadas. Têm desconfiança e receio de hospitais.	Quando doentes buscam primeiro o conselho das mulheres da família; se não for suficiente, buscam ajuda de uma *senoria* (mulher com bons conhecimentos sobre causas e tratamentos de doenças comuns); se esta for incapaz de ajudar, consultam um espiritualista, uma curandeira ou *santeria* (se tiver problemas psiquiátricos), que ouvem sem fazer julgamentos; frequentemente usam ervas, loções, pomadas e fazem massagens; utilizam quente e frio; se não houver alívio, podem procurar um médico; se não ficarem satisfeitos, voltam a qualquer um dos anteriores.
Cubano-americanos	A maioria dos novos imigrantes é bilíngue. Esperam um bate-papo antes de ir ao verdadeiro motivo da discussão.	Fortes laços familiares materno e paterno. As mães tendem a explicar e argumentar constantemente para fazer as crianças obedecerem às normas da família. Os idosos são tratados em casa. A mãe presta cuidados médicos primários e deve ser incluída em todos os programas de educação para membros da família. Os filhos têm apoio e auxílio dos pais um bom tempo após terem se tornado adultos. Extensa rede de apoio à família e aos familiares, desde instituições sociais, como escolas, clínicas de saúde e clubes. São ambiciosos e aproveitam qualquer oportunidade para serem bem-sucedidos.	Acreditam que a boa saúde resulta de prevenção e boa nutrição. Acreditam que bebês e crianças acima do peso são mais saudáveis e admirados.	Combinam orientações de médicos com orientações de curandeiros. Tendem a ser ecléticos nas práticas em busca de saúde; em alguns casos, podem procurar auxílio de *santeros* (curandeiros afro-cubanos) e *espiritualistas* para complementar o tratamento conduzido pelos médicos. Os pais são muito preocupados com os hábitos alimentares de seus filhos; podem gastar uma parte considerável do orçamento familiar com alimento.

(continua)

Tabela 10.1 ■ Grupos culturais: comunicação, relações, valores, crenças e práticas relacionadas à saúde (Continuação)

Grupo Cultural	Comunicação	Relações familiares, sociais e de trabalho	Valores e crenças sobre a saúde	Costumes e práticas de saúde
Índios americanos	A maioria fala sua língua indígena e o inglês. A comunicação não verbal é importante. Fixar o olhar é considerado insulto. Tendem a levar certo tempo para formar uma opinião sobre profissionais da saúde. Consideram o silêncio essencial para a compreensão e o respeito ao outro. A pausa após uma pergunta significa que a pergunta é importante o suficiente para receber total consideração. Hesitam em discutir assuntos pessoais até que a confiança seja desenvolvida, o que pode levar certo tempo. Acreditam que não é ético falar para outra pessoa. Hesitam em falar sobre sexo, mas podem fazê-lo mais livremente com um enfermeiro do mesmo sexo. Sensíveis a respeito de ter suas palavras e comportamento registrados.	Família extensa e estrutura com fortes laços familiares – geralmente inclui parentes de ambos os lados da família. Acreditam que os membros da família são responsáveis uns pelos outros. Os mais velhos são muito respeitados e assumem papéis de liderança. As crianças são valorizadas. As crianças aprendem a respeitar as tradições e a honrar a sabedoria e aqueles que a possuem.	Medicina e religião estão fortemente entrelaçadas. Acreditam que a saúde resulta de estar em harmonia com a natureza e com o universo. Rejeitam a teoria dos germes como causa de doença; acreditam que a doença e dor são um preço a ser pago por algo que ocorreu no passado ou ocorrerá no futuro. Podem carregar objetos que acreditam protegê-los contra feitiçaria.	Fazem imersão total em água, saunas e rituais especiais na reunião, preparação e uso de ervas para recuperar a harmonia e, consequentemente, a saúde. Adivinhos determinam a causa das doenças, recomendam tratamentos e fazem diagnósticos, mas não têm competência ou habilidade para realizar o tratamento médico. O feiticeiro – curandeiro, em quem mais acreditam – usa ervas e faz cantos especiais e rituais para curar doenças. Os cantores curam por meio da imposição das mãos e das músicas que advêm de seres sobrenaturais.
Oriente Médio	Homens e mulheres não apertam as mãos ou se tocam fora da família imediata ou de uma relação conjugal. Tocar e abraçar na chegada e na partida são comuns entre indivíduos do mesmo sexo.	Prestar cuidados e dar apoio à família é uma responsabilidade importante. Domínio exercido pelos homens. O homem mais velho toma as decisões. Os filhos são mais valorizados do que as filhas.	Mágico-religiosos; seguir a vontade de Alá – papel passivo é a norma. Várias crenças a respeito das causas das doenças coexistem: "quente" e "frio" e "mau-olhado". Pessoa fisicamente robusta é considerada mais forte.	Fazem uso de práticas mágico-religiosas, medicina alternativa, cuidados pessoais e medicina tradicional. Usam amuletos com inscrições de versos do Alcorão, pedras de turquesa, berloques de uma mão com cinco dedos para aumentar os poderes de proteção contra mau-olhado.

(continua)

Tabela 10.1 ■ Grupos culturais: comunicação, relações, valores, crenças e práticas relacionadas à saúde *(Continuação)*

Grupo Cultural	Comunicação	Relações familiares, sociais e de trabalho	Valores e crenças sobre a saúde	Costumes e práticas de saúde
Oriente Médio (continuação)	Usam o silêncio para demonstrar respeito uns pelos outros.	Os homens não podem ficar sozinhos com outra mulher, exceto a esposa.	O estresse emocional é conhecido como "doença cardíaca". Obrigação de visitar os doentes, ajudar pessoas quando estão enfermas, especialmente crianças e idosos. Esperam que os profissionais da saúde lhes aliviem imediatamente a dor.	Médicos proibidos de tocar ou examinar uma cliente do sexo feminino. Os homens podem recusar atendimento médico realizado por uma profissional do sexo feminino. Os mortos devem ser enterrados com o corpo intacto. Podem fazer circuncisão feminina para garantir que as mulheres muçulmanas sejam boas esposas e sejam aceitas por outras mulheres da família e da comunidade.
Americanos brancos				
Euro-americanos (classe média)	Em eventos sociais, homens e mulheres costumam ficar em grupos separados, a menos que a atividade seja para casais. Acenam com a cabeça para denotar compreensão ou indicar que concordam. Em público, tendem a manter expressão facial neutra. Toleram abraços entre pessoas que lhes são íntimas e amigos próximos. Tapa nas costas denota camaradagem; aperto de mãos firme simboliza boa vontade. As boas maneiras sociais incluem sorrir, falar de forma agradável e acolhedora para deixar a outra pessoa à vontade. Insistem em ter seu próprio espaço.	A família nuclear é padrão. Dois objetivos principais da família: encorajar e estimular cada indivíduo, ter filhos saudáveis e autônomos. O poder é mais igualitário. Socializam-se principalmente com colegas de trabalho e vizinhos. Generosidade em tempos de crise. Adotam a ética protestante de trabalho: trabalho e planos para o futuro. Competitivos e focados nas realizações.	São orientados para o futuro e acreditam que os ambientes interno e externo de alguém possam ser controlados. Esperam que a tecnologia médica mais moderna seja usada quando doentes. Acreditam que a boa saúde é uma responsabilidade pessoal. Aceitam a teoria dos germes e percebem a doença como o resultado de lesão ou patologia que, geralmente, pode ser prevenida ou controlada por meio do estilo de vida individual ou dos esforços da comunidade voltados para a saúde.	Envolvem-se em práticas de automedicação; tentam manter uma dieta equilibrada, repouso e atividade, trabalho e lazer. Fazem automedicação no caso de doenças menos graves. Utilizam o sistema de saúde e profissionais para exames, cuidados e acompanhamento. Intolerantes em relação a atrasos nos serviços de saúde e a profissionais cujas práticas acreditam estarem desatualizadas. Leem e têm acesso a outras fontes da mídia para ampliar a compreensão sobre fatores de risco, práticas para promover a saúde e tratamentos.

(continua)

Tabela 10.1 ■ Grupos culturais: comunicação, relações, valores, crenças e práticas relacionadas à saúde *(Continuação)*

Grupo Cultural	Comunicação	Relações familiares, sociais e de trabalho	Valores e crenças sobre a saúde	Costumes e práticas de saúde
Euro-americanos (classe média) (continuação)	Evitam fazer perguntas sobre renda, frequência escolar das crianças, assuntos pertinentes a pessoas da casa e da vizinhança.	Valorizam a educação e o conhecimento tanto proveniente de livros como da experiência.		Desejam ser consultados pelos profissionais da saúde antes que o tratamento seja iniciado; tendem a aceitar as decisões médicas.
Apalaches	Podem considerar o contato visual direto indelicado ou agressivo. Desconfortáveis em relação à orientação impessoal e burocrática do sistema de saúde americano. Podem avaliar os profissionais da saúde com base nas habilidades interpessoais em vez de considerar a competência profissional.	Interdependência comunitária. Ficam perto de casa para sua proteção. Mantêm laços familiares. Protegem-se contra estranhos e estrangeiros. A bondade para com os outros é valorizada. Faça mais pelos outros, menos para si.	A incapacidade é parte inevitável da vida e do envelhecimento. A gravidade da doença é percebida no que diz respeito ao grau de dependência que gera. Acreditam que o frio e a falta de cuidados pessoais causam doenças. Frugais; sempre usam remédios caseiros primeiro. O hospital é o lugar onde as pessoas morrem.	Usam práticas populares em "primeiro e último" lugar. Regras básicas para prevenir doenças: "coma direito, beba líquidos, mantenha o corpo forte, mantenha-se aquecido quando frio". Automedicação no caso de doenças menos graves. Cuidados médicos para doenças graves. Recebem a ajuda dos familiares, conforme necessário, no caso de cuidados básicos. A ajuda de familiares é esperada e aceita.

Observação: Adaptado com permissão de Estes, M., *Health Assessment & Physical Examination*, 4. ed. (2010). Clifton Park, NY: Delmar Cengage Learning. Compilado com base nas informações do *Transcultural Nursing: Assessment and Intervention* (4. ed.), de J. N. Giger e R. E. Davidhizar, 2004, Baltimore: Mosby; *Transcultural Nursing: Concepts, Theory, Research, and Practice* (3. ed.), de M. M. Leininger e V. McFarland, 2002, Nova York: McGraw-Hill Professional; *Pocket Guide to Cultural Assessment* (3. ed.), de E. M. Geissler, 2003, Baltimore: Mosby-Year Book; *Cultural Diversity in Health and Illness* (6. ed.), de R. Spector, 2003, Norwalk, CT: Appleton & Lange; *Wong's Nursing Care of Infants and Children* (7. ed.), de D. L. Wong, M. J. Hockenberry, D. Wilson, M. L. Winkelstein e N. E. Kline, 2003, Filadélfia: Mosby; *Transcultural Health Care: A Culturally Competent Approach* (2. ed.), de L. Purnell e F. Paulanka, 2003, Filadélfia: F. A. Davis

A doença pode ser considerada vontade de Deus ou de outra força maior para punir por uma infração grave cometida. Acredita-se que forças malignas explicam as doenças em outros casos. A cura pode ocorrer por meio de remédios e ervas caseiras, curandeiro ou oração.

> **CONSIDERAÇÕES sobre tempo de vida**
> **Subcultura**
>
> Muitos norte-americanos brancos não pertencem à cultura dominante, mas a subculturas étnicas que mantêm valores próprios (por exemplo, as subculturas irlandesa, judaica, alemã, italiana, norueguesa, apalache e *amish*).

Hispano-americanos

Em 2000, a população hispano-americana também representava 12% da população dos Estados Unidos (U.S. Census Bureau, 2001). A maioria dos indivíduos desse grupo é originária do México, de Porto Rico e de Cuba. Embora o idioma espanhol seja comum para a maior parte dos hispânicos, os padrões culturais variam de acordo com os países de origem. Os hispano-americanos geralmente pertencem a famílias grandes dentro das quais as mulheres, embora sejam subservientes aos homens, têm papel importante na união familiar (Giger e Davidhizar, 2004).

Nas populações hispânicas, a influência da religião sobre a cultura é muito evidente. A maioria dos hispano-americanos tem suas raízes no catolicismo misturado com crenças indígenas tradicionais. A doença pode ser vista como "um ato de Deus", como punição pelos pecados, como resultado de feitiçaria ou maldição de um inimigo ou como resultado de causa natural. As doenças podem estar ligadas a um desequilíbrio entre as forças de "quente" e "frio" ou "úmido" e "seco". O tratamento depende da causa. Acredita-se que a medicina ocidental seja apropriada no caso de determinadas doenças, ao passo que o curandeiro pode ser chamado para intervir em doenças cujas causas sejam sobrenaturais. Os idosos são valorizados por seu conhecimento sobre medicina alternativa e, algumas vezes, chegam a estar acima dos profissionais da saúde. As famílias têm a obrigação de cuidar dos doentes. O tratamento pode consistir em cerimônias religiosas, chás de ervas ou dietas baseadas em alimentos quentes e frios. Se o cliente hispano-americano usar um amuleto, acredita que a remoção dele precede a morte. O amuleto protege a pessoa de males externos; por essa razão, a pessoa resiste em removê-lo.

Ásio-americanos

Em 2000, os ásio-americanos representavam 4% da população dos Estados Unidos (U.S. Census Bureau, 2001). São originários de países da borda do Pacífico: China, Japão, Coreia, Vietnã, Laos, Filipinas e Camboja. A generalização de uma cultura asiática específica não é possível; no entanto, há semelhanças. As relações familiares são conduzidas pelos homens. Eles são a cabeça da casa e os que tomam as decisões. Os idosos são reverenciados e respeitados. Apenas queixas relacionadas ao físico são aceitáveis; manter contato visual é considerado desrespeitoso (Estin, 1999).

Os asiáticos acreditam em *yin* (frio) e *yang* (quente) como etiologia da doença. Yin e yang são forças opostas que geram saúde quando em equilíbrio. Um desequilíbrio nessas forças causa doença. Os alimentos são identificados como quentes ou frios quando usados como tratamento. Se o *yang* estiver dominando o *yin*, devem-se evitar os alimentos quentes até que o equilíbrio seja restaurado. Acredita-se que a doença possa ser causada por poderes sobrenaturais, como Deus, espíritos ancestrais ou malignos. Nessa situação, chega-se à cura por meio da oração ou do tratamento realizado por um curandeiro tradicional. Muitos ásio-americanos acreditam em acupuntura, medicamentos à base de ervas e ventosas. No caso de ventosas, a parte interna e a borda de um copo são aquecidas pela chama de uma vela; então, a borda do copo é aplicada diretamente sobre a pele do cliente. Conforme o copo esfria, o sangue se acumula na superfície da pele, deixando uma aparência de machucado. As ventosas são usadas para retirar o mal ou a doença e restaurar o *yin* e o *yang*. O enfermeiro, consciente dessas práticas culturais, deve vê-las não como abusivas, mas como um importante costume.

Americanos nativos

Em 2000, os americanos nativos representavam 1% da população dos Estados Unidos (U.S. Census Bureau, 2001). Essas pessoas formam um grupo muito diversificado e são descendentes de mais de 200 tribos diferentes. Embora alguns americanos nativos tenham adotado práticas euro-americanas em relação à saúde, outros ainda são adeptos de práticas tradicionais. Acredita-se que a saúde é resultado de um relacionamento harmonioso com a natureza e com o universo. A doença é atribuída a uma origem sobrenatural e ao desequilíbrio com as forças da natureza. Acredita-se que a feitiçaria cause doenças, e o tratamento pode exigir o exorcismo de espíritos malignos. A prevenção de doenças pode ocorrer por meio de oração, amuletos e talismãs (objetos com poderes para proteger ou ajudar aqueles que os possuem). De acordo com a crença desse grupo, os feiticeiros são pessoas com poderes de cura sobrenaturais. A saúde pode ser restabelecida por meio de bebidas feitas com ervas, rituais e cerimônias.

INFLUÊNCIAS CULTURAIS E RACIAIS NOS CUIDADOS COM O CLIENTE

O histórico cultural dos clientes e suas preferências influenciam em como eles interagem com as outras pessoas e com o mundo ao redor. Em uma situação atípica, como a admissão em ambiente hospitalar, as diferenças culturais podem ter mais destaque. Nesses momentos de estresse, as pessoas costumam se agarrar ao que lhes é familiar, a fim de se protegerem do desconhecido. O enfermeiro pode demonstrar carinho em tais situações, reconhecendo a expressão dessas diferenças e encorajando o cliente a manter o que conhece. Proporcionar oportunidades para que o cliente tome decisões acerca dos próprios cuidados diminui o estresse em situações atípicas.

A influência da cultura e da raça pode ser percebida por meio da comunicação, da orientação espacial e temporal, da organização social e de variações biológicas.

Comunicação

Embora a linguagem seja comum a todos os seres humanos, nem todos fazem uso do mesmo idioma. Essa diferença cultural pode levar à incompreensão e à frustração. O enfermeiro deve compreender que um cliente que fala outro idioma ou tem sotaque simplesmente se expressa de modo diferente. Quando a comunicação fica limitada em razão das diferenças do idioma, é possível fazer uso de métodos alternativos de comunicação, como gestos ou cartões com imagens.

DICA Profissional

Falantes não nativos

Ao interagir com alguém que não entende bem o seu idioma, a tendência é que o outro compense a falta de compreensão falando mais alto. Para assegurar uma comunicação eficaz, fale devagar, pausadamente, em volume normal; faça contato visual; evite gírias e jargões médicos.

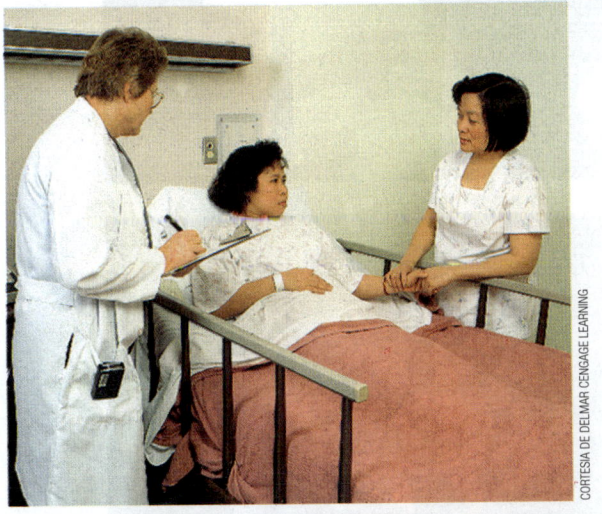

Figura 10.2 ■ Os familiares podem servir de intérpretes para ajudar os clientes que falam outro idioma a entender os procedimentos e as instruções, bem como transmitir os pensamentos e perguntas do cliente para o enfermeiro.

A família do cliente pode auxiliar quando houver um bloqueio na comunicação. Os familiares interpretam os procedimentos e as instruções para o cliente e transmitem os pensamentos e as perguntas deste para o enfermeiro (Figura 10.2). Se nenhum familiar estiver disponível, os assistentes sociais do hospital podem encontrar um intérprete. É possível que alguns hospitais contem com funcionários ou pessoas da comunidade a quem podem solicitar serviços de intérprete para os clientes, se necessário.

Orientação em relação a espaço e tempo

A orientação em relação a espaço e tempo representa outra variável influenciada culturalmente que pode afetar a atitude de um cliente em relação aos cuidados. A territorialidade, ou a interpretação de um espaço pessoal, é o padrão de comportamento resultante da crença de um indivíduo de que certos espaços e objetos lhe pertencem. A distância que uma pessoa mantém de outra é determinada pela cultura dela. Em geral, as pessoas de origem árabe, sul-europeia e africana se sentam ou se mantêm próximas de outras (uma distância que chega a 45 cm); já as de origem asiática, norte-europeia e norte-americana se sentem mais confortáveis se o espaço pessoal for maior (mais de 45 cm).

Algumas culturas não aceitam o toque como manifestação de afeição e carinho. Entre os asiáticos, por exemplo, os adultos raramente se tocam, e acredita-se que a cabeça seja sagrada. Assim, o enfermeiro não deve tocar a cabeça de um cliente asiático se não houver permissão para fazê-lo. Ao tratar de clientes de culturas em que o toque é visto de forma negativa, o enfermeiro deve utilizar o sinal universal de carinho e aceitação: o sorriso.

Nos Estados Unidos, as pessoas tendem a ser orientadas para o futuro: elas planejam, estabelecem metas de longo prazo e, cada vez mais, preocupam-se com futuras doenças. Na vida cotidiana, são orientadas pelas horas, consultam constantemente o relógio, quer seja no caso de horário das refeições, quer seja no caso de horário marcado com um profissional da saúde, ou outros afazeres. O enfermeiro tem de estar muito atento ao horário. A administração de medicamentos segue horários programados, e o trabalho começa e termina em horários específicos. Outros grupos que tendem a ser orientados para o futuro são japoneses, judeus e árabes. Eles consideram o tempo uma base para atingir metas futuras.

No entanto, nem todos os grupos culturais são orientados para o futuro. As pessoas de algumas culturas (por exemplo, os asiáticos) podem ser orientadas para o passado. Para elas, essa orientação se reflete no papel que o culto aos ancestrais e o confucionismo representam no presente. Membros de outros grupos culturais, como os americanos nativos, tendem a ser orientados para o presente. Muitos americanos nativos não possuem relógio e vivem cada dia de uma vez, demonstrando pouca preocupação com o futuro (Giger e Davidhizer, 2004). Mexicanos americanos e afro-americanos valorizam mais os relacionamentos com as pessoas no presente do que no futuro. Os afro-americanos também tendem a ser orientados para o presente em relação aos cuidados com a saúde. Expressam a crença fatalista, segundo a qual "vai acontecer de qualquer jeito, então para que se preocupar" e falham em procurar auxílio médico, até que um acontecimento mais grave ocorra. A cultura afro-americana ensina atenção flexível para com cronogramas; o que está acontecendo atualmente é mais importante. É preciso apresentar ao cliente explicações sobre a necessidade de programar horários (por exemplo, a necessidade de horários rígidos para medicação que requer manutenção do nível terapêutico do sangue).

A orientação de um indivíduo em relação ao horário pode afetar a rapidez ou a frequência das consultas, o cumprimento dos horários da automedicação e o relato do surgimento dos primeiros sintomas ou de outros problemas de saúde. É possível que os clientes não entendam a necessidade de medidas preventivas se não experimentam nenhuma diferença em seu estado de saúde atual, quando seguem uma dieta especial ou um programa de exercícios. O enfermeiro deve orientar os clientes quando o tempo é crítico em situações que exijam cuidados médicos e pratica a paciência ao trabalhar com pessoas cujo histórico difere daquele da cultura dominante.

ORGANIZAÇÃO SOCIAL

A organização refere-se a como os grupos culturais determinam as regras de comportamento aceitável e os papéis individuais de seus membros. Exemplos de organização social incluem a estrutura familiar, os papéis dos sexos e a religião.

Estrutura familiar

A definição de família mudou muito ao longo dos anos. Até 1920, o padrão era a "família institucional", organizada ao redor da produção econômica e da rede de parentesco. O casamento não era um relacionamento romântico, mas, sim, funcional. A lealdade à família e à tradição era mais importante do que os interesses românticos individuais ou objetivos. Responsabilidade era o valor primordial.

De 1920 a 1960, o padrão era a "família psicológica". Os romances eram mais escondidos e menos ligados à família. Esta se baseava na realização individual e na satisfação pessoal dos membros em um arranjo familiar nuclear, com a presença de ambos os pais. Satisfação era o valor primordial (Figura 10.3).

As mudanças sociais dos anos 1960 causaram modificações na família, incluindo igualdade entre os sexos e liberdade individual. O aumento na taxa de divórcios pode ter resultado da revolução sexual e da atitude que os indivíduos merecem mais e devem menos à família.

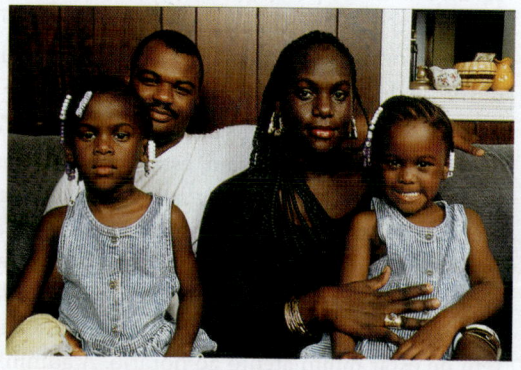
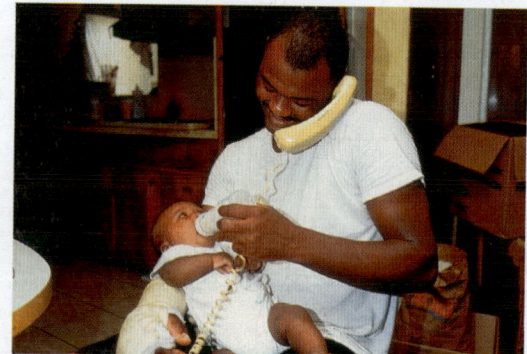
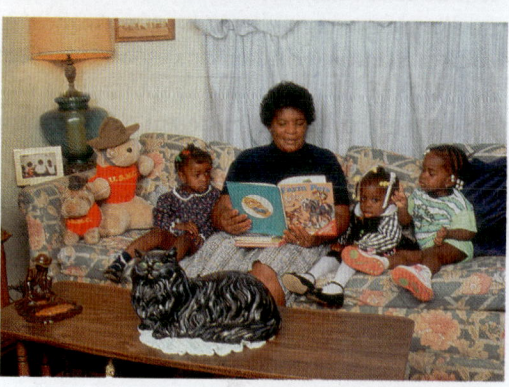
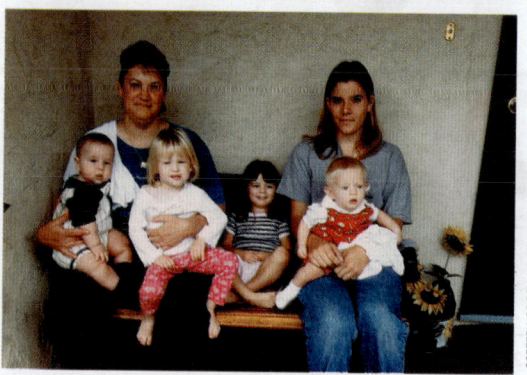

Figura 10.3 ■ A estrutura familiar modificou-se.

DICA Profissional

Famílias

Cada indivíduo define família de forma diferente. Essas definições são modeladas pela experiência pessoal e pela observação. Os enfermeiros devem ser objetivos e neutros quando a família de um cliente for diferente de sua própria concepção de família. O cliente deve identificar os familiares para que o enfermeiro saiba exatamente quem o cliente considera pessoas da família.

Atualmente, não há monopólio no arranjo familiar. Muitos tipos de família emergiram e são aceitos. Flexibilidade é o valor primordial. A família não implica mais, necessariamente, relacionamento biológico, mas, sim, tornar-se membro de uma casa comum que tem valores semelhantes e participa de objetivos comuns. Fawcett (1993) cita como características de família:

- Amor e afeição.
- Carinho e compaixão.
- Senso de pertencer a algo e de ligação.
- História e conexão com a posteridade.
- Rituais de alegria.
- Senso de lugar.
- Aceitação de membros, incluindo indivíduos deficientes.
- Respeito aos idosos.
- Sistema de ganhar e gastar dinheiro.
- Forma competente de cuidar dos pais.
- Divisão de tarefas e trabalhos.

A teoria dos sistemas diz que famílias são consideradas interativas, formadas por indivíduos interdependentes relacionados pelo casamento, nascimento ou consentimento mútuo. Atualmente, os exemplos de famílias com estilos de vida variados são: família nuclear (pai, mãe e filhos), atenuada (pais solteiros com crianças), mistas (por meio de um novo casamento), alargadas (inclui avós), incipiente (casal sem filhos), coabitantes (casal que jamais casou), homossexuais, divorciados, adotivos, vários adultos e famílias mistas ou inter-raciais.

Papel dos sexos

O papel dos sexos varia de acordo com o contexto cultural (Figura 10.4). Em famílias organizadas ao redor de uma estrutura patriarcal (o homem é a cabeça e figura autoritária), por exemplo, o marido/pai é quem exerce domínio sobre os demais. Esse é o padrão cultural típico observado nas famílias latinas, hispânicas e muçulmanas tradicionais. O marido/pai é aquele que toma as decisões a respeito dos cuidados médicos para todos os membros da família. Nessas culturas, a esposa é responsável por cuidar das crianças e da casa; o pai é responsável por proteger e dar suporte aos membros da família.

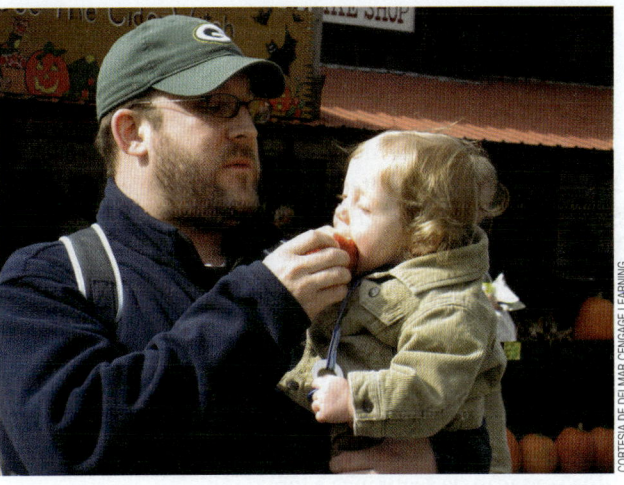

Figura 10.4 ▪ Pais assumindo mais responsabilidade pelo cuidado dos filhos é um exemplo da inversão dos papéis.

Religião

Os antropologistas identificaram a força da influência da religião na cultura. Em muitos casos, a cultura e a tradição foram mantidas e preservadas em virtude das crenças religiosas. Em geral, a religião é a estrutura organizacional formal para o comportamento social.

 ASSISTÊNCIA MÉDICA COMUNITÁRIA/ DOMICILIAR

Respeitando as diferenças culturais

Como prestar atendimento domiciliar respeitando as diferenças culturais:

- Lembre-se de que o contexto em que ocorre o atendimento não é controlado pelo profissional, mas pelo cliente e por sua família.
- Esteja ciente de que o enfermeiro é considerado um convidado pelo cliente e por sua família. Uma boa comunicação pode ser necessária para facilitar a harmonia.
- Seja imparcial sobre questões relacionadas ao lar (por exemplo, tumulto e desordem).
- Mostre respeito e consideração pelo cliente. Por exemplo:
  - Antes de entrar na casa, limpe os pés.
  - Antes de lavar as mãos, peça permissão para usar a pia ou o banheiro.
  - Antes de mover os pertences do cliente, peça permissão; ao terminar, recoloque os objetos no lugar.
- Aproveite o ambiente doméstico e observe os valores e padrões culturais. Os sinais de valores culturais podem incluir:
  - Objetos da casa e itens de decoração.
  - Papéis familiares e atribuição de tarefas.
  - Interação entre os membros da família.
  - Valorização da privacidade e da posse.

As crenças religiosas e espirituais são importantes na vida de muitos indivíduos. Essas crenças podem influenciar atitudes, estilo de vida e sentimentos relacionados a vida, dor e morte. Algumas religiões especificam práticas sobre dieta, controle de natalidade e cuidados médicos apropriados. Geralmente, as crenças espirituais assumem significado maior em situações de doença, comparadas a outras situações da vida de uma pessoa. Essas crenças ajudam as pessoas a aceitar suas doenças e a explicá-las para os outros. A religião pode tanto ajudar os indivíduos a viverem de forma mais completa como consolá-los e fortalecê-los em situações de sofrimento e na preparação para a morte. A religião, provendo um sentido à vida e à morte, pode proporcionar ao cliente, à família e ao enfermeiro uma sensação de segurança e força.

As **necessidades espirituais** são identificadas como um desejo individual de encontrar propósito e sentido na vida, na dor e na morte. Para prestar cuidados holísticos, o enfermeiro deve estar atento à dimensão espiritual de cada cliente e ajudá-lo a satisfazer as próprias necessidades espirituais (Figura 10.5).

Embora as necessidades espirituais sejam reconhecidas por muitos enfermeiros, os **cuidados espirituais** (reconhecimento de que é preciso satisfazer as necessidades espirituais e ter auxílio para fazê-lo), geralmente, são negligenciados. Do ponto de vista espiritual, isso é definido como a busca do indivíduo pelo propósito e significado da vida. O objetivo da assistência de enfermagem espiritual é capacitar os clientes a identificar e utilizar suas crenças espirituais para lidar com uma crise de saúde. Entre as razões pelas quais os enfermeiros não prestam assistência espiritual estão:

- A espiritualidade é um assunto particular.
- Não têm informação suficiente sobre a crença religiosa dos outros.
- Não identificaram suas próprias crenças espirituais.
- Satisfazer as necessidades espirituais do cliente é uma responsabilidade da família e dos religiosos, não dos profissionais de enfermagem.

A assistência de enfermagem espiritual é apropriada quando o enfermeiro cuida da saúde emocional, física e psicossocial do cliente. O diagnóstico *estresse espiritual* pode ser aparente em um cliente que esteja incapacitado de praticar seus rituais religiosos ou espirituais em razão da doença ou da permanência em uma instituição de saúde.

O **sistema de apoio religioso** é formado por ministros, padres, freiras, rabinos, xamãs, mulás ou leigos que atendem às necessidades espirituais dos clientes. O enfermeiro é responsável por trabalhar com esses indivíduos e incluí-los na equipe de atendimento.

Procure conhecer as crenças religiosas dos clientes e esteja ciente de que alguns indivíduos não acreditam em um ser superior ou não praticam uma religião específica. Os **agnósticos** acreditam que a existência de Deus não pode ser provada ou desmentida; os **ateus**, por sua vez, não acreditam nem em Deus nem em outra divindade.

É importante identificar crenças específicas de religiões que podem influenciar no atendimento. Algumas dessas crenças se preocupam com práticas sagradas diárias, restrições alimentares, nascimento, morte e doação de órgãos.

Igrejas protestantes Muitas comunidades religiosas segregadas (mais de 1.200) constituem o grupo conhecido como protestante. Esse grupo inclui comunidades como batista, episcopal, luterana, metodista, presbiteriana e adventista do sétimo dia. Na maioria dos casos, o culto de adoração acontece aos domingos e o texto de referência é a Bíblia Sagrada.

Batista Os batistas acreditam que o batismo deve ser realizado somente após o crente atingir uma idade em que é capaz de entender os princípios religiosos e confessar que aceita a obra redentora de Jesus. A comunhão é um ato espiritual que simboliza o sofrimento, a morte e a ressurreição do Senhor.

Episcopal Os episcopais têm uma série de sacramentos, como o batismo, a confissão, a comunhão e a unção de enfermos (Santa Unção). A Santa Unção é mais frequentemente realizada como um sacramento de cura. Eles acreditam que uma criança morta deve ser batizada, e um enfermeiro pode realizar o rito. Geralmente, um padre episcopal administra esses sacramentos.

Luterana Tradicionalmente, os luteranos batizam crianças e adultos por aspersão. Qualquer cristão batizado pode realizar um batismo de emergência. As igrejas

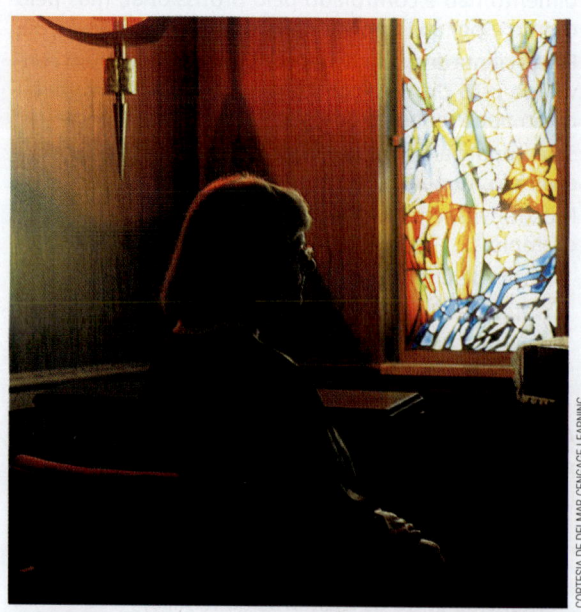

Figura 10.5 ■ As necessidades espirituais geralmente aumentam quando os indivíduos estão doentes.

luteranas reconhecem dois sacramentos: o batismo e a Santa Comunhão. A Santa Comunhão é entendida como o corpo e o sangue de Jesus. É administrada aos doentes e àqueles que estão aguardando cirurgia. No centro da doutrina luterana está a crença na "justificação pela fé". As pessoas são resgatadas por Deus apenas pela graça divina, que elas recebem por meio da fé naquilo que Deus tem feito por elas.

Metodista Os metodistas praticam tanto o batismo de crianças como de adultos. Para eles, a religião é uma questão de crença pessoal, e a consciência é o que orienta a vida.

Presbiteriana Os presbiterianos também praticam o batismo e a comunhão, que, para eles, é uma lembrança da morte de Jesus Cristo. Acredita-se que a salvação é um presente de Deus.

Adventista do Sétimo Dia Os adventistas do sétimo dia batizam indivíduos somente após eles terem atingido a idade em que se tornam conscientes de suas responsabilidades. Algumas restrições alimentares são seguidas. O pôr do sol da sexta-feira até o pôr do sol do sábado é respeitado como dia sagrado. Nesse período, não se pode participar de nenhum trabalho nem desfrutar de prazeres mundanos.

Igreja Católica Romana Os padres realizam vários ritos, conhecidos como sacramentos (sagrados), em vários momentos na vida do católico. Os sacramentos que podem ocorrer no contexto hospitalar são batismo, eucaristia (comunhão), confissão e sacramento da doença. O batismo é administrado apenas uma vez na vida do católico e é considerado absolutamente necessário para sua salvação. Geralmente, é solicitado ao cliente que está se preparando para a comunhão que se abstenha de comida e bebida uma hora antes. Água e medicamentos são permitidos a qualquer momento. A confissão é o sacramento para perdão dos pecados. Ela deve ser respeitada como um assunto muito pessoal. A unção do enfermo, em que o cliente é ungido com o óleo sagrado, era feita a alguém que estava perto da morte e era chamada de "extrema-unção".

Ortodoxa As igrejas ortodoxas mostram seu amor por Deus por meio de liturgias de adoração. É importante que os seguidores permaneçam fiéis aos ensinamentos da igreja antiga. A Santa Unção, a unção do corpo com óleo, é usada para curar tanto enfermidades do corpo como enfermidades espirituais. O batismo é importante, assim, em situações de risco de vida, uma criança ainda não batizada deve receber esse sacramento de forma emergencial.

Testemunhas de Jeová Receber sangue ou produtos derivados, incluindo plasma, é proibido. Os que seguem essa religião também não comem nada que contenha sangue. Os expansores de volume sanguíneo que não são derivados de sangue são permitidos. Para receber transfusão em caso de ameaça à vida tem-se recorrido aos tribunais. Os praticantes mantêm observância especial da ceia do Senhor.

Mórmon (Igreja de Jesus Cristo dos Santos dos Últimos Dias) Entre os mórmons, o batismo acontece aos 8 anos. Quando necessário, o batismo do morto é realizado por adultos. Os mórmons usam roupa íntima especial que simboliza a dedicação a Deus. Essa peça íntima pode ser usada sob a roupa do hospital.

Ciência Cristã Os cientistas cristãos acreditam que a doença será eliminada por meio da oração e da compreensão espiritual. Um cliente cientista cristão em estado crítico de determinada doença pode expressar o desejo de ter um médico cientista cristão para prover tratamento pela oração. Eles não costumam tomar remédios, não concordam com procedimentos cirúrgicos e não aceitam transfusão.

Cientologia É o estudo das interações do espírito com o eu, com os outros e com a vida (Church of Scientology International, 2009). A verdade fundamental da cientologia é que o homem é um ser espiritual e imortal com capacidades ilimitadas que lhe permitem resolver problemas, alcançar objetivos, obter felicidade duradoura e maior ganho de conhecimentos e habilidades (Church of Scientology International, 2009). O homem é constituído de espírito, chamado de *thetan* (pensamento ou espírito), mente e corpo. A mente é o meio de comunicação entre ele mesmo e seu meio. O corpo não é a pessoa. O *thetan* é o componente mais importante, que forma o espírito ou a individualidade de uma pessoa. O principal princípio da cientologia é o Triângulo ARC (Afinidade, Realidade, Comunicação), que guia as relações interpessoais e a compreensão (Church of Scientology International, 2009). O triângulo ARC consiste em afinidade, realidade e comunicação. A afinidade é a resposta emocional da afeição ou da falta dela. A realidade são os objetos reais na vida. A comunicação é a troca de ideias. Para que a comunicação ocorra, deve haver acordo e afinidade. Para melhorar a comunicação, as pessoas encontram algo sobre o qual concordam e melhoram a afinidade por meio de conversa ou contato e toque.

Os princípios da cientologia são aplicados por meio de um processo chamado auditoria (Church of Scientology International, 2009). Durante uma sessão de auditoria, o auditor ajuda o indivíduo a explorar a si mesmo e livrar-se de condições espirituais prejudiciais, melhorando, assim, sua sensibilidade e habilidade.

Religiões dos índios americanos A crença central de várias religiões é de que toda vida é sagrada e todas as coisas estão interligadas. Há ênfase na importância da comunidade. O indivíduo que consegue se comunicar com os espíritos ou com o Grande Espírito torna-se o líder espiritual. Não há nenhum livro escrito. As tradições religiosas são passadas oralmente e por meio da participação em cerimônias e festivais. A doença pode ser resultado de um pecado, pode ser causada por um espírito ou, ainda, pode ocorrer porque os deuses estão infelizes.

Judaísmo O judaísmo é tanto uma identidade étnica como uma fé religiosa. A religião baseia-se nos cinco livros de Moisés chamados *Torá*. Na fé judaica, a religião e a cultura estão profundamente entrelaçadas, resultando em rituais, tradições, religião, cerimônias e leis sociais.

No judaísmo, há três grupos: ortodoxo, conservador e reformista. Eles variam no rigor com o qual seguem a tradição, mas todos compartilham os ensinamentos fundamentais da religião. Os judeus ortodoxos seguem as práticas tradicionais. Os conservadores observam muitas das práticas tradicionais e os reformistas interpretam livremente as tradições. O líder espiritual da congregação judaica é o rabino e é a pessoa a ser informada quando o cliente assim o solicita. O sábado judaico, ou dia de adoração, começa ao pôr do sol da sexta-feira e termina ao pôr ao sol do sábado. A circuncisão é realizada no menino oito dias após o nascimento; pode ser feita por um pediatra ou pelo *mohel*, que pode ser rabino.

Islamismo É a religião dos muçulmanos. Alá é a divindade suprema, e Maomé, o fundador do islamismo, o principal profeta. O dia de adoração do muçulmano dura do pôr do sol da quinta-feira até o pôr do sol da sexta-feira. Alguns muçulmanos oram cinco vezes por dia (após o amanhecer, ao meio-dia, no meio da tarde, após o pôr do sol e à noite). É possível que um cliente dessa religião solicite que sua cama ou cadeira estejam posicionadas de frente para o sudeste (no território continental dos Estados Unidos), de modo que fique com a face voltada para Meca, a cidade sagrada do Islã. Os clientes muçulmanos podem usar ao redor do pescoço, cintura ou braço um pedaço de corda em que estão escritos trechos do Alcorão. Não remova ou molhe essa peça. As regras de limpeza envolvem comer com a mão direita e limpar a si mesmo com a mão esquerda após defecar ou urinar. Assim, manuseie medicamentos ou outros materiais com a mão direita, a fim de não ofendê-los.

Algumas mulheres islâmicas se cobrem da cabeça ao tornozelo. Elas preferem despir apenas uma parte do corpo durante exames físicos e podem recusar o atendimento de enfermeiros ou médicos.

Budismo Esse é um termo geral que indica a crença em Buda, "o iluminado". O nirvana, estado de maior espontaneidade e liberdade interior, é o objetivo da existência. Quando alguém alcança o nirvana, a mente tem suprema pureza, força e paz. O budismo não dita sacramentos ou práticas específicas. Não há nenhum dia santo especial ou restrições religiosas para terapias. Os budistas acreditam na reencarnação, mas não na cura pela fé. O sistema de apoio religioso para o doente é o monge. A Figura 10.6 mostra o interior de um templo budista.

Hinduísmo O hinduísmo não tem nenhuma doutrina comum ou credo que mantém os hindus juntos. Eles são livres para adorar um deus ou mais entre seus 320 mil deuses. Os Vedas são a Escritura do hinduísmo. A reencarnação é o centro do pensamento hindu. A liberdade, que inicia no ciclo de renascimento e morte, e a entrada naquilo que os hindus, assim como os budistas, chamam de nirvana são os objetivos de sua existência. Os templos hindus são moradas dos deuses e onde as oferendas são apresentadas. Alguns hindus acreditam que a doença é uma forma de Deus punir uma pessoa por seus pecados; outros acreditam na cura pela fé.

> **REFLEXÃO CRÍTICA**
>
> **Religião e cultura**
>
> Descreva seu sistema de apoio religioso.

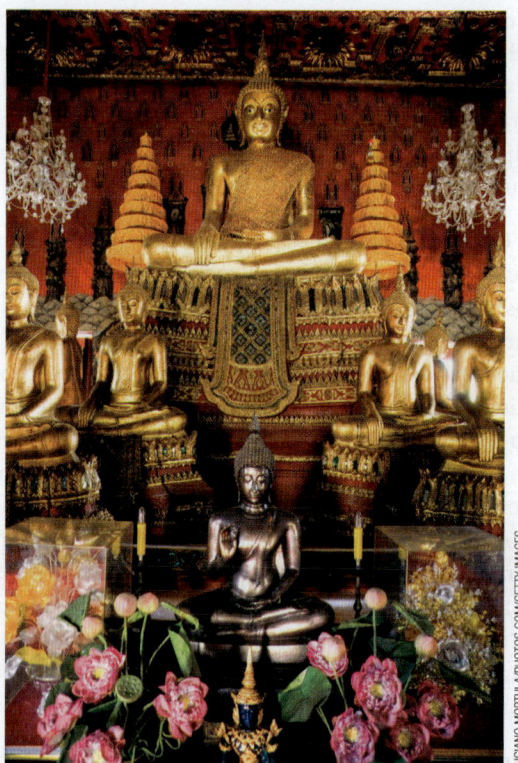

Figura 10.6 ■ Interior de um templo budista.

VARIAÇÃO BIOLÓGICA

As variações biológicas distinguem um grupo racial ou cultural de outro. São facilmente identificáveis por meio da cor da pele, da textura do cabelo, do formato dos olhos, da espessura dos lábios e da estrutura corporal (Degazon, 2000). Variações biológicas menos óbvias incluem diferenças enzimáticas e suscetibilidade a doenças (Andrews e

Boyle, 2008; Giger e Davidhizar, 2004). As diferenças enzimáticas são explicadas pelas respostas variadas de alguns grupos a determinadas terapias nutricionais e medicamentosas (Tabela 10.2).

Tabela 10.2 • Variações biológicas

Grupo cultural	Variação biológica
Euro-americano	• As diferenças entre as enzimas do fígado fazem a cafeína ser metabolizada e excretada mais rapidamente. • Maior suscetibilidade para câncer de mama e doenças cardíacas.
Afro-americano	• Isoniazida (droga usada para tratar a tuberculose) é metabolizada rapidamente e logo se torna inativa; isso ocorre em aproximadamente 60% da população. • Maior suscetibilidade para formação de queloide, hipertensão, intolerância à lactose e doença falciforme. • Doses mais elevadas de medicamentos anti-hipertensivos (por exemplo, propranolol) devem ser administradas para produzir os mesmos efeitos observados nos euro-americanos.
Hispano-americano	• Maior suscetibilidade para diabetes, hipertensão e intolerância à lactose.
Ásio-americano	• Isoniazida é metabolizada rapidamente, logo se tornando inativa; isso acontece com aproximadamente 85% a 90% da população. • O álcool é rapidamente metabolizado, resultando em rubor facial excessivo e outros sintomas vasomotores. • Maior suscetibilidade para hipertensão, câncer de fígado e estômago, intolerância à lactose. • Os homens chineses requerem metade da quantidade de propanolol para produzir os mesmos efeitos observados nos euro-americanos.
Americano nativo	• Isoniazida é metabolizada rapidamente, logo se tornando inativa; isso ocorre em aproximadamente 60% a 90% da população. • Maior suscetibilidade para tuberculose, diabetes, cirrose do fígado e doenças cardíacas. • O rápido metabolismo do álcool resulta em rubor facial excessivo e outros sintomas vasomotores

Dados compilados e adaptados de *Transcultural Concepts in Nursing Care*, de M. Andrews e J. Boyle, 2003, Filadélfia: Lippincott Williams & Wilkins; *Transcultural Nursing: Assessment and Intervention* (4. ed.), de J. Giger e R. Davidhizar, 2004, St. Louis, MO: Mosby-Year Book; Cultural Diversity and Community Health Nursing, de C. Degazon, in: *Community Health Nursing* (5. ed.), de M. Stanhope e J. Lancaster (Eds.), 2000, St. Louis, MO: Mosby-Year Book; e *Transcultural Concepts in Nursing Care* (5. ed.), de M. M. Andrews e J. S. Boyle, 2008, Filadélfia, PA: Lippincott Williams & Wilkins.

De acordo com Kudzma (1999), o metabolismo das drogas é geneticamente determinado, e a raça parece afetar a resposta. A droga é mais eficiente em clientes que a metabolizam rapidamente. Por vezes, o metabolismo pode ser rápido demais para que o efeito clínico seja alcançado. Quando uma droga é metabolizada vagarosamente, é menos eficaz, e o cliente experimenta maior toxidade.

OS ASPECTOS CULTURAIS E O PROCESSO DE ENFERMAGEM

Cada indivíduo possui um histórico cultural que, de alguma forma, influencia em seu comportamento e em suas atitudes relacionadas à saúde e à doença. As atitudes e os comportamentos determinam não somente como os clientes interpretam os eventos de saúde e utilizam a assistência médica mas também como os enfermeiros interpretam tais eventos e as próprias perspectivas sobre saúde e doença antes de avaliar e cuidar de clientes de outros grupos culturais.

DICA Profissional

Colegas de trabalho de culturas diversificadas

Muitas instituições de saúde têm um misto de nacionalidades e culturas. Ainda que essa mistura tenha o potencial de aprimorar os serviços de enfermagem, na prática pode levar a conflitos e o trabalho em equipe pode ficar aquém do esperado. As mesmas diferenças culturais discutidas em relação aos clientes devem ser observadas entre colegas de trabalho. Formas de gerenciar a diversidade de maneira bem-sucedida incluem:

- Estar ciente de seus próprios preconceitos e lutar para evitar estereótipos.
- Estar ciente de que o modo como você faz as coisas e fala afeta os outros.
- Auxiliar os demais a serem mais sensíveis e ajudar a desfazer equívocos.
- Aprender a aceitar opiniões e pontos de vista diferentes.
- Estar aberto a comentários.

Enfermeiros devem cultivar uma consciência cultural. Deve haver uma maior sensibilidade e consciência da singularidade e diversidade de cada indivíduo. A consciência cultural é essencial para o atendimento adequado e eficaz (Mullins, 1999). Como profissionais da saúde, mesmo se não podemos entender ou aceitar algumas práticas culturais, é importante demonstrar respeito por elas. Isso reflete diretamente em como valorizamos nossas próprias crenças e práticas.

AVALIAÇÃO

O atendimento de enfermagem sensível aos aspectos culturais começa com o exame da própria cultura e crença do enfermeiro. Segue-se uma avaliação das crenças culturais e do histórico do cliente.

Avaliação cultural pessoal

Ao analisar a cultura de alguém e a influência dela sobre as crenças pessoais acerca do atendimento, Spradley e Allender (2001) sugerem cinco aspectos que devem ser observados:

- Influências de cunho racial/étnico.
- Padrões de comunicação verbal e não verbal.
- Padrões culturais e valores.
- Práticas religiosas e crenças.
- Práticas de saúde e crenças.

Eles sugerem que o enfermeiro identifique as informações relacionadas a cada item e, então, valide-as com outra(s) pessoa(s) do mesmo grupo cultural.

> **REFLEXÃO CRÍTICA**
>
> **Cultura e práticas de saúde**
>
> Como sua cultura influenciou suas crenças a respeito das práticas de saúde?
>
> Se um cliente colocar um amuleto (colar com ícone religioso) ao redor do pescoço de um recém-nascido, como abordá-lo para discutir sua preocupação a respeito do risco de estrangulamento?

Avaliação cultural do cliente

Após analisar a cultura e as influências no desenvolvimento de crenças pessoais sobre saúde e doença, avalie o histórico cultural do cliente (Figura 10.7). Os dados sobre várias culturas podem ser coletados de membros da cultura a ser estudada, de familiares ou da biblioteca local.

Spradley e Allender (2001) sugerem seis categorias de informações necessárias para uma avaliação cultural abrangente do cliente:

- *Histórico étnico ou racial*. Qual é a origem do grupo de clientes, e como isso influencia no *status* e na identidade dos membros do grupo?
- *Padrões de linguagem e comunicação*. Qual é o idioma preferido e quais são os padrões de comunicação?
- *Valores e padrões culturais*. Quais são as crenças, os valores e padrões em matéria de educação, papéis, atividades de lazer, funções da família, educação infantil, trabalho, envelhecimento, morte, morrer e os ritos de passagem?
- *Fatores bioculturais*. Existem fatores genéticos ou traços físicos exclusivos do grupo étnico ou racial que predispõem os indivíduos a certas condições ou doenças?
- *Crenças e práticas religiosas*. O que são crenças religiosas e como elas influenciam nos papéis, nos eventos da vida, na saúde e na doença?
- *Crenças e práticas de saúde*. Quais são as crenças e práticas a respeito de tratamentos, causas e prevenção de doenças?

DIAGNÓSTICO DE ENFERMAGEM

Qualquer diagnóstico de enfermagem pode ser apropriado para clientes de qualquer grupo cultural. Quando as variáveis culturais são identificadas durante a avaliação, o enfermeiro deve ser o mais específico possível ao fazer perguntas e determinar o diagnóstico apropriado para que as intervenções possam ser individualizadas no que diz respeito às crenças culturais do cliente. O enfermeiro ou o médico podem atribuir a ocorrência da *diminuição do débito cardíaco* a uma causa médica ou física, ao passo que o cliente pode atribuí-la a um desequilíbrio do *yin* e do *yang*. A Tabela 10.3 relaciona diagnósticos de enfermagem com maior probabilidade de ter implicações culturais.

PLANEJAMENTO/IDENTIFICAÇÃO DE RESULTADOS

As variáveis culturais devem ser levadas em consideração ao estabelecer objetivos e planejar intervenções. Os cuidados serão mais efetivos quando o cliente e a família são participantes ativos no planejamento da assistência e quando as preferências culturais são respeitadas. Os objetivos a considerar quando há fatores culturais envolvidos incluem:

- O cliente deve expressar aos familiares e ao cuidador as necessidades de assistência médica.
- O cliente deve manter práticas culturais de saúde, conforme apropriado.
- O cliente e a família devem entender o efeito que as crenças relacionadas com assistência médica têm sobre a saúde.

Formulário de Avaliação Cultural

Nome: _____

Apelido ou outros nomes; significado especial atribuído ao nome:

Idioma principal:

    Ao falar _____

    Ao escrever _____

Data de nascimento: _____

Local de nascimento: _____

Nível de educação ou especialização: _____

A que grupo étnico pertence? _____

Até que ponto você se identifica com seu grupo cultural? _____

Em sua família, quem é o responsável? _____

Descreva alguns costumes ou crenças que você tem a respeito de:

    Saúde _____

    Vida _____

    Doença _____

    Morte _____

Como você absorve informações melhor?

☐ Lendo

☐ Com alguém explicando as informações verbalmente

☐ Com alguém demonstrando

Descreva alguns dos hábitos nutricionais de sua família e suas preferências alimentares. _____

Há algum tipo de alimento proibido em sua dieta por motivos religiosos ou culturais? _____

Descreva seu credo religioso. _____

Que papel suas crenças e práticas religiosas desempenham em sua vida tanto no caso de boa fase de saúde quanto de má fase? _____

Quem/qual é a principal fonte de informações sobre sua saúde? _____

Em quem você confia para realizar atendimento médico ou procedimentos de cura? _____

Sobre quais práticas de saúde você está ciente? Quais delas utiliza? _____

Há restrições culturais que seu enfermeiro deva conhecer? _____

Descreva seu regime atual de vida. _____

Como os membros da sua família se comunicam uns com os outros? _____

Descreva seus pontos fortes. _____

Há algo mais que você gostaria de compartilhar a respeito de suas crenças culturais? _____

(Adaptado de Daniels, Grendell e Wilkins, 2010, *Nursing Fundamentals: Caring and Clinical Decision Making,* Delmar Cengage Learning.)

Figura 10.7 ▪ Formulário de avaliação cultural.

Tabela 10.3 ▪ Diagnóstico de enfermagem com implicações culturais

Ansiedade
Imagem corporal distorcida
Amamentação ineficaz
Comunicação verbal prejudicada
Conflito de decisão (especificar)
Adaptação ineficaz
Adaptação familiar comprometida
Medo
Angústia antecipada
Manutenção ineficaz da saúde
Comportamentos de busca de saúde (especificar)
Abandono
Nutrição desequilibrada: mais do que o corpo requer
Dor
Desempenho de papel ineficaz
Padrão de sono perturbado
Interação social prejudicada
Estresse espiritual

CORTESIA DE DELMAR CENGAGE LEARNING

ORIENTAÇÕES para o cliente

Diretrizes de ensino que consideram o aspecto cultural

Ao ensinar clientes de culturas diversas:

- Identifique o histórico cultural do cliente.
- Avalie o conhecimento do cliente perguntando-lhe o que conhece a respeito do assunto.
- Identifique a percepção de necessidade perguntando ao cliente e aos familiares o que eles precisam e querem aprender.
- Observe a interação entre o cliente e os familiares para determinar os papéis da família e as figuras de autoridade. Pergunte ao cliente que membro da família ele gostaria de incluir nas sessões de aprendizado e cuidados.
- Utilize linguagem clara, evite jargões e termos médicos complexos.
- Esclareça suas mensagens verbais e não verbais.
- Peça ao cliente para repetir as informações. Solicite-lhe que demonstre o que aprendeu.

DICA Profissional

Assistência apropriada no que diz respeito ao aspecto cultural

- Respeite as crenças dos clientes.
- Seja sensível aos comportamentos e práticas diferentes dos seus.
- Acomode as diferenças se elas não forem prejudiciais à saúde do cliente. Considere que um cliente acredita que comer cebola resolverá sua infecção respiratória. Mesmo que comer cebola não seja terapêutico, provavelmente não causará nenhum problema de saúde.
- Esteja atento às dicas presentes na fala dos clientes; elas podem transmitir crença étnica sobre prevenção, etiologia, transmissão ou outro aspecto da doença. O cliente pode dizer: "Eu sabia que ficaria doente hoje. Na noite passada, ouvi uma coruja".
- Aproveite a ocasião para ensinar hábitos positivos, caso as práticas do cliente forem prejudiciais à saúde. Quando questionada a respeito da dieta, uma gestante pode responder que não come carne ou ovos durante a gravidez porque acredita que ganhar muito peso aumentará os riscos de um parto difícil. Essa situação proporciona ao enfermeiro uma oportunidade de apresentar informações nutricionais.
- O cliente deve expressar aos familiares e ao cuidador as necessidades de assistência médica.
- O cliente deve manter práticas culturais de saúde, conforme apropriado.
- O cliente e a família devem entender o efeito que as crenças relacionadas com assistência médica têm sobre a saúde.

IMPLANTAÇÃO

Os aspectos culturais sempre são um fator em um plano de assistência de enfermagem. A comunicação efetiva e a orientação do cliente são aspectos importantes que podem melhorar o entendimento e a valorização cultural. As intervenções devem respeitar, tanto quanto possível, as preferências e os desejos do cliente. Quando um cliente não fala nem entende determinado idioma, o enfermeiro deve providenciar um intérprete para explicar procedimentos e testes.

AVALIAÇÃO

A avaliação inclui o *feedback* do cliente e da família para determinar a reação às intervenções. As revisões do plano de atendimento feitas com o cliente e sua família trazem soluções, fontes alternativas e recursos quando necessários para melhorar a comunicação e trocar informações. Enfermeiros sensíveis em relação ao aspecto cultural fazem autoavaliações para identificar as próprias atitudes no atendimento de clientes de culturas variadas.

ESTUDO DE CASO

R.G., 18 anos, católica, chega à emergência do hospital com temperatura alta, calafrios, vômito e queixa de dor no quadrante inferior direito. M.G., sua irmã, a levou. Os filhos de M.G., um de 3, um de 2 anos e outro de 1 ano, foram junto. M.G. entende e fala um pouco de inglês, mas R.G. é fluente apenas em espanhol. O enfermeiro leva M.G. e os filhos para a sala de espera; R.G. vai para a sala de exames, onde é examinada por um enfermeiro que reclama no posto de enfermagem que R.G. não cooperou durante o exame físico. R.G. é admitida para atendimento hospitalar com diagnóstico de apendicite aguda; necessita de cirurgia de emergência. M.G. fica na sala de espera; não sabe da dificuldade que a equipe de enfermagem teve para se comunicar com sua irmã. R.G. é preparada para a cirurgia. M.G. vai ao quarto em que está a irmã e fica poucos minutos, pois logo tem de sair porque os filhos não têm idade mínima exigida para visitantes. Solicita-se a um voluntário do hospital que cuide das crianças até que M.G. retorne. M.G. encontra a irmã chorando, quase histérica. A enfermeira informa a M.G. que R.G. se recusa a assinar o formulário de autorização para cirurgia. Entre lágrimas, R.G. conta à irmã que a "enfermeira tirou meu amuleto e não vai me deixar usá-lo durante a cirurgia". O médico entra no quarto e pergunta a M.G. por que esperou tanto para trazer R.G. ao hospital. Ele informa que o apêndice de R.G. estava quase supurando e que o tratamento deveria ter começado há três dias, quando os sintomas iniciaram. M.G. conta que levou R.G. ao curandeiro e ele deu à irmã um chá de ervas; como a bebida não fez efeito, ela levou R.G. ao hospital. As seguintes perguntas guiarão o plano de atendimento de R.G.

1. Por que a comunicação entre M.G, R.G. e os profissionais da saúde tornou-se um problema?
2. Que aspectos culturais não foram identificados pelos profissionais da saúde? Como resultado, que necessidades de M.G. e R.G foram ignoradas?
3. Elabore três diagnósticos de enfermagem que levem em conta os aspectos culturais de R.G e os objetivos a serem alcançados nesse caso.
4. Considere os diagnósticos e objetivos identificados na questão 3 e estabeleça intervenções de enfermagem adequadas no caso de R.G.
5. Relacione pelo menos três resultados bem-sucedidos de clientes que passaram pelo mesmo procedimento de R.G.

EXEMPLO DE PLANO DE ATENDIMENTO DE ENFERMAGEM

A família com adaptação ineficaz

M.W., uma dona de casa ásio-americana de 82 anos, está no hospital com náusea grave e vômito relacionado a câncer de mama recorrente e tratamento de metástase óssea. O apetite está diminuindo, embora ela consiga ingerir alguns líquidos.

Por insistência de M.W., o marido de 61 anos e as duas filhas permanecem ao lado de sua cama. Ela não incomoda os enfermeiros em relação aos cuidados básicos e insiste que a filha mais velha lhe dê banho e a ajude a caminhar até o banheiro. O Sr. W. sai apenas para tomar banho em casa. Ambas as filhas permanecem no quarto enquanto ele está fora.

O Sr. W. está exausto e parece ter perdido peso. As filhas tentam ajudar o pai à noite, mas ele insiste em ficar ao lado da esposa.

O marido e as filhas de M.W. sempre massageiam as costas dela e nunca dizem palavras que a desencorajam. Ela muda de posição vagarosamente e faz caretas a cada movimento. M.W. deixa sua família falar por ela. Quando questionada pelo enfermeiro, ela nega sentir dor, mas reclama de dor para sua família. Ela não dorme bem.

O plano de tratamento de M.W. oferece suporte. A equipe do hospital sugeriu a adoção de cuidados paliativos quando M.W. disse que queria ir para casa.

DIAGNÓSTICO DE ENFERMAGEM 1 *Adaptação da família comprometida* relacionada com a doença prolongada ou com a progressão da incapacidade esgota a capacidade de apoio de pessoas importantes, conforme evidenciado pela aparência exausta do Sr. W.

Classificação dos Resultados das Intervenções de Enfermagem (NOC)	Classificação das Intervenções de Enfermagem (NIC)
Saúde emocional do cuidador	Apoio emocional
Causadores de estresse no cuidador	Apoio à família
Normalização da família	Terapia familiar
Autoestima	Promoção da normalização

(Continua)

EXEMPLO DE PLANO DE ATENDIMENTO DE ENFERMAGEM (Continuação)

Planejamento/resultados	Intervenções de enfermagem	Fundamentação
A família planejará um cronograma de rotatividade para atender às necessidades de descanso de cada um e de apoio a M.W.	Proporcionar um clima de empatia e apoio para o marido e as filhas. Liberar a visitação; oferecer espaço adequado para familiares que pernoitam e assegurar a privacidade.	Para o ásio-americano, a família é muito importante. O senso de obrigação para intervir e ajudar é altamente valorizado. A ajuda casual de desconhecidos é rejeitada.
	Avaliar os familiares em relação a sinais de fadiga ou esforço excessivo.	Autocontrole e autossuficiência são altamente valorizados. Pedir seria motivo de vergonha e falta de dignidade.
	Desenvolver um relacionamento de confiança e respeito com M.W. e seus familiares.	Ásio-americanos tendem a ser reservados em relação às figuras de autoridade.
	Verificar com o marido e as filhas outras pessoas que poderiam ajudar e que estariam dispostas e seriam aceitas por M.W.	Períodos prolongados de vigília contínua deixam os membros da família esgotados.
Cliente e família manterão comunicação aberta.	Incentivar o Sr. W. a discutir os planos e as expectativas das filhas de forma realista, incluindo prestadores de assistência médica, conforme necessário.	Tradicionalmente, os asiáticos valorizam o estilo autoritário de liderança, segundo o qual o pai toma as decisões de maneira unilateral.
A família realizará os cuidados sem comprometer a saúde física e emocional dos membros.	Avalie se as necessidades físicas e emocionais de M.W. e da família estão sendo satisfeitas; atente para as pistas não verbais.	São comuns a comunicação silenciosa e a resignação em relação à dor e a outras situações incertas. Expressões claras de sentimentos negativos não são comuns.
	Monitore a habilidade dos familiares de realizar o plano de tratamento e prover cuidados médicos.	Por questão de segurança, os cuidados são prestados por membros da família, ainda que estejam exaustos.

Avaliação

Durante o dia, o marido e a filha mais velha permanecem ao lado da cama. À noite, a filha mais nova troca de lugar com o pai e a irmã. M.W. é agradável. Toda a família se reúne com o enfermeiro para discutir o plano de atendimento. O Sr. W. e as filhas continuam a dar assistência para M.W. As filhas expressam gratidão por seu pai ser mais forte e ter assumido a liderança.

(Continua)

CAPÍTULO 10 ▪ Considerações Culturais

EXEMPLO DE PLANO DE ATENDIMENTO DE ENFERMAGEM *(Continuação)*

DIAGNÓSTICO DE ENFERMAGEM

Comunicação prejudicada em razão de mal-entendidos relacionados à cultura e à falta de comunicação

NOC: Habilidade de comunicação
NIC: Melhoria da comunicação

↓

OBJETIVO DO CLIENTE

No dia seguinte, M.W. comunicará as necessidades pessoais, conforme evidenciado pelo que foi compartilhado verbalmente com a família e com os enfermeiros.

↓

INTERVENÇÕES DE ENFERMAGEM

1. Expressam que a fadiga e a perda de peso são observadas entre os familiares.
2. Dizem que o familiar observa que ela está fazendo caretas e se movendo devagar e oferecem medicação para dor.
3. Explicam a fisiologia da dor e os benefícios de tomar medicação de forma rotineira e conforme necessário.
4. Explicam os benefícios de aceitar a medicação para náusea e vômito e oferecem medicação.

↓

AVALIAÇÃO

O cliente verbaliza as necessidades pessoais para os familiares e para a equipe de enfermeiros?

FUNDAMENTAÇÃO CIENTÍFICA

1. O descanso e a alimentação inadequados são evidenciados pela fadiga e pela perda de peso.
2. Algumas culturas não encorajam as pessoas a expressarem a dor de forma clara.
3. Se o limiar da dor não é mantido sob controle, é muito difícil fazer o cliente ficar confortável e relaxado. A avaliação regular e a administração de medicamentos contínua mantêm a dor abaixo de 2 em uma escala de 0 a 10, em que 0 significa nenhuma dor e 10, a dor mais forte.
4. Se a náusea e o vômito forem controlados por medicação, o cliente tem mais energia para realizar outras tarefas.

Mapa de atendimento e aspectos culturais 10.1.

RESUMO

- A cultura é formada por crenças a respeito de relacionamentos, motivação, atividades, percepção do mundo e de si mesmo.
- A cultura é aprendida, compartilhada, integrada, não verbalizada e dinâmica.
- As crenças sobre os conceitos de saúde, a etiologia das doenças, a promoção e proteção da saúde e profissionais e medicamentos são influenciados pela cultura.
- Diferentemente das opiniões, preferências e atitudes, que podem ser alteradas, as características culturais estão profundamente enraizadas e, por essa razão são difíceis de mudar. Os clientes refletem sua herança cultural e étnica sempre que interagem com o mundo ao redor.
- A cultura é influenciada pela religião, que também afeta práticas e crenças sobre saúde e doença.

- Para muitas pessoas, as crenças espirituais e religiosas são importantes. Elas podem influenciar estilos de vida, atitudes e sentimentos relacionados a doenças e morte.
- A individualidade existe entre todas as pessoas; os enfermeiros não devem fazer suposições com base nas crenças religiosas e na cultura do cliente.
- O foco da assistência de enfermagem é ajudar os clientes a manter as próprias crenças em situações de crise de saúde. As crenças pessoais podem fortalecer padrões de adaptação.
- Entender as diferenças do cliente é um importante aspecto da enfermagem.
- A resposta à saúde e à doença varia de acordo com a origem cultural.
- Prover assistência culturalmente apropriada começa pela compreensão das crenças culturais do próprio enfermeiro.
- O pré-requisito para prover a assistência de enfermagem apropriada é fazer a avaliação cultural.

❓ QUESTÕES DE REVISÃO

1. Um enfermeiro observa uma mãe amamentando o filho de 4 anos que está internado. No posto de enfermagem, o profissional questiona por que uma mãe continuaria a amamentar uma criança de 4 anos. Os colegas comentam que o jeito americano é melhor. Os enfermeiros estão expressando:
   1. Estereótipos.
   2. Etnocentrismo.
   3. Aculturação.
   4. Diversidade cultural.

2. O enfermeiro sabe que o grupo religioso para o qual a cura física vem exclusivamente de orações e leituras é o:
   1. Hindu.
   2. Católico.
   3. Cientista Cristão.
   4. Adventista do Sétimo Dia.

3. É mais provável uma transfusão de sangue ser recusada por:
   1. Budistas.
   2. Ortodoxos.
   3. Índios americanos.
   4. Testemunhas de Jeová.

4. O diagnóstico de enfermagem de um cliente hospitalizado cujas práticas religiosas entram em conflito com os procedimentos do hospital é:
   1. *Culpa religiosa.*
   2. *Culpa e miséria.*
   3. *Estresse espiritual.*
   4. *Depressão espiritual.*

5. Se um cliente diz para o enfermeiro: "Eu preciso orar com o líder do meu grupo para melhorar", a resposta mais apropriada do profissional é:
   1. "Posso ligar para ele e pedir-lhe para visitá-lo?"
   2. "Com os medicamentos e o tratamento você ficará melhor."
   3. "Por que você acha que é necessária a presença do seu líder espiritual para que você melhore?"
   4. "Quando tiver alta, poderá visitar seu líder espiritual e orar".

6. Um egípcio muçulmano chega à sala de emergência. O diagnóstico revela pneumonia. A enfermeira ministra Tylenol. Com a mão direita, ela segura a mão do cliente para ler a faixa de identificação; com a mão esquerda, manipula o medicamento. Conforme a enfermeira vira para pegar o copo de água para oferecer ao cliente, ela vê que ele jogou o medicamento no lixo, ao lado da cama. Como explicar esse comportamento?
   1. Ele não aceita medicamentos de uma mulher. É humilhante para ele.
   2. Ele considera a mão esquerda suja e se recusa a engolir um medicamento que acredita estar contaminado.
   3. Ele é fatalista e acredita que nada pode ser feito para reverter o processo infeccioso.
   4. Ele odeia euro-americanos e não está disposto a aceitar nada que a enfermeira tenha tocado.

7. Uma ásio-americana está sendo tratada de diabetes recém-descoberta. A enfermeira está tentando ensiná-la a injetar insulina, mas está frustrada porque a cliente não aprende. A cliente recusa-se a olhar no rosto da enfermeira e não responde rápido às perguntas que a enfermeira lhe faz. Por que a cliente não olha no rosto da enfermeira?
   1. A cliente está desafiando a enfermeira.
   2. A cliente tem baixa autoestima.
   3. Manter contato visual é considerado desrespeito.
   4. A cliente não está preparada para aprender.

8. Uma coreana americana está tendo alta hoje. A enfermeira está passando as instruções e as prescrições que a cliente precisa levar. A enfermeira revisa as instruções e as solicitações de medicamentos e entrega os papéis para a cliente. De início, a cliente aceita os papéis, mas, depois, tenta devolvê-los para a enfermeira. Considerando os aspectos culturais, qual seria a explicação para esse comportamento?
   1. A cliente não concorda com as instruções do médico.
   2. A cliente está tentando dizer à enfermeira que entregue as prescrições para o marido, que é o chefe da casa.

3. A cliente não trabalha e não tem dinheiro para comprar os medicamentos.
4. A cliente achou que era a conta do hospital; acreditou que a assistência médica seria gratuita, já que está em seu país de origem.

9. Uma haitiana americana chega à emergência com dores agudas no estômago. Ela foi levada pelo supervisor do mercado em que trabalha. O exame físico determina que a cliente está com apendicite e deve passar por cirurgia imediatamente. O médico telefona para o marido da cliente para obter autorização. O marido responde que irá para o hospital o mais rápido possível. Quando chega, o marido se recusa a assinar o formulário. Ele quer que o hospital libere sua esposa para voltar para casa. Ele promete levá-la ao hospital mais tarde. A equipe da sala de emergência fica confusa. Como explicar esse comportamento?
    1. O casal não pode pagar a cirurgia, e o marido tem vergonha de admitir isso.
    2. O marido não confia na equipe do hospital, por isso quer levar a esposa em seu médico particular.
    3. O marido quer consultar o *hungan* (sacerdote vodu) para descartar a possibilidade de causas espirituais para a dor abdominal.
    4. O marido quer dar a sua esposa uma sopa fria de pepino antes da cirurgia.

10. Uma estudante chicana (mexicana americana) do Texas está trabalhando como voluntária na loja de presentes do hospital. Uma enfermeira encontra a estudante na rua empurrando um carrinho com um bebê de 1 ano. O bebê é amável, sorridente e parece bem alimentado. A estudante diz à enfermeira que o bebê é sua irmã. A enfermeira cumprimenta a estudante por cuidar da irmã e diz: "O bebê é lindo, uma adorável menininha, não é?". Sem responder, a estudante gira imediatamente o carrinho e, depois de um momento tenso de silêncio, responde: "Eu tenho de ir para casa para ajudar minha mãe". Como você explica o comportamento da estudante?
    1. A estudante acha que não é respeitoso tomar o tempo da enfermeira, por isso quer ir embora.
    2. Ver a enfermeira lembra a estudante que ela precisa voltar ao trabalho de voluntária na loja de presentes.
    3. A estudante precisa ir para casa para ajudar sua mãe.
    4. A estudante está com medo que o bebê tenha recebido mau-olhado e quer contar à mãe o mais rápido possível.

REFERÊNCIAS/LEITURAS SUGERIDAS

Andrews, M. (2008) Religion, culture, and nursing. In: M. M. Andrews e J. S. Boyle (Eds.), *Transcultural concepts in nursing care* (5. ed.). Filadélfia: Lippincott Williams & Wilkins.

Andrews, M.; Boyle, J. (2008) *Transcultural concepts in nursing care* (4. ed.). Filadélfia: Lippincott Williams & Wilkins.

Boyle, J. (2008) Culture, family, and community. In: M. M. Andrews e J. S. Boyle (Eds.), *Transcultural concepts in nursing care* (5. ed.). Filadélfia: Lippincott Williams & Wilkins.

Bulechek, G.; Butcher, H.; McCloskey, J.; Dochterman, J., eds. (2008). *Nursing Interventions Classification (NIC)* (5. ed.). St. Louis, MO: Mosby/Elsevier.

Church of Scientology International. (2009) Introduction to scientology. Recuperado em 12 de fevereiro de 2009 do site http://www.scientology.org/religion/presentation/pg006.html

Clark, M. (1999) *Community health nursing handbook.* Nova York: Prentice Hall.

Competent Care. (setembro de 2001). *Travel Nursing Today* (um suplemento da publicação *RN*), 26-32.

Daniels, R.; Grendell, R.; Wilkins, F. (2010) *Nursing fundamentals: Caring and clinical decision making* (2. ed.). Clifton Park, NY: Delmar Cengage Learning.

Davidhizar, R.; Dowd, S.; Giger, J. (1998) Educating the culturally diverse health care student. *Nurse Educator*, 23(2), 38-42.

Degazon, C. (2000) Cultural diversity and community health nursing practice. In: M. Stanhope e J. Lancaster (Eds.), *Community and public health nursing* (5. ed.). St. Louis, MO: Mosby.

Doherty, W. (1992) Private lives, public values. *Psychology Today*, 25(3), 27-32.

Doswell, W.; Erlen, J. (1998) Multicultural issues and ethical concerns in the delivery of nursing care interventions. *Nursing Clinics of North America*, 33(2), 353-361.

Edelman, C.; Mandle, C. (2005) *Health promotion throughout the lifespan* (6. ed.). St. Louis, MO: Elsevier/Mosby.

Edmission, K. (1997) Psychosocial dimensions of medical-surgical nursing. In: J. M. Black e E. Matassarin-Jacobs (Eds.), *Medical surgical nursing: Clinical management for continuity of care* (5. ed.). Filadélfia: W. B. Saunders.

Estes, M. (2010) *Health assessment and physical examination* (4. ed.). Clifton Park, NY: Delmar Cengage Learning.

Estin, P. (1999) Spotting depression in Asian patients. *RN*, 62(4), 39-40.

Fawcett, C. (1993) *Family psychiatric nursing.* St. Louis, MO: Mosby.

Giger, J.; Davidhizar, R. (2004) *Transcultural nursing: Assessment and intervention* (4. ed.). St. Louis, MO: Mosby-Year Book.

Gonzalez, R. (1999) ANA advocates more diversity in nursing. *American Journal of Nursing*, 99(11), 24.

Gravely, S. (2001) When your patient speaks Spanish – and you don't. *RN*, 64(5), 65-67.

Grossman, D. (1996) Cultural dimensions in home health nursing. *American Journal of Nursing*, 96(7), 33-36.

Kelz, R. (1997) *Delmar's English-Spanish pocket dictionary for health professionals*. Clifton Park, NY: Delmar Cengage Learning.

Kelz, R. (1999) *Conversational Spanish for health professionals* (3. ed.). Clifton Park, NY: Delmar Cengage Learning.

Kirkpatrick, M.; Brown, S.; Atkins, T. (1998) Using the internet to integrate cultural diversity and global awareness. *Nurse Educator*, 23(2), 15-17.

Kudzma, E. (1999) Culturally competent drug administration. *American Journal of Nursing*, 99(8), 46-51.

Lee, E. (Ed.). (2000) *Working with Asian Americans: A guide for clinicians*. Nova York: Guilford Press.

Leininger, M.; McFarland, M. (2002) *Transcultural nursing: Concepts, theories, research, and practice* (3. ed.). Nova York: McGraw-Hill.

Lock, D. (1992) *Increasing multicultural understanding: A comprehensive model*. Newbury Park, CA: Sage.

Louie, K. (1999) Health promotion interventions for Asian American Pacific Islanders. In: L. Zhan (Ed.), *Asian voices* (p. 3-13). Boston: Jones & Bartlett.

Luckmann, J. (2000) *Transcultural communication in nursing*. Clifton Park, NY: Delmar Cengage Learning.

Malone, B. (1998) Diversity, divisiveness and divinity. *American Nurse*, 30(1), 5.

Marrone, S. (2008) Factors that influence critical care nurses' intentions to provide culturally congruent care to Arab Muslims. *Journal of Transcultural Nursing*, 19(1), 8-15.

Mazanec, P.; Tyler, M. (2003) Cultural considerations in end-of-life care. *American Journal of Nursing*, 103(3), 50-57.

McCaffery, M.; Pasero, C. (1999) Pain control. *American Journal of Nursing*, 99(8), 18.

Miller, J.; Leininger, M.; Leuning, C.; Andrews, M.; Ludwig-Beymer, P.; Papadopoulos, I. (2008) Commentary: Transcultural Nursing Society Position Statement on Human Rights. *Journal of Transcultural Nursing*, 19(1), 5-7.

Moorhead, S.; Johnson, M.; Maas, M. (2007) *Nursing Outcomes Classification (NOC)* (4. ed.). St. Louis, MO: Mosby.

Morley, P.; Wallis, R. (Eds.). (1978) *Culture and curing: Anthropological perspectives on traditional medical beliefs and practices*. Pittsburgh, PA: University of Pittsburgh Press.

Mullins, M. (1999) Cultural awareness. *OB/GYN Nurse Forum*, 7, 3.

NewsWatch. (2000) Delay in seeking MI treatment is tied to social factors. *RN*, 63(10), 20.

North American Nursing Diagnosis Association International. (2010) *Nanda-I nursing diagnoses: Definitions and classification 2009-2011*. Ames, IA: Wiley-Blackwell.

Purnell, L.; Paulanka, B. (2008) *Transcultural health care: A culturally competent approach* (3. ed.). Filadélfia: F. A. Davis.

Rivera-Andino, J.; Lopez, L. (2000) When culture complicates care. *RN*, 63(7), 47-49.

Shelley, J. (2000) *Spiritual care: A guide for caregivers*. Downers Grove, IL: Inter Varsity.

Simpson, J.; Carter, K. (2008) Muslim women's experiences with health care providers in a rural area of the United States. *Journal of Transcultural Nursing*, 19(1), 16-23.

Smith, L. (1998) Concept analysis: Cultural competence. *Journal of Cultural Diversity*, 5(1), 4-10.

Spector, R. (2000) *Cultural care: Guides to heritage assessment and health traditions* (2. ed.). Upper Saddle River, NJ: Prentice Hall.

Spector, R. (2008) *Cultural diversity in health and illness* (5. ed.). Upper Saddle River, NJ: Prentice Hall.

Spradley, B.; Allender, J. (2001) *Community health nursing: Concepts and practice* (5. ed.). Filadélfia: Lippincott Williams & Wilkins.

Stanhope, M.; Knollmueller, R. (2000) *Handbook of community-based and home health nursing practice* (3. ed.). St. Louis, MO: Mosby.

Stanhope, M.; Lancaster, J. (2003) *Community and public health nursing* (6. ed.). St. Louis, MO: Mosby.

Sue, D.; Sue, D. (2007). *Counseling the culturally diverse: Theory and practice* (5. ed.). Nova York: Wiley.

U.S. Census Bureau. (2001) Estimativas da população. Disponível em: http://www.census.gov/population/estimates/nation/intfile3-1.txt

U.S. Department of Commerce, U.S. Census Bureau. (2007) *Statistical abstract of the United States: 2008* (127. ed.). Washington, DC: U.S. Government Printing Office.

RECURSOS DA WEB

Transcultural Nursing Society: http://www.tcns.org

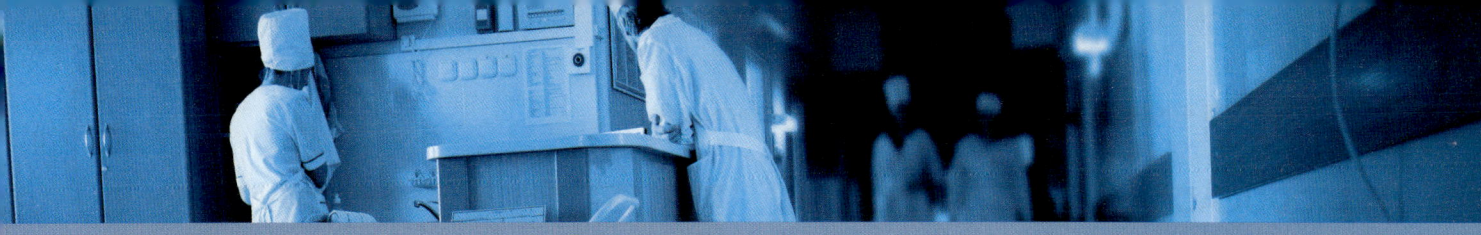

CAPÍTULO 11

Estresse, Adaptação e Ansiedade

PALAVRAS-CHAVE

adaptação
agente de mudanças
angústia
ansiedade
catarse
condicionamento
crise
despersonalização
energia adaptativa
esgotamento
estresse
estressores
eustresse
homeostase
intervenção na crise
mecanismos de defesa
medidas adaptativas
medidas mal-adaptativas
mudança
produção de endorfina
reação lutar e fugir
reenquadramento cognitivo
síndrome de adaptação geral (SAG)
síndrome de adaptação local (SAL)

ESTABELECENDO RELAÇÕES

Consulte os seguintes capítulos para ampliar seu conhecimento acerca do estresse, da adaptação e da ansiedade:

Enfermagem Básica
- Atendimento Holístico
- Comunicação
- Terapias Complementares/Alternativas
- Repouso e Sono
- Controle de Infecções/Assepsia
- Controle da Dor

OBJETIVOS

Ao final deste capítulo, você estará apto a:
- Definir palavras-chave.
- Descrever como o estresse, a adaptação e a ansiedade afetam a saúde.
- Identificar fatores que contribuem para a resposta ao estresse.
- Descrever a síndrome de adaptação geral.
- Detalhar os efeitos do estresse no indivíduo.
- Explicar os estressores intrínsecos ao processo de mudança.
- Descrever o papel do enfermeiro como agente de mudanças.
- Discutir as intervenções de enfermagem que promovem adaptação positiva ao estresse.
- Desenvolver um plano individualizado para gerenciar o estresse.

INTRODUÇÃO

O estresse e a ansiedade são experiências que podem tanto ser catalisadores para mudanças positivas como fontes de desconforto ou dor. Os enfermeiros ajudam os clientes a lidar com o estresse causado por doença, invalidez, lesões ou tratamentos. Cuidar de clientes extremamente ansiosos pode ser estressante para o enfermeiro. O gerenciamento bem-sucedido do estresse é necessário para que os envolvidos experimentem o bem-estar. Este capítulo aborda os principais conceitos relacionados ao estresse e à ansiedade, incluindo estratégias para lidar com o estresse.

ESTRESSE

Segundo Hans Selye (1974), o **estresse** é uma resposta não específica a qualquer exigência feita ao corpo. Selye chamou essas exigências de **estressores**. Uma situação, um evento ou um agente pode representar um estressor. Os estressores, que podem ser internos ou externos, são estímulos que suscitam a necessidade de se adaptar. A dor, por exemplo, é um estressor interno, ao passo que a perda do emprego é um estressor externo.

Mesmo eventos agradáveis podem ser estressantes, caso suscitem a necessidade de adaptação. Os estressores são neutros; não são nem bons nem ruins. É a *percepção* do indivíduo em relação ao estressor que determina se o seu efeito será positivo ou negativo. Qualquer evento pode ser estressante, dependendo de como a pessoa o vê.

RESPOSTAS AO ESTRESSE

Energia adaptativa é o termo que Selye cunhou para descrever a força interior que o indivíduo usa para responder ou se adaptar ao estresse. Todas as pessoas têm energia adaptativa, mas a quantia é variável. Quando um indivíduo gasta toda sua energia adaptativa, doenças ou mesmo a morte podem sobrevir, já que ele não consegue mais se adaptar. As reações ao estresse são categorizadas como gerais (afetam todo o corpo) ou locais (afetam somente a parte do corpo envolvida).

SÍNDROME DE ADAPTAÇÃO GERAL

Os estressores causam alterações estruturais e químicas no corpo, já que este tenta manter a **homeostase**, o equilíbrio entre as necessidades fisiológicas, psicológicas, socioculturais, intelectuais e espirituais do indivíduo. Selye chamou as respostas aos estressores de **síndrome de adaptação geral (SAG)**.

Selye dividiu a SAG em três estágios, conforme ilustrado na Figura 11.1. No primeiro estágio, de crise ou alarme, o corpo se prepara para lidar com os estressores. As mudanças fisiológicas podem resultar em sintomas como pele pálida e fria, bem como calafrios e suor nas palmas das mãos e nas solas dos pés. Estresse grave pode ocasionar dilatação da pupila, boca seca, taquicardia, náusea e diarreia.

> **DICA Profissional**
>
> **Estresse por antecipação**
>
> Os pensamentos podem acionar a SAG, como no caso de uma pessoa preocupada com determinada situação. O corpo responde como se ela estivesse vivenciando o evento: pode ter um mal-estar, transpirar, sentir náusea ou muito nervosismo.

No segundo estágio, de adaptação ou resistência, o corpo tenta se defender do estressor por meio da **reação lutar e fugir**. O corpo fica psicologicamente pronto para se defender tanto pelo enfrentamento como pela fuga do agente estressor.

O terceiro estágio, de exaustão, ocorre se a energia adaptativa for inadequada para lidar com estresse prolongado ou opressivo.

As reações psicológicas do corpo são essencialmente as mesmas, não importa qual seja a fonte de estresse. Um estressor imaginado terá a mesma resposta psicológica (SAG) de um estressor vivenciado. De acordo com Selye (1976), todas as reações de estresse têm reações psicológicas semelhantes.

Síndrome de adaptação local

Selye também descreveu a **síndrome de adaptação local (SAL)**, a resposta fisiológica ao estressor (por exemplo, trauma ou doença) em uma parte específica do corpo. Se uma pessoa corta a mão, a SAL é iniciada, induzindo inflamação localizada. Os sintomas clássicos de inflamação (vermelhidão, inchaço e calor) ocorrem no local machucado. Em geral, a SAL é um processo temporário, solucionado quando a área traumatizada volta ao estado anterior; no entanto, se a inflamação não for solucionada por meio da SAL, o indivíduo vivencia a SAG, e todo o corpo é afetado.

SINAIS E SINTOMAS DE ESTRESSE

Os sinais e sintomas de estresse são muitos e afetam todas as dimensões do indivíduo. Os mais comuns estão descritos na Tabela 11.1.

RESULTADOS DO ESTRESSE

Vivenciar o estresse proporciona ao indivíduo duas possibilidades: (a) oportunidade de crescimento pessoal ou (b) risco de desorganização e angústia. Quando os estressores são administrados de modo apropriado, ocorre a adaptação e o corpo retorna ao estado normal.

O termo **estresse** descreve um tipo de estresse que gera resultados positivos. Considere, por exemplo, estudantes que têm um exame agendado para a próxima semana. A tensão motiva-os a estudar antecipadamente, e eles se saem bem no exame. Esse estresse foi positivo porque os motivou a estudar (um exemplo de crescimento) e gerou os resultados desejados.

CAPÍTULO 11 ■ Estresse, Adaptação e Ansiedade

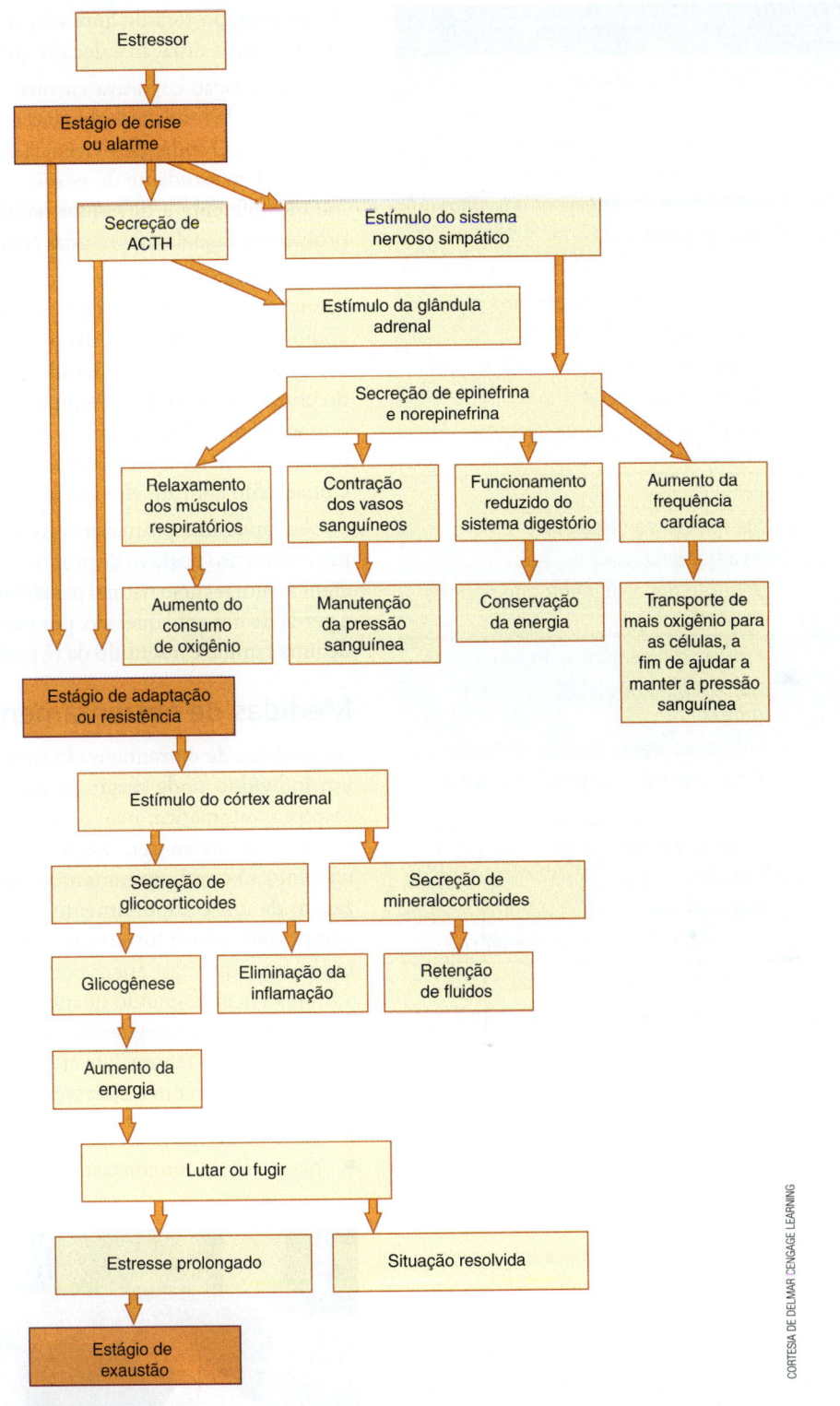

Figura 11.1 ■ Efeitos fisiológicos da síndrome de adaptação geral (SAG).

Os estressores que suscitam uma resposta ineficaz provocam **angústia**. Estudantes que têm um exame agendado para o dia seguinte se põem a estudar até o último minuto. Eles fazem uma rápida recapitulação durante a noite, não conhecem o material, não estão alertas e falham no exame; então, vivenciam a angústia.

ADAPTAÇÃO

Adaptação é um processo contínuo pelo qual os indivíduos se ajustam aos estressores e mudam. O objetivo do enfermeiro é identificar e apoiar as respostas adaptativas positivas do cliente. A adaptação é uma resposta holística que envolve todas as dimensões do indivíduo. Os indiví-

Tabela 11.1 ■ Sinais e sintomas de estresse

Fisiológicos	Aumento da pulsação
	Aumento da pressão sanguínea
	Respiração rápida e superficial
	Engrossamento do sangue
	Tontura, suor nas palmas das mãos
	Dor de cabeça
	Dilatação das pupilas
	Náusea, alteração do apetite
	Constipação ou diarreia
	Aumento da micção
	Espasmos, tremores
	Aumento nos níveis de glicose e cortisol
Psicológicos	Irritabilidade
	Sentimentos à flor da pele
	Tristeza, depressão
	Redução dos sentimentos de prazer e realização
Cognitivos	Prejuízo da memória e do julgamento
	Confusão, incapacidade de se concentrar
	Enfraquecimento da ação decisória
	Alterações na percepção, atraso nas respostas
Comportamentais	Inquietação, fala rápida
	Insônia
	Afastamento
	Susto ocasionado por qualquer coisa
Espirituais	Alienação, isolamento social
	Sensação de vazio

CORTESIA DE DELMAR CENGAGE LEARNING

duos procuram manter um estado de equilíbrio entre as dimensões fisiológica, psicológica, cognitiva, social e espiritual. O bem-estar é um estado de adaptação; a pessoa que se sente bem é aquela que lida de forma eficaz com os estressores, mantendo, assim, um alto nível de bem-estar. A adaptação pode ser fisiológica, psicológica, cognitiva, social ou espiritual.

A adaptação fisiológica é a forma como o corpo responde aos estressores que afetam o funcionamento do organismo. Pode envolver todo o corpo (SAG) ou uma área específica (SAL). Um indivíduo que vive nas montanhas (altitude elevada) produz mais glóbulos vermelhos que transportam oxigênio suficiente para atender às necessidades do corpo. O peito se alarga para permitir que os pulmões possam se expandir para acomodar a troca necessária de oxigênio e dióxido de carbono.

A adaptação psicológica envolve utilizar os mecanismos de defesa e aprender a aceitar mentalmente novas situações. Um trabalhador de 55 anos que, de repente, se vê desempregado terá de aprender a se adaptar psicologicamente à nova situação e decidir que ações tomar.

A adaptação cognitiva envolve educação, comunicação, habilidade de resolver problemas e percepção das pessoas e do mundo. O indivíduo vivencia esses processos ao longo da vida. Um estudante do ensino médio tem uma visão de mundo diferente e diferentes habilidades de resolução de problemas daquelas observadas em um indivíduo graduado.

A adaptação social envolve relações sociais com familiares, amigos e colegas de trabalho que podem oferecer apoio em situações de estresse (Figura 11.2). Uma pessoa que não consegue se moldar pode acabar se afastando do convívio social. Um exemplo de adaptação social seria o caso de uma família que se muda para outra cidade: os membros têm de fazer novas amizades e modificar o relacionamento com aqueles que já são amigos.

A adaptação espiritual envolve a crença em um ser supremo e um senso positivo de propósito e significado da vida. A crença é um recurso natural para lidar com estressores. Após a perda de um ente querido, por exemplo, a espiritualidade de uma família e o sentido da fé podem sofrer alterações.

Medidas de enfrentamento

As medidas de enfrentamento incluem as maneiras como um indivíduo pode reagir ao estresse. O estresse é uma resposta automática, mas os indivíduos podem aprender a conservar sua energia adaptativa por meio do condicionamento. O **condicionamento** é um processo de aprendizagem de um comportamento por repetição até que esse comportamento se torne uma resposta automática. Alguns indivíduos que são condicionados a agir assim podem administrar uma grande quantidade de estresse, ao passo que outros não conseguem administrar nem uma pequena quantia. Outros fatores que afetam a habilidade de um indivíduo de lidar com o estresse são:

- Grau de perigo percebido pelo indivíduo;
- Necessidades imediatas;

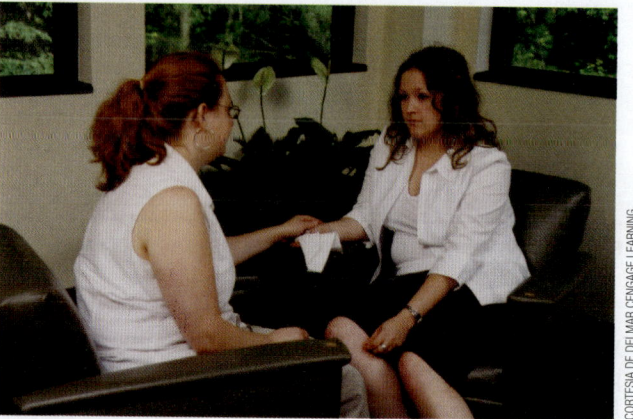

Figura 11.2 ■ O colega de trabalho que oferece apoio é um exemplo de adaptação social

- Apoio de outros;
- Crença do indivíduo em sua própria habilidade de lidar com a situação estressante;
- Sucessos e falhas anteriores em lidar com determinada situação;
- Quantidade de estresse concorrente ou cumulativo administrado pelo indivíduo (Waughfield, 2002).

Medidas adaptativas

As maneiras para enfrentar o estresse utilizando um mínimo de energia são chamadas de **medidas adaptativas**. Elas lidam diretamente com a situação estressante ou com os sintomas resultantes. Medidas adaptativas úteis para lidar com tais situações incluem:

- Contar com pessoas que possam oferecer apoio;
- Relaxar para aliviar a tensão;
- Mudar o comportamento;
- Desenvolver objetivos mais realistas;
- Resolver os problemas.

Mecanismos de defesa

Assim como o corpo tem mecanismos fisiológicos (por exemplo, o sistema imunológico e a reação inflamatória) para se defender de infecções e doenças, a mente tem mecanismos de proteção psicológica. A maioria dos **mecanismos de defesa** são funções inconscientes que protegem a mente da ansiedade. Por meio deles, o indivíduo chega ao equilíbrio psicológico e o mantém. A utilização dos mecanismos de defesa não é consciente; acontece de forma natural.

Todos os indivíduos utilizam mecanismos de defesa. Seu uso não implica doença mental ou desequilíbrio psicossocial. Os mecanismos de defesa são considerados mal-adaptativos somente quando são a única forma de um indivíduo responder a uma ameaça ou quando limitam a habilidade do indivíduo para agir. A Tabela 11.2 descreve e exemplifica vários mecanismos de defesa.

> **CONSIDERAÇÕES sobre tempo de vida**
> **Habilidade de enfrentamento**
> A habilidade de lidar com estressores depende, em parte, da idade e do nível de desenvolvimento do indivíduo.

Medidas mal-adaptativas

Medidas usadas para evitar conflito e estresse são consideradas **medidas mal-adaptativas** porque impedem que o indivíduo solucione e aceite o estresse. Elas podem incluir distúrbios somáticos (transferir para um órgão o estresse em forma de dor), rituais, abuso de álcool ou drogas, alimentação excessiva ou fuga da realidade.

Tabela 11.2 ▪ Mecanismos de defesa

Mecanismo de defesa	Descrição	Exemplos
Negação	Recusa a conhecer a realidade de situações ameaçadoras, apesar da evidência dos fatos.	Um cardiopata continua a ingerir alimentos gordurosos e frituras, apesar dos conselhos médicos para evitá-los.
Deslocamento	Transferência de sentimentos ou reações de um objeto para outro, geralmente para aquele que é mais seguro.	Um marido que está furioso com sua esposa grita com o cachorro em vez de enfrentar a raiva em relação à mulher.
Projeção	Atribuição dos próprios pensamentos, sentimentos ou impulsos a outros indivíduos.	Um adolescente que não quer acompanhar o grupo diz: "Meus pais não me deixam ir".
Racionalização	Explicação intelectual ou justificação de ideias, sentimentos ou comportamento.	Após ter se saído mal no exame, um estudante diz: "O exame tinha muitas perguntas capciosas; eu conheço bem o assunto".
Formação reativa	Expressão de um sentimento que é o oposto do sentimento real de alguém.	Um cliente oferece um presente a uma enfermeira com quem ele está muito zangado.
Regressão	Retorno a um nível anterior de desenvolvimento.	Uma criança que há dois anos não chupava o dedo começa a fazê-lo novamente ao ser internada no hospital.
Repressão	Bloqueio inconsciente de aspectos dolorosos ou ameaçadores.	Os adultos alegam, apesar das evidências, que: "Eu nunca fico nervoso com meus pais; vivemos rodeados de amor e harmonia".
Supressão	Tentativa consciente ou inconsciente de manter afastados da consciência aspectos ameaçadores ou desagradáveis.	Um indivíduo é incapaz de lembrar um incêndio que ocorreu na casa dele durante a infância.
Sublimação	Canalização de impulsos inaceitáveis do ponto de vista social para atividades aceitáveis socialmente.	Um jovem lida com sua agressividade jogando futebol.

Adaptado de *Psychiatric Mental Health Nursing* (4. ed.), de N. Frisch e L. Frisch, 2010. Clifton Park, NY: Delmar Cengage Learning.

CRISE

A crise ocorre quando os estressores extrapolam a habilidade de administrá-los. Uma situação de **crise** (estado agudo de desorganização) é observada quando os mecanismos de gerenciamento não são mais adequados. Essa ocorrência é caracterizada por ansiedade extrema, comportamento desorganizado e incapacidade para agir. Tal situação é limitada pelo tempo porque ninguém pode permanecer em desequilíbrio agudo por um longo período; além disso, o indivíduo experimenta grande desconforto. Em razão de a crise ser limitada pelo tempo, um cliente em crise precisa de intervenção imediata para que se chegue a uma resolução bem-sucedida. A intervenção será discutida posteriormente, neste capítulo.

Tabela 11.3 ▪ Características da crise

- Uma perda, real ou percebida, sempre leva a uma crise.
- Ocorre de repente.
- Decorre de um evento de precipitação conhecido.
- É vista como opressora ou de ameaça à vida.
- Prejudica a comunicação.
- Não pode ser resolvida pelas habilidades comuns de gerenciamento.
- Para restabelecer o equilíbrio é preciso que haja uma intervenção.

Informações obtidas e adaptadas de *Contemporary Psychiatric-Mental Health Nursing*, de H. S. Wilson, C. R. Kneisl e E. Trigoboff, 2004, Upper Saddle River, NJ: Prentice Hall. Copyright 2004 de Prentice Hall.

CONSIDERAÇÕES CULTURAIS
Medidas adaptativas

Os enfermeiros devem ter sensibilidade em relação ao fato de que a cultura e a etnicidade podem influenciar na escolha dos mecanismos de gerenciamento. Em algumas culturas, gemer e cantar pode ser uma resposta esperada ao estresse; o enfermeiro deve ter cuidado para não considerar esse comportamento um desajuste, uma vez que pode ser uma resposta saudável, do ponto de vista cultural, a um estressor.

DICA Profissional
Mecanismos de defesa

O enfermeiro que não está familiarizado com mecanismos de defesa pode julgar os clientes que não respondem conforme o esperado. Se o profissional romper a negação (mecanismo de defesa) muito rapidamente, apresentando a realidade, o cliente pode se sentir oprimido pela ansiedade e entrar em pânico.

A crise pode ser tanto uma experiência negativa como uma oportunidade para crescimento e aprendizado. O resultado depende da percepção de cada indivíduo e das habilidades de administrá-la. Os enfermeiros podem orientar os clientes para que identifiquem oportunidades e se adaptem à situação de forma positiva e saudável.

Eventos estressantes nem sempre resultam em crise. Uma crise *não é* uma doença mental, mesmo que as pessoas que experimentam ansiedade aguda e mal-estar temam por sua sanidade. Cada crise é única de cada indivíduo; no entanto, as crises têm características comuns (Tabela 11.3).

ANSIEDADE

Ansiedade é uma resposta subjetiva a uma ameaça real ou percebida ao bem-estar de um indivíduo; é um sentimento diverso de medo ou apreensão. Há uma relação estreita entre ansiedade e estresse. A ansiedade é a resposta psicológica a uma ameaça, como no caso de ter perdido a hora do trabalho. Essa preocupação pode ser traduzida em estresse (a resposta fisiológica a um estímulo) pela pressa, transpiração e negligência. A ansiedade pode ser um ativador de estresse *e* uma resposta a ele: geralmente, é ativada pelo estresse e pode provocar mais estresse. A ansiedade é o maior componente das perturbações da saúde mental.

A resposta emocional mais comum (afetiva) ao estresse é a ansiedade. Os indivíduos se sentem ansiosos quando são ameaçados, mesmo se a ameaça é apenas percebida. A ansiedade ocorre de forma contínua; alguns níveis de ansiedade são benéficos como motivadores. No entanto, um alto nível de ansiedade pode dominar uma pessoa e diminuir a habilidade de agir e pensar. À medida que a ansiedade aumenta, a pessoa torna-se menos capaz de agir (Figura 11.3). A Tabela 11.4 descreve os níveis de ansiedade.

RELAÇÃO ENTRE ESTRESSE E DOENÇA

Em geral, a ansiedade aumenta durante a doença e a recuperação. É difícil determinar o que surge primeiro: se é a doença ou o estresse. A doença ocorre quando as tentativas

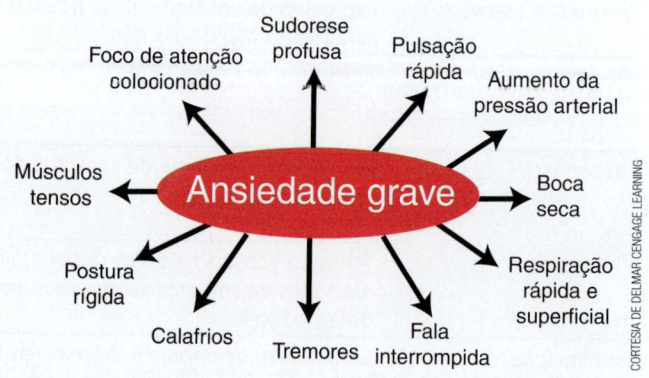

Figura 11.3 ▪ Respostas físicas e mentais à ansiedade grave.

Tabela 11.4 ■ Níveis de ansiedade

Nível de ansiedade	Características da pessoa ansiosa	Considerações da enfermagem
Médio	• Alto grau de alerta • Vigilância elevada • Motivação elevada • Prontidão para ação • Ligeiro aumento dos sinais vitais	• Melhor momento para instruir o cliente.
Moderado	• Sofrimento subjetivo (tensão) • Diminuição da percepção e da atenção • Alerta apenas para informações específicas • Possível tendência para reclamar ou argumentar • Possíveis episódios de dor de cabeça, diarreia, náusea ou vômito	• Assistir o cliente na determinação da causa e efeito entre estressor e ansiedade.
Grave	• Aumento do sofrimento subjetivo • Sensação de perigo iminente • Atenção seletiva • Comunicação distorcida • Percepção distorcida • Sensação de fadiga	• Encorajar a verbalização. • Encorajar a atividade motora (caminhadas, exercícios). • Dar orientações específicas.
Pânico	• Maior distorção perceptiva • Imobilização; incapacidade para agir • Sentimentos de terror • Pode ferir-se ou ferir os outros	• Fornecer orientações e estabelecer limites. • Manter a segurança do cliente (tanto física como psicológica).

Informações obtidas e adaptadas de *Interpersonal Relations in Nursing*, de H. E. Peplau, 1952, Nova York: Putnam; *The Interpersonal Theory of Psychiatry*, de L. S. Sullivan, 1953, Nova York: Norton.

adaptativas não são bem-sucedidas. Além disso, uma pessoa doente tem menos recursos adaptativos para gerenciar os estressores. Alguns estressores podem não ser a causa direta de uma doença, mas o estresse é um aspecto importante no aparecimento e na evolução de muitas enfermidades. Alguns distúrbios comumente associados ao estresse incluem:

- Arritmia;
- Asma;
- Dor nas costas;
- Diminuição da libido;
- Diabetes;
- Distúrbios alimentares;
- Eczema;
- Enfisema;
- Problemas relacionados à fertilidade;
- Dor de cabeça;
- Urticária;
- Hipertensão;
- Impotência;
- Síndrome do intestino irritável;
- Distúrbios menstruais;
- Doenças periodontais;
- Psoríase;
- Perturbação do sono;
- Úlceras;
- Ativação viral, herpes ou HIV;
- Ganho ou perda de peso.

O sistema imunológico é prejudicado durante períodos prolongados de estresse. A produção de esteroides aumenta conforme o corpo reage à ameaça real ou percebida. Os esteroides reduzem a capacidade de funcionamento do sistema imunológico, e o corpo fica menos apto a se proteger de doenças.

Os clientes que ficam em uma instituição de saúde experimentam determinadas alterações em suas rotinas que podem lhes causar ansiedade e estresse. O ambiente não familiar, a perda de controle sobre seus horários e a dependência de outros para realizar os cuidados pessoais são questões com as quais esses clientes têm de lidar. Cada aspecto é um estressor que requer adaptação por parte do cliente para que ele mantenha a homeostase. Alguns clientes não têm energia adaptativa para lidar com tantas mudanças e com a doença. Alguns sinais de que uma pessoa pode não estar lidando bem com a internação são:

- Aumento da resposta ao estresse;
- Alto nível de ansiedade;

ASSISTÊNCIA MÉDICA COMUNITÁRIA/DOMICILIAR

Reduzindo os estressores

Lembre-se, ao prestar atendimento domiciliar, de que você é um convidado. Se algumas mudanças devem ser feitas na residência ou na forma como ela é administrada, restrinja suas sugestões a questões diretamente relacionadas com o cliente ou com os cuidados de que ele necessita. Nunca critique a casa ou o modo como está organizada.

- Uso elevado de mecanismos de gerenciamento;
- Incapacidade para agir;
- Comportamento desorganizado.

O indivíduo que faz uma microcirurgia em um ambulatório, o adolescente que está sendo atendido por uma enfermeira de saúde da família ou o funcionário que está sendo tratado em uma unidade ambulatorial da empresa em virtude de um acidente de trabalho também podem experimentar agentes estressores. Mesmo os clientes que são tratados em casa podem enfrentar o estresse de ter a presença de um profissional da saúde no ambiente familiar.

Quanto maior a ameaça (ou ameaça percebida), maior o nível de ansiedade. Os enfermeiros devem ser sensíveis ao estresse e às mudanças causadas pela doença. Isso reduz o risco de despersonalizar o cliente.

Despersonalização é o processo de tratar um indivíduo como um objeto em vez de tratá-lo como uma pessoa. Retira-se a individualidade do cliente tratando-o como uma coisa. As intervenções de enfermagem focam a assistência do cliente para diminuir o sentimento de perda de controle.

MUDANÇA

A **mudança**, um processo dinâmico pelo qual a resposta de um indivíduo a um fator causador de estresse leva a uma alteração no comportamento, é uma parte inevitável da vida. Se planejada ou não, a mudança é inevitável e constante.

Uma situação de mudança pode ser estressante e ativar a SAG. As características da mudança são:

- Gera estresse e angústia;
- Pode ser imposta ou iniciada pela própria pessoa;
- Pode ocorrer de forma abrupta ou ter um início gradual;
- Requer energia para ter efeito, assim como para resistir.

▶ REFLEXÃO CRÍTICA

Estresse e doença

Como você explicaria para um cliente a relação entre estresse e doença?

DICA Profissional

Promovendo o controle do cliente

- *Comunique-se claramente.* Evite usar jargão médico.
- *Responda às perguntas com cuidado.* Certifique-se do nível de compreensão.
- *Ensine técnicas de relaxamento*, como relaxamento progressivo dos músculos e recriação imagética.
- *Instrua os clientes a fazer o* **reenquadramento cognitivo** (o indivíduo muda a percepção negativa de uma situação para uma percepção menos ameaçadora).
- *Forneça apoio e reafirmação.* A forma mais terapêutica de aliviar a ansiedade do cliente é o uso terapêutico do próprio enfermeiro (Figura 11.4).

Os prestadores de cuidados médicos devem saber como iniciar as mudanças e lidar com elas. A reflexão crítica e as habilidades de resolução de problemas são necessárias para lidar com essa situação de forma efetiva.

TIPOS DE MUDANÇA

As mudanças podem ser planejadas ou não. A mudança não planejada é imprevisível e pode ser imposta por outros ou por eventos não controláveis (por exemplo, no caso de alguém perder a casa em um incêndio). A mudança planejada é um esforço específico para modificar uma situação. Um casamento é um exemplo de mudança planejada. Além desses tipos de mudanças, há outros.

Alterações de desenvolvimento são alterações físicas e emocionais que ocorrem em diferentes etapas da vida. Essas são, geralmente, previsíveis e ocorrem em determinada ordem. Um bebê primeiro aprende a rolar, depois a engatinhar e, então, a andar. A idade exata varia, mas a sequência não.

Mudanças acidentais ou reativas são respostas adaptativas às mudanças impostas por outros. Isso pode incluir a mudança no horário de trabalho ou no horário do jogo de futebol do filho.

Mudanças veladas são sutis e ocorrem sem que haja a percepção consciente da pessoa. Tais mudanças podem incluir a mudança gradual de responsabilidades, como novas habilidades adquiridas ou desenvolvidas no trabalho.

Mudanças evidentes são óbvias e identificáveis, e o indivíduo está consciente de que elas estão ocorrendo. Geralmente, não estão sob o controle direto de um indivíduo, como no caso da reestruturação do local de trabalho, mas elas devem ser adaptadas e aceitas a fim de manterem sua eficácia.

RESISTÊNCIA À MUDANÇA

As pessoas tendem a resistir às mudanças em razão da energia exigida para se adaptar, embora também haja necessidade de energia para resistir às mudanças ou para manter o *status quo*. A capacidade de tolerar as mudanças, ou de crescer por meio delas, difere de indivíduo para indivíduo. Não há nenhuma garantia de que as mudanças levarão a um resultado positivo. A incerteza quanto ao resultado é um grande obstáculo à mudança.

É arriscado desafiar as próprias ideias e as ideias de outros com base em uma mudança. Questionar é um dos primeiros sinais de necessidade de mudança. O enfermeiro que se pergunta "Por quê?", "E se?" ou "Por que não?" corre o risco de iniciar uma mudança. Pessoas que se arriscam e são bem-sucedidas consideram os prós e os contras de suas ideias, bem como os resultados em relação aos recursos disponíveis.

Já que a mudança é inevitável, os enfermeiros devem aprender maneiras de lidar com ela. A resistência faz parecer que o indivíduo está rejeitando novas ideias sem pensar criticamente sobre a proposta. Os enfermeiros devem ter tempo para pesquisar e decidir se a mudança vale a pena. Lidar com mudanças pede adaptabilidade, flexibilidade e resiliência.

O ENFERMEIRO COMO AGENTE DE MUDANÇAS

Geralmente, o enfermeiro exerce o papel de **agente de mudanças** (pessoa que, intencionalmente, cria e implementa as mudanças). Os agentes de mudanças procuram fazer melhorias com base na reflexão crítica, para desenvolver soluções inovadoras e criativas.

As mudanças devem ser planejadas por indivíduos proativos. Esses indivíduos iniciam as ações em vez de esperar pelos outros, tomam decisões ou se tornam os salvadores. Pessoas reativas, por outro lado, respondem apenas às mudanças impostas por fatores externos. Enfermeiros proativos são agentes de mudanças que afetam todo o sistema de atendimento, assim como os clientes individualmente.

Os agentes de mudanças trabalham em prol de resultados positivos. A educação do cliente é uma ferramenta poderosa para iniciar a mudança. O cliente tem a oportunidade de mudar quando lhe é ensinado o processo da doença, uma modalidade de tratamento ou alterações em seu estilo de vida. A aprendizagem resulta em mudanças comportamentais. O processo de mudança é semelhante ao processo de enfermagem em que a mudança envolve avaliação, planejamento, tomada de decisões, implementação e avaliação.

PROCESSO DE ENFERMAGEM

Os enfermeiros podem ajudar os clientes a compreender a ansiedade, a aprender medidas para lidar com os sentimentos de estresse e a controlá-los.

AVALIAÇÃO

Em um primeiro momento, o enfermeiro deve verificar a ansiedade do cliente em relação à situação. É possível fazer isso lhe perguntando acerca desse aspecto e ouvindo atentamente sua resposta (Figura 11.4). Os enfermeiros devem estar cientes de sua própria linguagem corporal porque o comportamento não verbal pode afetar o nível de ansiedade do cliente. A ansiedade é uma experiência subjetiva que não pode ser diretamente observada. Assim, é necessário identificar os sinais desse sentimento (Tabela 11.4).

A avaliação cuidadosa dos níveis de estresse e ansiedade inclui perguntar ao cliente sobre:

- Tipos ou padrões de estressores;
- Resposta comum a situações estressantes;
- Relações de causa e efeito entre estressores, pensamentos, sentimentos e comportamentos;
- Histórico de enfrentamento bem-sucedido.

As habilidades do cliente em administrar a situação podem ser avaliadas de várias maneiras. É possível fazer perguntas abertas para verificar os mecanismos utilizados anteriormente. Alguns exemplos de perguntas são:

- Qual é o problema?
- O que você tentou antes?
- Como funcionou?

Ao identificar as habilidades do cliente para enfrentar uma situação de estresse podem-se estabelecer diagnósticos de enfermagem adequados e um plano de cuidados efetivo. A avaliação fornece os dados necessários para identificar os diagnósticos de enfermagem.

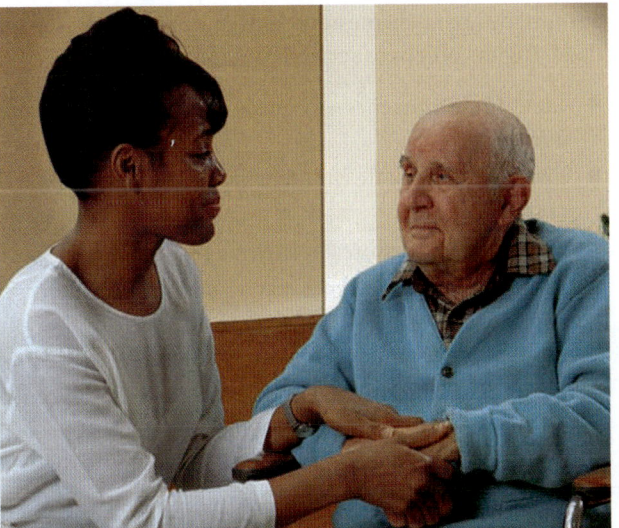

Figura 11.4 ▪ Ao conversar, ouvir e tocar, o enfermeiro ajuda o cliente a aliviar a ansiedade.

Diagnóstico de enfermagem

Diversos diagnósticos de enfermagem podem ser aplicados a clientes que estão vivenciando a ansiedade; os mais comuns são *ansiedade, enfrentamento ineficaz, negação ineficaz* e *sentimento de impotência*. Diagnósticos adicionais da Associação Norte-Americana de Diagnósticos de Enfermagem (Nanda-I, 2010) que também podem ser aplicados incluem:

- *Adaptação prejudicada;*
- *Desempenho ineficaz do papel;*
- *Processos do pensamento perturbados;*
- *Enfrentamento defensivo;*
- *Medo;*
- *Síndrome pós-traumática;*
- *Interação social prejudicada;*
- *Angústia espiritual;*
- *Desespero;*
- *Fadiga;*
- *Padrão de sono perturbado.*

Planejamento/identificação de resultados

Envolver o cliente no planejamento da assistência é essencial, pois ensiná-lo a enfrentar de forma bem-sucedida uma situação é parte do processo de empoderamento. Planejar significa explorar com o cliente assuntos de responsabilidade própria. Um dos principais objetivos de se trabalhar com um cliente ansioso é reduzir a ansiedade para que a resolução de problemas e o aprendizado possam acontecer.

Pode haver muitos resultados esperados (objetivos) apropriados para clientes que sofrem de estresse ou ansiedade. Alguns objetivos servem para que o cliente:

- Identifique situações em que o estresse e a ansiedade aumentam.
- Descreva formas de diminuir os efeitos de estressores comuns.
- Identifique estressores positivos e negativos.
- Agrupe estressores em categorias: os que podem ser eliminados, os que podem ser controlados e os que não podem ser diretamente autocontrolados.
- Demonstre o correto uso de exercícios de enfrentamento de estresse (por exemplo, relaxamento muscular progressivo, recriação imagética e afastamento de pensamentos não desejados).
- Descreva o plano para gerenciar o estresse, incluindo modificações no estilo de vida.

> **SEGURANÇA**
>
> **O cliente que experimenta o pânico**
>
> Nunca deixe sozinho um cliente que está em pânico. Um indivíduo nessa condição pode se machucar. Permaneça ao lado dele ou arranje outra pessoa para acompanhá-lo.

Implantação

Ensinar faz parte da prática de enfermagem holística. Métodos de enfrentamento de estresse podem ser ensinados para clientes de todas as idades e estágios de desenvolvimento em qualquer ambiente de atendimento de saúde.

Um passo importante na melhoria da autossuficiência é ensinar os clientes a reduzir seu próprio nível de estresse. Por meio do ensino, o cliente torna-se capacitado para entender as opções que tem à disposição e, assim, pode tomar decisões conscientes (Figura 11.5). A seguir veremos algumas das muitas intervenções que auxiliam clientes ansiosos.

Satisfazer as necessidades básicas

Estresse e necessidades fisiológicas primárias estão intimamente relacionados. Qualquer fator que interfira nas necessidades primárias gera a resposta ao estresse, causando ansiedade. Clientes com dor, gripe ou fome têm um nível de ansiedade mais elevado do que quando se sentem confortáveis. A percepção da dor aumenta com um nível mais elevado de ansiedade. O enfermeiro pode melhorar o potencial de recuperação reduzindo a ansiedade do cliente.

Minimizar os estímulos do ambiente

O ambiente imediato do indivíduo pode influenciar nos níveis de estresse. O enfermeiro deve reduzir os estímulos

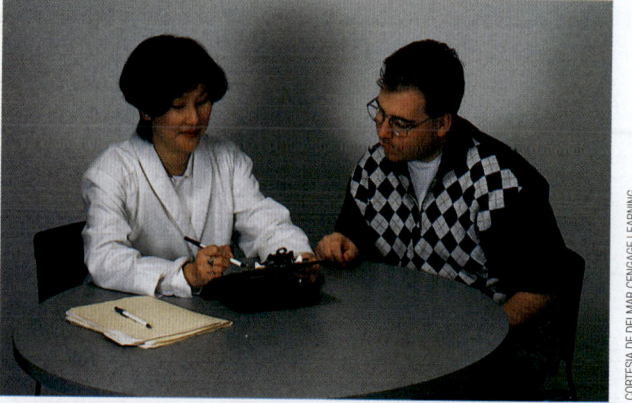

Figura 11.5 ■ Enfermeiro apresenta as opções de atendimento e fornece ao cliente as informações necessárias para planejar mudanças eficazes no seu estilo de vida.

ambientais causadores de ansiedade. É possível fazê-lo por meio das seguintes ações:

- Fechar a porta do quarto;
- Desligar a televisão;
- Reduzir o volume do toque do telefone ou desligar o aparelho, se necessário;
- Diminuir as luzes ou fechar as persianas;
- Limitar o número de visitantes (a menos que o isolamento aumente a ansiedade).

Verbalizar os sentimentos

Encorajar os clientes a expressar os próprios sentimentos é muito útil para reduzir o estresse. Freud (1959) descreveu o processo de extravasar os sentimentos como **catarse**. As pessoas parecem saber, instintivamente, o valor de "tirar um peso do peito". Verbalizar promove o relaxamento porque (a) um sentimento verbalizado se torna real e possibilita a identificação de um problema e seu enfrentamento; e (b) a atividade de falar gasta energia e reduz a ansiedade.

Envolver a família/outras pessoas importantes

O tipo de intervenção que permite gerenciar o estresse é influenciado pelo estágio emocional do cliente. As crianças precisam e dependem dos pais ou responsáveis para sentirem segurança e apoio. Como a família representa um apoio essencial, sempre que possível, deve-se incluí-la no atendimento (Figura 11.6); dessa forma, pode-se diminuir o nível de estresse dos envolvidos.

Os familiares ansiosos podem exercer impacto negativo no estado de saúde do cliente. Ao fornecer informações e explicações, o enfermeiro está ajudando os familiares a relaxar. Alguns pesquisadores concluíram que tanto o cliente

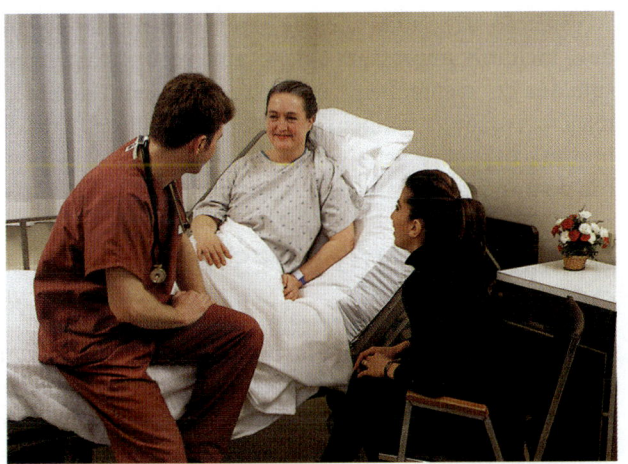

Figura 11.6 ■ Enfermeiro encoraja a interação entre cliente, familiares e outras pessoas importantes. Esse envolvimento ajuda a reduzir a ansiedade do cliente e a manter a família informada sobre o atendimento.

como os familiares se beneficiam da presença de parentes durante procedimentos invasivos e de reanimação (Meyers et al., 2000).

Diversas organizações, como a Associação Americana do Coração, a Sociedade de Medicina de Cuidados Intensivos, a Associação Americana de Enfermeiras de Cuidados Intensivos e a Associação de Enfermeiras de Emergência, desenvolveram orientações e demonstrações práticas que defendem a presença da família durante procedimentos invasivos e ressuscitação cardiopulmonar. Estudos indicam que a "presença da família geralmente não interfere nos procedimentos médicos quando o foco é a sobrevivência do cliente" (Briguglio, 2007).

Utilizar técnicas de gerenciamento de estresse

Diversas técnicas de gerenciamento de estresse podem ser ensinadas aos clientes, familiares e a outras pessoas importantes. Algumas das abordagens mais comuns serão discutidas a seguir.

Exercícios Uma maneira de reduzir a ansiedade é praticar exercícios físicos. A necessidade de incorporar exercícios à vida diária deve ser enfatizada no ensino do cliente. Para estabelecer um programa de exercícios:

- Explore as opções disponíveis.
- Pergunte a um profissional da saúde a respeito de um programa de exercícios específico.
- Estabeleça objetivos realistas.
- Selecione uma rotina que permita períodos de aquecimento e resfriamento.
- Selecione atividades que aumentem a frequência cardíaca por um período de tempo.

Se a atividade física tem como objetivo a redução da ansiedade, é necessário que seja praticada de forma contínua. Os benefícios fisiológicos do exercício regular estão relacionados na Tabela 11.5 e incluem:

- Aumento da sensação de bem-estar.
- Melhora da concentração e da memória.
- Diminuição da depressão.
- Diminuição da insônia.
- Redução da dependência de estimulantes ou relaxantes.
- Aumento da autoestima.
- Renovação do senso de autocontrole sobre a ansiedade.

Técnicas de relaxamento Diversas técnicas podem ajudar os indivíduos a relaxarem (Figura 11.7). Intervenções complementares e alternativas, como relaxamento muscular progressivo e recriação imagética, auxiliam os clientes a relaxar. A meditação e a hipnose também podem ser muito eficazes na indução do relaxamento e no alívio do estresse.

Reenquadramento cognitivo ou afastamento de pensamentos não desejados O reenquadramento cognitivo é uma técnica baseada na teoria de Beck (1976) em

Tabela 11.5 ■ Benefícios fisiológicos do exercício

Efeitos do exercício	Benefícios fisiológicos
Promove o metabolismo da adrenalina e da tiroxina	• Minimiza a excitação e a hipervigilância
Reduz a tensão musculoesquelética	• Diminui a sensação de tensão e irritabilidade
Melhora a circulação, resultando na melhor oxigenação do cérebro	• Aumenta o estado de alerta e a concentração; consequentemente, melhora a habilidade de resolver problemas
Estimula a **produção de endorfina** (um grupo de substâncias similares ao ópio produzidas pelo cérebro)	• Aumenta o limiar da dor e proporciona sensação de bem-estar
Reduz o nível de colesterol	• Diminui o risco de arteriosclerose
Reduz a pressão sanguínea	• Diminui o risco de infarto do miocárdio (ataque cardíaco) e acidente vascular cerebral (AVC) (derrame)
Estimula a eliminação (através dos pulmões, pele e intestinos)	• Reduz o acúmulo de toxinas no corpo

Informações obtidas e adaptadas de "Nutrition, Exercise, and Movement", de L. Keegan, 2000. In: B. Dossey, L. Keegan e C. Guzzetta (Eds.), *Holistic Nursing: A Handbook for Practice* (3. ed.), Gaithersburg, MD: Aspen; "Health Promotion and the Individual", de C. Mandle e R. Gruber-Wood, 2002. In: C. Edelman e C. Mandle (Eds.), *Health Promotion throughout the Lifespan* (5. ed.), St. Louis, MO: Mosby.

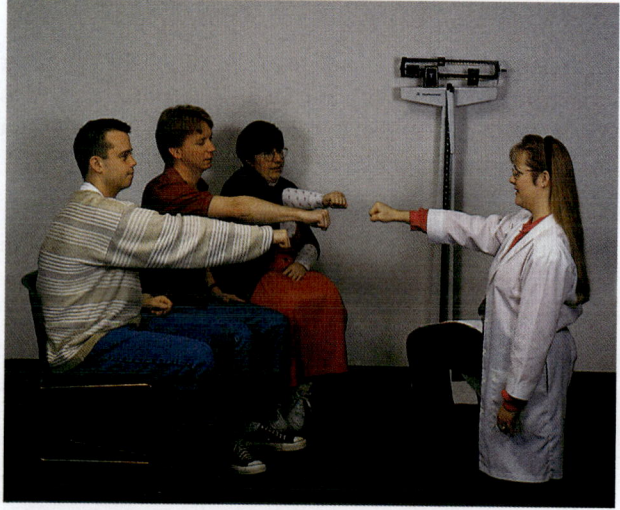

Figura 11.7 ■ Enfermeiro demonstra a técnica de relaxamento progressivo muscular em um programa de educação de clientes.

que a resposta emocional de uma pessoa a um evento é determinada pelo significado ligado ao acontecimento. O cliente pode sentir ansiedade se um evento for percebido como ameaçador. Ele ficará menos ansioso se a interpretação do evento puder ser modificada. O reenquadramento é utilizado para alterar as percepções e as interpretações de alguém modificando seus pensamentos.

Intervenção na crise

Alguns clientes experimentam crise aguda e precisam de **intervenção na crise**, uma técnica que ajuda a pessoa a recuperar o equilíbrio. A intervenção na crise vê os indivíduos como capazes de ter um crescimento pessoal e de influenciar e controlar suas próprias vidas (Kneisl e Riley, 1996). Os cinco passos dessa técnica são:

1. Identificar o problema, incluindo as questões subjacentes.
2. Identificar as opções possíveis.
3. Examinar os resultados para cada opção e selecionar uma.
4. Implantar a opção selecionada.
5. Avaliar a eficácia do plano.

Há situações em que o cliente necessita de mais assistência do que o enfermeiro tem condições de prestar. Nesse caso, é preciso indicar outros profissionais, por exemplo:

- Enfermeiros especialistas em clínica psiquiátrica.
- Enfermeiros psicoterapeutas.
- Psicólogos.
- Psiquiatras.
- Assistentes sociais.
- Religiosos ou outro tipo de conselheiro.

AVALIAÇÃO

A avaliação das habilidades de gerenciamento do cliente deve incluir as impressões dele. O enfermeiro avalia os resultados do cliente, bem como dá atendimento de enfermagem. A família também pode ser uma valiosa fonte de informações sobre a efetividade das abordagens para redução do estresse.

GERENCIAMENTO DE ESTRESSE OCUPACIONAL

No âmbito da enfermagem, há muitos fatores que causam estresse. É essencial que os enfermeiros aprendam a lidar com esses fatores, de forma a manterem o próprio bem-estar e servirem de modelos de comportamentos saudáveis (Figura 11.8). Para que seja possível ensinar o cliente a gerenciar o estresse, o enfermeiro precisa, em primeiro lugar, aprender a gerenciar seu próprio estresse. Altos níveis de estresse entre enfermeiros geralmente levam ao **esgotamento** (*burnout*),

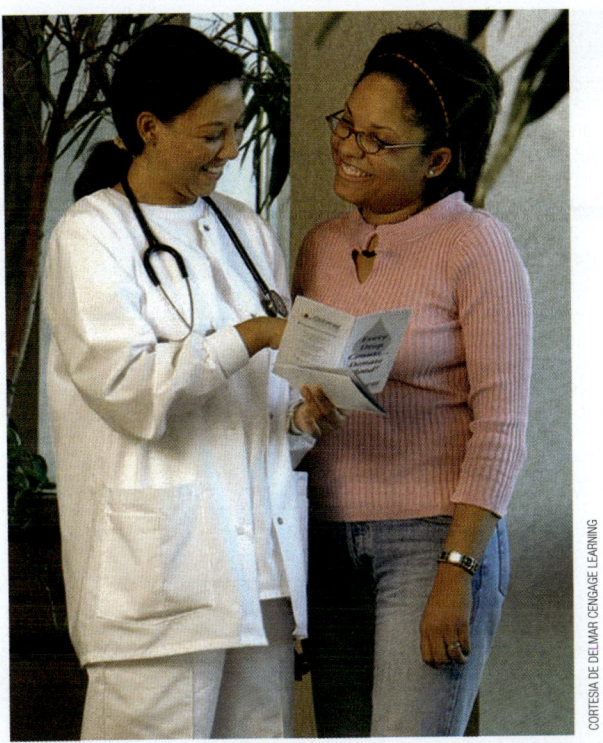

Figura 11.8 ■ Compartilhar uma ideia e um momento engraçado com um amigo é uma maneira de aliviar o estresse e recuperar o foco.

um estado de exaustão física e emocional observado quando o profissional utiliza o máximo de sua energia adaptativa. Em um de seus artigos, Fink (2005) discute um recente estudo com enfermeiros, realizado em cinco países, em que foi constatado que entre 30% e 40% dos profissionais estão esgotados. Foi observado que enfermeiros cuja atuação é excelente e aqueles que estabelecem altos padrões para si mesmos são os que mais correm risco de experimentar esgotamento. Os profissionais expostos a níveis elevados de estresse, geralmente, tratam os clientes de forma impessoal e não se sentem realizados no âmbito pessoal. O esgotamento impõe um alto preço quer aos enfermeiros individualmente, quer à profissão, já que profissionais altamente qualificados acabam abandonando a área. Como resultado, a qualidade do atendimento declina.

> **ORIENTAÇÕES para o cliente**
>
> **Reenquadramento cognitivo ou afastamento de pensamentos não desejados**
>
> - Ouvir a fala interior (pensamentos).
> - Identificar pensamentos negativos.
> - Fazer alguma ação, como bater palmas ou brincar com elástico no pulso, quando um pensamento negativo interromper o rumo dos pensamentos.
> - Substituir o pensamento negativo por um pensamento realista e positivo.

Como outros exercícios de relaxamento, o afastamento de pensamentos não desejados se torna mais efetivo com a repetição.

> **▶ REFLEXÃO CRÍTICA**
>
> **Esgotamento (*burnout*)**
>
> Um cliente que demonstra estar em pânico não pode ficar sozinho. Você está muito esgotado em virtude da carga de trabalho e de situações estressantes recentes. Seu nível de estresse está tão alto que você acha que não consegue ficar com esse cliente. Se sair do quarto para buscar outro enfermeiro, o cliente pode se machucar; se ficar, coloca em risco seu próprio bem-estar emocional. Como você lidaria com essa situação?

Diversos fatores relacionados com o trabalho podem contribuir para o esgotamento:

- Sobrecarga de trabalho pesado (clientes em estado crítico);
- Conflito interpessoal no ambiente profissional;
- Horas extras obrigatórias e em outras unidades;
- Pouco apoio social associado ao trabalho.

O gerenciamento do estresse é a chave para a prevenção e recuperação de um quadro de esgotamento. Um plano de gerenciamento de estresse começa com a autoconscientização. É um processo contínuo, não o uso ocasional de uma técnica ou exercício. Geralmente, os enfermeiros falham em cuidar de si mesmos, mas é essencial que aprendam a fazê-lo.

> **▶ REFLEXÃO CRÍTICA**
>
> **Estressores**
>
> Reflita sobre o mês passado. Identifique alguns estressores que você experimentou nesse período. Qual foi a sua resposta? Hoje você reagiria de forma diferente? Se sim, o que você mudaria?

Várias estratégias auxiliam o enfermeiro a administrar o estresse ocupacional e pessoal, conforme descrito na Tabela 11.6.

Enfermeiros que cultivam a personalidade resistente provavelmente são resilientes ao estresse. Kobasa (1979) publicou o conceito de personalidade resistente no final dos anos 1970. A personalidade resistente consiste em um conjunto de atitudes, crenças e comportamentos que tornam os indivíduos mais resilientes (ou resistentes) aos efeitos negativos do estresse. Os três componentes da personalidade resistente ao estresse são:

- *Compromisso:* envolve-se com o que está fazendo.
- *Desafio:* percebe a mudança como uma oportunidade para crescer, em vez de percebê-la como obstáculo ou ameaça.
- *Controle:* acredita que pode conduzir a situação, em vez de se colocar como vítima.

Tabela 11.6 ■ Estratégias para gerenciar o estresse ocupacional

Estratégia	Fundamentação
Desenvolver sistemas de apoio no ambiente de trabalho e fora dele.	Amigos não relacionados à profissão ajudam a manter o equilíbrio.
Usar o gerenciamento do tempo e métodos de tomada de decisão.	Visualizar as necessidades pessoais como prioridades nos encoraja a nos programar para satisfazê-las. Dividir tarefas grandes em tarefas menores e mais realistas não nos faz sentir sobrecarregados.
Focar as realizações.	Aumenta a autoestima.
Conhecer os limites pessoais.	Ajuda a separar o que é importante daquilo que é menos importante.
Evitar substâncias nocivas.	Fumar, comer em excesso, ingerir cafeína, álcool ou outras substâncias aumentam o estresse e a ansiedade no longo prazo.
Adotar uma dieta saudável, praticar exercícios e dormir tempo suficiente.	Mente e corpo saudáveis administram melhor o estresse.
Praticar respiração lenta e focada.	A tensão muscular é aliviada com mais oxigênio no sangue.
Variar as tarefas entre atividades mentais e físicas.	Conserva a energia, reduz a fadiga e mantém o senso de equilíbrio.
Manter o senso de humor.	Ajuda a manter uma perspectiva positiva; serve para recompor uma situação.

De acordo com Kobasa (1979) e Kobasa, Maddi e Kahn (1982), as pessoas cujo nível de personalidade resistente é alto são mais saudáveis do que aquelas cujo nível é baixo. Ao experimentar múltiplos estressores, indivíduos de personalidade resistente desenvolvem menos doenças.

Muitos enfermeiros precisam saber identificar o momento em que devem parar de trabalhar e reaprender a importância do lazer. Estudantes de enfermagem, que passam muitas horas trabalhando e estudando, devem reservar um horário para atividades recreativas. O estudante que faz isso aprende a gerenciar o estresse.

EXEMPLO DE PLANO DE ATENDIMENTO DE ENFERMAGEM

Cliente em estado de ansiedade crônica

S.H. é uma mulher de 38 anos que está na emergência de um hospital local. Ela anda de um lado para outro, torce as mãos e os olhos estão cheios de lágrimas. Ela diz que sente pressão no peito, palpitações e falta de ar. Está diaforética e trêmula. Sua pressão sanguínea é de 140/90, pulsação 110 e respiração está em 30 e superficial. Conta que o marido a deixou há um mês. Ela diz: "Acho que vou enlouquecer! Meu coração está acelerado, não consigo ficar quieta".

A avaliação revela hiperatividade independente (pulsação e respiração aceleradas, pressão sanguínea elevada), sentimentos verbalizados de apreensão, inquietação e sensação de estar ficando louca.

DIAGNÓSTICO DE ENFERMAGEM *Ansiedade* relacionada com crise situacional, ameaça ao autoconceito e mudança no desempenho de papéis, conforme evidenciado pela afirmação "Acho que vou enlouquecer" e pelo fato de o marido tê-la abandonado há um mês.

Classificação dos Resultados das Intervenções de Enfermagem (NOC)	Classificação das Intervenções de Enfermagem (NIC)
Controle da ansiedade	Redução da ansiedade
Enfrentamento	Reforço do enfrentamento
Ajuste psicossocial: mudança de vida	Terapia de relaxamento

Planejamento/resultados	Intervenções de enfermagem	Fundamentação
S.H. identificará mecanismos de enfrentamento efetivos.	Estabelecer relação de confiança	Reduz a ansiedade.
	Fazer S.H. identificar e descrever seus sentimentos físicos e emocionais.	É o primeiro passo para lidar com a ansiedade.

(Continua)

EXEMPLO DE PLANO DE ATENDIMENTO DE ENFERMAGEM *(Continuação)*

Planejamento/resultados	Intervenções de enfermagem	Fundamentação
S.H. relatará que a ansiedade diminuiu e é controlável.	Ajudar S.H. a identificar a relação de causa e efeito entre os estressores e a ansiedade.	Encorajar S.H. a usar mecanismos de enfrentamento previamente bem-sucedidos.
	Aumentar a sensação de poder e controle sobre a situação.	Esclarecer a situação conversando a respeito.
	Por meio de técnicas de comunicação terapêutica, encorajar S.H. a falar sobre o que aconteceu.	Criar confiança nas próprias habilidades de enfrentamento.
S.H. demonstrará habilidades de relaxamento.	Ensinar a S.H. técnicas de relaxamento (por exemplo, reenquadramento cognitivo e afastamento de pensamentos não desejados).	Considerar os efeitos fisiológicos em resposta ao estresse (pressão sanguínea mais baixa, diminuição da frequência cardíaca e respiração).

AVALIAÇÃO

S.H. parece relaxada. Os sinais vitais estão dentro dos limites da normalidade. S.H. verbaliza que se sente mais calma e não está mais com medo de enlouquecer.

DIAGNÓSTICO DE ENFERMAGEM

NANDA-I: *Enfrentamento ineficaz* relacionado com crise situacional
NOC: Enfrentamento, tomada de decisão, processamento de informações
NIC: Reforço do enfrentamento

OBJETIVO DO CLIENTE

O cliente demonstrará estratégias de enfrentamento adequadas.

INTERVENÇÕES DE ENFERMAGEM

1. Envolver o cliente no planejamento do atendimento.
2. Encorajar o cliente a verbalizar os sentimentos.
3. Ensinar ao cliente os métodos de gerenciamento de estresse.
4. Minimizar os estímulos do ambiente.

AVALIAÇÃO

O cliente demonstrou estratégias de enfrentamento adequadas?
O cliente demonstrou estratégias de enfrentamento adequadas.

FUNDAMENTAÇÃO CIENTÍFICA

1. Ensinar o cliente a enfrentar a situação de forma bem-sucedida é parte do processo de capacitação.
2. O ensino oferece opções aos clientes.
3. A verbalização dos sentimentos é útil para diminuir a ansiedade.
4. Promover um ambiente calmo para ajudar a reduzir a ansiedade e o estresse do cliente.

Mapa de atendimento 11.1 Enfrentamento Ineficaz.

RESUMO

- Estresse é uma resposta fisiológica do indivíduo a uma exigência feita ao corpo.
- Indivíduos que vivenciam períodos prolongados de estresse correm o risco de desenvolver doenças relacionadas a esse estado.
- A ansiedade, resposta psicológica a uma ameaça real ou percebida à saúde e ao bem-estar de um indivíduo, ativa a resposta ao estresse.
- O indivíduo busca equilíbrio por meio da adaptação. Quando a adaptação é efetiva, a homeostase é mantida. A síndrome de adaptação geral (SAG), resposta fisiológica ao estresse, consiste de três estágios: alarme, resistência e exaustão. A SAG é a mesma se o estressor for real ou imaginado, presente ou potencial.
- Os principais estressores para os clientes e suas famílias são as doenças e a hospitalização. Para aliviar o estresse da hospitalização, as intervenções e a enfermagem devem reduzir os sentimentos de desconhecimento e de falta de controle que o cliente experimenta.
- A mudança pode ser percebida como estressante por causa do medo de falhar, da ameaça à segurança ou da potencial perda da autoestima.
- O esgotamento ocorre quando o enfermeiro está sobrecarregado por estresse, o que resulta em disfunção física, emocional e comportamental, incluindo diminuição da produtividade.
- Um plano de gerenciamento de estresse para enfermeiros envolve a manutenção de sistemas de apoio, a utilização do gerenciamento do tempo e das habilidades de tomada de decisão, o senso de humor e o conhecimento dos limites pessoais.

QUESTÕES DE REVISÃO

1. O cliente está em crise aguda e requer intervenção. O enfermeiro reconhece que o cliente precisa de mais assistência do que pode prestar. A consulta a outros profissionais é necessária e incluiria:
   1. Psicólogo, psiquiatra, assistente social.
   2. Médico da família, parteira, assistente social.
   3. Assistente social, terapeuta respiratório, supervisor de enfermagem.
   4. Psicólogo, supervisor de enfermagem, farmacêutico.

2. A síndrome de adaptação geral (SAG) é:
   1. A resposta comportamental ao estresse.
   2. A resposta sociocultural ao estresse.
   3. A resposta psicológica ao estresse.
   4. A resposta fisiológica ao estresse.

3. A enfermeira diz ao seu supervisor de unidade que está se sentindo esgotada e não tem certeza se quer continuar na profissão. Quais fatores relacionados ao trabalho podem ter contribuído para o esgotamento dela? (Selecione todas as opções aplicáveis.)
   1. Trabalho pesado.
   2. Horas extras.
   3. Divórcio recente.
   4. Pouco apoio social associado ao trabalho.
   5. Questões relacionadas ao cuidado dos filhos.
   6. Conflito interpessoal no ambiente de trabalho.

4. O propósito do primeiro estágio da SAG é:
   1. Alertar o indivíduo quanto ao perigo.
   2. Determinar a causa do perigo.
   3. Mobilizar a energia necessária para adaptação.
   4. Evitar que o indivíduo tenha uma experiência desagradável.

5. Qual das seguintes afirmações é correta na situação em que o enfermeiro ensina ao cliente o nível e duração do estresse?
   1. Estressores simultâneos aumentam a gravidade do estresse.
   2. Quanto mais prolongada for a situação estressante, menos grave ela se torna.
   3. Muito estresse melhora o desempenho.
   4. Muitas pessoas sob estresse crônico não experimentam nenhum efeito psicológico.

6. Ao auxiliar o cliente em seus cuidados matinais, o enfermeiro nota que ele está mais quieto que no dia anterior e parece muito ansioso. Para determinar o nível de ansiedade do cliente, qual pergunta o enfermeiro deve fazer?
   1. "Você parece preocupado com alguma coisa. Ajudaria falar a respeito?"
   2. "Você gostaria que eu telefonasse para um familiar para ficar ao seu lado?"
   3. "Você gostaria de conversar com outro cliente que passou pela mesma cirurgia?"
   4. "Quão séria você acha que é a sua doença?"

7. Um cliente de 68 anos está em uma clínica de reabilitação após ter sofrido um AVC. Ele não se comunica, há aumento na frequência cardíaca, a pressão sanguínea está mantida e a respiração está acelerada. Qual dos estágios da SAG o cliente está experimentando?

1. Estágio de resistência.
2. Estágio de alarme.
3. Estágio de exaustão.
4. Reflexo de resposta à dor.

8. Um operário de uma fábrica corta o braço ao fazer o acabamento de uma peça de aço inox; ele sangra profusamente. Aplica pressão no braço e isso faz cessar o sangramento. Pouco depois, bate o braço. O sangramento recomeça e não para. Que estágio da SAG o operário experimentará se a perda de sangue continuar e ele não conseguir ajuda?
    1. Estágio de alarme.
    2. Estágio de resistência.
    3. Estágio de exaustão.
    4. Estágio de angústia.

9. Um cliente que foi recentemente diagnosticado com uma doença terminal e hospitalizado pela primeira vez mostra sinais de que não está lidando bem com a situação, o que inclui todas as alternativas abaixo, exceto:
    1. Aumento da resposta ao estresse.
    2. Aumento na utilização dos mecanismos de enfrentamento.
    3. Incapacidade para agir.
    4. Aumento do comportamento organizacional.

10. Os mecanismos de enfrentamento que servem para evitar lidar diretamente com o estresse são chamados:
    1. Medidas adaptativas.
    2. Medidas mal-adaptativas.
    3. Medidas não adaptativas.
    4. Medidas progressivas.

REFERÊNCIAS/LEITURAS SUGERIDAS

Aguilera, D. C. (1998) *Crisis intervention: Theory and methodology* (8. ed.). St. Louis, MO: Mosby.

Alfaro-LeFevre, R. (2009) *Critical thinking and clinical judgment* (4. ed.). Filadélfia: W. B. Saunders.

American Institute of Stress. (2002a) America's #1 health problem. Disponível em: http://www.stress.org/problem.htm

American Institute of Stress. (2002b) Job stress. Disponível em: http://www.stress.org/job.htm

American Institute of Stress. (2002c) Stress. Disponível em: http://www.stress.org

Badger, J. M. (1995) Tips for managing stress on the job. *American Journal of Nursing*, 95(9), 31-33.

Beck, A. (1976) *Cognitive therapy and emotional disorders*. Nova York: International Universities Press.

Briguglio, A. (2007) Should the family stay? *RN*, 70(5), 42-48.

Bulechek, G.; Butcher, H.; McCloskey, J.; Dochterman, J.(Eds.) (2008) *Nursing Interventions Classification (NIC)* (5. ed.). St. Louis, MO: Mosby/Elsevier.

Cullen, A. (1995) Burnout: Why do we blame the nurse? *American Journal of Nursing*, 95(11), 23-27.

Delaune, S. C.; Ladner, P. K. (2006) *Fundamentals of Nursing Standards & Practice* (3. ed.), Clifton Park, NY: Delmar Cengage Learning.

Fink, J. L. W. (2005) Burned out? Here's help. *Nursing*, 35(4), 53.

Freud, S. (1959). Inhibitions, symptoms and anxiety. In: J. Strachey (Trad.), *The standard edition of the complete psychological works of Sigmund Freud* (v. 20). Londres: Hogarth.

Frisch, N.; Frisch, L. (2010) *Psychiatric mental health nursing* (4. ed.). Clifton Park, NY: Delmar Cengage Learning.

Keegan, L. (2000) Nutrition, exercise, and movement. In: B. M. Dossey; L. Keegan; C. E. Guzzetta (Eds.), *Holistic nursing: A handbook for practice* (3. ed.). Gaithersburg, MD: Aspen.

Kneisl, C. R.; Riley, E. (1996) Crisis intervention. In: H. S. Wilson; C. R. Kneisl (Eds.), *Psychiatric nursing* (5. ed., p. 711-731). Menlo Park, CA: Addison-Wesley.

Kobasa, S. C. (1979) Stressful life events, personality and health: An inquiry into hardiness. *Journal of Personality and Social Psychology*, 37(1), 1-11.

Kobasa, S. C.; Maddi, S. R.; Kahn, S. (1982) Hardiness and health: A prospective study. *Journal of Personality and Social Psychology*, 45(4), 839-850.

Lyon, B. L. (2000) Situational anger and self-empowerment. *Reflections on Nursing Leadership*, 26(3), 36-37.

Mandle, C. L.; Gruber-Wood, R. (2002) Health promotion and the individual. In: C. L. Edelman; C. L. Mandle (Eds.), *Health promotion throughout the lifespan* (5. ed.). St. Louis, MO: Mosby.

Mayo Clinic. (1999) Stress patrol: Stop tension in its tracks. Disponível em: http://www.mayohealth.org/mayo/9912/htm/stress_patrol.htm

Mayo Clinic. (2000a) Dealing with co-worker conflict. Disponível em: http://www.mayohealth.org/mayo/9704/htm/stre_1sb.htm

Mayo Clinic. (2000b) Workplace stress: Can you control it? Disponível em: http://www.mayohealth.org/mayo/9704/htm/stress.htm

Meyers, T. A.; Eichhorn, D. J.; Guzzetta, C. E.; Clark, A. P.; Klein, J. D.; Taliaferro, E. et al. (2000) Family presence during invasive procedures and resuscitation. *American Journal of Nursing*, 100(2), 32-40.

Moorhead, S.; Johnson, M.; Maas, M.; Swanson, E. (2007) *Nursing Outcomes Classification (NOC)* (4. ed.). St. Louis, MO: Mosby.

North American Nursing Diagnosis Association International. (2010) Nanda-I nursing diagnoses: Definitions and classification *2009-2011*. Ames, IA: Wiley-Blackwell.

Page, K. (2002) Panic attack. *Nursing2002*, 32(1), 88.

Peplau, H. (1952) *Interpersonal relations in nursing*. Nova York: Putnam.

Selye, H. (1974) *Stress without distress*. Nova York: New American Library.

Selye, H. (1976) *Stress in health and disease* (rev.). Boston: Butterworths.

Sullivan, H. S. (1953) *The interpersonal theory of psychiatry*. Nova York: Norton.

Talbott, S. W. (1997) Political analysis: Structure and process. In: D. J. Mason, S. W. Talbot; J. K. Leavitt (Eds.), *Policy and politics for nurses* (2. ed., p. 129-148). Filadélfia: W. B. Saunders.

U.S. Preventive Services Task Force. (2002) Screening for depression: Recommendations and rationale. *Annals of Internal Medicine*, 136(10), 760.

Waughfield, C. (2002) *Mental health concepts* (5. ed.). Clifton Park, NY: Delmar Cengage Learning.

Wilson, H. S.; Kneisel, C. R. (1996) *Psychiatric nursing* (5. ed.). Menlo Park, CA: Addison-Wesley.

Wilson, H. S.; Kneisel, C. R.; Trigoboff, E. (2004) *Contemporary psychiatric-mental health nursing*. Upper Saddle River, NJ: Prentice Hall.

RECURSOS DA WEB

American Holistic Nurses Association: http://www.ahna.org

American Institute of Stress: http://www.stress.org

International Stress Management Association UK: http://www.isma.org.uk

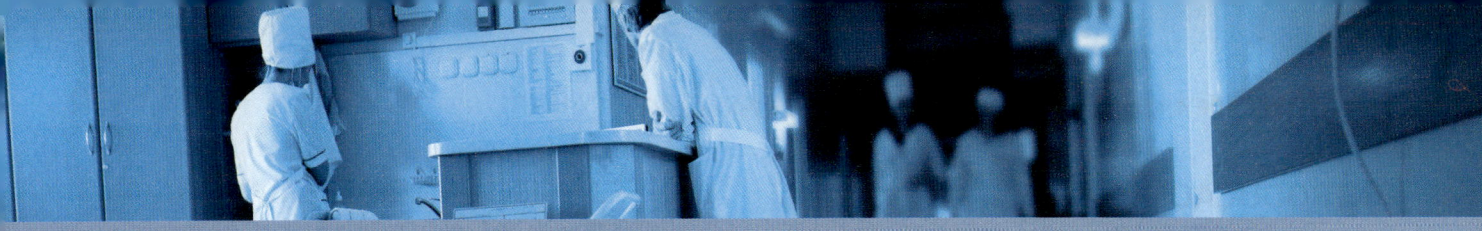

CAPÍTULO 12
Cuidados no Fim da Vida

PALAVRAS-CHAVE

algor mortis
autópsia
centro especializado em cuidados paliativos
cuidados no fim da vida
cuidados paliativos
cuidados pós-morte
diretiva antecipada
dor episódica
estertor da morte
imagens traumáticas
lamentação
Lei Substituta de Cuidados da Saúde
livor mortis
luto
luto antecipatório
luto complicado
luto descomplicado
luto disfuncional
luto não autorizado
mortalha
necrotério
perda
perda maturacional
perda situacional
respiração de Cheyne-Stokes
ressuscitação
revisão da vida
rigor mortis
sentimento de perda

ESTABELECENDO RELAÇÕES

Consulte os seguintes capítulos para ampliar seu conhecimento acerca de perda, luto e morte:

Enfermagem Básica

- Esferas de Atenção
- Desenvolvimento no Ciclo de Vida
- Considerações Culturais
- Espiritualidade
- Terapias Complementares/Alternativas

OBJETIVOS

Ao final deste capítulo, você estará apto a:

- Definir palavras-chave.
- Discutir as perdas que afetam os indivíduos ao longo da vida.
- Identificar características de um indivíduo em período de luto.
- Comparar e contrastar luto adaptativo e luto patológico.
- Discutir as etapas do processo normal de luto.
- Descrever as necessidades holísticas do cliente em fase terminal e da família.
- Planejar os cuidados para o cliente em fase terminal.
- Descrever as responsabilidades da enfermagem quando da morte de um cliente.
- Discutir de que maneira os enfermeiros podem lidar com o próprio luto.

INTRODUÇÃO

Os indivíduos vivenciam a perda constantemente. Episódios de crise pessoal, desastre natural e acidentes resultam na experiência da perda. O enfermeiro deve estar ciente de que os indivíduos têm diferentes maneiras de reagir e se adaptar às perdas.

Ao longo da vida, os indivíduos enfrentam perdas. Sem algumas perdas, o crescimento e o desenvolvimento não teriam continuidade.

Cotidianamente, os enfermeiros lidam com clientes que estão respondendo à dor associada a perdas. É necessário que o profissional compreenda os principais conceitos relacionados à perda e à dor. Muitas pessoas acreditam que a perda tem relação apenas com o morrer e estar morrendo. Como os enfermeiros também cuidam de clientes que estão morrendo, este capítulo inclui informações sobre como satisfazer as necessidades desses clientes e de suas famílias.

PERDA

A **perda** é qualquer situação potencial, real ou percebida em que um objeto ou uma pessoa valorizados são modificados ou não estão acessíveis ao indivíduo. Todos experimentam perdas porque a mudança é uma constante na vida. A perda pode ser real (por exemplo, uma criança perdida na praia) ou antecipada (um cliente diabético que sofre amputação do pé); tangível ou intangível (por exemplo: uma pessoa que não é selecionada para um trabalho sofre uma perda tangível, a renda, e uma perda intangível, a autoestima).

As perdas também ocorrem à medida que a pessoa passa de uma etapa desenvolvimental para outra. Um exemplo dessa **perda maturacional** é o bebê que larga a mamadeira após aprender a usar o copo. A **perda situacional** acontece em resposta a eventos externos sobre os quais o cliente não tem controle, como perder o emprego por falência da empresa.

As quatro principais categorias de perda são perda de alguém significativo, perda da autoimagem, perda de objetos e perda de ambiente familiar.

PERDA DE ALGUÉM IMPORTANTE

A perda de alguém amado é muito significativa. Tal perda pode resultar da mudança para outro lugar, de separação, divórcio ou morte.

PERDA DA AUTOIMAGEM

A perda dos próprios aspectos pode ser fisiológica ou psicológica. A primeira diz respeito à perda de função física ou perda resultante de desfiguração ou desaparecimento de uma parte do corpo, como no caso de amputação ou mastectomia. A segunda pode resultar de trauma, doença ou procedimento durante um tratamento, como uma cirurgia. Em relação aos aspectos psicológicos, pode-se perder senso de humor, ambição ou alegria de viver. Esses sentimentos de perda podem ser consequências de eventos como perder o emprego ou falhar em uma tarefa que o indivíduo considera importante.

PERDA DE UM OBJETO

Sempre que um objeto que uma pessoa valoriza muito é modificado, danificado ou desaparece, ocorre uma perda. O tipo e a intensidade da dor dependem do significado desse objeto para o indivíduo. Alguém que perde uma relíquia de família em um incêndio pode reagir não apenas ao valor financeiro da peça, mas também ao valor histórico e familiar que representava.

PERDA DO AMBIENTE FAMILIAR

A perda do ambiente familiar ocorre quando uma pessoa se muda de um local que lhe é familiar, por exemplo, para uma casa ou comunidade diferente, para uma nova escola ou para um novo trabalho. Um cliente que está hospitalizado ou que está sendo atendido por uma instituição também pode experimentar perda quando tem de enfrentar novos ambientes. Esse tipo de perda evoca ansiedade relacionada ao medo do desconhecido.

LUTO

Luto é uma série de intensas respostas psicológicas e físicas que ocorrem após uma perda. Essas respostas são necessárias, normais, naturais e adaptativas à perda. A perda move o indivíduo a processos adaptativos de **luto**, o período durante o qual se expressa a dor e ocorrem a integração e a resolução da perda. A **perda** é o período de dor que precede a morte de alguém amado (Figura 12.1).

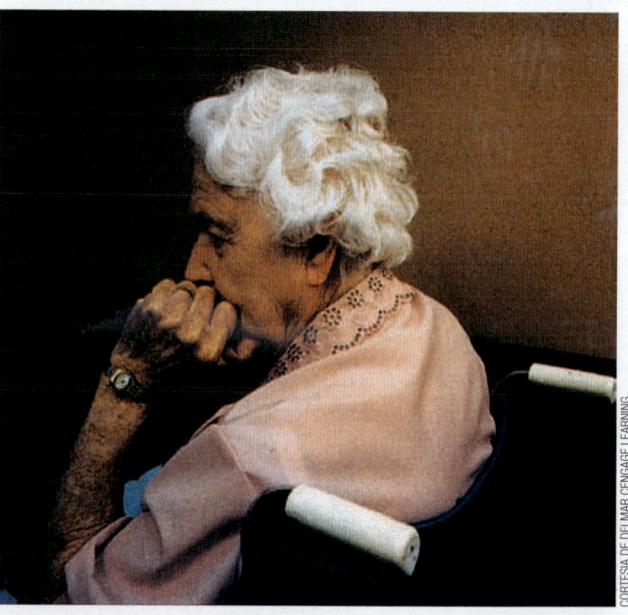

Figura 12.1 ■ O idoso pode sofrer intensamente a perda de uma pessoa ou situação que fez parte de sua vida por muitos anos.

> **TRUQUE de memória**
>
> Um truque de memória para relembrar as fases do luto é "CRR":
>
> **C** = Choque
>
> **R** = Realidade
>
> **R** = Recuperação

ETAPAS DO LUTO

As três etapas do luto são reconhecidas como choque, realidade e recuperação.

Etapa do choque

O período de choque pode durar de poucos dias até um mês ou mais. A pessoa pode descrever-se como se sentindo "entorpecida". Está mais relacionado com aspectos emocionais do que físicos.

Etapa da realidade

Uma experiência dolorosa começa quando o indivíduo se conscientiza do significado da perda. Raiva, culpa, medo, frustração e/ou impotência podem ser algumas das reações.

Etapa da recuperação

Durante esta etapa, a perda é integrada à realidade da vida do indivíduo. A pessoa demonstra comportamentos adaptativos, volta a viver e passa a fazer atividades das quais gostava.

TIPOS DE LUTO

O luto é uma resposta normal e universal à perda. Ele esgota a pessoa, tanto física como emocionalmente, e os relacionamentos, geralmente, sentem os feitos. Há diferentes tipos de luto, a saber: descomplicado ("normal"), antecipatório, disfuncional e não autorizado.

> **DICA Profissional**
>
> **Passando pelo período de luto de forma tranquila**
>
> A pessoa que supera o luto:
>
> - Reconhece que ocorreu uma perda significativa.
> - Progride através das fases do luto.
> - Adota comportamentos de gerenciamento, como interagir com os outros, participar de tarefas e completá-las, e tem atitudes positivas.

Os enfermeiros ajudam os indivíduos a entenderem o processo normal do luto. Aqueles profissionais que entendem os tipos de luto estão mais preparados para ajudar os outros.

Luto descomplicado

O luto descomplicado é o que muitos indivíduos chamariam de *luto normal*. Engle (1961) propôs o termo **luto descomplicado** para descrever a reação após uma perda significativa. Seu curso é bastante previsível e termina com a renúncia do objeto perdido e a retomada das atividades normais.

A pessoa enlutada pode sentir raiva, desesperança ou tristeza; além disso, pode expressar sintomas de depressão. Nessa situação, experimenta perda de apetite, perda de peso, insônia, inquietação, indecisão, impulsividade e incapacidade de se concentrar ou de realizar as atividades diárias.

Luto antecipatório

O **luto antecipatório** é observado antes que a perda esperada ocorra de fato. Tanto os familiares da pessoa como a própria pessoa em fase terminal podem vivenciar essa situação. Esse processo antecipa o luto, liberando energia emocional para que o indivíduo adapte-se à perda uma vez ocorrida. Embora esse luto possa ser útil no que diz respeito à adaptação à perda, há alguns aspectos negativos relacionados a ele; por exemplo, no caso de um cliente em fase terminal, os familiares podem acabar se distanciando e não oferecerem apoio suficiente. Se os familiares se separam emocionalmente do cliente que está morrendo, eles podem parecer frios e distantes e, assim, não atendem às expectativas da sociedade em relação ao comportamento relacionado ao luto. Essa resposta, por sua vez, pode impedir que os enlutados tenham o apoio necessário de outras pessoas (Pritchett e Lucas, 1997b).

> **DICA Profissional**
>
> **Identificando o luto disfuncional**
>
> O luto normal e o disfuncional são diferentes porque a pessoa que experimenta o luto disfuncional é incapaz de se adaptar à vida sem o ente que morreu.
>
> O luto disfuncional pode assumir vários aspectos, por exemplo, luto crônico, luto retardado, luto exagerado ou luto mascarado.
>
> *Luto crônico* é a incapacidade de sair do luto.
>
> *Luto retardado* ocorre quando o luto não acontece no momento da perda.
>
> *Luto exagerado* descreve a situação em que o indivíduo experimenta melancolia excessiva.
>
> *Luto mascarado* diz respeito ao luto que é encoberto por comportamentos mal-adaptativos, como apatia, irritabilidade e humor instável ou, então, um sintoma físico, como perda de libido e não consciência do indivíduo da ligação entre perda e luto.

Luto disfuncional

O **luto disfuncional** é uma demonstração de padrão persistente de luto intenso que não resulta na reconciliação de sentimentos. A pessoa que experimenta luto disfuncional (ou patológico) não progride através das fases do luto e fica incapacitada de restabelecer a rotina. O profissional deve conhecer esses comportamentos para que possa encaminhar a pessoa para aconselhamento profissional.

Luto não autorizado

O **luto não autorizado** é descrito como um luto não reconhecido ou aceito pela sociedade. Quando um indivíduo reluta em reconhecer o sentimento de perda e desenvolve sentimentos de culpa ou se sente pressionado pela sociedade a "seguir a vida", o luto torna-se não autorizado. Um exemplo disso é quando a extrema tristeza resultante da perda de um animal de estimação passa a ser vista por outros como excessiva ou imprópria. O luto pela perda de um filho ocasionada por aborto também pode ser considerado não autorizado porque a sociedade não espera um longo período de luto, apesar dos intensos sentimentos de perda e desespero da mãe.

Fatores que afetam a perda e o luto

Variáveis que afetam a intensidade e a duração do luto são:
- Fase desenvolvimental;
- Crenças religiosas e culturais;
- Relacionamento com o objeto perdido;
- Causa da morte.

Fase desenvolvimental

Dependendo do ponto em que o cliente está no *continuum* de idade/desenvolvimento, a reação de luto será vivida de forma diferente. Uma mulher que deu à luz pela primeira vez experimentará certo grau de perda após o parto do primeiro filho (perda da liberdade, da independência e da vida focada em si mesma), mesmo quando a criança é normal e saudável. Certos tipos de perda em pontos-chave do desenvolvimento podem ter um efeito profundo na habilidade de uma pessoa tanto em superar a dor como em desempenhar as tarefas de determinada fase do desenvolvimento. Um adolescente que perdeu um dos pais pode ter dificuldade em desenvolver um relacionamento íntimo com membros do sexo oposto.

Infância As crianças têm reações variadas em relação à perda e em relação à habilidade de compreender o significado da morte. É importante entender como o conceito de morte evolui para a criança porque o conceito varia de acordo com os níveis de desenvolvimento e pode afetar o domínio das tarefas (Tabela 12.1).

É preciso dar às crianças enlutadas explicações claras sobre a morte em termos que elas entendam.

Tabela 12.1 ▪ Percepção da morte pelas crianças e pelos adolescentes

Fase desenvolvimental	Percepção	Interrupções desenvolvimentais potenciais
Infância, primeira infância	• Desconhecem a morte. • Têm consciência das mudanças na rotina. • Reagem às expressões de dor da família.	• A morte do principal cuidador durante os dois primeiros anos de vida pode ter implicações psicossociais significativas de longa duração.
Pré-escolar	• Acreditam que a morte é uma separação temporária. • Reagem à gravidade da morte como veem os pais ou outras pessoas reagirem.	• A perda de um dos pais pode ter implicações psicossociais, principalmente entre 4 e 6 anos (em razão do imaginário, por meio do que a criança pode acreditar que a morte é sua culpa). • Problemas relacionados ao desenvolvimento da identidade sexual dependem do sexo do genitor que morreu, da identificação da criança com esse genitor e do estado atual da identidade sexual da criança.
Idade escolar	• Compreendem que a morte é inevitável e o ponto final. • Conjecturam a morte e são inclinados a personificá-la ("bicho-papão").	• Pesadelos. • Comportamentos de esquiva em relação à morte (por exemplo, esconder-se debaixo das cobertas, deixar as luzes acesas, fechar as portas dos armários). • Culpa intensa e sentimento de responsabilidade pela morte.
Pré-adolescência e adolescência	• Reconhecem que a morte é o final. • Compreendem que a morte é inevitável. • *Pré-adolescentes*: preocupam-se com a morte; *adolescentes*: parecem negar a própria mortalidade.	• A perda de um dos genitores pode prejudicar o desenvolvimento de um relacionamento íntimo com indivíduos do sexo oposto.

Adolescência A atração física e as habilidades atléticas são valorizadas pela maioria dos adolescentes. Como o adolescente busca a aprovação do grupo, quando perde uma parte do corpo ou se torna incapaz de executar determinada tarefa, a dor inclui o medo de ser rejeitado. Após um acidente em que um jovem ficou desfigurado, a dor resultante é muito intensa. Mesmo que tenham uma compreensão racional da morte, os adolescentes acreditam ser invulneráveis e, assim, imunes à morte; eles rejeitam a possibilidade da própria mortalidade.

Início da idade adulta No adulto jovem, a dor é frequentemente precipitada pela perda de seu papel ou *status*. Uma dor significativa pode ser causada pelo desemprego ou pelo rompimento de uma relação. O conceito de morte nessa faixa etária reflete as crenças espirituais e os valores culturais (Figura 12.2).

Meia-idade O potencial para experimentar a perda aumenta durante a meia-idade. A morte dos pais costuma ocorrer durante essa fase. À medida que o indivíduo envelhece, a perda dos colegas pode se tornar cada vez mais ameaçadora, pois força o reconhecimento da própria mortalidade.

Velhice Durante essa fase, a maioria dos indivíduos reconhece a inevitabilidade da morte. É desafiador para os idosos experimentar a morte de amigos ou descobrir que são os últimos do grupo ainda vivos. É comum os idosos recorrerem aos filhos e netos para buscar conforto e companhia. Cultivar amizades, independentemente da faixa etária, ajuda a evitar a solidão e a depressão.

Crenças religiosas e culturais

A dor que um indivíduo experimenta é influenciada de forma significativa pelas crenças religiosas e culturais. Cada cultura tem rituais para cuidar dos mortos e crenças sobre o significado da morte. Crenças sobre vida após a morte, redenção da alma, existência de um ser supremo e reencarnação podem ajudar o indivíduo a lidar com o luto.

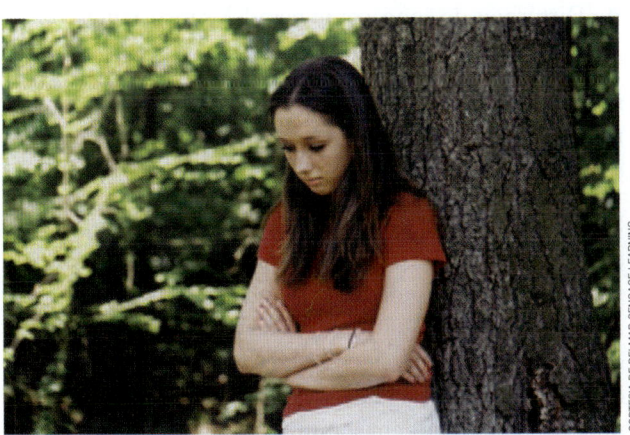

Figura 12.2 ■ Os jovens sofrem com a perda do emprego ou com o rompimento de um relacionamento.

CONSIDERAÇÕES sobre tempo de vida
Falando com as crianças sobre a morte

- *Evite eufemismos*. Se falar para a criança que a pessoa foi embora, ela vai ficar esperando seu retorno. A criança também pode desenvolver fobia do sono se disser que a pessoa que morreu está dormindo.
- *Não explique demais*. Dê explicações concisas e verdadeiras; não se alongue nas explicações médicas.
- *Use termos simples e concretos*. As crianças pequenas não são capazes de conceber ideias abstratas, como "agora a vovó está em um lugar melhor".
- *Mostre à criança*. Muitas crianças pequenas entendem alguma coisa somente quando veem. Leve-as ao serviço funerário e ao cemitério.

De *National Directory of Bereavement Support Groups and Services* (3. ed.), de M. Wong, 1998, Nova York: ADM Publishing.

Relacionamento com a pessoa ou com o objeto que se foi

Geralmente, quanto mais íntimo o relacionamento com o falecido, mais intenso é o luto. O risco de luto disfuncional é maior após a morte de uma criança.

A morte de uma criança é considerada extremamente dolorosa porque perturba a ordem natural das coisas; os pais não esperam que seus filhos morram antes deles.

Os pais que experimentam o luto costumam ter reações intensas (Figura 12.3). O sofrimento dos pais é o único que engloba tanto a perda do potencial percebido daquela

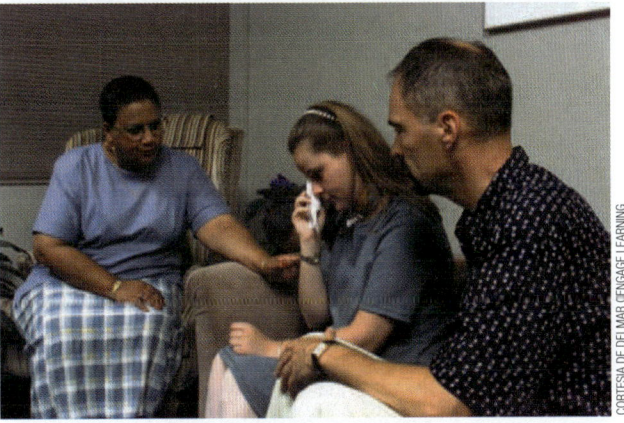

Figura 12.3 ■ Conversa sobre a dor de perder um filho.

▶ REFLEXÃO CRÍTICA
Percepções da morte

Encontre um colega cujo histórico cultural é diferente do seu. Como a percepção dele em relação à morte difere da sua?

criança como a perda da esperança dos pais em relação à criança. A Tabela 12.2 sugere algumas características dos pais cujos filhos morreram.

Tabela 12.2 ▪ Características dos pais observadas quando da morte do filho

Tipos de morte	Características dos pais
Aborto espontâneo e natimorto	• A mãe, principalmente, pode ter sentimentos de intensa tristeza, culpa ou raiva. Se a perda ocorrer nas primeiras semanas de gravidez, a morte pode ser reconhecida de forma inadequada pelos outros. • A morte pode ser considerada um fracasso pessoal. • Os pais podem se culpar ou culpar outras pessoas. • Abortos anteriores podem ser revividos. • Se a condição da criança era conhecida, pode ocorrer luto antecipado. • O luto pode aumentar se a condição de estar grávida for ambivalente. • O desespero pode aumentar quando os pais deixam o hospital ou o local de nascimento sem o bebê.
Morte neonatal	• As reações são semelhantes em relação aos natimortos. • A ligação entre os pais e o bebê intensifica a dor. • Ambos os pais podem experimentar dor intensa.
Síndrome da morte súbita infantil (SMSI)	• Os pais ficam em estado de choque. • A falta de conhecimento e as informações incorretas aumentam a dor. • Como a SMSI geralmente ocorre durante os 6 primeiros meses de vida, o vínculo com os pais está completo. • Eles podem se sentir culpados. • A dor é aguda; os pais não estão preparados para a perda. • A dor pode tornar-se maior com os detalhes da morte.
Aborto induzido	• Sigilo, culpa e vergonha podem acompanhar a dor. • Eles podem ter sentimentos ambivalentes. • Podem receber pouco apoio ou conforto de outras pessoas. • Sentimentos de desespero e depressão podem se fazer presentes em vez do alívio esperado. • Se a criança não era desejada, é possível que não haja nenhum sentimento de culpa.

Adaptada de *Healing and the Grief Process*, de S. Roach and B. Nieto, 1997, Clifton Park, NY: Delmar Cengage Learning.

A morte de um irmão ou dos pais pode ser um grande desafio para as crianças. Os adultos que não são capazes de compreender a necessidade da criança de chorar podem não reconhecer os sentimentos dela. As reações normais de uma criança à perda do irmão ainda bebê e as respostas da enfermagem a essas reações são apresentadas na Tabela 12.3.

CAUSA DA MORTE

A intensidade da resposta à dor também varia, dependendo da causa da morte, se inesperada, traumática ou resultante de suicídio.

Morte inesperada Os enlutados têm dificuldade em sentir algum alívio quando a perda ocorre de forma inesperada. As pessoas ficam chocadas e desoladas após uma ocorrência como aneurisma, ataque cardíaco ou derrame. Geralmente, os enlutados conseguem superar a dor sem complicações.

Luto complicado por morte traumática é associado com morte traumática por acidente, violência ou homicídio. Os sobreviventes não estão necessariamente predispostos a passar por complicações durante o período de sofrimento, mas têm emoções mais intensas do que aquelas associadas ao luto normal.

Após uma morte violenta, os enlutados podem sofrer com **imagens traumáticas** (imaginam o momento de horror pelo qual a vítima passou ou revivem o terror do incidente). As imagens traumáticas são uma ocorrência comum em casos de morte violenta. Tais pensamentos, acompanhados por dor intensa, podem provocar transtorno de estresse pós-traumático (TEPT). É importante que o enfermeiro esteja consciente da possibilidade de ocorrência de TEPT e atente para os sintomas. Os sinais de TEPT podem incluir:

- Ansiedade crônica.
- Angústia psicológica.
- Distúrbios do sono, como pesadelos recorrentes.

Somente quando esse problema é identificado e os indivíduos são encorajados a expressar seus sentimentos mais profundos, será possível seguir em um processo de sofrimento normal e adaptativo.

Suicídio A perda de um ente querido ocasionada por suicídio envolve sentimento de culpa das pessoas por não terem percebido indícios que poderiam proporcionar ajuda à vítima. Os sentimentos de culpa e autoculpa podem transformar-se em raiva da vítima por infligir tal dor. Um suicídio na família gera sentimentos de vergonha. As pessoas podem ser impedidas de resolverem seu pesar de forma tranquila em razão do estigma negativo do suicídio.

Os cuidados da enfermagem para com o cliente angustiado

Rodebaugh, Schwindt e Valentine (1999) sugerem que a dor pode ser imaginada como uma viagem através de quatro grandes categorias: vacilar, sentir, lidar e curar. Os clientes vacilam quando experimentam choque ou descrença. Os sentimentos são expressos por meio de várias emoções e comportamentos. Quando começam a se adaptar à perda, os indivíduos passam a lidar com o sofrimento. As coisas não necessariamente melhoram; elas ficam apenas diferentes. A cura ocorre quando a perda torna-se parte do indivíduo, a angústia aguda diminui; não implica esquecimento. As pessoas são modificadas pela dor. A autoestima é afetada, são desenvolvidas novas formas de lidar com os sentimentos e inicia-se um novo estilo de vida sem o falecido. Embora seja um processo doloroso, os clientes devem lidar com a perda de sua própria maneira. À medida que o cliente supera o processo de luto, os enfermeiros podem ajudá-lo oferecendo-lhe apoio. O enfermeiro pergunta ao cliente o que pode fazer para ajudar e ouve as necessidades dele.

Os enfermeiros podem encorajar as pessoas a chorar de modo que extravasem os sentimentos a fim de superá-los. Oferecer apoio e explicar aos enlutados que superar a perda exige algum tempo são responsabilidades importantes da enfermagem.

Após a morte de um ente querido, o cuidador sente dor e alívio. Muitas vezes, o cuidador se culpa por se sentir aliviado. Explique-lhe que esse sentimento é normal, já que cuidar de alguém é exaustivo e deixa a pessoa em déficit físico e emocional. O enfermeiro deve apoiar o cuidador para que este encontre formas de preencher a vida com atividades significativas.

Análise inicial

Determinar o significado pessoal da perda é o início de uma avaliação minuciosa da dor do cliente e da família. O progresso da pessoa ao longo do processo do luto é outra importante área de avaliação. As fases do luto não são, necessariamente, superadas em sequência; os indivíduos podem avançar e retroceder nesse processo.

Diagnóstico da enfermagem

A Associação Norte-Americana de Diagnósticos de Enfermagem (Nanda-I) define *o luto disfuncional* como o "uso malsucedido e extensivo das respostas intelectuais e emocionais pelas quais os indivíduos, as famílias e as comunidades tentam superar o processo de modificar seu autoconceito baseado na percepção da perda" (Nanda, 2010). Outro diagnóstico de luto é *o luto antecipado*, definido como "respostas e comportamentos intelectuais e emocionais pelos quais os indivíduos, familiares e comunidades superam o processo de modificar o Nanda baseados na percepção da perda potencial" (Nanda, 2010).

Planejamento/Identificação de resultados

Ao fazer o planejamento dos cuidados a serem dispensados ao cliente enlutado, é importante esclarecer-lhe os resultados esperados. Alguns objetivos traçados para a pessoa enlutada são:

- Aceitar a perda;
- Verbalizar os sentimentos de dor;
- Compartilhar a dor com outras pessoas importantes;
- Renovar atividades e relacionamentos.

Alguns desses resultados levarão um longo tempo para serem alcançados ou serão alcançados antes de a pessoa conseguir dominar outros. Para aceitar a perda, é necessário compartilhar a dor com outros verbalizando os próprios sentimentos. Dois dos resultados esperados são discutidos a seguir.

Aceitação da perda Somente trabalhando a dor da perda os indivíduos se tornam capazes de aceitar determinados sentimentos e lidar com eles. É comum as pessoas tentarem encontrar algum sentido na situação que estão vivenciando. Essa busca envolve introspecção; nesse caso, o apoio espiritual pode ser terapêutico.

Renovação de atividades e relacionamentos A base para se trabalhar a dor está em aceitar o fato de que as necessidades atendidas por pessoas importantes podem ser supridas

Tabela 12.3 ▪ Reação dos irmãos após a morte de um bebê

Reação normal	Resposta da enfermagem
• Temem a perda e a separação dos pais.	• Reafirme que os pais não vão deixá-los.
• Sentem culpa em virtude dos sentimentos de ciúme e raiva relacionados ao desejo de que o bebê fosse embora.	• Tranquilize-os em relação ao fato de que eles não influenciaram na causa da morte (forneça informações de modo que eles compreendam).
• Temem que a reação intensa dos pais prejudique o cuidado que eles lhes dispensam.	• Assegure-lhes que a vida vai prosseguir por meio da retomada das atividades normais.
• Sentem medo de morrer logo e preocupam-se com a própria saúde.	• Convença os pais a não serem superprotetores, isso reforça o medo das crianças.

Adaptado de "Supporting Families after Sudden Infant Death", de M. McClain e S. Shaefer, 1996, *Journal of Psychosocial Nursing and Mental Health Services, 34*(4), 30-34.

por outras pessoas de outras maneiras. Tendo consciência de que o falecido não pode ser substituído, a cura deve ocorrer para que novos relacionamentos iniciem.

IMPLEMENTAÇÃO

Na enfermagem terapêutica, é essencial entender o significado da perda para o cliente. O enfermeiro deve passar algum tempo ouvindo o cliente para compreender sua perspectiva. Mesmo se o cliente não responde de acordo com as crenças ou expectativas do enfermeiro, este deve demonstrar aceitação. A atitude de aceitação sem julgamento é importante durante a demonstração de sentimentos do luto, incluindo raiva e desespero. O enfermeiro deve evitar personalizar e adotar um comportamento defensivo, demonstrando compreender a raiva que está sendo expressa. A demonstração do luto não só é apropriada como também é essencial para a resolução terapêutica da perda.

Pessoas enlutadas precisam de reafirmação, apoio e aconselhamento. Os grupos de apoio são um importante recurso de longo prazo. O enfermeiro deve ser informado sobre a disponibilidade desses grupos na comunidade a fim de encaminhar o cliente. Os membros dos grupos de apoio experimentaram perdas semelhantes. As discussões diminuem o sentimento de solidão e o isolamento social tão comuns durante o período de luto.

AVALIAÇÃO

As pessoas têm seu próprio tempo para trabalhar o luto. Como a superação pode levar meses ou anos, nem sempre o enfermeiro tem a oportunidade de saber quando a família enlutada ultrapassou esse período. O enfermeiro pode estabelecer as bases para o luto adaptativo encorajando a família a verbalizar sua experiência e a compartilhar seus sentimentos com pessoas que lhe são queridas. A base para a avaliação das metas é estabelecida mutuamente entre o cliente e a família. É importante que o enfermeiro esclareça para a pessoa enlutada que a superação da perda é um processo de ajuste ao longo da vida.

MORTE

Historicamente, a morte tem sido considerada tão natural quanto o nascimento, simplesmente como a última etapa da vida. Mudanças significativas na percepção da morte ocorreram nas últimas três décadas. Em alguns casos, o morrer e a morte não são mais questões simples, mas questões que envolvem ética e, em alguns casos, intervenção do sistema judiciário.

Cada pessoa tem uma morte única, assim como cada pessoa vive uma vida singular. A morte pode ser súbita e inesperada, provocada por acidente ou ataque cardíaco, por exemplo; pode se prolongar após o surgimento de uma doença. Para a pessoa idosa que morre durante o sono, a morte vem silenciosa. Aqueles que decidem morrer do seu próprio jeito por meio do suicídio planejam suas mortes.

> **DICA Profissional**
>
> **Luto adaptativo**
>
> Quanto demora o processo de luto adaptativo? O tempo necessário para a resolução da dor é tão individual como a pessoa que o experimenta e depende da intensidade da dor. O luto é considerado um processo de longo prazo (Corless, Germino e Pittman, 2006). A superação demanda tempo e não há um prazo definido dentro do qual o luto deva ocorrer. Cada pessoa sofre de seu próprio jeito e no seu próprio ritmo.

É necessário que os profissionais da saúde entendam as questões éticas e legais que envolvem o morrer e a morte. Compreender as fases da morte e do morrer, bem como os sinais de morte iminente, ajuda o enfermeiro a prestar cuidados adequados e eficazes, tanto para o cliente como para a família, e a preparar o corpo do cliente após a morte. Se o enfermeiro tem de proporcionar conforto ao cliente em fase terminal e aos familiares, é preciso que ele saiba lidar com a própria percepção de mortalidade e com os sentimentos relacionados à morte. Os profissionais da saúde podem aprender muito sobre a vida com o cliente que está em fase terminal.

CONSIDERAÇÕES LEGAIS

Nos Estados Unidos, o *Patient Self-Determination Act* (PSDA) (Lei da Autodeterminação do Cliente) faz parte do Omnibus Budget Reconciliation Act (Obra) (Lei da Reconciliação Orçamentária Geral, de 1990). Essa lei constitui um meio legal para que os indivíduos especifiquem as circunstâncias sob as quais as medidas de suporte à vida devem ou não ser prestadas a eles. As escolhas do indivíduo são identificadas nas diretivas antecipadas. Uma **diretiva antecipada** é qualquer instrução escrita reconhecida por lei estadual e inclui procuração permanente do responsável legal ou curador para o cuidado da saúde ou para manifestação explícita da própria vontade. A lei se aplica a hospitais, instituições de atendimento médico domiciliar, serviços de longo prazo, programas de cuidados paliativos e determinadas organizações de manutenção da saúde (HMOs). De acordo com o PSDA, todos os clientes que entram no sistema de saúde por meio de qualquer dessas organizações devem ser informados sobre as diretivas antecipadas e sobre a possibilidade de completá-las, caso não tenham feito. Em muitos estados dos Estados Unidos, apenas a assinatura desses documentos não é suficiente para realizar os desejos do cliente. É possível indicar o desejo em relação à intubação, alimentação artificial, transfusão de sangue, quimioterapia, cirurgia e transferência para o hospital (para residentes em clínicas especializadas).

Embora a procuração permanente e a manifestação explícita da própria vontade sejam documentos legais, não evitam a **ressuscitação** (medidas para restabelecer a cons-

CONSIDERAÇÕES CULTURAIS

Diversidade cultural e morte

Grupo cultural	Papel da família	Demonstração de emoções	Cuidados ao morrer em casa
Afro-americanos	Os profissionais da saúde devem comunicar ao membro mais velho da família a morte do cliente.	Esperado.	As famílias costumam cuidar dos idosos que estão morrendo em casa.
Ásio-americanos (chineses)	A família pode preferir que o cliente enfermo que está em fase terminal não seja informado sobre sua doença ou morte iminente ou, então, que um membro da família conte ao cliente.	Expressar tristeza no enterro dos pais; o primeiro filho fica de luto por 72 dias e não pode usar roupas vermelhas ou casar durante esse período.	Alguns acreditam que se o cliente morrer em casa é má sorte e outros pensam que o espírito do cliente vai se perder se a morte ocorrer no hospital. A família pode usar amuletos ou panos.
Ásio-americanos (filipinos)	Os profissionais da saúde devem comunicar ao chefe da família, não na presença do cliente.	Esperado.	O cliente em fase terminal talvez prefira morrer em casa.
Hispanos ou latino-americanos	Famílias grandes se importam com o cliente em fase terminal. As famílias compartilham informações e tomadas de decisão.	Lamentações mostram respeito ao morto.	Alguns acreditam que o espírito ficará perdido se o cliente morrer no hospital. O uso de amuletos, rosários e orações é comum.

Dados extraídos e adaptados de "Cultural Considerations in End-of-Life Care", de P. Mazanec e M. Tyler, 2003, *American Journal of Nursing*.

ciência e a vida). O registro médico deve ter uma ordem para não ressuscitar (DNR), caso essa seja a vontade do cliente e esteja de acordo com as diretivas antecipadas. Na falta dessa ordem, procede-se à reanimação.

Em muitos estados americanos, a **Lei Substituta de Cuidados da Saúde** é implantada quando não há nenhuma diretiva antecipada. Essa lei varia de estado para estado, mas, basicamente, fornece um meio legal para que determinadas pessoas tomem decisões pelo cliente quando este não pode fazê-lo. O cônjuge é a primeira pessoa que atuaria nos interesses do cliente. Caso não haja cônjuge, a responsabilidade passa aos filhos.

CONSIDERAÇÕES ÉTICAS

A morte envolve muitos dilemas éticos observados quando da realização dos cuidados médicos. Comitês éticos desenvolvem e implantam políticas para lidar com questões de fim de vida. Esses comitês são interdisciplinares e podem ser constituídos por religiosos, advogados e profissionais da saúde. Tomar uma decisão ética é uma questão complexa. Determinar a diferença entre matar e deixar alguém morrer pela suspensão dos métodos de sustentação da vida é um dos dilemas mais difíceis de serem resolvidos.

A Associação Americana de Enfermeiros (ANA) faz distinção entre matar por misericórdia (eutanásia ou suicídio assistido) e aliviar a dor. A eutanásia é vista como antiética, ao passo que o alívio da dor é o principal foco da enfermagem. O posicionamento da ANA em relação ao aumento das doses de medicação para controlar a dor em doentes terminais é justificável do ponto de vista ético, mesmo à custa da manutenção da vida (ANA, 1996, 2008).

ESTÁGIOS DO MORRER E DA MORTE

Elizabeth Kübler-Ross (1997a, 1997d) identificou em seus trabalhos cinco estágios do morrer que são experimentados por clientes e seus familiares (Tabela 12.4). O cliente

DICA Profissional

Cuidados com o cliente em fase terminal

Antigamente, morrer era considerado uma ocorrência normal do ciclo da vida. Hoje em dia, é considerado um problema médico que deve ser resolvido por profissionais da saúde. Avanços na medicina levaram ao cuidado despersonalizado e mecânico daqueles que estão morrendo. Nosso mundo altamente tecnológico clama pela intervenção humana em situações em que o indivíduo está deixando a vida. Em outras palavras, o cuidado dispensado aos clientes em fase terminal deve ser administrado por enfermeiros compreensivos que são ao mesmo tempo competentes e capazes de demonstrar carinho. De acordo com Huizdos (2000), a morte não é uma inimiga – a falta de cuidado é.

não passa pelos estágios de forma sequencial. Os estágios são experimentados em períodos de tempo e graus variados. O cliente pode expressar negação; pouco depois, aceitação do inevitável e, então, raiva. A importância, do trabalho de Kübler-Ross está em ter focado a necessidade de ser sensível em relação ao cliente em fase terminal.

Negação

Durante o primeiro estágio do morrer, o choque inicial pode ser muito impactante; assim, a negação torna-se útil para lidar com a situação. É um mecanismo essencial e protetor que pode durar apenas alguns minutos ou pode se manifestar por meses.

Em alguns clientes, a negação se manifesta na ideia de "erro médico" (não implica que segundas opiniões não sejam necessárias) ou na insistência de que pode ter havido confusão ou erro nos diagnósticos. Em outros, evitar o assunto é uma forma de manifestar a negação. A rotina permanece a mesma, como se nada tivesse mudado. Com o tempo, as pessoas passam dessa fase.

Os clientes podem ser seletivos ao utilizar a negação: tentam proteger determinados familiares ou amigos da verdade; ou, então, usam a negação de tempos em tempos para anular os pensamentos de doença e morte a fim de focar a vida.

Raiva

A raiva precede o estágio inicial da negação. A segurança do cliente é ameaçada pelo desconhecido, e sua rotina diária começa a ser interrompida. Essa fase é muito difícil para a família e para os cuidadores porque eles se sentem inúteis no que diz respeito a ajudar aqueles que amam. Como o cliente não tem nenhum controle sobre a situação, a raiva é a resposta. Esse sentimento pode ser direcionado para si mesmo, para Deus, para os outros, para o meio e para o sistema de saúde. Aos olhos do cliente, o que quer que seja feito não é o correto. Os familiares podem ser tratados com silêncio ou com explosões de raiva. A resposta deles, por sua vez, pode ser raiva, culpa ou desespero.

Barganha

Por meio da barganha, o cliente tenta adiar ou reverter o inevitável. Essa reação representa uma tentativa de adiar a morte e, geralmente, tem limitações autoimpostas. Um cliente pede para viver tempo suficiente para ver seu primeiro neto nascer em troca de dar dinheiro para instituições de caridade. A maioria dos clientes negocia em silêncio ou em sigilo com seu guia espiritual. Não é incomum um cliente viver o suficiente para participar de algum evento especial (um casamento ou nascimento) e, então, morrer logo em seguida.

Depressão

A depressão resultante da percepção de que a morte não pode mais ser adiada é diferente da depressão desajustada porque ajuda o cliente a se desligar da vida e facilita a aceitação da morte. Nesse sentido, a depressão é uma experiência terapêutica para o cliente terminal. Algumas vezes, os clientes se sentem abandonados, já que as pessoas que uma vez foram amigas passam a fazer menos visitas, cortam

Tabela 12.4 ■ Estágios do morrer e da morte estabelecidos por Kübler-Ross

Estágio	Exemplo
Negação	*Verbal:* "Não, eu não acredito nisso". *Comportamental:* Cliente diagnosticado com leucemia recusa-se a considerar as opções de tratamento.
Raiva	*Verbal:* "Por que eu, por quê?". *Comportamental:* O cliente torna-se exigente e demonstra comportamento agressivo.
Barganha	*Verbal:* O cliente ora: "Por favor, deixe-me viver para conhecer meu netinho". *Comportamental:* O cliente faz barganha com seus cuidadores ou com Deus.
Depressão	*Verbal:* "Eu só quero ficar sozinho". *Comportamental:* O cliente se afasta e fecha os olhos.
Aceitação	*Verbal:* "Eu estou pronto. Estou em paz agora". *Comportamental:* O cliente coloca os assuntos jurídicos e financeiros em ordem e diz adeus à família e aos amigos.

Dados adaptados de *On Death and Dying*, de E. Kübler-Ross, 1997a, Nova York: Macmillan. Copyright 1969 de Macmillan.

CONSIDERAÇÕES sobre tempo de vida
Reações iminentes à morte

- Pessoas de todas as idades geralmente experimentam os mesmos sentimentos e emoções à medida que avançam em uma doença terminal.
- Pessoas de qualquer idade que tenham sofrido de uma doença prolongada podem ver a morte como uma libertação para seu sofrimento.
- Pessoas de qualquer idade podem achar difícil aceitar a morte se têm negócios inacabados.
- Muitas pessoas conseguem fazer uma **revisão da vida** (uma forma de reminiscência em que o cliente tenta entrar em acordo com o conflito, de modo a obter um significado para sua vida e morrer em paz).
- Clientes idosos podem acolher a morte, principalmente se sobreviveram a todos que estavam próximos e lhes eram queridos.

laços antes mesmo da morte; isso pode provocar sentimentos de depressão e desesperança no cliente.

Aceitação

O cliente em fase terminal pode não alcançar o estágio final, a aceitação. A paz e a alegria vêm com a aceitação. Muitas vezes, o cliente expressa tudo aquilo que poderia ter sido feito. É importante reforçar os sentimentos do cliente e seu senso de valor pessoal. Muitos deles se esforçam para colocar todos os assuntos pessoais e financeiros em ordem.

O sono é necessário para preencher as necessidades físicas e emocionais, não para evitar a realidade. O cliente pode limitar as visitas àquelas pessoas com quem ele se sente confortável e seguro. As formas mais significativas de comunicação nesse momento são o toque e o silêncio.

Cuidados no fim da vida

Cuidados no fim da vida os cuidados dispensados ao doente terminal que focam satisfazer suas necessidades físicas e psicossociais, bem como as de seus familiares. A atenção é direcionada para o controle dos sintomas, a identificação das necessidades do cliente, a promoção de interação entre o cliente e as pessoas que lhe são queridas e para ações que proporcionem uma morte pacífica. O enfermeiro foca melhorar a qualidade de vida do cliente em fase terminal durante a etapa final da vida e assegurar-lhe uma morte digna e repleta de paz. Como membro de uma equipe multidisciplinar responsável por prover cuidados no fim da vida, o enfermeiro tem papel importante na identificação das necessidades do cliente e no apoio aos familiares durante essa experiência (Hull, 2008).

A decisão de abandonar o tratamento agressivo não deve ser encarada como um sinal de "morte imediata". Os cuidados paliativos evoluíram ao longo dos anos e fazem a ligação entre o tratamento focado na cura e os cuidados no fim da vida. Ambas as abordagens são esforços coordenados e multidisciplinares desenvolvidos com o propósito de atender às necessidades do cliente e dos familiares que enfrentam uma doença terminal (Hull, 2008).

CUIDADOS PALIATIVOS

Doentes terminais costumam receber **cuidados paliativos**, ou cuidados que aliviam determinados sintomas, como a dor, mas não alteram o curso da doença. O cuidado paliativo é uma abordagem de longo prazo que foca o cliente seriamente doente e a família; em geral, ocorre em casa, em ambientes hospitalares ou em clínicas (Hull, 2008).

O objetivo do cuidado paliativo é assegurar a mais alta qualidade de vida para o cliente e sua família (Hull, 2008). O foco principal é ajudar o cliente a se sentir confortável e seguro. O enfermeiro pode aumentar muito a sensação de segurança do cliente estando disponível quando necessário. Segurar a mão do cliente e ouvi-lo são medidas terapêuticas importantes.

Os cuidados dispensados por uma equipe interdisciplinar enfatizam o gerenciamento de problemas psicológicos, sociais e espirituais experimentados pelos clientes e seus familiares durante o fim da vida. O enfermeiro dedica-se ao controle da dor e ao gerenciamento de outros problemas físicos (Hull, 2008). O cliente precisa sentir o apoio do enfermeiro como um provedor de cuidados e de bem-estar.

CENTRO ESPECIALIZADO EM CUIDADOS PALIATIVOS

Os **centros especializados em cuidados paliativos** estão fundados no conceito de permitir que o indivíduo morra com dignidade e rodeado por aqueles que o amam. Os clientes iniciam os cuidados paliativos em casa ou em um centro especializado de cuidados paliativos quando o tratamento médico agressivo não é considerado mais uma opção ou quando o cliente recusa o tratamento médico adicional. Os cuidados paliativos baseiam-se na crença de que a vida pode ser repleta de significado durante a doença terminal e que o doente recebe mais apoio em casa ou em centros especializados em cuidados paliativos, livre de intervenções tecnológicas para prolongar a morte fisiológica (Hull, 2008).

Os cuidados paliativos envolvem serviços interdisciplinares fornecidos por cuidadores profissionais e voluntários; não apressam a vida nem prolongam a morte por meios artificiais. Ao contrário, ajudam o cliente e os familiares a compreenderem o processo da morte e a aproveitarem a vida até o fim (Hull, 2008).

Diferenciando atendimento paliativo de cuidados a paciente terminal

CONSIDERAÇÕES CULTURAIS
Rituais que precedem a morte

- No judaísmo, o funeral ocorre em 24 horas. No dia do funeral, começa o período de luto, chamado *shiva*, que dura sete dias.
- Na fé islâmica, os homens lavam o corpo de um homem e as mulheres lavam o corpo de uma mulher após a morte.
- Os budistas acreditam que, após a morte, o corpo não deve ser perturbado por movimentos, conversas ou choro.
- Os hindus derramam água-benta na boca do cliente terminal. O filho mais velho organiza o funeral e a cremação 24 horas após a morte. É proibido embalsamar.
- As testemunhas de Jeová acreditam que a alma morre com o corpo, mas 144 mil ressuscitarão no fim dos tempos e nascerão de novo como filhos espirituais de Deus.
- Os nativos americanos acreditam que o espírito continua vivo após a morte. O culto aos ancestrais é prática comum.

Embora usados indistintamente, os termos *atendimento paliativo* e *cuidados a paciente terminal* são diferentes de diversas maneiras. O tratamento paliativo pode começar mais cedo no processo da doença do que o cuidado a paciente terminal o qual, geralmente, é oferecido nos últimos seis meses de vida. A Tabela 12.5 explica as duas abordagens de cuidados no fim da vida (Hull, 2008).

OS CUIDADOS DA ENFERMAGEM COM O CLIENTE TERMINAL

Apesar dos avanços na medicina, o tratamento do cliente terminal ainda é uma realidade desafiadora e gratificante para muitos enfermeiros. O processo da morte é um momento de muita emoção para os clientes e suas famílias; os cuidados dispensados de forma compreensiva e sensível pelos profissionais da enfermagem, de modo a respeitar os desejos dos clientes e atender suas necessidades físicas, podem ajudar a trazer paz e dignidade a esse processo natural.

Avaliação inicial

Uma avaliação cuidadosa das necessidades holísticas do cliente é fundamental para as intervenções de enfermagem. No caso de cliente terminal, a avaliação inclui a coleta contínua de dados relacionados aos pontos fortes e limitações do cliente e de sua família.

Diagnóstico da enfermagem

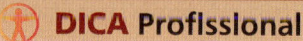

DICA Profissional

Informações colhidas na avaliação inicial do cliente terminal

- Objetivos e expectativas do cliente e da família.
- Conscientização do cliente de que a doença é terminal.
- Fase do morrer pela qual o cliente está passando.
- Identificação dos sistemas de suporte.
- Histórico de habilidades de gerenciamento positivo.
- Percepção do cliente em relação a assuntos pendentes a serem resolvidos.

Adaptado de "Death and Dying", de K. Pritchett e P. Lucas, 1997a. In: *Psychiatric-Mental Health Nursing: Adaptation and Growth* [4. ed., p. 206-207], de B. S. Johnson [Ed.], Filadélfia: Lippincott Williams & Wilkins.

A avaliação do cliente terminal pode levar a diversos diagnósticos. Um diagnóstico de enfermagem aprovado pela Nanda-I aplicável a muitos clientes em fase terminal é *impotência*, ou seja, "a percepção de que as ações de alguém não influenciarão em um resultado de forma significativa; uma clara falta de controle sobre uma situação atual ou acontecimento imediato" (Nanda-I, 2010). Outra reação que o cliente terminal experimenta é descrita pelo diagnóstico como *desesperança*, "um estado subjetivo em que o indivíduo vê poucas alternativas, ou não vê nenhuma alternativa, ou escolhas pessoais disponíveis e é incapaz de mobilizar energia a seu favor" (Nanda-I, 2010). O cliente também pode demonstrar *angústia relacionada à*

Tabela 12.5 ■ Abordagens acerca dos cuidados no fim da vida

Dimensões	Atendimento paliativo	Cuidados a paciente terminal
Receptores de cuidados	Qualquer pessoa com doença grave independentemente da expectativa de vida.	Expectativa de vida de seis meses ou menos.
Serviços prestados	Gerenciamento dos sintomas. Terapia física. Aconselhamento do cliente e da família. Tratamento espiritual.	Gerenciamento dos sintomas. Fornecimento de medicamentos, suprimentos médicos e equipamentos. Cobertura para internamento de curta duração. Apoio ao luto. Serviços voluntários.
Clínicas para tratamento	Assistência domiciliar. Ambulatorial/ambulatório. Tratamento intensivo. Tratamento de longo prazo.	Tratamento hospitalar. Assistência domiciliar.
Cobertura de terceiros	Alguns tratamentos e medicamentos podem ser cobertos pela Medicare, Medicaid e seguradoras privadas (dos Estados Unidos).	Benefício dos cuidados a paciente terminal da Medicare. Benefício dos cuidados a paciente terminal da Medicaid. Algumas seguradoras privadas.

Dados adaptados de *Palliative and End of Life Care*, de E. Hull, 2008. Original submetido à publicação.

> **DICA Profissional**
>
> **Planejando o atendimento do cliente terminal**
>
> - Programe um tempo para passar com o cliente.
> - Identifique aspectos que preocupam o cliente e faça os encaminhamentos apropriados (por exemplo, conversa com o assistente social para obter informações sobre o aluguel de equipamentos).
> - Promova e proteja a autoestima individual e a valorização pessoal.
> - Equilibre as necessidades de assistência e independência do cliente.
> - Atenda às necessidades fisiológicas do cliente e de sua família.
> - Respeite a confidencialidade do cliente.
> - Forneça ao cliente e a seus familiares informações baseadas em fatos e responda a todas as perguntas.
> - Ofereça-se para contatar a igreja ou um guia espiritual.
>
> Adaptado de "Death and Dying", de K. Pritchett e P. Lucas, 1997a. In: *Psychiatric-Mental Health Nursing: Adaptation and Growth* (4. ed., p. 208), de B. S. Johnson (Ed.), Filadélfia: Lippincott Williams & Wilkins.

morte, ou seja, "apreensão, preocupação ou medo referente à morte ou ao morrer" (Nanda-I, 2010).

Planejamento/Identificação de resultados

Os principais objetivos dos cuidados da enfermagem são o conforto físico, emocional e mental do cliente. Os objetivos dos cuidados da enfermagem para com o cliente em fase terminal são os mesmos daqueles desenvolvidos para os clientes incapazes de satisfazerem as próprias necessidades. O cliente em fase terminal deve ser tratado como um indivíduo único, merecedor de respeito, em vez de ser visto como um diagnóstico a ser curado. Muitos desses clientes não temem a morte, mas ficam angustiados com a ideia de uma morte dolorosa ou de morrerem sozinhos. Promover uma qualidade de vida satisfatória inclui tratar o cliente e sua família com respeito e oferecer um ambiente seguro para que possam expressar seus sentimentos. O planejamento deve focar o atendimento às necessidades holísticas do cliente e de sua família, conforme especificado na Declaração de Direitos da Pessoa que Está Morrendo (Figura 12.4). Esse documento é tão relevante hoje como quando foi escrito, em 1975. Ao planejar o tratamento, o enfermeiro deve fazer o possível para manter a sensibilidade em relação aos direitos do cliente em fase terminal.

Implementação

A prioridade é transmitir afetividade ao cliente e à sua família. Powell (1999) descobriu que a presença de um enfermeiro com atitude reconfortante faz muita diferença para o cliente. LaDuke (2001) sugere segurar a mão do cliente ou de um familiar e dizer: "Eu não vou te deixar". Essa reafirmação da presença do enfermeiro é uma maneira significativa de mostrar afetividade.

O enfermeiro deve abordar o cliente em estado de negação de forma compreensiva e sabendo que o passar de um estágio a outro do morrer é reforçado por um relacionamento de confiança entre enfermeiro e cliente.

Estabelecer uma relação facilita a verbalização dos sentimentos do cliente (Figura 12.5). Um ambiente seguro proporcionado pelo enfermeiro permite que o cliente expresse o que está sentindo. É importante que o enfermeiro

> **Declaração de Direitos da Pessoa que Está Morrendo**
>
> - Tenho o direito de ser tratado como ser humano até morrer.
> - Tenho o direito de manter a esperança, não importa quão diferente seja o foco.
> - Tenho o direito de ser assistido por aqueles que podem manter a esperança, não importa quão desafiador isso possa ser.
> - Tenho o direito de expressar, à minha maneira, meus sentimentos e minhas emoções em relação à aproximação da morte.
> - Tenho o direito de participar das decisões referentes ao meu tratamento.
> - Tenho o direito de receber contínua atenção médica e da enfermagem, mesmo que os objetivos de cura sejam substituídos por objetivos de conforto.
> - Tenho o direito de morrer sozinho.
> - Tenho o direito de não sentir dor.
> - Tenho o direito de receber respostas honestas aos meus questionamentos.
> - Tenho o direito de não ser enganado.
> - Tenho o direito de receber ajuda de minha família e para ela em relação a aceitar a morte.
> - Tenho o direito de morrer em paz e com dignidade.
> - Tenho o direito de manter minha individualidade e não ser julgado por minhas decisões, que podem ser contrárias às crenças alheias.
> - Tenho o direito de discutir e ampliar minhas experiências religiosas e/ou espirituais, qualquer que seja o significado disso para os outros.
> - Tenho o direito de esperar que a santidade do corpo humano seja respeitada após a morte.
> - Tenho o direito de ser tratado por pessoas sensíveis, cuidadosas e capacitadas que tentarão entender minhas necessidades e ficarão satisfeitas ao ajudar-me a encarar a morte.

Figura 12.4 ■ Adaptado de The Dying Person's Bill of Rights (Dying Person's Bill of Rights, de A. Barbus, 1975, *American Journal of Nursing*, 75[1]).

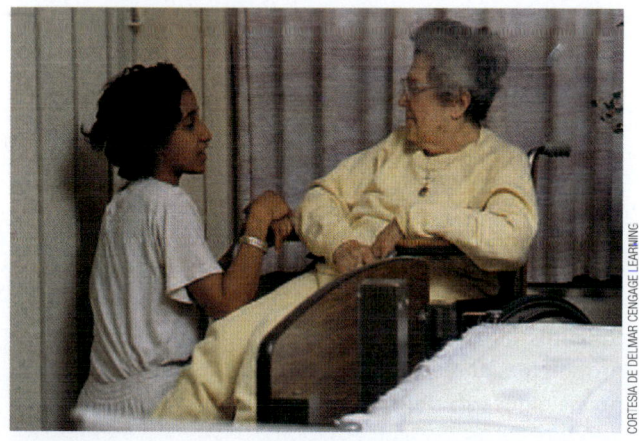

Figura 12.5 ▪ Estabelecer um relacionamento baseado em cuidado e confiança ajuda o cliente a aceitar a doença terminal.

entenda que o cliente não está nervoso com ele, mas com a situação que está vivendo.

Necessidades fisiológicas De acordo com a Hierarquia das Necessidades de Maslow, as necessidades fisiológicas são essenciais para a existência. Dessa forma, precisam ser satisfeitas antes das demais. As áreas que costumam ser problemáticas para doentes terminais são: respiração; fluidos e nutrição; boca, olhos e nariz; mobilidade; cuidados com a pele e evacuação.

Respiração O oxigênio é solicitado com frequência para o cliente que tem dificuldade para respirar. A sucção pode ser necessária para remover as secreções que o cliente não consegue engolir.

Fluidos e nutrição Clientes em fase terminal raramente sentem fome e aos poucos param de comer e beber. A recusa de alimentos e líquidos é natural no processo do morrer. Um estudo sobre clientes acometidos por câncer em fase terminal descobriu que eles não sentiam nem fome nem sede (Robert Wood Johnson Foundation, 2004). De fato, os profissionais de cuidados a pacientes terminais concluíram que os clientes que não recebem nutrição e hidratação artificiais se sentem mais confortáveis do que aqueles que as recebem (Robert Wood Johnson Foundation, 2004). Quando a nutrição e hidratação artificiais são mantidas, os sintomas de náusea, vômito, dor abdominal, perda de controle da bexiga e deficiência respiratória aumentam. A nutrição artificial aumenta a agitação do cliente e o risco de pneumonia por aspiração. Quando os clientes estão para morrer, e a nutrição e a hidratação artificiais são retiradas, eles se vão dentro de 3 a 14 dias. Os profissionais da saúde perceberam que o processo do morrer foi pacífico e que os clientes não experimentaram nem dor nem sofrimento (Robert Wood Johnson Foundation, 2004).

Os desejos do cliente devem sempre prevalecer em todas as situações. Os familiares devem receber informações verdadeiras e precisas quando o cliente em coma não revelou seus desejos previamente. A Associação Dietética Americana, a Associação Médica Americana e a ANA concordam que é aceitável do ponto de vista ético, legal e profissional suspender o suporte nutricional se esse for o desejo do doente terminal.

Boca, olhos e nariz A administração de oxigênio e a respiração pela boca aumentam a necessidade de cuidados orais meticulosos. Os substitutos de saliva e hidratantes podem ser usados para aliviar o desconforto. O uso regular de pasta de dentes e escova pode ser adequado. A língua deve ser escovada delicadamente e é indicado oferecer frequentemente pedaços de gelo e as bebidas favoritas. Aconselha-se aplicar vaselina nos lábios para evitar ressecamento. Para manter o conforto do cliente, oferecer cuidados orais a cada 2 ou 3 horas.

Se os olhos do cliente permanecerem abertos, aplicar gel lubrificante oftálmico na conjuntiva a cada 3 ou 4 horas ou, então, lágrimas artificiais ou solução fisiológica a cada 15 ou 30 minutos. Para remover secreções, passe delicadamente um cotonete do canto interno do olho para o externo (a cada remoção, utilizar um cotonete).

As narinas podem ficar secas e cheias de crostas. O oxigênio que segue pela cânula pode irritar ainda mais as narinas. Uma fina camada de gelatina solúvel em água aplicada nas narinas alivia o desconforto. Para não causar desconforto, a tira de elástico da cânula de oxigênio não deve ficar muito apertada. Se a tubagem de oxigênio for colocada atrás das orelhas, verificar se há irritações na área.

Mobilidade À medida que a condição do cliente se deteriora, a mobilidade diminui. Conforme perde a capacidade de se movimentar na cama ou de sair dela, o cliente requer mais assistência. A dependência física aumenta o risco de complicações relativas à imobilidade, como atrofia e úlceras de pressão. Essas complicações, que aumentam tanto o custo do tratamento como o desconforto do cliente, podem ser prevenidas se os cuidados de enfermagem forem frequentes.

É aconselhável trocar a posição do cliente pelo menos a cada 2 horas. É possível que o doente tenha outros problemas que contribuem para o desconforto relativo à mobilidade, como artrite ou doenças pulmonares. Por essa razão, é preciso manter o alinhamento do corpo com o uso de travesseiros e outros equipamentos de apoio, bem como por meio de técnicas de posicionamento para facilitar a respiração. É importante realizar exercícios passivos de amplitude de movimento pelo menos duas vezes por dia, para prevenir rigidez e dor nas articulações. O cliente pode expressar o desejo de sentar em um tipo de cadeira reclinável diversas vezes por dia. Utilize uma cadeira de rodas para aumentar o espaço do cliente e proporcionar-lhe mais mobilidade, controle e independência.

Cuidados com a pele A prevenção de úlceras de pressão é uma prioridade. Elas são dolorosas, podem causar complicações secundárias e seu tratamento é caro. Duas medidas preventivas são os exercícios passivos de amplitude de movimento durante 1 a 2 horas e o reposicionamento regular a cada 1 hora ou 1 hora e meia. Virar o cliente usando um lençol diminui a dor e previne cortes na pele. Utilizar colchão de ar e cama de ar reduz a pressão em todas as superfícies do corpo. Além disso, manter a pele limpa e hidratada ajuda a manter o tecido saudável. Verifique a pele uma a duas vezes por dia, prestando atenção especial aos pontos e às áreas em que as superfícies da pele se esfregam. Massagens suaves com loção calmante são reconfortantes e evitam o rompimento da pele, melhorando a circulação. Áreas de eritema ou ruptura da pele não devem ser massageadas. Aplique curativos hidrocoloides nas proeminências dos ossos para protegê-los contra a pressão e ruptura da pele. Os banhos na cama são adequados se o cliente não consegue entrar na banheira ou sentar na cadeira de banho.

Evacuação Os efeitos colaterais dos medicamentos contra dor e a falta de atividade física podem causar prisão de ventre. Para clientes cuja ingestão oral é normal, oferecer alimentos com alto teor de fibras e líquidos pode ser uma medida preventiva eficaz. É possível aliviar a prisão de ventre por meio de supositórios, se necessário, e mantendo uma programação para a eliminação das fezes. Uma cadeira sanitária com braços almofadados pode ser mais confortável do que o vaso sanitário.

O cliente pode experimentar incontinência fecal e urinária. Após cada episódio de incontinência, limpar a pele com produtos para lavagem do períneo e aplicar um absorvente de umidade. Os componentes da urina e das fezes provocam escoriações e ruptura da pele.

O cateter permanente não deve ser a primeira escolha para controlar a bexiga; no entanto, para alguns clientes, o desconforto de usar comadre, sair da cama para usar o banheiro ou a cadeira sanitária ou a necessidade de limpeza frequente podem causar dor agonizante. Os benefícios de se utilizar um cateter urinário superam em muito os riscos potenciais de tais situações.

Conforto As principais ações que promovem o conforto físico incluem aliviar a dor, manter o cliente limpo e seco e proporcionar-lhe um ambiente seguro e não ameaçador.

DICA Profissional

Terapia adjuvante

A terapia adjuvante pode ser eficaz. Agentes anti-inflamatórios não esteroides são benéficos para as metástases ósseas, antidepressivos tricíclicos para dor neurogênica, antidepressivos para doentes terminais e esteroides para dor de cabeça relacionada a edema cerebral. Técnicas não farmacológicas podem ser usadas junto com a medicação. Técnicas de relaxamento, recriação imagética, massagens e reposicionamento podem aumentar o efeito dos medicamentos.

O enfermeiro que adota atitudes carinhosas e respeitosas favorece o conforto psicológico do cliente. O medo de uma morte dolorosa é quase universal. A dor é uma experiência pessoal e subjetiva, e o cliente é quem melhor pode julgar a gravidade de sua dor. Muitos, mas não todos os clientes em fase terminal, experimentam dor. A ANA afirma em seu posicionamento sobre o alívio da dor no caso de doentes terminais que a promoção de conforto é o principal objetivo dos cuidados da enfermagem (ANA, 1996, 2008). O conforto deve ser máximo para administrar a dor e outras causas de desconforto.

O cliente deve entender que aqueles que cuidam dele aceitam as reclamações de dor, acreditam nelas e interferem para aliviar e prevenir esse incômodo. Peça ao cliente para classificar a dor entre 0 e 10, com 0 significando nenhuma dor e 10 significando dor aguda. A dor é definida como aquilo que o cliente afirma que é, e o enfermeiro administra a medicação para dor de acordo com a declaração do cliente.

Para manter um nível sanguíneo terapêutico, a medicação deve ser ministrada seguindo um horário estabelecido e não "conforme necessária". Um analgésico não narcótico pode ser eficaz em estágios iniciais para dores leves e intermitentes. À medida que a dor aumenta, o cliente pode precisar de morfina diluída em solução até que o alívio da dor seja sentido sem efeitos colaterais graves. Encontrar a menor dose e o intervalo mais longo para aliviar a dor é o que se denomina titular a dose. A dose que deve ser usada é aquela que controla a dor e provoca efeitos colaterais mínimos. A dose é individual e continuamente avaliada para permanecer terapêutica no controle da dor.

A Organização Mundial da Saúde (OMS) desenvolveu uma escada analgésica de três níveis que guia a administração da dor e a titulação. Clientes com dores leves recebem acetaminofeno (Tylenol) ou anti-inflamatórios não esteroides (NSAIDs); para dor moderada, um opiáceo leve ou agentes conjuntos, como oxicodona/hidrocodona e paracetamol ou tramadol (Ultram); e para dor aguda, opiáceos fortes de ação prolongada, como morfina, cloridrato de hidromorfona (Dilaudid), fentanil (Duragesic) ou oxicodona (OxyContin) (Webster e Dove, 2007). A Figura 12.6 mostra opiáceos de longa e curta duração. O tratamento inicia no nível da dor do cliente e não precisa começar na primeira etapa.

As diretrizes para administrar medicação contra dor no tratamento paliativo são:

- Avaliar a dor do cliente e observar como ela afeta sua qualidade de vida;
- Ministrar os medicamentos conforme o horário;
- Tratar a dor súbita com medicamentos de liberação imediata;
- Monitorar a dor frequentemente;
- Tratar os efeitos colaterais conforme necessário;

- Conhecer as interações entre medicamentos e entre medicamento-doença;
- Reavaliar a dor regularmente (Panke, 2002).

Quando o cliente não consegue verbalizar a dor, observe seu comportamento não verbal. Dicas não verbais de dor são diminuição de atividade ou inquietação, franzir a testa, fazer careta, chorar, gemer, se afastar das pessoas, postura enrijecida, irritabilidade, pressão sanguínea e pulsação elevadas. Se a testa franzida vai e vem, pode indicar atividade mental de sonhos e alucinações. Avalie outros sinais não verbais para ter uma ideia mais abrangente da dor.

Monitore as respostas do cliente no que diz respeito à intensidade da dor e à frequência respiratória. Trinta miligramas de sulfato de morfina administrados oralmente podem aliviar a dor, mas se a frequência respiratória cair de 12 para 6 por minuto, ajuste ou mude a medicação. Se a mesma dose administrada a outro cliente proporciona alívio mínimo e ele fica alerta e não mostra nenhuma alteração na respiração, a próxima dose deverá ser aumentada (Webster e Dove, 2007).

A medicação para dor é administrada pela via menos invasiva, de preferência, pela mucosa oral – IV ou subcutânea; é rara a utilização da via intramuscular. A via retal é uma possibilidade quando a medicação não pode ser administrada oralmente (Panke, 2002). Se o cliente em fase terminal sofre diminuição das funções hepáticas ou renais, a administração contínua de morfina leva ao acúmulo de metabólitos ativos e provoca no doente o delírio terminal. O fentanil é a droga adequada nesse caso, porque não tem metabólito ativo para ser acumulado e causar toxidade (Webster e Dove, 2007).

Monitore o cliente para observar **dor episódica**, ou dor repentina, aguda e temporária, geralmente precedida por tratamento, procedimento ou atividade incomum do cliente. Nesse caso, é necessário administrar uma dose suplementar da medicação. Se o fator precipitante é conhecido (por exemplo, troca de curativos), ministre a medicação 30 a 60 minutos antes do procedimento. A Tabela 12.6 descreve a assistência prestada ao cliente durante os cuidados no fim da vida.

Ambiente físico É possível aumentar o conforto do cliente de forma significativa proporcionando-lhe um ambiente relaxante. A iluminação suave pode melhorar a visão. Colocar no quarto uma lâmpada noturna também ajuda a proporcionar um ambiente agradável e não ameaçador. Se possível, deve ser dada ao cliente a opção de colocar a cama ou uma cadeira perto da janela, para aumentar a variação do ambiente. Como a temperatura do corpo cai à medida que a circulação se torna mais lenta, um cachecol leve esquenta, sem acrescentar muito peso. Ajude a eliminar odores do ambiente, atente para a ventilação adequada, proceda à limpeza diária do quarto, remova restos de comida e troque frequentemente as roupas de cama.

O barulho pode atrapalhar e provocar ansiedade; por essa razão, o enfermeiro e os visitantes devem respeitar os desejos do cliente em relação ao uso de rádio e televisão. O telefone pode ser removido do quarto se o cliente achar que o barulho incomoda.

Necessidades psicológicas A morte representa uma ameaça à integridade psicológica de uma pessoa, bem como à própria existência física. Em geral, o cliente em fase terminal fica ligado a tubos e aparelhos eletrônicos em uma unidade de terapia intensiva. Ele fica rodeado por tecnologia e distante da presença solidária e do toque de familiares e amigos.

A tecnologia não pode substituir a preocupação, o toque, a compaixão e o companheirismo humano. Estando presentes, enfermeiros e familiares humanizam o ambiente do cliente em fase terminal. Convide e incentive os familiares a participarem do tratamento do cliente se eles assim desejarem fazê-lo e se o cliente não se opuser.

Para muitos clientes, manter uma aparência bem cuidada é importante. Quando não consegue mais pedir ou dar orientações para o tratamento, os cuidadores devem supor que o cliente prefere manter os mesmos hábitos em relação a se arrumar. Barbear o cliente do sexo masculino ou limpar e aparar as unhas das mãos e dos pés, por exemplo, ajudam a manter a boa aparência e promove a dignidade dele. Pentear e escovar o cabelo não somente melhora a aparência como também é uma atividade relaxante para muitos clientes.

Vestir-se e despir-se pode se tornar uma atividade embaraçosa, frustrante e cansativa. O cliente que passa algum tempo acordado e sem fazer nada pode escolher pijamas

Opiáceos	
Longa duração	**Curta duração**
Sistema transdérmico de fentanil (Duragesic)	Sulfato de codeína
Cloridrato de metadona (Metadol)	Bitartarato de hidrocodona e acetaminofeno (Vicodin)
Cloridrato de buprenorfina (Buprenex)	Cloridrato de hidromorfona (Dilaudid)
Sulfato de morfina	Sulfato de morfina
Cloridrato de oxicodona (Roxicodone)	Cloridrato de oxicodona (Roxicodone)
Cloridrato de oximorfona (Numorphan)	Tramadol (Ultram)

Figura 12.6 ■ Opiáceos de longa e curta duração (Adaptado de *Optimizing Opioid Treatment for Breakthrough Pain*, de L. Webster e M. Dove, 2007, recuperado em 14 de outubro de 2007 do site http://www.medscape.com).

Tabela 12.6 ■ Gerenciamento da enfermagem durante os cuidados no fim da vida

Resposta fisiológica	Fatores que contribuem	Intervenções de enfermagem
Dor	Doença terminal Medo e ansiedade	Avaliar a dor de modo frequente e minucioso Administrar os medicamentos para dor na hora certa e ininterruptamente Tratar a dor episódica no momento certo Não atrasar a administração de medicamento para dor a um doente terminal nem se negar a fazê-lo Avaliar frequentemente a eficácia da medicação para dor
Dispneia	Medo e ansiedade Tumores primários do pulmão Metástase do pulmão Derrame pleural Doença pulmonar restritiva	Ajudar com técnicas de relaxamento Administrar medicações prescritas para aliviar a dispneia (ansiolíticos, broncodilatadores, corticosteroides, diuréticos, opiáceos) Administrar terapia com oxigênio Ensinar ao cliente e sua família as técnicas de conservação de energia No caso de cuidados paliativos ou cuidados terminais, oferecer cama elétrica, cadeira reclinável e criado-mudo
Anorexia	Medo e ansiedade Tratamento Complicações do processo da doença	Alimentar o cliente quando ele estiver com fome Avaliar a náusea e o vômito Oferecer alimentos apropriados Fazer a higiene bucal com frequência, principalmente após episódios de vômito
Fraqueza Fadiga	Doença terminal Tratamento Mudança na demanda metabólica	Avaliar a intolerância para certas atividades Proporcionar períodos de descanso frequentes Determinar um tempo para as intervenções de enfermagem para conservar a energia
Constipação	Medicações Imobilidade Desidratação	Incentivar a ingestão de alimentos ricos em fibras Aumentar a ingestão de líquidos, conforme tolerada Incentivar atividades
Náusea e vômito	Complicações do processo da doença Medicações	Incentivar o cliente a evitar comer se estiver nauseado Sugerir refeições leves com alimentos frios inodoros Incentivar o cliente a comer devagar
Delírio	Uso de opiáceos e esteroides	Sempre localizar a pessoa em relação ao horário e ao lugar Assegurar rondas de enfermagem frequentes Proporcionar um ambiente silencioso e bem iluminado Administrar sedativos e benzodiazepínicos

Dados adaptados de *Palliative and End of Life Care*, de E. Hull, 2008. Original submetido à publicação.

confortáveis, robes ou roupas próprias para exercícios. Aconselhe as pessoas que compram roupas para o cliente a selecionarem itens largos, com poucos fechos e laváveis.

Necessidades espirituais Clientes em fase terminal podem experimentar confusão, raiva em relação a seu Deus, crises referentes à fé ou outros tipos de angústia espiritual. Os enfermeiros têm um papel muito importante na promoção do conforto espiritual do cliente.

No entanto, uma pesquisa sobre o tratamento no fim de vida realizada por Ferrell, Virani, Grant, Coyne e Uman (2000) mostrou que menos de 35% dos enfermeiros descreveram o apoio a dor/luto e a atenção às necessidades espirituais como eficazes; 66% dos enfermeiros disseram que o tratamento de clientes em fase terminal está muito melhor do que há cinco anos.

A maioria dos clientes em fase terminal é vulnerável. A saúde e a integridade moral da comunidade, em geral, podem ser medidas pela forma como respondemos às suas necessidades.

ASSISTÊNCIA MÉDICA COMUNITÁRIA/DOMICILIAR

Equipamentos para aumentar o conforto do cliente

Nos Estados Unidos, os seguintes equipamentos podem ser alugados e podem ser qualificados como reembolsáveis pela Medicare ou por seguradoras privadas:

- A cama hospitalar elétrica com trapézio sobre a cabeça permite ao cliente algum controle do ambiente.
- A cadeira sanitária promove a independência do cliente no que diz respeito à evacuação.
- O dispositivo de elevação facilita tirar o cliente dependente da cama.
- O chuveiro de mão e a cadeira para banheira ou chuveiro são úteis.
- As almofadas para cadeiras e os colchões especiais para a cama proporcionam conforto.
- A mesa para comer sobre a cama e fazer outras atividades é útil.
- Cadeiras confortáveis próximas à cama facilitam a permanência de amigos e familiares.

Morrer é um processo pessoal e frequentemente solitário. Na Tabela 12.7 há informações sobre os pontos de vista de várias religiões em relação a parar de oferecer suporte à vida, bem como em relação à morte e à doação de órgãos. Escute quando os clientes enfermos expressam valores e crenças referentes à morte. Intervenções de enfermagem terapêutica que lidam com as necessidades espirituais do cliente em fase terminal incluem:

- Usar o toque;
- Tocar música;
- Orar com o cliente;
- Demonstrar empatia;
- Entrar em contato com religiosos, se ele solicitar;
- Ler textos religiosos em voz alta a pedido dele.

Apoio para a família A presença do enfermeiro é extremamente importante. Isso demonstra apoio e cuidado não somente em relação ao cliente, mas também em relação à família. Os familiares sentem culpa em virtude do sentimento de desamparo. O enfermeiro pode incentivar os membros da família a conversar com o cliente, tocá-lo, ler e cantar para ele, orar com ele ou, simplesmente, ficar por perto. Essas atitudes dão à família um senso de propósito, diminuem o sentimento de desamparo e podem proporcionar lembranças agradáveis no futuro.

Cada grupo familiar tem as suas regras não escritas, seus líderes e seguidores, bem como seus métodos para lidar com as crises. A morte iminente é uma ameaça ao equilíbrio da família. Se os familiares têm habilidades de gerenciamento limitadas e sistema de apoio inadequado, eles precisarão da assistência e da orientação dos cuidadores. Os enfermeiros devem lembrar que as regras e os mecanismos de gerenciamento usados pela família podem não coincidir com os valores e crenças da equipe e que os desejos do cliente e da família devem ser respeitados o máximo possível.

O relacionamento com a família nem sempre termina com a morte do cliente. Os membros da equipe podem participar do funeral e de homenagens. Se um programa de cuidados ao paciente terminal estava envolvido, a família pode participar de um programa de apoio ao luto. Se o cliente residiu em uma instituição de atendimento de longo prazo, os familiares podem visitar os outros residentes com quem tiveram contato.

Necessidades de aprendizado O papel do enfermeiro é fornecer ao cliente e aos membros da família apoio e informações. Talvez os familiares não percebam que a pessoa em fase terminal precisa conservar energia. O melhor horário para agendar atividades familiares é pela manhã ou após o cliente ter descansado por algum tempo. É possível que o enfermeiro precise esclarecer isso, já que intervenções simples como essas podem ser negligenciadas durante esse período de alta carga emocional. As necessidades de aprendizado do cliente e da família podem estar relacionadas a:

- Informações sobre a condição física e o regime de tratamento;
- Antecipação de uma crise médica;
- Inexperiência no que diz respeito à iminência da morte;
- Falta de familiaridade em relação ao que fazer em caso de emergência fora do hospital.

ORIENTAÇÕES para o cliente

Diretrizes para ensinar o familiar que desempenha o papel de cuidador

- Utilize os princípios da educação adulta.
- Reforce o material.
- Forneça informações sobre a natureza e a extensão do processo da doença.
- Explique o objetivo do tratamento paliativo mantendo um senso de esperança realista.
- Tranquilize o cliente e os familiares, informando-os sobre os recursos comunitários disponíveis; diga-lhes que eles não estão sozinhos.
- Esclareça as etapas a serem seguidas no caso de emergência em casa; forneça instruções por escrito, incluindo as pessoas a serem contatadas e os telefones importantes.

Tabela 12.7 ■ As religiões e as questões relacionadas à morte e ao morrer

Religião	Supressão do suporte à vida na doença terminal	Morte	Doação de órgãos
Judaísmo	Permitida em determinadas circunstâncias (quando o suporte à vida serve apenas para impedir a morte natural).	• O suicídio é proibido. • O enterro deve ocorrer em 24 horas. • A cremação é proibida. • A autópsia é permitida se isso significa salvar vidas futuras.	• Permitida por ser um procedimento que salva vidas. • Rejeitada pelos judeus ortodoxos.
Islamismo	Permitida somente para prolongar o morrer ou se não houver esperança para o cliente do ponto de vista médico.	• O suicídio é proibido. • Os parentes e amigos estão presentes. • A autópsia é permitida para solucionar um crime ou fornecer informações médicas complementares.	• Permitida.
Catolicismo romano/ Catolicismo ortodoxo	Controversa; permitida se não houver esperança para o cliente.	• Orações ocorrem no momento da morte. • Enterro e cremação são permitidos. • A autópsia é permitida.	• Permitida.
Protestantismo	Permitida se não houver esperança para o cliente.	• Orações ocorrem no momento da morte. • Enterro e cremação são permitidos. • A autópsia é permitida.	• Permitida, embora possa ser rejeitada por alguns batistas ou pentecostais.
Testemunhas de Jeová	Permitida somente para prolongar o morrer ou se não houver qualidade de vida.	• O suicídio não é aprovado. • A autópsia é permitida, se necessária do ponto de vista legal.	• Escolha individual.
Budismo	Aceitável para os que estão no limiar da morte.	• O suicídio é criticado. • A cremação é comum.	• Controversa.
Hinduísmo	Apoiada para permitir a morte natural.	• Preferem morrer em casa. • É proibido embalsamar. • A autópsia é desencorajada. • O suicídio é proibido.	• Desencorajada porque perturba o corpo após a morte.
Mórmons	Decidida pelo cliente ou pela família.	• A cremação é desencorajada. • A autópsia é uma decisão da família.	• Depende da decisão da família.
Americanos nativos	O suporte à vida é visto como anormal, portanto desnecessário.	• Crenças complexas sobre a morte e o tratamento do corpo; alguns são proibidos de tocar o corpo morto. • Adoração dos ancestrais. • Acreditam que o espírito da pessoa continua vivo.	• Desencorajada em virtude das práticas de morte e sepultamento.
Ciência cristã	A maioria tem diretrizes avançadas para evitar tratamento médico; no entanto, nenhuma doença é vista como sem esperança.	• O médico sempre deve ser avisado da morte. • A autópsia é permitida. • A cremação é uma prática comum.	• Não doam nem recebem órgãos porque a causa espiritual da falência de um órgão não é resolvida por meio do transplante.
Unitária	O suporte à vida é eliminado quando há pouca qualidade de vida e muito sofrimento.	• O suicídio é uma tragédia. • A autópsia é permitida, se necessária.	• Permitida.

Dados extraídos e adaptados de *Health Assessment and Physical Examination* (4. ed.), de M. Estes, 2010, Clifton Park, NY: Delmar Cengage Learning. Copyright 2010 de Delmar Cengage Learning.

> **REFLEXÃO CRÍTICA**
>
> **Cuidando de um cliente em fase terminal**
>
> Pense sobre como cuidar de um cliente em fase terminal. Como você pode se preparar para cuidar de uma pessoa nessa situação?

ASSISTÊNCIA MÉDICA COMUNITÁRIA/DOMICILIAR

Quando o cliente morre em casa (preparando-se para a morte esperada)

Preparar a família:

- Fazer uma relação dos nomes e telefones das pessoas que devem ser avisadas, incluindo o serviço funerário.

Instruir a família:

- Sobre quem chamar (médico ou enfermeiro do serviço de cuidados a paciente terminal ou serviço funerário).
- Para quem *não* ligar (ambulância e serviços de emergência).
- Registrar a hora da morte, os últimos medicamentos administrados, o estado do cliente durante as últimas horas e a última vez que foi visto pelo enfermeiro. Nunca critique a casa ou o modo como está organizada.

MORTE IMINENTE

Não há como prever quanto tempo um cliente permanecerá em fase terminal. Ele pode dar sinais de morte iminente e, em seguida, se recuperar e viver muitos dias. Muitas vezes, os clientes vivem até que um membro da família chegue para um último adeus. O cliente que está doente há muito tempo e está pronto para morrer pode necessitar de "permissão" de um ente querido que lhe diga: "Agora você pode partir". Alguns doentes se recusam a morrer quando alguém está presente e aguardam para dar o último suspiro quando estiverem sozinhos.

Mesmo quando a morte é esperada, a situação não é fácil para a família. Os familiares devem ser informados de forma simples e detalhada sobre o que vai acontecer antes e depois da morte, incluindo:

- As alterações físicas que ocorrem um pouco antes e depois da morte;
- Anúncio da morte;
- Cuidados após a morte;
- Remoção do corpo.

A morte iminente é marcada por uma série de eventos irrevogáveis (Hull, 2008):

- Os pulmões param de dispersar o gás de forma adequada.
- O coração e os vasos sanguíneos tornam-se incapazes de manter a perfusão adequada dos tecidos.
- O cérebro deixa de controlar os centros vitais.

A **respiração de Cheyne-Stokes** (respiração caracterizada por períodos de apneia alternados por períodos de dispneia), na maioria das vezes, anuncia falha do sistema pulmonar. As secreções se acumulam na laringe e na traqueia, causando respiração ruidosa, chamada de **estertor da morte**.

A função de bombeamento do coração falha, resultando em má perfusão, isquemia e morte celular. A pele se torna fria e muito pálida, cianótica, ictérica ou manchada. O pulso fica agitado, irregular e débil. A morte está distante se o pulso periférico está forte e é facilmente palpável. Extremidades frias e cianóticas, bem como respiração irregular, indicam morte iminente.

A perfusão cerebral inadequada prejudica a habilidade do cérebro de integrar todas as funções vitais. O cliente fica confuso e letárgico; responde somente a estímulos visuais, auditivos e táteis diretos. As pupilas não reagem mais à luz e ficam fixas. Eventualmente, "conversa" com entes queridos já falecidos. Franzir a testa ou enrijecer os músculos faciais pode indicar dor ou desconforto. Um cliente em coma movimenta-se apenas em resposta à dor profunda. Os analgésicos não devem ser eliminados no caso de o cliente estar em coma, mas consciente.

O tratamento do cliente não cessa na fase final de sua vida. As ações da enfermagem descritas anteriormente devem ser mantidas. À medida que os cuidados são administrados, relate ao cliente em termos simples e breves o que está acontecendo. Deve-se permitir e incentivar a família a continuar participando se esse for o desejo do doente. Os familiares devem tomar cuidado no que diz respeito a manter o nível de respeito nos comentários e conversas, pois o cliente em fase terminal pode ouvir mesmo na ausência de resposta verbal.

Há outras indicações da iminência da morte. O cliente pode relatar ter visto alguém que morreu ou anjos ou ter ouvido alguém ou uma música bonita (Pitorak, 2003). Essas experiências devem ser aceitas como um passo natural no processo do morrer. Ao último suspiro, o coração para de bater. Em poucos minutos, ocorre a morte cerebral (momento em que as células do cérebro morrem) e a atividade do cérebro cessa.

Os sinais físicos da morte são:

- Ausência de batimentos cardíacos;
- Parada respiratória;
- Pele salpicada de manchas ou fria ao toque;
- Pálpebras entreabertas;
- Mandíbula relaxada e boca ligeiramente aberta;
- Nenhuma resposta ao nome, ao toque ou aos sons do ambiente;
- Olhos fixos em determinado ponto;
- Sem piscar os olhos em resposta ao toque ou ao movimento de ar sobre os olhos;
- Liberação de material do intestino e da bexiga (Hull, 2008).

CUIDADOS APÓS A MORTE

Atender às necessidades da família enlutada e cuidar do corpo do falecido são responsabilidades da enfermagem. É importante tratar o corpo com respeito, mantendo a privacidade e evitando danos ao corpo. Os **cuidados pós-morte** são prestados imediatamente após a morte, mas antes que o corpo seja movido para o necrotério (consultar Dica Profissional: Cuidados após a morte).

Após a morte, ocorrem diversas alterações fisiológicas. A temperatura corporal diminui, resultando em falta de elasticidade na pele (*algor mortis*). Para evitar a ruptura da pele, o enfermeiro deve tomar cuidado ao retirar os esparadrapos. *Livor mortis* refere-se à descoloração roxo-azulada da pele, resultante da destruição dos glóbulos vermelhos. Geralmente, começa 20 minutos após a morte (Harvey, 2001). Essa descoloração ocorre em áreas periféricas do corpo; o enfermeiro deve elevar a cabeceira da cama em 30 graus para evitar a descoloração da cabeça e do pescoço. Se o corpo for carregado em uma maca, manter a cabeça elevada com dois travesseiros. *Rigor mortis*, o enrijecimento natural dos músculos após a morte, inicia cerca de 4 horas depois. O serviço funerário terá melhores resultados se o embalsamamento terminar antes de *rigor mortis* estar estabelecido (Harvey, 2001). Coloque o corpo em uma posição natural.

Ao preparar o corpo para a família ver, faça o possível para que ele pareça natural e confortável. Isso significa prepará-lo e posicioná-lo conforme descrito anteriormente. De acordo com Harvey (2001), se o cliente usava próteses dentárias, elas não devem ser colocadas na boca. Os músculos da mandíbula relaxam após a morte e a dentadura pode cair, se perder ou quebrar. Coloque-a em um recipiente apropriado, sem água, e envie-a com o corpo para o serviço funerário. Depois que a família viu o corpo, coloque etiquetas de identificação no dedo do pé e no pulso. Às vezes, o corpo é colocado em uma **mortalha** de plástico ou de tecido (capa que envolve o cadáver) e é rotulado. Em seguida, é transportado para o **necrotério** de acordo com as regras da instituição, onde é mantido até que seja transportado para uma casa funerária. Em algumas instituições, o corpo é mantido no quarto até o agente funerário chegar. O enfermeiro também é responsável por devolver à família os pertences do falecido, como joias, óculos, roupas e demais itens pessoais.

Informações para o serviço funerário

Harvey (2001) explica que algumas informações são importantes para o agente funerário, uma vez que determinam como o corpo será preparado. A causa da morte influencia nos procedimentos. Um cliente enfermo com insuficiência hepática ou renal tem um alto nível de amônia no organismo. Uma solução especial terá de ser usada porque a amônia neutraliza o formaldeído. Se o cliente tinha tuberculose (TB) ou quaisquer outras doenças transmissíveis, é necessário realizar procedimentos especiais para evitar a propagação da doença. Se o cliente pesava mais de 136 kg, o agente funerário precisará de mais pessoas para transferir o corpo.

ASPECTOS JURÍDICOS

No Brasil, o médico é legalmente responsável por determinar a causa da morte e assinar o atestado de óbito. Já nos Estados Unidos, em determinadas situações o enfermeiro pode ser o responsável por assinar o atestado de óbito. Algumas instituições exigem dois enfermeiros para assinar o atestado de óbito. Os enfermeiros devem conhecer suas responsabilidades legais, conforme definido por seus respectivos conselhos estaduais de enfermagem.

Autópsia

A **autópsia** é um exame realizado por patologista e serve para determinar a causa da morte. É obrigatória em situações em que uma morte incomum ocorreu. Uma morte violenta ou inesperada é uma circunstância que pede a autópsia. Para que a autópsia seja realizada em outras situações, a família deve autorizar o procedimento. É preciso informar o serviço funerário sobre a possibilidade ou não de a autópsia ser realizada.

Doação de órgãos

A doação de órgãos para transplante requer sensibilidade e compaixão da equipe de saúde. Os serviços de saúde devem ter uma política a respeito do envio de um potencial doador de órgãos para as agências de procura de órgãos. Os centros de serviços da Medicare e da Medicaid exigem que os hospitais avisem uma organização local de procura de órgãos (OPO) sobre um cliente em morte iminente ou que tenha morrido, para que a pessoa que aborde a família, em princípio, seja um representante da OPO ou "requerente designado" (Truog, 2008). Quando um órgão é doado, o representante da OPO coordena todo o processo, incluindo encontrar os receptores (OrganDonor.Gov, 2008). Os órgãos e tecidos que podem ser transplantados são:

DICA Profissional

Cuidados após a morte

- Tratar o corpo com dignidade e respeito.
- Lavar o corpo e vesti-lo com uma roupa limpa; colocar uma almofada sob os quadris.
- Remover os curativos e tubos, a menos que devam permanecer no local para a autópsia.
- Alinhar o corpo com a cabeça elevada.
- Colocar a dentadura em um recipiente próprio e enviá-la junto com o corpo.
- Pentear o cabelo.

- Fígado;
- Pulmões;
- Coração;
- Rins;
- Pâncreas;
- Pele;
- Ossos (ossos do ouvido médio e ossos longos);
- Córneas.

Nos Estados Unidos, o tempo médio de espera é de 230 dias por um coração, 1.068 dias por um pulmão, 796 dias por um fígado, 1.121 dias por um rim e 501 dias por um pâncreas. O transplante deve ocorrer no prazo de 4 a 6 horas para coração e pulmões, 12 a 24 horas para fígado e pâncreas e 48 a 72 horas para rins (OrganDonor.Gov, 2008).

CUIDADOS COM A FAMÍLIA

O apoio do enfermeiro à família do falecido é inestimável. É extremamente importante informar a família sobre as circunstâncias que envolvem a morte. O enfermeiro deve fornecer informações sobre como ver o corpo e entrar em contato com pessoas de apoio (por exemplo, outros parentes, religiosos). O enfermeiro também pode ajudar a família a tomar decisões a respeito de transporte, velório e remoção dos pertences do morto. Habilidades interpessoais, como sensibilidade e compaixão, são essenciais ao fornecer informações e apoio às famílias. Oferecer café, lenços e lanches são pequenos gestos que demonstram sensibilidade para com a família e os amigos, além de serem apreciados.

CUIDADOS PESSOAIS DO ENFERMEIRO

Trabalhar com clientes em fase terminal pode suscitar ameaças tanto pessoais como profissionais para o enfermeiro. O luto é uma experiência comum para esses profissionais porque muitos lidam com a morte e a perda diariamente. Smith-Stoner e Frost (1998) descrevem uma parte da psique chamada de autossombra, na qual as tensões são armazenadas. A tristeza não resolvida é chamada de dor sombra. Todas as pessoas têm uma autossombra e podem ter uma dor sombra. Muitas vezes, os enfermeiros têm uma dor sombra muito intensa que, se não liberada, pode causar doença e esgotamento. A frequente exposição à morte pode interferir na eficácia do enfermeiro em razão das subsequentes ansiedade e negação.

Os enfermeiros correm o risco de experimentar efeitos negativos por cuidar de clientes em fase terminal, seja trabalhando em hospital, seja trabalhando em "instituições de atendimento a paciente terminal", instituição de atendimento de longo prazo ou na residência do cliente. É possível que o profissional não queira enfrentar a própria dor e utilize mecanismos de defesa comuns contra o luto, como ser forte, manter-se ocupado e sofrer em silêncio. Os enfermeiros devem conversar sobre as emoções intensas associadas aos cuidados, em vez de fingir que não sofrem. De acordo com Smith-Stoner e Frost (1998), os sinais a seguir podem indicar que a dor sombra está começando a acometer o indivíduo:

- Perda de energia, ânimo, alegria e sentido da vida;
- Desprendimento do que está ao redor;
- Sensação de ser impotente para fazer alguma diferença;
- Aumento do consumo de álcool e cigarro;
- Esquecimento anormal;
- Críticas constantes dirigidas a outros;
- Incapacidade para realizar o trabalho;
- Explosões descontroladas de raiva;
- Percepção dos clientes e de suas famílias como objetos;
- Foco em passatempos ou interesses pessoais.

Para superar a própria dor, os enfermeiros precisam de educação, apoio e assistência ao lidar com a morte de seus clientes. A educação da equipe deve focar sua própria forma de buscar apoio, diminuir a ansiedade ao trabalhar com clientes e famílias e apoiar os colegas de trabalho. Para lidar com a situação, Smith-Stoner e Frost (1998) sugerem o seguinte:

- Reserve um tempo para chorar com o cliente e por ele;
- Pratique alguma atividade física: corra, caminhe, ande de bicicleta, jogue tênis;
- Peça aos colegas para ajudar; não tente ser o "Superenfermeiro";
- Frequente um culto religioso; ore;
- Busque alegria no trabalho – rir é um bom remédio;
- Crie um círculo de amigos;
- Ouça música.

Os próprios medos e dúvidas sobre a morte podem surgir e causar ansiedade em relação a sentimentos de mortalidade. Cuidar do cliente em fase terminal e de sua família é emocionalmente desgastante; por essa razão, os enfermeiros devem lembrar-se de cuidar de si mesmos.

DICA Profissional

Cuidar de si mesmo durante o sofrimento

- Faça o que os enfermeiros fazem muito bem: cuide. Ajude a família e seus sentimentos de desamparo diminuirão.
- Tire um tempo para a sua própria dor.
- Permita-se chorar, isso alivia a dor.
- Aprenda quando pedir para os seus colaboradores ajudarem.
- Expresse seu sofrimento a alguém em quem você possa confiar.
- Procure apoio em instituições de aconselhamento, grupos específicos e instituições religiosas.
- Participe de rituais para dar adeus ao falecido e encerrar a situação.

Adaptado de "Please Cry with Me: Six Ways to Grieve", de C. D. Reese, 1996, *Nursing96, 26(8)*, 56.

EXEMPLO DE PLANO DE ATENDIMENTO DE ENFERMAGEM

Cliente em fase terminal/câncer de pulmão

V.P., uma viúva de 84 anos de idade, foi diagnosticada com câncer no pulmão direito há seis meses. Após uma lobectomia na parte inferior direita, ela foi internada em uma clínica de cuidados especializados e planejava ir para casa após terminar a terapia de radiação. Depois do tratamento, o quadro de V.P. se agravou. Ela não queria ir para casa, então a alta prevista foi suspensa. Agora ela tem falta de ar, dispneia, pede medicação para dor e precisa de ajuda com as atividades diárias por causa da fadiga. Ela faz caretas e diz: "Estou com dor". Sua ingestão nutricional é mínima em razão da dificuldade para engolir. V.P. se levanta somente para usar a cadeira sanitária. Seus dois filhos e quatro netos moram perto da clínica e a visitam com frequência. Eles querem ajudá-la a colocar a vida em ordem, mas ela resiste aos esforços deles. A família está tentando tornar o tempo restante de V.P. o mais agradável e confortável possível, mas, muitas vezes, ela desafia essas tentativas.

DIAGNÓSTICO DE ENFERMAGEM 1 *Dor crônica* relacionada com a progressão da doença, conforme evidenciada por declarações verbais, linguagem corporal e necessidade de medicação para dor.

Classificação dos Resultados das Intervenções de Enfermagem (NOC)	Classificação das Intervenções de Enfermagem (NIC)
Dor: efeitos incômodos	*Gerenciamento da dor*
Dor: resposta psicológica	*Administração de analgésicos*
Controle da dor	*Melhoria do gerenciamento*

Planejamento/Resultados	Intervenções de Enfermagem	Fundamentação
V.P. verbalizará o alívio da dor.	Administrar analgésicos conforme solicitado.	Administrar doses regulares de analgésicos é mais eficaz do que esperar a dor começar.
	Pedir à cliente para classificar a dor de 0 a 10, com 0 significando nenhuma dor e 10 significando dor aguda, para avaliar a necessidade de morfina. Administrar morfina conforme solicitado, em dosagem específica para a cliente até que ocorra o alívio da dor.	A cliente deve receber analgésicos quando sente dor. A morfina é a droga indicada para dor aguda associada ao câncer.
	Monitorar sinais de dor episódica. Se o fator precipitante é conhecido, administrar a medicação 30 a 60 minutos antes do evento. Medicar o mais rápido possível em caso de dor episódica imprevisível.	A dor episódica pode ser precipitada por atividade ou estresse e, nesse caso, é necessário utilizar medicação adicional.
	Assegurar a V.P. que os enfermeiros vão ajudar a controlar a dor e mantê-la sob controle. Trocar a posição frequentemente e fazer massagem nas costas para proporcionar conforto. Ajudar com técnicas de relaxamento, se isso agradá-la.	É preciso tranquilizar a cliente sobre os esforços a serem empreendidos para controlar a dor. Promover conforto psicológico.
	Monitorar o funcionamento do intestino.	A medicação para dor causa constipação.

Avaliação

A linguagem corporal e as declarações verbais de V.P. indicam ausência de dor.

DIAGNÓSTICO DE ENFERMAGEM 2 *Gerenciamento ineficaz* da situação relacionado à doença terminal, conforme evidenciado pela incapacidade de se comunicar de forma eficaz com os membros da família e aceitar a ajuda deles.

Classificação dos Resultados das Intervenções de Enfermagem (NOC)	Classificação das Intervenções de Enfermagem (NIC)
Gerenciamento	*Aconselhamento*
Melhoria do gerenciamento	*Habilidades de interação social*
Autoestima	*Apoio emocional*

(Continua)

EXEMPLO DE PLANO DE ATENDIMENTO DE ENFERMAGEM (Continuação)

Planejamento/Resultados	Intervenções de Enfermagem	Fundamentação
V.P. expressará seus sentimentos abertamente.	Consultar V.P. sobre todos os aspectos do atendimento. Fornecer informações completas. Oferecer oportunidades para que ela expresse seus sentimentos. Respeitar os sentimentos de V.P. e informá-la que o choro e o sofrimento são benéficos.	Permite que V.P. expresse seus sentimentos e valide-os como normais e esperados.
	Ouvir indícios que indiquem negócios inacabados que precisam ser terminados. Incentivar o processo de rever a vida.	A revisão da vida é um processo de reflexão e ponderação sobre o passado e aceitação da vida como significativa e valiosa.
V.P. manterá um relacionamento satisfatório com sua família.	Incentivar as visitas familiares. Proporcionar privacidade.	A família precisa de privacidade para expressar suas emoções.

Avaliação
V.P. ainda resiste à ajuda da família.

DIAGNÓSTICO DE ENFERMAGEM 3
Padrão respiratório ineficaz relacionado com a diminuição da função pulmonar conforme evidenciado pela dispneia e pela falta de ar.
NOC: *Monitoramento respiratório, redução da ansiedade*
NIC: *Estado dos sinais vitais, controle da ansiedade*

↓

OBJETIVO DO CLIENTE
V.P. ficará livre de dispneia moderada ou aguda.

↓

INTERVENÇÕES DE ENFERMAGEM
1. Ensinar exercícios respiratórios e técnicas eficazes para controlar a tosse.
2. Permitir um tempo adequado para a prática de atividades físicas. Adiar a atividade se houver dispneia. Proporcionar a assistência necessária.
3. Administrar oxigênio de baixo fluxo, se os gases sanguíneos indicarem necessidade.
4. Incentivar a cliente a ingerir de 8 a 10 copos de líquidos por dia.
5. Umidificar o ar com um vaporizador.
6. Avaliar o sistema respiratório com frequência.

FUNDAMENTAÇÃO CIENTÍFICA
1. Melhora a troca gasosa nos alvéolos.
2. O esforço físico aumenta a dispneia.
3. É eficaz somente se indicado para os gases sanguíneos.
4. Liquefaz as secreções respiratórias e promove a hidratação.
5. Melhora a respiração.
6. Identifica complicações em estágios precoces.

↓

AVALIAÇÃO
V.P. está livre de dispneia moderada ou aguda?

Mapa de atendimento 12.1.

RESUMO

- A perda ocorre quando alguém (ou algo) importante não está mais disponível. É uma resposta universal.
- O luto é uma reação psicológica à perda; evidenciado por profunda tristeza e angústia.
- A diferença entre o luto patológico e o normal é a incapacidade do indivíduo de se adaptar à vida sem o ente querido.
- Kübler-Ross identificou cinco estágios psicológicos no processo do morrer: negação, raiva, barganha, depressão e aceitação.
- O luto complicado é associado à morte traumática, como suicídio, acidente ou homicídio.
- Cada pessoa morre de uma forma única.
- Instituições de cuidados a paciente terminal são uma alternativa à internação, quando o tratamento médico agressivo não é mais considerado uma opção.
- Após a morte, o foco do enfermeiro é apoiar a família e cuidar do corpo do falecido.
- Os enfermeiros devem cuidar de si mesmos para oferecer cuidados de qualidade, com compaixão, para o cliente enfermo em fase terminal e para os familiares.

QUESTÕES DE REVISÃO

1. S.R., 11 anos, foi deixado com um parente distante duas semanas atrás. Seus pais não retornaram nem ligaram. S.R. está passando por:
   1. perda física.
   2. perda situacional.
   3. perda de maturidade.
   4. perda antecipada.

2. Uma característica que define o diagnóstico de enfermagem da Nanda-I sobre *luto antecipado* é:
   1. negação prolongada ou depressão.
   2. adaptação malsucedida à perda.
   3. isolamento social ou afastamento das pessoas.
   4. expressão de angústia com perdas potenciais.

3. O objetivo da Lei de Autodeterminação do Cliente é:
   1. servir como uma ordem para "não ressuscitar".
   2. designar um tutor para um cliente incapaz.
   3. constituir um meio, em vez de ser necessário um testamento, para designar o que deverá ser feito com os bens, dinheiro e pertences da pessoa.
   4. constituir um meio legal para que os indivíduos especifiquem as circunstâncias sob as quais as medidas de suporte à vida devem ou não ser tomadas.

4. Um dos principais objetivos da instituição de cuidados a paciente terminal é:
   1. livrar o enfermo da dor e de outros sintomas.
   2. oferecer a clientes em fase terminal e a suas famílias atendimento gratuito.
   3. curar o cliente por meio de tratamento médico agressivo.
   4. transferir todos os clientes em fase terminal para o hospital quando a morte é iminente.

5. Um cliente está nos últimos estágios do morrer. O enfermeiro avalia os sinais de morte iminente, que incluem:
   1. pele corada e quente.
   2. pulsação regular muito lenta.
   3. incapacidade de ouvir.
   4. respiração de Cheyne-Stokes.

6. Os cuidados de enfermagem de um cliente em fase terminal incluem: (Selecione todas as opções aplicáveis.)
   1. dizer-lhe que ele logo vai se sentir melhor.
   2. assegurar-lhe que sentir alívio após um longo período de doença é normal.
   3. explorar maneiras de preencher a vida dele com atividades significativas.
   4. incentivá-lo a vivenciar as emoções ao máximo para que ele possa trabalhar os próprios sentimentos.
   5. deixá-lo sozinho para que ele possa lidar com os próprios sentimentos.
   6. explicar-lhe que cada pessoa trabalha o sofrimento a sua maneira e no seu próprio ritmo.

7. Um cliente em fase terminal diz a Deus que vai se tornar pastor se for curado. A enfermeira sabe que o cliente está passando por qual estágio da morte e do morrer?
   1. Negação.
   2. Raiva.
   3. Barganha.
   4. Depressão.

8. Um cliente está em uma instituição de cuidados a paciente terminal. Para atender às necessidades de conforto fisiológico do cliente, o enfermeiro: (Selecione todas as opções aplicáveis.)
   1. aceita e acredita nas expressões de dor do cliente.
   2. limpa a pele e aplica uma barreira contra umidade após a micção.
   3. lê passagens da Bíblia, conforme solicitado pelo cliente.
   4. proporciona iluminação suave no quarto.
   5. aplica vaselina nos lábios.
   6. ouve quando o cliente compartilha seus medos.

9. Um cliente em fase terminal está agitado e fica repetindo: "Eu quero falar com meus filhos, com todos eles!". A melhor resposta do enfermeiro é:
   1. "Eu sei que você está chateado. Deixe-me trocar sua posição para deixá-lo mais confortável".

2. "Você parece agitado. Conte-me o motivo pelo qual você quer falar com seus filhos".
3. "Eu sei que você quer falar com sua família. Diga-me como posso ajudá-lo a fazer isso."
4. "É tarde e seus filhos já estão dormindo. Tente dormir."

10. Um doente em estado terminal é internado. A filha apresenta as diretivas antecipadas e afirma que possui uma procuração permanente. O cliente não assinou ordem de não ressuscitar (DNR). A filha deixa o hospital. A equipe de enfermagem:

1. começa a ressuscitação, porque não há nenhuma ordem DNR de um médico.
2. não começa a ressuscitação porque o cliente é terminal.
3. não inicia a ressuscitação, mas telefona para a filha e pergunta qual a sua decisão a respeito.
4. começa a ressuscitação, mas para quando não encontra nenhuma ordem DNR.

REFERÊNCIAS/LEITURAS SUGERIDAS

American Nurses Association. (1996) Promotion of comfort and relief of pain in dying patients. In: *Compendium of ANA position statements*. Washington, DC: Author.

American Nurses Association. (2008) Communique: The newsletter of the Center for Ethics and Human Rights 5(2). Recuperado em 10 de outubro de 2008 do site http://198.65.150.241/readroom/cmqfw97.htm

Andreas, L. (1998) Controlling pain: Keeping a dying patient comfortable. *Nursing98*, 28(1), 70.

Backer, B.; Hannon, N.; Russell, N. (1994) *Death and dying: Understanding and care* (2. ed.). Clifton Park, NY: Thomson Delmar Learning.

Barbus, A. (1975) The dying person's bill of rights. *American Journal of Nursing*, 75(1), 99.

Boon, T. (1998) Don't forget the hospice option. *RN*, 61(2), 30-33.

Boss, P. (2000) *Ambiguous loss: Learning to live with unresolved grief*. Cambridge, MA: Harvard University Press.

Bowlby, J. (1982) *Attachment and loss: Vol. 2. Separation anxiety and anger*. Nova York: Basic Books.

Bral, E. (1998) Caring for adults with chronic cancer pain. *American Journal of Nursing*, 98(4), 27-32.

Bulechek, G.; Butcher, H.; McCloskey, J.; Dochterman, J., eds. (2008) *Nursing Interventions Classification (NIC)* (5. ed.). St. Louis, MO: Mosby/Elsevier.

Caring Connections. (2008) Supporting a grieving caregiver. Recuperado do site http://www.caringinfo.org/GrievingALoss/GriefSupport/SupportingAGrievingCaregiver.htm

Castillo, L.; Phoummarath, M. (2009) Culturally competent school counseling with Asian American adolescents. Recuperado em 14 de abril de 2009 do site http://www.jsc.montana.edu/articles/v4n20.pdf

Cerrudo, J. (1998) Letting go of Abuelo. *American Journal of Nursing*, 98(8), 53.

Corless, I.; Germino, B.; Pittman, M. (Eds.). (2006) *Dying, death, and bereavement: A challenge for living* (2. ed.). Nova York: Springer Publishing.

Corr, C.; Nabe, C.; Corr, D. (2000) *Death and dying, life and living* (3. ed.). Belmont, CA: Wadsworth.

Dineen, K. (2002) Gift of presence. *Nursing2002*, 32(7), 76.

Durham, E.; Weiss, L. (1997) How patients die. *American Journal of Nursing*, 97(12), 41-46.

Edelman, C.; Mandle, C. (2002) *Health promotion throughout the lifespan* (5. ed.). St. Louis, MO: Mosby.

Egan, K.; Arnold, R. (2003) Grief and bereavement care. *American Journal of Nursing*, 103(9), 42-52.

Emanuel, L.; Ferris, F.; vonGunten, C.; Roenn, J. (2007) The last hours of living: Practical advice for clinicians. Recuperado em 22 de abril de 2008 do site http://www.medscape.com/viewprogram/5808_pnt

Engle, G. L. (1961) Is grief a disease? *Psychosomatic Medicine*, 23, 18-22.

Estes, M. (2010) *Health assessment and physical examination* (4. ed.). Clifton Park, NY: Delmar Cengage Learning.

Ferrell, B. (1998a) End-of-life care. *Nursing98*, 28(9), 58.

Ferrell, B. (1998b) How can we improve care at the end of life? *Nursing Management*, 29(9), 41-43.

Ferrell, B.; Coyle, N. (2005) *Textbook of palliative nursing* (2. ed.). Nova York: Oxford University Press.

Ferrell, B.; Virani, R.; Grant, M.; Coyne, P.; Uman, G. (2000) End-of-life care: Nurses speak out. *Nursing2000*, 30(7), 54-57.

Forbes, V. (1998) The dying game. *American Journal of Nursing*, 98(9), 50.

Frisch, N.; Frisch, L. (2005) *Psychiatric mental health nursing* (3. ed.). Clifton Park, NY: Delmar Cengage Learning.

Furman, J. (2000) Taking a holistic approach to the dying time. *Nursing2000*, 30(6), 46-49.

Furman, J. (2001) Living with dying: How to help family caregivers. *Nursing2001*, 31(4), 36-41.

Furman, J. (2002) What you should know about chronic grief. *Nursing2002*, 32(2), 56-57.

Harvey, J. (2001) Debunking myths about postmortem care. *Nursing2001*, 31(7), 44-45.

Haynor, P. (1998) Meeting the challenge of advance directives. *American Journal of Nursing*, 98(3), 27-32.

Hellwig, K. (2000) A family lesson in dying. *RN*, 63(12), 32-33.

Hooks, F.; Daly, B. (2000) Hastening death: Is a natural death always best? *American Journal of Nursing*, 100(5), 56-63.

Huizdos, D. (2000) The tie that binds: Hanging on by a shoelace. *American Journal of Nursing, 100(7)*, 25.

Hull, E. (2008) *Palliative and end of life care*. Original submetido à publicação.

Kübler-Ross, E. (1989) *To live until we say good-bye*. Upper Saddle River, NJ: Prentice Hall Trade.

Kübler-Ross, E. (1995) *Death is of vital importance: On life, death, and life after death*. Barrytown, NY: Station Hill.

Kübler-Ross, E. (1997a) *On death and dying*. Nova York: Macmillan.

Kübler-Ross, E. (1997b) *Death, the final stage of growth*. Old Tappan, NJ: Simon e Schuster.

Kübler-Ross, E. (1997c) *Meaning of our suffering*. Barrytown, NY: Barrytown, Ltd.

Kübler-Ross, E. (1997d) *Questions and answers on death and dying*. Nova York: Macmillan.

Kübler-Ross, E.; Kessler, D. (2001) *Life lessons: Two experts on death and dying teach us about the mysteries of life and living*. Carmichael, CA: Touchstone Books.

Kübler-Ross, E.; Kessler, D. (2007) *On grief and grieving: Finding the meaning of grief through the five stages of loss*. Nova York: Scribner.

Kübler-Ross, E.; Myss, C. (2008) *On life after death*. Berkeley, CA: Celestial Arts.

Kübler-Ross, E.; Warshaw, M. (1992) *To live until we say good-bye*. Nova York: Simon e Schuster.

LaDuke, S. (2001) Terminal dyspnea and palliative care. *American Journal of Nursing, 101(11)*, 26-31.

Lindemann, E. (1944) Symptomatology and management of acute grief. *American Journal of Psychiatry, 101*, 141-148.

Lynn, J.; Schuster, J.; Kabcenell, A. (2000). *Improving care for the end of life: A sourcebook for health care managers and clinicians*. Nova York: Oxford University Press.

Mazanec, P.; Tyler M. (2003) Cultural considerations in end-of-life care. *American Journal of Nursing, 103(3)*, 50-58.

McCaffery, M.; Pasero, C. (1999) *Pain: Clinical manual for nursing practice* (2. ed.). St. Louis, MO: Mosby.

McClain, M.; Shaefer, S. (1996) Supporting families after sudden infant death. *Journal of Psychosocial Nursing and Mental Health Services, 34(4)*, 30-34.

McGowan, D. (1998) The right to say goodbye. *RN, 61(5)*, 84.

Moorhead, S.; Johnson, M.; Swanson, E.; Maas, M. (2007). *Nursing Outcomes Classification (NOC)* (4. ed.). St. Louis, MO: Mosby.

North American Nursing Diagnosis Association International. (2010). *Nanda-I nursing diagnoses: Definitions and classification 2009-2011*. Ames, IA: Wiley-Blackwell.

OrganDonor.Gov. (2008) The matching process – Waiting list. Recuperado em 16 de outubro de 2008 do site http://www.organdonor.gov/transplantation/matching_process.htm

Paice, J. (2002) Managing psychological conditions in palliative care. *American Journal of Nursing, 102(11)*, 36-42.

Panke, J. (2002) Difficulties in managing pain at the end of life. *American Journal of Nursing, 102(7)*, 26-34.

Pitorak, E. (2003) Care at the time of death: How nurses can make the last hours of life a richer, more comfortable experience. *American Journal of Nursing, 103(7)*, 42-51.

Popernack, M. (2000) Are we overlooking a hidden source of organs? *Nursing2000, 30(1)*, 44-47.

Powell, C. (1999) Near death: A nurse reflects. *RN, 62(4)*, 43-44.

Pritchett, K.; Lucas, P. (1997a) Death and dying. In: B. S. Johnson (Ed.), *Psychiatric-mental health nursing: Adaptation and growth* (4. ed., p. 206-207). Filadélfia: Lippincott Williams & Wilkins.

Pritchett, K.; Lucas, P. (1997b) Grief and loss. In: B. S. Johnson (Ed.), *Psychiatric-mental health nursing: Adaptation and growth* (4. ed., p. 199-218). Filadélfia: Lippincott Williams & Wilkins.

Puopolo, A. (1999) Gaining confidence to talk about end-of-life care. *Nursing99, 29(7)*, 49-51.

Reese, C. D. (1996) Please cry with me: Six ways to grieve. *Nursing96, 26(8)*, 56.

Robert Wood Johnson Foundation. (2004) When patients cannot eat or drink. Recuperado em 8 de outubro de 2008 do site http://www.rwjf.org/common/templates/printallfriendly.jsp?id+2093ereferer+http%3A//

Rodebaugh, L.; Schwindt, R.; Valentine, F. (1999). How to handle grief with wisdom. *Nursing99, 29(10)*, 52-53.

Scanlon, C. (2003) Ethical concerns in end-of-life care. *AJN, 103(1)*, 48-55.

Simmons, S. (1999) Multicultural interview – Grief in the Chinese culture. Grief in a family context – HPER F460F560. Recuperado em 14 de abril de 2009 do site http://www.indiana.edu/~famlygrf/culture/simmons.html

Slade, J.; Lovasik, D. (2002) Understanding brain death criteria. *Nursing 2002, 32(12)*, 68-69.

Smalkin, P. (2001) Facing a mother's death. *Nursing2001, 31(7)*, 51.

Smith-Stoner, M.; Frost, A. (1998) Coping with grief and loss: Bringing your shadow self into the light. *Nursing98, 28(2)*, 49-50.

Smith-Stoner, M.; Frost, A. (1999) How to build your "hope skills". *Nursing99, 29(9)*, 49-51.

Spicer, T. (2003) Coping with grief when a patient dies. *Nursing2003, 33(3)*, 32hn6.

Taylor, M. (1995) Benefits of dehydration in terminally ill clients. *Geriatric Nursing, 16(6)*, 271-272.

Thompson, G. (2002) Taking the measure of a father's grief. *Nursing2002, 32(3)*, 46-47.

Truog, R. (2008) Consent for organ donation – Balancing conflicting ethical obligations. *New England Journal of Medicine, 358(12)*, 1209-1211.

Tutka, M. A. (2001) Near-death experiences: Seeing the light. *Nursing2001, 31(5)*, 62-64.

Ufema, J. (1995a) How to help dying clients feel "safe". *Nursing95, 25(9)*, 59.

Ufema, J. (1995b) Insights on death and dying. *Nursing95, 25(11,12)*, 19, 22-23.

Ufema, J. (1999) Reflections on death and dying. *Nursing99, 29(6)*, 56-59.

Ufema, J. (2000a) Death and dying: Bedside vigils. *Nursing2000, 30(7)*, 26.

Ufema, J. (2000b) Death and dying: Seeking closure. *Nursing2000, 30(8)*, 28.

Ufema, J. (2000c) Death and dying: Setting goals, withholding nutrition, will to die. *Nursing2000, 30(9)*, 66-67.

Ufema, J. (2002) Insights on death and dying. *Nursing2002, 32(10)*, 28-30.

Vanderbeek, J. (2000) Till death do us part: A firsthand account of family presence. *American Journal of Nursing, 100(2)*, 44.

Virani, R.; Sofer, D. (2003) Improving the quality of end-of-life care. *American Journal of Nursing, 103(5)*, 52-60.

Webster, L.; Dove, M. (2007) Optimizing opioid treatment for breakthrough pain. Recuperado em 14 de outubro de 2007 do site http://www/medscape.com/viewprogram/7869_pnt

Wong, M. (1996) *The 1996 national directory of bereavement support groups and services.* Forest Hills, NY: ADM.

Wong, M. (2001) *Understanding your grieving heart after a loved one's death.* Forest Hills, NY: ADM.

Zerwekh, J. (2003) End-of-life hydration – Benefit or burden? *Nursing2003, 33(2)*, 32hn1-32hn3.

RECURSOS DA WEB

Associação Brasileira de Apoio ao Luto: http://www.grupocasulo.org/

Associação Brasileira de Cuidados Paliativos: http://abcpaliativos.wordpress.com/

Associação Nacional Pró-Vida: http://www.providafamilia.org.br/site/index.php

Secretaria dos Direitos Humanos: http://www.direitoshumanos.gov.br/

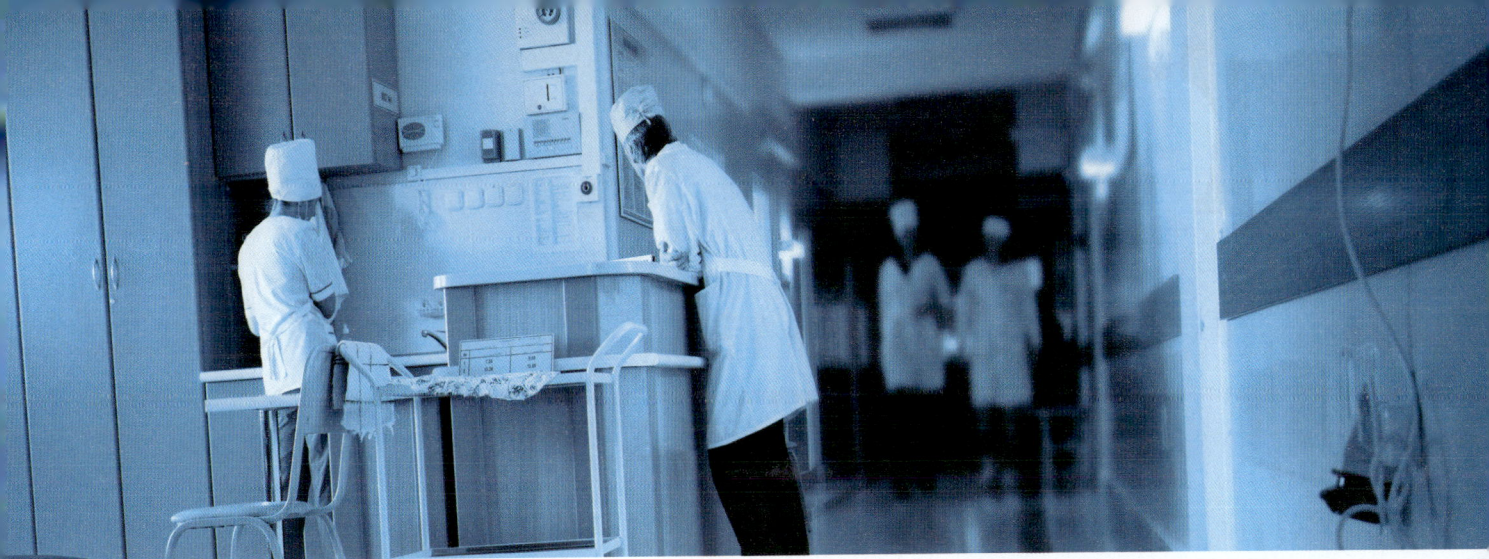

UNIDADE 5 • PROMOÇÃO DA SAÚDE

CAPÍTULO ▸ **13**	Conceitos Sobre Bem-Estar	306
CAPÍTULO ▸ **14**	Autoconceito	323
CAPÍTULO ▸ **15**	Espiritualidade	335
CAPÍTULO ▸ **16**	Terapias Complementares/Alternativas	352
CAPÍTULO ▸ **17**	Nutrição	376
CAPÍTULO ▸ **18**	Repouso e Sono	422
CAPÍTULO ▸ **19**	Segurança/Higiene	437

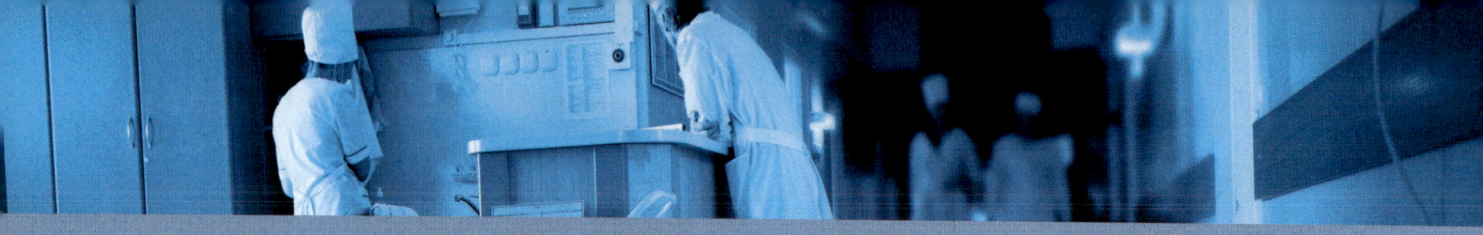

CAPÍTULO 13

Conceitos Sobre Bem-Estar

PALAVRAS-CHAVE

bem-estar
genograma
prevenção
prevenção primária
prevenção secundária
prevenção terciária
saúde

ESTABELECENDO RELAÇÕES

Consulte os seguintes capítulos para ampliar seu conhecimento acerca dos conceitos sobre bem-estar:

Enfermagem Básica

- Considerações Culturais
- Cuidados no Fim da Vida

OBJETIVOS

Ao final deste capítulo, você estará apto a:

- Definir palavras-chave.
- Explicar a importância do documento *Healthy People* 2010.
- Discutir o escopo da prevenção.
- Descrever os benefícios de utilizar um genograma.
- Ensinar e seguir as orientações para uma vida saudável.
- Elaborar um plano de ensino para promover e manter o bem-estar.

INTRODUÇÃO

Os indivíduos adultos têm a responsabilidade de manter a própria saúde; os pais, por sua vez, são responsáveis pela manutenção da saúde de seus filhos e por lhes ensinar a levar uma vida saudável. A manutenção da saúde inclui a prevenção, a detecção e o tratamento de doenças, o que exige esforços constantes focados em todos os aspectos da vida da pessoa.

Em 1896, o Dr. Wood Hutchinson escreveu no *Journal of the American Medical Association* que "a filosofia do nosso sistema pode ser condensada no lema 'milhões gastos com assistência médica e nenhum centavo gasto com prevenção'". Mais de cem anos se passaram e nem 3 centavos de cada dólar gasto em saúde são destinados à prevenção e à educação.

Os Estados Unidos são a 31ª nação em expectativa de vida e são líderes mundiais em ciência médica e educação (CNN, 2008a). Em 2008, foram gastos mais de US$ 2.500 por pessoa por ano com assistência médica naquele país (CNN, 2008b). Em 2005, o gasto médio em medicamentos vendidos com prescrição foi de US$ 1.141 por pessoa (CNN, 2008b). Em 1960, os Estados Unidos eram o 12º em mortalidade infantil; em 2004, a classificação caiu para 29º (Harris, 2008). No entanto, os Estados Unidos gastam mais com assistência médica do que qualquer outro país. Um dos principais motivos para essas estatísticas é que muitos médicos precisam deixar de tratar a medicina preventiva como algo secundário e colocá-la como prioridade em suas práticas (CNN, 2008b; Cohen, Davis e Mikkelsen, 2000). O foco está em tratar a doença em vez de preveni-la.

A prevenção não dá lucro. O seguro paga pelos diagnósticos e tratamentos, não pela manutenção da saúde, e não pagará por exames e tratamentos preventivos. Pagar pelo atendimento clínico prioriza a doença, não o bem-estar.

SAÚDE

A definição de **saúde** geralmente aceita pela Organização Mundial da Saúde (OMS) descreve a saúde como o estado de completo bem-estar físico, mental e social, e não apenas a ausência de doença ou enfermidade.

Outro conceito de saúde foca a motivação. O indivíduo é motivado pela alegria e pela autorrealização; acredita que a saúde é a realização de seu potencial e a doença é um obstáculo para tal realização.

Aqueles que têm uma visão adaptativa da saúde são motivados pela alteração dos próprios riscos ou do ambiente por meio de dieta e exercício ou reduzindo a exposição aos riscos ambientais. Quando o indivíduo não consegue lidar com as tensões e os riscos da vida, surgem as doenças.

Alguns indivíduos são motivados por conseguirem cumprir suas responsabilidades em casa e no trabalho. O indivíduo se considera saudável quando cumpre as responsabilidades referentes ao trabalho, à família e à comunidade.

Outros indivíduos são motivados pela falta de doença: o foco é a saúde clínica. Enquanto a doença não aparece, o indivíduo se considera saudável. A definição de saúde de uma pessoa influencia nas suas decisões pessoais sobre saúde e nas suas opções de vida.

BEM-ESTAR

O **bem-estar** é definido como um estado de saúde ideal em que o indivíduo maximiza seu potencial humano, procura a integração do seu funcionamento, tem maior autoconhecimento e satisfação própria e assume a responsabilidade por sua saúde. Floyd, Mimms e Yelding-Howard (1995), Hoeger, Turner e Hafen (2001) e Seiger, Kanipe, Vanderpool e Barnes (2000) descrevem os comportamentos mostrados por indivíduos em um estado de bem-estar. Esses pesquisadores traçam sete áreas de bem-estar: emocional, mental, intelectual, vocacional, social, espiritual e físico. Várias áreas se sobrepõem, mas nenhuma é mutuamente exclusiva.

BEM-ESTAR EMOCIONAL

As emoções são a ponte entre corpo e mente. O indivíduo que está emocionalmente bem compreende seus próprios sentimentos e sabe quando expressá-los da forma adequada. Essa pessoa aceita suas limitações, lida com o estresse de maneira saudável, adapta-se às mudanças facilmente, é otimista e feliz, curte a vida e mostra respeito e carinho pelos outros.

BEM-ESTAR MENTAL

A pessoa que está mentalmente bem é alerta, curiosa, tem o pensamento claro, a mente aberta, é criativa, equilibrada e aceita bem os outros. Além disso, tem boa memória, bom-senso e o desejo de aprendizado contínuo.

BEM-ESTAR INTELECTUAL

Bem-estar intelectual é revelado pela habilidade de pensar, processar informações e resolver problemas. A pessoa que está bem no aspecto intelectual pergunta e avalia informações e situações; é criativa, flexível e aberta a novas ideias e aprende com as experiências da vida.

BEM-ESTAR VOCACIONAL

O indivíduo que está satisfeito na escola e/ou no trabalho e que desempenha suas atividades em harmonia com os outros goza de bem-estar vocacional (Figura 13.1).

BEM-ESTAR SOCIAL

A pessoa que demonstra afeto, lealdade, preocupação e respeito para com os outros comunica-se de forma eficaz, tem relacionamentos satisfatórios e interage bem com os outros, além de gozar de bem-estar social. Indivíduos com essas características têm uma rede de amigos e familiares, são membros de diversas organizações e gostam de trabalhar com outras pessoas. Há outras características como confiança, lealdade, honestidade e tolerância.

BEM-ESTAR ESPIRITUAL

O bem-estar espiritual dá sentido, significado e propósito à vida por meio de valores, moral e ética. As pessoas espiritualmente saudáveis têm otimismo, fé e autoestima elevada.

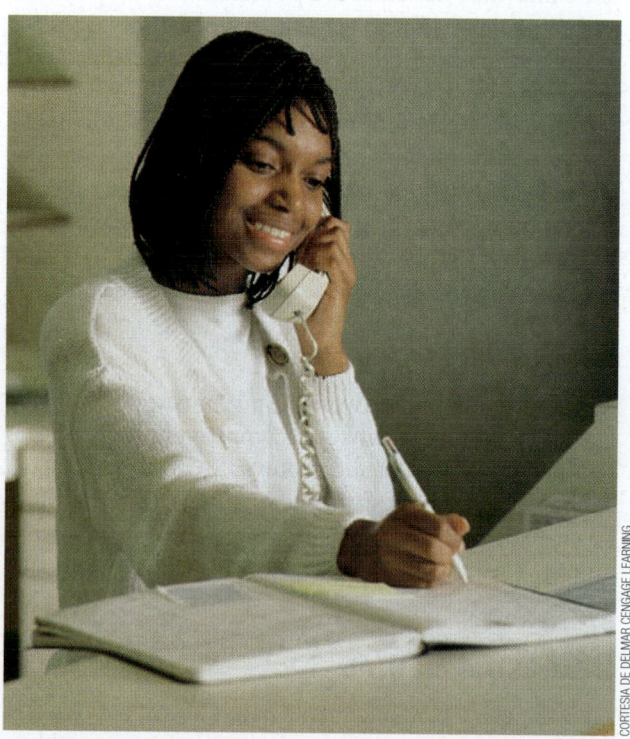

Figura 13.1 ■ Bem-estar vocacional significa estar contente e satisfeito com sua ocupação.

ORIENTAÇÕES para o cliente
Raiva reprimida nas mulheres

Uma pesquisa mostrou que mulheres que reprimem a raiva e têm atitudes hostis correm mais risco de desenvolver doenças cardiovasculares e problemas físicos (Meyers, 2008). As enfermeiras podem ajudar essas mulheres a minimizarem esse risco, incentivando-as a aprender como expressar sentimentos negativos de forma construtiva, a conversar sobre os próprios sentimentos, a encontrar outras mulheres que talvez compartilhem as mesmas preocupações e fatores de estresse e para que se envolvam em rotinas de exercícios regulares para aliviar o estresse e a tensão. Incentive a pessoa a mudar sua percepção sobre a situação para diminuir o impacto sobre seus pensamentos e sentimentos. Aprender e utilizar a comunicação assertiva permite que a pessoa expresse seus sentimentos e aumente o controle sobre a situação. Manter relacionamentos positivos agrega estímulos positivos na vida do indivíduo.

BEM-ESTAR FÍSICO

O bem-estar físico é observado em indivíduos que se exercitam regularmente, têm uma dieta equilibrada e fazem exames físicos com frequência. Eles evitam comportamento sexual arriscado, tentam limitar a exposição a contaminantes ambientais e restringem a ingestão de álcool, tabaco, cafeína e drogas (Figura 13.2).

PROMOÇÃO DA SAÚDE

A promoção da saúde é mais do que prevenir doenças: significa ajudar os indivíduos a ter saúde, funcionamento e bem-estar melhores e a maximizar seu potencial. O foco está na escolha de comportamentos saudáveis, não na fuga da doença. O objetivo é que os indivíduos controlem e melhorem sua saúde. A promoção da saúde é adequada tanto para o indivíduo quanto para a população.

O conceito de autorresponsabilidade é importante para a promoção da saúde. Ninguém pode fazer uma pessoa ter uma vida saudável; a autorresponsabilidade é a única maneira de fazer mudanças. Um indivíduo pode ter acesso a informações relativas à saúde e ao bem-estar, mas somente ele pode mudar seus hábitos insalubres ou destrutivos. Com exceção das crianças pequenas, cada um deve assumir sua responsabilidade por comportamentos que levam à saúde e ao bem-estar (Figura 13.3). Os objetivos para uma vida saudável estão descritos no *Healthy People 2000* e no *Healthy People 2010*, documentos publicados pelo governo federal dos Estados Unidos.

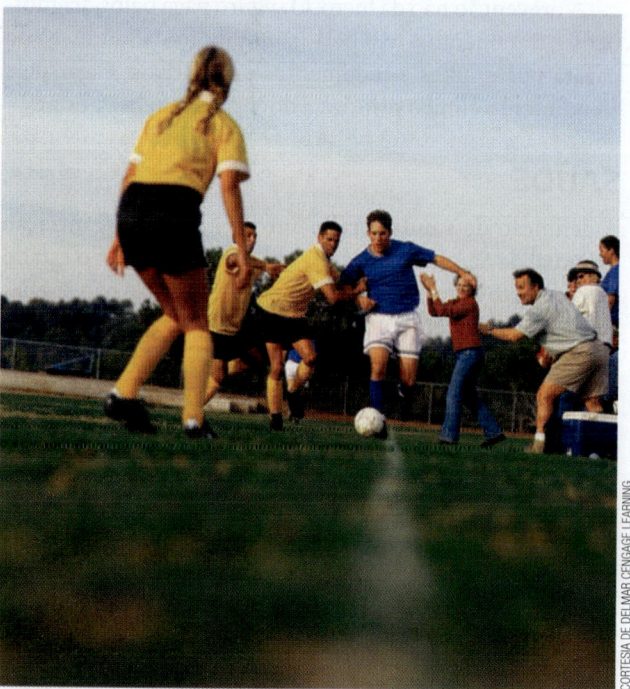

Figura 13.2 ■ Alcançamos o bem-estar físico por meio de atividades físicas, dieta equilibrada, exames de saúde regulares e evitando comportamentos de risco.

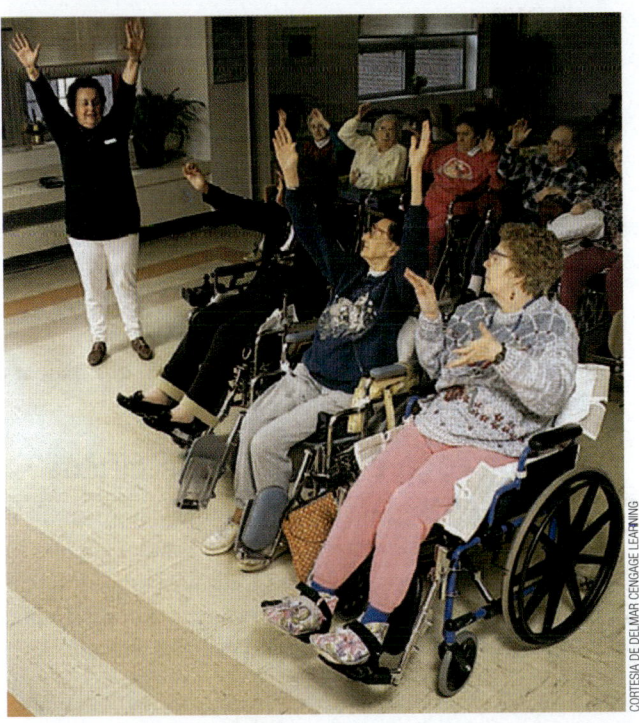

Figura 13.3 ▪ O bem-estar físico deve acomodar o estilo de vida e a capacidade física do indivíduo.

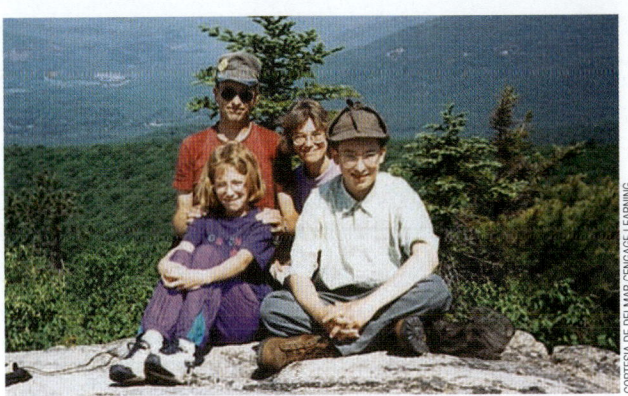

Figura 13.4 ▪ Praticar atividades em família é uma maneira de atingir o bem-estar.

HEALTHY PEOPLE 2000

Em 1980 e, novamente, em 1990, o Departamento de Saúde e Serviços Humanos dos Estados Unidos (DHHS) divulgou uma lista de objetivos para a prevenção de doenças e para a promoção da saúde em 22 áreas prioritárias (DHHS, 1990). Em 1990, mais de dez mil indivíduos representando 300 organizações nacionais se reuniram para desenvolver os objetivos da saúde para o ano de 2000. Mais de 300 objetivos foram elaborados para a nação atingir até o ano de 2000. Esses objetivos foram publicados em um documento intitulado *Healthy People 2000: National Health Promotion and Disease Prevention Objectives* (*População Saudável 2000: Objetivos para Promoção da Saúde Nacional e Prevenção de Doenças*), que aborda três questões importantes:

- *Responsabilidade pessoal*: cada indivíduo deve estar consciente de sua própria saúde e deve ter um comportamento informado, responsável e saudável (Figura 13.4).

CONSIDERAÇÕES CULTURAIS
Bem-estar espiritual

De acordo com um estudo realizado por Hall (2006), frequentar cultos religiosos semanalmente adiciona de 2 a 3 anos de vida. Stibich (2007) indica o aumento dos contatos sociais, as orações e as reflexões espirituais como possíveis razões para a longevidade. Isso ressalta a importância da religião e do bem-estar espiritual para que um indivíduo se sinta por completo.

CONSIDERAÇÕES sobre tempo de vida
Idosos e atividades físicas

As atividades que promovem a saúde em idosos mostraram contribuir não só para a melhoria da qualidade de vida mas também para o tempo de vida (Resnick, 2001). Manter algum tipo de atividade física beneficia os sistemas musculoesquelético, cardíaco e respiratório dos idosos (Carethers, 1992). Outros benefícios incluem a diminuição de perda óssea, melhor tolerância à glicose, melhoria do perfil lipídico, diminuição da gordura corporal, aumento da autoestima e do *status* cognitivo (Carethers, 1992).

A Agência de Investigação e Qualidade da Assistência Médica (AHRQ) sugere que os idosos podem se beneficiar ao máximo de exercícios físicos regulares porque eles têm mais risco de ter problemas de saúde que o exercício previne (Marshall e Altpeter, 2005). A atividade física melhora a força muscular, a flexibilidade, a marcha e o equilíbrio. Esses efeitos positivos diminuem o risco de queda. Nos Estados Unidos, mais de um terço dos adultos com mais de 65 anos cai a cada ano, e as quedas são a principal causa das lesões e mortes resultantes de ferimentos na população idosa (Centro de Controle e Prevenção de Doenças, 2006).

A medida de exercícios prescritos para o cliente idoso depende de seu estado de saúde. O cliente com diversos fatores de risco para doenças cardiovasculares ou com diagnóstico de doença cardíaca terá de ser avaliado por um médico antes de iniciar um programa de exercícios (Resnick, 2001). A quantidade de atividade física necessária para produzir benefícios ao idoso inclui atividades de baixa intensidade, como caminhadas, ciclismo e natação (Carethers, 1992). Os idosos com deficiência física também podem ser beneficiados pelas atividades físicas, como exercícios de amplitude de movimento, flexões na cadeira de rodas e exercícios isotônicos (Carethers, 1992). Essas atividades previnem contraturas nas articulações e atrofia muscular.

Existem muitos programas de exercícios e academias que oferecem atividades adaptadas às necessidades dos clientes idosos. Tais atividades combinam musculação com exercícios aeróbicos. A prática de exercícios proporciona aos idosos uma série de benefícios físicos e psicológicos e contribui para aumentar a qualidade de vida (Smith, no prelo).

- *Benefícios da saúde para todas as pessoas*: para que a nação seja saudável, todos devem ter acesso a benefícios referentes à saúde.
- *Promoção da saúde e prevenção de doenças*: a fim de aumentar a qualidade de vida e diminuir custos, a assistência médica deve focar a prevenção em vez de focar o tratamento.

Os objetivos gerais incluíram:

- Aumentar o período de vida saudável da população.
- Reduzir a disparidade de saúde entre os americanos.
- Tornar o serviço preventivo acessível a todos.

HEALTHY PEOPLE 2010

O *Healthy People 2010* é um documento elaborado pelo governo federal dos Estados Unidos para servir de "guia" para melhorar a saúde dos cidadãos norte-americanos na primeira década do século 21. É o terceiro desses documentos desenvolvida pelo DHHS. A premissa subjacente do *Healthy People 2010* é que a saúde do indivíduo é inseparável da saúde da comunidade maior (Hunt, 2008). Profissionais da saúde de todas as áreas utilizam esse documento como base para desenvolver programas de tratamento. Atualmente, o DHHS está elaborando o *Healthy People 2020*, um documento que aborda questões referentes à saúde para a próxima década. As atualizações sobre o progresso do documento e formas de contribuir para sua elaboração podem ser acessadas por meio do site http://www.healthypeople.gov.

Visão e metas

O *Healthy People 2010* tem dois grandes objetivos a serem alcançados: aumentar a qualidade de vida e os anos de vida saudável e eliminar as disparidades da saúde. O documento de 467 páginas foi desenvolvido com o início de um consórcio nacional de profissionais da saúde, cidadãos e órgãos governamentais públicos e privados (Hunt, 2008). Ele contém informações demográficas e estatísticas relacionadas a doenças que descrevem as tendências atuais da saúde no país. Está dividido em quatro áreas: (a) promoção de comportamentos saudáveis, (b) promoção de comunidades saudáveis e seguras, (c) melhoria dos sistemas

DICA Profissional

Indicadores do envelhecimento saudável

Os indicadores mais consistentes do envelhecimento saudável são glicemia baixa, pressão arterial normal, evitar o tabagismo e manter o peso ideal para a altura (Reed, 1998). Para prevenir doenças na velhice, adolescentes e jovens adultos já precisam focar esses quatro fatores. Nunca é tarde para adotar novos comportamentos que melhorem a saúde.

de saúde pessoal e pública e (d) prevenção e redução de doenças e transtornos (Potter e Perry, 2009).

O documento identificou os dez principais indicadores de saúde (LHIs) relacionados às questões mais importantes para a nação. Os LHIs incluem atividade física, sobrepeso e obesidade, tabagismo, uso de drogas, comportamento sexual responsável, saúde mental, acidentes e violência, qualidade do ambiente, imunização e acesso à assistência médica. O documento afirma que melhorar os comportamentos referentes à saúde nessas áreas conduzirá a nação a um nível elevado de bem-estar e à realização dos maiores objetivos do documento.

Áreas de foco e objetivos específicos

O *Healthy People 2010* indicou 28 áreas que devem ser focadas para que haja melhorias na saúde dos Estados Unidos. O Quadro 13.1 relaciona essas áreas. Cada área específica tem objetivos específicos relacionados ao assunto; por exemplo, dois objetivos relacionados à área do diabetes incluem:

Objetivo 5-1: Aumentar a proporção de pessoas com diabetes que recebem educação formal sobre a doença.

Objetivo 5-5: Reduzir a taxa de mortalidade em razão do diabetes.

A maioria das áreas específicas tem pelo menos 15 metas estabelecidas, que, na sua maioria, são estatisticamente mensuráveis. As informações estatísticas atuais relacionadas a cada objetivo são inclusas no documento para que a mudança para a concretização dos objetivos possa ser mensurada (Smith, 2008).

PREVENÇÃO DE DOENÇAS

A **prevenção** (obstrução, impedimento ou bloqueio de uma doença ou enfermidade) incorpora tanto ideias novas como antigas. As regras alimentares, tabus e tradições de vários grupos étnicos, culturais e religiosos foram iniciados por uma razão. Não há motivo para abandonar as práticas antigas se a ciência não provou que são incorretas ou prejudiciais. Os novos métodos de prevenção de doenças surgem à medida que a tecnologia se expande e aumenta a consciência sobre a saúde. A saúde preventiva deve ser praticada em todas as fases da vida: começa antes da concepção, com a saúde dos pais, e continua ao longo do pré-natal e do desenvolvimento do feto. As intervenções para prevenir doenças variam de mudanças no estilo de vida que custam pouco ou mesmo nada a procedimentos de alta tecnologia que são caríssimos.

São necessárias grandes mudanças na prestação de assistência médica, nos recursos e na cobertura do seguro antes que o impacto total da prevenção de doenças seja percebido. O sistema de assistência médica deve insistir em mais pesquisas relacionadas à prevenção e aplicar os resultados nas práticas de seguro-saúde. As práticas de pre-

> **Quadro 13.1 ■ As áreas de foco do *Healthy People 2010***
>
> 1. Acesso a serviços de saúde de qualidade
> 2. Artrite, osteoporose e doenças crônicas nas costas
> 3. Câncer
> 4. Doença renal crônica
> 5. Diabetes
> 6. Deficiência e condições secundárias
> 7. Educação e programas baseados na comunidade
> 8. Saúde do ambiente
> 9. Planejamento familiar
> 10. Segurança alimentar
> 11. Comunicação sobre saúde
> 12. Doença cardíaca e acidente vascular cerebral
> 13. Vírus da imunodeficiência humana (HIV)
> 14. Vacinação e doenças infecciosas
> 15. Acidentes e prevenção da violência
> 16. Saúde da mãe, do bebê e da criança
> 17. Segurança dos produtos médicos
> 18. Saúde mental
> 19. Nutrição e obesidade
> 20. Segurança e saúde ocupacional
> 21. Saúde bucal
> 22. Atividade e forma física
> 23. Infraestrutura pública da saúde
> 24. Doenças respiratórias
> 25. Doenças sexualmente transmissíveis
> 26. Uso de drogas
> 27. Tabagismo
> 28. Visão e audição
>
> Adaptado de *Healthy People 2010* (2005). *O que é o Healthy People 2010?* Recuperado em 21 abril de 2009 do site http://www.healthypeople.gov/About/hpfact.htm

venção devem ser apoiadas e financiadas pelo sistema de assistência médica para que possa ocorrer uma mudança de perspectiva: do tratamento da doença para a prevenção da doença. As recompensas dessa mudança são saúde resistente, maior expectativa de vida e pessoas que funcionam melhor, se sentem melhor e parecem melhor.

TIPOS DE PREVENÇÃO

Existem três tipos de prevenção: primária, secundária e terciária. A prevenção primária não tem sido apoiada por nosso sistema de assistência médica; as prevenções secundárias e terciárias, por sua vez, têm sido o foco principal. Além disso, são mais onerosas.

Prevenção primária

A **prevenção primária** inclui todas as práticas destinadas a evitar o desenvolvimento de problemas de saúde. Inclui seguir o cronograma de vacinação infantil, ingerir alimentos ricos em cálcio para prevenir a osteoporose e não fumar para prevenir o câncer de pulmão. Todo indivíduo e todo profissional da saúde devem manter o foco na prevenção primária. Em geral, é a intervenção mais barata e a que oferece as maiores vantagens.

Prevenção secundária

A **prevenção secundária** inclui atividades relacionadas à identificação e ao tratamento precoce dos processos patológicos. Nesse nível de prevenção, quando se analisa o histórico do cliente, o enfermeiro deve focar o histórico familiar, os fatores de risco, sinais e sintomas de possíveis patologias. O cliente também deve ser examinado para se verificar uma variedade de condições, conforme a idade e as evidências de risco. Em toda consulta, verifica-se a pressão dos adultos; no caso das crianças em idade escolar, a audição e a visão sempre são examinadas. A Sociedade Americana de Câncer determinou a idade e a frequência a serem observadas em relação à realização de determinados exames para detecção de câncer em adultos. Recomenda-se que mulheres acima de 40 anos façam mamografia basal e, posteriormente, um exame clínico da mama e uma mamografia por ano. Se a cliente tem histórico familiar de câncer de mama, essas recomendações devem ser reforçadas para que seja possível detectar problemas o quanto antes. As ações de prevenção secundária frequentemente resultam na detecção precoce da doença e na possibilidade de obter uma solução rápida e eficaz (Smith, no prelo).

Prevenção terciária

A **prevenção terciária** foca maximizar a recuperação após uma doença ou um acidente e prevenir complicações no longo prazo. A reabilitação e as atividades educativas são comuns nesse nível de prevenção. O cliente que sofreu um acidente vascular cerebral geralmente passa por reabilitação física intensa a fim de resgatar sua independência para a realização das atividades do dia a dia. Os indivíduos podem aprender a utilizar equipamentos de adaptação, como bengala quádrupla ou tala para melhorar a mobilidade. É possível participar de um grupo de apoio para obter ajuda para lidar com questões psicossociais que surgem em razão da doença (Smith, no prelo).

EQUIPE DE ATENDIMENTO PREVENTIVO

A equipe profissional que presta o atendimento preventivo é composta por enfermeiros, técnicos em enfermagem e clínicos gerais.

Indivíduo

O centro da equipe de atendimento preventivo é o indivíduo. Este deve combinar o conhecimento de cuidados preventivos de saúde com mudanças comportamentais necessárias para uma vida mais saudável.

Os indivíduos devem decidir o que desejam e esperam do tratamento médico. Os clientes devem ser honestos consigo mesmos, com os enfermeiros e com os médicos; devem ser assertivos e fazer perguntas aos profissionais da saúde e devem ser ativos, mantendo-se informados sobre o tratamento. Em última instância, a responsabilidade pelos cuidados cabe ao indivíduo.

Enfermeiro

Os enfermeiros, principalmente os enfermeiros clínicos, costumam fazer os exames iniciais em clínicas e consultórios. Isso proporciona uma grande oportunidade para questionar os hábitos de saúde preventivos e estilo de vida do cliente. O enfermeiro pode usar sua habilidade de ouvir para deixar o cliente expor seus hábitos referentes à saúde e fazer perguntas. Os enfermeiros sabem ensinar muito bem as atitudes preventivas e as atividades que promovem a saúde.

Clínico geral

O clínico geral costuma atuar como médico da família ou internista. Esses médicos são consultados regularmente. Eles têm a oportunidade e a obrigação de discutir e perguntar sobre hábitos de saúde preventiva. Encaminham os clientes para especialistas, caso seja necessário tratar problemas específicos. Quando o problema for solucionado, o cliente retorna ao clínico geral para receber orientações relacionadas a cuidados extras.

ORIENTAÇÕES para o cliente

Ensinando a promover a saúde

- Primeira infância: ensinar os pais sobre estilo de vida saudável durante o período pré-natal, sobre aleitamento, cuidados básicos e segurança infantil.
- Infância: ensinar os pais sobre imunização, nutrição, crescimento e desenvolvimento, construção da autoestima da criança e segurança infantil.
- Adolescência: ensinar os pais e adolescentes sobre saúde sexual; não utilização de drogas, álcool e cigarro; segurança ao dirigir e outras questões relacionadas à segurança do adolescente; apoio à saúde mental e prevenção de suicídio.
- Idade adulta: ensinar os adultos sobre nutrição, atividades físicas, gerenciamento do estresse, saúde sexual, não utilização de drogas e cigarro, exames de câncer recomendados, redução dos fatores de risco para doenças cardíacas, acidente vascular cerebral e câncer.
- Idosos: ensinar os idosos a respeito da alteração de suas exigências nutricionais, exercícios, gerenciamento de estresse, questões de segurança relacionadas à mobilidade e às alterações sensoriais, promoção de independência e de autoestima e prevenção de suicídio.

De Nettina, S. (2001) *The Lippincott Manual of Nursing Practice.* Filadélfia: Lippincott.

FATORES QUE AFETAM A SAÚDE

Os vários fatores que afetam a saúde podem ser classificados em quatro categorias principais:

- Genética e biologia humana;
- Influências do ambiente;
- Comportamento pessoal;
- Assistência médica.

GENÉTICA E BIOLOGIA HUMANA

Os traços herdados e a forma como o corpo humano funciona têm um impacto sobre o estado de saúde e o bem-estar de um indivíduo. A composição genética individual pode incluir doenças hereditárias, como anemia falciforme, ou anomalias cromossômicas, como síndrome de Down. Ambas podem afetar a qualidade de vida do indivíduo e o nível de sua saúde.

A biologia humana afeta a saúde porque o funcionamento normal do corpo previne algumas doenças e nos torna mais suscetíveis a outras.

INFLUÊNCIAS DO AMBIENTE

Os fatores ambientais que influenciam na saúde são inúmeros, podem ser naturais ou provocados pelo homem e variam dependendo da localização geográfica e das condições de vida. A exposição a certas substâncias naturais, ou a ingestão delas, pode provocar doenças, como no caso da exposição à hera venenosa, e até a morte, como no caso da ingestão de cogumelos venenosos. A exposição a substâncias químicas, como o amianto presente em construções antigas, as tintas à base de chumbo e o mercúrio em águas poluídas, também representa risco para a saúde. A radiação solar e alguns tipos de máquinas podem ser prejudiciais; a exposição prolongada e excessiva à radiação solar pode resultar em morte. Catástrofes naturais – como furacões, inundações, erupções vulcânicas, secas, ondas de calor, tempestades e outras condições climáticas extremas – representam riscos para a saúde, assim como as crises ambientais provocadas pelo homem, incluindo guerras, atentados à bomba, poluição e superpopulação.

COMPORTAMENTO PESSOAL

O comportamento pessoal é o centro dos principais fatores que afetam a saúde e o bem-estar, os quais são totalmente controlados pelo indivíduo. Depende de cada um usar ou não esses fatores para promover sua saúde e bem-estar. Os fatores que costumam estar sob o controle do indivíduo incluem dieta, exercícios, cuidados pessoais, relações sexuais, nível de estresse, consumo de cigarro, álcool e drogas e segurança.

Dieta

Hábitos alimentares saudáveis e uma dieta adequada melhoram muito o estado geral de saúde e bem-estar de um indi-

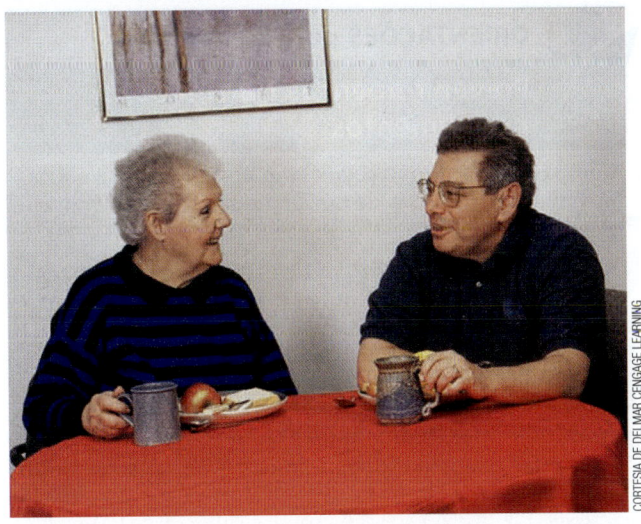

Figura 13.5 ■ Compartilhar refeições com alguém é uma forma de satisfazer tanto as necessidades físicas como as interpessoais.

víduo. Comer satisfaz as necessidades biológicas básicas de sustento, nutrição e hidratação e permite que o indivíduo atenda às suas necessidades sociais e interpessoais (Figura 13.5). Esses fatores contribuem para o bem-estar geral.

Exercícios

Integrar a atividade física à vida cotidiana é uma das melhores formas de promover a saúde. O exercício melhora a força muscular, a circulação e o bem-estar emocional; aumenta a resistência; reduz a pressão arterial e diminui as chances de ataque cardíaco, osteoporose e acidente vascular cerebral. O indivíduo que faz exercícios regularmente se sente melhor e mais saudável.

Muitas pessoas frequentam academias em busca de satisfazer a necessidade de se exercitar. Esses locais são excelentes para a prática de exercícios, mas podem ser uma fonte de doenças. O suor que fica nos equipamentos de ginástica é a principal fonte de impetigo. Os clientes devem estar cientes de tais perigos para que tomem as medidas de segurança necessárias, como usar bermudas na altura da coxa e sempre colocar uma toalha ao utilizar os equipamentos.

Cuidados pessoais

A pele trabalha com o sistema imunológico para defender o organismo de alérgenos nocivos, bactérias, fungos e vírus, de forma a proteger o corpo contra elementos externos. O cuidado com a pele, os cabelos e as unhas melhora e promove a autoestima. Os cuidados pessoais também incluem postura adequada, mecânica corporal apropriada, sono suficiente e higiene bucal frequente.

Relações sexuais

Criar intimidade e manter relações sexuais com outra pessoa é uma etapa natural do crescimento e do desenvolvimento. Para manter a saúde e o bem-estar, é preciso ter como base valores, ética e moral na condução dos relacionamentos. Relações sexuais saudáveis envolvem a satisfação de ambas as partes, a abordagem consensual para a prática de atividades prazerosas e o respeito mútuo em relação às preferências e escolhas pessoais. Um dos papéis do enfermeiro é o de educar o cliente em relação à prevenção de doenças sexualmente transmissíveis.

Nível de estresse

Nem todo estresse é prejudicial. Um nível limitado de estresse aumenta a energia de uma pessoa e a deixa mais alerta. A forma como alguém responde a uma situação ou lida com fatores de estresse determina se a situação é saudável ou nociva. Um indivíduo aprecia o desafio de equilibrar trabalho e família, ao passo que outro se sente extenuado pelas exigências aparentemente conflitantes e pode experimentar estresse em excesso. O estresse não é o resultado de uma situação da vida do indivíduo, mas de como ele reage a essa situação e a percebe em sua rotina.

Tabagismo e drogas

Abster-se de cigarros é um grande passo em direção à promoção e manutenção da saúde. Se um fumante de longa data para de fumar, os riscos à saúde diminuem de uma só vez, embora demore de dez a 15 anos para que todos os efeitos do cigarro sejam eliminados dos pulmões. A pessoa que fuma exala fumaça, o que representa um risco à saúde daqueles que não fumam. De acordo com o Gabinete dos Cirurgiões Gerais (2007), o fumo passivo em casa ou no trabalho aumenta em 25% a 30% o risco de doenças cardíacas e em 20% a 30% o risco de desenvolver câncer de pulmão.

CONSIDERAÇÕES CULTURAIS

As crenças dos pais sobre a alimentação dos filhos

Muitos pais:

- Acreditam que apenas o leite não satisfaz seus bebês, então começam a oferecer cereais e outros alimentos sólidos mais cedo do que o recomendado.
- Usam os alimentos para consolar as crianças.
- Acreditam que uma criança gorda é uma criança saudável.
- Consideram que o peso do bebê prova a competência dos genitores (Baughcum, 1998).

Os enfermeiros podem trabalhar com esses clientes respeitando suas crenças culturais. No entanto, é necessário ensinar-lhes que uma criança saudável é uma criança que fica satisfeita após uma refeição e que mostra um padrão de crescimento físico e emocional normal. Esses fatores, e não a obesidade, são indicadores de bem-estar.

O abuso de drogas ilícitas e a prescrição de drogas são um sério problema médico e social. Os medicamentos prescritos pelo médico podem ter efeitos colaterais graves caso sejam utilizados da maneira errada ou por alguém que não seja a pessoa para quem eles foram prescritos. Se não forem tomados conforme a prescrição, muitos medicamentos podem viciar. Se os clientes entenderem as indicações, os efeitos colaterais e as interações dos medicamentos que estão tomando, fica mais fácil manter a saúde.

Consumo de álcool

A decisão de consumir álcool é uma escolha pessoal que pode influenciar no estado de saúde de um indivíduo. A quantidade de álcool consumida compromete a sobriedade, a capacidade de decisão e, em muitos casos, a segurança. O consumo de álcool pode se tornar a causa principal de afogamentos, suicídios, fatalidades no trânsito, morte de adultos em incêndios e queda.

Segurança

As escolhas pessoais em matéria de segurança afetam diversas áreas da vida e podem ser consideradas mais como um estilo de vida do que como atitudes separadas para promover a saúde. Indivíduos que consideram a segurança um elemento fundamental da saúde e do bem-estar podem adotar algumas medidas como: instalar detectores de fumaça, extintores de incêndio, detectores de monóxido de carbono, elaborar planos de fuga, manter trancados armários de medicamentos e bloquear escadas perigosas. É provável que esses indivíduos usem cinto de segurança, coloquem seus filhos em cadeiras próprias para crianças e obedeçam aos limites de velocidade ao dirigir. Esses elementos de segurança constituem um estilo de vida saudável.

ASSISTÊNCIA MÉDICA

A maioria das pessoas utiliza a assistência médica para tratar doenças. No entanto, a utilização mais eficaz da assistência médica está relacionada à promoção da saúde e à prevenção de enfermidades. Exames de rotina previnem doenças e mantêm a saúde (Figura 13.6). Os adultos saudáveis devem considerar a assistência médica baseados no histórico de saúde familiar, nos hábitos pessoais ou no his-

---

ORIENTAÇÕES para o cliente
Prevenir doenças transmitidas por alimentos

Compartilhe as dicas a seguir com os clientes para educá-los quanto às formas de prevenir doenças de origem alimentar:

- Não deixar alimentos cozidos sobre a mesa em temperatura ambiente por mais de 2 horas.
- Colocar a data em sobras, refrigerar e consumi-las dentro de 2 a 3 dias.
- Lavar os pratos sujos em água quente (48°C), já que são ideais para a proliferação de bactérias.
- Manter panos e esponjas limpos e deixar secar entre o uso.
- Utilize uma solução de água sanitária para limpar tábuas de corte e bancadas.
- Lave frutas e verduras em uma solução diluída de água sanitária (proporção do alvejante em relação à água 1:100).

ORIENTAÇÕES para o cliente
Diretrizes alimentares

- Consuma quantidade suficiente de frutas e legumes, respeitando as necessidades energéticas. Recomendam-se 2 xícaras de frutas e 2½ xícaras de vegetais por dia para pessoas que consomem em média 2.000 calorias.
- Varie diariamente as frutas e vegetais consumidos. Escolha os cinco subgrupos dos vegetais (verde-escuro, laranja, legumes, vegetais amiláceos e outros vegetais).
- Consuma 85 gramas ou mais de produtos feitos à base de grão integral ou equivalentes, com o restante dos grãos recomendados proveniente de produtos enriquecidos com suplementos e cereais integrais. Pelo menos metade dos grãos deve vir de grãos inteiros.
- Consumir 3 xícaras por dia de leite desnatado ou semidesnatado ou produtos lácteos equivalentes.
- Incluir na dieta carnes magras, aves, peixes, feijão, ovos e frutas secas.
- Limitar a quantidade de gordura saturada, gordura trans, sódio, colesterol e açúcar.

Dados obtidos e adaptados do Gabinete de Prevenção de Doenças e Promoção da Saúde. (2006). *Diretrizes Alimentares para os Americanos 2005*. Recuperado em 2 de dezembro de 2006 do site http://www.odphp.osophs.dhhs.gov.

DICA Profissional

A prática de exercícios moderados reduz o risco de AVC

- Indivíduos que queimam de 1.000 a 1.999 calorias por semana praticando atividades físicas de intensidade moderada correm um risco 24% menor de sofrer um derrame em relação àqueles que queimam menos calorias.
- Indivíduos que queimam de 2.000 a 2.999 calorias por semana correm um risco 46% menor.
- Queimar mais de 2.999 calorias por semana diminui o risco de AVC em somente 20%.
- Exercícios moderados incluem atividades como caminhada rápida, dança e ciclismo (Krarup et al., 2008; Lee e Paffenbarger, 1998).

CAPÍTULO 13 ▪ Conceitos Sobre Bem-estar

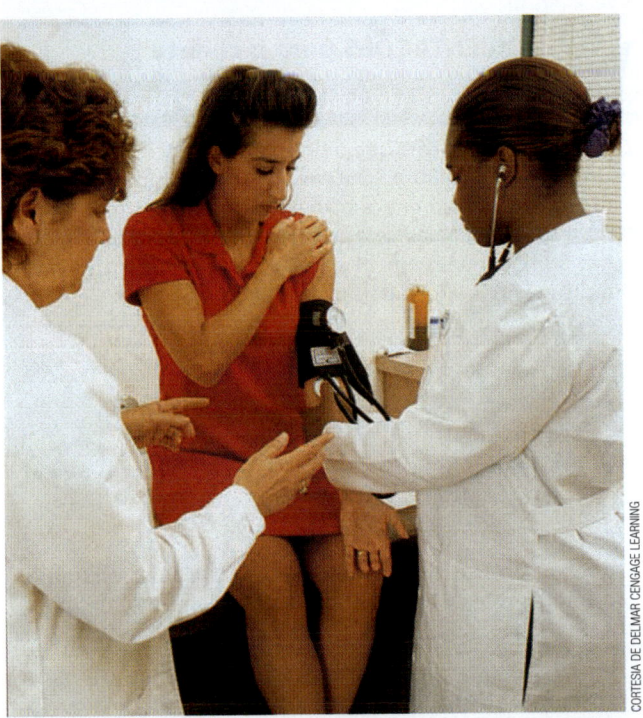

Figura 13.6 ▪ Exames físicos de rotina são essenciais para a manutenção da saúde e prevenção de doenças.

tórico de saúde pessoal. A presença de sintomas altera o prazo dos serviços de assistência médica.

Exame físico

O exame físico começa com uma análise do histórico familiar e individual, hábitos pessoais (práticas sexuais, tabagismo, uso de álcool e drogas) e preocupações que o cliente possa ter. O cliente deve anotar as perguntas e observações antes da consulta para evitar que algum aspecto seja esquecido. Entre 20 e 39 anos, os indivíduos devem realizar um exame físico completo no período entre um ano e três anos; pessoas entre 40 e 49 anos, a cada um ano ou três anos; e aqueles com mais de 50 anos de idade, anualmente.

Imunizações

O adulto que quando criança não foi imunizado deve discutir isso com seu médico. O profissional pode recomendar algumas vacinas com base nos fatores de risco do cliente.

A cada dez anos, todo adulto deveria receber um reforço contra o tétano. Os profissionais da saúde e estudantes universitários; aqueles com elevado risco de exposição; aqueles com insuficiência cardíaca, pulmonar ou renal; aqueles com diabetes e aqueles com 65 anos ou mais devem ser vacinados contra gripe todo ano e contra pneumonia pneumocócica a cada seis anos.

Exames

Os exames a seguir devem ser feitos periodicamente: hemograma completo, glicemia, colesterol, urina, sangue ocul-

 DICA Profissional

Mamografia

O Centro para Controle e Prevenção de Doenças (2005) relatou que, em 2002, 68,4% das mulheres com 40 anos ou mais, com renda anual menor do que R$ 25 mil, fizeram mamografia, assim como 75,3% das mulheres com renda anual entre R$ 25 mil e R$ 58 mil e 82,5% com renda anual igual ou superior a R$ 83 mil. Mulheres que não chegaram ao ensino médio, que nunca casaram e que não tinham assistência médica fizeram menos mamografias do que aquelas que eram graduadas, casadas e tinham assistência médica.

to nas fezes; no caso de mulheres, também o Papanicolau (Pap). O eletrocardiograma (ECG) deve ser feito entre 20 e 40 anos e a cada cinco anos após isso (anualmente, se o cliente é considerado de alto risco). As mulheres devem fazer um exame de mama e uma mamografia basal (Figura 13.7) aos 40 anos e, depois, anualmente. Após os 40 anos, os homens devem fazer o exame dos testículos e o exame retal para verificar a próstata. Depois de cada período menstrual, a mulher deve fazer o autoexame das mamas. No caso dos homens, deve ser feito o autoexame dos testículos mensalmente.

Exame dental

Ao longo da vida, a cada seis ou 12 meses, o indivíduo deve fazer um exame dentário, a profilaxia e os tratamentos necessários.

Exame oftalmológico

Um exame de vista completo, incluindo tonometria para detectar glaucoma, deve ser realizado a cada dois ou três anos, dos 40 aos 49 anos, e a cada um ano ou dois anos após os 50 anos.

FAZENDO UM GENOGRAMA

O **genograma** permite visualizar os familiares, as datas de nascimento e/ou a idade de morte, bem como problemas de saúde específicos. Pelo menos quatro gerações devem

 DICA Profissional

Vacina contra hepatite B

Os profissionais de saúde que ficam expostos a sangue e fluidos corporais correm o risco de contrair o vírus da hepatite B. Os empregadores são obrigados por lei a oferecer vacinação contra hepatite B sem custo para os funcionários que fazem atendimento direto. Os funcionários têm a opção de aceitar ou recusar essa imunização. A vacina não é contraindicada durante a gravidez e, em princípio, não há nenhum efeito colateral para o feto em desenvolvimento; no entanto, pode provocar choque anafilático em pessoas alérgicas.

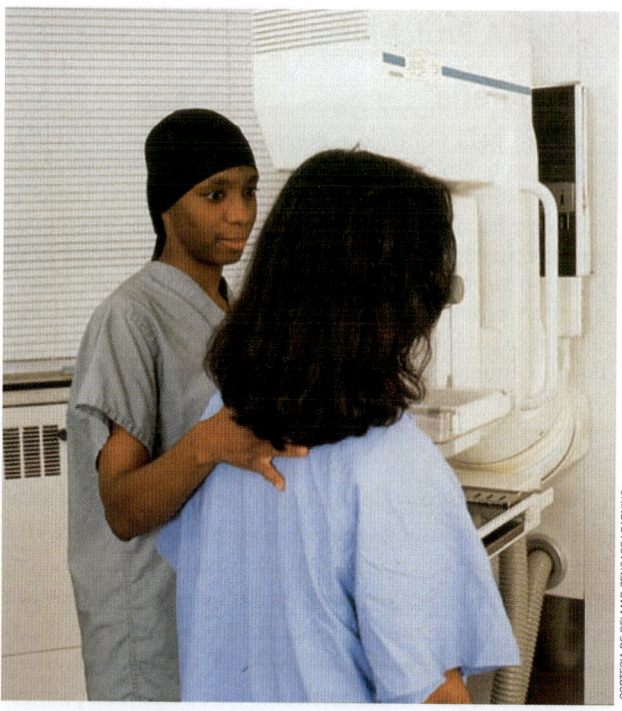

Figura 13.7 ■ A mamografia é um elemento-chave na promoção do bem-estar entre mulheres com mais de 40 anos.

> **ORIENTAÇÕES para o cliente**
> **Práticas de saúde essenciais**
>
> Simon (1992) afirma que o progresso médico dos Estados Unidos entre 1900 e 1990 aumentou o ciclo de vida de um adulto médio em quatro anos, mas que simples mudanças no estilo de vida aumentaram o ciclo de vida de um adulto médio em 11 anos. As dez práticas de saúde indicadas por ele ainda são aplicáveis:
>
> - Não fumar nem usar drogas.
> - Não consumir mais do que meio litro de álcool por dia.
> - Seguir uma dieta baixa em colesterol, gordura e sal; rica em fibras, frutas, legumes e peixes.
> - Exercitar-se regularmente – 1 hora por semana é bom, 3 horas é ideal.
> - Manter-se magro.
> - Dirigir carros com *air-bags* e usar cinto de segurança; dirigir com prudência; nunca beber antes de dirigir.
> - Evitar estresse em excesso.
> - Minimizar a exposição à radiação, aos raios ultravioleta, poluentes químicos e outros perigos ambientais.
> - Proteger-se contra doenças sexualmente transmissíveis.
> - Passar por atendimento médico regularmente; isso inclui observar as imunizações e os exames necessários.

ser incluídas: o indivíduo, os pais, os avós e os filhos. Dessa forma, é fácil rastrear os problemas de saúde através das gerações. É possível identificar potenciais problemas de saúde e tomar as medidas para preveni-los. A Figura 13.8 mostra um genograma.

DIRETRIZES PARA A SAÚDE

Em virtude de sua formação, os enfermeiros estão em uma posição privilegiada no que diz respeito a colocar em prática hábitos saudáveis para si mesmos e promover tais hábitos entre seus clientes. A Tabela 13.1 identifica as nove principais causas de morte e os fatores controláveis que mais contribuem para esses tipos de morte. Embora seja importante lembrar que determinadas variantes relacionadas à saúde, como gênero e raça, não podem ser controladas ou alteradas, outras, como dieta e tabagismo, são resultado de escolhas individuais. Essas escolhas são baseadas em preferências individuais, e os enfermeiros podem ajudar seus clientes a fazer a melhor escolha visando ao bem-estar e ao bom funcionamento do organismo. A seguir, listamos as orientações para enfermeiros e clientes, para que alcancem uma vida saudável e o bem-estar.

Doença cardíaca:
- Seguir uma dieta baixa em gordura e colesterol e rica em fibras.
- Exercitar-se regularmente, 30 minutos por dia, de três a cinco vezes por semana (caminhada, ciclismo, natação).
- Parar de fumar ou não começar a fumar.
- Reduzir o nível de estresse; usar técnicas de relaxamento ou meditação.
- Não ingerir cafeína ou álcool em excesso.
- Manter uma proporção apropriada entre altura e peso.
- Manter a pressão arterial normal.
- Fazer exames físicos regularmente.

Osteoporose:
- Manter uma dieta equilibrada ao longo da vida, ingerir alimentos ricos em cálcio (leite e produtos lácteos).
- Praticar exercícios físicos.
- Discutir com um clínico geral a necessidade de um suplemento de cálcio e terapia de reposição hormonal (mulheres).
- Não fumar.

Câncer:
- Não fumar.
- Evitar exposição desnecessária à radiação.

> **▶ REFLEXÃO CRÍTICA**
> **Bem-estar**
>
> Como você pode ajudar os clientes a avaliar o nível de bem-estar deles?
>
> Quais cuidados preventivos de saúde devem ser observados por indivíduos de 20, 42 e 65 anos de idade?
>
> Como o bem-estar do enfermeiro pode afetar o atendimento?

CAPÍTULO 13 ■ Conceitos Sobre Bem-estar 317

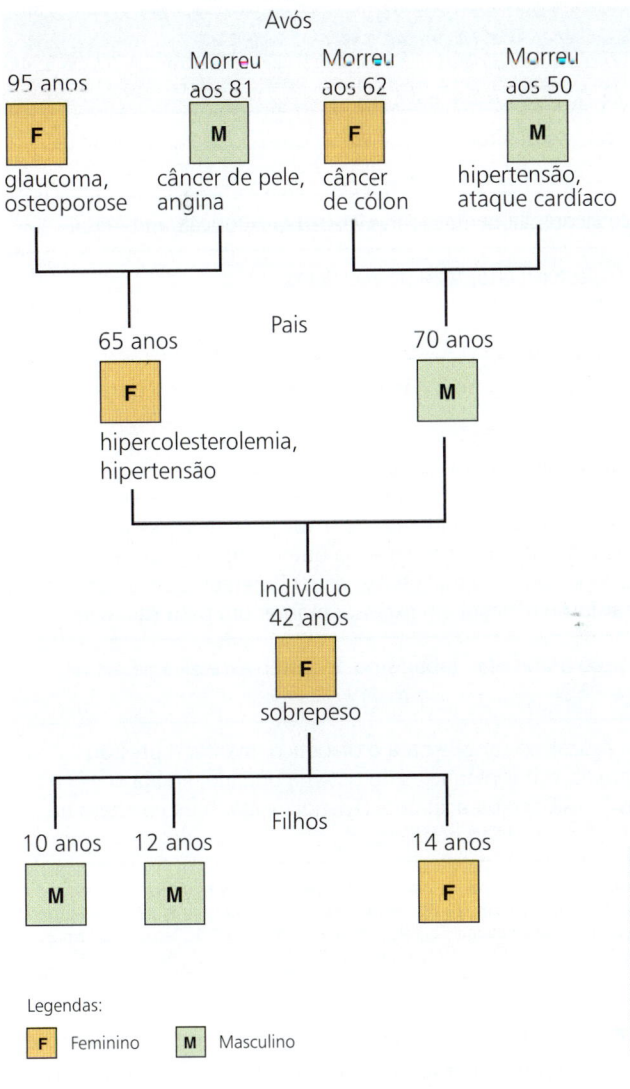

Figura 13.8 ■ Exemplo de genograma.

- Proteger a pele contra raios ultravioleta; usar protetor solar.
- Evitar a exposição a produtos químicos nocivos.
- Minimizar a exposição a pesticidas, herbicidas e venenos.
- Limitar a ingestão de álcool.
- Manter uma dieta equilibrada com a quantidade de fibras adequada.
- Exercitar-se regularmente.
- Praticar sexo seguro.
- Fazer exames de verificação de câncer – mamografia, Papanicolau, exame retal, exame de sangue oculto nas fezes – a cada exame físico.

Dor na parte inferior das costas:
- Exercitar-se regularmente.
- Manter boa postura e mecânica corporal adequada.

Gripes e resfriados:
- Lavar as mãos frequentemente.
- Usar lenços de papel e descartá-los da forma apropriada.
- Tomar vacina contra gripe anualmente.
- Manter uma dieta equilibrada.
- Beber líquido em abundância.

Câncer de mama:
- Seguir uma dieta baixa em gordura.
- Exercitar-se regularmente.
- Limitar a ingestão de álcool e cafeína.
- Fazer autoexame da mama mensalmente.
- Fazer mamografia conforme recomendado pela Sociedade Americana de Câncer.

Doenças sexualmente transmissíveis:
- Praticar sexo monogâmico com pessoas não infectadas.
- Usar preservativos de látex.

Tuberculose (especialmente para os profissionais da saúde):
- Fazer um exame de Mantoux.
- Receber terapia preventiva com isoniazida; qualquer indivíduo recém-infectado e exposto deve ser submetido a tratamento completo.

Infecções do trato urinário:
- Beber muita água.
- Esvaziar a bexiga frequentemente, em especial antes e após a relação sexual.
- Usar roupas íntimas com fundo de algodão.
- Limpar as partes íntimas da frente para trás.
- Beber suco de amora.
- Evitar sais de banho, duchas e papel higiênico colorido ou perfumado.

Anemia falciforme e talassemia:
- Solicitar exame e aconselhamento genético se pertencer a um grupo de alto risco.

Catarata:
- Usar chapéu e óculos escuros.
- Manter uma dieta equilibrada.
- Não fumar.

Glaucoma:
- Fazer tonometria.
- Fazer um exame do nervo ótico.

Queimaduras de sol:
- Sempre usar protetor (com FPS de no mínimo 15) quando exposto ao sol.

Cárie e doença periodontal:
- Usar fio dental diariamente e escovar os dentes após cada refeição.
- Usar creme dental com flúor.
- Fazer limpeza no dentista duas vezes por ano.
- Passar por exame odontológico anualmente.

Segurança no ambiente doméstico:
- Trancar armários que guardam medicamentos e materiais de limpeza.

Tabela 13.1 ■ Fatores de risco controláveis para as nove principais causas de morte	
Causas de morte	Fatores de risco controláveis
Doença cardíaca	Tabagismo, pressão arterial alta, colesterol alto, sedentarismo, estresse excessivo, diabetes, obesidade.
Câncer	Tabagismo, radiação, ingestão de álcool, alimentação inadequada, exposição ambiental.
Acidente vascular cerebral	Tabagismo, pressão arterial alta, colesterol alto, falta de exercícios.
Doença pulmonar crônica	Tabagismo, exposição ambiental.
Acidentes	Ingestão exagerada de álcool e drogas, tabagismo, não utilização do cinto de segurança, cansaço, estresse, imprudência.
Diabetes	Obesidade, alimentação inadequada, falta de exercícios, estresse excessivo.
Mal de Alzheimer	Usar cinto de segurança e capacete para evitar ferimentos na cabeça; diminuir os riscos de queda; controlar os fatores de risco das doenças cardíacas, já que há uma ligação entre problemas do coração e doenças vasculares e o mal de Alzheimer; interagir com as pessoas; exercitar a mente e o corpo; evitar fumo e álcool em excesso; manter um peso saudável.
Pneumonia e gripe	Doença pulmonar crônica, exposição ambiental, tabagismo, ingestão excessiva de álcool, falta de vacinas.
Doença renal	Controle da pressão arterial e do açúcar no sangue para o diabético; manter a pressão sanguínea dentro dos limites normais; evitar bloqueios do sistema urinário; limitar o uso de anti-inflamatórios não esteroides (NSAIDs) e paracetamol (Tylenol); evitar o uso de heroína e cocaína; tratar infecções por *Estreptococos* logo no início.

Dados obtidos e adaptados de *Risk factors*, da Associação de Alzheimer, 2008. Recuperado em 21 de abril de 2009 do site http://www.alz.org/alzheimers_disease_causes_risk_factors.asp; National vital statistics report, v. 15, n. 5, do National Center for Health Statistics, 2001. Recuperado em 21 de abril de 2009 do site http://www.cdc.gov/nchs/data/nvsr/nvsr51/nvsr51_05.pdf; National vital statistics report, v. 57, n. 14, do National Center for Health Statistics, 2001. Recuperado em 21 de abril de 2009 do site http://www.cdc.gov/nchs/products/nvsr.htm#vol57.

- Manter alarmes de fumaça e extintores de incêndio funcionando.
- Usar um alarme de monóxido de carbono próximo a aparelhos a gás e aquecedores.
- Planejar rotas de fuga em caso de incêndio e fazer treinamento dos procedimentos de fuga.
- Promover meios de evitar quedas.
- Conhecer as regras de segurança referentes à água.

Segurança no ambiente de trabalho:
- Seguir as normas de segurança do trabalho.
- Relatar práticas perigosas ou equipamentos.

Segurança durante viagens:
- Usar cinto de segurança.
- Não beber e dirigir.
- Dirigir defensivamente e com segurança.
- Usar cadeiras e apoios próprios para bebês e crianças.
- Usar capacete ao conduzir moto ou bicicleta.
- Não nadar sozinho.

Peso:
- Seguir as Diretrizes Alimentares para uma alimentação equilibrada.
- Exercitar-se diariamente por 30 minutos.
- Se estiver com sobrepeso, comer o menor número de porções recomendado e substituir os lanches entre as refeições por frutas e vegetais.
- Se estiver abaixo do peso, comer o maior número de porções recomendado e fazer um lanche nutritivo entre as refeições.

Estresse:
- Identificar as fontes de estresse.
- Estabelecer expectativas e objetivos realistas.
- Tentar ser flexível.
- Expressar sentimentos e pensamentos.
- Não consumir álcool ou drogas para relaxar.
- Exercitar-se regularmente.
- Praticar relaxamento muscular e respiração profunda.
- Dormir o suficiente.
- Manter o senso de humor – rir.
- Obter ajuda profissional quando necessário.

Após ler este capítulo e, principalmente, as "Diretrizes para a saúde", relacionar três comportamentos que você poderia mudar para melhorar a sua saúde. Que atitudes você poderia tomar para melhorar esses comportamentos? Escreva três objetivos mensuráveis para alcançar uma vida saudável. Avalie seus resultados no final do semestre.

ESTUDO DE CASO

Em uma clínica geriátrica, localizada em um bairro de baixa renda no centro da cidade, um enfermeiro está prestando cuidados a uma senhora afro-americana de 80 anos. O diagnóstico dela é de hipertensão, diabetes e insuficiência cardíaca congestiva. Ela é obesa, tem IMC igual a 31, não está seguindo a dieta indicada de 1.800 calorias nem está controlando a ingestão de carboidratos. Nessa consulta, suas principais preocupações são o aumento do edema pedal e os níveis elevados de açúcar no sangue. Seus sinais vitais são T-98.6 P-112 R-28 BP-163/96.

1. Relacione algumas perguntas que você gostaria de fazer à cliente para avaliar como o comportamento e o estilo de vida dela estão afetando seu estado de saúde.
2. Relacione algumas intervenções preventivas primárias, secundárias e terciárias que o enfermeiro recomendaria nesse caso.

RESUMO

- O bem-estar envolve a prevenção, a identificação precoce de problemas de saúde e seu tratamento.
- A melhor maneira de manter a saúde é seguir as Diretrizes Alimentares, reduzir o estresse, exercitar-se regularmente, prevenir acidentes e fazer exames de rotina.
- As mudanças no estilo de vida podem reduzir significativamente as principais causas de morte.
- Os aspectos físicos, emocionais, mentais, sociais e espirituais têm papel fundamental na capacidade de resistir à doença e manter a saúde e o bem-estar.

QUESTÕES DE REVISÃO

1. A manutenção da saúde e a prevenção de doenças são responsabilidades do:
    1. enfermeiro.
    2. médico.
    3. indivíduo.
    4. enfermeiro clínico.

2. Prevenção primária:
    1. é o trabalho do enfermeiro.
    2. cura uma doença em cinco dias.
    3. ocorre antes que uma doença comece.
    4. inclui todas as doenças ou condições.

3. A saúde pode ser melhorada por meio de atitudes como:
    1. não fumar.
    2. não ingerir álcool.
    3. comer mais macarrão.
    4. dormir de quatro a cinco horas por noite.

4. O enfermeiro está ciente de que o genograma é utilizado para:
    1. elaborar uma árvore genealógica.
    2. identificar potenciais problemas de saúde.
    3. prevenir a maioria das doenças e enfermidades.
    4. reconhecer os genes que uma pessoa herda.

5. Os clientes devem estar cientes de que é possível prevenir gripes e resfriados por meio de atitudes como:
    1. fumar.
    2. manter-se aquecido e seco.
    3. lavar as mãos frequentemente.
    4. tomar uma vacina contra gripe a cada três anos.

6. Um enfermeiro que trabalha em uma clínica de cuidados primários no centro da cidade está ensinando a uma mulher de 56 anos aspectos relacionados à promoção da saúde. Há dez anos, o diagnóstico da cliente tem acusado hipertensão; atualmente, toma anti-hipertensivo. Ela está acima do peso e não segue a dieta prescrita. Qual das afirmações a seguir indica que o enfermeiro está ensinando o nível secundário de prevenção?
    1. "Perder 9 kg vai lhe deixar no seu peso ideal."
    2. "Você deve tirar sangue para verificar o nível de colesterol."
    3. "Se você não fizer algumas mudanças no seu estilo de vida, poderá sofrer um ataque cardíaco ou acidente vascular cerebral."
    4. "A prática de exercícios diminui o risco de doenças cardíacas."

7. O objetivo geral do *Healthy People 2010* é:
    1. identificar desigualdades referentes à saúde.
    2. predizer o estado de saúde dos Estados Unidos em 2010.
    3. identificar práticas de um estilo de vida insalubre.
    4. aumentar a qualidade e os anos de vida saudável.

8. B.D. está andando de bicicleta pela vizinhança e conversa com várias pessoas; ele se detém para ajudar uma senhora idosa a carregar uma caixa grande para dentro da casa dela. Ele é membro do Lions Clube e é bem relacionado no trabalho. B.D. está demonstrando:
   1. bem-estar emocional.
   2. bem-estar mental.
   3. bem-estar físico.
   4. bem-estar social.

9. Um indivíduo caiu e sofreu distensão muscular e dos tendões. A fim de prevenir o desequilíbrio da marcha e maiores danos ao sistema musculoesquelético, ele fez fisioterapia três vezes por semana durante seis semanas, para melhorar e fortalecer o músculo e os tendões lesionados. Essa pessoa está praticando:
   1. prevenção primária.
   2. prevenção secundária.
   3. prevenção terciária.
   4. controle dos fatores de risco.

10. Que afirmações descrevem o *Health People 2010*? (Selecione todas as opções aplicáveis.)
    1. A base do *Healthy People 2010* é fazer os indivíduos saudáveis formarem uma comunidade saudável e, finalmente, uma nação.
    2. O *Healthy People 2010* é uma organização popular que exige comportamento saudável de todas as pessoas que formam a comunidade.
    3. O *Healthy People 2010* identificou os dez principais indicadores (LHIs) das questões referentes à saúde mais importantes dos Estados Unidos.
    4. O *Healthy People 2010* identifica grupos com saúde debilitada e lhes paga para experimentar atividades que melhorem sua saúde.
    5. O *Healthy People 2010* é um plano de assistência médica nacional que entrou em vigência em 2010.
    6. O *Healthy People 2010* tenta eliminar as desigualdades referentes à saúde nos Estados Unidos.

REFERÊNCIAS/ LEITURAS SUGERIDAS

Alzheimer's Association. (2008) Risk factors. Recuperado em 21 de abril de 2009 do site http://www.alz.org/alzheimers_disease_causes_risk_factors.asp

Baughcum, A. (1998) Mom's beliefs may cause child obesity. *Archives of Pediatric and Adolescent Medicine, 152,* 1010-1014.

Browder, S. (1998) Attention, women over 50. Disponível em: http://www.seniornews.com/new-choices/article593.html

Carethers, M. (1992) Health promotion in the elderly. *American Family Physician, 45*(5), 2253-2260.

Centers for Disease Control and Prevention. (2005) Breast cancer screening and socioeconomic status – 35 metropolitan areas, 2000 and 2002. *Morbidity and Mortality Weekly Report,* 54(39), 981-985. Recuperado em 22 de outubro de 2008 do site http://www.cdc.gov/mmwr/preview/mmwrhtml/mm5439a2.htm

Centers for Disease Control and Prevention. (2006) Falls among older adults: An overview. Recuperado em 19 de dezembro de 2006 do site http://www.cdc.gov/ncipc/factsheets/adultfalls.htm

Cerrato, P. (1999) A radical approach to heart disease. *RN,* 62(4), 65-66.

Chopra, D.; Simon, D. (2001) *Grow younger, live longer.* Nova York: Harmony Books.

CNN. (2008a) U.S. life expectancy still trails 30 countries. Recuperado em 21 de outubro de 2008 do site http://cnn.site.printthis.clickability.com/pt/cpt?action=cptetitle=U.S.+life+expectancy+st

CNN. (2008b) WHO slams global health care, calls for universal coverage. Recuperado em 21 de outubro de 2008 do site http://cnn.site.printthis. clickabili ty.com/pt/cpt?action=cpt&title=WHO+slams+global+he

Cohen, L.; Davis, R.; Mikkelsen, L. (março/abril de 2000) Comprehensive prevention: Improving health outcomes through practice. *Minority Health Today.* Recuperado em 20 de outubro de 2008 do site http://preventioninstitute.org/minorityhealth.html

Edlin, G.; Golanty, E.; McCormack-Brown, K. (1999) *Essentials for health and wellness.* Boston: Jones & Bartlett.

Floyd, P.; Mimms, S.; Yelding-Howard, C. (1995) *Personal health: A multicultural approach.* Englewood, CO: Morton.

Hall, D. (2006) Religious attendance: More cost-effective than Lipitor? *Journal of the American Board of Family Medicine,* 19, 103-109.

Harris, G. (16 de outubro de 2008) Infant deaths drop in U.S., but rate is still high. *New York Times.* Recuperado em 20 de outubro de 2008 do site http://www.nytimes.com/2008/10/16/health/16infnat.html?_r=1&em=&oref+slogin&pag

Healthy People 2010. (2005). What Is Healthy People 2010? Recuperado em 21 de abril de 2009 do site http://www.healthypeopel.gov/About/hpfact.htm

Hoeger, W.; Hoeger, S. (2000) *Lifetime physical fitness and wellness* (5. ed.). Belmont, CA: Wadsworth.

Hoeger, W.; Turner, L.; Hafen, B. (2001) *Wellness: Guidelines for a healthy lifestyle* (3. ed.). Belmont, CA: Wadsworth.

Hoffman, E. (1996) *Our health, our lives.* Nova York: Pocket Books.

Hunt, R. (2008). *Introduction to community-based nursing* (4. ed.). Filadélfia: Lippincott Williams & Wilkins.

Krarup, L. et al. (2008) Prestroke physical activity is associated with severity and long-term outcome from first ever stroke. *Neurology, 71(17)*, 1313-1318.

Lee, I.; Paffenbarger, R. (1998) Exercise can cut stroke risk 50%. *Stroke, 29*, 2049-2054.

Lifeoptions. (2009) Risk factors for CKD. Recuperado em 21 de abril de 2009 do site http://www.lifeoptions.org/kidneyinfo/ckdinfo.php?page=3

Lyon, B. (2000) Conquering stress. *Reflections on Nursing Leadership, 26(1)*, 22-23, 43.

Malaty, H. (1998) Twin study: *H. pylori* tied to hygiene. *American Journal of Epidemiology, 148*, 793-797.

Marshall, V.; Altpeter, M. (2005) Cultivating social work leadership in health promotion and aging: Strategies for active aging interventions. *Health and Social Work, 30(2)*, 135-145.

Matthews, K. (1998) Suppressed anger hard on women's hearts. *Psychosomatic Medicine, 60*, 633-638.

Maville, J.; Huerta, C. (2002) *Health promotion in nursing.* Clifton Park, NY: Delmar Cengage Learning.

McEwen, M. (2002) *Community-based nursing: An introduction* (2. ed.). Filadélfia: W. B. Saunders.

Meyers, S. (2008) Anger and health – An update. Recuperado em 21 de outubro de 2008 do site http://www.extension.umn.edu/distribution/familydevelopment/components/7269ai.html

National Center for Health Statistics. (2001a) National vital statistics report, v. 51, n. 5. Recuperado em 21 de abril de 2009 do site http://www.cdc.gov/nchs/data/nvsr/nvsr51/nvsr51_05.pdf

National Center for Health Statistics. (2001b) National vital statistics report, v. 57, n. 14. Recuperado em 21 de abril de 2009 do site http://www.cdc.gov/nchs/products/nvsr.htm#vol57

Nettina, S. (2001) *The Lippincott manual of nursing practice.* Filadélfia: Lippincott.

Office of Disease Prevention and Health Promotion. (2006) Dietary guidelines for Americans 2005. Recuperado em 2 de dezembro de 2006 do site http://www.odphp.osophs.dhhs.gov

Office of the Surgeon General. (2007) The health consequences of involuntary exposure to tobacco smoke: A report of the surgeon general, U.S. Department of Health and Human Services – 6 major conclusions of the surgeon general report. Recuperado em 22 de outubro de 2008 do sitehttp://www.surgeongeneral.gov/library/secondhandsmoke/factsheets/factsheet6.html

Oman, D.; Reed, D. (1998) Religious elderly tend to live longer. *American Journal of Public Health, 88*, 1469-1475.

Payne, W.; Hahn, D. (2000) *Understanding your health* (6. ed.). Nova York: McGraw-Hill.

Poliafico, F. (1999) Abstinence is not the only answer. *RN, 62(1)*, 58-60.

Potter, P.; Perry, A. (2009) *Fundamentals of nursing* (7. ed.). St Louis, MO: Mosby.

Reed, D. (1998) Four factors predict "healthy aging". *American Journal of Public Health, 88*, 1463-1469.

Reichler, G.; Burke, N. (1999) *Active wellness: A personalized 10 step program for a healthy body, mind and spirit.* Richmond, VA: Time Life.

Resnick, B. (2001) Geriatric health promotion. *Topics in Advanced Practice Nursing Journal.* Recuperado em 20 de outubro de 2008 do site http://www.medscape.com/viewarticle/408406

Seiger, L.; Kanipe, D.; Vanderpool, K.; Barnes, D. (2000) *Fitness and wellness strategies* (2. ed.). Nova York: McGraw-Hill.

Simmerman, J. M.; Mauzy, C. (2001) Finally! Babies can get this vaccine. *RN, 64(7)*, 28-32.

Simon, H. (1992) *Staying well.* Boston: Houghton Mifflin.

Smith, C.; Maurer, F. (1999). *Community health nursing: Theory and practice* (2. ed.) Filadélfia: W. B. Saunders.

Smith, R. (no prelo). *Promoting health and wellness.*

Stibich, M. (2007) Religion might add years to your life. Recuperado em 21 de outubro de 2008 do site http://longevity.about.com/od/longevityboosters/a/religion_life.htm?p=1

U.S. Department of Agriculture, U.S. Department of Health and Human Services. (2000) *Home and Garden Bulletin n. 232* (5. ed.).

U.S. Department of Health and Human Services. (1990) *Healthy People 2000: National health promotion and disease prevention objectives* (DHHS Publication n. [PHS] 91-50212). Washington, DC: Author.

U.S. Department of Health and Human Services, Public Health Service. (1998) Healthy People 2000: National health promotion and disease prevention objectives and first draft Healthy People 2010: National health promotion and disease prevention objectives. Disponível em: http://web.health.gov/healthypeople

U.S. Department of Health and Human Services, Public Health Service. (2000a) Healthy People 2010: National health promotion and disease prevention objectives. Disponível em: http://web.health.gov/healthypeople

U.S. Department of Health and Human Services, Public Health Service. (2000b) 1998-1999 progress review. Disponível em: http://odphp.osophs.dhhs.gov/pubs/hp2000

Wash your hands (to help prevent colds). (janeiro de 1996). *Consumer Reports on Health, 2(1)*.

Weil, A. (1998). *Natural health, natural medicine* (2. ed.). Boston: Houghton Mifflin.

Weil, A. (2001) *Eating well for optimum health: The essential guide to bringing health and pleasure back to eating.* Camperdown, New South Wales, Australia: Quill.

Weil, A.; Daley, R. (2002) *The healthy kitchen: Recipes for a better body, life and spirit.* Westminster, MD: Knopf.

RECURSOS DA WEB

Agência Nacional de Vigilância Sanitária: www.anvisa.gov.br

Alimentação e Cultura: http://www.slowfoodbrasil.com

Associação Brasileira de Nutrição (Asbran): http://www.asbran.org.br/

Associação Pró-Esporte e Cultura: http://www.proesporte.org.br/index.php

Associação Saúde da Família: http://www.saudedafamilia.org

Conselho Nacional de Segurança Alimentar e Nutricional: http://www4.planalto.gov.br/consea

Fundação Nacional de Saúde (Funasa): http://www.funasa.gov.br/internet/index.asp

Organização Pan-Americana da Saúde: http://new.paho.org/bra

Organização para a Proteção Ambiental (OPA): http://www.opa.org.br/

Portal da Saúde da Mulher: http://portal.saude.gov.br/portal/saude/area.cfm?id_area=152

Portal do Envelhecimento: http://www.portaldoenvelhecimento.org.br/

Secretaria de Políticas para as Mulheres: http://www.sepm.gov.br/

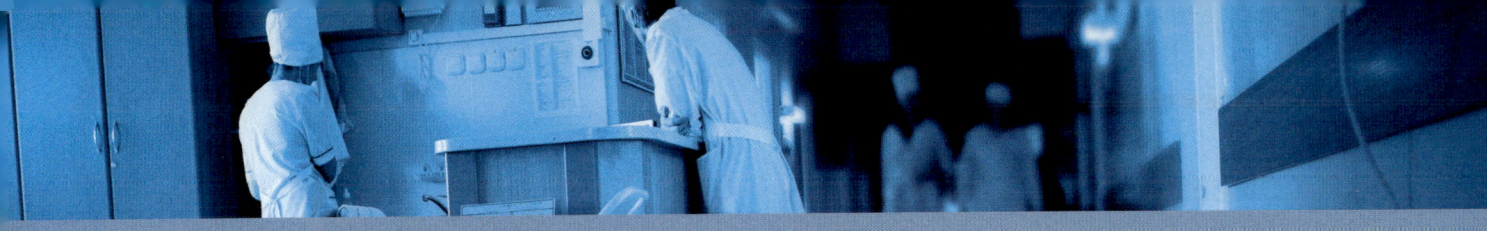

CAPÍTULO 14

Autoconceito

PALAVRAS-CHAVE

autoconceito
autoconsciência
autoestima
desempenho do papel
empoderamento
eu ideal
eu público
eu real
identidade
imagem corporal
papel

ESTABELECENDO RELAÇÕES

Consulte os próximos capítulos para ampliar seu conhecimento acerca de autoconceito:

Enfermagem Básica

- Comunicação
- Desenvolvimento no Ciclo de Vida
- Estresse, Adaptação e Ansiedade
- Cuidados no Fim da Vida
- Espiritualidade
- Terapias Complementares/Alternativas

OBJETIVOS

Ao final deste capítulo, você estará apto a:

- Definir palavras-chave.
- Discutir o desenvolvimento do autoconceito em todo o ciclo de vida.
- Descrever os quatro principais componentes do autoconceito.
- Identificar os fatores que afetam o autoconceito.
- Delinear intervenções da enfermagem que promovem o autoconceito.

AUTOCONCEITO

O autoconceito diz respeito à percepção que temos de nós mesmos. Ele é único, dinâmico e está em constante evolução. Essa imagem mental influencia na identidade de uma pessoa, na sua autoestima, na sua imagem corporal e no seu papel na sociedade. Como compreensão global de si próprio, o autoconceito molda e define quem somos, as decisões que tomamos e os relacionamentos que desenvolvemos (Figura 14.1). O autoconceito é, talvez, a base de todo comportamento motivado (Franken, 1994).

COMPONENTES DO AUTOCONCEITO

O **autoconceito** é a percepção de um indivíduo sobre si, incluindo a autoestima, a imagem corporal e seu eu ideal. Autodescrições como "Eu sou mãe, enfermeira e voluntária" definem o autoconceito de uma pessoa. As declarações autodescritivas ajudam o enfermeiro a ter uma visão mais clara da percepção do cliente sobre si mesmo. O enfermeiro deve prestar atenção às declarações autodescritivas ao avaliar o autoconceito do cliente. Um autoconceito saudável é necessário para o bem-estar físico e mental.

Os três componentes básicos do autoconceito são: o eu ideal, o eu público e o eu real (Figura 14.2). O **eu ideal** é a pessoa que o cliente gostaria de ser, por exemplo, uma pessoa boa, que segue princípios morais e é respeitada. Às vezes, a visão ideal entra em conflito com o **eu real** (o que o cliente realmente pensa sobre si, por exemplo: "Eu tento ser bom e fazer o que é certo, mas não sou respeitado"). Esse conflito pode motivar o cliente a fazer mudanças para se transformar no eu ideal. No entanto, a visão do eu ideal precisa ser realista e alcançável, caso contrário o cliente pode ficar ansioso ou correr o risco de alterar seu autoconceito. O **eu público** é o que o cliente acha que os outros pensam dele e influencia no eu ideal e no eu real. O autoconceito positivo e a boa saúde mental são alcançados quando os três componentes são compatíveis.

O papel do autoconceito positivo é fundamental para a felicidade e o sucesso do cliente. Os indivíduos com um autoconceito positivo têm autoconfiança e estabelecem metas que conseguem alcançar. Atingir as metas reforça o autoconceito positivo. Um cliente cujo autoconceito é positivo tem maior probabilidade de mudar hábitos insalubres (como sedentarismo e tabagismo) do que um cliente cujo autoconceito é negativo.

O autoconceito de uma pessoa é composto da evolução subjetiva consciente e inconsciente de autoavaliações. Os atributos físicos, o trabalho, o conhecimento e as habilidades da pessoa modificam sua vida, contribuindo para as mudanças de seu autoconceito.

IDENTIDADE

Identidade é a descrição consciente que o indivíduo faz de si. É possível avaliar a identidade de um cliente pedindo-lhe para se descrever. Por meio da autodescrição, o enfermeiro percebe se o cliente está satisfeito com a própria identidade. O cliente que usa autodescrições positivas demonstra uma identidade saudável.

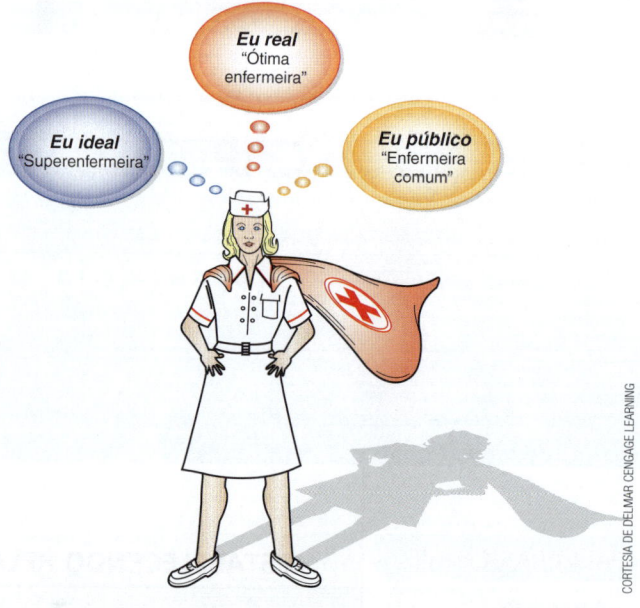

Figura 14.2 ■ Exemplo de como uma enfermeira vê seu eu ideal, seu eu real e seu eu público.

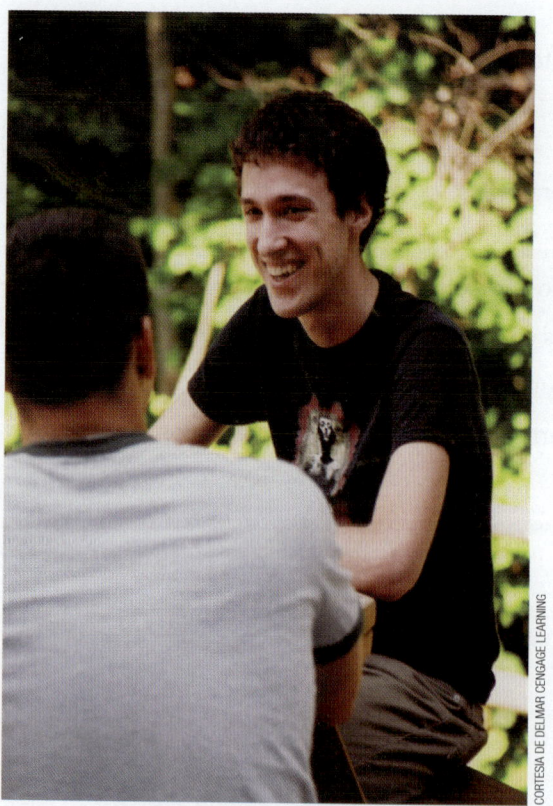

Figura 14.1 ■ O autoconceito positivo gera relacionamentos mais saudáveis.

DICA Profissional

Características do autoconceito positivo

As características de um cliente com autoconceito positivo incluem:

- Autoconfiança.
- Habilidade de aceitar críticas e não ficar na defensiva.
- Capacidade para definir metas alcançáveis.
- Disposição para correr riscos e tentar novas experiências.

ORIENTAÇÕES para o cliente
Conversas positivas consigo

Esse tipo de conversa pode mudar mensagens interiores negativas para positivas.

1. Envie pensamentos positivos para si.
2. Diga os pensamentos positivos em voz alta.
3. Lembre-se de suas qualidades e realizações.
4. Lembre-se de seus momentos de sucesso.
5. Diga a si mesmo, em voz alta, algo novo que aprendeu ou algo bom que você fez hoje.

A identidade de um indivíduo é desenvolvida ao longo do tempo, está em constante evolução e é influenciada pela autoconsciência. A **autoconsciência** envolve conhecer conscientemente como o eu pensa, sente, acredita e se comporta em momentos específicos (Figura 14.3). Segundo Burkhardt e Nathaniel (2008), podemos aumentar a autoconsciência desenvolvendo a habilidade de voltar um pouco atrás e analisar qualquer situação, conscientes de nós mesmos, e como reagimos a ela. O cliente deve ser capaz de identificar os sentimentos pessoais e emocionais de alguém em relação a uma situação sem fazer julgamentos.

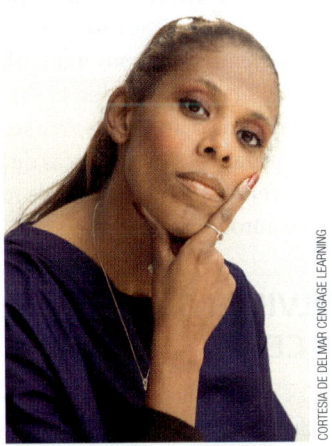

Figura 14.3 ■ A autoconsciência envolve a reflexão sobre sentimentos, pensamentos e reações a determinadas situações.

IMAGEM CORPORAL

A percepção do indivíduo sobre seu próprio físico, incluindo aparência, função e capacidade, é conhecida como **imagem corporal**.

DICA Profissional

Inteligência emocional

A inteligência emocional (IE) refere-se à capacidade de perceber, compreender, controlar/gerenciar e avaliar as emoções. Uma série de questionários e instrumentos foi desenvolvida para medir a IE. Para se submeter a um teste rápido e divertido, visite o site http://psychology.about.com e procure por Emotional Intelligence Test (Teste de Inteligência Emocional).

O crescimento normal e as mudanças referentes ao desenvolvimento podem influenciar e alterar a imagem corporal, por exemplo, as mudanças físicas e hormonais que ocorrem durante a puberdade e adolescência. O início da puberdade envolve o aparecimento de características sexuais secundárias em indivíduos do sexo feminino e do sexo masculino. Ao mesmo tempo em que essas alterações físicas são normais e esperadas durante a fase da adolescência, terão impacto na imagem corporal do adolescente, afetando seu autoconceito.

Mais tarde, na idade adulta, também ocorrerão alterações físicas e hormonais, como afinamento e embranquecimento dos cabelos, enrugamento e perda da elasticidade da pele, ganho de peso, diminuição da audição e da visão e redução da mobilidade. Enquanto alguns adultos aceitam essas transformações como um processo natural do envelhecimento, outros resistem ou têm sentimentos negativos. As mudanças farão o adulto reavaliar a imagem que tem de seu corpo e como se sente a respeito. A imagem corporal do indivíduo sofre constantes transformações ao longo do crescimento e dos estágios desenvolvimentais.

Há fatores relacionados à saúde que podem afetar a imagem corporal, por exemplo, acidente vascular cerebral, lesão medular, amputação, mastectomia, queimaduras, cicatrizes resultantes de cirurgias ou procedimentos e perda de uma parte do corpo ou função. Outras alterações físicas comuns que afetam a imagem corporal envolvem o desenvolvimento de acne e ganho e/ou perda de peso. Uma pesquisa feita pelo IBGE, no Brasil, indica que o total de homens acima do peso na população de 20 anos ou mais chegou a 50,1%. Entre as mulheres, a proporção de pessoas acima do peso aumentou de 40,9% para 48%. Na prática, quase metade da população está acima do peso. Segundo o Centro de Controle de Doenças (CDC, 2007), aproximadamente 66% dos adultos norte-americanos estão acima do peso ou obesos. Esses problemas físicos podem causar estresse e ansiedade no cliente, reduzindo sua autoestima e autoconfiança.

> **REFLEXÃO CRÍTICA**
>
> **Imagem corporal *versus* autoestima**
>
> Quais são as diferenças entre imagem corporal e autoestima? Como uma afeta a outra?

AUTOESTIMA

A **autoestima** é a opinião pessoal de si mesmo; é moldada pela relação dos indivíduos com outras pessoas, experiências e realizações na vida. A autoestima saudável é necessária para o bem-estar mental e o autoconceito positivo. É possível alcançar isso estabelecendo objetivos atingíveis e alcançando-os de forma bem-sucedida, o que resulta no aumento da autoconfiança, assertividade e no sentimento de autovalorização. Já que a autoestima afeta todos os aspectos da vida, é importante estabelecer uma visão saudável e realista sobre si (Mayo Clinic, 2009).

Indivíduos com baixa autoestima dão pouco valor a si e às suas realizações. Eles acham que não são bons o suficiente e que valem menos do que os outros; sentem vergonha de si mesmos. Eles se envolvem em pensamentos negativos, muitas vezes se desculpam e buscam reafirmação constante. Geralmente, esse tipo de pessoa é um perfeccionista que luta contra o fracasso.

Um método para melhorar a autoestima baixa é dar ao indivíduo o poder de decisão (*empowerment*). Burkhardt e Nathaniel (2008) definem o empoderamento como um processo de ajuda e parceria, praticado em um contexto de amor e respeito por si mesmo e pelos outros, por meio do qual os indivíduos e grupos são estimulados a mudar situações e aprendem habilidades, recebem recursos, oportunidade e autoridade para fazê-lo (p. 542). Chamberlin (2008) reconheceu que o empoderamento tem elementos em comum com os conceitos da autoestima e da autoeficácia. Quanto mais um cliente adquire o controle da situação, mais ele se sente confiante para gerenciar a própria vida, melhorando, assim, sua autoestima e a imagem que tem de si próprio. O Quadro 14.1 relaciona os elementos que favorecem a tomada de controle por parte do cliente. O enfermeiro pode ensinar esses elementos aos clientes de modo que eles aumentem a autoestima.

Há décadas, são realizadas pesquisas e avaliações sobre autoestima. A escala de autoestima de Rosenberg foi originalmente desenvolvida para avaliar a autoestima de adolescentes (Rosenberg, 1965). Esse autorrelato consiste em declarações relacionadas a sentimentos de autoimportância ou autoaceitação para mensurar a autoestima total. A escala foi validada para ser utilizada com adolescentes do sexo masculino e feminino, adultos e idosos e é aplicada atualmente.

> **DICA Profissional**
>
> **O poder de cura de um diário**
>
> Descobriu-se que manter um diário é uma forma poderosa de superar os próprios pensamentos e sentimentos. Merrill Devito, da Stanford University, formou um grupo de apoio chamado "Anotações de Mulheres Famintas" para ajudar mulheres que lutam com questões alimentares, bem como com aquelas relacionadas à confiança e à autoimagem. O intuito era ensiná-las a usar o diário para explorar as atitudes que tinham em relação a seus corpos (Hanson, 2004). O objetivo de cada participante era superar seus pensamentos negativos e sentir-se capacitada e autoconfiante em relação a si e à sua imagem corporal.

> **REFLEXÃO CRÍTICA**
>
> **Sentimentos de empoderamento**
>
> 1. Considere uma situação em que você se sentiu no controle. Relacione e descreva os fatores que contribuíram para esse sentimento.
> 2. Reflita sobre uma situação em que você se sentiu desamparado. O que teria ajudado você a sentir mais controle da situação?

PAPEL

Ao longo de nossa vida, representamos vários papéis. À medida que passamos do nascimento à morte, nos tornamos criança, adolescente, amigo, trabalhador e, talvez, cônjuge ou pai. Muitos dos nossos papéis são definidos por nosso sucesso, educação, relacionamentos e carreira. O **papel** de um indivíduo é definido como um comportamento esperado assumido ou atribuído em determinada posição social ou grupo. Os comportamentos específicos que uma pessoa demonstra em cada papel compõem o **desempenho do papel**.

Doença, acidente e envelhecimento podem alterar o papel de uma pessoa. Alterações adicionais podem incluir gravidez, perda do emprego, aposentadoria ou morte de um ente querido. Como o indivíduo encara essas mudanças ou perdas determina o impacto sobre seu autoconceito. As pessoas que encaram essas mudanças de forma negativa correm o risco de representar seu papel de maneira ineficaz e de diminuir seu autoconceito.

DESENVOLVIMENTO DO AUTOCONCEITO

Há várias teorias psicossociais que tentam explicar o desenvolvimento do autoconceito. A seguir, abordamos a teoria do desenvolvimento psicossocial de Erikson sobre o autoconceito.

Quadro 14.1 ▪ Elementos de capacitação

A autoestima do cliente aumenta se ele:

- Tiver poder de decidir.
- Tiver acesso a informações e recursos.
- Tiver um leque de opções que lhe permita fazer escolhas.
- Usar habilidades de assertividade.
- Sentir que pode fazer a diferença.
- Sentir que faz parte de um grupo e não se sentir só.
- Fizer mudanças em sua vida e em sua comunidade.
- Aprender habilidades que define como importantes.
- Iniciar processos de crescimento e mudanças por conta própria.
- Aumentar sua autoimagem positiva.

Dados obtidos e adaptados de *A Working Definition of Empowerment*, de J. Chamberlin, 2008. Recuperado em 1º de fevereiro de 2009 do site http://www.power2u.org/articles/empower/working_def.html.

ORIENTAÇÕES para o cliente
Para aumentar a autoestima

É possível aumentar a autoestima do cliente ensinando-lhe a:

- Cuidar bem de si.
- Reservar um tempo para atividades prazerosas.
- Manter um diário.
- Realizar algo que tem sido adiado.
- Passar o tempo com pessoas que o fazem se sentir bem.
- Aprender alguma coisa nova.
- Perdoar-se.
- Fazer algo bom para alguém.
- Conversar consigo de maneira positiva.
- Oferecer recompensas a si mesmo.

TEORIA DE ERIKSON

A teoria psicossocial de Erikson (1963) afirma que o desenvolvimento de um indivíduo ocorre ao longo da vida. Cada um dos oito estágios de desenvolvimento incluem tarefas psicossociais que precisam ser dominadas (ver Capítulo 9, "Desenvolvimento no Ciclo de Vida").

RECÉM-NASCIDOS E CRIANÇAS PEQUENAS

No nascimento, o recém-nascido não sabe se diferenciar dos pais. À medida que os pais começam a cuidar do bebê, os sentimentos e atitudes deles para com o recém-nascido vão desenvolver o autoconceito da criança. Os pais experimentam mudanças em seu próprio autoconceito. O papel dos pais está sendo estabelecido, as imagens corporais são formadas na mãe antes e após o parto e as alterações emocionais afetam o autoconceito dos pais.

O enfermeiro terá de esclarecer à família a necessidade emocional da criança de desenvolver uma relação de confiança, de modo a motivar nela sentimentos de segurança e confiança nos pais. A sensação de segurança e confiança é importante principalmente nos momentos em que a criança fica doente e precisa ser hospitalizada. Os pais devem ser incentivados a passar o maior tempo possível com o bebê e proporcionar uma rotina de cuidados e intervenções desenvolvimentais para facilitar o desenvolvimento saudável do autoconceito.

CRIANÇAS PEQUENAS E CRIANÇAS NA PRÉ-ESCOLA

A criança pequena precisa de um ambiente que lhe ofereça apoio para que a imagem corporal e a autoestima se desenvolvam de forma positiva. Os pais devem proporcionar à criança um ambiente propício para que ela pratique as habilidades recém-adquiridas. É preciso incentivar a criança a experimentar de novo as novas habilidades (como aprender a andar ou a gatinhar) se não foi bem-sucedida da primeira vez. Elogiá-la por adquirir o domínio dessas habilidades é importante para o desenvolvimento do autoconceito positivo. Crianças em idade pré-escolar começam a demonstrar certa curiosidade sexual. À medida que ouvem os nomes e as funções das partes do corpo, podem começar a fazer perguntas. A maneira como os pais respondem às perguntas de uma criança em idade pré-escolar pode ter determinado impacto sobre seu autoconceito e sua imagem corporal. Ao longo do desenvolvimento do autoconceito, muitas vezes as crianças imitam os pais e irmãos.

CRIANÇAS EM IDADE ESCOLAR E ADOLESCENTES

A experiência escolar exerce forte impacto no desenvolvimento do autoconceito, da identidade, da imagem corporal, da autoestima e do papel. Os pais, professores e colegas influenciam de forma direta nos sentimentos relacionados ao desenvolvimento, nos pontos de vista e na ideia de si. As crianças comparam sua aparência física, o desempenho acadêmico, as habilidades atléticas e o *status* social com os de seus pares e buscam aprovação e aceitação do grupo. O *bullying* verbal, emocional ou tecnológico (*e-mail, chat, blog*, mensagens de texto via celular ou Twitter) é comum nessa idade e afeta negativamente o desenvolvimento do autoconceito da criança. A criança em idade escolar dá muita importância à aceitação e aprovação do grupo, pois quer se sentir incluída e positiva a respeito de si mesma.

A adolescência marca diversas mudanças físicas e hormonais, incluindo o início da menstruação, o crescimento de pelos pubianos e axilares, o desenvolvimento dos seios e o aumento da estatura, na menina; no menino, um progressivo e lento engrossamento da voz; crescimento de pelos no peito, no púbis e nas axilas; alargamento dos testículos e do pênis; e afinamento e vermelhidão da bolsa escrotal. O desenvolvimento de acne e a intensificação do odor corporal também ocorrem nessa idade. Essas alterações influenciam na visão que o adolescente tem de seu corpo e de si próprio. Os adolescentes observam nos colegas, pais, modelos e meios de comunicação o que é esperado deles (Figura 14.4).

Muitos adolescentes enfrentam problemas relacionados a imagem corporal, peso, forma, tamanho, cabelo, acne ou altura. Os comentários negativos e as reações dos pares podem levá-los a usar drogas, a ter um comportamento sexual inadequado, a desenvolver transtornos alimentares na tentativa de se adaptarem ao meio. Os adolescentes que lutam para lidar com a ansiedade e depressão em razão das expectativas podem se autoflagelar (automutilação) para tentar lidar com a situação ou podem até tentar o suicídio.

O desenvolvimento de um autoconceito saudável depende do envolvimento e do apoio dos pais. À medida que o adolescente se torna mais independente, os pais precisam se adaptar à nova situação e mudar a maneira de agir. Mesmo se tornando mais independente, ele ainda precisa de amor, de apoio e do envolvimento dos familiares e amigos (Figura 14.5).

Idade adulta

O processo natural do envelhecimento promove mudanças significativas no autoconceito da pessoa. Ao longo da vida, os papéis, o corpo e a identidade sofrem mudanças. Os jovens se esforçam para desenvolver relacionamentos, carreiras e constituir uma família. Os idosos tentam se definir por meio de suas realizações. Os principais eventos na vida adulta moldarão continuamente o autoconceito da pessoa, por exemplo, a obtenção do diploma universitário, o emprego, o casamento, o divórcio, a perda do emprego, a aposentadoria e a morte de um ente querido. O modo como o indivíduo encara as mudanças e lida com elas determina a influência e o impacto que terão no seu autoconceito.

FATORES QUE AFETAM O AUTOCONCEITO

Há vários fatores que afetam o autoconceito, por exemplo, as experiências de vida, a hereditariedade e a cultura, o estresse e o fato de ter de lidar com determinadas situações, o estado de saúde e a fase desenvolvimental. O enfermeiro precisa avaliar os fatores e a influência que cada um deles exerce sobre o cliente na conquista do autoconceito saudável (Figura 14.6).

Experiências de vida

As experiências de vida, incluindo o sucesso e o fracasso, desenvolvem e influenciam o autoconceito do indivíduo. Experiências em que o indivíduo tenha atingido uma meta e obtido sucesso reforçam positivamente o desenvolvimento de um autoconceito saudável. Experiências difíceis ou fracassos podem ter impacto negativo no autoconceito, a menos que o indivíduo tenha estabelecido estratégias para lidar de forma eficaz com os desafios, de modo a obter benefícios para sua autoestima. As estratégias para lidar com situações difíceis são aprendidas quando a pessoa se depara com situações adversas e tem de lidar com elas.

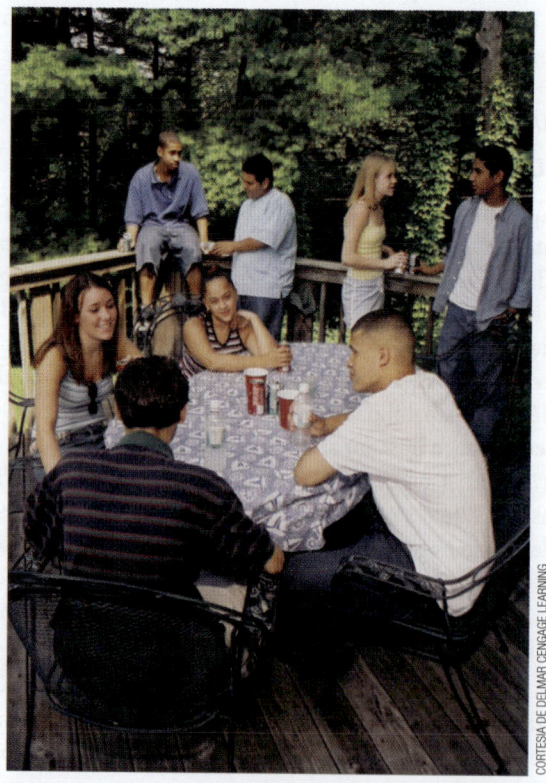

Figura 14.4 ■ Durante a adolescência, o relacionamento com os colegas é muito importante.

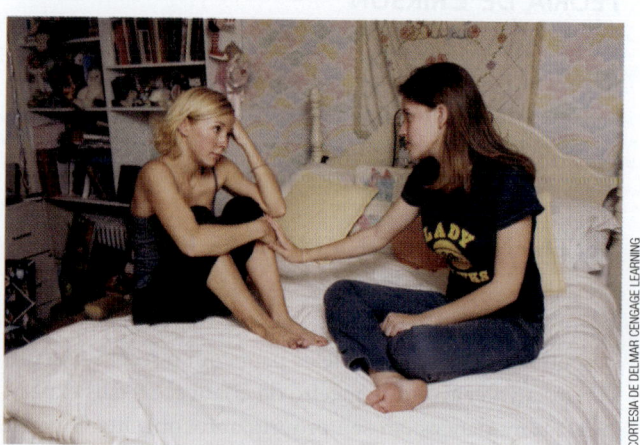

Figura 14.5 ■ O apoio dos amigos favorece o desenvolvimento do autoconceito saudável durante a adolescência.

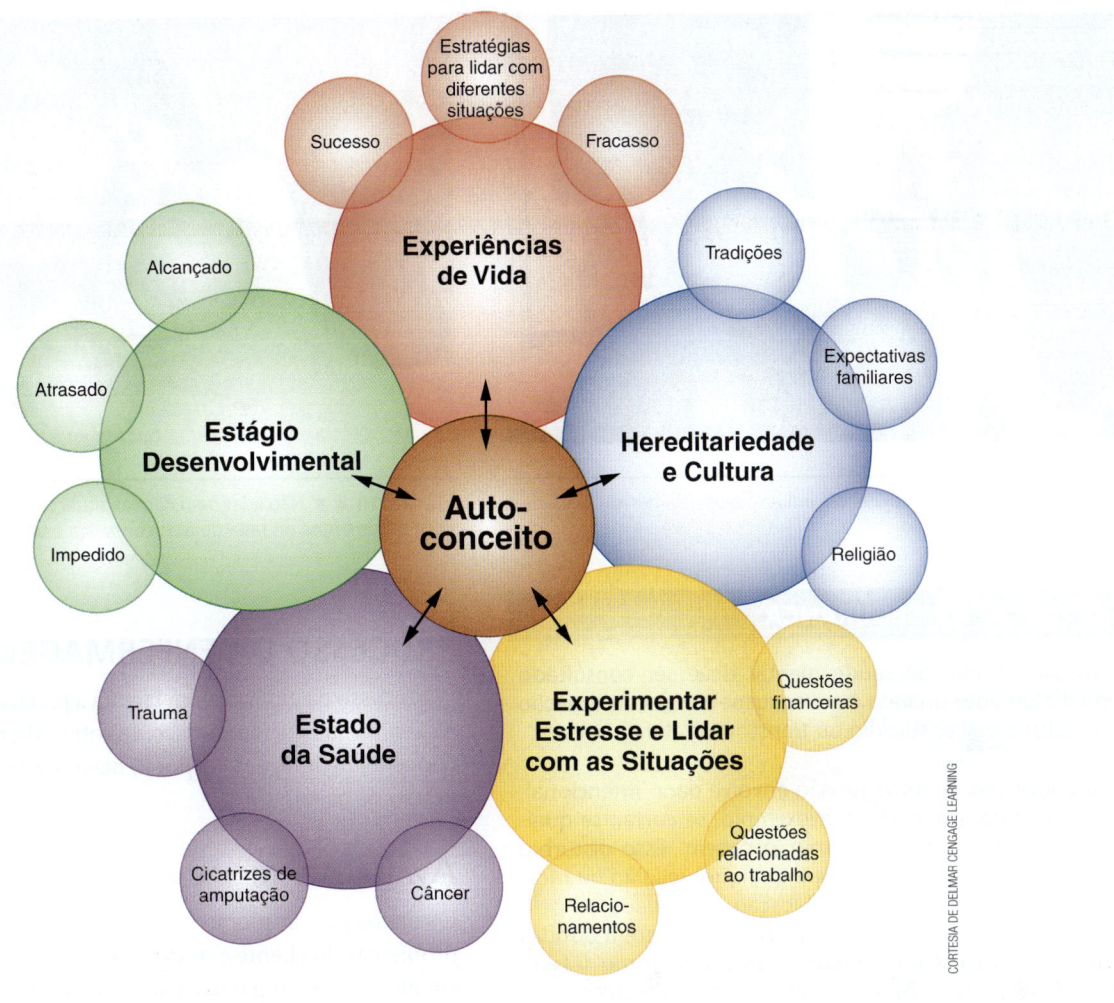

Figura 14.6 ■ Mapa Conceitual – Fatores que afetam o autoconceito.

HEREDITARIEDADE E CULTURA

Os indivíduos crescem aprendendo aspectos relacionados à hereditariedade e à cultura da família e os integram às suas vidas. Desde o nascimento, a hereditariedade e a cultura moldam e influenciam o autoconceito da pessoa. Indivíduos que absorvem sua hereditariedade e cultura tendem a desenvolver uma autoidentidade e um autoconceito mais saudáveis (Figura 14.7).

EXPERIMENTAR ESTRESSE E LIDAR COM SITUAÇÕES

As pessoas experimentam certo nível de estresse todos os dias. As causas mais comuns de estresse incluem questões financeiras, questões relativas ao trabalho, aos relacionamentos e à saúde. Os indivíduos reagem ao estresse e lidam com ele de maneiras diferentes, dependendo de suas experiências anteriores e do sucesso e fracasso que vivenciaram. Os indivíduos que aprendem e utilizam estratégias eficazes para lidar com o estresse desenvolvem um autoconceito positivo. Os que ficam sobrecarregados com o estresse podem se sentir inúteis e impotentes, acabando por desenvolver um sentimento de falta de autoconfiança e baixa autoestima (Figura 14.8). O enfermeiro deve ensinar ao cliente estratégias eficazes para lidar com as diversas situações e técnicas para gerenciar o estresse.

ESTADO DA SAÚDE

As pessoas tendem a pensar que sempre terão boa saúde. Quando ficam doentes, o estado de saúde alterado pode mudar a autoidentidade e o autoconceito. As alterações na imagem corporal podem resultar de problemas de saúde, como amputação, câncer, mastectomia, trauma ou cicatriz. O enfermeiro precisa monitorar as alterações no autoconceito do cliente ocasionadas pelas alterações do seu estado de saúde.

ESTÁGIO DESENVOLVIMENTAL

O crescimento e o desenvolvimento começam no nascimento e se estendem à idade adulta. Uma pessoa desenvolve determinadas tarefas desenvolvimentais à medida que

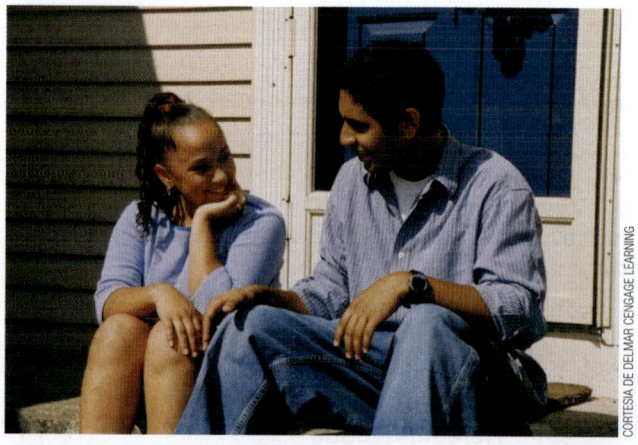

Figura 14.7 ▪ O autoconceito é influenciado pela hereditariedade e pela cultura do indivíduo.

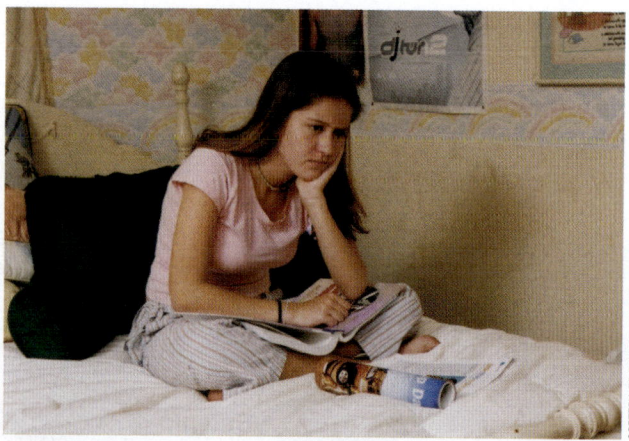

Figura 14.8 ▪ Não lidar bem com as situações e com o estresse provoca sentimentos de falta de autoconfiança e baixa autoestima.

SEGURANÇA

Um profissional de saúde mental deve ser consultado imediatamente quando houver suspeita ou confirmação de autoagressão, suicídio ou transtornos alimentares.

Autoagressão: A autoagressão envolve dano intencional, autoinfligido, ao tecido, por exemplo, se cortar, se queimar, arrancar a pele ou puxar o cabelo. Esse distúrbio ocorre em ambos os sexos, em qualquer religião ou raça, e não é determinado pela educação, pela idade ou pelo *status* social. As estatísticas são difíceis de serem obtidas em razão da natureza secreta desse transtorno (Cleveland Clinic, 2005). Para mais informações, consulte o site http://www.clevelandclinic.org.

Suicídio: O suicídio é a terceira principal causa de morte de clientes entre 10 e 24 anos. Os maiores índices de suicídio estão entre os meninos, nativo-americanos, nativo-siberianos e jovens hispânicos. Aproximadamente 32 mil suicídios (um a cada 16 minutos) são cometidos nos Estados Unidos a cada ano (CDC, 2008b). Para mais informações, consulte o site http://www.cdc.gov.

Transtornos alimentares: Anorexia nervosa, bulimia e compulsão alimentar são os três transtornos alimentares mais comuns. A anorexia nervosa e a bulimia podem fazer a pessoa arriscar a própria vida, o que resulta em danos permanentes aos principais órgãos. É difícil ter estatísticas em virtude da natureza secreta desses transtornos (CDC, 2009). Para mais informações, consulte o site http://www.cdc.gov.

passa pelos estágios da vida. A realização bem-sucedida de cada tarefa influencia e reforça o desenvolvimento de um autoconceito saudável. Os indivíduos que sofrem atrasos no desenvolvimento ou experimentam situações que impedem ou atrasam a realização de tarefas referentes a determinado estágio desenvolvimental podem adquirir um autoconceito alterado ou negativo.

PROCESSO DA ENFERMAGEM

O processo da enfermagem facilita a prestação de cuidados a clientes que correm o risco de sofrer alterações no autoconceito, na imagem corporal, na autoestima e no desempenho de papel.

AVALIAÇÃO INICIAL

Os dados para avaliação inicial são a base para priorizar os problemas do cliente e os diagnósticos da enfermagem. Os clientes que correm o risco de sofrer alterações no autoconceito, na identidade, na imagem corporal, na autoestima e no desempenho de papel requerem um histórico clínico e um exame físico. A reavaliação frequente pode ser necessária para facilitar as mudanças no plano de tratamento e nos resultados esperados.

Histórico clínico

Por meio da avaliação da percepção do cliente acerca de sua identidade, imagem corporal, autoestima e desempenho de papel, o enfermeiro reúne dados para elaborar o histórico clínico (Quadro 14.2). A verbalização dos sentimentos e das percepções do cliente que refletem uma visão alterada dessas áreas de autoconceito precisa ser avaliada com cuidado. O histórico da enfermagem deve levantar dados relacionados aos seguintes aspectos:

- Sentimentos ou percepções que refletem a visão que o cliente tem de si.
- Relato de quaisquer alterações na imagem corporal, na autoestima ou no papel.
- Sentimentos de impotência ou desesperança relacionados a quaisquer dessas alterações.

Quadro 14.2 ▪ Perguntas que auxiliam na elaboração do histórico clínico

Histórico do autoconceito

- Como você se descreve?
- Como os outros o descrevem?
- Qual foi sua maior realização?
- Como isso faz você se sentir?
- Quando recebe elogios, você se sente digno deles?
- O que você mais admira em si mesmo?
- Como você reage quando fracassa?
- Como você lida com o fracasso?
- Você já experimentou mudanças, no passado ou recentes, em sua imagem corporal, autoestima ou desempenho de papel?
- Você já experimentou sentimentos de impotência ou de desespero?
- Quem você considera o seu grupo de apoio?
- O que você faz para ficar bem consigo?

Exame físico

A avaliação completa inclui exame físico para obter dados objetivos referentes ao estado de saúde do cliente e aos problemas apresentados. Ao avaliar o autoconceito, a identidade, a imagem corporal, a autoestima e o desempenho de papel do cliente, o enfermeiro deve focar o exame físico nos seguintes aspectos:

- Ações e comportamentos não verbais;
- Sentimento de abandono;
- Falta de apetite;
- Desejo de dormir o tempo todo;
- Tendência a não participar do tratamento;
- Esconde intencionalmente a parte do corpo em questão, não a toca nem a olha;
- Isola-se;
- Interação com os outros.

DIAGNÓSTICO DA ENFERMAGEM

Após a coleta e análise de dados, elabore o diagnóstico da enfermagem. A Associação Americana de Diagnósticos de Enfermagem (Nanda-I) identifica o diagnóstico relacionado ao autoconceito: *Imagem corporal perturbada*.

A *imagem corporal perturbada* é definida pela Nanda-I (2010) como a "Confusão na figura mental do eu físico de um indivíduo" (p. 197). Os fatores relacionados aos distúrbios referente à imagem corporal são os seguintes:

- Ferimento;
- Trauma;
- Cirurgia;
- Doença;
- Tratamento de doença;
- Percepção;
- Cognitivo;
- Espiritual;
- Cultural;
- Psicossocial;
- Alterações no desenvolvimento;
- Biofísico.

Os clientes que correm o risco de apresentar distúrbios referentes à imagem corporal podem ter problemas psicológicos e fisiológicos associados. Os diagnósticos que geralmente acompanham a *imagem corporal perturbada* incluem:

Disposição para autoconceito elevado
Baixa autoestima situacional
Baixa autoestima crônica
Desempenho de papel ineficaz
Isolamento social
Sentimento de impotência
Falta de esperança
Identidade pessoal perturbada
Risco de comprometimento da dignidade humana
Risco de solidão
Disposição para poder reforçado

A lista identifica diagnósticos relacionados a alterações na autoestima e no desempenho de papéis que devem ser consideradas na elaboração do planejamento do tratamento do cliente que corre o risco de sofrer alterações referentes ao autoconceito.

PLANEJAMENTO/IDENTIFICAÇÃO DE RESULTADOS

O cuidado holístico requer colaborar com o cliente para identificar as metas para cada diagnóstico. Planejar e identificar os resultados foca promover um autoconceito saudável ou facilitar a mudança de um autoconceito alterado. Essas metas individualizadas devem refletir as capacidades e limitações do cliente.

As intervenções da enfermagem são selecionadas e priorizadas para apoiar o cliente na obtenção dos resultados esperados baseados nas metas. Se a cliente relata que está acima do peso, se vê pouco atraente e desejável, isso leva a um diagnóstico de *imagem corporal perturbada*; nesse caso, as metas podem incluir expressar sentimentos positivos sobre si mesma e integrar uma imagem corporal realista.

IMPLEMENTAÇÃO

Várias intervenções podem promover um autoconceito positivo. Entre elas, estão:

- Incentivar o cliente a enumerar realizações passadas e atuais;
- Pedir ao cliente para descrever como ele e outras pessoas o descreveriam;
- Avaliar o relato do cliente sobre as mudanças em sua autoestima, imagem corporal ou desempenho de papel;
- Incentivar a verbalização de sentimentos positivos e negativos e as percepções das mudanças que ocorreram no autoconceito, na imagem corporal, na autoestima ou no papel;
- Reconhecer a normalidade das mudanças na resposta emocional e nas fases de sofrimento;
- Auxiliar o cliente na incorporação das mudanças na vida diária;
- Auxiliar o cliente a identificar métodos, úteis no passado, para lidar com as diferentes situações;
- Ajudar o cliente a entrar em contato com grupos de apoio ou grupos de aconselhamento, se necessário.

AVALIAÇÃO

A avaliação da eficácia do tratamento da enfermagem baseia-se no cumprimento de metas e resultados esperados. O plano de tratamento deve ser atualizado regularmente com a utilização de outras intervenções quando necessário.

EXEMPLO DE PLANO ASSISTENCIAL DE ENFERMAGEM

Cliente com alterações no autoconceito

T.H., um homem de 38 anos, fez uma cirurgia para colocação de marca-passo. Dois dias depois, recusou-se a participar do tratamento; estava calado e distante. Quando o enfermeiro lhe perguntou se queria conversar a respeito, ele respondeu: "Não quero olhar para a cicatriz nem tocá-la. Eu nunca mais vou conseguir ficar sem camiseta. Por que a cicatriz tem de ser tão grande?".

DIAGNÓSTICO DA ENFERMAGEM *Imagem corporal perturbada* relacionada à cicatriz resultante da colocação de marca-passo.

Classificação dos Resultados das Intervenções de Enfermagem (NOC)	Classificação das Intervenções de Enfermagem (NIC)
Imagem corporal *Autoestima*	*Aperfeiçoamento da imagem corporal* *Facilitação ao lidar com a dor* *Aperfeiçoamento da maneira de lidar com a situação*

Planejamento/Resultados	Intervenções de Enfermagem	Fundamentação
T.H. será capaz de olhar para a cicatriz no peito, tocá-la e falar sobre ela.	Incentivar T.H. a verbalizar sentimentos e percepções sobre a cicatriz no peito. Ajudar T.H. a identificar estratégias eficazes para lidar com a situação. Reconhecer a resposta emocional de T.H. às mudanças na aparência da região torácica. Demonstrar empatia e oferecer apoio a T.H.	Verbalizar os sentimentos e percepções pode ajudar T.H. a expressar e identificar suas preocupações. Identificar estratégias para lidar com a situação pode ajudar T.H. a enfrentar de forma eficaz o problema de imagem corporal. Reconhecer a resposta emocional do cliente promove a confiança e valida seus sentimentos e pensamentos. Demonstrar empatia e oferecer apoio é necessário para facilitar o relacionamento positivo e proveitoso entre enfermeiro e cliente.

Avaliação

T.H. afirma que não gosta da cicatriz no peito, mas ele pode conviver com ela. Ele participou das atividades diárias, lavou e secou a região torácica durante a higiene matinal.

RESUMO

- O autoconceito positivo é importante para alcançar a felicidade, o sucesso e a autoidentidade saudável.
- Os quatro principais componentes do autoconceito são: identidade, imagem corporal, autoestima e desempenho de papel.
- Por meio de várias atividades, o enfermeiro pode ensinar o cliente a desenvolver um autoconceito positivo.
- A imagem corporal muda continuamente conforme o indivíduo cresce e passa pelos estágios desenvolvimentais.
- A autoestima é moldada pelo relacionamento com os outros, pelas experiências e pelas realizações.
- Os diversos fatores que afetam o autoconceito incluem as experiências de vida, a hereditariedade e a cultura, os valores e as crenças, o estresse e a forma de lidar com as situações, o estado de saúde e o estágio desenvolvimental.

QUESTÕES DE REVISÃO

1. Uma cliente de 16 anos diz para o enfermeiro: "Sou gorda, feia e boba". Essa declaração reflete o:
   1. eu ideal.
   2. eu real.
   3. eu público.
   4. outro eu.

2. O enfermeiro sabe que o autoconceito positivo é parte importante da felicidade e do sucesso do cliente. Os indivíduos cujo autoconceito é positivo têm todas as seguintes características, exceto:
   1. dificuldade em aceitar críticas.
   2. estabelecimento de metas que podem alcançar.
   3. mudança de hábitos insalubres.
   4. autoconfiança.

3. Um cliente de 78 anos apresenta-se com afinamento e embranquecimento do cabelo, enrugamento e perda de elasticidade da pele, ganho de peso, diminuição da audição e da visão e redução da mobilidade. Esses dados descrevem qual componente do autoconceito?
   1. Autoestima.
   2. Imagem corporal.
   3. Desempenho de papel.
   4. Identidade.

4. O enfermeiro sabe que as atividades que promovem e reforçam a autoestima do cliente incluem: (Selecione todas as opções aplicáveis.)
   1. fazê-lo tomar o controle da situação.
   2. incentivá-lo ao diálogo negativo consigo.
   3. oferecer-lhe apoio e aconselhamento quando necessário.
   4. fazê-lo utilizar habilidades passivas.
   5. incluí-lo na tomada de decisões.
   6. fornecer-lhe informações e recursos, conforme necessário.

5. Um cliente de 43 anos diz ao enfermeiro: "No ano passado, minha esposa se divorciou de mim, meu pai morreu de câncer e, agora, na semana passada, perdi meu emprego porque a empresa está reduzindo seu tamanho. Eu não sei mais quem sou". Essa declaração reflete uma mudança em relação à/ao:
   1. papel.
   2. imagem corporal.
   3. autoestima.
   4. autoconsciência.

6. Uma cliente de 12 anos está tendo as primeiras regras, os pelos pubianos e axilares estão crescendo, os seios estão se desenvolvendo e a estatura está aumentando. Em que estágio desenvolvimental de Erikson ela está?
   1. Confiança *versus* desconfiança.
   2. Autonomia *versus* vergonha.
   3. Identidade *versus* confusão de papéis.
   4. Integridade *versus* desespero.

7. Uma professora aposentada de 65 anos afirma que está curtindo a aposentadoria viajando e brincando mais com os netos. Segundo a teoria de Erikson, ela estaria na fase de:
   1. confiança *versus* desconfiança.
   2. autonomia *versus* vergonha.
   3. identidade *versus* confusão de papéis.
   4. integridade *versus* desespero.

8. Enquanto o enfermeiro está terminando um exame físico de um cliente de 15 anos, nota um corte reto incomum feito por navalha no antebraço do rapaz. Durante a entrevista, o cliente relata ao enfermeiro que, nos últimos seis meses, vem se cortando por causa do "estresse insuportável". Qual dos seguintes diagnósticos de enfermagem é mais adequado nesse caso?
   1. Falta de esperança.
   2. Sentimento de impotência.
   3. Identidade pessoal perturbada.
   4. Todas as opções acima.

9. Uma cliente de 52 anos foi recentemente diagnosticada com câncer de mama. O fator com maior probabilidade de afetar o autoconceito dela é:

1. o estado de saúde.
2. o estágio desenvolvimental.
3. a cultura.
4. a etnia.

10. O enfermeiro está fazendo o histórico clínico de um cliente de 45 anos que recentemente perdeu o emprego. Qual das perguntas a seguir é mais adequada para se fazer ao cliente ao reunir dados sobre autoconceito?
    1. "Quando você perdeu o emprego?"
    2. "Por que a empresa o demitiu?"
    3. "Como você se descreveria?"
    4. "Quantos anos você trabalhou lá?"

REFERÊNCIAS/LEITURAS SUGERIDAS

Bulechek, G.; Butcher, H.; McCloskey, J.; Dochterman, J. (2008) *Nursing Interventions Classification (NIC)* (5. ed.). St. Louis, MO: Mosby/Elsevier.

Burkhardt, M.; Nathaniel, A. (2008) *Ethics and issues*. Clifton Park, NY: Delmar Cengage Learning.

Cappeliez, P. (2008) An explanation of the reminiscence bump in dreams of older adults in terms of life goals and identity. *Self and Identity*, 7(1), 25-33.

Centers for Disease Control and Prevention. (2005) Self-injury. Recuperado em 7 de fevereiro de 2009 do site http://www.clevelandclinic.org/disorders/self-injury/hic_self-injury.aspx

Centers for Disease Control and Prevention. (2007) Fastfacts a to z: Overweight. Recuperado em 1º de fevereiro de 2009 do site http://www.cdc.gov/nchs/fastats/overwt.htm

Centers for Disease Control and Prevention. (2008a) NCHS data on adolescent health. Recuperado em 7 de fevereiro de 2009 do site http://www.cdc.gov/nchs/data/infosheets/infosheet_adoleshealth.htm

Centers for Disease Control and Prevention. (2008b) Suicide prevention: youth suicide. Recuperado em 7 de fevereiro de 2009 do site http://www.cdc.gov/ncipc/dvp/suicide/youthsuicide.htm

Centers for Disease Control and Prevention. (2009) College health and safety. Recuperado em 7 de fevereiro de 2009 do site http://www.cdc.gov/family/college

Chamberlin, J. (2008) A working definition of empowerment. Recuperado em 1º de fevereiro de 2009 do site http://www.power2u.org/articles/empower/working_def.html

Classen, S.; Velozo, C.; Mann, W. (2007) The Rosenberg self-esteem scale as a measure of self-esteem for the noninstitutionalized elderly. *Clinical Gerontologist*, 31(1), 77-93.

Daniels, R.; Grendell, R.; Wilkins, F. (2010) *Nursing fundamentals: Caring and clinical decision making* (2. ed.). Clifton Park, NY: Delmar Cengage Learning.

Delaune, S.; Ladner, P. (2006) *Fundamentals of nursing: Standards and practice* (3. ed.). Clifton Park, NY: Delmar Cengage Learning.

Erikson, E. (1963) *Childhood and society* (2. ed.). Nova York: W. W. Norton.

Franken, R. (1994) *Human motivation* (3. ed.). Pacific Grove, CA: Brooks/Cole.

Hanson, K. (2004) Battling the burden of body image: The healing power of journal writing. Recuperado em 2 de fevereiro de 2009 do site http://daily.stanford.edu/article/2004/11/17/battlingTheBurdenOfBodyImageTheHealingPowerOfJournalWriting

Hermann, A.; Lucas, G. (2008) Individual differences in perceived esteem across cultures. *Self and Identity*, 7(2), 151-167.

Koch, E.; Shepperd, J. (2008) Testing competence and acceptance explanations of self-esteem. *Self and Identity*, 7(1), 54-74.

Maslow, A. (1987). *Motivation and personality* (3. ed.). Nova York: Harper & Row.

Mayo Clinic. (2009) Self-esteem check: Too low, too high or just right? Recuperado em 1º de fevereiro de 2009 do site http://www.mayoclinic.com/health/seelf-esteem/MH00128

Moorhead, S.; Johnson, M.; Maas, M.; Swanson, E. (2007) *Nursing Outcomes Classification (NOC)* (4. ed.). St. Louis, MO: Mosby.

National Institutes of Health. (2007) NIH news in health: Stressed out? Stress affects both body and mind. Recuperado em 1º de fevereiro de 2009 do site http://newsinhealth.nih.gov/2007/January/docs/01features_01.htm

North American Nursing Diagnosis Association International. (2010) *Nanda-I nursing diagnoses: Definitions and classification* 2009-2011. Ames, IA: Wiley-Blackwell.

Rosenberg, M. (1965) *Society and the adolescent self-image*. Princeton, NJ: Princeton University Press.

Wilburn, V.; Smith, D. (2005) Stress, self-esteem, and suicidal ideation in late adolescence. *Adolescence*, 40(157), 33.

RECURSOS DA WEB

Associação Brasileira de Saúde Mental (Abrasme): http://www.abrasme.org.br

Centro Cultural da Saúde: http://www.ccs.saude.gov.br/

Fênix - Associação Pró-Saúde Mental: http://www.fenix.org.br/

Portal da Saúde: http://portal.saude.gov.br/portal/saude/area.cfm?id_area=925

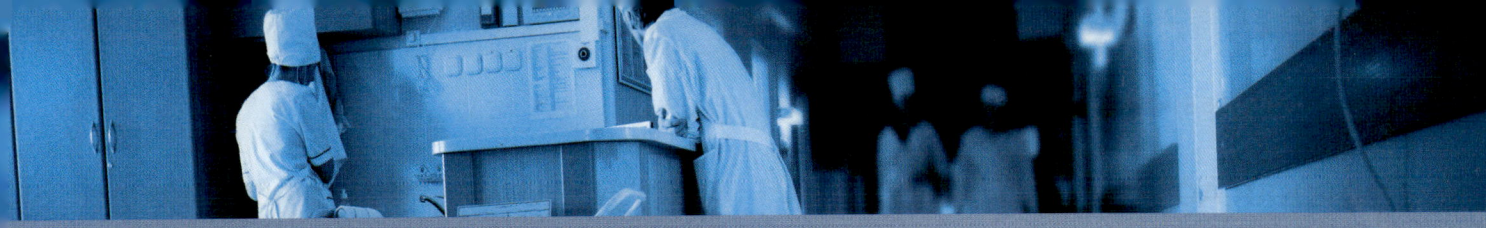

CAPÍTULO 15
Espiritualidade

PALAVRAS-CHAVE

angústia espiritual
espiritualidade
esperança
fé
meditação
oração
religião
transcendência
valores

ESTABELECENDO RELAÇÕES

Consulte os próximos capítulos para ampliar seu conhecimento acerca da espiritualidade:

Enfermagem Básica

- Considerações Culturais
- Terapias Alternativas/Complementares

OBJETIVOS

Ao final deste capítulo, você estará apto a:

- Definir palavras-chave.
- Discutir os conceitos de saúde espiritual.
- Relacionar as características que definem a angústia espiritual.
- Avaliar as necessidades espirituais dos clientes por meio de modelos de avaliação espiritual.
- Contribuir para a elaboração de um plano de tratamento para o cliente que experimenta angústia espiritual.
- Avaliar os resultados do cliente na obtenção de saúde espiritual.

INTRODUÇÃO

A espiritualidade adquiriu destaque na enfermagem por ser um aspecto importante no tratamento do cliente. Cada vez mais evidências sugerem uma ligação entre espiritualidade e saúde (Hay, 2002; Park, 2007). A **espiritualidade** é a essência de um indivíduo, uma experiência maior ou **transcendência** (um estado do ser ou uma existência superior ou além dos limites da experiência material) de si. Os avanços da medicina dão a impressão de que a enfermagem está baseada mais em ciência e tecnologia (Cavendish et al., 2004). No entanto, ao longo dos últimos anos, um número crescente de enfermeiros defende o tratamento que envolve a pessoa em sua totalidade. Há muito, avaliar e identificar as necessidades espirituais do cliente tornou-se um aspecto inerente da enfermagem. Incorporar os valores espirituais e religiosos do cliente no planejamento e na prestação de assistência compreende a arte da enfermagem: tratar do cliente e estar ali por ele.

A sociedade, cada vez mais diversificada e móvel, expõe os enfermeiros a diferentes valores, crenças e tratamentos. Os enfermeiros podem se deparar com clientes que falam outros idiomas, têm uma alimentação diferente e acreditam em práticas de cura diversas das da medicina ocidental. Essa diversidade também pode resultar em uma série de valores e crenças muito diferentes daqueles em que os enfermeiros acreditam. Os profissionais precisam encontrar formas de prestar assistência médica de modo que respeite os valores do cliente e ofereça opções de tratamento que aumentem o bem-estar dele; é preciso prestar cuidados e oferecer conforto na fase da doença, bem como proteger e considerar as escolhas do enfermo.

Cuidar de clientes cujos valores e crenças são consideravelmente diferentes pode ser um dilema para o enfermeiro, se houver conflito com aquilo em que o profissional acredita. Mesmo se houver pouco conflito, pode ser difícil para o enfermeiro compreender ou apoiar escolhas que lhe parecem diferentes. A fim de prestar cuidados que respeitem crenças e valores, o enfermeiro deve levar em consideração suas próprias crenças e valores. Ter uma clara compreensão de seus princípios e convicções permitirá que o enfermeiro coloque as crenças do cliente em perspectiva. Proporcionar assistência espiritual requer que o profissional sinta-se confortável com esse tipo de atendimento e que adote um comportamento consciencioso e reflexivo.

ESPIRITUALIDADE

Os estudiosos têm tentado definir a espiritualidade. É difícil colocar em palavras algo que não pode ser visto, tocado ou ouvido. Segundo Wilt e Smucker (2001), "a dimensão espiritual está além do mundo físico e material, mas, de alguma forma, está dentro dele" (p. 4). As pessoas podem ter experiências espirituais ou se sentirem espiritualizadas; a experiência ou o sentimento é diferente para cada pessoa.

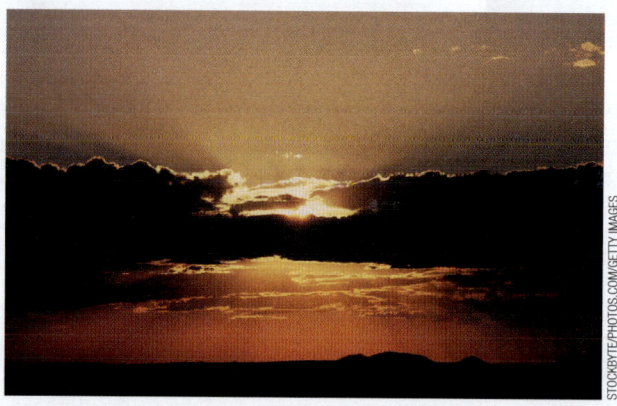

Figura 15.1 ■ Um conceito abstrato como a espiritualidade é, por vezes, descrito como o céu, indicando um poder superior.

Embora a palavra "espírito" possa ser ouvida nas conversas diárias, muitos enfermeiros acham difícil descrever a espiritualidade como parte integral do cliente. Em geral, ela é representada em fotografias e pinturas como uma luz no céu (ver Figura 15.1).

> ### REFLEXÃO CRÍTICA
> **Revelação**
> Qual seria a situação mais apropriada para o enfermeiro revelar ao cliente seus valores e crenças pessoais?

Nos últimos 30 anos, muitos autores da área de enfermagem têm apresentado definições do que seja espiritualidade. Muitos concordam que a espiritualidade se aplica a todas as pessoas. No entanto, têm sido desenvolvidas algumas definições mais complexas. A Tabela 15.1 relaciona algumas das definições de espiritualidade constantes na literatura da área. Embora existam diferenças entre as definições, há um consenso sobre a espiritualidade.

Para os enfermeiros, é importante lembrar que a espiritualidade é a essência de uma pessoa e inclui os sentimentos e pensamentos que trazem propósito e significado à vida. Se um enfermeiro for capaz de entender o propósito e o significado que o cliente dá à própria vida, os cuidados da enfermagem podem atender as necessidades específicas daquela pessoa. Prestar cuidados individualizados em harmonia com a espiritualidade do cliente pode resultar em uma experiência positiva tanto para o cliente como para o enfermeiro.

Conceitos de saúde espiritual

Há diversos conceitos de saúde espiritual que descrevem a espiritualidade de um indivíduo. Os enfermeiros precisam compreender os diferentes conceitos para entender melhor o ponto de vista do cliente em relação à saúde espiritual.

Tabela 15.1 ■ Definições de espiritualidade

Fonte	Definição
(Macrae, 1995)	Em seu artigo "Sugestões para o Pensamento", Nightingale tentou integrar ciência e misticismo. De acordo com a autora, o universo é a encarnação da inteligência divina, que rege todas as coisas por meio da lei. Para Nightingale, as leis da ciência são os "pensamentos de Deus".
(Burkhardt e Jacobson, 2000)	A espiritualidade é conhecida e vivenciada por meio dos relacionamentos (p. 95).
(Friesen, 2000)	A espiritualidade é descrita como a busca pela visão, pelo significado, pela percepção ou inspiração de um indivíduo. É o modo como ele vê o mundo, vive no mundo e obtém significado do mundo. A jornada espiritual do indivíduo é uma experiência única e diferente para cada um (p. 13).
(Dossey e Guzzetta, 2000)	A espiritualidade é a força unificadora da pessoa; a essência do ser que permeia toda uma vida e manifesta-se no ser, no seu conhecimento e nas suas atitudes; a interligação com o eu, com os outros, com a natureza, com Deus e com a vida (p. 7).
(Wilt e Smucker, 2001)	A espiritualidade é o reconhecimento ou a experiência de uma dimensão de vida que é invisível, dentro de nós e além de nosso mundo material, e proporciona uma sensação de conexão e inter-relação com o universo.
(Carson e Koenig, 2004)	A espiritualidade é relacional, mesmo que esteja focada em significado e propósito. Quando as pessoas fazem perguntas como "Por que eu?", "Por que agora?" ou "O que isso significa?", elas estão tentando definir a relação de sua vida com a verdade e a realidade (p. 74).
(Galek, Flannelly, Vane e Galek, 2005)	"The Eight Gates of Zen" (As Oito Portas do Zen) fornece um modelo abrangente de espiritualidade incluindo meditação, o estudo com um professor, o estudo acadêmico, liturgia, ação correta, prática da arte, prática corporal e prática do trabalho. Todos os caminhos do zen estão inter-relacionados: juntos, proporcionam uma vida espiritual mais equilibrada (p. 64).

Fé

O conceito de **fé** está intimamente ligado às crenças. A fé é a crença absoluta na verdade, no valor ou na fidelidade de uma pessoa, ideia ou coisa. A fé permite que as pessoas mantenham crenças que não podem ser observadas (Mauk e Schmidt, 2004). Um cliente pode acreditar que Deus vai curar um ferimento ou que o médico fará um diagnóstico correto. Considerando o aspecto religioso, os indivíduos referem-se à fé como "fé em Deus". Para o enfermeiro, é importante observar que determinadas crenças relacionam a espiritualidade à saúde.

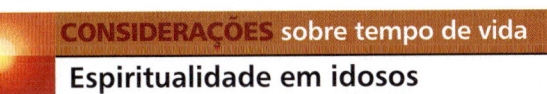

CONSIDERAÇÕES sobre tempo de vida
Espiritualidade em idosos

Diversos estudos mostraram que as pessoas mais velhas acreditam que a relação com Deus fortalece seu bem-estar psicológico (Barton, Grudzen e Zielske, 2003; Mackenzie, Rajagopal, Meilbohn e Lavizzo-Mourney, 2000).

Oração

A **oração** é definida como a comunicação do ser humano com entidades espirituais e divinas (Gill, 1987). Como a oração é destinada a seres divinos, os seres humanos têm concepções muito diferentes do que é uma oração e de como ela deve ser praticada. A Figura 15.2 mostra a prática da oração, em que um conselheiro espiritual ora com um idoso. A oração pode ocorrer dentro e fora de um contexto religioso. Assim, uma pessoa não afiliada a nenhuma **religião** (um sistema de crenças, rituais e práticas com o qual a pessoa se identifica e ao qual deseja estar associada) também pode viver em oração (Taylor, 2002). Os enfermeiros podem ser convidados a orar com um cliente, e a oração também pode beneficiar o enfermeiro ao promover sua saúde espiritual.

Ao serem questionados sobre como lidam com as dificuldades da doença, muitos enfermos dizem que a oração e a fé os ajudam a enfrentar tudo (Taylor, 2002). Se a oração for feita em particular ou em conjunto com um grupo de crentes, o propósito do enfermeiro é encontrar uma ligação e um significado para sua própria saúde espiritual.

▶ REFLEXÃO CRÍTICA
Fé

Como a fé do cliente pode ajudar na recuperação dele ou atrapalhar o processo?

Meditação

Para alguns, a meditação é semelhante à oração. A principal característica que distingue ambas é que a oração é dirigida

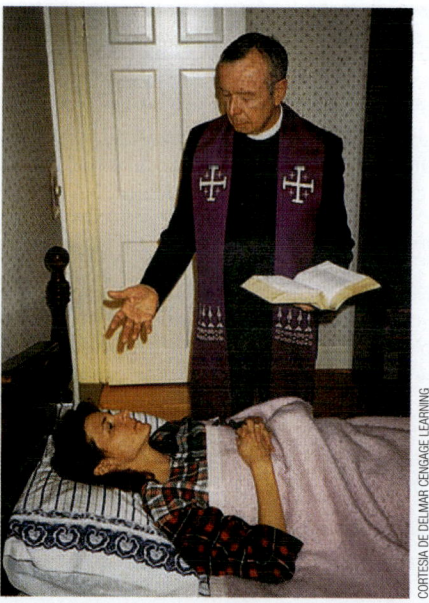

Figura 15.2 ▪ Hoje em dia, os conselheiros espirituais oram com os clientes como parte da ajuda espiritual.

a uma entidade divina, ao passo que a **meditação** é uma atividade que faz a mente e o espírito focarem o presente (Mauk e Schmidt, 2004). A meditação proporciona uma sensação de paz, relaxamento e autoconhecimento (ver Figura 15.3). É praticada há milhares de anos das mais variadas formas. Taylor (2002) oferece algumas sugestões para o indivíduo iniciante nessa prática (ver Quadro 15.1). É importante lembrar que a finalidade da meditação é ajudar o enfermeiro a desenvolver uma ligação com o universo e experimentar tranquilidade e relaxamento.

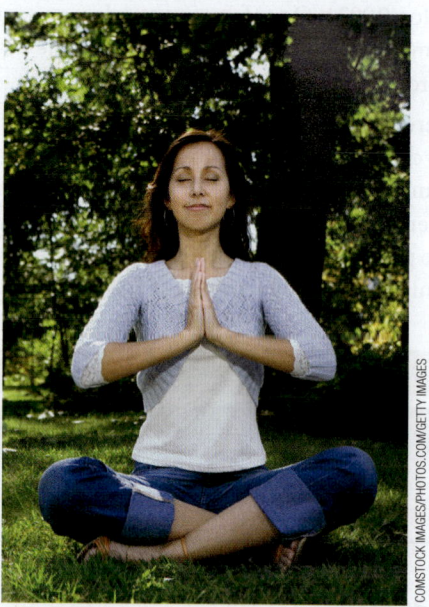

Figura 15.3 ▪ É possível desenvolver o autoconhecimento por meio da meditação.

VALORES

Valores são princípios, normas ou qualidades considerados válidos ou desejáveis. Os indivíduos nem sempre têm consciência de seus valores, mas cada pessoa tem um conjunto de valores pessoais. Os valores podem abranger uma ampla variedade de situações que envolvem questões como a crença no trabalho árduo e a pontualidade. No outro extremo, estão os valores psicológicos, como a autoconfiança, o respeito pelos outros e a harmonia de propósitos (Posner, 2006). A maneira como uma pessoa se comporta, passa seu tempo e gasta seu dinheiro pode indicar seus valores. Assim, alguém que afirma valorizar o meio ambiente tende a apoiar programas de reciclagem.

Os valores são formados durante a vida de uma pessoa e, no início, são aprendidos com os pais. Ao longo dos anos, podem ser modificados à medida que a criança é exposta aos amigos, à escola, à mídia e à comunidade. Simon, Howe e Kirschenbaum (1978) identificaram quatro maneiras por meio das quais os pais e adultos podem transmitir valores às crianças (ver Tabela 15.2).

Ao tomar uma decisão importante, os valores pessoais ajudam a pessoa a determinar o que escolher. Se o enfermeiro conhece os valores do cliente, o atendimento prestado torna-se mais fácil e passa a ser um apoio às decisões do enfermo. Além disso, o fato de o enfermeiro ter ciência de seus próprios valores confere uma nova dimensão de compreensão a respeito das escolhas do cliente. Um enfermeiro que passou pelo processo de tornar-se consciente de seus próprios valores, como no caso de aceitar a diversidade, será capaz de entender melhor a relutância do cliente de ser atendido por um enfermeiro de etnia diferente da sua.

Quadro 15.1 ▪ Sugestões iniciais para meditação
▪ Selecione uma frase curta para repetir durante a meditação. Algumas pessoas escolhem uma oração ou um verso significativo.
▪ Fique em uma posição confortável.
▪ Feche os olhos.
▪ Relaxe os músculos.
▪ Mantenha uma atitude passiva.
▪ Preste atenção a sua respiração e concentre-se em um padrão lento e rítmico.

CRITÉRIOS DE CUIDADOS ESPIRITUAIS ESTABELECIDOS PELA JOINT COMMISSION

Nos Estados Unidos, a Joint Commission, o principal órgão de acreditação de hospitais de grande porte, determina os critérios para a prestação de cuidados espirituais. Espe-

Tabela 15.2 ▪ Quatro maneiras de os pais transmitirem valores aos filhos

Fonte	Definição
Moralizar	Desde tenra idade, alguns pais ensinam seus próprios valores morais a seus filhos na esperança de prepará-los para uma vida produtiva. Moralizar incute os valores sem dar àquele que os recebe a oportunidade de comparar valores diferentes.
Deixar acontecer	Essa atitude permite que a criança explore diferentes valores sem a intervenção dos pais ou dos adultos. No entanto, a criança pode ficar confusa e experimentar conflitos à medida que tenta encontrar sentido nos valores diferentes que descobre.
Instruir por meio de exemplos	As crianças aprendem valores com aqueles que mostram o comportamento associado ao valor. Instruir por meio de exemplos pode levar a um comportamento socialmente aceitável ou inaceitável.
Classificação de valores	Auxilia os jovens a desenvolver seu próprio sistema de valores respondendo às perguntas que podem ser confusas. Esclarecer os valores fornece um mecanismo pelo qual os adolescentes podem tomar decisões quando confrontados com valores conflitantes.

CORTESIA DE DELMAR CENGAGE LEARNING

cificamente, o órgão recomenda que "as organizações de saúde 1) reconheçam os direitos do cliente à assistência espiritual e 2) atendam essas necessidades por meio da assistência de religiosos e de uma diversidade de serviços oferecidos por indivíduos certificados, ordenados ou leigos" (La Pierre, 2003, p. 219). Os Conselhos de enfermagem também criaram declarações que refletem a necessidade de incorporar os cuidados espirituais à prática diária. O Conselho Internacional de Enfermeiros (2006), uma federação de organizações de enfermagem nacional, inclui o cuidado espiritual em seu código de ética afirmando que "na prestação de cuidados, o enfermeiro propicia um ambiente no qual os direitos humanos, os valores, os costumes e as crenças espirituais do indivíduo, da família e da comunidade são respeitados". Além disso, a Associação Americana de Faculdades de Enfermagem (1995) defende ensinar os alunos a conduzir avaliações de assistência espiritual, diagnósticos de enfermagem, intervenções e resultados. Por essas razões, a consciência do desenvolvimento espiritual pode ser um passo fundamental na prestação de cuidados que englobam a necessidade do cliente de busca de um sentido para a vida durante a fase da doença.

CÓDIGO DE ÉTICA DA ASSOCIAÇÃO AMERICANA DE ENFERMEIROS

O *Código de Ética* da Associação Americana de Enfermeiros (ANA, 2005) estabelece a responsabilidade ética por prestar assistência espiritual. Especificamente, o código afirma que "o estilo de vida de um indivíduo, os valores e as crenças religiosas devem ser considerados quando do planejamento do atendimento. Essa consideração não significa que o enfermeiro deve concordar com as escolhas individuais ou aceitá-las, mas que respeita o cliente como pessoa" (ANA, 2005, Cláusula 1:1.2). Além disso, o código também aborda a espiritualidade, ao afirmar que "os cuidados executados pelo enfermeiro proporcionam ao cliente o máximo de bem-estar físico, emocional e espiritual" (Cláusula 1:1.3). Assim, os enfermeiros, do ponto de vista ético, são obrigados a prestar assistência para o bem-estar espiritual do cliente. Cabe ao profissional assegurar que a avaliação espiritual e as devidas intervenções concorram para o bem-estar do enfermo. Sob nenhuma circunstância os enfermeiros devem promover crenças religiosas pessoais. Qualquer ato semelhante ao proselitismo é uma prática antiética e deve ser evitado em qualquer circunstância.

Conforme mencionado anteriormente, o *Código de Ética* da ANA (2005) trata expressamente da prestação de assistência espiritual. O código também fornece aos enfermeiros um guia para gerenciar a diversidade de crenças e valores. "O enfermeiro se esforça para oferecer aos clientes a oportunidade de participarem do planejamento de seu próprio tratamento, para garantir que eles aceitem os planos e apoiem sua implantação" (Cláusula 2:2.1). Além disso, o código afirma que "os enfermeiros devem analisar os conflitos que surgem entre seus próprios valores pessoais e profissionais, os valores e interesses dos outros que também são responsáveis pelo atendimento e pelas decisões referentes à assistência médica, bem como os valores dos clientes. Os enfermeiros se esforçam para resolver esses conflitos de forma a garantir a segurança do cliente e salvaguardar seus interesses, bem como preservar a integridade profissional" (Cláusula 2:2.2). O essencial nesta seção é a concomitância da proteção dos interesses do cliente e a preservação da integridade do profissional.

Um exemplo de como o *Código de Ética* pode ajudar o enfermeiro diz respeito ao processo de nascimento. Uma família *hmong* é adepta de práticas espirituais destinadas a proteger os filhos dos maus espíritos. Uma delas consiste em amarrar cordas no pulso da criança para ligar sua alma ao corpo. Com o passar do tempo, as cordas podem ficar sujas (Fadiman, 1997). O enfermeiro acredita que essa prática não é adequada e quer cortar as cordas, pois acredita que a circulação será prejudicada. Isso resulta em um conflito entre a família e o enfermeiro. De acordo com o *Código de Ética*, nessa situação, o enfermeiro deve analisar o conflito e, em seguida, resolvê-lo com o cliente. Para resolver esse conflito, é importante avaliar as crenças da família relacionadas ao comportamento. Quando o enfermeiro entende a fundamentação da prática religiosa, as diferenças podem ser administradas de maneira a respeitar o cliente.

ANGÚSTIA ESPIRITUAL

Muitos clientes sentem angústia quando confrontados com um problema de saúde mais sério. Essa angústia provoca reações em vários aspectos da vida do cliente, incluindo o físico, o mental, o psicossocial e o espiritual.

Definição

A **angústia espiritual** é definida como "a ruptura no princípio de vida que permeia o ser, integra e transcende a própria natureza biológica e psicossocial" (Cox et al., 2002, p. 683). Uma definição semelhante sugere "a incapacidade de experimentar um significado e um propósito e integrá-los à vida por meio da ligação do indivíduo com seu eu, com os outros, com a arte, a música, a literatura ou com uma força superior" (Wilkinson, 2005, p. 507). Embora diferentes de alguma forma, essas duas definições compartilham a noção de que um cliente nessa situação pode ter um espírito perturbado, fragmentado ou, possivelmente, que está se decompondo (Wilt e Smucker, 2001). Dada a relação entre saúde e espiritualidade, o diagnóstico rápido e a intervenção, no caso de um cliente angustiado, podem favorecer sua recuperação e promover seu bem-estar.

Descrição

Nos últimos 30 anos, os enfermeiros têm desenvolvido formas de ajudar os clientes em suas necessidades espirituais. Ao reconhecer que a espiritualidade é pessoal e que não está necessariamente baseada em determinada religião, a Associação Norte-Americana de Diagnósticos de Enfermagem (Nanda-I) foi a primeira a desenvolver diagnósticos de enfermagem relacionados à espiritualidade, em 1979 (Mauk e Schmidt, 2004). Esses diagnósticos foram intitulados "preocupações espirituais", "angústia espiritual" e "desespero espiritual". Ao longo dos anos, essa nomenclatura foi redefinida e, atualmente, "angústia espiritual" é o nome aceito para descrever as necessidades do cliente. Outra forma de descrever esse diagnóstico é a angústia do espírito humano, que transmite a ideia de que existem fatores que causam desequilíbrio no cliente. Os fatores podem ser a resposta à doença, brigas familiares, insegurança ou razões pelas quais um cliente possa, eventualmente, perder a perspectiva de seu próprio significado. Atualmente, os enfermeiros avaliam o lado espiritual do cliente, e as necessidades de assistência espiritual são abordadas como parte do atendimento holístico.

Características determinantes

Um cliente que sente angústia espiritual provavelmente mostrará sinais e sintomas que indiquem esse estado. Apenas um cliente com troca gasosa prejudicada pode apresentar sinais de cianose ou confusão e sintomas de dispneia; o cliente que sofre de angústia espiritual apresentará sinais de angústia. O Quadro 15.2 resume as características determinantes da angústia espiritual.

As características determinantes relacionadas à angústia espiritual provêm tanto de dados subjetivos como de dados objetivos. Assim, os clientes podem expressar preocupações verbalmente, como sentimentos conflitantes sobre crenças religiosas antigas. Além disso, o enfermeiro pode ser o único com quem o cliente se abre, já que pode não se sentir à vontade para conversar com um familiar sobre esses conflitos. Há outros sinais evidentes de angústia espiritual, tanto para o comportamento que requer uma avaliação adicional como para a causa.

Ao lidar com clientes que estejam sofrendo de angústia, o enfermeiro precisa utilizar todas as suas habilidades de avaliação, já que os sinais e sintomas podem ser sutis. Um cliente pode iniciar uma conversa perguntando ao enfermeiro: "Por que isso está acontecendo comigo? Por que tenho de sofrer tanto?". Uma exposição como essa é um convite para o enfermeiro explorar a enfermidade do cliente com base em uma perspectiva espiritual. Outras sugestões, no entanto, não são tão simples e podem exigir que o enfermeiro esteja atento aos sinais sutis. Um cliente que sofre de angústia pode reclamar apenas de insônia e relatar que não se sente descansado. O enfermeiro que sugere ao cliente dormir pode estar perdendo a oportunidade de ajudar o enfermo a atravessar um período difícil.

PROCESSO DE ENFERMAGEM

O processo de enfermagem é, praticamente, o mesmo observado em outras situações vivenciadas pelo cliente. Uma das principais diferenças está nos métodos de coleta de dados e nas ferramentas utilizadas. Fazer uma avaliação de assistência espiritual requer sensibilidade e compaixão.

Avaliação

Avaliar o espírito de uma pessoa exige que se considerem tanto os dados subjetivos como os dados objetivos. Embora os dados objetivos pareçam independentes, sinais objetivos sutis podem ser evidentes e indicam ao enfermeiro a

Quadro 15.2 ■ Angústia espiritual: características determinantes

- Não aceitação
- Falta de coragem
- Desesperança
- Falta de amor
- Falta de sentido da vida
- Inexistência de propósito na vida
- Falta de serenidade (por exemplo, paz)
- Culpa
- Dificuldade para lidar com as situações
- Transferência da raiva para os religiosos
- Raiva de Deus

Informações obtidas e adaptadas de *Nursing Diagnoses: Definitions and Classification 2009-2011*, de North American Nursing Diagnosis Association International, 2010, Ames, IA: Wiley-Blackwell.

necessidade de uma avaliação mais detalhada. Um cliente comunicativo e extrovertido no passado pode apresentar episódios de silêncio e desinteresse. O enfermeiro que tem consciência espiritual, observando a mudança no comportamento, pode explorar os sentimentos do cliente utilizando uma ferramenta de avaliação espiritual. Talvez seja difícil para o enfermeiro não se sentir um invasor. No entanto, os profissionais têm a responsabilidade moral de tratar de todos os aspectos relacionados ao atendimento e administrá-los.

Modelos de avaliação espiritual

Vários autores e pesquisadores desenvolveram modelos que auxiliam o enfermeiro a avaliar a espiritualidade. Uma ferramenta de avaliação espiritual fornece um mecanismo valioso para abordar essas questões, muitas vezes delicadas. Os enfermeiros iniciantes são incentivados a utilizar essas ferramentas até encontrar uma maneira que funcione bem para eles. Existem diversos modelos de assistência espiritual disponíveis, muitos originados nas áreas de psicologia e assistência pastoral. Orientações para a avaliação desenvolvidas com base nesses modelos podem ser uma ferramenta valiosa para ajudar o enfermeiro a reunir dados relevantes da espiritualidade. Limitar questões de avaliação da assistência médica à preferência religiosa restringe o foco da espiritualidade. Assim, utilizar um modelo de assistência espiritual permitirá que o enfermeiro faça uma avaliação espiritual abrangente de modo a identificar as necessidades do cliente e gerenciá-las (Taylor, 2002). Os modelos que seguem permitem que o enfermeiro faça avaliações espirituais.

Stoll (1979) desenvolveu um dos primeiros modelos de assistência de enfermagem espiritual. Esse modelo baseia-se na noção de que nem todos os clientes têm crenças religiosas claramente identificadas e articuladas, e alguns podem achar a discussão ameaçadora. O modelo tem quatro dimensões e sugere perguntas norteadoras para extrair as informações. As questões espirituais podem vir carregadas de emoções; portanto, conduzir a avaliação na última parte da entrevista pode ser mais confortável tanto para o cliente como para o enfermeiro (Stoll, 1979).

Um modelo de avaliação espiritual utiliza o acrônimo FICA para orientar as questões de avaliação (Puchalski e Romer, 2000). Esse modelo permite que o profissional de saúde incorpore as perguntas de avaliação espiritual na entrevista inicial com o cliente. Além disso, o modelo proporciona uma forma de o cliente controlar o modo como seus problemas espirituais são abordados. O modelo FICA é simples de usar e oferece um método para documentar os resultados de forma direta. Além disso, a sigla é fácil de ser lembrada e proporciona ao enfermeiro a oportunidade de realizar uma avaliação espiritual quando houver oportunidade (Mauk e Schmidt, 2004).

Outra ferramenta de avaliação espiritual incorpora as dimensões de significado e propósito, força interior e interligações (Dossey, 1998). Embora sem um modelo específico, as dimensões dessa ferramenta proporcionam meios de

ESTUDO DE CASO: FAMÍLIA VIVENCIANDO ANGÚSTIA ESPIRITUAL

M.B., uma viúva de 73 anos de idade, foi internada na unidade de terapia intensiva com diagnóstico de acidente vascular cerebral intenso. Ela apresenta tanto disfagia como disfasia. Nos últimos três dias, sua condição piorou, e a família decidiu suspender todas as medidas para salvá-la. M.B. tem quatro filhas, e pelo menos duas delas têm estado ao lado de sua cama o tempo todo. Às 9h, o monitor cardíaco mostra uma bradicardia com subsequente assistolia. As quatro filhas estão presentes, entre lágrimas, para dar adeus à mãe. Uma enfermeira entra no quarto, coloca a mão sobre o ombro de uma das filhas e começa a cantar o hino "Amazing Grace" (Graça Maravilhosa). A filha, com raiva, tira a mão da enfermeira e diz para ela sair do quarto.

As seguintes perguntas vão orientar você no desenvolvimento de ações aplicáveis a esse caso:

1. Após fazer essas observações, que diagnósticos e metas de enfermagem o profissional deve identificar para a família de M.B.?
2. Relacione as intervenções de enfermagem adequadas para o atendimento dos familiares.

obter informações do cliente a respeito de sua espiritualidade. Baseando-se no conceito de enfermagem holística, a ferramenta procura determinar como uma pessoa dá sentido a sua vida. Embora haja algum foco sobre a divindade, essa ferramenta pode ser útil no caso de clientes que não são filiados a uma religião formal. Além disso, por meio das perguntas, o enfermeiro pode realizar facilmente uma autoavaliação espiritual (ver Tabela 15.3).

Um modelo desenvolvido para ser utilizado por médicos também é útil para a enfermagem. Criado por Maugans (1996), o modelo utiliza o acrônimo SPIRIT. Esse acrônimo facilita a memorização do modelo e proporciona ao enfermeiro a oportunidade de implantá-lo quando a oportunidade se apresentar. Por meio desse modelo, o enfermeiro pode fazer perguntas apropriadas para o nível de desenvolvimento do cliente e para a situação específica (Maugans, 1996; Mauk e Schmidt, 2004). Embora esse modelo esteja focado na afiliação religiosa, pode ser um ponto de partida para uma avaliação espiritual. Uma vez obtidas as informações, o enfermeiro pode conduzir uma avaliação mais profunda abordando o sentido da vida, ligação e força do cliente.

Diferenças culturais Ao realizar avaliações, o enfermeiro deve incluir a singularidade cultural do cliente. A cultura, a religião e a espiritualidade estão intimamente relacionadas, uma vez que esses conceitos estão entrelaçados na vida do cliente. Assim, a religião, a saúde, a espiritualidade e a cura são interdependentes e requerem atenção compassiva no cuidado de clientes de culturas diversas. A sensibilidade em matéria de religião e cura é necessária a fim de proteger

TRUQUE de memória

FICA representa:

F = Fé ou crenças
Qual é a sua fé? Você se considera religioso? O que dá sentido a sua vida?

I = Importância e influência
Isso é importante em sua vida? Que influência tem sobre a forma como você cuida de si? Suas crenças influenciaram no seu comportamento durante a fase de doença? Que papel suas crenças têm na sua recuperação?

C = Comunidade
Você faz parte de uma comunidade espiritual ou religiosa? Isso representa um apoio para você? Como? Existem pessoas que o apoiam ou são importantes para você?

A = Abordagem
Como você gostaria que eu abordasse essas questões durante seu tratamento?

Tabela 15.3 ■ Ferramenta de avaliação espiritual

As seguintes perguntas reflexivas podem ajudá-lo a avaliar e a aumentar sua própria espiritualidade e a dos outros.

Significado e propósito Estas perguntas avaliam a capacidade de uma pessoa de buscar sentido e realização na vida, manifestar esperança e aceitar a indefinição e a incerteza.	• O que dá significado a sua vida? • Você tem um propósito na vida? • Sua doença interfere nos objetivos que você traçou para sua vida? • Por que você quer ser curado? • Quais são suas esperanças em obter uma melhora na sua saúde? • Você acha que é responsável pela manutenção de sua saúde? • Você será capaz de fazer mudanças em sua vida para manter sua saúde? • Você está motivado para se recuperar? • Qual é a coisa mais importante ou mais poderosa em sua vida?
Força interior Estas perguntas avaliam a capacidade de uma pessoa manifestar alegria e reconhecer seus pontos fortes, escolhas, metas e fé.	• O que traz alegria e paz a sua vida? • O que você pode fazer para se sentir vivo e cheio de espírito? • Quais características você gosta em si mesmo? • Quais são seus pontos fortes? • Que recursos estão disponíveis para melhorar sua saúde? • Quais metas você estabeleceu para si? • Você acha que o estresse contribuiu para sua doença de alguma maneira? • Você tinha consciência de seu corpo antes de ficar doente? • Em que você acredita? • A fé é importante em sua vida? • Como sua doença influenciou sua fé? • A fé desempenha um papel no reconhecimento de sua saúde?

(Continua)

Tabela 15.3 ■ Ferramenta de avaliação espiritual (Continuação)

Interligações Estas perguntas avaliam o autoconceito positivo, a autoestima e o sentimento do eu de uma pessoa; o sentimento de pertencer ao mundo em conjunto com outras pessoas a capacidade de buscar os interesses pessoais e a capacidade de demonstrar amor por si e se perdoar.	• Como você se sente seu respeito agora? • Como você se sente quando tem a verdadeira percepção de si mesmo? • Você busca coisas de interesse pessoal? • O que você faz para demonstrar amor por si mesmo? Você consegue se perdoar? • O que você faz para curar o seu espírito?
Estas perguntas avaliam a capacidade de uma pessoa de se doar e se ligar à família, aos amigos e a grupos sociais, bem como de perdoar o próximo.	• Quem são as pessoas importantes na sua vida? • Você tem amigos ou familiares disponíveis para ajudá-lo? • Quem são as pessoas mais próximas de você? • Você pertence a algum grupo? • Você consegue pedir ajuda às pessoas quando precisa? • Você consegue compartilhar seus sentimentos com os outros? • Quais foram as demonstrações de carinho mais significativas que você já recebeu? • Quais são as demonstrações de carinho que você oferece a outras pessoas? • Você consegue perdoar o próximo?
Estas perguntas avaliam a capacidade de uma pessoa de encontrar significado nas práticas de adoração ou religiosas e ligação com uma divindade.	• A adoração é importante para você? • O que você considera o ato mais significativo de adoração na sua vida? • Você participa de alguma atividade religiosa? • Você acredita em Deus ou em um poder superior? • Você acha que a oração é poderosa? • Você já tentou esvaziar sua mente de todos os pensamentos? • Você usa técnicas de relaxamento ou de imaginário conduzido? • Você medita? • Você ora? • Como é a sua oração? • Como suas orações são respondidas? • Você sente que pertence a este mundo?
Estas perguntas avaliam a capacidade de uma pessoa de sentir a ligação com a vida e com a natureza, a consciência dos efeitos do meio ambiente em sua vida e bem-estar e a preocupação com a saúde do meio ambiente.	• Você já sentiu uma ligação com o mundo ou com o universo? • Qual é o impacto do meio ambiente em seu bem-estar? • Quais são os fatores geradores de estresse ambiental no seu trabalho e na sua casa? • Quais estratégias reduzem os fatores geradores de estresse ambiental? • Você tem alguma preocupação com o estado de seu meio ambiente imediato? • Você está envolvido em questões ambientais, como a reciclagem dos recursos ambientais em casa, no trabalho ou em sua comunidade? • Você está preocupado com a sobrevivência do planeta?

Dados extraídos e adaptados de "Holistic Modalities and Healing Moments", de B. Dossey, 2008, *American Journal of Nursing*, 98(6), 44-47.

a autonomia do cliente. Além disso, é importante que o enfermeiro reconheça que abordar questões religiosas na fase de doença pode não ser benéfico para o cliente. Em vez disso, talvez seja mais adequado solicitar a ajuda do líder espiritual do cliente (Mauk e Schmidt, 2004).

Determinar as necessidades espirituais de clientes provenientes de outras culturas não é muito diferente da avaliação espiritual básica. Prestar atenção especial ao ambiente do cliente pode fornecer informações, pois a religião é parte da constituição espiritual da pessoa. Artigos religiosos, o fato de receber cartões desejando pronta recuperação ou roupas especiais podem alertar o enfermeiro para focar a avaliação. O comportamento e a verbalização do cliente também podem indicar a religiosidade ou espiritualidade na vida dele. Talvez seja necessário prestar mais atenção a situações de saúde, como morte e luto, que incluem fatores espirituais e religiosos (Andrews e Boyle, 2003; Spector, 2004).

DIAGNÓSTICOS DE ENFERMAGEM

Assim que a avaliação for concluída, o enfermeiro analisa os dados subjetivos e objetivos para determinar se existe um problema espiritual. Com base na avaliação, o enfermeiro escolhe *Bem-estar espiritual*, *Angústia espiritual* ou *Risco de angústia espiritual*.

Para os clientes que estão saudáveis no aspecto espiritual, o enfermeiro pode tomar algumas ações para aumentar o bem-estar deles. O diagnóstico de enfermagem apropriado é *Bem-estar espiritual, disposição para melhorar*, definido como "a capacidade de integrar significado e propósito à vida por meio da ligação com o próprio eu, com os outros, com a arte, música, literatura, natureza ou com uma força superior" (Wilkinson, 2005, p. 513).

Wilkinson (2005) divide as características determinantes desse diagnóstico de enfermagem em quatro categorias: ligação com o eu; ligação com arte, música, literatura e natureza; ligação com os outros e ligação com uma força superior. As descrições em cada categoria podem ser úteis para o enfermeiro determinar se o cliente está pronto para melhorar seu bem-estar espiritual (ver Mapa Conceitual 15.1).

Às vezes pode ser difícil diferenciar os diagnósticos. É bom lembrar que a angústia espiritual é um problema que ocorre no momento da avaliação. Os clientes com angústia espiritual mostram características que podem dar indicações ao enfermeiro. Uma análise das características determinantes pode ajudar o enfermeiro a classificar os dados da avaliação para fazer um diagnóstico clínico.

Os clientes que correm o risco de sofrer angústia espiritual podem não demonstrar ou indicar que estão com o espírito perturbado. Esses clientes estão enfrentando situações que geram angústia espiritual.

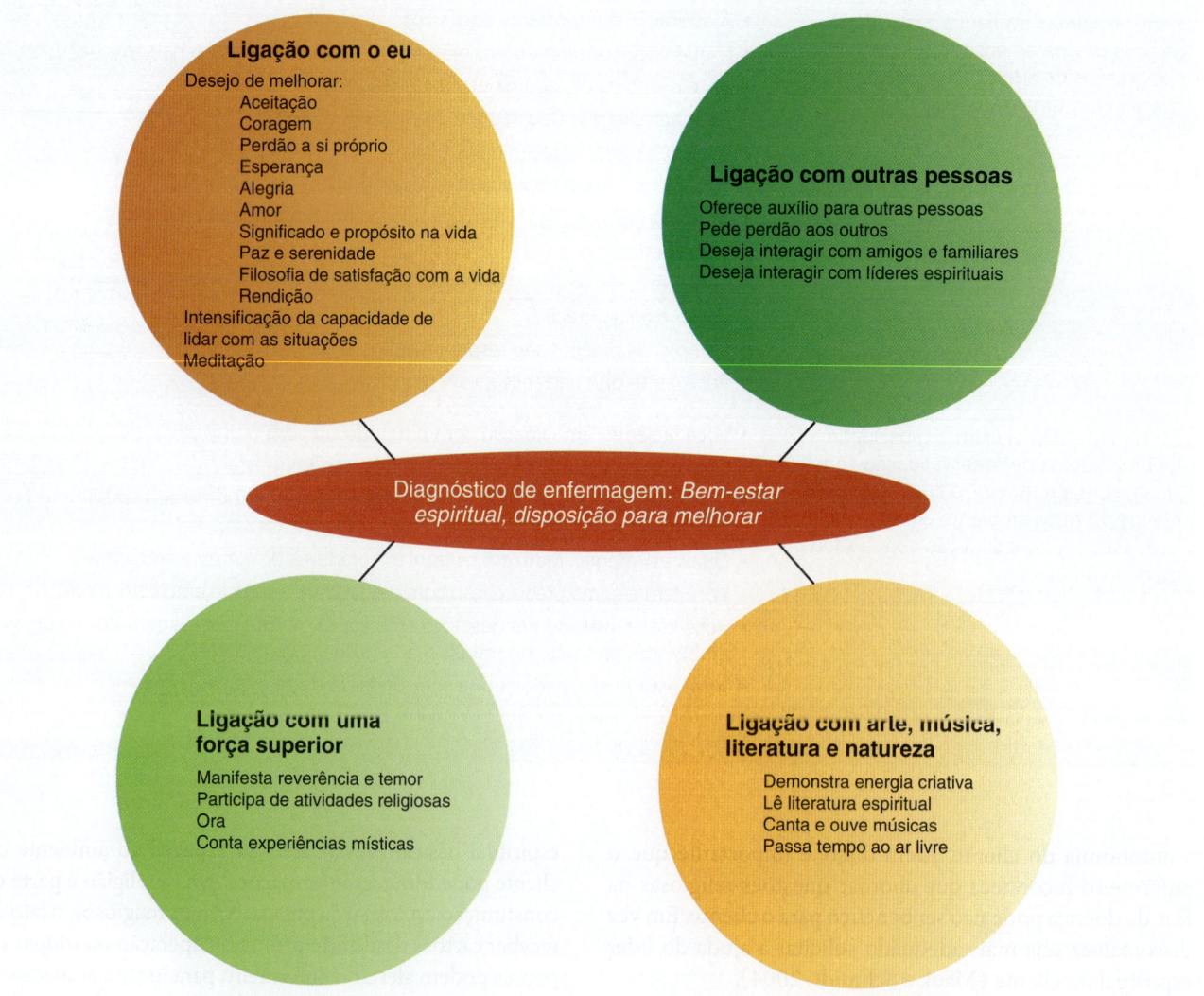

Mapa Conceitual 15.1.

Dessa forma, os enfermeiros devem estar cientes da situação do cliente e do comportamento dele, bem como observar quando a angústia espiritual se manifesta. O diagnóstico de risco de angústia espiritual permitirá que o enfermeiro intervenha e ajude o cliente a evitar a ocorrência de angústia espiritual real. A Tabela 15.4 ilustra as diferenças entre *Angústia espiritual* e *Risco de angústia espiritual*.

Os clientes respondem à doença de diversas maneiras. As respostas psicossociais podem ser difíceis de serem classificadas e tratadas. Os seguintes diagnósticos estão relacionados com a angústia espiritual:

- *Ineficácia em lidar com situações pessoais*
- *Ansiedade*
- *Dor crônica*
- *Conflito de decisão*
- *Sentimento de impotência*

Algumas vezes, os indivíduos têm dificuldade em lidar com os efeitos da doença. Se esse for o caso, um diagnóstico mais apropriado seria *Ineficácia em lidar com situações pessoais* (Cox et al., 2002; Wilkinson, 2005). Um diagnóstico que pode ser mais apropriado à situação do cliente é ansiedade, principalmente se a situação estiver relacionada à morte ou ao morrer. *Dor crônica* e *Conflito de decisão* são dois diagnósticos possíveis no caso de clientes que estão passando por doenças mais graves (Wilkinson, 2005). Outro diagnóstico que pode ser utilizado é *Sentimento de impotência*. O cliente se sente impotente durante a enfermidade, mas expressa isso como perturbação de espírito.

Planejamento/identificação de resultados

Contribuir para o plano de tratamento requer reflexão cuidadosa e preparação. As questões do espírito são pessoais, e o enfermeiro precisa assegurar que os objetivos e as intervenções sejam aceitáveis para o cliente. Assim, alguns dos objetivos e intervenções propostos destinam-se a colocar o enfermeiro no papel de alguém que oferece apoio.

Se o enfermeiro realizou uma avaliação empática e fez um diagnóstico clínico fundamentado, o cliente provavelmente estará de acordo com o plano de tratamento. O objetivo deve ser realista e focado no cliente. Como os clientes podem acreditar que todas as pessoas têm um espírito, alguns expressam isso por meio de uma religião formal, outros, pela ligação com o universo; existe uma grande variedade de resultados possíveis. A Tabela 15.5 descreve alguns resultados que seriam adequados para gerenciar a angústia espiritual.

Como pode ser observado, as metas ou os resultados para gerenciar a angústia espiritual não são, necessariamente, mensuráveis ou limitados pelo tempo. Isso porque a espiritualidade é dinâmica, e a mudança pode levar meses ou anos. Wilkinson (2005) sugere objetivos de curto prazo ou imediatos, que são apropriados para o cliente hospitalizado (ver Quadro 15.3).

Para os clientes que estão sofrendo de angústia espiritual, esses objetivos podem parecer mais realistas e fáceis de serem atingidos. Uma vez que o cliente se sinta confortável com esses pequenos passos, pode se sentir capaz de lidar com a espiritualidade a longo prazo.

Implantação

O segundo passo para contribuir para um plano de tratamento é a concepção das intervenções. Há uma grande diferença entre intervir em um problema biológico e intervir em um problema espiritual. Para o tratamento espiritual, o enfermeiro faz um tipo diferente de intervenção. Isso ocorre em razão da natureza singular da espiritualidade. Se um cliente não tem nenhuma **esperança** (para olhar adiante com confiança ou expectativa), o enfermeiro não pode dá-

Tabela 15.4 ▪ Diferenças entre a angústia espiritual e o risco de angústia espiritual

Angústia Espiritual	Risco de Angústia Espiritual
T.M., uma mulher casada de 33 anos, está se recuperando de uma histerectomia abdominal total. Tem um filho de 12 anos. Ela está chorando e diz para o enfermeiro: "Eu assinei o formulário dizendo que estou ciente de que não poderei mais ter filhos. Todos me orientam como me recuperar da cirurgia, mas ninguém me perguntou como eu me sinto. Eu queria ter mais filhos, e agora isso é impossível. Eu sinto como se parte do que sou como mulher estivesse faltando".	P.B. sofreu uma prostatectomia total cinco anos atrás. Há dois anos, foi submetido a tratamento de radiação para aumento do antígeno prostático específico (PSA). Após 18 meses com PSA estável, acaba de receber a notícia de que o último resultado de PSA aumentou para 2,6. Ele diz ao enfermeiro: "Eu não entendo; fiz tudo certo. Tenho feito exames rotineiros de PSA, minha cirurgia foi feita a tempo, fui submetido à radiação, tenho uma alimentação correta e me exercito. O que mais eu poderia ter feito? Estou tão frustrado! O próximo tratamento será muito pior. O que mais tenho de fazer para evitar que esse câncer volte?".
Diagnóstico: Angústia espiritual relacionada ao questionamento sobre seu papel na vida.	*Diagnóstico: Angústia espiritual*, risco referente a níveis de PSA elevados recorrentes e incerteza quanto ao futuro.

Tabela 15.5 ■ Objetivos e critérios de avaliação: angústia espiritual

Objetivo	Evidência
• Demonstrar esperança	• Manifestação de fé • Sentido da vida • Paz interior
• Demonstrar bem-estar espiritual	• Significado e propósito na vida • Visão espiritual do mundo • Serenidade, amor e perdão • Oração, adoração ou meditação • Interação com líderes espirituais • Ligação com seu eu interior • Ligação com os outros para compartilhar pensamentos, sentimentos e crenças
• Descrever os sistemas de apoio	• Acesso em tempos de crise espiritual
• Diminuir a sensação de ansiedade com...	• Verbalização
• Diminuir a insatisfação com...	• Verbalização
• Aumento da consideração positiva por Deus	• Verbalização da diminuição do sentimento de raiva
• Diminuição do sentimento de tristeza	• Tranquilidade e paz

Informações obtidas e adaptadas de *Clinical Applications of Nursing Diagnosis: Adult, Child, Psychiatric, Gerontic, and Home Health Considerations* (4. ed.), de H. Cox et al., 2002, Filadélfia: F. A. Davis; *Spiritual Care, Nursing Theory, Research, and Practice*, de E. Taylor, 2002, Upper Saddle River, NJ: Prentice Hall; *Nursing Diagnosis Handbook*, de J. Wilkinson, 2005, Upper Saddle River, NJ: Prentice Hall.

Quadro 15.3 ■ Objetivos para o cliente hospitalizado

Os objetivos ou resultados sugerem que o cliente faça o seguinte:

- Reconheça que a doença é um desafio à crença;
- Reconheça que o tratamento entra em conflito com a crença;
- Demonstre técnicas para lidar com a angústia espiritual;
- Manifeste aceitação do limite dos laços religiosos ou culturais;
- Discuta práticas ou preocupações espirituais.

-la ao cliente. Em vez disso, o profissional deve instigar o cliente a sentir esperança.

A definição tradicional de intervenção de enfermagem sugere que os enfermeiros "façam" algo pelo cliente. No entanto, com a assistência espiritual, o enfermeiro deve "ficar" com o cliente (Mayer, 1992). O profissional esforça-se para criar um ambiente no qual o cliente possa compartilhar preocupações, ser ouvido e receber apoio.

Intervenções e atividades

Algumas das intervenções úteis para gerenciar a assistência espiritual são aquelas destinadas a "estimular o espírito" (Taylor, 2002). Essas intervenções ocorrem juntamente com outros diagnósticos de enfermagem, como *impotência*, *dor crônica* e *ansiedade*. As intervenções devem ser utilizadas pelos enfermeiros como parte da assistência de enfermagem padronizada, já que são a marca registrada da assistência (ver Quadro 15.4).

Ao implantar o plano, o enfermeiro deve certificar-se de que as intervenções são aceitáveis para o cliente. Se ele for católico praticante e contar com serviços de oração e adoração para atender suas necessidades espirituais, pode considerar o imaginário conduzido ofensivo e parte de uma religião da Nova Era. A sensibilidade às crenças do cliente é de extrema importância.

Papel da oração

Alguns enfermeiros se questionam se devem orar com o cliente. A oração é um ato muito pessoal e particular e deve ser tratada com respeito. Se um cliente pedir que o enfermeiro ore, é importante determinar quais são os hábitos de oração do cliente. Um cliente muçulmano pode não gostar da oração de um enfermeiro cristão. Al-

> **Quadro 15.4 ▪ Intervenções**
>
> As intervenções realizadas pelos enfermeiros são:
> - Ouvir o cliente com atenção;
> - Tocar de forma afetuosa;
> - Realizar o imaginário conduzido;
> - Manter o bom humor;
> - Meditar;
> - Envolver o cliente no tratamento e na tomada de decisões;
> - Proporcionar um ambiente calmo.

> **DICA Profissional**
>
> Atualmente, a assistência espiritual é uma atividade reconhecida na área de enfermagem. Um ponto-chave para os enfermeiros lembrarem é que cada pessoa experimenta a espiritualidade de forma única.

gumas tradições religiosas apoiam a oração com rituais, ao passo que outras incorporam um estilo de oração na forma de conversa. O enfermeiro pode se oferecer para orar com o cliente, mas é preciso, antes de mais nada, ter permissão para isso.

Buscar ajuda de colegas mais experientes pode ser benéfico para o enfermeiro novato. Um profissional iniciante estava cuidando de um cliente idoso, que lhe pediu para orar com ele. O enfermeiro perguntou: "Qual é a sua religião?". O cliente respondeu que era católico. O profissional não tinha ideia de quais orações os católicos faziam, então pediu auxílio a um colega que era católico praticante. Ambos os enfermeiros ficaram ao lado do leito do cliente e, enquanto o enfermeiro católico orava, o outro segurava a mão do cliente e ouvia a prece. Embora o novato tivesse pouca experiência, teve sensibilidade suficiente ao dispensar os cuidados espirituais ao cliente.

Estar presente

Um enfermeiro novato pode achar assustador atender as necessidades espirituais. Uma intervenção que não requer nenhum treinamento especial é estar presente. A presença pode ser definida como a doação de si mesmo no momento presente. Ela também inclui ouvir com plena consciência do privilégio de estar ali por uma pessoa – estar disponível de uma maneira que seja significativa para o outro (Pettigrew, 1990). A presença é uma intervenção ativa e sugere mais do que apenas presença física. O enfermeiro que mantém contato visual enquanto ouve em vez fazer anotações demonstra que está presente. O cliente é quem melhor pode identificar os enfermeiros que estão presentes.

> **DICA Profissional**
>
> A história da enfermagem demonstra que a assistência espiritual é parte integrante dos cuidados de enfermagem. Nos últimos 20 anos, o interesse na assistência espiritual foi renovado. Esse interesse baseia-se nos resultados provenientes de pesquisas que demonstram os resultados positivos quando os enfermeiros se envolvem na assistência espiritual (Taylor, 2002).

AVALIAÇÃO

Pode ser difícil avaliar os resultados da angústia espiritual. Avaliar o resultado da desobstrução das vias aéreas é objetivo: ou as vias aéreas estão limpas ou não. No entanto, Mauk e Schmidt (2004) salientam que não há como observar o espírito. Por conseguinte, é imperativo que o enfermeiro envolva o cliente no registro dos resultados. Isso permitirá que o cliente indique se o objetivo foi atingido.

Envolvimento familiar

Até agora, os recursos recomendados para assistência espiritual têm sido pessoal treinado em assistência espiritual. O clero, líderes espirituais e enfermeiros podem prestar valiosa assistência para o cliente que experimenta angústia espiritual. No entanto, a família também representa um recurso de assistência espiritual. Os familiares compreendem a situação do cliente e suas preferências religiosas e espirituais, além de compartilhar rituais e celebrações de fé. A família pode orar com o cliente, estar presente e oferecer amor e empatia. O papel do enfermeiro é incentivar a participação da família. O enfermeiro também pode organizar as atividades do cliente para incluir um tempo reservado para oração e reflexão. Ao manter o cliente no centro das atenções, o enfermeiro auxilia a família a continuar oferecendo o apoio que deseja oferecer.

> **DICA Profissional**
>
> A maioria dos hospitais tem um departamento de assistência espiritual ou algo similar, geralmente composto por pessoas que passaram por treinamento espiritual formal ou informal. O capelão do hospital pode ser o recurso mais imediato à disposição do enfermeiro. Antes que qualquer profissional seja avisado, é importante que o enfermeiro pergunte ao cliente se ele deseja a visita de um religioso de sua escolha.

EXEMPLO DE PLANO DE ATENDIMENTO DE ENFERMAGEM

Cliente com angústia espiritual

R.G. é um homem de 53 anos com diagnóstico de câncer de cólon. Ele foi internado com sangramento retal intenso, e os exames indicaram urgência na realização da cirurgia. Ele é casado há 12 anos e tem uma filha. É o primeiro casamento de R.G., mas o segundo de sua esposa. Ela tem dois filhos de um casamento anterior que já não vivem com ela. Tanto R.G. como a esposa são católicos praticantes. O primeiro casamento dela foi celebrado por um padre católico. Quando o casamento acabou, ela escolheu não pedir a anulação, acreditando que seria melhor para os filhos. Seis anos depois, ela conheceu R.G. e casou com ele. No entanto, como ela era divorciada, não tiveram permissão para casar na igreja. Nos últimos 12 anos, eles participaram da missa dominical e comungaram. Segundo a doutrina da Igreja Católica, casais como R.G. e a esposa não podem comungar. O casal decidiu que, como a igreja é grande, fariam isso de qualquer forma. Agora R.G. vai passar por uma cirurgia séria e quer que o padre lhe dê a comunhão. A igreja que eles frequentam é muito rigorosa e segue as regras e normas prescritas pelo Vaticano. Embora ele receba a visita de um padre, o religioso superior não permitirá que R.G. comungue. R.G. está arrasado e comenta com a enfermeira que ele não entende. Ele acredita muito na Igreja Católica e acha que não fez nada de errado ao casar com sua esposa. Afinal, é seu primeiro casamento. "Como eles podem impedir que eu chegue a Deus?", ele pergunta.

DIAGNÓSTICO DE ENFERMAGEM *Angústia espiritual* relacionada à separação das práticas religiosas.

Classificação dos Resultados das Intervenções de Enfermagem (NOC)	Classificação das Intervenções de Enfermagem (NIC)
Esperança *Espiritual* *Apoio emocional*	*Apoio espiritual* *Capacidade intensificada para gerenciar o bem-estar*

Planejamento/Resultados	Intervenções de Enfermagem	Fundamentação
R.G. e sua família demonstrarão bem-estar espiritual conforme evidenciado pela oração.	Fazer uma avaliação específica da fé de R.G., vida religiosa, relação com os líderes espirituais e receptividade à visita do capelão do hospital.	Obter os dados de avaliação pertinentes a R.G., específicos de sua religião ou crenças e práticas espirituais, pode melhorar a compreensão do enfermeiro em relação às necessidades do cliente.
R.G. e sua família discutirão assuntos espirituais com um líder espiritual.	Avaliar indiretamente o estado espiritual de R.G. observando o conceito dele a respeito de Deus por meio de livros, explorando o significado que ele dá à vida, determinando qual sua fonte de esperança e força, perguntando-lhe: "Quem é mais importante para você?" e observando sinais de oração e meditação.	Obter os dados da avaliação indireta melhora a compreensão do enfermeiro em relação às necessidades do cliente.
	Solicitar consulta espiritual.	Durante um momento de crise, R.G. pode não ter força interior para solicitar a visita de um religioso.
R.G. e sua família verbalizarão sua ligação com Deus.	Envolver a esposa nas sessões de assistência espiritual.	Isso facilita a comunicação entre R.G. e sua esposa; pode reduzir a sensação de isolamento e ajudar a diminuir a angústia espiritual que está sentindo.
	Incentivar a esposa a orar e a ficar com R.G.	Isso facilita a comunicação entre R.G. e a esposa e pode ajudar a diminuir a angústia espiritual.
	Estar aberto às manifestações de raiva e de decepção de R.G.	Permitir que R.G. expresse suas emoções cria um clima favorável e demonstra carinho.
	Assegurar a R.G. que você estará disponível para oferecer-lhe apoio.	Estar presente e dar oportunidade às pessoas para expressarem suas emoções cria um clima favorável e transmite carinho.

(Continua)

EXEMPLO DE PLANO DE ATENDIMENTO DE ENFERMAGEM (Continuação)

Avaliação

A evidência do progresso de R.G. para aliviar a angústia espiritual é a verbalização de uma relação mais próxima com Deus. Ele também pode demonstrar que gostaria de conversar com um religioso, como o capelão do hospital. Uma relação contínua e íntima com sua esposa mostra que ele não a culpa.

RESUMO

- A espiritualidade é a essência de uma pessoa; a dimensão invisível que dá sentido à vida de alguém.
- Pesquisas têm mostrado que a espiritualidade está intimamente relacionada à saúde.
- Os valores e as crenças estão relacionados com a espiritualidade: a busca do significado e sentido da vida.
- As crenças e a espiritualidade podem ter fortes laços com a religião.
- A religião não é necessária para alcançar a espiritualidade.
- Os enfermeiros devem ser sensíveis com os clientes que experimentam angústia espiritual.
- Existem vários modelos de assistência espiritual que podem ajudar os enfermeiros a fazer uma avaliação espiritual.
- É necessário que haja uma relação de confiança entre enfermeiro e cliente e um ambiente no qual o cliente se sinta à vontade e seguro para compartilhar pensamentos e sentimentos.
- O envolvimento da família pode ser benéfico para o cliente que está sofrendo de angústia espiritual.

? QUESTÕES DE REVISÃO

1. Qual das seguintes afirmações é correta a respeito da espiritualidade?
   1. As evidências não sugerem uma ligação entre espiritualidade e saúde.
   2. A espiritualidade é o cerne de uma pessoa, uma experiência superior ou a transcendência de si próprio.
   3. Avaliar as necessidades espirituais do cliente e atendê-las é um novo conceito em enfermagem.
   4. "The Four Gates of Zen" (As Quatro Portas do Zen) fornecem um modelo abrangente de espiritualidade.

2. Ao discutir espiritualidade com um cliente, o enfermeiro sabe que a(s) definição(ões) de valor(es) é(são):
   1. princípios, normas ou qualidades considerados válidos ou desejáveis.
   2. uma crença absoluta na verdade, no valor ou na fidelidade de uma pessoa, ideia ou coisa.
   3. comunicação humana com entidades divinas e espirituais.
   4. uma atividade que faz a mente e o espírito focarem o presente.

3. O enfermeiro está avaliando um cliente em relação à angústia espiritual. As características indicativas dessa angústia incluem: (Selecione todas as opções aplicáveis.)
   1. falta de esperança.
   2. dificuldade para lidar com as situações.
   3. raiva de Deus.
   4. raiva direcionada à família.
   5. manutenção de sentimentos de amor e coragem.
   6. falta de propósito na vida.

4. Uma cliente de 33 anos está se recuperando de uma histerectomia abdominal total. Ela afirma: "Eu queria ter mais filhos, mas agora isso é impossível. Sinto como se parte do que sou como mulher estivesse faltando". Qual dos seguintes diagnósticos de enfermagem é mais adequado nesse caso?
   1. Ansiedade relacionada à dificuldade para lidar com as situações e falta de apoio do cônjuge.
   2. Conflitos de decisão relacionados à impotência e incapacidade de tomar decisões.
   3. Angústia espiritual relacionada ao questionamento sobre o significado de seu papel na vida.
   4. Enfrentamento ineficaz relacionado à ansiedade e impotência, devido a uma histerectomia abdominal total.

5. As perguntas de avaliação adequadas para o enfermeiro fazer ao cliente incluem: (Selecione todas as opções aplicáveis.)
   1. Existem práticas religiosas que são importantes para você?
   2. Quem é importante para você?
   3. Por que você ora?
   4. Quais livros religiosos ou símbolos são úteis para você?
   5. Por que você se recusa a falar com o capelão do hospital?
   6. Qual é a sua fonte de esperança ou força?

6. A enfermeira observa que um cliente terminal chora enquanto lê a Bíblia. Qual das seguintes intervenções é a mais adequada?
   1. Entrar em contato com a família dele.
   2. Proporcionar um momento tranquilo e sem interrupções.
   3. Entrar em contato com religiosos condizentes com as crenças do cliente.
   4. Proporcionar um momento de distração.

7. Um cliente enfermo sofreu um grave acidente de carro no qual a esposa e dois filhos morreram. Ele diz à enfermeira que não entende por que Deus fez isso com ele; acha que Deus o abandonou. Qual dos seguintes diagnósticos de enfermagem é mais adequado nesse caso?
   1. Tristeza crônica.
   2. Preparação para religiosidade elevada.
   3. Preparação para bem-estar espiritual elevado.
   4. Angústia espiritual.

8. As ações de enfermagem específicas para promover o bem-estar espiritual de um cliente recentemente diagnosticado com doença terminal incluem todas as seguintes, exceto:
   1. se referir ao clero quando apropriado.
   2. respeitar as crenças do cliente.
   3. ouvir atentamente as preocupações do cliente.
   4. demonstrar solidariedade para com o cliente e seus familiares.

9. Qual das seguintes interferências seria prioridade no atendimento ao cliente que está sofrendo de angústia espiritual?
   1. O cliente tem dificuldade em adormecer.
   2. O cliente tem imagem corporal perturbada.
   3. O apetite do cliente diminuiu.
   4. O cliente tem pensamentos suicidas.

10. Um cliente recentemente hospitalizado afirma: "Creio que Deus e meu médico vão me curar e vão fazer tudo ficar bem". Esse é um exemplo de:
    1. esperança.
    2. valores.
    3. fé.
    4. bem-estar.

REFERÊNCIAS/LEITURAS SUGERIDAS

American Association of Colleges of Nursing. (1995) A model for differentiated nursing practice. Recuperado em 23 de setembro de 2006 do site http://www.aacn.nche.edu/Publications/pdf/DIFFMOD.PDF.

American Nurses Association. (2005) Code of ethic for nurses with interpretive statements. Recuperado em 25 de outubro de 2008 do site http://www.nursingworld.org/ethics/ecode.htm

Andrews, M. M.; Boyle, J. S. (2003) *Transcultural concepts in nursing care.* Filadélfia: Lippincott Williams & Wilkins.

Barton, J.; Grudzen, M.; Zielske, R. (2003). *Vital connections in long-term care: Spiritual resources for staff and residents.* Baltimore: Health Professions Press.

Burkhardt, M.; Jacobson, M. (2000) Spirituality and health. In: B. M. Dossey; L. Keegan; C. E. Guzzetta (Eds.), *Holistic nursing: A handbook for practice* (p. 91-121). Gaithersburg: Aspen.

Carson, V.; Koenig, H. (2004) *Spiritual caregiving: Healthcare as ministry.* Filadélfia: Templeton Foundation Press.

Cavendish, R.; Kraynyak-Luise, B.; Russo, D.; Mitzeliotis, C.; Bauer, M.; McPartlan-Bajo, M. et al. (2004) Spiritual perspectives of nurses in the United States relevant for education and practice. *Western Journal of Nursing Research,* 26(2), 196-212.

Cox, H.; Hinz, M.; Lubno, M.; Scott-Tilley, D.; Newfield, S.; Slater, M. et al. (2002). *Clinical applications of nursing diagnosis: Adult, child, psychiatric, gerontic, and home health considerations* (4. ed.). Filadélfia: F. A. Davis.

Dossey, B. (1998) Holistic modalities and healing moments. *American Journal of Nursing,* 98(6), 44-47.

Dossey, B.; Guzzetta, C. E. (2000) Holistic nursing practice. In: B. M. Dossey; L. Keegan; C. E. Guzzetta (Eds.), *Holistic nursing practice: A handbook for practice* (p. 5-26). Rockville: Aspen.

Fadiman, A. (1997) *The spirit catches you and you fall down.* Nova York: Farrar, Straus & Giroux.

Friesen, M. (2000) *Spiritual care for children living in specialized settings.* Binghamton: Haworth Press.

Galek, K.; Flannelly, K.; Vane, A.; Galek, R. (2005) Assessing patient's spiritual needs. *Holistic Nursing Practice,* 19(2), 62-69.

Gill, S. (Ed.). (1987) *Prayer.* Nova York: Macmillan.

Hay, D. (2002) The spirituality of adults in Britain: Recent research. *Scottish Journal of Healthcare Chaplaincy,* 5(1), 4-8.

International Council of Nurses. (2006) The ICN code of ethics for nurses. Recuperado em 23 de setembro de 2006 do site http://www.icn.ch/icncode.pdf

La Pierre, L. (2003) JCAHO safeguards spiritual care. *Holistic Nursing Practice,* 17(4), 219.

Mackenzie, E.; Rajagopal, D.; Meilbohn, M.; Lavizzo-Mourney, R. (2000) Spiritual support and psychological well-being: Older adults' perceptions of religion and health connection. *Alternative Therapies in Health and Medicine,* 6(6), 37-45.

Macrae, J. (1995) Nightingale's spiritual philosophy and its significance for modern nursing. *Image: The Journal of Nursing Scholarship,* 27(1), 8-10.

Maugans, T. (1996) The SPIRITual history. *Archives of Family Medicine,* 5(1), 11-16.

Mauk, K.; Schmidt, N. (2004). *Spiritual care in nursing practice.* Filadélfia: Lippincott Williams & Wilkins.

Mayer, J. (1992) Wholly responsible for a part, or partly responsible for a whole? The concept of spiritual care in nursing. *Second Opinion*, 17(3), 26-55.

Park, C. (2007) Religiousness/spirituality and health: A meaning systems perspective. *Journal of Behavioral Medicine*, 30, 319-328.

Pettigrew, J. (1990) Intensive nursing care: Four ways of being there. *Critical Care Nursing Clinics of North America*, 2, 503-508.

Posner, R. (2006) The power of personal values. Recuperado em 13 de julho de 2006 do site http://gurusoftware.com/Gurunet/Personal/Topics/Values.htm

Puchalski, C.; Romer, A. L. (2000). Taking a spiritual history allows clinicians to understand patients more fully. *Journal of Palliative Medicine*, 3(1), 129-137.

Simon, S.; Howe, L.; Kirschenbaum, H. (1978). *Values clarification: A handbook of practical strategies for teachers and students*. Nova York: Hart.

Spector, R. (2004) *Cultural diversity in health and illness*. Upper Saddle River, NJ: Prentice Hall.

Stoll, R. (1979) Guidelines for spiritual assessment. *American Journal of Nursing*, 79(9), 1574-1577.

Taylor, E. (2002) *Spiritual care, nursing theory, research, and practice*. Upper Saddle River, NJ: Prentice Hall.

Wilkinson, J. (2005) *Nursing diagnosis handbook*. Upper Saddle River, NJ: Prentice Hall.

Wilt, D.; Smucker, C. (2001) *Nursing the spirit*. Washington, DC: American Nurses Association.

RECURSOS DA WEB

Associação Brasileira de Medicina Complementar: http://www.medicinacomplementar.com.br

Associação Nacional dos Terapeutas: http://www.terapeutas.org.br

Biblioteca Virtual em Espiritualidade e Saúde (BVES): http://www.hoje.org.br/site/bves.php

Biblioteca Virtual em Saúde: http://regional.bvsalud.org/php/index.php

Instituto Nacional do Câncer (Inca): http://www2.inca.gov.br/wps/wcm/connect/inca/portal/home

Núcleo de Pesquisa em Espiritualidade e Saúde (Nupes): http://www.ufjf.br/nupes

Revista de Psiquiatria Clínica: http://www.scielo.br/scielo.php?script=sci_issuetoc&pid=0101-608320070007&lng=pt&nrm=iso

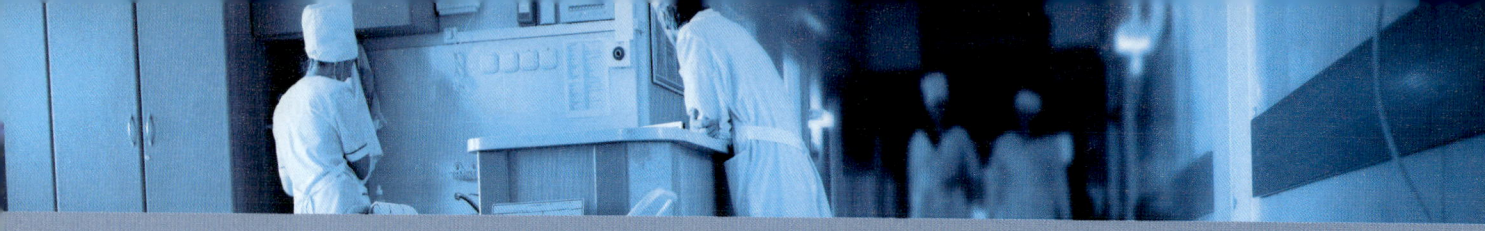

CAPÍTULO 16

Terapias Complementares/Alternativas

PALAVRAS-CHAVE

acupressão
acupuntura
alopáticos
antioxidantes
aromaterapia
biofeedback
cura
cura pelo toque
fitoquímicos
hipnose
imaginário
massagem terapêutica
meditação
mente-corpo
neuropeptídeos
neurotransmissores
psiconeuroimu-
noendocrinologia (PNIE)
radicais livres
terapia energética
terapias alternativas
terapias complementares
toque
toque terapêutico
xamã
xamanismo

ESTABELECENDO RELAÇÕES

Consulte os próximos capítulos para ampliar seu conhecimento acerca das terapias complementares/alternativas:

Enfermagem Básica

- Atendimento Holístico
- Espiritualidade
- Considerações Culturais
- Repouso e Sono
- Conceitos sobre Bem-Estar

OBJETIVOS

Ao final deste capítulo, você estará apto a:

- Definir palavras-chave.
- Descrever as influências da história nas atuais terapias complementares/alternativas.
- Discutir a relação entre mente e corpo e como ela afeta a saúde de uma pessoa.
- Explicar o conceito do enfermeiro como instrumento de cura.
- Identificar as diversas modalidades mente-corpo, corpo-movimento, cura energética, espiritual, nutricional e outras, que podem ser usadas como terapias complementares no tratamento do cliente.
- Discutir a utilização das terapias complementares/alternativas.

INTRODUÇÃO

Geralmente, a sociedade ocidental iguala saúde e cura com medicina, cirurgia e outras intervenções tecnológicas. Outras culturas, no entanto, promovem a saúde por meio da fé, de rituais, magia e outras abordagens não médicas.

As **terapias complementares** (terapias usadas *em conjunto com* terapias médicas convencionais) e as **terapias alternativas** (terapias usadas *no lugar de* modalidades médicas convencionais ou comuns) estão começando a predominar entre o público (Centro Nacional de Medicina Alternativa e Complementar [NCCAM], 2008a).

Este capítulo aborda métodos de tratamento complementar/alternativo (C/A) utilizados atualmente na prática de enfermagem holística. Os enfermeiros devem pensar criticamente antes de recomendar ou implantar qualquer uma dessas terapias. Quer sejam apenas discutidas com os clientes, quer sejam realizadas, o enfermeiro deve compreender as ramificações. A abreviação C/A será utilizada neste capítulo.

ASPECTOS LEGAIS

Como cada vez mais estados nos Estados Unidos estão regulando terapias C/A, o enfermeiro precisa conhecer as leis que as regulam de acordo com o estado em que trabalha. Alguns estados proibiram determinadas terapias ou as consideraram procedimentos experimentais, ao passo que outros estados vêm exigindo licenciamento ou a observação de padrões educacionais antes de permitirem que os profissionais realizem terapias C/A. Os enfermeiros que realizam terapias C/A em desacordo com as leis de seus respectivos estados podem ser processados (Lorenzo, 2003).

A política do empregador e a descrição do trabalho do enfermeiro devem ser verificadas para confirmar que a realização de terapias C/A está dentro do escopo da prática naquela instituição. As seguradoras não cobrem situações em que um cliente tenha sido ferido como resultado de uma terapia C/A. O risco financeiro de qualquer enfermeiro envolvido em terapias C/A será reduzido se houver um seguro que cubra especificamente essas terapias.

HISTÓRICO

Ao longo da história, as pessoas têm tentado aliviar a dor e curar as enfermidades. Desenhos em cavernas primitivas retratam curandeiros. Esses curandeiros acreditavam que a mágica e a superstição causavam doenças; isso resultava no entrelaçamento de crenças religiosas com práticas medicinais. Práticas e recursos baseados em tradições antigas estão sendo redescobertos e utilizados. Uma breve análise das práticas xamânicas da Grécia Antiga, do Extremo Oriente e da Índia destacará suas influências nas modalidades de C/A modernas.

GRÉCIA ANTIGA

Na cultura da Grécia Antiga, ter saúde significava manter o equilíbrio em todas as dimensões da vida. Na mitologia grega, Asclépio era o deus da cura. Os templos (chamados de *Ascleipions*) eram lugares bonitos para as pessoas (independentemente da capacidade de pagar) adorarem, descansarem e se refazerem. O sistema de cura utilizava símbolos, mitos e rituais realizados por sacerdotes especialmente treinados. As doenças eram tratadas com banhos, massagem, música, riso, arte, ervas e cirurgias simples, de modo a restaurar o equilíbrio da pessoa (Keegan, 1994). Muitas das nossas terapias atuais – como massagem, terapia artística e fitoterapia – têm suas origens nas antigas tradições gregas.

EXTREMO ORIENTE

Os sistemas de cura do Extremo Oriente integravam corpo, mente e espírito de forma a buscar equilíbrio de energia entre o indivíduo e o universo. As práticas da medicina chinesa tradicional (MCT) têm sido utilizadas há séculos e, na Ásia, não são consideradas terapias alternativas. É uma filosofia de vida com foco na saúde e no bem-estar. O objetivo da MCT é a restauração e manutenção do equilíbrio da energia vital. A energia vital *qi* (pronuncia-se "ki") ou *chi* (pronuncia-se "txi") é o foco dos princípios filosóficos da MCT. Os elementos fundamentais incluem equilibrar as forças opostas *yin* e *yang* (por exemplo: claro-escuro, frio-quente, feminino-masculino). A avaliação e as técnicas de diagnóstico clínico da MCT são muito diferentes das **abordagens alopáticas** (medicina tradicional e tratamento cirúrgico) da medicina ocidental. Os cinco sentidos são utilizados para avaliar o cliente: olhar, ouvir, sentir, cheirar e provar (se necessário).

A medicina chinesa é aplicada no tratamento de diversas doenças, como alergia, asma, dor de cabeça, infertilidade e câncer. O papel do enfermeiro no cuidado do cliente é integrar a MCT e a medicina alopática a fim de tratar uma doença, assegurando que o cliente esteja ciente das possíveis interações dos medicamentos e dos tratamentos com ervas prescritos.

As ervas são uma parte importante da prática de cura chinesa tradicional. Mais adiante, neste capítulo, discutiremos a utilização de ervas nas práticas contemporâneas de saúde.

As **técnicas** de cura chinesas tradicionais estão sendo estudadas e utilizadas por prestadores de cuidados médicos ocidentais. A **acupuntura** é uma técnica da MCT que aplica agulhas e calor em vários pontos do corpo para alterar o fluxo de energia (Figura 16.1). A Clínica Mayo (2007) reconheceu a eficácia da acupuntura no tratamento da dor e de náuseas no período pós-cirurgia, da dor lombar, dor de cabeça, fibromialgia, enxaqueca, osteoartrite, dor de dente pós-operatória, náusea e vômitos induzidos por quimioterapia, bem como de cólicas menstruais crônicas e cotovelo de tenista. A acupuntura pode não ser segura para clientes com distúrbios hemorrágicos ou aqueles que tomam anticoagulantes.

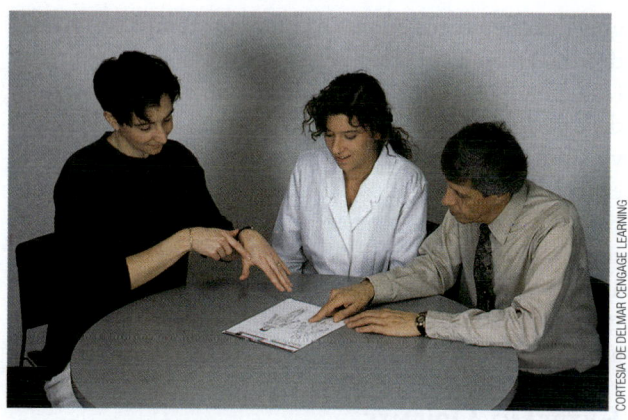

Figura 16.1 ■ Acupunturista, enfermeiro e cliente.

ÍNDIA

Por mais de 5 mil anos, o povo da Índia tem praticado medicina ayurvédica, enfatizando que "certas intervenções no estilo de vida e terapias recuperam o equilíbrio entre corpo, mente e meio ambiente" (Bloomington Hospital, 2008a). O termo *ayurveda* ("a ciência da vida") refere-se à medicina tradicional da Índia, que tem uma base espiritual subjacente. A energia vital (*prana*) é movida através de um corpo por um "vento", ou *Vata*, que regula cada tipo de movimento.

O *Vata*, o *Kapha* e o *Pitta* são os três princípios metabólicos (*doshas*) que "manifestam padrões específicos de misturas de energia única advindas de características físicas, emocionais e mentais" (Chopra, 2008). O *Kapha* é a energia responsável pela estrutura do corpo. O *Pitta* é o processo de transformação entre o *Vata* e o *Kapha*. Cada pessoa nasce com um equilíbrio único de três *doshas*. O *dosha* dominante determina o temperamento, o tipo de corpo e a suscetibilidade a algumas doenças.

As áreas de concentração de energia no organismo são chamadas de chacras. Assim como os canais de energia vital (ou meridianos), essas áreas podem ficar bloqueadas e estagnadas, causando doenças. Os curandeiros ayurvédicos tentam ativar a energia do chacra para que a autocura ocorra.

Os principais objetivos do sistema ayurvédico são a prevenção de doenças e a restauração da saúde por meio da busca interior e do crescimento espiritual. Na prática contemporânea, a intervenção ayurvédica pode envolver ioga, ervas, dieta e exercícios; métodos para purificar o corpo, como banhos a vapor, catárticos e massagem desintoxicante; e purga nasal.

PRÁTICAS XAMÂNICAS

Parte do ser humano tem necessidade de entender e explicar os processos da vida (por exemplo: nascimento, saúde, doença e morte). Em muitas culturas, tanto antigas como modernas, práticas ritualizadas têm sido utilizadas para manter a paz com os espíritos elevados, aproveitar a energia deles, promover energia e impedir a morte.

O **xamanismo** é a prática de entrar em um estado alterado de consciência com a intenção de ajudar os outros. O **xamã** é um curandeiro sacerdotal que usa as forças naturais e sobrenaturais para ajudar os outros; ele tem experiência em várias formas de cura, um vasto conhecimento de ervas e atua como guardião dos espíritos. Acredita-se que a doença possa ser o resultado da perda do espírito. Os xamãs trabalham com os espíritos para incentivar seu retorno para o indivíduo. O xamã é tanto um sacerdote como um curandeiro e tem acesso ao sobrenatural.

Buscar sabedoria sobre o universo, estabelecer uma relação com o criador e evitar a morte são feitos realizados por meio de processos ritualizados promovidos pelo xamã. Este utiliza objetos especiais, como animais energéticos, amuletos e totens, assim como danças, cantos rituais, alimentos e peças de vestuário. Os cantos rituais, as imagens, o toque dos tambores e as drogas alucinógenas podem ser utilizados para provocar um estado de transe por meio do qual o xamã entra em contato com o mundo espiritual. As práticas contemporâneas de hipnose e imaginário conduzido têm suas raízes nas tradições xamânicas.

TENDÊNCIAS ATUAIS

Ao longo das últimas décadas, a percepção das pessoas dos métodos de tratamento C/A sofreu transformações. No final dos anos 1960 e no início dos anos 1970, os movimentos "natural", "nova era" e "autoajuda" começaram a atrair seguidores, primeiro entre os consumidores; posteriormente, entre os profissionais da saúde. Durante aquele período, observou-se uma tendência crescente de rejeição da medicina tradicional em razão de sua aparente capacidade invasiva, dor, custo e ineficácia. Um interesse renovado nas religiões, estilo de vida e medicina orientais impulsionou o desenvolvimento das modalidades C/A holísticas contemporâneas.

Em 1992, o governo dos Estados Unidos criou o Departamento de Medicina Alternativa (OAM) no Instituto Nacional de Saúde e destinou US$ 2 milhões para divulgar informações sobre medicina complementar e alternativa para os profissionais e para o público. O Congresso aumentou o orçamento do OAM para US$ 20 milhões para o ano fiscal de 1998 (NCCAM, 2002).

No final de 1998, o Congresso criou o Centro Nacional de Medicina Complementar e Alternativa (NCCAM), que substituiu o OAM. Seu orçamento para o ano fiscal de 2002 foi de US$ 104,60 milhões (NCCAM, 2008a). O NCCAM tem a responsabilidade adicional de realizar e apoiar a pesquisa básica e aplicada e o treinamento em pesquisas de terapias C/A. O NCCAM (2000) reportou que até 42% da população dos Estados Unidos fez uso de algum tipo de terapia C/A em 1997, com uma estimativa conservadora de US$ 21,2 bilhões gastos nessas terapias.

Em 2008, o NCCAM informou que 36% dos adultos americanos utilizaram alguma forma de C/A. Quando incluídas a oração e a terapia multivitamínica, esse número sobe para 62%. A enfermagem está evoluindo de um modelo de cuidado médico ocidental tradicional para um modelo integrado que incorpora ferramentas de cura de culturas e costumes diferentes dos nossos (Fontaine, 2005). A prática de enfermagem atual está avançando em direção a uma abordagem holística para curar toda a pessoa por meio da integração de práticas complementares e alternativas com tratamentos médicos convencionais no tratamento de indivíduos, famílias e comunidades (Dossey, Keegan e Guzzetta, 2004; Falsafi, 2001).

INVESTIGAÇÃO DE MENTE/CORPO

A medicina tradicional é fundada na crença de que o corpo, a mente e o espírito são entidades distintas. Um campo relativamente novo da ciência, chamado **psiconeuroimunoendocrinologia (PNIE)**, descreve a ligação do pensamento com as reações físicas. Essa palavra envolve a relação das mensagens neurais de pensamentos, emoções, sentimentos e atitudes nas respostas moleculares provenientes dos sistemas imunológico e endócrino (Dossey et al., 2004). O poder do pensamento é a base das terapias de cura baseadas na plena consciência.

Todas as células corporais têm locais receptores para **neuropeptídeos**, aminoácidos produzidos no cérebro e em outros lugares no corpo que atuam como transmissores químicos. Os neuropeptídeos são liberados quando os **neurotransmissores** (substâncias químicas que o corpo produz para facilitar a transmissão do impulso nervoso) sinalizam as emoções no cérebro. Pert, do Instituto Nacional de Saúde, escreveu, em 1986, que "quanto mais aprendemos sobre os neuropeptídeos, mais difícil fica pensar em mente e corpo nos termos tradicionais. Faz mais sentido falar de uma entidade única integrada – um 'corpo-mente'" (Pert, 1986).

As células podem ser diretamente afetadas pelas emoções. Isso significa que as pessoas podem afetar sua saúde por meio do que sentem e pensam. Há muitos exemplos de doentes terminais presos à vida até a ocorrência de um evento específico, como a visita de alguém especial, a graduação de um neto ou um casamento.

Atualmente, esse sistema complexo e entrelaçado de psique e química corporal chama-se **mente-corpo**, um vínculo e operação inseparáveis de pensamentos, sentimentos e funções fisiológicas.

HOLISMO E ENFERMAGEM

A crescente aceitação do conceito de que corpo, mente e espírito estão interligados é a base para a expansão do movimento da saúde holística. No holismo, os aspectos fisiológicos, psicológicos, socioculturais, intelectuais e espirituais de cada indivíduo são considerados. A enfermagem holística é descrita pela Associação Americana de Enfermeiros Holísticos (AHNA) como aquela que adota "todas as práticas de enfermagem que têm a cura total da pessoa como objetivo" (Dossey et al., 2004). Os enfermeiros que envolvem sua vida pessoal e profissional em uma perspectiva holística estão cientes de que sua presença, atenção e objetivo são elementos essenciais da totalidade e da cura. Para viver no âmbito do holismo, os enfermeiros utilizam seus conhecimentos, os conceitos e as teorias de enfermagem, a experiência e a intuição para descobrir padrões de saúde que promovem a saúde e o bem-estar para si e para seus clientes. À medida que enfermeiro e cliente se tornam parceiros terapêuticos, a totalidade e a cura são alcançadas pelo cliente, pela família, pelo grupo e pela comunidade.

Os enfermeiros como cuidadores holísticos podem usar as técnicas C/A para promover o bem-estar de seus clientes. O foco do tratamento dessas práticas é a cura em oposição ao tratamento com remédios. O termo **healing (curativo)** vem da palavra anglo-saxônica *hael*, que significa "integrar, mover-se em direção a ou constituir um todo". É importante compreender que libertar não é **curar** (tratar alguém de determinada doença); antes, é um processo de ativação das forças do indivíduo que se originam em seu interior. O enfermeiro como um facilitador da libertação relaciona-se com o cliente para ajudá-lo como um guia. O objetivo é ajudar o cliente a liberar recursos internos para ser liberto.

> **▶ REFLEXÃO CRÍTICA**
>
> **Métodos alternativos**
>
> Uma amiga próxima tem Aids e está sofrendo muita dor e desânimo. Ela quer encontrar métodos alternativos para aliviar a dor. Ela lhe confessa que acredita que a cura está no centro de terapias alternativas. Qual é a melhor maneira de ajudar sua amiga nessa situação?

O enfermeiro tem a importante função de orientar os clientes a respeito das intervenções não tradicionais que podem ocorrer ao longo de suas vidas (Tabela 16.1).

TERAPIAS COMPLEMENTARES/ALTERNATIVAS

Muitas terapias C/A são utilizadas na prática de enfermagem holística. Essas intervenções são categorizadas como mentais/corporais, espirituais, manipulativas e baseadas no organismo, terapias energéticas, baseadas biologicamente, e outras metodologias.

INTERVENÇÕES NO CORPO E NA MENTE

As intervenções no corpo e na mente são métodos pelos quais um indivíduo pode, de forma independente ou com

Tabela 16.1 ■ Terapias complementares que podem ser adotadas ao longo da vida

Fases da Vida	Sugestão de Terapias Complementares	
Criança	• Massagem (modificada) • Movimento (balançar)	• Música
Crianças pequenas	• Massagem • Música • Tocar	• Humor • Imaginário • Arte/desenho
Crianças em idade escolar	• Massagem • Música • Tocar • Humor • Terapia assistida por animais	• Imaginário • Aromaterapia • Ioga • *Tai chi*
Adolescentes	Todas as terapias discutidas neste capítulo são adequadas à condição.	
Adultos	Todas as terapias discutidas neste capítulo são adequadas à condição.	
Idosos	• Massagem (pressão mais leve e outras modificações para o estado corporal) • Terapia assistida por animais • Aromaterapia (com precauções) • Quaisquer outras terapias discutidas neste capítulo são adequadas à condição e indicadas com precauções	
Terminal III	• Massagem • Reflexologia • Terapias energéticas • Música	• Oração • Quaisquer outras terapias discutidas neste capítulo são adequadas à condição e indicadas com precauções

CORTESIA DE DELMAR CENGAGE LEARNING

ESTUDO DE CASO

Terapias complementares

Uma cliente obteve diagnóstico de câncer de mama no estágio 3. Ela está considerando a cirurgia para remover o tumor e as opções de tratamento do câncer, mas gostaria de saber mais sobre as terapias complementares (TC) para a recuperação e promoção da saúde. A equipe médica que a acompanha não está familiarizada com terapias complementares e alternativas.

1. Como enfermeiro da equipe médica responsável por essa cliente, quais intervenções podem ser realizadas para oferecer apoio durante esse período?
2. De que modo o enfermeiro pode levar à equipe médica mais informações quando os clientes enfermos perguntam a respeito de TC?

---

assistência, controlar conscientemente algumas funções do sistema nervoso simpático (por exemplo, a frequência cardíaca, a frequência respiratória e a pressão arterial). Quando o cliente está aprendendo essas técnicas, há um assistente envolvido; posteriormente, o cliente passa a realizá-las sozinho. As técnicas autorreguladoras incluem meditação, relaxamento, imaginário, *biofeedback* e hipnose.

Meditação

A **meditação**, estado em que a mente permanece tranquila ao concentrar-se em um som, imagem ou na própria respiração, é uma arte milenar. A pessoa para de pensar nos problemas ou nas preocupações e o estresse é reduzido. Os benefícios à saúde provenientes da redução do estresse incluem diminuição da respiração, da frequência cardíaca e do consumo de oxigênio; melhora do humor, calma espiritual e maior sensibilização.

Os enfermeiros podem ajudar os clientes com a meditação, explicando o que é e respondendo a quaisquer perguntas. Quando o cliente estiver em uma posição confortável, orientar com voz calma para ele se concentrar em inspirar e expirar. Se a mente do cliente vaguear, é necessário recuperar o foco na respiração. Isso deve ser praticado todos os dias durante 15 minutos.

A meditação tem se mostrado particularmente benéfica para clientes em trabalho de parto.

DICA Profissional

Terapias complementares/alternativas (C/A)

Os enfermeiros que desejam utilizar terapias C/A devem:

- Perguntar ao cliente se ele é adepto de terapias C/A; em caso afirmativo, indagar qual é a terapia, a finalidade de sua utilização e os resultados.
- Orientar o cliente sobre as terapias C/A antes de aplicá-las.
- Criar um ambiente tranquilo, propício às terapias C/A.
- Fazer o treinamento necessário para obter a certificação ou o licenciamento.
- Estar ciente dos riscos potenciais.
- Oferecer conselho e apoio de maneira imparcial.

ORIENTAÇÕES para o cliente
Relaxamento muscular progressivo

Explicar o objetivo e o processo do relaxamento muscular progressivo e, então, fazer o cliente:

- Ficar em uma posição confortável, em um ambiente silencioso.
- Fechar os olhos e mantê-los fechados até que o exercício termine.
- Inspirar profundamente, contando até 4.
- Prender a respiração e contar até 4.
- Expirar e contar até 4.
- Continuar a respirar lenta e profundamente.
- Contrair os dois pés até que a tensão muscular seja sentida.
- Manter um estado de tensão leve em ambos os pés e contar até 5.

Contrair os músculos até que fiquem apenas tensionados, sem que doam.

- Liberar lentamente a tensão dos pés.
- Reconhecer a diferença entre tensão e relaxamento.
- Repetir as três etapas anteriores.
- Contrair delicadamente os músculos de ambas as pernas.
- Repetir esse processo com todos os grupos musculares, dos dedos dos pés à cabeça.
- Após tencionar e relaxar todos os grupos musculares, respirar profundamente mais algumas vezes e verificar se ainda há alguma região tensa. Concentrar-se na tensão e relaxar os músculos naquela área.
- Inspirar profundamente, contando até 4.
- Prender a respiração e contar até 4.
- Expirar e contar até 4.
- Retomar o padrão de respiração normal.
- Espreguiçar-se e abrir os olhos vagarosamente.

Isso leva, aproximadamente, de 20 a 30 minutos e torna-se mais eficaz com a repetição.

Relaxamento

O relaxamento muscular progressivo (RMP) é um método utilizado para alcançar o relaxamento. Ele emprega tensão alternada e relaxamento dos músculos. Os clientes são orientados a se concentrarem em determinada região do corpo (na mandíbula, por exemplo), contrair os músculos contando até 5, então relaxar os músculos contando até 5. Esse processo é repetido para os grupos musculares de todo o corpo até que o cliente tenha alcançado um estado de relaxamento total. Os enfermeiros podem usar técnicas de relaxamento para reduzir a dor e o estresse dos clientes.

Imaginário

O **imaginário** é uma técnica que utiliza a imaginação para visualizar uma imagem agradável e tranquilizante. O cliente é incentivado a mobilizar a maior quantidade de sentidos possí-

Quadro 16.1 ▪ Imaginário conduzido

- Reserve de 10 a 20 minutos para esse exercício.
- Crie um ambiente tranquilo e confortável.
- Estabeleça uma meta para a sessão como "alívio da dor" ou "relaxamento".
- Avalie o cliente, pedindo-lhe para descrever um ambiente relaxante.
- Permita que o cliente usufrua detalhes do ambiente, que podem incluir uma imagem visual, as sensações (por exemplo: temperatura, vento, sol) e as fragrâncias (por exemplo: sempre-verde, brisa do mar, lavanda). Coloque música ou fique em silêncio para trabalhar o sentido da audição.
- Assim que o cliente estiver em uma posição confortável, suavize a voz e diga:

Preste atenção ao ritmo de sua respiração. À medida que você inspira e expira, tente imaginar um ambiente agradável. Nesse cenário, você está relaxado e tem uma sensação de paz. Tente imaginar as cores do ambiente, a sensação que ele lhe traz, os detalhes do local, à medida que eles lhe envolvem, e quaisquer fragrâncias ou aromas tranquilizantes que permitem que você se sinta em paz. Desfrute essa imagem por um momento.

Imagine a dor ou as áreas de tensão como uma bola de luz. Foque essa luz. Então, tome consciência de sua capacidade de escurecer essa luz, apagando-a vagarosamente para liberar a dor e a tensão. (Fique de 2 a 3 minutos em silêncio.)

Lembre essa sensação de relaxamento e conforto. Enquanto você descansa, direcione sua consciência para as regiões de seu corpo que precisam ser curadas. Deixe que esse sentimento facilite a cura de todo o seu corpo.

Adaptado de Downey, M. (2009). *Understanding Complementary and Alternative Therapies*. Original enviado para publicação.

vel para formar imagens mais nítidas. A Tabela 16.2 apresenta exemplos de como utilizar os cinco sentidos no imaginário.

Os enfermeiros podem utilizar o imaginário conduzido com clientes capazes de ouvir e compreender as sugestões do profissional. Mostre um gráfico com as fases de cicatrização óssea e explique-o ao cliente que sofreu uma fratura; peça-lhe para imaginar essa atividade sequencial no próprio corpo.

Por meio do imaginário conduzido, o enfermeiro proporciona uma sensação de bem-estar nos clientes e os ajuda a alterar suas percepções sobre doença, tratamento e capacidade de libertação (Dossey, 1999a). Pesquisas têm mostrado efeitos positivos do imaginário quando utilizado sob a orientação de um profissional da saúde treinado (Dossey et al., 2004). Embora o imaginário e a visualização sejam terapias complementares eficazes para a saúde e para a libertação, as contraindicações devem ser observadas no caso de clientes com transtornos mentais que são sensíveis a imagens traumáticas.

Tabela 16.2 ▪ Utilizando os cinco sentidos no imaginário conduzido

Sentido	Imaginário
Visual	Veja as nuvens brancas e felpudas.
Auditivo	Ouça as ondas na praia.
Sinestésico	Imagine estar flutuando na água.
Gustativo	Sinta a acidez da limonada.
Olfativo	Sinta o cheiro da carne assando na grelha.

CORTESIA DE DELMAR CENGAGE LEARNING

BIOFEEDBACK

O **biofeedback** mede as respostas fisiológicas que ajudam os indivíduos a melhorar sua saúde utilizando sinais do próprio corpo. As funções biológicas comumente medidas são a tensão muscular, a temperatura da pele, a frequência cardíaca, a atividade das glândulas sudoríparas e a atividade das ondas cerebrais. O *biofeedback* ensina os clientes "a reconhecer como seus corpos estão funcionando e a controlar os padrões do funcionamento fisiológico" (Associação de Psicofisiologia Aplicada e Biofeedback [AAPB], 2008). O *biofeedback* é eficaz no caso de enxaqueca e dor de cabeça ocasionada por tensão, bem como de incontinência urinária, hipertensão, dores crônicas, problemas de sono, epilepsia e doença de Raynaud (AAPB, 2008).

Hipnose

A prática da hipnose já foi ofuscada pelo mistério e pelo equívoco. Atualmente, com a expansão do conhecimento da mente humana, a hipnose está sendo mais utilizada. A **hipnose** terapêutica induz a um estado de consciência alterado ou semelhante ao sono, durante o qual a pessoa fica mais receptiva à sugestão. A hipnose não cura nada de forma mágica. Os enfermeiros que desejam trabalhar com hipnose em suas práticas devem estar cientes de seu âmbito de atuação, conforme definido pelo conselho federal de enfermagem.

Terapias espirituais

O estado de saúde depende do relacionamento do indivíduo não somente com os ambientes físico e interpessoal mas também com o próprio espírito. A ideia de uma relação entre espiritualidade e saúde não é nova. "Desde o primeiro momento do xamã, testemunhamos o elemento espiritual da cura... a ligação do curador com o divino" (Keegan, 1994). Muitas culturas aceitam o vínculo inseparável entre estado de alma (energia vital ou espírito) e estado de saúde. Os cientistas (especialmente os psiconeuroimunologistas) estão validando a ideia de que as pessoas têm mecanismos internos de cura. Muitas religiões têm ideologias sobre saúde, doença e cura.

Cura pela fé No centro da libertação espiritual ou da fé está a crença de que os praticantes devem se purificar e alcançar um estado de unidade com Deus ou com uma força superior antes que a cura pela fé possa ocorrer. Esse processo costuma ocorrer por meio da oração. Ao se preparar para a cura, o praticante entra em um estado de espírito passivo e receptivo para transformar-se em um canal para o poder divino. A crença da pessoa enferma aumenta, mas não necessariamente para ser curada.

Oração da cura Ao orar, as pessoas acreditam que estão conversando diretamente com Deus ou com um poder superior. A oração, parte integrante da vida espiritual de uma pessoa, pode afetar seu bem-estar. Florence Nightingale reconheceu que a oração ajuda os indivíduos a entrarem em contato com a natureza e com o meio ambiente (Nightingale, 1969). Atualmente, pesquisas na área da medicina investigam os efeitos da oração na saúde física.

Xamanismo. O xamanismo foi discutido anteriormente neste capítulo.

MÉTODOS MANIPULATIVOS E BASEADOS NO CORPO

Os métodos baseados no corpo utilizam técnicas de manipular ou mover diversas partes do corpo para obter resultados terapêuticos. Os movimentos/exercícios, a ioga, o *tai chi* e a quiropraxia são discutidos nas seções seguintes.

Movimentos/Exercícios

A intervenção terapêutica e a promoção da saúde pelo movimento estão associadas a atividades como atletismo, dança, celebração e rituais de cura. O principal objetivo do exercício é a preparação física (força muscular, resistência, flexibilidade, saúde cardiovascular e respiratória). Há muitos resultados positivos advindos da prática de exercícios, por exemplo, dormir melhor e ter mais energia.

Os enfermeiros podem ajudar os clientes a usar o movimento como terapia por meio de exercícios de amplitude de movimento, alongamento e fisioterapia. O movimento é um método eficaz pelo qual pessoas de todas as idades podem melhorar seu nível de funcionamento.

Ioga/Iogaterapia

Ioga (que significa "união" em sânscrito) integra as energias mentais, físicas, espirituais para promover a saúde e o bem-estar. Os elementos básicos da ioga são respiração, postura e movimentos apropriados. Acredita-se que a respiração promova o relaxamento e melhore o fluxo do *prana* (energia vital). A ioga desenvolve a propriocepção (consciência de onde o corpo está no espaço e no tempo) e a conscientização do movimento, distribuição de peso e posição (Davis, 2002).

A ioga tradicional sempre esteve focada em indivíduos saudáveis e na promoção da saúde por meio do equilíbrio e do fluxo das forças vitais.

A iogaterapia é um esforço para integrar os conceitos e técnicas da ioga tradicional e os conhecimentos médicos e psicológicos ocidentais (Feuerstein, 1998). O foco da iogaterapia é tratar de forma holística diversas disfunções somáticas ou psicológicas que vão de problemas nas costas a sofrimento emocional. Tanto a ioga como a iogaterapia são baseadas na compreensão de que o ser humano é um sistema integrado de corpo e mente que funciona melhor em um estado de equilíbrio dinâmico (Feuerstein, 1998). A ioga é aconselhável em uma variedade de condições de saúde, incluindo depressão, pressão alta, estresse e asma. Pesquisas sugerem que a ioga pode reduzir a frequência cardíaca e a pressão arterial, aumentar a capacidade pulmonar, afetar positivamente níveis químicos do sangue e do cérebro, bem como melhorar a composição corporal e o relaxamento muscular (NCCAM, 2008b). Além disso, melhora a força, a flexibilidade e o condicionamento físico.

Tai chi

A filosofia de buscar harmonizar-se com a natureza e com o universo por meio do equilíbrio complementar (*yin* e *yang*) é a base do *tai chi*. Quando há harmonia perfeita, tudo funciona de forma espontânea, sem esforço, com perfeição e de acordo com as leis da natureza. Se alguém se movimenta para a direita, alguém deve se movimentar para a esquer-

CONSIDERAÇÕES sobre tempo de vida
Tai chi chih

Uma pesquisa conduzida pela Universidade da Califórnia (Irwin, Olmstead e Motivala, 2008) concluiu que o *tai chi chih* pode melhorar a qualidade do sono em adultos entre 59 e 86 anos, com queixas moderadas a respeito do sono. O *tai chi chih* pode ser considerado uma abordagem não farmacológica útil para melhorar a qualidade do sono de idosos.

da. O *tai chi* contempla uma série de movimentos lentos, graciosos e anaeróbicos com respiração rítmica controlada (Bloomington Hospital, 2008b).

Aqueles que praticam regularmente o *tai chi* acreditam que ele aumenta a agilidade, a resistência e o equilíbrio, bem como intensifica a energia e proporciona uma sensação de bem-estar. A série completa de *tai chi* pode levar de apenas 7 minutos até 1 hora. Foi constatado que o *tai chi* diminui a pressão arterial, aumenta o tônus muscular, a resistência e a flexibilidade; melhora o equilíbrio, a massa muscular, a postura e a força em pessoas idosas (Bloomington Hospital, 2008b).

Quiropraxia

A quiropraxia é a terapia baseada no princípio de que o cérebro envia energia vital para todos os órgãos do corpo através dos nervos originados na coluna vertebral. A doença, a desarmonia corporal ou o mau funcionamento resultam do complexo de subluxação vertebral (tensão nervosa espinhal). O corpo é reequilibrado e realinhado por meio de técnicas quiropráticas de "ajuste vertebral".

O objetivo da quiropraxia é despertar a capacidade de cura natural do próprio cliente pela correção de quaisquer áreas do complexo de subluxação vertebral. A vitalidade, a força e a saúde são, portanto, promovidas. O Centro de Artes Quiropráticas (2007) relata a recuperação de clientes com problemas cardíacos, hiperatividade, fadiga, problemas digestivos, entre outros.

Stedman (1999) explica que os profissionais quiropráticos são classificados em dois grupos: os "tradicionais" e aqueles que "trabalham com técnicas mistas". Os tradicionais acreditam na quiropraxia que acabamos de descrever. Os adeptos das técnicas mistas utilizam ajustes da coluna, principalmente para aliviar as dores na região, rigidez no pescoço e dor de cabeça, condições que têm sido compro-

DICA Profissional
Preparação para a quiropraxia

Incentive os clientes que pretendem experimentar a quiropraxia a se submeterem, primeiro, a uma avaliação completa para descartar quaisquer contraindicações.

vadamente aliviadas pelo tratamento quiroprático. A maioria dos quiropráticos mistos se dispõe a trabalhar com o médico do cliente.

Os serviços de quiropraxia têm sido cada vez mais aceitos nos Estados Unidos. A cobertura da assistência médica para tais serviços é muito ampla. Todos os sistemas de compensação dos trabalhadores do estado e muitas organizações de manutenção da saúde, além de empresas de assistência médica privada, oferecem cobertura para a terapia de quiropraxia (NCCAM, 2007). O cliente deve verificar a cobertura com sua assistência médica antes de procurar tratamento.

Terapias Energéticas

Uma categoria das terapias C/A incorporada à prática de enfermagem nos últimos 25 anos são as **terapias energéticas**, ou o uso das mãos para direcionar ou redirecionar o fluxo dos campos energéticos do corpo para aumentar o equilíbrio nesses campos. Essas terapias são eficazes para muitos problemas e podem restaurar a harmonia em todos os aspectos da saúde. Além disso, podem ser aplicadas a pessoas de todas as idades e fases de bem-estar e enfermidade.

As terapias energéticas têm suas raízes nas filosofias tradicional chinesa, oriental antiga e nativa americana. O conceito fundamental é que os indivíduos têm uma força vital; a energia não se limita às fronteiras físicas da pele. A Figura 16.2 ilustra o campo energético que se estende além do corpo físico de uma pessoa.

O campo energético do indivíduo consiste em camadas de energia em fluxo constante. Elas podem ser reduzidas ou prejudicadas por qualquer tipo de trauma, doença ou sofrimento. O sistema energético também pode ser positivamente afetado pelo uso intencional das mãos. O foco principal é restaurar o fluxo ideal de energia vital através dos campos energéticos.

Atualmente, os enfermeiros têm utilizado várias terapias energéticas, como o toque, a massagem terapêutica e o toque terapêutico curador. Outras terapias são a acupressão e a reflexologia. Ambas envolvem trabalho corporal profundo do tecido e requerem treinamento avançado de seus praticantes.

Toque

A terapia C/A mais universal é o toque. O **toque** é o modo de perceber ou experimentar por meio da sensação tátil.

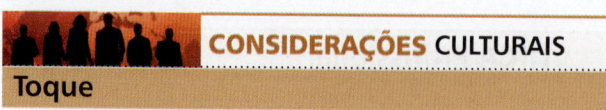

CONSIDERAÇÕES CULTURAIS
Toque
- Peça permissão antes de tocar um cliente.
- Diga ao cliente o que vai acontecer.
- O significado do toque e das áreas do corpo que podem ser tocadas varia de cultura para cultura.

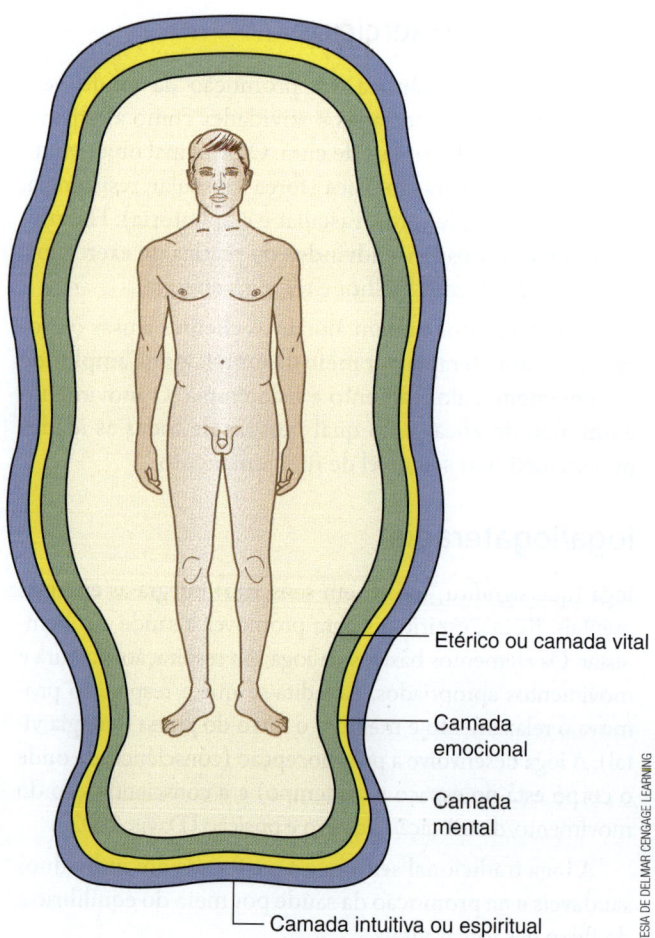

Etérico ou camada vital

Camada emocional

Camada mental

Camada intuitiva ou espiritual (também chamada de corpo astral)

Figura 16.2 ■ As camadas do campo energético humano ultrapassam as fronteiras físicas.

Apesar de ter sido usado em todas as culturas antigas e tradições xamânicas de cura, os adventos da medicina científica e do puritanismo afastaram muitos curandeiros do uso do toque intencional. Deve-se observar que o toque carrega consigo tabus e prescrições que são ditados pelas culturas. Algumas são muito favoráveis ao toque físico; outras ditam que o toque pode ocorrer apenas em determinadas situações e de acordo com parâmetros determinados.

O enfermeiro deve transmitir intenções positivas ao tocar. Em caso de dúvida, não deve tocar o cliente até estabelecer uma comunicação eficaz com ele. O toque é importante na prática de enfermagem, porque:

- é parte integrante da avaliação.
- promove a ligação entre o enfermeiro e o cliente (Figura 16.3).
- é um meio importante de comunicação, principalmente quando os outros sentidos estão prejudicados.
- auxilia para tranquilizar, acalmar e reconfortar.
- ajuda a manter o cliente orientado.

CAPÍTULO 16 ■ Terapias Complementares/Alternativas

🛈 DICA Profissional

Contraindicações ao toque

É importante saber quando *não* tocar.

- A aceitação da terapia do toque pode ser difícil para pessoas que foram negligenciadas, sofreram abusos ou foram feridas.
- Tocar pessoas desconfiadas ou irritadas pode piorar o comportamento negativo.
- As pessoas com queimaduras ou pele muito sensível podem não se beneficiar do toque.

das a todas as faixas etárias e são benéficas principalmente para aqueles que não conseguem se movimentar. Esfregar ou massagear as costas proporciona relaxamento, aumenta a circulação sanguínea e linfática, além de aliviar a rigidez, os espasmos e as dores musculares (Figura 16.4).

Toque terapêutico

O **toque terapêutico** baseia-se na antiga prática de imposição das mãos; consiste em identificar alterações no campo energético da pessoa e utilizar as mãos para direcionar a energia para atingir um estado de equilíbrio. Fundamenta-se em quatro pressupostos:

- O ser humano é um sistema de energia aberta.
- No que diz respeito ao aspecto anatômico, o ser humano é simétrico.
- A doença é resultado do desequilíbrio no campo energético do indivíduo.
- Os seres humanos têm habilidades naturais para transformar e transcender suas condições de vida (Krieger, 1993).

É fácil aprender o toque terapêutico, o que pode ocorrer em *workshops*; essa prática pode ser feita com as mãos sobre o corpo ou fora dele, complementa o tratamento

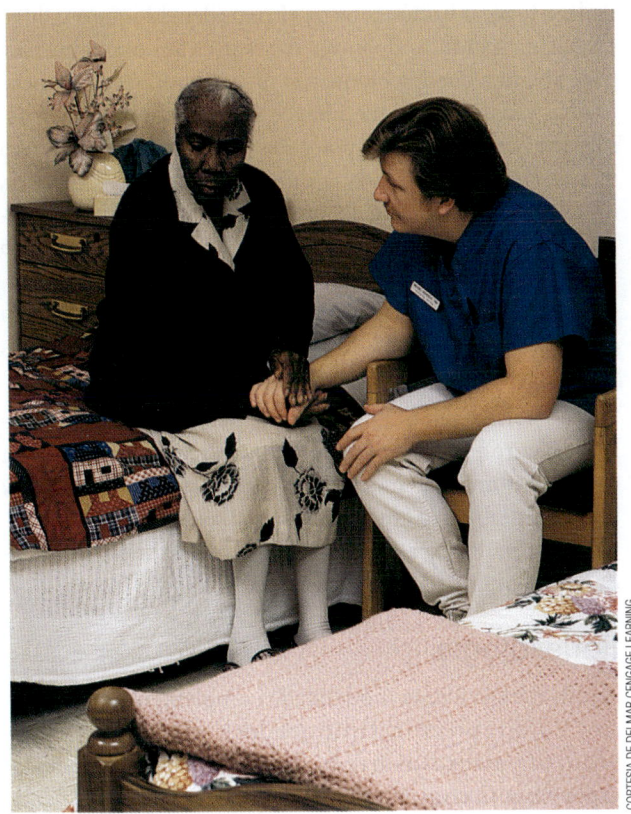

Figura 16.3 ■ O toque promove a ligação entre o enfermeiro e o cliente.

⚠ SEGURANÇA

Precauções relacionadas à massagem

- O aumento da circulação pode ser prejudicial para pessoas com doenças cardíacas, diabetes, hipertensão ou insuficiência renal.
- Nunca tente massagear regiões que apresentam anormalidade circulatória, como aneurisma, varizes, flebites, trombose ou necrose, regiões que apresentam lesão no tecido, inflamação, feridas abertas, dermatite, lesão articular ou óssea, cirurgia recente ou dor ciática.

Massagem terapêutica

A **massagem terapêutica** é a aplicação de pressão e o movimento das mãos para melhorar o bem-estar do cliente. Trata-se de esfregar, amassar e friccionar.

Essa prática é reconhecida como altamente benéfica e é recomendada por muitos médicos. Nos Estados Unidos, alguns estados fazem exigências em relação ao licenciamento de massoterapeutas.

Tradicionalmente, a massagem nas costas era feita pelos enfermeiros para proporcionar conforto aos clientes hospitalizados. As técnicas de massagem podem ser aplica-

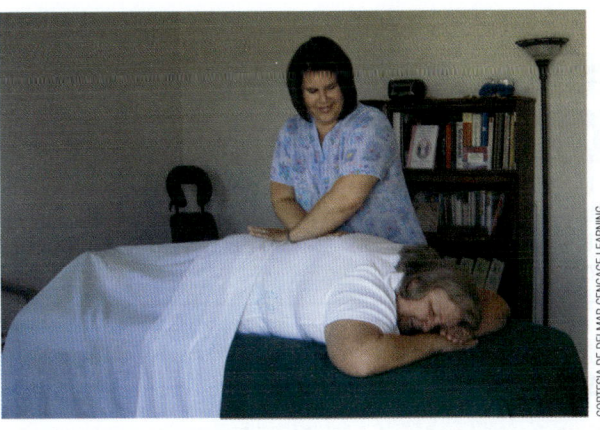

Figura 16.4 ■ A massagem terapêutica promove o relaxamento, a saúde e o bem-estar do cliente.

ESTUDO DE CASO

Massagem terapêutica

Um homem de 42 anos é internado na unidade de terapia cardiovascular antes de sua quarta cirurgia cardíaca. Ele está muito ansioso em razão da antecipação da dor pós-operatória. O cliente pede uma massagem terapêutica, junto com os medicamentos pré-operatórios habituais.

1. De que forma o enfermeiro pode facilitar a aplicação da massagem terapêutica para proporcionar o conforto e o relaxamento desse cliente?
2. Descreva as medidas de avaliação utilizadas para determinar a eficácia do tratamento feito com massagem terapêutica.

---

médico e tem mostrado resultados bastante consistentes e confiáveis. A resposta ao relaxamento é observada no cliente dentro de 2 a 5 minutos após o tratamento ter iniciado; há casos em que os clientes adormecem ou precisam de menos medicação para dor após o tratamento.

Cura por meio do toque

A **cura pelo toque** é uma terapia energética que utiliza as mãos para limpar, energizar e equilibrar o campo energético. Janet Mentgen, uma enfermeira, o desenvolveu. O praticante da cura pelo toque realinha o fluxo de energia, que reativa a ligação entre mente/corpo/espírito para eliminar os bloqueios para a autocura.

Essa prática pode ser administrada em poucos minutos ou, idealmente, em uma sessão de uma hora (Mentgen, 2002). A Associação Americana de Diagnósticos de Enfermagem (Nanda-I, 2010) relaciona *Campos energéticos perturbados*, que significa "uma interrupção no fluxo de energia ao redor de uma pessoa, resultando na desarmonia do corpo, da mente e/ou do espírito", como um dos diagnósticos de enfermagem aprovados. Nesse tipo de terapia, está implícita a necessidade de tratamentos de acompanhamento ou sequenciais, bem como o planejamento de alta e encaminhamento para ajudar o cliente na concretização adequada dos objetivos.

▶ REFLEXÃO CRÍTICA

Reflexologia

Um cliente pede ao enfermeiro que esfregue seu pé em um ponto específico porque é ali que o reflexologista toca para aliviar sua dor abdominal. Como o enfermeiro deve lidar com essa situação?

Acupressão e *shiatsu*

Tanto a acupressão como o *shiatsu* baseiam-se na teoria chinesa dos meridianos, segundo a qual o corpo é dividido em canais através dos quais a *qui*, ou energia, flui. O frio, a umidade, o fogo, as bactérias ou os vírus podem bloquear o fluxo da *qui*, causando as doenças. A **acupressão** é uma técnica para liberar a energia bloqueada quando pontos específicos (*tsubas*) ao longo dos meridianos são pressionados ou massageados com os dedos, polegares e a palma das mãos. Ao liberar energia bloqueada, a doença desaparece. O *shiatsu*, uma forma japonesa de acupressão, também utiliza o antebraço, o cotovelo, o joelho e o pé para ativar os pontos. Tanto a acupressão como o *shiatsu* aliviam a tensão e várias doenças relacionadas ao estresse. As contraindicações incluem estase venosa, flebite e lesões traumáticas, bem como lesões profundas no tecido (Sutherland, 2000).

O *shiatsu* é um tratamento holístico cujo objetivo é auxiliar o corpo todo a melhorar em vez de focar a região em que os sintomas são mais evidentes. O praticante de *shiatsu* tem como objetivo ajudar o cliente a se curar de forma natural, estimulando a energia do cliente a alcançar um estado mais equilibrado (Shiatsu Society, 2008).

Reflexologia

A reflexologia é uma modalidade complementar não invasiva. Envolve pressionar mãos, dedos e polegar do praticante nos pés, mãos e orelhas do cliente, com base em técnicas específicas. O conceito fundamental da reflexologia divide o corpo em dez partes iguais, zonas longitudinais que percorrem todo o comprimento do corpo, do topo da cabeça até a ponta dos dedos. Essas dez zonas correspondem aos dez dedos das mãos e dos pés. O pé é visto como um microcosmo de todo o corpo (Figura 16.5). A teoria da reflexologia afirma que a doença é evidente como depósitos de cálcio e ácidos na parte correspondente dos pés da pessoa. Pressionar certos pontos no pé gera uma resposta ou um reflexo do sistema nervoso autônomo. A reflexologia induz a um estado ideal de relaxamento, que favorece a cura. Ela promove a saúde aliviando a pressão e o acúmulo de toxinas na parte do corpo correspondente.

Essa prática pode ser adotada como terapia complementar em condições crônicas como asma, sinusite, enxaqueca, síndrome do intestino irritável, constipação e cálculo renal.

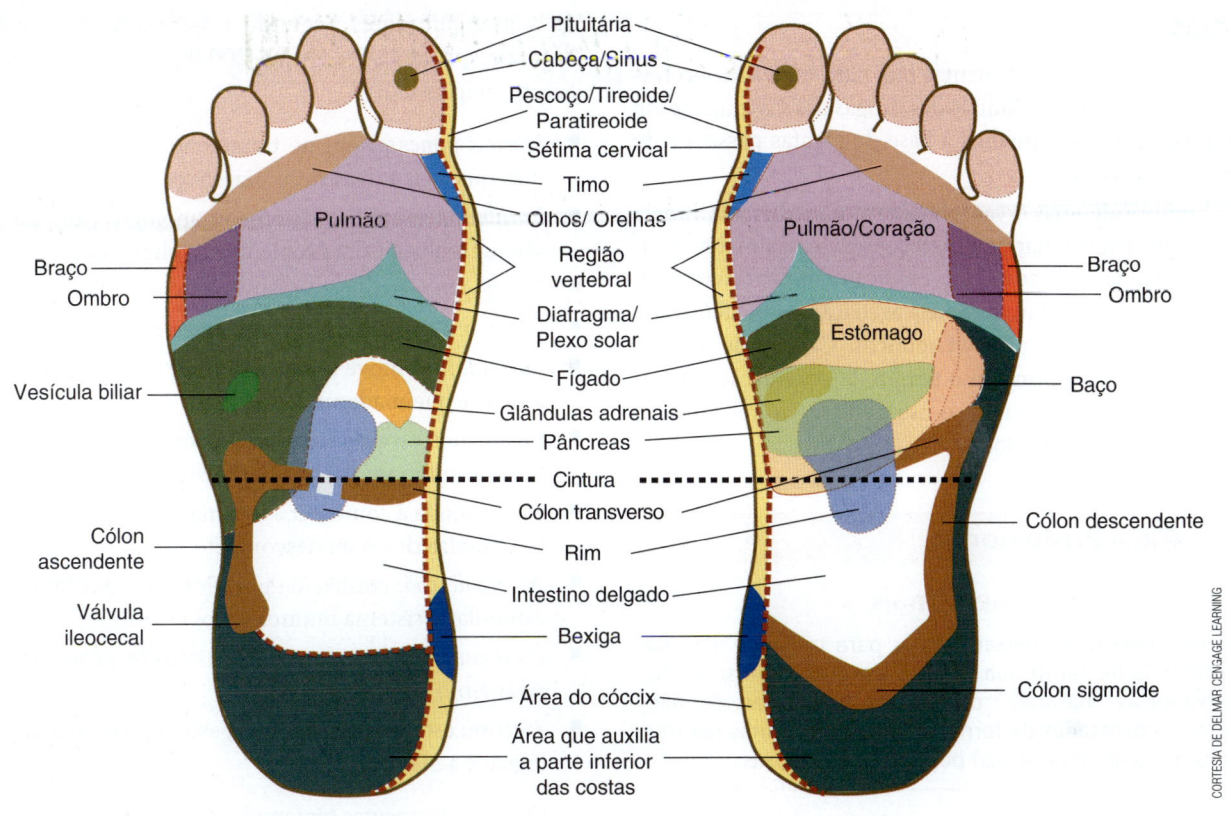

Figura 16.5 ▪ A reflexologia indica pontos nos pés que correspondem a determinadas regiões do corpo.

Terapias com base biológica

Nos últimos 20 a 30 anos, as intervenções nutricionais para a prevenção e o tratamento de doenças têm gerado um interesse crescente entre os consumidores e cuidadores. Esta seção aborda os tratamentos C/A nutricionais e à base de plantas.

Fitoquímicos

Atualmente, alguns alimentos estão sendo estudados para que seja possível determinar seu valor medicinal. Os **fitoquímicos** são "componentes químicos não nutritivos provenientes de plantas; suas propriedades protegem o organismo contra doenças e as previnem". (Fitoquímicos, 2008). *Phyto* vem do grego e significa "planta". Assim, os fitoquímicos são as substâncias químicas presentes nas plantas. Essas substâncias têm várias funções, incluindo o armazenamento de nutrientes e o fornecimento de estrutura, aroma, sabor e cor. Os fitoquímicos protegem contra o câncer e previnem doenças cardíacas, derrame cerebral e catarata. São encontrados em frutas e vegetais.

Uma única fruta ou vegetal não contém todos os fitoquímicos. O consumo de uma grande variedade de frutas e vegetais é a melhor opção. As principais fontes de fitoquímicos são cebola, alho, alho-poró, cebolinha, cenoura, batata-doce, abobrinha, abóbora, melão, manga, mamão, tomate, frutas cítricas, uva, morango, framboesa, cereja, legumes, soja, tofu e vegetais crucíferos (brócolis, couve-flor, couve-de-bruxelas e repolho). Os enfermeiros podem se valer dessas informações para incentivar os clientes a comer mais frutas e verduras.

Antioxidantes

Os **antioxidantes** são substâncias que impedem ou inibem a oxidação, um processo químico em que a substância se une ao oxigênio. No corpo, os antioxidantes previnem lesões nos tecidos relacionadas aos **radicais livres**, moléculas instáveis que alteram os códigos genéticos e estimulam o desenvolvimento do câncer nas células. As vitaminas C e E, o betacaroteno (que é convertido em vitamina A no organismo) e o selênio são antioxidantes. Os antioxidantes podem prevenir doenças cardíacas, alguns tipos de câncer e catarata. Outras vitaminas, minerais, oligoelementos e enzimas estão sendo investigados em razão de seu possível valor terapêutico. Os fitoesterois (esteroides vegetais) são semelhantes ao colesterol no que diz respeito à estrutura e atuam no intestino para diminuir a absorção daquele elemento. Pesquisas têm demonstrado que os fitoesterois reduzem efetivamente o colesterol da lipoproteína de baixa densidade (LDL) quando administrados como suplementos (Ostlund, 2004). Aumentar a ingestão de fitoesterois pode reduzir muito o risco de doença coronariana.

Ervas

Há séculos, ervas e plantas têm sido utilizadas no tratamento de doenças. Muitas das drogas usadas atualmente originaram-se de remédios à base de plantas passados de geração em geração.

Embora algumas ervas tenham valor medicinal (Tabela 16.3), podem resultar em interações potencialmente perigosas quando utilizadas com medicamentos prescritos. É importante perguntar, durante a avaliação, se o cliente utiliza ervas e suplementos vitamínicos. Catinga-de-mulata, ginseng e alho prolongam o tempo de coagulação. Incentive os clientes a relatarem o uso de ervas ao responsável pelos cuidados primários.

DICA Profissional

Uso de plantas medicinais

Tome cuidado ao utilizar plantas para tratar de alguma enfermidade, tanto sua quanto de outras pessoas. As substâncias "naturais" podem ser prejudiciais se não forem processadas de forma adequada, e muitas plantas (incluindo algumas ervas) podem ser venenosas.

CONSIDERAÇÕES sobre tempo de vida
Óleos essenciais

No caso de idosos, os óleos essenciais devem ser usados com cuidado. Em geral, esses clientes são mais sensíveis a essas substâncias do que adultos e adolescentes, portanto requerem menos quantidade e formas menos concentradas da essência.

OUTRAS METODOLOGIAS

Os terapeutas holísticos também utilizam iridologia, aromaterapia, humor terapêutico, terapia assistida por animais, musicoterapia e ludoterapia.

Iridologia

De acordo com Caradonna (2008), a iridologia começou há mais de 100 anos, quando dois médicos começaram a observar os olhos e organizar suas conclusões. Iridologia é o estudo da íris, a parte colorida do olho. De acordo com algumas teorias, as fibras e a pigmentação da íris refletem as informações sobre a composição física e psicológica de uma pessoa.

Aromaterapia

A **aromaterapia** é o uso terapêutico de essências ou óleos essenciais concentrados, extraídos de plantas e flores. Os óleos essenciais diluídos em óleos de massagem ou em água morna para inalação podem ser estimulantes, relaxantes ou tranquilizantes. Segundo a Associação Nacional de Aromaterapia Holística (Naha, 2008b), os dez óleos essenciais principais são:

- *Hortelã-pimenta:* útil no tratamento de dor de cabeça, dor muscular e distúrbios digestivos.
- *Eucalipto:* estimula o sistema imunológico, alivia a tensão muscular e trata problemas respiratórios.
- *Ylang-ylang:* auxilia no relaxamento e na depressão.
- *Gerânio:* equilibra os hormônios e a pele.
- *Lavanda:* promove o relaxamento e é usada para tratar feridas e queimaduras.
- *Limão:* tem propriedades antibacterianas, desodorizantes, anti-infecciosas e antidepressivas.
- *Sálvia:* ajuda a combater a insônia, induz ao relaxamento, ameniza dores ou desconforto.
- *Árvore do chá:* conhecida por ter efeitos antifúngicos e estimular o sistema imunológico.
- *Camomila romana:* diminui a ansiedade, promove o relaxamento e trata infecções.
- *Alecrim:* estimula o sistema digestivo, o sistema imunológico e a mente.

Os aromaterapeutas têm usado óleos para tratar enfermidades específicas. Alguns óleos essenciais possuem propriedades antibacterianas e compõem várias fórmulas farmacêuticas. Esses óleos devem ser utilizados com inteligência e cuidado.

Um fenômeno crescente na aromaterapia é chamado de *raindrop therapy* (terapia das gotas) (Naha, 2008a). Esse tipo de aromaterapia usa sete tipos de óleos puros exclusivos que são gotejados sobre a coluna do cliente. O terapeuta usa a ponta dos dedos para espalhar o óleo na pele. Esse tratamento é muito comum em clínicas e *spas*, e os clientes têm relatado uma série de propriedades curativas advindas de sua aplicação. No entanto, há controvérsias e alertas sobre o uso dessa terapia em razão da possibilidade de erupções cutâneas graves, irritação e queimadura ocasionada pelos óleos puros.

Humor terapêutico

O humor terapêutico inclui qualquer intervenção que promova a saúde e o bem-estar, estimulando a descober-

SEGURANÇA
Aromaterapia

- Os óleos essenciais são muito potentes; nunca devem ser usados sem serem diluídos, não devem ser aplicados próximo aos olhos nem ser ingeridos por via oral.
- Como algumas pessoas são alérgicas a certos óleos, um teste com um pequeno adesivo de pele deve ser feito antes da aplicação.

Tabela 16.3 ■ Ervas com propriedades terapêuticas

Erva	Usos Relatados	Administração/ Disponibilidade	Cuidados/ Interações	Considerações e Avaliações Clínicas
Aloe vera (*Aloe vera*)	Uso tópico para tratar queimaduras leves, queimaduras de sol, cortes, abrasões, acne e estomatite. Uso interno como laxante (pouca evidência). Possível ação antidiabética relacionada com os efeitos do inibidor do tromboxano (TXA2).	Cápsula, creme, extrato, gel, geleia e suco. Ensine o cliente a usar aloe vera apenas sob supervisão de um herborista qualificado.	A administração interna de suco de aloe vera seca é contraindicada durante a gravidez e lactação e para crianças menores de 12 anos. Evite administrar em pessoas com doenças renais e cardíacas e com obstrução intestinal. Pode aumentar os efeitos das medicações cardíacas, dos diuréticos e dos esteroides. A hipersensibilidade (alergia) a alho, cebola ou tulipas pode indicar sensibilidade à erva.	• Verifique se o cliente tem alguma doença cardíaca ou renal ou se toma medicamentos para essas doenças, esteroides e diuréticos. • Verifique se a cliente está grávida ou amamentando. • Verifique o equilíbrio dos fluidos e eletrólitos. • Verifique se há quaisquer alergias (ver contraindicações).
Mirtilo (*Vaccinium myrtillus*)	Melhoria da visão noturna, prevenção da catarata, degeneração macular, retinopatia diabética, miopia e glaucoma. Tratamento de varizes, hemorroida e hemorragia pós-operatória.	Pode ser administrado via oral na forma de cápsula, tintura, extrato do fluido e frutos frescos.	Contraindicado em caso de gravidez, lactação e crianças. Interações: anticoagulantes (heparina, varfarina), agentes antiplaquetários (aspirina), drogas anti-inflamatórias não esteroides (NSAIDs), insulina e antidiabéticos orais.	• Verifique se o cliente utiliza anticoagulantes, antidiabéticos e antiplaquetários. • Verifique e monitore as alterações da visão. • Monitore a glicose sanguínea. • Verifique se a cliente está grávida ou amamentando.
Cohosh preto (*Cimicifuga racemosa*)	Usado como relaxante muscular suave, antiespasmódico, diurético, antidiarreico, adstringente, antitussígeno e antiartríticas; mais conhecido por promover o equilíbrio hormonal no climatério e na dismenorreia. Possível redução dos espasmos uterinos no primeiro trimestre de gravidez e, para as crianças, serve de antiasmático.	Cápsula, extrato, extrato em pó e tintura. Produtos padronizados devem ser utilizados para a administração do *cohosh* preto.	Contraindicado após o primeiro trimestre de gestação em virtude da estimulação uterina. Não deve ser utilizado durante a lactação e por crianças. Interações: pode interferir em terapias que utilizam reposição hormonal e anti-hipertensivos.	• Verifique se há irregularidade menstrual e menopausa: duração do ciclo, fluxo, dor e ondas de calor. • Verifique o histórico de mioma e cisto ovariano. • Verifique o uso de outras substâncias hormonais como estrogênio, progesterona e contraceptivos orais.

(*Continua*)

Tabela 16.3 ▪ Ervas com propriedades terapêuticas (Continuação)

Erva	Usos Relatados	Administração/ Disponibilidade	Cuidados/ Interações	Considerações e Avaliações Clínicas
Capsicum (caiena, pimenta ou pimenta picante) (*Capsicum annum*)	Uso tópico para o tratamento de neuropatia diabética, herpes zoster, circulação periférica, psoríase e doença de Raynaud. Uso interno para promoção da saúde cardiovascular, artrite e dor muscular, proteção gástrica para úlceras pépticas; prevenção de gripe e resfriado.	Cápsula, comprimido e tintura, creme/gel/loção tópicos (concentração 0,025%–0,075%) por aproximadamente 2 semanas para alívio da dor (até q.i.d.).	Algumas pesquisas têm sido feitas para apoiar o uso de capsicum durante a gravidez, a lactação e a infância. A hipersensibilidade (reação alérgica) é uma contraindicação. Não deve ser usado, sob quaisquer formas, em feridas abertas, abrasões e próximo dos olhos. Interações: para aplicação interna, evitar o uso concomitante com bloqueadores alfa-adrenérgicos, clonidina, inibidores da monoamina oxidase e metildopa.	• Verifique o uso de agentes bloqueadores adrenérgicos, clonidina, inibidores da monoamina oxidase e metildopa. • Verifique se, com o uso tópico, há melhora de sintomas, como psoríase, efeitos vasculares periféricos, neuropatia diabética ou herpes zoster. • Verifique as condições gastrointestinais como úlceras pépticas e síndrome do intestino irritável.
Camomila (*Matricaria chamomilla*)	Usada para tratar ansiedade e insônia; auxiliar digestivo e anti-inflamatório; favorece a cicatrização de feridas.	Cápsula, creme, extrato do fluido, loção, chá e tintura.	Contraindicada durante a gravidez e a lactação. Alergia a girassol, ambrósia ou asters (equinácea, catinga-de-mulata, cardo mariano) pode causar hipersensibilidade à camomila. Os asmáticos devem evitá-la. Interações: evitar o consumo de álcool, anticoagulantes e sedativos porque o efeito dessas substâncias é potencializado quando utilizados com essa erva.	• Verifique se há hipersensibilidade (consulte contraindicações). • Verifique os padrões do sono do cliente se estiver tomando camomila. • Antes de administrar essa erva, verifique se o cliente ingere álcool, sedativos e anticoagulantes.
Cinnamon (Canela) (*Cinnamomum*)	Usada como antifúngico, analgésico, estimulante do apetite e antidiarreico. A canela também é conhecida por tratar resfriado comum, dor abdominal, hemorragia interna passiva, hipertensão e bronquite.	Óleo essencial, extrato do fluido, pó e tintura. No caso de hemorragia passiva, usar óleo essencial combinado com óleo de Erigeron, diluído em óleo transportador.	Contraindicada na gravidez, lactação e para crianças pequenas. Nenhuma interação medicamentosa conhecida.	• Verifique a hipersensibilidade na forma de problemas respiratórios ou erupção cutânea. Descontinuar a erva se houver o aparecimento desses sintomas e administrar um anti-histamínico.

(Continua)

Tabela 16.3 ■ Ervas com propriedades terapêuticas (Continuação)

Erva	Usos Relatados	Administração/ Disponibilidade	Cuidados/ Interações	Considerações e Avaliações Clínicas
Equinácea púrpura (*Echinacea angustifolia*)	Usada principalmente como apoio imunológico para resfriado comum, gripe e infecções bacterianas. Pode ser usada para promover a cicatrização de feridas, contusões, queimaduras, arranhões e úlceras na perna.	Cápsula, extrato do fluido, suco, pó, comprimido sublingual, chá e tintura. Para prevenção de gripes e infecções, recomenda-se ½ colher de chá da tintura da raiz duas vezes por dia. Não usar a erva por mais de 8 semanas.	Contraindicada na gravidez, lactação e para crianças menores de 2 anos. Deve-se ter cuidado ao administrá-la a pessoas com doenças autoimunes (HIV/Aids), lúpus eritematoso, esclerose múltipla, tuberculose e hipersensibilidade. Interação: pode diminuir a ação do creme vaginal de econazole.	• Verifique hipersensibilidade a essa erva e a margaridas. • Oriente os clientes a não utilizar a erva por mais de 8 semanas.
Catinga-de-mulata (*Chrysanthemum parthenium*) Matricária	Usada para tratar artrite, febre, irregularidades menstruais e ameaça de aborto. Pode ser eficaz na prevenção de enxaqueca.	Cápsula, erva fresca, extrato, comprimido e tintura.	Contraindicada na gravidez, lactação e para crianças. Evite-a no caso de hipersensibilidade à catinga-de-mulata. Interações: nenhuma conhecida.	• Verifique se o cliente tem hipersensibilidade à catinga-de-mulata. • Verifique os efeitos da erva. • Verifique se há efeitos colaterais como aftas, dores musculares e nas juntas.
Alho (*Allium sativum*)	Redução do colesterol por diminuir a lipoproteína de baixa densidade (LDL) e o triglicérides aumenta as lipoproteínas de alta densidade (HDL). Regula o açúcar no sangue e diminui a pressão arterial e a agregação plaquetária.	Cápsula, extrato, bulbo do alho fresco, óleo, pó e xarope.	Não use com anticoagulantes, pois prolonga o sangramento. Em razão de potencializar a insulina e os antidiabéticos orais ao ser ingerido, as dosagens de insulina podem precisar de ajustes. Estimula as contrações de parto e causa cólica em bebês. É contraindicado na gravidez e na lactação. As pessoas com hipertireoidismo devem evitar o consumo, pois reduz a absorção de iodo. Aumenta o tempo de coagulação e deve ser evitado por pessoas submetidas à cirurgia.	• Verifique se o cliente tem hipersensibilidade a alho. • Verifique os níveis de lipídio se utilizado para redução dos lipídios ou do colesterol. • Verifique se o cliente toma insulina diariamente ou antidiabéticos orais. • Verifique os testes de coagulação e o exame sanguíneo completo • Verifique o uso de anticoagulantes.

(Continua)

Tabela 16.3 ▪ Ervas com propriedades terapêuticas (Continuação)

Erva	Usos Relatados	Administração/ Disponibilidade	Cuidados/ Interações	Considerações e Avaliações Clínicas
Gengibre (*Zingiber officinale*)	Previne náuseas e vômitos, atua como auxiliar digestivo, estimulante da circulação periférica e antioxidante. Pode tratar enxaqueca e induzir a agregação plaquetária.	Cápsula, extrato, raiz fresca e seca, pó, comprimido, chá e tintura.	Contraindicado na gravidez, lactação e em casos de hipersensibilidade. Não recomendado para pessoas com colelitíase. Interações: pode potencializar o sangramento se usada com anticoagulantes e antiplaquetários.	• Verifique se o cliente é alérgico a o gengibre. • Verifique se o cliente usa anticoagulantes e antiplaquetários. • Verifique a eficácia do gengibre para o uso pretendido (por exemplo, náuseas).
Ginkgo (*Ginkgo biloba*)	Antioxidante que pode melhorar a circulação vascular periférica. Usado para reduzir a insuficiência vascular periférica e a disfunção cerebral na doença de Alzheimer. Também usado no tratamento de artrite, depressão leve, tontura, dor de cabeça e claudicação intermitente.	Cápsula, extrato do fluido, comprimido, chá e tintura.	Contraindicado na gravidez, lactação e para crianças. Evitar o uso no caso de pessoas com distúrbios de coagulação e hemofilia ou alérgicas ao ginkgo. Interações: pode aumentar o sangramento. O uso com anticoagulantes, inibidores plaquetários e inibidores de monoamina oxidase deve ser evitado.	• Verifique se os clientes têm alguma reação alérgica à erva. • Verifique se o cliente usa anticoagulantes, inibidores plaquetários e inibidores de monoamina oxidase.
Castanha-da-índia (*Aesculus hippocastanum*)	Diminui a permeabilidade capilar. Usada para tratar insuficiência venosa, flebite e varizes. Possível eficácia no caso de edema, hemorroida, inflamação e aumento da próstata.	As formas-padrão incluem o extrato e a tintura.	Contraindicada na gravidez, lactação e para crianças. Doses elevadas podem causar hepatotoxicidade e disfunção renal. Interações: anticoagulantes, aspirina e salicilatos.	• Verifique se os clientes têm alguma reação alérgica. • Verifique se há tendência a sangramento. • Verifique os valores do laboratório para funcionamento hepático (níveis de testosterona, alanina-aminotransferase e bilirrubina) e funcionamento renal (ureia e creatinina).
Cava (*Piper methystium*)	Sedativo, potencializa o sono. Usada para tratar ansiedade, estresse, nervosismo, depressão; promove relaxamento muscular. Possível eficácia como anticonvulsivo e antipsicótico.	Bebida, cápsula, extrato, comprimido e tintura.	Não misture com álcool ou depressores do sistema nervoso central (SNC). Pessoas com mal de Parkinson, alergias e transtornos depressivos graves não devem usar a erva. Contraindicada na gravidez, lactação e para crianças menores de 12 anos. Interações: sedativos, depressores do SNC, medicamentos antiparkinsonianos.	• Verifique se o cliente é alérgico. • Verifique se o cliente ingere álcool, antidepressivos, barbitúricos, medicamentos para mal de Parkinson, benzodiazepínicos, sedativos e depressores do SNC.

(*Continua*)

Tabela 16.3 ■ Ervas com propriedades terapêuticas (Continuação)

Erva	Usos Relatados	Administração/ Disponibilidade	Cuidados/ Interações	Considerações e Avaliações Clínicas
Cardo-de-santa-maria (*Silybum marianum*)	Usado no caso de intoxicação ocasionada pela ingestão de cogumelos venenosos, no tratamento de cirrose hepática, hepatite crônica C e transplante de fígado.	Tintura.	Contraindicado na gravidez, lactação e para crianças. Evitar o uso em clientes alérgicos a ervas e plantas da família aster. Interações: medicamentos que são metabolizados pelo fígado.	• Verifique se os clientes têm alguma reação alérgica à erva. • Verifique os valores do laboratório para o fígado (aspartato-aminotransferase, alanina-aminotransferase e bilirrubina). • Verifique se há uso de medicamentos metabolizados pelo fígado.
St. John's Wort (Hipérico/ Erva-de-são-joão) (*Hypericum perforatum*)	Usado para tratar depressão entre leve e moderada e ansiedade. Usado topicamente como anti-inflamatório para hemorroidas, vitiligo e queimaduras.	Cápsula (sublingual), creme e tintura.	Contraindicado na gravidez, lactação e para crianças. Evitar o uso se alérgico à erva. Interações: álcool, anfetaminas, drogas imunossupressoras, agentes antirretrovirais, inibidores da monoamina oxidase, inibidores seletivos da recaptação de serotonina (SSRIs), sedativos e antidepressivos tricíclicos.	• Verifique se há alergia à erva. • Verifique o uso de antidepressivos, antirretrovirais e sedativos.
Palmeira serrote (*Sabal serralata*)	Eficácia no tratamento de cistite crônica; aumento do tamanho da mama, contagem de espermatozoides e potência sexual estão relacionados ao uso da erva. Utilizada principalmente no tratamento da hipertrofia benigna da próstata (HBP).	Fruto, cápsula, extrato, comprimido e chá.	Contraindicada na gravidez, lactação e para crianças. Interações: anti-inflamatórios, hormônios, imunoestimulantes.	• Verifique se os clientes têm reação alérgica. • Verifique retenção urinária, frequência, urgência e noctúria. • Verifique se o cliente usa medicamentos anti-inflamatórios, hormônios e imunoestimulantes.

Adaptado de *Understanding Complementary and Alternative Therapies*, de M. Downey, 2009; original submetido à publicação.

ta da diversão, expressão ou apreciação do absurdo ou incongruência das situações da vida (Associação do Humor Aplicado e Terapêutico, 2008). Provavelmente, é o menos compreendido, mas o mais fácil de fazer.

Para evitar a ofensa, é importante entender a percepção do cliente sobre o que é engraçado. O fato de determinada situação ser considerada engraçada ou ofensiva varia muito de cultura para cultura e de pessoa para pessoa. O bom-senso deve orientar o profissional.

Enfermeiros podem promover o humor de várias maneiras. Um carrinho humorístico (carrinho com gibis e revistas de piadas, narizes de palhaços e truques) permite que os clientes escolham seu tipo de humor preferido. Uma "sala humorística" proporciona aos clientes sessões de filmes de comédia ou brincadeiras com jogos engraçados; além disso, eles podem interagir com os visitantes ou com outros clientes.

O humor tem muitos resultados terapêuticos. Norman Cousins, ex-presidente da Força-Tarefa em Psiconeuroimunologia na Escola de Medicina da Ucla, conta como melhorou de uma doença incurável no tecido conjuntivo, a espondilite anquilosante, assistindo a filmes que o faziam rir diariamente (Cousins, 1979). O humor pode aliviar a ansiedade de forma eficaz, melhorar a função respiratória, promover o relaxamento, aumentar a imunidade e diminuir a dor por meio do estímulo da produção de endorfina.

Terapia assistida por animais

Na Inglaterra, em 1792, no York Retreat, os clientes psiquiátricos já contavam com os animais; eles cuidavam de coelhos e aves (McConnell, 2002). Nos Estados Unidos, só em 1944 os animais foram utilizados em um ambiente terapêutico.

Na terapia assistida por animais (TAA), um animal treinado e preparado por um adestrador trabalha exclusivamente com um cliente com objetivos identificados de curto e longo prazos.

Atualmente, a TAA é aplicada como terapia complementar tanto para pessoas que estão em tratamento agudo como para aquelas que estão em tratamento de longo prazo (Figura 16.6).

Os cachorros são os animais mais usados na TAA. Os gatos são menos previsíveis e muitas pessoas são alérgicas ao pelo desse animal (Miller e Connor, 2000). A terapia assistida por animais tem muitas aplicações, incluindo su-

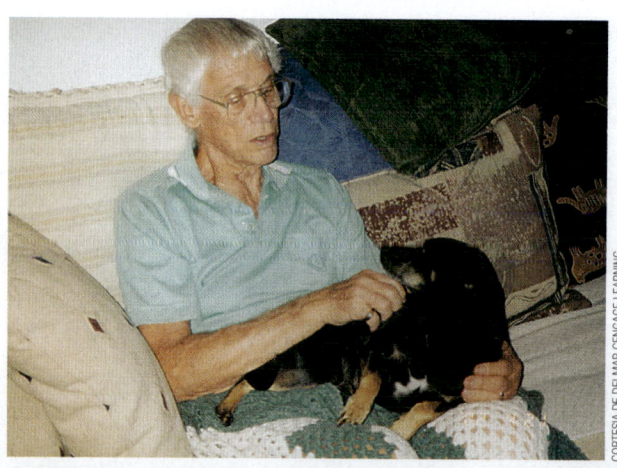

Figura 16.6 ■ A terapia assistida por animais proporciona benefícios à saúde.

peração das limitações físicas, melhora do humor, diminuição da pressão sanguínea, aprimoramento das habilidades de socialização e melhora da autoestima.

Musicoterapia

O uso terapêutico da música consiste em tocar para obter mudanças positivas no comportamento, nas emoções ou na resposta psicológica. A música incentiva os clientes a participarem ativamente de seu tratamento e recuperação e complementa outras modalidades de tratamento.

A música é boa para ser usada com o imaginário, já que aumenta a resposta do relaxamento e acentua as imagens. As músicas influenciam no comportamento humano desencadeando processos cerebrais que afetam as funções cognitivas, emocionais e físicas do cliente. A música é amplamente difundida na sociedade e na cultura e é fácil ter acesso a ela (Centro para Musicoterapia, 2007).

Aparelhos como CD player, iPod ou MP3 com fones de ouvido podem ser ferramentas muito úteis para clientes imobilizados, aqueles que estão à espera de diagnósticos ou aqueles que estão aguardando cirurgia. Alguns recursos permitem que os clientes escolham o tipo de música enquanto são submetidos a procedimentos como cateterismo cardíaco. Sons agradáveis e músicas podem reduzir o estresse, a percepção da dor, a ansiedade e o sentimento de isolamento. A música pode ser muito útil para ajudar os adolescentes a relaxar.

Ludoterapia

A ludoterapia é especialmente útil no caso de crianças. Os brinquedos são utilizados para permitir que elas saibam o que acontecerá e expressem suas emoções e sua situação atual. O desenho e a arte também são uma maneira pela qual as crianças podem compartilhar suas experiências. Quando a habilidade da linguagem é reduzida ou ainda não foi bem

---

CONSIDERAÇÕES sobre tempo de vida

Terapias criativas

Modalidades como aromaterapia, musicoterapia, terapia artística, humor terapêutico e terapia assistida por animais estão entre o grupo de intervenções criativas e complementares relacionadas aos cuidados com a saúde. São terapêuticas em uma série de situações clínicas, principalmente para crianças e idosos que têm dificuldade de expressar verbalmente seus sentimentos.

desenvolvida, a ludoterapia e os desenhos constituem um método pelo qual as crianças comunicam suas necessidades e seus sentimentos àqueles que cuidam delas.

CONSIDERAÇÕES CULTURAIS
Música e cultura

- Cada cultura e cada geração dessa cultura tem seu estilo preferido de música.
- Uma música que é relaxante para um cliente pode ser irritante para outro.
- Você pode perguntar ao cliente que tipo de música ele prefere ou deixá-lo sugerir as músicas.

REFLEXÃO CRÍTICA
Terapia do conforto

Em um contexto de cuidados paliativos, é comum que os familiares perguntem a respeito da terapia do conforto que pode ser oferecida ao cliente.

1. Quais terapias complementares um enfermeiro pode ensinar aos familiares?
2. Que precauções o enfermeiro deveria incluir no ensino dessas terapias?
3. Quais medidas de avaliação o enfermeiro pode ensinar aos familiares para determinar se a terapia complementar oferecida é eficaz para o cliente?

RESUMO

- Cada vez mais os usuários da assistência médica estão utilizando modalidades de tratamentos não tradicionais.
- Libertar não é curar. É recuperar o equilíbrio e encontrar a harmonia e a plenitude à medida que as mudanças ocorrem no indivíduo.
- Ninguém pode curar ninguém, mas um enfermeiro pode atuar como orientador e oferecer apoio ao cliente.
- Algumas das modalidades mente/corpo utilizadas pelos enfermeiros são meditação, relaxamento, imaginário conduzido, *biofeedback* e hipnose.
- As modalidades corpo-movimento incluem movimentos, exercícios e quiropraxia.
- As terapias energéticas podem ser usadas com clientes de todas as idades e que estão experimentando diversas fases da doença e do bem-estar.
- As terapias nutricionais/medicinais incluem o uso de antioxidantes e terapia à base de ervas.
- Outras modalidades – como aromaterapia, humor terapêutico, terapia assistida por animais, musicoterapia e ludoterapia – são importantes complementos para o tratamento convencional.

QUESTÕES DE REVISÃO

1. As terapias utilizadas no lugar das práticas médicas são chamadas:
   1. terapias alternativas.
   2. terapias contemporâneas.
   3. terapias complementares.
   4. terapias não tradicionais.

2. Ao avaliar a aplicação de terapias complementares e alternativas no caso de um cliente que tem de lidar com a dor, o enfermeiro obteria mais informações do doente ao fazer quais das seguintes perguntas durante a entrevista?
   1. Quais medicamentos para dor você usou anteriormente?
   2. Quais são as terapias mais eficazes para controlar sua dor?
   3. Você já conversou sobre acupuntura com o seu médico?
   4. Qual é a sua experiência com a medicina tradicional chinesa?

3. Uma cliente de 40 anos está sendo tratada de pressão alta e diabetes. Ela diz ao enfermeiro que leu a respeito de preparados à base de plantas que podem melhorar o metabolismo da insulina. A resposta do enfermeiro deve ser:
   1. "Não há evidência de que a terapia à base de ervas seja eficaz para o diabetes."
   2. "Você deve consultar seu médico a respeito dessa erva."
   3. "O tipo de diabetes que você tem é controlado apenas com dieta, exercícios e injeções de insulina."
   4. "Você deve procurar estudos que tratem dos efeitos dessa erva no controle do diabetes."

4. Uma das terapias complementares/alternativas mais conhecidas é:
   1. toque.
   2. massagem.
   3. nutrição.
   4. libertação pela fé.

5. Um cliente de 17 anos foi admitido na emergência do hospital após um acidente de skate. Ele sofreu fratura na pélvis e possível fratura do crânio. O médico solicitou

baixas doses de medicamentos para dor até que o estado neurológico do cliente se estabilize. Ele está inquieto e reclama de dor no nível 9/10. Quais dos seguintes métodos de relaxamento o enfermeiro pode usar para complementar os efeitos da medicação para dor e aumentar o conforto do cliente?

1. Imaginário conduzido, massagem suave em áreas não traumatizadas e música.
2. Ervas, medicina ayurvédica e *biofeedback*.
3. Quiropraxia, terapia craniossacral e ioga.
4. Hipnose, oração e naturopatia.

6. Na prática contemporânea, as intervenções ayurvédicas incluem: (Selecione todas as opções aplicáveis.)
    1. antibióticos.
    2. ervas.
    3. massagem desintoxicante.
    4. purga nasal.
    5. quimioterapia.
    6. ioga.

7. O enfermeiro explica os elementos básicos da ioga para o cliente que está considerando ter aulas. Qual das declarações a seguir indica que o cliente precisa de mais esclarecimentos?
    1. "A ioga integra energias mentais, físicas e espirituais para promover minha saúde e meu bem-estar."
    2. "Os elementos básicos são: respiração, postura e movimentos adequados."
    3. "A ioga pode tratar de forma holística os problemas nas minhas costas e minha angústia emocional."
    4. "A enfermeira vai usar as mãos para redirecionar minha energia."

8. Um cliente diz ao enfermeiro que gostaria de experimentar a aromaterapia para tratar da dor de cabeça. A resposta mais apropriada do enfermeiro será:
    1. "A lavanda é útil no tratamento da dor de cabeça, dor muscular e de distúrbios digestivos."
    2. "Eu o aconselho a conversar com seu médico que você está considerando a aromaterapia para tratar da dor de cabeça."
    3. "Não foi provado que a aromaterapia funciona."
    4. "Você poderia tentar eucalipto e *salvia sclarea*, já que são ótimos, quando combinados, para tratar dor de cabeça."

9. Quais das seguintes terapias complementares e alternativas não devem ser aplicadas no caso de um cliente cujo diagnóstico é trombose venosa profunda?
    1. Massagem
    2. Musicoterapia.
    3. Hipnose.
    4. Aromaterapia.

10. O chá de camomila é contraindicado para qual dos seguintes casos?
    1. Cliente com úlcera de decúbito no estágio 3.
    2. Cliente que tem insônia.
    3. Cliente que está no sétimo mês de gravidez.
    4. Cliente com histórico de azia.

REFERÊNCIAS/LEITURAS SUGERIDAS

Achterberg, J. (2002) *Imagery in healing: Shamanism and modern medicine.* Boston: Shambhala.

Achterberg, J.; Dossey, B.; Kolkmeier, L. (1994) *Rituals of healing: Using imagery for health and wellness.* Nova York: Bantam.

Association for Applied Psychophysiology and Biofeedback. (2008) Potential clients. Recuperado em 26 de agosto de 2008 do site http://www.aapb.org

Association for Applied and Therapeutic Humor. (2008) Purpose. Recuperado em 26 de agosto de 2008 do site http://www.aath.org

Astin, J. (1998) Why patients use alternative medicine: Results of a national study. *Journal of the American Medical Association, 279*(19), 1248.

Avis, A. (1999) Aromatherapy in practice. *Nursing Standard, 13*(24), 14-15.

Benson, H. (1975) *The relaxation response.* Nova York: Morrow.

Bloomington Hospital. (2008a) Ayurveda: What is it? Recuperado em 28 de agosto de 2008 do site http://www.bloomingtonhospital.org

Bloomington Hospital. (2008b) Body movement. Recuperado em 26 de agosto de 2008 do site http://www.bloomingtonhospital.org

Brett, H. (1999) Aromatherapy in the care of older people. *Nursing Times, 95*(33), 56-57.

Brown, H.; Cassileth, B.; Lewis, J.; Renner, J. (15 de junho de 1994). Alternative medicine – Or quackery? *Patient Care,* 80-98.

Byers, D. (2001) *Better health with foot reflexology* (10. ed.). St. Petersburg, FL. Ingham.

Byrd, C.; Sherrill, J. (1995) The therapeutic effects of intercessory prayer. *Journal of Christian Nursing, 12*(1), 21-23.

Caradonna, B. (2008) Iridology: An introduction. Disponível em: http://www.iridologyassn.org/index.php?page=2887

Carpenter, D. (2008) Basic iridology. Disponível em: http://www.iridologyassn.org/index.php?page=2889

Center for Music Therapy. (2007) Center for Music Therapy philosophy. Recuperado em 20 de agosto de 2008 do site http://www.centerformusictherapy.com

Cerrato, P. (1998) Aromatherapy: Is it for real? *RN, 61*(6), 51-52.

Cerrato, P. (1999a) A radical approach to heart disease. *RN, 62*(4), 65-66.

Cerrato, P. (1999b) Tai chi: A martial art turns therapeutic. *RN, 62*(2), 59-60.

Cerrato, P. (2000) Diet and herbs for BPH? *RN, 63*(2), 63-64.

Cerrato, P. (2002) Complementary therapies update. *RN, 65*(9), 23.

Chiropractic Arts Center. (2007) Frequently asked questions. Disponível em: http://www.chiroarts.com/faqs.html

Chopra, D. (1998) *Ageless body, timeless mind.* Nova York: Harmony.

Chopra, D. (2008) The wisdom of Ayurveda. Recuperado em 25 de agosto de 2008 do site http://www.chopra.com

Cousins, N. (1979) *Anatomy of an illness.* Nova York: Norton.

Davis, J. (2002) Yoga finds new twists in the U.S. Disponível em: http://aolsvc.health.webmed.aol.com/content/article/1668.51358?SRC=aolkw&KW=yoga

Dossey, B. (Ed.) (1997) *Core curriculum for holistic nursing.* Gaithersburg, MD: Aspen.

Dossey, B. (1999a) Imagery: Awakening the inner healer. In: B. Dossey; L. Keegan; C. Guzzetta; L. Kolkmeier (Eds.), *Holistic nursing: A handbook for practice* (3. ed.). Gaithersburg, MD: Aspen.

Dossey, B. (1999b) The psychophysiology of bodymind healing. In: B. Dossey; L. Keegan; C. Guzzetta; L. Kolkmeier (Eds.), *Holistic nursing: A handbook for practice* (3. ed.). Gaithersburg, MD: Aspen.

Dossey, B.; Keegan, L.; Guzzetta, C. (2004) *Holistic nursing: A handbook for practice.* (4. ed.) Boston: Jones & Bartlett.

Dossey, L. (1997) *Healing words: The power of prayer and the practice of medicine.* San Francisco: Harper.

Dossey, L. (1999) *Prayer, healing, and medicine: An evening with Larry Dossey.* Arvada, CO: Lutheran Medical Center Community Foundation, Arvada Center.

Dossey, L. (2003) *Healing beyond the body: Medicine and the infinite reach of the mind.* Boston: Shambhala.

Dossey, L.; Polkinghorne, J.; Benson, H. (2002) *Healing through prayer: Health practitioners tell the story.* Toronto: Anglican Book Centre.

Downey, M. (2009) *Understanding complementary and alternative therapies.* Original enviado para publicação.

Evans, B. (1999) Complementary therapies and HIV infection. *American Journal of Nursing, 99*(2), 42-45.

Falsafi, N. (2001) The use of holistic concepts in professional practice. *Journal of Holistic Nursing, 19*(4), 390-392.

Feuerstein, G. (1998). Yoga and yoga therapy. Disponível em: http://members.aol.com/yogaresearch/yogatherapy.htm

Floyd, J.; Fernandes, J. (2003) Making a place for CAM in the ICU. *RN, 66*(7), 44-47.

Fonnesbeck, B. (1998) Are you kidding? *Nursing98, 28*(3), 64.

Fontaine, K. (2005) *Complementary and alternative therapies for nursing practice* (2. ed.). Upper Saddle River, NJ: Prentice Hall.

Frisch, N. (1997) Changing of the guard. *Beginnings, 17*(1), 1, 11.

Frisch, N.; Frisch, L. (2010). *Psychiatric mental health nursing* (4. ed.). Clifton Park, NY: Delmar Cengage Learning.

Gates, R. (1997) Legal issues in alternative medicine. *Alternative Therapies in Clinical Practice, 4*(4), 143.

Geiter, H. (2002) The spiritual side of nursing, *RN, 65*(5), 43-44.

Geller, U. (2002) *Mind medicine: The secret of powerful healing.* Boston: Element Books.

Guinness, A. (1993) *Family guide to natural medicine: How to stay healthy the natural way.* Pleasantville, NY: Reader's Digest.

Hatcher, T. (2001) The proverbial herb. *American Journal of Nursing, 101*(2), 36-43.

Herbert-Ashton, M. (setembro de 2002). Getting a handle on herbals. *Travel Nursing Today* (suplemento de *RN*), setembro, 16-24.

Hodge, P.; Ullrich, S. (1999) Does your assessment include alternative therapies? *RN, 62*(6), 47-49.

Hover-Kramer, D. (2002) *Healing touch: A resource for health care professionals* (2. ed.). Clifton Park, NY: Delmar Cengage Learning.

Hutchison, C. (1999) Healing touch: An energetic approach. *American Journal of Nursing, 99*(4), 43-48.

Irmin, M.; Olmstead, R.; Motiva, S. (2008) Improving sleep quality in older adults with moderate sleep complaints: A randomized controlled trial of tai chi chih. *Sleep, 31*(7), 1001-1008.

Japsen, B. (21 de agosto de 1995) Cost-conscious providers take to holistic medicine. *Modern Healthcare,* 138-142.

Kane, J. (2001) *The healing companion: Simple and effective ways your presence can help people heal.* San Francisco, CA: Harper.

Keegan, L. (1994) *The nurse as healer.* Clifton Park, NY: Delmar Cengage Learning.

Keegan, L. (1998) Alternative and complementary therapies. *Nursing98, 28*(4), 50-53.

Keegan, L. (1999a) Nutrition, exercise, and movement. In: B. Dossey; L. Keegan; C. Guzzetta; L. Kolkmeier (Eds.), *Holistic nursing: A handbook for practice* (3. ed., p. 257-285). Gaithersburg, MD: Aspen.

Keegan, L. (1999b) Touch: Connecting with the healing power. In: B. Dossey; L. Keegan; C. Guzzetta; L. Kolkmeier (Eds.), *Holistic nursing: A handbook for practice* (3. ed.). Gaithersburg, MD: Aspen.

Keegan, L. (2001) *Healing with complementary and alternative therapies.* Clifton Park, NY: Delmar Cengage Learning.

King, M.; Pettigrew, A.; Reed, F. (1999) Complementary, alternative, integrative: Have nurses kept pace with their clients? *Medsurg Nursing, 8*(4), 249-56.

Klein, A. (2001) How can you laugh at a time like this? Disponível em: http://aath.org/art_klein.html

Kolkmeier, L. (1999) Relaxation: Opening the door to change. In: B. Dossey; L. Keegan; C. Guzzetta; L. Kolkmeier (Eds.), *Holistic nursing: A handbook for practice* (3. ed.). Gaithersburg, MD: Aspen.

Krieger, D. (1993) *Accepting your power to heal: The personal practice of therapeutic touch*. Santa Fé, NM: Bear.

Levin, J. (2001) *God, faith and health: Exploring the spirituality-healing connection*. Hoboken, NJ: Wiley.

Lorenzo, P. (2003) Complementary therapies – They're not without risk. *RN*, 66(1), 65-68.

Marwick, C. (1995) Should physicians prescribe prayer for health? Spiritual aspects of well-being considered. *Journal of the American Medical Association*, 273(20), 1561-1562.

Mason, J. (1999) Massage: The nursing touch. In: C. Hutchinson, Healing touch: An energetic approach. *American Journal of Nursing*, 99(4), 44.

Maxwell, J. (1997) The gentle power of acupressure. *RN*, 60(4), 53-56.

Mayo Clinic. (2007) Acupuncture: Can it help? Recuperado em 25 de agosto de 2008 do site http://www.mayoclinic.com

McConnell, E. (2002) Myths and facts about animal-assisted therapy. *Nursing2002*, 32(3), 76.

McGhee, P. (1998) Rx: Laughter. *RN*, 69(7), 50-53.

McGhee, P. (1999) *Health, healing, and the amuse system* (3. ed.). Dubuque, IA: Kendall/Hunt.

Mentgen, J. (2002) The clinical practice of healing touch. In: D. Hover-Kramer (Ed.), *Healing touch: A resource for health care professionals* (2. ed.). Clifton Park, NY: Delmar Cengage Learning.

Miller, J.; Connor, K. (2000) Going to the dogs... for help. *Nursing2000*, 30(11), 65-67.

Mills, E. M. (1994) The effect of low-intensity aerobic exercise on muscle strength, flexibility, and balance among sedentary elderly persons. *Nursing Research*, 43, 206-211.

Moyers, B. (1995) *Healing and the mind*. Nova York: Doubleday.

National Association for Holistic Aromatherapy. (2008a) *Aromatherapy undiluted – Safety and ethics*. Recuperado em 28 de agosto de 2008 do site http://www.naha.org

National Association for Holistic Aromatherapy. (2008b) Top 10 essential oils. Recuperado em 28 de agosto de 2008 do site http://www.naha.org

National Center for Complementary and Alternative Medicine. (2002) Funding: Appropriations history. Disponível em: http://nccam.nih.gov/about/appropriations/index.htm

National Center for Complementary and Alternative Therapy. (2007) Insurance coverage. Recuperado em 26 de agosto de 2008 do site http://www.ncaam.nih.gov

National Center for Complementary and Alternative Medicine. (2008a) The use of complementary and alternative medicine in the United States. Recuperado em 25 de agosto de 2008 do site http://nccam.nih.gov/news/cam survey_fs1.htm

National Center for Complementary and Alternative Medicine. (2008b) Yoga for health: An introduction. Recuperado em 26 de agosto de 2008 do site http://www.nccam.nih.gov

Nightingale, F. (1969) *Nursing: What it is and what it is not*. Nova York: Dover.

Nontraditional Choices. (2001a) Discovering yoga. *Nursing 2001*, 31(2), 20.

Nontraditional Choices. (2001b) Potentially dangerous herbs. *Nursing2001*, 31(10), 92.

Nontraditional Choices. (2001c) Trying therapeutic massage. *Nursing2001*, 31(6), 26.

Nontraditional Choices. (2001d) When patients ask about... reflexology. *Nursing2001*, 31(9), 68.

Nontraditional Choices. (2002a) Learning about acupuncture. *Nursing2002*, 32(1), 28-29.

Nontraditional Choices. (2002b) Learning about tai chi chuan. *Nursing2002*, 32(12), 86.

Nontraditional Choices. (2002c) Practicing meditation. *Nursing2002*, 32(4), 70.

Nontraditional Choices. (2002d) Understanding biofeedback. *Nursing2002*, 32(6), 88-90.

Nontraditional Choices. (2003a) Putting imagery to work for your patient. *Nursing2003*, 33(6), 73.

Nontraditional Choices. (2003b) Understanding echinacea. *Nursing2003*, 33(1), 76.

North American Nursing Diagnosis Association International. (2010) Nanda-I nursing diagnoses: Definitions and classification 2009-2011. Ames, IA: Wiley-Blackwell.

Ostlund, R. Jr. (2004) Phytosterols and cholesterol metabolism. *Current Opinion in Lipidology*, 15(1), 37-41.

Payne, M. (2002) Power of touch. *Nursing2002*, 32(6), 102.

Pert, C. (1986) The wisdom of the receptors: Neuropeptides, the emotions, and bodymind. *Advances*, 3, 8-16.

Phytochemicals. (2008) What are phytochemicals? Recuperado em 30 de agosto de 2008 do site http://www.phytochemicals.info

Renner, J.; Dillard, J.; Edelberg, D. (1999) Should the FDA regulate alternative medicines? *Hospital Health Network*, 73(10), 24.

Rosing, M. (2001) Warm hands, warm heart. *Nursing2001*, 31(12), 32.

Schroeder-Shecker, T. (1994) Music for the dying. *Journal of Holistic Nursing*, 12(1), 83-99.

Shiatsu Society. (2008) Frequently asked questions. Recuperado em 29 de agosto de 2008 do site http://www.shiatsusociety.org

Smith, M.; Kemp, J.; Hemphill, L.; Vojir, C. (2002) Outcomes of therapeutic massage for hospitalized cancer patients. *Journal of Nursing Scholarship*, 34(3), 257-262.

Snyder, J. R. (1999) Therapeutic touch in hospice care. In: C. Hutchison, Healing touch: An energetic approach. *American Journal of Nursing*, 99(4), 46.

Spencer, J.; Jacobs, J. (Eds.) (1999) *Complementary/alternative medicine: An evidence-based approach.* St. Louis, MO: Mosby.

Stanley-Hermanns, M.; Miller, J. (2002) Animal-assisted therapy. *American Journal of Nursing, 102*(10), 69-76.

Stedman, M. (1999) Alternatives: You'd better shop around. *Health, 13*(1), 60-66.

Sutherland, J. (2000) Getting to the point. *American Journal of Nursing, 100*(9), 40-43.

Trevelyan, J. (1993) Aromatherapy. *Nursing Times, 89*(25), 38-40.

Vacca, V. (1998). Back to high touch. *RN, 69*(7), 88.

Weil, A. (1998) *Natural health, natural medicine: A comprehensive manual for wellness and self-care* (rev.). Nova York: Houghton Mifflin.

Weil, A. (2000). *Spontaneous healing: How to discover and enhance your body's natural ability to maintain and heal itself.* Nova York: Ivy Books.

RECURSOS DA WEB

Associação Brasileira de Medicina Complementar (ABMC): http://www.medicinacomplementar.com.br/index.asp

Associação Médica Brasileira (AMB): http://www.amb.org.br/teste/index.php

Conselho Federal de Medicina (CFM): http://portal.cfm.org.br

Portal da Associação Médica de Acupuntura (Amba): http://www.amba.org.br/v2/default.asp

Sociedade Brasileira de Tai Chi Chuan: http://www.sbtcc.org.br/

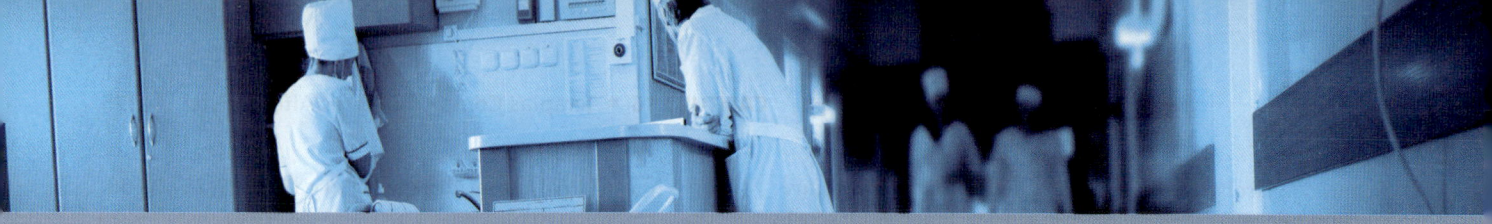

CAPÍTULO 17
Nutrição

PALAVRAS-CHAVE

absorção
ácidos graxos monoinsaturados
ácidos graxos poli-insaturados
anabolismo
arteriosclerose
caloria
catabolismo
cetose
colesterol
deglutição
desidratação
digestão
enriquecida
euglicemia
excreção
fluido extracelular
fluido intersticial
fluido intracelular
fortificada
fosfolipídios
glicogênese
glicogenólise
gluconeogênese
hiperglicemia
hipoglicemia
índice de massa corporal
ingestão
insulina
kwashiorkor
lipídeos
marasmo
mastigação
medições antropométricas
metabolismo
metabolismo basal
nutrição

ESTABELECENDO RELAÇÕES

Consulte os capítulos a seguir para ampliar seu conhecimento acerca de nutrição:

Enfermagem Básica

- Desenvolvimento no Ciclo de Vida
- Considerações Culturais
- Exames Diagnósticos

Procedimentos Básicos

- Higiene das Mãos
- Medição de Ingestão e Eliminação

Procedimentos Intermediários

- Alimentação e Medicação Via Cateter Enteral

OBJETIVOS

Ao final deste capítulo, você estará apto a:

- Definir palavras-chave.
- Descrever o papel do enfermeiro no estímulo de uma alimentação adequada.
- Explicar como o organismo utiliza os nutrientes.
- Comparar os seis tipos de nutrientes para as funções, fontes, digestão, absorção, armazenamento e sinais de deficiência e excesso.
- Descrever os fatores que afetam as necessidades calóricas.
- Explicar a pirâmide alimentar.
- Esclarecer os objetivos de uma orientação nutricional conforme o protocolo americano "Dietary Guidelines for Americans" e os níveis nutricionais recomendados (*RDAs*).
- Discutir os fatores que influenciam na nutrição.
- Explicar as necessidades e avaliações nutricionais indicadas no primeiro ano

nutrição enteral
nutrição parenteral
obesidade
oxidação
perda de água insensível
perda de água sensível
peristaltismo
prescrição alimentar
proteínas completas
proteínas incompletas
quilocalorias
quimo
saciedade
taxa metabólica
terapia alimentar
vitaminas
vitaminas hidrossolúveis
vitaminas lipossolúveis

de vida da criança, na infância, adolescência, terceira idade, gravidez e lactação.

- Esclarecer a relação entre saúde e nutrição.
- Discutir o controle de peso.
- Explicar como determinar a necessidade energética (kcal).
- Descrever três formas de promover a segurança alimentar.
- Descrever as dietas hospitalares: livre, branda, líquida, mecânica e pastosa.
- Citar o procedimento adequado para servir uma refeição na bandeja.
- Relacionar pontos importantes a serem observados ao alimentar o cliente.

INTRODUÇÃO

A **nutrição** abrange todos os processos envolvidos no consumo e na utilização dos alimentos para produzir energia, promover a manutenção e o crescimento. Esses processos são: ingestão, digestão, absorção, metabolismo e excreção. Muitas das discussões ao longo deste capítulo focam a ingestão porque esse é o processo que o indivíduo pode controlar e no qual o enfermeiro pode prestar a assistência de enfermagem ao cliente. Apresentamos as informações básicas sobre alimentação adequada e o papel do enfermeiro ao prestar a assistência de enfermagem a clientes que buscam satisfazer suas necessidades nutricionais. Os tópicos abordados incluem nutrientes específicos e suas funções no organismo; fitoquímicas; promovendo a alimentação adequada; fatores que influenciam na alimentação; necessidades nutricionais durante o ciclo de vida; nutrição e saúde; controle do peso; rotulagem de alimentos, qualidade e segurança; alergia a certos alimentos; e nutrição e o processo de enfermagem.

FISIOLOGIA DA NUTRIÇÃO

A utilização dos nutrientes pelo organismo envolve cinco processos: ingestão, digestão, absorção, metabolismo e excreção.

INGESTÃO

A nutrição começa com a **ingestão**; geralmente, o alimento chega ao trato digestivo pela boca. Em circunstâncias especiais, a ingestão ocorre de forma direta pelo estômago, por meio de cateter de nutrição enteral; essa situação será discutida neste capítulo.

DIGESTÃO

A **digestão** refere-se a processos mecânicos e químicos que convertem nutrientes para que se tornem fisicamente

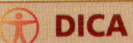 **DICA Profissional**

Papel do técnico de enfermagem ao satisfazer as necessidades nutricionais

Há diversos aspectos relacionados ao papel do técnico de enfermagem ao satisfazer as necessidades nutricionais de um cliente. A seguir, resumimos esses aspectos, que serão discutidos ao longo do capítulo:

- Ensinar aos clientes formas de satisfazer as próprias necessidades nutricionais.
- Receber e executar as prescrições médicas.
- Ajudar os clientes a entender suas dietas.
- Auxiliar os clientes a se alimentar.
- Relatar e registrar as observações sobre a ingestão de nutrientes e o estado nutricional dos clientes.
- Atuar como elo de comunicação entre o cliente, o médico e o nutricionista.

absorvíveis. A digestão mecânica inclui **mastigação** (mascar), quebrar o alimento em partículas pequenas e misturá-lo com as enzimas presentes na saliva, e **deglutição** (engolir o alimento), os movimentos peristálticos e as secreções de muco que enviam o alimento ao esôfago.

A digestão química é o processo pelo qual as enzimas, os sucos gástricos e intestinais, a bílis e os sucos pancreáticos transformam o alimento em nutrientes individuais que podem ser utilizados pelo organismo.

A digestão começa no estômago (exceto no caso de alguns amidos, cuja digestão começa na boca) e termina no intestino. O **peristaltismo** (contrações rítmicas, coordenadas, em série, dos músculos lisos do trato gastrointestinal) força o **quimo** (uma massa ácida e viscosa) a passar do intestino delgado ao intestino grosso. Somente carboidratos, proteínas e gorduras exigem digestão química para que os nutrientes sejam absorvidos. A Figura 17.1 ilustra os elementos e as funções básicas do sistema digestivo.

Absorção

Absorção é o processo pelo qual os produtos finais da digestão (por exemplo, os nutrientes individuais) passam através das membranas epiteliais nos intestinos delgado e grosso e entram no sistema sanguíneo e linfático. Os nutrientes são absorvidos e levados para as partes do corpo que precisam deles. A maioria dos nutrientes é solúvel em água e pode ser absorvida diretamente pelas vilosidades (projeções digitiformes que revestem o intestino delgado) indo, então, para a corrente sanguínea. As gorduras, que não são solúveis em água, são primeiro absorvidas no sistema linfático e, eventualmente, entram no sistema circulatório.

Metabolismo

A conversão dos nutrientes em energia pelo organismo é chamada **metabolismo**; esse processo é a soma de todos os processos químicos e biológicos que ocorrem no organismo, já que eles estão relacionados ao uso de nutrientes pelas células. O metabolismo envolve dois processos: anabolismo e catabolismo. O **anabolismo** é o processo construtivo do metabolismo, no qual as moléculas são sintetizadas e novos tecidos são formados, como no crescimento e na reconstituição. Esse processo requer energia. O **catabolismo** é o processo destrutivo do metabolismo, no qual tecidos ou substâncias são quebrados em seus componentes. Esse processo libera energia. Durante o metabolismo, a energia também é produzida pela **oxidação**, processo químico pelo qual os nutrientes são combinados com oxigênio. A energia produzida pelo organismo é usada de diversas formas: energia elétrica para o cérebro e atividades nervosas, energia química para o metabolismo, energia mecânica para as contrações musculares e energia térmica para manter o corpo aquecido.

A **taxa metabólica** é a taxa de utilização de energia no organismo; é expressa em unidades chamadas calorias. Uma **caloria** é a quantidade de calor exigida para elevar a temperatura de um grama de água em 1°C. Em razão da

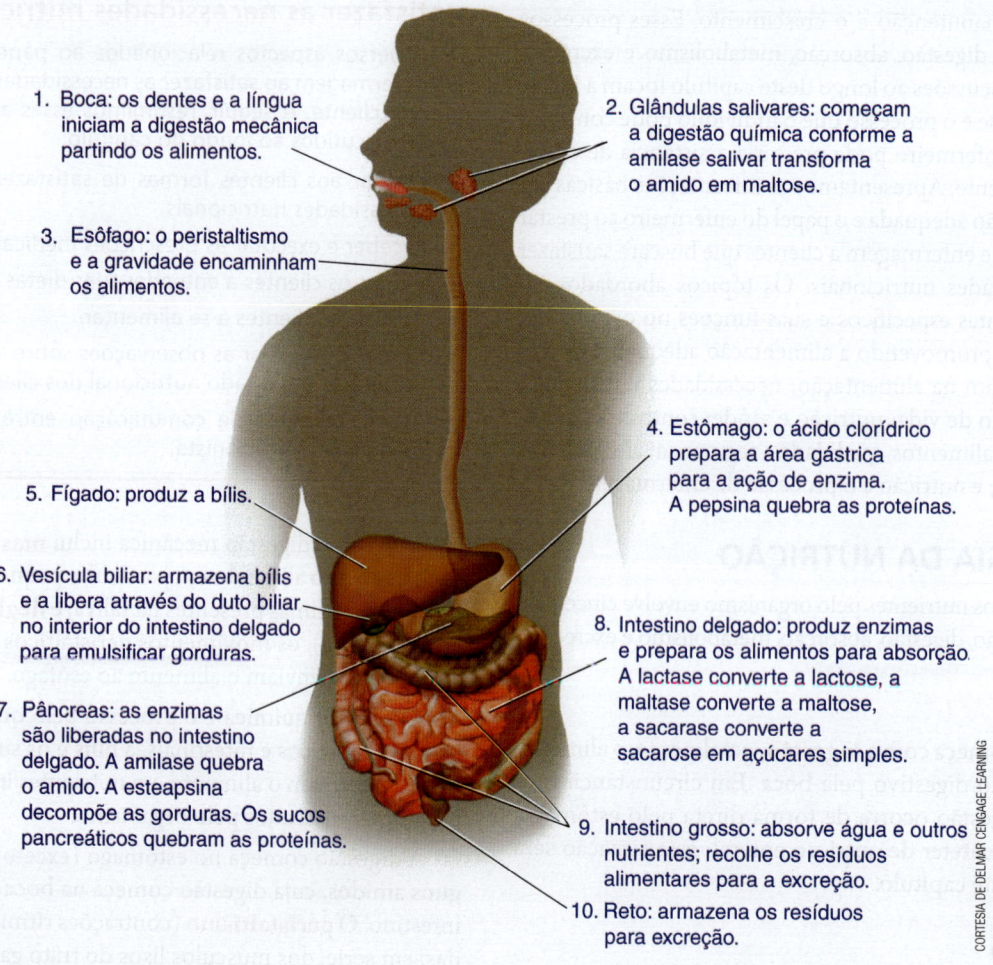

Figura 17.1 ■ Funções do sistema digestivo.

grande quantidade de energia liberada durante o metabolismo, a energia é expressa em **quilocalorias** (kcal); cada quilocaloria é igual a 1.000 calorias.

O **metabolismo basal** é a quantidade de energia necessária para manter as funções fisiológicas essenciais quando uma pessoa está em *repouso* absoluto. É o nível mais baixo de gasto de energia.

O fator principal que afeta o metabolismo basal é a composição corporal. O tecido muscular magro tem uma taxa metabólica mais alta e, assim, produz mais energia do que o tecido adiposo. Geralmente as mulheres têm o metabolismo inferior ao dos homens porque elas têm um percentual maior de tecido adiposo; no entanto, o metabolismo aumenta durante a menstruação, a gravidez e a lactação. A idade também influencia esse processo; os períodos de crescimento aumentam o metabolismo corporal. A atividade glandular, principalmente da glândula tireoide, afeta o metabolismo. A taxa metabólica é regulada principalmente pelos hormônios triiodotironina (T3) e tiroxina (T4). O hipotireoidismo, diminuição da secreção dos hormônios da tireoide, provoca a diminuição da taxa metabólica; o hipertireoidismo, por sua vez, aumenta a secreção dos hormônios da tireoide e provoca o aumento da taxa metabólica.

Excreção

Excreção é o processo de eliminação ou remoção de resíduos do organismo. As fibras alimentares e outros materiais indigestos, sais e produtos como bílis e água formam as fezes e são excretados como resíduo sólido. Outros órgãos excretores que auxiliam o sistema digestivo na eliminação de resíduos são os rins, a bexiga, as glândulas sudoríparas, a pele e os pulmões. A maioria dos resíduos líquidos é enviada através dos rins e da bexiga para ser excretada como urina. Alguns resíduos líquidos são removidos por meio das glândulas sudoríparas na forma de suor. Os resíduos gasosos são eliminados pelos pulmões.

NUTRIENTES

Para funcionar de forma eficiente e efetiva, o organismo tem de contar com seis tipos de nutrientes. Esses nutrientes são água, carboidratos, gorduras, proteínas, vitaminas e minerais. Se a pessoa segue uma dieta equilibrada, todos os nutrientes necessários são fornecidos pelos alimentos. A Tabela 17.1 fornece uma visão geral dos quatro nutrientes principais em relação ao valor nutritivo (a quantidade de energia que fornecem) e às necessidades diárias.

Os nutrientes são classificados como nutrientes energéticos, orgânicos e inorgânicos, conforme consta na Tabela 17.2.

Os nutrientes energéticos liberam energia para ser usada pelo organismo. Os nutrientes orgânicos formam e mantêm os tecidos do corpo e regulam os processos do organismo. Os nutrientes inorgânicos fornecem um meio para as reações químicas do organismo, transportam materiais, mantêm a temperatura corporal, promovem a formação óssea e conduzem os impulsos nervosos.

As funções dos nutrientes estão inter-relacionadas. As alterações da ingestão de um nutriente podem levar a alterações funcionais de outro. Alguns exemplos de funções inter-relacionadas são: (a) o ferro é mais bem absorvido na presença de vitamina C e (b) a absorção do cálcio depende da vitamina D.

ÁGUA

A água é o nutriente mais importante. É mais vital do que os alimentos. Praticamente todas as funções orgânicas necessitam dela. Um indivíduo pode viver semanas sem alimento, mas apenas dez dias sem água.

A água é o principal componente das células. Entre 55% e 65% do peso de um adulto é constituído de água; no caso de uma criança, entre 70% e 75%. Com o passar dos anos, a quantidade de água no organismo diminui.

Aproximadamente dois terços da água do corpo são **fluido intracelular** (FIC), fluido localizado no interior das células. O outro terço é **fluido extracelular** (FEC), fluido

Tabela 17.1 ▪ Nutrientes, valor nutritivo e necessidades diárias

Nutriente	Valor Nutritivo	Necessidades Diárias
Água	0	1.000 mL/ 1.000 kcal ingeridas
Carboidratos	1 g = 4 kcal	50% a 60% do total de kcal por dia
Gorduras	1 g = 9 kcal	25% a 30% do total de kcal por dia
Proteínas	1 g = 4 kcal	15% a 20% do total de kcal por dia

Tabela 17.2 ▪ Classificação dos nutrientes

Classe	Nutriente
Nutrientes energéticos	Carboidratos
	Gorduras (Lipídios)
	Proteínas
Nutrientes orgânicos	Carboidratos
	Gorduras (Lipídios)
	Proteínas
	Vitaminas
Nutrientes inorgânicos	Água
	Minerais

localizado fora das células, incluindo fluido do plasma, da linfa, fluido cefalorraquidiano, **fluido intersticial** (localizado nos espaços dos tecidos ao redor de cada célula) e fluidos gastrointestinais.

Necessidades diárias

A quantidade de água necessária ao organismo varia de acordo com fatores ambientais, como temperatura e umidade, e fatores físicos, como nível de atividades, necessidade metabólica, perdas funcionais (urina e fezes), idade, ritmo respiratório e estado da saúde. Temperaturas altas e atividade física vigorosa provocam mais perda de água, já que a transpiração aumenta. Para manter o metabolismo, é preciso compensar a perda de água. Geralmente, o organismo necessita de 1.000 mL de água para processar cada 1.000 kcal ingeridas.

Observa-se um estado de equilíbrio aquoso relativo quando o corpo conta com fluido distribuído apropriadamente como FIC e FEC. A ingestão e a eliminação de água devem ser iguais (Figura 17.2). A ingestão excessiva de fluidos não é problema para um indivíduo saudável; mais ingestão resulta apenas em mais eliminação.

Funções

A água tem muitas funções no organismo:

- *Solvente:* muitas substâncias dissolvem-se na água para formar soluções.
- *Transportador:* a água carrega nutrientes, resíduos e outros materiais por todo o corpo e, por meio do sangue, dos fluidos dos tecidos e das secreções, transporta-os de uma célula para outra.
- *Regulador da temperatura corporal:* a água é excretada como transpiração quando a temperatura sobe. A evaporação do suor resfria o corpo.
- *Lubrificante:* a água é um componente do fluido localizado no interior das articulações, o chamado fluido sinovial, que proporciona o movimento suave das articulações.
- *Componente de todas as células:* a água confere estrutura e forma ao corpo.
- *Hidrólise:* a água rompe substâncias, principalmente no metabolismo.

Classificação e fontes

Existem três fontes de água para o corpo:

- Líquidos, incluindo água, café, sucos, chás, leite e refrigerantes.
- Alimentos, principalmente vegetais e frutas.
- Metabolismo; processo no qual se produz água quando ocorre a oxidação.

Digestão, absorção e armazenamento

A água não é digerida; em vez disso, é absorvida e utilizada pelo corpo à medida que a bebemos. Ela não é armazenada e é eliminada diariamente. A perda de água é classificada como **sensível**, quando a pessoa está ciente da perda, ou **insensível**, quando a pessoa não está ciente da perda. Há quatro formas usuais pelas quais o corpo perde água:

- *Urina:* representa a maior quantidade de água que o organismo perde (perda sensível)
- *Fezes:* contêm pouca água (perda insensível, exceto em casos de diarreia)
- *Transpiração:* varia de acordo com a temperatura, mas um pouco de fluido sempre é perdido (perda insensível ou sensível)
- *Respiração:* libera umidade a cada respiração (perda insensível)

Sinais de deficiência e excesso

Perdas de água anormais incluem sudorese profusa, vômito, diarreia, hemorragia, drenagem de feridas (queimaduras), febre e edemas. No caso do edema, a água ainda está no organismo, mas não é útil.

A deficiência de água é chamada de **desidratação**. Se prolongado, esse estado resulta em morte. Algumas con-

> **CONSIDERAÇÕES sobre tempo de vida**
> **Desidratação**
> Bebês, crianças pequenas e idosos são mais suscetíveis à desidratação. Para eles, a desidratação ocorre mais rápida e de forma mais grave.

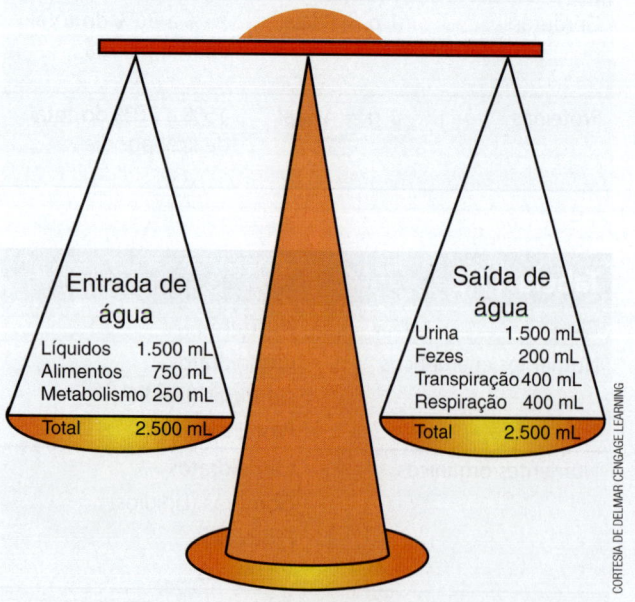

Figura 17.2 ▪ Equilíbrio da água no organismo (números aproximados para um adulto sedentário).

dições provocam um acúmulo excessivo de fluido no organismo. Esse tipo de condição é de *balanço hídrico positivo*. Ele ocorre quando a quantidade de água ingerida é maior que a quantidade usada e excretada e resulta em edema. O hipotireoidismo, a insuficiência cardíaca congestiva, a hipoproteinemia (baixa quantidade de proteína no sangue), algumas infecções e cânceres, além de determinadas condições renais, podem provocar retenção de água porque o sódio não está sendo excretado normalmente.

CARBOIDRATOS

Os carboidratos são formados pelos elementos carbono, hidrogênio e oxigênio. Em nutrição, as primeiras letras desses três elementos são usadas como abreviação: CHO.

Os carboidratos constituem a principal fonte de energia de todas as funções orgânicas. Eles também são a principal fonte alimentar porque são mais baratos e abundantes.

Necessidades diárias

Recomenda-se que os carboidratos constituam 50% a 60% da ingestão quilocalórica diária de um indivíduo. Se a necessidade de energia total de um indivíduo é 2.000 quilocalorias, 50% desse número é 1.000 que, então, é dividido por 4 (o número de quilocalorias em cada grama de carboidrato; Tabela 17.1), para uma necessidade de carboidrato estimada de 250 g/dia. Estima-se que, nos Estados Unidos, as dietas contenham apenas 45% de suas quilocalorias compostas por carboidratos (Roth, 2006).

DICA Profissional

Sinais e sintomas de desidratação

- O histórico de saúde revela a ingestão inadequada de fluidos.
- A eliminação de urina diminui.
- A densidade da urina é maior que 1.035.
- A perda de peso (% do peso corporal) varia de 3% a 5% para desidratação média, 6% a 9% para desidratação moderada e de 10% a 15% para desidratação grave.
- Os olhos ficam fundos; a língua apresenta sulcos e fissuras aumentadas.
- A membrana mucosa oral fica seca.
- O turgor da pele diminui.
- O tempo de enchimento e esvaziamento venoso sofre atraso (mais longo que 3 a 5 segundos).
- Nos bebês, as fontanelas afundam.
- As alterações no estado neurológico podem ocorrer no caso de desidratação moderada a grave.

(De *Health Assessment and Physical Examination* [4. ed.], de M. E. Z. Estes, 2010, Clifton Park, NY: Delmar Cengage Learning.)

Funções

Os carboidratos constituem a principal fonte de energia do organismo. O corpo deve manter fornecimento constante de energia; assim, ele armazena, no fígado e nos músculos, aproximadamente, a quantidade de carboidratos a ser fornecida por meio dia, conforme necessário. O fornecimento suficiente de carboidrato poupa as proteínas de serem usadas para gerar energia, permitindo, assim, que elas realizem sua função principal de construir e reconstituir os tecidos orgânicos. Os carboidratos são necessários para oxidar as gorduras e sintetizar os ácidos graxos e os aminoácidos. O sistema nervoso central e os eritrócitos dependem exclusivamente dos carboidratos para gerar energia.

Classificação e fontes

Os carboidratos são classificados como simples ou complexos. Os carboidratos simples são açúcares (monossacarídeos), como a glicose, a frutose e a galactose encontrada nas frutas, no mel e no xarope de milho. Os monossacarídeos não necessitam de digestão, são absorvidos rapidamente e usados para produzir energia ou armazenados como glicogênio.

Os açúcares duplos (dissacarídeos), como a sacarose, a maltose e a lactose, são dois açúcares simples unidos. São encontrados no leite, em adoçantes, no açúcar e no melaço. Antes que possam ser absorvidos pelo organismo, os dissacarídeos devem ser separados em monossacarídeos por meio da digestão.

Os carboidratos complexos (polissacarídeos) são compostos por muitos açúcares simples unidos. Os carboidratos importantes na nutrição são o amido, o glicogênio e as fibras (celulose). O mais significativo na alimentação é o amido, encontrado em grãos, cereais, legumes, batatas e em outros vegetais. Os carboidratos complexos são digeridos mais lentamente do que os carboidratos simples; por essa razão, fornecem energia para o corpo por um período mais prolongado.

DICA Profissional

Níveis de insulina e o cliente diabético

Quando a secreção de insulina é deficiente ou inexistente, o nível de glicose no sangue torna-se excessivamente elevado. Essa condição é chamada **hiperglicemia** e é, geralmente, um sintoma do diabetes melito. Se o controle por meio da dieta for ineficaz, injeções de insulina ou hipoglicêmicos orais devem ser usados para controlar o açúcar no sangue. Quando o cliente toma insulina, a ingestão de carboidratos deve ser cuidadosamente controlada para equilibrar a dosagem de insulina prescrita. A **hipoglicemia** ocorre quando os níveis de glicose do sangue estão muito abaixo do normal. Uma forma leve de hipoglicemia pode ocorrer se uma pessoa fizer um longo intervalo entre as refeições ou se o pâncreas secretar muita insulina. Os sintomas incluem fadiga, tremores, sudorese e cefaleia.

O glicogênio é uma forma de carboidrato produzido pelo fígado e armazenado nesse mesmo órgão e nos músculos. O organismo mantém uma reserva de 12 a 48 horas de glicogênio. Essa reserva é usada entre as refeições e durante o sono para manter a **euglicemia** (nível de glicose normal do sangue) para as funções orgânicas. A **glicogênese** é o processo de conversão de glicose em glicogênio. A **glicogenólise** é o processo reverso de modificação do glicogênio para glicose quando é necessário que o corpo tenha energia. A **insulina** é o hormônio pancreático necessário para que as células produzam energia e para que o fígado produza e armazene glicogênio. O metabolismo da glicose depende da disponibilidade de insulina.

As fibras não têm nenhum valor nutritivo: o corpo humano não consegue digeri-las. Há dois tipos de fibras alimentares: solúveis e insolúveis. As fibras solúveis retardam o esvaziamento gástrico e juntam os ácidos biliares ao colesterol. Essa fibra provoca sensação de **saciedade** (percepção de satisfação em relação aos alimentos) e reduz o nível de colesterol no sangue. As fibras insolúveis seguram a água, o que aumenta o volume fecal e estimula o peristaltismo, resultando em uma eliminação mais adequada. Boas fontes de ambos os tipos de fibras são os grãos integrais, os produtos à base de cereal integral, legumes, frutas e vegetais com casca.

Digestão, absorção e armazenamento

A digestão dos amidos cozidos começa na boca, quando a enzima salivar ptialina mistura-se ao amido do alimento durante a mastigação. Pouca digestão ocorre no estômago. A digestão dos carboidratos termina no intestino delgado com a ação das enzimas pancreáticas e intestinais presentes ali. Os carboidratos não deixam resíduos para os rins eliminarem.

A glicose e outros monossacarídeos, os produtos finais da digestão dos carboidratos, são absorvidos pelo sangue por meio dos capilares presentes nas vilosidades da mucosa intestinal. A frutose e outros monossacarídeos são convertidos em glicose no fígado.

A glicose não necessária para energia imediata é convertida em glicogênio pelo fígado e armazenada nesse órgão e nos músculos. A glicose remanescente é convertida em ácidos graxos e armazenada como tecido adiposo (gordura). O organismo não consegue eliminar sozinho o excesso de carboidratos; ou eles são usados ou são armazenados.

Sinais de deficiência e excesso

A deficiência média de carboidratos pode resultar em perda de peso e fadiga. Uma alimentação extremamente deficiente em carboidratos faz a gordura extra ser metabolizada para satisfazer a energia de que o corpo necessita. Sem os carboidratos, a gordura não é completamente oxidada, produzindo cetonas, um subproduto ácido, que acumula

> **DICA Profissional**
>
> ### Intolerância à lactose
>
> Muitos adultos não conseguem digerir a lactose e sofrem de flatulência, cólicas abdominais e diarreia após beber leite ou consumir produtos à base de leite, como queijo processado. Essa reação é chamada de intolerância à lactose. É causada pela insuficiência de lactase, enzima necessária para a digestão da lactose. Em vez de consumir o leite convencional, é possível utilizar produtos lácteos com baixo teor de lactose. Produtos que contêm lactase também estão disponíveis.

no sangue e na urina provocando **cetose**. A cetose pode resultar do diabetes melito descontrolado dependente de insulina, da fome ou de dietas com baixos níveis de carboidratos. Pode levar ao coma e até à morte.

O consumo de carboidrato em excesso é uma das principais causas de obesidade. Embora parte dos carboidratos excedentes seja transformada em glicogênio, a maior parte se transforma em tecido adiposo. Muitos carboidratos podem provocar cáries, irritar a mucosa do estômago ou provocar flatulência.

GORDURAS

As gorduras constituem a fonte mais concentrada de energia: fornecem 9 kcal por grama de gordura. Nos países desenvolvidos, as pessoas tendem a ingerir dietas relativamente altas em gordura. Embora a gordura seja um nutriente essencial, o excesso é prejudicial à saúde. *Lipídeos* é a palavra descritiva para gorduras de todos os tipos. Os **lipídeos** são compostos orgânicos insolúveis em água, mas solúveis em solventes orgânicos, como éter e álcool, e incluem gorduras verdadeiras ou compostos com aspecto gorduroso, como lipoides e esteróis. As gorduras fornecem pouco mais de duas vezes o conteúdo calórico dos carboidratos. Como os carboidratos, as gorduras são compostas por carbono, hidrogênio e oxigênio, mas a proporção de oxigênio é substancialmente menor.

Necessidades diárias

Recomenda-se que as gorduras não ultrapassem 25% a 30% da ingestão calórica diária de um indivíduo. Supondo que a necessidade energética total de alguém seja 2.000 kcal/dia, um quarto disso (25%) seria 500 kcal. Dividindo 500 kcal por 9 (o número de kcal em cada grama de gordura; Tabela 17.1), temos uma necessidade estimada de gordura de 55,5 g/dia.

Funções

A gordura tem muitas funções no organismo, por exemplo:

- Proporciona fonte concentrada de energia (mais que duas vezes a kcal dos carboidratos).

> **ORIENTAÇÕES para o cliente**
>
> **Gorduras**
>
> No caso dos norte-americanos, o consumo médio de gordura diminuiu para 33% da ingestão calórica diária total. A ingestão total de gordura deve ser inferior a 30% da ingestão calórica diária de um indivíduo, com não mais de 10% do total das calorias de gorduras saturadas, 10% de gorduras poli-insaturadas e 10% de gorduras monoinsaturadas. Se um indivíduo consome 2.000 calorias por dia, ele não deve ingerir mais que 65 gramas de gordura, algo em torno de 600 calorias de gordura (University of Iowa Health Care, 2006).

> **ORIENTAÇÕES para o cliente**
>
> **Colesterol sanguíneo**
>
> - O nível de colesterol sanguíneo não deve exceder 200 mg de colesterol/dL do sangue.
> - Para diminuir o nível de colesterol, o cliente deve seguir uma dieta baixa em gordura saturada.
> - Perder peso e fazer exercícios ajuda a baixar o colesterol.
> - Uma dieta rica em gordura saturada aumenta o colesterol de 15% para 25%.

- Auxilia na absorção das vitaminas lipossolúveis.
- É um componente importante das membranas celulares e da bainha de mielina.
- Melhora o sabor dos alimentos e o atraso do tempo de esvaziamento do estômago, proporcionando sensação de saciedade.
- Protege os órgãos e ajuda a mantê-los no lugar.
- Isola o corpo, auxiliando, assim, na manutenção da temperatura.

Classificação e fontes

A gordura é formada por uma molécula de glicerol associada a uma, duas ou três moléculas de ácidos graxos. Os lipídios mais importantes são:

- **Triglicérides** (gorduras verdadeiras), compostos por uma molécula de glicerol associada a três moléculas de ácidos graxos. A maior parte da gordura presente nos alimentos e no organismo é composta por triglicérides.
- **Fosfolipídios** (lipoides), compostos por glicerol, ácidos graxos e fósforo. São componentes estruturais das células, por exemplo, a mielina (revestimento isolante de muitos nervos) e a lecitina (uma parte das membranas celulares).
- **Colesterol** (um esterol), não é essencial na alimentação porque o fígado produz aproximadamente 1.000 mg diariamente. É encontrado em todas as membranas celulares, no cérebro, nos tecidos nervosos e no sangue; é excretado na bílis. O colesterol é necessário para produzir diversos hormônios, incluindo o estrogênio, a testosterona, a adrenalina e a cortisona. A ingestão de colesterol alimentar proveniente de produtos de origem animal pode afetar o nível de colesterol sérico (sangue).

As gorduras também podem ser classificadas por fonte, visibilidade e saturação. A fonte das gorduras pode ser tanto animal como vegetal. Banha, manteiga, leite, nata, gema de ovo, gordura da carne, aves e peixes são exemplos de gordura animal. Já os óleos (milho, açafrão, azeite, algodão, amendoim, palma e coco), nozes e abacate são exemplos de gordura vegetal.

> **CONSIDERAÇÕES sobre tempo de vida**
>
> **As crianças e o colesterol**
>
> Se as crianças não têm como hábito ingerir alimentos ricos em colesterol, a chance de abusarem desse tipo de alimento quando adultos diminui, assim como o risco de sofrer ataque cardíaco ou acidente vascular cerebral.

As gorduras são visíveis ou invisíveis. As gorduras visíveis são fáceis de identificar, por exemplo, manteiga, óleos, margarina, banha, gordura vegetal, toucinho, carne de porco salgada e a gordura ao redor do bife. As gorduras invisíveis, por sua vez, estão presentes na gema do ovo, no leite integral e em seus derivados, nos queijos, em nozes, sementes, abacates, em muitas sobremesas e produtos assados.

A saturação de uma gordura refere-se a sua composição química. Quando os ácidos graxos, os principais blocos de construção de gorduras, contêm todos os íons de hidrogênio possíveis na molécula, são chamados de saturados. As gorduras saturadas tendem a ficar sólidas em temperatura ambiente. Em geral, as gorduras animais são saturadas. As gorduras vegetais saturadas são o óleo de coco, de dendê e de palma. As gorduras insaturadas não têm um íon de hidrogênio em um ou mais locais na molécula. Elas tendem a ser moles ou líquidas em temperatura ambiente. As gorduras vegetais são geralmente insaturadas, com exceção daquelas já mencionadas. As gorduras insaturadas são subdivididas em gorduras monoinsaturadas e poli-insaturadas. Os **ácidos graxos monoinsaturados** são aqueles que formam ésteres de glicerol com uma ligação dupla ou tripla; os alimentos dessa categoria são nozes, aves e azeite de oliva. Os **ácidos graxos poli-insaturados** formam ésteres de glicerol com muitos carbonos desvinculados dos átomos de hidrogênio. Alimentos como peixe, milho, semente de girassol, soja, algodão e óleo de açafrão contêm gordura poli-insaturada.

Há três ácidos graxos essenciais (linoleico, linolênico e araquidônico) necessários para o crescimento, o metabolismo do colesterol e o funcionamento cardíaco. São encontrados principalmente em óleos vegetais, gemas de ovos e aves.

Digestão, absorção e armazenamento

Nenhuma decomposição química de gordura ocorre na boca, e muito pouca digestão de gordura ocorre no estômago. Quando a gordura atinge o intestino delgado, a digestão começa. Os agentes digestivos para a gordura são a bílis, da vesícula biliar, e as enzimas, do pâncreas e do intestino delgado. Os produtos finais da digestão da gordura são os ácidos graxos e o glicerol. Aproximadamente 95% da gordura alimentar é absorvida no intestino delgado.

As gorduras que não são imediatamente necessárias ao organismo são armazenadas como tecido adiposo. Aproximadamente 5 g de gordura são excretados diariamente nas fezes.

Sinais de deficiência e excesso

Os sintomas de deficiência ocorrem quando as gorduras fornecem menos de 10% da necessidade calórica diária total. Uma grande deficiência pode provocar eczema (pele inflamada e descamação), crescimento retardado e perda de peso.

O excesso de gordura na dieta pode resultar em sobrepeso e doenças cardíacas. Além disso, estudos apontam para a associação entre dietas ricas em gordura e câncer de cólon, mama, útero e próstata.

Acredita-se que o nível elevado de colesterol no sangue contribua para a ocorrência de doenças cardíacas, porque a hipercolesterolemia (colesterol sérico alto) é comum em clientes com arteriosclerose. A **arteriosclerose** é uma doença cardiovascular na qual placas (depósitos gordurosos que contêm colesterol e outras substâncias) se formam no interior das paredes das artérias, reduzindo o espaço para o fluxo sanguíneo.

PROTEÍNA

As proteínas são formadas pelos elementos carbono, hidrogênio, oxigênio e nitrogênio. Em nutrição, as primeiras letras desses quatro elementos são usadas como abreviação: CHON.

A proteína é o único nutriente que pode construir, reconstituir e manter os tecidos do corpo. O suprimento adequado de proteínas na dieta diária é essencial. Todos os tecidos e fluidos no organismo, exceto a bílis e a urina, contêm alguma proteína. Os materiais básicos para a formação de proteínas são os aminoácidos.

CONSIDERAÇÕES sobre tempo de vida
Proteínas
Aos 4 anos de idade, o teor de proteína corporal atinge o nível adulto de aproximadamente 18% do peso corporal.

Necessidades diárias

A necessidade diária de proteína é determinada pelo tamanho, idade, sexo e condições físicas e emocionais. Uma pessoa grande tem mais células corporais para manter do que uma pessoa pequena. Uma criança em fase de crescimento, uma gestante ou uma mulher que está amamentando precisam de mais proteína para cada meio quilo do peso corporal do que um adulto médio. Quando a digestão é ineficaz, menos aminoácidos são absorvidos pelo organismo; consequentemente, a necessidade de proteína é maior. Acredita-se que esse seja o caso de clientes idosos. É necessário consumir mais proteína após cirurgia ou queimaduras graves ou, ainda, durante infecções, para que ocorra a substituição do tecido perdido e a produção de anticorpos. Além disso, um trauma emocional pode fazer o corpo liberar mais nitrogênio do que o normal, aumentando, assim, a necessidade de alimentos ricos em proteínas.

O Conselho Nacional de Pesquisa da Academia Nacional de Ciências dos Estados Unidos considera que a necessidade diária de um adulto médio é de 0,8 g de proteína para cada quilo do peso corporal. A necessidade diária de proteína é determinada multiplicando-se o peso corporal em quilogramas por 0,8. Por exemplo:

$$\text{mulher de } 59,1 \text{ kg} \times 0,8 \text{ g/kg}$$
$$= 47,3 \text{ g proteína/dia.}$$

Funções

A principal função da proteína na dieta é fornecer os aminoácidos necessários para a síntese das proteínas do corpo, que são usadas para formar, reconstituir e manter os tecidos corporais. As proteínas compõem a maioria dos músculos, bem como pele, cabelo, unhas, cérebro, nervos e órgãos internos.

Outra função da proteína é auxiliar a regular o equilíbrio dos fluidos. As proteínas são uma parte vital das enzimas, dos hormônios e do plasma sanguíneo. Muitos processos corporais são regulados pelas enzimas e pelos hormônios. As proteínas do plasma ajudam a controlar o equilíbrio da água entre o sistema circulatório e os tecidos circunvizinhos. A proteína também é usada para formar anticorpos, o que ajuda a defender o organismo de doenças e substâncias estranhas.

Numa situação de armazenamento insuficiente de carboidrato e gordura (as fontes primárias e secundárias de energia do organismo), a proteína, na forma de aminoácidos, pode ser convertida em glicose e usada para produzir energia. Esse processo é chamado de **gluconeogênese**; no entanto, quando a proteína é usada nessa condição, ela não fica disponível para sua função primária. Usar as proteínas para produção de energia também resulta no desperdício de produtos difíceis de serem excretados pelos rins.

Classificação e fontes

A proteína é classificada por sua fonte e integridade. As fontes animais incluem carne, peixe, aves, ovos, leite e produtos lácteos. As fontes vegetais são os grãos, os legumes, as nozes e as sementes. A integridade de uma proteína refere-se a sua qualidade. Dos 22 aminoácidos, nove são chamados de aminoácidos essenciais (ou seja, eles têm de estar presentes na dieta porque o organismo não consegue sintetizá-los). As **proteínas completas** contêm os nove aminoácidos essenciais. Todas as proteínas animais, com exceção da gelatina, são completas; a única proteína vegetal completa é a soja.

As proteínas vegetais (com exceção da soja) são **proteínas incompletas** (ou seja, um ou mais dos aminoácidos essenciais não estão presentes). Como todas as proteínas vegetais não têm falta dos mesmos aminoácidos essenciais, elas podem ser combinadas de diversas maneiras para fornecer todos os aminoácidos essenciais. Quando dois alimentos à base de proteínas vegetais são combinados para fornecer os aminoácidos essenciais, são chamados de complementares. Algumas das proteínas vegetais complementares são arroz e feijão (legumes), milho e feijão, trigo, pão e feijão, torrada e sopa de ervilha, arroz e lentilhas. As proteínas complementares são uma parte muito importante do planejamento de uma dieta vegetariana saudável.

Digestão, absorção e armazenamento

A digestão química das proteínas começa no estômago, quando o ácido clorídrico ativa a enzima pepsina; no entanto, a maior parte da digestão ocorre no intestino delgado com a ação das enzimas pancreáticas e intestinais. O produto final da digestão das proteínas é o aminoácido. O organismo pode combinar os aminoácidos para formar, reconstituir e manter os tecidos do corpo.

Os aminoácidos são absorvidos no sangue pelos capilares nas vilosidades da mucosa intestinal. Os aminoácidos não usados para formar proteínas são convertidos em glicose, glicogênio ou gordura e são armazenados.

Sinais de deficiência e excesso

Quando as pessoas não obtêm o fornecimento adequado de proteína por um período prolongado, ocorre a perda muscular; nessa circunstância, os braços e as pernas tornam-se muito finos. Ao mesmo tempo, a deficiência de albumina (proteína presente no plasma sanguíneo) causa edema, resultando em uma aparência extremamente inchada. O edema diminui quando a quantidade suficiente de proteína é ingerida. Clientes com edema tornam-se letárgicos e deprimidos. Esses sinais são observados em crianças negligenciadas ou em pessoas idosas de menor poder aquisitivo ou incapacitadas. As crianças que têm deficiência de proteína não crescem como deveriam. Bebês de mães que não consumiram proteína suficiente durante a gravidez podem ter sua capacidade mental prejudicada de forma permanente (Roth, 2006).

> **DICA Profissional**
>
> **Consumo diário de proteína**
>
> O Conselho Nacional de Pesquisa dos Estados Unidos recomenda que a ingestão de proteína represente não mais que 15% a 20% da ingestão calórica diária e não exceda o dobro do montante indicado na tabela de Ingestão Alimentar Recomendada.

> **DICA Profissional**
>
> **Vegetarianos e proteínas**
>
> É essencial que os clientes vegetarianos calculem cuidadosamente os tipos e as quantidades de proteínas em suas dietas para prevenir a deficiência desse elemento.

Duas doenças que afetam as crianças são causadas pelo suprimento inadequado de proteína, de energia ou de ambas. O **marasmo** é uma condição resultante de desnutrição grave; atinge crianças muito pequenas cuja dieta é pobre em proteínas e energia, assim como em vitaminas e minerais. A criança com marasmo parece macilenta, mas não tem edema; o cabelo é opaco e seco; a pele, fina e enrugada. O **kwashiorkor** ocorre quando há falta súbita ou recente de alimentos que contenham proteína (por exemplo, durante períodos de fome). Essa doença resulta em edema, lesões cutâneas dolorosas e alterações na pigmentação da pele e do cabelo (Roth, 2006).

É fácil para as pessoas que vivem nas regiões desenvolvidas ingerirem mais proteínas do que o corpo necessita. Isso deve ser evitado porque as gorduras saturadas e o colesterol que normalmente completam os alimentos proteicos contribuem para doenças cardíacas e fornecem mais calorias que o necessário. Alguns estudos indicam uma relação entre dietas com alto teor de proteína de longo prazo e câncer de cólon e elevada excreção de cálcio; este último caso contribui para a osteoporose. As pessoas que ingerem quantidades excessivas de proteína podem ignorar frutas e vegetais essenciais, e o excesso de ingestão proteica exige dos rins mais do que eles podem suportar (Roth, 2006).

VITAMINAS

As **vitaminas** são compostos orgânicos essenciais à vida e à saúde. Elas regulam os processos corporais e são necessárias em quantidades muito pequenas. Elas não têm função de combustível, mas são necessárias para o metabolismo de gorduras, carboidratos e proteínas.

Necessidades diárias

O Conselho de Alimentação e Nutrição e a Academia Nacional de Ciências – Conselho de Pesquisa Nacional dos Estados Unidos prepararam uma lista de recomendações nutricionais relacionadas às 11 vitaminas; essa lista é considerada adequada pelos pesquisadores para determinar as quantidades diárias necessárias. As doses de vitaminas são fornecidas por peso em miligramas (mg) ou microgramas (mcg).

As vitaminas ingeridas junto com a alimentação são chamadas suplementos vitamínicos. O estilo de vida pode influenciar na necessidade de suplementação vitamínica (Tabela 17.3).

Funções

Cada vitamina tem uma função única. As tabelas 17.4 e 17.5 relacionam as funções de cada tipo de vitamina.

Tabela 17.3 ■ Nutrientes, valor nutritivo e necessidades diárias

Estilo de vida	Suplemento sugerido
Dietas restritas	B_{12} (cobalamina)
Programa de exercícios extenso	Riboflavina
Contraceptivos orais	Piridoína, niacina, vitamina C
Tabagismo	Vitamina C
Álcool	Tiamina, folato
Cafeína	Vitaminas do complexo B, vitamina C

Tabela 17.4 ■ Vitaminas lipossolúveis

Vitamina	Funções	Fontes	Deficiências	Efeitos tóxicos
A	• Auxilia na visão noturna • Promove o crescimento dos ossos e dos dentes • Mantém a integridade da pele e das membranas mucosas	• Óleo de peixe • Cenoura • Batata-doce • Brócolis • Melão • Vegetais folhosos verdes	• Cegueira noturna • Pele escamosa e seca • Diarreia • Infecções respiratórias	• No caso de suplementação: anorexia, diarreia, perda de cabelo, dor nos ossos, lesões no fígado
D	• Estimula a absorção de cálcio e fósforo para a boa mineralização dos ossos	• Levedura • Óleo de fígado de peixe • Leite enriquecido e cereais	• Raquitismo • Dentes malformados • Deformidade óssea	• Hipercalcemia • Cálculo renal • Lesões cardiovasculares
E	• Atua como antioxidante • Mantém a integridade da membrana celular • Protege as células vermelhas do sangue (hemácias) contra hemólise	• Óleos vegetais • Vegetais folhosos • Gérmen de trigo	• Aumenta a hemólise das hemácias • Rara, exceto em casos de má absorção de gordura	• Depressão • Fadiga • Diarreia • Cólica • Cefaleia
K	• Responsável pela síntese de protrombina, necessária para a coagulação do sangue	• Vegetais folhosos verde-escuros • Produzida por bactéria intestinal	• Rara, exceto em recém-nascidos • Coagulação sanguínea retardada	• Não há

Tabela 17.5 ▪ Vitaminas hidrossolúveis

Vitamina	Funções	Fontes	Deficiências	Efeitos tóxicos
C (ácido ascórbico)	• Forma e mantém os tecidos fortes • Promove a cicatrização de feridas • Auxilia a resistir a infecções • Aumenta a absorção de ferro	• Frutas cítricas • Pimentão verde e vermelho • Tomate • Melão • Repolho • Brócolis • Morango	• Escorbuto • Ferimento fácil • Cicatrização demorada • Inchaço e inflamação das gengivas • Infecções secundárias	• Megadoses: absorção excessiva de ferro • Náusea • Diarreia
B_1 (tiamina)	• Promove o metabolismo dos carboidratos • Assegura o funcionamento normal do sistema nervoso	• Grãos enriquecidos e cereais • Carne de porco • Legumes	• Beribéri • Confusão mental • Anorexia • Fadiga • Fraqueza muscular	• Desconhecidos
B_2 (riboflavina)	• Promove o metabolismo dos carboidratos, das proteínas e das gorduras • Promove a síntese do ácido desoxirribonucleico (DNA) • Auxilia na síntese proteica	• Leite e produtos lácteos • Carne, ave, peixe • Grãos enriquecidos e cereais	• Lesões orais • Dermatite • Queilose • Língua vermelha e inchada • Vermelhidão da córnea	• Desconhecidos
Niacina (ácido nicotínico)	• Auxilia na oxidação • Promove o metabolismo de carboidratos, proteínas e gorduras • Auxilia na formação das proteínas dos tecidos	• Carne, ave, peixe • Legumes • Grãos enriquecidos • Amendoim	• Pelagra • Anorexia • Apatia • Fraqueza • Dermatite • Diarreia • Demência	• Doses elevadas: vermelhidão, prurido, hipotensão, taquicardia
B_6 (piridoxina)	• Necessária para o metabolismo de aminoácidos • Promove a formação sanguínea • Mantém os tecidos nervosos	• Carne de galinha, peixe, carne de porco • Ovos • Grãos integrais	• Depressão • Dermatite • Padrão anormal de ondas cerebrais • Convulsões • Anemia	• Alterações na coordenação motora • Degeneração nervosa
B_{12} (cobalamina)	• Promove o funcionamento normal das células, principalmente aquelas do sistema nervoso • Promove a formação sanguínea • Promove o metabolismo de carboidratos, proteínas e gorduras • Auxilia na síntese de ribonucleicos • É necessária para o metabolismo do folato	• Camarão fresco, ostra, carne vermelha, leite, ovos e queijo	• Anemia perniciosa • Anorexia • Indigestão • Parestesia das mãos e pés • Coordenação motora deficiente • Depressão	• Desconhecidos

(continua)

Tabela 17.5 ▪ Vitaminas hidrossolúveis (Continuação)

Vitamina	Funções	Fontes	Deficiências	Efeitos tóxicos
Folato (ácido fólico)	• Necessário para a síntese de RNA e DNA • Promove o metabolismo do aminoácido, formação de hemácias e leucócitos • Previne defeitos do tubo neural	• Vegetais folhosos verdes • Leite • Ovos • Levedura	• Glossite • Diarreia • Anemia macrocítica	• Desconhecidos
Ácido pantotênico	• Promove o metabolismo de carboidratos, proteínas e gorduras	• Tecidos animais • Cereais integrais • Legumes • Leite	• Não observadas em seres humanos	• Desconhecidos
Biotina	• Promove o metabolismo de carboidratos e gorduras • Necessária para a formação de glicogênio	• Gema de ovo • Levedura • Leite • Farinha de soja • Cereais • Legumes • Produzida por bactéria intestinal	• Induzida somente com nutrição parenteral de longo prazo (TPN)	• Desconhecidos

CORTESIA DE DELMAR CENGAGE LEARNING

CONSIDERAÇÕES sobre tempo de vida
Vitaminas

A necessidade de vitaminas varia de acordo com o período da vida. Em geral, os suplementos vitamínicos são necessários no caso de gestantes, mulheres na fase de lactação, bebês e idosos.

Classificação e fontes

Geralmente, as vitaminas são agrupadas de acordo com sua solubilidade. As vitaminas A, D, E e K são solúveis em gordura (lipossolúveis), as vitaminas C e as do complexo B são solúveis em água (hidrossolúveis).

Vitaminas lipossolúveis As **vitaminas lipossolúveis** (A, D, E e K) requerem a presença de gorduras para que ocorra a absorção do trato gastrointestinal para o sistema linfático e para o metabolismo celular. Elas devem se ligar aos carregadores de proteínas para ser transportadas através do sangue. A reserva no organismo torna a ingestão diária desnecessária e pode resultar em níveis tóxicos se grandes doses de suplementos forem ingeridas, principalmente no caso da vitamina A. Pode ocorrer deficiência em condições que interferem na absorção de gordura.

Vitaminas hidrossolúveis As **vitaminas hidrossolúveis** (vitaminas C e vitaminas do complexo B) necessitam ser ingeridas diariamente em quantidades normais, já que não são armazenadas no organismo. Elas são absorvidas pelos capilares nas vilosidades intestinais e vão diretamente para

TRUQUE de memória
Vitaminas lipossolúveis

Para lembrar as vitaminas solúveis em gorduras A, D, E e K, memorize "Fat ADEK", como se fosse "viciado e gordura".

ORIENTAÇÕES para o cliente
Vitaminas naturais ou sintéticas

Algumas pessoas acreditam que as vitaminas naturais são superiores em qualidade às vitaminas sintéticas. De acordo com o Food and Drug Administration (FDA), importante órgão americano responsável pela regulação de medicamentos e alimentos, o organismo não consegue distinguir uma vitamina de origem vegetal ou animal de uma fabricada em laboratório. Os dois tipos da mesma vitamina são idênticos no que diz respeito à química.

 ### REFLEXÃO CRÍTICA
Suplementos vitamínicos

Quais recomendações devem ser feitas a um cliente em relação aos suplementos vitamínicos?

o sistema circulatório. Os sintomas de deficiência desenvolvem-se rapidamente em resposta à ingestão inadequada. Os alimentos devem ser cozidos com a menor quantidade de água possível, pois as vitaminas hidrossolúveis em água são liberadas na água do cozimento: quando a água é descartada, as vitaminas são perdidas.

Digestão, absorção e armazenamento

As vitaminas não necessitam de digestão. As lipossolúveis são absorvidas por meio do sistema linfático, ao passo que as hidrossolúveis são absorvidas diretamente por meio do sistema circulatório. Quantias excessivas de vitaminas lipossolúveis não conseguem ser excretadas e são armazenadas no fígado e no tecido adiposo. As vitaminas hidrossolúveis são excretadas pela urina, e o excesso é armazenado no organismo.

Sinais de deficiência e excesso

A deficiência de vitaminas é possível e resulta em doença. Os grupos que tendem a sofrer deficiência de vitaminas porque não têm dietas equilibradas incluem alcoólatras, pessoas de baixa renda, idosos incapacitados, clientes com doenças graves que afetam o apetite, os deficientes mentais e crianças tratadas de forma inadequada. A deficiência de vitaminas lipossolúveis ocorre em clientes com doenças de má absorção crônica, como fibrose cística, doença celíaca e doença de Crohn.

As vitaminas consumidas em quantidades excessivas podem ser tóxicas ao organismo (Tabela 17.4 e Tabela 17.5).

MINERAIS

Os minerais são elementos inorgânicos que ajudam a regular os processos orgânicos e/ou atuam como componentes estruturais do organismo. Assim como as vitaminas, eles não têm valor energético.

A análise química mostra que o corpo humano é formado de elementos químicos específicos. Quatro desses elementos – oxigênio, carbono, hidrogênio e nitrogênio – constituem 96% do peso corporal. Todos os elementos restantes são minerais e constituem 4% do peso corporal. Não obstante, esses minerais são essenciais para uma boa saúde.

Necessidades diárias

Os principais minerais são necessários em quantidades superiores a 100 mg/dia. Os oligominerais são aqueles necessários em quantidades inferiores a 100 mg/dia. Veja a correspondência dos principais oligominerais na Tabela 17.6.

Funções

Cada mineral tem uma função única. A Tabela 17.7 delineia funções, fontes, deficiências e efeitos tóxicos dos minerais.

Tabela 17.6 ■ Principais minerais e oligoelementos

Principais minerais	Oligoelementos	
	Essenciais	Questionáveis
Cálcio (Ca)	Ferro (Fe)	Arsênico (As)
Fósforo (P)	Iodo (I)	Boro (B)
Sódio (Na)	Zinco (Zn)	Cádmio (Cd)
Potássio (K)	Selênio (Se)	Níquel (Ni)
Magnésio (Mg)	Cobre (Cu)	Silício (Si)
Cloro (Cl)	Manganês (Mn)	Estanho (Sn)
Enxofre (S)	Flúor (Fl)	Vanádio (V)
	Cromo (Cr)	
	Molibdênio (Mo)	
	Cobalto (Co)	

Classificação e fontes

Geralmente, os minerais são classificados como minerais principais e oligoelementos. Os minerais são encontrados na água e nos alimentos naturais (não processados), junto com proteínas, carboidratos, gorduras e vitaminas. Os minerais encontrados no solo são absorvidos pelas plantas. Os seres humanos obtêm minerais ao ingerir plantas cultivadas em solos ricos em minerais ou animais que se alimentem dessas plantas.

Alimentos processados ou refinados, como o açúcar ou a farinha branca, não contêm quase nenhum mineral. O ferro, em conjunto com a tiamina, riboflavina, niacina e folato, é comumente adicionado a algumas farinhas e cereais, que são, então, rotulados de enriquecidos.

A ocorrência da maioria dos minerais nos alimentos se dá na forma de sais, que são solúveis em água. Quando os alimentos são preparados em água, muitos dos minerais ficam na água de cozimento. Por essa razão, os alimentos devem ser cozidos na menor quantidade de água possível ou, preferencialmente, no vapor, e qualquer líquido de cozimento deve ser guardado para ser adicionado a sopas e molhos. Esse líquido melhora o sabor assim como o teor de nutrientes dos alimentos aos quais é adicionado.

CONSIDERAÇÕES sobre tempo de vida

Suplementos minerais

- Durante a adolescência, a adição de cálcio pode ser necessária se a dieta for inadequada.
- As mulheres grávidas e em fase de lactação necessitam de quantidades adicionais de cálcio, fósforo e ferro.

Tabela 17.7 ■ Minerais

Mineral	Funções	Fontes	Deficiências	Efeitos tóxicos
Cálcio (Ca)	• Auxilia na formação dos ossos e dos dentes • Promove a contração e o relaxamento muscular • Auxilia na coagulação do sangue • Auxilia na transmissão nervosa • Promove batimentos cardíacos normais • Necessita de vitamina D para sua absorção	• Leite • Queijo • Sardinha • Salmão • Vegetais folhosos verdes • Grãos integrais	• Raquitismo • Osteoporose • Tetania • Malformação dos dentes	• Cálculo renal • Depósito nas articulações e nos tecidos moles • Baixa absorção de ferro e zinco
Fósforo (P)	• Auxilia na formação dos ossos e dos dentes • Envolvido no metabolismo energético • Regula o equilíbrio ácido-base • Assegura a estrutura das membranas celulares • É parte dos ácidos nucleicos	• Peixe, bife, carne de porco, aves • Queijo • Legumes • Leite • Bebidas gaseificadas	• Raquitismo • Osteoporose • Malformação dos dentes • Desequilíbrio ácido-base	• Baixo cálcio sérico • Cálculo renal
Sódio (Na)	• Ajuda a regular o equilíbrio dos fluidos e o equilíbrio ácido-base • Regula a responsividade da membrana celular • Regula as transmissões nervosas	• Sal de mesa • Leite • Carne • Alimentos processados • Cenoura • Aipo	• Hiponatremia • Náusea • Cefaleia • Confusão mental • Hipotensão • Ansiedade • Espasmos musculares	• Hipernatremia • Hipertensão • Distúrbio cardiovascular • Edema
Potássio (K)	• Mantém o equilíbrio dos fluidos • Mantém o equilíbrio ácido-base • Regula a atividade muscular • Auxilia na síntese proteica • Auxilia no metabolismo dos carboidratos	• Frutas, principalmente laranja, banana e ameixa • Carnes vermelhas • Vegetais • Leite e produtos lácteos • Café	• Hipocalemia • Desequilíbrio de fluidos e eletrólitos • Lesão tecidual • Debilidade cardíaca • Câimbra	• Hipercalemia • Fraqueza muscular • Desidratação severa • Confusão mental • Hipotensão • Parada cardíaca
Magnésio (Mg)	• Necessário para a ação músculo-nervosa • Regula os carboidratos, o carbono, hidrogênio, oxigênio, nitrogênio e o metabolismo das gorduras • Ativa as enzimas • Auxilia na formação dos ossos	• Vegetais folhosos verdes • Grãos integrais • Legumes	• Hipomagnesemia • Tremores • Espasmos • Convulsões	• Hipermagnesemia • Depressão do sistema nervoso central (SNC) • Coma • Hipotensão

(continua)

Tabela 17.7 ■ Minerais (Continuação)

Mineral	Funções	Fontes	Deficiências	Efeitos tóxicos
Cloro (Cl)	• Ajuda a regular o equilíbrio dos fluidos e o equilíbrio ácido-base • Auxilia na digestão como parte do ácido clorídrico no estômago	• Sal de mesa • Leite • Carne • Alimentos processados	• Raras	• Raros
Enxofre (S)	• Compõe os aminoácidos • Auxilia na atividade das vitaminas, das enzimas e hormônios • Faz parte da pele, do cabelo, das unhas e dos tecidos moles	• Queijo • Ovos • Aves • Peixe	• Nenhuma deficiência específica	• Nenhum efeito tóxico específico
Ferro (Fe)	• Auxilia na formação de hemoglobina • Auxilia na formação de anticorpos	• Carne • Grãos integrais • Gema • Legumes • Ameixa • Uva-passa • Damasco	• Deficiência de ferro • Anemia	• Hemocromatose • Cólicas gastrointestinais • Vômito • Náusea • Choque • Convulsões • Coma
Iodo (I)	• Componente dos hormônios da tireoide	• Sal iodado • Frutos do mar (água salgada) • Leite	• Cretinismo • Bócio	• Hipertireoidismo • Fatal em grandes quantidades
Zinco (Zn)	• Componente do DNA e do RNA • Auxilia no desenvolvimento físico e sexual • Ajuda a garantir o paladar e o olfato • Auxilia na cicatrização	• Carnes, ostra • Ovos • Leite • Grãos integrais	• Cicatrização insatisfatória • Diminuição do paladar e do olfato • Retardo do crescimento	• Falta de coordenação muscular • Vômito • Diarreia • Insuficiência renal
Selênio (Se)	• Atua como antioxidante • Trabalha com a vitamina E	• Frutos do mar • Carnes	• Fraqueza muscular • Cardiomiopatia	• Selenose • Náusea • Neuropatia periférica • Fadiga
Cobre (Cu)	• Auxilia na formação dos ossos e do sangue • Promove a absorção do ferro • Faz parte da bainha de mielina	• Frutos do mar • Nozes • Legumes	• Anemia em função da deficiência de terro • Hipocolesterolemia	• Desconhecidos
Manganês (Mn)	• Auxilia no crescimento dos ossos • Auxilia na reprodução • Atua como ativador enzimático	• Cereais integrais • Legumes • Chá	• Desconhecidas	• Improváveis
Flúor (Fl)	• Protege contra cáries • Contribui para a formação e integridade dos ossos	• Água fluoretada • Chá • Frutos do mar	• Cáries	• Manchas nos dentes

(continua)

Tabela 17.7 ■ Minerais (Continuação)

Mineral	Funções	Fontes	Deficiências	Efeitos tóxicos
Cromo (Cr)	• Associado ao metabolismo da glicose	• Grãos integrais • Levedura de cerveja	• Resistência à insulina • Intolerância à glicose	• Alimentar: improvável
Molibdênio (Mo)	• Ajuda a manter o metabolismo normal do organismo	• Leite • Legumes • Grãos integrais	• Diminuição da produção do ácido úrico	• Interfere no metabolismo do cobre
Cobalto (Co)	• É um componente da vitamina B_{12} • Auxilia na formação dos glóbulos vermelhos	• Carne, como B_{12}	• Associada à deficiência de vitamina B_{12}	• Desconhecidos

Os minerais em forma de suplementos podem ser necessários durante períodos de crescimento e em algumas situações clínicas. Indivíduos com anemia por deficiência de ferro necessitam de quantidades adicionais do mineral. Pessoas que ingerem diuréticos perdem potássio e precisam de suplemento.

Digestão, absorção e armazenamento

Os minerais são absorvidos em suas formas iônicas (ou seja, carregando uma carga elétrica positiva ou negativa). A quantidade de mineral absorvida pelo corpo é influenciada por três fatores:

- *Tipo de alimento:* os minerais presentes em alimentos provenientes de animais são absorvidos mais rapidamente em comparação àqueles provenientes de vegetais.
- *Necessidade do organismo:* se houver deficiência de mineral no organismo, mais este será absorvido.
- *Saúde do tecido de absorção:* se alguma doença acometer o tecido de absorção (intestino), menos quantidade será absorvida.

Sinais de deficiência e excesso

Já que os minerais são essenciais para uma boa saúde, algumas pessoas podem achar que "quanto mais, melhor". No caso de minerais, o excesso pode ser prejudicial. No caso de um indivíduo saudável que segue uma dieta equilibrada, ocorre a perda normal de mineral pela transpiração e pela saliva; o excesso precisa ser excretado pela urina e pelas fezes. Quando os minerais são ingeridos regularmente, de forma concentrada, por determinado período, o corpo não consegue utilizá-los e eles se tornam tóxicos. O excesso de um mineral pode gerar deficiência de outro mineral; além disso, pode provocar perda de cabelo e alterações no sangue, nos hormônios, ossos, músculos, vasos sanguíneos e praticamente em todos os tecidos. Formas concentradas de minerais devem ser usadas somente sob supervisão de um médico. Consulte a Tabela 17.7 para verificar os sinais específicos de deficiência e toxidade de cada mineral.

> **DICA Profissional**
>
> **Vitaminas, minerais e ervas**
>
> Desde julho de 1994, o FDA estabeleceu algumas limitações às campanhas publicitárias de vitaminas, minerais e ervas. As regras têm como objetivo dissuadir as alegações falsas ou não comprovadas dos benefícios desses produtos à saúde das pessoas e exigir que as empresas vendam esses produtos com base apenas em afirmações justificadas por amplo consenso científico. As exigências de rotulagem dos suplementos alimentares começaram em julho de 1995.

No Brasil, todos os produtos para a saúde humana devem possuir um registro na Agência Nacional de Vigilância Sanitária (Anvisa) para serem comercializados.

PROMOVENDO A NUTRIÇÃO APROPRIADA

Ao longo dos anos, surgiram várias propostas para promover a alimentação adequada. Nos Estados Unidos, as mais conhecidas são os quatro grupos alimentares, o guia da pirâmide alimentar, as diretrizes alimentares para americanos (*Nutrition and your health: Dietary Guidelines for Americans*) sobre o nível de ingestão dietética recomendada (RDA) e a ingestão dietética de referência (DRI).

QUATRO GRUPOS ALIMENTARES (HISTÓRICO)

Por muitos anos, os quatro grupos alimentares auxiliaram as pessoas a ter uma dieta balanceada. Ingerir alimentos dos quatro grupos – leite, carne, frutas/vegetais e pães/cereais – fornecia a maior parte dos nutrientes diariamente necessários. O número mínimo de refeições resultou em aproximadamente 1.200 quilocalorias. Refeições adicionais tinham de ser adicionadas dependendo da idade do indivíduo e do nível de atividade.

GUIA DA PIRÂMIDE ALIMENTAR

Em 2005, o Departamento de Agricultura dos Estados Unidos (USDA) criou uma nova MyPyramid (Minha Pirâmide) e recomendou-a (Figura 17.3) para pessoas com necessidades alimentares regulares. Cada faixa representa um guia para a proporção de alimentos daquele grupo. A pessoa adepta à pirâmide vê a importância de equilibrar dieta e atividade. As etapas na pirâmide representam a atividade de um indivíduo e recomendam que a quantia consumida seja equilibrada com a atividade física. A nova pirâmide tem seis categorias de grupos de alimentos representadas pelas seis faixas coloridas (Mathew, 2008).

Cada grupo de alimentos fornece algum nutriente, mas não todos os nutrientes necessários em cada dia. Os alimentos de um grupo não podem substituir os de outro grupo. Nenhum grupo é mais importante que outro: todos são necessários.

Faixa laranja: grãos ou carboidratos

A faixa laranja representa os grãos ou carboidratos; inclui pães integrais, cereais, biscoitos, arroz e macarrão. Os nutrientes presentes nesse grupo são carboidratos complexos, proteínas incompletas, vitaminas do complexo B e ferro, se o produto for de grão integral ou **enriquecido** (os nutrientes removidos durante o processamento são adicionados novamente) com ferro. O indivíduo deve consumir de 6 a 11 porções por dia desse grupo. Uma fatia de pão, 1 xícara de cereal seco e ½ xícara de cereal cozido, arroz ou macarrão são exemplos de porções.

Faixa verde: vegetais

Os vegetais contribuem nutricionalmente com carboidratos, vitaminas, minerais, água e pequenas quantidades de proteínas e gorduras. As fibras, importantes para a eliminação, estão presentes nas cascas de muitos alimentos desse grupo. Sugere-se a ingestão de 3 a 5 porções por dia do grupo dos vegetais. Para obter vitamina A, é preciso consumir diariamente um vegetal verde escuro (couve e espinafre) ou alaranjado (batata-doce ou cenoura). Um exemplo do tamanho das porções desse grupo inclui 1 xícara de vegetais folhosos crus, ½ xícara de vegetais cozidos ou crus picados ou ¾ de xícara de suco de vegetais.

Faixa vermelha: frutas

A faixa vermelha representa as frutas e inclui frutas frescas, congeladas, enlatadas ou secas, com limitação da quantidade de suco de fruta. As frutas contribuem com carboidratos, vitaminas, minerais e fibras. Cada pessoa deve consumir de 2 a 4 porções de frutas por dia. As frutas cítricas, o melão e os frutos silvestres devem ser consumidos regularmente, já que são ricos em vitamina C. Uma unidade de maçã, pera, banana ou laranja de tamanho médio; ½ xícara de fruta cozida, picada ou enlatada; ou ¾ de xícara de suco de fruta são exemplos de porções dos grupos das frutas.

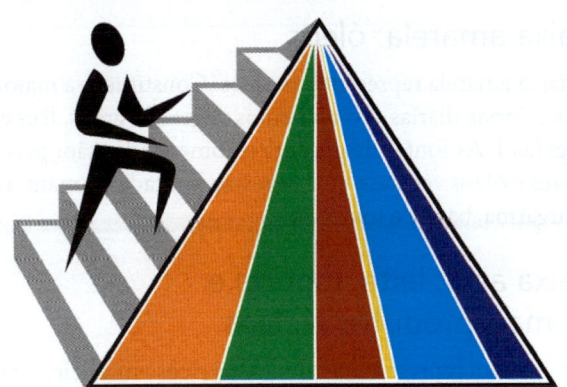

O QUE SE ENTENDE POR UMA PORÇÃO?

Grupo dos pães, cereais, arroz e macarrão (grupo dos grãos) – grãos integrais e refinados
- 1 fatia de pão
- Cerca de 1 xícara de cereal pronto para comer
- ½ xícara de cereal cozido, arroz ou macarrão

Grupo dos vegetais
- 1 xícara de vegetais folhosos crus
- ½ xícara de outros vegetais – cozidos ou crus
- ¾ de xícara de suco de vegetais

Grupo das frutas
- 1 maçã, banana, laranja ou pera média
- ½ xícara de frutas picadas, cozidas ou enlatadas
- ¾ de xícara de suco de fruta

Grupo do leite, iogurte e queijos (grupo dos laticínios)*
- 1 xícara de leite** ou de iogurte**
- 42,5 g de queijo natural** (por exemplo, queijo prato)
- 56,5 g de queijo processado** (por exemplo, queijo fundido, pasteurizado)

Carne, aves, peixe, feijão seco, ovos e grupo das castanhas (grupos das carnes e dos feijões)
- 56,6-85 g de carne magra cozida, ave ou peixe
- ½ xícara de feijão cozido# ou ½ xícara de tofu equivalem a 28,3 g de carne magra
- 70,8 g de hambúrguer de soja ou 1 ovo equivalem a 28,3 g de carne magra
- 2 colheres de sopa de 1/3 margarina vegetal ou 1/3 de xícara de castanhas equivalem a 28,3 g de carne

Obs: algumas das porções informadas são menores que as que constam nos rótulos de informação nutricional; por exemplo, no rótulo, 1 porção de cereal cozido, arroz ou macarrão equivale a 1 xícara; já na pirâmide, equivale a somente ½ xícara.

*Isso inclui produtos lácteos sem lactose e com lactose reduzida. Um copo de bebida à base de soja com adição de cálcio é uma opção para aqueles que preferem não lácteos como fonte de cálcio.

**Escolha com mais frequência produtos sem gordura ou com teor reduzido desse componente.

#Feijão, ervilha e lentilha podem ser contados como porções tanto dos grupos das carnes, dos feijões ou dos vegetais. Como vegetal, ½ xícara de feijão cozido conta como uma porção. Como substituto da carne, 1 xícara de feijão cozido conta como uma porção (56,5 g de carne).

Figura 17.3 ■ A ingestão diária apropriada de alimentos e a prática de exercícios tornam a pessoa saudável. MyPyramid (*Cortesia do Departamento de Agricultura dos Estados Unidos [USDA, 2008] e do Departamento de Saúde e de Serviços Humanitários dos Estados Unidos [HHS]. Nutrition and your health: Dietary guidelines for American, 2000. Food Guide Pyramid, A Guide to Daily Food Choices [Home and Garden, boletim n. 232]. Washington, DC: U.S. Department of Agriculture and U.S. Department of Health and Human Services*).

Faixa amarela: óleos

A faixa amarela representa os óleos. Constituem a maioria das calorias diárias dos alimentos vegetais (grãos, frutas e vegetais). As fontes de gordura recomendadas são: peixes, nozes e óleos vegetais, com ingestão limitada de manteiga, margarina, banha e toucinho.

Faixa azul: leite, iogurte e demais produtos lácteos

A faixa azul representa os alimentos ricos em cálcio, como leite com baixo teor de gordura ou sem gordura e produtos lácteos. O grupo do leite contribui com cálcio, proteína, riboflavina, gordura, carboidratos, fósforo, sódio, vitamina B_{12} e vitamina A. Se são consumidos leite desnatado ou produtos lácteos desnatados, não há gordura e a quantidade de quilocalorias é significativamente menor. Todos os produtos lácteos comerciais são **fortificados** (um nutriente que não ocorre naturalmente em um alimento é adicionado a ele) com vitamina D. Essa vitamina, não encontrada no leite, é adicionada porque o cálcio é mais bem absorvido quando a vitamina D está presente.

A sugestão é consumir 1 a 3 porções por dia do grupo do leite. A quantidade de 226,7 g de leite é considerada uma refeição. Outros produtos lácteos e as porções correspondentes para fornecer os nutrientes equivalentes a 226,7 g de leite são 42,5 g de queijo, 1 xícara de iogurte, 1 xícara e meia de queijo cottage e 1 xícara e meia de sorvete. A quantidade de quilocalorias desses alimentos varia; o sorvete contém mais quilocalorias do que outros alimentos no grupo do leite.

Faixa roxa: carne e feijões

A faixa roxa representa a carne e os feijões, o que inclui carnes magras ou aves, peixe, feijões, ervilhas, castanhas ou sementes. O grupo das carnes e dos feijões contribui para completar as proteínas, as gorduras, o ferro, a maioria dos outros minerais e as vitaminas do complexo B. O queijo e o toucinho não são considerados parte desse grupo: o queijo tem pouco ferro e o toucinho, muita gordura.

O número sugerido de porções do grupo da carne é de 2 a 3 por dia. O tamanho da porção é de 56,5 g a 85 g de carne, peixe ou ave. É possível substituir uma porção de carne por outros alimentos, por exemplo, 2 ovos, 4 colheres de sopa de margarina ou 1 xícara de feijão ou ervilha cozida (legumes). Legumes, como ervilha, feijão ou lentilha, podem ser consumidos em vez da carne em razão do alto teor de proteína que possuem. O amendoim, assim como outras frutas secas, tem alto teor proteico, mas é rico em gordura e deve ser consumido com moderação.

Número de porções

O número adequado de porções depende das calorias de que o indivíduo necessita. A quantidade de calorias a ser consumida depende da idade, do sexo, do tamanho e da atividade. A maioria das pessoas deve consumir o número mínimo de porções de cada grupo. As porções recomendadas para os três níveis de calorias estão relacionadas na Tabela 17.8.

Grupo alimentar	Crianças de 2 a 6 anos, mulheres, alguns idosos (em torno de 1.600 calorias)	Crianças mais velhas, meninas adolescentes, mulheres ativas, a maioria dos homens (em torno de 2.200 calorias)	Meninos adolescentes, homens ativos (em torno de 2.800 calorias)
Grupo dos pães, cereais, arroz e macarrão (grupo dos grãos) – principalmente grãos integrais	6	9	11
Grupo dos vegetais	3	4	5
Grupo das frutas	2	3	4
Grupo dos leites, iogurtes e queijos (grupo lácteo) – preferencialmente com baixo teor de gordura ou sem gordura	2 ou 3*	2 ou 3*	2 ou 3*
Carne, ave, peixe, feijão, ovos e grupo das frutas secas (carne e grupo do feijão) – preferencialmente magra ou com pouca gordura.	2, para um total de 141,7 g	2, para um total de 170 g	3, para um total de 198,3 g

Tabela 17.8 ▪ Quantas porções são necessárias por dia?

* O número de porções depende da idade. Crianças mais velhas, adolescentes (entre 9 e 18 anos) e adultos acima dos 50 anos precisam de 3 porções diárias. Outros precisam de 2. Durante a gravidez e amamentação, o número recomendado de porções do grupo dos lácteos é o mesmo indicado para mulheres em condição normal.

Adaptada de U.S. Department of Agriculture, Center for Nutrition Policy and Promotion, The Food Guide Pyramid, Home and Garden, boletim n. 252, 1996. United States Department of Agriculture (USDA) e United Sates Department of Health and Human Services (HHS). *Nutrition and your health*: Dietary guidelines for Americans (Home and Garden, boletim n. 232, 2000).

A dieta vegetariana

Existem diversas dietas vegetarianas. O fator comum entre elas é que não incluem carne vermelha. Se planejadas cuidadosamente, podem ser nutritivas e até contribuir para a redução de obesidade, pressão alta, doenças cardíacas, alguns tipos de câncer e, possivelmente, diabetes (Roth, 2006). Essa dieta deve ser bem planejada para que inclua todos os nutrientes necessários.

Os ovolactovegetarianos consomem produtos lácteos e ovos, mas nenhuma carne, ave ou peixe. Os vegans evitam todos os alimentos de origem animal.

Eles consomem soja, grão-de-bico, substitutos da carne e tofu. É importante que as refeições sejam bem planejadas para incluir combinações adequadas dos aminoácidos essenciais. O feijão servido com milho ou arroz, ou amendoim com trigo, por exemplo, são proteínas complementares. Os vegans podem apresentar deficiência de cálcio, de vitaminas A, D e B_{12} e, claro, de proteínas.

DIRETRIZES ALIMENTARES

As *Diretrizes Alimentares* desenvolvidas pelo Departamento de Agricultura e pelo Departamento de Saúde e Serviços Humanitários dos Estados Unidos foram revisadas pela última vez em 1990. Agora trazem termos positivos (por exemplo, "comer..."; "consumir..."), em vez de termos negativos ("evitar..."). Essas orientações tentam prevenir a nutrição em excesso incorporando alguns dos conceitos da pirâmide alimentar (Tabela 17.9).

No Brasil, temos como referência o *Guia Alimentar para a População Brasileira*, do Ministério da Saúde, no qual podem ser verificadas as primeiras diretrizes alimentares oficiais para a nossa população. A obra, publicada em 2005, aborda questões específicas às deficiências nutricionais da população brasileira e às doenças infecciosas relacionadas às carências nutricionais, prioridades de saúde pública no Brasil.

Tabela 17.9 ▪ Diretrizes alimentares para os americanos

	Diretrizes alimentares	Explicação
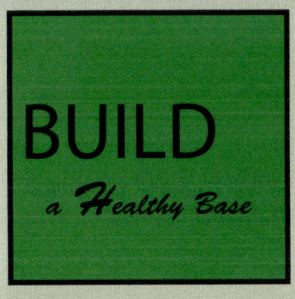	• Busca pelo peso saudável. • Praticar atividade física diariamente.	Seguir essas duas diretrizes ajudará você e sua família a se manterem saudáveis e em forma. A alimentação saudável e a atividade física regular permitem que pessoas de todas as idades trabalhem produtivamente, aproveitem a vida e sintam-se bem. Elas também ajudam as crianças a crescer, se desenvolver e a ter um bom rendimento escolar.
	• Use a pirâmide alimentar para fazer suas escolhas. • Todos os dias, selecione uma variedade de grãos, principalmente os integrais. • Todos os dias, escolha uma variedade de frutas e vegetais. • Certifique-se de que os alimentos são seguros para o consumo.	Seguindo essas quatro diretrizes, constrói-se a base para uma alimentação saudável. Deixe que a pirâmide alimentar o guie para que você obtenha os nutrientes de que seu corpo precisa diariamente. Faça dos grãos, frutas e vegetais a base de suas refeições. Isso compõe uma boa nutrição e uma boa saúde, além de reduzir o risco de doenças crônicas. Seja flexível e se aventure. Experimente novos alimentos desses três grupos em vez de alimentos menos nutritivos ou muito calóricos que você costuma ingerir. Ao se alimentar, certifique-se de que os alimentos selecionados são seguros para o consumo.
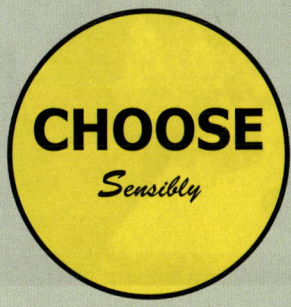	• Escolha uma dieta com baixo teor de gordura saturada e colesterol e moderada no teor de gordura total. • Selecione bebidas e alimentos que tenham quantidade moderada de açúcares. • Escolha e prepare os alimentos com menos sal. • Se você ingere bebidas alcoólicas, faça-o com moderação.	Essas quatro diretrizes orientam as escolhas sensatas que promovem a saúde e reduzem o risco de doenças crônicas. Você pode desfrutar de todos os alimentos como parte de uma dieta saudável, desde que não exagere na gordura (principalmente a saturada), nos açúcares, no sal e no álcool. Leia os rótulos para identificar os alimentos que têm maior teor de gorduras saturadas, açúcares e sal (sódio).

Informações obtidas e adaptadas de U.S. Department of Agriculture (USDA) e de U.S. Department of Health and Human Services (HHS), 2000. *Nutrition and your Health:* Dietary Guidelines for Americans (Home and Garden, boletim n. 232, 5. ed). Washington, DC: USDA.

NÍVEL DE INGESTÃO DIETÉTICA RECOMENDADA

As quantidades recomendadas de nutrientes (Recomemended Dietary Allowances – RDAs) essenciais referem-se aos níveis de ingestão julgados adequados para satisfazer as necessidades nutricionais de pessoas saudáveis. As recomendações estão divididas conforme o grupo: bebês, crianças, homens, mulheres, gestantes ou mulheres que estão amamentando, e são subdivididas nesses grupos de acordo com a idade. Nos Estados Unidos, as quantidades nutricionais recomendadas são compiladas pelo Conselho de Alimentação e Nutrição da Academia Nacional de Ciências e são revisadas periodicamente.

INGESTÃO DIETÉTICA DE REFERÊNCIA

A ingestão dietética de referência (DRI) apresenta valores de referência baseados em nutrientes indicados no planejamento e na avaliação de dietas. O objetivo é substituir os antigos RDAs. Os DRIs focam a diminuição do risco de doenças crônicas por meio da nutrição, em vez de proteger contra doenças provocadas pela deficiência, como faziam os RDAs. Os DRIs compreendem quatro categorias:

- *Necessidade média estimada* (EAR) é a quantidade que satisfaz a necessidade de nutrientes estimada em 50% de indivíduos de um grupo específico.
- *Nível de ingestão dietética recomendada* (RDA) é a quantidade que satisfaz a necessidade de nutrientes de quase todos (97% a 98%) os indivíduos saudáveis de uma idade específica e de um grupo etário. O RDA tem a função de determinar a quantidade necessária de um nutriente adequada para ingestão individual e deve ser usado para atingir a ingestão adequada de nutrientes para diminuir o risco de doenças crônicas.
- *Ingestão adequada* (AI) é estabelecida quando há evidência científica insuficiente para estimar a necessidade média. É obtida por meio de dados experimentais ou observacionais que mostram o consumo médio que parece sustentar um indicador desejado de saúde, como a retenção de cálcio nos ossos. Seu uso é indicado quando o RDA não pode ser utilizado.
- *Nível de ingestão máximo tolerável* (UL) é a ingestão máxima que não tem probabilidade de apresentar riscos de efeitos adversos em quase todos os indivíduos saudáveis de um grupo específico. O propósito não é determinar um nível recomendado de ingestão. Não há nenhum benefício estabelecido para os indivíduos que consomem nutrientes em níveis acima do RDA ou AI.

FATORES QUE INFLUENCIAM NA NUTRIÇÃO

Muitos fatores influenciam na nutrição. Alguns dos mais importantes são: cultura, religião, fatores socioeconômicos, manias e superstição.

CULTURA

A cultura de uma pessoa abrange todo um estilo de vida incluindo valores, atitudes e práticas. As práticas alimentares são parte substancial de uma cultura. Os hábitos alimentares baseiam-se na disponibilidade de alimentos, nas técnicas de preparação, nos métodos de servir e no significado do alimento (Figura 17.4). A culinária de cada país (estilo de cozinhar), por exemplo, é um composto de inúmeros costumes alimentares nacionais, regionais, culturais e religiosos. Por conseguinte, categorizar os hábitos alimentares de um cliente pode ser difícil. Em geral, as pessoas que estão doentes têm pouco interesse nos alimentos, e alguns que lhes eram familiares na infância e juventude tornam-se mais interessantes do que outros. A seção seguinte discute alguns padrões de comidas típicas de diversas culturas, regiões e países. É claro que pode haver, e geralmente há, enorme variação em determinada classificação.

Nativos norte-americanos

Acredita-se que cerca de metade das plantas comestíveis consumidas nos Estados Unidos, atualmente, surgiu em meio aos norte-americanos nativos. Como exemplo, temos milho, batata, abobrinha, cereja, abóbora, pimentão, feijão, arroz selvagem e amêndoa do cacau. Além disso, eles consumiam frutos silvestres, caça e peixe. Os alimentos eram preparados como sopas e cozidos ou eram desidratados. A antiga dieta dos nativos norte-americanos provavelmente era mais equilibrada, do ponto de vista nutricional, do que a atual. Nos dias de hoje, a dieta dessa população pode apresentar deficiência de cálcio, vitaminas A e C e riboflavina (Roth, 2006).

Sul dos Estados Unidos

Pães quentes, como pão de milho, e biscoitos de fermento em pó são comuns no sul dos Estados Unidos porque o trigo nessa região não produz pães de boa qualidade. Sêmola

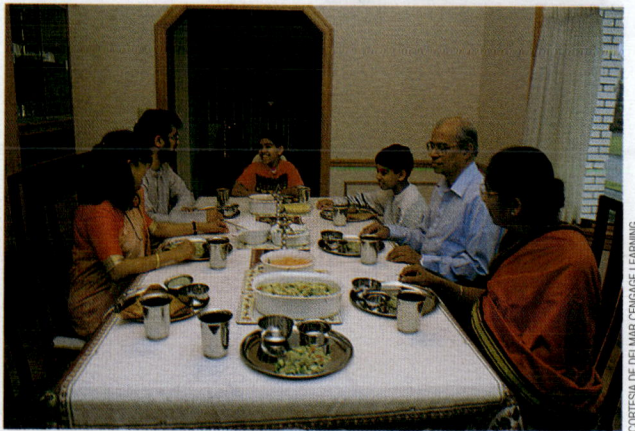

Figura 17.4 ▪ Valores familiares e culturais influenciam na alimentação.

e arroz também são fontes conhecidas de carboidrato. Os vegetais favoritos incluem batata-doce, abobrinha, vagem e feijão-fava. Melancia, laranja e pêssego são frutas populares. Peixe frito é servido frequentemente, como o são as carnes e aves grelhadas e cozidas. Essa dieta tem grande quantidade de carboidrato e gordura e, em alguns casos, quantidades limitadas de proteínas. Pode ocorrer deficiência de ferro, cálcio e vitaminas A e C (Roth, 2006).

México

A comida mexicana é a combinação de alimentos de origem espanhola e de nativos norte-americanos. Feijão, arroz, pimenta vermelha, tomate e farinha de milho são os favoritos. A carne costuma ser cozida com um vegetal, como no caso de chili com carne. O fubá ou a farinha são utilizados para fazer tortilhas, servidas como pães. A combinação de feijão e milho compõe uma fonte proteica completa. As tortilhas recheadas com queijo (chamadas *enchiladas*) fornecem um pouco de cálcio, mas o consumo de leite deve ser incentivado. Uma maior ingestão de vegetais verdes e amarelos, bem como de alimentos enriquecidos em vitamina C, tornaria essa dieta mais equilibrada.

Porto Rico

Na dieta porto-riquenha, o arroz é o carboidrato básico. Os vegetais comumente usados incluem feijão, plátano, tomate e pimentão. Banana, abacaxi, manga e mamão são frutas populares. As carnes favoritas são de galinha, bovina e de porco. Um pouco mais de leite tornaria a dieta mais equilibrada (Roth, 2006).

Itália

Macarrão com diversos molhos de tomate ou peixe e queijo são comidas italianas muito conhecidas. Peixes e alimentos muito temperados são comuns na cozinha italiana da região sul do país, ao passo que a carne e os vegetais crus são mais comuns na cozinha da região norte. Ovo, queijo, tomate, vegetais verdes e frutas são fontes excelentes de muitos nutrientes. A adição de leite sem gordura e carne magra faria essa dieta ser mais completa (Roth, 2006).

Europa do Norte e Ocidental

As dietas europeias do norte e do ocidente são aquelas do centro-oeste dos Estados Unidos, mas com maior consumo de pães escuros, batata e peixe; as saladas feitas com vegetais verdes não são comuns. Carnes de vaca e de porco são populares, assim como vários vegetais cozidos, pães, bolos e produtos lácteos. A adição de vegetais frescos e frutas aumentaria a ingestão de vitaminas, minerais e fibras nessa dieta.

Europa Central

Cidadãos da Europa Central obtêm a maior porção das calorias necessárias de batatas e grãos, principalmente do centeio e do trigo-sarraceno (Roth, 2006). A carne de porco é popular. O repolho, preparado de diversas maneiras, é uma hortaliça muito utilizada, assim como a cenoura, cebola e nabo. Os ovos e laticínios são usados em abundância. Limitar o consumo de ovos e usar produtos lácteos magros reduziria o teor de gordura dessa dieta. A adição de frutas e legumes frescos aumentaria a quantidade de vitaminas, minerais e fibras.

Oriente Médio

Os grãos, trigo e arroz fornecem a energia nas dietas do Oriente Médio. O grão-de-bico em forma de homus é popular. Carneiro e iogurte são muito usados, assim como repolho, folhas de uva, berinjela, tomate, tâmara, azeitona e figo. O café preto e muito doce é uma bebida popular. Pode haver insuficiência de proteínas e cálcio nessa dieta, dependendo da ingestão de carne e de alimentos ricos em cálcio. Frutas e vegetais frescos devem ser adicionados para aumentar a quantidade de vitaminas, minerais e fibras.

China

A dieta chinesa é variada. O arroz é a fonte principal de energia e é usado no lugar do pão. Os vegetais são levemente cozidos, e a água de cozimento é guardada para ser usada posteriormente. A soja é utilizada de muitas maneiras; ovos e carne de porco são comumente servidos. O *shoyu* é usado com frequência, mas é muito salgado e pode representar um problema para clientes que têm de seguir dieta com pouco sal. O chá é uma bebida comum, mas o leite não. Essa dieta tem teor de gordura muito baixo (Roth, 2006).

Japão

A dieta japonesa inclui arroz, pasta de soja e coalho, vegetais, frutas e peixes. A comida é servida em estilo *tempura*, o que significa frita. O *shoyu* e o chá são muito consumidos. A dieta japonesa atual tem sido extremamente influenciada pela cultura ocidental. Pode ocorrer deficiência de cálcio em razão da falta quase total de leite na dieta (Roth, 2006). Embora o peixe seja consumido com ossos, não fornece cálcio suficiente para satisfazer as necessidades do organismo. Essa dieta pode ter quantidades excessivas de sal.

Índia

Muitos indianos são vegetarianos que consomem ovos e laticínios. Arroz, ervilha e feijão são frequentemente servidos. As pimentas, principalmente o curry, são populares. As refeições indianas sempre apresentam muitas opções.

Tailândia, Vietnã, Laos e Camboja

Arroz, *curry*, vegetais e frutas são populares nas dietas tailandesa, vietnamita, laosiana e cambojana. Carnes e peixes são consumidos em pequenas quantidades. A *wok* (uma panela funda e redonda para fritura) é usada para refogar alimentos. Um molho salgado feito à base de peixe fermentado é bastante popular. Essas dietas podem ser deficientes em proteínas e cálcio (Roth, 2006).

Brasil

Considerado atualmente como o "celeiro do mundo", o Brasil tem como dieta característica o arroz com feijão associado a algum tipo de mistura, como as carnes e verduras. Contudo, nos últimos anos, o brasileiro diminuiu bastante o consumo de arroz e feijão e das leguminosas em geral. Diminuiu também a ingestão de ovos, mas aumentou muito o consumo de carnes, gorduras saturadas e laticínios. A ingestão de frutas e verduras continua baixa. Um estudo da Universidade de São Paulo (USP) em parceria com a Universidade Federal de São Paulo (Unifesp), *Brazilian Osteoporosis Study (BRAZOS Nutricional)*, apontado como a mais completa pesquisa já realizada sobre alimentação no Brasil, avaliou 2.420 pessoas em 150 municípios das cinco regiões do país. O estudo foi divulgado em 2007 e os resultados mostram que os brasileiros ingerem quantidades menores do que o recomendado de vitaminas e nutrientes essenciais para o organismo. Uma das conclusões do estudo faz cair por terra a ideia de que o tradicional prato de arroz com feijão, salada e carne seja suficiente para uma alimentação adequada, pois ele não possui quantidades necessárias de cálcio, vitaminas D, E, A recomendadas para a manutenção de um bom estado de saúde.

RELIGIÃO

As crenças religiosas podem influenciar na nutrição, pois estabelecem restrições em relação aos alimentos ingeridos e à preparação. A seguir, temos alguns exemplos.

Judaísmo

As interpretações das leis alimentares judaicas variam. As pessoas que aderem à visão ortodoxa consideram a tradição importante e sempre observam essas leis. Os alimentos preparados de acordo com elas são chamados *kosher*. Os judeus conservadores estão inclinados a observar as regras somente em casa. Os judeus progressistas consideram as leis essencialmente cerimoniais, assim minimizam sua importância. Essencialmente, a lei exige o seguinte (Roth, 2006):

- O abate deve ser realizado por uma pessoa qualificada e de forma prescrita.
- Carnes e derivados não podem ser preparados com leite ou produtos lácteos.
- Os pratos usados para preparar e servir os produtos derivados de carne devem ser separados daqueles utilizados para os produtos derivados de leite.
- Os produtos lácteos e as carnes não podem ser consumidos ao mesmo tempo. Deve ser observado um intervalo de 6 horas após comer carne, para consumir produtos lácteos, e para comer carne, pelo menos de 30 minutos a 1 hora após ingerir laticínios.
- A boca deve ser lavada após comer peixe e antes de comer carne.
- Os seguintes itens não podem ser ingeridos: animais de cascos partidos ou animais que não ruminam, os quartos traseiros de qualquer animal, marisco ou peixe sem escamas ou barbatanas, aves de rapina, animais rastejantes e insetos, fermentados (que contenham ingredientes que façam a massa subir) durante a Páscoa judaica.

Há dias de jejum prescritos: a semana da Páscoa judaica, Yom Kippur (Dia do Perdão) e a Festa de Purim. Frango e peixe defumado fresco e salgado são populares, assim como *noodles*, ovos e pratos à base de farinha. Essa dieta pode ser deficiente em vegetais frescos e leite.

Catolicismo romano

Embora as restrições alimentares da religião católica romana tenham sido liberadas, a carne não é permitida na Quarta-Feira de Cinzas e nas sextas-feiras durante a Quaresma.

Catolicismo ortodoxo

A religião ortodoxa inclui cristãos do Oriente Médio, da Rússia e da Grécia. Ainda que a interpretação das leis alimentares varie, carnes, aves, peixes e produtos lácteos são restritos às quartas-feiras e às sextas-feiras durante a Quaresma e o Advento.

Adventista do sétimo dia

Em geral, os adventistas do sétimo dia são ovolactovegetarianos, o que significa que eles consomem produtos lácteos e ovos, mas não carne, peixe ou ave. Frutas secas, legumes, análogos da carne (substitutos) e tofu (feito de soja) podem ser ingeridos. Café, chá e álcool são considerados prejudiciais.

Mórmons

A única restrição alimentar observada pelos mórmons diz respeito à ingestão de café, chá e bebidas alcoólicas.

Islamismo

Os adeptos do islamismo são chamados de muçulmanos. As leis alimentares proíbem o consumo da carne de porco e do álcool; outras carnes devem ser abatidas de acordo com leis específicas. Durante o mês do ramadã, os muçulmanos não podem comer ou beber durante o dia.

Hinduísmo

Para os hindus, toda forma de vida é sagrada, e os animais carregam a alma de seus ancestrais. Consequentemente, a maioria dos hindus é vegetariana e não utiliza ovos na preparação de seus alimentos porque os ovos representam a vida.

Situação socioeconômica

A quantidade de dinheiro disponível para comprar alimentos certamente influencia na alimentação. Mais dinheiro, no entanto, nem sempre significa uma nutrição melhor. Muitas vezes, pessoas com menos dinheiro planejam suas refeições e compram alimentos com mais cuidado do que aquelas com renda mais elevada. Alimentos caros não significam boa nutrição. Em geral, as pessoas que não têm preocupação com dinheiro comem o que querem, quando querem, sem prestar atenção ao valor nutritivo; dessa forma, enganam a si próprias em relação ao que ingerem.

Modismos

Os modismos alimentares são crenças que persistem por um tempo a respeito de determinados alimentos e, geralmente, não têm nenhuma base científica. Em geral, os modismos trazem dietas que podem ser prejudiciais se os nutrientes básicos estiverem faltando ou se forem consumidos em excesso. Uma dieta que se tornou bastante popular há alguns anos foi a dieta da toranja e dos ovos. Um dos modismos mais recentes foi a dieta da proteína líquida. Essa dieta sobrecarregava o organismo com proteína, mas faltavam outros nutrientes. A quantidade excessiva de proteínas prejudicou os rins de muitas pessoas. Algumas morreram em virtude dessa dieta (Associação Americana do Coração, 1999).

As dietas de alto teor proteico e pobres em carboidratos, como a dieta Atkins, têm sido praticadas por mais de um século. Com essa dieta, um indivíduo pode perder peso rapidamente, mas não é uma dieta de longo prazo, já que os indivíduos acabam não resistindo a pratos mais variados e apetitosos. Uma vez que os carboidratos são reintroduzidos na dieta, o ganho de peso reinicia. As dietas ricas em proteína não são recomendadas para clientes com doenças hepáticas ou renais e podem esgotar as reservas de glicogênio da pessoa. Nesse aspecto, as questões de longo prazo relacionadas a essa dieta são incertas (Brown, 2005).

Superstições

As superstições são crenças irracionais relacionadas a determinado alimento; em geral, são passadas de geração em geração. O enfermeiro deve estar ciente de tais crenças e dos fatos que as contradizem, para que possa ter conhecimento suficiente e, ao mesmo tempo, respeitá-las. Alguns exemplos de superstições:

- *Superstição:* A torrada engorda menos que o pão.
- *Fato:* Durante a torra, somente a umidade é eliminada.
- *Superstição:* As "vontades" durante a gravidez devem ser satisfeitas; caso contrário, a criança nascerá marcada ou deformada.
- *Fato:* Os alimentos consumidos ou não consumidos pela mãe não afetam diretamente o bebê, apenas os nutrientes ou a falta deles podem afetá-lo.

NECESSIDADES NUTRICIONAIS DURANTE O CICLO DE VIDA

À medida que uma pessoa cresce e se desenvolve, do nascimento à velhice, as necessidades nutricionais mudam. Essas mudanças são baseadas na necessidade de crescimento, de energia e na utilização de nutrientes. É importante fazer uma avaliação nutricional para verificar as necessidades do indivíduo.

Primeiro ano de vida

Os alimentos e sua apresentação são extremamente importantes durante o primeiro ano do bebê. O desenvolvimento físico e mental depende do alimento, e o desenvolvimento psicossocial é afetado pelo tempo durante o qual o alimento é consumido e pela maneira como é oferecido.

Embora os bebês tenham sido alimentados, no passado, de acordo com horários previstos, é preferível que eles sejam alimentados sob demanda. Alimentar dessa maneira evita as frustrações que a fome pode provocar e ajuda a criança a desenvolver a confiança nas pessoas. O recém-nascido mama com frequência, mas, normalmente, a média da demanda é de 4 em 4 horas quando o bebê está com 2 ou 3 meses (Roth, 2006).

Necessidades nutricionais

O primeiro ano de vida é o período em que o crescimento ocorre de forma mais rápida. Até os 6 meses, o bebê dobra o peso observado no nascimento; no primeiro ano, o peso triplica. Isso explica por que a energia da criança, as vitaminas, os sais minerais e as proteínas são mais elevados por unidade do peso corporal do que em crianças mais velhas ou em adultos.

Durante o primeiro ano, a criança normal precisa de, aproximadamente, 100 quilocalorias por quilograma do peso corporal por dia. Isso equivale a duas ou três vezes a necessidade do adulto. As crianças que nasceram com peso baixo, desnutrição ou alguma doença precisam de mais calorias por quilo do peso corporal.

O estado nutricional das crianças reflete-se em muitas das mesmas características dos adultos.

A Academia Americana de Pediatria recomenda o leite materno durante os primeiros 12 meses de vida, embora os pais devam decidir sobre o método de alimentação baseados em seu estilo de vida, valores e sentimentos pessoais (Gartner et al., 2005).

DICA Profissional

Necessidade nutricional das crianças

É importante lembrar que as taxas de crescimento variam de criança para criança. A necessidade nutricional depende, em grande parte, da taxa de crescimento.

No Brasil, o Ministério da Saúde segue a orientação da Organização Mundial de Saúde (OMS) e recomenda a amamentação exclusiva com leite materno até os seis meses de idade, podendo progredir com alimentação complementar segura e nutricionalmente adequada até os dois anos ou mais.

Leite materno A amamentação é a forma natural de fornecer uma boa alimentação para o bebê. Ela é, na verdade, usada como um guia por meio do qual as necessidades nutricionais do bebê são medidas.

O leite materno proporciona ao bebê imunidade temporária contra muitas doenças infecciosas. É estéril, fácil de digerir e, geralmente, não provoca distúrbios gastrointestinais ou reações alérgicas. Os bebês amamentados crescem mais rapidamente durante os primeiros meses de vida do que os bebês alimentados com leite em pó; além disso, costumam ter menos infecções (principalmente infecções de ouvido). Como o leite materno contém menos proteínas e sais minerais que o leite em pó, ele reduz a carga sobre os rins do bebê. A amamentação também promove o desenvolvimento motor oral porque o movimento de sugar exige muito mais esforço e diferentes músculos em comparação à sucção da mamadeira (Roth, 2006).

É possível certificar-se de que o bebê está recebendo nutrientes e quilocalorias suficientes por meio da amamentação se (a) ocorre a troca de seis ou mais fraldas por dia, (b) o crescimento está normal, (c) há uma ou duas evacuações diárias, cor de mostarda, e (d) a mama fica macia durante a amamentação.

> **ORIENTAÇÕES para o cliente**
> **Amamentação**
>
> Se a mãe trabalha e não pode ficar disponível para todas as amamentações, o leite materno deve ser retirado antes, refrigerado ou congelado e utilizado no momento oportuno; também é possível utilizar uma mamadeira com leite em pó. Nunca aqueça o leite materno em forno de micro-ondas porque os anticorpos serão destruídos. Em vez disso, aqueça uma xícara de água e coloque dentro o recipiente com leite.

> **ORIENTAÇÕES para o cliente**
> **Leite de vaca**
>
> Crianças menores de 1 ano de idade não devem tomar leite de vaca. Digerir a proteína desse leite é mais difícil e mais lento do que a proteína do leite humano; além disso, pode provocar perda de sangue no trato gastrointestinal. Os rins ficam sobrecarregados em razão do alto teor proteico e mineral, pode ocorrer desidratação e até danos ao sistema nervoso central. Em razão de sua gordura ser menos biodisponível, não é absorvido de forma tão eficiente como o leite humano (Roth, 2006).

Leite em pó (Fórmula) Caso seja utilizada mamadeira, o pediatra fornecerá informações sobre o leite em pó (fórmula) mais adequado e instruções sobre como alimentar a criança. Em geral, a fórmula desses leites é à base de leite de vaca porque ele é abundante e facilmente modificado para parecer com o leite humano no que diz respeito aos nutrientes e ao valor calórico.

Caso o bebê seja sensível ou alérgico ao leite em pó, pode-se recorrer a fórmulas sintéticas feitas à base de soja. Fórmulas com proteínas pré-digeridas são apropriadas para crianças que não toleram outros tipos de fórmulas (Roth, 2006).

As fórmulas são prontas para ingerir, concentradas ou em pó. Deve-se misturar água estéril a essas fórmulas. O tipo mais conveniente é também o mais caro.

Se o produto exigir adição de água, é essencial que a quantidade de água adicionada seja corretamente mensurada. Pouca água fará a mamadeira ficar sobrecarregada de proteínas e minerais e isso prejudicará os rins do bebê; muita água diluirá o valor nutricional e as quilocalorias de tal forma que a criança não se desenvolverá.

Alimentos sólidos Recomenda-se não introduzir alimentos sólidos antes dos 6 meses, de acordo com o protocolo da OMS praticado no Brasil. O trato gastrointestinal da criança e os rins não estão suficientemente desenvolvidos para digerir alimentos sólidos antes dessa idade. Além disso, acredita-se que a introdução precoce de alimentos sólidos aumente o risco de superalimentação e a possibilidade de desenvolver alergia a alguns alimentos, especialmente em crianças cujos pais sofrem de alergia alimentar.

> **ORIENTAÇÕES para o cliente**
> **Mel**
>
> O mel nunca deve ser dado a crianças com menos de 12 meses porque pode estar contaminado com a bactéria *Clostridium botulinum*.

> **ORIENTAÇÕES para o cliente**
> **Síndrome da mamadeira**
>
> Os bebês não devem ser colocados para dormir com a mamadeira. A saliva, que normalmente limpa os dentes, diminui à medida que o bebê adormece. O leite, então, adere aos dentes anteriores superiores, provocando cáries. A mamadeira também pode fazer a mandíbula superior ficar proeminente e a mandíbula inferior retroceder. O resultado é conhecido como boca de mamadeira ou síndrome da mamadeira. É preferível alimentar o bebê com a mamadeira na hora de dormir, limpar os dentes e as gengivas com um pouco de água de outra mamadeira ou copo e, então, colocá-lo para dormir.

Para saber se a criança está pronta para os alimentos sólidos, deve-se observar (a) a habilidade física de puxar a comida para a boca em vez de sempre empurrar a língua e os alimentos para fora, (b) a vontade de participar do processo, (c) a habilidade de sentar com apoio, (d) o controle da cabeça e do pescoço e (e) a necessidade de absorver nutrientes adicionais. Um bebê que consome mais de 928 mL de leite materno ou em pó, ou que é amamentado de 8 a 10 vezes em 24 horas, pode começar a ingerir alimentos sólidos.

Os alimentos sólidos devem ser introduzidos de forma gradual e um de cada vez. Quando um alimento é introduzido, não se deve introduzir nenhum outro alimento durante 4 ou 5 dias. Se não houver nenhuma reação alérgica, outro alimento pode ser oferecido, espera-se um período e, então, outro alimento é oferecido, e assim por diante. A ordem típica de introdução começa com cereal, geralmente arroz fortificado com ferro; em seguida, aveia, trigo e cereais misturados. Posteriormente, são introduzidos vegetais cozidos e purê de legumes, purê de frutas, gema de ovo e, por último, carne moída. Evite dar ao bebê clara de ovo antes de 1 ano de idade. Entre os 6 e 12 meses podem ser adicionados torradas, biscoitos e cereais. Quando o bebê aprender a beber no copo, pode-se introduzir suco. Os sucos não devem ser oferecidos na mamadeira porque a criança vai beber demais e não obterá calorias suficientes de outras fontes. Todos os sucos são recomendados, pois são ricos em nutrientes (Roth, 2006).

Com 1 ano, a maioria dos bebês já come alimentos de todos os grupos da pirâmide; podem-se oferecer alimentos de fácil mastigação e digestão. No entanto, até os 2 anos, não é aconselhável oferecer à criança alimentos que possam fazê-la engasgar. Exemplos incluem cachorro-quente, frutas secas, ervilhas inteiras, uvas, pipoca, balas pequenas e pedaços pequenos de carne dura ou legumes crus. Introduza frutas secas com cuidado, já que elas podem provocar reações alérgicas graves. Os alimentos devem ser selecionados de acordo com as orientações do pediatra.

INFÂNCIA

Embora as necessidades nutricionais específicas mudem conforme as crianças crescem, a nutrição sempre afeta o crescimento e o desenvolvimento físico, mental e emocional. Estudos indicam que a capacidade mental e o tamanho de um indivíduo são diretamente influenciados pela nutrição durante os primeiros anos de vida.

Os hábitos alimentares se desenvolvem durante a infância. Uma vez adquiridos, é difícil modificar os maus hábitos. Eles podem agravar problemas físicos e emocionais, como irritabilidade, depressão, ansiedade, fadiga e algumas doenças. Bons hábitos alimentares adquiridos na primeira infância duram a vida inteira (Figura 17.5).

Os pais devem estar cientes de que o apetite das crianças varia. A taxa de crescimento não é constante. À medida que a criança fica mais velha, a taxa diminui. O ganho de peso aproximado durante o segundo ano de vida é de apenas 2,5 kg. As crianças entre 1 ano e 3 anos de idade aprendem a se alimentar sozinhas.

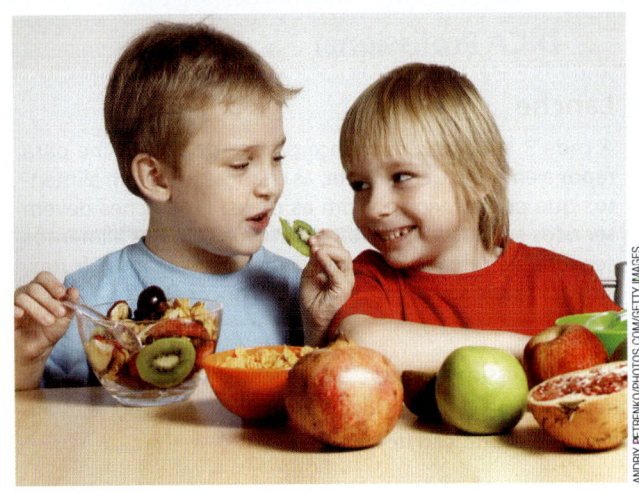

Figura 17.5 ▪ Quando bem nutridas, as crianças irradiam saúde. (*Foto de Keith Weller, ARS.USDA.*)

Conforme a criança cresce e se desenvolve, os seus gostos podem mudar. Novos alimentos devem ser introduzidos gradualmente, em pequenas quantidades, da maneira mais atraente possível.

Devem-se oferecer alimentos ricos em nutrientes, pois a quantidade ingerida é pequena. As gorduras não devem ser limitadas antes da idade de 2 anos, mas as refeições e lanches não devem ser repletos de gordura. O leite integral é recomendado até os 2 anos; o leite semidesnatado ou desnatado deve ser servido a partir dos 2 anos. A orientação para a ingestão de gordura após os 2 anos é a mesma dada aos adultos. As crianças não devem salgar os alimentos à mesa ou ingerir aqueles preparados com muito sal (Roth, 2006).

As crianças são muito sensíveis e rejeitam alimentos quentes (temperatura), mas gostam de texturas crocantes, sabores suaves e refeições familiares. Elas desconfiam de alimentos com molho. Os pais devem estabelecer metas e expectativas realistas quanto à quantidade de alimento de que a criança precisa. Uma regra prática para crianças em fase pré-escolar é 1 colher de sopa de alimentos novos para cada ano de idade. A Tabela 17.10 detalha o tamanho das porções de acordo com a idade.

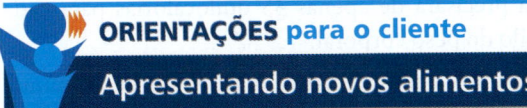

ORIENTAÇÕES para o cliente
Apresentando novos alimentos

Permitir que a criança ajude a comprar e a preparar novos alimentos é uma boa maneira de despertar o interesse dela pelo alimento e o desejo de comê-lo.

> **DICA Profissional**
>
> **Lanche**
>
> A cada 3 a 4 horas, a criança precisa de um lanche para repor a energia. Geralmente, as crianças preferem alimentos que possam comer com as mãos. Os lanches devem ser ricos em nutrientes e tão nutritivos como os alimentos servidos às refeições. Queijo, bolachas salgadas, frutas, leite e cereais sem açúcar são boas opções.

> **ORIENTAÇÕES para o cliente**
>
> **Evitando a asfixia**
>
> Oriente os pais a:
>
> - Evitar alimentos que possam causar asfixia em bebês e crianças pequenas (até 3 anos de idade), como milho, frutas secas, ervilha e cenoura crua, aipo, balas pequenas, cachorro-quente, pipoca e qualquer outro alimento pequeno e duro.
> - Salientar a importância de sentar ereto enquanto come.
> - Proibir a criança de correr com alimentos ou objetos na boca.

As necessidades calóricas dependem da taxa de crescimento, do nível de atividade, tamanho do corpo, metabolismo e da condição de saúde.

Tabela 17.10 ■ Plano alimentar para crianças em idade pré-escolar e escolar baseado na pirâmide alimentar

Grupo alimentar	Número de porções	Tamanho aproximado da porção*			
		Idade 1-2	Idade 3-4	Idade 5-6	Idade 7-12
Leite, iogurte e queijo	3	½ xícara a ¾ de xícara ou 28 g	¾ de xícara ou 42,5 g	1 xícara ou 56 g	1 xícara ou 56 g
Carnes, aves, peixes, feijão, ovos e castanhas	2 ou mais	28 g ou 1 a 2 colheres de sopa	42,5 g ou 3 a 4 colheres de sopa	42,5 g ou ½ xícara	56 g ou ½ xícara
Vegetais	3 ou mais	1-2 colheres de sopa	3-4 colheres de sopa	½ xícara	½ xícara
Frutas	2 ou mais	1-2 colheres de sopa ou ½ copo de suco	3 a 4 colheres de sopa ou ½ copo de suco	½ copo ou ½ copo de suco	½ copo ou ½ copo de suco
Pão, arroz, cereais e massas	6 ou mais	½ fatia ou ½ xícara	1 fatia ou ½ xícara	1 fatia ou ¾ de xícara	1 fatia ou ¾ de xícara

*Utilize isto como ponto de partida. Aumente as porções conforme a requisição de energia, mas mantenha a variedade da dieta assegurando-se de que todos os grupos alimentares estão adequadamente representados.
Adaptada de Food and Nutrition Services, Departamento de Agricultura dos Estados Unidos: *Meal Plan Requirements and Offer versus Serve Manual*, FNS-265, 1990.

Necessidades nutricionais

A taxa de crescimento diminui a partir de 1 ano até cerca de 10 anos de idade, assim, a necessidade calórica por quilo do peso corporal também diminui durante esse período. Aos 6 meses, uma menina precisa de cerca de 54 quilocalorias para cada meio quilo do peso corporal, mas, aos 10 anos, ela precisará de apenas 35 quilocalorias para cada meio quilo do peso corporal.

No entanto, a necessidade de nutrientes não diminui. Dos 6 meses aos 10 anos, a necessidade de nutrientes aumenta em função do aumento do tamanho corporal. Assim, é muito importante que as crianças tenham à disposição alimentos nutritivos.

No geral, a criança precisará de 2 a 3 xícaras de leite por dia, ou o equivalente em relação ao cálcio; o consumo excessivo de leite deve ser evitado, pois pode excluir outros alimentos ricos em ferro e, possivelmente, provocar deficiência desse mineral. O número de porções de outros grupos alimentares é o mesmo para os adultos, mas o tamanho é menor. Deve-se diminuir a ingestão de doces, pois as crianças geralmente os preferem aos alimentos ricos em nutrientes. Sucos de frutas adoçados devem ser evitados. As crianças também precisam de água e fibras. É necessário ingerir 1 mL de água para cada quilocaloria. Se são consumidas 1.200 quilocalorias, é preciso ingerir cinco copos de 232 mL de água. A necessidade de fibras é calculada de acordo com a idade. Após os 3 anos, a necessidade de fibras da criança baseia-se em "idade + 5 g" e não mais que "idade + 10 g". Uma criança que consome mais fibras do que isso pode ficar satisfeita demais para comer outros alimentos que fornecem as quilocalorias necessárias para o crescimento e desenvolvimento. Se ainda não estiverem presentes na dieta, as fibras devem ser adicionadas aos poucos e, simultaneamente, é preciso aumentar o consumo de líquidos. A infância é um bom momento para desenvolver o hábito de ingerir fibra suficiente para prevenir constipação e doenças como o câncer de cólon e diverticulite (Roth, 2006).

Adolescência

A adolescência é um período de crescimento rápido que provoca alterações fisiológicas importantes. A taxa de crescimento pode ser de até 7,5 centímetros por ano para as meninas e 10,16 cm para os meninos; a nutrição desempenha um papel importante no desenvolvimento total do adolescente saudável. Os ossos crescem e ganham densidade, os músculos e o tecido adiposo se desenvolvem e o volume sanguíneo aumenta (Roth, 2006).

Os adolescentes geralmente têm um apetite enorme. Quando bons hábitos alimentares são estabelecidos durante a infância e há alimentos nutritivos disponíveis, os hábitos alimentares do adolescente não devem representar problemas. Nessa fase, a pressão dos colegas é intensa, e os bons hábitos alimentares podem ser esquecidos. Muitos adolescentes pulam o café da manhã e/ou o almoço e substituem as refeições por *fast-food* (Figura 17.6). Os adolescentes preocupam-se com a imagem corporal e comparam seus corpos aos dos colegas e aos das celebridades. Eles podem restringir o consumo de alimentos, o que leva à ingestão inadequada de nutrientes.

Necessidades nutricionais

Em virtude do crescimento rápido do adolescente, a necessidade quilocalórica aumenta. Nos meninos, ela tende a ser maior, porque eles são mais encorpados, tendem a ser mais ativos e têm mais massa muscular magra do que as meninas (Roth, 2006).

Exceto pela vitamina D, as necessidades nutricionais aumentam drasticamente no início da adolescência. Em razão da menstruação, as meninas têm maior necessidade de ferro do que os meninos. Os RDAs para a vitamina D, vitamina C, vitamina B_{12}, cálcio, fósforo e iodo são os mesmos para ambos os sexos. Os RDAs para os demais nutrientes são maiores para os meninos do que para as meninas (Roth, 2006).

Jovens e adultos de meia-idade

A idade adulta vai dos 18 aos 40 anos. Os indivíduos nessa faixa etária parecem ter energia ilimitada tanto para atividades sociais como para atividades profissionais. Geralmente, têm interesse em atividades físicas que lhes fazem bem e chegam até a participar de eventos esportivos.

A meia-idade vai dos 40 aos 65 anos. Nessa faixa etária, a prática de atividades físicas começa a diminuir, o que leva à redução da quantidade de quilocalorias exigidas para a maioria dos indivíduos. Nesse período, as pessoas de modo geral já não têm filhos pequenos para cuidar, e o trabalho físico extenuante de certas ocupações pode ser delegado a pessoas mais jovens. As pessoas de meia-idade podem se cansar mais facilmente do que quando eram mais novas. É possível que não pratiquem tanta atividade física em comparação aos anos anteriores. Como o apetite e a ingestão de alimentos podem não diminuir, os indivíduos tendem a ganhar peso nesse período (Roth, 2006).

Necessidades nutricionais

Em geral, o crescimento físico termina aos 25 anos. Por conseguinte, exceto durante a gravidez e a lactação, os nutrientes essenciais são necessários apenas para manter e reconstituir os tecidos corporais e para produzir energia.

> ### 🛈 DICA Profissional
>
> **Prevenindo distúrbios alimentares**
> - Estimular hábitos alimentares saudáveis e exercícios adequados.
> - Enfatizar um estilo de vida saudável em relação à aparência física e à perda de peso.
> - Incentivar o aumento da autoestima e salientar a importância do amor-próprio.
> - Evitar pressionar as crianças para atingir a perfeição e realizar tarefas que vão além de suas habilidades.
> - Reconhecer sinais e sintomas de transtornos alimentares e procurar ajuda profissional quando suspeitar de algo anormal.
>
> (De *Health Assessment and Physical Examination* [4. ed.], de M. E. Z. Estes, 2010, Clifton Park, NY: Delmar Cengage Learning.)

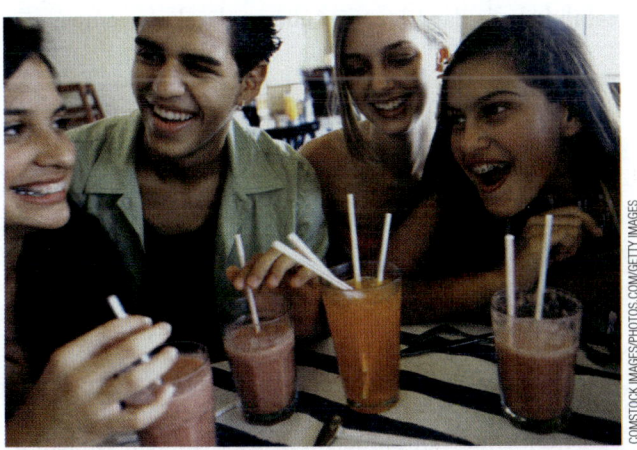

Figura 17.6 ■ Os adolescentes são vulneráveis à pressão dos pares.

Durante esses anos, as necessidades nutricionais dos adultos saudáveis mudam muito pouco.

Apesar de os homens serem geralmente maiores que as mulheres, apenas 11 dos RDAs são mais elevados para os homens do que para as mulheres. Seis dos RDAs são os mesmos para ambos os sexos. A exigência de ferro para mulheres durante todo o período de procriação continua superior à dos homens. A reposição de ferro é necessária para compensar a perda de sangue durante a menstruação e ajudar a formar tanto o sangue da criança como o sangue materno extra exigido durante a gravidez. Após a menopausa, essa necessidade é igual em mulheres e homens (Roth, 2006).

A necessidade calórica começa a diminuir após os 25 anos, já que, a cada década, há redução de aproximadamente 2% a 3% do metabolismo. Essa é uma quantidade pequena, mas, após os 25 anos, a pessoa ganhará peso se as calorias ingeridas não forem reduzidas proporcionalmente. A necessidade real de um indivíduo é determinada pela quantidade de atividade e pela massa magra. Os mais ativos precisam de mais quilocalorias do que os que têm alta proporção de tecido adiposo.

Um adulto normal e saudável deve ingerir alimentos variados, conforme mostrado na pirâmide alimentar. Isso, juntamente com as diretrizes alimentares adotadas, deve proporcionar uma dieta saudável para o indivíduo.

Terceira idade

As mudanças físicas provocadas pelo envelhecimento afetam a nutrição de diversas maneiras. As funções orgânicas ficam mais lentas com o passar da idade, e a capacidade de substituir células diminui. A taxa metabólica decresce, os ossos tornam-se menos densos, a massa magra diminui, os olhos não focam objetos próximos como faziam anteriormente e podem se tornar opacos em razão da catarata; a dentição precária é comum; o coração e os rins ficam menos eficientes; e a audição, o paladar e o olfato tornam-se menos aguçados.

A digestão é afetada porque a secreção do ácido clorídrico e as enzimas diminuem. Isso, por sua vez, diminui a síntese do fator intrínseco, o que leva à deficiência de vitamina B_{12}. O tônus muscular dos intestinos é reduzido, resultando em constipação ou, em alguns casos, em diarreia (Roth, 2006).

Hábitos alimentares saudáveis, programas de exercícios adequados adaptados para a idade e atividades sociais agradáveis podem prevenir ou retardar a deterioração física e a depressão nessa fase. Esses fatores dão um propósito aos dias, proporcionam alegria ao "coração" e entusiasmo para se alimentar. A nutrição e o estilo de vida devem ser revistos quando há suspeita de que um cliente idoso está com depressão.

Deve-se acompanhar a interação alimento-droga. Determinados alimentos impedem, diminuem ou aumentam a absorção de um medicamento.

As interações medicamentosas, assim como as interações alimento-droga, podem prejudicar o estado nutricional. Essas interações podem afetar o apetite e a absorção dos nutrientes dos alimentos consumidos. Recomenda-se um acompanhamento cuidadoso.

Necessidades nutricionais

Em geral, as pessoas idosas reduzem as atividades físicas; portanto, a necessidade calórica também diminui.

A cada década, a necessidade calórica diminui cerca de 2% a 3% porque tanto o metabolismo como a atividade sofrem decréscimo. Se a ingestão calórica não for reduzida, haverá aumento de peso. O peso adicional aumenta o trabalho do coração e a pressão sobre o sistema esquelético. Um plano de exercícios adequado para cada idade e de acordo com a saúde pode ajudar a queimar o excesso de calorias e a tonificar e fortalecer os músculos.

Durante a fase de doença, é necessário manter a mesma quantidade de proteínas ou aumentar sua ingestão. Uma dieta bem equilibrada com alimentos variados deve fornecer quantidades adequadas de vitaminas e minerais. Às vezes, o aumento da ingestão de fibras e água é necessário a fim de manter uma eliminação adequada.

Gravidez e lactação

A boa nutrição durante as 38 a 40 semanas de uma gravidez normal é essencial tanto para a mãe quanto para a criança. Além das necessidades nutricionais normais, a gestante deve fornecer nutrientes e quilocalorias ao feto, ao líquido amniótico, à placenta, e favorecer o aumento do volume sanguíneo e da mama, do útero e do tecido adiposo.

A gestante que segue uma dieta adequada tende a se sentir melhor, manter sua saúde e ter um bebê mais saudável do que aquela que escolhe os alimentos aleatoriamente (Roth, 2006).

Alguns estudos têm demonstrado a relação entre a dieta materna e a saúde do bebê no nascimento. A mulher que segue uma dieta nutritiva antes na gravidez tem maior probabilidade de dar à luz um bebê saudável em comparação

DICA Profissional

Interações alimento-droga

Os laticínios não devem ser consumidos dentro de 2 horas após a ingestão do antibiótico tetraciclina ou a droga não será absorvida. Uma pessoa que toma medicamento para reduzir coágulos, como a varfarina sódica, deve consumir alimentos ricos em vitamina K com moderação, pois essa vitamina neutraliza os diluentes do sangue. Mesmo os suplementos vitamínicos podem causar interações. As vitaminas antioxidantes não podem ser ingeridas com medicamentos anticoagulantes, pois também tendem a diluir o sangue (Roth, 2006).

> **ORIENTAÇÕES para o cliente**
>
> ### Evitando a asfixia
>
> Considerações alimentares especiais para os idosos
>
> - Dar atenção à ingestão de água, independentemente da atividade física, pois o mecanismo da sede é menos sensível que em pessoas mais jovens.
> - Diminuir as necessidades quilocalóricas em relação à atividade: 10% para a faixa etária entre 51 e 75 e 20% para aqueles com 75 anos ou mais. Pessoas acamadas e imobilizadas precisam de maior redução calórica. Limitar as quantidades dos alimentos sem calorias (por exemplo: açúcar, doces, gordura, óleo e álcool).
> - Satisfazer a exigência proteica com 12% a 14% do consumo de quilocalorias derivadas de alimentos que contenham proteína (carne, ovos, aves, leite e queijo).
> - Assegurar o consumo adequado de gorduras insaturadas para manter uma fonte de energia, proporcionar os ácidos graxos essenciais, utilizar vitaminas lipossolúveis e para servir de agente lubrificante.
> - Selecionar os carboidratos da seguinte forma: limitar os doces concentrados, usar quantidade moderada de açúcares simples (doces, açúcar, geleias, conservas e xaropes), selecionar a maioria das fontes de carboidratos complexos (frutas, vegetais, cereais e pães).
> - Assegurar quantias adequadas de vitamina D, cálcio e fósforo para manter a integridade óssea (leite fortificado é uma boa fonte).
> - Consumir alimentos ricos em fibras (frutas secas, cereais integrais, castanhas, frutas e legumes) para aumentar a sensação de saciedade, de forma a manter a motilidade intestinal e, assim, prevenir a constipação.
> - Manter a ingestão adequada e segura de sódio, evitando alimentos enlatados, carnes salgadas ou curadas com alto teor de sódio no caso de pessoas com problemas cardíacos ou hipertensão.
> - Incluir alimentos da pirâmide alimentar nas quantidades que satisfaçam os RDAs para pessoas com 51 anos ou mais.

à que não segue. A má nutrição da mãe pode provocar retardo mental e prejudicar o crescimento do feto. A taxa de mortalidade (morte) de recém-nascidos com baixo peso ao nascer (menos de 2.490 kg) é maior do que bebês cujo peso é normal.

Necessidades nutricionais

Apesar do provérbio, a mulher grávida não "come por dois". Nas primeiras 12 semanas de gestação, não é necessário aumentar a ingestão de calorias. Após esse período, recomenda-se uma quantidade extra de 300 quilocalorias/dia. Esse aumento pode ocorrer por meio do consumo de dois copos *extras* de, aproximadamente, 230 mL de leite por dia, o que fornece 240 quilocalorias. Esses dois copos adicionais de leite também fornecem o cálcio extra, as proteínas e a vitamina D necessários durante a gravidez. A ingestão de ácido fólico e ferro também deve ser aumentada durante a gravidez. O ácido fólico é necessário para prevenir deformidades no tubo neural do feto. Esse nutriente foi aprovado como suplemento alimentar para mulheres grávidas. Carne, leguminosas, germe de trigo e ovos são boas fontes de ácido fólico. Já as fontes de ferro são carne vermelha, frutas secas, gema de ovo e produtos à base de grãos integrais.

Para assegurar que as necessidades da gestante sejam atendidas, alguns suplementos vitamínicos podem ser prescritos, além de um suplemento de ferro. No entanto, não é aconselhável tomar suplementos sem prescrição, já que o excesso de vitaminas ou minerais pode ser tóxico tanto para a mãe como para o bebê. A quantidade excessiva de vitamina A, por exemplo, pode provocar defeitos de nascimento (Roth, 2006).

A necessidade calórica da mãe aumenta durante a lactação e depende da quantidade de leite produzido. São necessárias aproximadamente 85 quilocalorias para produzir 100 mL de leite. Durante os primeiros seis meses, a produção média diária de leite é de 750 mL, por isso a mãe precisa de aproximadamente 640 calorias extras por dia. Durante os seis meses subsequentes, quando o bebê começa a ingerir alimentos além do leite materno, a produção média diária de leite diminui para 600 mL e a necessidade calórica diminui para aproximadamente 510 calorias extras por dia.

NUTRIÇÃO E SAÚDE

Um indivíduo que tem boa alimentação tem maior probabilidade de ter boa saúde do que alguém que não segue as práticas nutricionais adequadas. Claro, todas as situações que envolvem enfermidade ou problemas de saúde não podem ser evitadas pela boa alimentação.

Podemos imaginar os nutrientes que consumimos como materiais de construção, combustível e reguladores necessários para manter o funcionamento corporal. Quando o corpo recebe os nutrientes na quantidade adequada, tende a funcionar de forma eficiente e efetiva. O corpo se adapta facilmente e continua funcionando, embora de maneira menos efetiva, mesmo quando não recebe a quantidade adequada de nutrientes. Nessa situação, entretanto, o corpo fica mais suscetível a algumas doenças.

DOENÇAS NUTRICIONAIS PRIMÁRIAS

Uma doença nutricional primária é observada quando a nutrição é a causa da doença. Geralmente, ocorre a ingestão inadequada de um ou mais nutrientes. Alguns exemplos dessas doenças são o escorbuto, provocado pela ingestão inadequada de vitamina C; o raquitismo, provocado pela ingestão inadequada de vitamina D; e a anemia, provocada pela deficiência de ferro na alimentação.

O excesso de nutrientes também pode provocar doenças. Estas, no entanto, ocorrem se houver a ingestão exagerada de suplementos nutricionais. O excesso de vitamina D pode provocar náusea, diarreia, perda de peso e calcificação dos túbulos renais, vasos sanguíneos e brônquios. O excesso de niacina pode causar rubor, prurido e hipotensão.

Doença nutricional secundária

A maioria das doenças nutricionais são secundárias, ou seja, resultam da complicação de outra doença ou condição. A doença ou condição original interfere na digestão ou absorção ou, então, há grande necessidade de um ou mais nutrientes. Na gravidez, a necessidade de ferro aumenta. Não supri-la pode provocar anemia na mãe. Nos distúrbios de má absorção, o organismo é incapaz de absorver quantidades suficientes de alguns nutrientes. A quantidade ingerida pode ser adequada, mas o corpo não é capaz de absorvê-la. A excreção rápida do corpo, como no caso de diarreia, não permite que os nutrientes sejam absorvidos e utilizados. A diarreia descontrolada pode resultar na desidratação, bem como no desequilíbrio ácido-base e dos eletrólitos.

Controle do peso

Manter o peso adequado pode ser muito difícil para algumas pessoas. O controle do peso baseia-se na relação entre o consumo e a queima de calorias. Quando esses dois elementos estão equilibrados, o peso mantém-se constante. Uma variação de 10% acima ou abaixo do peso desejável é considerada adequada.

Determinando as necessidades calóricas

A quantidade de calorias necessárias para atingir ou manter o peso ideal baseia-se em dois fatores: a necessidade de energia basal e a necessidade de energia total.

Necessidade de energia basal

A necessidade de energia basal refere-se à quantidade de calorias necessárias para manter uma pessoa viva quando em repouso. Uma das formas de determinar a necessidade de energia (kcal) basal se dá por meio do peso ideal da pessoa (Tabela 17.11) ou por meio do peso real da pessoa.

O cálculo que utiliza o peso ideal é o seguinte:

Necessidade de energia basal = peso ideal (em libras) × 10

Exemplo:

Mulher com 125 lb de peso (equivalente a aproximadamente 56,5 kg) × 10 = 1.250 kcal (necessidade de energia basal).

É importante termos em mente que a essa fórmula utiliza padrões de medição não aplicáveis ao Brasil e por isso é de pouca praticidade no dia a dia do enfermeiro. Para uma noção mais real, sugere-se observar as necessidades energéticas de adultos conforme as recomendações da Organização Mundial de Saúde (OMS), de acordo com o Quadro 17.1:

Quadro 17.1 ■ Equações revisadas da OMS para estimar as necessidades energéticas de adultos

TMB Homens	TMB Mulheres
18-30 anos: $(0{,}0630 \times PA + 2{,}8957) \times 240$ kcal	18-30 anos: $(0{,}0621 \times PA + 2{,}0357) \times 240$ kcal
31-60 anos: $(0{,}0484 \times PA + 3{,}6534) \times 240$ kcal	31-60 anos: $(0{,}0342 \times PA + 3{,}5377) \times 240$ kcal

Fonte: BRASIL. Ministério da Saúde. Secretaria de Atenção à Saúde. Departamento de Atenção Básica. *Caderno de Atenção Básica* n. 12. Obesidade. Brasília, 2006.

Tabela 17.11 ■ Determinação do peso ideal

Estrutura	Mulheres	Homens
Média	45,3 kg para 1,52 m de altura, mais 890 g para cada centímetro	48 kg para 1,52 m de altura, mais 1,06 kg para cada centímetro
Pequena	Subtrair 10%	Subtrair 10%
Grande	Adicionar 10%	Adicionar 10%

Fonte: BRASIL. Ministério da Saúde. Secretaria de Atenção à Saúde. Departamento de Atenção Básica. Coordenação Geral da Política de Alimentação e Nutrição. Norma Técnica da Vigilância Alimentar e Nutricional – Sisvan, 2004.

Necessidade de energia total

As pessoas não vivem em repouso. Elas são ativas! As calorias devem ser adicionadas à necessidade metabólica basal, a fim de atender as necessidades da atividade. Entretanto, a demanda de calorias não é igual para toda atividade. As atividades de uma pessoa podem ser divididas em sedentárias (leves, como assistir à televisao), moderadas (como jogar tênis) ou vigorosas (como correr em uma maratona). As seguintes fórmulas podem ser usadas para determinar a quantidade de calorias a serem adicionadas conforme o nível de atividade:

Sedentária: kcal basal × 1,3 = kcal total

Moderada (algum exercício regular): kcal basal × 1,5 = kcal total

Vigorosa (alta intensidade): kcal basal × 1,7* = kcal total

Entretanto, um exemplo mais prático se dá ao utilizar as equações da OMS para estimar as quantidades energéticas de adultos, pois estas são expressas em kg.

Exemplo: Um jovem de 24 anos, com 68 kg, está pensando em participar de uma maratona. Para isso precisaria do seguinte (ver Quadro 17.1):

$(0{,}0630 \times 68 + 2{,}8957) \times 240$ kcal = 1.723 kcal (quantidade energética necessária)

1.723 kcal $\times$ 1,7 = 2.929 kcal (quantidade energética para atividade vigorosa)

Além da atividade, que influencia na necessidade calórica, há outros fatores, como a condição da saúde e o clima. Uma pessoa que está doente precisa de mais calorias para reparar os tecidos. Um clima frio exige que a pessoa ingira mais calorias para gerar mais energia térmica de forma a manter a temperatura corporal.

SOBREPESO

Considera-se que uma pessoa está acima do peso quando está de 11% a 19% acima do peso ideal. Vinte por cento acima do peso ideal indica **obesidade**. O sobrepeso pode se transformar em sério risco à saúde, pois exerce maior pressão sobre o coração, pulmões, músculos, ossos e articulações. As pessoas com sobrepeso e obesas são mais suscetíveis ao diabetes e à hipertensão arterial e tendem a viver menos. Valores de IMC maior ou igual a 25,0 e menor que 30,0 indicam sobrepeso em adultos, ao passo que IMC maior ou igual a 30,0 é um indicador de obesidade.

De acordo com o Centro de Prevenção e Controle de Doenças (CDC, 2006), a obesidade é um problema crítico nos Estados Unidos; no mundo, o aumento do sobrepeso e a obesidade em crianças e adultos têm se tornado comum. Nos Estados Unidos, na faixa entre 2 e 19 anos 17,1% estão acima do peso. Entre os adultos, 32,3% estão acima do peso e quase 5% são extremamente obesos.

Causas

Não existem causas isoladas da obesidade. Fatores genéticos, bioquímicos, fisiológicos e psicológicos podem contribuir para as condições de sobrepeso. Na maioria das vezes, a causa do excesso de peso ou da obesidade é o desequilíbrio energético. Isso significa que mais calorias são consumidas do que gastas. Quando isso ocorre, o corpo armazena o excesso de calorias como tecido adiposo. O hipotireoidismo é uma das possíveis, mas raras, causas da obesidade. Nessa condição, o metabolismo basal é baixo, reduzindo, assim, o número de calorias necessárias para fornecer energia. A menos que seja corrigida, essa condição pode resultar em excesso de peso (Roth, 2006).

Tratamento

O tratamento de uma pessoa obesa envolve duas ações: revisar os hábitos alimentares e praticar atividades físicas. Rever os hábitos alimentares inclui reduzir a ingestão de calorias durante as refeições, limitar os lanches entre as refeições a frutas frescas ou vegetais e restringir ou eliminar calorias vazias, ou seja, aquelas provenientes de alimentos nutricionalmente pobres, representando apenas valor energético. Um exemplo seriam as calorias de bebidas alcoólicas, frituras (batata frita), balas e pirulitos.

O equivalente a 453 g do peso corporal é 3500 kcal. Assim, para perder 453 g por semana, uma pessoa deve reduzir a ingestão de calorias para 500 kcal por dia. A perda de peso deve ficar entre 453 g e 906 g por semana, a não ser que o cliente esteja sob rigorosa supervisão médica. As dietas devem ser planejadas de acordo com o número de porções da pirâmide alimentar e não devem ser reduzidas para menos de 1.200 kcal/dia para que a pessoa ingira nutrientes suficientes.

Deve-se atentar para a preparação dos alimentos. As frituras acrescentam muitas calorias provenientes da gordura. Assar, grelhar, cozinhar, ferver e cozinhar no vapor são formas saudáveis de preparar os alimentos. Os vegetais devem ser ingeridos crus ou preparados no vapor; a adição de manteiga, margarina ou molhos deve ser evitada. Os hábitos alimentares podem ser adaptados para diminuir a quantidade ingerida e, ainda, proporcionar satisfação: coloque os alimentos em um prato menor, corte os alimentos em pedaços menores, mastigue cada porção pelo menos 12 vezes e, entre cada garfada, apoie os talheres no prato.

Pratique exercícios físicos, principalmente os aeróbicos. Esse é um excelente complemento para qualquer programa de emagrecimento. Os exercícios aeróbicos usam a energia das reservas de gordura, pois aumentam a quantidade de oxigênio que o corpo absorve. Dança, corrida, ciclismo, remo e caminhada acelerada são exemplos de exercícios aeróbicos. Essas atividades ajudam a tonificar os músculos, queimar calorias, aumentam o metabolismo basal, para que o alimento seja queimado mais rapidamente, e proporcionam diversão para quem as pratica. Para evitar prejuízos físicos, o ritmo inicial dos exercícios deve ser lento e, ao longo do tempo, deve ir aumentando.

Apenas praticar exercícios não descarta a necessidade de cuidar da dieta. A pessoa que está em dieta deve ter ciência da quantidade de calorias queimadas durante a atividade física para evitar o excesso de alimentação após o treino.

> **REFLEXÃO CRÍTICA**
>
> **Perda de peso**
>
> O que o enfermeiro deve saber sobre nutrição para ajudar um cliente obeso a perder peso?

Baixo peso

Considera-se que a pessoa está abaixo do peso quando seu peso está de 10% a 15% abaixo do ideal. Nessa condição, a pessoa está mais propensa a ter deficiências nutricionais em razão da diminuição da ingestão de alimentos. Para as mulheres, isso pode causar complicações durante a gravidez. O baixo peso pode diminuir a resistência a infecções. O peso muito abaixo do normal pode levar à morte. O IMC abaixo de 18,5 no adulto também é um indicador de baixo peso.

Causas

Existem várias causas para o baixo peso, por exemplo, a ingestão inadequada de alimentos, o excesso de exercícios, a má absorção de nutrientes ou uma infecção grave. Ocasionalmente, o hipertireoidismo pode ser a causa. Depois de verificar a adequação da ingestão alimentar e o nível de atividade apropriado, é preciso submeter-se a exames específicos para que seja possível detectar se há má absorção, infecção ou hipertireoidismo.

Tratamento

O tratamento para corrigir o consumo inadequado de alimentos é aumentar gradualmente a quantidade ingerida. Além disso, podem-se consumir alimentos com alto valor calórico. Lanches entre as refeições e um lanche ao deitar ajudam a aumentar a ingestão de calorias.

Se a meta é ganhar 500 g por semana, são prescritas 3.500 calorias além das necessidades básicas normais semanais de consumo. Isso significa a ingestão de 500 calorias adicionais por dia. Se for necessário ganhar 1 kg por semana, são necessárias 7.000 calorias adicionais por semana ou 1.000 calorias por dia. Essa dieta não pode ser iniciada já com seu valor calórico total. É preciso tempo para aumentar o valor calórico aos poucos por meio do aumento da ingestão de alimentos ricos em carboidratos, gordura e proteínas. As vitaminas e os minerais são fornecidos em quantidades adequadas. Se houver deficiência de algumas vitaminas e minerais, são prescritos suplementos (Roth, 2006).

ROTULAGEM DE ALIMENTOS

Em 1990, o Congresso americano aprovou a Lei da Nutrição, Rotulagem e Educação (NLEA). Essa foi a primeira legislação sobre rotulagem desde os anos 1970. Antes da nova legislação, exigia-se a rotulagem apenas se um nutriente fosse adicionado ou se fosse feita uma reclamação do produto. Atualmente, nos Estados Unidos, a rotulagem é obrigatória em quase todos os alimentos vendidos no varejo, incluindo alimentos a granel, produtos frescos e frutos do mar. As informações nutricionais de produtos frescos e frutos do mar têm de estar aparentes e disponíveis no momento da compra por meio de cartazes de balcão, brochuras, catálogos, sinais ou etiquetas.

Os rótulos devem seguir o modelo uniforme aprovado e o tamanho padrão de porções e medidas caseiras.

As informações no rótulo incluem calorias por porção; calorias provenientes da gordura; gordura total; gordura saturada e colesterol; sódio total; total de carboidratos; fibras e açúcares; quantidade de proteína e porcentagens de vitaminas A e C, cálcio e ferro. Um exemplo de rótulo de alimentos está na Figura 17.7.

As palavras usadas para descrever o conteúdo de nutrientes, como baixo, leve, magro ou reduzido, agora têm definições específicas e consistentes (Tabela 17.12).

O rótulo padronizado e a definição das palavras facilitam o entendimento por parte do consumidor não apenas em relação à quantidade de nutrientes específicos presentes em um alimento ou produto alimentício, mas também em relação à possibilidade de comparar os alimentos.

No Brasil a Anvisa publicou em 21 de março de 2001 a resolução RDC nº 39 aprovando a Tabela de Valores de Referência para Porções de Alimentos e Bebidas Embalados para Fins de Rotulagem Nutricional.

QUALIDADE E SEGURANÇA ALIMENTAR

Ao planejar uma alimentação adequada, a qualidade e a segurança dos alimentos são consideradas juntamente com o tipo de alimento e o tamanho das porções. Para assegurar a qualidade (teor dos nutrientes), é necessário observar a segurança dos alimentos, o armazenamento adequado, a preparação, a limpeza e o cozimento; isso previne ou reduz o risco de doenças transmitidas por alimentos.

QUALIDADE DOS ALIMENTOS

Os alimentos começam a perder os nutrientes no momento em que são colhidos, por isso é melhor comprá-los quando apresentam aspecto fresco e cor brilhante. É preciso observar a data dos alimentos processados, como laticínios, refeições prontas e carnes, biscoitos e pães; todos os alimentos devem ser consumidos até a data de validade. Os alimentos devem ser cozidos com pouca água, para evitar a perda de vitaminas, e até ficarem macios. A carne preparada em forma de ensopado perde minerais, por isso é importante seguir métodos de cozimento que conservem os principais nutrientes; isso inclui fritar, cozinhar no vapor, no micro-ondas ou na panela de pressão.

> **▶ REFLEXÃO CRÍTICA**
>
> **Avaliando a rotulagem de alimentos**
>
> Avalie o valor nutricional do alimento descrito na Figura 17.7. Calcule o tamanho da porção, observe o teor de gordura total e decida se o alimento é indicado para consumo ou não.

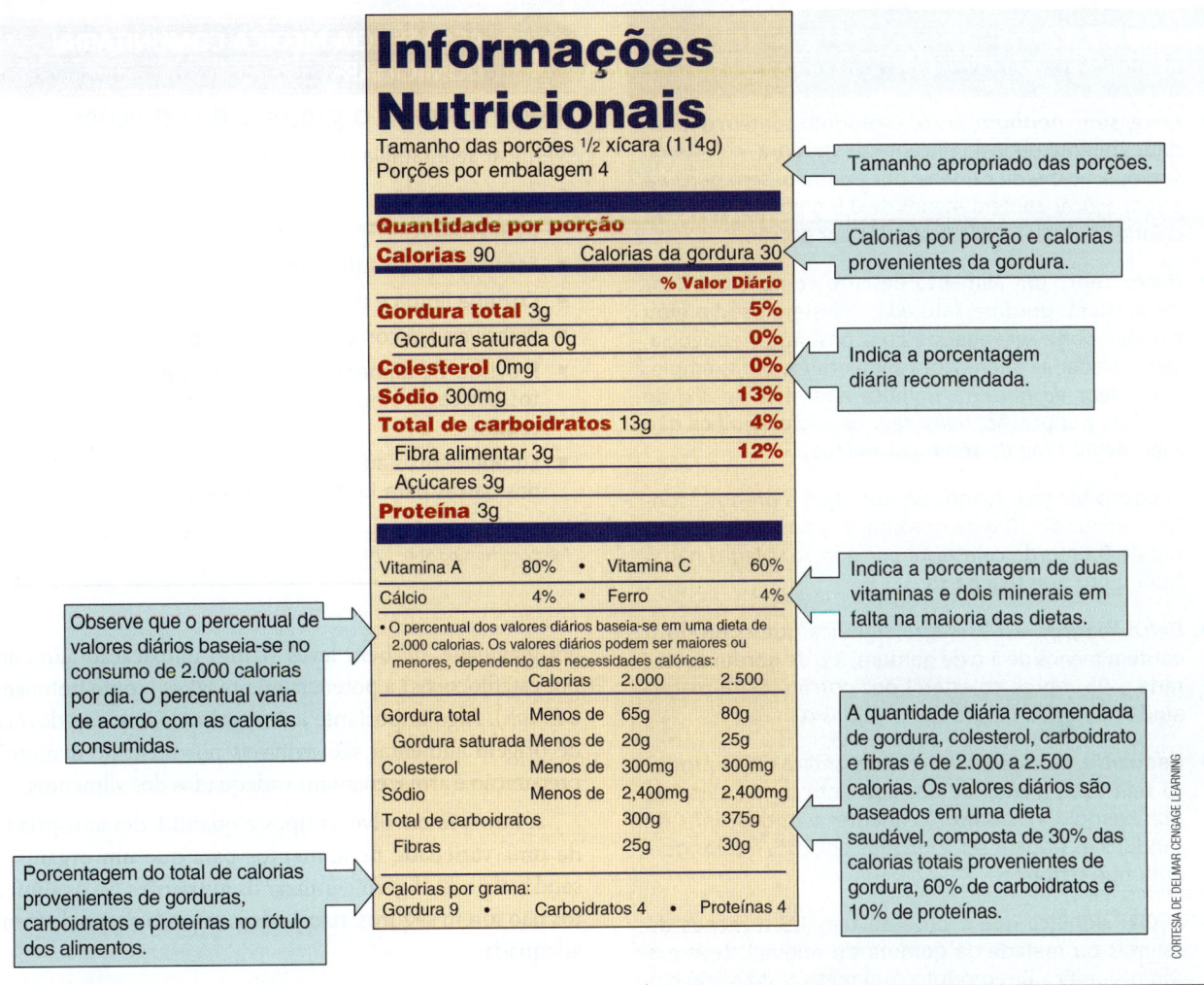

Figura 17.7 ▪ Exemplo de rótulo de alimentos.

Segurança dos alimentos

Existem três aspectos referentes à segurança alimentar: armazenamento, higienização e preparo.

Armazenamento

Os alimentos devem ser armazenados corretamente antes e depois da compra. Os pacotes e frascos devem ser hermeticamente fechados, e as latas não devem apresentar vazamentos ou protuberâncias. Caso apresente odor anormal, sinais de bolor ou deterioração, o alimento deve ser descartado. Deve-se manter a temperatura dos alimentos quentes – acima de 60 °C – e dos alimentos frios – abaixo de 4,44 °C. Os alimentos que permanecem em temperaturas entre 4,44 °C e 60 °C são terreno ideal para proliferação de patógenos. As sobras devem ser refrigeradas imediatamente e não podem esfriar antes da refrigeração.

Higienização

A higienização diz respeito à lavagem, com sabão e água quente, de utensílios de cozinha, panelas, frigideiras e tábuas de corte, assim como das mãos, antes de o alimento ser preparado. Para evitar a contaminação de um alimento pelo outro, entre a preparação de alimentos diferentes, as tábuas de corte, os utensílios e as mãos devem ser higienizados. Uma pessoa que está doente não deve preparar os alimentos. A boa higiene das mãos é obrigatória antes de preparar os alimentos e após usar o banheiro.

Antes de serem preparados e cozidos, alimentos como carnes, peixes e aves devem ser lavados em água corrente fria e secos com toalhas de papel. Uma medida de 3 a 5 ml de cloro em uma pia com água até a metade é ideal para higienizar frutas e verduras: vegetais folhosos, couve-flor, brócolis e outras frutas e vegetais podem ser imersos em água sanitária por alguns minutos; depois, devem ser lavados em água corrente e secados com toalhas de papel.

Preparo

Carnes, peixes, crustáceos e ovos devem ser bem cozidos para assegurar que micro-organismos nocivos sejam destruídos (Figura 17.8).

Tabela 17.12 ■ Descritores das informações nutricionais

- **Livre, sem, nenhum, zero:** O produto contém quantidade mínima ou insignificante de gordura, colesterol, sódio, açúcar e/ou calorias; por exemplo, *sem gordura* e *sem açúcar* contém menos de 0,5 g por porção; *sem calorias* tem menos de 5 calorias por porção.

- **Baixo teor:** um alimento descrito como *baixo teor* de gordura, gordura saturada, colesterol, sódio e/ou calorias pode ser ingerido com bastante frequência, sem exceder as orientações alimentares; por exemplo, *baixo teor de gordura* significa não mais de 3 g de gordura por porção; *baixo teor de sódio* significa não mais de 140 mg de sódio por porção.

- **Produto magro:** *magro* significa que o produto contém menos de 10 g de gordura, 4 g de gordura saturada e 95 mg de colesterol por porção. *Magro* não é tão magro que seja *baixo*.

- **Extra magro:** *extra magro* significa que o produto contém menos de 5 g de gordura, 2 g de gordura saturada e 95 mg de colesterol por porção. *Extra magro* ainda não é tão magro que seja *baixo*.

- **Reduzido, menos, menor:** isso significa que o produto tem 25% menos de um nutriente ou de calorias; por exemplo, os cachorros-quentes e outros tipos de sanduíches podem ser rotulados em *25% menos gordura que o normal*.

- **Light:** significa que o produto tem 1/3 a menos de calorias ou metade da gordura do original. *Leve em sódio* significa um produto com metade do sódio habitual.

- **Extra:** alimento cuja porção tem pelo menos 10% a mais do valor diário de uma vitamina, mineral ou fibra do que o normal.

- **Boa fonte de:** uma porção contém de 10% a 19% do valor diário de determinado nutriente.

- **Alta:** uma porção contém 20% ou mais do valor diário de determinado nutriente.

- **Livre de gordura trans:** indica que o produto tem menos de 0,5 g de gordura trans e menos de 0,5 g de gordura saturada.

- **Saudável:** *saudável* significa que a porção não tem mais de 60 mg de colesterol, 3 g de gordura, 1 g de gordura saturada, 360 mg ou menos de sódio e mais de 10% do valor diário de vitamina A, vitamina C, ferro, cálcio, proteína ou fibra.

CORTESIA DE DELMAR CENGAGE LEARNING

ASSISTÊNCIA MÉDICA COMUNITÁRIA/DOMICILIAR

Recursos para o preparo de refeições

Verificar se a família tem à disposição:

- Água corrente
- Refrigerador
- Forno e espaço suficiente
- Cozinha limpa e desinfetada
- Perecíveis frescos armazenados no refrigerador
- Provisão de alimentos (incluindo enlatados e alimentos básicos, como leite e pão) armazenados de forma segura
- Equipamentos adaptados, se necessário, como bancadas baixas para facilitar o acesso de cadeirantes

Informações obtidas de "Home Health Nutrition", de M. Costello, 1996, *MedSurg Nursing* 5(4), 229-238.

DOENÇAS TRANSMITIDAS POR ALIMENTOS

Quando não são observados o armazenamento, a higienização e o preparo corretos, as doenças transmitidas por alimentos ocorrem com maior frequência. Essas doenças variam em gravidade, de bem leves (como intoxicação alimentar por estafilococos) a potencialmente fatais (como botulismo e *E. coli*). Algo importante a ser lembrado é que as doenças de origem alimentar são evitáveis por meio de manuseio, preparação e armazenamento adequados dos alimentos.

A nutrição envolve os tipos e quantidades apropriados de uma variedade de alimentos para que um organismo saudável possa digerir e utilizar os nutrientes. Se os alimentos não forem seguros, não podem nutrir o corpo de forma adequada.

PROCESSO DE ENFERMAGEM

A coleta de dados subjetivos e objetivos sobre a nutrição do cliente serve como base para determinar o tipo de atendimento nutricional necessário.

AVALIAÇÃO

A avaliação correta permite que a equipe de saúde determine o grau em que as necessidades nutricionais do cliente são atendidas. A avaliação deve ser realizada de forma lógica e devem ser incluídos um histórico nutricional, um exame físico e os resultados dos testes laboratoriais.

A idade e a gravidez determinam alguns itens específicos a serem observados na avaliação nutricional.

A avaliação nutricional de uma criança menor de 1 ano deve incluir:

- Altura e peso;
- Hábitos de sono;
- Tipo de alimentação (seio ou mamadeira);
- Se amamentada, o estado nutricional da mãe e consumo de álcool, cigarro, cafeína e drogas; o horário da alimentação do bebê (quantas vezes e por quanto tempo é amamentado);

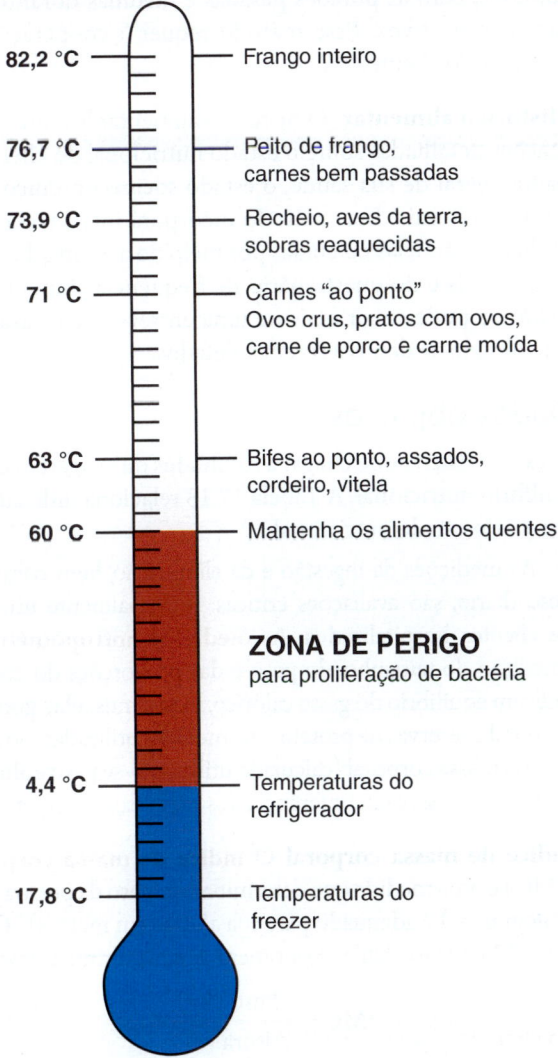

Figura 17.8 ■ A bactéria pode aumentar de 1 para 2.097.152 bactérias no período de 1 hora em temperaturas entre 4,44 e 60 °C. Cozinhe os alimentos nas temperaturas corretas, conforme indicado no termômetro.

(Informações obtidas e adaptadas de United States Department of Agriculture [USDA] e de United States Department of Health and Human Services [HHS], 2000. Nutrition and your Health: Dietary Guidelines for Americans [Home and Garden, boletim n. 232, 5. ed.]. Washington, DC: U.S.DA e HHS).

- Se é alimentada com leite em pó, o tipo, a frequência e o método de preparo e armazenamento; horário da alimentação, quantidade ingerida em cada mamada;
- Uso de suplementos vitamínicos e minerais. Se consumido em alimentos sólidos, idade de início e quaisquer reações ou alergias. As atitudes da família a respeito da alimentação, dos alimentos e do peso.

A avaliação nutricional básica para todos acima de 1 ano de idade deve incluir:

- Estado nutricional;
- Altura e peso;
- Refeição e padrão de lanches (registro alimentar ou acompanhamento 24 horas);
- Adequação da ingestão com base na pirâmide alimentar
- Alergias alimentares;
- Atividade física;
- Influências culturais, étnicas e familiares;
- Consumo de vitaminas e suplementos minerais.

Além da avaliação nutricional básica, durante a infância, a saúde dental também é avaliada.

Além da avaliação nutricional básica, no caso de adolescentes, são avaliados os seguintes itens:

- Consumo de álcool, cigarro, cafeína e drogas;
- Adoção de dietas da moda;
- Atitude da família em relação à magreza e ao peso do adolescente.

Além da avaliação nutricional básica, no caso de cliente adulto, são avaliados os seguintes itens:

- Consumo de álcool, cigarro, cafeína e drogas;
- Adoção de dietas da moda;
- Prescrição de dieta de restrição.

Além da avaliação nutricional básica, no caso de cliente idoso, são avaliados os seguintes itens:

- Alterações indesejáveis do peso;
- Dentição e deglutição;
- Apetite;
- Visão;
- Coordenação mãos-olhos;
- Adequação da ingestão diária de alimentos;
- Capacidade de se alimentar sozinho;
- Prescrição de dieta de restrição;
- Consumo de álcool, cigarro, cafeína e drogas.

Além da avaliação nutricional básica, no caso de cliente gestante, são avaliados os seguintes itens:

- Peso e taxa de ganho de peso;
- Alterações na dieta em função da gravidez;
- Desejo alimentar e por produtos não alimentícios;
- Ingestão de suplementos vitamínicos/minerais;
- Planos para a alimentação do bebê (amamentação ou leite em pó);
- Consumo de álcool, cigarro, cafeína e drogas.

Dados subjetivos

Os dados subjetivos são obtidos por meio de um histórico nutricional, com base em perguntas feitas ao cliente. Diversos métodos são usados para coletar esses dados: acompanhamento 24 horas, questionário de frequência alimentar, registro e histórico alimentar. Embora os dados possam indicar uma alimentação adequada, os clientes devem ser reavaliados periodicamente para prevenir problemas nutricionais.

Recordatório de 24 horas O recordatório de 24 horas exige a identificação de tudo que o cliente consumiu nas

24 horas anteriores. É simples e rápido, e as perguntas são pertinentes; no entanto, os clientes podem não lembrar com precisão o que ingeriram ou se ocorreu algo atípico em sua dieta. Os membros da família podem auxiliar, se necessário.

 DICA Profissional

Histórico nutricional

As preferências alimentares são uma expressão do que o indivíduo gosta e do que não gosta. Elas podem estar relacionadas com a textura dos alimentos, com o modo de preparo ou com o que foi servido para o indivíduo durante sua infância; no entanto, as preferências também dizem muito acerca das crenças econômicas, ecológicas, éticas ou religiosas de uma pessoa.

A pressão dos colegas determina o que os adolescentes comem. O estresse, a depressão e o consumo exagerado de álcool alteram o apetite. Os medicamentos podem alterar a absorção e a excreção dos alimentos e afetar o paladar. As doenças gastrointestinais podem provocar anorexia, náusea, vômito, diarreia, constipação, desconforto e dor, e todas podem alterar os hábitos e as preferências alimentares.

Questionário de frequência alimentar O método da frequência alimentar reúne os dados referentes ao número de vezes por dia, semana ou mês que o cliente come determinados alimentos. O enfermeiro pode personalizar as perguntas para certos itens, como colesterol e gordura saturada. Esse método valida a exatidão do acompanhamento 24 horas e proporciona uma visão mais completa dos alimentos consumidos.

Registro alimentar O registro alimentar fornece informações quantitativas a respeito de todos os alimentos consumidos, com as porções pesadas e medidas durante três dias consecutivos. Esse método requer a cooperação da família e do cliente.

Histórico alimentar O histórico alimentar levanta informações detalhadas sobre o estado nutricional do cliente, o padrão geral de sua saúde, o estado socioeconômico e os fatores culturais. Esse método incorpora informações semelhantes àquelas coletadas por meio do acompanhamento 24 horas e do questionário de frequência alimentar. O histórico pode exigir mais de uma entrevista em razão da quantidade de dados a serem coletados.

Dados objetivos

O exame físico pode chegar a resultados que sugerem desequilíbrio nutricional. A Tabela 17.13 relaciona indicadores físicos do estado nutricional.

As medições da ingestão e da eliminação, bem como do peso diário, são avaliações críticas, principalmente no caso de clientes hospitalizados. As **medições antropométricas** (medição do tamanho, do peso e das proporções do corpo) indicam equilíbrio do gasto calórico, massa muscular, gordura corporal e reservas de proteína. As medidas utilizadas são o índice de massa corporal (calculado utilizando-se peso e altura), dobras cutâneas e circunferência dos membros e da cintura.

Índice de massa corporal O **índice de massa corporal** (IMC) é uma medida que determina se o peso da pessoa (em quilogramas) é adequado para sua altura (em metros) (Quadro 17.2). Ele é calculado por meio de uma fórmula simples:

$$IMC = \frac{Peso\ (kg)}{Altura\ (m)^2}$$

Tabela 17.13 ■ Indicadores físicos do estado nutricional

Região do corpo	Nutrição adequada	Nutrição inadequada
Geral	Alerta, sensível, dorme bem, enérgico, raramente doente	Apático, fatigado, parece cansado, frequentemente doente
Peso	Adequado para a idade, altura e constituição física	Sobrepeso, baixo peso
Esqueleto	Boa postura, sem malformações	Má postura
Pele	Boa cor, sem pruridos ou inchaço, lisa, hidratada, bom turgor	Áspera, seca, pálida, turgor ruim
Músculos	Firme, tônus adequado	Flácidos, tônus ruim
Unhas	Rosadas, firmes	Pálidas, frágeis
Olhos	Claros, brilhantes, úmidos	Embotados, pálidos, secos
Cabelo	Brilhante, liso	Opaco, seco, quebradiço
Eliminação	Regular, suave	Diarreia ou constipação

Quadro 17.2 ■ Classificação do estado nutricional de adultos

A classificação do estado nutricional de adultos é realizada a partir do valor bruto de IMC. Nesse caso, são definidos três pontos de corte para o indicador de IMC (valores de IMC de 18,5, 25,0 e 30,0), permitindo a seguinte classificação:

- Valores de IMC abaixo de 18,5: adulto com baixo peso.
- Valores de IMC maior ou igual a 18,5 e menor que 25,0: adulto com peso adequado (eutrófico).
- Valores de IMC maior ou igual a 25,0 e menor que 30,0: adulto com sobrepeso.
- Valores de IMC maior ou igual a 30,0: adulto com obesidade.

(Fonte: BRASIL. Ministério da Saúde. Secretaria de Atenção à Saúde. Departamento de Atenção Básica. Coordenação Geral de Política e Nutrição. Norma Técnica da Vigilância Alimentar e Nutricional – Sisvan, 2004.)

Um IMC de 30 ou mais indica obesidade. Uma pessoa que pesa 65 kg e mede 1,60 m terá um IMC de 65 kg/(1,6)2 ou 25,4. Visite o site do CDC para calcular o índice de massa corporal http://www.cdc.gov.

Medição das dobras cutâneas A medição das dobras cutâneas indica a quantidade de gordura corporal. A dobra cutânea é medida por uma pinça especial que agarra o tecido subcutâneo e tira uma leitura. As medidas podem ser tiradas nas dobras cutâneas do bíceps, tríceps, subescapular e suprailíaca.

Outras medições A circunferência do braço médio superior serve de índice de massa muscular e reserva de proteínas. A medição do perímetro abdominal serve de índice para saber se o abdômen está aumentando, diminuindo ou se permanece do mesmo tamanho. Para obter uma avaliação melhor, ambas as medições devem ser feitas repetidamente ao longo de um período.

Exames de laboratório Vários exames laboratoriais fornecem informações sobre o estado nutricional do cliente, por exemplo, índices de albumina sérica, pré-albumina e transferrina sérica; hemoglobina; contagem total de linfócitos; dosagem de ureia (BUN) e creatinina urinária. O exame de sangue para albumina mensura a depleção proteica prolongada que ocorre durante desnutrição crônica, doença hepática e nefrose. O exame de pré-albumina indica a depleção proteica em condições agudas, como trauma e inflamação. A transferrina sérica também mede o nível proteico, conforme indicado pelo armazenamento de ferro. A hemoglobina mede a capacidade de transporte de oxigênio e ferro pelo sangue. A contagem total de linfócitos pode refletir a desnutrição proteico-calórica, que inibe a síntese de linfócitos. A dosagem de ureia é o estudo do equilíbrio de nitrogênio que indica o grau em que a proteína está sendo esgotada ou substituída, e a creatinina urinária indica a quantidade de creatinina eliminada pelos rins.

🛈 DICA Profissional

Excreção da creatinina

Registre a altura e sexo do cliente no pedido do laboratório para o teste de excreção de creatinina, porque os valores normais são padronizados com base nessas variáveis.

DIAGNÓSTICO DE ENFERMAGEM

Os diagnósticos de enfermagem (Nanda-I, 2010) relacionados principalmente à nutrição incluem:

Nutrição desequilibrada: menos do que as necessidades corporais

Nutrição desequilibrada: mais do que as necessidades corporais

Risco de nutrição desequilibrada: mais do que as necessidades corporais

Outros possíveis diagnósticos de enfermagem relacionados a problemas nutricionais incluem:

Distúrbio na imagem corporal
Amamentação ineficaz
Dentição prejudicada
Conhecimento deficiente (especificar)
Mucosa oral prejudicada
Dor aguda, dor crônica
Déficit no autocuidado para alimentação
Baixa autoestima crônica
Risco de integridade da pele prejudicada

PLANEJAMENTO/IDENTIFICAÇÃO DE RESULTADOS

Um plano deve ser formulado pelo enfermeiro e pelo cliente de modo que seja possível atingir mutuamente as metas acordadas. O plano é individualizado para satisfazer as necessidades específicas do cliente. Essas necessidades podem incluir atingir o peso desejado, corrigir carências nutricionais, manter uma dieta especial, prevenir distúrbios nutricionais secundários de uma terapia específica ou melhorar a nutrição para promover a saúde e prevenir doenças.

As metas para clientes com alterações nutricionais podem ser as seguintes:

O cliente manterá o equilíbrio entre ingestão e eliminação de alimentos.

O cliente seguirá a dieta, evitando alimentos com alto teor de sódio.

O cliente ganhará 1 kg em quatro semanas.

IMPLEMENTAÇÃO

O enfermeiro e o cliente realizam o plano por meio de ações específicas. As intervenções para atingir os objetivos podem incluir terapia alimentar, assistência nas refeições, monitoramento do peso e da ingestão de alimentos, além de suporte nutricional.

Terapia alimentar

A **terapia alimentar** refere-se ao tratamento de uma doença ou de um distúrbio por meio de dieta especial. Uma **prescrição alimentar** é um pedido por escrito, feito pelo médico, de certos alimentos, incluindo líquidos. Ela é semelhante à prescrição de medicamentos que o cliente recebe. Um cliente não deve receber nenhum alimento ou líquido sem prescrição. A prescrição alimentar pode ter como objetivo:

- Fornecer ao cliente os nutrientes necessários para sua manutenção ou crescimento
- Preparar o cliente para exames de diagnóstico
- Tratar a doença ou condição de um cliente

Feita a prescrição alimentar, o serviço de nutrição do hospital é notificado para que os alimentos apropriados sejam enviados para o cliente.

Muitas vezes, o cliente precisa de ajuda para compreender as mudanças na sua alimentação e as razões pelas quais ocorreram. Ter conhecimentos básicos sobre nutrição e terapia alimentar contribui para a capacidade do enfermeiro de responder com competência às perguntas do cliente sobre nutrição e dieta. No entanto, é importante que o enfermeiro reconheça quando encaminhar as perguntas ao nutricionista.

A prescrição alimentar pode indicar nada por via oral, dieta-padrão ou dieta especial.

Nada por via oral O estado nada por via oral (*nil per os* – NPO) é um tipo de modificação alimentar e restrição de fluidos. Costuma ser prescrita antes da cirurgia e de certos procedimentos de diagnóstico, para poupar o trato gastrointestinal ou quando o problema nutricional do cliente não foi identificado. No Brasil, em algumas instituições, esse termo se define por "dieta zero".

Dietas-padrão Cada instituição de saúde tem suas próprias dietas-padrão ou caseiras. As dietas-padrão incluem a dieta livre, constituída por alimentos em geral (às vezes chamados de regulares), além das brandas, de líquidos transparentes, totalmente líquidas, mecânica branda e pastosa.

Dieta geral ou livre Essa dieta é planejada de acordo com a pirâmide alimentar. Não há restrições de nenhum tipo. É adequada para fornecer aproximadamente 2.000 calorias por dia.

Dieta leve ou branda Fornece alimentos que são fáceis de mastigar e engolir, promovendo, assim, a digestão mecânica dos alimentos. Os alimentos que não estão presentes nessa dieta incluem frutas secas, sementes (tomates e frutas com sementes), frutas e vegetais crus, alimentos fritos e cereais integrais. A pirâmide alimentar é a base para essa dieta, embora com menos calorias; são fornecidas aproximadamente 1.800 calorias.

Dieta de líquidos transparentes Essa dieta, também chamada de dieta líquida cirúrgica, é prescrita como preparação para testes de diagnóstico ou como a primeira ou segunda refeição após a cirurgia. Consiste principalmente em água e carboidratos; fornece aproximadamente 500 kcal/dia. É inadequada do ponto de vista nutricional, mas alivia a sede, ajuda na hidratação e estimula o peristaltismo suave.

Os líquidos são: água, caldo de carne sem gordura e claro, chá, café, sucos de fruta claros e peneirados, gelatina, picolés e bebidas carbonatadas, como refrigerantes lima-limão.

Dieta totalmente líquida Essa dieta fornece aproximadamente de 800 a 1.000 kcal por dia. Isso inclui todos os alimentos líquidos em temperatura ambiente. Além dos líquidos da dieta de líquidos transparentes, estão incluídos leite, bebidas lácteas, sopas cremosas, cereais cozidos e peneirados, sorvetes, pudins, todos os sucos de frutas e vegetais, além de cremes doces.

Dieta mecânica branda ou desdentada Nesse caso, os alimentos são selecionados para uma pessoa que não tem dentes ou que tem dificuldade para mastigar. O alimento é moído ou cortado em pedaços muito pequenos e cozido para ficar bem macio, de forma a facilitar a mastigação.

Dieta pastosa Nessa dieta, os alimentos são misturados até chegarem a uma consistência macia. É prescrita para clientes com dificuldade de engolir.

Dietas especiais Uma dieta especial restaura ou mantém o estado nutricional do cliente. É uma variação da dieta livre; no entanto, ainda fornece todos os nutrientes da dieta livre. As dietas especiais podem fornecer quantidades específicas de nutrientes ou podem aumentar ou restringir certos alimentos. Dietas de baixo resíduo, ricas em fibras, com condimentos à vontade, com controle de gordura e com restrição de sódio são tipos de dietas especiais.

Dieta de baixo resíduo A dieta de baixo resíduo baseia-se na ingestão de 5 g a 10 g de fibra por dia de forma a reduzir o trabalho normal dos intestinos e, consequentemente, os resíduos alimentares. Algumas dietas de baixo resíduo limitam carnes firmes ou grossas, leite e produtos lácteos. Pode ser prescrita para diminuir a irritação da mucosa gastrointestinal em clientes com diverticulite, colite ulcerativa e doença de Crohn. Os alimentos a serem evitados incluem frutas cruas (exceto banana), hortaliças, sementes, fibras vegetais e grãos integrais. Os produtos lácteos são limitados a duas porções por dia.

Dieta rica em fibras Uma dieta com alto teor de fibras contém de 25 g a 35 g ou mais de fibras alimentares. Faz parte do regime para tratar a diverticulite porque aumenta o movimento dos resíduos indigeríveis através do cólon. Essa dieta previne constipação, hemorroidas e câncer de cólon, além de ajudar a tratar diabetes e a arteriosclerose.

Os alimentos recomendados para essa dieta incluem pães feitos à base de grãos integrais e cereais, farelos, todas as frutas, vegetais (principalmente crus) e legumes. Deve ser introduzida gradualmente para evitar a formação de gases e o desconforto que a acompanha. Juntamente com a ingestão de fibras, é preciso ingerir 8 copos de 230 mL de água.

Dieta suave liberal Essa dieta elimina alimentos químicos e mecânicos irritantes, como frituras, álcool e cafeína. É prescrita para clientes com gastrite e úlcera, pois reduz a irritação gastrointestinal.

Dieta com gordura controlada Essa dieta reduz a gordura total ingerida por meio da substituição de gorduras saturadas por gorduras monossaturadas e poli-insaturadas e da restrição do colesterol. É prescrita para clientes com arteriosclerose, doenças cardíacas e obesidade. Alimentos com gordura saturada devem ser evitados, incluindo gorduras animais, molhos, chocolate e produtos à base de leite integral.

Dieta com restrição de sódio A dieta hipossódica adequa o nível de sódio para leve (2 g-3 g), moderado (1.000 mg), restrito (500 mg) ou rigoroso (250 mg). É prescrita para clientes com excesso de volume de fluidos, hipertensão arterial, insuficiência cardíaca, infarto do miocárdio ou insuficiência renal.

Assistência nas refeições

Prestar assistência durante as refeições consiste em preparar o cliente, organizar o ambiente, servir e ajudar o cliente a se alimentar.

Preparando o cliente Antes de levar a bandeja com a refeição para o cliente, o enfermeiro deve verificar se o rosto e as mãos dele estão lavados, se a higiene bucal foi feita e se é necessário esvaziar a bexiga. O profissional deve colocar o cliente em uma posição confortável para comer; isso pode ser individual a cada cliente, já que nem todos têm autorização para se sentar para comer ou conseguem fazê-lo.

Organizando o ambiente O enfermeiro deve fazer o possível para que o ambiente físico esteja propício para uma refeição tranquila. Isso pode exigir limpar a mesa sobre a cama, para que a bandeja possa ser colocada sobre ela, arrumar o quarto para remover objetos ou odores ofensivos e iluminar o ambiente.

> ### DICA Profissional
> #### Abrindo a bandeja de comida
> Remova a tampa da bandeja antes de mover a mesa sobre a cama na frente do cliente. A concentração de odores quando a tampa é removida pode causar enjoo.

> ### DICA Profissional
> #### Alimentando o cliente
> Posicione-se no mesmo nível do cliente (fique de pé, se a cama for alta; sente-se, se a cama for baixa).
> - Dê tempo para o cliente fazer sua oração, se ele desejar.
> - Proteja a roupa do cliente com um guardanapo.
> - Dê tempo para mastigação (não apresse o cliente).
> - Dê porções do tamanho da mordida.
> - Avise que o alimento está quente (não sopre o alimento para esfriar).
> - Use um canudo para cada líquido.
> - Permita que o cliente escolha a ordem em que os alimentos são servidos.
> - Converse de forma agradável.

Servindo a refeição O enfermeiro deve verificar se a bandeja contém a dieta prescrita, se tudo está apropriado para a dieta e se nada foi derramado. Se uma bandeja de dieta hipossódica tem um sachê de sal, é preciso tirá-lo. O enfermeiro deve confirmar se a identificação do cliente condiz com a da bandeja; é muito importante que o cliente receba a refeição correta. O enfermeiro auxilia abrindo os recipientes ou cortando os alimentos, se necessário.

Ajudando o cliente a se alimentar O cliente que precisa de ajuda para comer é servido por último. Dessa forma, o enfermeiro terá bastante tempo e não precisará apressar o cliente (Figura 17.9).

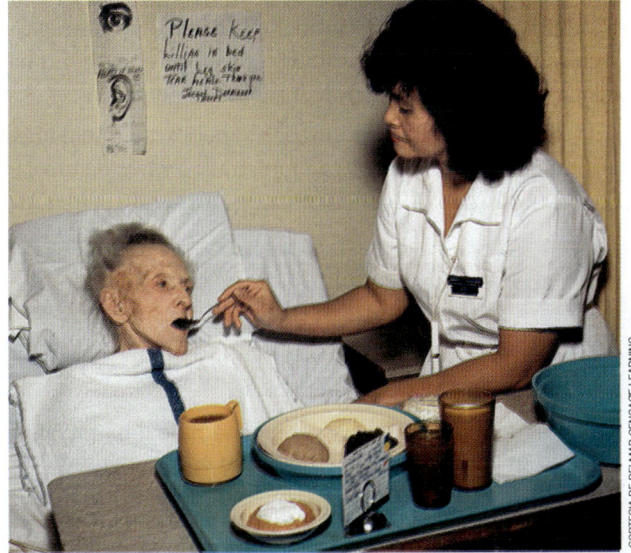

Figura 17.9 ■ O idoso pode ter problemas de saúde que afetam a capacidade de se alimentar sozinho.

Monitoramento do peso e da ingestão

Medir o peso diariamente ou semanalmente e medir a quantidade de alimentos e fluidos ingeridos controla a eficácia da terapia.

Registro e relatório

Após o cliente terminar de comer, deve-se remover a bandeja. Posteriormente, é registrada a quantidade de alimentos ingeridos, em geral, com indicação da porcentagem de alimentos consumidos. Quando um cliente com diabetes não ingere toda a comida da bandeja, tanto o enfermeiro responsável como o nutricionista devem ser notificados para que seja enviada alimentação suplementar. Se o cliente está realizando balanço hídrico, é registrada a quantidade de fluidos consumida durante as refeições. Quaisquer problemas ou dificuldades para comer, bem como preferências alimentares do cliente, são relatados e documentados no prontuário.

Suporte nutricional

Há duas maneiras de oferecer suporte nutricional para clientes adultos: nutrição enteral e parenteral. A **nutrição enteral** inclui tanto a ingestão de alimentos via oral como a administração de nutrientes através de um cateter gastrointestinal, mas, em geral, refere-se à última. Na **nutrição parenteral** os nutrientes não passam pelo sistema gastrointestinal, pois são administrados diretamente através do sangue.

Nutrição enteral Quando os clientes não conseguem ingerir alimento pela boca, ou não o fazem, mas o trato gastrointestinal está funcionando, eles são alimentados por meio de cateter enteral. Algumas vezes, isso pode ser necessário em virtude de situações em que ocorrem inconsciência, cirurgia, acidente vascular cerebral, má nutrição grave ou queimaduras extensas. A alimentação por cateter mantém a integridade estrutural e funcional do trato gastrointestinal, melhora a utilização dos nutrientes e é uma forma segura e econômica de fornecer alimentação.

Geralmente, para períodos não superiores a 6 semanas, a alimentação por cateter é administrada através de um cateter nasogástrico (CNG). Esse cateter é inserido pelo nariz e se estende até o estômago ou intestino delgado. Quando o cateter não pode ser colocado no nariz ou quando a alimentação por cateter é necessária por mais de 6 semanas, é feita uma abertura, chamada de ostomia, no esôfago (esofagostomia), no estômago (gastrostomia) ou no intestino (jejunostomia) (Figura 17.10). O médico seleciona a rota e o tipo de alimentação por cateter, contudo a equipe de suporte nutricional é multiprofissional. Os cateteres utilizados nesses casos são leves, flexíveis e tão finos quanto possível, mesmo assim ainda permitem a passagem de alimentos. Várias fórmulas comerciais estão disponíveis, com vários tipos e quantidades de nutrientes.

Há três métodos para administrar a alimentação por cateter: intermitente, em bólus e contínua. Normalmente, a alimentação por cateter é administrada por meio do método de infusão contínua, de preferência com uma bomba infusora. Isso significa que a alimentação é contínua por um período de 18 h a 24 h. Às vezes, a fórmula é administrada com a metade da dose, a uma taxa de 30 mL a 50 mL por hora. Essa taxa pode ser aumentada cerca de 25 mL a cada 4 horas até que a tolerância tenha sido estabelecida. Assim que o cliente conseguir tolerar a fórmula com metade da

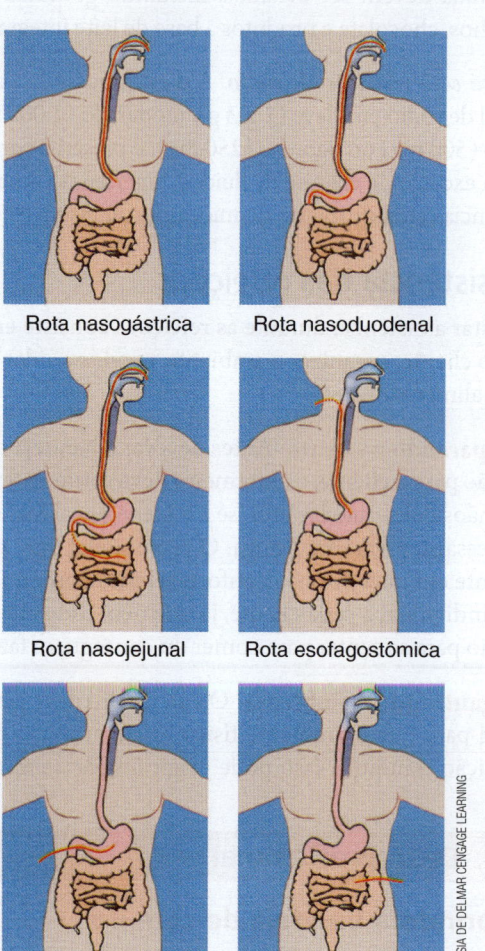

Figura 17.10 ■ Rotas de alimentação enteral.

> **DICA Profissional**
>
> **O cliente com deficiência visual e a alimentação**
>
> Clientes com deficiência visual precisam de uma explicação do que está no prato. Utilizando a face de um relógio, descreva onde cada alimento está localizado. O prato deve ter uma saliência para que o alimento possa ser escavado para fora do prato (prato fundo). Servir líquidos em um copo ou xícara com tampa e canudo é útil para evitar derramamento.

dose, a fórmula com a dose total é iniciada no ritmo adequado. Quando os clientes estiverem prontos para retornar à alimentação via oral, deve-se fazê-lo gradualmente.

Nutrição parenteral A nutrição parenteral é a infusão de uma solução de nutrientes diretamente na veia. É utilizada quando o trato gastrointestinal não funciona ou quando a alimentação normal não é adequada para as necessidades do cliente.

Antigamente, chamava-se hiperalimentação, hoje é conhecida como nutrição parenteral total (NPT). A solução usada nessa infusão intravenosa contém dextrose, aminoácidos, gorduras, ácidos graxos essenciais, vitaminas e minerais. A administração da NPT costuma ser responsabilidade do enfermeiro.

AVALIAÇÃO

A eficácia do plano é avaliada em relação à consecução dos objetivos desejados. O enfermeiro avalia se os objetivos foram atingidos. O plano será mantido ou modificado com base na avaliação.

ESTUDO DE CASO

L.J. tem 18 anos. Ela chegou ao hospital acompanhada dos pais; seu histórico era de perda de peso constante, baixo desempenho na escola, pouco interesse em grupos sociais e elevado interesse em ficar em casa e sozinha. L. J. tem 1,60 m e pesa 36,2 kg. Nos últimos meses, perdeu mais de 5 kg.

1. Calcule o IMC de L.J.
2. Identifique os fatores de risco de um transtorno alimentar.
3. Elabore um diagnóstico de enfermagem.
4. Quais são os outros diagnósticos de enfermagem para clientes com má nutrição?
5. Identifique um objetivo de enfermagem para L.J.
6. Relacione as intervenções da enfermagem com as fundamentações para esse caso.

EXEMPLO DE PLANO DE ASSISTÊNCIA DE ENFERMAGEM

Cliente com nutrição alterada

V. B., de 58 anos de idade, chega à clínica para um exame físico anual. Ela diz: "Eu quase não tenho forças para me levantar e me vestir pela manhã. Limpar a casa e lavar a roupa me deixa exausta". Ela não trabalha e não está envolvida em atividades comunitárias. Sua rotina diária envolve cozinhar para o marido, ler e assistir à televisão de 6 a 8 horas. Ela gosta de fazer pães e massas; tem histórico de sobrepeso e não se exercita. Ela relata: "Eu como porque não tenho mais nada para fazer". A avaliação revela: altura 1,62 m, peso 75,3 kg; ganho de peso 6,3 kg no ano passado; vida sedentária; come em resposta a não ter nada para fazer.

DIAGNÓSTICO DE ENFERMAGEM Nutrição desequilibrada: mais do que as necessidades corporais relacionada à ingestão excessiva de alimentos altamente calóricos, comer em resposta ao tédio e vida sedentária, conforme evidenciado pela relação altura-peso e ganho de peso.

Classificação dos Resultados das Intervenções de Enfermagem (NOC)	Classificação das Intervenções de Enfermagem (NIC)	
Estado nutricional: ingestão de nutrientes	*Gerenciamento da nutrição*	
Controle de peso	*Ajuda na redução de peso*	
Planejamento/Resultados	Intervenções de Enfermagem	Racional
V. B. verbalizará os fatores que contribuem para o excesso de peso.	Elaborar histórico alimentar com base em questões abertas e fechadas para ajudar V.B. na exploração de fatores que podem contribuir para a alimentação em excesso.	Incentivar o cliente a confiar e a ser honesto.
V. B. perderá de 500 g a 1 kg por semana fazendo refeições equilibradas.	Avaliar a motivação de V.B. para perder peso.	Influenciará no sucesso.

(continua)

EXEMPLO DE PLANO DE ASSISTÊNCIA DE ENFERMAGEM (Continuação)

	Sugerir métodos para adaptar os hábitos de alimentação para diminuir a quantia de ingestão (porções menores, servir-se de porções pequenas e mastigar cada pedaço 12 vezes. Colocar o garfo sobre o prato enquanto está mastigando, beber água com as refeições, comer somente na hora certa, mascar chiclete sem açúcar quando assistir à televisão).	Ajudar o cliente a comer para saciar a fome, e não o tédio.
	Pedir a V.B. para manter um registro do consumo alimentar diário: horário, alimento e quantidade.	Ajudar o cliente a reconhecer seus padrões alimentares e observar comportamentos saudáveis e não saudáveis.
	Fornecer e revisar a pirâmide alimentar e as *Diretrizes Alimentares*; planejar com V.B. uma dieta para uma semana, levando em consideração as preferências alimentares.	Assegurar que o cliente receba as informações necessárias para planejar refeições saudáveis de acordo com as diretrizes recomendadas.
V. B. praticará de 20 a 30 minutos de exercício, três vezes por semana.	Rever com V.B. exercícios apropriados para sua idade; enfatizar a necessidade de caminhar.	Aumentar a autoestima, queimar calorias, elevar o nível energético e diminuir o tédio.
V. B. explorará interesses externos para diminuir o tédio e aumentar os sentimentos de autoestima.	Rever com V.B. interesses fora de casa, não relacionados a cozinhar e a comer.	Ajudar o cliente a focar atividades que não envolvam alimentos, diminuindo, assim, o tédio e aumentando a autoestima.

Avaliação
V. B. verbalizou tédio como a principal razão para comer. Ela está bebendo água com as refeições, mastigando os alimentos lentamente e mascando chiclete enquanto assiste à televisão. Ela perdeu 750 g em uma semana. V.B. passou a caminhar 30 minutos, 4 dias por semana. Ela começará a trabalhar como voluntária por duas horas, três vezes por semana, no centro de atendimento infantil da igreja.

RESUMO

- O técnico de enfermagem desempenha um papel importante na promoção da nutrição adequada.
- Os seis tipos de nutrientes são água, carboidratos, gorduras, proteínas, vitaminas e minerais.
- A água é o nutriente mais vital.
- Para manter a saúde, deve haver equilíbrio entre ingestão e eliminação de água.
- Os nutrientes formam, reparam e mantêm os tecidos do corpo; fornecem energia e regulam os processos do organismo.
- A pirâmide alimentar identifica os cinco grupos de alimentos para uma dieta bem equilibrada em conjunto com uma variedade de porções para satisfazer diferentes necessidades calóricas.
- Conforme a idade do indivíduo, as necessidades nutricionais variam.
- A nutrição é influenciada pela cultura, pela religião, por fatores socioeconômicos, modismos, superstições, idade e saúde.
- As necessidades calóricas de um indivíduo são baseadas na necessidade de energia basal mais atividade.
- O controle do peso fundamenta-se na relação entre consumo e gasto calórico.
- A segurança alimentar baseia-se no armazenamento adequado, na higienização e no preparo correto dos alimentos.
- As doenças de origem alimentar podem ser leves ou fatais.

QUESTÕES DE REVISÃO

1. O papel do técnico de enfermagem ao satisfazer as necessidades nutricionais do cliente inclui:
   1. escrever a prescrição da dieta.
   2. preparar os alimentos.
   3. preparar um plano de dieta completo.
   4. responder às perguntas sobre nutrição.

2. Qual dos seguintes itens estaria em uma dieta de líquidos transparentes?
   1. *Milk-shake*.
   2. Sopa de tomate.
   3. Suco de laranja.
   4. Suco de framboesa.

3. Qual dos itens que seguem é a melhor fonte de fibras?
   1. Pipoca.
   2. Frango.
   3. Suco de tomate.
   4. Macarrão com queijo.

4. Colesterol:
   1. é formado no corpo.
   2. não tem nenhuma função no organismo.
   3. não é importante em nenhuma doença.
   4. não deve ser incluído na dieta.

5. Por que o enfermeiro deve aconselhar um cliente a tomar suplemento de ferro com suco de laranja?
   1. Para prevenir azia.
   2. Para prevenir constipação.
   3. Para melhorar a absorção do ferro.
   4. Para melhorar a digestão do suco de laranja.

6. R.E. é uma mulher de 45 anos, cujo peso tem aumentado constantemente nos últimos 12 anos desde o nascimento de seus dois filhos. Atualmente, ela sofre de artrite nos joelhos. Seu IMC, baseado na sua altura e peso, é igual a 35, o que a coloca na classificação de obesidade classe II. R.E. está preocupada com seu peso e com a artrite. Segue uma dieta equilibrada e caminha regularmente. Ela gosta de comer fora uma ou duas noites por semana. R.E. teria mais benefícios se:
   1. pulasse uma refeição por dia.
   2. eliminasse as refeições fora de casa.
   3. praticasse atividade física todos os dias.
   4. diminuísse a quantidade de alimentos consumidos durante as refeições.

7. O resultado positivo do gerenciamento de um cliente com desnutrição é demonstrado quando ele:
   1. afirma "Eu estou me sentindo melhor".
   2. come uma quantidade maior de alimentos.
   3. tem aumento constante de peso.
   4. expressa preocupação com o ganho de peso.

8. Um cliente com sobrepeso excessivo que expressa desejo de perder peso deve ser aconselhado a:
   1. seguir uma dieta de perda de peso e aumentar o nível de atividade.
   2. iniciar um tratamento que combine exercícios, medicamentos e dieta.
   3. considerar uma intervenção cirúrgica.
   4. exercitar-se de forma vigorosa.

9. Um cliente com desnutrição grave é internado em uma unidade de atendimento agudo com manifestações clínicas de desnutrição. Ao planejar uma refeição para esse cliente, o enfermeiro tem de entender que:
   1. o cliente precisa de nutrição parenteral total.
   2. o cliente precisa de uma dieta de alto valor calórico e proteico.
   3. o cliente deve ser autorizado a planejar a própria refeição e ter privacidade para se alimentar.
   4. o enfermeiro e o nutricionista devem planejar a dieta do cliente.

10. D.G., um senhor de 76 anos com mal de Parkinson, tem dificuldade para engolir e para utilizar utensílios em função dos tremores. Ao se preparar para alimentar D.G., o enfermeiro: (Selecione todas as opções aplicáveis.)
    1. oferece-lhe o urinol e, após o uso, deixa o objeto no trilho ao lado da cama.
    2. empurra os itens para uma extremidade da mesa sobre a cama com a bandeja de refeição.
    3. auxilia-o a lavar o rosto e as mãos e a fazer a higiene bucal antes de comer.
    4. verifica se a bandeja contém a dieta prescrita.
    5. corta a carne, já que o cliente está em dieta pastosa.
    6. verifica se a identificação dele confere com a identificação na bandeja.

REFERÊNCIAS/LEITURAS SUGERIDAS

American Heart Association. (1999) Non-AHA-approved diets. Recuperado em 18 de outubro de 1999 do site http://www.deliciousdecisions.org/ff/tad_nondiets_fad.html.

American Heart Association. (2002) Delicious decisions. Disponível em: http://www.deliciousdecisions.org.

Brown, J. (2005) *Nutrition now* (4. ed.). Belmont, CA: Thomson Wadsworth.

Bulechek, G.; Butcher, H.; McCloskey, J.; Dochterman, J. (Eds.). (2008) *Nursing Interventions Classification (NIC)* (5. ed.). St. Louis, MO: Mosby/Elsevier.

Centers for Disease Control and Prevention. (1997) Update: Prevalence of overweight among children, adolescents, and adults – United States, 1988-1994. *Morbidity and Mortality Weekly Report*, 46(9), 199.

Centers for Disease Control and Prevention. (2002) Body mass index Web calculator. Disponível em: http://www.cdc.gov/nccdphp/dnpa/bmi/calc-bmi.htm.

Centers for Disease Control and Prevention. (2006) Obesity still a major problem. Recuperado em 6 de dezembro de 2008 do site http://www.cd.gov/nchs/pressroom/06facts/obesity03-04.htm.

Cerrato, P. (1999) When food is the culprit. *RN*, 62(6), 52-56.

Cobb, M. (1997) Improving your patient's nutritional status. *Nursing 97*, 27(6), 32hhr, 32hh6.

Collins, J. (2002) Helping an older patient eat well to stay well. *Nursing 2002*, 32(11), 32hn6-32hn8.

Costello, M. (1996) Home health nutrition. *MedSurg Nursing*, 5(4), 229-238.

Craig, W. (1997) Phytochemicals: Guardians of our health. *Journal of the American Dietetic Association*, 97(10, suplemento 2), S199-S204.

Dudek, S. (2000) Malnutrition in hospitals: Who's assessing what patients eat? *American Journal of Nursing*, 100(4), 36-42.

Dudek, S. (2006) *Nutrition essentials for nursing practice* (5. ed.). Filadélfia: Lippincott Williams & Wilkins.

Estes, M. (2010) *Health assessment and physical examination* (4. ed.). Clifton Park, NY: Delmar Cengage Learning.

Gartner, L.; Eidelman, A.; Morton, J.; Lawrence, R.; Naylor, A.; O'Hare, D. et al. (2005) Breastfeeding and the use of human milk. *Pediatrics*, 115(2), 496-506.

Gartner, L.; Greer, F. (2003) Prevention of rickets and vitamin D deficiency: New guidelines for vitamin D intake. *Pediatrics*, 111 (4, Pt. 1), 908.

Goldrick, B. (2003) Foodborne diseases. *American Journal of Nursing*, 103(3), 105-106.

Institute of Medicine & Food and Nutrition Board. (1997) *Dietary reference intakes for calcium, phosphorus, magnesium, vitamin D, and fluoride*. Washington, DC: National Academies Press. Disponível em: http://www.nap.edu/books/0309063507/html/index.html

Institute of Medicine and Food and Nutrition Board. (2000a). *Dietary reference intakes for thiamin, riboflavin, niacin, vitamin B6, folate, vitamin B12, pantothenic acid, biotin, and choline*. Washington, DC: National Academies Press. Disponível em: http://www.nap.edu/books/0309065542/html/index.html.

Institute of Medicine and Food and Nutrition Board. (2000b) *Dietary reference intakes for vitamin C, vitamin E, selenium, and carotinoids*. Washington, DC: National Academies Press. Disponível em: http://www.nap.edu/books/0309069351/html.

Institute of Medicine and Food and Nutrition Board. (2002) *Dietary reference intakes for vitamin A, vitamin K, arsenic, boron, chromium, copper, iodine, iron, manganese, molybdenum, nickel, silicon, vanadium, and zinc*. Washington, DC: National Academies Press. Disponível em: http://www.nap.edu/books/0309072694/html.

Kohn-Keeth, C. (2000) How to keep feeding tubes flowing freely. *Nursing 2000*, 30(3), 58-59.

Kurtzwell, P. (1998) Staking a claim to good health. Disponível em: http://www.fda.gov/fdca/features/1998/698_labl.html.

Loan, T.; Magnuson, B.; Williams, S. (1998) Debunking six myths about enteral feeding. *Nursing 98*, 28(8), 43-48.

Mathew, L. (2008) *Caring for clients with lower gastrointestinal disorders*. Original enviado para publicação.

McConnell, E. (1998) Administering parenteral nutrition. *Nursing 98*, 28(7), 18.

McConnell, E. (2001) Administering total parenteral nutrition. *Nursing 2001*, 31(11), 17.

McConnell, E. (2002) Measuring fluid intake and output. *Nursing 2002*, 32(7), 17.

Metheny, N.; Titler, M. (2001) Assessing placement of feeding tubes. *American Journal of Nursing*, 101(5), 36-45.

Moorhead, S.; Johnson, M.; Maas, M.; Swanson, E. (2007) *Nursing Outcomes Classification (NOC)* (4. ed.). St. Louis, MO: Elsevier, Health Sciences Division.

National Academy of Sciences. (1989) *Recommended dietary allowances: 10ª edition*. Washington, DC: National Academies Press. Disponível em: http://bob.nap.edu.books/0309046335/html

Nix, S. (2008) *Williams' basic nutrition and diet therapy* (13. ed.). St. Louis, MO: Mosby.

North American Nursing Diagnosis Association International. (2010) *Nanda-I nursing diagnoses: Definitions and classification 2009-2011*. Ames, IA: Wiley-Blackwell.

Obarzanek, E.; Kimm, S.; Barton, B.; Horn, L.; Kwiterovich, P.; Simons-Morton, D. (2001). Long-term safety and efficacy of a cholesterol-lowering diet in children with elevated low-density lipoprotein cholesterol: Seven-year results of the Dietary Intervention Study in Children (DISC). *Pediatrics*, 107(2), 256.

Roth, R. (2006) *Nutrition and diet therapy* (8. ed.). Clifton Park, NY: Delmar Cengage Learning.

Sheff, B. (2002) Salmonella. *Nursing 2002*, 32(7), 81.

Simons, S. (1997) *Vegetables and fruits: Natural "phyters" against disease*. College Station, TX: Texas Agriculture Extension Service.

Stanfield, P.; Hui, Y. (2003). *Nutrition and diet therapy* (4. ed.). Sudbury, MA: Jones and Bartlett.

U.S. Department of Agriculture. (1996) *The food guide pyramid* (Home and Garden, boletim n. 252). Washington, DC: U.S. Department of Agriculture, Center for Nutrition Policy and Promotion. Disponível em: http://www.usda.gov/cnpp/pyrabklt.pdf.

U.S. Department of Agriculture. (2008) *Inside the pyramid*. Recuperado em 5 de dezembro de 2008 do site http://www.mypyramid.gov/pyramid/index.html.

U.S. Department of Agriculture; U.S. Department of Health and Human Services. (2000) *Nutrition and your health: Dietary guidelines for Americans* (Home and Garden, boletim n. 232) (5. ed.). Washington, DC: U.S. Department of Agriculture e U.S. Department of Health and Human Services. Recuperado em 4 de dezembro de 2008 do site http://www.cnpp.usda.gov/Publications/DietaryGuidelines/2000/2000DGProfessionalBooklet.pdf.

U.S. Food and Drug Administration. (1999) The food label. Disponível em: http://www.fda.gov/opacom/backgrounders/foolaabel/newlabel.html.

University of Iowa Health Care. (2006) Fat makes you fat. Iowa City: University of Iowa Hospitals and Clinics. Recuperado em 5 de dezembro de 2008 do site http://www.uihealthcare.com/topics/weightcontrol/weig5290.html.

Washington, H. (1998) The vitamin revolution. *Health, 12*(6), 104-110.

Wilkes, G. (2000) Nutrition: The forgotten ingredient in cancer care. *American Journal of Nursing, 100*(4), 46-51.

Williams, S. (2001) *Basic nutrition and diet therapy* (11. ed.). St. Louis, MO: Mosby.

RECURSOS DA WEB

Associação Brasileira de Nutrição (Asbran):
http://www.asbran.org.br/

Coordenação Geral de Alimentação e Nutrição (CGAN):
http://nutricao.saude.gov.br

Nutrição: http://nutricao.org

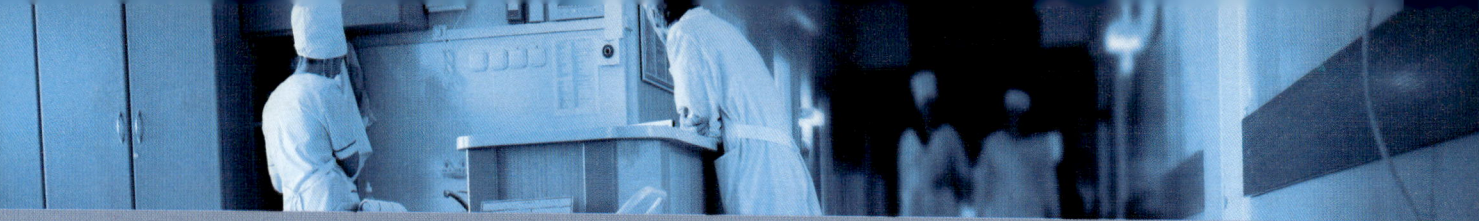

CAPÍTULO 18

Repouso e Sono

PALAVRAS-CHAVE

apneia do sono
bruxismo
cataplexia
ciclo do sono
cronobiologia
higiene do sono
hipersonia
insônia
narcolepsia
parasonia
privação do sono
relógio biológico
repouso
ritmo circadiano
síndrome das pernas inquietas (RLS)
sonambulismo
sono
transtorno do movimento REM

ESTABELECENDO RELAÇÕES

Consulte as seções seguintes para ampliar seu conhecimento acerca de sono e repouso:

Enfermagem Básica

- Comunicação
- Educação em Saúde do Cliente
- Processo de Enfermagem/Documentação/Informática
- Estresse, Adaptação e Ansiedade
- Terapias Complementares/Alternativas
- Controle da Dor

OBJETIVOS DE APRENDIZAGEM

Ao final deste capítulo, você estará apto a:

- Definir palavras-chave.
- Descrever as fases e os estágios do sono.
- Identificar os fatores que afetam o sono.
- Discutir as variações do sono relacionadas com a idade.
- Relacionar as consequências da privação do sono.
- Delinear as intervenções de enfermagem que promovem o sono e repouso.

INTRODUÇÃO

A qualidade do sono e repouso pode exercer impacto significativo na saúde de uma pessoa, incluindo o bem-estar físico, a saúde mental e a eficácia do enfrentamento. Este capítulo discute a importância do sono e repouso, bem como dos cuidados da enfermagem para ajudar os clientes a manterem o melhor estado de saúde possível na presença de distúrbios do sono e repouso.

SONO E REPOUSO

O sono e repouso são fundamentais ao bem-estar. Idade, nível de desenvolvimento, condição de saúde, nível de atividade e normas culturais influenciam na necessidade de sono e repouso.

Sono é o estado de consciência alterado durante o qual são observados níveis mínimos de atividade física, alterações no nível de consciência e lentidão de processos fisiológicos. O sono é cíclico e geralmente dura várias horas. As interrupções na rotina do sono podem ser angustiantes aos clientes e impedem que ele volte a dormir. É uma função restauradora e necessária para a cura fisiológica e psicológica. É importante que os provedores de assistência médica, os clientes e seus familiares compreendam o ciclo normal de dormir-acordar e como o sono afeta a cura e o humor.

Repouso é o estado mental e físico de relaxamento e calma. Ele pode ocorrer quando a pessoa está deitada, lendo um livro ou fazendo uma caminhada silenciosa. O enfermeiro deve identificar quais atividades e locais o cliente considera repousantes (Figura 18.1).

FISIOLOGIA DO SONO

Centros cerebrais controlam os ciclos de vigília e de sono, os quais são influenciados por fatores e rotinas ambientais. O relógio biológico de um indivíduo ajuda a determinar os ciclos específicos de vigília e de sono.

Fases e estágios do sono

Os estágios do sono são identificados por padrões de eletroencefalograma (EEG), pelos movimentos oculares e pela atividade muscular. As fases do sono são classificadas como sono não REM (*non-rapid eye movement* – NREM) e sono REM (*rapid eye movement* – REM) (Quadro 18.1).

Sono NREM A primeira fase do sono é chamada de movimento não rápido dos olhos (*non-rapid eye movement*) ou NREM e consiste em quatro estágios. O *estágio 1* é leve, com relaxamento muscular e ondas cerebrais rápidas e irregulares. Nos adultos com padrões normais de sono, o primeiro estágio dura cerca de 10 minutos. Durante esse estágio, é fácil acordar a pessoa.

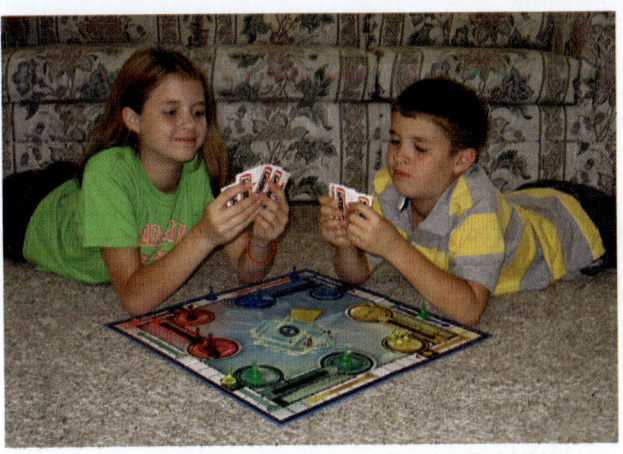

Figura 18.1 ▪ Um jogo do tipo Banco Imobiliário pode ser uma atividade relaxante para as crianças.

Quadro 18.1 ▪ Estágios do sono

Estágio 1 NREM
- Mais leve.
- O cliente acorda facilmente com luz ou barulho.

Estágio 2 NREM
- Mais profundo que o primeiro estágio.
- O cliente ainda pode despertar com facilidade.
- A pressão arterial e a respiração diminuem.

Estágio 3 NREM
- Início do sono profundo.
- Os músculos relaxam.
- A pressão arterial e a respiração continuam a diminuir.

Estágio 4 NREM
- Mais profundo e repousante.
- A restauração mental e física ocorre durante esse estágio.
- Podem ocorrer sonambulismo e enurese.

REM
- Sonhos vívidos e coloridos (os sonhos podem ocorrer em todos os outros estágios, mas não são vívidos).
- Ocorre ao final de cada ciclo NREM.
- Os olhos se movem rapidamente com as pálpebras fechadas.

No *estágio 2*, o sono ainda é bastante leve. As ondas cerebrais aumentam, com surtos de atividade elétrica. Esse estágio pode tomar a metade do sono normal de um adulto. Após cerca de 20 minutos, inicia-se o sono profundo.

O *estágio 3* e o *estágio 4* geralmente são discutidos de forma conjunta porque são difíceis de serem identificados e separados. O estágio 3 representa sono de profundidade média; o estágio 4 envolve o sono mais profundo. Cada estágio dura entre 15 e 30 minutos. Durante esses estágios, podem ser observadas ondas grandes e lentas no EEG. Os sinais vitais são significativamente mais baixos que no estado de alerta. É difícil acordar a pessoa nesse estágio de sono.

Acredita-se que os estágios 3 e 4 tenham valor de restauração, necessário para a recuperação física. O hormônio do crescimento é produzido principalmente à noite, em especial durante os estágios 3 e 4, próximo ao início de um período de sono. Esse hormônio é necessário para o crescimento e também para o reparo dos tecidos em indivíduos de todas as idades. Aproximadamente 75% do sono é do tipo NREM.

Sono REM Depois dos primeiros 60 a 90 minutos de sono NREM nos adultos, o indivíduo entra na fase do movimento rápido dos olhos, ou REM. As ondas cerebrais são quase as mesmas de quando o indivíduo está acordado. Esse período é muito ativo, com movimentos oculares rápidos e frequência cardíaca, frequência respiratória e pressão arterial similares às do estado de alerta; o tônus dos grandes músculos diminui e a pessoa está "virtualmente paralisada" (American Academy of Sleep Medicine, 2005; Harvard Medical School, 2007), com músculos flácidos que deixam o corpo nesse estado. Os sonhos ocorrem nesse período e são meios de os indivíduos consolidarem memórias, resolverem problemas, adaptarem comportamentos e esclarecerem pensamentos e emoções. Aproximadamente 25% do sono é do tipo REM e os períodos desse sono vão se tornando mais longos à medida que a noite avança.

Ciclo do sono

O **ciclo do sono** é a sequência de sono que começa com os quatro estágios do sono NREM, o retorno ao estágio 2 (a primeira fase) e, em seguida, o primeiro sono REM (Figura 18.2). Usualmente, um ciclo de sono dura entre 60 e 90 minutos, e o cliente passará por mais 4 a 6 ciclos durante um período de sono de 7 a 8 horas.

A extensão dos períodos de sono NREM e REM muda à medida que o período de sono progride e os sonhos durante o sono REM se tornam vívidos e intensos. Sempre que o ciclo de sono se rompe, um novo ciclo começa, iniciando no estágio 1 do sono NREM.

Relógio biológico

O **relógio biológico** é um mecanismo interno do organismo capaz de medir o tempo. Ele controla as variações diárias em centenas de processos fisiológicos, incluindo temperatura corporal, frequência respiratória, estado de alerta, desempenho e nível de vários hormônios. De acordo com Coleman (1986), as principais características do relógio biológico são:

- Possui sistemas fisiológicos internos que medem a passagem do tempo.

- Tem sua própria extensão diária de ciclo, que é de aproximadamente 24 horas.
- Quando exposto a sugestões normais do ambiente, como o ciclo dia-noite, adapta-se a um dia de 24 horas.
- Quando livre das sugestões ambientais, como o ciclo dia-noite, a duração do ciclo interno do organismo determina seu comportamento.

Quando sugestões temporais externas como dia-noite, horário das refeições e hora de acordar são incoerentes, ocorre a falha de sincronização dos ritmos circadianos biológicos. Essa falha interna de sincronização rompe o ritmo da atividade fisiológica e comportamental, a qual, por sua vez, causa padrões de sono interrompidos, fadiga crônica e redução no desempenho e nas habilidades de enfrentamento. Um exemplo dessa falha é o que ocorre com indivíduos que trabalham em turnos e que tentam dormir durante o dia, quando atividades e seus próprios relógios biológicos lhes dizem para ficar acordados.

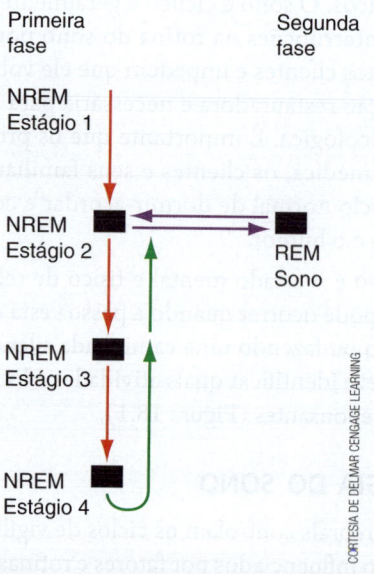

Figura 18.2 ■ As duas fases e os quatro estágios do ciclo do sono.

🕮 DICA Profissional

Biorritmo

A **cronobiologia** é um ramo relativamente novo da ciência que estuda os ritmos controlados por nossos relógios biológicos, ou biorritmos. O **ritmo circadiano**, aquele que se movimenta diariamente como o ciclo de dormir-acordar, é o mais estudado. Outros ritmos biológicos são:

- **Ultradiano:** dura menos de um dia, como os milissegundos necessários para um neurônio queimar.
- **Infradiano:** dura um mês ou mais, como o ciclo menstrual.
- **Circanual:** exige cerca de um ano para se completar, como um transtorno afetivo sazonal que causa depressão em pessoas susceptíveis durante os dias curtos do inverno.

Fatores que afetam o sono e repouso

Vários fatores influenciam a qualidade e a quantidade do sono e repouso. Com frequência, os transtornos do sono resultam da combinação de muitos fatores.

Fatores físicos

Conforto é uma experiência muito subjetiva. O enfermeiro precisa assegurar que as necessidades físicas e psicológicas do cliente sejam satisfeitas. Quando as necessidades básicas não são satisfeitas, a pessoa experimenta o desconforto, que leva à tensão fisiológica e à ansiedade e, possivelmente, a sono e repouso perturbados. Um cliente com fome ou dor pode ficar insone e irritável e passar a focar o atendimento dessas necessidades em vez de ter um sono repousante.

Determinados problemas físicos podem interferir na capacidade de adormecer ou de permanecer dormindo. Quadros que causam desconforto ou dor, como artrite, dificultam chegar ao sono satisfatório, assim como os transtornos respiratórios, como apneia do sono e asma. As mudanças hormonais que causam a tensão pré-menstrual (TPM) ou a menopausa com seus picos de calor podem perturbar o sono. Mesmo a gravidez, especialmente durante as últimas semanas, pode dificultar o descanso.

> **DICA Profissional**
>
> **Avaliação do efeito da dor sobre o sono**
>
> Perguntar aos clientes sobre o efeito da dor nos hábitos de sono deles ajudará a esclarecer a intensidade da dor e seu efeito sobre os padrões da vida diária desses indivíduos. O enfermeiro deve perguntar ao cliente se a dor:
> - Impede-o que adormeça
> - Dificulta identificar uma posição confortável para dormir
> - Tira-o do sono profundo
> - Impede-o que volte a dormir depois de ter acordado
> - Deixa-o cansado e não aliviado depois de uma noite de sono (White e Duncan, 2002)

Fatores psicológicos

Mente ativa e corpo agitado interferem na capacidade de dormir. Muitos indivíduos têm pensamentos importunos ou tensão muscular, o que interfere no sono e repouso. A ansiedade relacionada a exigências familiares, pressões do trabalho e outros fatores estressores não cessa quando o indivíduo tenta dormir e, com frequência, resulta em dificuldades para pegar no sono ou permanecer dormindo. Geralmente, os problemas do sono desaparecem quando a situação estressante é resolvida.

Ambiente

Temperatura, iluminação, ventilação, odores e nível de ruído podem interromper o sono quando forem diferentes do ambiente usual da pessoa. O conforto e o tamanho da cama, a firmeza do travesseiro e os hábitos (roncos ou movimentos) de um parceiro podem interferir no sono.

Quando a pessoa está hospitalizada, o sono sofre alterações. Alguns fatores associados à hospitalização que prejudicam o sono incluem:

- Dor física e emocional
- Ambiente não familiar
- Mudança da rotina
- Medo do desconhecido
- Ritmo de avaliações, procedimentos e tratamentos
- Iluminação ou equipamento importuno
- Nível de ruído (especialmente ruídos desconhecidos)
- Falta de privacidade

Estressores resultantes do estilo de vida

A vida agitada, com muitos estressores, pode dificultar o relaxamento e o adormecimento rápido. O relaxamento precede um sono tranquilo. A prática de exercícios vigorosos na hora anterior ou a realização de atividades que exigem muito da mente antes de ir para a cama dificultam ter uma boa noite de sono.

> **ORIENTAÇÕES para o cliente**
>
> **Métodos para reduzir a ansiedade**
>
> Ensine aos clientes os seguintes métodos para aliviar a ansiedade:
> - Relaxamento progressivo dos músculos
> - Imaginário conduzido
> - Respiração profunda
> - Pausa no pensamento
> - Meditação
> - Massagem terapêutica

> **REFLEXÃO CRÍTICA**
>
> **Avaliação do cliente**
>
> Durante a passagem de plantão, o enfermeiro da noite informa o enfermeiro do dia que o cliente "dormiu a noite toda". Entretanto, durante a avaliação matinal, o cliente informa que não dormiu bem e que está muito cansado. Quais são as possíveis explicações para a discrepância entre o que o enfermeiro da noite relatou e o que o cliente disse?

Um horário de trabalho que não combine com o relógio biológico do indivíduo (por exemplo, trabalhar em horário diferente do turno diurno) pode interferir no sono. Mais de 15 milhões de americanos trabalham em turnos (National Sleep Foundation [NSF], 2008c). Os indivíduos que trocam frequentemente de turno ou que viajam por várias zonas de fuso horário diferente enfrentam o desafio de tentar estabilizar seus ritmos biológicos e descansar.

Dieta

Alimentos ricos em cafeína como café, cola e chocolate são estimulantes e atrasam o sono. Fazer uma refeição substancial, apimentada ou pesada antes de dormir pode causar indigestão, o que sempre interfere no sono. Ir para a cama com fome também pode atrasar o sono, pois o indivíduo passa a focar o incômodo da sensação de fome em vez de focar o dormir.

> ### ▶ SEGURANÇA
> #### Medicamentos e sono
> Alguns medicamentos indicados para o tratamento de hipertensão, asma ou depressão podem causar dificuldades para dormir. O captopril (Capoten®) e a teofilina (Theomar®), por exemplo, usados para tratar, respectivamente, hipertensão e asma, podem causar insônia, ao passo que a trazodona (Desyrel®), um antidepressivo, pode induzir à sonolência ou causar insônia.

> ### CONSIDERAÇÕES CULTURAIS
> #### Expectativas que afetam o sono
> Algumas pessoas acham que dormir é um luxo a ser tolerado quando não estão ocupadas com atividades "importantes". Outros consideram o dormir uma necessidade absoluta. A quantidade de sono que uma pessoa considera necessária é parcialmente determinada pelas atitudes observadas na família e na cultura.

> ### ▶ REFLEXÃO CRÍTICA
> #### Variações do sono relacionadas à idade
> Quais variações do sono associadas à idade devem ser consideradas ao avaliar os hábitos de sono de neonatos, lactentes, crianças pequenas, crianças em idade escolar, adolescentes e idosos?

Medicamentos e outras substâncias

Muitos medicamentos, tanto prescritos quanto adquiridos sem receita, relacionam fadiga, inquietação, falta de sono, agitação ou insônia como efeitos colaterais. Um pequeno volume de álcool ajuda algumas pessoas a adormecer; entretanto, pode interromper o sono mais tarde, durante a noite. A nicotina, um estimulante, também atrasa o sono.

Idade/envelhecimento

Algumas variações do sono baseiam-se na idade.

O neonato (do nascimento a 1 mês) dorme entre 16 e 20 horas por dia, em intervalos de 3 a 4 horas. Em geral, o recém-nascido dorme pesado, com pouca atividade durante o sono ("dormir como um bebê"). Não há diferença nos padrões de sono do dia e da noite.

À medida que cresce, diminui a quantidade de sono necessária. Quando os lactentes começam a dormir a noite toda, passam a ter duas a três sonecas durante o dia.

As crianças que começam a andar dormem, tipicamente, entre 10 e 12 horas à noite, com uma ou duas sonecas durante o dia (Figura 18.3). Os rituais na hora de ir para a cama, como tomar banho, escovar os dentes e ler histórias podem criar expectativas e dar segurança na hora de dormir.

Durante os anos de pré-escola, a soneca diurna diminui ou acaba e sonhos vívidos e pesadelos podem ocorrer à noite. Esses episódios acordam a criança várias vezes.

As crianças em idade escolar precisam de 10 a 12 horas de sono por dia, mas podem resistir à hora de dormir quando querem conquistar independência. Elas podem desenvolver medo do escuro e precisam de reconforto e de um método para enfrentar esse medo.

Os adolescentes precisam de 8 a 10 horas de sono por dia. Hábitos irregulares para dormir tornam-se regra, pois o alto nível de atividade interfere nos padrões regulares de sono.

O adulto jovem precisa de cerca de 8 horas de sono por dia. O sono pode ser interrompido pelos filhos pequenos

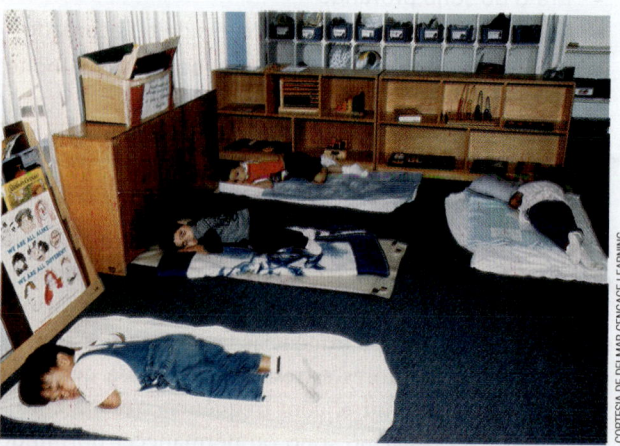

Figura 18.3 ■ As crianças pequenas precisam de sonecas e de períodos de descanso durante o dia.

ou por responsabilidades do trabalho. Os estressores resultantes do estilo de vida causam dificuldades para dormir ou continuar dormindo.

> **REFLEXÃO CRÍTICA**
>
> **Cafeína**
>
> Quais alimentos e bebidas possuem o maior e o menor teor de cafeína? Confira o calculador de cafeína da National Sleep Foundation (NSF) no site www.sleepfoundation.org.

> **CONSIDERAÇÕES sobre tempo de vida**
>
> **Sono e envelhecimento**
>
> - As necessidades de sono não diminuem com a idade, permanecem entre 7 e 9 horas por dia.
> - Clientes de meia-idade e idosos têm mais probabilidade de sofrer de apneia do sono, síndrome das pernas inquietas e transtorno de movimento periódico dos membros (NIA, 2007).

A maioria dos adultos de meia-idade dorme entre 6 e 8 horas por dia. Os estressores diários podem resultar em insônia e no uso de medicamentos para dormir.

A maioria dos adultos mais velhos dorme menos que os mais jovens, embora a necessidade de sono permaneça constante, entre 7 e 9 horas (National Institute on Aging, 2007). Eles podem ir para a cama mais cedo, acordam com mais frequência, dormem menos profundamente e se levantam mais cedo (NSF, 2003). Com frequência, tiram uma soneca durante o dia. A qualidade do sono pode diminuir, por causa da mobilidade frequente e do desconforto físico. A porcentagem de sono REM permanece razoavelmente constante.

ALTERAÇÕES DO PADRÃO DE SONO

Os distúrbios do sono variam e são muito comuns. As alterações nos padrões de sono são desordens primárias do sono (aquelas nas quais o problema fundamental é a alteração do sono) ou desordens secundárias (aquelas nas quais uma causa médica ou clínica resulta na alteração do sono ou contribui para que ela ocorra). As alterações mais comuns incluem insônia, hipersonia, narcolepsia, apneia do sono/ronco, privação do sono, parassonia, síndrome das pernas inquietas e transtorno do movimento periódico dos membros.

Insônia

A **insônia** refere-se à dificuldade de adormecer ou de permanecer adormecido (American Academy of Sleep Medicine [AASM], 2008). De acordo com o NSF (2008a), a cada ano, cerca de 30 milhões de americanos adultos experimentam insônia crônica. A insônia não é doença, mas pode ser a manifestação de muitas doenças. As causas podem incluir estresse, depressão e algumas situações clínicas como doença pulmonar obstrutiva crônica (DPOC) e enfisema pulmonar. Cafeína, álcool, dor, hábitos de sono ruins ou alterações nos padrões de sono associados a viagens ou turnos de trabalho também são outras causas da insônia. A pessoa que sofre de insônia acaba em um círculo vicioso de não conseguir dormir, tentar adormecer e sofrer ansiedade cada vez maior por não conseguir fazê-lo, o que, por sua vez, aumenta a incapacidade de cair no sono.

Os sintomas de insônia incluem dificuldade de adormecer, levantar com frequência durante a noite, acordar muito cedo e não conseguir voltar a dormir, sentir cansaço pela manhã e/ou durante o dia e ficar ansioso e inquieto à medida que a hora de dormir se aproxima. A maioria dos que sofrem de insônia dorme mais do que pensa.

A insônia pode ocorrer somente por uma ou duas noites. Se o problema continuar ou for considerado muito perturbador ou importuno, é aconselhável consultar um profissional da área da saúde. O tratamento concentra-se na modificação dos fatores ou dos comportamentos que causam a insônia.

Hipersonia

A **hipersonia** caracteriza-se pelo excesso de sono, especialmente durante o dia. Nesse caso, as pessoas sentem que não dormem o suficiente à noite, por isso dormem até tarde na manhã e cochilam várias vezes durante o dia. As causas da hipersonia podem ser físicas (doença ou medicamento) ou psicológicas (autoimposição de poucas horas de sono); o tratamento deve abordar a causa subjacente.

Narcolepsia

A **narcolepsia** é a urgência súbita e irresistível de dormir durante o dia. Cerca de uma a cada duas mil pessoas sofrem de narcolepsia (National Institute of Neurological Disorders and Stroke, 2008). Esses "ataques de sono" podem ocorrer durante uma conversação ou na direção de um veículo, durante alguns segundos a até mais de 30 minutos. O principal sintoma da narcolepsia é a **cataplexia**, perda súbita do tônus muscular sem perda da consciência, o que pode causar a queda da pessoa (Stansberry, 2001).

Os indivíduos com narcolepsia geralmente dormem o suficiente à noite. A desordem não tem cura, mas os sintomas podem ser controlados com sonecas programadas durante o dia e com ações como levantar à mesma hora diariamente e evitar cafeína, alimentos e álcool depois das 20 horas (Stansberry, 2001).

Apneia do sono/ronco

Apneia é uma palavra grega que significa "sem respirar". A **apneia do sono** é um período, durante o sono, de ausência

DICA Profissional

Apneia

São vários os fatores que aumentam o risco de sofrer de apneia do sono. Esses fatores incluem o tamanho pequeno das vias aéreas superiores (ou língua, amídalas ou úvula grandes); excesso de peso, queixo recuado, mandíbula pequena ou mordida grande; pescoço grande (43 cm ou mais nos homens e 40 cm nas mulheres); tabagismo e consumo de álcool; idade de 40 anos ou mais e classificação étnica (afro-americanos, habitantes das ilhas do Pacífico e hispânicos) (NSF, 2005).

DICA Profissional

Privação do sono

A privação do sono pode ser mortal e o custo é surpreendente. De acordo com a National Sleep Foundation (NSF, 2001), os custos com motoristas sonolentos estão estimados em US$ 12,5 bilhões por ano. Os motoristas que dirigem com sono são responsáveis por 100 mil colisões informadas pela polícia e matam mais de 1.500 norte-americanos anualmente.

A pessoa privada de sono fica menos alerta, menos atenciosa, menos capaz de executar tarefas simples e mais irritável, com menos concentração e poder de julgamento, além dos problemas de humor que dificultam os relacionamentos com família, amigos e colegas de trabalho. Seja qual for a causa da privação do sono, não dormir o suficiente reduz a qualidade de vida e é perigoso para a saúde.

de respiração seguida de roncos altos. As pessoas com apneia não tratada podem parar de respirar centenas de vezes por até 60 segundos ou mais. Nos Estados Unidos, a apneia do sono afeta 18 milhões de pessoas (NSF, 2008a) e é mais comum em homens obesos e de meia-idade (NSF, 2002).

Há três tipos de apneia: obstrutiva, causada por relaxamento dos músculos da parte posterior da garganta bloqueando a via aérea; central, causada por falha do cérebro em sinalizar aos músculos que eles devem respirar; e mista, uma combinação das duas causas anteriores (American Sleep Apnea Association, 2008).

O cliente não percebe que deixa de respirar repetidamente durante o sono, até 100 vezes por hora, durante 1 minuto ou mais. Em geral, os portadores de apneia do sono não têm ideia de que não estão respirando ou de que estão acordando continuamente (AASM, 2008).

A apneia do sono resulta em privação do sono REM, manifestando-se como sonolência excessiva durante o dia. Essa situação pode causar hipertensão e risco aumentado de ataque cardíaco ou de derrame. Um dispositivo de pressão positiva contínua nas vias aéreas (CPAP), que mantém o fluxo de ar com um pequeno compressor, pode proporcionar alívio. Aparelhos ortodônticos que reposicionam a língua também ajudam. Para alguns indivíduos, é necessária a intervenção cirúrgica para corrigir a causa da apneia.

Privação do sono

Privação do sono é um termo utilizado para descrever a qualidade inadequada prolongada e a quantidade de sono, seja do tipo REM, seja do tipo NREM. Essa situação pode resultar da idade, da hospitalização prolongada, do uso de medicamentos e drogas, de doença e mudanças frequentes no estilo de vida. O sono e os sonhos têm valor restaurador, necessário para a recuperação mental e emocional, e parecem reforçar a capacidade de enfrentar os problemas emocionais. Assim, a privação do sono pode causar sintomas que vão de irritabilidade, hipersensibilidade e confusão até apatia, sonolência e reflexos diminuídos. Tratar ou minimizar os fatores que causam a privação do sono é a intervenção mais eficaz.

Parassonia

A **parassonia** refere-se às desordens que importunam o sono por meios muito ativos. **Sonambulismo** (andar dormindo), conversar dormindo, terror noturno, transtorno do movimento REM, enurese e **bruxismo** (cerrar os dentes) são as parassonias mais comuns; as quatro primeiras são discutidas com mais detalhes a seguir. O tratamento para esses transtornos varia e o cliente e a família devem ser informados para que possam compreender a desordem e os problemas em potencial relacionados à segurança.

Sonambulismo A maioria das crianças que anda dormindo durante a noite não se lembra disso na manhã seguinte. O sonâmbulo move-se ao redor da mobília de maneira muito segura. Portas e janelas devem permanecer trancadas à noite para proteger a pessoa de qualquer perigo. Os sonâmbulos têm dificuldade de acordar durante um episódio e se acordados se mostram confusos e sem nenhuma evocação específica de episódios que o levaram a esse comportamento. O sonambulismo tende a ocorrer na família e, geralmente, cessa na puberdade.

Falar dormindo Essa situação pode ocorrer em qualquer idade. A pessoa pode proferir algumas palavras ou desenvolver uma conversação longa, às vezes compreensível, às vezes inarticulada. Não se lembra de ter falado, mas o parceiro pode acordar por causa disso.

Terror noturno É mais comum em crianças e raramente continua na vida adulta. A criança acorda de repente, agita-se, transpira e chega até a chorar. O episódio pode durar de 1 minuto até aproximadamente 15 minutos. Pela manhã, a criança não se lembra de nada. O único tratamento é o apoio oferecido pelos pais durante o episódio; por fim, a criança acaba superando esse comportamento.

Transtorno do movimento REM Esse transtorno aparece quando a paralisia normal do sono REM não ocorre ou fica incompleta, e o cliente age fora do sonho. É mais comum entre homens mais velhos e pode resultar em comportamento violento e lesões. A pessoa pode se lembrar do sonho pela manhã. Os medicamentos são, em geral, eficazes no controle dos movimentos físicos.

Síndrome das pernas inquietas

A **síndrome das pernas inquietas (RLS)** é uma sensação desconfortável de formigamento ou fervilhar dos músculos e contração, queimação, picadas ou dor profunda nos pés, nas panturrilhas ou nas pernas quando em repouso. As sensações voltam em segundos ou minutos. Com frequência, as pernas saltam involuntariamente se não forem movimentadas. Os sintomas pioram à noite. Se a pessoa adormecer, os movimentos das pernas vão acordá-la.

Embora a causa seja desconhecida, alguns casos de RLS foram associados à deficiência de ferro, à diálise, à neuropatia periférica, à gestação, ao consumo excessivo de cafeína, ao alcoolismo e ao tabagismo. O distúrbio é mais comum entre as mulheres que passaram da meia-idade. Evitar ou reduzir o consumo de cigarros, de cafeína e de álcool pode ajudar. Os sintomas são aliviados por opiáceos, benzodiazepinas ou Levodopa.

Movimento periódico das pernas durante o sono

Os movimentos periódicos das pernas durante o sono (PLMS) referem-se aos movimentos repetitivos das pernas a cada 20 a 40 segundos durante toda a noite. Tipicamente, o quadro não é desconfortável para a pessoa afetada, mas pode ser desgastante para o parceiro. As interrupções do sono são múltiplas, levando à sonolência diurna e insônia à noite.

A desordem é muito comum em pessoas com mais de 65 anos. Cerca de 35% da população idosa tem pelo menos uma forma de PLMS que ocorre somente durante o sono e não é tão desconfortável quanto a RLS (NSF, 2008a).

A síndrome alimentar noturna

A síndrome alimentar noturna ou transtorno alimentar noturno (NSRED) é a necessidade de alimentação de uma pessoa quando está parcial ou totalmente acordada, com evocação variável do episódio. Cerca de 4 milhões de pessoas são afetadas por esse transtorno; desse número, dois terços são mulheres (Montgomery, Haynes e Garner, 2002). O transtorno, que combina sono e necessidade de comer, pode ser diagnosticado erroneamente como anorexia, bulimia ou depressão.

Os clientes ganham peso com refeições moderadas durante o dia, não sentem fome pela manhã e sofrem de cansaço crônico. Tipicamente, ingerem alimentos ricos em calorias e gorduras à noite, em geral, aqueles não consumidos durante o dia. O cônjuge, parceiro ou um familiar podem ajudar a descrever a situação.

PROCESSO DE ENFERMAGEM

Todas as ferramentas padronizadas da enfermagem incluem perguntas sobre os padrões de sono e repouso dos clientes. A assistência ao cliente que tem diagnóstico de distúrbio do sono é colaborativa e o enfermeiro deve fazer parte da equipe interdisciplinar que fornece o tratamento. O Mapa Conceitual 18.1 identifica os componentes-chave do processo de enfermagem para clientes com *Padrão de Sono Perturbado*.

AVALIAÇÃO

A avaliação da enfermagem inclui o histórico dos padrões de sono e de repouso, **higiene do sono** ou hábitos pessoais do cliente ao se preparar para dormir e exame físico. Ferramentas de pesquisa sobre o sono, como o Índice de Qualidade do Sono de Pittsburgh, podem ser administradas pelo enfermeiro para que seja possível avaliar os distúrbios ou déficits do sono de um cliente (Smyth, 2008). O cliente portador de distúrbios do sono deve ser avaliado para que sejam identificados os tipos de distúrbio, as alterações do sono e o impacto dos problemas ocasionados pela situação. Normalmente, o cliente é uma fonte confiável para prestar essas informações, mas o cônjuge ou parceiro pode acrescentar dados valiosos ao relatório. As perguntas sobre os padrões usuais de sono devem se concentrar no seguinte:

- Natureza do sono (repousante, sem interrupções).

> **DICA Profissional**
>
> ### Histórico do sono
>
> Para detectar um distúrbio do sono, pergunte ao cliente:
> - A que horas você vai para a cama habitualmente?
> - Quanto tempo leva para adormecer?
> - O que faz você acordar pela manhã?
> - A que horas você acorda?
> - Você tira uma soneca durante o dia? Quando? Por quanto tempo?
> - Quanto você come à noite?
> - Você consome bebidas com cafeína? Quanto? No jantar?
> - Você consome bebidas alcoólicas? Quanto? No jantar?
> - Você toma medicamentos ou complementos à base de ervas para dormir?

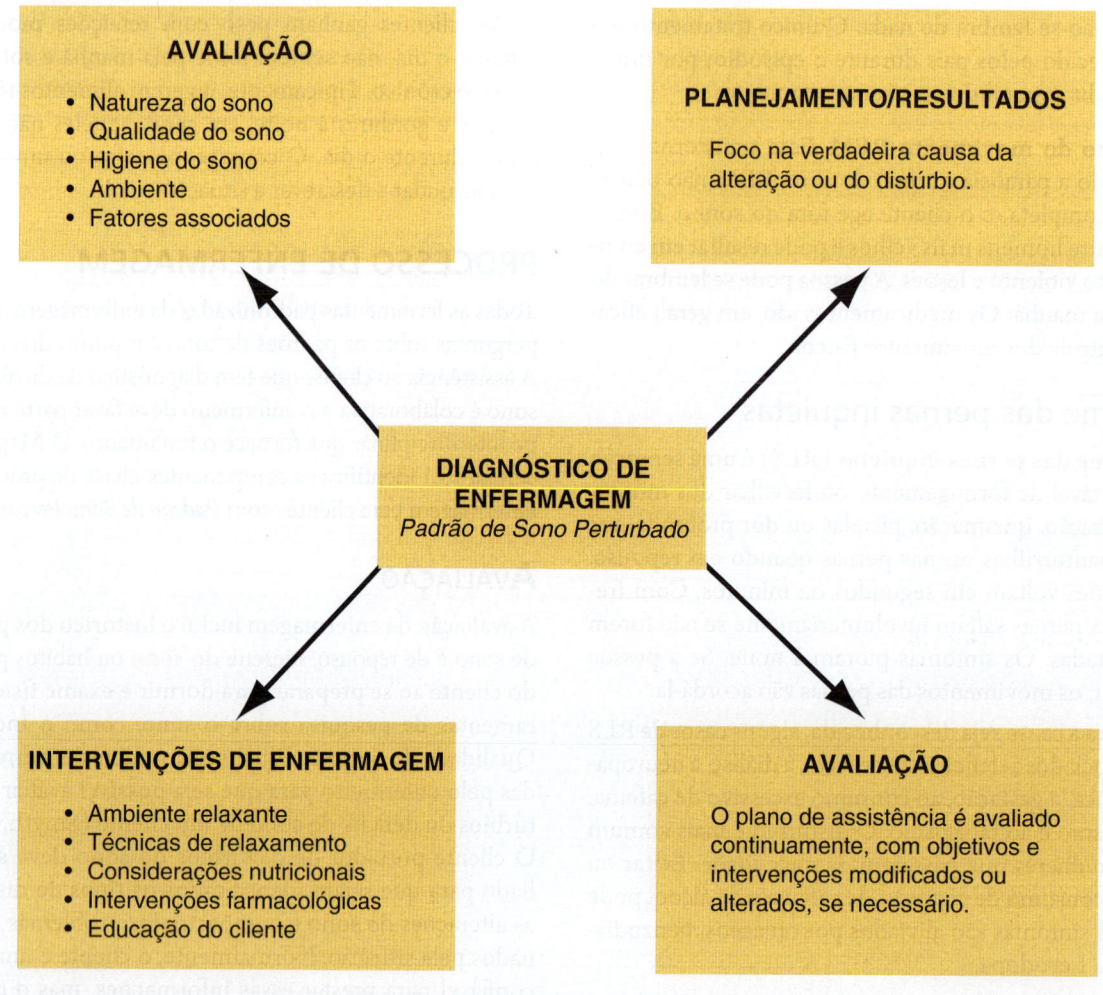

Mapa Conceitural 18.1 ■ Processo de enfermagem para clientes com *Padrão de Sono Perturbado*.

- Qualidade do sono (sensação ao acordar).
- Ambiente (descrição do quarto, da temperatura, do nível de ruído).
- Fatores associados (rotina do momento de dormir, uso de medicamentos ou de quaisquer outros indutores do sono).
- Opinião sobre o sono (adequado, inadequado, problemático).

Para obter informações sobre padrões de sono alterados, faça perguntas sobre:

- Tipo de problema (incapacidade para adormecer, dificuldade para permanecer dormindo, incapacidade de voltar a dormir depois de ter acordado, sono sem repouso, sonolência diurna).
- Qualidade do problema (número de horas de sono *versus* número de horas passadas tentando dormir, duração e frequência das sonecas, número de vezes em que acordou por período de sono).
- Fatores ambientais (iluminação, leito, nível de ruído, estimulação ao redor, parceiro de quarto).

- Outros fatores (associação com refeições, atividade antes de se retirar para dormir, estressores em geral, estressores no trabalho, nível de ansiedade, dor, doença recente ou cirurgia).
- Fatores de alívio (dieta leve, bebida quente antes de se retirar para dormir, leitura, música tranquila, banho quente).
- Efeito do problema (fadiga, irritabilidade, confusão).

Um relatório diário dos padrões de sono pode ajudar os clientes cujos problemas não estejam bem definidos. Outros fatores, como idade, diagnóstico, ocupação, alergias e transtornos psiquiátricos, devem ser considerados ao avaliar problemas relacionados ao sono.

DIAGNÓSTICO DE ENFERMAGEM

Após a coleta de informações sobre o que impede o sono, os dados devem ser analisados para que seja possível formular diagnósticos de enfermagem apropriados. As alterações no sono podem se manifestar como queixas verbais da parte do cliente, sinais físicos, como bocejos ou olheiras, ou, ainda, alterações do humor, como apatia e irritabilidade.

> **DICA Profissional**
>
> **Comunicação com o cliente portador de problemas de sono**
>
> - Explique os procedimentos antes da execução.
> - Incentive o cliente e familiares a verbalizar os sentimentos e fazer perguntas.
> - Responda aos questionamentos de forma honesta e com detalhes.
> - Identifique e apoie mecanismos de enfrentamento do cliente e da família.
> - Para facilitar a comunicação, passe o tempo necessário com o cliente.
> - Avalie e incorpore as preferências do cliente em relação ao plano de assistência.

O diagnóstico primário para indivíduos que sofrem de problemas do sono é *Padrão de Sono Perturbado*. Outro diagnóstico relacionado ao repouso e ao sono é *Privação do Sono* (North American Nursing Diagnosis Association International, 2009).

Se o cliente tiver outros problemas além do distúrbio do sono, considere a possibilidade de que esse distúrbio seja a causa (e não o efeito) de outro problema. Um cliente pode estar sofrendo de *Intolerância de Atividade* relacionada à falta de sono, evidenciada por queixas verbais, fadiga extrema, desorientação, confusão e falta de energia.

PLANEJAMENTO/IDENTIFICAÇÃO DE RESULTADOS

Os dados do cliente devem ser incorporados ao plano e às metas. O plano de cuidados e as metas devem focar a verdadeira causa da alteração ou do distúrbio do sono. Se o cliente estiver sofrendo de *Padrão de Sono Perturbado* por causa de enurese, esta deverá ser o foco da intervenção.

Muitos distúrbios do sono exigem longos períodos (semanas ou meses em oposição a dias) para serem corrigidos. O sono é, por natureza, habitual e parte do estilo de vida da pessoa. Ao planejar a assistência, o enfermeiro deve programar procedimentos e tratamentos de tal forma que não perturbem o sono do cliente.

IMPLEMENTAÇÃO

Várias intervenções podem promover o sono e repouso; essas intervenções são discutidas a seguir.

Relacionamento confiável entre enfermeiro e cliente

A capacidade do cliente para repousar e dormir pode ser reforçada pela qualidade do relacionamento que tem com o enfermeiro. Saber que o profissional é confiável e que presta cuidados de forma responsável permite que o cliente relaxe e se sinta seguro. A ansiedade pode ser minimizada, por parte do enfermeiro, por meio das habilidades de comunicação terapêutica. A terapêutica de autoajuda alivia a ansiedade do cliente.

Ambiente relaxante

O local para dormir deve ser convidativo. É preciso preparar o ambiente ao redor de forma a favorecer o sono do cliente que tem dificuldade para dormir. O enfermeiro deve identificar qual ambiente o cliente considera relaxante e, então, tentar proporcionar-lhe esse ambiente ou ajudá-lo a estabelecer esse tipo de ambiente em casa.

> 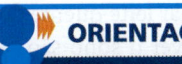 **ORIENTAÇÕES para o cliente**
>
> **Tratamento do distúrbio do sono**
>
> Para facilitar o sono e repouso, o cliente deve ser incentivado a:
>
> - Selecionar horários regulares para dormir e acordar e tentar obedecê-los.
> - Tomar um copo de leite morno antes de ir para a cama.
> - Consumir um lanche saudável e leve antes de dormir.
> - Tomar um banho morno.
> - Evitar atividades estimulantes, como exercícios cansativos ou atividade intelectual intensa durante a hora que antecede o horário de dormir. Usar essa hora para baixar o ritmo com atividades relaxantes como tomar um banho morno, ler um livro ou sentar-se aconchegado no sofá ou numa rede na varanda.
> - Desempenhar regularmente os rituais do momento de dormir.
> - Urinar antes de ir para a cama.
> - Usar a cama somente para dormir.
> - Evitar cafeína, alimentos apimentados e refeições pesadas antes de dormir.

> **DICA Profissional**
>
> **Controle de ruído em instalações hospitalares**
>
> - Mantenha fechada a porta do quarto.
> - Reduza o volume de telefones e de mensagens, especialmente à noite.
> - Assegure-se de que o equipamento que não está sendo utilizado no quarto do cliente fique desligado.
> - Desligue ou reduza o volume de rádios e televisores.
> - Os trabalhadores devem manter o nível mínimo de ruído possível, em particular à noite.
> - Converse e discuta longe do quarto do cliente.

Técnicas de relaxamento

O humor do cliente antes de dormir é muito importante. Acreditar que "pode" e que "irá" dormir afeta a qualidade e a quantidade de sono do cliente. O cliente calmo e relaxado adormece rapidamente e permanece dormindo a noite toda. As técnicas de relaxamento são recursos úteis para o sono (Figura 18.4). O relaxamento muscular progressivo pode ser útil para a pessoa que tem músculos tensos. Um banho morno ajuda a relaxar.

Considerações nutricionais

Alguns alimentos reforçam o sono. O triptofano, um aminoácido presente no leite, promove a sonolência ao estimular a produção de serotonina no cérebro. Dados científicos apoiam a história das avós de que tomar leite quente favorece o sono. Outros meios de promover o sono são: evitar cafeína à noite, evitar refeições substanciais ou pesadas próximo ao horário de dormir e evitar alimentos que causem distúrbios gastrointestinais.

Intervenções farmacológicas

Se a dor for o motivo da falta de sono, as intervenções devem se concentrar primeiro no tratamento da dor. O relaxamento e o imaginário conduzido podem ser eficazes.

Os agentes farmacológicos, como antidepressivos tricíclicos, anti-histamínicos e hipnóticos de curta duração, podem ser úteis para clientes com distúrbios do sono (McCaffery e Pasero, 1999). O antidepressivo tricíclico amitriptilina (Elavil®) melhora a capacidade de o cliente adormecer e se manter adormecido, pois causa sedação quando administrado de 1 a 3 horas antes de dormir; as doses são significativamente menores que as administradas para tratamento da depressão.

Se administrados na hora de dormir, anti-histamínicos, como hidroxizina (Vistaril®, Atarax®,) e difenidramina (Benadryl®), exercem efeitos sedativos leves que induzem ao sono.

O último grupo é o dos hipnóticos de curta ação. Essas substâncias não são recomendadas para uso rotineiro ou de longo prazo, pois podem causar insônia; entretanto, são eficazes para tratamento de curto prazo. Se for necessário, recomenda-se selecionar o hipnótico com meia-vida curta.

Educação do cliente

A educação do cliente no que diz respeito às atividades que promovem o sono é um bom investimento do tempo do enfermeiro. O enfermeiro pode usar o truque de memória **"REST"** para ensinar as intervenções que promovem o repouso e o sono. Ao fornecer aos clientes os meios que promovem os bons hábitos de sono, o enfermeiro ajuda-os a obter senso de controle sobre seus distúrbios e reforça a confiança desses clientes para que eles possam satisfazer suas necessidades de repouso e de sono com sucesso.

> **DICA Profissional**
>
> ### Variáveis a considerar na avaliação
>
> Ao avaliar a assistência ao cliente com distúrbio de sono, considere as seguintes perguntas:
> - As necessidades básicas do cliente foram satisfeitas?
> - A educação do cliente incluiu a família ou entes queridos?
> - Foi mantido um ambiente propício ao repouso?
> - As atividades terapêuticas estavam condizentes com a necessidade de repouso e sono do cliente?
> - Os rituais do momento de dormir foram seguidos?
> - As técnicas para reduzir a ansiedade foram aplicadas adequadamente?

> **TRUQUE de memória**
>
> **"REST"** (DESCANSAR) significa:
> **R** = Ler (*read*) um livro relaxante;
> **E** = Apreciar (*enjoy*) música tranquila
> **S** = Bebericar (*sip*) um copo de leite morno
> **T** = Tomar (*take*) um banho morno

AVALIAÇÃO

O plano de assistência deverá ser atualizado regularmente com intervenções complementares, conforme necessário.

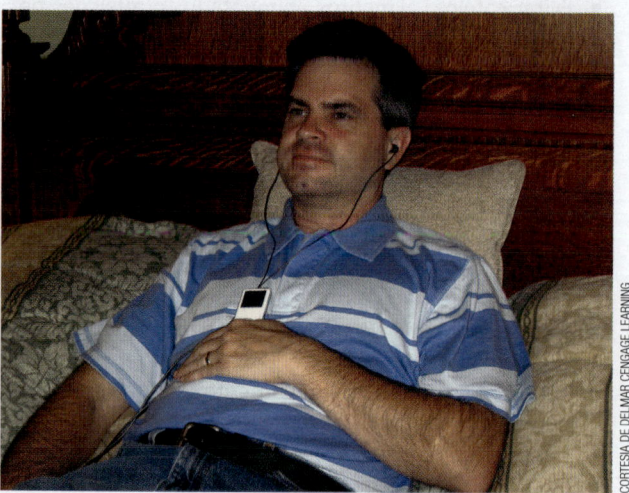

Figura 18.4 ▪ Ouvir a música favorita pode ser relaxante antes de dormir.

EXEMPLO DE PLANO DE ATENDIMENTO DE ENFERMAGEM

Cliente com distúrbio do sono

C. R., um garoto de 6 anos, é levado ao hospital pelo pai, que relata a dificuldade de dormir do menino. Depois de comer um cachorro-quente, milho ou grãos cozidos e achocolatado no jantar, C. R. leu alguns livros e assistiu ao filme de seu super-herói preferido. Em seguida, ele correu e brincou, imitando as ações a que assistiu; ele se recusou a tomar banho ou se preparar para dormir. Depois de ser colocado na cama às 21 h, ele se levantou várias vezes por diversas razões – ele não costuma dormir antes da meia-noite. Quando o pai o acordou, às 7 da manhã para ir à escola, C. R. demonstrou mau humor, cansaço e dificuldade para se mover.

DIAGNÓSTICO DE ENFERMAGEM *Padrão de Sono Perturbado* (tempo total de sono inferior ao normal para a idade) associado a fatores ambientais (estimulação excessiva) e falta de conhecimento dos pais sobre comportamentos que promovem o sono, como evidenciado pelas queixas do pai, rituais não efetivos no momento de dormir e horas de sono insuficientes para a idade.

Classificação dos Resultados das Intervenções de Enfermagem (NOC)
Repouso
Sono

Classificação das Intervenções de Enfermagem (NIC)
Reforço do sono
Gerenciamento da energia

Planejamento/Resultados	Intervenções de Enfermagem	Fundamentação
C. R. e sua família definirão os comportamentos de sono que gostariam de atingir.	Explicar que as exigências normais de sono para uma criança da idade de C. R. são de 12 horas por dia.	Ajudar a família a compreender as exigências de sono de C. R.
C. R. e sua família desenvolverão rituais para o momento de dormir a fim de ajudar o menino a relaxar depois de um dia agitado.	Ensinar a família o efeito que certos alimentos podem ter sobre a digestão e os hábitos de sono e identificar os alimentos mais apropriados para o jantar.	Informar à família os efeitos adversos de certos alimentos e permitir o planejamento mais apropriado das refeições.
	Discutir as atividades que podem prejudicar a indução do sono.	Ajudar a família a modificar os comportamentos anteriores à hora de dormir.
	Sugerir rituais apropriados para o momento de dormir, como tomar um banho, escovar os dentes, ler um livro ou ouvir música relaxante.	Ajudar o corpo e a mente a se prepararem para dormir.
C. R. e a família identificarão comportamentos que ajudam na hora de dormir.	Explicar que o excesso de estimulação próximo à hora de dormir, como assistir a filmes de super-heróis e brincar de forma intensa, evita que o corpo e a mente se acalmem e se preparem para o sono.	Ajudar a família a escolher atividades mais apropriadas para a hora de dormir.
	Enfatizar a importância de estabelecer uma rotina calmante para a hora de dormir que deve ser seguida todas as noites, especialmente no caso de criança em idade escolar.	Esclarecer a C. R. o que se espera dele ao praticar rotinas apropriadas para a hora de dormir.
	Descrever um ambiente de sono adequado para C.R., como um quarto calmo, com temperatura agradável e apenas um abajur aceso.	Esse ambiente promove o sono e não interfere no voltar a dormir se acordar.

Avaliação

C. R. e a família decidiram que gostariam que o menino cooperasse e estivesse pronto para dormir em 30 minutos. Juntos, eles estabeleceram um ritual que começa com uma brincadeira calma, seguida de um banho morno, leitura de dois livros, escovação dos dentes e, então, ele estaria pronto para dormir. Os comportamentos identificados como úteis incluem não assistir a filmes estimulantes depois das 19 h e praticar atividades mais calmas como leitura, artes e trabalhos manuais ou escrita. Para as próximas semanas, foi planejada a modificação da dieta de C. R.

RESUMO

- As fases do sono são classificadas como sono não REM ou NREM e sono REM.
- O relógio biológico controla as variações diárias de muitos processos fisiológicos.
- Intervenções não farmacológicas devem ser usadas para promover o sono e repouso.
- O volume de sono exigido difere de acordo com o estágio de desenvolvimento.
- Os agentes farmacológicos podem ser terapêuticos para clientes com distúrbios dos padrões de sono. Entretanto, os medicamentos não devem ser as únicas intervenções possíveis.

QUESTÕES DE REVISÃO

1. O enfermeiro está ensinando ao cliente as intervenções que promovem o sono. Qual das intervenções a seguir o enfermeiro deve ensinar? (Selecione todas as opções aplicáveis.)
   1. Tomar um copo de leite morno antes de ir para a cama.
   2. Fazer um lanche saudável e leve antes de dormir.
   3. Praticar exercícios duas horas antes de dormir, para relaxar os músculos.
   4. Tirar uma soneca rápida durante o dia.
   5. Tomar um banho morno na hora de ir para a cama.
   6. Urinar antes de dormir.

2. Qual das perguntas a seguir é a menos apropriada para fazer a um cliente ao reunir dados subjetivos sobre distúrbios do sono?
   1. Por que você tem dificuldade para dormir?
   2. Quais são seus rituais na hora de dormir?
   3. Você pode descrever a dor?
   4. Você tem sonhos ou pesadelos frequentemente?

3. Qual estágio do sono está ocorrendo quando o cliente adormece e sofre redução do tônus muscular e fica virtualmente paralisado?
   1. REM
   2. Estágio 2 NREM
   3. Estágio 3 NREM
   4. Estágio 4 NREM

4. Um cliente diz ao enfermeiro que está com dificuldades para adormecer à noite e que não entende por que isso está ocorrendo. O enfermeiro pede ao cliente para informar as atividades que executa para promover o relaxamento e o sono. Qual das afirmações do cliente indica que ele precisa de informações complementares?
   1. "Saio para dar uma volta após o jantar para relaxar e me acalmar do dia agitado".
   2. "Fico sentado no banco do parque no final da tarde para apreciar o pôr do sol".
   3. "Tomo uma xícara de chá quente e leio meu livro favorito".
   4. "Sempre vou para a cama à mesma hora, todas as noites".

5. A esposa de um cliente informa que, às vezes, o marido deixa de respirar por até 30 segundos durante o sono e, então, começa a roncar tão alto que ela não consegue dormir. Esse é um exemplo de:
   1. hipersonia
   2. bruxismo
   3. cataplexia
   4. apneia

6. Um cliente diz ao enfermeiro que não consegue dormir há 3 dias. Qual das constatações obtidas na avaliação objetiva fundamenta a afirmação do cliente?
   1. O cliente afirma que precisa de um medicamento para dormir.
   2. O cliente diz que está exausto.
   3. O cliente boceja frequentemente e apresenta olhos inchados e vermelhos.
   4. O cliente parece calmo e condiz com a expressão verbal clara.

7. Para facilitar o sono e repouso, o cliente deve ser incentivado a:
   1. praticar técnicas de relaxamento.
   2. ver televisão deitado na cama.
   3. consumir uma refeição substancial para evitar a fome durante a noite.
   4. executar um programa diário de exercícios.

8. Qual dos fatores a seguir afeta a qualidade e a quantidade de sono e repouso? (Selecione todas as opções aplicáveis.)
   1. Programação de trabalho.
   2. Idade.
   3. Ventilação do quarto.
   4. Nicotina.
   5. Tensão muscular.
   6. Alterações hormonais.

9. Os indivíduos possuem vários ritmos controlados por seus relógios biológicos. O ciclo do ritmo circadiano é:
   1. diário.
   2. anual.
   3. mensal.
   4. várias vezes por dia.

10. Para o cliente acordado durante o sono no estágio 4 NREM um novo ciclo de sono começará no:
    1. Sono REM.
    2. Estágio 1.
    3. Estágio 2.
    4. Estágio 3.

REFERÊNCIAS/LEITURAS SUGERIDAS

American Academy of Sleep Medicine. (2005) *Sleep as we grow older* [Brochura]. Westchester, IL: Author.

American Academy of Sleep Medicine. (2008) Insomnia. Disponível em: http://www.aasmnet.org.

American Sleep Apnea Association. (2008) Information about sleep apnea. Disponível em: http://www.sleepapnea.org/geninfo.html.

Bulechek, G.; Butcher, H.; McCloskey, J.; Dochterman, J. (Eds.) (2008) *Nursing Interventions Classification (NIC)* (5. ed.). St. Louis, MO: Mosby/Elsevier.

Coleman, R. (1986) *Wide awake at 3:00 a.m.: By choice or by chance?* Nova York: Freeman.

Coren, S. (1997) *Sleep thieves: An eye-opening exploration into the science and mysteries of sleep.* Nova York: Free Press.

Harvard Women's Health Watch (2007) Repaying your sleep debt. Harvard Medical School, *14*(11).

Hogstel, M. (2001) *Gerontology: Nursing care of the older adult* (4.ed.). Clifton Park, NY: Delmar Cengage Learning.

McCaffery, M.; Pasero, C. (1999). *Pain: Clinical manual* (2. ed.). St. Louis, MO: Mosby.

Merritt, S. (2000) Putting sleep disorders to rest. *RN, 63*(7), 26-30.

Montgomery, L.; Haynes, L.; Garner, L. (2002) An unusual sleep disorder. *RN, 65*(4), 41-43.

Moorhead, S.; Johnson, M.; Maas, M.; Swanson, E. (2007). *Nursing Outcomes Classification (NOC)* (4. ed.). St. Louis, MO: Mosby.

National Institute of Neurological Disorders and Stroke. (2008) Narcolepsy fact sheet. Recuperado em 23 de agosto de 2008 do site http://www.ninds.nih.gov/disorders/narcolepsy/detail_narcolepsy.htm.

National Sleep Foundation. (2001) Sleep facts and stats. Recuperado em 23 de agosto de 2008 do site http://www.sleepfoundation.org/site/c.huIXKjM0IxF/b.2419253/k.7989/Sleep_Facts_and_Stats.htm.

National Institute on Aging. (2007) Sleep and aging. Recuperado em 23 de agosto de 2008 do site http://www.nia.nih.gov/HealthInformation/Publications/sleep.htm.

National Sleep Foundation. (2002) Sleep apnea – An unknown epidemic? Recuperado em 23 de agosto de 2008 do site http://www.sleepfoundation.org/site/apps/nlnet/content3.aspx?c=huIXKjM0IxF&b=2464479&content_id=%7BA9D2F632-83A5-405D-98E2-63F389C095BF%7D&notoc=1.

National Sleep Foundation. (2003) Health and aging: The experts speak. Obtido em 23 de agosto de 2008 do site http://www.sleepfoundation.org/site/c.huIXKjM0IxF/b.2419293/k.23CA/Health_and_Aging_The_Experts_Speak.htm.

National Sleep Foundation. (2005) Sleep apnea basics. Recuperado em 23 de agosto de 2008 do site http://www.sleepfoundation.org/site/c.huIXKjM0IxF/b.2464479/apps/nl/content3.asp?content_id=%7B3E9E479E-4C8E-4C35-9564-363A6918C391%7D&notoc=1.

National Sleep Foundation. (2008a) Facts about PLMS. Recuperado em 23 de agosto de 2008 do site http://www.sleepfoundation.org/site/apps/nlnet/content3.aspx?c=huIXKjM0IxF&b=2464461&content_id=%7BB0211B38-4864-49EA-A322-E511477EFE71%7D&notoc=1.

National Sleep Foundation. (2008b) Sleeping smart. Recuperado em 23 de agosto de 2008 do site http://www.sleepfoundation.org/site/c.huIXKjM0IxF/b.4389513/k.9A3E/Sleeping_Smart.htm.

National Sleep Foundation. (2008c) Strategies for shift workers. Recuperado em 23 de agosto de 2008 do site http://www.sleepfoundation.org/site/c.huIXKjM0IxF/b.2421189/k.DF93/Strategies_for_Shift_Workers.htm.

North American Nursing Diagnosis Association International. (2010) Nanda-I nursing diagnoses: Definitions and classification 2009-2011. Ames, IA: Wiley-Blackwell.

Penland, K. (2009) Caring for clients with sleep disorders. Original submetido à publicação.

Smyth, C. (2008) Evaluating sleep quality in older adults. *American Journal of Nursing, 108*(5), 42-45.

Sorrell, J. (1999) Taking steps to calm restless legs syndrome. *Nursing 99, 29*(9), 60-61.

Stansberry, T. (2001) Narcolepsy: Unveiling a mystery. *American Journal of Nursing, 101*(8), 50-53.

Tate, J.; Tasota, F. (2002) More than a snore: Recognizing the danger of sleep apnea. *Nursing2002, 32*(8), 46-49.

White, L.; Duncan, G. (2002) *Medical-surgical nursing: An integrated approach* (2. ed.). Clifton Park, NY: Delmar Cengage Learning.

RECURSOS DA WEB

Apneia do sono:
http://www.saudeemmovimento.com.br/conteudos/conteudo_exibe.asp?cod_noticia=83

Associação Brasileira do Sono:
http://www.sbsono.com.br

Depressão ou distúrbio do sono:
http://portaldocoracao.uol.com.br/saude-e-bem-estar/depress%C3%A3o-ou-disturbio-do-sono

Narcolepsia – Instituto do sono:
http://www.sono.org.br/sn_narcolepsia.html

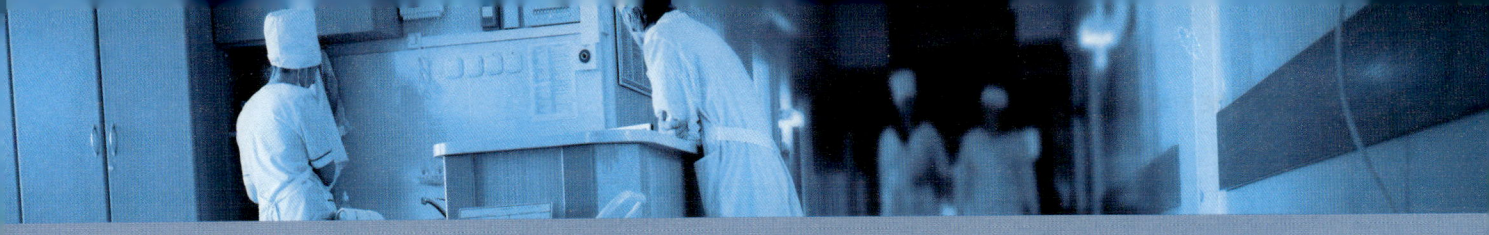

CAPÍTULO 19
Segurança/Higiene

PALAVRAS-CHAVE

- cáries dentárias
- contenções
- contenções físicas
- contenções químicas
- cuidados perineais
- déficit de habilidades
- estomatite
- gengivite
- halitose
- higiene
- imagem corporal
- piorreia
- sobrecarga sensorial
- veneno

ESTABELECENDO RELAÇÕES

Consulte os seguintes capítulos para ampliar seu conhecimento acerca de segurança/higiene:

Enfermagem Básica

- Atendimento Holístico
- Comunicação
- Processo de Enfermagem/Documentação/Informática
- Considerações Culturais
- Estresse, Adaptação e Ansiedade
- Conceitos sobre Bem-Estar
- Autoconceito
- Terapias Complementares/Alternativas
- Controle de Infecções/Assepsia
- Precauções-padrão e de Isolamento
- Avaliação
- Exames Diagnósticos

Procedimentos Básicos

- Higiene das mãos
- Arrumação do leito: leito não ocupado
- Arrumação do leito: leito ocupado
- Banho no leito
- Cuidados perineais
- Cuidados orais
- Cuidados com os olhos

- Providência de massagem dorsal
- Barbeamento de cliente enfermo
- Aplicação de procedimentos intermediários de contenção
- Assistência com muletas, bengala ou andador

OBJETIVOS

Ao final deste capítulo, você estará apto a:

- Definir palavras-chave.
- Descrever os tipos de acidente que podem ocorrer em instalações de assistência médica.
- Descrever a importância do procedimento para identificação correta dos clientes enfermos.
- Identificar fatores de segurança a serem considerados antes de usar o equipamento.
- Conferir medidas de segurança relacionadas ao uso de contenções de proteção.
- Detalhar medidas de segurança relacionadas à prevenção de incêndios durante o uso de oxigênio.
- Discutir os fatores que influenciam as práticas de higiene pessoal de um cliente enfermo.
- Explicar como a avaliação mantém o ambiente seguro.
- Descrever as modificações das quais se pode lançar mão para solucionar situações de risco ambiental em instalações institucionais e domiciliares.

INTRODUÇÃO

A segurança é fundamental na assistência aos clientes enfermos. Os enfermeiros são responsáveis pelo fornecimento de assistência de enfermagem profissional e de qualidade ao cliente enfermo, em ambiente seguro. Esses serviços incluem precauções de segurança e assistência de higiene. Este capítulo descreve o papel do enfermeiro nessas áreas.

SEGURANÇA

Segurança é a principal prioridade ao prestar serviços de assistência ao cliente enfermo. O primeiro passo é chamar a atenção dos enfermeiros para os fatores de risco, pois a prevenção é fundamental para a segurança. Os enfermeiros precisam estar cientes dos fatores com potencial de perigo para a segurança de um cliente enfermo. A atenção constante a eles permite ao enfermeiro manter um ambiente seguro ao cliente enfermo.

Nos Estados Unidos, em todas as instalações de assistência médica é necessária a existência de um comitê de segurança que mantenha as instalações completamente seguras para clientes enfermos, funcionários e visitantes. Esse comitê é composto de representantes de todos os departamentos das instalações. As responsabilidades variam desde a análise da segurança ambiental das instalações à pesquisa de taxas de doenças. No Brasil, existem diferentes setores do hospital que cuidam de aspectos relacionados à segurança ambiental, notificação de efeitos adversos e vigilância de taxas de doenças, tais como setor de gerência de risco, comitê de controle de infecção hospitalar (CCIH) e o núcleo hospitalar de epidemiologia.

A segurança está associada à promoção da saúde e à prevenção de doenças. Um ambiente seguro reduz o risco de acidentes e das alterações subsequentes na saúde e no estilo de vida das pessoas; além disso, ajuda a conter os custos dos serviços de assistência médica (Figura 19.1). Muitos fatores presentes no meio ambiente podem ameaçar a segurança.

FATORES QUE AFETAM A SEGURANÇA

A segurança e a saúde do cliente enfermo sofrem influência de vários fatores, a saber: idade, estilo de vida/ocupação, alterações sensoriais e de percepção, mobilidade e estado emocional.

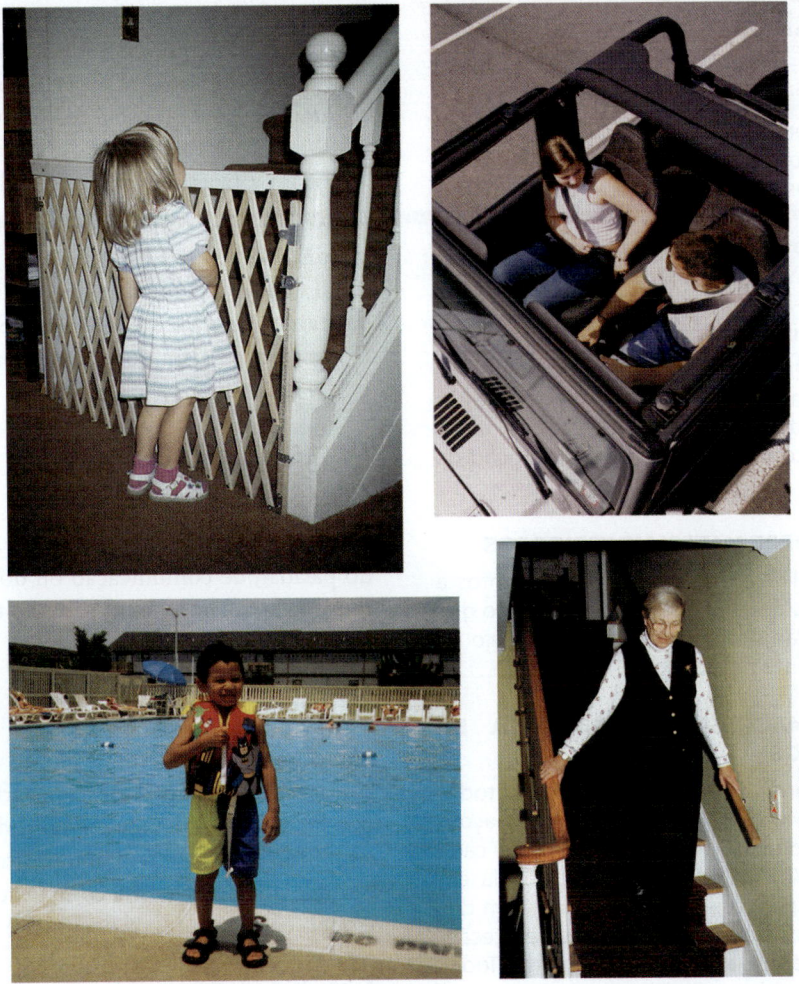

Figura 19.1 ■ Uso de portões em escadas, colete salva-vidas, cinto de segurança e corrimãos minimizam os riscos de segurança.

IDADE

O risco de lesão varia com a idade e o estágio de desenvolvimento. A educação sobre medidas preventivas pode evitar lesões em clientes enfermos de várias idades.

O potencial para lesões aumenta à medida que a criança se desenvolve. A maioria dos acidentes ocorre quando lactentes, crianças pequenas e em idade pré-escolar exploram o meio ambiente. Esses acidentes podem ser evitados com a supervisão cuidadosa dos adultos.

O risco de lesão aumenta ainda mais quando as crianças em idade escolar exploram o meio ambiente fora de casa. Durante esse estágio, as medidas preventivas deverão se concentrar na conscientização do que seja estranho; nas regras de segurança do trânsito; na segurança de bicicletas, skates e quanto à prática de natação; nos equipamentos de proteção e no cuidado ao abuso de substâncias.

Embora adolescentes e jovens adultos em geral usufruam de boa saúde, o estilo de vida pode colocá-los em risco de lesões. Uma vez que este grupo etário passa muito tempo fora de casa, os esforços de educação por parte de pais, escola e comunidade provedora de assistência médica devem ter o foco na segurança ambiental. Os fatores de alto risco para lesão e morte são: acidentes automobilísticos, abuso de substâncias, violência, gravidez indesejada e doenças sexualmente transmissíveis.

Para os adultos, os riscos de lesão estão normalmente relacionados ao estilo de vida, comportamentos e práticas no trabalho. As medidas preventivas para adultos enfatizam exercícios, nutrição e segurança no trabalho. Os fatores de alto risco para esse grupo etário incluem: ansiedade, fadiga, sobrecarga do papel de cuidador, distúrbios do padrão de sono e manutenção de saúde alterada.

O adulto com mais idade está mais propenso a: quedas, especialmente no banheiro e na cozinha, por causa da visão e mobilidade insatisfatórias; perda da força e mobilidade muscular; mudanças na orelha interna que prejudicam o sentido do equilíbrio; efeitos adversos de medicamentos e doenças crônicas como osteoartrite, mal de Parkinson e Alzheimer. As medidas preventivas para adultos com mais idade são: boa iluminação, uso de corrimãos, mudança lenta de posição, tapetes antiderrapantes no chuveiro e remoção de tapetes pequenos e carpetes soltos.

> **DICA Profissional**
>
> ### Segurança no local de trabalho
> No Brasil, a regulamentação de prevenção de acidentes está prevista na Consolidação das Leis do Trabalho (CLT). Por sua vez, as Normas Regulamentadoras (NRs) definem os atos preventivos a serem executados e constituem a base da legislação brasileira de Segurança do Trabalho e Saúde Ocupacional. Essas normas vêm sendo aprimoradas de modo a torná-las adequadas aos parâmetros nacionais e internacionais de segurança.
>
> A Norma Regulamentadora NR 32 tem como finalidade definir o padrão de medidas de proteção à segurança e saúde dos trabalhadores dos serviços de saúde, tanto na área assistencial como de proteção e promoção da saúde.
>
> **REGULAMENTOS SOBRE MATERIAIS PERIGOSOS**
>
> A NR-32 também delineia e reforça os regulamentos a que todas as unidades de saúde devem obedecer no que diz respeito à exposição de funcionários e manuseio de materiais potencialmente infecciosos.
>
> **FICHA DE INFORMAÇÕES DE SEGURANÇA DE PRODUTOS QUÍMICOS**
>
> Como parte da conformidade aos regulamentos, todas as instalações devem dispor de Ficha de Informações de Segurança de Produtos Químicos (FISPQ) para cada substância perigosa. A FISPQ descreve a substância em questão, incluindo os perigos a ela associados. Além disso, fornece informações sobre equipamento de proteção, técnicas seguras de manuseio e primeiros socorros. Todos os funcionários devem saber utilizá-las.

De acordo com o Centers for Disease Control and Prevention (CDC, 2002a) dos Estados Unidos, um em cada três adultos idosos com mais de 65 anos sofre quedas anualmente. O CDC (2008) declara que, em 2005, 15.800 pessoas com 65 anos ou mais chegaram a óbito devido a lesões causadas por quedas não intencionais, e cerca de 1,8 milhão de pessoas nessa faixa etária foram tratadas em pronto-socorro por causa de lesões não fatais resultantes de quedas. Mais de 433 mil desses clientes enfermos foram hospitalizados.

ESTILO DE VIDA/OCUPAÇÃO

Práticas associadas ao estilo de vida, que refletem escolhas pessoais de um indivíduo sobre atividades ou hábitos a serem adotados, podem aumentar os riscos de lesão e o potencial para doenças na vida desse indivíduo. Por exemplo: operadores de máquinas sofrem estresse excessivo, ansiedade e fadiga, usam álcool e drogas (prescritas e não prescritas) e vivem em arredores de alta periculosidade, estando assim em maior risco de lesões e alteração da saúde.

Comportamentos de risco, como participação em atividades ousadas, dirigir veículos em alta velocidade e não usar cintos de segurança, são fatores que criam ameaça à segurança e ao bem-estar dos indivíduos. Diferentemente dos outros fatores como idade, por exemplo, o estilo de vida e as práticas ocupacionais podem ser modificados.

Nos Estados Unidos, o National Institute for Occupational Safety and Health (2002) informa que cerca de 9 mil trabalhadores norte-americanos sofrem lesões incapacitantes por dia, ao custo de US$ 145 bilhões por ano. Compare esse valor aos US$ 33 bilhões para a aids e aos US$ 170,7 bilhões para o câncer.

ALTERAÇÕES SENSORIAIS E DE PERCEPÇÃO

As funções sensoriais são essenciais à segurança ambiental. Clientes enfermos com prejuízo visual, auditivo, olfativo, do paladar, de comunicação ou do toque estão em maior risco de lesão, porque podem não ter condições de perceber um perigo potencial.

MOBILIDADE

Um cliente enfermo com prejuízo da mobilidade está em maior risco de sofrer lesões, em particular as resultantes de quedas. Essa mobilidade prejudicada pode ser resultado de equilíbrio insuficiente, fraqueza muscular ou paralisia. A imobilidade pode levar a complicações fisiológicas e emocionais como úlceras de decúbito e depressão.

ESTADO EMOCIONAL

Estados emocionais como depressão e raiva afetam a percepção dos riscos ambientais e do grau de risco associado a certos comportamentos. Esses estados emocionais alteram os padrões de pensamento e o tempo de reação da pessoa. Durante períodos de estresse emocional, as precauções usuais de segurança podem ser esquecidas.

HIGIENE

Higiene é o estudo da saúde e dos meios de preservação da saúde. A higiene fornece conforto e relaxamento, melhora a autoimagem e promove a limpeza e a saúde da pele. A higiene do cliente enfermo faz parte da segurança dele, pois o protege contra doenças. A higiene apropriada mantém sadias a pele e as mucosas, que constituem a linha de frente de defesa do corpo. Os enfermeiros são responsáveis pela garantia de atendimento às necessidades de higiene do cliente enfermo. O atendimento prestado depende das necessidades, habilidades e práticas do cliente enfermo.

FATORES QUE INFLUENCIAM AS PRÁTICAS DE HIGIENE

As práticas de higiene são peculiares a cada cliente enfermo. Os enfermeiros prestam assistência individualizada

> **DICA Profissional**
>
> ### Acidentes nas instalações de assistência médica
>
> No local de prestação de assistência médica, os acidentes são classificados conforme o agente causador: comportamento do cliente enfermo, procedimentos terapêuticos ou equipamento:
>
> - **Acidentes por comportamento do cliente enfermo** resultam do comportamento ou de ações desse cliente. Os exemplos abrangem: envenenamentos, queimaduras e cortes e hematomas causados no corpo pelo próprio cliente enfermo.
> - **Acidentes de procedimentos terapêuticos** resultam de intervenções clínicas ou de enfermagem. Os exemplos abrangem: erros de medicação, quedas do cliente enfermo durante transferências, contaminação de instrumentos ou de ferimentos estéreis e desempenho inadequado das atividades de enfermagem.
> - **Acidentes que envolvem equipamentos** resultam do mau funcionamento ou do uso inadequado de equipamento médico, causando eletrocussão e incêndio. Políticas nacionais e institucionais estabelecem padrões de segurança para equipamentos. Por exemplo, em um local de assistência médica, pode-se tentar minimizar o risco de acidentes por equipamentos exigindo que o departamento de engenharia biomédica verifique o equipamento antes do uso.
>
> Todos os relatórios de acidentes e incidentes devem ser completamente documentados, de acordo com o protocolo institucional.

com base nas necessidades e nessas práticas. As práticas de higiene sofrem influência da imagem corporal, das preferências pessoais, das práticas sociais e culturais, do conhecimento e da situação socioeconômica.

> **CONSIDERAÇÕES CULTURAIS**
> **Higiene**
>
> - Algumas culturas não permitem que as mulheres mergulhem o corpo na água durante a menstruação devido ao receio de que possam se afogar.
> - Na América do Sul as pessoas tomam banho diariamente e usam produtos desodorantes.
> - Na Europa, muitas pessoas não tomam banho todos os dias nem usam esses produtos. Elas não consideram ofensivo o odor da transpiração do corpo.

Imagem corporal

Imagem corporal é a percepção do indivíduo do próprio físico, incluindo aparência, função e habilidade. A imagem corporal está ligada a atitude, humor, emoções e valores da pessoa. A imagem do corpo afeta diretamente a prática da higiene pessoal, que pode mudar se essa imagem for alterada por procedimentos cirúrgicos ou doença. Em todas essas ocasiões, o enfermeiro deverá ajudar o cliente enfermo a manter o nível de higiene e as preferências pessoais dele de antes da doença.

Preferências pessoais

As preferências pessoais incluem o ritmo do banho, os produtos usados e como o banho deve ser tomado. Por exemplo, alguns homens se barbeiam antes do banho, enquanto outros o fazem depois; algumas pessoas se banham pela manhã enquanto outras preferem a hora de dormir, para estimular o relaxamento e o sono. Deve-se permitir que o cliente enfermo pratique a rotina normal e use os produtos de higiene preferidos, a menos que a saúde dele seja afetada negativamente por esses fatores. A assistência individualizada de enfermagem incorpora as preferências de higiene pessoais do cliente enfermo.

Práticas sociais e culturais

As práticas e crenças sociais e culturais são fruto de valores familiares, religiosos e pessoais desenvolvidos durante a maturidade. Os clientes enfermos aprendem as práticas de higiene logo no início da infância. Mais tarde, tais práticas sofrem influência da socialização fora da família. Os adolescentes, por exemplo, seguem com frequência as tendências de higiene pessoal aceitas por seus pares.

Clientes enfermos de diversas origens culturais possuem práticas de higiene diferentes. Deve-se manter uma atitude neutra, sem julgamento, ao avaliar ou prestar cuidados de higiene a clientes enfermos de origens sociais ou culturais diferentes.

Conhecimento

A compreensão do cliente enfermo sobre a relação entre higiene e saúde é influenciada pelo conhecimento. Entretanto, para que os clientes enfermos pratiquem a higiene básica, precisam ter mais que conhecimento; necessitam ser motivados e acreditar que são capazes de cuidar de si mesmos.

Uma doença ou procedimento cirúrgico resulta, com frequência, em déficit de conhecimento sobre o procedimento correto de higiene, ou tipo de higiene, que pode ser praticado. Fornecer a educação necessária sobre higiene durante um processo de doença é responsabilidade do enfermeiro. Este pode ser solicitado a executar todos os cuidados de higiene para um cliente enfermo durante a doença e até que o cliente enfermo possa voltar a fazê-lo novamente.

Situação socioeconômica

As práticas de higiene de um cliente enfermo também podem sofrer influência da situação socioeconômica. Recursos econômicos limitados podem afetar a frequência, a extensão e o tipo de higiene praticados. Alguns clientes enfermos podem não ter dinheiro para sabonete, xampu, creme dental e desodorantes. O enfermeiro poderá ajudar o cliente enfermo entrando em contato com o serviço social para encaminhamento a agências da comunidade que prestam assistência a pessoas carentes.

PROCESSO DE ENFERMAGEM

O processo de enfermagem facilita a prestação de cuidados de enfermagem aos clientes enfermos em risco de lesão ou sem condições de cuidar de si mesmos.

AVALIAÇÃO

Os dados da avaliação representam a base para dar prioridade aos problemas do cliente enfermo e às diagnoses de enfermagem. Clientes enfermos em risco de lesão exigem reavaliação frequente, para que as alterações apropriadas possam ser feitas no plano de assistência e nos resultados esperados.

A história de saúde e os dados do exame físico correlacionados aos dados de laboratório identificam os clientes enfermos com risco de problemas relacionados a segurança ou higiene. Apreciações de risco apropriadas podem ser incorporadas à entrevista da enfermagem para elaborar o histórico de enfermagem do cliente enfermo.

Dados subjetivos

A entrevista da enfermagem para elaborar o histórico de enfermagem fornece o relato subjetivo do cliente enfermo sobre dados específicos de saúde. Nesse momento, é importante que o enfermeiro reúna informações completas, pertinentes e relevantes.

 DICA Profissional

Perguntas essenciais da entrevista sobre segurança e higiene

- O que você faz para se manter sadio?
- Como você passa o dia normalmente (por exemplo, em casa ou no trabalho)?
- Quais são suas preocupações sobre assistência de saúde?
- Você precisa de ajuda para tomar banho ou se vestir?
- Com que frequência vai ao dentista e ao oftalmologista?
- Com que frequência usa fio dental?
- Você lava as mãos antes de preparar os alimentos?
- Mantém carnes e laticínios refrigerados até o momento de consumo?
- Existe em sua casa um detector de fumaça e um extintor de incêndio?
- Os números de telefone de emergência estão prontamente disponíveis?

Histórico de enfermagem Os elementos essenciais dos dados relevantes sobre o risco do cliente enfermo a lesões e infecções são obtidos no histórico de enfermagem. Pode-se usar um questionário para elaborar esse histórico, mas, dependendo da situação do cliente enfermo, o enfermeiro deverá fazer essa entrevista para obter os dados necessários. Quando o cliente enfermo não puder fornecer os dados subjetivos, o enfermeiro deverá especificar quem forneceu as informações, seja no questionário ou nas anotações da enfermagem sobre o progresso do cliente enfermo.

Durante a entrevista da enfermagem para o histórico de enfermagem, a percepção geral de saúde e a situação de tratamento do cliente enfermo deverão ser avaliadas para averiguar como o cliente enfermo administra os cuidados a si mesmo. Essas informações fornecerão dados sobre as necessidades rotineiras do cliente enfermo em cuidar de si próprio e de promoção da saúde.

Dados objetivos

Os dados objetivos são reunidos por meio de exame físico, diagnóstico e achados de laboratório.

Exame físico Ao avaliar o cliente enfermo especificamente quanto ao nível de risco para lesão e déficits de higiene, o enfermeiro deverá se concentrar nas seguintes áreas e sinais:

- Nível de consciência: a Escala de Coma de Glasgow (ECG) é uma ferramenta de medição objetiva (ver capítulo sobre sistema neurológico).
- Amplitude de movimento: a imobilização de uma extremidade e/ou sua mobilidade limitada são fatores de risco para o desenvolvimento de rachaduras da pele, contraturas articulares e atrofia muscular.
- Secreções ou exsudato da pele e das mucosas.
- Condição da pele: fornece dados sobre a situação nutricional e de hidratação do cliente enfermo, integridade da pele, práticas de higiene e habilidades físicas em geral.

Estimativas de risco Ferramentas de avaliação de risco especificamente desenvolvidas estimam potenciais riscos em relação ao cliente enfermo. As habilidades do cliente enfermo em cuidar de si mesmo são avaliadas durante a elaboração do histórico de enfermagem. A análise dos fatores de risco relevantes identifica riscos reais ou possíveis. Por exemplo, o risco de integridade cutânea prejudicada aumenta quando a pessoa é colocada em repouso no leito. A avaliação do risco de integridade cutânea (Tabela 19.1) deverá ser concluída para ajudar no planejamento da assistência.

Cliente enfermo internado Clientes enfermos internados deverão ser avaliados quanto aos fatores de risco de quedas e de ruptura da pele. O risco de queda é identificado após a reunião de dados de avaliação específicos, como mostrado na Tabela 19.2. Cada um desses indicadores tem um peso específico para determinar o risco do cliente enfermo. As medidas especiais de segurança são executadas conforme o necessário.

Tabela 19.1 ■ Lista de verificação do potencial de ruptura cutânea
____ (1) Satisfatório: doença subjacente de grande porte, controlada
____ (2) Insatisfatório: doença subjacente não controlada
Estado mental
____ (1) Letárgico: indiferente
____ (2) Confuso: comunicação não apropriada
____ (4) Comatoso: desinteressado
Mobilidade/Atividade
____ (2) Déficit menor: pequena limitação de movimentos. Assistência necessária com atividades de vida diária (AVDs)
____ (4) Déficit maior: movimentos que exigem assistência
____ (6) Imóvel: ausência de movimentos voluntários
Incontinência
____ (1) Leve: incontinência por estresse, 1 BM por dia
____ (4) Frequente: sem controle da bexiga, BMs > 2-4 por dia
____ (6) Total: sem controle da bexiga, BM frequente/contínuo
Nutrição
____ (2) Satisfatória: ingestão < exigências do corpo, ingere 75% ou menos
____ (3) Insatisfatória: ingestão de 50% ou menos, colocado em nutrição parenteral ou alimentação nasogástrica
____ (4) Comprometida: sem ingestão, desidratado
Integridade da pele
____ (2) Satisfatória: estágio único I ou II
____ (4) Insatisfatória: mais de uma ruptura na integridade da pele
____ ESCORE TOTAL DE 8 OU MAIS, LANÇAR POTENCIAL DE INTEGRIDADE NA LISTA DE PROBLEMAS PCP, INICIAR AVDs PREVENTIVAS

Extraída e adaptada de Patient Admission Data Base, *cortesia de Christus Spohn Health System, Corpus Christi, TX.*

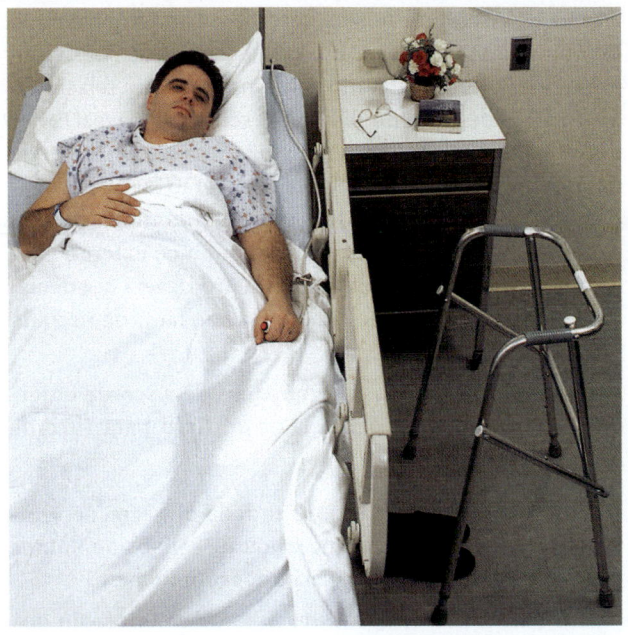

Figura 19.2 ■ O risco de segurança deste cliente enfermo foi avaliado e atendido por meio das medidas mostradas aqui.

O cliente enfermo deverá ser avaliado quanto aos riscos de segurança em cada turno ou de acordo com a política da instituição. Os enfermeiros fornecem um ambiente seguro ao deixar a cama baixa, com as grades de proteção levantadas, interruptor de chamada da enfermagem e pertences do cliente enfermo em local de fácil acesso e equipamentos de ajuda (como o andador) ao lado dele, como mostrado na Figura 19.2.

Cliente enfermo em casa Em casa, as lesões resultam principalmente de quedas, envenenamento, incêndio, sufocação e mau funcionamento de eletrodomésticos (Stanhope e Knollmueller, 2000). Os enfermeiros de assistência domiciliar podem aplicar uma avaliação de risco de segurança para determinar o nível de conhecimento que o cliente enfermo tem sobre esse tema.

Os dados de risco de segurança avaliados em casa orientam o planejamento do enfermeiro para a educação do cliente enfermo e do cuidador. Apreciação, ensinamento e avaliação de resultados dos perigos de segurança podem resultar em várias visitas domiciliares.

Dados diagnósticos e de laboratório A avaliação do risco do cliente enfermo a lesões também envolve a avaliação de achados de laboratório relacionados a um perfil anormal do sangue (por exemplo, anemia, infecção). Clientes enfermos desnutridos correm risco de sofrer lesões.

Diagnóstico da enfermagem

Após coleta e análise de dados, o enfermeiro formula um diagnóstico de enfermagem. Os principais diagnósticos de enfermagem relacionados a déficits de segurança e de higiene são *risco de lesão* e diagnósticos de *déficit de habilidades do cliente enfermo para cuidar de si mesmo.*

Risco de lesão

O principal diagnóstico de enfermagem, *risco de lesão*, configura-se quando o cliente enfermo está "em risco de lesão como resultado de condições ambientais que interagem com os recursos adaptativos e defensivos do indivíduo" (North American Nursing Diagnosis Association International [Nanda-I], 2010). Embora esse rótulo de diagnóstico não tenha características de definição estabelecidas pela Nanda, é classificado como portador de fatores de risco internos ou externos. Um fator de risco bioquímico interno para um cliente enfermo com visão prejudicada seria declarado como *risco de lesão* relacionado ao fator de risco de disfunção sensorial (visual). Por outro lado, medicamentos em uma mesa de cabeceira de uma casa com crianças pequenas deverão ser identificados por um enfermeiro de assistência domiciliar como passíveis de criar um fator de risco químico externo para a criança; o diagnóstico do enfermeiro deverá ser declarado como risco de lesão relacionado ao fator de risco de medicamentos no ambiente.

Exemplos de outros diagnósticos de risco de enfermagem que podem ser um fator de risco para *risco de lesão* são:

Risco de aspiração: risco de entrada de secreções gastrointestinais, orofaríngeas ou de sólidos ou fluidos nas passagens da traqueia e dos brônquios.

Risco da síndrome de desuso: risco de deterioração dos sistemas do corpo como resultado de inatividade musculoesquelética prescrita ou inevitável.

Risco de quedas: aumento da suscetibilidade a quedas que podem causar prejuízo físico.

Risco de resposta de alergia ao látex: risco de resposta alérgica a produtos de borracha de látex.

Risco de envenenamento: risco acentuado de exposição acidental a – ou ingestão de – drogas ou produtos perigosos em doses suficientes para causar envenenamento.

Risco de sufocamento: risco acentuado de sufocamento acidental (volume inadequado de ar disponível para inalação).

Risco de suicídio: risco de lesão potencialmente fatal e autoinfligida.

Risco de trauma: risco acentuado de lesão acidental aos tecidos (por exemplo, ferimento, queimadura, fratura).

Esses oito diagnósticos de enfermagem permitem que as intervenções específicas sejam relacionadas ao problema diagnosticado. Por exemplo, o diagnóstico de enfermagem específico para criança que encontre medicamentos em uma mesa de cabeceira em casa seria *risco de envenenamento* relacionado ao fator de risco de medicamentos ao alcance de crianças. O nível de risco será mais alto se os medicamentos estiverem em recipientes abertos ou se as embalagens fechadas não tiverem tampas à prova de crianças. Esse diagnóstico aponta para intervenções específicas da enfermagem direcionadas à necessidade de educação do cliente enfermo.

Déficit de habilidades do cliente enfermo para cuidar de si mesmo

O **déficit de habilidades** existe quando um indivíduo não é capaz de executar uma ou mais atividades de vida diária (AVDs). Três déficits dessa falta de habilidades relacionados às práticas de higiene são identificados pela Nanda-I (2010). Tais diagnósticos de enfermagem, definições, características de definição e fatores relacionados estão presentes na Tabela 19.3.

Outros diagnósticos de enfermagem

O cliente enfermo em risco de lesão ou de ter um déficit de habilidades para cuidar de si mesmo pode ter outros problemas fisiológicos ou psicológicos associados. Os diagnósticos de enfermagem a seguir também podem ser apropriados:

Nutrição desequilibrada: inferior às necessidades do organismo.

Nutrição desequilibrada: superior às necessidades do organismo.

Proteção ineficaz

Integridade dos tecidos prejudicada

Integridade da pele prejudicada

Isolamento social

Tabela 19.2 ▪ Avaliação de segurança

- (5) Idade superior a 60
- (5) História de quedas anteriores
- (3) Da casa de repouso
- (3) Tinha companhia/cuidador em casa

Estado: mental/físico
- (5) Confuso/julgamento prejudicado
- (5) Prejuízo sensorial
- (5) Combativo/agressivo
- (5) Síndrome do "Vagabundo"
- (5) Não cooperativo
- (5) Paralisia/amputado
- (5) Fraqueza/debilitação
- (5) Necessidades de eliminação urgente/frequente

Medicamentos
- (5) Diuréticos
- (5) Laxantes/preparações gastrointestinais
- (3) Anti-hipertensivos
- (3) Anticonvulsivantes
- (5) Sedativos/hipnóticos
- (3) Analgésicos
- (3) Antipsicóticos/antidepressivos

- NÍVEL 1 (0-17)
- NÍVEL 2 (18-24)
- NÍVEL 3 (25 ou mais)

____ TOTAL

- Precauções de segurança executadas
- Restrições conforme protocolo
- Cliente enfermo/família instruídos
- Faixa codificada em cores

Extraída e adaptada dos Dados de Admissão do Cliente Enfermo (*cortesia de Christus Spohn Health System, Corpus Christi, TX*).

Risco de solidão

Enfrentamento ineficaz

Mobilidade no leito prejudicada

Mobilidade física prejudicada

Mobilidade prejudicada na cadeira de rodas

Desesperança

Impotência

Conhecimento deficiente (especificar)

Dor aguda

Ansiedade

Medo

Planejamento/identificação de resultados

O objetivo primário da enfermagem é fornecer assistência segura identificando riscos reais ou potenciais e introduzindo medidas de segurança. A enfermeira revisa os dados de avaliação com o cliente enfermo e registra o que ele indica como necessidades para promover mudanças e educar sobre saúde. Essas descobertas, quando incorporadas ao plano de assistência, refletem necessidades individualizadas do cliente enfermo. Os resultados identificados fornecem a orientação para os cuidados de enfermagem executados no intuito de redução do risco de lesão.

Outra parte importante do plano de cuidados é a educação do cliente enfermo/cuidador relacionada à identificação de riscos potenciais e a práticas de promoção de saúde. O plano de cuidados de enfermagem deverá incluir a educação do cliente enfermo sobre ações preventivas e alterações em ambientes inseguros.

Execução

A execução envolve avaliação contínua dos riscos de saúde do cliente enfermo e priorização das intervenções da enfermagem visando à redução de riscos, a saber:

- Promover repouso e exercício adequados
- Educar o cliente enfermo sobre os riscos de saúde
- Administrar os medicamentos prescritos
- Fornecer ingestão nutricional equilibrada

A execução de medidas de segurança pode exigir alteração no ambiente físico, conforme identificado por protocolo de prevenção de quedas.

Tabela 19.3 ▪ Déficit de habilidades relacionadas a práticas de higiene

Diagnóstico da enfermagem e definição	Definição de características	Fatores relacionados
Déficit de autocuidado: banho e/ou higiene Habilidade prejudicada de executar ou completar o banho/atividades de higiene por si mesmo	Inabilidade de pegar os apetrechos para o banho, de lavar o corpo ou partes dele, de obter água ou abrir a torneira, de regular a temperatura ou o fluxo da água do banho, de entrar e sair do banheiro, de enxugar o corpo.	Redução ou falta de motivação; fraqueza e cansaço; ansiedade intensa; inabilidade de perceber partes do corpo ou a relação espacial; prejuízo cognitivo ou de percepção; dor; prejuízo neuromuscular; prejuízo musculoesquelético; barreiras ambientais
Déficit de autocuidado: vestir-se e/ou arrumar-se Habilidade prejudicada de executar ou completar as atividades de se vestir e de se pentear por si mesmo	Inabilidade de escolher roupas, lidar com zíperes, tirar a roupa, vestir meias, vestir roupas na parte superior do corpo, manter a aparência em nível satisfatório, vestir roupas na parte inferior do corpo, pegar as roupas, calçar sapatos, pegar ou substituir roupas, vestir-se com rapidez.	Redução ou falta de motivação; dor; ansiedade intensa; prejuízo cognitivo ou de percepção; prejuízo neuromuscular; prejuízo musculoesquelético; desconforto; barreiras ambientais; fraqueza ou cansaço
Déficit de autocuidado: toalete Habilidade prejudicada de executar ou completar as atividades de asseio pessoal	Inabilidade para manipular roupas, realizar a higiene de asseio adequada, sentar-se ou levantar-se do vaso sanitário ou da pia, chegar ao vaso ou à pia, dar descarga.	Barreiras ambientais; fraqueza ou cansaço; redução ou falta de motivação; ansiedade intensa; mobilidade prejudicada; habilidade de transferência prejudicada; prejuízo musculoesquelético; prejuízo neuromuscular; dor; prejuízo cognitivo ou de percepção

Adaptada de *Nursing Diagnoses: Definitions and Classification 2009-2011*, da North American Nursing Diagnosis Association, 2009, Indianapolis, IN: Wiley-Blackwell.

Identificação do cliente enfermo

Para fornecer cuidados de segurança, é essencial que os enfermeiros combinem corretamente as atividades, os medicamentos, a dieta ou o tratamento que lhes forem solicitados. O bem-estar do cliente enfermo é colocado em risco ao se prestar assistência indesejada.

A pulseira de identificação (ID) é o modo básico de identificar corretamente um cliente enfermo. Esse recurso traz o nome do cliente enfermo, o número do quarto, número do leito, número do hospital e o médico. Pode incluir outros dados como idade, sexo e religião.

Essa pulseira é colocada no punho do cliente enfermo no momento da internação no hospital. Toda vez que for prestada assistência, a pulseira deverá ser conferida com a folha de funções, a folha de pedidos, o cartão da dieta e a folha ou cartão de medicamentos e de tratamento (Figura 19.3). A identidade do cliente enfermo deverá ser sempre verificada por outro método adicional, por exemplo, mencionando o nome do cliente enfermo, pedindo-lhe que diga o nome ou obtendo identificação positiva de outra pessoa. Nenhum desses métodos é seguro se usado isoladamente, mas, quando usados com a pulseira ID, podem ajudar o enfermeiro a se certificar da identidade.

Se for descoberto que o cliente enfermo não tem a pulseira ID, toda a assistência deverá ser suspensa até que a identificação positiva seja efetuada. Uma nova pulseira ID deverá ser colocada no punho do cliente enfermo assim que a identidade for verificada.

É recomendado que residentes das casas de repouso também usem pulseiras ID. Entretanto, algumas entidades não usam esse recurso, e outros métodos de identificação, como fotografias, são usados. Os enfermeiros que trabalham nessas instituições de assistência em longo prazo precisam aprender a usar o sistema de identificação com segurança. Seja qual for o sistema, a identificação do cliente enfermo é essencial antes da prestação de qualquer assistência.

Aumento da conscientização sobre segurança

Em todas as instalações, os enfermeiros precisam demonstrar conscientização sobre os perigos de segurança e educar os clientes enfermos. Estes precisam ser educados quanto às precauções de segurança, como informações específicas sobre o uso de dispositivos de aquecimento, oxigênio, equipamento intravenoso e controles automáticos do leito.

Um alerta sobre segurança do Food and Drug Administration (FDA) em 2008 discutiu os riscos de acidentes relacionados às grades laterais dos leitos hospitalares. O FDA recebeu 772 relatórios de acidentes envolvendo cabeça e corpo, que resultaram em 460 óbitos, 136 lesões e 176 casos sem lesão (FDA, 2008). Esses acidentes ocorreram em casas de repouso particulares, hospitais e instalações de assistência de longo prazo. Os perigos de acidentes associados às grades laterais dos leitos hospitalares são mostrados na Figura 19.4.

Prevenção contra quedas

A maioria das quedas ocorre quando os clientes enfermos estão fracos, sem coordenação, cansados, confusos, paralisados ou desorientados. Os dados obtidos da avaliação de riscos de segurança identificam clientes enfermos que precisam de medidas especiais para a prevenção contra quedas. Os riscos de queda podem ser reduzidos por meio de:

- Supervisão adequada dos clientes enfermos.
- Orientação dos clientes enfermos quanto ao ambiente e ao sistema de chamadas.
- Fornecimento de recursos para deambulação (por exemplo, cadeira de rodas ou andador).

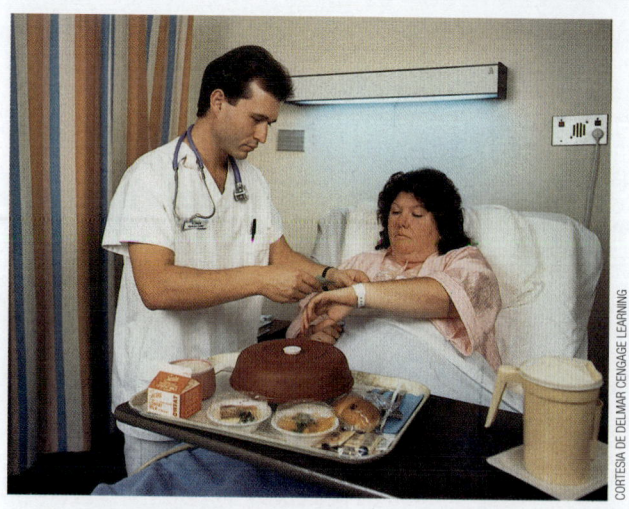

Figura 19.3 ■ A verificação da pulseira de identificação do cliente enfermo assegura que a pessoa certa receba a assistência.

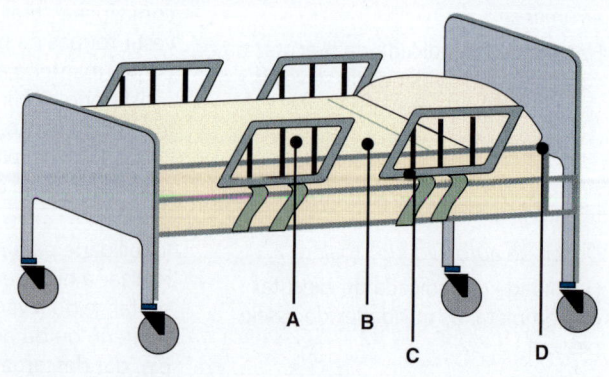

Figura 19.4 ■ Riscos de acidentes associados às grades laterais do leito hospitalar; *A*: entre as barras da grade lateral; *B*: entre duas grades laterais; *C*: entre a grade lateral e o colchão; *D*: entre a cabeceira, os pés, a grade lateral e o colchão. (*Fonte: Food and Drug Administration, Safety Alert, agosto de 1996.*)

- Manutenção dos itens pessoais e interruptor de chamada ao alcance do cliente enfermo.
- Manutenção dos leitos na posição mais baixa e com as grades laterais levantadas.
- Uso de tapetes de borracha no chuveiro e na banheira.
- Manutenção de iluminação adequada.

Intervenções específicas da enfermagem que visam prevenir quedas abrangem: enxugar respingos, usar grades laterais, aplicar contenções, incentivar o uso de dispositivos de auxílio para andar, usar a mecânica corporal adequada, assegurar iluminação adequada e remover obstáculos. Essas medidas serão discutidas a seguir.

Enxugar respingos Os pisos devem ser mantidos limpos e sem respingos. Embora o departamento de limpeza em geral execute a limpeza efetiva dos pisos, o enfermeiro é responsável ou por enxugar um respingo, se ocorrer, ou demarcar a área como perigo de segurança e notificar a pessoa encarregada para limpeza imediata. Pisos molhados ou escorregadios podem provocar com facilidade um escorregão de um cliente enfermo fraco e instável. Até mesmo não doentes, como visitantes e os funcionários do hospital, correm o risco.

Usar grades laterais Grades laterais têm sido usadas para prevenir quedas dos leitos hospitalares há mais de 50 anos. Desde a década de 1970, as instalações de assistência médica têm grades laterais em todos os leitos e políticas por escrito para o uso rotineiro desses recursos com todos os clientes enfermos. As grades laterais podem ter extensão total, média ou de um terço de comprimento.

Clientes enfermos usam grades laterais para ajudá-los a se virar de um lado para o outro na cama ou para se sentar na beirada dela, assim como para se apoiar quando ficam em pé (Figura 19.5). Alguns clientes enfermos se sentem mais seguros em um leito e ambiente estranhos com as grades levantadas.

Lesões e óbitos têm sido relatados com relação ao uso dessas grades quando os clientes enfermos tentam sair do leito saltando-as ou quando ficam presos na grade, ou ainda entre a grade, o colchão e o estrado da cama (Figura 19.4). Muitos clientes enfermos idosos ou com prejuízo cognitivo sentem-se como se estivessem "na prisão" ou sendo "tratados como uma criança" e resistem ao uso das grades laterais.

Os Centers for Medicare and Medicaid Services (CMS) verificaram que, se o cliente enfermo não puder remover nem liberar a grade lateral com facilidade, ela será considerada uma contenção e deverá estar conforme com as exigências para contenções (discutidas na próxima seção) (CMS, 2008).

Talerico e Capezuti (2001) sugerem alternativas seguras ao uso de grades laterais; entre elas, leitos leves, sensores de movimento, coxins para os quadris, colchões

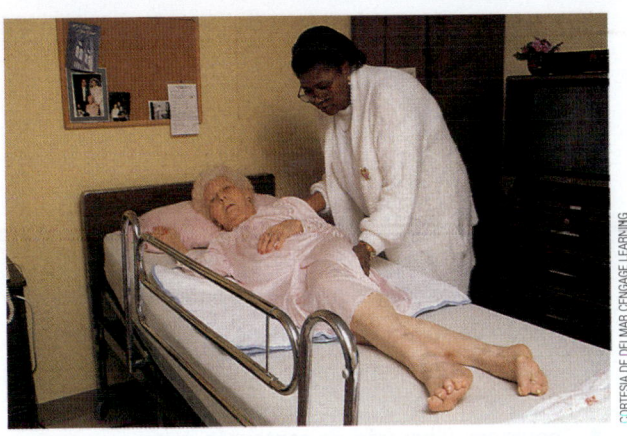

Figura 19.5 ■ O uso de grades laterais pode contribuir para um ambiente seguro e protegido.

de chão ao longo da cama, travesseiros de extensão total, controle adequado da dor durante a noite, turnos individualizados de asseio noturno, alarmes, tratamento de depressão e dos distúrbios do sono e procedimentos individualizados para dormir. A escolha de uma alternativa apropriada às grades laterais de restrição (contenção) exige uma avaliação completa do cliente enfermo. *Clientes enfermos em risco de queda precisam ser sempre monitorados de perto.*

Aplicar contenções Contenções são dispositivos usados para limitar a atividade física de um cliente enfermo ou para imobilizar um cliente enfermo ou uma extremidade. As contenções são usadas para proteger o cliente enfermo contra quedas, proteger uma parte do corpo, impedir que o cliente enfermo interfira na terapia (por exemplo, retirando os tubos, desligando acessos intravenosos ou removendo curativos de ferimentos) e para reduzir o risco de lesão a si mesmo e a terceiros. As contenções *jamais* deverão ser usadas como substitutas para a observação próxima e a supervisão pelo pessoal de enfermagem.

Antes de usar as contenções, descubra a causa do problema e então interfira apropriadamente. As alternativas às contenções podem incluir: avaliação da dor ou de outro desconforto, lançar mão de atividades diversas, redução de estímulos, coordenação da assistência para minimizar as interrupções noturnas, ajuste da temperatura do quarto, fornecimento de mais travesseiros e cobertores, abaixar o leito até o nível mais baixo, colocar uma campainha de chamada ao alcance do cliente enfermo, ter um relógio com números grandes e um calendário com impressão grande ao lado do leito, apresentar-se toda vez que entrar no quarto, permitir idas ao banheiro a cada duas horas e manter líquidos disponíveis e ao alcance (a menos que contraindicado) (Napierkowski, 2002; Sweeney-Calciano, Solimene e Forrester, 2003).

> **DICA Profissional**
>
> ### Elementos essenciais de documentação de contenção
>
> - Motivos para aplicação de contenção
> - Tipo de contenção
> - Explicação fornecida ao cliente enfermo e à família
> - Data e hora da resposta do cliente enfermo à contenção
> - Período de aplicação da contenção
> - Frequência de monitoramento e resposta do cliente enfermo
> - Segurança (liberação da contenção junto com exercícios periódicos e rotineiros e avaliação quanto à circulação e integridade da pele)
> - Avaliação quanto à necessidade continuada da contenção
> - Consequência do uso de contenção

A aplicação de contenção é muito controversa devido às lesões que o cliente enfermo pode sofrer ao se usarem tais dispositivos. O Omnibus Budget Reconciliation Act (Obra) de 1987 define os direitos e escolhas do cliente enfermo e fornece as seguintes opções como motivos aceitáveis para a aplicação de contenções físicas:

- As contenções fazem parte do tratamento médico.
- Todas as outras intervenções foram tratadas primeiro.
- Outras áreas de ação foram consultadas no intuito de auxílio a esse problema.
- A documentação de suporte foi devidamente providenciada.

A Joint Commission também atualizou suas diretrizes sobre contenções físicas. Citando alguns estudos, a Joint Commission declarou que a aplicação de contenções pode violar os direitos do cliente enfermo e causar "prejuízo físico e psicológico, perda da dignidade [...] e até a morte" (Joint Commission, 2001).

Desde 1999, a CMS tem regulamentos sobre a aplicação de contenções. Um médico ou praticante independente licenciado (LIP) deve conduzir a avaliação pessoal com o cliente enfermo antes de preencher um pedido de contenção. Cada pedido tem o limite máximo de quatro horas para adultos, duas horas para crianças entre 9 e 17 anos e uma hora para menores de 9 anos. Essas prescrições podem ser aplicadas por um período mais curto. Os enfermeiros devem continuar a avaliar, monitorar e reavaliar o cliente enfermo para que a contenção possa ser removida o mais cedo possível. O médico ou o LIP pode ser consultado por telefone para renovar uma prescrição com base na avaliação mais recente da enfermagem.

O médico ou o LIP deve realizar outra avaliação pessoal a cada 24 horas se a contenção ainda estiver sendo usada (CMS, 2008).

Uma vez contidos, os clientes enfermos ficam menos capazes de atender às próprias necessidades; por isso, a responsabilidade da enfermagem em atender a essas necessidades aumenta. A política do local sobre o uso de contenções, a assistência ao cliente enfermo sob contenção e o método de documentação devem ser obedecidos com rigor.

As contenções podem ser físicas ou químicas. **Contenções físicas** reduzem os movimentos do cliente enfermo pela aplicação de um dispositivo (Figura 19.6). **Contenções químicas** são medicamentos usados para controlar o comportamento do cliente enfermo. Ansiolíticos e sedativos são contenções químicas usadas com frequência.

O plano de assistência de enfermagem deverá incluir medidas de segurança para reduzir o potencial de lesões oriundas das contenções. Quando se aplicam dispositivos de contenção, as medidas adicionais de segurança a serem consideradas são:

- As contenções nunca deverão interferir no tratamento (por exemplo, terapia intravenosa) ou intensificar o problema de saúde do cliente enfermo.
- Pelo menos uma vez a cada duas horas, o enfermeiro deverá avaliar a coloração, temperatura, sensibilidade, movimento e preenchimento capilar na área distal à contenção e executar exercícios de amplitude de movimento.
- O cliente enfermo e seus familiares deverão receber apoio psicológico, conforme necessário.

Usar dispositivos de ajuda para andar Esses dispositivos incluem bengalas, muletas, andadores e cadeiras de roda.

Bengalas As bengalas são dispositivos para quem caminha curvado, que fornecem apoio ao lado fraco do corpo. Há três tipos comuns de bengala: o bastão único, o tripé (três pés) e a quádrupla. Todos esses tipos deverão ter garra firme e pontas de borracha. As pontas deverão ser verificadas com frequência para averiguação de sinais de desgaste.

> **SEGURANÇA**
>
> ### Contenções
>
> - A aplicação de contenção em forma de colete ou cinto muito apertados sobre o diafragma inibirão a expansão do pulmão.
> - Para evitar lesão acidental caso as grades laterais sejam liberadas, a faixa de contenção deverá ser fixada ao estrado do leito, e não à grade lateral.

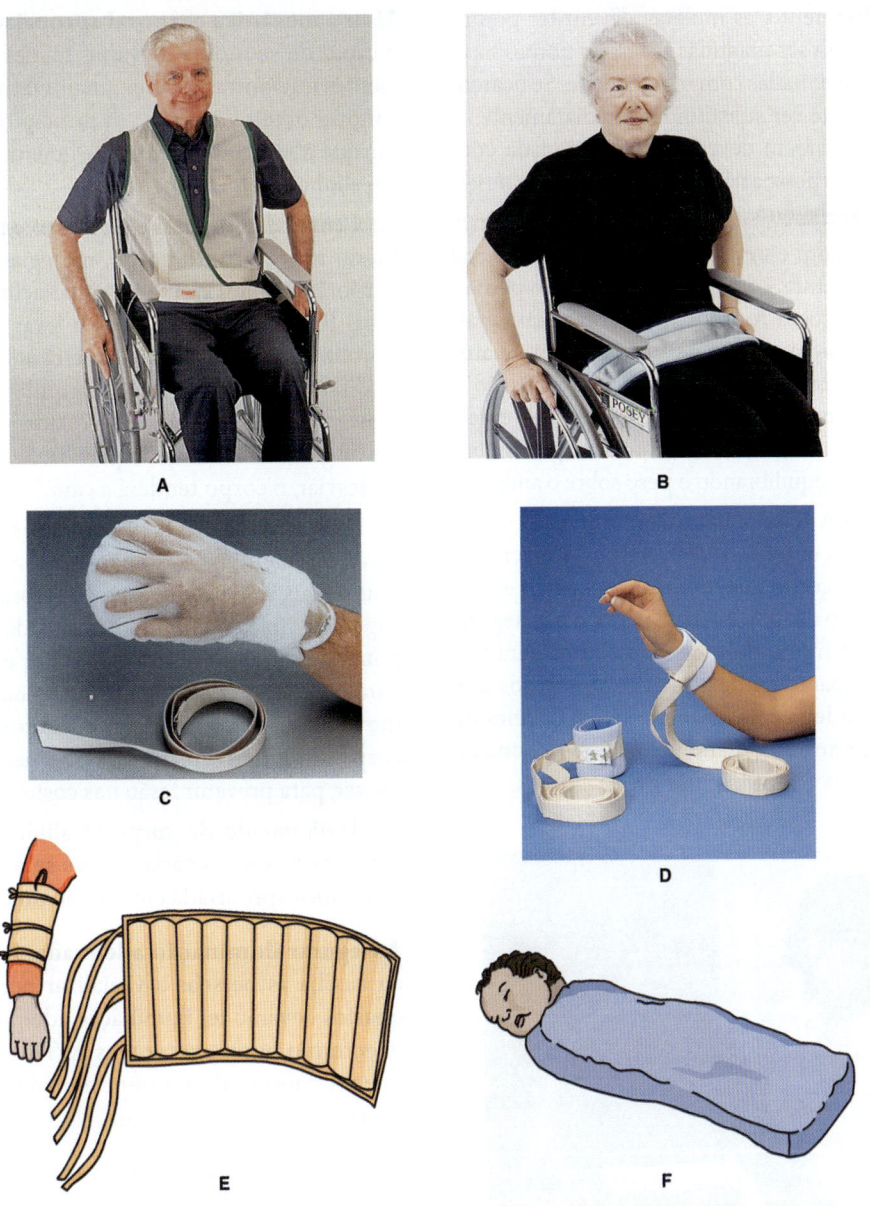

Figura 19.6 ■ Tipos de contenções: A: colete; B: cinto de contenção para cadeira; C: contenção da mão; D: contenção de membro ou de extremidade; E: contenção de cotovelo; F: contenção de múmia. (Imagens A e B por cortesia de J. T. Posey. As demais, por cortesia de Delmar Cengage Learning.)

▶ REFLEXÃO CRÍTICA

Contenções

Uma viúva de 83 anos fraturou o quadril ao escorregar na banheira. Ela foi submetida à cirurgia de reposição do quadril ontem. Esta noite, está muito confusa e tentando remover a bandagem e os pontos de sutura. Agora foi colocada sob contenção para a própria segurança. Quais outras atividades de enfermagem poderiam ter sido executadas antes do uso das contenções? Você considera que as contenções afetarão o estado mental dessa cliente enferma? Em caso afirmativo, de que maneira(s)? Quais são alguns dos outros efeitos que poderá sofrer como resultado da contenção?

As bengalas deverão ser mantidas do lado mais forte do corpo (Figura 19.7). O lado afetado e a bengala deverão se mover simultaneamente enquanto o peso do corpo é apoiado do lado mais forte. O lado mais forte se move enquanto o peso é apoiado na bengala e no lado mais fraco.

Muletas Muletas são estacas de madeira ou de metal usadas temporária ou permanentemente para aumentar a mobilidade. Há dois tipos de muletas: a muleta axilar e a de Lofstrand, ou do antebraço. A muleta axilar, o tipo mais comum, adapta-se sob as axilas e o peso é colocado nas garras manuais. A muleta de Lofstrand tem uma garra manual e um manguito de metal que se ajusta ao redor do braço. Esse tipo de muleta é mais conveniente, mas não tão estável quanto a muleta axilar.

Para evitar deslizamento, as muletas devem ter pontas de borracha, que devem ser mantidas secas. As pontas também deverão ser inspecionadas com regularidade. Se ficarem soltas ou gastas, deverão ser substituídas imediatamente. A estrutura da muleta também deverá ser inspecionada com regularidade. O peso da pessoa não será distribuído de modo uniforme se houver rachaduras ou inclinações na muleta.

Andadores O andador é uma estrutura tubular de metal que fica na altura da cintura, com uma garra e quatro pernas. Alguns andadores possuem rodízios nas pernas dianteiras, enquanto outros possuem pontas de borracha nas quatro pernas. Os andadores propiciam um senso de proteção e apoio extra, assim como independência aos clientes enfermos. Primeiro, o cliente enfermo move o andador para a frente e, então, dá um passo equilibrando o peso sobre o andador.

Cadeira de rodas A cadeira de rodas é um meio de locomoção para clientes enfermos que não têm capacidade de suportar o peso do corpo quando ficam em pé. O enfermeiro deverá instruir o cliente enfermo sobre o uso seguro da cadeira de rodas, lembrando-o de manter a cadeira travada quando estiver parado e de afastar os descansos dos pés ao se sentar na cadeira e ao levantar dela. A cadeira de rodas deverá ser empurrada lentamente por trás e apoiada para atravessar portas e ao entrar e sair de elevadores.

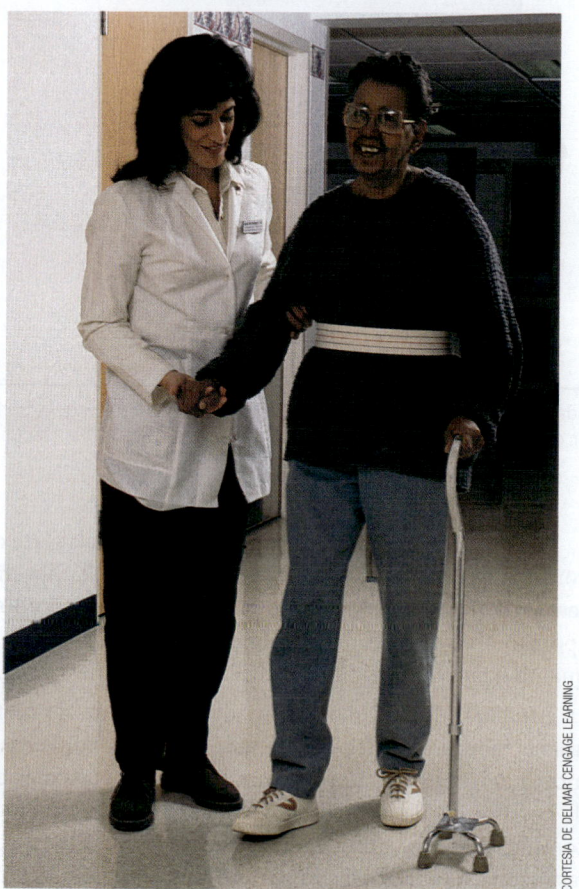

Figura 19.7 ■ A enfermeira garante a segurança do cliente enfermo usando a bengala quádrupla.

Usar a mecânica corporal apropriada O corpo humano é capaz de se mover de várias maneiras, algumas mais eficientes que outras. O meio mais efetivo e seguro de erguer e mover objetos é usando os princípios da mecânica corporal, que abrangem o centro de gravidade, a base de suporte e o alinhamento do corpo.

Centro de gravidade O centro de gravidade está localizado no centro do corpo, na região pélvica. O peso do corpo é aproximadamente igual acima e abaixo dessa região. Todo movimento deverá levar em conta esse ponto central. Assim, o peso se manterá sobre a base de suporte, facilitando a manutenção do equilíbrio. Manter as costas eretas e dobrar os joelhos e o quadril ajuda a manter o centro de gravidade na região pélvica. Se o centro de gravidade se desviar, o corpo tenderá a cair.

Base de suporte Os pés são a base de suporte. Eles deverão ser mantidos afastados ao se erguerem itens pesados, pois é mais fácil permanecer equilibrado com uma base de suporte ampla. Além disso, um pé deverá ser mantido um pouco à frente do outro para obter estabilidade de frente para trás. Manter os joelhos levemente curvados permite movimentar-se com rapidez e a absorção de choques pelo corpo. Ao girar o corpo, os pés, e não o corpo, deverão se mover, para prevenir lesão nas costas.

Alinhamento do corpo O alinhamento adequado do corpo exige que as várias partes se mantenham na relação anatômica apropriada em relação umas às outras.

Assegurar iluminação adequada A iluminação adequada auxilia as pessoas a visualizar perigos ambientais. Os quartos deverão ter iluminação adequada para que o cliente enfermo possa executar as AVDs com segurança e para que prestadores de assistência médica possam executar os procedimentos necessários.

Remover obstáculos Em áreas de tráfego intenso, os obstáculos representam riscos à segurança dos clientes enfermos.

▶ SEGURANÇA

Mecânica corporal

- Abaixe-se para erguer objetos do chão: dobre os quadris e os joelhos, mantendo as costas eretas e a base de suporte ampla. Os grandes músculos das pernas podem então ser usados para endireitar o corpo e erguer o objeto.
- Evite curvar-se tombando a cintura, sem se abaixar, para evitar o estiramento dos músculos lombares inferiores.
- Para evitar estresse e estiramento indevidos nas costas ao prestar assistência aos clientes enfermos, ajuste a altura do leito para um nível fácil e confortável.
- Transporte objetos próximo à linha média do corpo.
- Evite se esticar para alcançar objetos.

Os adultos com idade mais avançada e pessoas não familiarizadas com o ambiente correm maior risco de sofrer lesões por obstáculos.

Redução de situações de perigo no banheiro

Os banheiros representam uma ameaça ao cliente enfermo devido à presença da água. Acidentes comuns no banheiro são quedas, escaldaduras ou queimaduras. Os acidentes podem ser reduzidos com o uso de barras de apoio próximas a banheira, chuveiro e vaso sanitário; tapetes antiderrapantes na banheira e no chuveiro e um tapete de banheiro próximo à banheira ou ao chuveiro. Verificar sempre a temperatura da água antes de entrar na banheira ou no chuveiro. Os medicamentos deverão ser armazenados em armário fechado a chave, fora do alcance das crianças e de adultos desorientados e confusos.

Prevenção contra incêndio

O fogo é um perigo potencial em instalações institucionais e domésticas. O incêndio exige a interação de três elementos: *calor* suficiente para ignição, material inflamável (*combustível*) e *oxigênio* para alimentar o fogo.

Clientes enfermos imobilizados ou incapacitados correm grande risco durante um incêndio. As causas comuns de incêndio são: fumar na cama, descartar pontas de cigarro em latas de lixo e equipamento elétrico defeituoso. Uma vez que o tabagismo é um perigo à saúde, a maioria das instalações de assistência médica hoje proíbe o fumo.

As metas em relação ao fogo têm caráter duplo: prevenção do incêndio e proteção do cliente enfermo durante o incêndio. As intervenções para prevenir ou reduzir o risco de incêndio são:

- Certificar-se de que as saídas de emergência estejam nitidamente sinalizadas.
- Identificar a localização dos extintores de incêndio e demonstrar como operá-los.
- Praticar procedimentos de evacuação de incêndio.
- Exibir números de telefone de emergência próximo a todos os telefones.
- Manter espaços e corredores abertos e livres de obstáculos.
- Verificar se há fios danificados ou expostos em cabos elétricos.
- Educar os clientes enfermos a respeito dos perigos de incêndio.

Em caso de incêndio, siga a política e os procedimentos institucionais para contenção do fogo e evacuação de pessoal (Figura 19.8). Durante o incêndio, as intervenções da enfermagem devem se concentrar na proteção do cliente enfermo contra lesões e na contenção do fogo. Em caso de incêndio, os enfermeiros deverão garantir a segurança do cliente enfermo, informar imediatamente o local e o tipo de fogo e evacuar o local, se necessário. Os enfermeiros

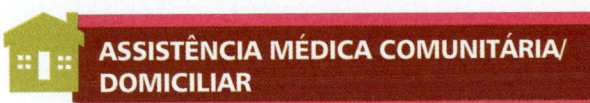

Isolamento

- Vire cabos de panelas para o centro do fogão, para evitar que as crianças as puxem para baixo e causem queimaduras em si mesmas.
- Mantenha fósforos em uma lata de metal e fora do alcance das crianças.
- Fique alerta com roupas folgadas ao cozinhar, especialmente em fogões ou fogos ao ar livre.
- Evite usar velas para iluminação ou aquecimento e nunca deixe uma vela acesa sem supervisão.
- Instale detectores de fumaça próximo aos dormitórios e verifique a bateria duas vezes por ano.
- Não coloque aquecedores portáteis próximo a cortinas, que podem se incendiar facilmente.
- Só permita eletricistas certificados para o trabalho na fiação elétrica da casa.
- Não instale cabos elétricos sob o carpete.
- Não use tomadas de saída com vários plugues.
- Não espete nada em aparelhos domésticos que estejam ligados em tomadas (por exemplo, um garfo na torradeira).
- Ensine aos membros da família rotas de fuga da casa, determine um lugar para se encontrarem do lado de fora, para verificar se todos estão a salvo, e pratique procedimentos de evacuação de incêndio.
- Ensine a *parar, derrubar e rolar* para extinguir o fogo da roupa.

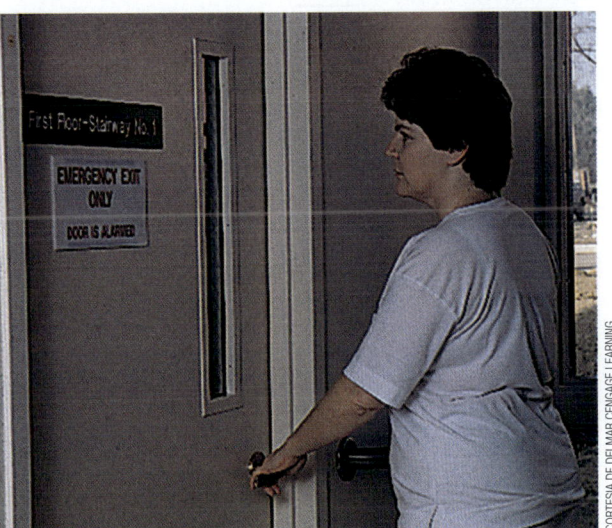

Figura 19.8 ■ Todo o pessoal deverá estar familiarizado com o plano de evacuação e as saídas de emergência. (*Primeiro andar – Escada n. 1/Apenas Saída de Emergência/Porta com Alarme*).

deverão conhecer a localização dos extintores de incêndio e como manuseá-los (Figura 19.9). Há quatro tipos de extintores: de água, de dióxido de carbono, químico seco e de Halon. Cada tipo de extintor de incêndio é usado para uma classe específica de fogo, como mostrado na Tabela 19.4.

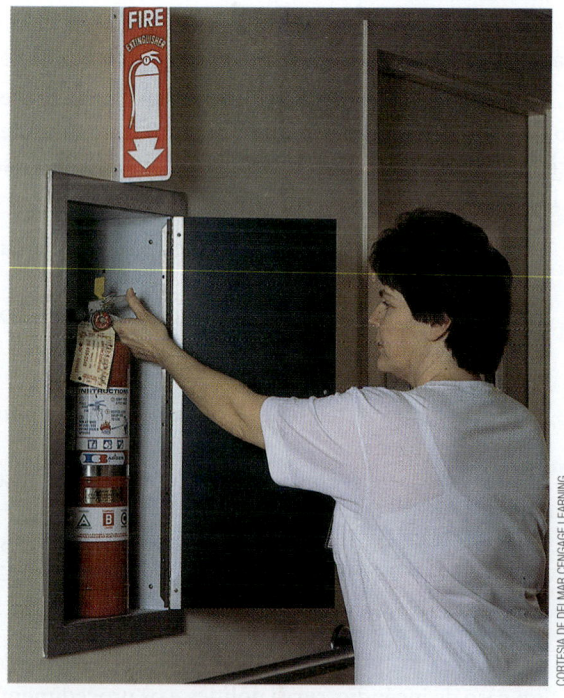

Figura 19.9 ■ Deve-se saber a localização dos extintores de incêndio e como manuseá-los. (Fogo/Extintor).

 TRUQUE de memória

Se você perceber que há um incêndio, chama ou fumaça, siga os procedimentos **RACE**:

R = Resgatar indivíduos diretamente ameaçados pelo fogo.
A = Ativar o alarme e chamar 193, ou pedir que alguém chame o 193.
C = Barrar (*confine*) o fogo fechando as portas.
E = Evacuar/extinguir o fogo.

 TRUQUE de memória

Usando o truque de memória **PASS**, o enfermeiro saberá como usar corretamente o extintor de incêndio, quando necessário (U.S. Department of Energy, 2001):

P = Puxar o pino no alto do extintor.
A = Apontar o bico do extintor para a base do fogo, a cerca de 2,5 metros de distância.
S = Apertar (*Squeeze*) o cabo para descarregar o extintor.
S = Apontar (*Sweep*) o bico para a frente e para trás, visando à base do fogo.

Tabela 19.4 ■ **Extintores de incêndio**

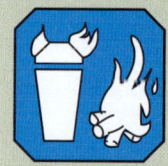	Classe A: apaga combustíveis comuns como madeira, papel e roupas.	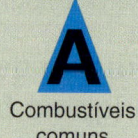 Combustíveis comuns
	Classe B: usado em incêndios de líquidos inflamáveis como graxa, gasolina e óleo.	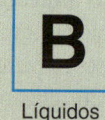 Líquidos inflamáveis
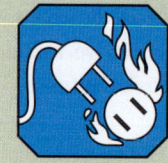	Classe C: adequado para incêndios elétricos.	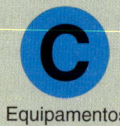 Equipamentos elétricos
	Classe D: para metais inflamáveis; específico para o tipo de metal.	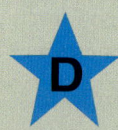 Metais inflamáveis

Agentes extintores	Uso
Água	Classe A
Dióxido de carbono	Classes B e C
Químico seco	Classes A, B e C
Halon (não deixa resíduos em equipamentos elétricos valiosos)	Classe C

Dados adaptados de *HFD: All You Ever Wanted to Know about Fire Extinguishers*, 2001, U. S. Department of Energy. Disponível em: <http://www.hanford.gov/fire/ safety/extingrs.htm>, e de *Types of Fire Extinguishers*, 2007, Occupational Safety and Health Administration. Disponível em: <http://www.osha.gov/SLTC/ etools/evacuation/portable_about.html#Types>.

Garantia de segurança do equipamento

Verificar todo o equipamento e suprimentos cuidadosamente antes do uso e recusar-se a usar qualquer mercadoria ou equipamento danificado podem prevenir muitos acidentes. Uma boa regra a seguir é *nunca usar qualquer equipamento danificado ou que apresente mau funcionamento*. Se um rodízio sair de um aparador, não tente consertar a peça; remova-a do quarto e a encaminhe à manutenção, para conserto. O mesmo vale para suprimentos menores dados aos clientes enfermos ou utilizados por eles. A segurança dos clientes enfermos precisa sempre estar em primeiro lugar.

Vidro e plástico Equipamentos e suprimentos de vidro e de plástico deverão ser inspecionados para averiguação de rachaduras e lascas antes do uso. O enfermeiro também deverá verificar a presença de bordas ásperas que possam ferir os clientes enfermos.

Suprimentos estéreis descartáveis Ao usar suprimentos estéreis descartáveis, o enfermeiro deverá primeiro verificar se a embalagem está intacta. Qualquer violação ou sinal de umidade terá contaminado a embalagem. As datas de validade também deverão ser verificadas antes do uso.

Equipamento elétrico O ambiente hospitalar tem vários equipamentos elétricos, como controles dos leitos e bombas de anestesia intravenosas e controladas pelo cliente enfermo. Cada peça de equipamento elétrico deverá ter uma tomada elétrica de três pinos e fio terra. A tomada com fio terra transmite qualquer corrente elétrica que escapar do equipamento para o solo. Para proteger o cliente enfermo de qualquer lesão elétrica, o enfermeiro deverá ler os rótulos de alerta em todos os equipamentos, verificar cabos elétricos desfiados, usar somente equipamento elétrico equipado com fio terra, evitar circuitos sobrecarregados e comunicar quaisquer choques recebidos do equipamento ao departamento biomédico (Figura 19.10).

Os equipamentos elétricos pessoais que o cliente enfermo está autorizado a manter ao lado da cama, como barbeador, secador de cabelos ou chapinhas, deverão ser verificados pelo departamento biomédico antes do uso.

Se um cliente enfermo receber um choque elétrico, a eletricidade deverá ser desligada antes de se tocar o cliente enfermo. A seguir, verificar o pulso do cliente enfermo; se não houver pulsação, deve-se iniciar o procedimento de reanimação cardiorrespiratória (RCP). O enfermeiro deverá avaliar os sinais vitais, o estado mental e a integridade da pele em relação a queimaduras no cliente enfermo com pulso. O médico deverá ser notificado sobre o episódio e um relatório de incidentes deverá ser preenchido.

Redução de exposição à radiação

Lesões de radiação podem ocorrer no cliente enfermo durante a verificação diagnóstica e as intervenções terapêuticas, se houver exposição excessiva ou exposição a tecidos não visados. Implantes de radiação desalojados podem resultar em exposição a tecidos não visados. O tempo, a distância e a blindagem são os fatores principais de exposição e proteção contra a radiação. A proteção para a radioterapia envolve:

- Minimizar o tempo de contato com a fonte de radiação (implante ou cliente enfermo).
- Maximizar a distância em relação à fonte de radiação (implante ou cliente enfermo).
- Usar blindagem apropriada para radiação.
- Monitorar a exposição à radiação com um filme radiográfico.
- Rotular todo o material potencialmente radioativo.
- Nunca tocar implantes desalojados ou fluidos corporais de um cliente enfermo sob tratamento com radiação.

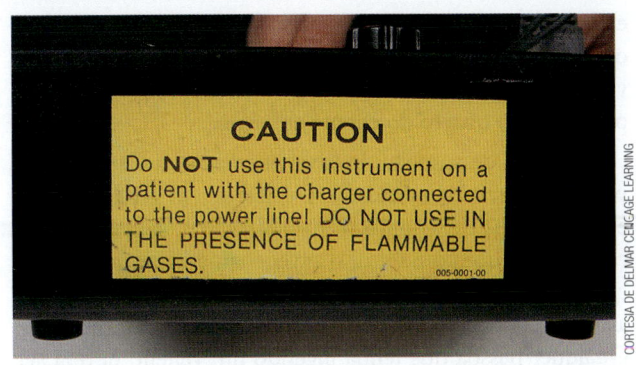

Figura 19.10 ■ Prestar atenção aos rótulos dos equipamentos elétricos. Cuidado (*Não use este equipamento em um paciente com a bateria ligada à tomada. NÃO USE NA PRESENÇA DE GASES INFLAMÁVEIS*).

SEGURANÇA

Armários trancados

Todas as substâncias venenosas deverão ser armazenadas em armários trancados e fora do alcance de crianças ou de pessoas portadoras de confusão mental.

O risco de lesão ao cliente enfermo pode ser reduzido ao se obedecer a todas essas instruções e precauções. O risco para o enfermeiro pode ser reduzido com a observação de todos os rótulos radioativos, o uso de luvas ao lidar com resíduos corporais radioativos, a utilização de avental de chumbo, higiene das mãos, lavando-as, descarte de substâncias radioativas em recipientes especiais, redução da extensão do contato com o cliente enfermo e uso de filme radiográfico, que mede a quantidade de exposição à radiação.

Prevenção contra envenenamento

Veneno é qualquer substância que, se ingerida, interfere no funcionamento fisiológico normal. Os venenos podem ser inalados, injetados, ingeridos ou absorvidos pelo corpo. Muitas substâncias podem ser venenosas se ingeridas em quantidade suficiente.

Substâncias químicas perigosas podem ser encontradas em qualquer local de trabalho, mas algumas são específicas da indústria da assistência médica, como os isótopos radioativos, os corantes de laboratório, os antissépticos, as soluções para irrigação, desinfetantes e drogas terapêuticas. O enfermeiro precisa garantir que materiais potencialmente perigosos nunca sejam deixados sem supervisão nos quartos dos clientes enfermos. Álcool e outros antissépticos usados na troca de curativos ou em outros procedimentos devem ser removidos do quarto do cliente enfermo após a utilização.

Na internação, pergunta-se ao cliente enfermo se ele/ela trouxe algum medicamento para o hospital. Em caso afirmativo, esses medicamentos devem ser ou removidos para um local seguro ou entregues aos familiares do cliente enfermo. Às vezes, os membros da família trazem remédios que o cliente enfermo tomava em casa. O enfermeiro deverá observar a existência de substâncias potencialmente perigosas no quarto do cliente enfermo.

Em caso de suspeita de envenenamento, o Centro Antiveneno deverá ser notificado. O telefone em geral pode ser encontrado na capa ou nas primeiras páginas da lista telefônica. A pessoa que comunicar o envenenamento deverá saber a quantidade e o tipo de veneno inalado, ingerido ou injetado, além de conhecer a idade do cliente enfermo e os sintomas. Qualquer pessoa que tenha ingerido um veneno deverá ser virada de lado para prevenir a aspiração enquanto espera o tratamento adequado (Stanhope e Knollmueller, 2000).

SEGURANÇA

Carrinhos de medicamentos e de limpeza

- Os carrinhos de medicamentos e de limpeza e os de suprimento nunca deverão ser deixados sem supervisão.
- Clientes enfermos confusos, com prejuízo visual ou muito jovens podem se prejudicar com algo perigoso ou com algo que possam usar de maneira perigosa.
- Carrinhos e armários de medicamentos devem ser mantidos trancados quando fora de uso.

DICA Profissional

Uso de oxigênio

Precauções especiais sempre devem ser tomadas quando se usa oxigênio. Por se tratar de um dos três elementos essenciais para iniciar um incêndio, a presença de oxigênio puro pode transformar a mínima faísca em um perigo tremendo.

Quando se usa oxigênio, devem-se colocar sinais de "Proibido fumar" dentro do quarto e na porta, do lado de fora. É fundamental que todos os visitantes e outros clientes enfermos compreendam que a regra se aplica a todos no quarto, e não apenas à pessoa que recebe oxigênio. Uma vez que clientes enfermos criticamente doentes usam oxigênio, é necessário também que o enfermeiro informe, no caso de visita de algum clérigo, que não devem ser usadas velas nem chamas abertas em quaisquer ritos religiosos.

Cobertores de lã e de náilon não deverão ser usados, pois podem causar eletricidade estática e, por isso, representam risco de incêndio em atmosfera de oxigênio puro. Recomenda-se o uso de cobertores de algodão.

Aparelhos elétricos como rádios e barbeadores em geral não são usados na presença de oxigênio. Não se usa óleo em equipamento de oxigênio porque se trata de substância inflamável. A política do hospital – assim como o próprio equipamento – deve ser verificada para determinar o que é seguro de se utilizar em um quarto onde se usa oxigênio.

Sempre que um tanque de oxigênio for usado, os cilindros devem ser amarrados com segurança a um suporte ou carrinho para prevenir que o tanque tombe e danifique a válvula, o que poderá causar uma faísca que se inflamará na presença de oxigênio.

Prevenção contra asfixia

Para prevenir a asfixia com alimentos, são usadas técnicas especiais na alimentação de clientes enfermos em categorias de risco. Um cliente enfermo inconsciente não deverá receber nada por via oral, pois a epiglote não funcionará, criando a probabilidade de asfixia e sufocamento. Da mesma maneira, para prevenir a aspiração de vômito, alimentos e bebidas, estes são em geral suspensos antes da indução da anestesia geral. Após exames como a broncoscopia, alimentos e bebidas são suspensos até o retorno do reflexo de vômito.

CONSIDERAÇÕES sobre tempo de vida

Vitaminas e minerais

Preparos à base de ferro para adultos são especialmente venenosos para crianças e deverão ser armazenados em armário trancado e fora do alcance das crianças.

ASSISTÊNCIA MÉDICA COMUNITÁRIA/DOMICILIAR

Armazenamento adequado e utilização de medicamentos

Educar os clientes enfermos a respeito de:

- Armários à prova de crianças nos quais os medicamentos devem ser armazenados.
- Uso e dosagens apropriados dos medicamentos.
- Uso de recipientes especiais de medicamentos já divididos em dias e horário (para ajudar a evitar que o cliente enfermo duplique uma dose do medicamento sem perceber).

ORIENTAÇÕES para o cliente

Prevenção contra envenenamentos acidentais

- Armazenar medicamentos em recipientes à prova de crianças.
- Não tomar medicamentos na presença da criança.
- Nunca se referir a um medicamento como "doce".
- Guardar substâncias tóxicas em armário trancado.
- Manter os recipientes rotulados.
- Nunca colocar substâncias venenosas em recipientes de alimentos ou bebidas.
- Colocar adesivos indicativos de veneno em substâncias tóxicas.
- Deixar à mostra números de telefone do Centro Antiveneno próximo a aparelhos telefônicos.

Prevenção contra sufocamento

A asfixia pode ser prevenida por meio de observações apropriadas do enfermeiro de clientes enfermos em risco, como lactentes, os prejudicados em relação às atividades do dia a dia e clientes enfermos paralisados ou inconscientes. Esses clientes deverão ser movidos com frequência e deve-se verificar a presença de uma via aérea aberta. Não se recomenda o uso de travesseiros, colchões e acolchoados macios nos quais o cliente enfermo possa enterrar o rosto. Na presença de secreções orais, a cabeça do cliente enfermo deverá ser virada de lado para evitar asfixia. No caso de clientes enfermos em risco, devem ser usados monitores que emitam sinais sonoros caso a respiração seja interrompida.

Prevenção contra afogamento

Lactentes, crianças pequenas e clientes enfermos fracos ou confusos são os que correm maior risco de afogamento. Esses clientes enfermos nunca devem ser deixados sozinhos na banheira. Se o enfermeiro precisar sair por algum motivo, ou o cliente enfermo deve ser retirado da banheira ou outro membro da equipe de assistência médica deverá permanecer com o cliente enfermo até o retorno do enfermeiro para completar o banho.

Os clientes enfermos deverão ser instruídos sobre o uso do sistema de chamada instalado no banheiro e nos chuveiros. Os clientes enfermos também deverão ser instruídos para primeiro puxar o plugue na banheira ou chuveiro e em seguida chamar o enfermeiro se sentirem fraqueza ou sensação de desmaio.

Redução de poluição sonora

A poluição sonora e o nível desconfortável de ruído são comuns em instalações de assistência médica devido ao tráfego de visitantes, do pessoal interno e dos equipamentos médicos, o que pode resultar em sobrecarga sensorial e na desorganização do ambiente. A **sobrecarga sensorial** é o aumento da taxa e da intensidade dos estímulos auditivos e visuais. Ela pode alterar a recuperação de um cliente enfermo ao aumentar ou causar ansiedade, paranoia, alucinações e depressão.

▶ SEGURANÇA

Poluição sonora
- Manter o ambiente silencioso.
- Controlar o tráfego.
- Fornecer protetores auriculares.

Atender às necessidades de banho do cliente enfermo

Um componente essencial da assistência de enfermagem é o banho dos clientes enfermos. A enfermagem é responsável pela garantia de atendimento às necessidades de higiene dos clientes enfermos, seja dando-lhes banho ou delegando a atividade a outro prestador de assistência médica. A finalidade do banho e as habilidades do cliente enfermo em cuidar de si mesmo determinam o tipo de banho fornecido. Os dois tipos gerais são: limpeza e terapia.

Banhos de limpeza Os banhos de limpeza são parte dos cuidados de rotina do cliente enfermo para higiene pessoal. Os cinco tipos de banho de limpeza são: chuveiro, banheira, no leito com ajuda, completo no leito e parcial.

Chuveiro A maioria dos clientes enfermos capazes de andar podem tomar banho de chuveiro. Os com limitações físicas podem usar uma cadeira à prova de água no chuveiro. O enfermeiro pode fornecer certa assistência nesse tipo de banho.

Banheira Alguns clientes enfermos podem preferir e apreciar um banho de banheira. Os banhos de banheira também podem ser terapêuticos. Clientes enfermos com limitações físicas deverão ser assistidos ao entrar na banheira e ao sair dela.

No leito com ajuda Esse tipo de banho fornece cuidados de higiene aos clientes enfermos confinados ao leito. O enfermeiro prepara o equipamento para o banho e ajuda na limpeza de partes do corpo de difícil acesso como costas, pernas, pés e área do períneo.

Completo no leito O banho completo no leito é fornecido para clientes enfermos dependentes e confinados ao leito. O enfermeiro banha todo o corpo do cliente enfermo.

Parcial No banho parcial, são limpas apenas as áreas do corpo que possam causar desconforto e odor. Essas áreas são: face, mãos, axilas e área do períneo. O cliente enfermo ou o enfermeiro podem executar o banho parcial, depen-

▶ SEGURANÇA

Banho de banheira
A temperatura da água deve ser verificada na banheira antes da entrada do cliente enfermo.

🛈 DICA Profissional

Banho
- O banho é um momento excelente para avaliar a condição da pele.
- O banho permite que o enfermeiro atenda às necessidades psicossociais do cliente enfermo por meio de observação e aconselamento e também que eduque o cliente enfermo sobre as necessidades básicas e especiais de higiene.

dendo das habilidades do cliente enfermo em cuidar de si mesmo. Os banhos parciais podem ser realizados com o cliente enfermo no leito ou em pé, próximo à pia.

Banhos terapêuticos É necessário um pedido médico para banhos terapêuticos, que estabeleça o tipo de banho, a superfície corporal a ser tratada, a temperatura da água e o tipo de soluções medicamentosas a serem usadas. O banho terapêutico é em geral realizado na banheira e dura de 20 a 30 minutos. É classificado como: quente, morno, tépido ou frio; de molho ou banho de assento.

Banhos de banheira com água quente ou morna reduzem os espasmos musculares, as dores e a tensão, mas podem causar queimaduras na pele. Banhos frios ou tépidos aliviam a tensão e reduzem a temperatura do corpo. Para evitar calafrios e oscilações rápidas de temperatura durante um banho tépido ou frio, o enfermeiro não pode deixar o cliente enfermo na banheira ou chuveiro por muito tempo.

O de molho em geral é limitado a uma parte do corpo, mas pode envolver o corpo todo. A água, com ou sem soluções medicamentosas, é aplicada para reduzir a irritação, a dor ou o inchaço ou para amolecer ou remover tecido morto.

Os banhos de assento reduzem a inflamação e higienizam as áreas anal e perineal. São geralmente aplicados para hemorroidas ou fissuras anais e após cirurgia do reto ou do períneo.

As irritações da pele podem ser aliviadas com banhos de farinha de aveia (Aveeno), amido de milho ou bicarbonato de sódio.

Fornecimento de roupas de cama limpas

Fornecem-se roupas de cama limpas para promover o conforto após o banho. Os clientes enfermos capazes de ficar fora da cama podem sentar-se em uma cadeira enquanto o enfermeiro arruma o leito.

Se o cliente enfermo não puder ficar fora do leito, o enfermeiro realizará o procedimento de arrumar o leito ocupado. Se o cliente enfermo não puder ser girado ou estiver em tração, o enfermeiro precisará do auxílio de outra pessoa. Deve-se tomar todo o cuidado possível para não afetar nenhum dos pesos de tração.

Providência de cuidados perineais

Os **cuidados perineais** representam a limpeza da genitália externa, do períneo e da área ao redor. Esses cuidados também são conhecidos como *pericuidados*. O cuidado perineal evita infecção e odor, promove a cicatrização, remove secreções e oferece conforto. Pode ser fornecido como parte do banho ou separadamente.

 DICA Profissional

Cuidados perineais

Os cuidados perineais podem ser embaraçosos tanto para o cliente enfermo quanto para o enfermeiro, em especial se o cliente enfermo for do sexo oposto. Em situações assim, o enfermeiro pode fornecer água morna ao cliente enfermo, uma toalha umedecida, sabonete, toalha seca e um pouco de privacidade. O enfermeiro é responsável pela providência profissional e privada de cuidados perineais caso o cliente enfermo não possa fazê-lo.

▶ REFLEXÃO CRÍTICA

Cuidados perineais

Qual é a melhor maneira de lidar com a providência de cuidados perineais a alguém do outro sexo ou de mesma idade que a sua?

Providência de massagem dorsal

As massagens dorsais em geral estimulam a circulação, aliviam a tensão muscular e relaxam os músculos, dando ao enfermeiro a oportunidade de avaliar a pele do cliente enfermo. Cremes e loções facilitam o deslizamento e a lubrificação durante a massagem dorsal ou geral.

O cliente enfermo deve ficar de lado ou em posição prona. O enfermeiro aplica fricção e pressão ao esfregar as mãos na pele do cliente enfermo. A fricção gera calor, que dilata os vasos sanguíneos periféricos e aumenta o suprimento de sangue para a pele. A pressão estimula as fibras musculares, relaxando os músculos. O enfermeiro precisa verificar as contraindicações antes de oferecer massagem dorsal ou geral. Deve-se ter cautela ao massagear os membros, em particular os inferiores. Pode ocorrer desalojamento de um trombo (coágulo sanguíneo), resultando em embolia (coágulo de sangue na circulação). As proeminências ósseas deverão ser massageadas levemente para prevenir danos aos tecidos subjacentes.

Providência de cuidados a pés e unhas

Os cuidados apropriados a pés e unhas são necessários para o cliente enfermo poder ficar em pé e andar. Com frequência, tais cuidados são ignorados até que surja um problema. Problemas com pés e unhas podem resultar de calçados mal ajustados, higiene insatisfatória de pés e unhas, corte incorreto de unhas e exposição a substâncias químicas irritantes. Esses problemas podem causar perda da integridade da pele e potencializar uma infecção.

Dor ou sensibilidade são, em geral, o primeiro sinal de problemas em pés e unhas. Esses sintomas podem levar o cliente enfermo a mancar, causando estiramento em alguns grupos musculares. Clientes enfermos portadores de diabetes melito têm alterações circulatórias que predispõem os pés a problemas e exigem cuidados especiais com pés e unhas.

Os cuidados com pés e unhas evitam infecção e trauma às partes moles resultantes de unhas encravadas ou mal cortadas e eliminam o odor. Higiene saudável dos pés abrange limpeza regular, lavar e enxugar pés e unhas, aparar unhas, limpar embaixo das unhas e usar sapatos adequadamente ajustados.

O molho facilita a limpeza de unhas sujas ou grossas. Deve-se usar um bastão de laranjeira para fazer a higiene embaixo das unhas, pois o instrumento de metal arranha e causa acúmulo de detrito. O alicate é o instrumento mais apropriado para aparar as unhas; entretanto, algumas pessoas pensam que o corte as enfraquece. O cliente enfermo que escolher não cortar as unhas deverá mantê-las aparadas com uma lixa. As áreas entre os dedos deverão ser secadas com cuidado. Um emoliente, como um creme hidratante, ajuda a amolecer unhas e cutículas.

> **DICA Profissional**
>
> **Cuidados com pés e unhas**
> - Colocar os pés de molho em água morna e lavar com sabonete.
> - Limpar embaixo das unhas com bastão de laranjeira.
> - Cortar ou arredondar unhas retas.
> - Aparar cutículas quando necessário.
> - Secar os pés e a região entre os dedos.
> - Aplicar loção ou creme hidratante.

Áreas com calosidades não devem ser cortadas. A loção aplicada aos pés mantém a umidade e suaviza as calosidades.

O molho também facilita a remoção de calos. Se os pés do cliente enfermo estiverem excessivamente úmidos (suados), pode-se aplicar um talco absorvente à base de água entre os dedos.

Todos nós deveríamos usar calçados limpos e devidamente ajustados. Os calçados não devem ficar muito apertados, mas devem ser suficientemente confortáveis para fornecer apoio aos pés e possuir suportes para os arcos plantares. Os calçados devem ser pelo menos 1 centímetro maiores que o dedo mais longo.

Providência de cuidados orais

A cavidade oral ingere alimentos, tritura-os, produz muco para umedecer e lubrificar os alimentos, além de uma enzima digestiva. Os problemas comuns que ocorrem na cavidade oral abrangem:

- Mau hálito (**halitose**);
- Cavidades (**cáries dentárias**);
- Inflamação das gengivas (**gengivite**);
- Inflamação da mucosa oral (**estomatite**);
- Doença periodontal (**piorreia**);
- Placas bacterianas.

A higiene oral insatisfatória e a perda de dentes afetam a interação social da pessoa, a imagem corporal e a ingestão nutricional. Os cuidados orais diários são vitais para manter a integridade das mucosas, das gengivas, dos dentes e dos lábios. Medidas preventivas podem preservar a cavidade oral e os dentes. Os cuidados de prevenção oral consistem no uso do fio dental, escovação e enxágue com flúor.

Flúor Pesquisas têm estabelecido que o flúor pode prevenir as cáries dentárias, de modo que as comunidades acrescentam flúor ao abastecimento de água. O flúor é comum em cremes dentais e colutórios, mas pessoas com mucosas muito secas ou irritadiças não devem usar colutórios comerciais, pois o teor de álcool aumenta o ressecamento das mucosas.

Os lactentes podem receber gotas de flúor desde duas semanas de vida para prevenir cáries dentárias. Os enfermeiros deverão informar os clientes enfermos de que o excesso de flúor pode escurecer o esmalte dos dentes. O flúor deverá ser administrado com conta-gotas diretamente no fundo da garganta para prevenir a descoloração do esmalte dos dentes.

Uso do fio dental Esse procedimento deverá ser executado diariamente, antes da escovação dos dentes. O uso do fio dental evita a formação de placa e remove resíduos de placa e de alimentos entre os dentes. O uso regular do fio dental pode prevenir cáries dentárias e doença periodontal.

Escovação A escovação promove a circulação do sangue nas gengivas e remove resíduos de placa e de alimentos. Ela deverá acompanhar o uso do fio dental. Deve-se escovar os dentes após cada refeição com um dentifrício que contenha flúor e escovar a língua para remover bactérias e prevenir a halitose. As dentaduras devem ser escovadas da mesma maneira que os dentes. A cavidade oral de um cliente enfermo que use dentaduras também deve ser limpa. As dentaduras deverão ser mantidas úmidas, ou colocando-as de novo na boca ou mergulhando-as em água após a limpeza.

> **CONSIDERAÇÕES CULTURAIS**
>
> **Influências na higiene**
> - Todas as práticas de higiene e cuidados sofrem influência do histórico e dos valores culturais do cliente enfermo.
> - Deve-se perguntar ao cliente enfermo quais as práticas que ele prefere antes de prestar a assistência, e mostrar sensibilidade sobre essas práticas, que podem ser diferentes das do enfermeiro.

> **DICA Profissional**
>
> ### Cuidados orais com o cliente enfermo inconsciente
>
> Cuidados especiais deverão ser tomados ao prestar assistência oral ao cliente enfermo inconsciente, para prevenir aspiração por parte do cliente enfermo ou lesão ao enfermeiro (de uma mordida do cliente enfermo devido ao reflexo de vômito).
>
> - Nunca usar os dedos para manter aberta a boca do cliente enfermo; use um bloqueador de mordidas ou lâmina de língua acolchoada.
> - Atenção ao reflexo de vômito.
> - Girar a cabeça do cliente enfermo para um lado com uma bacia sob a boca.
> - Usar apenas pouca quantidade de líquido e sucção oral para facilitar a remoção de secreções.
> - Escovar dentes e língua da maneira usual. Ter a devida cautela para prevenir a aspiração.

> **SEGURANÇA**
>
> ### Ao fazer a barba ou depilação
>
> - Rever o prontuário do cliente enfermo e a política do estabelecimento quanto ao uso de barbeadores.
> - Clientes enfermos com tendência a sangramento deverão usar somente barbeadores elétricos.
> - O enfermeiro deverá usar luvas, a menos que esteja manuseando um barbeador elétrico.

Providência de cuidados com cabelos

Os cabelos influenciam a aparência da pessoa e sua imagem corporal. Eles mantêm a temperatura do corpo e atuam como receptores para o sentido do toque. A textura, o crescimento e a distribuição dos cabelos fornecem informações sobre o estado geral de saúde de uma pessoa. Problemas comuns são: queda de cabelo, caspa, cabelos emaranhados ou embaraçados e infestações, como piolhos. Os cuidados diários com os cabelos reduzem problemas e promovem seu crescimento; previnem a queda de cabelos, infecções ou infestações; promovem a circulação do couro cabeludo; distribuem uniformemente os óleos ao longo das hastes dos fios e mantêm a boa aparência física do cliente enfermo. Cuidados com cabelos consistem em escovar e pentear, lavar com xampu, depilar e cuidados com barba e bigode.

Escovar e pentear Os cabelos deverão ser escovados e penteados diariamente, da maneira preferida pelo cliente enfermo. Deverão ser escovados a partir do couro cabeludo em direção às pontas, com escova ou pente. O enfermeiro deverá ser gentil ao escovar e pentear clientes enfermos com sensibilidade excessiva no couro cabeludo.

Alguns clientes enfermos podem ter cabelos emaranhados ou embaraçados. Deve-se evitar causar dor ao pentear cabelos emaranhados ou embaraçados segurando o cabelo emaranhado próximo ao escalpo enquanto se o penteia. Os cabelos poderão ser trançados soltos para evitar o emaranhado ou embaraço, se o cliente enfermo permitir. Amarras apertadas podem causar dor e queda de cabelo. Deverá ser recebido pela enfermagem consentimento informado por escrito antes de cortar os cabelos de um cliente enfermo.

Lavar com xampu Os cabelos deverão ser lavados com xampu de acordo com a rotina normal do cliente enfermo. O xampu remove a sujeira dos cabelos, estimula a circulação do couro cabeludo e facilita a escovação ou o penteado.

Dependendo das habilidades e preferências do cliente enfermo, os cabelos poderão ser lavados com xampu na banheira, no chuveiro, na pia ou no leito.

Os cabelos podem ser lavados com xampu e água ou com xampus que não precisam de água. Usar coxins nas pontas dos dedos para massagear suavemente o couro cabeludo. Lavar e enxugar por completo com toalha absorvente, pentear e arrumar no estilo que o cliente enfermo prefere.

Depilar ou barbear é a remoção dos pelos da superfície da pele. Os homens geralmente se barbeiam para remover pelos faciais, e as mulheres podem se depilar para remover pelos das pernas e/ou das axilas. Os procedimentos operatórios também podem exigir a depilação de uma área do corpo.

Tanto a barba quanto a depilação podem ser feitas antes, durante ou após o banho. A área deverá ser lavada com sabonete para amolecer os pelos antes do ato de barbear ou depilar. Deve-se aplicar creme de barbear ou sabonete suave à área para facilitar a remoção dos pelos. Manter a pele esticada, segurar o barbeador em ângulo de 45 graus e deslizá-lo sobre a pele em golpes firmes e curtos, na direção de crescimento dos pelos. Deve-se tomar todo o cuidado possível para evitar cortar a pele. Lavar, ensaboar e manter a pele seca após fazer a barba ou depilação.

Cuidados com barba e bigode Bigodes e barbas precisam de cuidados diários para que os pelos se mantenham limpos, aparados e penteados. Eles podem ser lavados com sabonete ou xampu, mas em geral exigem esfregadelas suaves com uma toalha de rosto úmida. O bigode e a barba de um cliente enfermo nunca deverão ser removidos pela enfermagem sem consentimento informado por escrito do cliente enfermo.

Providência de cuidados para olhos, orelhas e nariz

Cuidados com olhos, orelhas e nariz deverão ser incluídos nos cuidados rotineiros de higiene.

Cuidados com olhos Os olhos são limpos continuamente pelas lágrimas e pelo movimento das pálpebras. As pálpebras deverão ser lavadas diariamente com toalha aquecida, do canto interno em direção ao externo.

Os cílios evitam a entrada de material estranho nos olhos e nas bolsas conjuntivais. Cílios e sobrancelhas deverão ser lavados com o rosto.

Embora certos tipos de olhos artificiais (próteses) sejam implantados permanentemente, outros podem exigir remoção e limpeza diária: o olho é removido do soquete e lavado.

Clientes enfermos em coma não têm reflexo corneal e precisam de cuidados oculares especiais. Lubrificantes e colírios deverão ser instilados com frequência para prevenir abrasões da córnea.

CONTROLE DE INFECÇÕES

Precauções-padrão

Para evitar a transferência de patógenos, deve-se usar um canto limpo da toalha para cada olho e em cada movimento.

 DICA Profissional

Cuidados para olhos com o cliente enfermo em coma

- Pelo menos a cada quatro horas, usar uma toalha aquecida para limpar as pálpebras, os cílios e as sobrancelhas. Limpar do canto interno em direção ao externo.
- Soluções em gotas líquidas deverão ser instiladas para prevenir ressecamento da córnea e ulcerações se os olhos permanecerem abertos e não houver reflexo corneal.
- Se o cliente enfermo usar tampões ou conchas oculares, eles deverão ser removidos pelo menos a cada quatro horas para acesso aos olhos e limpeza destes.

Clientes enfermos que podem colocar, remover e cuidar das lentes de contato exigem pouca assistência da enfermagem. O cliente enfermo que usa óculos pode querer usá-los durante a hospitalização. As lentes de contato podem ser duras ou gelatinosas. Cada tipo exige cuidados e modo de limpeza diferentes. As lentes deverão ser removidas em situações de emergência e armazenadas em solução apropriada.

Cuidados com orelha Material estranho ou cera acumulados no canal auditivo externo podem afetar a audição. A higiene das orelhas envolve limpar o canal auditivo externo e o pavilhão auricular. Nenhum objeto deverá ser inserido no canal auditivo. No cliente enfermo adulto, o excesso de cera ou de material estranho pode ser removido com toalha aquecida levantando-se a orelha para cima e para trás. A orelha é puxada para baixo e para trás em crianças com menos de 3 anos. Pode ser necessária a irrigação da orelha para remoção de cera seca, o que exigirá um pedido médico.

Aparelhos auditivos ampliam os sons. Esses dispositivos deverão ser limpos regularmente para assegurar o funcionamento apropriado. Se o recurso não estiver funcionando adequadamente, o enfermeiro poderá verificar o interruptor liga-desliga e o controle do volume, a bateria (substituindo-a, se necessário), os tubos plásticos para averiguação de rachaduras e conexões frouxas e o botão para uso de telefone, que deverá estar desligado, a menos que o cliente enfermo esteja usando o fone. Os aparelhos auditivos deverão ser manuseados com cuidado, pois batidas ou quedas podem danificar seu delicado mecanismo.

Os aparelhos auditivos devem ser guardados em um recipiente quando fora de uso, pois a poeira e a sujeira podem danificar o mecanismo.

Cuidados com nariz O nariz é o órgão do olfato, que umidifica o ar inalado, facilita a respiração e evita a entrada de material estranho no trato respiratório. Secreções excessivas ou ressecadas podem prejudicar a função nasal. Se o cliente enfermo não puder assoar o nariz, deve-se inserir um cotonete umedecido com água ou soro fisiológico nas narinas, mas não além da ponta do algodão. Nos lactentes, uma bomba de sucção pode remover secreções nasais em excesso. O cliente enfermo com tubo nasogástrico deverá receber cuidados meticulosos com a pele na região do nariz para prevenir ruptura da pele.

AVALIAÇÃO

A avaliação busca cumprir os objetivos e resultados esperados.

O cliente enfermo deverá não só ser protegido contra lesões durante a hospitalização, mas também ser auxiliado a desenvolver a conscientização sobre os fatores que aumentam o risco de lesão. Em casa, modificações para garantir um ambiente seguro servem como evidência, para o enfermeiro de assistência domiciliar, de que houve aprendizado.

O valor terapêutico da higiene será mais eficaz quando o cliente enfermo participar e ficar livre de infecções e de alterações na integridade da pele. A avaliação identifica o nível de capacidade de execução de atividades de cuidados consigo mesmo. Na alta hospitalar, podem ser feitos encaminhamentos apropriados a agências de assistência de saúde domiciliar para ajudar o cliente enfermo em práticas de segurança e higiene.

ESTUDO DE CASO

K. H., um homem de 80 anos, envolveu-se em um acidente automotivo um mês antes de ser internado em um estabelecimento de reabilitação. O acidente resultou em contusões no tórax causadas pelo cinto de segurança e lesão pulmonar, levando à fraqueza geral dos músculos e ao diagnóstico médico de pneumonia. Antes de vir para a reabilitação, K. H. levava uma vida independente e planejava voltar para casa após a alta. Quando avaliado pela enfermagem, mostrou-se alerta, orientado em relação a pessoas, local e hora; dependente de cadeira de rodas e capaz de andar cerca de 18 metros uma vez por dia com a ajuda de um fisioterapeuta. O reflexo de agarrar da mão de K. H., empurrar/puxar o pedal e força muscular são de terceiro grau. Ele afirmou: "Sinto-me muito cansado. Preciso exercitar meus músculos se quiser ser capaz de voltar para casa."

1. Qual seria um diagnóstico de enfermagem apropriado para esse cliente enfermo?
2. Qual meta/resultado seria apropriado para K. H.?
3. Relacione quatro intervenções de enfermagem e forneça a base lógica para cada intervenção.
4. Ao avaliar o plano de assistência, quais dados confirmam que os critérios de meta/resultado foram cumpridos?

EXEMPLO DE PLANO DE ASSISTÊNCIA DE ENFERMAGEM

Cliente enfermo em risco de lesão

M. S., de 75 anos, apresenta-se com doença cardíaca coronariana (DCC) na internação no hospital. Tem histórico familiar de DCC. Consome dois maços de cigarro por dia, tem diabetes melito e é obeso. Engordou cerca de 3 kg no mês passado e mostra acuidade visual diminuída, tônus da bexiga reduzido, fraqueza e síncope. O nível de colesterol é de 320 mg/dL, e a lipoproteína de alta densidade (HDL) está em 28 mg/dL. Na Escala de Coma de Glasgow (GCS), recebeu escore 12 (15 para totalmente orientado; 7 para comatoso). Sua pressão arterial é de 186/116.

DIAGNÓSTICO DE ENFERMAGEM *Risco de lesão* associado a falha em se adaptar a disfunções sensoriais, conforme evidenciado por acuidade visual reduzida e escore 12 na GCS.

Classificação dos Resultados das Intervenções de Enfermagem (NOC)	Classificação das Intervenções de Enfermagem (NIC)
Controle de risco: vigilância da saúde cardiovascular	*Vigilância*
	Vigilância: Segurança

Planejamento/Resultados	Intervenções de Enfermagem	Base lógica
M. S. estará protegido contra lesões. Iniciar protocolo de prevenção de quedas durante a hospitalização.	Iniciar protocolo de prevenção de quedas.	Identificar e reduzir o risco de lesão.
	Colocar M. S. em um quarto o mais perto possível do balcão da enfermagem.	Responder rapidamente às necessidades do cliente enfermo.
	Colocar sinais de alerta contra quedas na porta do quarto de M. S. e na cabeceira da cama.	Alertar os outros membros da equipe de assistência médica para a condição de risco do cliente enfermo.
	Ligar o alarme do leito.	Ajudar a monitorar o estado do cliente enfermo e facilitar a resposta rápida se o cliente enfermo tentar sair do leito sem assistência.
	Monitorar M. S. e o ambiente a cada duas horas e sempre que um cuidador passar pelo quarto.	Fornecer informações sobre situação, progresso e necessidades do cliente enfermo; incentivar a abordagem da equipe aos cuidados ao cliente enfermo.
	Reavaliar o estado de M. S. a cada quatro horas.	Identificar alterações e, assim, a necessidade de modificar o plano de assistência.
	Instruir todos os cuidadores para responder prontamente à luz de chamada.	Assegurar resposta rápida às necessidades do cliente enfermo.
	Ensinar M. S. a usar o interruptor de chamada; reforçar sempre o procedimento antes de deixá-lo sozinho.	Assegurar que o cliente enfermo tenha os meios e o conhecimento para pedir ajuda, se necessário.

(continua)

EXEMPLO DE PLANO DE ASSISTÊNCIA DE ENFERMAGEM (Continuação)

Avaliação
O protocolo de prevenção contra quedas foi introduzido. Ao receber alta no terceiro dia de hospitalização, M. S. estava livre da lesão.

DIAGNÓSTICO DE ENFERMAGEM

Percepção sensorial perturbada: visual

NOC: Comportamento de compensação visual; controle de risco; prejuízo visual
NIC: Reforço de comunicação: déficit visual; tratamento ambiental; autoestima

↓

OBJETIVO DO CLIENTE

M. S. conseguirá funcionamento visual ótimo dentro dos limites do prejuízo visual, como evidenciado por apresentar capacidade de cuidar de si mesmo e manter-se em ambiente seguro sem lesão.

↓

INTERVENÇÕES DE ENFERMAGEM

1. Determinar a natureza do prejuízo visual de M. S.
2. Orientar M. S. em relação ao meio ambiente.
3. Avaliar a habilidade de M. S. em realizar autocuidado e envolver-se com seu ambiente dentro das limitações de seu prejuízo visual.
4. Remover barreiras no ambiente de M. S. para garantir sua segurança.

BASES LÓGICAS CIENTÍFICAS

1. Ajuda a selecionar as intervenções de enfermagem apropriadas para M. S.
2. A familiarização de M. S. com o ambiente reduzirá o medo e promoverá a segurança.
3. Um bom indicador da adaptação de M. S. à perda visual e determina o nível de assistência de que vai precisar.
4. As barreiras deixarão de representar risco de tropeço ou de causar lesões a M. S. Certificar-se de informar o cliente quando fizer mudanças ou mover mobília no ambiente.

↓

AVALIAÇÃO

M. S. é capaz de demonstrar autocuidado ao executar AVDs. Permaneceu sem lesões em seu meio ambiente.

Mapa de atendimento 19.1.

RESUMO

- A manutenção de um ambiente seguro para os clientes enfermos deve ser a principal prioridade da enfermagem.
- A melhor maneira de garantir a segurança é reconhecer os riscos e eliminá-los. A prevenção é a melhor medida de segurança.
- Clientes enfermos em alto risco de lesão devem receber medidas adicionais de proteção.
- Os fatores que influenciam a segurança do cliente enfermo são: idade, estilo de vida, alterações sensoriais e de percepção, mobilidade e estado emocional.
- Os acidentes que ocorrem em instalações de assistência médica estão associados ao comportamento do cliente enfermo, a procedimentos terapêuticos e ao equipamento.
- A verificação dos riscos de segurança faz parte da avaliação de um ambiente seguro.
- A enfermagem pode ajudar os clientes enfermos a manter um ambiente seguro eliminando perigos associados a quedas, iluminação, obstáculos, banheiro, incêndio, eletricidade, radiação, envenenamento e poluição sonora.
- As precauções de segurança deverão ser explicadas por completo aos clientes enfermos e/ou às famílias.
- As práticas de higiene sofrem influência das preferências pessoais, das práticas sociais e culturais, da imagem corporal, da situação socioeconômica e do conhecimento.
- As práticas básicas de higiene incluem banho, cuidados com a pele, cuidados perineais, massagem dorsal, cuidados com pés e unhas, cuidados orais, cuidados com cabelos e cuidados com olhos, orelhas e nariz.

QUESTÕES DE REVISÃO

1. Um cliente enfermo diabético de 60 anos teve a perna esquerda amputada. Ele está em um quarto semiprivado com outro cliente enfermo que recebe oxigênio. Qual aviso deverá ser colocado na porta?
   1. "Amputado"
   2. "Visitas proibidas"
   3. "Proibido fumar"
   4. "Dieta regular"

2. Uma cliente enferma recém-internada tem excesso de peso, instabilidade nos pés e prejuízo visual. As duas filhas dela entram no quarto no momento em que o enfermeiro levanta as grades de proteção do leito. A cliente enferma começa a chorar. As filhas dizem que ela parece um bebê. A melhor intervenção de enfermagem seria:
   1. pedir às filhas que saiam até que a mãe esteja mais calma.
   2. explicar às filhas que estão fazendo que a mãe se sinta pior.
   3. explicar à cliente enferma que as grades laterais precisam ser usadas para protegê-la contra quedas.
   4. explicar à cliente enferma e às filhas o objetivo das grades laterais e a política alternativa da instituição.

3. A higiene é considerada uma medida de segurança porque:
   1. altera a autoimagem da pessoa.
   2. a mesma coisa é feita para todos os clientes enfermos.
   3. livra o corpo de todos os micro-organismos.
   4. promove a saúde da linha de frente de defesa do corpo.

4. Um cliente enfermo de 42 anos é internado no hospital com alterações mentais, cefaleia e tremores. O enfermeiro sabe que a prioridade para cuidados de enfermagem é:
   1. segurança.
   2. oportunidade.
   3. cuidado individualizado.
   4. execução dos procedimentos exatamente como descritos.

5. A enfermaria conduziu recentemente um seminário para toda a equipe sobre o uso das grades laterais. Depois de participar do seminário, o enfermeiro sabe que o uso das grades:
   1. só é necessário à noite.
   2. é exigido para todos os clientes enfermos.
   3. causou lesões aos clientes enfermos.
   4. libera o enfermeiro da verificação frequente do estado do cliente enfermo.

6. As medidas de enfermagem para prevenir quedas de clientes enfermos idosos abrangem (Selecione todas as opções aplicáveis):
   1. fornecer boa iluminação.
   2. colocar tapetes no chão para evitar escorregões.
   3. orientar o cliente enfermo em relação ao ambiente.
   4. manter o leito em posição mais baixa.
   5. não usar contenções.
   6. colocar o interruptor de chamada ao alcance do cliente enfermo.

7. O enfermeiro está informando o cliente enfermo sobre tópicos de segurança e lhe pede que identifique quatro fatores que afetam a segurança de um cliente enfermo. Qual dos fatores a seguir identificado pelo cliente enfermo indica que ele precisa de ensinamento complementar?
   1. idade.
   2. imagem corporal.
   3. profissão.
   4. alterações sensoriais.

8. Qual intervenção de enfermagem é mais adequada para se aplicar à noite em relação a um cliente enfermo que usa andador e está recebendo diuréticos?
   1. manter as grades laterais levantadas.
   2. verificar o cliente enfermo periodicamente.
   3. usar iluminação noturna.
   4. colocar uma mesa de cabeceira ao lado da cama.

9. A enfermeira está fazendo a ronda e percebe fogo no quarto de um cliente enfermo. Sua primeira atitude deve ser:
   1. acionar o alarme de incêndio mais próximo.
   2. extinguir o fogo pelo método PASS.
   3. fechar as portas da unidade para confinar o fogo.
   4. evacuar os clientes enfermos em risco imediato.

10. Uma cliente enferma de 55 anos com câncer recebeu recentemente um implante de radiação. O enfermeiro sabe que a proteção para a radioterapia envolve todas as opções a seguir, exceto:
    1. usar blindagem apropriada para radiação.
    2. minimizar o tempo gasto em contato com o cliente enfermo enquanto o implante é inserido.
    3. monitorar a exposição à radiação com um filme radiográfico.
    4. se o implante se desalojar, colocá-lo de imediato em um recipiente revestido de chumbo.

REFERÊNCIAS/LEITURAS SUGERIDAS

Association for Professionals in Infection Control and Epidemiology, Inc. (2003) *The use of hand sanitizers in the healthcare setting*. Disponível em: http://www.apic.org/pdf/FINALHandSanitizers.pdf.

Bulechek, G.; Butcher, H.; McCloskey, J.; Dochterman, J. (eds.). (2008) *Nursing Interventions Classification (NIC)* (5. ed). St. Louis, MO: Mosby/Elsevier.

Carpenito-Moyet, L. N. (2007) *Handbook of nursing diagnosis* (12. ed). Filadélfia: Lippincott Williams & Wilkins.

Centers for Disease Control and Prevention. (2008) *Falls among older adults: An overview*. Obtido em 16 de novembro de 2008 do site: http://www.cdc.gov/ncipc/factsheets/adultfalls.htm.

Centers for Disease Control and Prevention, National Center for Injury Prevention and Control. (2002a) *The costs of fall injuries among older adults*. Disponível em: http://www.cdc.gov/ncipc/factsheets/fallcost.htm.

Centers for Disease Control and Prevention, National Center for Injury Prevention and Control. (2002b) *Preventing falls*. Disponível em: http://www.cdc.gov/ncipc/duip/spotlite/falls.htm.

Centers for Medicare and Medicaid Services. (2008) *CMS guidance document: Revised interpretative guidelines for restraint or seclusion*. Obtido em 22 de novembro de 2008, do site: http://cms.hhs.gov/EOG/downloads/EO%200306.pdf.

Converso, A.; DeMass Martin, S. L.; Markle-Elder, S. (2007) Health and safety: Is your hospital safe? *American Journal of Nursing*, 107(2), 37.

Guyton, A. C.; Hall, J. (2005) *Textbook of medical physiology* (11. ed.). Filadélfia: W. B. Saunders.

Jasniewski, J. (2006) Healthier aging: Take steps to protect your patient from falls. *Nursing2006*, 36(4), 24-25.

Joint Commission. (2001) *Comprehensive accreditation manual for hospitals*. Oakbrook Terrace, IL: Author.

Kimbell, S. (2001) Before the fall: Keeping your patient on his feet. *Nursing2001*, 31(8), 44-45.

Larson, E. (2002) The "hygiene hypothesis": How clean should we be? *American Journal of Nursing*, 102(1), 81-89.

Moorhead, S.; Johnson, M.; Maas, M. L.; Swanson, E. (2007) *Nursing Outcomes Classification (NOC)* (4. ed.). St. Louis, MO: Mosby.

Napierkowski, D. (2002) Using restraints with restraint. *Nursing2002*, 32(11), 58-62.

National Institute for Occupational Safety and Health. (2002) *About NIOSH research and services*. Disponível em: http://www.cdc.gov/niosh/about.html.

National Institute for Occupational Safety and Health. (2008) *NIOSH safety and health topic: Traumatic occupational injuries*. Obtido em 16 de novembro de 2008, do site: http://www.cdc.gov/niosh/injury/#data.

North American Nursing Diagnosis Association International. (2010) *Nanda-I nursing diagnoses: Definitions and classification 2009-2011*. Ames, IA: Wiley-Blackwell.

Occupational Safety and Health Administration. (2009) *Types of fire extinguishers*. Obtido em 16 de maio de 2009, do site: http://www.osha.gov/SLTC/etools/evacuation/portable_about.html#Types.

Parini, S.; Myers, F. (2003) Keeping up with hand hygiene recommendations. *Nursing2003*, 33(92), 17.

Ramponi, D. (2001) Eye on contact lens removal. *Nursing2001*, 31(8), 56-57.

Schweon, S.; Novatnack, E. (2003) Don't underestimate Group A strep. *RN*, 66(8), 28-32.

Stanhope, M.; Knollmueller, R. (2000) *Handbook of community-based and home health nursing practice: Tools for assessment, intervention, and education* (3. ed.). St. Louis, MO: Mosby.

Swauger, K.; Tomlin, C. (2002) Moving toward restraint free patient care. *Journal of Nursing Administration*, 30(6), 325-329.

Sweeney-Calciano, J.; Solimene, A.; Forrester, D. (2003) Finding a way to avoid restraints. *Nursing2003*, 33(5), 32hn1-32hn4.

Talerico, K.; Capezuti, E. (2001) Myths and facts about side rails. *American Journal of Nursing*, 101(7), 43-48.

U. S. Department of Energy (Hanford Fire Department). (2001) *HFD: All you ever wanted to know about fire extinguishers*. Disponível em: http://www.hanford.gov/fire/safety/extingrs.htm.

U. S. Department of Labor. (2002) *Workplace fire safety*. Disponível em: http://www.cdc.gov/nasd/docs/d000701-0000800/d000737/d000737.html.

U. S. Food and Drug Administration. (1996) *FDA safety alert: Entrapment hazards with hospital bed side rails*. Disponível em: http://www.fda.gov/cdrh/bedrails.html.

U. S. Food and Drug Administration. (2008) *A guide to bed safety bed rails in hospitals, nursing homes and home health care: The facts*. Obtido em 22 de novembro de 2008, do site: http://www.fda.gov/cdrh/beds/bed_brochure.html.

Walker, B. (1998) *Injury prevention for the elderly: Preventing falls*. Gaithersberg, MD: Aspen.

Walker, B. (1998) Preventing falls. *RN*, 61(5), 40-42.

Yoneyama, T. et al. (2002) Oral care reduces pneumonia in older patients in nursing homes. *Journal of the American Geriatric Society*, 50(3).

RECURSOS DA WEB

Anvisa: http://websphere.anvisa.gov.br/wps/portal/anvisa/home

Instituto Brasileiro de Proteção Ambiental: http://www.proam.org.br

Portal Homecare: http://www.portalhomecare.com.br

Saúde e cidadania: http://www.saude.sc.gov.br/gestores/sala_de_leitura/saude_e_cidadania/ed_07/index.html

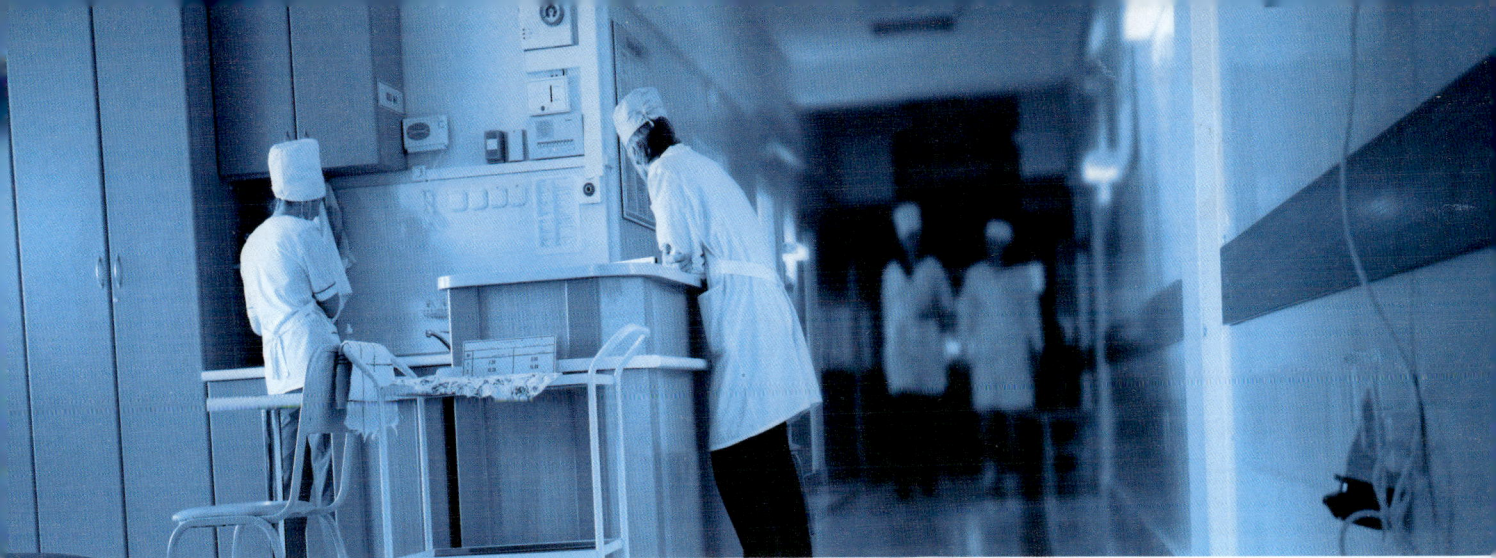

UNIDADE 6 · CONTROLE DE INFECÇÕES

CAPÍTULO ▶ 20	Controle de Infecções/Assepsia	466
CAPÍTULO ▶ 21	Precauções-Padrão e de Isolamento	486
CAPÍTULO ▶ 22	Bioterrorismo	497

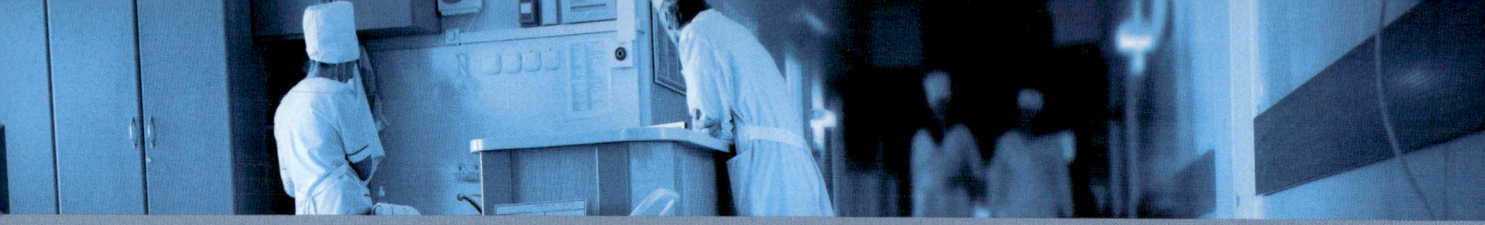

CAPÍTULO 20
Controle de Infecções/Assepsia

PALAVRAS-CHAVE

agente
agentes biológicos
agentes físicos
agentes infecciosos
agentes químicos
agentes transmissíveis
anticorpos
assepsia
assepsia cirúrgica
 assepsia médica
bactericidas
cadeia de infecção
colonização
desinfecção
desinfetantes
doenças transmissíveis
 edema
eritema
esterilização
 exsudato purulento
flora
flora residente
flora transitória
 fômites
germicida
higiene das mãos
hospedeiro
hospedeiro comprometido
hospedeiro suscetível
imunidade adquirida
imunidade humoral
imunização
infecção
infecção hospitalar
infecções localizadas
infecções sistêmicas
inflamação
limpeza

ESTABELECENDO RELAÇÕES

Consulte os seguintes capítulos para ampliar seu conhecimento acerca de controle de infecções/assepsia.

Enfermagem Básica

- Nutrição
- Segurança/Higiene
- Precauções-Padrão e de Isolamento
- Fluidos, Eletrólitos e Equipamentos Ácido-Base

Procedimentos Básicos

- Higiene das mãos
- Uso do equipamento de proteção individual (EPI)

Procedimentos Intermediários

- Assepsia cirúrgica: preparo e conservação de um campo estéril
- Técnica aberta para calçar luvas
- Aplicação de um curativo seco

OBJETIVOS

Ao final deste capítulo, você estará apto a:

- Definir termos-chave.
- Descrever a cadeia de infecção.
- Discutir as defesas imunológicas não específicas e específicas do organismo.
- Descrever as fases do processo inflamatório.
- Discutir as fases do processo infeccioso.
- Identificar sinais e sintomas de inflamação e infecção.
- Explicar os princípios da assepsia médica e cirúrgica.
- Prestar assistência ao cliente enfermo mantendo os princípios da assepsia médica e/ou cirúrgica.

PALAVRAS-CHAVE

modo de transmissão
objetos contaminados
objetos limpos
patogenicidade
patógenos
porta de entrada
portadores
portal de saída
reservatório
técnica asséptica
transmissão aérea
transmissão por contato
transmissão por veículo
transmissão por vetor
vacinação
virulência

INTRODUÇÃO

O enfermeiro é responsável por prestar atendimento de qualidade respeitando os princípios de controle de infecção. Esses princípios fazem parte do principal componente de um ambiente seguro. Este capítulo discute os princípios de controle de infecção, entre eles os micro-organismos de ocorrência natural, patógenos, infecção e colonização, cadeia de infecção, mecanismos de defesa do organismo, fases do processo infeccioso e infecções hospitalares. A discussão da função do enfermeiro no controle de infecções é enfatizada.

FLORA

Flora são micro-organismos que ocorrem ou se adaptam para viver em um ambiente específico, como a flora intestinal, cutânea, vaginal ou oral. Existem dois tipos de flora: residente e transitória. A **flora residente** (normal) é constituída de micro-organismos que estão sempre presentes, em geral sem alterar a saúde do cliente enfermo; um exemplo é o *Propionibacterium* na pele. A flora residente impede o crescimento excessivo de micro-organismos nocivos (por exemplo: micro-organismos da flora transitória); a doença só ocorre quando esse equilíbrio fica comprometido. A **flora transitória** é constituída de organismos que ocorrem em determinado episódio (duração limitada); um exemplo é o *Staphylococcus aureus*. Essas bactérias colonizam a pele por um breve período, mas não vivem nela continuamente. Em geral, a flora transitória é adquirida pelo contato direto com os micro-organismos de superfícies contaminadas.

PATOGENICIDADE E VIRULÊNCIA

Embora a maioria dos micro-organismos encontrados no ambiente não cause doenças nem infecções, alguns o fazem. Os micro-organismos que produzem doenças são chamados de **patógenos**; **patogenicidade** refere-se à capacidade que possuem de produzir uma doença e suas manifestações clínicas. **Virulência** refere-se à frequência com que um patógeno causa uma doença, bem como a definição de um curso clínico com sinais e sintomas mais exacerbados. Os fatores que afetam a virulência são a força dos patógenos para aderir às células saudáveis, a capacidade de danificar as células ou interferir nos sistemas normais de regulação do corpo e a capacidade de suportar o ataque dos glóbulos brancos.

Os micro-organismos patogênicos de maior interesse são: bactérias, vírus, fungos e protozoários.

BACTÉRIAS

As bactérias são micro-organismos pequenos e unicelulares que não possuem um núcleo organizado (não possuem envoltório nuclear). Considerando seus mecanismos metabólicos e nutricionais, precisam de um ambiente que forneça alimento para sobrevivência. As bactérias podem ser esféricas, cilíndricas, espirais ou curvas e normalmente aparecem como células únicas, em pares, cadeias ou grupos. Embora a maioria das bactérias se multiplique pela divisão celular simples, algumas formas produzem esporos – fase resistente que suporta ambientes desfavoráveis. Em condições ambientais adequadas esses esporos germinam e formam novas células. Os esporos são difíceis de serem eliminados, devido à resistência ao calor, a ambientes muito secos e desinfetantes. O índice de crescimento das bactérias é afetado por fatores ambientais como mudanças de temperatura e na nutrição. A temperatura ideal para as bactérias patogênicas é de 37 °C.

As bactérias podem ser encontradas em todos os ambientes, embora nem todas sejam prejudiciais ou causem doenças ao homem. Apenas uma pequena porcentagem das bactérias é de fato considerada patogênica. Nos serviços de saúde, 90% das infecções existentes se referem a bactérias. As infecções bacterianas comuns abrangem condições clínicas como diarreia, pneumonia, sinusite, infecções do trato urinário, celulite, meningite, gonorreia, otite média, impetigo, entre outras.

VÍRUS

Vírus são organismos que podem viver apenas dentro das células. Eles não conseguem obter nutrição ou se reproduzir fora delas. Os vírus possuem um centro de ácido desoxirribonucleico (DNA) ou ribonucleico (RNA) cercado de um revestimento de proteína. Alguns vírus têm a capacidade de criar um revestimento adicional chamado envelope, que ajuda a proteger a célula contra o ataque do sistema imunológico. Os vírus danificam as células onde se hospedam, bloqueando sua síntese de proteína normal, utilizando-se ainda do seu mecanismo de metabolismo para se reproduzir.

As mesmas infecções virais podem causar sintomas diversos em pessoas diferentes, com base na resposta imunológica individual ao vírus invasor. Alguns vírus desencadeiam imediatamente uma resposta patológica, enquanto outros podem permanecer latentes por anos. As infecções virais comuns abrangem doenças como gripe, catapora, resfriado comum, sarampo, hepatite B, herpes genital e aids.

Fungos

Os fungos crescem em células simples como na levedura, ou em colônias como no mofo. Obtêm comida da matéria orgânica morta ou de organismos vivos. A maioria dos fungos não é patogênica e constitui grande parte da flora normal do corpo. Dessa forma, as doenças causadas por fungos são encontradas sobretudo em pessoas imunologicamente comprometidas. Os fungos podem causar infecções no couro cabeludo, pele, unhas e em membrana mucosa.

Protozoários

Os protozoários são organismos parasitas unicelulares que têm a capacidade de se mover (Figura 20.1). A maioria dos protozoários obtém sua nutrição da matéria orgânica morta ou em decomposição. A infecção é disseminada pela ingestão de água ou alimentos contaminados, ou por picadas de insetos. Infecções comuns por protozoários abrangem malária, doença de Chagas, leishmanioses, gastroenterites e infecções vaginais.

Riquétsia

Um outro tipo importante de bactéria são as riquétsias, parasitas intracelulares que precisam estar em uma célula viva para se reproduzir. Infecções por riquétsia disseminam-se através de pulgas, carrapatos, ácaros e piolhos. A infecção mais comum causada por riquétsia é a febre maculosa brasileira, uma doença infecciosa febril e aguda, de gravidade variável, podendo cursar desde formas assintomáticas até formas graves, com elevada taxa de letalidade.

COLONIZAÇÃO E INFECÇÃO

Colonização é a multiplicação de micro-organismos em um hospedeiro que não resulta em lesão celular; um exemplo é a flora normal (micro-organismos) do intestino. Entretanto, se a suscetibilidade do hospedeiro ou a virulência do micro-organismo aumentar, os micro-organismos colonizantes em um hospedeiro podem se tornar uma fonte potencial de infecção.

Infecção é a invasão e multiplicação de micro-organismos patogênicos no tecido corporal, resultando em lesão celular; um exemplo é a dor de garganta causada por estreptococos. Esses micro-organismos são chamados de **agentes infecciosos**. Os agentes infecciosos que podem ser transmitidos por um cliente enfermo por contato direto ou indireto, através de um veículo (ou vetor) ou pelo ar, são chamados **agentes transmissíveis**. As doenças produzidas por eles são denominadas **doenças transmissíveis**.

CADEIA DE INFECÇÃO

O fato de o hospedeiro ser suscetível à presença de um patógeno isoladamente não irá determinar um processo infeccioso. A **cadeia de infecção** descreve o desenvolvimento de um processo infeccioso.

É necessário um processo interativo que envolva um agente, o hospedeiro e o ambiente. Esse processo interativo envolve diversos elementos essenciais, ou "elos da cadeia", para que a transmissão dos micro-organismos ocorra. A Figura 20.2 identifica seis elementos essenciais da cadeia de infecção. Um processo infeccioso não existe sem a transmissão de micro-organismos. Portanto, o conhecimento sobre a cadeia de infecção facilita o controle ou a eliminação da transmissão dos micro-organismos, quebrando os elos da cadeia. A quebra da cadeia de infecção é obtida com a alteração do processo interativo do agente, hospedeiro e ambiente. Cada um dos seis elos da cadeia de infecção será discutido a seguir.

Agente

Um **agente** é uma entidade capaz de causar uma doença. Os agentes que causam doenças podem ser os seguintes:

- **Agentes biológicos**: organismos vivos que invadem o hospedeiro causando doenças, como bactérias, vírus, fungos e protozoários.
- **Agentes químicos**: substâncias que podem interagir com o corpo e causar doenças, como aditivos alimentares, medicamentos, pesticidas e agentes químicos industriais.
- **Agentes físicos**: fatores do ambiente que podem causar doenças, como calor, luz, ruído e radiação.

Na cadeia de infecção, a principal preocupação refere-se aos agentes biológicos e seu efeito no hospedeiro.

Reservatório

Reservatório é um local em que o agente biológico pode sobreviver. A colonização e a reprodução ocorrem enquanto o agente está no reservatório. Um reservatório que

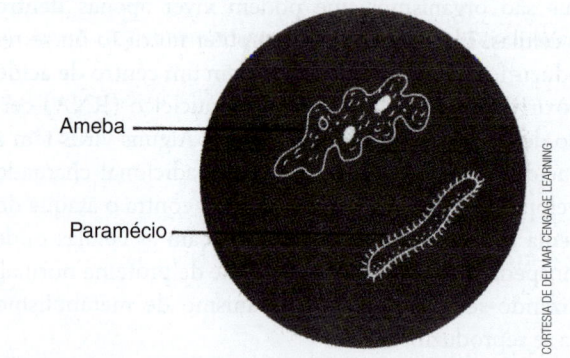

Figura 20.1 ▪ Protozoários.

promova o crescimento de patógenos deve conter os nutrientes apropriados (como oxigênio e matéria orgânica), manter a temperatura apropriada, conter umidade, manter o nível de pH compatível (que não seja muito ácido nem muito alcalino) e a quantidade correta de exposição à luz. Os reservatórios mais comuns são:

- Pessoas.
- Animais.
- Ambiente.
- **Fômites** (objetos contaminados por um agente infeccioso, como comadres, urinóis, roupas de cama, instrumentos, curativos, recipientes especiais e outros equipamentos).

Pessoas e animais podem apresentar sintomas de uma infecção ou ser apenas portadores de agentes infecciosos. Os **portadores** apresentam o agente infeccioso, mas não os sintomas. O agente pode ser disseminado para outras pessoas nos dois casos.

Porta de saída

A **porta de saída** é a rota pela qual o agente infeccioso sai do reservatório para ser transferido ao hospedeiro suscetível. O agente sai do reservatório através de secreções corporais que abrangem:

- Gotículas e muco, do trato respiratório.

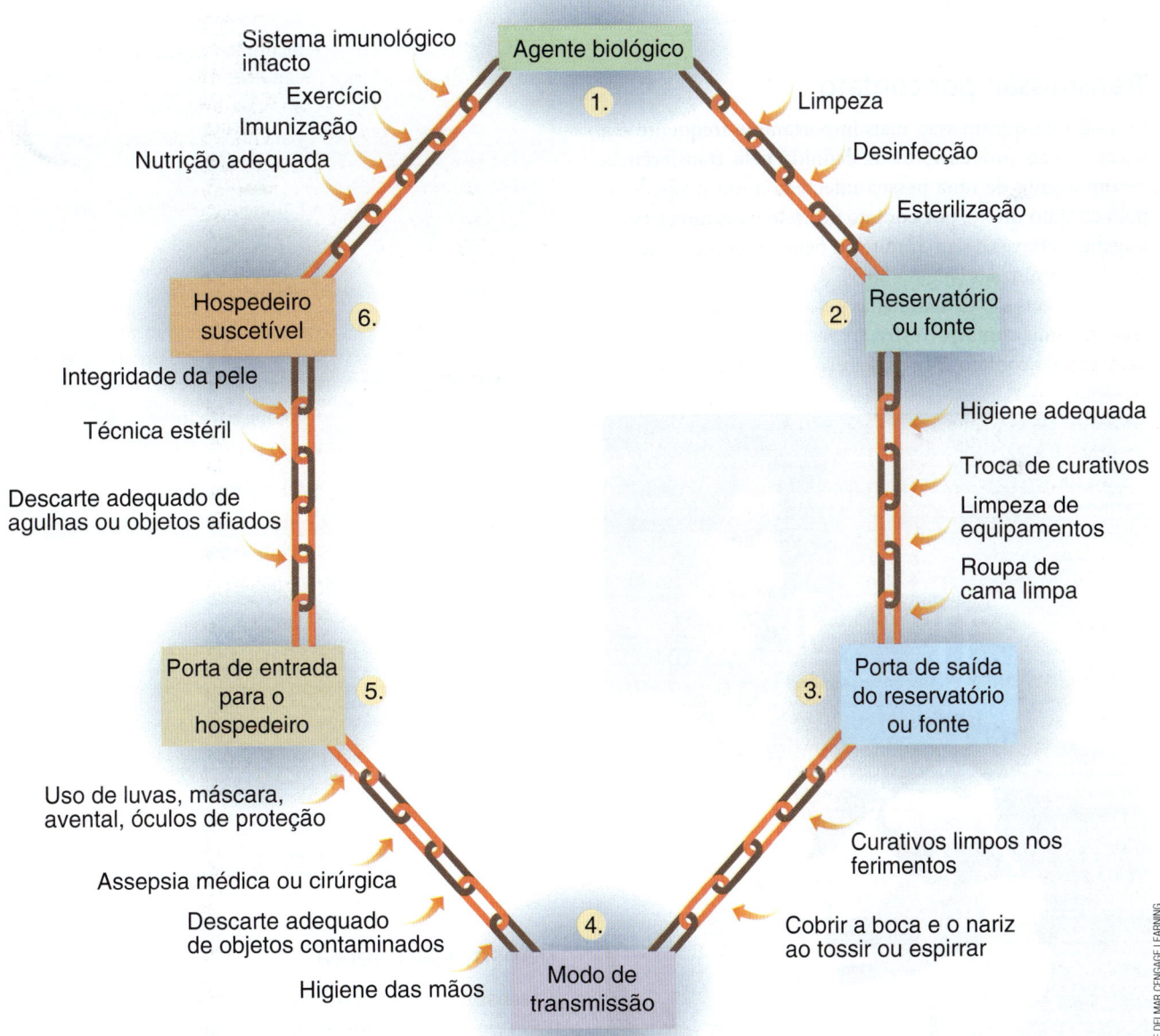

Figura 20.2 ■ Cadeia de infecção: medidas preventivas após cada elo da cadeia.

- Sêmen, secreções vaginais ou urina, do trato geniturinário.
- Saliva e fezes, do trato gastrointestinal.
- Sangue.
- Secreções de feridas.
- Lágrimas.

MODOS DE TRANSMISSÃO

Modo de transmissão é o processo no qual o agente infeccioso se move do reservatório ou fonte, pela porta de saída, até a porta de entrada do "novo" hospedeiro suscetível. A maioria dos agentes infecciosos possui um método de transmissão usual ou primário, mas alguns micro-organismos podem ser transmitidos por mais de uma maneira (Tabela 20.1). Dependendo do agente, praticamente qualquer coisa do ambiente pode se tornar um modo de transmissão potencial.

Transmissão por contato

O modo de transmissão mais importante e frequente é a **transmissão por contato**. É definida pela transferência de um agente de uma pessoa infectada a um hospedeiro pelo contato direto, por contato indireto com uma pessoa infectada através de um fômite ou pelo contato com secreções contaminadas (Figura 20.3). As doenças sexualmente transmissíveis são disseminadas pelo contato direto. As infecções virais comuns (resfriado, sarampo, gripe) disseminam-se pelo contato com as secreções contaminadas.

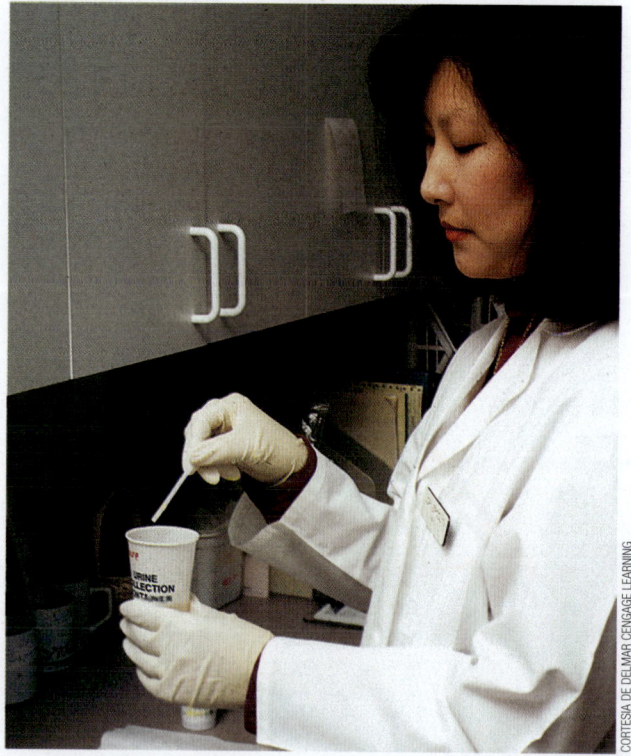

Figura 20.3 ▪ É necessário cuidado ao manusear fluidos corporais, para impedir a transferência de agentes infecciosos por contato.

Tabela 20.1 ▪ Modos de transmissão

Modos	Exemplos
Contato	Contato direto do profissional de saúde com o cliente:
	• Por meio do toque.
	• No banho.
	• Ao esfregá-lo.
	• Na eliminação de urina e fezes.
	• Secreções do cliente.
	Contato indireto com fômites:
	• Roupas.
	• Roupa de cama.
	• Curativos.
	• Equipamentos de saúde.
	• Instrumentos usados nos tratamentos.
	• Recipientes de amostras usados para análises de laboratório.
	• Pertences pessoais.
	• Equipamentos de cuidado pessoal.
	• Equipamentos de apoio diagnóstico.
Transmissão aérea	Inalação de micro-organismos transportados pelas partículas de umidade ou poeira no ar:
	• Por meio de tosse.
	• Ao falar.
	• Ao espirrar.
Veículo	Contato com objetos inanimados contaminados:
	• Água.
	• Sangue.
	• Fármacos.
	• Alimentos.
	• Urina.
Transmissão por vetor	Contato com hospedeiros animais contaminados:
	• Animais.
	• Insetos.

Transmissão aérea

A **transmissão aérea** ocorre quando o hospedeiro suscetível tem contato com núcleos de gotículas ou partículas de poeira suspensas no ar. O tamanho da partícula influencia a duração do período em que o organismo pode ser transportado pelo ar. Quanto mais tempo a partícula fica suspensa, maior a chance de que encontre uma porta de entrada disponível no hospedeiro humano. Uma doença que depende da transmissão pelo ar é o sarampo. As gotículas contaminadas que contêm o vírus do sarampo saem no jato de um espirro. A partícula pode encontrar uma porta de entrada através das membranas mucosas ou conjuntivas.

Transmissão por veículo

A **transmissão por veículo** ocorre quando um agente é transferido ao hospedeiro suscetível por objetos inanimados contaminados como água, alimentos, leite (Figura 20.4), fármacos e sangue. O cólera é transmitido pela água potável contaminada e a salmonelose, pela carne contaminada.

Transmissão por vetor

A **transmissão por vetor** ocorre quando um agente é transferido a um hospedeiro suscetível por meio de um outro ser vivo, como mosquitos, pulgas, carrapatos, piolhos e outros animais (Figura 20.5). Dengue, malária e febre maculosa brasileira são exemplos de doenças disseminadas por vetores.

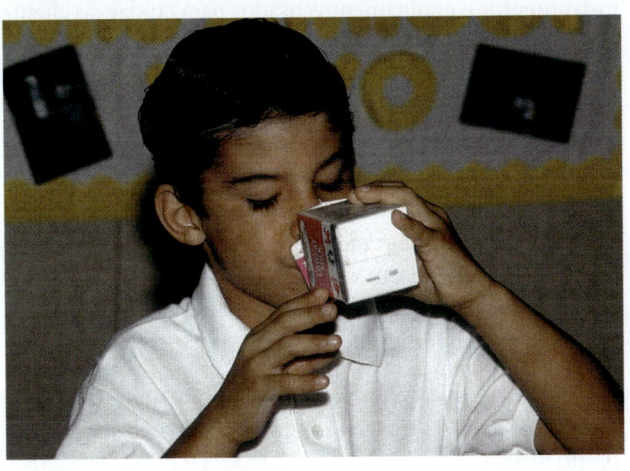

Figura 20.4 ▪ A transmissão por veículo ocorre por meio de contaminação de objetos inanimados como o leite.

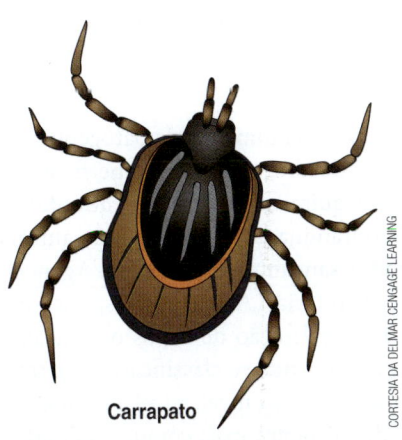

Carrapato

Figura 20.5 ▪ A febre maculosa brasileira e outras doenças infecciosas são causadas pela picada do carrapato.

PORTA DE ENTRADA

Porta de entrada é a rota pela qual um agente infeccioso entra no hospedeiro. As portas de entrada abrangem:

- *Sistema tegumentar*, através de uma quebra na integridade da pele ou membranas mucosas (por exemplo, infecções ou incisões cirúrgicas).
- *Trato respiratório*, ao se inalarem gotículas contaminadas (como resfriado, gripe, sarampo).
- *Trato geniturinário*, através do contato com secreções vaginais ou sêmen infectados (como nas doenças sexualmente transmissíveis).
- *Trato gastrointestinal*, ao se ingerirem alimentos ou água contaminados (por exemplo, tifo, hepatite A).
- *Sistema circulatório*, pela picada de insetos (como do mosquito da malária).
- *Transplacentário*, através da transferência de micro-organismos da mãe ao feto pela placenta e pelo cordão umbilical (por exemplo, HIV, hepatite B).

HOSPEDEIRO

Um **hospedeiro** é um organismo que pode ser afetado por um agente. Um ser humano é considerado um hospedeiro. O **hospedeiro suscetível** é alguém que não tem resistência a um agente e, portanto, é vulnerável à doença. Por exemplo, é mais provável que uma pessoa que não tenha tomado vacina contra o sarampo contraia a infecção devido à falta de imunidade ao agente infeccioso. O **hospedeiro comprometido** é a pessoa cujas defesas corporais normais estão prejudicadas e, portanto, é suscetível a uma infecção. Por exemplo, alguém com um resfriado comum ou queimaduras superficiais corre mais risco de infecção devido ao estado comprometido dos mecanismos do sistema corporal.

DICA Profissional

Doenças infecciosas

Berlinguer (1992) observa que as causas, hoje, da maioria das doenças infecciosas emergentes são as mesmas que as registradas ao longo da história: a transferência e a disseminação dos agentes existentes para novas populações de hospedeiros (um processo chamado *tráfego microbiano global*). Por exemplo, o cólera provavelmente se originou na Ásia, na Antiguidade; no século XIX, espalhou-se pela Europa e pelo Novo Mundo devido ao aumento nas viagens globais. O cólera entrou na América do Sul em 1992, através de água de lastro possivelmente contaminada e liberada por um navio chinês. O vírus da febre do Nilo ocidental era desconhecido nos Estados Unidos até 1999 (Apic, 2004). As causas das doenças infecciosas e surtos emergentes exigem cuidadosa consideração sobre as mudanças na relação entre os seres humanos e o ambiente.

As características do hospedeiro influenciam a suscetibilidade e a gravidade das infecções. Isso inclui:

- *Idade.* À medida que a pessoa envelhece, a imunidade declina, aumentando assim a suscetibilidade à infecção.
- *Doenças simultâneas.* A existência de doenças concomitantes indica um ambiente suscetível à infecção.
- *Estresse.* Uma pessoa que apresenta estado emocional comprometido pode ter uma resposta alterada ou reduzida do sistema imunológico.
- *Condição de imunização/vacinação.* Pessoas que não estão totalmente imunizadas correm maior risco de infecção.
- *Estilo de vida.* As práticas de estilo de vida, como múltiplos parceiros sexuais ou compartilhar agulhas para o uso de drogas intravenosas, aumentam o risco potencial para doenças.
- *Ocupação.* Tipos de trabalho que envolvem exposição elevada a patógenos, os que lidam com agentes químicos (como amianto) ou instrumentos afiados (como bisturis).
- *Condição nutricional.* Pessoas que mantêm o peso ideal para a altura e estrutura são menos propensas a doenças.
- *Hereditariedade.* Algumas pessoas são naturalmente mais suscetíveis a infecções que outras.

A interação entre agente e hospedeiro ocorre no ambiente no qual ambos estão inseridos. Muitas das condições que promovem a transmissão de micro-organismos refletem mudanças nas relações entre as pessoas e o ambiente.

QUEBRA DA CADEIA DE INFECÇÃO

O enfermeiro concentra-se em quebrar a cadeia de infecção aplicando práticas adequadas de controle da infecção a fim de interromper a transmissão dos micro-organismos. Estratégias específicas podem ser direcionadas para a quebra ou para o bloqueio em um dos elos da cadeia de transmissão. Uma discussão sobre cada um dos seis elos (referidos na Figura 20.2) virá a seguir.

ENTRE O AGENTE E O RESERVATÓRIO

O primeiro elo da cadeia de infecção se dá entre o agente e o reservatório. Os métodos para eliminar a infecção nesse ponto da cadeia são limpeza, desinfecção e esterilização. Essas práticas impedem a formação de um reservatório onde agentes infecciosos possam viver e se multiplicar.

CONTROLE DE INFECÇÕES

Primeira linha de defesa

A higiene das mãos é considerada a linha de frente na defesa contra a infecção e a prática mais importante para prevenir sua disseminação.

> ### REFLEXÃO CRÍTICA
>
> **Cadeia de infecção**
>
> Como a cadeia de infecção se aplica à vida cotidiana de uma casa?

CONTROLE DE INFECÇÕES

Limpeza

A limpeza apresenta potencial risco para o enfermeiro, porque durante o procedimento o material contaminado pode respingar no corpo. O enfermeiro deve usar luvas, máscara e óculos de proteção ao efetuá-la.

Limpeza

Limpeza é a remoção de sujidade ou matéria orgânica de instrumentos e equipamentos usados para cuidar do cliente enfermo. O enfermeiro deve proceder uma limpeza prévia em instrumentais utilizados em procedimentos invasivos antes de encaminhá-los para processamento em uma central de material e esterilização. Para reduzir a quantidade de contaminação e eliminar a matéria orgânica de objetos reutilizáveis, estes devem ser limpos antes da esterilização ou desinfecção. A limpeza envolve o uso da água, uma ação mecânica e às vezes um detergente enzimático. Os objetos contaminados são limpos com uma escova de cerdas macias para esfregar a superfície. As etapas de limpeza adequada são:

1. Molhar o objeto com água *fria*; a água quente coagula as proteínas da matéria orgânica e provoca sua fixação no objeto.
2. Aplicar detergente enzimático e esfregar o objeto sob água corrente, usando uma escova de cerdas macias.
3. Enxaguar o objeto sob água corrente quente.
4. Secar o objeto antes da esterilização ou desinfecção.

Desinfecção

Desinfecção é a eliminação de patógenos, exceto esporos bacterianos, de um artigo ou superfície. **Desinfetantes** são soluções químicas usadas para desinfetar artigos e superfícies contaminadas, e por sua ação antimicrobiana são considerados saneantes. No Brasil, a Agência Nacional de Vigilância Sanitária (Anvisa) é responsável pela regulamentação e fiscalização de todos os saneantes. Os desinfetantes podem ainda se classificar, conforme seu nível de ação, como de baixo nível, nível intermediário e de alto nível. Os desinfetantes mais comuns utilizados são o álcool 70%, hipoclorito de sódio 2%, quaternário de amônia e ácido peracético.

Esterilização

Esterilização é o processo de destruição de todos os micro-organismos presentes em um artigo ou instrumental, incluindo os esporos. O equipamento que entra em contato com tecidos ou vasos sanguíneos normalmente estéreis deve ser processado por esse método. Os métodos de esterilização mais comuns são calor úmido (vapor), calor seco, gás de óxido de etileno ou peróxido de hidrogênio. O método depende principalmente da natureza do objeto a ser esterilizado e do tipo e quantidade da contaminação.

A esterilização por autoclave, que usa calor úmido ou vapor, é a técnica de esterilização mais comum no ambiente hospitalar (Figura 20.6). A água fervente não é uma medida eficiente de esterilização, porque alguns vírus e esporos podem sobreviver a ela.

ENTRE O RESERVATÓRIO E A PORTA DE SAÍDA

A promoção da higiene correta, a troca de curativos e roupa de cama e a garantia de que um equipamento limpo/estéril seja usado para o atendimento do cliente são maneiras de quebrar a cadeia de infecção entre o reservatório e

ASSISTÊNCIA MÉDICA COMUNITÁRIA/DOMICILIAR

Desinfecção

Em casa, o Lysol e o hipoclorito de sódio são desinfetantes comuns, capazes de eliminar alguns patógenos. A concentração recomendada da solução é uma parte de hipoclorito de sódio para nove de água (CDC, 2007a).

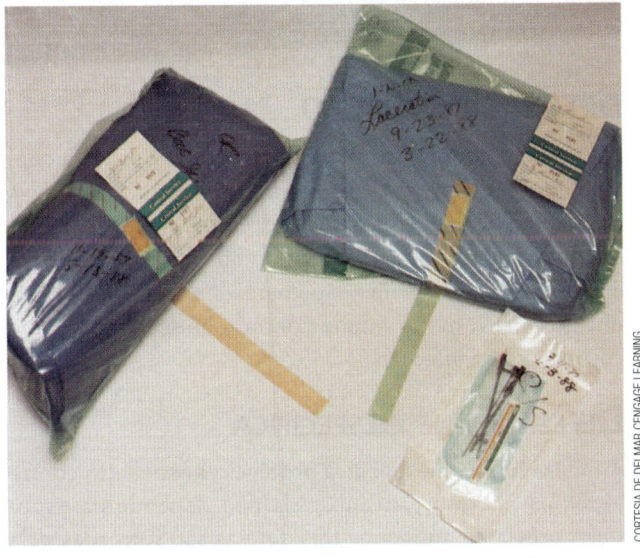

Figura 20.6 ■ Pacotes esterilizados. As tiras abaixo de cada pacote mostram a sua aparência antes da esterilização. As tiras dos pacotes mudam de cor ao passar pelo processo de esterilização.

ASSISTÊNCIA MÉDICA COMUNITÁRIA/DOMICILIAR

Esterilização em casa

O CDC (2008) recomenda ferver a água como procedimento preferencial para matar bactérias e parasitas nocivos. Deixar a água ferver por um minuto elimina a maioria dos organismos. Os contaminantes químicos da água não serão removidos pela fervura.

a porta de saída. O objetivo é eliminar o reservatório de micro-organismos antes que um patógeno escape em busca de um hospedeiro suscetível.

Higiene adequada

Conscientize o cliente sobre a importância de manter a limpeza e a integridade da pele e membranas mucosas. A limpeza de pele, cabelos e unhas conserva a flora normal do corpo e elimina a flora transitória do sistema do cliente. O banho e a higiene das mãos são maneiras importantes de eliminar a possibilidade de infecção. Os clientes enfermos devem ser incentivados a praticar diariamente o banho e a escovação dos dentes. Clientes que não conseguem realizar essas atividades com independência devem ser auxiliados.

Troca de curativos

Qualquer lesão aberta, ou outra ruptura de integridade da pele, representa um potencial reservatório para agentes infecciosos e uma porta de saída para que um patógeno seja transferido para outra pessoa. Os curativos em ferimentos abertos ou com drenagem devem ser trocados com regularidade. Para que o profissional e o cliente se protejam da contaminação cruzada é necessário que a técnica asséptica seja respeitada ao trocar os curativos. Essa técnica será discutida em detalhes adiante neste capítulo.

Roupas de cama limpas

Lençóis, camisolas e toalhas absorvem secreções do corpo. Os agentes infecciosos podem ser facilmente transferidos de uma pessoa a outra através do contato com as roupas de cama do cliente. Elas devem ser trocadas com regularidade e, quando sujas, corretamente descartadas. Ao trocar essas roupas, tome o cuidado de não encostar o seu uniforme nas superfícies e objetos contaminados. Essa ação o impedirá

 DICA Profissional

Cliente acamado

Cuidado com a formação de úlceras de pressão em clientes enfermos que estão acamados. Úlceras abertas são um convite à infecção se não forem tratadas.

de ser infectado com as roupas de cama sujas ou de passar a infecção a outro cliente.

Equipamentos limpos

Todo equipamento usado no atendimento de um cliente enfermo deve ser limpo e desinfetado após cada uso. Embora muitos itens, como o avental descartável, possam ser descartados depois do uso, outros (como os leitos) devem ser totalmente limpos. Os clientes enfermos devem ser instruídos a nunca compartilhar itens usados no tratamento. Qualquer equipamento não descartável usado em um procedimento invasivo (como os utilizados na sala de cirurgia) deve ser esterilizado antes da reutilização. Use luvas e máscaras ao limpar o equipamento, para evitar contato com respingos de resíduos ou secreções contaminados.

ENTRE A PORTA DE SAÍDA E O MODO DE TRANSMISSÃO

O objetivo de quebrar a cadeia de infecção entre a porta de saída e o modo de transmissão é impedir a saída do agente infeccioso. Curativos limpos devem ser mantidos em todos os ferimentos. O cliente deve ser incentivado a cobrir a boca e o nariz ao espirrar ou tossir, e o enfermeiro também deve fazê-lo. É necessário usar luvas sempre que existir o risco de contato com secreções, sangue ou fluidos orgânicos, e ainda tomar o cuidado de descartar adequadamente qualquer artigo contaminado.

ENTRE O MODO DE TRANSMISSÃO E A PORTA DE ENTRADA

Para quebrar a cadeia de infecção entre o modo de transmissão e a porta de entrada, deve-se garantir a assepsia e usar proteção com barreiras quando o atendimento envolver o contato com secreções corporais. Luvas, máscaras, avental e óculos são proteções de barreira cuja utilização é aconselhável. A higiene correta das mãos e o descarte adequado do equipamento e de roupas contaminadas são maneiras de impedir a transmissão dos micro-organismos para outros clientes enfermos e profissionais da saúde. Uma discussão detalhada da assepsia e do descarte dos itens contaminados será apresentada adiante neste capítulo.

ENTRE A PORTA DE ENTRADA E O HOSPEDEIRO

Manter a integridade da pele e usar a técnica estéril nos contatos com o cliente são métodos para quebrar a cadeia de infecção entre a porta de entrada e o hospedeiro. Evitar acidentes com agulhas, bem como o descarte adequado de perfurocortantes também reduz o potencial de infecção porque elimina a porta de entrada. Nesse ponto da cadeia, o objetivo é impedir a transmissão da infecção para um cliente ou profissional de saúde que não esteja infectado.

ENTRE O HOSPEDEIRO E O AGENTE

Quebrar a cadeia de infecção entre o hospedeiro e o agente significa eliminar a infecção antes que ela aconteça. Existem diversas maneiras de reduzir o risco de adquirir a infecção: nutrição adequada, exercício físico, repouso e sono adequados e imunizações permitem ao indivíduo manter seu sistema imunológico intacto, evitando assim a infecção.

Nutrição adequada

A nutrição adequada ajuda o sistema imunológico a funcionar corretamente. O cliente precisa das quantidades certas de proteínas na dieta para manter e reparar os tecidos e também para produzir os anticorpos necessários a fim de combater a infecção. Uma dieta equilibrada permite ao corpo manter o equilíbrio ácido-base correto.

Exercício físico

O exercício físico conserva o índice metabólico do corpo e, portanto, permite-lhe manter os anticorpos e a energia necessários para evitar a infecção.

Repouso e sono

Sono e repouso são condições básicas para a saúde e o bem-estar do cliente. A qualidade de ambos pode ter um impacto significativo na saúde. Níveis adequados de sono e repouso cumprem uma função de restauração necessária para a cura psicológica e fisiológica.

Imunização

Imunização é o processo de criar imunidade, ou resistência, à infecção. Muitas imunizações são fornecidas na primeira infância (por exemplo, sarampo, caxumba e rubéola). A imunização contra a gripe deve ser anual e a do tétano, a cada dez anos.

DEFESAS DO CORPO

O sistema imunológico do hospedeiro é uma defesa contra agentes infecciosos. Ele é capaz de reconhecer o que é próprio do organismo e o que é estranho, isto é, o que não é parte da composição genética do hospedeiro (o que lhe é próprio). Esses agentes são chamados antígenos (estranhos). Uma resposta imune contra o antígeno protege o corpo contra a infecção.

DEFESA IMUNE INESPECÍFICA

A defesa imune inespecífica protege o hospedeiro contra todos os micro-organismos; ela não depende da exposição prévia ao antígeno. Tais defesas são formadas pela pele e flora normal; membranas mucosas; reflexos da tosse, espirro e lacrimejamento; eliminação e ambiente ácido e inflamação.

> **ORIENTAÇÕES para o cliente**
> **Uso inadequado de antibióticos**
>
> - Os antibióticos não devem ser utilizados sem orientação do médico ou do enfermeiro. Nem sempre eles são apropriados, além de ineficazes contra os vírus.
> - Quando um antibiótico é prescrito, o cliente deve tomar a medicação conforme orientado.
> - O antibiótico, quando tomado apenas até que o cliente se sinta um pouco melhor, permite que o micro-organismo se torne resistente e, portanto, o medicamento deixará de ser eficaz.
> - O antibiótico também destrói micro-organismos da flora normal, e outras doenças podem surgir.

Pele e flora normal

A pele, a linha de frente na defesa contra a infecção, serve como barreira física contra os agentes infecciosos. As células da pele, que se desprendem todos os dias, removem micro-organismos potencialmente perigosos. O sebo, substância produzida pela pele, contém ácidos graxos que matam algumas bactérias. A flora normal residente na pele e no corpo compete com a flora patogênica por alimento e inibe a multiplicação dos patógenos. O equilíbrio da flora normal pode ser comprometido, permitindo que organismos patogênicos proliferem e causem infecção ou superinfecção.

Membranas mucosas

As membranas mucosas também são uma barreira física contra os agentes infecciosos. O muco produzido por essas membranas aprisiona os agentes infecciosos e inibe o crescimento das bactérias. Por exemplo, os cílios do trato respiratório capturam e impulsionam o muco e os micro-organismos para fora dos pulmões, reduzindo assim o potencial de infecção.

Reflexos da tosse, espirro e lacrimejamento

Os reflexos da tosse e do espirro expelem forçadamente o muco e os micro-organismos do trato respiratório. As lágrimas protegem os olhos porque irrigam os micro-organismos, expelindo-os de modo contínuo. Elas também contêm **bactericidas**, substâncias químicas que matam as bactérias.

Eliminação e ambiente ácido

A eliminação e o ambiente ácido em geral impedem o crescimento de organismos patogênicos. A flora residente no intestino grosso inibe o crescimento de patógenos. O processo mecânico de defecação remove os micro-organismos junto com as fezes. A acidez da urina impede o crescimento de micro-organismos. A urina irriga e limpa o colo da bexiga e a uretra, expelindo os micro-organismos e impedindo que subam rumo ao trato urinário.

A flora vaginal normal inibe o crescimento de vários patógenos. Na puberdade, os lactobacilos fermentam e produzem açúcares na vagina que diminuem o pH para um intervalo ácido. O ambiente ácido da vagina impede o crescimento dos patógenos.

Inflamação

Inflamação é uma resposta celular inespecífica a uma lesão do tecido. As lesões causadas por bactérias, traumas, agentes químicos, calor ou qualquer outra ocorrência liberam substâncias, produzindo alterações secundárias drásticas no tecido envolvido. Esse complexo de alterações no tecido em resposta a uma lesão é chamado *processo inflamatório* (Tabela 20.2). A resposta do corpo à lesão produz sinais locais e sistêmicos característicos da inflamação.

Embora não seja necessariamente um resultado dos micro-organismos invasores, a inflamação possui sinais e sintomas semelhantes aos da infecção. Os principais sinais de inflamação e infecção são os seguintes:

- Vermelhidão (**eritema**) resultante do aumento do fluxo sanguíneo para a área.
- O calor resulta do aumento do fluxo sanguíneo e metabolismo na área.
- A dor resulta da pressão elevada sobre os sensores de dor na área.
- O inchaço (**edema**, acúmulo detectável de aumento no fluido intersticial) resulta da entrada de fluido e leucócitos nos tecidos, a partir do sistema circulatório.
- A perda da função resulta da dor e do inchaço e é uma maneira de o corpo descansar a parte comprometida pela lesão.
- O pus (**exsudato purulento**) resulta da infecção e é uma secreção constituída de glóbulos brancos, células mortas, bactérias e outros resíduos.

Normalmente, a intensidade do processo inflamatório é proporcional ao grau de lesão do tecido.

DEFESA IMUNE ESPECÍFICA

A defesa imune específica é uma resposta particular ao antígeno invasor. Ela é ativada quando os fagócitos não conseguem destruir o antígeno por completo. Isso causa a produção dos linfócitos T (células T), que regulam a resposta imune ativando outras células. As células T deslocam-se até a área da lesão e liberam substâncias químicas chamadas linfocinas, que por sua vez atraem outros fagócitos e linfócitos à área da lesão e auxiliam na destruição dos antígenos.

As células T também estimulam a produção das células B, que se tornam células plasmáticas e produzem anticorpos específicos do antígeno. Os **anticorpos** são substâncias proteicas que destroem o antígeno. O estímulo das células

Tabela 20.2 ■ Fases do processo inflamatório

Fase	Descrição	Resultado
1	A lesão inicial causa liberação de substâncias químicas: histamina, bradicinina, serotonina, prostaglandinas e linfocinas.	Tem início o processo da inflamação.
2	O fluxo sanguíneo para a área da lesão aumenta.	Produzem-se a vermelhidão e o calor característicos.
3	O aumento na permeabilidade capilar transfere grandes quantidades de plasma ao tecido lesado; os espaços e vasos linfáticos do tecido são bloqueados por coágulos de fibrinogênio.	Infecção "contida" – resulta no edema.
4	Os leucócitos infiltram-se no tecido lesado e englobam as bactérias e o tecido necrótico. Depois de vários dias, esses leucócitos morrem e formam uma cavidade de tecido necrótico e leucócitos mortos.	Produz-se exsudato purulento (pus).
5	As células do tecido destruído são substituídas por células estruturais e funcionais idênticas ou semelhantes e/ou por tecido fibroso.	Promove-se a cicatrização do tecido normal ou a formação de tecido fibroso (cicatrização fibrinogênica), que pode reduzir a capacidade funcional do tecido.

B e a produção de anticorpos são coletivamente conhecidos como **imunidade humoral**.

As células B de memória são formadas para memorizar o antígeno e preparar o hospedeiro para futuras invasões. Quando o antígeno entra no corpo de novo, a resposta imune é mais rápida devido à produção acelerada de anticorpos. A formação desses anticorpos é denominada **imunidade adquirida**, que protege o indivíduo contra futuras invasões de antígenos já experimentados como bactérias letais, vírus, toxinas e até mesmo tecidos estranhos.

O processo de **vacinação** (inoculação com uma vacina para produzir imunidade contra doenças específicas) fornece a imunidade adquirida. Existem três tipos de vacinas:

1. Organismos mortos que não são mais capazes de causar doenças, mas ainda possuem antígenos químicos, como febre tifoide, coqueluche e difteria.
2. Toxinas que foram quimicamente tratadas para que sua natureza tóxica fosse destruída, mas os antígenos ainda permanecem intactos, como no tétano e botulismo.
3. Organismos vivos que foram atenuados (são incapazes de causar a doença, embora ainda possuam o antígeno específico), como na poliomielite, febre amarela, sarampo, varíola e muitas outras doenças virais (Guyton e Hall, 2005).

TIPOS E FASES DAS INFECÇÕES

A infecção é o resultado da invasão e do dano ao tecido por um agente infeccioso. Existem dois tipos de infecção:

1. **Infecções localizadas** são limitadas a uma área definida ou a um único órgão com sintomas que se assemelham aos da inflamação (vermelhidão, sensibilidade e inchaço), como a erisipela.
2. **Infecções sistêmicas** afetam todo o corpo e envolvem múltiplos órgãos, como a aids.

Todas as infecções progridem ao longo de quatro fases: período de incubação, período prodrômico, doença e convalescença.

> **SEGURANÇA**
>
> **Período de incubação**
>
> Sempre verifique o período de incubação em uma suspeita de infecção. Lembre-se de que o cliente pode ser capaz de transmitir a infecção para outra pessoa antes do início dos sintomas.

PERÍODO DE INCUBAÇÃO

O período de incubação é o tempo desde a entrada de um agente infeccioso no hospedeiro até o início dos sintomas. Durante esse período, o agente infeccioso invade o tecido e se multiplica para produzir uma infecção. Em geral, o cliente infectado pode ser considerado uma fonte de infecção para os outros durante a última parte dessa fase. Por exemplo, o período de incubação da varicela (catapora) é de duas a três semanas; a pessoa infectada é foco de contágio por cinco dias antes de qualquer erupção da pele e no máximo seis dias após seu surgimento.

PERÍODO PRODRÔMICO

O período prodrômico se estende desde o início dos sintomas inespecíficos até que os específicos comecem a se manifestar. O agente infeccioso continua invadindo o hospedeiro e se multiplicando nele. O cliente acometido pode ser considerado uma fonte de infecção para outras pessoas durante esse período. No portador de catapora, uma leve elevação na temperatura ocorre durante essa fase, seguida, em 24 horas, por erupções na pele.

FASE DA DOENÇA

A fase da doença é quando o cliente apresenta sinais e sintomas específicos de um processo infeccioso. O cliente com catapora apresenta aumento de temperatura e surtos continuados de erupções na pele, durante pelo menos dois ou três dias.

FASE DA CONVALESCENÇA

A fase da convalescença vai desde o início do desaparecimento dos sintomas agudos até o retorno ao estado de saúde prévio. O cliente com catapora observará que as erupções na pele e a irritação começam a se resolver durante essa fase.

INFECÇÕES HOSPITALARES

Uma **infecção hospitalar** é aquela contraída no hospital ou em outra instituição ou serviço de saúde, a qual não estava presente ou em período de incubação no momento da admissão do cliente. Também abrange as infecções que se tornam sintomáticas depois que o cliente enfermo recebe alta e as infecções que venham a se disseminar para a equipe de saúde. Tais infecções também são chamadas *nosocomiais*, ou associadas aos serviços de saúde. Esses tipos de infecções em geral encaixam-se em quatro categorias: trato urinário, incisões cirúrgicas, pneumonia e infecções da corrente sanguínea (septicemia).

A maioria das infecções hospitalares são transmitidas por profissionais de saúde que não praticam a higiene adequada das mãos ou não trocam de luva entre os contatos com os clientes.

O ambiente do hospital fornece exposição a vários organismos aos quais o cliente em geral não foi exposto no passado. Portanto, ele não tem resistência a esses organismos. A doença compromete muitas vezes as defesas do corpo, expondo ainda mais o cliente a infecções oportunistas.

DICA Profissional

Infecções associadas aos serviços de saúde

Anualmente, ocorre nos Estados Unidos 1,7 milhão de infecções associadas aos serviços de saúde. Além disso, a duração da permanência do cliente no hospital é elevada em razão das infecções hospitalares, custando quase US$ 20 bilhões anualmente devido à assistência e ao tratamento prolongado (Wright, 2008).

REFLEXÃO CRÍTICA

Infecções hospitalares

Por que as infecções hospitalares representam um problema tão preocupante?

PROCESSO DE ENFERMAGEM

A qualidade no atendimento de enfermagem exige a redução da transmissão de micro-organismos no ambiente de saúde. As práticas de controle de infecções são direcionadas ao controle ou à eliminação das fontes de infecção na unidade de atendimento ou em casa. O enfermeiro é responsável por proteger os clientes e a si mesmo por meio das práticas de controle de infecção.

ANÁLISE

Os dados da análise orientam a priorização do problema do cliente e a identificação de diagnósticos de enfermagem apropriados. Os clientes em risco de infecção requerem uma reavaliação frequente, seguida de mudanças apropriadas no plano de atendimento, objetivos e intervenções de enfermagem.

O histórico de saúde e os dados do exame físico correlacionados aos resultados do laboratório identificam os clientes em risco de infecção. Avaliações de risco apropriadas podem ser incorporadas à entrevista de enfermagem do histórico de saúde.

Dados subjetivos

Os dados relevantes sobre o cliente em risco de infecção são obtidos no histórico de saúde. Uma análise abrangente envolve também avaliar o ambiente do cliente para detectar potenciais riscos e sua capacidade de cuidado pessoal. A revisão de fatores como ambiente de trabalho, condição de imunização e outras questões relacionadas à saúde podem ajudar a identificar riscos reais ou potenciais para infecção.

Dados objetivos

Os dados objetivos são coletados por meio de exame físico e dos achados diagnósticos ou laboratoriais.

Exame físico Uma avaliação de saúde completa inclui o exame físico sistematizado, em geral conduzido da cabeça aos pés, para obter dados objetivos em relação à condição de saúde do cliente e aos problemas presentes. Ao analisar o cliente para determinar o nível de risco de infecção, concentre o exame físico em:

- Amplitude de movimento e mobilidade (um cliente enfermo com mobilidade limitada corre risco de desenvolver contraturas articulares, deterioração da pele e atrofia muscular).

- Vermelhidão localizada, calor, inchaço, dor e perda de uso de uma parte específica do corpo.
- Febre com aumento no pulso e na respiração; fraqueza; anorexia, náusea, vômito e/ou diarreia; aumento ou dor nos linfonodos.
- Secreções ou exsudato na pele ou em membranas mucosas; condição de hidratação.
- Auscultação dos pulmões em busca de sibilos e estertores.

Dados diagnósticos e de laboratório Os indicadores laboratoriais de infecção são:

- Aumento no número total de leucócitos do sangue (glóbulos brancos) e de suas frações.
  Neutrófilos: aumento no caso de inflamação aguda e grave.
  Linfócitos: aumento no caso de infecções crônicas por vírus e bactérias.
  Monócitos: aumento no caso de algumas infecções por protozoários, riquétsia e tuberculose.
  Eosinófilos e basófilos: geralmente alterados em infecções parasitárias.
- Taxa de sedimentação dos eritrócitos elevada: aumento na presença de inflamação.
- pH elevado dos fluidos corporais envolvidos (gástricos, urina ou secreções vaginais): indicação da presença de micro-organismos.
- Culturas positivas dos fluidos corporais envolvidos (sangue, muco, urina ou outras secreções): indicação de crescimento de micro-organismos (Guyton e Hall, 2005).

Diagnóstico de enfermagem

Após coleta e análise dos dados, identifique um diagnóstico de enfermagem. A North American Nursing Diagnosis Association International (Nanda-I) identifica o diagnóstico de enfermagem relacionado à infecção: *risco de infecção*.

O risco de infecção ocorre quando há um risco elevado de ser invadido por organismos patogênicos (Nanda-I, 2010). Os fatores de risco que aumentam a suscetibilidade do cliente às infecções são os seguintes:

> **DICA Profissional**
>
> **Questões relacionadas ao controle de infecção**
> - O que você faz para permanecer saudável?
> - Quais são suas preocupações quanto à saúde?
> - Recentemente você teve contato com alguém com uma doença infecciosa?
> - Quando você lava as mãos?
> - Você viajou para fora do país e, principalmente, para regiões de risco elevado para doenças infectocontagiosas nos últimos meses?

- Defesas primárias inadequadas (pele lesada, tecido traumatizado, diminuição na ação dos cílios, estase dos fluidos corporais, alteração no pH das secreções e peristaltismo alterado).
- Defesas secundárias inadequadas (redução na hemoglobina, leucopenia, resposta inflamatória suprimida).
- Imunidade adquirida inadequada.
- Imunossupressão.
- Destruição do tecido e aumento da exposição ao ambiente.
- Doença crônica.
- Desnutrição.
- Procedimentos invasivos.
- Agentes farmacológicos.
- Trauma.
- Ruptura das membranas amnióticas.
- Conhecimento insuficiente para evitar a exposição aos patógenos (Nanda-I, 2010).

Clientes enfermos em risco de infecção podem apresentar problemas fisiológicos e psicológicos associados. Os diagnósticos de enfermagem que frequentemente acompanham o *risco de infecção* incluem:

- *Nutrição desequilibrada*: menor ou maior do que as necessidades do corpo.
- *Proteção inefetiva*.
- *Integridade tissular prejudicada*.
- *Integridade da mucosa oral prejudicada*.
- *Integridade da pele prejudicada*.
- *Conhecimento deficiente* (especificar).

> **TRUQUE de memória**
>
> **Infecção**
>
> O enfermeiro pode usar a técnica de memória **"INFECTION"** para se lembrar dos sinais e sintomas de infecção e das habilidades que são importantes na enfermagem ao analisar um cliente quanto a uma infecção real ou potencial:
>
> **I** = Inflamação (inchaço) é sinal de infecção.
> **N** = Necessidade de auscultar os pulmões para ouvir sibilos ou estertores.
> **F** = Febril – pele quente ao toque.
> **E** = Eritema (vermelhidão) no local da infecção.
> **C** = Checagem da temperatura do cliente para averiguar febre.
> **T** = Toque – dor ou sensibilidade no local da infecção.
> **I** = Inspeção do local em busca de secreção ou exsudato.
> **O** = Observação e prática do protocolo adequado de higiene das mãos.
> **N** = Necessidade de relatar resultados anormais de laboratório ao médico.

> **ASSISTÊNCIA MÉDICA COMUNITÁRIA/DOMICILIAR**
>
> **Clientes em risco de infecção**
>
> Os clientes em risco de infecção devem ser submetidos a acompanhamento pelo enfermeiro domiciliar (por exemplo, Programa Saúde da Família), que mede a eficácia do ensino e analisa os recursos da casa para impedir a transmissão da infecção.

> **CONTROLE DE INFECÇÕES**
>
> **Higiene das mãos**
>
> - Lave as mãos antes e depois de cada contato com o cliente.
> - A causa mais comum de infecção hospitalar é a contaminação pelas mãos dos profissionais de saúde.
> - Em caso de dúvida, *escolha sempre lavar as mãos*.

A lista indica vários problemas relacionados, que devem ser considerados ao planejar a assistência a um cliente em risco de infecção.

PLANEJAMENTO E IDENTIFICAÇÃO DE RESULTADOS

O enfermeiro colabora com o cliente e outros profissionais de saúde para determinar metas, resultados e intervenções a fim de reduzir o risco de infecção. Os resultados servem como orientação para a assistência de enfermagem, no intuito de reduzir o risco de infecção. Educar o cliente e cuidadores quanto à identificação dos potenciais riscos e das práticas de promoção de saúde é outro elemento clínico do plano de cuidados.

IMPLEMENTAÇÃO

O enfermeiro é responsável por fornecer um ambiente seguro ao cliente, incluindo a prevenção de infecções hospitalares. As intervenções de enfermagem para reduzir o risco de infecção se concentram em garantir a assepsia e descartar os materiais contaminados corretamente, para reduzir ou eliminar os agentes infecciosos. **Assepsia** se refere à ausência de micro-organismos. **Técnica asséptica** é a prática de controle de infecções usada para impedir a transmissão dos patógenos. O uso da técnica asséptica diminui o risco de disseminação das infecções hospitalares. Existem dois tipos de assepsia: médica e cirúrgica.

Assepsia médica

A expressão **assepsia médica** se refere às práticas usadas para reduzir o número, o crescimento e a disseminação dos micro-organismos. Também é chamada *técnica limpa*. Na assepsia médica, os objetos são geralmente denominados "limpos" ou "contaminados". Consideram-se **objetos limpos** aqueles nos quais há a presença de alguns micro-organismos que normalmente não são patogênicos. Consideram-se **objetos contaminados** os que têm alto número de micro-organismos, alguns potencialmente patogênicos. As medidas comuns de assepsia médica, usadas para os objetos limpos ou sujos, são a higiene das mãos, a troca diária da roupa de cama e a limpeza diária do piso e dos móveis do hospital.

Higiene das mãos *Higiene das mãos* é uma expressão genérica que abrange quatro técnicas: a *lavagem das mãos* (usando sabonete neutro e água), *lavagem antisséptica das mãos* (usando substâncias antimicrobianas e água), *esfregação antisséptica das mãos* (com a utilização de produto de limpeza das mãos à base de álcool; por exemplo, álcool gel) e *antissepsia cirúrgica das mãos* (com o uso da lavagem antisséptica ou esfregação antisséptica das mãos antes da operação, por parte da equipe cirúrgica, a fim de eliminar a flora transitória e reduzir a flora residente).

Faça a higiene das mãos ao chegar ao trabalho e antes de sair dele, antes e depois do contato com cada cliente, após remover as luvas, quando as mãos estiverem visivelmente sujas, antes de comer, depois de se desprezarem as excreções dos clientes (urina e fezes), após contato com fluidos corporais e depois de manusear equipamentos contaminados. Quando as mãos estiverem visivelmente sujas, lave-as com sabonete (neutro ou antimicrobiano) e água. Se não estiverem visivelmente sujas, um produto à base de álcool pode ser usado. Se a água e o sabonete não estiverem disponíveis, um lencinho com álcool ou gel para as mãos pode ser utilizado (Centers for Disease Control and Prevention [CDC], 2009a).

Lavar as mãos significa esfregar todas as superfícies e entrededos das mãos, usando um sabonete neutro e água, acompanhado pelo enxágue com água corrente. A fricção remove fisicamente a sujeira e a flora transitória, e o fluxo da água as elimina. Para remover a flora transitória das mãos, recomenda-se um tempo de lavagem de 20 a 30 segundos. Áreas de alto risco, como o berçário, em geral requerem lavagem das mãos com aproximadamente dois minutos de duração. Se as mãos estiverem sujas, é necessário mais tempo. A lavagem das mãos é a medida de controle de infecção mais básica para impedir e controlar a transmissão de agentes infecciosos. De acordo com o CDC (2009b), os produtos para as mãos à base de álcool (espuma ou gel) são mais eficientes para matar as bactérias que a água e o sabonete.

A esfregação antisséptica das mãos utiliza um preparado que contém álcool, criado para reduzir o número de micro-organismos viáveis nas mãos. Nos Estados Unidos, como também no Brasil, esses preparados geralmente contêm de 60% a 95% de etanol ou isopropanol. Aplique o produto na palma de uma das mãos e esfregue as duas juntas, cobrindo todas as superfícies das mãos e dos dedos até secarem. Siga a recomendação do fabricante sobre a quantidade a ser usada.

Assepsia cirúrgica

A **assepsia cirúrgica**, ou técnica estéril, consiste em práticas que eliminam todos os micro-organismos e esporos de uma área ou objeto. Refere-se à lavagem cirúrgica das mãos, ao estabelecimento e manutenção de campos estéreis, ao uso do uniforme cirúrgico (touca, máscara e protetor ocular) e de luvas estéreis, além do uso de aventais com a técnica de enluvamento fechado.

A assepsia cirúrgica é praticada na sala de cirurgia, no parto e em muitas intervenções terapêuticas e diagnósticas no leito do cliente. Os procedimentos comuns de enfermagem que exigem a técnica estéril são:

- Todos os procedimentos invasivos, seja a entrada por um orifício corporal (aspiração traqueobronquial, inserção de cateter urinário), seja a perfuração intencional da pele (injeção, inserção de agulha ou cateter intravenoso).
- Intervenções de enfermagem em que ocorre ruptura da superfície da pele (troca do curativo de incisão cirúrgica ou local intravenoso) ou destruição das camadas da pele (trauma e queimaduras).

A **antissepsia cirúrgica** das mãos remove a sujeira e os micro-organismos da pele. A equipe na sala de cirurgia usa a antissepsia cirúrgica para minimizar o risco de infecção do cliente. A pele das mãos e dos braços da equipe cirúrgica deve manter-se intacta (livre de lesões). Os protocolos institucionais devem determinar a técnica e quando se deve realizar a antissepsia cirúrgica das mãos.

Campo e material estéril Estabeleça e mantenha um campo estéril ao realizar procedimentos que exijam técnica estéril, como a inserção de um cateter urinário ou a troca de curativos de incisões. Antes de preparar o campo estéril, revise os protocolos instituídos e reúna todos os materiais necessários.

Uso do uniforme cirúrgico Os enfermeiros cirúrgicos são obrigados a usar a máscara cirúrgica (Figura 20.7) e uma touca limpa para cobrir por completo os cabelos. Os óculos de proteção são usados durante todos os procedimentos, protegendo os olhos contra respingos de fluidos corporais. Os equipamentos de proteção individual (EPIs), como máscaras, toucas, óculos de proteção, aventais e luvas, são considerados precauções de barreira porque servem como um impedimento físico à disseminação de micro-organismos.

Uso de luvas estéreis Existem dois métodos para colocar as luvas estéreis: aberto e fechado. O método aberto é usado para realizar procedimentos que exigem a técnica estéril, como trocas de curativos. O fechado é o usado quando o enfermeiro utiliza uma luva estéril, como na sala de cirurgia.

Colocação do avental e da luva com método fechado Ao vestir o avental estéril, o enfermeiro da sala cirúrgica e de áreas de procedimentos especiais, como as salas de cateterismo cardíaco, utilizam o método fechado para colocar a luva estéril. Depois da antissepsia cirúrgica das mãos, vista o avental estéril e as luvas usando o método fechado. A luva estéril serve como barreira para reduzir o risco de contaminação da incisão e também permite que o enfermeiro se movimente livremente no ambiente dos campos estéreis.

Descarte de materiais contaminados Todas as instituições de saúde devem ter diretrizes para o descarte do resíduo biológico (Grupo A), conforme exigido pela RDC 306 (Anvisa, 2004). Os tipos de resíduos biológicos mais comuns nos serviços de saúde, de acordo com a RDC 306 (Anvisa, 2004), são:

- Resíduos de laboratórios – cultura de micro-organismos (A1).
- Resíduos de vacinação (A1).
- Contaminação por agentes de Risco 4 – por exemplo, vírus ebola (A1).
- Bolsas que contenham sangue ou hemocomponentes, sangue ou líquidos corpóreos na forma livre (A1).
- Peças anatômicas e carcaças de animais (A2).
- Peças anatômicas e membros humanos, produto de fecundação com menos de 500 g ou estatura menor que 25 cm ou menos que 20 semanas gestacionais (A3).
- *Kits* de linhas arteriais e endovenosas e dialisadores, sobras de laboratório que contenham fezes, urinas; sobras de amostras de laboratórios (A4).
- Contaminação por príons (A5).

Todos os profissionais de saúde devem estar atentos ao rótulo com o símbolo de risco biológico para o descarte de materiais e resíduos contaminados com substâncias perigosas.

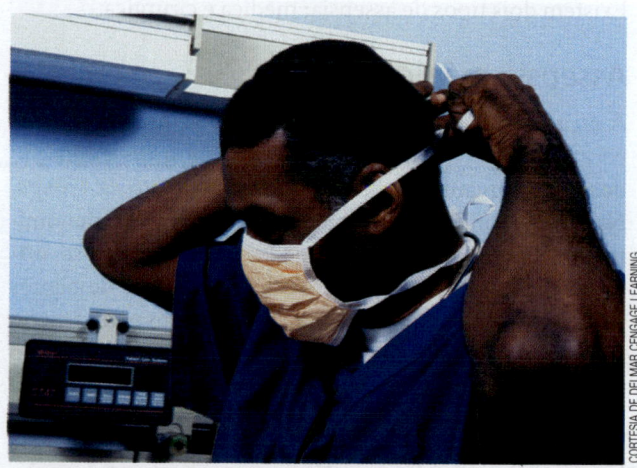

Figura 20.7 ▪ Colocação da máscara cirúrgica.

> **REFLEXÃO CRÍTICA**
>
> **Assepsia médica e cirúrgica**
>
> O que as assepsias médica e cirúrgica têm em comum? Quais são as diferenças entre ambas?

> **CONTROLE DE INFECÇÕES**
>
> **Descarte de agulhas**
>
> - As agulhas usadas não devem ser reencapadas nem quebradas ou dobradas.
> - As agulhas devem ser colocadas em um recipiente resistente à punctura, devidamente identificado por cor e com o símbolo de risco biológico, localizado perto do local de trabalho.
> - O descarte correto diminui o risco de acidentes perfurocortantes para os profissionais de saúde.

Ao descartar o resíduo biológico, toda a equipe deve:

- Usar luvas.
- Usar recipientes adequados (com tampa livre do acionamento pelas mãos), identificados com o rótulo do símbolo de risco biológico, conforme exigido pela RDC 306 (Anvisa, 2004); recipientes especiais para agulhas, bisturis e outros instrumentos ou dispositivos afiados (por exemplo, caixa para perfurocortantes) e sacos brancos, impermeáveis, identificados com o rótulo do símbolo de risco biológico para o acondicionamento de resíduos das áreas de internação (curativos sujos, luvas e/ou outros materiais com presença de sangue na forma livre).
- Garantir que todo o resíduo biológico seja adequadamente etiquetado.
- Manusear sacos plásticos com cuidado, para evitar perfurá-los e rasgá-los.
- Desinfetar os carrinhos usados para transportar o resíduo biológico.
- Descartar o resíduo biológico apenas nas áreas designadas.
- Lavar as mãos depois de descartar qualquer tipo de resíduo.

Os recipientes para dispositivos perfurocortantes contaminados devem ser de fácil acesso à equipe de saúde e ser mantidos em posição vertical.

O CDC (2003) relata que os profissionais de saúde que receberam a vacina contra o vírus da hepatite B (HBV) e que desenvolveram a imunidade praticamente não correm risco de infecção após uma exposição ocupacional. Para o funcionário que não foi imunizado contra o HBV, o risco de infecção depois de uma exposição ocupacional varia de 6% a 30%. O número de infecções ocupacionais por HBV diminuiu 95% desde que a vacina correspondente começou a ser administrada em 1982. Depois da exposição ocupacional, o risco de infecção pelo vírus da hepatite C (HCV) é de aproximadamente 1,8%, e pelo vírus da imunodeficiência humana (HIV), de 0,3% (CDC, 2003).

AVALIAÇÃO

A avaliação da eficácia da assistência de enfermagem é baseada no cumprimento das metas e resultados esperados. Manter o cliente livre de infecção requer uma reavaliação frequente, acompanhada de ajustes oportunos no plano de cuidados, para que as intervenções de enfermagem sejam eficientes. É importante que o cliente permaneça livre de infecção durante a hospitalização e também desenvolva consciência dos fatores que aumentam o risco de infecção.

EXEMPLO DE PLANO DE ASSISTÊNCIA DE ENFERMAGEM

Cliente enfermo em risco de infecção

F. S., um morador de rua de 38 anos, foi atropelado e arrastado por um carro enquanto atravessava a rua. Foi levado ao hospital de ambulância. Quebrou a perna esquerda e existem lacerações e abrasões em todo o lado direito, braço e perna. A perna esquerda foi engessada e as lacerações, suturadas. Ele faz careta ao tentar mover as pernas, mas não verbaliza a dor. F. S. é muito magro e diz que não come há dois dias.

DIAGNÓSTICO DE ENFERMAGEM 1 *Risco de infecção* relacionado a defesas primárias inadequadas, conforme evidenciado pelas lacerações e abrasões.

Classificação dos Resultados das Intervenções de Enfermagem (NOC)	Classificação de Intervenções de Enfermagem (NIC)
Integridade tissular: pele e membranas mucosas. *Condição nutricional*	*Tratamento dos ferimentos* *Controle da nutrição*

(continua)

EXEMPLO DE PLANO DE ASSISTÊNCIA DE ENFERMAGEM (*Continuação*)

Planejamento/Resultados	Intervenções de Enfermagem	Base racional
F. S. não desenvolverá infecção nas lacerações e abrasões quando receber alta.	Usar higiene adequada das mãos antes e depois de cuidar de F. S. Usar a técnica estéril ao cuidar das lacerações e abrasões. Aplicar pomada antibiótica ou produtos cicatrizantes nas abrasões, conforme prescrito. Manter lençóis limpos e secos. Administrar antibióticos orais, conforme prescrito.	Reduz os micro-organismos nas mãos. Impede a introdução dos micro-organismos nas lacerações e abrasões. Promove a cicatrização das abrasões. Remove qualquer secreção que possa acumular micro-organismos. Previne ou cura a infecção.

Avaliação
F. S. apresenta vermelhidão ao redor de uma laceração.

DIAGNÓSTICO DE ENFERMAGEM 2 *Dor aguda* relacionada à lesão física, conforme evidenciado pelas caretas.

Classificação dos Resultados das Intervenções de Enfermagem (NOC)	Classificação de Intervenções de Enfermagem (NIC)
Controle da dor *Gravidade do sintoma* *Memória*	*Gerenciamento da dor* *Administração de analgésico* *Incentivar uma atitude esperançosa*

Planejamento/resultados	Intervenções de enfermagem	Racional
F. S. terá mais conforto e dirá que a dor está sob controle dentro de 24 horas.	Usar a escala de dor para determinar o nível de desconforto. Ajudar o cliente a se posicionar para aumentar o conforto e elevar as extremidades. Administrar analgésico, conforme prescrito.	Fornece mensuração objetiva da dor. Reduz a dor e o inchaço, aumentando o retorno do sangue para o coração. Proporciona conforto.

Avaliação
F. S. afirma que sente menos desconforto dentro de 16 horas, mas ainda deseja tomar o analgésico.

DIAGNÓSTICO DE ENFERMAGEM

Nutrição desequilibrada: inferior às necessidades do corpo, relacionada a fatores econômicos, conforme evidenciado pela extrema magreza e por não ter se alimentado durante dois dias.
NOC: condição nutricional: ingestão de nutrientes
NIC: controle da nutrição

↓

OBJETIVO DO CLIENTE

F. S. consumirá refeições balanceadas enquanto estiver hospitalizado.

↓

INTERVENÇÕES DE ENFERMAGEM

1. Auxiliar F. S. a selecionar alimentos ricos em proteínas, vitaminas A e C, cálcio, zinco e cobre.
2. Fornecer lanches entre as refeições, principalmente leite ou derivados.

→

FUNDAMENTAÇÃO CIENTÍFICA

1. A cicatrização dos ferimentos depende da disponibilidade de proteínas, vitaminas e minerais.
2. Os lanches aumentam a ingestão calórica geral; o aumento de proteína promove a cicatrização dos ferimentos; o aumento de cálcio promove a solidificação dos ossos.

↓

AVALIAÇÃO

F. S. consome refeições balanceadas durante a hospitalização?

Mapa de atendimento 20.1

RESUMO

- Flora são micro-organismos que ocorrem em ambiente específico ou que se adaptaram a viver nele.
- Os patógenos são micro-organismos que causam doenças; abrangem bactérias, vírus, fungos e protozoários.
- Os elementos da cadeia de infecção abrangem agente, reservatório, porta de saída, modos de transmissão, porta de entrada e hospedeiro.
- O corpo possui duas defesas primárias: a defesa imunológica inespecífica, que protege o hospedeiro contra todos os micro-organismos, apesar da exposição prévia, e a específica, que reage a determinado antígeno que o corpo já experimentou.
- As infecções progridem ao longo de quatro fases: período de incubação, período prodrômico, doença e convalescença.
- A higiene das mãos deve ser realizada antes e depois de cada contato com o cliente e depois de remover as luvas. Esse é o procedimento mais importante para impedir as infecções hospitalares.
- Outras maneiras de impedir a disseminação da infecção abrangem limpeza dos equipamentos, troca de roupas de cama sujas, troca de curativos de incisões cirúrgicas, uso de EPIs e prática das precauções de barreira, conservação da integridade da pele e recebimento de todas as imunizações adequadas.
- Os protocolos institucionais de segurança exigem que todos os dispositivos perfurocortantes sejam descartados imediatamente após o uso.

❓ QUESTÕES DE REVISÃO

1. Ao cuidar de um cliente em pós-operatório de ressecção do intestino, qual dos seguintes procedimentos exige a técnica cirúrgica asséptica?
   1. Administração da medicação.
   2. Remoção do cateter intravenoso.
   3. Inserção do cateter de Folley.
   4. Descarte do curativo da incisão cirúrgica.

2. O enfermeiro está cuidando de um cliente que apresenta dor abdominal em porção inferior (baixo ventre). Qual dos procedimentos a seguir é a medida de controle de infecção mais eficiente para impedir e controlar a transmissão de agentes infecciosos?
   1. Esterilização.
   2. Higiene das mãos.
   3. Desinfecção.
   4. Uso de antimicrobianos.

3. Em qual fase da infecção um cliente com catapora apresenta leve elevação na temperatura corporal, seguida, dentro de 24 horas, por erupções na pele?
   1. Período de incubação.
   2. Período prodrômico.
   3. Doença.
   4. Convalescença.

4. Ao descartar o resíduo biológico, toda a equipe deve (selecione todas as opções aplicáveis):
   1. informar a vigilância sanitária.
   2. anotar o nome do cliente, número do quarto e alergias no recipiente de descarte.
   3. usar luvas.
   4. usar recipientes adequados de risco biológico.
   5. manusear com cuidado os sacos plásticos com o símbolo de risco biológico.
   6. desinfetar os carrinhos usados para transportar o resíduo biológico.

5. Qual das seguintes opções não é um fator de risco que aumenta a suscetibilidade do cliente à infecção?
   1. Procedimento não invasivo.
   2. Doença crônica.
   3. Desnutrição.
   4. Ruptura das membranas amnióticas.

6. O cliente está recebendo alta, e a prevenção da infecção faz parte do seu plano de tratamento. Qual das seguintes declarações do cliente sobre a prevenção da infecção indica que o enfermeiro precisa conscientizá-lo mais?
   1. "Preciso manter os lençóis limpos e secos."
   2. "Preciso tomar o antibiótico conforme a prescrição."
   3. "Preciso lavar as mãos apenas antes de trocar o curativo, porque estarei de luvas."
   4. "Preciso manter meus curativos limpos e secos."

7. Um cliente enfermo com uma incisão abdominal infectada é levado à clínica de atendimento geral. Qual das seguintes avaliações o enfermeiro poderá fazer?

1. Pupilas dilatadas, hipotermia e pressão arterial elevada.
2. Respiração reduzida, pressão arterial baixa e pupilas contraídas.
3. Pele úmida, pupilas dilatadas, pulso lento e pressão arterial baixa.
4. Febre, vermelhidão localizada, calor, inchaço e dor.

8. O plano de cuidado de enfermagem para um cliente em risco de infecção provavelmente abrange:
   1. o uso de luvas limpas em todos os procedimentos.
   2. uso diário de multivitamínicos.
   3. uso de higiene adequada das mãos antes e depois de prestar o atendimento.
   4. administração de antibiótico intravenoso.

9. Um cliente enfermo com infecção sinusal assoa o nariz em um lenço e pede à enfermeira que o descarte. Ela coloca as luvas antes de tocar no lenço, porque sabe que ele se identifica com qual dos seguintes elos da cadeia de infecção?
   1. Porta de entrada.
   2. Modo de transmissão.
   3. Porta de saída.
   4. Hospedeiro suscetível.

10. Um cliente com aids é internado no hospital com insuficiência renal, enzimas hepáticas elevadas, icterícia, pneumonia, leucócitos elevados, febre e diarreia. Qual dos seguintes tipos de infecção ele apresenta?
    1. Infecção sistêmica.
    2. Infecção humoral.
    3. Infecção localizada.
    4. Infecção transitória.

REFERÊNCIAS/LEITURAS SUGERIDAS

Association for Professionals in Infection Control and Epidemiology. (2002a). Infection control – A few ounces of prevention. Disponível em: http://www.apic.org/cons/icdesc.cfm

Association for Professionals in Infection Control and Epidemiology. (2002b). Infection control tips on handwashing. Disponível em: http://www.apic.org/cons/washtips.cfm

Association for Professionals in Infection Control and Epidemiology. (2002c). West Nile virus: Consumer information. Disponível em: http://www.apic.org/cons/westnile.cfm

Association for Professionals in Infection Control and Epidemiology. (2004). West Nile virus: General information. Obtido em 20 de outubro de 2008 do site http://www.apic.org/Content/NavigationMenu/PracticeGuidance/Topics/WestNileVirus/West_Nile_Virus.htm#General_Information

Bender, K.; Thompson, F. (2003). West Nile virus: A growing challenge. *American Journal of Nursing*, 103(6), 32-39.

Berlinguer, G. (1992). The interchange of disease and health between the old and new worlds. *American Journal of Public Health*, 82(10), 1407-1414.

Bulechek, G.; Butcher, H.; McCloskey, J.; Dochterman, J. (eds.). (2008). *Nursing Interventions Classification (NIC)* (5. ed.). St. Louis, MO: Mosby/Elsevier.

Centers for Disease Control and Prevention. (2003). *Exposure to blood: What healthcare personnel need to know* [brochura], 1-10.

Centers for Disease Control and Prevention. (2007a). Appropriate disinfectants: Bleach. Obtido em 20 de outubro de 2008 do site http://www.cdc.gov/healthyswimming/bodyfluidspill.htm

Centers for Disease Control and Prevention. (2007b). Preventing occupational HIV transmission to healthcare personnel. Obtido em 5 de outubro de 2008 do site http://www.cdc.gov/hiv/resources/factsheets/hcwprev.htm

Centers for Disease Control and Prevention. (2008). Fact sheet: Keep food and water safe after a disaster or power outage. Obtido em 20 de outubro de 2008 do site http://www.emergency.cdc.gov/disasters/foodwater/facts.asp

Centers for Disease Control and Prevention. (2009a). Hand hygiene interactive education. Obtido em 9 de maio de 2009 do site http://www.cdc.gov/handhygiene/training/interactiveEducation/frame.htm

Centers for Disease Control and Prevention. (2009b). An ounce of prevention keeps the germs away. Obtido em 9 de maio de 2009 do site http://www.cdc.gov/ounceofprevention/docs/oop_brochure_eng.pdf

Centers for Disease Control and Prevention/Hospital Infection Control Practices Advisory Committee. (2007). Type and duration of precautions recommended for selected infections and conditions. Obtido em 8 de outubro de 2008 do site http:/www.cdc.gov/ncidod/dhqp/pdf/guidelines/Isolation2007.pdf

Czark, G.; Mattys, A. (2008). Nation's top healthcare organizations announce strategies to prevent deadly healthcare-associated infections. Obtido em 12 de outubro de 2008 do site http://www.apic.org

Daniels, R. (2010). *Delmar's guide to laboratory and diagnostic tests*. (2. ed.). Clifton Park, NY: Delmar Cengage Learning.

Delahanty, K. M.; Myers, F. E., III. (2007). Nursing2007 infection control survey report. *Nursing2007*, 37(6), 28-36.

Dochterman, J.; Bulechek, G. (2004). *Nursing Interventions Classification (NIC)* (4. ed.). St. Louis, MO: Mosby.

Goldrick, B.; Goetz, A. (2003). Keeping West Nile virus at bay. *Nursing2003*, 33(8), 44-47.

Guyton, A.; Hall, J. (2005). *Textbook of medical physiology* (11. ed.). Filadélfia: W. B. Saunders.

Hadaway, L. C. (2006). Keeping central line infections at bay. *Nursing2006*, 36(4), 58-63.

Hass, J.; Larson, E. (2008). Compliance with hand hygiene guidelines: Where are we in 2008? *American Journal of Nursing*, 108(8), 40-44.

Infection Control. (2002). "Hand hygiene" news. *Nursing2002*, 32(5), 32hn6.

Leung-Chen, P. (2008). Emerging infections: Everybody's crying MRSA. *American Journal of Nursing*, 108(8), 29.

Moorhead, S.; Johnson, M.; Maas, M. (2008). *Nursing Outcomes Classification (NOC)* (4. ed.). St. Louis, MO: Mosby.

National Center for Infectious Disease. (2002). Sterilization or disinfection of medical devices: General principles. Disponível em: http://www.cdc.gov/ncidod/hip/sterile/sterilgp.htm

National Foundation for Infectious Diseases. (2008). Call to action: Influenza immunization among health care personnel. Obtido em 12 de outubro de 2008 do site http://www.nfid.org/pdf/publications/fluhealthcarecta08.pdf

North American Nursing Diagnosis Association International. (2010). *Nanda-I nursing diagnoses: Definitions and classification 2009-2011*. Ames, IA: Wiley-Blackwell.

Occupational Safety and Health Administration. (2001). Occupational exposure to bloodborne pathogens; needlestick and other sharps injuries; final rule, 29 CFR Part 1910 66:5317-5325. Obtido em 5 de outubro de 2008 do site http://www.osha.gov/pls/oshaweb/owadisp.show_document?p_table=FEDERAL_REGISTER&p_id=16265

Occupational Safety and Health Administration. (2003). Model plans and programs for the Osha bloodborne pathogens and hazard communications standards. Obtido em 5 de outubro de 2008 do http://www.osha.gov/Publications/osha3186.html

Oriola, S. (2006). C. *difficile:* A menace in hospitals and homes alike. *Nursing2006*, 36(8), 14-15.

Schweon, S. (2003). West Nile virus: Get ready for its return. *RN*, 66(4), 56-60.

Siegel, J.; Rhinehart, E.; Jackson, M.; Chiarello, L.; the Healthcare Infection Control Practices Advisory Committee. (2006). Management of multidrug-resistant organisms in healthcare settings, 2006. Obtido em 12 de outubro de 2008 do site http://www.cdc.gov/ncidod/dhqp/pdf/ar/mdroGuideline2006.pdf

Siegel, J.; Rhinehart, E.; Jackson, M.; Chiarello, L.; the Healthcare Infection Control Practices Advisory Committee. (2007). Guideline for isolation precautions: preventing transmission of infectious agents in healthcare settings 2007. Obtido em 3 de outubro de 2008 do site http://www.cdc.gov/ncidod/dhqp/pdf/isolation2007.pdf

Wilson, M. (2003). The traveler and emerging infections: Sentinel, courier, transmitter. *Journal of Applied Microbiology*, 94(Suppl.), 1S-11S.

Wright, D. (2008). HHS efforts to reduce healthcare-associated infections. Obtido em 20 de outubro de 2008 do site http://www.apic.org/AM/Template.cfm

Yokoe, D.; Classen, D. (2008). Supplement article: Introduction. Improving infection control: A new healthcare imperative. *Infection Control and Hospital Epidemiology*, 29, S3-S11.

RECURSOS DA WEB

Associação Brasileira de Pós-Graduação em Saúde Coletiva (Abrasco): http://www.abrasco.org.br/index.php

Organização Pan-Americana de Saúde (Opas): http://www.opas.org.br/prevencao/default.cfm

Prevenção e Controle de Doenças Transmissíveis: http://www.ibsonline.org.br/website/artigo.asp?cod=1880&idi=1&id=4573

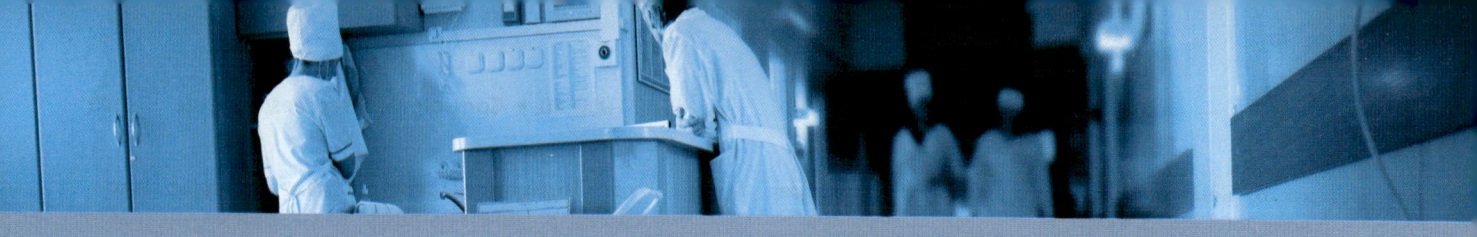

CAPÍTULO 21

Precauções-padrão e de Isolamento

PALAVRAS-CHAVE

endêmico
epidêmico
infecção
infecções hospitalares
infecções nosocomiais
isolamento
isolamento reverso
precauções baseadas na transmissão
precauções de barreira
precauções de contato
precauções de gotículas
precauções-padrão
precauções por aerossóis
técnica asséptica

ESTABELECENDO RELAÇÕES

Consulte os seguintes capítulos para ampliar seu conhecimento acerca de precauções-padrão e de isolamento:

Enfermagem Básica

- Controle de infecções/Assepsia

Procedimentos Básicos

- Higiene das mãos
- Iniciando precauções de isolamento estrito

Procedimentos Intermediários

- Técnica aberta para calçar luvas

OBJETIVOS

Ao final deste capítulo, você estará apto a:

- Definir palavras-chave.
- Descrever cada um dos 11 aspectos das precauções-padrão.
- Identificar as três precauções baseadas na transmissão e quando cada uma deve ser usada.
- Aplicar as precauções-padrão ao prestar assistência apropriada ao cliente.

INTRODUÇÃO

Por mais de 120 anos, as instituições de saúde e seus profissionais lutaram para impedir a disseminação de infecções entre seus pacientes e clientes. Este capítulo aborda alguns dos métodos históricos e atuais para prevenir a disseminação de infecções.

PERSPECTIVA HISTÓRICA

Um manual hospitalar publicado em 1877 recomendava colocar os pacientes portadores de doenças infecciosas em uma instituição específica (Lynch, 1949). Tais instituições ficaram conhecidas como hospitais de doenças infecciosas. Ainda assim, as **infecções hospitalares** (que não estavam presentes ou em incubação no momento da admissão do cliente, também chamadas de **infecções nosocomiais**) continuavam presentes nessas instituições, porque os clientes infectados não eram separados de acordo com a doença, e a **técnica asséptica** (práticas de controle de infecção usadas para impedir a transmissão de patógenos) raramente (ou nunca) era praticada. Para combater a continuidade do problema de infecções nosocomiais nos hospitais de doenças infecciosas, a equipe começou a reservar um andar, ou ala, para os clientes com doenças semelhantes (Gage, Landon e Sider, 1959).

A enfermagem sempre esteve um passo à frente para impedir a disseminação de infecções entre clientes e profissionais de saúde. Equipes de hospitais de doenças infecciosas começaram a praticar a técnica asséptica conforme recomendado nos textos de enfermagem publicados de 1890 a 1900 (Lynch, 1949). As práticas de isolamento e utilização de hospitais de doenças infecciosas foram alteradas em 1910, quando o sistema de isolamento de cubículos foi introduzido em hospitais dos Estados Unidos (Gage et al., 1959). O sistema de **isolamento** de cubículos (separação do cliente de outras pessoas, principalmente dos portadores de doenças infecciosas) colocava os clientes enfermos em alas com vários leitos, e a equipe do hospital deveria utilizar sempre um novo avental ao prestar assistência a cada cliente, lavando as mãos com solução antisséptica após o contato e desinfetando os objetos contaminados. Esses procedimentos eram conhecidos como *enfermagem de barreira*, e o objetivo era impedir a transmissão de organismos patogênicos a outros clientes e à equipe de saúde. O sistema de cubículos, considerando também os procedimentos de enfermagem de barreira, dava aos clientes a opção de receber atendimento em hospitais comuns, e não apenas nos de doenças infecciosas (Centers for Disease Control and Prevention [CDC]/Hospital Infection Control Practices Advisory Committee [HICPAC], 1997).

Na década de 1950, os hospitais de doenças infecciosas foram fechados, com exceção dos especializados em tuberculose que fecharam só na década de 1960. Portanto, no final dos anos 1960, os clientes com doenças infecciosas eram atendidos em hospitais comuns.

Em 1970, o CDC publicou *Isolation Technique for Use in Hospitals* [Técnicas de isolamento para uso em hospitais], uma edição revisada do documento foi publicada em 1975 (CDC, 1975). Esse manual apresentava e recomendava sete categorias de isolamento: isolamento estrito, isolamento respiratório, isolamento protetor, precauções entéricas, precauções para ferimentos e pele, precauções para secreções e precauções para sangue. Em meados da década de 1970, 93% dos hospitais norte-americanos haviam adotado as recomendações desse livro (Haley e Shachtman, 1980).

Em 1980, as infecções nosocomiais **endêmicas** (ocorridas continuamente em determinada população e que apresentam baixa mortalidade) e **epidêmicas** (que infectam muitas pessoas ao mesmo tempo, na mesma área geográfica) começavam a surgir. Algumas das infecções eram causadas por micro-organismos resistentes a vários fármacos (*multidrug resistant* – MDR) e outras, por patógenos recém-identificados. Os dois tipos exigiam precauções de isolamento diferentes das especificadas em qualquer uma das sete categorias de isolamento. Conforme descrito por Schaffner (1980), as precauções de isolamento precisavam ser direcionadas mais especificamente à transmissão nosocomial em unidades de cuidados especiais, e não a doenças infecciosas adquiridas na comunidade, que eram disseminadas dentro do hospital.

Em 1983, o CDC substituiu o manual de isolamento de 1975 pelo guia *Guideline for Isolation Precautions in Hospitals* [Manual de precauções de isolamento em hospitais] (Garner e Simmons, 1983). Uma das mudanças mais importantes foi enfatizar que o usuário deveria decidir qual diretriz era a mais apropriada em determinada situação (Garner, 1984; Haley, Garner e Simmons, 1985).

Outra mudança foi renomear as precauções para sangue, usadas principalmente no caso de clientes enfermos portadores crônicos do vírus da hepatite B (HBV), para precauções para sangue e fluidos corporais, que então seriam aplicadas aos clientes com síndrome de imunodeficiência adquirida (aids); além de outros fluidos corporais que não o sangue, como sêmen e secreções vaginais, fluido amniótico, cerebroespinhal, pericárdico, peritoneal, pleural e sinovial; e qualquer outro fluido corporal visivelmente contaminado com sangue. A determinação não se aplicava a fezes, secreções nasais, muco, suor, lágrimas, urina ou vômito, a menos que o sangue estivesse visível.

Até 1985, os clientes colocados em isolamento tinham diagnóstico confirmado ou eram suspeitos de doença infecciosa. Principalmente devido à epidemia do vírus da imunodeficiência humana (HIV) e outras infecções transportadas pelo sangue frequentemente ainda não serem reconhecidas em um cliente, foi decidido que as precauções para sangue e fluidos corporais seriam aplicadas de modo universal, a todos os clientes, independentemente do suposto *status* de infecção (CDC, 1985). Assim, o novo nome se tornou *Precauções Universais*.

Um novo sistema de isolamento chamado isolamento de substância corporal foi proposto em 1987 como alternativa ao sistema de isolamento orientado pelo diagnóstico, conforme o manual de 1983, *Guideline for Isolation Precautions in Hospitals*. O isolamento de substância corporal concentrava-se em isolar todas as substâncias úmidas e potencialmente infecciosas do corpo (sangue, fezes, urina, muco, saliva, secreções de feridas e outros fluidos corporais) de todos os clientes. O uso de luvas era o principal método para isolar agentes infecciosos; no entanto, o isolamento de substância corporal não continha disposições adequadas para impedir a transmissão de gotículas por contato direto ou indireto ou a verdadeira transmissão das infecções por aerossóis. Além disso, o isolamento de substância corporal recomendava a lavagem das mãos após a remoção das luvas apenas se estas estivessem sujas (Lynch, Jackson, Cummings e Stamm, 1987), enquanto as Precauções Universais recomendavam lavar as mãos sempre após a remoção das luvas (CDC, 1987, 1988).

Em 1991, o comitê HICPAC foi estabelecido para fornecer conselhos e orientação ao secretário do U.S. Department of Health and Human Services (USDHHS) e a seu assistente, bem como aos diretores do CDC e do National Center for Infectious Diseases (CDC/HICPAC, 1997). Esse comitê também fornece consultoria ao CDC sobre a atualização de diretrizes e outras políticas relacionadas à prevenção de infecções nosocomiais.

O CDC, com a ajuda do HICPAC, revisou o *Guideline for Isolation Precautions in Hospitals* em 1996. A nova diretriz compilava as principais características das precauções universais e do isolamento de substâncias corporais em um único conjunto de precauções-padrão, e as categorias específicas de isolamento, em três precauções baseadas na transmissão.

As recomendações do CDC não estão sujeitas a processos legais; no entanto, os regulamentos da Occupational Safety and Health Administration (Osha) devem ser seguidos por todas as instituições de saúde. Esses regulamentos, que são leis impostas pelo Ministério do Trabalho nos Estados Unidos (Osha, 1991, 2001), garantem que as precauções-padrão e as precauções baseadas na transmissão sejam seguidas. De acordo com os regulamentos da Osha, todas as instituições de saúde devem:

- Determinar quais funcionários têm exposição ocupacional.
- Fornecer a vacina da hepatite B gratuitamente para todos os funcionários com exposição ocupacional.
- Fornecer equipamento de proteção individual (EPI), como aventais, luvas, máscaras, óculos de proteção para todos os funcionários com exposição ocupacional.
- Providenciar instalações e materiais para a lavagem adequada das mãos.
- Providenciar treinamento sobre essas regras para todos os funcionários com exposição ocupacional, na contratação e, depois, anualmente.
- Providenciar avaliação e acompanhamento para qualquer funcionário que tenha sofrido exposição a um risco ou incidente ocupacional.
- Providenciar recipientes apropriados e corretamente rotulados para o descarte de material perfurocortante contaminado.
- Providenciar e exibir ostensivamente o plano de controle de exposição ocupacional para que a equipe de trabalho possa ter acesso e siga o fluxo de notificação de acidentes corretamente.

No Brasil, as medidas de precaução-padrão e de isolamento atendem normas institucionais, implementadas pela Comissão de Controle de Infecção Hospitalar (CCIH) de cada hospital. Muitos dos protocolos utilizados e recomendados pelas CCIHs são baseados em *guidelines* de órgãos americanos como o CDC e Osha. A Portaria 2616/1998 do Ministério da Saúde regulamenta o funcionamento das CCIHs, porém a Agência Nacional de Vigilância Sanitária (Anvisa) é o órgão regulador e fiscalizador das práticas seguras e das medidas de prevenção e controle de infecção em serviços de saúde. Somente em 2005, o Ministério do Trabalho e Emprego instituiu uma norma regulamentadora (NR-32) que visa estabelecer as diretrizes básicas para a implementação de medidas de proteção à segurança e à saúde dos trabalhadores dos serviços de saúde.

PRECAUÇÕES-PADRÃO

As **precauções-padrão**, listadas no final deste livro, são práticas preventivas para ser usadas no atendimento a todos os clientes em serviços de saúde, independentemente do diagnóstico ou do suposto *status* de infecção. Essas diretrizes foram desenvolvidas para reduzir o risco de transmissão dos micro-organismos de fontes de infecção reconhecidas e não reconhecidas nesses serviços. As precauções-padrão se aplicam a:

- Sangue.
- Todos os fluidos corporais, secreções e excreções, exceto suor, pouco importando se contiver ou não sangue visível.
- Pele não íntegra.
- Membrana mucosa.

As **precauções de barreira**, usadas para minimizar o risco de exposição a sangue e a fluidos corporais, envolvem o uso de equipamentos de proteção individual (EPI), como máscaras, avental e luvas, criando-se uma barreira entre a pessoa e o micro-organismo, evitando a transmissão.

DICA Profissional

Acidente de exposição a material biológico

- Relate imediatamente todos os acidentes de exposição a material biológico para a pessoa adequada na instituição de saúde.
- Os protocolos de atendimento ao acidentado exigem triagem inicial e acompanhamento.

CONTROLE DE INFECÇÕES

Precauções-padrão

- As precauções-padrão devem ser praticadas para todos os clientes.
- Essas precauções representam o meio mais eficiente de diminuir o risco de infecção entre os clientes ou profissionais de saúde.

ORIENTAÇÕES para o cliente

Precauções-padrão

- Ajude o cliente a entender que as técnicas e os procedimentos associados às precauções-padrão foram elaborados para impedir a transmissão de micro-organismos, e não para isolar o cliente.
- Explique por que cada técnica ou procedimento é usado.

A higiene das mãos, no entanto, é o aspecto mais básico das precauções-padrão. Os outros aspectos das precauções-padrão incluem o uso de luvas; máscara e outros, como protetor ocular e facial; avental; produtos e equipamentos utilizados na assistência; controle ambiental; roupas de cama; saúde ocupacional e patógenos veiculados ao sangue; imunização profissional e cuidados com a unidade de internação do cliente.

HIGIENE DAS MÃOS

Consulte a seção sobre higiene das mãos no Capítulo 20, "Controle de Infecções/Assepsia". Para impedir a transmissão cruzada de diferentes lugares do corpo de um cliente, a higiene das mãos pode ser necessária entre as tarefas e os procedimentos aplicados.

LUVAS

Luvas limpas e não estéreis devem ser usadas ao tocar sangue, fluidos corporais, secreções, excreções e materiais contaminados. Devem-se colocar luvas limpas antes de tocar nas membranas mucosas e na pele não íntegra. Troque as luvas entre as tarefas e os procedimentos realizados em um cliente se houver contato com um material que possa conter micro-organismos em altas concentrações. As luvas devem ser removidas logo depois do uso, e as mãos, limpas imediatamente antes de tocar objetos não contaminados ou de assistir outro cliente.

SEGURANÇA

Alergia ao látex

- As precauções-padrão incluem o uso de luvas quando existir possibilidade de contato com os fluidos corporais de um cliente.
- Saiba que o profissional de saúde ou o cliente pode ter alergia às luvas de látex. As reações variam desde dermatite de contato eczematosa até choque anafilático.
- Antes de tocar o cliente com uma luva de látex, pergunte se ele possui algum tipo de alergia ao produto. Se ele tiver, use luvas sem látex para esse cliente.

MÁSCARA, PROTETOR OCULAR E FACIAL

Uma máscara e proteção ocular ou da face devem ser usadas para proteger as membranas mucosas de olhos, nariz e boca, quando os procedimentos e as atividades de atendimento tenham probabilidade de respingar ou espirrar sangue, fluidos corporais, secreções ou excreções.

AVENTAL

Um avental limpo e não estéril deve ser usado para proteger a pele e impedir que as roupas se sujem durante os procedimentos e as atividades de atendimento que tenham probabilidade de respingar ou espirrar sangue, fluidos corporais, secreções ou excreções. É necessário selecionar um avental que seja apropriado à atividade e à possível quantidade de fluidos. O avental sujo deve ser removido assim que possível, e as mãos, limpas, para impedir a transferência de micro-organismos a outros clientes ou ambientes.

PRODUTOS E EQUIPAMENTOS UTILIZADOS NA ASSISTÊNCIA

Os produtos e equipamentos utilizados na assistência, quando sujos de sangue, fluidos corporais, secreções ou excreções, devem ser manuseados de maneira a impedir a exposição da pele e da membrana mucosa, a contaminação das roupas e a transmissão cruzada de micro-organismos a outros clientes ou ambientes. O equipamento reutilizável não deve ser usado no atendimento a outro cliente antes de ser processado apropriadamente. Todos os itens de utilização única devem ser descartados corretamente.

CONTROLE AMBIENTAL

O hospital deve ter procedimentos adequados para o tratamento rotineiro, limpeza e desinfecção das superfícies do ambiente, de leitos, grades, equipamentos que ficam ao lado do leito e de outras superfícies tocadas com frequência. Todo o pessoal deve garantir que esses procedimentos sejam seguidos.

ROUPAS DE CAMA

As roupas de cama sujas com sangue, fluidos corporais, secreções ou excreções devem ser manuseadas, transportadas e processadas de maneira a impedir a exposição da pele e da membrana mucosa, a contaminação das roupas e a transmissão cruzada de micro-organismos a outros clientes e ambientes.

SAÚDE OCUPACIONAL E PATÓGENOS VEICULADOS AO SANGUE

É necessário cuidado para evitar lesões ao usar agulhas, bisturis e outros instrumentos perfurocortantes e ao manusear, limpar e descartar esses itens depois do uso. Os regulamentos da Osha afirmam que "instrumentos perfurocortantes contaminados (usados) devem ser descartados de imediato, ou assim que possível, em recipientes que sejam fechados, resistentes a punção, à prova de vazamento pelas laterais e no fundo, e etiquetados ou codificados com cores e símbolos" (Osha, 1991, 2001) (Figura 21.1).

As agulhas usadas nunca devem ser novamente tampadas. Seu descarte deve ser imediato. As agulhas usadas também nunca devem ser removidas das seringas descartáveis nem ser dobradas, quebradas ou manipuladas de qualquer

> **REFLEXÃO CRÍTICA**
>
> **Precauções-padrão**
>
> Quando, onde e por que as precauções-padrão devem ser implementadas?

outra maneira. Seringas e agulhas descartáveis, lâminas de bisturis e outros itens perfurocortantes devem ser colocados nos recipientes designados e resistentes a punção.

Nas áreas em que a necessidade de ressuscitação cardiopulmonar é previsível, adaptadores bucais, ressuscitadores manuais e outros dispositivos de ventilação devem ser usados em vez do método de ressuscitação direto boca a boca.

CUIDADOS COM A UNIDADE DE INTERNAÇÃO DO CLIENTE

A unidade de internação do cliente inclui o quarto, a cama, a mesa de cabeceira, mesa de alimentação, cadeiras e qualquer outro mobiliário que venha compor o local no qual o cliente venha a se instalar. Todo cliente potencialmente infectado ou com uma contaminação pode vir a contaminar o ambiente ou a sua unidade de internação. Por isso, o cuidado com esse tipo de paciente deve incluir proteção de barreira inclusive para as superfícies, mobiliários e objetos que tenham presença de secreções e fluidos corporais.

ISOLAMENTO

A diretiva do CDC de 1996 eliminou as precauções anteriores de isolamento, específicas da categoria, e condensou as precauções antigas, específicas da doença, em três conjuntos de precauções com base na via de transmissão: transporte por aerossóis (Figura 21.2), contato (Figura 21.3) ou gotículas (Figura 21.4). Essas novas precauções baseadas na transmissão devem ser usadas *além* das precauções-padrão. As **precauções baseadas na transmissão** são práticas desenvolvidas para os clientes com infecção documentada, ou suspeita, e provocada por patógenos altamente transmissíveis ou epidemiologicamente importantes, para os quais são necessárias precauções além das convencionais, a fim de interromper a transmissão em hospitais (Tabela 21.1).

As precauções baseadas na transmissão também são usadas além das precauções-padrão no caso de suspeita de infecção e de clientes imunossuprimidos devido a doença ou quimioterapia. Pode-se usar mais de uma das precauções baseadas na transmissão no caso de clientes com infecções ou condições específicas.

As precauções de isolamento normalmente são solicitadas pelo médico; no entanto, o enfermeiro pode iniciá-las

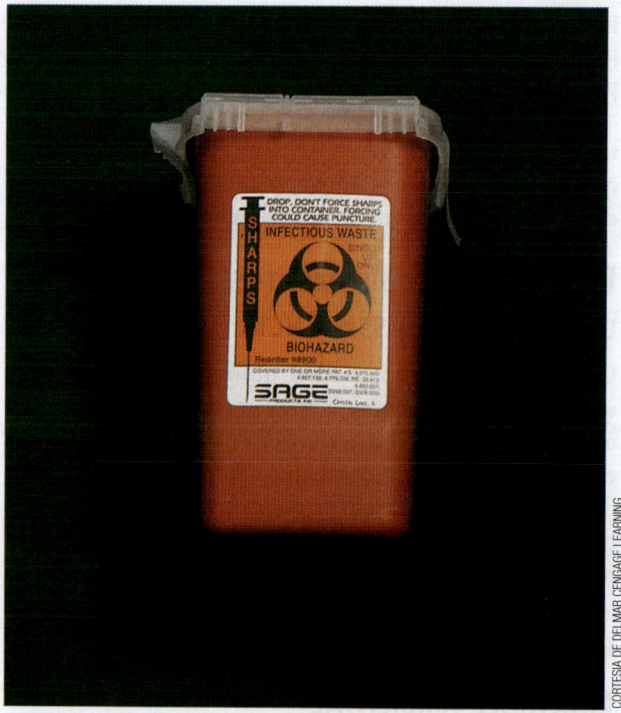

Figura 21.1 ▪ Recipiente para descarte de instrumentos perfurocortantes.

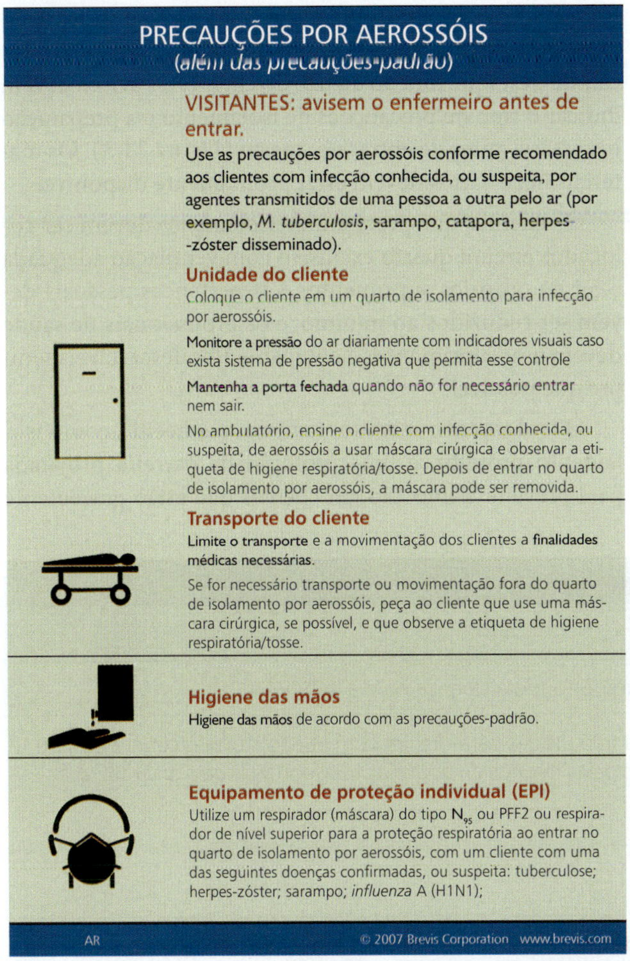

PRECAUÇÕES POR AEROSSÓIS
(além das precauções-padrão)

VISITANTES: avisem o enfermeiro antes de entrar.

Use as precauções por aerossóis conforme recomendado aos clientes com infecção conhecida, ou suspeita, por agentes transmitidos de uma pessoa a outra pelo ar (por exemplo, *M. tuberculosis*, sarampo, catapora, herpes-zóster disseminado).

Unidade do cliente

Coloque o cliente em um quarto de isolamento para infecção por aerossóis.

Monitore a pressão do ar diariamente com indicadores visuais caso exista sistema de pressão negativa que permita esse controle

Mantenha a porta fechada quando não for necessário entrar nem sair.

No ambulatório, ensine o cliente com infecção conhecida, ou suspeita, de aerossóis a usar máscara cirúrgica e observar a etiqueta de higiene respiratória/tosse. Depois de entrar no quarto de isolamento por aerossóis, a máscara pode ser removida.

Transporte do cliente

Limite o transporte e a movimentação dos clientes a **finalidades médicas necessárias**.

Se for necessário transporte ou movimentação fora do quarto de isolamento por aerossóis, peça ao cliente que use uma máscara cirúrgica, se possível, e que observe a etiqueta de higiene respiratória/tosse.

Higiene das mãos

Higiene das mãos de acordo com as precauções-padrão.

Equipamento de proteção individual (EPI)

Utilize um respirador (máscara) do tipo N_{95} ou PFF2 ou respirador de nível superior para a proteção respiratória ao entrar no quarto de isolamento por aerossóis, com um cliente com uma das seguintes doenças confirmadas, ou suspeita: tuberculose; herpes-zóster; sarampo; *influenza* A (H1N1);

© 2007 Brevis Corporation www.brevis.com

Figura 21.2 ■ Precauções baseadas na transmissão: precauções por aerossóis (© 2007. *Reimpressa e adaptada com a permissão da Brevis Corporation, http://www.brevis.com*).

PRECAUÇÕES DE CONTATO
(além das precauções-padrão)

 VISITANTES: avisem o enfermeiro antes de entrar.

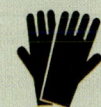 **Luvas**

Coloque as luvas antes de entrar no quarto ou isolamento.

Use luvas ao tocar a pele intacta do cliente enfermo ou superfícies e artigos que estejam perto dele.

Remova as luvas antes de sair do quarto do cliente enfermo.

 Higiene das mãos

Higiene das mãos de acordo com as precauções-padrão.

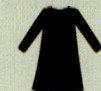 **Avental**

Vista o avental antes de entrar no quarto ou isolamento.

Remova o avental e realize a higiene das mãos antes de sair do ambiente do atendimento ao cliente enfermo.

Transporte do cliente

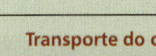 Limite o transporte dos clientes a finalidades médicas necessárias.

Verifique se as áreas infectadas ou colonizadas do corpo do cliente enfermo estão contidas e cobertas com curativo.

Remova e descarte o EPI contaminado e realize a higiene das mãos antes de transportar o cliente submetido às precauções de contato.

Coloque o EPI limpo para cuidar do cliente durante o transporte ao destino.

 Equipamento de proteção individual (EPI)

Utilize um respirador (máscara) do tipo N_{95} ou PFF2 ou respirador de nível superior para a proteção respiratória ao entrar no quarto de isolamento por aerossóis, com um cliente com uma das seguintes doenças confirmadas, ou suspeita: tuberculose; herpes-zóster; sarampo; *influenza* A (H1N1);

Form No. CPR7   BREVIS CORP. 225 West 2855 South, SLC, UT 84115   © 2007 Brevis Corp.

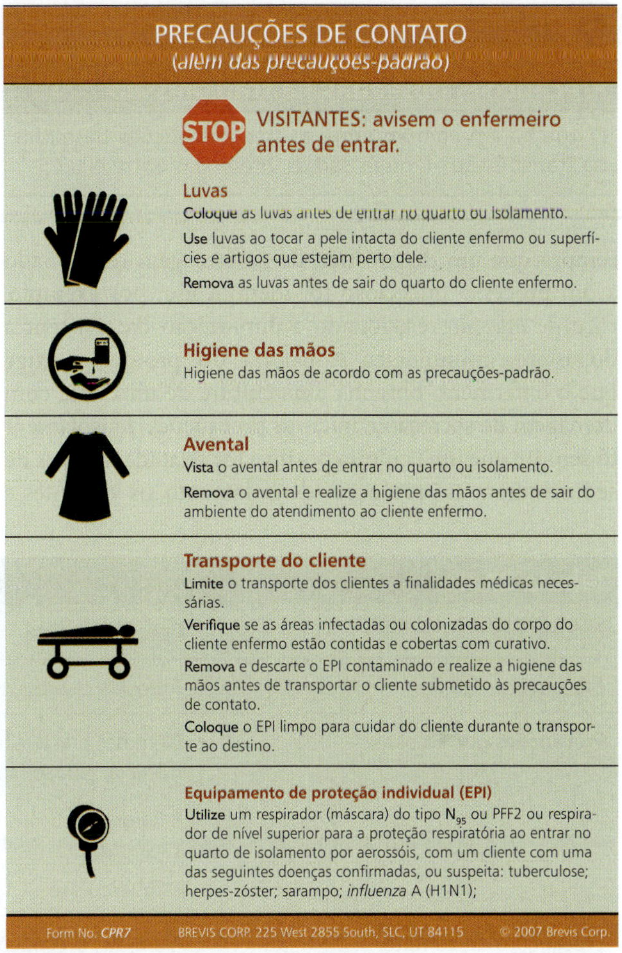

Figura 21.3 ■ Precauções baseadas na transmissão: precauções de contato (© 2007. *Reimpressa e adaptada com a permissão da Brevis Corporation, http://www.brevis.com*).

PRECAUÇÕES DE GOTÍCULAS
(além das precauções-padrão)

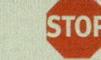 **VISITANTES: avisem o enfermeiro antes de entrar.**

Use as precauções de gotículas conforme recomendado aos clientes com infecção conhecida, ou suspeita, por patógenos transmitidos por gotículas respiratórias, sejam geradas por tosse, espirro ou fala do cliente.

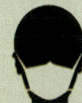 **Equipamento de proteção individual (EPI)**

Coloque a máscara antes de entrar no quarto ou isolamento do cliente

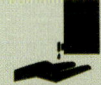 **Higiene das mãos**

Higiene das mãos de acordo com as precauções-padrão.

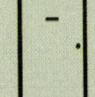 **Acomodação do cliente**

Quarto particular, se possível. Coloque uma cortina ou mantenha uma distância de 1 metro dos outros clientes ou visitantes caso o quarto de isolamento não esteja disponível.

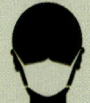 **Transporte do cliente enfermo**

Limite o transporte e a movimentação dos clientes enfermos a **finalidades médicas necessárias**.

Se forem necessários o transporte e a movimentação no ambiente da instituição de saúde, peça ao cliente que **use uma máscara** e siga a etiqueta de higiene respiratória/tosse.

A máscara não é necessária para pessoas que transportam clientes enfermos submetidos a precauções de gotículas.

DPR.7   © 2007 Brevis Corporation   www.brevis.com

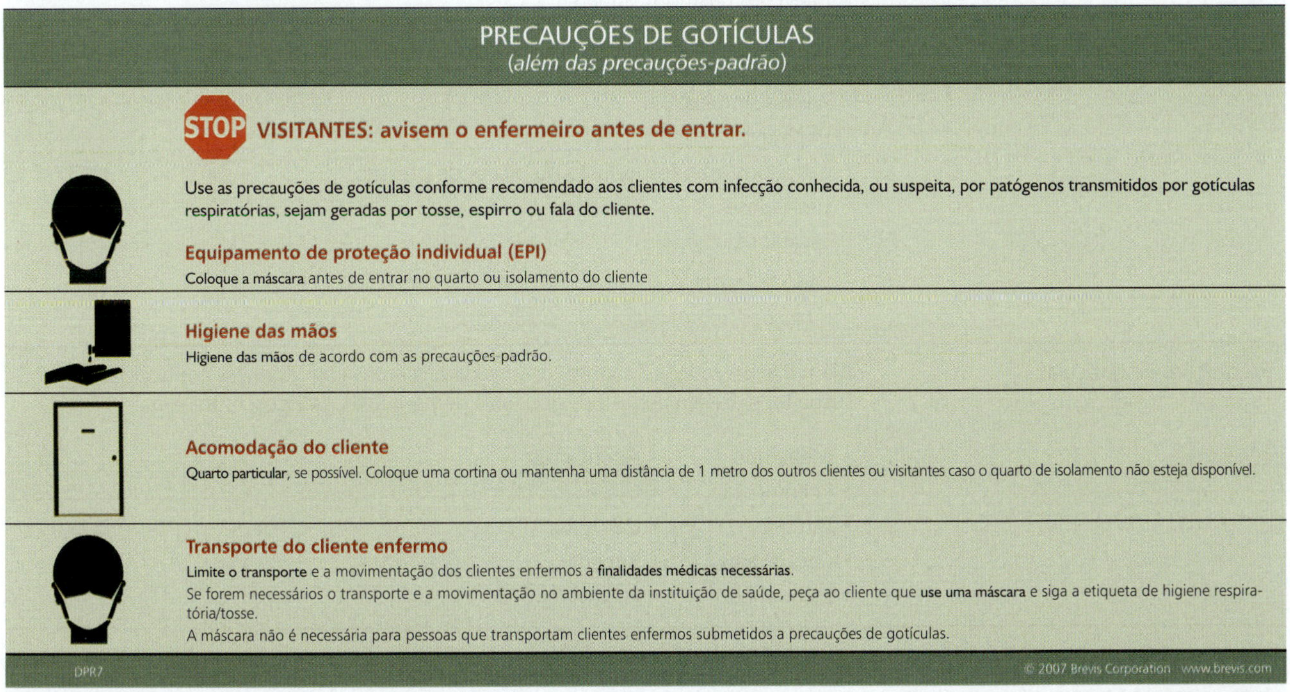

Figura 21.4 ■ Precauções baseadas na transmissão: precauções de contato (© 2007. *Reimpressa e adaptada com a permissão da Brevis Corporation, http://www.brevis.com*).

> **REFLEXÃO CRÍTICA**
>
> **Precauções baseadas na transmissão**
>
> O que há em comum entre as três precauções baseadas na transmissão? E quais são as diferenças entre elas?

sempre que um diagnóstico de enfermagem relacionado a um processo infeccioso for identificado; por exemplo, *risco de infecção* relacionado à diminuição da resistência do sistema imunológico. A maioria dos protocolos exige que o enfermeiro obtenha uma cultura de uma área com drenagem de secreção e inicie as precauções de isolamento sempre que uma cultura positiva for relatada. Depois de se instituírem as precauções de isolamento, os visitantes e toda a equipe devem cumprir a política correspondente do protocolo institucional É necessário colocar avisos em locais de destaque fora do quarto do cliente. Os avisos devem indicar o tipo de precauções de isolamento e a preparação necessária antes de entrar no quarto (Figura 21.5). Os materiais necessários devem estar prontamente disponíveis.

Os clientes que precisam de isolamento devem ser colocados em um quarto exclusivo com ventilação adequada e ter os próprios suprimentos. Os pertences pessoais devem ser reduzidos ao mínimo, e os profissionais de saúde devem usar suprimentos e equipamentos descartáveis sempre que possível.

O **isolamento reverso**, também conhecido como isolamento protetor, é uma proteção de barreira projetada para prevenir a infecção em clientes que estão gravemente

Tabela 21.1 ▪ Precauções relacionadas ao tipo de doença

Precaução	Tipo de doença
Precauções-padrão	Todos os clientes, não importando a doença nem a condição.
Precauções por aerossóis	Além das precauções-padrão usadas para clientes com doenças graves conhecidas, ou suspeita, e disseminadas pelos núcleos de gotículas transportadas pelo ar, entre elas: • Sarampo. • Varicela. • Tuberculose.

Precauções de contato	Além das precauções-padrão usadas para clientes com doenças graves conhecidas, ou suspeita, e facilmente disseminadas pelo contato direto com o cliente ou fômites, entre elas:
	• Infecções de feridas.
	• Infecções gastrointestinais.
	• Infecções respiratórias.
	• Infecções da pele, entre elas:
	  herpes simples;
	  impetigo;
	  abscessos grandes, celulite ou úlcera de pressão;
	  pediculose;
	  escabiose;
	  varicela (zóster).
	• Infecções hemorrágicas virais (ebola).

Precauções de gotículas	Além das precauções-padrão, usadas para clientes com doenças conhecidas, ou suspeita, e disseminadas por gotículas de partículas grandes, entre elas: • Meningite • Adenovírus • Pneumonia • Gripe • Difteria • Caxumba • Coqueluche • Rubéola • Escarlatina • Parvovírus B19

Adaptada de *Table I: Synopsis of Types of Precautions and Patients Requiring Precautions*, de Centers for Disease Control and Prevention (CDC)/Hospital Infection Control Practices Advisory Committee (HICPAC), 2002; *Guideline for Isolation Precautions: Preventing Transmission of Infectious Agents in Healthcare Settings 2007*, de CDC/HICPAC, 2007. Disponível em: <http://www.cdc.gov/ncidod/dhqp/pdf/guidelines/Isolation2007.pdf>.

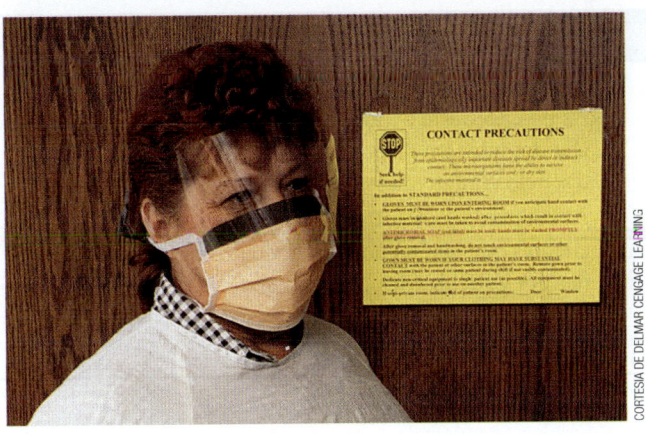

Figura 21.5 ■ O aviso na porta do quarto do cliente enfermo indica o tipo de precaução de isolamento e a preparação necessária antes de entrar.

comprometidos e altamente suscetíveis a infecção. Ele abrange os clientes que:

- tomam medicamentos imunossupressores;
- fazem quimioterapia ou radioterapia;
- apresentam doenças como leucemia, que diminui a resistência a organismos infecciosos;
- apresentam queimaduras, dermatite ou outros comprometimentos de pele extensos, que impedem a proteção adequada com curativos.

Esses clientes correm risco elevado de infecção pelos próprios micro-organismos de sua flora normal, por contato com profissionais de saúde cujas mãos não estejam adequadamente limpas e pela exposição a itens desinfetados de maneira inadequada e não estéreis como ar, comida, água, materiais e equipamentos. A responsabilidade da enfermagem para com esses clientes inclui garantir que todas as pessoas que entrem no quarto tenham completado a higiene meticulosa das mãos e estejam vestidas corretamente com avental, luvas e máscaras; garantir que o ambiente do cliente esteja o máximo possível livre de patógenos e conhecer a política da instituição sobre o atendimento aos clientes que precisam de Isolamento reverso.

ASSISTÊNCIA MÉDICA COMUNITÁRIA/ DOMICILIAR

Isolamento

Fornecer ao cliente e à família instruções por escrito e apropriadas sobre o isolamento em relação às precauções específicas.

TRUQUE de memória

Alone (Sozinho)

O enfermeiro deve usar o truque de memória **ALONE** ao prestar atendimento de enfermagem a um cliente enfermo isolado:

A = Aviso: sempre deve haver um aviso de precaução de isolamento à porta do cliente, para alertar as pessoas que entram no quarto.

L = Lamúrias – dê atenção aos sentimentos e preocupações do cliente em relação ao isolamento.

O = Observe se os procedimentos de isolamento estão sendo seguidos corretamente.

N = Necessidade de passar impressão de empatia, compreensão e apoio ao cliente enfermo.

E = Explique ao cliente os procedimentos pertinentes ao isolamento.

REAÇÃO DO CLIENTE AO ISOLAMENTO

As precauções de isolamento servem para a proteção do cliente; entretanto, clientes isolados podem ser vítimas de desconforto psicológico (Figura 21.6). Sensações de ansiedade, depressão, rejeição, culpa ou solidão podem ser observadas em clientes isolados. Eles devem tomar conhecimento das precauções de isolamento que serão praticadas e qual é a finalidade de cada procedimento. Devem ser incentivados a verbalizar o que sentem a respeito das precauções de isolamento e receber estímulo intelectual bem como a proposta de atividades divertidas como livros, palavras cruzadas, música, rádio ou televisão. As visitas devem ser incentivadas, para aliviar a sensação de isolamento e solidão do cliente. Usando as precauções de barreira apropriadas, os visitantes podem entrar com segurança no quarto do cliente enfermo isolado.

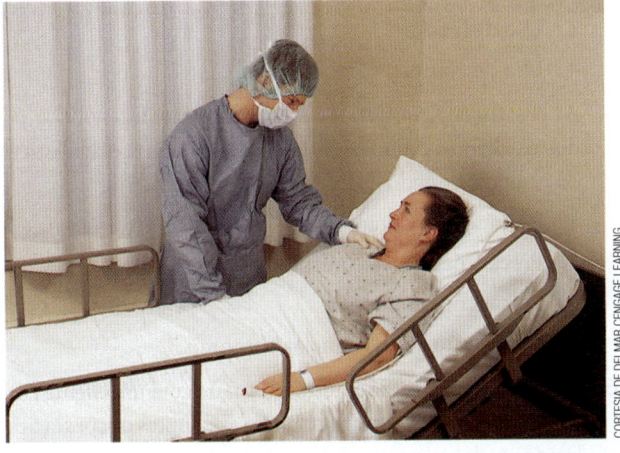

Figura 21.6 ■ Enfermeiro interagindo com um cliente que precisa de precauções de isolamento.

RESUMO

- As precauções-padrão devem ser usadas ao cuidar de *todos* os clientes.
- As precauções por aerossóis devem ser usadas ao cuidar de clientes que têm ou podem ter doenças graves, disseminadas por núcleos de gotículas transportadas pelo ar.
- As precauções de contato devem ser usadas ao cuidar de clientes que têm ou podem ter doenças graves, disseminadas pelo contato direto com o cliente ou fômites.
- As precauções de gotículas devem ser usadas ao cuidar de clientes que têm ou podem ter doenças graves, disseminadas por gotículas de partículas grandes.

QUESTÕES DE REVISÃO

1. Em 1996, o guia revisado *Guideline for Isolation Precautions in Hospitals* compilou as precauções universais e o isolamento de substâncias corporais em:
   1. Precauções de barreira.
   2. Precauções de contato.
   3. Precauções-padrão.
   4. Precauções baseadas na transmissão.

2. O uso de máscaras, avental e luvas é denominado:
   1. Precauções de gotículas.
   2. Precauções de barreira.
   3. Precauções de contato.
   4. Precauções-padrão.

3. A ação de enfermagem mais básica das precauções-padrão é:
   1. Uso de luvas.
   2. Uso de avental.
   3. Higiene das mãos.
   4. Uso de máscara facial.

4. As precauções por aerossóis exigem:
   1. Máscaras de papel.
   2. Um quarto privativo.
   3. Uso de luvas.
   4. Uso de avental.

5. As precauções que devem ser usadas no atendimento a todos os clientes do hospital, não importando o diagnóstico ou o suposto estado da infecção, são chamadas de:
   1. Precauções-padrão.
   2. Precauções de transmissão pelo ar.
   3. Precauções universais.
   4. Isolamento de substâncias corporais.

6. A responsabilidade da enfermagem para com um cliente em isolamento reverso abrange qual das seguintes opções? (Selecione todas as opções aplicáveis.)
   1. Garantir que o ambiente seja o mais livre possível de patógenos.
   2. Conhecer as políticas institucionais referentes ao atendimento dos clientes que precisam de isolamento reverso.
   3. Desencorajar a visita de amigos e familiares.
   4. Observar se todas as pessoas que entram no quarto estão corretamente vestidas com avental, luvas e máscara.
   5. Incentivar o cliente a verbalizar o que sente a respeito do isolamento.
   6. Esclarecer ao cliente o objetivo do isolamento.

7. Um cliente recebeu recentemente um transplante de coração, e foi prescrita uma medicação imunossupressora. Em qual dos seguintes tipos de isolamento ele deve ser colocado?
   1. Reverso.
   2. Institucional.
   3. Universal.
   4. Asséptico.

8. Um aluno de enfermagem está aprendendo sobre clientes submetidos a precauções por aerossóis. Qual das seguintes declarações feitas pelo aluno indica que ele precisa estudar mais?
   1. "O cliente precisa usar uma máscara do tipo N95 quando for transportado por necessidades médicas."
   2. "Preciso manter a porta fechada quando não for necessário entrar nem sair."
   3. "Os visitantes devem avisar o enfermeiro antes de entrar no quarto."
   4. "Preciso usar uma máscara cirúrgica ao entrar no quarto do cliente."

9. A responsabilidade de enfermagem ao cuidar de um cliente colocado em isolamento de contato abrange:
   1. Usar luvas antes de entrar no quarto.
   2. Higiene das mãos de acordo com as precauções-padrão.
   3. Remover as luvas antes de entrar no quarto.
   4. Todas as alternativas anteriores.

10. O enfermeiro observa que um cliente isolado está chorando. Qual das seguintes opções seria a resposta mais apropriada por parte do enfermeiro?
   1. "Vai dar tudo certo. Isto vai durar só uma semana."
   2. "Não se preocupe. Muitos clientes enfermos passam pela mesma coisa."
   3. "Você parece chateado. Quer conversar sobre o assunto?"
   4. "Por que você está chorando? Posso ajudá-lo?"

REFERÊNCIAS/LEITURAS SUGERIDAS

Centers for Disease Control and Prevention. (1975). *Isolation techniques for use in hospitals* (2. ed.) (HHS [CDC] Publication n. 80-8314). Washington, DC: U.S. Government Printing Office.

Centers for Disease Control and Prevention. (1985). Recommendations for preventing transmission of infection with human T-lymphotropic virus type III/lymphadenopathy-associated virus in the workplace. *Morbidity and Mortality Weekly Report, 34*, 681-686, 691-695.

Centers for Disease Control and Prevention. (1987). Recommendations for prevention of HIV transmission in health-care settings. *Morbidity and Mortality Weekly Report, 36*(2S), 1S-18S.

Centers for Disease Control and Prevention. (1988). Update: Universal precautions for prevention of transmission of human immunodeficiency virus, hepatitis B virus, and other blood borne pathogens in health-care settings. *Morbidity and Mortality Weekly Report, 37*(24), 377-382, 387-388. Disponível em: http://www.cdc.gov/mmwr/preview/mmwrhtml/00000039.htm

Centers for Disease Control and Prevention. (2002). Guideline for hand hygiene in health care settings. Disponível em: http://www.cdc.gov/mmwr/preview/mmwrhtml/rr5116a1.htm

Centers for Disease Control and Prevention. (2007a). Airborne precautions. Obtido em 5 de outubro de 2008 do site http://www.cdc.gov/ncidod/dhqp/gl_isolation_airborne.html

Centers for Disease Control and Prevention. (2007b). Contact precautions. Obtido em 5 de outubro de 2008 do site http://www.cdc.gov/ncidod/dhqp/gl_isolation_contact.html

Centers for Disease Control and Prevention. (2007c). Droplet precautions. Obtido em 5 de outubro de 2008 do site http://www.cdc.gov/ncidod/dhqp/gl_isolation_droplet.html

Centers for Disease Control and Prevention. (2007d). Standard precautions. Obtido em 5 de outubro de 2008 do site http://www.cdc.gov/ncidod/dhqp/gl_isolation_standard.html

Centers for Disease Control and Prevention. (2008). Preventing occupational HIV transmission to healthcare personnel. Obtido em 5 de outubro de 2008 do site www.cdc.gov/hiv/resources/factsheets/hcwprev.htm

Centers for Disease Control and Prevention. (2009a). Hand hygiene interactive education. Obtido em 9 de maio de 2009 do site http://www.cdc.gov/handhygiene/training/interactiveEducation/frame.htm

Centers for Disease Control and Prevention. (2009b). An ounce of prevention keeps the germs away. Obtido em 9 de maio de 2009 do site http://www.cdc.gov/ounceofprevention/docs/oop_brochure_eng.pdf.

Centers for Disease Control and Prevention/Hospital Infection Control Practices Advisory Committee (HICPAC). (1997). Part I: Evolution of isolation practices. Disponível em: http://www.cdc.gov/ncidod/hip/isolat/isopart1.htm

Centers for Disease Control and Prevention/Hospital Infection Control Practices Advisory Committee. (2002). Table I. Synopsis of types of precautions and patients requiring precautions. Disponível em: http://www.cdc.gov/ncidod/hip/isolat/isotab_1.htm

Centers for Disease Control and Prevention/Hospital Infection Control Practices Advisory Committee. (2007). Table 2. Clinical syndromes or conditions warranting empiric transmission-based precautions in addition to standard precautions pending confirmation of diagnosis. Obtido em 5 de outubro de 2008 do site http://www.cdc.gov/ncidod/dhqp/pdf/guidelines/Isolation2007.pdf

Centers for Disease Control and Prevention/Hospital Infection Control Practices Advisory Committeee. (2007a). Table 4. Recommendations for application of standard precautions for the care of all patients in all healthcare settings. Obtido em 5 de outubro de 2008 do site http:/www.cdcgov/ncidod/dhqp/pdf/guidelines/Isolation2007.pdf

Centers for Disease Control and Prevention/Hospital Infection Control Practices Advisory Committeee. (2007b). Type and duration of precautions recommended for selected infections and conditions. Obtido em 5 de outubro de 2008 do site http:/www.cdc.gov/ncidod/dhqp/pdf/guidelines/Isolation2007.pdf

Delahanty, K.; Myers, F., III (2007). Nursing2007 infection control survey report. *Nursing2007, 37*(6), 28-36.

Gage, N.; Landon, J.; Sider, M. (1959). *Communicable disease.* Filadélfia: F. A. Davis.

Garner, J. S. (1984). Comments on CDC guideline for isolation precautions in hospitals, 1984. *American Journal of Infection Control, 12*, 163.

Garner, J.; Simmons, B. (1983). *CDC Guideline for isolation precautions in hospitals* (HHS [CDC] Publication n. 83-8314). Atlanta: U.S. Department of Health and Human Services, Public Health Service, Centers for Disease Control. *Infection Control* (1983) 4:245-325; e *American Journal of Infection Control* (1984) 12:103-163.

Haley, R.; Shachtman, R. (1980). The emergence of infection surveillance and control programs in U.S. hospitals: An assessment, 1976. *American Journal of Epidemiology, 111*, 574-591.

Haley, R.; Garner, J.; Simmons, B. (1985). A new approach to the isolation of patients with infectious diseases: Alternative systems. *Journal of Hospital Infection*, 6, 128-138.

Hass, J.; Larson, E. (2008). Compliance with hand hygiene guidelines: Where are we in 2008? *American Journal of Nursing*, 108(8), 40-44.

Hospital Infection Control Practices Advisory Committee. (1995). Recommendations for preventing the spread of Vancomycin resistance. *Infection Control and Hospital Epidemiology*, 16(2), 105-113.

Infection Control. (2002). "Hand hygiene" news. *Nursing2002*, 32(5), 32hn6.

Jagger, J. (2002). Avoiding blood and body fluid exposures. *Nursing2002*, 32(8), 68.

Jarvis, W. (2001). Infection control and changing health--care delivery systems. *Emerging Infectious Diseases*, 7(2). Disponível em: http://www.cdc.gov/ncidod/eid/vol7no2/jarvis.htm.

Lynch, P.; Jackson, M.; Cummings, J.; Stamm, W. (1987). Rethinking the role of isolation practices in the prevention of nosocomial infections. *Annals of Internal Medicine*, 107, 243-246.

Lynch, T. (1949). *Communicable disease nursing*. St. Louis, MO: Mosby.

Occupational Safety and Health Administration. (2001). Occupational exposure to bloodborne pathogens; needlestick and other sharps injuries; final rule, 29 CFR Part 1910 66:5317-5325. Recuperado em 5 de outubro de 2008 do site http://www.osha.gov.

Occupational Safety and Health Administration. (2003). Model plans and programs for the Osha Bloodborne Pathogens and Hazard Communications Standards. Obtido em 5 de outubro de 2008 do site http:/www.osha.goo.

Perry, J. (2001). The bloodborne pathogens standard, 2001. *Nursing2001*, 31(6), 32hn16.

Porche, D. (1998). Nursing management of adults with immune disorders. In P. Beare; J. Myers (eds.). *Adult health nursing* (3. ed.). St. Louis, MO: Mosby.

Schaffner, W. (1980). Infection control: Old myths and new realities. *Infection Control*, 1, 330-334.

Siegel, J.; Rhinehart, E.; Jackson, M.; Chiarello, L.; Healthcare Infection Control Practices Advisory Committee. (2007). Guideline for isolation precautions: Preventing transmission of infectious agents in healthcare settings 2007. Obtido em 3 de outubro de 2008 do site http://www.cdc.gov/ncidod/dhqp/pdf/isolation2007.pdf.

RECURSOS DA WEB

Occupational Safety and Health Administration (Osha): http://www.osha.gov

Saúde e Cidadania: http://www.saude.sc.gov.br/gestores/sala_de_leitura/saude_e_cidadania/ed_07/index.html

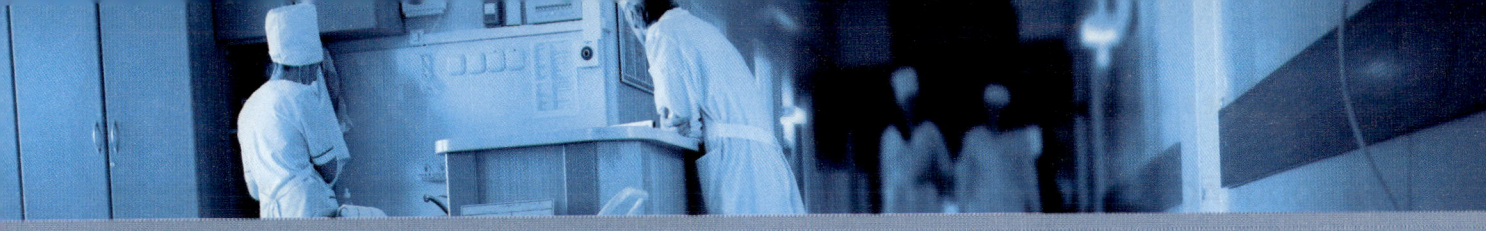

CAPÍTULO 22

Bioterrorismo

PALAVRAS-CHAVE

agentes de guerra química
agentes nervosos
antraz
bioterrorismo
Centers for Disease Control and Prevention (CDC)
Chemical, Biological, Radiological/Nuclear and Explosive Enhanced Response Force Package (CERFP)
doença por radiação
doença zoonótica
gás sarin
peste
ricina
socorristas
terrorismo
varíola

ESTABELECENDO RELAÇÕES

Consulte os seguintes capítulos para ampliar seu conhecimento acerca do bioterrorismo:

Enfermagem Básica

- Estresse, Adaptação e Ansiedade
- Controle de Infecções/Assepsia

OBJETIVOS

Ao final deste capítulo, você estará apto a:

- Identificar e discutir os principais agentes de bioterrorismo.
- Definir a terminologia pertinente ao bioterrorismo.
- Revisar a história do bioterrorismo.
- Delinear as funções de cada pessoa em um atentado terrorista real ou potencial.
- Delinear as funções de vários níveis do governo em um atentado terrorista real ou potencial.
- Discutir medidas de proteção antes e depois de um atentado terrorista.
- Descrever os vários componentes do Centers for Disease Control and Prevention, entre eles o Strategic National Stockpile, bem como sua função na preparação para emergências.
- Descrever a função do enfermeiro como profissional de saúde.
- Listar as diversas agências encarregadas de determinadas funções na preparação ou resposta ao terrorismo.

INTRODUÇÃO

O **terrorismo** consiste em usar qualquer produto ou arma, ou a ameaça de um ato ou substância perigosa, para matar ou ferir um grande número de pessoas. **Bioterrorismo** é o uso deliberado de um agente biológico com o objetivo de ferir, matar e/ou espalhar medo entre grande número de indivíduos. As pessoas que têm intenção de ferir ou matar várias outras de uma só vez utilizam diversos métodos de bioterrorismo há centenas de anos. Os antigos usavam plantas para atentados bioterroristas. Os homens modernos utilizam substâncias fabricadas em laboratório, muitas das quais adaptadas das plantas usadas centenas ou até milhares de anos atrás. O terrorismo e o bioterrorismo não são novidade no mundo. Embora no Brasil atentados terroristas não sejam evidentes e comuns, em muitos países a ocorrência de atentados torna a sociedade bastante oprimida e seus membros, incapazes de levar uma vida normal. Muitos governos municipais, estaduais e federais de países que lidam com frequentes ameaças e atentados terroristas já possuem planos para otimizar a prontidão ao lidar com atentados reais de terrorismo e bioterrorismo. Nesse contexto, enfermeiros e outros profissionais de saúde também devem estar preparados para agir.

O QUE É BIOTERRORISMO

Depois do atentado de 11 de setembro de 2001 ao World Trade Center em Nova York, Estados Unidos, muitos atentados terroristas e bioterroristas foram lançados, e o *Bacillus anthracis* foi uma das primeiras ameaças contra os norte-americanos. Os esporos de antraz foram enviados por correio a vários locais dos Estados Unidos em um ato bioterrorista subsequente, causando doenças e mortes. Os esporos foram liberados no ar, resultando na forma pulmonar do antraz. Cinco pessoas morreram e pelo menos outras 22 foram infectadas, além de haver a ameaça de se expandir para diversos funcionários dos correios [Centers for Disease Control and Prevention (CDC), 2007a]. Houve ainda diversos relatos de um misterioso pó branco encontrado em envelopes e pacotes em várias regiões dos Estados Unidos. Assumiu-se que esta foi uma atividade bioterrorista intencional. O público foi instruído a não abrir nenhum envelope nem pacote suspeito, levá-lo a um local seguro e avisar a polícia local, para que a ação adequada pudesse ser tomada. Os pacotes foram examinados e se observou que a maioria continha um pó inócuo, embora os executores do ato tivessem conseguido o que desejavam: espalhar o medo entre os norte-americanos.

O **Centers for Disease Control and Prevention (CDC)** é uma agência do governo norte-americano cujo objetivo é promover a saúde e a qualidade de vida, impedindo e controlando doenças, lesões e incapacidades. Por meio dos programas de educação e serviço, ele classificou os agentes infecciosos usados por bioterroristas em três grupos: biológicos, químicos e de radiação nuclear.

> **REFLEXÃO CRÍTICA**
>
> **Atentado de 11 de setembro de 2001**
>
> Tente se lembrar do que sentiu em 11 de setembro de 2001. Como você ficou sabendo do ataque às Torres Gêmeas do World Trade Center em Nova York? Pela tevê, rádio ou outro meio? Você tinha algum amigo ou parente morando próximo à área em que ocorreu o ataque? Qual foi o primeiro pensamento que lhe veio à mente? Como você, enquanto enfermeiro, poderia atuar nessa situação?

AGENTES BIOLÓGICOS DE BIOTERRORISMO E DOENÇAS

Os agentes biológicos de bioterrorismo são bactérias, vírus, fungos e toxinas cultivadas para causar danos aos seres humanos. Provocam uma variedade de respostas, desde reações alérgicas brandas a doenças infecciosas graves que resultam em morte. Os organismos presentes nos agentes biológicos são encontrados em ambiente natural como água, solo, plantas e animais. Alguns agentes específicos podem ser vinculados a doenças de plantas ou animais, encontrados com facilidade no ambiente, prontamente dispersos, altamente virulentos ou letais e fáceis de serem transportados pelo ar, disseminando-se sem que os próprios terroristas sejam prejudicados.

O CDC dividiu os agentes biológicos em três categorias: A, B e C (consulte as colunas Categorias de agentes biológicos e Exemplos na Tabela 22.1). Os agentes biológicos de tais categorias produzem doenças infecciosas graves. O CDC as dividiu com base na capacidade de disseminação, ou de serem disseminadas, a um grande número de pessoas. Consulte na Tabela 22.1 uma adaptação dessas informações. Mais detalhes sobre as doenças infecciosas emergentes podem ser obtidos no site http://www.cdc.gov (em inglês).

Os agentes biológicos têm certas vantagens sobre outras substâncias, quando usados como arma. São fáceis de obter, baratos de produzir, não precisam de uma área grande para produção nem de equipamento especializado. Possuem potencial de disseminação de larga escala. Além disso, é fácil criar pânico em massa, porque os agentes biológicos são incolores e inodoros, e as pessoas não têm certeza se foram expostas. Apenas a ameaça de um agente biológico liberado no ar faz com que um considerável número de indivíduos entre em pânico. Os agentes biológicos podem facilmente sobrecarregar os serviços médicos disponíveis, porque grandes grupos são expostos a uma substância em um curto período. Tais pessoas não precisam demonstrar sintomas, mas procuram a ajuda dos médicos porque foram (ou acham que foram) expostas. A vantagem final é que a pessoa que liberou a substância pode escapar sem risco de ser detida. Não é necessário ter grande quantidade da substância, portanto ninguém será suspeito se estiver carregando um pacote grande. Também não se exige equipamento

Tabela 22.1 ■ Categorias de agentes biológicos e doenças infecciosas

Categorias de agentes biológicos	Disseminação	Taxa de morbidade/ mortalidade	Impacto público	Ação necessária	Exemplos
A	Agentes que podem ser facilmente disseminados de uma pessoa a outra.	Alta mortalidade.	Potencial para grande impacto na saúde pública, com pânico e tumulto social.	Especial, com preparação específica em saúde pública.	Antraz (*Bacillus anthracis*). Varíola (*Variola major*). Peste (*Yersinia pestis*). Botulismo (toxina do *Clostridium botulinum*). Febres hemorrágicas virais (filoviroses como Ebola, Marburg) e arenaviroses (por exemplo, Lassa, Machupo) Tularemia (*Francisells tularensis*).
B	Moderadamente fácil de disseminar.	Morbidez moderada; mortalidade baixa.	Potencial para grande impacto na saúde pública.	Ênfase na capacidade diagnóstica do CDC e na vigilância epidemiológica da doença.	Brucelose (espécies de *Brucella*). Mormo (*Burkolderia mallei*). Psitacose (*Chlamydia psittaci*). Toxina ricina do *Ricinus communis* (sementes de óleo de mamona). Toxina épsilon do *Clostridium perfringens*. Ameaças à segurança alimentar (por exemplo, espécies de *Salmonella*, *Escherichia coli* O157:H7, *Shigella*). Enterotoxina B do *Staphilococcus aureusl*. Tifo (*Rickettsia prowazekii*). Encefalite viral (*Alphaviruses*, por exemplo, encefalite equina venezuelana, encefalite equina oriental e ocidental). Ameaças à segurança da água (por exemplo, *Vibrio cholerae*, *Crytosporidium parvum*). Melioidose (*Durkholderia pseudomallei*). Febre Q (*Coxiella burnetii*).
C	Pode ser especificamente desenvolvido para a disseminação em massa.	Potencial para alta morbidade e mortalidade.	Potencial para grande impacto na saúde.	Cautela; conscientização da possibilidade; vigilância com relação a novos agentes infecciosos.	Antavírus (vírus *Sin Nombre*). Febre amarela. Vírus da encefalite transmitida pelo carrapato (TBEV) ou vírus do Nilo ocidental. Tuberculose multidroga resistente (MDR TB).

Adaptada de Biological and chemical terrorism: Strategic plan for preparedness and response. De CDC, 2000a, *Morbidity and Mortality Weekly Report*, 49(RR04), p. 1-14; Bioterrorism. De CDC, 2008a, obtido em 5 de novembro de 2008 do site http://emergency.cdc.gov/agent/agentlist-category.asp; Public health preparedness report – Appendix 6. De CDC, 2008e, obtido em 5 de novembro de 2008 do site http://emergency.cdc.gov/publications/feb08phprep/appendix/appendix6.asp.

especial para disseminar a substância – condição, mais uma vez, que não deixa levantar suspeitas. Conhecer os agentes mais prováveis de ser utilizados pelos bioterroristas ajuda a planejar uma ação apropriada para a saúde pública.

Existem vários agentes de bioterrorismo, mas os quatro potenciais são o antraz (bacteriano), o botulismo (toxina), a peste (bactérias) e a varíola (vírus). Todos esses exemplos são armas biológicas letais. Sem tratamento, a mortalidade do antraz é de 90%; a da peste pneumônica é de mais de 90%; e a da peste bubônica, de mais de 60% [Ohio Department of Health (ODH), 2005]. Todos os vírus e bactérias a seguir podem causar doenças infecciosas e é possível que sejam usados para lançar um atentado bioterrorista massivo.

ANTRAZ

O antraz é uma doença infecciosa aguda causada por uma bactéria gram-positiva que forma esporos, o *Bacillus anthracis*. Normalmente ele afeta animais domésticos, em particular gado, ovelhas e cabras. Cavalos, burros e porcos também são afetados. Animais selvagens como elefantes, leões, antílopes e bisões podem, ainda, ser infectados. Existem três formas de infecção humana por antraz: pulmonar, cutânea e gastrointestinal. A infecção depende da via de exposição. O *Bacillus anthracis* entra no corpo humano através de alimentos contaminados, inalação ou ferimento aberto. A transmissão de uma pessoa a outra não ocorre quando o antraz é inalado, mas a inalação da bactéria causa uma forma grave da doença em seres humanos. Os bioterroristas usam os esporos como inalante (ODH, 2005). No entanto, o antraz é em geral adquirido quando uma abertura na pele entra em contato direto com animais infectados ou seus abrigos contaminados. O contato direto com as secreções das lesões cutâneas causadas pelo antraz pode causar infecção cutânea.

Um problema real do *B. anthracis* é que ele possui a capacidade de formar esporos que podem permanecer viáveis no solo por centenas ou talvez milhares de anos. Esses esporos parecem ser resistentes ao calor, a seca e a alguns agentes químicos fortes. Representam um problema para a saúde pública, porque são responsáveis por produzir o antraz inalado. Se o tratamento não for imediato e agressivo, a pessoa infectada morre – ela pode desenvolver necrose tecidual, hemorragia, edema ou meningite. Os esporos do antraz podem se transformar em um pó fino que é difícil de detectar, disseminando-se, depois, em quase todas as superfícies.

Diagnóstico

O antraz pulmonar ou inalado é diagnosticado com uma radiografia do tórax. Se a radiografia mostrar o alargamento mediastinal, indicando hemorragia do mediastino, a mortalidade é de 90% (ODH, 2005) (Figura 22.1). A

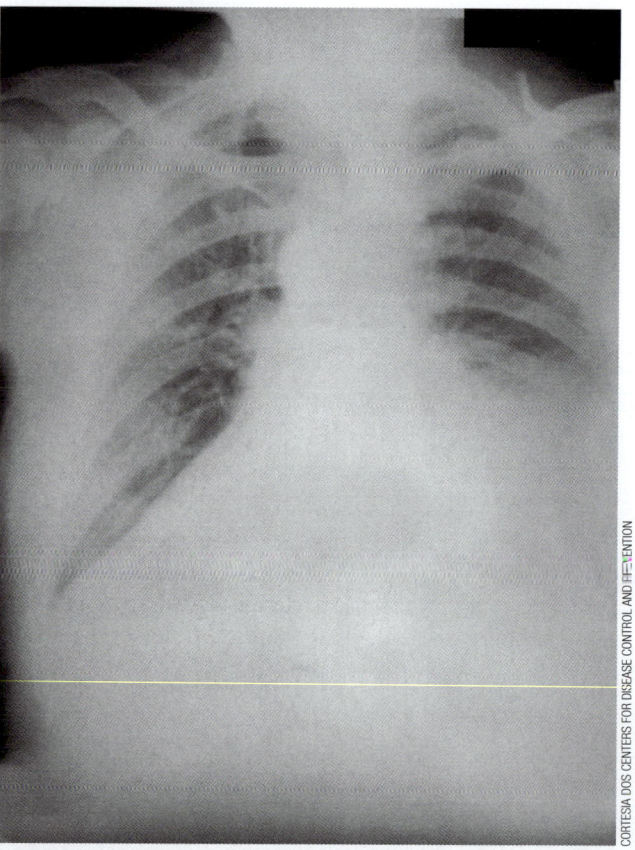

Figura 22.1 ▪ Radiografia do tórax com antraz, quarto dia da doença.

cultura do sangue mostra a presença de bacilos gram-positivos. O teste ELISA (ensaio imunoabsorvente ligado à enzima) e a reação de cadeia de polimerase (PCR) determinam a presença do antraz.

Sintomas de exposição

O período de incubação do antraz pulmonar é de um a cinco dias, mas ele pode durar até 60 dias (CDC, 2006b). A doença provocada pelo antraz pulmonar possui duas fases. A primeira apresenta sintomas semelhantes aos da gripe, como dor de garganta, febre baixa, tosse não produtiva, mal-estar, fadiga, sudorese profunda, desconforto torácico e dores musculares. Essa fase de sintomas pode ser seguida por três dias de melhora. A segunda fase, de um a cinco dias após o início dos sintomas iniciais, é a fase aguda da insuficiência respiratória e toxemia. Os sintomas graves são os pulmonares, semelhantes aos da gripe (dispneia, ruídos adventícios e cianose), e a hemorragia mediastinal aguda (CDC, 2006b; ODH, 2005). O choque e a morte podem ocorrer dentro de 24 a 36 horas após os últimos sintomas.

O período de incubação do antraz cutâneo é de um a sete dias após a exposição. O antraz cutâneo ocorre quando a pele tem contato direto com esporos ou bacilos. Os primeiros sintomas do antraz cutâneo são coceira localizada seguida por reações na pele semelhantes a lesões papulares ulceradas que se tornam vesiculares, formando depois uma crosta escura dentro de sete a dez dias, seguida de edema de tonalidade marrom.

Prevenção contra a exposição

A vacina contra o antraz está disponível nos Estados Unidos há mais de 30 anos. Não era muito usada, porque o antraz não era um problema no país antes de 2001.

Existe controvérsia em relação à proteção e à segurança da vacina. O CDC não recomenda programas disseminados de vacinação para o antraz. As únicas pessoas que devem tomar a vacina são os militares que viajam para áreas de alto risco, funcionários de laboratórios que têm contato com o antraz e pessoas que lidam com produtos animais importados de áreas de alto risco (CDC, 2000b; 2002b).

Tratamento médico

Apenas dois antibióticos foram comprovados como eficazes no tratamento do antraz: cloridrato de doxiciclina (Doxylin®) e ciprofloxacina (Cipro®).

O Doxylin é aprovado pela Food and Drug Administration (FDA), órgão responsável pela regulação e fiscalização dos medicamentos. A doxiciclina é uma droga indicada para o antraz de ocorrência natural (ODH, 2005). No entanto, a ciprofloxacina é recomendada em caso de atentado bioterrorista, porque é usada uma cepa do antraz resistente às penicilinas.

Cuidado de enfermagem

Depois da exposição, remova as roupas contaminadas com manipulação mínima e as coloque em um saco plástico etiquetado. Minimize a contaminação pedindo ao cliente que tome banho com água e sabonete. O tratamento profilático pós-exposição é o uso de antibiótico por oito semanas. A pessoa exposta pode receber uma vacina de três doses. Uma dose é administrada na exposição, seguida de outras duas a intervalos de duas e quatro semanas. O tratamento com o antibiótico é reduzido para quatro semanas com a vacinação. As superfícies ambientais ou fômites são lavados com um agente esporicida/germicida que tenha registro na Agência Nacional de Vigilância Sanitária (Anvisa) e que seja aprovado pela instituição ou uma solução de hipoclorito de sódio 0,5% (proporção de 1:9 de alvejante doméstico e água) (CDC, 1999).

Quando um cliente é diagnosticado com antraz, inicia-se o atendimento assim que possível para salvar a vida do cliente. O tratamento inclui medicação, atendimento de apoio e prevenção contra a disseminação do antraz cutâneo para outras pessoas, entre elas os profissionais de saúde. O pessoal de saúde deve manter as precauções-padrão (ODH, 2005). Quando o cliente recebe alta, enfatize a importância de seguir o tratamento com antibióticos.

Varíola

A **varíola** (doença viral altamente contagiosa na qual os seres humanos são o único reservatório do vírus) é considerada um potencial perigo biológico. Embora o CDC e outras agências governamentais do mundo considerem que a varíola natural foi erradicada, foi descoberto que o vírus está armazenado em alguns laboratórios de pesquisa em certos países (CDC, 2007a). O último caso conhecido de varíola nos Estados Unidos ocorreu em 1949 (CDC, 2007b), e o último no mundo ocorreu em 1977 na Somália (CDC, 2007b). A ocorrência da varíola é bem conhecida ao longo de toda a história.

As imunizações rotineiras de cidadãos norte-americanos pararam em 1972, porque a varíola estava erradicada nos Estados Unidos (CDC, 2007c). Em 1980, a Organização Mundial de Saúde (OMS) declarou que a varíola havia sido erradicada devido a um programa mundial de vacinação (Casey et al., 2005). As pessoas imunizadas antes dessas datas podem reter algum grau de imunidade, mas a população como um todo é suscetível à varíola. Diferentes de outros países, os Estados Unidos, através do Advisory Committee on Immunization Practices, recomendam que os estados estabeleçam e mantenham equipes de combate imunizador contra a varíola e que as instituições especializadas de pronto atendimento identifiquem e vacinem os profissionais de saúde designados para fornecer a triagem ou o atendimento médico direto aos clientes com suspeita de varíola no caso de um ataque terrorista (CDC, 2002a).

A varíola é altamente contagiosa e potencialmente fatal. Existem duas variedades: varíola *minor* e varíola *major*. A varíola *minor* é uma doença branda e menos comum, com índice de mortalidade de 1% (CDC, 2007b). A varíola *major* ocorre em 90% dos casos e tem índice de mortali-

---

CONSIDERAÇÕES sobre tempo de vida

Proteção da imunização

A escolha de se proteger o máximo possível contra um atentado biológico parte de cada um de nós. A única maneira de fazê-lo é a imunização de crianças e adultos e subsequente atualização das imunizações. A população adulta é o grupo menos protegido contra algumas doenças. As doenças evitadas pela imunização são chamadas de "doenças infantis", mas nos esquecemos de que adultos também podem contraí-las.

No Brasil, o Programa Nacional de Imunização estabelece o calendário anual de vacinação, além de definir normas e parâmetros técnicos para as estratégias de utilização de imunobiológicos, com base na vigilância epidemiológica de doenças imunopreveníveis e no conhecimento técnico e científico da área (CDC, 2009a). Todos nós devemos nos manter atualizados em relação ao desenvolvimento e garantir que nós, nossos filhos, parentes e conhecidos sejam protegidos. Essa é a única maneira de nos protegermos ativamente das doenças e da possível morte após um atentado terrorista.

dade de aproximadamente 30% (CDC, 2007b). A infecção ocorre quando uma quantidade muito pequena do vírus é inalada e depois se desloca aos pulmões e linfonodos regionais, onde o vírus se reproduz.

Transmissão

A varíola é transmitida de uma pessoa a outra através de aerossol, gotículas ou pelo contato com objetos contaminados como roupas ou lençóis. Uma quantidade bem pequena de partículas virais é suficiente para causar infecção. Animais ou plantas não são reservatórios para o vírus da varíola. Estima-se que até um terço das pessoas poderia morrer se o vírus fosse lançado em uma população não vacinada (ODH, 2005).

Sintomas de exposição

Os sintomas da varíola incluem febre, prostração e rash vesiculopustular. O rash papular aparece no rosto dois a três dias depois, disseminando-se para as extremidades e abrangendo palmas das mãos e solas dos pés. Em seguida, torna-se vesicular, dolorido e pustular (Figura 22.2). A pessoa apresenta início de cefaleia, febre alta e mialgia de dez a 17 dias após inalação do vírus transmitido pelo ar ou por gotículas, ou ainda depois do contato com pessoa infectada que apresente lesões hemorrágicas. Ao surgimento dos sintomas pode se seguir morte. O cliente representa uma fonte de contágio desde o início do rash até as crostas se soltarem – período de cerca de três semanas.

Prevenção contra a exposição

O governo norte-americano, bem como de alguns outros países, possui um suprimento adequado de vacina da varíola para ser usado em caso de a doença reemergir. A Organização Mundial de Saúde (OMS) iniciou um trabalho em 2005 para construir um arsenal de 200 milhões de doses de vacinas contra a varíola. O Brasil e a Índia mostraram interesse em contribuir com a produção da vacina, junto com os sete países mais industrializados do mundo.

A vacina protege o cliente se for administrada antes da exposição ou até três dias depois. O governo norte-americano relutou em solicitar programas de vacinação em massa devido aos efeitos colaterais associados à vacinação contra a varíola, entre eles morte (CDC, 2007c).

Tratamento médico

Não existem tratamentos efetivos contra a varíola. As únicas recomendações são vacinas dentro de dois a três dias após a exposição e o início imediato de procedimentos de isolamento contra a transmissão pelo ar. A Figura 22.3 mostra a reação à vacina contra a varíola.

Cuidado de enfermagem

O atendimento de enfermagem deve começar assim que houver suspeita de diagnóstico de varíola. As precauções-padrão, de contato e por aerossóis devem ser iniciadas para qualquer cliente com rash vesicular. Cuidado de suporte deve ser fornecido ao cliente e os sintomas são tratados de modo correto. Enfermeiros e outros profissionais que cuidam do cliente com suspeita de varíola ou daqueles cujo diagnóstico é confirmado devem tomar cuidado extremo para evitar o contato com o organismo durante o atendimento. Isso inclui o uso de roupas de proteção como avental, luvas e máscara especial.

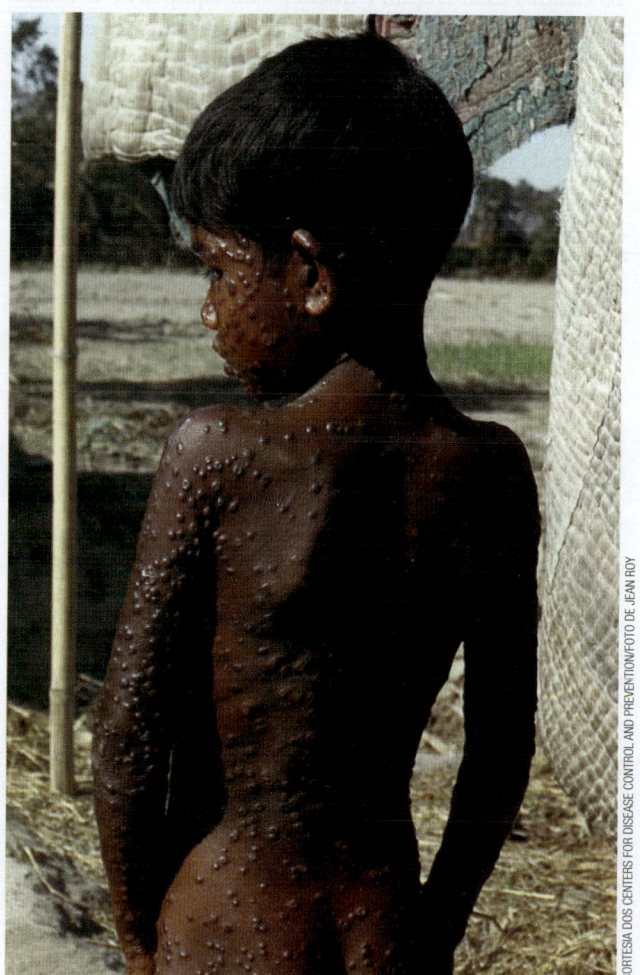

Figura 22.2 ▪ Criança com varíola.

CONTROLE DE INFECÇÃO

Notificação do CDC e da Secretaria de Saúde

Um caso identificado de varíola é considerado uma emergência de saúde pública, devido à natureza altamente contagiosa e à mortalidade associada à doença. Assim que houver suspeita de varíola, os órgãos competentes em controle de infecção e vigilância epidemiológica devem ser notificados.

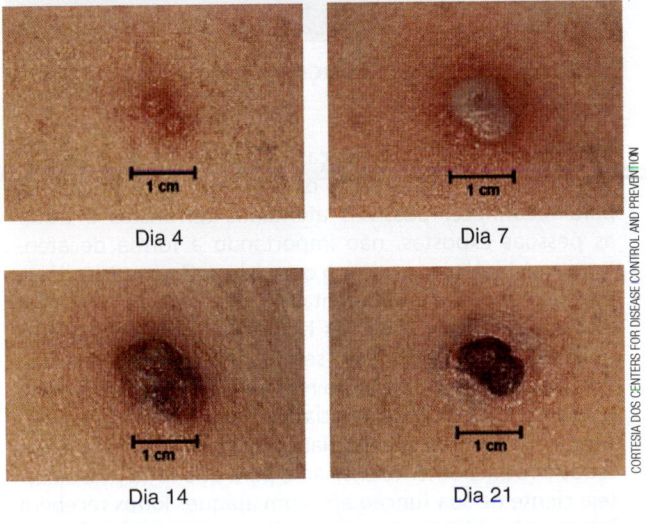

Figura 22.3 ▪ Reação à vacina contra a varíola: dia 1 – pápula; dias 7 a 14 – pústula; e dia 21 – crosta. (*Redesenhada com base em dados.*)

PESTE

Peste é uma doença causada pela bactéria *Yersinia pestis*. Trata-se de **doença zoonótica**, ou seja, uma doença de animais que pode ser transmitida diretamente aos seres humanos por animais portadores. Existem dois tipos de peste: a bubônica e a pneumônica. A transmissão e os sintomas dos dois tipos são diferentes.

As pessoas adquirem a peste bubônica pela picada de uma pulga que picou um rato ou outro roedor infectado com a *Y. pestis* ou quando uma ferida aberta é diretamente exposta à bactéria. Se a peste bubônica não for tratada, a bactéria atinge a corrente sanguínea e invade os pulmões, causando a peste pneumônica. Também se adquire a peste pneumônica aspirando partículas de *Y. pestis* no ar. A peste pneumônica é menos comum, porém altamente contagiosa e frequentemente fatal. A peste pneumônica é transmitida de uma pessoa a outra por gotículas que contêm a bactéria. Já a peste bubônica não é transmitida de uma pessoa a outra.

Bioterroristas podem lançar o *Y. pestis* como arma de aerossol, fazendo com que muitas pessoas desenvolvam a peste pneumônica dentro de um a seis dias. A peste também pode se disseminar em indivíduos que tiverem contato com as primeiras pessoas expostas. Uma vantagem da exposição ao *Y. pestis* é que ele é destruído por luz solar e desidratação, e sobrevive apenas uma hora quando liberado no ar.

Diagnóstico

A peste bubônica é diagnosticada pela cultura do sangue e por amostras das glândulas linfáticas. A pneumônica é diagnosticada por culturas do sangue e amostras de escarro. Se a doença existir, todas as culturas e amostras vão conter o *Y. pestis*.

Sintomas de exposição

O cliente adoece dentro de dois a seis dias após a exposição. O principal sintoma da peste bubônica é uma glândula linfática dolorida e inchada na virilha, axila ou pescoço. Essa glândula inchada é chamada de "bubo" (daí o nome peste *bubônica*). Os outros sintomas são febre, calafrios, cefaleia, indisposição e exaustão extrema. A peste bubônica pode progredir para a septicemia (peste septicêmica), choque e morte, ou para peste pneumônica.

O período de incubação da peste pneumônica, se o cliente for exposto pela liberação intencional do aerossol ou pelo contato estrito ou direto, é de um a seis dias (CDC, 2005). Os primeiros sinais de peste pneumônica são febre, cefaleia, fraqueza, dor no peito, tosse e às vezes sangue ou água no escarro. A pneumonia se desenvolve culminando em falta de ar (CDC, 2004). Outros sintomas que podem ocorrer são náusea, vômito e dor abdominal. Se o tratamento com antibióticos não for iniciado dentro de 24 horas após o início dos sintomas, a doença progride para insuficiência respiratória, choque e morte rápida.

Prevenção contra a exposição

Os pesquisadores norte-americanos estão trabalhando para desenvolver uma vacina oral que protegerá contra peste, cólera e antraz, mas isso só acontecerá daqui a muitos anos. Os militares serão os primeiros a receber esta vacina, quando ela se tornar disponível. É esperado que a imunidade ocorra dentro de alguns dias (Fox, 2008). As pessoas em contato com os clientes infectados devem tomar antibióticos por sete dias. Os profissionais de saúde também devem usar uma máscara cirúrgica bem ajustada para impedir a inalação da bactéria *Y. pestis* (CDC, 2004).

Tratamento médico

O tratamento da peste bubônica inclui antibióticos, atendimento de apoio, isolamento e drenagem cirúrgica de qualquer lesão do pescoço, da virilha ou da axila. O componente mais importante do tratamento é impedir a disseminação da doença para os outros. Também na peste pneumônica,

---

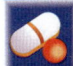 **FÁRMACOS**

Antibióticos para a peste pneumônica

Os antibióticos de escolha para a peste pneumônica são sulfato de estreptomicina (Streptomycin®), sulfato de gentamicina (Garamycin®), tetraciclinas e cloranfenicol (Chloromycetin®). Eles devem ser administrados dentro de 24 horas após os primeiros sintomas para impedir insuficiência respiratória, choque e morte. Não inicie o tratamento com antibióticos até obter todas as culturas e amostras.

a prevenção da disseminação é de suma importância. Uma vez que a peste pneumônica resulta em broncopneumonia, o cliente é tratado como portador de broncopneumonia – e, além disso, institui-se o isolamento imediato quando houver suspeita da doença.

O antibiótico de escolha para a peste bubônica é a estreptomicina. A gentamicina é usada se a estreptomicina for contraindicada. As tetraciclinas e o cloranfenicol também podem ser usados.

Se o cliente contrair a peste pneumônica por contato direto com uma pessoa infectada, os antibióticos devem ser iniciados dentro de sete dias após a exposição e mantidos no mínimo por sete dias. Para impedir a morte decorrente de uma liberação intencional por aerossóis, comece os antibióticos dentro de 24 horas após os primeiros sintomas. Os antibióticos orais eficientes são doxiciclina (Vibramycin®) e ciprofloxacina (Cipro®) e, para a injeção ou uso intravenoso, sulfato de estreptomicina ou de gentamicina (Garamycin®).

Cuidado de enfermagem

O cuidado de enfermagem para o cliente com peste inclui precauções contra gotículas até 72 horas após início do tratamento com antibióticos. As precauções de contato são necessárias até que a descontaminação esteja completa, principalmente se houver suspeita ou conhecimento de contaminação de muitas pessoas. As precauções-padrão são recomendadas se o cliente enfermo tiver lesões abertas por incisão.

AGENTES DE BIOTERRORISMO QUÍMICO

Os bioterroristas também podem usar **agentes de guerra química**, e isso abrange gases, líquidos e sólidos que causam lesões ou morte para pessoas, animais e plantas. A extensão da lesão depende do agente químico e da quantidade e duração da exposição. As categorias de agentes químicos são nervosos, sanguíneos, de asfixia ou vômito e bolhosos ou vesicantes. Os agentes químicos mais comuns são mostarda de enxofre (gás de mostarda), sarin e VX (agentes nervosos). Os **agentes nervosos** são inibidores poderosos da acetilcolinesterase e alteram a transmissão sináptica colinérgica nas junções neuroefetoras (efeitos muscarínicos), nas junções mioneurais do esqueleto, nos gânglios autonômicos (efeitos nicotínicos) e no sistema nervoso central. A morte pode ocorrer dentro de 15 minutos se uma gota com alguns mililitros de um agente nervoso tiver contato com a pele [Agency for Toxic Substances and Disease Registry (ATSDR), 2008]. A Tabela 22.2 fornece exemplos de cada categoria dos agentes de bioterrorismo químico.

Os agentes químicos existem desde a Primeira Guerra Mundial. A maioria deles foi projetada para criar uma destas duas situações: matar o máximo possível de pessoas ou deixar os soldados e outros tão doentes que perderiam a capacidade de continuar lutando.

RICINA

A **ricina** é uma das mais novas substâncias químicas identificadas como agente nervoso. É um veneno feito do resíduo do processamento das sementes de mamona para transformá-las em óleo. De acordo com o CDC (2008b), a ricina possui potenciais usos medicinais, como no transplante de medula óssea e no tratamento para matar células cancerígenas.

A exposição acidental é extremamente improvável. Seria necessário um ato deliberado de terrorismo para usar a ricina como veneno. Ela se apresenta nas formas de pó, névoa, grânulo ou como preparo ácido fraco. Os seres humanos são envenenados quando respiram a ricina como névoa ou pó. A ricina também pode ser misturada a alimentos ou dissolvida em água e depois ingerida. Outra maneira de envenenar alguém com ricina é dissolvê-la e injetá-la no corpo da pessoa. O envenenamento por ricina não é contagioso e não se dissemina de uma pessoa a outra por contato casual.

A ricina entra nas células do corpo humano e impede que elas fabriquem as proteínas necessárias. Sem essas proteínas, as células morrem. Em dado momento, isso se torna nocivo para o corpo todo e pode ocorrer morte.

ASSISTÊNCIA MÉDICA COMUNITÁRIA/DOMICILIAR

Planos para a prevenção contra um atentado terrorista

No contexto atual, de ameaças terroristas em diversas partes do mundo, países como os Estados Unidos trabalham para reconhecer possíveis atentados terroristas e tratar as pessoas expostas, não importando a forma de atentado – se biológico, químico ou nuclear. Os pesquisadores norte-americanos estão tentando desenvolver antídotos e vacinas contra os agentes biológicos. Possíveis agentes químicos e nucleares estão sendo identificados e estudados. As agências do governo reuniram esforços a fim de se preparar para as consequências de um atentado terrorista. Agora existem não apenas planos, mas a maioria dos atentados é rotineiramente ensaiada, para que cada pessoa esteja ciente de sua função após um ataque. Todos recebem informações sobre como proteger a si mesmo e à família e também qual a própria função na comunidade caso um atentado ocorra. É muito melhor estar preparado e nunca precisar colocar os planos em ação do que ser atacado e não ter uma resposta bem planejada.

TRUQUE de memória

Antibióticos para a peste pneumônica

Para a peste pneumônica adquirida por contato direto, forneça antibióticos 7 × 7 – dentro de sete dias da exposição e no mínimo por sete dias.

Tabela 22.2 ■ Exemplos de cada categoria de agente químico

Categoria de agente químico	Exemplos	Forma(s)	Sintomas da exposição
Agentes nervosos	Sarin (GB) Soman (GD) Tabun (GA) VX	Líquido gasoso	Coriza, sudorese excessiva, visão embaçada, cefaleia, dificuldade em respirar, salivação, náusea, vômito, câimbra muscular e espasmos, confusão, convulsão, paralisia, coma e morte.
Agentes sanguíneos	Cianeto de hidrogênio	Líquido	Cefaleia, tontura, confusão, náusea, dispneia, convulsões, vômito, fraqueza, ansiedade, batimentos cardíacos irregulares, aperto no peito e inconsciência.
	Cloreto de cianogênio	Gás	Rinorreia, dor de garganta, sonolência, confusão, náusea, vômito, tosse, inconsciência e edema.
Agentes asfixiantes/vômito	Fosgênio	Gás	Tosse, sensação de ardência na garganta e nos olhos, lacrimejamento, visão embaçada, dificuldade em respirar, náusea, vômito. Contato com a pele: lesão pelo frio ou semelhante a uma queimadura. Edema pulmonar ocorre dentro de duas a seis horas após a exposição.
	Adamsite – agente de vômito	Cristalino dispensado por aerossol	Início rápido; irritação dos olhos, pele e vias aéreas; náusea; vômito; piscadas espasmódicas; necrose da córnea; ardência na garganta; aperto e dor no peito; tosse e espirros incontroláveis e violentos; aumento de secreções nasais; câimbra abdominal; diarreia; mal-estar; cefaleia; depressão mental e calafrios.

Agentes vesicantes/bolhosos	Mostarda destilada (HD)
	Gás mostarda (H)
	Lewisita
	Mostarda/lewisita
	Mostarda/T
	Mostarda de nitrogênio
	Oxima de fosgênio
	Mostarda sesqui
	Mostarda de enxofre
		Líquido ou cristalino	**Exposição respiratória:**
			  Rinorreia, irritação e dor nasal, dor de garganta, tosse, dispneia, aperto no peito, taquipneia e hemoptise.
			Exposição da pele:
			  Coceira e eritema.
			  Branqueamento imediato com a oxima de fosgênio.
			  Bolhas (dentro de uma hora com a oxima de fosgênio; duas a 12 horas com a lewisita; e duas a 24 horas com as mostardas).
			  Necrose e escaras dentro de um a sete dias.
			Exposição dos olhos:
			  Conjuntivite, lacrimejamento, ardência e dor nos olhos, fotofobia, visão embaçada, edema da pálpebra, ulceração da córnea e cegueira.
			Exposição gastrointestinal por ingestão:
			  Dor abdominal, náusea e vômito, hematêmese e diarreia (provavelmente sanguinolenta).
			Exposição a dose alta:
			  Hipotensão, bloqueio atrioventricular com parada cardíaca, tremores, convulsões, ataxia e coma.

Adaptada de Medical management guidelines for nerve agents: Tuban (GA); sarin (GB); soman (GD); and VX. De Agency for Toxic Substances and Disease Registry, 2008, Department of Health and Human Services, obtido em 9 de setembro de 2008 no site http://www.atsdr.cdc.gov/MHMI/mmg166.html; NIOSH emergency response card: Cyanogen chloride (ERC506-77-4). De CDC, 2005, obtido em 14 de novembro de 2008 do site http://emergency.cdc.gov/agent/cyanide/erc506-77-4.pr.asp; Facts about Phosgene. De CDC, 2006a, obtido em 14 de novembro de 2008 do site http://emergency.cdc.gov/agent/phosgene/basics/facts.asp; NIOSH emergency response card: Hydrogen cyanide (ERC74-90-8). De CDC, 2006c, obtido em 14 de novembro de 2008 do site http://emergency.cdc.gov/agent/cyanide/erc74-90-8.asp; Toxic syndrome description: Vesicant/blister agent poisoning. De CDC, 2006e, obtido em 13 de novembro de 2008 do site http://www.bt.cdc.gov/agent/vesicants/tsd.asp.

Sintomas de exposição

Os sintomas de envenenamento por ricina dependem de ela ter sido inalada, ingerida ou injetada. Uma dose grande pode afetar muitos órgãos.

Os sintomas começam a aparecer dentro de oito horas depois da inalação da ricina. Após a inalação, os sintomas abrangem angústia respiratória, febre, tosse, náusea e aperto no peito. Seguem-se diaforese e edema pulmonar. A cianose torna-se aparente. Ocorrem hipotensão e insuficiência respiratória grave, levando à morte.

A ricina em pó ou névoa causa vermelhidão e dor na pele e nos olhos. Normalmente os sintomas aparecem dentro de seis horas após a ingestão. Abrangem vômito e diarreia (que pode se tornar sanguinolenta), bem como desidratação grave seguida de hipotensão. Ocorrem alucinações, convulsões e hematúria. Depois de vários dias, também ocorre insuficiência renal, do fígado e do baço; se esse quadro vier a acontecer, provavelmente a pessoa morrerá. A morte pode ocorrer dentro de 36 a 72 horas após a exposição à ricina, dependendo da via e da quantidade da exposição. Se a pessoa ainda estiver viva após três a cinco dias, a recuperação é provável.

Prevenção contra a exposição

O fator preventivo mais importante é evitar a exposição à ricina. Não existe nenhum antídoto, apenas cuidados de suporte. Se a exposição ocorreu, é importante remover a ricina do corpo o mais rápido possível.

Tratamento médico

Se for exposto à ricina, saia da área de exposição ou dirija-se a um local aberto. Tire as roupas, lave todo o corpo com muita água morna (não quente) e sabonete e depois procure ajuda médica. Não deixe a espuma do sabonete entrar nos olhos durante o banho. Não retire as roupas por cima, o que o levará a uma nova exposição à ricina; corte as roupas para retirá-las. As roupas e qualquer item que tiver contato com a ricina devem ser colocados em um saco de plástico reforçado com outro dentro dele. Avise o pessoal de emergência sobre os itens ensacados, para que possam descartar o lixo de modo adequado. Os óculos devem ser lavados com água e sabão, secos e só então recolocados. Lentes de contato devem ser descartadas com as roupas contaminadas e não podem ser colocadas de novo.

Quanto ao atendimento ao cliente, pode ser bem simples como lavar os olhos ou bastante complicado como oferecer assistência respiratória e administração de medicamentos para aumentar a pressão arterial e controlar convulsões.

Cuidado de enfermagem

O enfermeiro ou o **socorrista**, que é a primeira pessoa a entrar em ação quando um ataque terrorista ocorre, deve ter cuidado extremo para não ter contato com nada que possa ter sido exposto à ricina ao assistir o cliente. O profissional de saúde deve usar luvas de borracha e não manusear roupas nem outros artigos com as mãos nuas. Outros cuidados de enfermagem são baseados nas necessidades do cliente e em prescrições recebidas do médico. É necessário profundo apoio emocional para o cliente e os membros da família. Educar o cliente também é importante, porque a exposição à ricina é uma condição nova e previamente desconhecida da maioria das pessoas.

SARIN

O **gás sarin** GB (O-isopropilmetilfosfonofluoridato) é um perigoso agente nervoso que existe desde a Segunda Guerra Mundial (CDC, 2006d).

Na hora do "rush", em 20 de março de 1995, o culto japonês Aum Shinrikyo liberou uma forma líquida de gás sarin em cinco vagões de três linhas diferentes do metrô de Tóquio que se reuniam na estação de Kasumigaseki, local de vários ministérios do governo. Vinte pessoas foram mortas e aproximadamente seis mil procuraram atendimento médico. Esse atentado mostra como é fácil para um pequeno grupo de terroristas planejar e dar início a um ataque terrorista químico (Council on Foreign Relations, 2008; Salmon, 2008).

O sarin é um gás transparente, incolor, inodoro e insípido, além de ser o agente químico que tem a ação mais tóxica e rápida de todos. O gás sarin é o agente nervoso mais volátil, o que significa que pode evaporar com rapidez e facilidade do estado líquido ao gasoso e se disseminar rapidamente pelo ambiente. Quantidades muito pequenas (0,01 mg/kg) de gás sarin podem matar uma pessoa.

> ▶ **REFLEXÃO CRÍTICA**
>
> **Socorristas**
>
> Por que é muito importante proteger os socorristas em um ataque bioterrorista?

TRUQUE de memória

Se uma pessoa for exposta à ricina, lembre-se de **ERCOM**:

E = saia da área de Exposição.

R = retire as Roupas e todos os itens pessoais (isto é, óculos, lentes de contato etc.).

C = Corte as roupas e não as tire por cima.

O = lave os Olhos com água.

M = procure ajuda Médica.

Os alimentos e a água também podem ser contaminados; o sarin mistura-se com facilidade à água. O gás é ligeiramente mais pesado que o ar e paira perto do chão quando liberado. As pessoas são expostas às formas líquidas de gás sarin pelo contato com a pele ou os olhos, ou ao respirar o ar que contém vapores do gás. Esses vapores são absorvidos pela pele apenas em concentrações muito altas. Não é necessário ter contato com a forma líquida do agente. A exposição ao vapor do sarin causa sintomas graves de exposição.

O gás sarin é liberado das roupas aproximadamente meia hora após o contato com o vapor.

Sintomas de exposição

O gás sarin é um inibidor poderoso da acetilcolinesterase, produzindo efeitos muscarínicos e nicotínicos. Os sintomas abrangem perda de consciência, convulsões, paralisia e insuficiência respiratória, levando à morte alguns segundos ou minutos depois da exposição. Três fatores determinam a quantidade de envenenamento causado pela exposição ao sarin: a quantidade de gás à qual a pessoa foi exposta, como a exposição ocorreu e a duração da exposição. Para os sintomas específicos da exposição a pequenas quantidades de gás sarin, consulte a Tabela 22.3.

Prevenção contra a exposição

A melhor prevenção é evitar a exposição ao gás sarin. Se não for possível, o tratamento deve ser iniciado tão logo se possa após a exposição.

Tratamento médico

O tratamento de exposição ao gás sarin, bem como a outros agentes nervosos, envolve a remoção do sarin do corpo assim que possível e a prestação de cuidados de suporte.

Cuidado de enfermagem

Depois da exposição ao gás sarin, se possível, dirija-se a uma área com ar fresco; essa ação é eficaz para reduzir a possibilidade de morte. Vá para o lugar mais alto possível, porque o vapor do sarin se acumula em áreas mais baixas. Se o gás sarin foi liberado dentro de um local fechado, as pessoas expostas devem ir para fora o mais rápido possível. A roupa que contém sarin líquido deve ser removida e colocada em um saco plástico reforçado com outro dentro dele. Se o enfermeiro estiver ajudando outras pessoas a remover roupas contaminadas, deve evitar tocar qualquer área contaminada com o gás sarin líquido. Se a pessoa se queixar de ardência nos olhos ou visão embaçada, ajude a lavar os olhos só com água por dez a 15 minutos. Lave imediatamente o sarin líquido do corpo com muita água e sabão. Se o sarin foi ingerido, não induza o vômito nem forneça líquidos por via oral. O sulfato de atropina, inibidor da acetilcolina, e o cloreto de pralidoxima (metocloreto de piridina-2-aldoxima e cloreto 2-PAM) são os únicos antídotos conhecidos para o envenenamento por sarin. As pessoas que sofreram exposição branda ou moderada em geral recuperam-se completamente. Pessoas com exposição grave não têm expectativa de sobrevivência. Os problemas neurológicos não devem durar mais que uma ou duas semanas. Assim que as medidas previamente mencionadas tenham sido concluídas e o pessoal de emergência, avisado, leve o cliente ao pronto-socorro. O pessoal de emergência deve se proteger contra a exposição antes de chegar perto do cliente (Figura 22.4).

O atendimento específico depende dos sintomas. Uma via aérea livre deve ser estabelecida e mantida. Administre os antídotos de sulfato de atropina e cloreto de pralidoxima (cloreto de Protopam) assim que possível. Se houver convulsões, administre diazepam (Valium) se necessário. As manifestações cardíacas devem ser tratadas à medida que aparecerem.

Tabela 22.3 ■ Sintomas de exposição ao gás sarin e a outros agentes nervosos

Efeitos muscarínicos	Efeitos nicotínicos
Pupilas dilatadas	Espasmo dos músculos esqueléticos, câimbra e fraqueza
Visão turva ou escura	
Conjuntivite	
Dor nos olhos e na cabeça	Taquicardia
Hipersecreção das glândulas salivares, lacrimais, sudoríparas e bronquiais	Hipertensão
Broncoespasmo	
Náusea	
Vômito	
Diarreia	
Câimbra abdominal	
Incontinência urinária e fecal	
Bradicardia	

CORTESIA DE DELMAR CENGAGE LEARNING

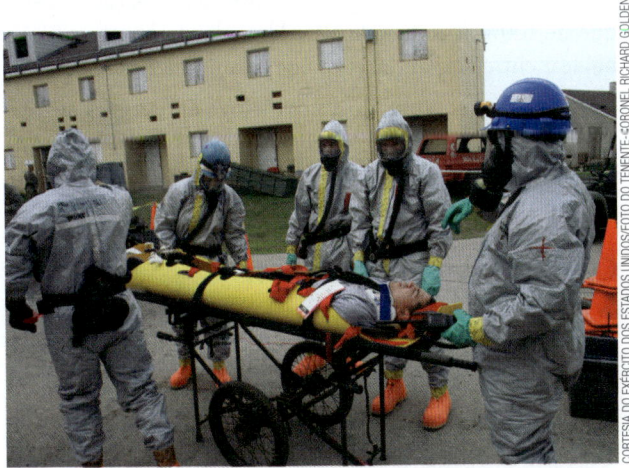

Figura 22.4 ■ Socorristas e o pessoal de emergência devem tomar precauções apropriadas para se proteger durante um atentado.

> **REFLEXÃO CRÍTICA**
>
> **Sarin**
> Por que o gás sarin é tão perigoso como arma biológica?

AGENTE DE BIOTERRORISMO DE RADIAÇÃO NUCLEAR

A **doença por radiação** ou, mais adequadamente, a síndrome de radiação aguda (condição anormal resultante da exposição à radiação ionizante), depende principalmente da dose de radiação que uma pessoa recebe. A doença por radiação pode ocorrer horas ou dias depois de doses altas de exposição à radiação.

Sintomas de exposição

Os primeiros sintomas são náusea, vômito e diarreia. Os sintomas tardios abrangem anorexia, fadiga, perda de peso e supressão da medula óssea. As pessoas que sobrevivem à exposição aguda correm alto risco de desenvolver certos tipos de câncer, principalmente leucemia, devido à supressão da medula.

Prevenção contra a exposição

Infelizmente, não é possível impedir a exposição à radiação nuclear. As pessoas não estão cientes da potencial exposição até que uma bomba seja lançada e a exposição tenha ocorrido. Se uma pessoa trabalha com radiação nuclear, deve evitar acidentes que levem à exposição.

Tratamento médico

Os tratamentos para a exposição à radiação são ineficientes ou minimamente eficientes. A melhor opção disponível é tratar os sintomas. A administração de comprimidos de iodeto de potássio (KI) após a exposição à radiação impede que até 100% do iodo radioativo liberado por uma exposição nuclear entre na glândula tireoide e danifique suas células.

O KI deve ser tomado antes ou logo após a exposição à radiação, mas é eficiente se tomado até três ou quatro horas depois. Ele protege apenas a glândula tireoide, e nenhuma outra estrutura do corpo.

Cuidado de enfermagem

O atendimento inicial para exposição à radiação externa envolve remover todas as roupas e descartá-las corretamente, limpar a pele e iniciar procedimentos de isolamento para proteger os outros. O atendimento inicial de uma pessoa que inalou ou ingeriu material radioativo deve seguir os protocolos de exposição a venenos químicos. Tudo o que for eliminado pelo corpo é verificado quanto aos níveis de radiação. Se um ferimento estiver presente, é necessário cuidado adicional para impedir a contaminação cruzada das superfícies expostas. Toda e qualquer técnica de salvamento emergencial de vida deve ser realizada, para evitar a disseminação dos efeitos de radiação. Enfermeiros e outras pessoas que atendem o cliente devem usar luvas, avental e touca cirúrgicos.

PREPARAÇÃO PARA O BIOTERRORISMO

No caso de um atentado bioterrorista, enfermeiros e outros profissionais de saúde serão os primeiros a examinar as vítimas depois dos socorristas. As vítimas aparecem nos prontos-socorros, consultórios médicos, clínicas ou escolas. Uma vez que os enfermeiros trabalham nessas áreas e são as primeiras pessoas que examinam e avaliam os potenciais clientes, devem ser capazes de identificar sintomas, ocorrências incomuns, tendências dos sintomas e outros eventos significativos.

Os enfermeiros devem conhecer o sistema e o fluxograma de atendimento de urgências e emergências. Também devem saber qual a sua função no papel de socorrista ou especialista em urgência e emergência. O enfermeiro ocupa função fundamental na equipe que vai desenvolver, manter e avaliar os planos de resposta a emergências em instituições de saúde e nas comunidades. Os hospitais devem ter planos de emergência para atender a clientes envolvidos em atos de bioterrorismo e outras situações de emergência.

ENVOLVIMENTO DO GOVERNO

Ao se planejarem ações de combate e prevenção de atentados de bioterrorismo, o Estado ocupa papel fundamental na transversalização e integralização das instituições. Existem muitas agências do governo norte-americano para ajudar no planejamento a desastres. Duas das agências mais antigas são o U. S. Department of Defense e o CDC.

Embora as funções principais de cada uma sejam muito diferentes, ambas unem esforços para combater o terrorismo. Os objetivos em comum são informar, educar e preparar os cidadãos norte-americanos para surtos de doenças incomuns.

Assistência de saúde e social

O trabalho das equipes de saúde deve ser integrado com o serviço de assistência social.

Nos Estados Unidos, a agência do governo denominada Department of Health and Human Services é encarregada de proteger a saúde de todos os norte-americanos e prestar serviços humanitários essenciais, principalmente aos que não são capazes de cuidar de si mesmos. Esse departamento trabalha com outros governos estaduais e locais.

Uma das divisões desse departamento é o Coordinating Office for Terrorism Preparedness and Emergency Response. Sua missão é proteger a saúde e aumentar o potencial do mais alto nível de vida, de todas as pessoas em todas as comunidades, no que se refere à preparação e à resposta da comunidade. Ele trabalha com o CDC e mantém operações de resposta, entre elas o Strategic National Stockpile (SNS). O SNS é um programa gerenciado pelo CDC, criado para garantir que os suprimentos médicos essenciais sejam enviados imediatamente a uma comunidade que tenha sofrido um atentado químico ou biológico de larga escala.

Assistência emergencial a desastres e atos terroristas

Um plano integrado de assistência a catástrofes naturais e atos terroristas constitui uma necessidade para se evitarem danos à população. Cada governo deve estabelecer suas prioridades e condicionar um planejamento com esse objetivo central. A Federal Emergency Management Agency (Fema) foi estabelecida por lei aprovada em 1974, PL 93-288, a Lei de Assistência a Desastres (Disaster Relief Act). Sua missão é minimizar a perda de vidas e propriedades e proteger os Estados Unidos de todos os riscos, entre eles desastres naturais, atos de terrorismo e outros desastres causados pelo homem.

A intenção do Congresso norte-americano era criar uma assistência organizada e contínua do governo federal para os governos estaduais e municipais na execução das responsabilidades para com os cidadãos, especificamente no intuito de aliviar o sofrimento e os danos resultantes dos desastres. O Stafford Act expandiu o escopo dos programas existentes para alívio em caso de desastres. Entre suas disposições estão incentivar o desenvolvimento de planos e programas abrangentes de preparação e assistência em desastres pelos governos estaduais e municipais, incentivar todas as entidades a obter uma cobertura de seguro que complemente ou substitua a assistência do governo e fornecer programas de assistência federal para perdas públicas e privadas sofridas como resultado de desastres.

O administrador do Fema é nomeado pelo presidente e é subordinado direto do secretário de Segurança. O administrador pode ser convocado pelo presidente para servir como membro do gabinete em caso de desastre ou ato de terrorismo.

Ações de controle e prevenção de doenças

A vigilância sanitária e epidemiológica dos estados e municípios deve promover ações de controle e prevenção de doenças e danos relacionados às ameaças ou atos terroristas. Nos Estados Unidos, o Centers for Desease Control and Prevention (CDC) é o órgão de referência nacional para ações nesse sentido. O CDC expandiu programas para informar todos os norte-americanos sobre novas ameaças contra a saúde e a vida. Uma de suas funções é gerenciar o SNS, que garante a uma comunidade que tenha sofrido um ataque químico ou biológico massivo receber de imediato os suprimentos necessários. Alguns dos materiais são antibióticos, vacinas, antídotos químicos, antitoxinas, bandagens, suporte ventilatório e equipamentos intravenosos. O SNS possui duas divisões. Uma delas consiste em suprimentos de emergência pré-embalados, que são armazenados em vários locais do país. Cada local de armazenamento foi escolhido para que não fique a mais de 12 horas de cada comunidade. Esses suprimentos de 50 toneladas são armazenados em depósitos com climatização controlada.

A segunda divisão do SNS é um inventário gerenciado por um fornecedor (VMI), que consiste em materiais mais específicos para certos preparos biológicos. Eles chegam ao local do ataque bioterrorista depois que o agente usado é identificado e dentro de 24 a 36 horas após o ataque. Devido à existência do SNS, pessoas e comunidades não devem tentar armazenar materiais para se preparar para um possível ataque, porque provavelmente os suprimentos perderiam a validade antes que a necessidade surgisse.

Serviço médico das Forças Armadas

A organização dos países contra ataques bioterroristas inclui um planejamento de assistência especializado à saúde, sob responsabilidade das Forças Armadas. O Serviço Médico da Guarda Nacional (National Guard Medical Services Branch) dos Estados Unidos estabeleceu dois programas para fornecer suprimentos imediatamente em situações de emergência: o **Expeditionary Medical Support (EMEDS)** e o **Chemical, Biological, Radiological/Nuclear, and Explosive Enhanced Response Force Package (CERFP)**. O EMEDS é um pacote completo que inclui tudo o que é necessário para a triagem e tratamento de clientes que precisam de atendimento em ambulatório. Também encaminha os clientes mais necessitados a outras instituições de atendimento de longo prazo. O EMEDS usado em ambientes civis fornece atendimento de emergência, enquanto as instituições locais se organizam para prestar o atendimento necessário. O EMEDS possui pacotes aprimorados, chamados de EMEDS + 10 ou EMEDS + 25, que incluem até 25 leitos para atendimento crítico.

Um componente médico do CERFP é semelhante ao EMEDS e pode ser expandido com o mesmo conteúdo e capacidade de um EMEDS. Esse componente pode ser implantado isoladamente, sem o restante do CERFP. Também pode incluir um pacote cirúrgico, se necessário. O CERFP pode responder rapidamente após uma convocação do governador e se apresentar na cena do desastre, pronto para funcionar, em seis horas (Figura 22.5). Ainda responde a desastres fora do próprio estado, mas o governador pode recusar a solicitação se houver uma emergência em seu estado.

Joint Commission

A Joint Commission, previamente chamada de Joint Commission on the Accreditation of Healthcare Organizations, teve o preparo para a emergência como parte dos componentes centrais por muitos anos. Até recentemente, concentrava-se na preparação para os desastres naturais como enchentes e tornados, e não nos causados pelo homem. No mundo de hoje, as instituições se preparam para lidar com desastres naturais e também com situações provocadas pela ação do homem. Devem manter planos por escrito para lidar com a situação, para ter certeza de que as funções usuais estão completas e para retornar ao funcionamento normal depois que a situação for resolvida. Todos os funcionários devem estar cientes desses planos e saber onde os documentos por escrito estão localizados.

A Joint Commission estabelece normas para garantir que as instituições de saúde forneçam um ambiente seguro aos clientes e profissionais. O planejamento para desastres se encaixa nessas normas, na seção intitulada "Ambiente do atendimento" (Joint Commission, 2007).

Cada instituição deve ter um plano de operações de emergência (*Emergency Operation Plan – EOP*). O EOP contém informações sobre quando ativar uma resposta e quem será notificado primeiro, tanto internamente quanto dentro da comunidade. Uma vez que o plano de emergência tenha sido ativado, a proteção do ambiente da instituição torna-se prioridade. É provável que essa ação seja realizada pelo pessoal da segurança. As pessoas que já estão na instituição, como funcionários, clientes e outros, são protegidos da infecção ou contaminação pelas vítimas suspeitas. Essas vítimas são mantidas em uma área isolada dos ocupantes gerais. Se houver um atentado bioterrorista real ou suspeita, são instituídas as precauções-padrão, além das precauções específicas da doença. Se o agente for desconhecido, são feitos esforços para identificá-lo a fim de que as precauções específicas da doença sejam instituídas.

Depois da conclusão das medidas prévias, um protocolo de descontaminação é instaurado. O protocolo de descontaminação instituído inclui diretrizes para lidar com clientes contaminados, disponibilidade de instalações e medidas específicas, dependendo do tipo de contaminação.

Uma agência tem um plano EOP para impedir o caos no caso de desastre. Treinamentos práticos são realizados regularmente, para que todos saibam sua função esperada.

EQUIPES DE SOCORRISTAS

Um grupo de pessoas é identificado como socorristas no caso de um atentado terrorista. São enfermeiros, pessoal do pronto-socorro, paramédicos, pessoal da saúde pública, clínicos gerais e outros como polícia, oficiais de controle de animais, bombeiros e veterinários. Comunidades de todo o país são instruídas a identificar e treinar pessoas designadas como socorristas, caso surja a necessidade.

Os enfermeiros precisam entender a base racional da preparação para as possíveis consequências de qualquer desastre ou atentado. Milhares de pessoas podem ser machucadas ou feridas, e muitas outras podem sofrer os efeitos de longo prazo após a ocorrência (físicos e psicológicos). Os enfermeiros têm a responsabilidade de se envolver no planejamento e nos programas de conscientização de desastres. Parte desse envolvimento é saber quais agentes

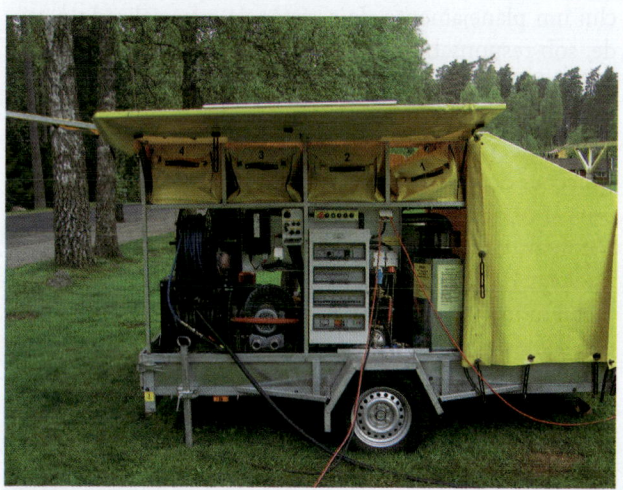
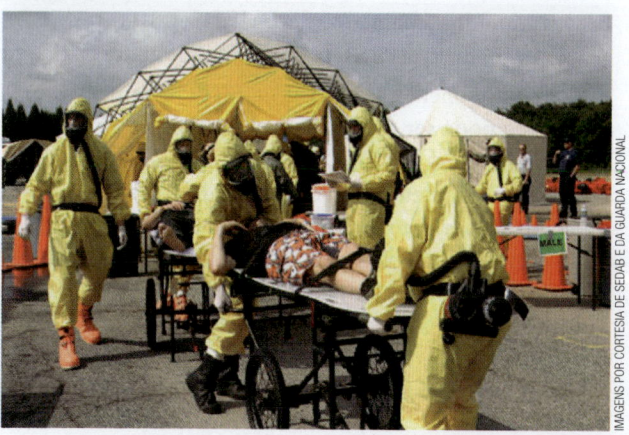

Figura 22.5 ▪ EMEDS e CERFP atendem aos locais que sofreram atentados bioterroristas com trailers, veículos e tendas para tratar as situações de emergência.

DICA Profissional

Atentado terrorista

Nos Estados Unidos, todos os dias existe a possibilidade de um atentado terrorista. Os enfermeiros, principalmente os que trabalham no pronto-socorro, devem estar cientes dos sintomas de exposição aos agentes químicos. Devem reconhecer os sintomas e estar preparados para tomar medidas imediatas de proteção em relação a si próprios, a pessoas próximas e a clientes. É melhor exagerar na precaução e instituir ações se os sintomas do cliente indicarem exposição a um agente químico do que ignorar esses sintomas ou negar que um atentado possa ocorrer. Os profissionais de saúde devem estar preparados para agir com rapidez e competência em caso de um atentado terrorista.

podem ser usados, seus efeitos, o atendimento de emergência necessário para as vítimas e as precauções de proteção pessoal. Muitos sites patrocinados pelo CDC e por outros grupos oficiais fornecem informações sobre a preparação para a guerra biológica e o bioterrorismo. Os sites mencionados na seção "Recursos da web", no final do capítulo, são recursos informativos para o enfermeiro usar profissionalmente, mas também são úteis como recursos para os clientes.

ESTUDO DE CASO

Um enfermeiro trabalha com um médico em um serviço de saúde que atende os índios em uma reserva. O enfermeiro e o médico não têm ascendentes indígenas, mas trabalham na unidade de saúde há oito anos e conhecem a maioria dos residentes. Possuem uma relação de confiança com os idosos da tribo e, por intermédio deles, com as outras pessoas (muitas das quais também idosas). Nas últimas 36 horas, 37 pessoas se apresentaram na unidade de saúde com os seguintes sintomas: vômito, diarreia com sangue em alguns casos, desidratação, alucinações e desmaios. As pessoas que mostraram os primeiros sintomas agora também têm hematúria. Duas das primeiras pessoas a demonstrarem os sintomas morreram. Os idosos estão preocupados, porque o povo geralmente é saudável e não apresenta surtos de gripe ou outras doenças de massa há muitos anos. O enfermeiro suspeita de envenenamento por ricina.

1. Quais sintomas levaram o enfermeiro a essa conclusão?
2. Quais perguntas de avaliação ele deve fazer aos clientes e idosos?
3. Quais precauções o enfermeiro, o médico e outros profissionais da saúde devem assumir ao cuidar dos clientes?
4. A quais intervenções o médico e o enfermeiro devem proceder em relação aos que estão doentes?
5. Quais intervenções podem ser implantadas para impedir que outras pessoas (entre elas os profissionais de saúde) tenham os mesmos sintomas?
6. Que tipo de diretriz o enfermeiro pode fornecer aos idosos da tribo?

RESUMO

- As três formas de atentado terrorista são biológico, químico e por radiação nuclear.
- Em alguns países, como os Estados Unidos, as agências do governo se expandiram e novas agências foram formadas para planejar e se preparar para a possibilidade de ataques terroristas.
- Nesse país, agências, desde o governo federal até um hospital comunitário, preparam-se para lidar com atentados bioterroristas.
- O CDC é uma das principais agências envolvidas na preparação para ataques bioterroristas.

- A Joint Commission incorporou a preparação a ataques terroristas nos critérios de vigilância para instituições de saúde.
- As substâncias biológicas mais comuns em ataques terroristas são varíola, peste, gás sarin e ricina.
- Os enfermeiros devem conhecer os sintomas dos agentes bioterroristas e o atendimento de emergência para clientes expostos.
- Os socorristas são bem treinados e sabem se proteger da contaminação, bem como cuidar das vítimas de um atentado.

QUESTÕES DE REVISÃO

1. A prioridade máxima de um socorrista após um ataque terrorista é:
    1. proteger-se da contaminação.
    2. identificar o agente usado.
    3. remover as pessoas descontaminadas do local.
    4. isolar com uma corda a área próxima.
2. A agência federal designada para liderar a iniciativa geral de planejamento e melhorar a capacidade dos Estados Unidos de responder a um atentado bioterrorista é:
    1. Center for Domestic Preparedness.
    2. U. S. Department of Health and Human Services.
    3. Centers for Disease Control and Prevention.
    4. U. S. Army Corps of Engineers.
3. Os agentes biológicos podem ter mais sucesso que outros tipos de agentes em um atentado terrorista porque:
    1. são muito eficientes em pequenas quantidades.
    2. são fáceis de encontrar.

3. são fabricados com ingredientes voláteis.
4. não fornecem proteção contra a imunização.

4. Os clientes que recebem atendimento prioritário imediatamente após um atentado terrorista são aqueles que:
   1. são importantes para a estrutura do governo local.
   2. apresentam as lesões mais graves.
   3. têm mais chance de sobrevivência.
   4. têm um emprego e contribuem positivamente para a sociedade como um todo.

5. A ação prioritária quando uma pessoa é exposta aos vapores da ricina é:
   1. lavar os olhos só com água.
   2. remover todas as roupas.
   3. afastar-se da área de exposição.
   4. procurar ajuda médica.

6. O plano de operação de emergência de uma agência deve incluir informações sobre (Selecione todas as opções aplicáveis):
   1. quem vai avisar as agências comunitárias envolvidas.
   2. qual agente foi usado no atentado.
   3. notificação das famílias sobre as mortes de parentes.
   4. como as pessoas serão impedidas de entrar ou sair da agência.
   5. descontaminação dos profissionais que necessitem.
   6. gerenciamento do Strategic National Stockpile.

7. A ação prioritária quando uma pessoa é exposta ao gás sarin é:
   1. remover todas as roupas e colocá-las em um saco plástico dentro de outro.
   2. lavar o corpo com muita água e sabão.
   3. avisar o pessoal de emergência e levar a vítima ao pronto-socorro.
   4. dirigir-se a um local mais alto, onde exista ar fresco.

8. Um bioterrorista liberou um aerossol no metrô de Chicago. Dois dias depois, um cliente entra no pronto-socorro com febre e rash pustular no rosto, mãos e solas dos pés. O enfermeiro suspeita de varíola. A primeira ação é:
   1. vestir roupas de proteção, entre elas avental, luvas e uma máscara especial.
   2. obter a prescrição de sulfato de atropina.
   3. remover as roupas e lavar o cliente enfermo com água e sabão.
   4. solicitar uma prescrição de vacina contra varíola.

9. Um fazendeiro se apresenta ao pronto-socorro com um corte na mão, que sofreu ao tosar as ovelhas cinco dias atrás. Ele afirma que a área ao redor do corte tem "coçado muito" nos últimos três dias. Também diz que o corte mudou de aparência hoje. Quando o enfermeiro examina o corte, percebe uma lesão papular ulcerada. Ele suspeita que o fazendeiro:
   1. tem peste.
   2. foi exposto à ricina.
   3. tem varíola.
   4. foi exposto ao antraz.

10. Um hospital municipal dos Estados Unidos não precisa estocar suprimentos em caso de atentado bioterrorista porque:
    1. o EMEDS é um pacote completo que inclui tudo o que é necessário para a triagem e o tratamento de clientes que precisam de atendimento em ambulatório.
    2. cada instalação possui um plano de operações de emergência que será colocado em vigor imediatamente para lidar com uma situação emergencial.
    3. o Strategic National Stockpile embalou os suprimentos de emergência que estão armazenados a 12 horas de qualquer comunidade dos Estados Unidos.
    4. um atentado bioterrorista não ocorrerá com todas as precauções de segurança adotadas atualmente.

REFERÊNCIAS/LEITURAS SUGERIDAS

Agency for Toxic Substances and Disease Registry. (2008) Medical management guidelines for nerve agents: Tuban (GA); sarin (GB); soman (GD); and VX. Department of Health and Human Services. Obtido em 9 de setembro de 2008 do site http://www.atsdr.cdc.gov/MHMI/mmg166.html.

Casey, C.; Iskander, J.; Roper, M.; Mast, E.; Wen, X.; Torok, T. et al. (2005) Adverse events associated with smallpox vaccination in the United States, Jan.-Out. 2003. *Journal of the American Medical Association,* 294(21), 2734-2743.

Cava, M.; Fay, K.; Beanlands, H.; McCay, E.; Wignall, R. (2005) Risk perception and compliance with quarantine during the SARS outbreak. *Journal of Nursing Scholarship,* 37(4), 343-347.

Centers for Disease Control and Prevention. (1999) Bioterrorism readiness plan: A template for healthcare facilities. Obtido em 6 de novembro de 2008 do site http://www.cdc.gov/ncidod/dhqp/pdf/bt/13apr99APIC-CDCBioterrorism.PDF.

Centers for Disease Control and Prevention. (2000a, 21 abr.) Biological and chemical terrorism: Strategic plan for preparedness and response. *Morbidity and Mortality Weekly Report,* 49(RR04), 1-14.

Centers for Disease Control and Prevention. (2000b, 15 dez.) Use of anthrax vaccine in the United States. *Morbidity and Mortality Weekly Report,* 49(RR15), 1-20.

Centers for Disease Control and Prevention. (2002a) Message from HHS: Smallpox vaccination. Obtido em 7 de novembro de 2008 do site http://www.bt.cdc.gov/training/smallpoxvaccine/reactions/message.htm.

Centers for Disease Control and Prevention. (2002b, 15 nov.) Notice to readers: Use of anthrax vaccine in response to terrorism: Supplemental recommendations of the advisory committee on immunization practices. *Morbidity and Mortality Weekly SI* (45), 1024-1026.

Centers for Disease Control and Prevention. (2004) Facts about pneumonic plague. Obtido em 25 de agosto de 2008 do site http://emergency.cdc.gov/agent/plague/factsheet.asp.

Centers for Disease Control and Prevention. (2005) NIOSH emergency response card: Cyanogen chloride (ERC506-77-4). Obtido em 14 de novembro de 2008 do site http:/emergency.cdc.gov/agent/cyanide/erc506-77-4pr.asp.

Centers for Disease Control and Prevention. (2006a) Facts about Phosgene. Obtido em 14 de novembro de 2008 do site http://emergency.cdc.gov/agent/phosgene/basics/facts.asp.

Centers for Disease Control and Prevention. (2006b) Fact sheet: Anthrax information for health care providers. Obtido em 8 de novembro de 2008 do site http://www.bt.cdc.gov/agent/anthrax/anthrax-hcp-factsheet.asp.

Centers for Disease Control and Prevention. (2006c) NIOSH emergency response card: Hydrogen cyanide (ERC74--90-8). Obtido em 14 de novembro de 2008 do site http:/emergency.cdc.gov/agent/cyanide/erc74-90-8.asp.

Centers for Disease Control and Prevention. (2006d) Sarin (GB). Obtido em 20 de janeiro de 2007 do site http:/www.bt.cdc.gov/agent/sarina.

Centers for Disease Control and Prevention. (2006e) Toxic syndrome description: Vesicant/blister agent poisoning. Obtido em 13 de novembro de 2008 do site http://www.bt.cdc.gov/agent/vesicants/tsd.asp.

Centers for Disease Control and Prevention. (2007a) The history of bioterrorism [vídeo]. Obtido em 7 de novembro de 2008 do site http://emergency.cdc.gov/training/historyofbt

Centers for Disease Control and Prevention. (2007b) Smallpox fact sheet: Smallpox disease overview. Obtido em 7 de novembro de 2008 do site http://emergency.cdc.gov/agent/smallpox/overview/disease-facts.asp.

Centers for Disease Control and Prevention. (2007c) Smallpox fact sheet: Vaccine overview. Obtido em 7 de novembro de 2008 do site http://emergency.cdc.gov/agent/smallpox/vaccination/facts.asp.

Centers for Disease Control and Prevention. (2008a) Bioterrorism agents/diseases. Obtido em 5 de novembro de 2008 do site http://emergency.cdc.gov/agent/agentlist-category.asp.

Centers for Disease Control and Prevention. (2008b, 3 mar.) CDC fact sheet: Facts about ricin. Obtido em 25 de agosto de 2008 do http://www.bt.cdc.gov/agent/ricin/facts.asp.

Centers for Disease Control and Prevention. (2008c) MMWR quick guide: Recommended adult immunization schedule – United States, October 2007-September 2008. Obtido em 21 de agosto de 2008, do site http://www.cdc.gov/mmwr/pdf/wk/mm5641-Immunization.pdf.

Centers for Disease Control and Prevention. (2008d, 29 fev.) Official CDC health advisory: CDC alert on ricin. Obtido em 24 de abril de 2008 do site http://www.cdcinfo@cdc.gov.

Centers for Disease Control and Prevention. (2008e) Public health preparedness report – Appendix 6. Obtido em 5 de novembro de 2008 do site http://www.emergency.cdc.gov/publications/feb08phprep/appendix/appendix6.asp.

Centers for Disease Control and Prevention. (2009a) Adult immunization schedule. Obtido em 8 de junho de 2009 do site http://www.cdc.gov/vaccines/recs/schedules/adult--schedule.htm.

Centers for Disease Control and Prevention. (2009b) Child and adolescent immunization schedules. Obtido em 8 de junho de 2009 do site http:/www.cdcgov/vaccines/recs/schedules/child-schedule.htm#printable.

Chettle, C. (2007) Are you prepared for a flu pandemic? *NurseWeek*; South Central edition, 16-19.

Council on Foreign Relations. (2008). Aum Shinrikyo. Obtido em 13 de novembro de 2008 do site http:/www.cfr.org/publication/9238.

Department of Homeland Security. (2007, 9 out.) Fact sheet: National strategy for homeland security. Obtido em 23 de abril de 2008 do site http://www.whitehouse.gov/deptofhomeland/analysis.

Desenclos, J.; Guillemot, D. (2004, 23 abr.) Consequences of bacterial resistance to antimicrobial. Obtido em 25 de agosto de 2008 do site http://www.cdc.gov/nicod/EID/index.htm.

Eckert, S. (2006) Preparing for disaster: How to plan for the unthinkable. *American Nurse Today,* 1(1), 34-37.

Fauci, A. (2005) Emerging and re-emerging infections diseases: The perpetual challenge. *Academic Medicine,* 80, 1079-1085.

Fox, M. (2008, 22 jan.) Avant works on oral vaccine for plague, anthrax. Obtido em 25 de agosto de 2008 do site http://www.ph.ucla.edu/epi/bioter/avantoralvaccine.html.

Guillemin, J. (2005) *Biological weapons: From the invention of state-sponsored programs to contemporary bioterrorism.* Nova York: Columbia University Press.

Ignatavicius, D.; Workman, M. (2006) *Medical-surgical nursing: Critical thinking for collaborative care* (5. ed.). St. Louis, MO: Elsevier/Saunders.

Johnson, C. (2003, 3 dez.). Emergency preparedness and bioterrorism fact sheets: Sarin as a chemical terrorist agent. Obtido em 25 de agosto de 2008 do site http://webserver.health.state.pa.us/health/cwp/view.asp%3Fa%3D171%26Q%3D233572.

Joint Commission. (2007) Joint Commission Resources: Environment of Care, Inc. Obtido em 26 de agosto de 2008, do site http://www.jcrinc.com/26632.

Nursing World. (2002, 30 jun.) ANA, HHS establish national nurses response team. Obtido em 25 de agosto de 2008 do site http://nursingworld.org/Functional MenuCategories/MediaResources/PressReleases/2006.

Ohio Department of Health. (2005) Health care facilities and bioterrorism preparedness. Obtido em 5 de novembro de

2008 do site http://www.odh.ohio.gov/search/search.asp?SearchString=bioterrorism.

Pilch, R.; Zilinskas, R. (eds.). (2005) *Encyclopedia of bioterrorism defense.* Hoboken, NJ: Wiley-Liss.

Salmon, A. (2008) 1995: Aum Shinrikyo Tokyo subway gas attack. Obtido em 9 de novembro de 2008 do site http://terrorism.about.com/od/originshistory/a/AumShinrikyo.htm.

U. S. Department of Labor. (2008) Biological agents. Obtido em 5 de novembro de 2008 do site http://www.osha.gov/SLTC/biologicalagents/index.html.

Washington State Department of Health. (2008) Chemical agents (DOH Publication n. 821-019). Olympia: Author. Obtido em 9 de novembro de 2008 do site http://www.doh.wa.gov/phepr/handbook/hbk_pdf/chemical.pdf.

RECURSOS DA WEB

Associação Beneficente de Assistência Social e Hospitalar: http://www.prosaude.org.br/

Associação Saúde da Família (ASF): http://www.saudedafamilia.org

Cofen (Conselho Federal de Enfermagem): http://site.portalcofen.gov.br

Cruz Vermelha Brasileira: http://www.cvbb.org.br/

U.S. Army Medical Research Institute of Chemical Defense: http://chemdef.apgea.army.mil

U.S. Department of Health and Human Services: http://www.dhhs.gov

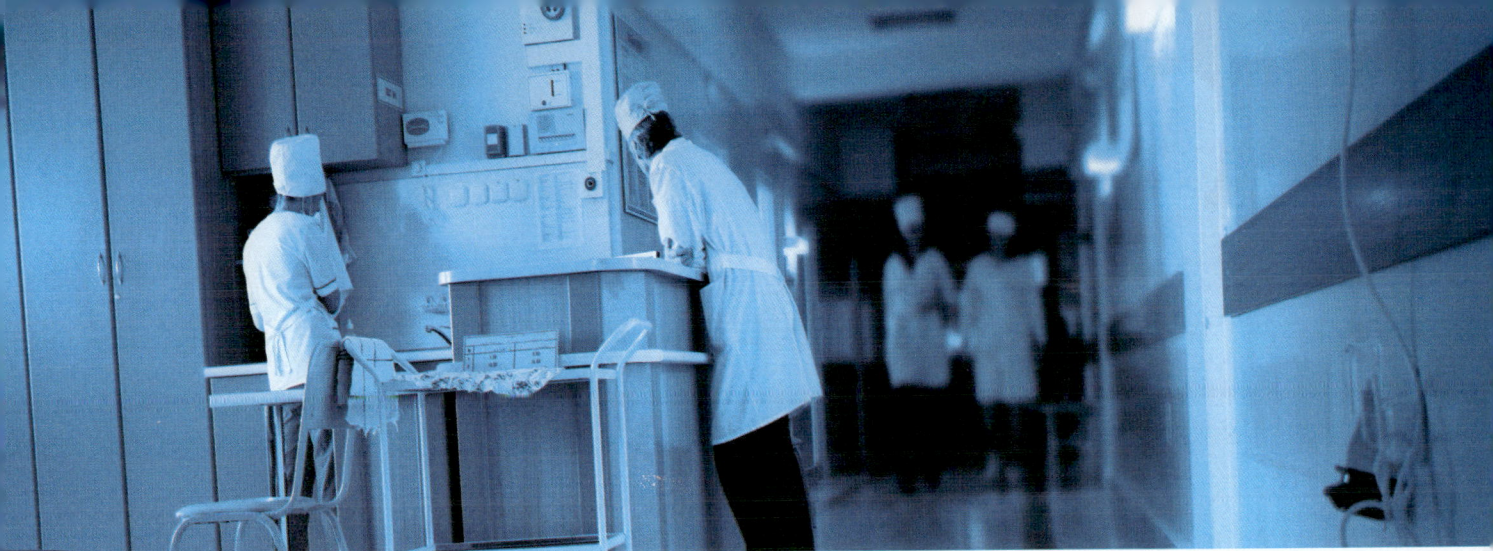

UNIDADE 7 ▪ CUIDADOS ESSENCIAIS DE ENFERMAGEM

CAPÍTULO ▶ 23	Fluidos, Eletrólitos e Equilíbrio Ácido-Base	516
CAPÍTULO ▶ 24	Administração de Medicamentos e Terapia IV	550
CAPÍTULO ▶ 25	Avaliação	592
CAPÍTULO ▶ 26	Controle da Dor	617
CAPÍTULO ▶ 27	Exames Diagnósticos	648

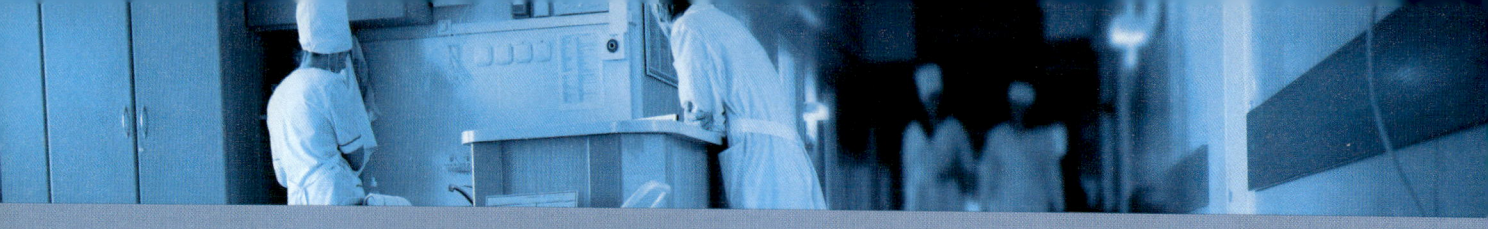

CAPÍTULO 23

Fluidos, Eletrólitos e Equilíbrio Ácido-Base

PALAVRAS-CHAVE

ácido
acidose
alcalose
ânion
átomo
base
cátion
composto
crenação
decomposição
desidratação
diálise
difusão
edema
elementos
eletrólito
filtração
fluido extracelular
fluido intersticial
fluido intracelular
fluido intravascular
gases do sangue arterial
hemólise
hipoxemia
homeostasia
infiltração
íon
isótopos
matéria
membrana seletivamente permeável
membrana semipermeável
mistura
molécula
osmolalidade

ESTABELECENDO RELAÇÕES

Consulte os seguintes capítulos para ampliar seu conhecimento acerca de fluidos, eletrólitos e equilíbrio ácido-base:

Enfermagem Básica

- Avaliação
- Exames Diagnósticos

Procedimentos Básicos

- Medição de entrada e de saída

OBJETIVOS

Ao final deste capítulo, você estará apto a:

- Definir palavras-chave.
- Discutir a importância da regulação do pH no corpo.
- Descrever os três sistemas tampão do corpo.
- Descrever e dar exemplos de difusão, osmose e filtração no corpo.
- Nomear os compartimentos de fluidos, os fluidos neles contidos e a função desses fluidos.
- Descrever o funcionamento dos rins para manter o equilíbrio hidroeletrolítico.
- Descrever o funcionamento dos pulmões para manter o pH do corpo.
- Detalhar causas, dados de avaliação, intervenções de enfermagem e critérios para avaliar a eficácia da assistência de enfermagem a clientes cujo diagnóstico de enfermagem seja *volume deficiente de fluidos* ou *volume excessivo de fluidos*.
- Detalhar causas, dados de avaliação, diagnósticos de enfermagem, intervenções de enfermagem e critérios para avaliar a eficácia da assistência de enfermagem a clientes com níveis de sódio, potássio, cálcio e magnésio em desequilíbrio.

CAPÍTULO 23 ▪ Fluidos, Eletrólitos e Equilíbrio Ácido-Base 517

osmolaridade
osmose
oxidado
permeabilidade
potencial de hidrogênio (pH)
pressão hidrostática
pressão osmótica
sal
síntese
solução hipertônica
solução hipotônica
solução isotônica
terapia intravenosa
tampões
turgor

- Relacionar os princípios do tratamento de enfermagem para clientes enfermos que recebem suplemento de fluidos e de eletrólitos por via oral, por meio de soluções intravenosas, de alimentação enteral e de nutrição parenteral total.
- Diferenciar causas, dados de avaliação e tratamento de enfermagem para acidose e alcalose metabólicas e respiratórias.
- Usar o processo de enfermagem para planejar a assistência ao cliente com desequilíbrio de fluidos, eletrólitos e/ou ácido-base.

INTRODUÇÃO

O ambiente externo onde vivemos passa por mudanças contínuas, grandes e pequenas. Por exemplo, as temperaturas diária e sazonal podem oscilar em uma faixa muito ampla de valores. A intensidade da luz é brilhante nos dias ensolarados e um pouco mais fraca nos dias nublados. A umidade pode ser alta ou baixa. Estes são apenas alguns dos muitos fatores em constante mudança no meio ambiente externo. Os corpos precisam se ajustar continuamente a essas mudanças. Entretanto, para que a vida continue, o ambiente interno – o do interior do corpo – precisa permanecer relativamente constante, variando de maneira bem sutil dentro de margens estreitas. Esse ambiente interno é composto por vários fluidos corporais como o do interior das células, o sangue, os fluidos de tecidos que banham as células e outros fluidos. A manutenção do ambiente interno dentro de limites muito estreitos é chamada **homeostasia** (equilíbrio).

HOMEOSTASIA

A homeostasia é um processo contínuo, ou seja, o corpo não chega simplesmente a certo estado de equilíbrio e permanece assim. As pequenas alterações são constantes em resposta a processos fisiológicos. Portanto, o corpo precisa fazer ajustes sutis de modo contínuo a fim de manter a constância do ambiente interno dentro da faixa normal.

Obtém-se a homeostasia por meio de vários processos fisiológicos e pelas atividades coordenadas dos sistemas orgânicos. Alguns exemplos podem ser os seguintes:

- O sistema gastrointestinal (GI) modifica moléculas grandes e complexas de alimentos ingeridos em moléculas mais simples e menos complexas que podem ser aproveitadas pelas células do corpo para produzir a energia necessária à vida.
- O sistema respiratório alimenta as células com a fonte constante de oxigênio exigido para liberar a energia dos produtos da digestão. Esse sistema elimina também o dióxido de carbono, que é o resíduo produzido pelas células como resultado da produção de energia.
- O sangue atua como mecanismo de transporte, carregando os produtos da digestão com os hormônios e o oxigênio para as células, nas quais essas substâncias são usadas.
- O sangue transporta também o dióxido de carbono resultante dos processos de liberação de energia das células para os pulmões, onde essa substância é eliminada.
- Todas as atividades dos vários sistemas orgânicos são integradas e coordenadas por meio do sistema nervoso e do sistema endócrino.

Quando o corpo perde a habilidade de manter a homeostasia, levando a mudanças no ambiente interno, os processos fisiológicos poderão ser interrompidos ou alterados, provocando doenças, transtornos ou óbito. Portanto, manter a homeostasia é essencial à vida. Uma vez que os processos de homeostasia envolvem diversos processos químicos e físicos, é necessário examinarmos alguns deles antes de estudarmos a homeostasia mais detalhadamente.

ORGANIZAÇÃO QUÍMICA

O corpo humano é muito organizado. Essa organização se apresenta em níveis crescentes de complexidade. O nível mais básico é o químico. Para compreendermos os níveis mais complexos dessa organização, é necessário termos conhecimento prévio sobre os princípios químicos e físicos básicos.

ELEMENTOS

As células consistem em matéria viva. **Matéria** é tudo o que ocupa espaço e possui massa. Toda matéria tem certas propriedades físicas como cor, odor, resistência e densidade. A matéria também possui propriedades de extensão como tamanho, forma e peso, e é composta por substâncias básicas chamadas **elementos**. Os elementos são feitos de unidades minúsculas chamadas átomos. Os átomos de cada elemento são semelhantes. Elementos diferentes possuem tipos diferentes de átomos.

Até o momento, são conhecidos 112 elementos. Alguns exemplos são: ferro, ouro, carbono, hidrogênio, oxigênio, nitrogênio e cobre. Muitos desses elementos existem no corpo humano em volumes variáveis. Alguns estão presentes em grandes quantidades e outros são encontrados apenas como traços. Quatro desses elementos – oxigênio, carbono, hidrogênio e nitrogênio – constituem mais de 95% do peso corporal total dos elementos. A Tabela 23.1 apresenta alguns dos elementos e respectivas funções.

Tabela 23.1 ▪ Elementos existentes no corpo humano

Elemento	% Aproximada de peso corporal	Função
Elementos principais		
Oxigênio (O)	65,0	Encontrado em compostos orgânicos e inorgânicos; por ser um gás, é necessário para metabolizar glicose e outros compostos químicos em energia.
Carbono (C)	18,5	Encontrado em todos os compostos orgânicos como carboidratos, proteínas, lipídios e ácidos nucleicos; necessário para a respiração das células.
Hidrogênio (H)	9,5	Encontrado em muitos compostos orgânicos e inorgânicos; na forma iônica, faz parte do pH; componente da água; necessário para a vida.
Nitrogênio (N)	3,2	Importante nas proteínas, que são os blocos de construção do corpo, como fonte de energia e também componente de hormônios.
Cálcio (Ca)	1,5	Elemento importante na composição dos ossos e dos dentes; presente no processo de condução nervosa, na contração muscular e na coagulação do sangue.
Fósforo (P)	1,0	Encontrado em ossos, dentes, na composição da adenosina trifosfato transportadora de alta energia (ATP), em algumas proteínas e no ácido nucleico.
Potássio (K)	0,4	Principal eletrólito no fluido intracelular; importante na contração muscular e na transmissão dos impulsos nervosos; ativador de enzimas; influencia a pressão osmótica celular; envolvido na função renal e no equilíbrio ácido-base.
Enxofre (S)	0,3	Encontrado em algumas proteínas, ácidos nucleicos e em algumas vitaminas e hormônios.
Sódio (Na)	0,2	Principal eletrólito no fluido extracelular; importante na regulação da osmose e no equilíbrio ácido-base; necessário para transmissão nervosa e contração muscular.
Cloro (Cl)	0,2	Encontrado no fluido extracelular; importante no equilíbrio da água, no equilíbrio ácido-base e na produção de ácido clorídrico no estômago.
Magnésio (Mg)	0,1	Importante para a função dos músculos e dos nervos, na formação de ossos e em algumas coenzimas.
Elementos de traço essenciais		
Presentes no corpo humano em volumes mínimos, constituindo cerca de 0,1% do peso do corpo; têm funções conhecidas.		
Cobalto (Co)		Componente importante da vitamina B_{12}.
Cobre (Cu)		Necessário para a formação da hemoglobina e o desenvolvimento dos ossos.
Cromo (Cr)		Cofator envolvido com enzimas para o metabolismo de gordura, colesterol e glicose.
Flúor (F)		Dá resistência a dentes e ossos.
Iodo (I)		Necessário para a síntese do hormônio da tireoide.
Ferro (Fe)		Necessário para o transporte de oxigênio através da hemoglobina.
Manganês (Mn)		Necessário para a ativação de algumas enzimas.
Selênio (Se)		Atua em conjunto com a vitamina E como antioxidante; componente dos dentes.
Zinco (Zn)		Encontrado em algumas enzimas; necessário para o metabolismo proteico e o transporte de dióxido de carbono.
Outros elementos de traço		
Possuem funções prováveis, embora ainda não detectadas.		
Alumínio (Al), níquel (Ni), arsênio (As), estanho (Sn), boro (B), silício (Si), cádmio (Cd), vanádio (V)		

ÁTOMOS

Um **átomo** é a menor unidade de estrutura química e nenhuma mudança química pode alterá-lo. Os átomos são compostos por partículas básicas: prótons, nêutrons e elétrons. Prótons e nêutrons são semelhantes em tamanho; porém, enquanto os prótons possuem carga elétrica positiva, os nêutrons não possuem carga nenhuma. Juntos, formam o núcleo do átomo. Uma vez que os prótons possuem carga positiva e os nêutrons são neutros, o núcleo de um átomo possui carga positiva. Os elétrons possuem carga negativa e se movem em uma órbita ao redor do núcleo. Elétrons e prótons existem em volumes iguais, tornando neutro todo o átomo. Em um átomo, o número de prótons é chamado de seu número atômico.

O hidrogênio é o mais simples dos elementos. Seu número atômico é 1. Um próton com carga positiva forma o núcleo, e um elétron se move em órbita ao redor do núcleo. Os átomos de hidrogênio podem ou não possuir um nêutron. A Figura 23.1 ilustra um átomo de hidrogênio.

Dependendo do elemento, outros átomos podem possuir mais de um próton e um elétron, e podem possuir nêutrons. O número de prótons e de nêutrons no núcleo é aproximadamente igual à massa atômica. Por isso, o hidrogênio tem peso atômico 1.

ISÓTOPOS

No núcleo, o número de prótons é o mesmo para todos os átomos de dado elemento, mas o número de nêutrons pode variar em átomos do mesmo elemento. Por exemplo, todos os átomos de hidrogênio possuem um próton e um elétron; entretanto, alguns átomos de hidrogênio possuem um nêutron no núcleo, enquanto outros possuem dois (Figura 23.2). Átomos do mesmo elemento com massas atômicas diferentes (isto é, com número diferente de nêutrons) são chamados **isótopos**. Quimicamente, todos os isótopos de determinado elemento reagem da mesma maneira.

Alguns isótopos, chamados isótopos radioativos, possuem núcleo instável, o qual se decompõe e libera energia na forma de radiação. Essa radiação pode se manifestar na forma de raios alfa, beta ou gama. Todos esses raios são prejudiciais às células. A radiação alfa é a menos prejudicial, e a gama é a mais perigosa. Iodo, oxigênio e cobalto são exemplos de elementos que possuem isótopos radioativos. Alguns dos isótopos radioativos são úteis como marcadores biológicos e podem ser usados para traçar vias metabólicas de alimentos. Outros, como o iodo^{131}, podem ser injetados no corpo e usados para traçar a circulação do sangue. Outros, ainda, como o cobalto^{60}, são usados no tratamento contra o câncer.

MOLÉCULAS E COMPOSTOS

Os átomos do mesmo elemento podem se unir uns aos outros para formar uma **molécula**. Por exemplo, os átomos

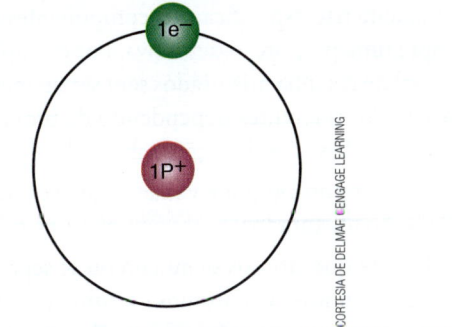

Figura 23.1 ▪ Átomo de hidrogênio que mostra próton com carga positiva no núcleo e elétron com carga negativa em órbita.

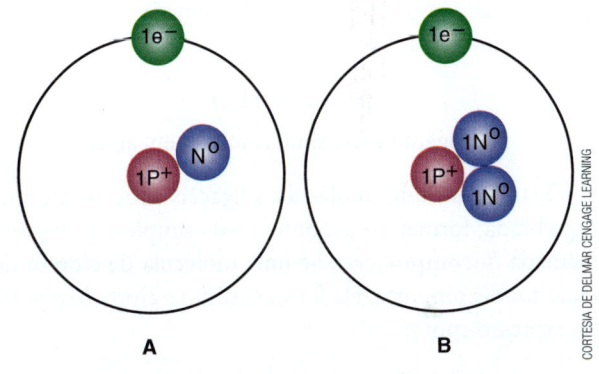

Figura 23.2 ▪ Isótopos de hidrogênio; *A* – o deuterídio tem um próton com carga positiva e um nêutron no núcleo, e um elétron em órbita; *B* – o trítio tem um próton com carga positiva e dois nêutrons no núcleo, e um elétron em órbita.

de hidrogênio se unem para formar uma molécula de hidrogênio. Isso pode ser expresso em uma equação química por intermédio do símbolo químico para hidrogênio:

$$H + H \rightarrow H_2$$

Nessa reação, os átomos à esquerda são os reagentes, a seta é lida como "resulta em" e o último símbolo é o produto – uma molécula de hidrogênio. Uma equação química usa os símbolos químicos dos elementos e mostra as proporções de suas combinações. Uma vez que os átomos dos elementos sempre combinam na mesma proporção sob condições semelhantes, é possível prognosticar a natureza de uma alteração química.

Quando átomos de dois ou mais elementos diferentes combinam (reagem), formam um **composto**. Por exemplo, se um átomo de sódio (Na) e um átomo de cloro (Cl) reagem, formam uma molécula de um composto chamado cloreto de sódio. Isso é expresso na seguinte equação:

$$Na + Cl \rightarrow NaCl$$

Os compostos podem ser divididos em dois grupos. Os sem carbono são compostos inorgânicos e os com carbono são compostos orgânicos. As alterações químicas, chamadas reações, podem ser demonstradas por meio de equações químicas. Às vezes, substâncias diferentes são combinadas de maneira não específica e os componentes não possuem sempre uma proporção definitiva. Por exemplo: água, açúcar e sal de cozinha misturados sem serem medidos levarão a resultados diferentes dependendo da proporção de cada substância. Essa combinação é chamada **mistura**.

Sua composição pode variar a cada vez que os componentes são misturados.

Sempre que átomos se juntam ou se separam, ocorrem reações químicas. Os átomos se juntam, formando ligações, e se separam, quebrando-as. De uma maneira ou de outra, resultam novas combinações. Quando dois ou mais átomos (reagentes) se ligam para formar um produto molecular mais complexo, a reação é chamada **síntese**. Uma equação-modelo seria:

$$2H + O \rightarrow H_2O$$

hidrogênio e oxigênio resultam em água

Quando em uma molécula a ligação entre os átomos é quebrada, formando produtos mais simples, a reação é chamada **decomposição**. Se uma molécula de cloreto de sódio for decomposta, ela formará sódio e cloro. Isso pode ser expresso como:

$$NaCl \rightarrow Na + Cl$$
cloreto de sódio   resulta em   sódio e cloreto
(decomposição)

É importante compreender que, quando ocorre a síntese, a energia permanece fixa às ligações formadas durante a reação. Quando ocorre a decomposição, a energia é liberada. Nas células do corpo, esses tipos de reações químicas ocorrem repetidamente: as moléculas se formam e se decompõem. As células do corpo podem usar tais reações para formar fontes de energia e liberar energia para orientar os vários processos metabólicos das células.

ÍONS

Quando alguns compostos são colocados em água, decompõem-se ou se ionizam. O resultado é um **íon**, um átomo que carrega determinada carga elétrica. Um íon com carga positiva é chamado **cátion**; um íon com carga negativa é chamado **ânion**. Por exemplo, decompõe-se cloreto de sódio em água para formar íons sódio com carga positiva e íons cloro com carga negativa (Figura 23.3). Uma vez que os átomos nessa combinação são carregados, eles conduzirão eletricidade. A reação pode ser mostrada como segue:

$$NaCl \rightarrow Na^+ + Cl^-$$
cloreto de sódio   resulta em   sódio e cloro
(cátion) (ânion)

Um composto que se dissocia em íons na água é chamado **eletrólito**. Muitos eletrólitos são extremamente importantes na química do corpo.

ÁGUA

A água constitui cerca de 60% do peso total do corpo de um adulto e está envolvida em muitos dos processos físicos e fisiológicos do corpo. Uma vez que a água é essencial aos processos corporais, a oscilação na quantidade de água no corpo pode ter consequências prejudiciais ou mesmo fatais.

A água é o principal componente do sangue. Cerca de 92% dos compostos orgânicos e inorgânicos do corpo se dissolvem na água em moléculas e átomos menos complexos, que são então transportados pelo corpo. As substâncias necessárias como oxigênio e nutrientes do sistema GI são transportadas para as células, onde são utilizadas. Os produtos residuais das células como dióxido de carbono, ureia e minerais em excesso são transportados pela água aos sítios de eliminação: dióxido de carbono para os pulmões e ureia e minerais para os rins.

A água também absorve calor resultante das contrações musculares e distribui esse calor pelo corpo. Em forma de perspiração liberada das glândulas sudoríparas na pele, a água pode resfriar o corpo por evaporação. Também pode quebrar e separar as ligações em grandes moléculas como amidos para formar moléculas menores no processo digestivo. Esse tipo de reação é chamado *hidratação*.

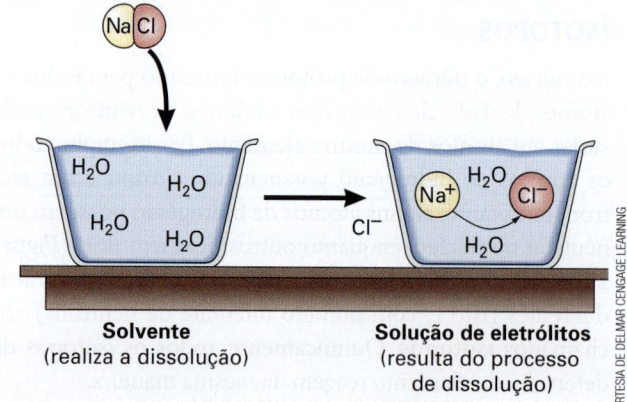

Figura 23.3 ▪ Dissociação de eletrólitos.

CONSIDERAÇÕES sobre tempo de vida
Água no corpo e tamanho do corpo

O volume de água no corpo é inversamente proporcional ao tamanho do corpo. Quanto menor o corpo, mais alto o teor de água:

Embrião:	97%
Lactente:	70% a 80%
Criança:	60% a 77%
Adulto:	60%
Idoso:	45% a 55%.

A redução do teor de água no corpo em idosos está associada à perda de tecido.

GASES

Dois gases importantes no corpo são oxigênio (O_2) e dióxido de carbono (CO_2). Uma vez que esses elementos são gases, suas moléculas são livres e podem se mover rapidamente em todas as direções. O oxigênio penetra no corpo pelos pulmões e é transportado pelas hemácias a todas as células do corpo. As células usam oxigênio na liberação de energia da glicose e de outras moléculas. Essa energia é necessária às células para executar suas atividades. Como resultado dos processos de liberação de energia, o dióxido de carbono é produzido pelas células e transportado no sangue para os pulmões, onde é eliminado.

ÁCIDOS, BASES, SAIS E pH

Outras substâncias químicas importantes para a vida são os ácidos, as bases e os sais; o pH é a medida de força do ácido e da base.

ÁCIDOS

Um **ácido** é qualquer substância que em solução resulta em íons hidrogênio com carga positiva. Como exemplo, o ácido clorídrico (HCl) se dissocia em água como demonstrado:

$$HCl \rightarrow H^+ + Cl^-$$

ácido clorídrico resulta em hidrogênio e cloreto

O íon hidrogênio caracteriza a fórmula anterior como um ácido. No corpo, os ácidos importantes são ácido clorídrico, produzido no estômago, e ácido carbônico, formado quando o dióxido de carbono liberado das células reage com um pouco da água no fluido extracelular (todos os fluidos corporais, exceto os contidos nas células).

BASES

A **base** é uma substância que, quando dissociada, produz íons que se combinarão com íons hidrogênio. Por exemplo, quando o hidróxido de sódio se dissocia em água, forma um íon sódio com carga positiva e um íon hidroxila com carga negativa, como mostrado a seguir:

$$NaOH \rightarrow Na^+ + OH^-$$

hidróxido de sódio resulta em sódio e hidroxila

O íon hidroxila é capaz de se combinar com um íon hidrogênio para formar água. O bicarbonato de sódio é um exemplo de uma base encontrada no corpo.

SAIS

Forma-se **sal** quando um ácido e uma base reagem um com o outro. Os sais resultam da neutralização de um ácido por uma base, como ilustrado pela reação a seguir:

$$HCl + NaOH \rightarrow H_2O + NaCl$$

ácido hidroclorídrico e hidróxido de sódio resultam em água e cloreto de sódio

O ácido hidroclorídrico reage com o hidróxido de sódio para formar uma molécula de água e uma molécula de sal – cloreto de sódio. Quando os sais são colocados em água, dissociam-se em um cátion e em um ânion. Na água, por exemplo, o cloreto de sódio se dissocia em Na^+ e Cl^-. Uma razão para a grande importância biológica dos sais é o fato de que muitos compostos que se dissociam em íons nas células vivas são sais. Por exemplo, os íons sódio e cloro estão presentes em grandes quantidades nos fluidos corporais. Muitos outros sais existem em volumes menores.

pH

Ácidos e bases são classificados como fortes ou fracos com base no número de íons hidrogênio e de íons hidroxila que produzem ao se dissociar. Ácidos fortes liberam muitos íons hidrogênio; ácidos fracos liberam poucos íons. O mesmo vale para íons hidroxila em bases fortes e fracas. A acidez ou alcalinidade de uma solução é determinada pela concentração de íons hidrogênio na solução. O **potencial de hidrogênio (pH)** indica o teor de íons hidrogênio em uma solução, expresso como um número de 0 a 14. Uma solução com pH 7 é neutra (isto é, nem ácido nem base). Uma solução com pH superior a 7 é uma base, ou uma solução alcalina. Uma solução com pH inferior a 7 é um ácido. Quanto mais alto (acima de 7) for o pH, mais alcalina será a solução; quanto menor (abaixo de 7) for o pH, mais ácida será a solução. O pH tem importância biológica significativa. O corpo humano pode tolerar somente alterações muito leves no pH. Por exemplo, o pH do sangue humano varia de 7,35 a 7,45 (Figura 23.4). Níveis de pH do sangue superiores ou inferiores a essa faixa podem causar problemas fisiológicos sérios ou mesmo fatais.

Embora pequenas quantidades de ácidos possam penetrar no corpo pela ingestão de alimentos, a maior fonte de ácidos – e, portanto, de íons H^+ – é o metabolismo celular, resultando em produtos que incluem ácido láctico, ácido fosfórico, ácido pirúvico e muitos ácidos graxos. Quando o pH do sangue fica abaixo de 7,35 em função da concentração elevada de íons H^+, o resultado será a **acidose**. O pH do sangue raramente fica inferior a 7 ou se torna ácido, pois nesses casos geralmente o óbito ocorre antes. À medida que a acidose aumenta, o sistema nervoso central (SNC) vai se complicando e o cliente pode ficar inconsciente. Os batimentos cardíacos podem se tornar fracos e irregulares, e a pressão arterial pode diminuir ou até desaparecer.

Quando o pH do sangue aumenta além de 7,45, ocorrerá a **alcalose**. A alcalose é uma condição caracterizada pela perda excessiva de íons hidrogênio. Esse quadro ocorre

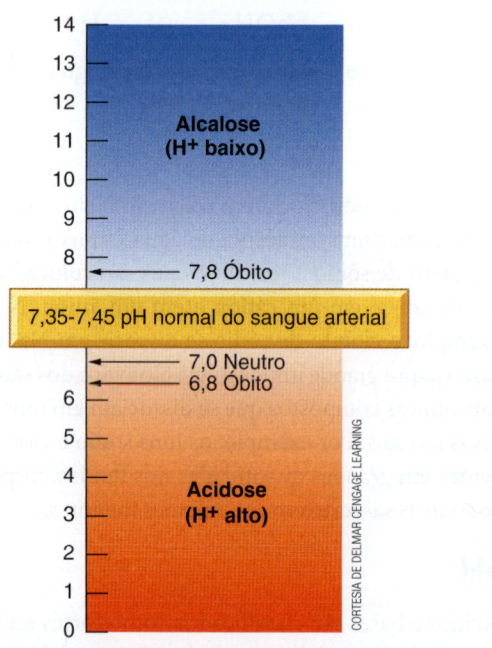

Figura 23.4 ■ O pH do sangue humano varia de 7,35 a 7,45.

com menos frequência que a acidose. Os sintomas da alcalose incluem estado elevado de atividade do sistema nervoso que resulta em contrações espasmódicas dos músculos, convulsões e até mesmo óbito.

TAMPÕES

Tampões são substâncias que buscam manter a faixa do pH, ou a concentração de íons H^+ na presença de ácidos ou bases adicionados. Em geral, os tampões ocorrem aos pares nos fluidos corporais. Atuam para manter o pH dos fluidos corporais dentro da faixa normal. Se os fluidos corporais se tornarem ácidos, os tampões nesses fluidos se combinarão com os íons hidrogênio em excesso para restaurar o pH normal. Da mesma maneira, se os fluidos corporais se tornarem alcalinos, outros tampões no sangue se combinarão com as bases fortes, convertendo-as em bases fracas, para restaurar o pH normal.

Nos fluidos corporais ocorrem três sistemas de tampão importantes: o de bicarbonato, o de fosfato e o de proteína. A alteração no pH de um fluido pode ocasionar alterações correspondentes no pH de outros fluidos, e, por isso, a interação entre os sistemas de tampão atua para manter o pH do corpo. Os sistemas de tampão reagem rapidamente para prevenir alterações excessivas na concentração de íons hidrogênio.

SISTEMA DE TAMPÃO DE BICARBONATO

O sistema de tampão de bicarbonato é encontrado nos fluidos extra e intracelulares, e constitui o sistema primário de tampão do corpo. Esse sistema tem dois componentes: ácido carbônico (H_2CO_3) e bicarbonato de sódio ($NaHCO_3$). Quando um ácido forte, como o ácido clorídrico, é adicionado a esse sistema de tampão, o ácido reagirá com o bicarbonato de sódio para formar um ácido mais fraco (ácido carbônico) e um sal (cloreto de sódio).

$$HCl + NaHCO_3 \rightarrow H_2CO_3 + NaCl$$

ácido e bicarbonato resultam ácido e cloreto
hidro- de sódio em carbônico de sódio
clorídrico

O ácido forte é convertido em ácido fraco e o pH é elevado até o normal.

Se uma base forte como hidróxido de sódio for acrescentada a esse sistema tampão, o ácido carbônico reagirá com essa base para formar uma base fraca (bicarbonato de sódio) e água.

$$NaOH + H_2CO_3 \rightarrow NaHCO_3 + H_2O$$

hidróxido e ácido resultam bicarbonato e água
de sódio carbônico em de sódio

A base forte, que inicialmente aumentou o pH, é convertida em base fraca, que reduzirá o pH até o normal. É vital observar que o ácido clorídrico e o hidróxido de sódio são substâncias não adicionadas normalmente ao sangue. Essas substâncias são usadas aqui apenas como bons exemplos do funcionamento dos tampões. Esse sistema tampão normalmente protege os ácidos orgânicos encontrados nos fluidos corporais.

No corpo, o bicarbonato ajuda a estabilizar o pH ao se combinar, de modo reversível, com íons hidrogênio. A maior parte do bicarbonato do corpo é produzida nas hemácias, nas quais a enzima carbônica anidrase acelera a conversão de dióxido de carbono em ácido carbônico. A produção de bicarbonato é ilustrada na seguinte equação reversível:

$$CO_2 + H_2O \leftrightarrow H_2CO_3 \leftrightarrow H^+ + HCO_3^-$$

dióxido água ácido hidrogênio bicarbonato
de carbono carbônico

Quando a concentração de íons hidrogênio aumenta no espaço extracelular (fora da célula), a reação se desvia para a esquerda. A concentração reduzida de íons hidrogênio conduz a reação para a direita.

SISTEMA TAMPÃO DE FOSFATO

O sistema de tampão fosfato faz parte da regulação do pH do fluido intracelular e do fluido dos túbulos renais. O sistema tem dois compostos de fosfato: o fosfato de sódio monobásico ($NaHPO_4$) e o fosfato de sódio dibásico (NaH_2PO_4). Na presença de um ácido forte como o ácido clorídrico, o fosfato de sódio monobásico reage com o ácido para formar um ácido fraco (fosfato de sódio dibásico) e um sal (cloreto de sódio), elevando assim o pH.

HCl + NaHPO₄ → NaH₂PO₄ + NaCl
ácido hidroclorídrico e fosfato de sódio monobásico resultam em fosfato de sódio dibásico e cloreto de sódio

Quando o fosfato de sódio dibásico encontra uma base forte como o hidróxido de sódio, formam-se uma base fraca (fosfato de sódio monobásico) e água.

NaOH + NaH₂PO₄ → NaHPO₄ + H₂O
hidróxido de sódio e fosfato de sódio dibásico resultam em sódio monobásico e água

TAMPÕES DE PROTEÍNA

Proteínas são substâncias complexas formadas pela ligação de aminoácidos. Cada aminoácido contém um grupo carboxila (COOH) e um grupo amino (NH₂). O grupo carboxila pode ionizar e liberar hidrogênio, atuando assim como ácido. O grupo amino pode aceitar hidrogênio, atuando assim como base. Essa capacidade permite que as proteínas atuem como um sistema tampão. O sistema tampão de proteína é encontrado no interior das células, em particular na hemoglobina das hemácias, na qual as proteínas podem atuar para manter o pH dentro da célula. As proteínas também são encontradas no plasma.

MOVIMENTO DE SUBSTÂNCIAS

As substâncias precisam ter a capacidade de entrar nas células e sair delas. Por exemplo, o oxigênio e vários produtos finais da digestão precisam entrar nas células através da membrana celular, para serem usados pelas células. Os produtos de excreção dos processos celulares necessitam ser eliminados das células. Vários íons também precisam entrar nas células e sair delas. Tudo o que entra nas células e sai delas deve passar através da membrana celular. Por isso, essa membrana atua não só como um envelope ao redor da célula, mas também como guardiã, regulando quais substâncias podem entrar e sair. A membrana da célula é muito fina e delicada, mas se trata de uma cobertura elástica, complexa e viva ao redor da célula. Consiste em uma camada interna e externa de fosfolipídios nos quais incorporam-se também moléculas de proteína. Diversos pequenos canais passam através dessa membrana. Esses canais permitem a passagem, pela membrana, de algumas moléculas de água e substâncias solúveis em água. A capacidade da membrana de permitir que as substâncias a atravessem é chamada **permeabilidade**. Uma vez que a membrana da célula só permite a passagem de certas substâncias, ela é chamada **membrana seletivamente permeável**. A membrana artificial, como o celofane, é conhecida como **membrana semipermeável** (Kee, Paulanka e Polek, 2010).

Algumas substâncias podem passar pela membrana da célula sem gasto de energia por parte da célula. Damos a esse processo o nome de transporte passivo. A passagem de outras substâncias exige gasto de energia por parte da célula. Damos a isso o nome de transporte ativo.

TRANSPORTE PASSIVO

Há alguns tipos de transporte passivo: difusão, osmose e filtração.

Difusão

Difusão é a tendência das moléculas, sejam de gases, líquidos ou sólidos, de se moverem de uma região de concentração molecular mais alta a uma região de concentração molecular mais baixa até que se chegue a um equilíbrio. Esse movimento é causado pela energia cinética nas moléculas. A energia cinética permite o movimento constante das moléculas; a colisão entre elas e o arremesso de uma contra a outra provocam o afastamento dessas moléculas. O resultado então de uma difusão é uma gradual mistura de materiais. Um exemplo é uma gota de tinta preta em um copo d'água: com o tempo o copo assumirá uma coloração preta uniforme devido à difusão, como mostrado na Figura 23.5.

No corpo, o oxigênio se move por difusão dos pulmões para a corrente sanguínea, pois a concentração de oxigênio é mais alta nos pulmões e mais baixa no sangue. O dióxido de carbono se movimenta por difusão a partir da corrente sanguínea – onde a concentração dessa substância é mais alta – em direção aos pulmões, para eliminação. O tamanho dos canais na membrana da célula pode impedir a passagem de grandes moléculas através da membrana. Algumas substâncias, como as moléculas de glicose, combinam-se com as moléculas transportadoras, que as carregam para o interior das células, onde são liberadas.

O termo **diálise** é usado quando se emprega a difusão para separar moléculas de uma solução passando-as através de uma membrana semipermeável. Diálise é o processo

> ### ▶ REFLEXÃO CRÍTICA
>
> #### Movimento de substâncias: atividade em aula
>
> Durante a aula, coloque um saquinho de chá em um copo de água morna. Aguarde que os alunos registrem as observações deles. Peça aos alunos que expliquem por escrito qual (ou quais) tipo(s) de movimento de substâncias ocorreu (eram) usando a terminologia correta (Science Spot, 2009).

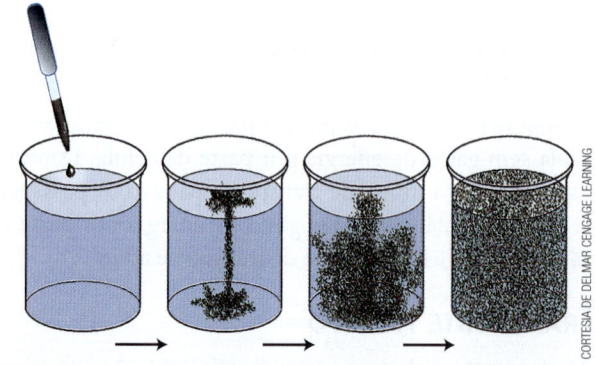

Figura 23.5 ▪ Difusão é a disseminação de partículas de uma área de maior concentração a outra de concentração menor. Um corante despejado em um béquer de água dissipa-se gradualmente em todo o líquido.

usado no rim artificial. Uma vez que o sangue do cliente circula por uma máquina, pequenas moléculas tóxicas de excreção como a ureia deixam o sangue e passam através da membrana semipermeável por difusão e então para fora, em direção ao fluido ao redor. O sangue, filtrado, volta ao corpo.

Osmose

Osmose é a difusão de água por uma membrana semipermeável, de uma região de concentração mais alta de água para outra de concentração inferior. Em uma solução sob osmose, somente as moléculas de água (solvente) se movem através da membrana; as moléculas dissolvidas não o fazem (Figura 23.6).

Se uma célula cuja membrana não permitirá a passagem de cloreto de sódio e com uma concentração molecular de cloreto de sódio a 10% for colocada em um recipiente com solução de cloreto de sódio a 5%, a célula conterá 10% de cloreto de sódio e 90% de água, e a solução a 5% na qual foi colocada conterá 5% de cloreto de sódio dissolvido e 95% de água. Haveria mais água fora que dentro da célula; por isso, a água passaria através da membrana, rumo ao interior da célula. Uma vez que a membrana celular é elástica, a célula aumentaria de tamanho por causa do acúmulo de água

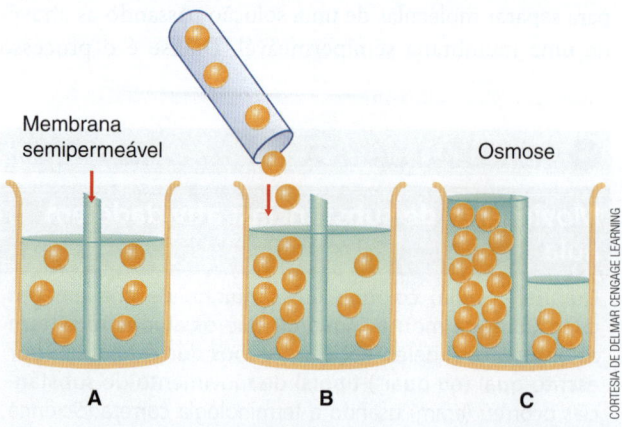

Figura 23.6 ▪ O processo de osmose.

no interior, facilitado pelo processo de osmose. A pressão exercida contra a membrana da célula pela água no interior é chamada **pressão osmótica**.

A solução que tem a mesma concentração molecular que a célula é chamada **solução isotônica**. Essa solução não aumenta nem diminui o tamanho da célula. A solução que tem concentração molecular mais baixa que a da célula é chamada **solução hipotônica**. As células colocadas em solução hipotônica incham, possivelmente até o ponto de ruptura final. A ruptura de hemácias devido à osmose é chamada **hemólise**. À medida que as hemácias incham, a hemoglobina contida no interior passa para fora da célula e permanece na solução extracelular, incapacitando-a quanto ao transporte de oxigênio. A solução que tem concentração molecular mais alta que a da célula é chamada **solução hipertônica**. Quando colocada nessa solução, a água deixa a célula e esta diminui de tamanho. No caso das hemácias, elas secam e se encolhem. Esse encolhimento, chamado **crenação**, provoca a incapacidade de funcionamento da célula.

Clientes que perderam volume significativo de sangue às vezes precisam receber fluidos complementares para manter a pressão arterial. Em geral, usa-se soro fisiológico normal. Essa solução de cloreto de sódio a 9% tem aproximadamente a mesma concentração osmótica que a do sangue. E, por ser isotônica, não danificará as células. A Figura 23.7 mostra a osmose em células com diferentes concentrações de solução.

Filtração

Na **filtração**, os fluidos e as substâncias dissolvidas neles são pressionadas através das membranas celulares por **pressão hidrostática** – pressão que o fluido exerce contra a membrana. As moléculas que passam através da membrana são determinadas pelo tamanho dos poros na membrana. Os fluidos dos tecidos são formados por filtração. À medida que o sangue passa através dos capilares, a pressão hidrostática exercida pela ação de bombeamento do coração provoca a passagem de um pouco da porção líquida do sangue (mas não das células) para fora dos capilares, resultando na formação de fluido tecidual (Figura 23.8). À medida que o sangue circula pelos capilares dos rins, a pressão hidrostática do sangue provoca a saída de muitos materiais do sangue por meio do processo de filtração. Esses materiais passam pelos túbulos renais, onde os produtos tóxicos de excreção são removidos para constituir a urina. A urina é então eliminada do corpo.

Transporte ativo

Nos processos discutidos até agora, o movimento das moléculas depende da concentração de moléculas ou da pressão. Em outras palavras, as células não precisam gastar energia para mover as moléculas para dentro ou para fora delas. Em transporte ativo, as células precisam usar energia para mover as moléculas. Por exemplo, no corpo, os íons sódio estão em concentração mais alta nos fluidos ao

CAPÍTULO 23 ■ Fluidos, Eletrólitos e Equilíbrio Ácido-Base

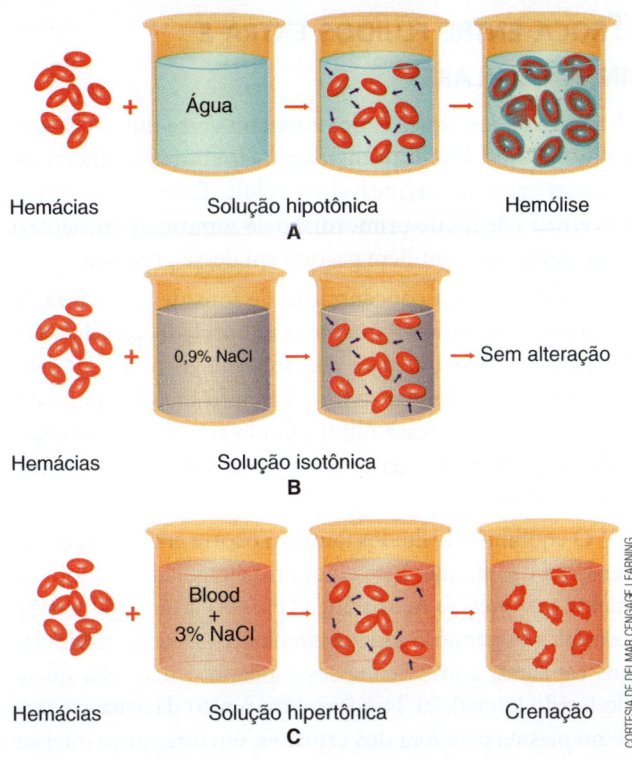

Figura 23.7 ■ Osmose é o movimento da água, através de uma membrana, de uma área de concentração mais baixa a outra de concentração mais alta. *A* – em solução hipotônica, a água se move para dentro das células, provocando inchaço e ruptura celular. *B* – em solução isotônica, as células apresentam forma e tamanho normais, pois a mesma quantidade de água está entrando e saindo delas. *C* – em solução hipertônica, as células estão perdendo água, pois esta se move de uma área de concentração mais baixa (dentro da célula) para outra de concentração mais alta (fora da célula).

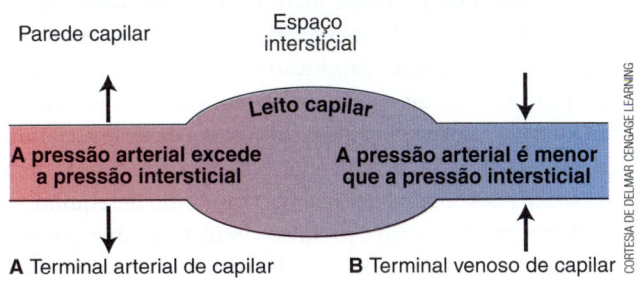

Figura 23.8 ■ Filtração. *A* – a pressão na arteríola é maior que a intersticial (entre as células), provocando a saída do fluido com substâncias dissolvidas para fora dos capilares. *B* – a pressão nas vênulas é menor que a do fluido intersticial, provocando o retorno de fluido e dos produtos de excreção para o interior dos capilares.

redor da célula que dentro dela. Embora alguns íons sódio possam se difundir para dentro da célula, esta transporta ativamente esses íons através da membrana e para fora dela. O transporte ativo é realizado por meio de moléculas transportadoras, as quais podem se unir a moléculas específicas e transportá-las para dentro e para fora das células. Esse processo exige gasto de energia celular (Figura 23.9).

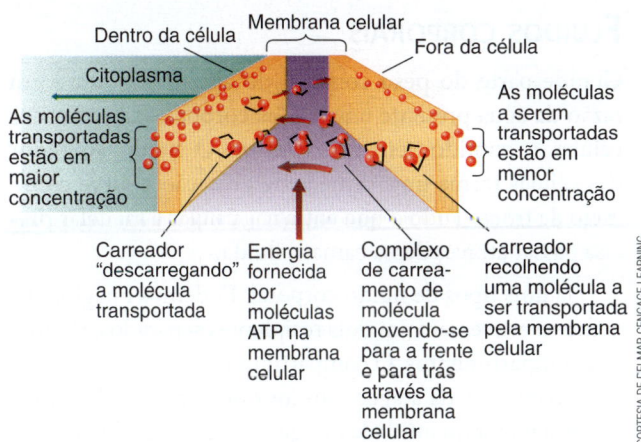

Figura 23.9 ■ Transporte ativo de moléculas de uma área de concentração menor a outra de maior concentração.

Exemplos de íons importantes carregados por esse processo são cálcio, sódio, potássio e magnésio.

EQUILÍBRIO DE FLUIDOS E DE ELETRÓLITOS

A vida humana fica suspensa em uma solução de soro fisiológico com concentração de 0,9% de sal. Essa solução, que tanto envolve a célula quanto existe dentro dela, constitui os fluidos corporais. A água e os eletrólitos que compõem esses fluidos originam-se de água e nutrientes ingeridos e da água que resulta do metabolismo.

Para que a vida continue e as células funcionem adequadamente, os fluidos corporais precisam permanecer muito constantes em termos de volume de água e de eletrólitos específicos dos quais esses fluidos são compostos. A água é essencial porque é o componente básico de todos os fluidos corporais. A água está envolvida em muitos dos processos metabólicos do corpo e é um derivado de algumas dessas reações. Os vários eletrólitos possuem papéis essenciais nos processos fisiológicos celulares. Se algum eletrólito for perdido, deverá ser reposto e, se houver água ou eletrólitos em excesso, esse elemento deverá ser removido. A homeostasia é a manutenção da consistência desse ambiente de fluidos.

Para que as células sobrevivam e desempenhem suas múltiplas funções fisiológicas, precisam tanto de uma fonte contínua de água, nutrientes e oxigênio quanto de um mecanismo para remover os resíduos celulares. Esses processos fisiológicos afetam a quantidade de água, o pH e os íons, tanto dentro quanto fora das células. Dessa forma, deve-se manter o equilíbrio entre os componentes dos fluidos tanto dentro quanto fora das células. Uma vez que os íons se dissolvem em água, esses dois componentes estão juntos: tudo o que afetar o volume de água no corpo afetará a concentração de íons.

Fluidos corporais

Grande parte do peso corporal do adulto comum é em razão da água presente nos fluidos corporais ao redor das células e contidos em seu interior. O fluido ao redor das células forma uma camada de proteção e serve como meio de troca. Tudo o que entra nas células e sai delas precisa passar através dessa camada fluida.

Há dois tipos de fluido corporal. Podemos imaginá-los como se estivessem em dois recipientes separados, chamados compartimentos. O compartimento de **fluido intracelular** contém toda a água e os íons dentro das células. De longe, a maior quantidade de água no corpo, cerca de 65%, é encontrada nesse compartimento.

O compartimento de fluido extracelular contém os fluidos corporais remanescentes, chamados **fluidos extracelulares**, ou fluidos exteriores às células. Esses fluidos podem ainda ser subdivididos em fluidos intersticiais, intravasculares e outros. **Fluido intersticial** é o fluido dos espaços de tecido ao redor de cada célula. **Fluido intravascular** é o plasma existente nos vasos sanguíneos e a linfa do sistema linfático (Figura 23.10). Existem também pequenas quantidades de fluidos corporais específicos, como o fluido sinovial, o fluido cerebrospinal, o fluido seroso, humores aquoso e vítreo, e endolinfa e perilinfa. A proporção entre fluido extra e intracelular varia com a idade.

De modo geral, os principais íons no fluido extracelular são sódio (Na^+), cloreto (Cl^-) e bicarbonato (HCO_3^-), embora também possam existir outros íons. No fluido intracelular, os principais íons são: potássio (K^+), fosfato (PO_4^{--} e magnésio (Mg^{++}), com volumes menores de outros íons presentes. Existem também grandes quantidades de moléculas de proteína com carga negativa.

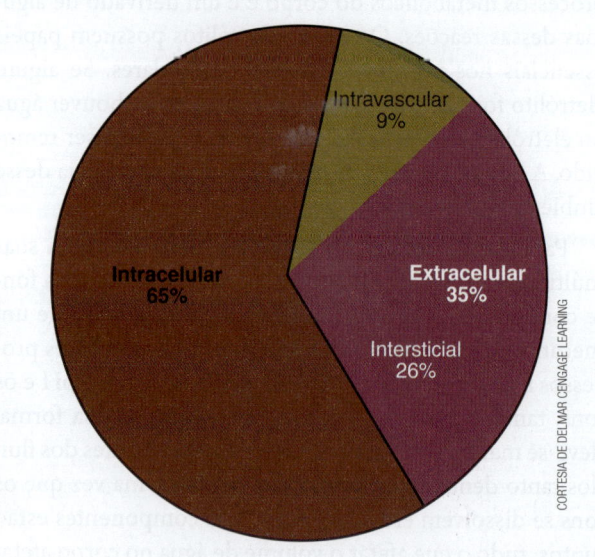

Figura 23.10 ■ Compartimentos de fluidos corporais de um adulto.

Troca entre fluidos extra e intracelulares

A água e os íons que se movimentam entre fluidos extra e intracelulares devem primeiro passar através da membrana seletivamente permeável da célula. Esse movimento é governado de modo primordial pela osmose. A difusão e o transporte ativo também participam desse processo.

A diferença na concentração de íons dentro e fora da célula se deve, primariamente, à capacidade da célula em bombear alguns íons para dentro e outros para fora dela. Se o fluido intracelular se tornar hipertônico ao fluido extracelular, a água desse último fluido se movimentará por osmose para dentro da célula a fim de restaurar o equilíbrio, e vice-versa.

O equilíbrio de fluidos também ocorre entre o fluido intersticial e o plasma. Esse equilíbrio é regulado primordialmente por pressão hidrostática (pressão arterial) e pressão osmótica. Quando o sangue circulante passa das arteríolas aos capilares, a pressão nesses capilares é mais alta que a do tecido intersticial. Isso força um pouco da água existente no plasma para fora dos capilares, em direção ao interior do fluido intersticial. Devido à pressão osmótica, um pouco da água existente no fluido intersticial é forçada de volta aos capilares no local onde se unem às vênulas. Certo volume de água também retorna à corrente sanguínea através do sistema linfático. Se o volume de fluido intersticial devolvido ao sistema circulatório diminuir e o fluido se acumular nos espaços dos tecidos, estes ficarão inchados. Esse quadro tem o nome de **edema**. Várias condições podem causar edema, entre elas doença renal ou hepática e desordens cardíacas. Muitos desses quadros podem ter consequências graves.

Quando o corpo perde mais água do que repõe ocorrerá a **desidratação**. Entre as várias causas da desidratação estão privação de água, produção excessiva de urina, sudorese profusa, diarreia e períodos prolongados de vômito. À medida que o corpo perde água, o volume de água no fluido intersticial diminui. A água então se move das células para os espaços dos tecidos por osmose, causando desequilíbrio de eletrólitos. Surge daí o prejuízo circulatório, que, por sua vez, afeta a capacidade dos rins de funcionar normalmente. Corrige-se esse quadro com o fornecimento de água e de eletrólitos apropriados.

Reguladores do equilíbrio de fluidos e de eletrólitos

Deve haver um equilíbrio nos volumes de fluidos e de eletrólitos consumidos e perdidos diariamente. Sob condições típicas, o adulto comum perde água pela pele, pelos pulmões e pelo trato gastrointestinal, sendo a maior quantidade de água perdida por meio da produção de urina, que pode provocar perda diária de fluido em torno de 2.500 mL, dependendo das condições.

Pele

No adulto comum, uma perda de água estimada entre 300 mL e 500 mL por dia ocorre por difusão através da pele. Uma vez que a pessoa não está alerta a respeito, ela é chamada *perda insensível*. O corpo também perde água através da pele pela transpiração. O volume total de água perdida pela transpiração varia dependendo dos fatores ambientais e da temperatura do corpo.

Pulmões

No adulto comum, uma perda insensível de água estimada entre 400 mL e 500 mL por dia ocorre com o ar expirado, que está saturado com vapor d'água. Essa perda varia segundo a frequência e a profundidade da respiração.

Trato gastrointestinal

Embora grande quantidade de fluidos – cerca de 8.000 mL por dia no adulto comum – seja secretada para dentro do trato gastrointestinal, quase todo esse fluido é reabsorvido pelo corpo. Nos adultos, perdem-se cerca de 200 mL de água pelas fezes. Um quadro de diarreia intensa pode causar déficit de fluidos e de eletrólitos porque os fluidos gastrointestinais contêm grande volume de eletrólitos.

Rins

Os rins desempenham papel fundamental na manutenção do equilíbrio de fluidos ao excretarem de 1.000 a 1.500 mL de água por dia no adulto comum. A excreção de água por rins sadios é proporcional ao fluido ingerido e ao volume de resíduos ou solutos excretados.

Quando ocorre um déficit de volume de fluido extracelular, os hormônios desempenham papel essencial na restauração do volume desse fluido. A liberação dos hormônios elencados a seguir na circulação leva os rins a conservar água:

- *Hormônio antidiurético (ADH)*. Liberado pela glândula hipótese posterior; atua nos túbulos distais dos rins para reabsorver água.
- *Aldosterona*. Produzida no córtex adrenal; causa a reabsorção de sódio dos túbulos renais, levando à retenção de água no fluido extracelular, aumentando portanto seu volume.
- *Renina*. Liberada pelas células justaglomerulares dos rins; promove a vasoconstrição e a liberação de aldosterona.

A interação desses hormônios em relação às funções renais serve como mecanismo compensatório do corpo para manter a homeostasia.

O sódio é o principal eletrólito que promove a retenção de água. O déficit de água intravascular causa a reabsorção, por parte dos túbulos renais, de mais sódio na circulação. Uma vez que as moléculas de água circulam com os íons sódio, o déficit de água intravascular é corrigido por essa ação dos túbulos renais.

Ingestão de fluidos e de alimentos

Os fluidos devem ser repostos proporcionalmente às quantidades perdidas. A fonte primária de reposição de fluidos é o consumo de água. Cerca de 60% podem ser obtidos dessa maneira, com outros 30% obtidos dos alimentos e de 8% a 10% como produto do metabolismo (água metabólica), para um total de 2.600 mL. A Tabela 23.2 ilustra o equilíbrio de fluidos.

Tabela 23.2 ▪ Perdas e ganhos médios de fluidos em 24 horas			
Entrada		Saída	
Líquidos orais	1.300 mL	Urina	1.000 mL – 1.500 mL
Água nos alimentos	1.000 mL	Fezes	200 mL
Água do metabolismo	300 mL	Perdas insensíveis	
		Pulmões	400 mL–500 mL
		Pele	300 mL–500 mL
Total	2.600 mL	Total	2.600 mL (média)

Adaptado de Roth, R. *Nutrition and Diet Theray*. 9. ed. Clifton Park, Nova York: Delmar Cengage Learning, 2007.

Sede

O consumo de água ocorre, geralmente, em resposta à sensação de sede. Esse mecanismo ainda não foi esclarecido satisfatoriamente. Acredita-se, de modo geral, que resulte da perda de fluidos corporais, que, por sua vez, provoca o ressecamento da boca e causa a sensação de sede. A reposição dos fluidos perdidos pelo consumo de água diminui essa sensação. O mecanismo da sede parece ser regulado pelo hipotálamo no cérebro.

A desidratação é um dos desequilíbrios mais comuns e mais graves resultantes do monitoramento insatisfatório da ingestão de fluidos. Um dos objetivos da enfermagem é assegurar que todos os clientes enfermos compreendam tanto o papel que a água exerce na saúde quanto a maneira de manter hidratação adequada.

DISTÚRBIOS NO EQUILÍBRIO DE ELETRÓLITOS

Quando o corpo está saudável, os mecanismos homeostáticos normais funcionam para manter o equilíbrio de eletrólitos. Quando doente, um ou mais dos mecanismos de regulação podem ser afetados, ou um desequilíbrio pode se tornar tão grande que o corpo não consegue corrigi-lo sem tratamento. Os eletrólitos são medidos por análises de laboratório com uma amostra de sangue.

A Tabela 23.3 traz alimentos ricos em sódio, potássio e cálcio. A Tabela 23.4 relaciona tipos, causas, sinais e sintomas, e as intervenções de enfermagem para desequilíbrios de eletrólitos.

SÓDIO

O sódio (Na^+) é o eletrólito principal do fluido extracelular. Ele regula o equilíbrio de fluidos através da pressão osmótica, resultante da água que acompanha o sódio no corpo. O sódio estimula a condução de impulsos nervosos e ajuda a manter a atividade neuromuscular. A excreção ocorre primordialmente pelos rins. O nível de sódio sérico normal para um adulto é de 135 mEq/L a 145 mEq/L. Os valores críticos são < 130 ou > 160 mEq/L (Daniels, 2010; Daniels, Nosek e Nicoll, 2007).

Tabela 23.3 ▪ Alimentos ricos em sódio, potássio e cálcio

Sódio	Potássio	Cálcio
Alimentos processados/preparados: vegetais enlatados, sopas de "saquinho", alimentos congelados, batata chips, batata frita, "salgadinhos", azeitonas, picles e carne seca "charque"	Banana	Leite
	Laranja	Iogurte
	Damasco	Queijo
	Melão	Tofu/soja
	Frutas secas	Amêndoas
	Abacate	Brócolis
Condimentos que contêm sódio: molhos à base de soja, molhos para salada, molhos preparados em geral, ketchup, mostarda, outros temperos	Cenoura	Espinafre
	Batata assada	
	Espinafre	
	Leite	
Alimentos naturais: carne, aves, derivados do leite hortaliças	Iogurte	
	Carne	
	Peixe	

CORTESIA DE DELMAR CENGAGE LEARNING

Hiponatremia

Um valor subnormal do nível de sódio no soro indica hiponatremia. A causa pode ser déficit de sódio ou excesso de água. Instala-se um estado hiposmótico: a água se move para fora do espaço vascular e em direção ao interior do espaço intersticial, e então para o espaço intracelular, causando edema. A hiponatremia pode ser causada por vômitos prolongados, diarreia ou drenagem ou aspiração gástrica ou intestinal. Esse quadro pode ser potencialmente fatal.

Hipernatremia

O nível elevado de sódio no soro indica hipernatremia. O excesso de sódio ou de perda de água causa aumento na pressão osmótica extracelular e pressiona a água para fora das células, em direção ao interior do espaço extracelular.

POTÁSSIO

O potássio (K^+) é o principal eletrólito no fluido intracelular. Sua concentração no interior das células é de aproximadamente 150 mEq/L. A faixa normal de valores do potássio extracelular (soro) é estreita: 3,5 mEq/L a 5,3 mEq/L. Valores críticos: < 3,5 ou > 5,3 mEq/L (Kee et al., 2010). Por consequência, as alterações mais simples podem afetar dramaticamente funções fisiológicas. O potássio mantém a atividade normal dos nervos e dos músculos, em particular do coração, e da pressão osmótica dentro das células. Também auxilia no metabolismo celular de carboidratos e proteínas. Os rins preferem reter sódio e excretar potássio, mesmo quando há uma depleção de ambos os eletrólitos. Quando o potássio é eliminado das células, movem-se para dentro delas sódio e hidrogênio. Isso ajuda a regular o equi-

---

① DICA Profissional

Hipocalemia

A hipocalemia pode causar parada cardíaca quando:
- o nível de potássio for < 2,5 mEq/L;
- o cliente que estiver tomando digitálicos (drogas que reforçam a contração do miocárdio e diminuem a frequência cardíaca). *A hipocalemia reforça a ação dos digitálicos, causando toxicidade.*

▶ SEGURANÇA

Cloreto de potássio

- Usar a via IV somente quando a hipocalemia for potencialmente fatal ou quando a reposição oral não for viável.
- Sempre diluir o cloreto de potássio em grande volume de solução IV.
- Nunca administrar mais que 10 mEq/L de cloreto de potássio (KCl) IV por hora; a dose normal de KCl IV é de 20 a 40 mEq/L em infusão durante um período de oito horas.
- Nunca administrar KCl por via intramuscular (IM) ou em "bólus" IV; pode ocorrer hipercalemia potencialmente fatal.
- Monitorar o sítio IV com frequência quanto a sinais precoces de infiltração, pois o potássio é irritante aos tecidos.

Tabela 23.4 ■ Desequilíbrios de eletrólitos

Eletrólitos e Tipos de Desequilíbrio	Causas do Desequilíbrio	Sinais e Sintomas	Intervenções de Enfermagem
Sódio Hiponatremia (nível de sódio sérico < 135 mEq/L)	• Déficit de sódio • Excesso de água • Vômito prolongado, diarreia, transpiração em excesso, queimaduras, drenagem ou aspiração gástrica ou intestinal • Síndrome inapropriada de ADH • Diuréticos	Hipotensão, taquicardia, edema, cefaleia, letargia, confusão mental, fraqueza e contrações musculares, câimbras abdominais, membranas mucosas ressecadas, pele seca	Monitorar os resultados de laboratório para sódio sérico. Avaliar manifestações físicas. Incentivar ingestão de alimentos e fluidos ricos em sódio, se prescritos. Realizar o balanço hídrico (monitorar entrada e saída), informar o cliente sobre alimentos ricos em sódio. Administrar solução IV conforme prescrição.
Hipernatremia (nível de sódio sérico > 145 mEq/L)	• Sódio em excesso • Perda de água • Função renal reduzida	Contrações musculares, tremores, hiper-reflexia, agitação, inquietação, estupor, aumento de temperatura corporal, taquicardia	Monitorar resultados de laboratório para sódio sérico. Limitar alimentos e fluidos ricos em sódio, se prescritos. Avaliar manifestações físicas. Monitorar o balaço hídrico.
Potássio Hipocalemia (nível de potássio sérico < 3,5 mEq/L)	• Perda excessiva de fluidos gástricos • Uso de diuréticos	Fraqueza muscular, íleo paralisado, poliúria, polidipsia, alterações em ECG, nível elevado de glicose no sangue	Informar o cliente enfermo sobre alimentos ricos em potássio. Administrar reposição oral de potássio, conforme prescrito. Administrar potássio (IV), conforme prescrito. Monitorar e avaliar frequência cardíaca, ritmo e leituras de ECG. Monitorar os resultados de laboratório sobre potássio sérico. Realizar balanço hídrico. Avaliar manifestações físicas. Incentivar ingestão de alimentos e fluidos ricos em potássio, se prescrito.
Hipercalemia (nível de potássio sérico > 5,3 mEq/L)	• Doença renal • Trauma extenso • Deficiência de insulina	Ansiedade, irritabilidade, diarreia, câimbras abdominais, alterações em ECG, parada cardíaca	Estar preparado para administrar gluconato de cálcio IV. Pode ser necessário preparar o cliente para diálise e/ou administração do sulfonato de polistireno sódico (Kayexalate). Monitorar os resultados de laboratório para potássio sérico. Realizar o balanço hídrico. Avaliar manifestações físicas. Monitorar e avaliar frequência cardíaca, ritmo e leituras de ECG.
Cálcio Hipocalcemia (cálcio total sérico < 8,5 mg/dL)	• Hipoalbuminemia • Insuficiência renal • Diarreia crônica • Influência hormonal e de eletrólitos	Ansiedade, irritabilidade, tetania, câimbras abdominais e musculares, sinal de Chvostek positivo, sinal de Trousseau positivo, contrações cardíacas fracas, fraturas	Informar o cliente sobre alimentos ricos em cálcio. Monitorar resultados de laboratório para cálcio sérico. Realizar balanço hídrico. Avaliar manifestações físicas. Monitorar e avaliar frequência cardíaca, ritmo e leituras de ECG. Administrar reposição oral de cálcio, conforme prescrição. Encorajar ingestão de alimentos e fluidos ricos em cálcio se prescritos.

(continua)

Tabela 23.4 ▪ Desequilíbrios de eletrólitos (*Continuação*)

Eletrólitos e Tipos de Desequilíbrio	Causas do Desequilíbrio	Sinais e Sintomas	Intervenções de Enfermagem
Hipercalcemia *(cálcio total sérico > 10,5 mg/dL)*	• Aumento de utilização de suplementos de cálcio • Disfunção renal • Diuréticos • Uso de esteroides • Hiperparatireoidismo	Depressão, sinais de bloqueio cardíaco, fraturas patológicas, cálculos renais	Monitorar os resultados de laboratório para cálcio sérico. Realizar balanço hídrico. Avaliar manifestações físicas. Monitorar e avaliar frequência cardíaca, ritmo e leituras de ECG.
Magnésio Hipomagnesemia *(nível de magnésio sérico < 1,5 mEq/L)*	• Diarreia • Esteatorreia • Alcoolismo crônico • Desnutrição relacionada ao diabetes melito • Insuficiência renal aguda relacionada ao uso crônico de laxantes • Infarte agudo do miocárdio	Hiperirritabilidade, sintomas semelhantes aos do tétano, aumento de reflexos tendinosos, hipertensão, disritmias cardíacas	Monitorar os resultados de laboratório para magnésio sérico. Realizar balanço hídrico. Avaliar manifestações físicas.
Hipermagnesemia *(nível de magnésio sérico > 2,5 mEq/L)*	• Insuficiência renal • Laxantes e antiácidos com magnésio • Desidratação intensa • Cetoacidose diabética	Bradicardia, parada cardíaca, hipotensão, alterações no ECG, fraqueza muscular, paralisia, depressão do SNC, confusão, rubor	Monitorar resultados de laboratório para magnésio sérico. Realizar balanço hídrico. Avaliar manifestações físicas. Monitorar e avaliar frequência cardíaca, ritmo e leituras de ECG.
Fosfato Hipofosfatemia *(nível de fósforo sérico < 2,5 mg/dL)*	• Desnutrição • Alcoolismo crônico • Vômito por administração de nutrição total parenteral • Diarreia crônica • Hiperparatireoidismo • Queimaduras • Diuréticos • Antiácidos que contêm alumínio • Alcalose respiratória	Fraqueza muscular, fadiga, tremores, dor nos ossos, convulsões, coma, pulso fraco, anorexia, alterações ósseas	Usar precauções de segurança para prevenir quedas ou lesões. Monitorar resultados de laboratório para fósforo sérico. Realizar balanço hídrico. Avaliar manifestações físicas.
Hiperfosfatemia *(nível de fósforo sérico > 4,5 mg/dL)*	• Quimioterapia • Insuficiência renal • Hipoparatireoidismo • Acidose metabólica e respiratória	Tetania, hiper-reflexia, paralisia flácida, fraqueza muscular, taquicardia, câimbras abdominais	Monitorar os resultados de laboratório para fósforo sérico. Realizar balanço hídrico. Avaliar manifestações físicas.
Cloreto Hipocloremia *(nível de cloreto sérico < 95 mEq/L)*	• Diarreia prolongada ou diaforese • Vômito • Cirurgia gástrica • Drenagem ou aspiração gástrica	Tremores, abalos, hipotensão, respiração lenta e superficial	Monitorar resultados de laboratório para cloreto sérico. Realizar balanço hídrico. Avaliar manifestações físicas.
Hipercloremia *(nível de cloreto sérico > 108 mEq/L)*	• Desidratação • Hipernatremia • Acidose metabólica	Fraqueza, respiração rápida e profunda, letargia	Monitorar os resultados de laboratório para cloreto sérico. Realizar balanço hídrico. Avaliar manifestações físicas.

líbrio ácido-base. O déficit de potássio intracelular pode coexistir com um excesso de potássio extracelular.

Hipocalemia

Um nível baixo de potássio sérico indica hipocalemia. A perda excessiva de fluidos gástricos e o uso de diuréticos podem colocar o cliente em risco de hipocalemia e de desequilíbrio ácido-base (alcalose metabólica). Os diuréticos que eliminam potássio, como a furosemida (Lasix®) ou a hidroclorotiazida (Diuril®), podem causar hipocalemia.

Hipercalemia

Um nível elevado de potássio sérico indica hipercalemia. Clientes com doença renal desenvolvem hipercalemia porque o potássio não pode ser eliminado adequadamente pelos rins. Um trauma extenso provoca a liberação do potássio das células para a corrente sanguínea, levando à hipercalemia. Esta inibe a ação dos digitálicos. Tal condição é muito mais crítica que a hipocalemia.

CÁLCIO

O cálcio (Ca^{++}) desempenha papel essencial na integridade dos ossos e dos dentes, na coagulação do sangue, no funcionamento dos músculos e na transmissão dos impulsos nervosos. A vitamina D é exigida para a absorção do cálcio do trato gastrointestinal. Somente 1% do cálcio do corpo é encontrado no plasma do sangue (soro). Normalmente, 50% do cálcio sérico é ionizado (fisiologicamente ativo) e os 50% remanescentes estão ligados a proteínas. O cálcio livre e ionizado é necessário para a permeabilidade da membrana celular. O cálcio que fica ligado à proteína do plasma não pode passar através da parede capilar e, portanto, não pode deixar o compartimento intravascular. A concentração total de cálcio sérico mede tanto o cálcio ionizado quanto o ligado à albumina. A faixa normal de valores de concentração total de cálcio sérico para um adulto é de 8,5 mg/dL a 10,5 mg/dL. Os valores críticos são < 7,0 ou > 12 mg/dL.

Os valores para adultos com mais idade são ligeiramente mais baixos (Daniels, 2010; Daniels et al., 2007).

DICA Profissional

Cálcio sérico

Cerca de 50% do cálcio do soro está ligado à proteína. Ao se avaliarem os resultados de laboratório, deve-se fazer a correlação do nível de cálcio sérico com o nível de albumina. *Qualquer alteração na proteína sérica resultará em alteração no cálcio total do soro.*

ORIENTAÇÕES para o cliente
Cálcio e vitamina D

Exige-se a vitamina D para a absorção do cálcio do trato gastrointestinal. Clientes enfermos que não se expõem adequadamente ao Sol ou que usam protetor solar (necessário para prevenir câncer de pele) podem não produzir vitamina D suficiente para dar apoio à absorção adequada de cálcio. Tais clientes enfermos devem ser aconselhados a consultar um médico quanto a suplementos de vitamina D.

Hipocalcemia

A hipocalcemia é indicada pelo nível baixo de cálcio sérico. A alcalose, a albumina sérica elevada e a administração rápida de sangue citratado aumentam a atividade dos ligadores de cálcio, reduzindo assim o volume de cálcio livre.

Hipercalcemia

O nível total elevado de cálcio no soro indica hipercalcemia. Em geral, três avaliações separadas de cálcio sérico total ou de cálcio sérico ionizado são realizadas antes da elaboração de um diagnóstico de hipercalcemia. Com frequência, a hipercalcemia é sintoma de uma doença subjacente como tumores ósseos metastáticos, doença de Paget, acromegalia e hiperparatireoidismo, as quais aumentam a reabsorção óssea e, portanto, estimulam a liberação de cálcio para o sangue em circulação. Os antiácidos que contêm cálcio e o excesso de cálcio da dieta também podem causar hipercalcemia.

MAGNÉSIO

A maior parte do magnésio (Mg^{++}) é encontrada no fluido intracelular e em combinação com cálcio e fósforo nos ossos, músculos e partes moles. O soro do sangue contém somente cerca de 1%. O magnésio desempenha papel importante de coenzima no metabolismo de carboidratos e proteínas e de mediador na atividade neuromuscular. É o único cátion encontrado em concentrações mais altas no líquido cefalorraquidiano que no fluido extracelular. Quando a deficiência de magnésio se desenvolve, o corpo conserva o magnésio à custa da excreção de potássio. Existe relação íntima entre magnésio, cálcio e potássio no fluido intracelular: um nível baixo de um resulta em níveis baixos dos outros dois. O nível normal de magnésio sérico para um adulto é de 1,5 mEq/L a 2,5 mEq/L (Kee et al., 2010).

Hipomagnesemia

Um nível de magnésio sérico < 1,5 mEq/L indica hipomagnesemia (Daniels, 2010), que resulta, com mais frequência, de alcoolismo crônico. O aumento na excreção renal está associado à terapia diurética prolongada ou ao uso de gentamicina (Garamycin®), ciclosporina (Sandimmune®) ou cisplatina (Platinol®).

DICA Profissional

Hiperalimentação

A nutrição parenteral total (TPN) fornecida continuamente (hiperalimentação) e sem suplemento de magnésio pode causar hipomagnesemia.

SEGURANÇA

Nível de magnésio

Quando o nível de magnésio sérico atinge de 10 mEq/L a 15 mEq/L, poderá ocorrer paralisia respiratória.

Hipermagnesemia

Um nível de magnésio sérico > 2,5 mEq/L indica hipermagnesemia (Daniels, 2010). Esse quadro é raro se a função renal for normal. O aumento no nível de magnésio está associado ao descontrole do diabetes (cetoacidose), à insuficiência renal e à ingestão de antiácidos que contêm magnésio (Maalox®, Mylanta®) ou laxantes (leite de magnésia – citrato de magnésio (Citromal®)).

Fosfato

O fosfato (PO_4^{--} é o principal ânion intracelular. Mostra-se como fósforo no soro, onde o valor normal varia de 2,5 mg/dL a 4,5 mg/dL (Kee et al., 2010). O fósforo é essencial ao funcionamento normal das células. A maior parte do fósforo é encontrada em combinação com cálcio nos dentes e nos ossos. O fosfato e o cálcio existem em uma relação inversamente proporcional (isto é, se um aumenta, o outro diminui).

Hipofosfatemia

Um cliente com nível baixo de fósforo sérico tem hipofosfatemia. Raramente esse quadro resulta de redução da ingestão dietética. Mais frequentemente, resulta de alcalose respiratória. A hiperventilação intensa e prolongada pode causar hipofosfatemia intensa.

Hiperfosfatemia

Um cliente com nível elevado de fósforo sérico tem hiperfosfatemia. Esse quadro resulta, mais comumente, de insuficiência renal com a redução consequente da excreção de fósforo pelos rins. O uso excessivo de laxantes que contêm fósforo ou enemas de fosfato pode causar hiperfosfatemia.

DICA Profissional

Hiperfosfatemia

Um cliente com hiperfosfatemia em geral permanece assintomático a menos que ocorra hipocalcemia, quando então o cliente pode descrever tanto sensações de formigamento ao redor da boca e nas pontas dos dedos quanto câimbras musculares.

REFLEXÃO CRÍTICA

Vômito

Um cliente está vomitando há três dias e não tem capacidade de manter nada no estômago. Além do déficit de volume de fluidos, quais outros problemas você espera encontrar?

Cloreto

O cloreto (Cl^-) é o principal ânion no fluido extracelular. Funciona em combinação com o sódio para manter a pressão osmótica. Também ajuda a manter o equilíbrio ácido-base. Quando o nível de dióxido de carbono aumenta, o bicarbonato se desvia do compartimento intracelular rumo ao compartimento extracelular. Em um esforço para manter a homeostasia, o cloreto então se move para dentro do compartimento intracelular. Os rins excretam seletivamente íons cloreto ou de bicarbonato, dependendo do equilíbrio ácido-base. A faixa normal de cloreto no soro é de 95 mEq/L a 108 mEq/L (Kee et al., 2010).

Hipocloremia

Um nível baixo de cloreto sérico indica hipocloremia. Perdas excessivas de cloreto podem resultar de diarreia prolongada ou de diaforese. A perda de ácido clorídrico relacionada a vômito, absorção gástrica ou cirurgia gástrica pode causar hipocloremia.

Hipercloremia

Um nível elevado de cloreto sérico indica hipercloremia, que em geral ocorre em conjunto com desidratação, hipernatremia ou acidose metabólica.

EQUILÍBRIO ÁCIDO-BASE

Como descrito antes, o corpo mantém um pH normal dentro da faixa relativamente estreita de 7,35 a 7,45. O pH do corpo é mantido por sistemas tampão, pelo sistema respiratório e pelos rins. Um pH inferior a 7,35 é denominado acidose e um pH superior a 7,45 é chamado alcalose. Qualquer uma dessas condições pode ser causada por alterações respiratórias ou metabólicas.

REGULADORES DO EQUILÍBRIO ÁCIDO-BASE

O corpo tem três sistemas principais de controle que regulam o equilíbrio ácido-base para enfrentar a acidose ou a alcalose: os sistemas tampão, a respiração e o controle renal da concentração de íons hidrogênio. Esses sistemas variam quanto aos respectivos tempos de reação para regular e restaurar o equilíbrio da concentração de íons hidrogênio.

Sistemas tampão

Os sistemas tampão de bicarbonato, de fosfato e de proteína foram discutidos anteriormente. Esses sistemas reagem com rapidez para prevenir alterações excessivas na concentração de íons hidrogênio.

Regulação respiratória do equilíbrio ácido-base

O sistema respiratório ajuda a manter o equilíbrio ácido-base controlando o teor de dióxido de carbono no fluido extracelular. A *taxa de metabolismo* determina a formação de dióxido de carbono. Vários processos metabólicos intracelulares formam dióxido de carbono continuamente no corpo. Nos alimentos, o carbono é **oxidado** (ligado com oxigênio) para formar o dióxido de carbono.

O mecanismo de regulação respiratória leva vários minutos para responder às alterações na concentração de dióxido de carbono no fluido extracelular. Com o aumento do dióxido de carbono no fluido extracelular, a respiração aumenta em frequência e profundidade, para exalar mais dióxido. À medida que o sistema respiratório remove dióxido de carbono, haverá menos quantidade dessa substância no sangue para combinar com água e formar ácido carbônico. Da mesma maneira, se o nível de dióxido de carbono no sangue for baixo, as respirações diminuirão para manter a proporção normal entre ácido carbônico e bicarbonato básico.

Controle renal da concentração de íons hidrogênio

Os rins controlam o pH do fluido extracelular eliminando ou íons hidrogênio ou íons bicarbonato dos fluidos corporais. Se a concentração de bicarbonato no fluido extracelular for maior que o normal, os rins excretarão mais íons bicarbonato, tornando a urina mais alcalina. Por outro lado, se mais íons hidrogênio forem excretados na urina, esta se tornará mais acetosa. O mecanismo renal para regular o equilíbrio ácido-base não pode reajustar o pH em segundos, como faz o sistema tampão do fluido extracelular, nem em alguns minutos, como faz o mecanismo de compensação respiratória, mas pode funcionar durante várias horas ou dias para corrigir o desequilíbrio ácido-base.

DADOS DIAGNÓSTICOS E DE LABORATÓRIO

Os indicadores bioquímicos do equilíbrio ácido-base são avaliados pela medição dos **gases do sangue arterial**. O exame dos gases do sangue arterial ou a gasometria mede os níveis de oxigênio e de dióxido de carbono no sangue arterial. O exame avalia o pH, a pressão parcial de oxigênio (PO_2 ou PaO_2), a pressão parcial do dióxido de carbono (PCO_2 ou $PaCO_2$), a saturação de oxigênio (SaO_2) e o bicarbonato (HCO_3). O pH já foi discutido.

O PO_2 ou PaO_2 expressa a quantidade de oxigênio que pode se combinar com hemoglobina para formar a oxiemoglobina, a forma na qual o oxigênio é transportado pelo corpo. Ao nível do mar, a faixa normal é de 80 a 100 milímetros de mercúrio (mmHg). O pH influencia a frequência em que a reação de oxigênio/hemoglobina ocorre. Essa frequência diminui à medida que o valor do pH também diminui.

O PCO_2 ou o $PaCO_2$ no sangue reflete a eficiência da troca gasosa nos pulmões. Ao nível do mar, a faixa normal é de 35 mmHg a 45 mmHg. Se os alvéolos forem obstruídos ou danificados pela doença, o dióxido de carbono não poderá ser eliminado e se combinará com a água para formar ácido carbônico, que, por sua vez, causará acidose. Por outro lado, em uma pessoa sob hiperventilação, o excesso de dióxido de carbono é eliminado, o que poderá desencadear a alcalose.

 DICA Profissional

Leitura de oxímetro de pulso

Aquecer a mão fria de um cliente fornecerá resultados mais precisos da leitura de um oxímetro de pulso.

O SaO_2 é a porcentagem de oxigênio que se combina com a hemoglobina no sangue. A faixa normal é de 95% a 100% de saturação. Esse valor, com o PO_2 e os níveis de hemoglobina, indica em que grau os tecidos estão recebendo oxigênio. A saturação de oxigênio também pode ser medida com um oxímetro de pulso, uma técnica não invasiva.

A determinação da quantidade de bicarbonato (HCO_3) no sangue é importante porque, com o ácido carbônico, o bicarbonato é o tampão principal no sangue. As duas substâncias ocorrem na proporção de 20 partes de bicarbonato para uma parte de ácido carbônico. Sejam quais forem os valores de ácido carbônico e de bicarbonato, o pH do sangue permanecerá na faixa normal desde que a proporção se mantenha em 20:1. A faixa normal para HCO_3 ao nível do mar é de 24 mEq/L a 28 mEq/L. O nível de ácido carbônico é sempre 3% do nível de PCO_2.

DISTÚRBIOS NO EQUILÍBRIO ÁCIDO-BASE

Os desequilíbrios ácido-base são a acidose e a alcalose respiratórias e a acidose e a alcalose metabólicas. Ao se determinar se o desequilíbrio ácido-base é causado por uma alteração respiratória ou metabólica, os indicadores-chave são os níveis de bicarbonato e de ácido carbônico (Figura 23.11). A Tabela 23.5 relaciona as alterações em valores de laboratório indicativas dos vários desequilíbrios ácido-base.

Tabela 23.5 ▪ Valores de laboratório para desequilíbrios de ácido-base

Situação	pH	PCO$_2$	HCO$_3$
Parâmetros normais	7,35 a 7,45	35 a 45 mmHg	24 a 28 mEq/L
Acidose respiratória Aguda	< 7,35	> 45 mmHg	Normal
Crônica	< 7,35	> 45 mmHg	> 28 mEq/L
Alcalose respiratória	> 7,45	< 35 mmHg	Normal
Acidose metabólica	< 7,35	Normal	< 24 mEq/L
Alcalose metabólica	> 7,45	Normal	> 28 mEq/L

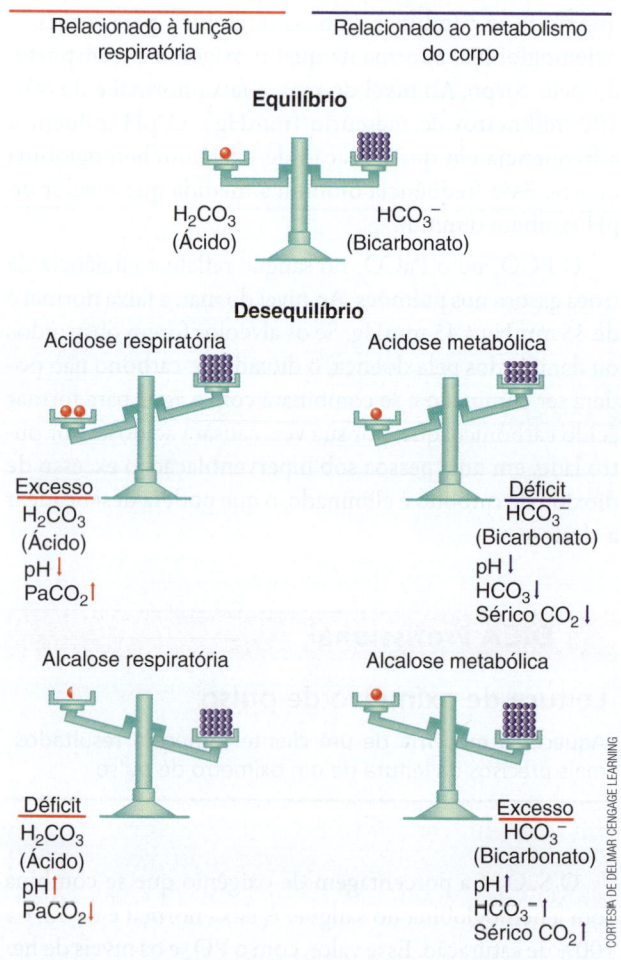

Figura 23.11 ▪ Equilíbrio e desequilíbrio de ácido-base.

ACIDOSE RESPIRATÓRIA

Quando o dióxido de carbono não é eliminado pelos pulmões na mesma velocidade em que é produzido pelo metabolismo celular, o volume de dióxido de carbono no sangue aumenta. Então, ele reage com água e forma íons hidrogênio em excesso, como mostrado na reação a seguir:

$$CO_2 + H_2O \rightarrow H^+ + HCO_3$$

Na acidose respiratória existe um aumento de concentração de íons hidrogênio (pH do sangue inferior a 7,35) e do nível de PCO$_2$ (superior a 45 mmHg), e excesso de ácido carbônico. Essa acidose é causada por hipoventilação ou por qualquer condição que diminua a ventilação. A hipoventilação pode ser causada por lesão no cérebro, lesões no tórax, enfisema e doença pulmonar obstrutiva crônica (DPOC). Quando a frequência respiratória e o volume de oxigênio fornecido aos pulmões são reduzidos subitamente, o resultado será a acidose respiratória. Esse quadro pode ser potencialmente fatal e deverá ser reconhecido e corrigido com rapidez. A acidose respiratória crônica ocorre quando a frequência respiratória é reduzida continuamente.

Clientes com acidose respiratória sofrem alterações neurológicas como resultado da acidez do líquido cefalorraquidiano e das células cerebrais. A hipoventilação causa **hipoxemia** (nível de oxigênio reduzido no sangue), que, por sua vez, causa mais prejuízo neurológico. A hipercalemia pode acompanhar a acidose.

ALCALOSE RESPIRATÓRIA

Na alcalose respiratória, existe redução da concentração de íons hidrogênio (pH do sangue superior a 7,45) e nível de PCO$_2$ abaixo do normal (inferior a 35 mmHg). Essa alcalose é causada por hiperventilação (exalação excessiva de dióxido de carbono), resultando em hipocapnia (concentração redu-

> **⊕ DICA Profissional**
>
> **Desvio de eletrólitos**
>
> O desvio de eletrólitos ocorre no quadro de acidose metabólica. Íons hidrogênio e íons sódio se movimentam dentro das células e o potássio se movimenta em direção ao interior do fluido extracelular. A hipercalemia pode causar fibrilação ventricular e óbito.

ACIDOSE RESPIRATÓRIA

SINAIS e SINTOMAS
- Hipotensão
- Bloqueio cardíaco
- Intervalo PR prolongado
- Taquicardia
- Pulso filiforme fraco
- Pele ruborizada aquecida
- Respiração superficial rápida
- Papiledema
- Sinais de Patologias Intracranianas (ICP)
  - Cefaleia
  - Sonolência
  - Estado mental alterado
  - Convulsões
  - Coma

VALORES DOS GASES SANGUÍNEOS ARTERIAIS
pH < 7,35
$PaCO_2$ > 45 mmHg

DIAGNÓSTICO DE ENFERMAGEM
Abertura ineficaz das vias aéreas
Padrão ineficaz de respiração
Troca gasosa prejudicada

FISIOLÓGICOS
mmHg
Asma
Atelectasia
Bronquite
DPOC
Embolia pulmonar
Enfisema
Hemotórax
Pneumonia
Pneumotórax

PSICOLÓGICOS
Ansiedade
Medo

FARMACOLÓGICOS
Superdosagem
- Barbitúricos
- Benzodiazepínicos
- Sedativos

FÍSICOS
Paralisia
Trauma torácico
- Ferimentos profundos
- Trauma fechado
- Lesão por esmagamento
- Tosse intensa

Mapa Conceitual ▪ Acidose respiratória.

zida de dióxido de carbono arterial). À medida que a taxa de respiração aumenta, a quantidade de dióxido de carbono no sangue diminui, o que, por sua vez, aumenta o pH do sangue.

A hiperventilação pode ser desencadeada por ansiedade, medo, febre, ventilação mecânica rápida e hipoxia em altas altitudes. Em geral, esse quadro se corrige automaticamente. À medida que a respiração volta ao normal, o nível de dióxido de carbono no sangue aumenta e o pH se normaliza. Outras causas da hiperventilação, que envolvem a estimulação exagerada do centro respiratório, abrangem: envenenamento por salicilato, tumores cerebrais, meningite, encefalite e embolia pulmonar.

ACIDOSE METABÓLICA

Na acidose metabólica ocorre aumento da concentração de íons hidrogênio (pH do sangue inferior a 7,35) ou redução na concentração de bicarbonato. Essa alteração pode ser causada por doença renal, quando o mecanismo para excretar

CONSIDERAÇÕES sobre tempo de vida
Risco de acidose respiratória

Adultos com mais idade têm maior risco de desenvolvimento de acidose respiratória devido ao aumento de incidência de doenças pulmonares crônicas como a DPOC. À medida que a idade da população aumenta, a incidência de complicações associadas a doença crônica também aumenta. Adultos com mais idade correm risco de sofrer angústia ou insuficiência respiratória por causa do aumento de doenças sazonais ou das associadas ao envelhecimento, como pneumonia ou gripe. Isso aumenta a chance de desenvolvimento da complicação de acidose respiratória.

o excesso de íons hidrogênio fica comprometido. Diarreia, diabetes melito e, às vezes, diuréticos também podem ser responsáveis. Os pulmões eliminam mais dióxido de carbono, mas são geralmente ineficazes para reduzir ácidos. Os rins tentam aumentar o pH e a excreção de hidrogênio pela troca de íons sódio por íons hidrogênio. A acidose metabólica é mais comum em indivíduos com doença renal ou diabetes melito.

ALCALOSE METABÓLICA

Na alcalose metabólica ocorre perda de ácido do corpo ou ganho em base (aumento do nível de bicarbonato). O pH do sangue é superior a 7,45. A ingestão excessiva de antiácidos e de leite pode causar ganho em base. Essas subs-

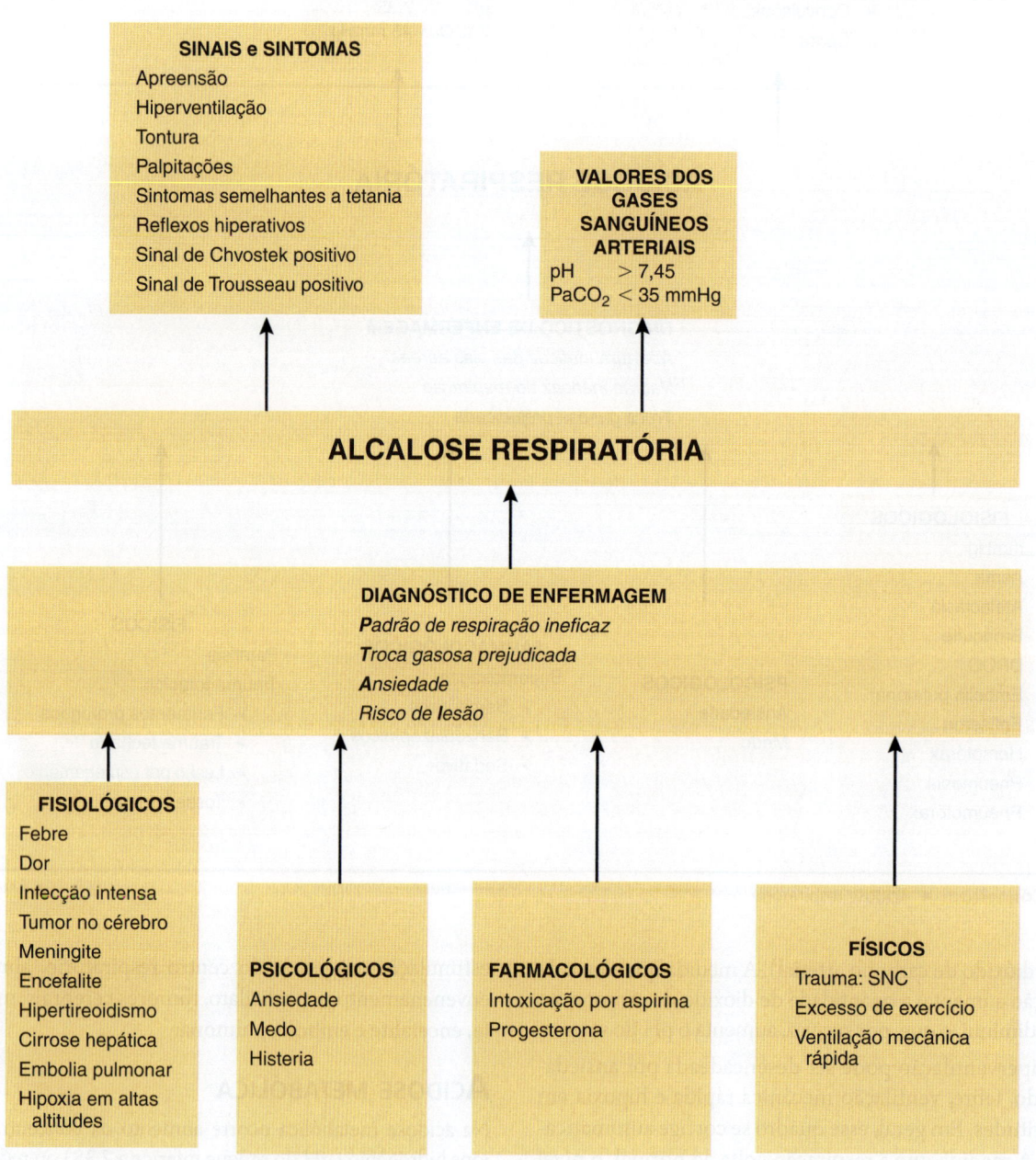

Mapa Conceitual ▪ Alcalose respiratória.

CAPÍTULO 23 ■ Fluidos, Eletrólitos e Equilíbrio Ácido-Base

🛈 DICA Profissional

Alcalose metabólica

Os quadros clínicos a seguir podem colocar os clientes em risco de alcalose metabólica:

- O vômito e a drenagem, aspiração ou lavagem nasogástrica causam perda de ácido clorídrico e de cloreto. Com a perda de íons hidrogênio e íons cloreto, os íons bicarbonato são absorvidos e desneutralizados na corrente sanguínea, e o pH do fluido extracelular aumenta (alcalose).
- A diarreia e a terapia com esteroides ou diuréticos podem causar perda excessiva de potássio, de cloreto e de outros eletrólitos. O déficit de potássio leva à troca, pelos rins, de íons hidrogênio (em vez de íons potássio) por íons sódio, o que promove a perda de hidrogênio, aumentando, assim, o nível de bicarbonato.

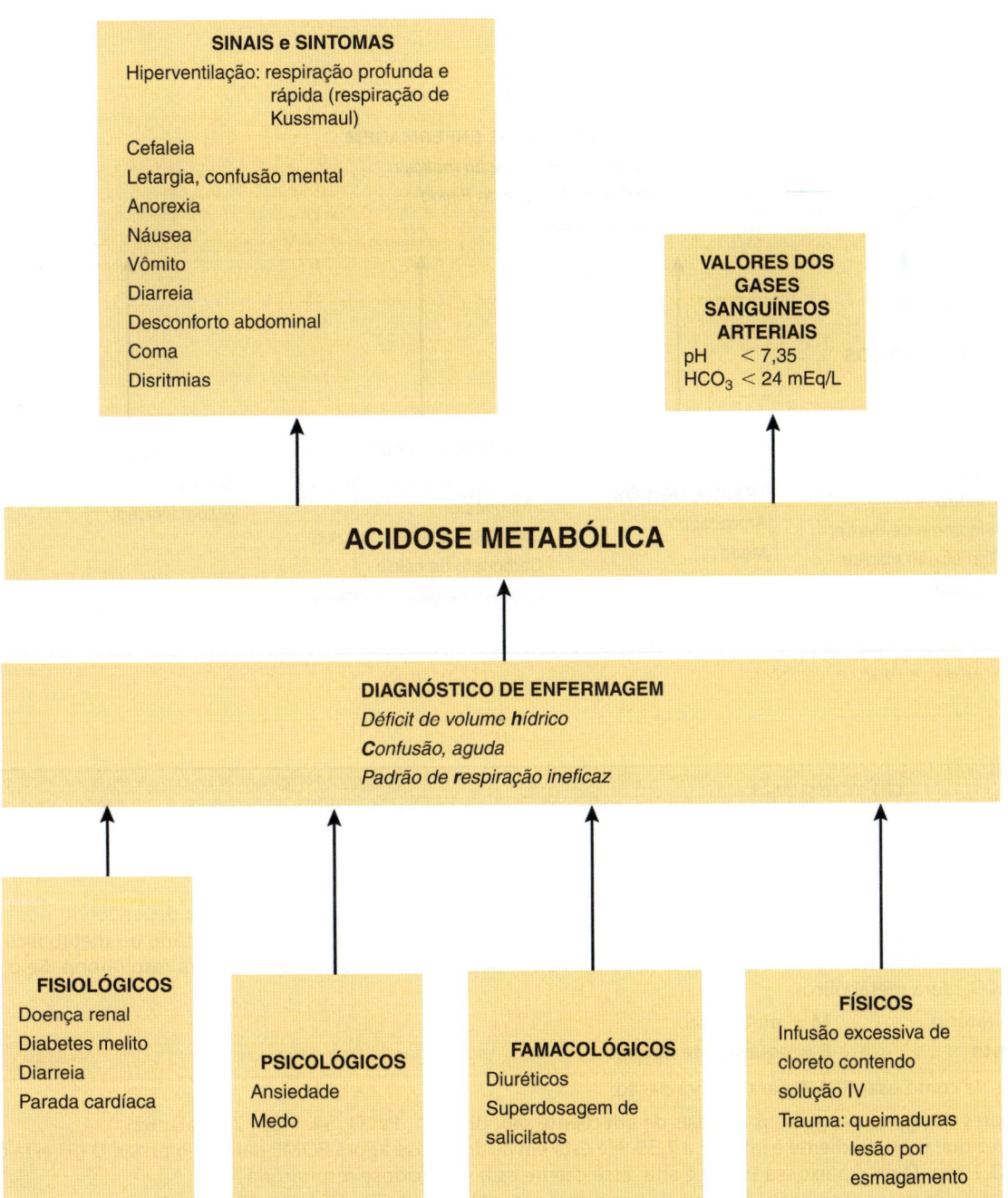

Mapa Conceitual ■ Acidose metabólica.

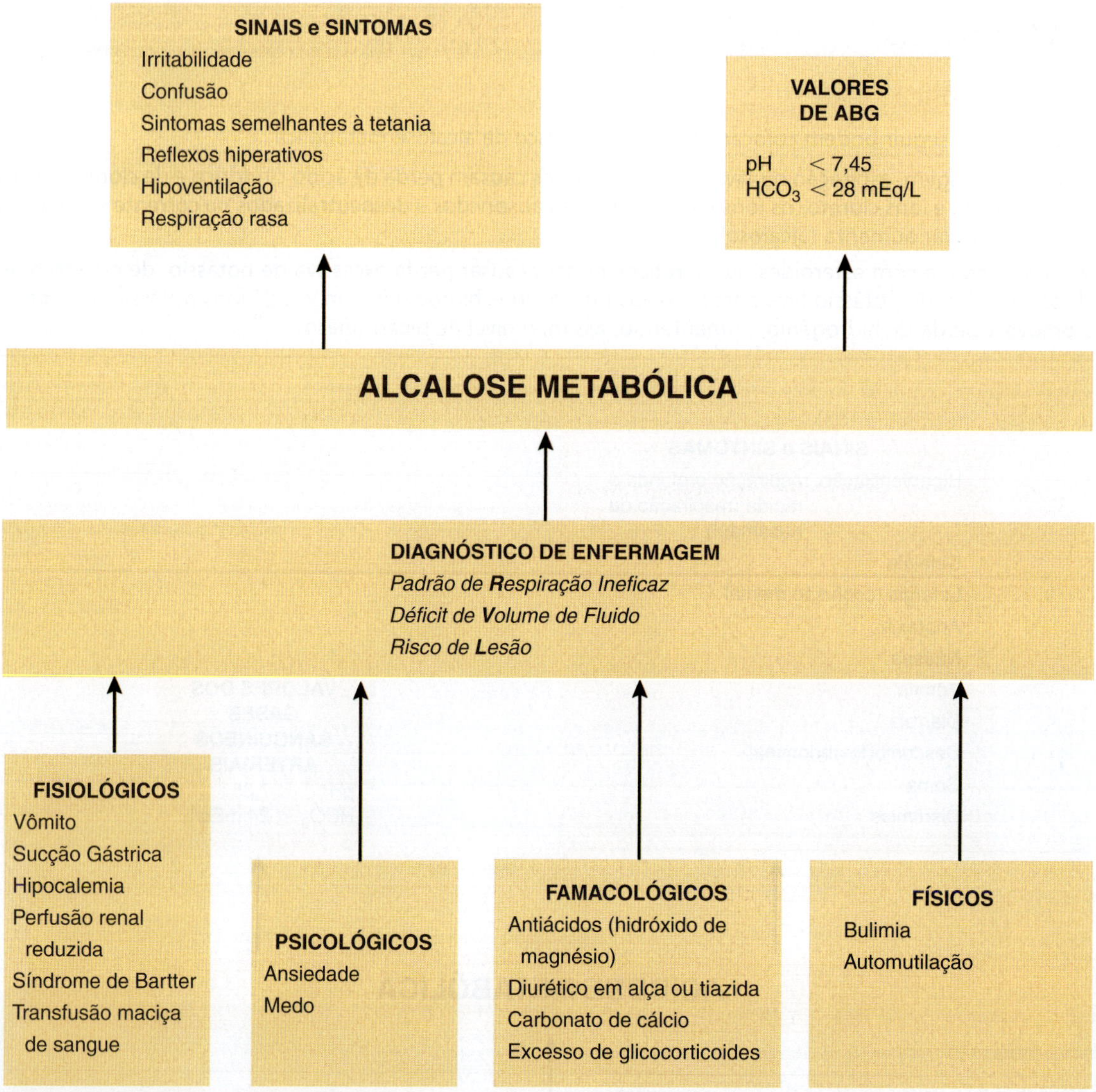

UNIDADE 7 ■ Cuidados Essenciais de Enfermagem

SINAIS e SINTOMAS
- Irritabilidade
- Confusão
- Sintomas semelhantes à tetania
- Reflexos hiperativos
- Hipoventilação
- Respiração rasa

VALORES DE ABG
- pH < 7,45
- HCO_3 < 28 mEq/L

ALCALOSE METABÓLICA

DIAGNÓSTICO DE ENFERMAGEM
- Padrão de **R**espiração Ineficaz
- Déficit de **V**olume de Fluido
- Risco de **L**esão

FISIOLÓGICOS
- Vômito
- Sucção Gástrica
- Hipocalemia
- Perfusão renal reduzida
- Síndrome de Bartter
- Transfusão maciça de sangue

PSICOLÓGICOS
- Ansiedade
- Medo

FAMACOLÓGICOS
- Antiácidos (hidróxido de magnésio)
- Diurético em alça ou tiazida
- Carbonato de cálcio
- Excesso de glicocorticoides

FÍSICOS
- Bulimia
- Automutilação

CORTESIA DE KAMI L. FOX, MS, CNP.

Mapa Conceitual ■ Alcalose metabólica.

 TRUQUE de memória

ROME

O enfermeiro pode perceber se um cliente está em acidose/alcalose respiratória ou metabólica dependendo dos resultados de laboratório para gás sanguíneo arterial. Um meio fácil de decidir se o quadro é respiratório ou metabólico é usar o truque de memória ROME. Se o pH estiver oposto a $PaCO_2$ (seja alto ou baixo), o quadro será respiratório. Se o pH for igual a HCO_3, será metabólico.

R = respiratório   **M** = metabólico
O = oposto   **E** = equivalente (igual)

Exemplos de como usar ROME para memorização:

1. Os valores dos gases sanguíneos arteriais de um cliente são: pH 7,31, $PaCO_2$ 54, HCO_3 24, PaO_2 62
   Uma vez que o pH do cliente é inferior a 7,35, ele está em acidose. Use agora ROME para memorizar. O pH está oposto a $PaCO_2$? Sim. O pH é baixo e a $PaCO_2$ é alta. Esse cliente está sob acidose respiratória.
2. Os valores dos gases sanguíneos arteriais de um cliente são: pH 7,49, $PaCO_2$ 40, HCO_3 42, PaO_2 80
   Uma vez que o pH do cliente é superior a 7,45, ele está em alcalose. Use agora ROME para memorizar. O pH é igual (seguindo a mesma tendência) a HCO_3? Sim. O pH é alto e HCO_3 é alto. Esse cliente está sob alcalose metabólica.

tâncias neutralizam os ácidos, resultando em alcalose e em hipercalcemia. A ingestão oral ou parenteral excessiva de bicarbonato de sódio ou de outros sais alcalinos (por exemplo, acetato de sódio ou de potássio, lactato ou citrato) aumenta a quantidade de base no fluido extracelular. A perda de fluidos gástricos por vômito ou sucção pode resultar em alcalose metabólica.

Os mecanismos de compensação renal e respiratória respondem a um aumento da proporção de bicarbonato/ácido carbônico. Em um esforço para reter dióxido de carbono, a frequência e a profundidade das respirações diminuem. Para se opor ao desequilíbrio de pH da alcalose metabólica, a concentração de dióxido de carbono arterial aumenta, criando a acidose respiratória.

Para a compensação renal, também é necessário um nível normal de potássio sérico. Quando os íons potássio penetram nas células na troca por íons hidrogênio, na alcalose o resultado é a hipocalemia. Na presença de hipocalemia, os rins não podem funcionar como mecanismo de compensação; continuam a excretar hidrogênio e o excesso de bicarbonato permanece.

PROCESSO DE ENFERMAGEM

O processo de enfermagem ajuda o enfermeiro a planejar o atendimento ao cliente.

AVALIAÇÃO

Os dados da avaliação são usados para identificar clientes com alterações reais ou potenciais em volume de fluido. Os desequilíbrios de eletrólitos e ácido-base são identificados primariamente com dados de laboratório, enquanto equilíbrios de fluidos são identificados de modo primordial pelo histórico clínico e pelo exame físico.

Histórico Clínico

O histórico de enfermagem deve levantar dados nas seguintes áreas:

- Estilo de vida (fatores socioculturais e econômicos, estresse, exercícios).
- Ingestão da dieta (alterações recentes no volume e nos tipos de fluidos e de alimentos, aumento de sede).
- Peso (ganho ou perda súbitos).
- Débito de fluidos (alterações recentes na frequência ou no volume do débito urinário).
- Distúrbios gastrointestinais (vômito prolongado, diarreia, anorexia, úlcera, hemorragia).
- Febre e diaforese.
- Queimaduras, trauma, ferimentos com drenagem.
- Doenças que podem perturbar a homeostasia (doença renal, desordens endócrinas, disfunção neurológica, doença pulmonar).
- Programas terapêuticos que podem produzir desequilíbrios (dietas especiais, medicamentos, quimioterapia, fluido IV ou administração de nutrição parenteral total (TPN), drenagem ou aspiração gástrica ou intestinal).

A Tabela 23.6 relaciona as perguntas de avaliação do histórico clínico a serem feitas a um cliente com desequilíbrio de fluidos, de eletrólitos e/ou ácido-base.

Exame físico

Uma vez que as alterações de fluido podem afetar qualquer sistema corporal, o enfermeiro executa um exame físico completo e identifica todas as anormalidades.

Peso diário Alterações no volume total de fluidos corporais são refletidas no peso do corpo. Por exemplo, cada litro (1.000 mL) de fluido ganho ou perdido equivale a 1 quilo (2,2 lb) de peso.

Sinais vitais O cliente com temperatura elevada corre risco de desidratação associada ao aumento da perda de fluidos corporais. Alterações na frequência, potência e ritmo do pulso podem indicar alterações de fluido. Alterações no volume de fluidos podem causar as seguintes alterações de pulso:

- *Déficit no volume hídrico.* Aumento da frequência de pulso e potência de pulso fraca.
- *Excesso de volume hídrico.* Aumento da potência de pulso e terceira bulha cardíaca.

Tabela 23.6 ■ Perguntas de avaliação no histórico clínico

- Quais foram as doenças recentes que você sofreu?
- Quais medicamentos prescritos ainda está tomando?
- Possui doenças crônicas que afetam sua respiração? Em caso positivo, descreva-as.
- Quais medicamentos, incluindo fitoterápicos, está usando atualmente?
- Você viajou recentemente para outro estado ou outro país? Se sim, para onde?
- Que tipo de trabalho faz regularmente?
- Que tipo de alergias ambientais você tem?
- Você é diabético? Se sim, quais foram seus últimos resultados de glicemia?
- Você ou qualquer outra pessoa notaram diferença no odor de seu hálito?
- Você observou qualquer alteração recente na função renal?
- Quais tipos de doenças respiratórias sofreu recentemente?
- Sofreu qualquer mudança recente no apetite?
- Quais tipos de alimentos, entre eles frutas, você ingere regularmente?
- Notou qualquer alteração cardíaca?
- Sofreu alguma fraqueza muscular incomum ou perda de força?
- Teve, recentemente, algum episódio de diarreia, vômito, cefaleia ou desidratação?

> **SEGURANÇA**
>
> **Medições de fluidos**
>
> Para proteger tanto o enfermeiro quanto o cliente da transferência de micro-organismos, as precauções-padrão devem ser sempre obedecidas durante a administração de fluidos e a medição do débito.

Inspecione o movimento da parede torácica, conte a frequência respiratória e ausculte os pulmões para avaliar as alterações respiratórias. As alterações do ritmo e profundidade podem causar desequilíbrios respiratórios ácido-base ou podem indicar uma resposta compensatória à acidose ou à alcalose metabólica.

O grau de déficit de volume de fluidos pode ser avaliado por medições da pressão arterial. O déficit de volume de fluidos pode reduzir a pressão arterial. A pressão de pulso estreitada (inferior a 20 mmHg) pode indicar hipovolemia intensa (déficit de volume de fluido).

Entrada e saída O balanço hídrico do cliente deverá ser realizado e registrado durante um período de 24 horas para avaliar desequilíbrio real ou potencial. A ingestão mínima de 1.500 mL é essencial para equilibrar o débito urinário e a perda insensível de água pelo corpo. Estão incluídos todos os líquidos ingeridos via oral (por exemplo, sopas, sorvetes, gelatinas, sucos e água) e líquidos administrados por meio de tubos de alimentação (nasogástrico ou jejunostomia) e por via parenteral (fluidos IV e sangue ou seus componentes). O débito inclui urina, vômito, diarreia e drenagem de tubos como sucção gástrica ou drenos cirúrgicos.

Sede A sede é o indicador mais comum de déficit de volume de fluido. A resposta da sede é desencadeada pelo hipotálamo quando ocorre redução no fluido extracelular ou aumento na osmolalidade do plasma.

Ingestão alimentar Os alimentos ingeridos também ajudam a manter o volume de fluido extracelular. Um terço das necessidades de fluido do corpo é atingido.

Pele Edema e turgor da pele são dois indicadores importantes do equilíbrio de fluidos, eletrólitos e ácido-base.

Edema O principal sintoma de excesso de volume de fluidos é o edema. Ele pode ficar confinado a uma área específica (localizado) ou ocorrer em todo o corpo (generalizado). No edema localizado, a pele se mostra esticada, brilhante, lisa e pálida. Inspecione e palpe as áreas edematosas observando coloração, sensibilidade e temperatura. Pressione firmemente o polegar contra a área edematosa ou outra parte do corpo do cliente (mãos, braços, pés, tornozelos, pernas ou sacro) durante 5 segundos. Libere a pressão e observe uma depressão na pele. (Estes, 2010). A presença de edema não é normal (Daniels et al., 2007). O edema depressível é classificado em uma escala de 4 pontos, a saber:

+ 0: sem depressão
+1: depressão entre 0 e 0,635 centímetro (leve)
+ 2: depressão entre 0,635 e 1,24 centímetro (moderada)
+ 3: depressão entre 1,24 e 2,54 centímetros (intensa)
+ 4: depressão superior a 2,54 centímetros (séria)*

*A depressão +4 sem retração é chamada também sinal de Godet ou Cacifo.

Turgor O turgor da pele diz respeito à elasticidade normal da pele, um reflexo da condição de hidratação. Mediante beliscão e liberação, a pele volta à posição normal porque as células e o fluido intersticial exercem pressão para fora. Para medir o turgor da pele de um cliente, use o polegar e o indicador para agarrar e pressionar a pele para cima, e libere uma pequena porção dela (Figura 23.12). A desidratação é a causa principal da redução do turgor da pele, que se manifesta quando a pele flácida volta lentamente à posição normal. O aumento no turgor da pele, que ocorre em conjunto com o edema, manifesta-se com a pele lisa, esticada e brilhante que não pode ser agarrada nem pressionada para cima.

Cavidade bucal (oral) O enfermeiro deverá examinar a cavidade bucal. Na presença de déficit de volume de fluidos a saliva diminui, provocando ressecamento e viscosidade das muscosas e lábios ressecados e rachados. A língua tem sulcos longitudinais.

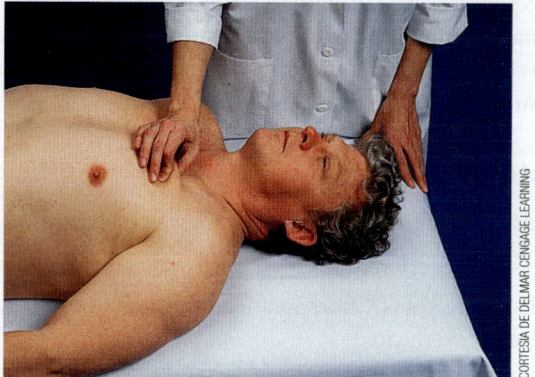

Figura 23.12 ▪ Avaliação do turgor da pele.

> **REFLEXÃO CRÍTICA**
>
> **Edema depressível**
>
> A avaliação da enfermagem revela um cliente com novo início (+2) de edema depressível das duas mãos e edema depressível (+4) dos dois tornozelos. Qual ação de enfermagem é justificada para o edema depressível (+2)? Qual ação de enfermagem é justificada para o edema depressível (+4)?

Olhos Os olhos deverão ser examinados quanto à presença de olhos fundos, conjuntiva seca e lacrimejamento reduzido ou ausente, todos sinais de déficit de volume de fluido. Pálpebras inchadas (edema periorbitário ou papiledema) são sinais de excesso de volume de fluidos. O cliente pode apresentar histórico de visão turva.

Jugular e veias das mãos O volume circulatório é avaliado medindo o preenchimento venoso da jugular e das veias das mãos. Com o cliente na posição de semi-Fowler:

1. Apalpe as veias jugulares (do pescoço). O excesso de volume de fluidos causa distensão nas veias jugulares (Figura 23.13).
2. Coloque a mão do cliente abaixo do nível do coração e apalpe as veias da mão. O déficit de volume de fluido causa preenchimento venoso reduzido (veias das mãos planas).

Sistema neuromuscular Os desequilíbrios de fluidos e de eletrólitos podem causar alterações neuromusculares. Os músculos perdem o tônus, tornando-se moles e flácidos, e os reflexos diminuem. Os desequilíbrios de cálcio e de magnésio causam aumento na irritabilidade neuromuscular. Para avaliar a irritabilidade neuromuscular são realizados os exames de sinal de Chvostek e de Trousseau. Incapacidade de concentração, confusão e instabilidade emocional são outros sinais neurológicos dos desequilíbrios de fluidos, de eletrólitos e ácido-base.

Dados diagnósticos e de laboratório

Os exames de laboratório podem revelar desequilíbrios antes que os sintomas clínicos se manifestem no paciente; entretanto, a menos que os clientes estejam sendo submetidos a exames por outro motivo, os sintomas são detectados primeiro.

Índices de hemoglobina e de hematócrito O nível de hemoglobina (Hgb) diminui em caso de hemorragia intensa. As alterações no volume de plasma afetam o hematócrito (Hct). Por exemplo, em caso de desidratação e choque hipovolêmico, o hematócrito aumenta. Ao contrário, a hidratação exagerada reduz o hematócrito.

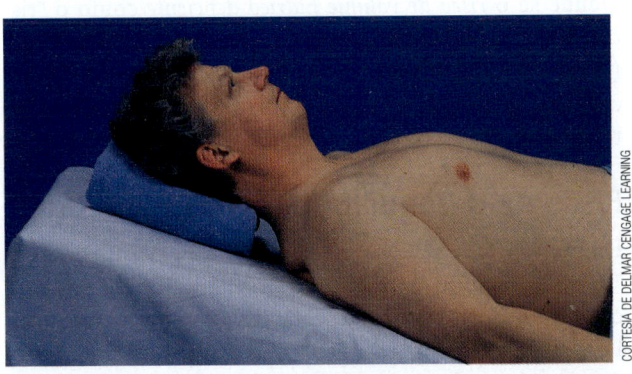

Figura 23.13 ▪ Posição do cliente para avaliar distensão da veia jugular.

Osmolalidade é a medição da concentração total de partículas dissolvidas (solutos) por quilograma de água. As medições de osmolalidade são realizadas em amostras de soro e de urina para identificar alterações no equilíbrio de fluidos e de eletrólitos.

Osmolalidade sérica A osmolalidade sérica é a medição da concentração total de partículas dissolvidas por quilograma de água no soro, registrada em miliosmoles por quilograma (mOsm/kg). As partículas medidas em osmolalidade sérica incluem íons eletrólitos (isto é, sódio e potássio) e substâncias eletricamente inativas (isto é, glicose e ureia). Água e sódio são as principais entidades de controle da osmolalidade dos fluidos corporais. O sódio sérico é responsável por 90% da osmolalidade do soro (Daniels, 2010). A faixa normal de osmolalidade do soro é de 280 mOsm/Kg a 300 mOsm/Kg (Daniels, 2010). O valor aumenta com a desidratação e diminui com o excesso de água.

Na prática clínica, os termos *osmolalidade* e **osmolaridade** (concentração de solutos por litro de fluido celular) são usados frequentemente de maneira intercambiável para se referir à concentração de fluidos corporais; entretanto, na verdade, esses termos possuem significado diferente, já que a osmolalidade se refere à concentração de solutos na água total do corpo, em vez de no fluido celular. O termo apropriado para uso em conjunto com a terapia de fluidos IV é *osmolaridade*.

Osmolalidade da urina A osmolalidade da urina mede o número de partículas de soluto em uma quantidade definida de solução. As partículas medidas são resíduos nitrogenados (creatinina, ureia e ácido úrico) com predominância de ureia. A osmolalidade da urina varia muito dependendo da dieta e da ingestão de fluidos, e reflete a habilidade dos rins em concentrar urina. A faixa normal de osmolalidade da urina é de 500 a 800 mOsm/kg (Daniels, 2010).

pH da urina A medição do pH da urina revela a concentração de íons hidrogênio na urina, indicando acidez ou alcalinidade da urina. O pH da urina deverá estar dentro da faixa normal (4,5 a 8,0) quando o sistema tampão dos rins estiver compensando a acidose ou a alcalose metabólica. Isso é considerado como sinal de função normal; entretanto, quando a função renal compensatória falha em responder ao pH do sangue, o pH da urina ou aumentará com a acidose, ou diminuirá com a alcalose.

DIAGNÓSTICO DE ENFERMAGEM

A North American Nursing Diagnosis Association-International (Nanda-I, 2010) identifica os diagnósticos primários de enfermagem para clientes com desequilíbrio de fluidos como *volume hídrico deficiente*, *volume hídrico excessivo*, *risco de volume hídrico deficiente* e *risco de volume hídrico desequilibrado*. Vários diagnósticos secundários de enfermagem também se aplicam.

> **DICA Profissional**
>
> **Osmolalidade da urina**
>
> A osmolalidade da urina é mais precisa que a gravidade específica da urina como indicador de hidratação. Alguns medicamentos e a presença de glicose e de solutos de proteína na urina podem fornecer uma leitura falsa de gravidade específica elevada.

Volume hídrico deficiente

O *volume hídrico deficiente* é definido como "fluido intravascular, intersticial e/ou intracelular reduzido. Isso se refere a desidratação, perda isolada de água sem alteração em sódio" (Nanda-I, 2010). As principais causas de déficit de volume hídrico abrangem:

- Perda excessiva de fluidos devido a diaforese, vômito, diarreia, hemorragia, queimaduras, ascite, drenagem de ferimentos, sondas de demora ou sucção.
- Diabetes insípido.
- Diabetes melito.
- Doença de Addison (insuficiência suprarrenal).
- Fístula gastrointestinal ou abcesso com drenagem.
- Obstrução intestinal.

Os achados de avaliação no cliente enfermo com déficit de volume de fluidos abrangem sede e perda de peso em volume coerente com o grau de desidratação. A desidratação acentuada se manifesta com mucosas e pele secas; turgor da pele insatisfatório; elevação sutil de temperatura; taquicardia; respirações de 28 ou mais; pressão arterial sistólica reduzida (10 a 15 mmHg); preenchimento venoso lento; débito urinário reduzido (inferior a 25 mL/h); urina concentrada; Hct, Hgb e ureia nitrogenada no sangue elevados; e pH sanguíneo ácido (inferior a 7,4).

A desidratação intensa se caracteriza pelos sintomas de desidratação acentuada e rubor da pele. A pressão arterial sistólica continua a cair (60 mmHg ou menos) e ocorrem alterações de comportamento (inquietação, irritabilidade, desorientação e delírio). Os sinais de desidratação fatal são anúria e coma, que levam ao óbito.

Volume hídrico excessivo

Define-se o *volume hídrico excessivo* como "aumento de retenção de fluidos isotônicos" (Nanda-I, 2010). O excesso de volume hídrico está associado ao excesso de fluidos nos tecidos ou nas extremidades (edema periférico), ou nos tecidos dos pulmões (edema pulmonar). As várias causas do excesso de volume hídrico incluem:

- Ingestão excessiva de fluidos (por exemplo, terapia IV, sódio).
- Perda excessiva ou ingestão reduzida de proteína (diarreia crônica, queimaduras, doença renal, desnutrição).
- Mecanismos reguladores comprometidos (insuficiência renal).
- Movimento intravascular reduzido (contratilidade miocárdica prejudicada).
- Obstrução linfática (câncer, remoção cirúrgica de linfonodos, obesidade).
- Medicamentos (excesso de esteroides).
- Reações alérgicas.

O cliente com excesso de volume hídrico exibirá ganho de peso agudo; osmolalidade do soro reduzida (inferior a 275 mOsm/kg), Hgb, Hct; proteína e albumina, ureia nitrogenada do sangue (BUN); aumento da pressão venosa central (superior a 12 a 15 centímetros H_2O) e sinais e sintomas de edema. As expressões clínicas de edema dizem respeito à área de envolvimento, pulmonar ou periférica (Tabela 23.7).

Tabela 23.7 ▪ Manifestações clínicas de edema

Edema Pulmonar	Edema Periférico
Tosse	Edema depressível nas extremidades
Escarro rosado e espumoso	Área edematosa: esticada, lisa, seca
Dispneia	Pele brilhante, pálida e fria
Pele fria e úmida	Pálpebras inchadas
Veias das mãos e do pescoço entumecidas	Ganho de peso
Estertores crepitantes e sibilos nos pulmões	
Taquipneia	
Taquicardia	

CORTESIA DE DELMAR CENGAGE LEARNING

Risco de volume hídrico deficiente

Define-se o *risco de volume hídrico deficiente* como o "risco de sofrer desidratação vascular, celular ou intracelular" (Nanda-I, 2010). Os vários fatores que colocam um cliente em risco de déficit de volume hídrico já foram listados anteriormente.

Risco de desequilíbrio de volume hídrico

Define-se o *risco de desequilíbrio de volume hídrico* como o "risco de redução, aumento ou desvio rápido de um para outro fluido intravascular, intersticial e/ou intracelular. Isso diz respeito a perda, ganho, ou ambos, de fluido corporal" (Nanda-I, 2010). O maior fator de risco é o cliente se submeter a um procedimento invasivo de grande porte.

Outros diagnósticos de enfermagem

Em clientes com desequilíbrio hídrico, a relação entre os diagnósticos primários de enfermagem discutidos anteriormente e os diagnósticos secundários é recíproca: os diagnósticos primários influenciam e são influenciados pelos diagnósticos secundários. Alguns diagnósticos secundários de enfermagem identificados geralmente são:

- *Troca gasosa prejudicada.*
- *Débito cardíaco reduzido.*
- *Padrão de respiração ineficaz.*
- *Ansiedade.*
- *Distúrbio de processos mentais.*
- *Risco para lesões.*
- *Risco para infecção.*
- *Mucosa oral prejudicada.*
- *Conhecimento deficiente* (especificar).

PLANEJAMENTO/IDENTIFICAÇÃO DE RESULTADOS

O tratamento holístico de enfermagem requer colaborar com cada cliente para identificar as metas para cada diagnóstico de enfermagem. Essas metas individualizadas devem refletir capacidades e limitações do cliente.

DICA Profissional

Perda de sucos gástricos

Clientes que perdem volumes excessivos de sucos gástricos, seja por vômito ou drenagem, ficam expostos não só ao déficit de volume de fluidos, mas também à alcalose metabólica, hipocalemia e hiponatremia. Os sucos gástricos contêm ácido clorídrico, pepsinogênio, potássio e sódio.

REFLEXÃO CRÍTICA

Atividade do estudante

Revise o quadro de um cliente que recebeu fluidos IV por pelo menos 48 horas quanto a: sinais vitais, achados subjetivos e objetivos de avaliação, registros de ingestão e débito, resultados de laboratório e medicamentos administrados. Quais conclusões você pode tirar sobre o equilíbrio hidroeletrolítico e ácido-base do cliente?

As intervenções de enfermagem são selecionadas e priorizadas para apoiar o cliente na obtenção dos resultados esperados com base em metas. Por exemplo, se vômito e diarreia com mucosas ressecadas e 5% de perda de peso levaram ao diagnóstico da enfermagem de *volume hídrico deficiente*, as metas poderão incluir o alívio do vômito e da diarreia e a obtenção do equilíbrio apropriado de ingestão e débito.

IMPLEMENTAÇÃO

O enfermeiro tem a responsabilidade de colaborar com o cliente e defendê-lo para assegurar que receba atendimento ético e apropriado com base nos padrões da prática. Os dados obtidos na história (clínica) servem de base para a formulação de resultados esperados e seleção de intervenções de enfermagem apropriadas aos padrões naturais do cliente, conforme revelado na sua história.

Intervenções relacionadas ao equilíbrio hidroeletrolítico ou ácido-base se baseiam na meta de manter a homeostasia e regular e manter os fluidos e nutrientes essenciais. As capacidades de adaptação do cliente são mantidas em mente ao selecionar intervenções baseadas em percepções dos clientes sobre os próprios sistemas de suporte, pontos fortes e opções.

A enfermagem é responsável pela execução de avaliações frequentes e monitoramento quanto a reações adversas da terapia de fluidos e de eletrólitos para prevenir complicações.

Atividades de enfermagem relacionadas a avaliação e execução frequentemente envolvem as mesmas medições (por exemplo, peso e sinais vitais). Intervenções comuns que promovem a obtenção de resultados esperados para restaurar e manter a homeostasia serão discutidas a seguir.

Monitoramento do peso diário

Um dos principais indicadores do equilíbrio hidroeletrolítico é o peso. A medição precisa e o registro do peso diário do cliente enfermo é uma responsabilidade vital. Essas informações, em conjunto com outros achados clínicos, determinam as exigências de terapia de fluidos para o cliente.

Medição dos sinais vitais

O nível de acuidade e a situação clínica do cliente enfermo determinam a frequência de medição dos sinais vitais. Por exemplo, os sinais vitais são obtidos a cada 15 minutos até que se estabilizem no cliente em pós-operatório típico, enquanto deverão ser monitorados continuamente no cliente em choque ou com hemorragia. Os sinais vitais e outros dados clínicos são utilizados para determinar a quantidade e o tipo de terapia de fluidos.

Medição de entrada e de saída

As medições de entrada e de saída ou balanço hídrico monitoram a situação de fluidos do cliente enfermo durante um período de 24 horas. A política da instituição para balanço hídrico pode variar em termos de:

- Tempo de registro (por exemplo, a cada 8 horas *versus* a cada 12 horas).
- Tempo de cálculo dos totais em 24 horas.
- Definição de entrada e de saída "limitada".

DICA Profissional

Entrada e saída "limitada"

- A medição de entrada e de saída "limitada" em geral envolve a prestação de contas quanto à incontinência urinária, êmese e diaforese, e pode exigir pesar a roupa suja do leito.
- *É obrigatório usar luvas ao manusear a roupa suja do leito.*

Rever os cálculos de entrada e de saída durante 24 horas do cliente para avaliar a situação de fluidos. A ingestão deverá exceder o débito em 500 mL para compensar a perda insensível de fluidos. O balanço hídrico e peso diário são intervenções críticas, pois são usadas para avaliar a eficácia da reidratação ou da terapia com diuréticos.

A medição precisa de entrada e de saída exige esforços do cliente e da família. O cliente e a família precisam de informações sobre como medir e registrar o balanço hídrico.

Providência de higiene oral

Providenciar higiene oral que promova o conforto do cliente e a integridade da cavidade bucal é uma responsabilidade importante. A condição da cavidade bucal do cliente e o tipo de desequilíbrio de fluidos determinam a frequência da higiene bucal.

Iniciar terapia de fluidos orais

Dependendo da situação clínica do cliente, os fluidos orais podem ser totalmente restritos, normalmente referidos como *dieta oral zero*, ou ser restrição hídrica ou de reposição hídrica.

 ASSISTÊNCIA MÉDICA COMUNITÁRIA/ DOMICILIAR

Considerações para medição de entrada e saída

- Pedir informações ao cliente e à família sobre itens para medição da ingestão.
- Fornecer recipientes para medir os débitos, adaptando o recipiente urinário às instalações domésticas, e ensinar o cliente e a família a lavar e a armazenar adequadamente esses recipientes.
- Informar sobre higiene apropriada das mãos.
- Fornecer instruções por escrito sobre o que deve ser medido.
- Deixar formulários de balanço hídrico suficientes para o período até a próxima visita da enfermagem.
- Identificar os parâmetros para avaliação da discrepância entre a entrada e a saída e para notificar o enfermeiro ou o médico.

SEGURANÇA

Remoção de luvas antes de registrar o gráfico

Para evitar a transferência de micro-organismos quando o formulário de balanço hídrico for removido do quarto do cliente, remova as luvas e lave as mãos antes de registrar o volume de drenagem no formulário.

DICA Profissional

Colutórios

Colutórios que contêm álcool ou glicerina e *swabs* com limão ou glicerina podem parecer refrescantes, mas ressecam as mucosas.

Nada pela boca Os clientes são classificados como dieta zero conforme prescrição do médico. Com base na política da instituição e esclarecimento do médico, o cliente poderá ser autorizado a receber pequenas quantidades de cubos de gelo quando classificado como dieta zero. A condição de dieta zero poderá ser exigida para:

- Evitar aspiração em clientes inconscientes, em situação pré-operatória e em pré-procedimento, e que receberão anestesia ou sedação.
- Restaurar e cicatrizar o trato gastrointestinal em caso de vômito ou diarreia intensos ou de desordem gastrointestinal (inflamação ou obstrução).
- Prevenir mais perda de sucos gástricos em clientes sob drenagem nasogástrica.

Clientes em dieta zero deverão receber higiene oral a cada uma ou duas horas, ou conforme o necessário para prevenir alterações das mucosas e promover conforto.

Restrição hídrica A ingestão hídrica e de fluidos é normalmente restrita no tratamento de excesso de volume de fluidos relacionado à insuficiência cardíaca e renal. A ingestão poderá ser restrita a 200 mL em um período de 24 horas.

A maneira como os fluidos serão limitados deverá ser determinada em colaboração com o cliente. Por exemplo:

- metade do fluido permitido pode ser dividido entre o café da manhã e o almoço; e
- a outra metade entre o jantar e antes de dormir, a menos que o cliente precise ser acordado durante a noite para a medicação.

Reposição hídrica "Forçar" ou incentivar a ingestão de fluidos orais, principalmente água, às vezes é um procedimento aplicado ao tratamento de clientes em risco de desidratação ou com problemas urinários ou renais (cálculos renais). Informar o cliente e respeitar suas preferências de ritmo e tipo de fluidos normalmente leva à conformidade com o processo. Pode-se solicitar a um cliente, por exemplo, a ingestão de 2.000 mL em um período de 24 horas.

Explicar que representa apenas oito copos, ou um copo a cada duas horas. Informar também ao cliente que gelo, gelatina, sopas e sorvete contam como líquidos.

Manutenção da alimentação por cateter

O cliente que não consegue ingerir fluidos orais, mas cujo trato gastrointestinal esteja normal, poderá receber fluidos e nutrientes por um cateter enteral, conforme prescrição médica.

Monitoramento de terapia intravenosa

O volume de fluido é reposto por via parenteral quando a perda for intensa ou o cliente não puder tolerar alimentação oral ou por cateter enteral. A **terapia intravenosa (IV)** é a administração de fluidos, eletrólitos, nutrientes ou medicamentos por via venosa. O médico prescreve a terapia IV para prevenir ou tratar desequilíbrios de fluidos, de eletrólitos ou nutricionais. Durante a terapia IV existem responsabilidades específicas da enfermagem. Especificamente, o enfermeiro precisa:

- Saber o motivo da prescrição de fluidos IV.
- Documentar a compreensão do cliente sobre o procedimento.
- Selecionar, de acordo com a política da instituição, o equipamento apropriado.
- Obter a solução correta prescrita.
- Avaliar o cliente quanto a alergias a iodo, esparadrapo, pomada ou antibióticos usados para a preparação do sítio de venopunção.

DICA Profissional

Temperatura dos fluidos

Os clientes deverão ingerir fluidos à temperatura ambiente. Fluidos quentes e frios podem aumentar a peristalse e resultar em câimbras abdominais.

DICA Profissional

Reposição de fluidos

A reposição de fluidos se baseia na perda de peso.
Uma perda de peso de 1 quilo (2,2 lb) equivale a 1 litro (1.000 mL) de perda de fluidos.

- Administrar o fluido na velocidade de infusão prescrita.
- Observar sinais de **infiltração** (vazamento do fluido por deslocamento acidental do cateter para fora da veia) e outras complicações específicas ao fluido.
- Documentar no prontuário do cliente a execução da terapia IV prescrita.

AVALIAÇÃO

A avaliação é um processo contínuo. Ao se avaliar se os cronogramas e resultados esperados são realistas (por exemplo, se a ingestão e o débito estão entre 200 e 300 ml um do outro), o foco deverá estar nas respostas do cliente, como sinais vitais dentro dos limites normais, se a velocidade de infusão IV mantém a hidratação do cliente e se o sítio IV permanece livre de eritema, edema e secreção purulenta. O plano de cuidados da enfermagem deverá ser modificado conforme o necessário para dar suporte aos resultados esperados do cliente.

ESTUDO DE CASO

J. M. é um senhor de 71 anos diagnosticado com diabetes tipo II há dez anos, com glicemia de 220 mg/dL. Além disso, J. M. também foi diagnosticado com insuficiência cardíaca congestiva 15 anos depois dos cinco enxertos de revascularização de artérias coronárias (CABG). O histórico cardíaco resultou de hipertensão não tratada que sofrera 12 anos antes da cirurgia de revascularização. Os dados da avaliação física revelam: temperatura oral de 37 °C, frequência respiratória a 10 bpm, pulso apical de 128 bpm, pressão arterial a 186/96 mmHg e oximetria de pulso a 80%, com estertores difusos em todos os campos pulmonares. J. M. queixa-se de falta de ar sob atividade, nega qualquer dor, é capaz de executar atividades da vida diária, declara problemas com ingestão de líquidos ralos e demanda ser colocado na posição Fowler 90°. A respiração mostra padrão superficial e irregular. J. M. está alerta e orientado em relação a pessoas e local, mas a pele apresenta-se fria, úmida e pálida. Os sons intestinais estão ativos nos quatro quadrantes e o abdômen está semirrígido e ligeiramente distendido. J. M. tem edema depressível (+2) nas extremidades inferiores.

As perguntas a seguir vão orientá-lo no desenvolvimento de um plano de assistência de enfermagem para o estudo de caso:
1. Relacione dados de avaliação subjetivos e objetivos.
2. De qual desequilíbrio ácido-base o enfermeiro suspeita?
3. Selecione três diagnósticos prioritários da enfermagem para o desequilíbrio ácido-base de J. M.
4. Escolha o diagnóstico prioritário de enfermagem e desenvolva um objetivo apropriado e centrado no cliente.
5. Quais intervenções de enfermagem o enfermeiro deverá executar para atender J. M.?

EXEMPLO DE PLANO DE ASSISTÊNCIA DE ENFERMAGEM

Cliente com excesso de volume de fluidos

Ao ser trazido ao pronto-socorro pela neta, R. W., viúvo de 68 anos, declarou: "Não consigo respirar". R. W. tem histórico de hipertensão, doença cardíaca e obesidade. O clínico geral pediu radiografia imediata do tórax, hemograma completo e eletrólitos, que revelaram congestão pulmonar (raio X) e redução em Hct e em Hgb. Na avaliação física, os resultados foram: peso: 73,5 kg; temperatura 36,4 °C; pulso 98 bpm; respiração 30 mrpm (com esforço); pressão arterial (PA) 186/114 mmHg; falta de ar, estertores; tosse constante; edema depressível (tornozelos) e veias do pescoço intumescidas. R. W. declarou: "Pensei que podia parar de tomar o remédio do coração e comer o que quisesse quando me sentisse bem novamente".

DIAGNÓSTICO DE ENFERMAGEM 1 *Volume hídrico excessivo* associado a mecanismo regulador comprometido, como evidenciado por edema, falta de ar, estertores, Hgb e Hct reduzidos e tungência da veia jugular.

Classificação dos Resultados das Intervenções de Enfermagem (NOC)	Classificação das Intervenções de Enfermagem (NIC)
Eficácia da bomba cardíaca	*Controle hídrico*
Estado respiratório: ventilação	*Controle de medicação*
Equilíbrio hídrico	*Monitoramento hídrico*

Planejamento/Resultados	Intervenções de Enfermagem	Fundamentação
R. W. terá o balanço hídrico equilibrado durante dois dias.	Medir e documentar a entrada e saída de hora em hora; restringir fluidos conforme recomendado.	Monitorar a situação de fluidos.
	Administrar diuréticos conforme prescrito e documentar a resposta.	Aumentar a excreção de fluidos e de eletrólitos.
R. W. identificará um volume específico. Pesar diariamente no mesmo horário.	Administrar diuréticos conforme prescrito e documentar a resposta. Pesar diariamente no mesmo horário, com a mesma balança e com R. W. usando a mesma roupa.	Permitir a comparação do peso de um dia para outro.
	Discutir com R. W. a necessidade de perda de peso.	Permitir que R. W. comente a perda de peso e fornecer ampla margem para determinar quantos quilos devem ser perdidos.
R.W. mostrará hidratação normal antes da alta.	Medir e documentar os sinais vitais de hora em hora até diminuir a falta de ar e depois a cada duas horas.	Monitorar a resposta de R. W. à terapia.
	Avaliar de hora em hora os sons cardíacos; sons respiratórios; frequência, ritmo e profundidade das respirações e a posição que R. W. assume para aliviar a falta de ar.	Fornecer informações para uso na modificação do plano de assistência.

Avaliação

O débito das primeiras três horas foi de 2.020 mL; no dia 2, o balanço hídrico indicou equilíbrio de fluidos. R. W. identificou a necessidade de perder 13 quilos nos seis meses seguintes. Ele demonstrou estado normal de hidratação, como mostrado por níveis normais de Hct e de Hgb, PA 156/92 mmHg, sons respiratórios normais e ausência de falta de ar, tungência da jugular e edema periférico.

DIAGNÓSTICO DE ENFERMAGEM 2 *Conhecimento deficiente* relacionado à interpretação incorreta de informações, conforme evidenciado pela afirmação de R. W.: "Pensei que podia parar de tomar o remédio do coração e comer o que quisesse quando me sentisse bem de novo".

Classificação dos Resultados das Intervenções de Enfermagem (NOC)	Classificação das Intervenções de Enfermagem (NIC)
Conhecimento: processo da doença	*Informar sobre: processo da doença*
Comunicação: recepção da capacidade de memória	*Informar sobre: medicação prescrita*
	Controle de medicação

(continua)

CAPÍTULO 23 ■ Fluidos, Eletrólitos e Equilíbrio Ácido-Base   547

EXEMPLO DE PLANO DE ASSISTÊNCIA DE ENFERMAGEM (Continuação)

Planejamento/Resultados	Intervenções de Enfermagem	Fundamentação
R. W. demonstrará compreensão das causas do excesso de fluido e o papel dos medicamentos para o coração, dos alimentos e dos exercícios para ajudar na redução do peso.	Avaliar o conhecimento de R. W. sobre hipertensão; débito cardíaco reduzido; digitálicos; efeitos da circunferência significativa da cintura sobre a respiração e alimentos pobres em sódio, gorduras e carboidratos.	Fornecer base para informar R. W. sobre causas, fatores agravantes e de alívio e efeitos do excesso de volume hídrico.

Avaliação
R. W. não conseguiu verbalizar a compreensão sobre como o peso, a dieta rica em sódio e a falha em tomar os medicamentos para o coração causaram o excesso de fluido. Foi encaminhado para assistência domiciliar para orientação do cliente.

DIAGNÓSTICO DE ENFERMAGEM
Volume hídrico deficiente relacionado a ingestão inadequada de fluidos.

META PARA O CLIENTE
O cliente manifestará volume adequado de fluido e equilíbrio de eletrólitos, como evidenciado pelo débito urinário > 30 mL/h.

AVALIAÇÃO
O cliente atingiu volume adequado de fluidos e equilíbrio de eletrólitos?

O cliente apresentou débito urinário > 30 mL/h?

INTERVENÇÕES DE ENFERMAGEM
1. Incentivar o cliente a ingerir os volumes de fluidos prescritos.
2. Ajudar o cliente se não conseguir pegar e/ou segurar a bebida.
3. Providenciar cuidados com a higiene oral.
4. Administrar fluidos por via paranteral, conforme prescrito.

BASES RACIONAIS CIENTÍFICAS
1. Pode ser necessário lembrar os clientes de ingerirem fluidos, especialmente quando perderem a sensação de sede.
2. Isso permitirá que o cliente continue a ingerir fluidos orais.
3. Os cuidados com a higiene oral promovem a sensação de frescor e incentiva a ingestão de fluidos.
4. Os fluidos parenterais representam uma reposição efetiva de fluidos, usada para choque e restaurar o equilíbrio de fluidos.

Mapa de conceitos de atendimento 23.1 ■ Déficit do volume de fluido. (*Cortesia de Janice Eilerman, RN, MSN, Lima, Ohio.*)

RESUMO

- Homeostasia é a manutenção do ambiente interno do corpo dentro de uma faixa estreita de valores normais. Trata-se de um processo contínuo, com alterações constantes que ocorrem no corpo.
- Os compostos que se ionizam em água são chamados eletrólitos.
- A faixa normal do pH do sangue é de 7,35 a 7,45. A redução ou o aumento nessa faixa pode causar problemas fisiológicos sérios ou mesmo fatais.
- O sistema tampão de bicarbonato está envolvido na regulação do pH nos fluidos intra e extracelulares.
- O sistema tampão de fosfato está envolvido na regulação do pH do fluido intracelular e do fluido dos túbulos renais.
- Os tampões de proteína estão envolvidos na regulação do pH dentro das células, especialmente nas hemácias.
- As substâncias se movem para dentro e para fora das células por meio de métodos de transporte passivo de difusão, por osmose e filtração, e por transporte ativo.

- Os rins regulam o equilíbrio de fluidos e de eletrólitos.
- O sódio é o principal eletrólito que promove a retenção de água.
- A mais leve redução ou aumento nos níveis de eletrólitos pode causar efeitos graves, adversos ou potencialmente fatais sobre as funções fisiológicas.
- Os clientes hospitalizados, em particular os idosos, correm risco de desenvolver desidratação.
- Os clientes em terapia IV exigem monitoramento constante quanto a complicações.

? QUESTÕES DE REVISÃO

1. Um enfermeiro está avaliando um cliente em pós-operatório, de 77 anos, que recebe bomba de sulfato de morfina para controle da dor. Os dados da avaliação revelam frequência respiratória de 8 bpm, irregular. O cliente se mostra letárgico e confuso. O enfermeiro está atualizando o plano de cuidados ao cliente. Qual diagnóstico de enfermagem ele deve selecionar como prioridade principal?
   1. Risco para lesão relacionada à função reguladora.
   2. Troca gasosa prejudicada devido à ventilação inadequada.
   3. Liberação ineficaz da via aérea por causa da viscosidade das secreções.
   4. Perturbação do repouso e do sono devido ao padrão ineficaz da respiração.

2. Qual dos clientes a seguir, conforme a avaliação de enfermagem, está em maior risco de desenvolver redução no pH?
   1. O cliente enfermo de 39 anos diagnosticado com pneumonia.
   2. O cliente enfermo de 89 anos que recebe enalapril 5 mg (Vasotec®), por infusão IV.
   3. O cliente enfermo de 45 anos diagnosticado com asma.
   4. O cliente enfermo de 64 anos diagnosticado com a síndrome do intestino irritável.

3. Um enfermeiro está prestando assistência a um cliente sob ventilação mecânica para tratamento de insuficiência respiratória. O enfermeiro suspeita de que o ritmo ventilatório está definido como muito alto, causando hiperventilação. Qual problema ácido-base poderia resultar dessa taxa de ventilação muito alta?
   1. Acidose metabólica.
   2. Acidose respiratória.
   3. Alcalose metabólica.
   4. Alcalose respiratória.

4. A acidose e a alcalose são identificadas por alterações no pH. Qual das afirmações a seguir é verdadeira?
   1. Um pH superior a 7,45 é chamado acidose.
   2. Um pH superior a 7,45 é chamado alcalose.
   3. Um aumento no pH causado por aumento de bicarbonato no sangue é a acidose metabólica.
   4. Uma redução no pH causada por acúmulo de ácido carbônico resulta em alcalose respiratória.

5. Um enfermeiro está registrando o histórico clínico de um cliente que admite estar usando volume excessivo de antiácidos diariamente. A melhor resposta do enfermeiro ao cliente é:
   1. "Os antiácidos podem reduzir o risco de alcalose".
   2. "Quanto mais antiácidos você ingerir, maior o risco de desenvolver alcalose".
   3. "Você não deveria tomar antiácidos".
   4. "A acidose aumenta quando se usa volume excessivo de antiácidos".

6. Qual cliente está em maior risco de desenvolver acidose metabólica?
   1. Um cliente enfermo de 29 anos com fratura nas costelas.
   2. Um cliente enfermo de 41 anos com hipertensão.
   3. Um cliente enfermo de 63 anos e positivo para cetonas.
   4. Um cliente enfermo de 58 anos com hipocalemia.

7. O enfermeiro está ensinando um cliente com nível de potássio sérico de 3,2 mEq/L sobre alimentos ricos em potássio. O cliente enfermo identifica corretamente todos os alimentos a seguir como ricos em potássio, exceto:
   1. pão francês no jantar.
   2. cenouras cruas.
   3. batata assada.
   4. damasco.

8. Um cliente com febre, dor e respirações superficiais e rápidas é trazido ao pronto-socorro para tratamento. Os achados da avaliação incluem reflexos hiperativos, sinal de Chvostek positivo e tremores musculares. Os resultados da gasometria arterial são: pH 7,50 e $PaCO_2$ a 28 mmHg. Esse cliente corre o risco de:
   1. acidose respiratória.
   2. alcalose respiratória.
   3. acidose metabólica.
   4. alcalose metabólica.

9. Qual dos valores de gás no sangue arterial a seguir seriam documentados pela enfermagem como acidose respiratória?

1. pH = 7,31; $PaCO_2$ = 50; HCO_3 = 30.
2. pH = 7,32; $PaCO_2$ = 39; HCO_3 = 25.
3. pH = 7,42; $PaCO_2$ = 29; HCO_3 = 19.
4. pH = 7,50; $PaCO_2$ = 35; HCO_3 = 22.

10. Quando o compartimento de fluido intracelular desenvolve osmolalidade maior que a do compartimento de fluido extracelular), a água se desvia do compartimento de fluido extracelular para o intracelular. Esse desvio de fluido é conhecido como:
    1. transporte ativo.
    2. osmose.
    3. difusão.
    4. filtração.

REFERÊNCIAS/LEITURAS SUGERIDAS

Bulechek, G.; Butcher, H.; McCloskey, J. e Dochterman, J. (eds.) (2008). *Nursing Interventions Classification (NIC)* (5. ed.). St. Louis, MO: Mosby/Elsevier.

Chernecky, C.; Macklin, D. e Murphy-Ende, K. (2001). *Fluids and Electrolytes*. Filadélfia: W. B. Saunders.

Daniels, R. (2010). *Delmar's guide to laboratory and diagnostic tests* (2. ed.). Clifton Park, NY: Delmar Cengage Learning.

Daniels, R.; Nosek, L. J. e Nicoll, L. H. (2007). *Contemporary medical-surgical nursing*. Clifton Park, NY: Delmar Cengage Learning.

Eilerman, J. (2009). *Concept care map: Deficient Fluid Volume*. Lima, OH.

Estes, M. E. Z. (2010). *Health assessment and physical examination* (4. ed.). Clifton Park, NY: Delmar Cengage Learning.

Fox, K. (2009). *Concept map: Metabolic acidosis*. Lima, OH.

Hadaway, L. (2002). I.V. infiltration: Not just a peripheral problem. *Nursing2002, 32*(8), 36-42.

Hamilton, S. (2001). Detecting dehydration and malnutrition in the elderly. *Nursing2001, 31*(12), 56-57.

Hogstel, M. (2001). *Nursing care of the older adult* (4. ed.). Clifton Park, NY: Delmar Cengage Learning.

Incredibly Easy! (2002). Understanding hypokalemia. *Nursing2002, 32*(3), 56.

Incredibly Easy! Understanding hypokalemia. (2000) *Nursing2000, 30*(11), 74-76.

Josephson, D. L. (2004). *Intravenous infusion therapy for nurses: Principles and practice* (2. ed.). Clifton Park, NY: Delmar Cengage Learning.

Kee, J. L.; Paulanka, B. J. e Polek, C. (2010). *Fluids and electrolytes with clinical applications: A programmed approach* (8. ed.). Clifton Park, NY: Delmar Cengage Learning.

Klopfenstein, L. (2009). *Concept map: Respiratory acidosis*. Lima, OH.

Krueger, D. e Tasota, F. (2003). Keeping an eye on calcium levels. *Nursing2003, 33*(6), 68.

Mader, S. (2001). *Understanding human anatomy and physiology* (4. ed.). Boston: McGraw-Hill College Division.

Marieb, E. (2002). *Essentials of human anatomy and physiology* (7. ed.). Redwood City, CA: Cummings.

Martini, F. e Welch, K. (2001). *Fundamentals of anatomy and physiology* (5. ed.). Englewood Cliffs, NJ: Prentice Hall.

Mason, E. (2009). *Caring for clients with acid-base imbalances*. Manuscrito enviado para publicação.

McConnell, E. (2002). Measuring fluid intake and output. *Nursing2002, 32*(7), 17.

Moorhead, S.; Johnson, M.; Maas, M. e Swanson, E. (2007). *Nursing Outcomes Classification (NOC)* (4. ed.). St. Louis, MO: Mosby.

North American Nursing Diagnosis Association International. (2010). NANDA-I nursing diagnoses: Definitions and classification 2009-2011. Ames, IA: Wiley-Blackwell.

Scanlon, V. e Sanders, T. (2003). *Essentials of anatomy and physiology* (4. ed.). Filadélfia: F. A. Davis.

Schmidt, T. C. e Williams-Evans, S. A. (2000). How to recognize hypokalemia. *Nursing2000, 30*(2), 22.

Science Spot. (2009). Biology lesson plans. Obtido em 26 de junho de 2009 do site: http://sciencespot.net/Pages/classbio.html.

Senisi-Scott, A. e Fong, E. (2009). *Body structures and functions* (11. ed.). Clifton Park, NY: Delmar Cengage Learning.

White, L. e Duncan, G. (2002). *Medical-surgical nursing: An integrated approach* (2. ed.). Nova York: Delmar Cengage Learning.

RECURSOS DA WEB

Associação Brasileira de Enfermagem (Aben): http://www.abennacional.org.br/

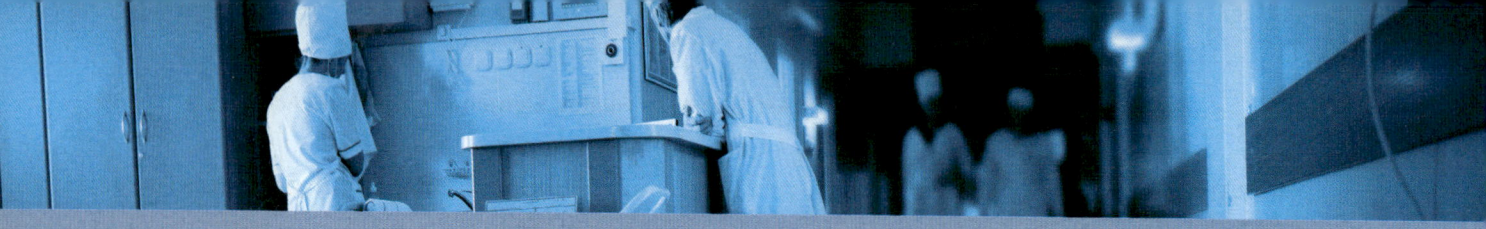

CAPÍTULO 24

Administração de Medicação e Terapia IV

PALAVRAS-CHAVE

- absorção
- agulhas tipo borboleta (scalp)
- alergia ao fármaco
- angiocateter
- aspiração
- biodisponibilidade
- bólus
- cateter venoso curto
- distribuição
- dose unitária
- efeito tóxico
- estocados
- excreção
- extensor de duplo lúmen
- extravasamento
- farmacocinética
- flebite
- gotejamento
- hipervolemia
  incompatibilidades entre fármacos
- infiltração
- início da ação
- injeção em bólus
- instilação enteral
- interação de fármacos
- intracateter
- intradérmica (ID)
- intramuscular (IM)
- intravenosa (IV)
- meia-vida
- metabolismo
- nível de pico no plasma
- nome comercial (de marca)
- nome genérico

ESTABELECENDO RELAÇÕES

Consulte os seguintes capítulos para ampliar seu conhecimento acerca da administração de medicação e terapia IV:

Enfermagem Básica

- Processo de Enfermagem/Documentação/Informática
- Nutrição
- Controle de Infecções/Assepsia
- Precauções-Padrão e Isolamento
- Exames Diagnósticos

Procedimentos Básicos

- Administração de enema
- Medição de ingestão e eliminação

Procedimentos intermediários

- Administração de medicação oral, sublingual e bucal
- Remoção de medicação da ampola
- Remoção de medicação do frasco
- Administração de injeção intradérmica
- Administração de injeção subcutânea
- Administração de injeções intramusculares
- Administração de medicações para olhos e ouvidos

Procedimentos avançados

- Realização de venopunção (coleta de sangue)
- Preparação de solução IV e início de terapia IV
- Definição de gotejamento da solução IV
- Administração de medicação através do extensor de duplo lúmen IV

CAPÍTULO 24 ■ Administração de Medicação e Terapia IV

PALAVRAS-CHAVE

nome químico
parenterais
permeabilidade
platô
porta implantável
reação idiossincrática
retorno
subcutânea
tolerância ao fármaco
vesicante

■ Análise e conservação do local de inserção IV

OBJETIVOS

Ao final deste capítulo, você estará apto a:

■ Definir palavras-chave.
■ Descrever como os padrões e a legislação dos fármacos influenciam na administração de medicação.
■ Explicar a farmacocinética, que abrange absorção, distribuição, metabolismo e excreção dos fármacos.
■ Descrever os fatores que afetam a ação de um fármaco.
■ Explicar os diferentes tipos de solicitação de medicação, quando são usados e a responsabilidade do enfermeiro em cada caso.
■ Identificar os princípios de segurança na administração da medicação.
■ Discutir as principais responsabilidades do enfermeiro que administra a medicação.
■ Desenvolver diretrizes de informação ao cliente sobre a administração de medicação em casa.
■ Explicar procedimentos para os vários tipos de administração de medicação, entre eles escolha de via e local.

INTRODUÇÃO

A gestão de medicação exige a colaboração de diversos profissionais da saúde. As medicações são prescritas por médicos, dentistas ou outros profissionais autorizados, e preparadas e distribuídas pelo farmacêutico. O enfermeiro é responsável por administrar as medicações. Os nutricionistas também podem estar envolvidos na identificação de possíveis interações de fármacos e alimentos.

A administração de medicação exige conhecimento especializado, senso de julgamento e capacidades de enfermagem com base em princípios da farmacologia. Este capítulo concentra-se em auxiliar os alunos a aplicar o conhecimento de farmacologia e a adquirir habilidades de administração segura de medicação.

O processo de enfermagem orienta as decisões para a administração segura dos fármacos e garante a conformidade com os padrões de prática.

PADRÕES E LEGISLAÇÃO REFERENTES AOS FÁRMACOS

Um fármaco é uma substância química criada para ter efeito específico. Antes de administrar qualquer medicação, o enfermeiro presume que o fármaco será seguro para o cliente se a dose, a via e a frequência estiverem dentro do intervalo terapêutico referente a esse fármaco. Essa suposição baseia-se em padrões que garantem a uniformidade dos fármacos quanto a concentração, pureza, eficácia, segurança e **biodisponibilidade** (velocidade e grau na produção de efeito terapêutico).

PADRÕES

Os padrões garantem a uniformidade dos fármacos para efeitos previsíveis. A *United States Pharmacopeia* e o *National Formulary* (USP e NF) são manuais de padrões de fármacos usados nos Estados Unidos. No Brasil, a Agência Nacional de Vigilância Sanitária (Anvisa) regulamenta esse assunto. Eles listam os fármacos reconhecidos para a conformidade com os padrões legais de pureza, qualidade e concentração.

A *United States Pharmacopeia* (USP) fornece padrões para preparados farmacêuticos desde que sua primeira edição foi publicada, em 1851. A American Pharmaceutical Association publicou o NF pela primeira vez em 1898, para fornecer uma lista de fármacos que cumpriam padrões preestabelecidos.

Tabela 24.1 ▪ Substâncias controladas

Grupo (C-I): Inclui substâncias em relação às quais existe alto potencial de abuso e nenhum uso médico atualmente aprovado (como heroína, maconha, LSD, outros alucinógenos, certos opiáceos e derivados do ópio).

Grupo (C-II): Inclui fármacos que possuem alto potencial de abuso e alta capacidade de produzir dependência física e/ou psicológica, e para os quais existe uso médico aprovado ou aceitável atualmente (por exemplo, narcóticos, anfetaminas, dronabinol e alguns barbitúricos).

Grupo (C-III): Inclui fármacos em relação aos quais existe menos potencial de abuso que os do grupo II e para os quais há uso médico aprovado atualmente (por exemplo, sedativos não barbitúricos, estimulantes sem anfetamina e quantidades limitadas de certos narcóticos). Além disso, esteroides anabólicos são classificados no grupo II.

Grupo (C-IV): Inclui fármacos em relação aos quais existe potencial de abuso relativamente baixo e para os quais há uso médico aprovado atualmente (por exemplo, sedativos, ansiolíticos e analgésicos não narcóticos).

Grupo (C-V): Os fármacos desta categoria consistem principalmente nos que contêm quantidades limitadas de certos narcóticos (por exemplo, codeína usada como antitussivo e antidiarreicos). A lei federal dos Estados Unidos descreve que quantidades limitadas desses fármacos podem ser compradas sem prescrição por uma pessoa com no mínimo 18 anos. O produto deve ser adquirido de um farmacêutico, que deve manter os registros apropriados. Entretanto, as leis estaduais variam e em muitos estados esses produtos exigem prescrição.

Adaptada de G. Spratto e A. Woods. *2010 Delmar Nurse's Drug Handbook*. Clifton Park, NY: Delmar Cengage Learning, 2010; R. Daniels, R. Grendell e F. Wilkins. *Nursing Fundamentals: Caring and Clinical Decision Making*, Clifton Park, NY: Delmar Cengage Learning, 2010.

LEGISLAÇÃO NORTE-AMERICANA

Esses dois manuais foram designados pela lei Pure Food and Drug, de 1906, como estatutos oficiais para estabelecer padrões referentes a fármacos. A autoridade para executar esses padrões cabe ao governo federal dos Estados Unidos. A lei federal Food, Drug, and Cosmetic de 1938 autorizou a Food and Drug Administration (FDA) a testar todos os novos fármacos quanto à toxicidade, antes de aprovar a comercialização. Em 1952, essa lei de 1938 recebeu uma emenda para diferenciar os fármacos prescritos dos não prescritos (vendidos sem receita) e regulamentar a distribuição da prescrição. O teste de eficácia dos fármacos veio acompanhado da lei Kefauver-Harris, de 1962 (Lehne, 2006).

Em 1914, a lei Harrison Narcotic classificou os fármacos formadores de hábitos como narcóticos e começou a regulamentá-los. Em 1970, essa lei e outras que tratam do abuso de fármacos foram substituídas pela lei Comprehensive Drug Abuse Prevention and Control (lei Controlled Substance), que define uma *pessoa dependente* em termos de dependência física e psicológica, e exige regulamentação rigorosa de narcóticos e outros fármacos controlados, como barbitúricos, com cinco categorias de fármacos agrupados (Tabela 24.1). O farmacêutico distribuidor deve manter um registro de todas as substâncias controladas. Farmacêuticos da Drug Enforcement Agency (DEA) inspecionam os registros e as prescrições para investigar a distribuição ilícita dessas substâncias.

Todos os estados norte-americanos devem cumprir as determinações quanto a substâncias controladas como padrão mínimo; no entanto, os estados, em caráter individual, podem aprovar controles mais rigorosos. Por exemplo, a lei Controlled Substance classifica os antitussivos com codeína como fármacos do grupo V, mas o estado pode inserir esse fármaco no grupo II, que é mais restrito.

NOMENCLATURA DOS FÁRMACOS

Os termos *medicação*, *remédio* e *fármaco* são usados como sinônimos por leigos e profissionais da saúde.

Os fármacos são identificados por um nome químico, genérico, oficial ou comercial. O **nome químico** é uma descrição precisa da fórmula da substância química do fármaco. O **nome genérico** (*não proprietário*) nos Estados Unidos é o nome atribuído pelo U. S. Adopted Names Council para o primeiro fabricante que desenvolveu o fármaco. Quando um medicamento é aprovado, recebe um *nome oficial*, que pode ser o mesmo que o nome não proprietário (Lehne, 2006). Os fármacos que possuem valor terapêutico comprovado são listados pelo nome oficial nos manuais USP e NF. As empresas farmacêuticas atribuem um *nome proprietário*, também chamado **nome comercial (de marca)**, ao comercializar um fármaco. Um genérico pode ter vários nomes de marca, dependendo de quantas empresas o comercializam. Por exemplo, ibuprofeno é um nome genérico; os nomes de marca para esse fármaco incluem Advil, Motrin, Excedrin IB e Nuprin. *Os nomes genéricos não começam com maiúscula, mas os nomes de marca sim.*

AÇÃO DO FÁRMACO

A ação do fármaco refere-se à capacidade de se combinar com um receptor celular. Dependendo do local dos receptores celulares afetados por determinado fármaco, ele pode ter efeito local, sistêmico ou ambos. Por exemplo, quando o cloridrato de difenidramina (Benadryl) em creme é aplicado na pele, possui apenas efeito local; no entanto, quando administrado em comprimido ou injeção, exerce efeito sistêmico e local.

FARMACOLOGIA

O estudo dos efeitos do fármaco nos organismos vivos é chamado farmacologia. Esta seção discute as atividades da ação do fármaco em relação a controle de medicação, classificação de fármacos e vias de administração.

Controle de medicação

Controlar a medicação é produzir a ação desejada do fármaco mantendo nível constante. A ação do fármaco é baseada em sua meia-vida. **Meia-vida** é o tempo que o corpo leva para eliminar metade do nível de concentração sanguínea da dose original do medicamento. Por exemplo, se o fármaco tem meia-vida de oito horas, 50% da dose original está presente no sangue oito horas depois da administração, e 25%, 16 horas depois. Devido à meia-vida, doses repetidas são administradas para manter o nível terapêutico do fármaco em um intervalo de 24 horas. A conservação do nível terapêutico garante a eficácia do antibiótico contra as bactérias, e também que um analgésico forneça um limite eficiente contra a dor.

Outros termos que descrevem a ação do fármaco são início da ação, nível de pico no plasma e platô. **Início da ação** é o tempo que o corpo leva para responder a um fármaco após sua administração. **Nível de pico no plasma** é a concentração sanguínea máxima de uma única dose de um fármaco, até que a taxa de eliminação seja igual à de absorção. O nível de concentração sanguínea diminui de maneira estável assim que se atinge o nível de pico no plasma, a menos que outra dose seja administrada. Quando uma série de doses é administrada, o nível de concentração sanguínea é mantido e denominado **platô**.

Classificação

Normalmente, os fármacos são classificados pelo sistema do corpo com o qual interagem (por exemplo, cardiovascular) ou pelo uso terapêutico aprovado (por exemplo, anti-hipertensivo). Fármacos com diversos usos terapêuticos são em geral classificados pelo uso mais comum.

> **SEGURANÇA**
>
> **Não substitua a via de fármacos**
>
> O fármaco preparado para a administração por uma via não pode ser substituído por outra. Por exemplo, quando um cliente tem dificuldade de engolir um comprimido grande, uma solução oral ou variação do mesmo fármaco não pode ser administrada sem antes consultar o médico.
>
> Um líquido pode ser absorvido de maneira mais fácil e completa, causando um nível sanguíneo mais alto em relação ao que o comprimido causaria.

Vias

Os fármacos são preparados de diversas maneiras para a administração por uma via específica (Tabela 24.2). A via é como o fármaco é absorvido: oral, bucal, sublingual, parenteral, tópica e respiratória.

Via oral A maioria dos fármacos é administrada por via oral porque este é o método mais conveniente, barato e seguro – mas também o que age de maneira mais lenta. Fármacos não são fornecidos por via oral a clientes com intolerância gastrointestinal, cuja condição contraindique ingestão de medicamentos por via oral ou em coma.

A via bucal ou sublingual é usada quando pequenas quantidades do fármaco são necessárias. Os fármacos bucais e sublinguais agem rapidamente devido ao epitélio fino da mucosa bucal e ao grande sistema vascular, que permitem rápida absorção.

Os fármacos bucais são colocados na bolsa bucal (parte superior-posterior da bochecha interna, perto dos molares) para absorção pela membrana da mucosa. Os sublinguais são feitos para se dissolver rapidamente quando colocados embaixo da língua. Por exemplo, a nitroglicerina (Nitrostat), medicamento antiangina, pode ser aplicada por via sublingual ou bucal, conforme a prescrição, enquanto o cloridrato de isoproterenol (Isuprel), broncodilatador, é fornecido apenas pela via sublingual, e a metiltestosterona (Testred), androgênio, apenas por via bucal.

Via parenteral Fármacos **parenterais** são administrados por injeção usando a técnica estéril. Por definição, via parenteral refere-se a qualquer outra via que não seja o trato oral/gastrointestinal; no entanto, o uso médico do termo exclui as rotas tópica e respiratória. As quatro vias parenterais usadas pelo enfermeiro para administrar medicações são:

- **Intradérmica (ID)**: injeção na derme.
- **Subcutânea**: injeção no tecido subcutâneo.
- **Intramuscular (IM)**: injeção no músculo.
- **Intravenosa (IV)**: injeção na veia.

Nos Estados Unidos, outras vias parenterais, como intratecal ou intraespinal, intrapleural, intracardíaca, intra-arterial e intra-articular, são usadas pelos médicos e, às vezes, por enfermeiros registrados de prática avançada. No Brasil, os enfermeiros não estão autorizados a administrar medicações por essas vias.

Via tópica A maioria dos fármacos tópicos é administrada para posicionar o fármaco no ponto da aplicação ou imediatamente depois. Muitos fármacos tópicos são aplicados na pele, mas outros incluem medicamentos para olhos, nariz e garganta, ouvido, retal e vaginal. Os fármacos aplicados diretamente na pele são absorvidos por ela, onde causam efeito local ou são absorvidos pela corrente sanguínea. A vascularidade da pele faz a ação do fármaco variar. Normalmente, são necessárias várias aplicações por um período de 24 horas para o efeito terapêutico desejado.

Usam-se adesivos transdérmicos para aplicar medicamentos como a nitroglicerina e alguns suplementos de substituição de hormônio para absorção, a fim de produzir efeitos sistêmicos. Alguns medicamentos tópicos, como colírios e gotas para nariz, e supositórios vaginais e retais aplicados diretamente nas membranas da mucosa são absorvidos com rapidez e, dependendo da dose (concentração e quantidade), podem causar efeitos sistêmicos.

Via respiratória Inalantes como oxigênio e a maioria dos anestésicos comuns fornecem substâncias gasosas ou voláteis que são quase imediatamente absorvidas pela circulação sistêmica.

> ### DICA Profissional
>
> ### Considerações especiais sobre a via oral
> - Comprimidos mastigáveis devem ser mastigados antes de os engolir; isso enfatiza a absorção gástrica.
> - Medicamentos bucais e sublinguais devem se dissolver por completo antes que o cliente beba ou coma algo.
> - Suspensões e emulsões são administradas imediatamente após se agitar o frasco e retirá-las dele.

Os inalantes, aplicados nos alvéolos dos pulmões, promovem rápida absorção devido a:

- permeabilidade do epitélio alveolar e vascular;
- fluxo sanguíneo abundante;
- área de superfície muito grande para absorção.

Tabela 24.2 ▪ Tipos de preparações de fármacos

Tipo	Descrição
Sólidos orais	• Comprimidos: substâncias comprimidas ou moldadas que devem ser engolidas inteiras, mastigadas antes de engolir ou colocadas na bolsa bucal ou ainda embaixo da língua (sublingual). • Cápsulas: substâncias colocadas sob um revestimento duro ou mole, ou invólucro de gelatina, que dissolve no estômago. • Drágeas: comprimidos revestidos de gelatina que dissolvem no estômago. • Pós e grânulos: substâncias moídas. • Pastilhas: desenvolvidas para dissolver na boca. • Comprimidos tamponados: comprimidos revestidos que dissolvem no intestino. • Cápsulas de liberação lenta: substâncias encapsuladas e encerradas em pequenos invólucros, que fornecem a dose do fármaco em período prolongado. • Cápsulas de liberação constante: substâncias compostas que liberam o fármaco lentamente, para manter um nível estável no plasma.
Tópicos	• Unguentos: substâncias misturadas com álcool, óleo ou um emoliente com sabonete; aplicados na pele. • Pomadas: substâncias semissólidas para uso tópico. • Pastas: substâncias semissólidas mais espessas que as pomadas, absorvidas lentamente pela pele. • Supositórios: substâncias gelatinosas desenvolvidas para dissolver quando inseridas no reto, na uretra ou na vagina.
Inalantes	• Inalações: fármacos ou diluições de fármacos administrados por via respiratória nasal ou oral, para efeito local ou sistêmico.
Soluções	• Soluções: contêm uma ou mais substâncias químicas solúveis dissolvidas em água. • Enemas: soluções aquosas para instilação retal. • Duchas: soluções aquosas que funcionam como agente de limpeza ou antisséptico que pode ser adquirido em forma de pó, com instruções para dissolução em quantidade específica de água morna. • Suspensões: partículas ou substâncias em pó que devem ser misturadas (e não dissolvidas) em um líquido, agitando-o vigorosamente antes da administração. • Emulsões: sistema de duas fases em que um líquido é disperso em forma de pequenas gotículas por intermédio de outro líquido. • Xaropes: substâncias dissolvidas em líquido açucarado. • Gargarejos: soluções aquosas. • Colutórios: soluções aquosas que podem conter álcool, glicerina e adoçantes sintéticos. • Soluções nasais: soluções aquosas instiladas como gotas ou *spray*. • Soluções para olhos e ouvidos: soluções aquosas instiladas como gotas. • Elixires: soluções que contêm água, quantidades variadas de álcool e adoçantes.

Inaladores orofaríngeos manuais administram medicamentos tópicos no trato respiratório, para criar efeitos locais e sistêmicos. Os três tipos de inaladores – de dose medida ou nebulizador, turbo e inalador nasal – serão explicados adiante neste capítulo.

FARMACOCINÉTICA

Farmacocinética é o estudo de absorção, distribuição, metabolismo e excreção de um fármaco, para determinar a relação entre sua dose e a concentração nos fluidos biológicos. Essa informação é usada pelos profissionais da saúde no controle da medicação.

A principal preocupação do médico é a dose e a via que produzirão os efeitos mais terapêuticos. Farmacêuticos, médicos e enfermeiros trabalham juntos para identificar ocasiões apropriadas para a administração do fármaco e evitar interação com outras substâncias que possam alterar sua ação. Enfermeiros e médicos monitoram a resposta do cliente à ação do fármaco. Tal ação depende de quatro propriedades: absorção, distribuição, metabolismo e excreção.

Absorção

O grau e a taxa de **absorção**, ou movimento de um fármaco do local da administração à corrente sanguínea, dependem de vários fatores: os efeitos fisioquímicos do fármaco, sua dosagem, a via de administração, interação com outras substâncias e várias características do cliente, por exemplo, idade (Blanchard e Loeb, 2006). Após a ingestão, os preparados orais como comprimidos e cápsulas desintegram-se em partículas para que os sucos gástricos possam dissolver e preparar o fármaco para absorção no intestino delgado.

Fármacos administrados por via intramuscular são absorvidos pelo músculo para a corrente sanguínea. Supositórios são absorvidos pelas membranas da mucosa para o sangue. Fármacos intravenosos tornam-se biodisponíveis de imediato, porque são injetados diretamente no sangue.

Distribuição

Distribuição é o movimento das medicações no sangue para os vários tecidos e fluidos do corpo.

A distribuição dos fármacos no corpo é afetada pelo débito cardíaco, pela permeabilidade da membrana celular, pela capacidade de ligação à proteína e pela gordura corporal. O débito cardíaco do cliente pode aumentar ou diminuir o fluxo sanguíneo, e a doença vascular periférica diminui a circulação para os tecidos. A barreira sangue/cérebro permite apenas a passagem de medicações solúveis em gordura pela membrana. O cliente desnutrido ou que tenha doença hepática possui um índice menor de albumina ou proteína em circulação, o que permite concentração mais alta da medicação no sangue. A duração do fármaco é maior em clientes obesos, resultando em distribuição mais lenta (Daniels, 2010).

Metabolismo

Metabolismo é o processamento físico e químico de um fármaco pelo corpo. A maioria dos fármacos é metabolizada no fígado. A presença de enzimas do fígado que desintoxicam os fármacos determina a taxa de metabolismo. Alguns fármacos podem aumentar a taxa de metabolismo.

Excreção

Excreção é a eliminação dos fármacos do corpo. Ocorre principalmente pelo metabolismo hepático e pela excreção renal, mas pulmões, glândulas exócrinas, pele e trato intestinal podem eliminar alguns fármacos.

INTERAÇÃO DE FÁRMACOS

Interação de fármacos é o efeito que uma medicação pode ter sobre outra. Essas interações podem ocorrer quando dois fármacos são administrados ao mesmo tempo ou dentro de um intervalo curto. Os fármacos podem ser propositadamente combinados para um efeito positivo; por exemplo, o diurético hidroclorotiazida (HydroDIURIL®) esgota o potássio, e o espironolactona (Aldactone®) o poupa; ambos são combinados para manter um nível normal de potássio no sangue.

Quando um fármaco é administrado com o objetivo de potencializar a ação de outro, como no caso de medicamentos pré-operatórios, ocorre interação positiva.

Nem todas as interações de fármacos são terapêuticas. Algumas podem interferir na absorção, no efeito ou na excreção de outros fármacos. Por exemplo, produtos com cálcio e antiácidos que contêm magnésio podem causar absorção inadequada da tetraciclina (Tetracyn®), um antibiótico, no trato digestivo.

EFEITOS COLATERAIS E REAÇÕES ADVERSAS

Reações adversas são efeitos terapêuticos do fármaco diferentes dos previstos e esperados. Um efeito não terapêutico pode ser brando e previsível (efeito colateral) ou inesperado e potencialmente perigoso (reação adversa). Existem vários tipos de reações adversas: alergias e tolerância ao fármaco, efeito tóxico e reações idiossincráticas.

Alergia ao fármaco (hipersensibilidade) é uma reação imune antígeno/anticorpo que ocorre quando uma pessoa previamente exposta ao fármaco desenvolveu anticorpos contra ele. Esse tipo de reação pode ser brando (*rash* na pele, urticária, cefaleia, náusea ou vômito) ou grave (anafilaxia). As reações ao fármaco são vistas com frequência na pele, devido ao abundante suprimento sanguíneo.

A anafilaxia é uma reação imediata a determinado fármaco, por exemplo, a penicilina, que provoca risco de morte e é marcada por angústia respiratória, broncoespasmo grave repentino e colapso cardiovascular. Pode ser fatal se as medidas de emergência não forem iniciadas imediatamente (administração de epinefrina, broncodilatadores e anti-histamínicos).

A **tolerância ao fármaco** ocorre quando o corpo se acostuma a um fármaco específico, e assim doses maiores são necessárias para produzir os efeitos terapêuticos desejados. Por exemplo, clientes com câncer e que apresentam dor intensa podem precisar de doses cada vez maiores de morfina (um analgésico narcótico) para controlar a dor.

O **efeito tóxico** ocorre quando o corpo não pode metabolizar um fármaco e ele se acumula no sangue. A digoxina, um fármaco cardíaco, possui estreita margem de segurança entre a dose terapêutica efetiva e a dose tóxica (Spratto e Woods, 2009).

Reação idiossincrática é uma resposta quase impossível de prever, que pode ser deficiente, exacerbada ou atípica. Por exemplo, 1 entre 40 mil clientes desenvolverá anemia aplástica após tomar o antibiótico cloranfenicol (Cloromicetin®) (Blanchard e Loeb, 2006).

INTERAÇÃO ENTRE FÁRMACOS E ALIMENTOS

O controle de medicação serve para evitar possíveis interações entre fármacos e alimentos. Há três tipos principais delas:

1. Alguns fármacos interferem na absorção, na excreção ou no uso de um ou mais nutrientes pelo corpo.
2. Alguns alimentos diminuem ou aumentam a absorção de um fármaco pelo corpo.
3. Alguns alimentos alteram as reações químicas dos fármacos, impedindo o efeito terapêutico no corpo.

A maioria dos problemas de interação ocorre com o uso de antibióticos orais, diuréticos, anticoagulantes e anti-hipertensivos. Os clientes que fazem dieta com restrição de sódio devem consultar o farmacêutico em relação ao conteúdo de sódio dos fármacos prescritos e vendidos sem receita. Alguns fármacos contêm quase metade do total diário permitido para ingestão de sódio. O álcool interage com muitos fármacos, como anti-histamínicos, antibióticos, anticoagulantes e comprimidos para dormir. A interação entre fármacos e alimentos varia de acordo com a dose e a forma de fármaco tomado e também com idade, sexo, condição nutricional, peso e condição médica específica do cliente.

CONSIDERAÇÕES sobre tempo de vida

Fatores relacionados a idade influenciam na ação e na dosagem do fármaco

- Recém-nascidos e bebês possuem sistema gastrointestinal, massa muscular e sistema de enzimas metabólicas subdesenvolvidos, bem como função renal inadequada.
- Clientes idosos não raro apresentam função hepática e renal e massa muscular reduzidas.

Muitos medicamentos à base de ervas interagem com os fármacos e alteram seu efeito, como a digoxina, um fármaco cardíaco. Chás como de aspérula, fava-tonca e trevo-doce contêm cumarinas naturais que podem potencializar os efeitos do Coumadin®, um anticoagulante (Spratto e Woods, 2009).

FATORES QUE INFLUENCIAM A AÇÃO DO FÁRMACO

Características individuais como fatores genéticos, idade, altura, peso e condições físicas e mentais podem influenciar na ação do fármaco no corpo. Fatores genéticos podem interferir na metabolização do fármaco, produzindo sensibilidade anormal a certos produtos.

O médico geralmente considera a idade, a altura e o peso do cliente para determinar a dosagem de diversos fármacos. Essas informações devem ser registradas com precisão no prontuário médico do cliente. A quantidade de gordura corporal também altera a distribuição do fármaco.

As condições físicas do cliente constituem mais um fator que pode alterar os efeitos da medicação. Por exemplo, em um cliente com edema, o medicamento deve ser distribuído para um volume maior de fluidos corporais em relação a um cliente que não tenha edema; portanto, o edematoso pode precisar de uma dose maior para que se produza a ação desejada, enquanto ao desidratado pode ser ministrada dosagem menor. Doenças que afetam o funcionamento hepático e renal podem alterar o metabolismo e a eliminação da maioria dos fármacos.

PRESCRIÇÕES DE MEDICAÇÃO

Nas instituições de saúde, as solicitações de medicação são escritas no formulário de prescrições médicas, no prontuário de cada cliente.

Todas as prescrições devem ser escritas de maneira clara e legível. A prescrição deve conter sete partes:

1. Nome do cliente.
2. Data e hora em que a prescrição foi escrita.
3. Nome do fármaco a ser administrado.
4. Dosagem.
5. Via de administração e informações específicas a respeito.
6. Hora da administração e frequência.
7. Assinatura da pessoa que escreveu a solicitação, por exemplo, o médico ou outro profissional da saúde, como fisioterapeuta ou nutricionista.

As prescrições de fármacos fora de instituições de atendimento agudo também devem especificar se o fármaco genérico ou o nome de marca é usado, a quantidade a ser administrada e quantas vezes a prescrição deve ser repetida.

Se o enfermeiro achar que a solicitação está errada, é responsável por questioná-la. O erro pode estar em qualquer parte da solicitação, e o enfermeiro deve esclarecer a dúvida com a pessoa que a escreveu. A conversa deve ser documentada no prontuário do cliente (Smith, 2003). Um erro desse tipo possui graves implicações legais, caso se constate que o enfermeiro, com base na própria experiência e conhecimento, deveria ter percebido o equívoco.

A maioria das instituições de saúde tem políticas sobre administração de medicação, como datas para interromper certos tipos de fármacos, horários programados regularmente para administrar medicações conforme especificado na solicitação e listagem das abreviaturas oficialmente aceitas.

O Serviço de Arquivo Médico Estatístico (Same) das instituições de saúde mantém a listagem oficial das abreviaturas adotadas pela equipe médica. Apenas as abreviaturas da lista oficial devem ser usadas em qualquer uma das partes do prontuário do cliente nessa instituição de saúde (consulte os apêndices).

Tipos de prescrição

As medicações são prescritas de maneiras diferentes, dependendo da finalidade. Podem ser prescritas imediatamente, como dose única, programada ou conforme necessidade (S/N).

Prescrições imediatas

São as que devem ser administradas imediatamente, não depois de uma ou duas horas. Com frequência encontram-se em meio a situações de emergência, como uma dose imediata de nitroglicerina para alguém que está com dor no peito. A resposta do cliente a todas essas medicações deve ser avaliada e documentada.

Prescrições de dose única

São medicações usadas apenas uma vez. Devem ser administradas em horário especificado pelo médico ou assim que for mais conveniente. Essas ordens são usadas com frequência na preparação para um procedimento diagnóstico ou terapêutico; por exemplo, um laxante pode ser solicitado a fim de preparar um cliente para uma radiografia abdominal inferior.

Prescrições programadas

São administradas conforme especificado até que a solicitação seja alterada ou cancelada por outra, ou até que o número de dias especificado tenha decorrido, conforme determinado pela política da instituição de saúde. São usadas para manter o nível sanguíneo desejado de medicação.

A política da instituição de saúde define os horários para administrar as medicações em um intervalo de 24 horas. Por exemplo, os fármacos com dosagem de horário podem ser administrados às 8 horas, 14 horas e 20 horas, ou então às 9 horas, 15 horas e 21 horas. Os medicamentos solicitados diariamente podem ter horário especificado na solicitação, como Insulina Isophanc (NPH) – 10 unidades subcutâneas diariamente às 6h30 –, ou então ser fornecidos no horário designado pela instituição de saúde; por exemplo, 0,25 mg de Lanoxin diariamente às 9 horas.

Uma solicitação que especifique o número de dias ou as dosagens que o cliente deve receber possui data de interrupção automática da medicação. Por exemplo, uma solicitação de 250 mg de tetraciclina às 6 horas por 5 dias resultaria em 250 mg de tetraciclina por via oral a cada 6 horas por 5 dias, um total de 20 doses. O dia 1 começa com a administração da primeira dose.

Prescrições conforme necessidade (S/N)

Um fármaco S/N (se necessário) é administrado quando, conforme avaliação do enfermeiro, a condição do cliente exigir. Esse tipo de solicitação é em geral escrito para laxantes, analgésicos e antieméticos. Por exemplo, pode haver para o cliente uma solicitação de 5 a 10 mg S/N de cloridrato de oxicodona (OxyContin®), um analgésico narcótico. A medicação contra a dor é administrada com base na avaliação da dor do cliente e conforme especificado na solicitação.

SISTEMAS DE PESO E MEDIDAS

A administração de medicação requer o conhecimento dos sistemas de medição de peso e volume. Nos Estados Unidos, são usados três tipos diferentes de medição no controle de medicamentos: métrico, apotecário e doméstico.

Sistema métrico

Em 1890, o USP adotou o sistema métrico de pesos e medidas exclusivamente, com exceção de dosagens equivalentes. Em 1944, o Council on Pharmacy and Chemistry of the American Medical Association adotou o sistema métrico exclusivamente. O sistema métrico é usado em todos os grandes países do mundo, exceto nos Estados Unidos, mas é usado quase exclusivamente em instituições de saúde norte-americanas. No Brasil, o sistema métrico é usado como padrão para a peso e medição de medicamentos.

O sistema métrico ou decimal é bem simples e baseado em unidades de 10. Mova o ponto decimal para a direita (para ir da unidade maior à menor) ou para a esquerda (da unidade menor à maior). Por exemplo:

5 g = 5.000 mg   0,5 mg = 500 mcg
5 mcg = 0,005 mg   1,25 L = 1.250 mL
0,25 g = 250 mg   2,45 kg = 2.450 g

As unidades métricas básicas são metro (linear), litro (volume) e grama (massa ou peso).

Abreviaturas importantes e equivalentes que devem ser lembradas são:

- Volume (líquido)
  1.000 mL = 1 L
- Peso
  1.000 mcg = 1 mg
  1.000 mg = 1 g
  1.000 g = 1 kg

O sistema métrico utiliza prefixos em latim para designar subdivisões das unidades básicas e prefixos em grego para designar múltiplos das unidades básicas (Tabela 24.3).

SISTEMA APOTECÁRIO

Não usado normalmente no Brasil, o sistema apotecário originou-se na Inglaterra e é baseado no peso de um grão de trigo. O grão (gr) é a unidade básica do peso, e o mínimo (volume aproximado de água equivalente ao que um grão pesa) é a unidade básica do volume. Equivalências e abreviaturas importantes são:

- Volume (líquido)
  60 mínimos (♏) = 1 dracma líquido (fl dr, ou ℨ)
  8 dracmas líquidos = 1 onça líquida (fl oz, ou ℨ)
  16 onças líquidas = 1 pint (pt)
- Peso
  60 grãos (gr) = 1 dracma (dr, ou ℨ)
  8 dracmas = 1 onça (oz, ou ℨ)
  12 onças = 1 libra (lb)

SISTEMA DOMÉSTICO

Este sistema é o mais preciso entre os três. Não é comumente usado para calcular a dosagem, mas serve de referência para auxiliar o cliente. As unidades métricas de líquidos são gotas (gts), colher de chá (cc), colher de sopa (cs), onça (oz) e xícara (xíc) (Figura 24.1). A libra de 16 oz do sistema doméstico é usada para calcular a dosagem; 2,2 libras equivalem a 1 quilo.

O USP reconhece uma colher de chá para administração de medicação doméstica e afirma que deve ser considerada como 5 mL (American Society of Health-System Pharmacists, 2008). Vale lembrar que colheres não são precisas, pois o tamanho varia para medir a medicação líquida; portanto, o USP recomenda usar uma seringa oral calibrada ou um conta-gotas para medição precisa das doses de fármacos líquidos.

As unidades domésticas em geral são usadas para calcular a ingestão e a eliminação pelo cliente.

Equivalências e abreviaturas importantes que devem ser lembradas são:

- Volume (líquido)
  60 gotas (gts) = 1 colher de chá (cc)
  3 cc = 1 colher de sopa (cs)
  2 cs = 28 gramas (g)
  225 g = 1 xícara de chá
  2 xícaras de chá = 1 caneca
  2 canecas = 1 quarto
- Peso
  450 gramas = 0,5 kg

Tabela 24.3 ■ Prefixos do sistema métrico	
Prefixo	Exemplo
Prefixos em latim – subdivisões da unidade básica	deci (1/10, ou 0,1)
	centi (1/100, ou 0,01)
	mili (1/1.000, ou 0,001)
	micro (1/1.000.000, ou 0,000001)
Prefixos em grego – múltiplos da unidade básica	deca (10)
	hecto (100)
	quilo (1.000)

⚠️ SEGURANÇA

Sistema métrico

O zero *não* é colocado depois do ponto decimal (1, e *não* 1,0), e sempre é colocado na frente do decimal para valores menores que 1 (0,5), para evitar equívocos.

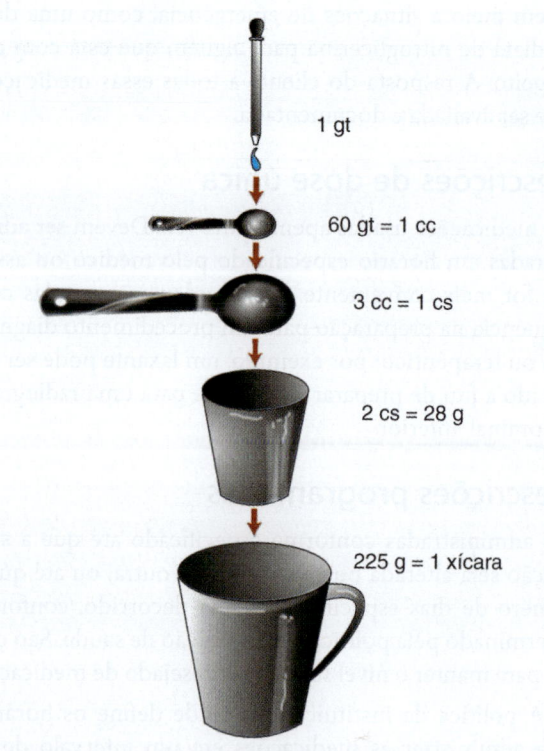

Figura 24.1 ■ Relação entre medidas domésticas.

EQUIVALENTES APROXIMADOS

A conversão métrica com os sistemas apotecário e doméstico são *equivalentes aproximados* (Tabela 24.4). Esses equivalentes representam quantidades normalmente solicitadas por médicos, que usam o sistema métrico ou apotecário de pesos e volumes para dosagens de fármacos (American Society of Health-System Pharmacists, 2008).

Nos Estados Unidos, quando uma dosagem é prescrita no sistema métrico, o farmacêutico pode distribuir o equivalente aproximado correspondente no sistema apotecário, e vice-versa. Por exemplo, se o médico prescrever 30 mL de hidróxido de magnésio (leite de magnésia, o farmacêutico pode entregar 1 oz de MOM. O USP e o NF citam os *equivalentes exatos* que devem ser usados para o cálculo das quantidades nos formulários farmacêuticos e nos compostos de prescrição. No Brasil, o sistema métrico é padronizado para o preparo e prescrição de medicamentos.

Conversão das unidades de peso e volume

Deve-se aplicar o conhecimento sobre os sistemas de medição e respectivas conversões quando uma dosagem de fármaco for prescrita em um sistema e a farmácia distribuir a dose equivalente em outro. As conversões podem ser realizadas por meio de proporção ou razão. Por exemplo:

Proporção
Média
$2 : 4 = 6 : 12$
Extremos

Razão
$$\frac{2}{4} = \frac{6}{12}$$

Em uma proporção, o produto (multiplicação) da média equivale ao produto dos extremos. Em uma razão, os produtos da multiplicação cruzada são iguais.

$4 \times 6 = 24 \qquad 2 \times 12 = 24$
$2 \times 12 = 24 \qquad 4 \times 6 = 24$

Se um dos termos for desconhecido, ele pode ser determinado com a substituição do número pelo x. A letra x representa o fator desconhecido. Não importa se o x desconhecido está à direita ou à esquerda ao montar a equação, mas, ao calculá-la e finalizá-la, o termo desconhecido, ou x, sempre é colocado à esquerda.

$$2 : x - 6 : 12 \qquad \frac{2}{x} = \frac{6}{12}$$
$$6x = 24 \qquad 6x = 24$$
$$x = 24 \qquad x = 24$$

Tire a prova para confirmar a resposta. Substitua o resultado pelo x e efetue a multiplicação.

Pode-se usar a proporção ao converter a unidade de peso e volume, em conversões dentro do sistema métrico, em conversões entre os sistemas e em cálculos de dosagem de fármacos. Quando um médico solicita ¼ grão de morfina e o farmacêutico distribui 15 mg de morfina, o enfermeiro é responsável por garantir a dose correta. O enfermeiro sabe que 1 grão equivale a 60 mg; para converter a dose solicitada em mg, deve usar o seguinte cálculo:

Proporção
1 gr: 60 mg = 1/4 gr: x
(os grãos se cancelam)
$1x = (60\ mg)(1/4)$
(dividir 60 por 4)
$x = 15\ mg$

Razão
$$\frac{1\ gr}{4\ gr} \times \frac{x\ mg}{60\ mg}$$
$60 \div 4 = x$ ou 15 mg

> **SEGURANÇA**
> **Saiba o que está sendo calculado**
> Identifique todos os termos (gr, mg, mL etc.) para evitar equívocos.

Tabela 24.4 ■ Equivalentes aproximados do sistema métrico

Métrico		Apotecário		Doméstico		
Líquido (volume)						
Líquido	*Peso*	*Líquido*	*Peso*	*Peso*		
0,06 mL	= 60 mg	= 1 ♏	= 1 gr	= 1 gt	0,04 mg (400 mcg)	= 1/150 gr
1 mL	= 1 g	= 15-16 ♏	= 15 gr	= 15 gt	1 mg (1.000 mcg)	= 1/60 gr
5 mL	= 5 g	= 1 fl dr	= 1 dr	= 1 tsp	4 mg	= 1/15 gr
15 mL	= 15 g	= 4 fl dr	= 4 dr	= 1 Tbsp	10 mg	= 1/6 gr
30 mL	= 30 g	= 1 fl oz	= 1 oz	= 1 oz	15 mg	= 1/4 gr
240 mL	= 240 g	= 8 fl oz	= 8 oz	= 8 oz	30 mg	= 1/2 gr
380 mL	= 380 g	= 12 fl oz	= 1 lb	= 16 oz	1.000 g (1 kg)	= 2,2 lb
500 mL	= 500 g	= 1 pt	= 16 oz	= 1 pt		
1.000 mL	= 1.000 g	= 1 qt	= 32 oz	= 1 qt		

Conversões dentro do sistema métrico

Equivalências de doses dentro do sistema métrico são calculadas por divisão ou multiplicação. Por exemplo, para converter miligramas em gramas (1.000 mg é igual a 1 g) ou mililitros em litros (1.000 mL é igual a 1 L), divida o número por 1.000:

$$250 \text{ mg} = x \text{ g}$$
(mova a vírgula decimal três casas à esquerda)
$$x = 0{,}25 \text{ g}$$
ou
$$500 \text{ mL} = x \text{ L}$$
(mova a vírgula decimal três casas à esquerda)
$$x = 0{,}5 \text{ L}$$

Para converter gramas em miligramas ou litros em mililitros, multiplique o número por 1.000:

$$0{,}005 \text{ g} = x \text{ mg}$$
(mova a vírgula decimal três casas à direita)
$$x = 5 \text{ mg}$$
ou
$$0{,}725 \text{ L} = x \text{ mL}$$
(mova a vírgula decimal três casas à direita)
$$x = 725 \text{ mL}$$

A conversão do volume de litros e mililitros pode ser necessária no caso de enemas e soluções de irrigação para a bexiga e ferimentos. As soluções intravenosas são pré-embaladas e estéreis, distribuídas em volume solicitado pelo médico, como 50 mL, 100 mL, 250 mL, 500 mL ou 1.000 mL (1 litro).

Conversões entre sistemas

A conversão entre os sistemas é necessária quando o médico solicita nitroglicerina (um fármaco antianginal) para a dor no peito e a dose distribuída é 0,4 mg:

$$1 \text{ gr}: 60 \text{ mg} = 1/150 \text{ gr}: x$$
$$1 \text{ gr } x = (60 \text{ mg})(1/150 \text{ gr})$$
(os grãos cancelam)
$$1 x = 60/150 \text{ mg}$$
(dividir 60 por 150)
$$x = 0{,}4 \text{ mg}$$

ASSISTÊNCIA MÉDICA COMUNITÁRIA/DOMICILIAR

Conversão de uma dose de líquido em unidade doméstica aproximada

Um erro comum em relação às unidades domésticas é converter uma gota em um mínimo. Utilize um conta-gotas calibrado para administrar as medicações, porque o tamanho das gotas varia.

O enfermeiro pode usar a proporção ao converter libras em quilos (2,2 lb = 1 kg). Por exemplo, se o cliente pesa 154 libras, qual é o peso em quilos?

$$2{,}2 \text{ lb}: 1 \text{ kg} = 154 \text{ lb}: x \text{ (as libras se anulam)}$$
$$2{,}2 x = 154$$
(dividir 154 por 2,2)
$$x = 70 \text{ kg}$$

CÁLCULOS DE DOSAGEM

O enfermeiro pode usar várias fórmulas para calcular as doses de fármacos. Uma fórmula utiliza as razões com base na *dose desejada* e na *dose disponível*. Por exemplo, a dose de 500 mg IV (dose desejada) de cloridrato de cefalexina (Keftab®), uma cefalosporina anti-infecciosa, é solicitada pelo médico; a dose disponível é de 250 mg/5 mL. A fórmula é a seguinte:

$$\frac{500 \text{ mg (dose desejada)}}{250 \text{ mg (dose disponível)}} \times \frac{x \text{ (quantidade desejada)}}{5 \text{ mL (quantidade em mãos)}}$$
(multiplicação cruzada)
(miligramas anulados)
$$250 x = 500 \times 5$$
$$250 x = 2{,}500$$
(dividir 2,500 por 250)
$$x = 10 \text{ mL}$$

Em outro exemplo, o médico solicita heparina (um anticoagulante) em 10.000 unidades subcutâneas; a dose disponível é 40.000 unidades/mL:

$$\frac{10.000 \text{ unidades}}{40.000 \text{ unidades}} \times \frac{x}{1 \text{ mL}}$$
(multiplicação cruzada)
(unidades anuladas)
$$40.000 x = 10.000$$
(zeros anulados)
$$x = 0{,}25 \text{ mL}$$

Dosagens pediátricas

Existem várias regras para calcular doses para bebês e crianças, como as de Young, Clark e Fried. Outro método, a área

DICA Profissional

Resposta coerente

- A etapa final para descobrir a dosagem é perguntar se a resposta é coerente.
- Raramente são dados mais de 2 ou 3 comprimidos ou cápsulas, ou mais de 2 ou 3 oz de medicação líquida.
- Raramente uma injeção parenteral, com exceção da administrada pela via intravenosa (IV), tem mais de 3 mL.
- Se seu cálculo estiver fora desses parâmetros, verifique-o e peça a um colega que o verifique também.

de superfície corporal (ASC), é considerado um dos mais exatos para calcular dosagens de medicação para bebês e crianças de até 12 anos (Rice, 2002). Independentemente do método usado para calcular as dosagens pediátricas, elas são aproximadas e, dependendo da resposta da criança, podem precisar de um ajuste.

A área de superfície corporal refere-se ao método de metros quadrados para relacionar a área de superfície do indivíduo com a dosagem do fármaco. A ASC baseada no peso e na altura fornece uma dose aproximada, usando a seguinte fórmula:

$$\frac{\text{Área de superfície corporal da criança}}{\text{Área de superfície corporal do adulto}} \times \text{Dose usual do adulto} = \text{Dose da criança}$$

A ASC de um adulto é 1,73 metro quadrado (m^2); esse valor é baseado em um adulto que pese 68 quilos.

O nomograma é usado para calcular a ASC de uma criança (Figura 24.2). Desenhe uma linha reta desde a altura da criança na coluna da esquerda até seu peso na coluna da direita. O ponto em que essa linha cruza a coluna da área da superfície corporal (chamada AS) equivale à ASC da criança. Por exemplo: uma criança de 3 anos mede 96 centímetros e pesa 16 quilos. O médico solicita meperidina (Demerol®) para dor. A dose média do adulto é 50 mg; quanto Demerol deve-se prescrever à criança? Conforme o nomograma, a ASC da criança é 0,66 m^2.

$$\frac{0,66 \, (m^2)}{1,73 \, (m^2)} \times 50 \, mg$$
(miligramas anulados)
$$\frac{33}{1,73}$$
(dividir 33 por 1,73)
= 19,07 mg = 19 mg

Agora, use a fórmula da dose desejada/disponível para determinar quanto deve ser administrado.

$$\frac{19 \, mg}{50 \, mg} = \frac{x}{1 \, mL}$$
(miligramas anulados)
(multiplicação cruzada)
$50x = 19 \, mL$
$x = 0,32 \, mL$

Esse medicamento terá de ser administrado em uma seringa de tuberculina. Os nomogramas são usados principalmente para calcular dosagens de fármacos pediátricos; no entanto, também são utilizados a fim de se calcular dosagens para adultos como aminoglicosídeos e antineoplásicos.

SEGURANÇA NA ADMINISTRAÇÃO DO FÁRMACO

Muitos fármacos devem ser administrados de maneira eficiente e segura, de acordo com os padrões da prática de enfermagem e a política da instituição de saúde. Outras responsabilidades do enfermeiro abrangem o armazenamento seguro e a conservação de um suprimento adequado de fármacos.

O enfermeiro documenta a administração real das medicações no registro de administração de medicação. Esse registro contém nome do fármaco, dose, via e frequência de administração. Os dados do fármaco são inseridos pelo farmacêutico ao distribuir o que foi solicitado (formulário computadorizado; Figura 24.3), ou pelo enfermeiro ao transcrever a solicitação (manuscrito no formulário).

DIRETRIZES PARA ADMINISTRAÇÃO DA MEDICAÇÃO

O enfermeiro usa o critério dos "sete certos" da administração de fármacos como diretriz para proteger o cliente contra os erros de medicação (consulte o Truque de memória adiante).

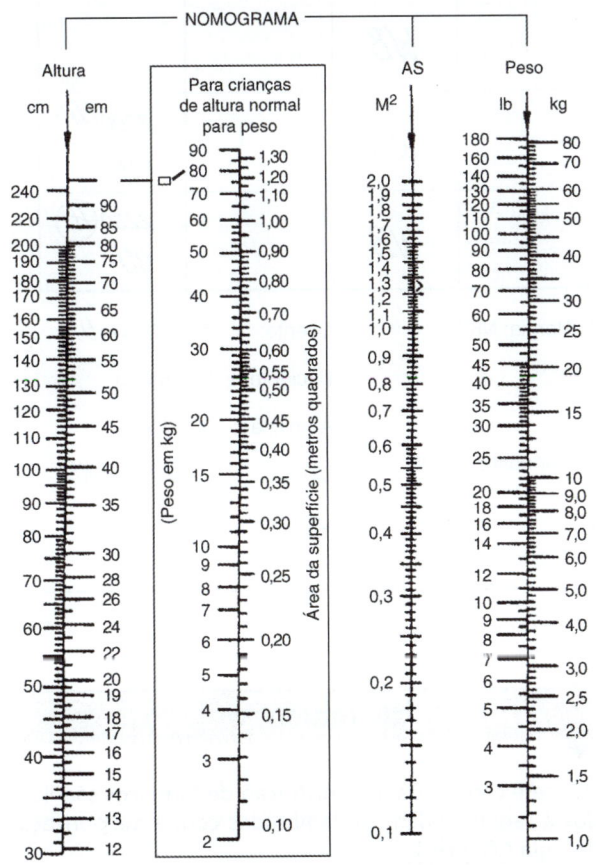

Figura 24.2 ■ Nomograma para estimativa da área de superfície corporal. (Adaptada de R. E. Behrman; R. Kliegman e HY. B. Jenson. *Nelson Textbook of Pediatrics*. 17. ed. Filadélfia: Saunders, 2004. Copyright 2000 da Elsevier. Reimpresso com permissão.)

Instruções de uso: (1) Determinar a altura do cliente. (2) Determinar o peso do cliente. (3) Desenhar uma linha reta para unir peso e altura. Onde a linha cruzar a linha da AS é a área de superfície corporal (M^2) derivada.

562 UNIDADE 7 ■ Cuidados Essenciais de Enfermagem

INÍCIAR	PARAR	MEDICAÇÃO	HORAS PROGRAMADAS	APROVADO POR	0001 H. a 1200 H.	1201 H. a 2400 H.
08/31/xx 1800 SCH		PROCAN SR 500 MG TAB-SR 500 MG Q6H PO	0600 1200 1800 2400	*WB*	*0600 LW* *1200 LW*	*1800 GD* *2400 WB*
09/03/xx 0900 SCH		DIGOXINA (LANOXIN®) 0.125 MG TAB 1 TAB QOD PO ODD DAYS-SEPT.	0900	*WB*	*0900* *LW*	
09/03/xx 0900 SCH		FUROSEMIDA (LASIX®) 40 MG TAB 1 TAB QD PO	0900	*WB*	*0900* *LW*	
09/03/xx 0845 SCH		REGLAN 10 MG TAB 10 MG AC&HS PO GIVE ONE NOW!	0730 1130 1630 2100	*WB*	*0730 LW* *1130 LW*	*1630 GD* *2100 GD*
09/04/xx 0900 SCH		K-LYTE EFERVESCENTE 25 MEQ TAB 1 EFF. TAB BID PO DISSOLVE AS DIR. INICIAR 9-4	0900 1700	*WB*	*0900* *LW*	*1700* *GD*
09/03/xx 1500 PRN		NITROGLICERINA 1/50 GR 0.4 MG TAB-SL 1 TABLET PRN* SL PRN DOR NO PEITO		*WB*		
09/03/xx 1700 PRN		DARVOCET-N 100* 1 TAB Q4-6H PO PRN DOR BRANDA-MODERADA		*WB*		
09/03/xx 2100 PRN		MEPERIDINE*(DEMEROL) INJ 50 MG Q4H IM PRN SEVERE PAIN W PHENERGAN		*WB*		*2200* *GD*
09/03/xx 2100 PRN		PROMETHAZINE (PHENERGAN) INJ 50 MG Q4H IM PRN SEVERE PAIN W DEMEROL		*WB*		*2200* Ⓗ *GD*

Glúteo   Coxa
A. Direita   H. Direita
B. Esquerda   I. Esquerda

Ventro Gluteal
C. Direita   J. Direita
D. Esquerda   K. Esquerda
E. Abdômen   1|2
                3|4

Assinatura do enfermo	Inicial
7-3 *L. White, R.N.*	*LW*
3-11 *G. Duncan, R.N.*	*GD*
11-7 *W. Baumle, R.N.*	*WB*

Alergia: NKA

Diagnóstico: CHF

Cliente: *Patient, John D.*
Paciente#:   3-81512-3
Admissão: 08/31/xx
Médico: *J. Physician, MD*
Quarto: PCU-14 PCU

Figura 24.3 ■ Registro de administração de medicação computadorizado.

1. Cliente certo.
2. Fármaco certo.
3. Dose certa.
4. Via certa.
5. Hora certa.
6. Documentação certa.
7. Certeza do direito de recusa.

Para cada fármaco administrado, o enfermeiro é legalmente responsável por saber a dose usual, a ação esperada, efeitos colaterais, reações adversas e quaisquer interações

> **TRUQUE de memória**
>
> Os "sete certos" da administração de fármacos são listados a seguir. Podem ser lembrados com a memorização da sigla **CFDVHCD**:
>
> **C** = Cliente certo.
> **F** = Fármaco certo.
> **D** = Dose certa.
> **V** = Via certa.
> **H** = Hora certa.
> **C** = Certeza do direito de recusa.
> **D** = Documentação certa.

com outros fármacos ou alimentos. Sem esse conhecimento, ele não deve administrar nenhuma medicação.

Cliente certo

Evite identificar o cliente somente chamando-o pelo nome, porque clientes confusos podem responder a qualquer nome que for dito. Identifique-o corretamente, verificando o nome, o número do leito e, nas instituições de saúde onde é usada, a pulseira de identificação, além de lhe pedir o nome completo. Muitas instituições pedem ao enfermeiro que verifique o nome e a data de nascimento do cliente na pulseira. Algumas solicitam que os enfermeiros perguntem o aniversário do cliente, os quatro últimos números da identidade ou o sobrenome.

Quando a medicação é distribuída por um sistema computadorizado, o cliente é identificado pela varredura do código de barras na pulseira. O código de barras da medicação também possui a dose unitária (Figura 24.4). Os dois códigos de barra devem bater antes que o computador informe a medicação, a dose e o horário.

Fármaco certo

As medicações listadas no registro médico eletrônico ou, com menos frequência, na ficha de medicação são verificadas em relação à solicitação do médico antes de qualquer administração. Ao adquirir uma medicação, verifique o rótulo do frasco em relação ao registro médico eletrônico ou a ficha de medicação pelo menos três vezes:

1. Ao remover o frasco da gaveta de medicações do cliente.
2. Ao remover o fármaco do frasco.
3. Antes de recolocá-lo na gaveta do cliente.

Dose certa

Saiba como calcular as dosagens corretamente e verifique-as antes da administração. A política de algumas instituições exige que dois enfermeiros verifiquem as dosagens de insulina e heparina, para garantir a exatidão.

Os comprimidos raramente são cortados, mas, se forem, corte-os de modo uniforme com o cortador correto. Essa

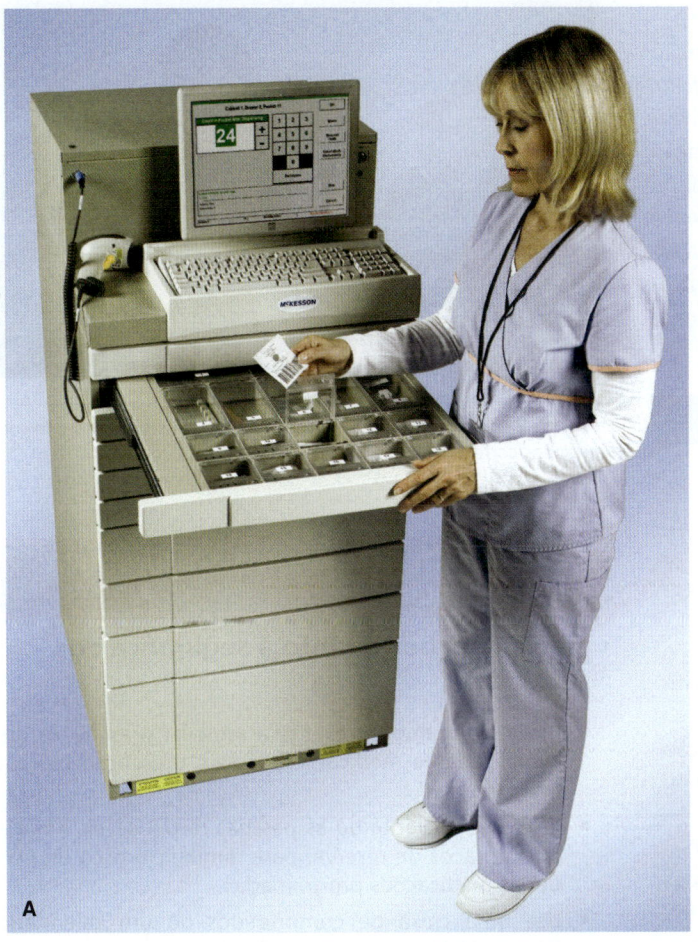
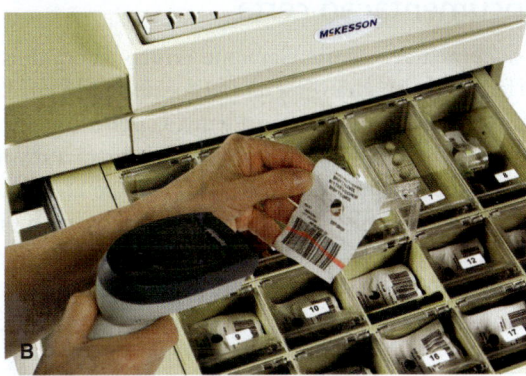
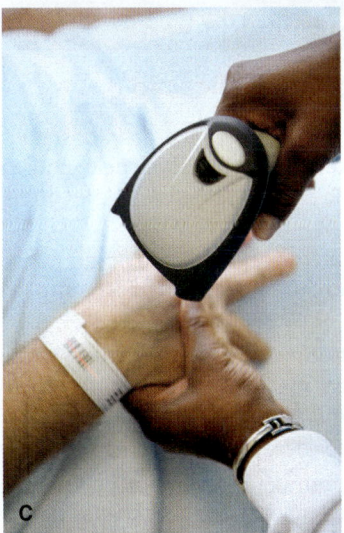

Figura 24.4 ■ *A* – Sistema de despensa de medicação controlado por computador; *B* – Enfermeiro faz a varredura do código de barras da medicação da dose unitária; *C* – Enfermeiro faz a varredura do código de barras na pulseira de identificação do cliente. (*Todas as imagens são cortesia da McKesson Corporation.*)

prática impede dosagem alta ou baixa. Depois de esmagar os comprimidos com o pilão, limpe-o totalmente e também o recipiente, para evitar misturar medicamentos diferentes.

Via certa

A via de administração da medicação é especificada na solicitação por escrito. Se a via não for identificada, se for diferente da recomendada ou se houver qualquer dúvida, pergunte ao médico. Por exemplo, o enfermeiro nunca deve substituir uma medicação intramuscular por uma oral, tão somente pelo fato de a oral estar disponível.

Hora certa

As medicações devem ser dadas na hora certa, para manter o efeito. Em geral, são solicitadas dentro de um cronograma e não devem ser antecipadas nem postergadas com diferença de mais de uma hora do horário marcado, ou, conforme a política da instituição de saúde, sem antes consultar o médico.

No ambiente de atendimento domiciliar e comunitário, como em um asilo, o enfermeiro tem diferentes responsabilidades quanto à segurança dos fármacos (Figura 24.5).

Documentação certa

A documentação é um elemento crítico da administração do fármaco. O padrão é: *se não foi documentado, não foi feito*. Manter uma documentação adequada pode impedir diversos equívocos. O enfermeiro que administra a medicação deve colocar as iniciais no registro médico eletrônico, ou registro de administração de medicamentos, no momento da administração. Comumente, existe um espaço para a assinatura completa no registro de administração de medicamentos. A documentação deve ser feita *depois* que o cliente recebeu o fármaco. Os horários das medicações podem ser reprogramados no caso de clientes que passaram por vários exames diagnósticos ou tratamentos no momento em que a medicação deveria ter sido administrada, e a mudança deve ser documentada.

Certeza do direito de recusa

Se o cliente se recusar a tomar a medicação, documente que uma dose foi perdida, bem como o motivo, e avise ao médico. Clientes têm o direito de recusar a medicação, mas se sentirão mais dispostos a tomá-la se souberem o efeito dela.

SUPRIMENTO E ARMAZENAMENTO DE FÁRMACOS

Os fármacos são distribuídos pela farmácia para as unidades de enfermagem por vários métodos, dependendo do sistema de medicação da instituição. Depois que a farmácia entrega os fármacos para a unidade de enfermagem, o enfermeiro é responsável pela segurança do armazenamento.

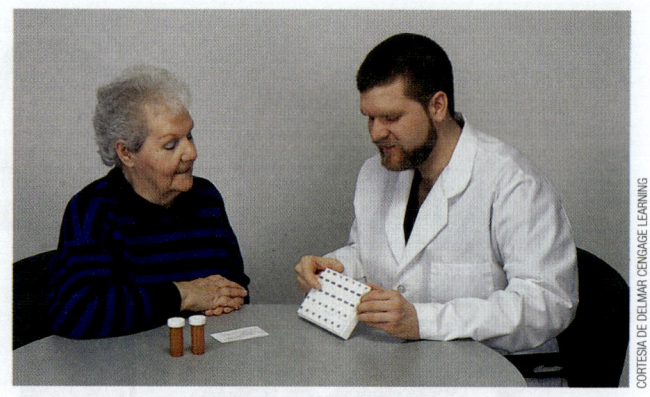

Figura 24.5 ■ Auxílio doméstico ao cliente, com uma caixa de comprimidos correlacionada aos dias do mês.

> ### SEGURANÇA
>
> **Administração da medicação**
>
> - *Nunca administre medicações preparadas por outro enfermeiro.* Você será responsável pelo equívoco se administrar uma medicação que foi incorretamente preparada.
> - Ouça com atenção quando o cliente perguntar sobre o acréscimo ou a exclusão de um medicamento, e verifique a solicitação novamente.
> - Quando as circunstâncias impedirem que a medicação prescrita seja dada ao cliente, o motivo deve ser documentado no prontuário.
> - *Não deixe as medicações ao lado do leito do cliente.*
> - Documente no prontuário eletrônico ou coloque suas iniciais na ficha de medicação RAM apenas para as medicações que realmente administrou.
> - Avise o cliente para não oferecer suas medicações para outros e não tomar medicações de outros clientes.

> ### ASSISTÊNCIA MÉDICA COMUNITÁRIA/DOMICILIAR
>
> **Considerações quanto à segurança dos fármacos**
>
> - Incentive e ajude o cliente a remover prescrições desatualizadas e medicamentos sem prescrição médica dos armários.
> - Incentive o cliente ou as pessoas responsáveis a manter fármacos de reserva, para diminuir o risco de perder as medicações programadas.
> - Use uma caixa de comprimidos ou um calendário (Figura 24.5) para ajudar o cliente, ou outro responsável, a lembrar de tomar ou administrar as medicações conforme programado.

Os fármacos programados em geral são distribuídos em forma de dose unitária para cada cliente. **Dose unitária** é um sistema de embalagem e etiquetagem de cada dose de medicamento pela farmácia, normalmente para fornecer os fármacos programados para um período de 24 horas. Os fármacos de dose unitária em geral são armazenados em um sistema de distribuição eletrônica de medicação – um carrinho que contém gavetas individuais para a medicação de cada cliente, ou uma sala de medicação com recipientes específicos para cada cliente. Esse sistema facilita a administração da dose correta, minimizando assim o número de equívocos quanto à medicação.

No começo de cada turno, o enfermeiro normalmente verifica as medicações na gaveta de cada cliente. Alguns carrinhos de medicação são trancados, e a chave fica com o enfermeiro. Este digita um código para acessar o sistema de computadores portáteis.

Quando o enfermeiro está preparando as medicações para administração, as gavetas devem ser removidas, uma de cada vez, do carrinho. A gaveta nunca deve ser abandonada sobre o carrinho. Os fármacos não podem ser usados do suprimento de um cliente para outro.

Certos fármacos podem ser **estocados** (distribuídos e rotulados em grandes quantidades), e são mantidos juntos em uma área segura. Algumas medicações e fluidos intravenosos devem ser armazenados em um refrigerador designado, para preservar sua integridade. *Apenas os fármacos podem ser armazenados no refrigerador para medicações.*

Narcóticos e substâncias controladas

As instituições de saúde possuem formulários especiais para registrar o suprimento em mãos e a administração de narcóticos e substâncias controladas, de acordo com os regulamentos federais. Esses formulários normalmente requerem as seguintes informações de cada fármaco administrado:

- Nome do cliente que recebe o fármaco.
- Quantidade do fármaco distribuído.
- Hora em que o fármaco foi administrado.
- Nome do médico que o prescreveu.
- Nome do enfermeiro que administrou o fármaco.

Os enfermeiros devem contar os narcóticos e as substâncias controladas em horários preestabelecidos, em geral na troca de turno. Um enfermeiro que está saindo do turno conta os fármacos com outro profissional que esteja entrando. Cada dose do fármaco deve ser contabilizada. Quando a contagem dos medicamentos não confere, a discrepância deve ser relatada imediatamente. Os narcóticos e as substâncias controladas são colocados em uma gaveta, caixa, sala ou carrinho com duas travas, como um sistema de dispensa computadorizado, como mostra a Figura 24.4. A lei exige essas precauções de segurança para narcóticos e substâncias controladas.

CONFORMIDADE COM A MEDICAÇÃO

Quando o cliente não toma a medicação prescrita de maneira coerente ou quando ajusta a programação ou a dose da medicação, configura-se um caso de *desconformidade*.

Os clientes podem ter vários motivos para não querer tomar a medicação solicitada. Podem não compreender a necessidade, a medicação pode ser muito cara para sua renda fixa, pode não fornecer alívio imediato ou ainda causar efeitos colaterais indesejáveis.

A conformidade pode ser aprimorada se o enfermeiro fornecer ao cliente informações sobre as medicações que devem ser tomadas em casa. Podem-se usar letras grandes ou ilustrações se for idoso. Quando o enfermeiro instrui o cliente, deve incluir a pessoa responsável por ele. A conformidade também pode ser aprimorada ao se dar ao cliente um número de telefone por meio do qual possa discutir suas dúvidas.

ASPECTOS LEGAIS DA ADMINISTRAÇÃO DE MEDICAÇÕES

Lembre-se dos "sete certos" na administração segura das medicações. Dar a medicação errada ao cliente é um erro; dar a medicação certa na dose ou via errada é um erro; dar a medicação na hora errada é um erro. O médico deve ser informado de todos os erros e precisa de informações exatas para tomar as decisões adequadas. Os erros na administração devem ser documentados no prontuário médico eletrônico ou registro de administração de medicamentos.

Os erros de medicação devem ser relatados de imediato. Em geral, são exigidos relatórios de incidentes para os erros de medicação. Um relatório de incidente, também chamado relatório de ocorrência ou variação, é a documentação de qualquer ocorrência ou acidente que, durante o atendimento, cause ou possa causar danos ao cliente. O objetivo de um relatório de incidente é fornecer segurança ao cliente, e não punir o profissional. Eticamente, a responsabilidade do enfermeiro é preencher o relatório de incidentes para que a segurança do cliente seja garantida. O relatório deve incluir nome da medicação, dose, via, hora de administração, erro específico, hora em que o médico foi avisado do erro, contramedidas tomadas e a resposta do cliente. O enfermeiro inclui apenas fatos precisos e objetivos; nesse relatório não são escritos julgamentos, opiniões, suposições, culpa ou métodos de prevenção de incidentes. O relatório de incidentes não é mencionado no prontuário médico do cliente. Às vezes, o enfermeiro descobre erros cometidos por colegas. Eles devem ser relatados e documentados.

Os dois objetivos do relatório de incidentes são notificar o Comitê de Gerenciamento de Riscos e de Controle de Qualidade da instituição, para se precaver contra a repetição do erro e notificar a necessidade de uma pesquisa mais detalhada da situação. Uma revisão imediata por parte do Comitê de Gerenciamento de Riscos pode impedir a repetição do incidente. O relatório de incidentes não se torna parte do prontuário médico, mas pode ser usado em caso de necessidade (Daniels, Grendell e Wilkins, 2010).

As instituições de saúde devem ter um sistema nacional de rastreamento dos erros médicos. O USP coleta e compartilha os dados sobre erros reais e potenciais de medicação. Ele compartilha a ocorrência de erros de medicação e métodos para prevenir a reincidência deles com a FDA, o Institute for Safe Medication Practices e os profissionais da saúde (DeLaune e Ladner, 2006). Para relatar os erros de medicação (nos Estados Unidos), telefone para 1-800-23-ERROR ou acesse o site http://www.usp.org. No Brasil, existe a Agência Nacional de Vigilância Sanitária (Anvisa) que coordena a notificação nacional de reações adversas, desvio da qualidade de medicamentos e erros de medicação (Anvisa, 2011).

PROCESSO DE ENFERMAGEM

O processo de enfermagem é essencial para planejar o atendimento do cliente e garantir a administração segura e exata da medicação.

ANÁLISE

Os dados objetivos incluem o histórico médico e da medicação. Os dados objetivos incluem o exame físico e os dados diagnósticos e de laboratório.

Histórico da medicação

O histórico da medicação, obtido quando o cliente é admitido em uma instituição de saúde, deve conter informações sobre medicações prévias do cliente, entre elas, alergias e uso de medicamentos prescritos e vendidos sem receita.

Alergias Pergunte sobre todas as alergias a fármacos e alimentos. O enfermeiro solicita ao cliente que teve uma reação alérgica a um fármaco que descreva os detalhes da reação: nome do fármaco; dosagem, via e número de vezes que foi tomado antes da reação; início da reação; evidências da reação. Questione sobre os possíveis fatores que contribuíram para a reação alérgica, como o uso simultâneo de estimulantes ou depressores (tabaco, álcool ou drogas ilegais), ou mudanças significativas na condição nutricional.

As alergias aos alimentos também devem ser discutidas, porque os fármacos podem conter as mesmas substâncias que causam reações alérgicas a alguns alimentos. Por exemplo, clientes alérgicos a frutos do mar podem ter reação aos fármacos que contenham iodo. As vacinas são comumente derivadas de embriões de frango e seriam contraindicadas a clientes com alergia a ovo. Se o cliente teve um histórico de alergia, o enfermeiro pode obter uma solicitação de EpiPen® (epinefrina) e oxigênio se uma nova medicação for administrada.

Fármacos prescritos O cliente deve identificar todos os fármacos prescritos que toma atualmente e descrever o seguinte:

- O motivo pelo qual o fármaco foi prescrito e por quem.
- Dosagem, via e frequência do fármaco.
- O conhecimento do cliente sobre a ação do fármaco: efeitos colaterais e adversos, quando avisar o médico e considerações especiais sobre a administração, por exemplo, com ou sem alimentos.

Fármacos vendidos sem receita Pergunte especificamente sobre os fármacos que o cliente toma, vendidos sem receita. Por exemplo, determine se ele toma aspirina, laxantes ou antiácidos rotineiramente, com a dosagem, via e frequência desses fármacos. Pergunte também sobre o uso de cremes, pomadas, adesivos ou *sprays*.

Histórico de enfermagem

Colete informações sobre doenças crônicas e distúrbios e correlacione esses dados com os fármacos prescritos.

Condição sensorial e cognitiva Avalie e pergunte sobre déficits sensoriais, como o comprometimento de visão ou audição. Analise as habilidades cognitivas do cliente durante a entrevista do histórico, observando se está alerta e orientado e se interage corretamente.

Exame físico

A condição do cliente é analisada antes da administração de qualquer fármaco para se determinar a condição de saúde de referência (normal) do cliente. Por exemplo, o enfermeiro analisa o pulso apical do cliente por um minuto antes de administrar a digoxina (Lanoxin®), um glicosídeo cardíaco que possui efeitos inotrópicos positivos, para determinar que o pulso está acima de 60 e analisar o ritmo cardíaco. Depois que o cliente recebe o fármaco, a frequência cardíaca é comparada com a medição da base de referência.

Dados diagnósticos e de laboratório

Os valores de laboratório comuns como eletrólitos, nitrogênio ureico sanguíneo, creatinina, glicose, hemograma completo e contagem de glóbulos brancos são geralmente

> **REFLEXÃO CRÍTICA**
>
> **Fármaco incorreto**
>
> Você descobre que um fármaco semelhante, mas incorreto (não o solicitado), está sendo administrado por via IV a um cliente. Qual é a primeira ação a tomar? Qual é o curso de ação a seguir? Como você se sente em relação ao enfermeiro que cometeu o erro de medicação e não o reconheceu?

monitorados por determinado período a fim de identificar tendências e medir a resposta do corpo às medicações.

DIAGNÓSTICO DE ENFERMAGEM

Depois que os problemas potenciais ou reais são identificados, é possível firmar diagnósticos de enfermagem relevantes. Os diagnósticos de enfermagem da North American Nursing Diagnosis Association International (Nanda-I) (2010) comumente relacionados à administração de medicação abrangem:

- *Conservação de saúde ineficaz.*
- *Conhecimento deficiente* (especificar).
- *Controle ineficaz do regime terapêutico.*
- *Mobilidade física comprometida.*
- *Percepção sensorial conturbada.*
- *Comprometimento na deglutição.*

PLANEJAMENTO E IDENTIFICAÇÃO DO RESULTADO

O plano e os objetivos do atendimento são desenvolvidos com base no diagnóstico de enfermagem. Por exemplo, um cliente com um déficit de reconhecimento relacionado a um fármaco recém-prescrito pode ter os seguintes resultados esperados.

Antes da alta, o cliente vai:

- Citar corretamente as ações do fármaco no corpo.
- Preparar a dose correta do fármaco.
- Listar possíveis efeitos colaterais e reações adversas ao fármaco.
- Identificar corretamente as considerações especiais (isto é, tomar com as refeições, não beber álcool).

IMPLEMENTAÇÃO

As principais intervenções de enfermagem relacionadas ao controle da medicação são análise, administração e ensino. Use o tempo que você passa administrando as medicações para analisar o conhecimento do cliente e a resposta ao fármaco.

A administração da medicação requer implementar diretrizes de segurança depois dos "sete certos". As medicações são administradas de acordo com os procedimentos definidos, com base na via prescrita. Esta seção apresenta informações para a administração da medicação através das seguintes vias: oral, incluindo sublingual e bucal; parenteral; aplicações tópicas específicas do local e inalação.

O ensino em geral ocorre em duas fases. A primeira é normalmente uma sessão de ensino formal, em que são explicadas a ação, a via de administração, efeitos colaterais e adversos e sinais específicos de uma reação ao fármaco que exija notificação ao médico. O cliente pode precisar de ajuda para desenvolver uma programação de fármacos que se encaixe em seu estilo de vida. Pode ser necessário ensinar

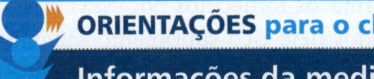

ORIENTAÇÕES para o cliente
Informações da medicação por escrito

As informações por escrito ao cliente devem ser precisas, específicas, abrangentes e apresentadas de maneira legível e inteligível. Elas devem:

- Incluir nomes genéricos e de marca.
- Citar indicações de uso, contraindicações, precauções, reações adversas, riscos e armazenamento.
- Fornecer instruções simples.
- Ter avisos evidentes sobre o fármaco.
- Ter um tamanho de letra adequado para as capacidades visuais do cliente.
- Ser apropriadas para o nível de instrução do cliente.

o cliente e/ou fornecer apoio para técnicas processuais específicas, como a injeção subcutânea.

A segunda fase do ensino ocorre sempre que um fármaco é administrado. Em cada interação, analise e reforce o conhecimento do cliente sobre o fármaco. Quando o cliente aprender a administrá-lo, o plano deve identificar datas para o ensino e data do cumprimento das metas.

Fármacos por via oral

A administração oral dos fármacos é a via mais comum; no entanto, fatores de risco potenciais devem ser considerados. Analise a capacidade do cliente de tomar o medicamento antes da administração dos fármacos orais, avaliando o estado de consciência, reflexo de ânsia e presença de náusea e vômito. Essa análise ajuda a proteger o cliente contra a aspiração. **Aspiração** é a inalação de secreções ou fluidos para o sistema pulmonar.

As medicações líquidas são medidas em um copo calibrado. Doses menores que 1 dr, 1 cc ou 5 mL são medidas em uma seringa, para apurar a precisão. As medicações orais sólidas são colocadas em um copo para medicamentos ou em um copo de papel pequeno, dependendo da rotina da instituição de saúde. As medicações individualmente embaladas devem ser abertas ao lado do leito.

Fique com o cliente ao administrar os fármacos orais, até que ele engula toda a medicação. Quando estiver em dúvida sobre se o cliente engoliu o comprimido, coloque uma luva não estéril e inspecione visualmente a boca dele, usando um depressor de língua (Figura 24.6).

Sublingual e bucal Analise a integridade das membranas da mucosa inspecionando embaixo da língua do cliente e na cavidade bucal antes de administrar fármacos sublinguais e bucais. Quando as membranas estão escoriadas ou doloridas, não dê o medicamento e avise o médico. Para os medicamentos bucais que irritam a mucosa, troque os lados da boca. Os fármacos fornecidos por essas vias são rapidamente absorvidos pelo rico suprimento sanguíneo da mucosa e pelo epitélio fino.

Enteral **Instilação enteral** é o fornecimento dos fármacos através de um tubo gastrointestinal. Os tubos enterais fornecem uma maneira de instilar a medicação direto no sistema gastrointestinal dos clientes que não podem tomá-la por via oral.

Existem vários tipos de tubos enterais. A sonda nasogástrica (SNG) é um tubo mole de plástico ou borracha inserido pela narina até o estômago. O tubo de gastrostomia é cirurgicamente inserido no estômago através do abdômen.

Verifique a permeabilidade e o posicionamento do tubo e analise o cliente quanto à presença de sons intestinais, antes de administrar a medicação. Permeabilidade significa estar livremente aberto. Quando a sonda ou o tubo estão obstruídos ou inadequadamente posicionados, o cliente está vomitando ou os sons intestinais estão ausentes, a instilação dos fármacos é contraindicada.

Depois de determinar a permeabilidade e o posicionamento do tubo, prepare a medicação para a instilação conforme prescrição do médico. Quando o médico solicitar um fármaco no formato de comprimido, esmague-o em partículas e dissolva a porção esmagada em 15 a 30 mL de água antes da instilação. Não dissolva todas as medicações e administre de uma vez. Dissolva cada medicação em um copo específico com 15 a 30 mL de água e forneça cada uma delas separadamente.

Para limpar a tubulação, instile 30 mL de água entre cada medicação e no final da administração. Entre em contato com o médico ou o praticante de enfermagem para esclarecer as solicitações de administração, se o cliente estiver em uma dieta com restrição de fluidos. A água fria pode causar câimbras abdominais quando instilada. Abra as cápsulas e esvazie o conteúdo em um líquido.

ORIENTAÇÕES para o cliente
Fármacos sublinguais e bucais

Fármacos sublinguais:

- Mantenha a medicação sob a língua até dissolver completamente, para garantir a absorção.
- Para impedir a deglutição acidental, evite mastigar o comprimido ou movê-lo com a língua.
- A nicotina tem efeito vasoconstritor, que torna a absorção mais lenta; portanto, não fume antes que o fármaco se dissolva por completo.

Fármacos bucais:

- Mantenha a medicação no local até dissolver completamente, para garantir a absorção.
- Alguns comprimidos demoram até uma hora para dissolver; portanto, não tome líquidos por uma hora.
- A nicotina tem efeito vasoconstritor, que torna a absorção mais lenta; portanto, não fume antes que o fármaco se dissolva completamente.

DICA Profissional

Considerações especiais para o controle da sonda enteral

- Quando o cliente está recebendo alimentação intermitente pela sonda, programe as medicações para impedir que duas soluções sejam dadas juntas.
- Um cliente adulto não deve receber mais de 400 mL de líquido de cada vez. Se a administração da medicação coincidir com a alimentação, dê primeiro a medicação, para garantir que o cliente receba a dosagem prescrita na hora; a alimentação pode não ser fornecida inteira.
- Quando o cliente estiver recebendo alimentação contínua, detenha-na e aspire o conteúdo gástrico. Se o conteúdo gástrico for maior que 150 mL, retenha a medicação e avise o médico.
- *Nunca coloque comprimidos nos frascos de alimentação por sonda.*
- Para clientes que possuem uma sonda nasogástrica para descompressão (remoção) do conteúdo gástrico, desligue a sucção por 20 a 30 minutos depois de instilar a medicação, para permitir que o conteúdo gástrico seja esvaziado no intestino, onde a maioria dos fármacos é absorvida.

Fármacos parenterais

Os medicamentos parenterais são administrados por uma via diferente do canal alimentar; essas vias são intradérmica, subcutânea, intramuscular ou intravenosa. O ângulo de inserção da agulha e a profundidade da penetração indicam o tipo de injeção (Figura 24.7).

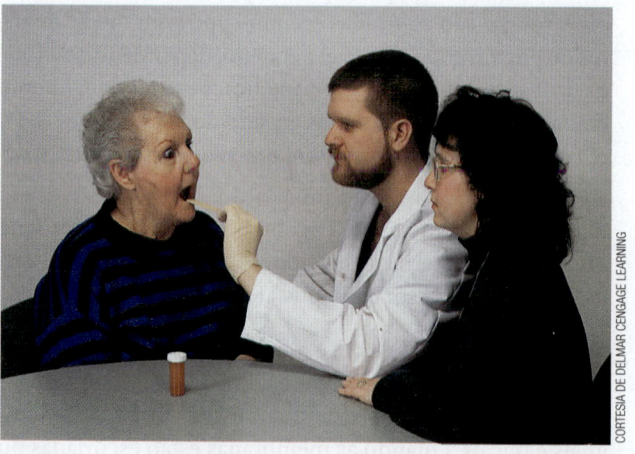

Figura 24.6 ▪ Verifique a boca do cliente se não tiver certeza se ele engoliu a medicação.

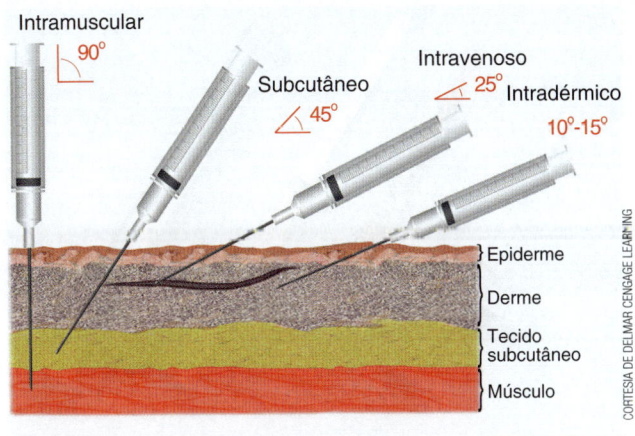

Figura 24.7 ■ Ângulo de inserção das injeções parenterais.

Equipamento Para administrar medicações parenterais, usam-se equipamentos especiais como seringas, agulhas, ampolas e frascos.

Seringas Uma seringa tem três partes básicas: o eixo, ligado à agulha; o barril ou parte externa, que possui as calibrações da medição; e o êmbolo, que se encaixa dentro do barril e possui uma ponta de borracha (Figura 24.8). O eixo, a parte interna do barril, a ponta de borracha e a haste do êmbolo devem ser mantidos estéreis. Ao manusear uma seringa, toque apenas a parte externa do barril e a manopla do êmbolo.

Dois tipos de eixos de seringas são a ponta Luer-Lok e a deslizante (observe a Figura 24.8). O eixo da agulha é rosqueado na ponta Luer-Lok, para que a agulha não deslize para fora da seringa. A agulha desliza facilmente para dentro e para fora na ponta deslizante. A escolha do tipo de seringa depende da situação do uso e da preferência do usuário.

A maioria das seringas é descartável, feita de plástico e embalada individualmente. Existem seringas hipodérmicas, de insulina e de tuberculina (Figura 24.9). Quando a medicação é incompatível com o plástico, normalmente é pré-colocada em uma seringa de vidro de dose única. As seringas em geral são embaladas com o tamanho e a agulha do calibre comumente usado.

A *seringa hipodérmica* vem nos tamanhos de 2, 2,5 e 3 mL. As calibrações da medição geralmente estão em mL e algumas seringas possuem mínimos. Essa seringa é usada com mais frequência quando a medicação é solicitada em mL. Quando a solicitação é escrita em mínimos, é mais seguro usar uma seringa de tuberculina.

A *seringa de insulina* é projetada especialmente para o uso da insulina. Por exemplo, se médico prescrever a solicitação de 30 unidades de insulina U-100, utilize uma seringa de insulina calibrada na escala de 100 unidades. Sempre compare o tamanho da seringa de insulina e a concentração indicada no frasco com a solicitação do médico; as três unidades devem ser iguais. Existem três tamanhos de seringas de insulina U-100: 1 mL, ½ mL e ³⁄₁₀ mL (observe a Figura 24.9). Os tamanhos ½ mL e ³⁄₁₀ mL são chamados seringas de insulina de dose baixa.

A *seringa de tuberculina* é estreita, calibrada em décimos e centésimos de mL (até 1 mL) em uma escala e em 1/16 de 1 mínimo (até 1 mínimo) na outra escala. Essa seringa é usada em geral para administrar doses pequenas ou precisas (isto é, pediátrica). A seringa de tuberculina deve ser usada para doses de 0,5 mL ou menos.

As *seringas de dose única pré-enchidas* não devem ser confundidas com uma dose unitária. A dose prescrita deve ser verificada com a da seringa e o excesso, descartado. Por exemplo, se um médico solicita 5 mg IM de diazepam (Valium®) como sedativo pré-operatório e a dose única pré-enchida contém 10 mg/2 mL, a dosagem deve ser calculada (5 mg/1 mL) e 1 mL, descartado da seringa antes da administração.

Agulhas A maioria das agulhas é de aço inoxidável, descartável e embalada individualmente. O cartucho de dose única pré-enchida é inserido em um suporte do sistema de injeção reutilizável (Figura 24.10) para administrar a medicação.

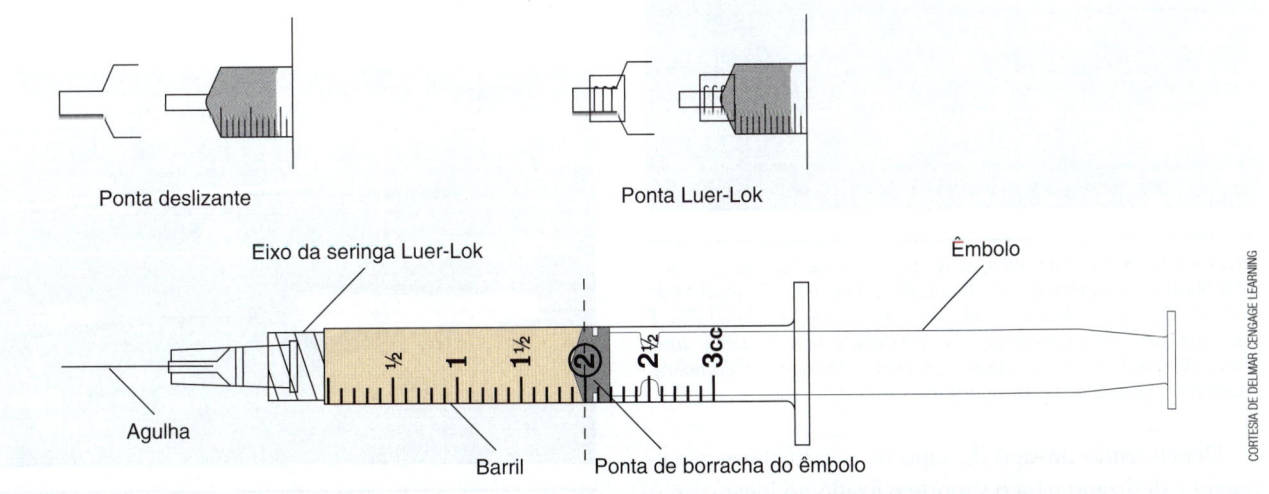

Figura 24.8 ■ Partes de uma seringa, com as opções de ponta deslizante ou Luer-Lok.

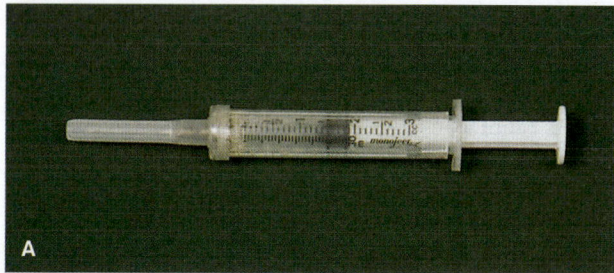

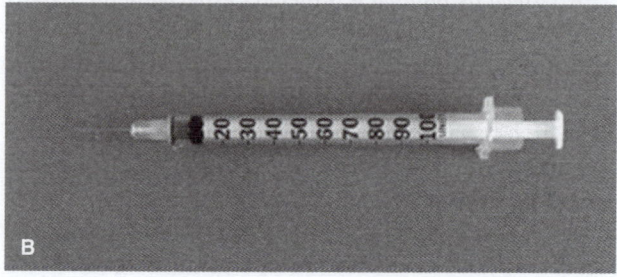

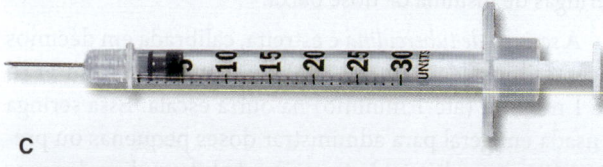

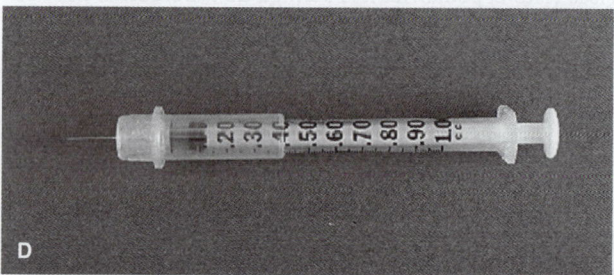

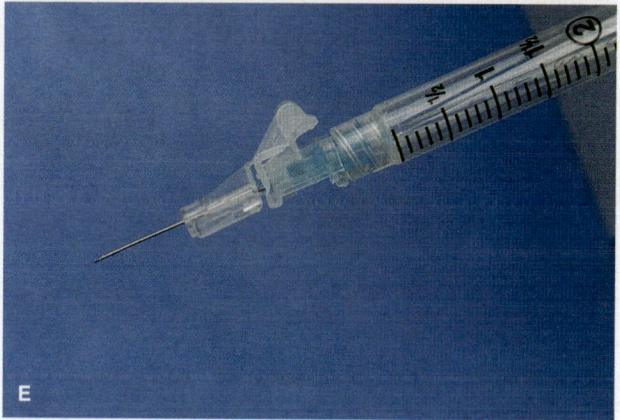

Figura 24.9 ■ Tipos de seringas: **A** – Hipodérmica de 3 mL com protetor plástico da agulha; **B** – Insulina-padrão de U-100; **C** – Insulina de 3/10 mL; **D** – Tuberculina de 1 mL com protetor plástico da agulha; **E** – Seringa com articulação de plástico que desliza sobre a agulha. (Imagens A, B, C e D: cortesia e copyright Becton, Dickinson and Company. Imagem E: cortesia de Delmar Cengage Learning.)

Dependendo do tipo de suporte, o cartucho normalmente é deslizado para o suporte e fixado no lugar com o êmbolo torcido sobre a parte de borracha. Os suportes reu-

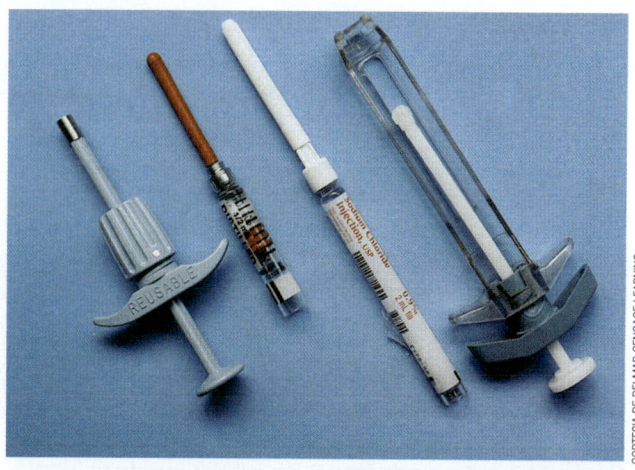

Figura 24.10 ■ Cartuchos de dose única com suportes do sistema de injeção reutilizável.

tilizáveis são chamados Tubex® e Carpuject®, dependendo do fabricante. A agulha tem três aspectos: o eixo, que se encaixa no eixo da seringa; a cânula ou haste; e o bisel, que é a parte cortada na ponta da haste (Figura 24.11). Existem agulhas de tamanhos variados, de 0,25 a 12,5 centímetros de comprimento, com calibres de 32 a 14. O calibre se refere ao diâmetro da haste; quanto maior o número, menor o diâmetro. Agulhas menores (calibre maior) produzem menos trauma para o tecido; no entanto, a viscosidade da solução deve ser considerada ao escolher o calibre.

A *haste* da agulha indica seu comprimento. O comprimento da agulha é selecionado com base no desenvolvimento muscular e no peso do cliente, e ainda no tipo de injeção, por exemplo, intravenosa *versus* intramuscular.

As agulhas podem ter *bisel* curto ou longo. O comprimento do bisel é selecionado com base no tipo de injeção. Biséis longos são afiados e produzem menos dor quando inseridos no tecido subcutâneo ou muscular. Usa-se o bisel curto para injeção intradérmica ou intravenosa, a fim de impedir que o tecido ou a parede do vaso sanguíneo oclua o bisel.

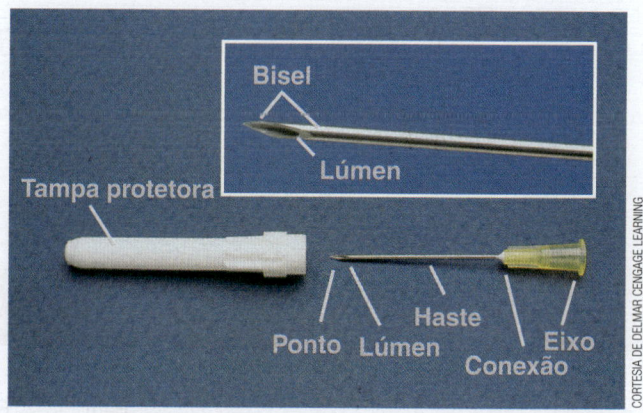

Figura 24.11 ■ Partes da agulha.

O eixo da agulha deve ser imediatamente encaixado no eixo da seringa, quando removida da embalagem estéril, para impedir a contaminação. A tampa protetora deve permanecer na agulha até que esteja pronta para ser usada.

A maioria das seringas possui um sistema protetor para cobrir as agulhas depois de aplicar a injeção. Algumas possuem um protetor externo que desliza sobre a agulha, como mostram as Figuras 24.9A e 24.9D. Outra seringa foi desenvolvida com uma articulação de plástico, como mostra a Figura 24.9E. Depois da injeção, o enfermeiro desliza a articulação de plástico sobre a agulha, travando-a no lugar. Algumas seringas retraem a agulha automaticamente após aplicar a injeção. As agulhas usadas devem ser destacadas em recipientes adequados para impedir acidentes. Todas as áreas de atendimento ao cliente devem ter recipientes para descarte de dispositivos perfurocortantes.

A discussão sobre o sistema sem agulha será encontrada adiante neste capítulo.

Ampolas e frascos Fármacos para injeção parenteral devem ser estéreis. Os que deterioram em solução são dispensados como comprimidos ou pós para serem dissolvidos em solução imediatamente antes da injeção. Fármacos que permanecem estáveis em solução são dispensados em ampolas e frascos em uma solução ou suspensão aquosa ou oleosa.

As ampolas são recipientes de vidro para fármacos de dose única (Figura 24.12A). O recipiente de vidro possui uma constrição no gargalo, para facilitar a abertura da ampola. Ao abri-la, o enfermeiro desliza o protetor de plástico sobre a ponta para ajudar a quebrá-la e impedir que os dedos se cortem (Figura 24.12B). Os fármacos podem irritar o tecido subcutâneo e, portanto, a agulha precisa ser trocada depois que o fármaco é removido da ampola.

Recipiente para fármacos com tampa de vidro, de borracha, ou de dose única ou múltiplas, são chamados frascos (Figura 24.12D). Um frasco normalmente possui uma tampa de plástico ou metal maleável, fácil de remover. A agulha deve ser trocada após a retirada do fármaco do frasco.

Injeção intradérmica Injeções intradérmicas (ID) ou intracutâneas são usadas para administrar anestésicos locais, identificar alérgenos e diagnosticar tuberculose. A injeção

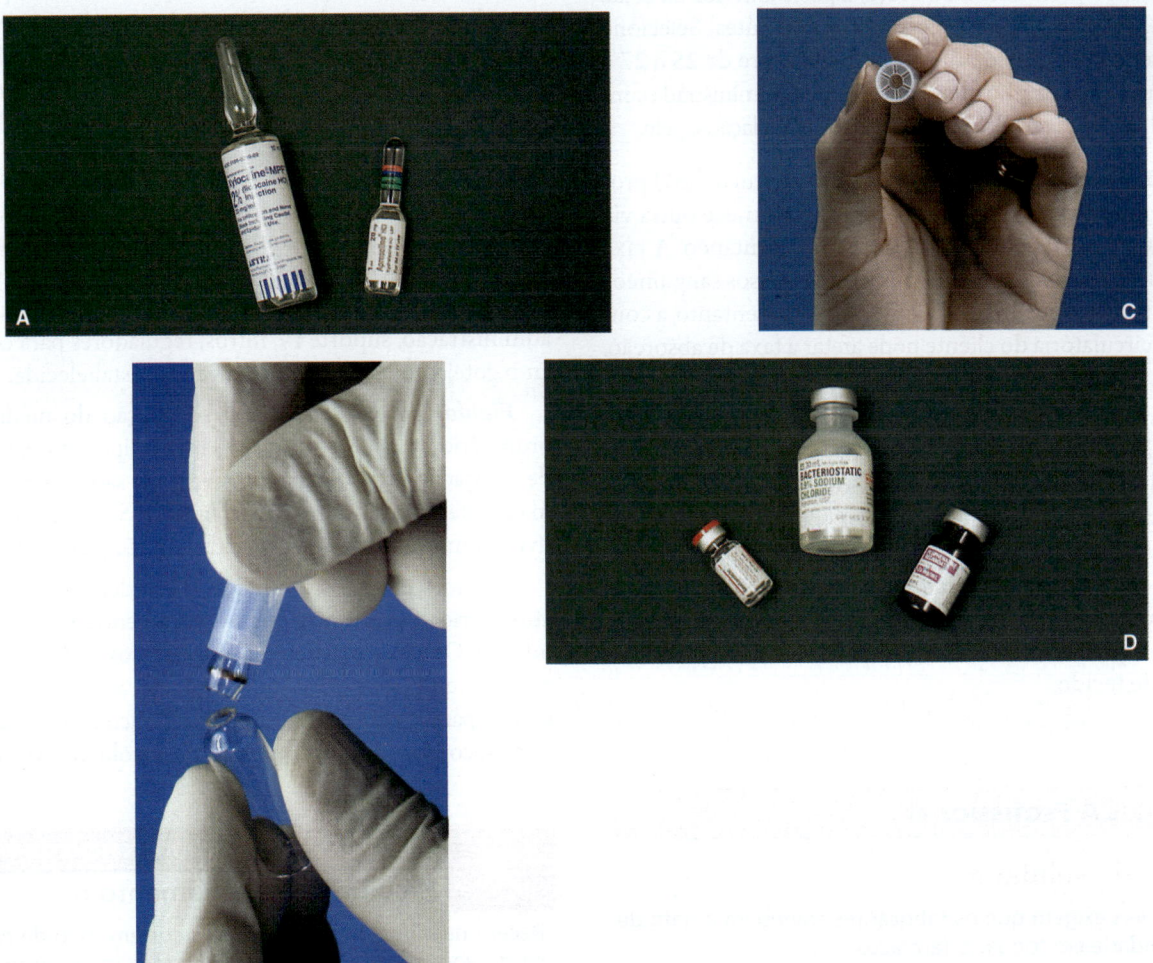

Figura 24.12 ▪ *A* – Ampolas; *B* – Uso da tampa de segurança para quebrar a ampola; *C* – Tampa de segurança para deslizar sobre a ponta da ampola ao quebrar; *D* – Frascos. (*Imagens* A e D: *cortesia de Delmar Cengage Learning. Imagens* B e C: *cortesia da Sigma-Aldrich*.)

ID é administrada abaixo da epiderme; os fármacos são absorvidos devagar nesse local. Os locais comumente usados para a injeção ID são as partes internas do antebraço e a parte superior do dorso e tórax.

A dosagem de fármaco para uma injeção ID é normalmente uma pequena quantidade de solução (0,01 a 0,1 mL). Para fornecer uma medição precisa, utilize uma seringa de tuberculina de 1 mL com bisel curto de calibre 25 a 27, 9,5 mm a 1,27 mm. Para doses repetidas, faça uma rotação entre os locais.

As injeções intradérmicas são administradas na epiderme com uma angulação de 10 a 15 graus da agulha na pele.

Injeção subcutânea A injeção subcutânea é usada para administrar insulina e heparina, porque é absorvida lentamente e cria um efeito contínuo. Esse tipo de injeção conduz a medicação entre a derme e o músculo para dentro do tecido subcutâneo. A quantidade de medicação varia, mas raramente excede 1,5 mL. Para doses repetidas, faça um revezamenteo entre os locais de injeção.

Locais comuns para a injeção subcutânea incluem o abdômen, a parte lateral do braço, a parte anterior da coxa, a área escapular nas costas e a área ventroglútea. Selecione uma seringa estéril de 0,5 a 3 mL com calibre de 25 a 27 e agulha de 9,5 mm a 1,6 mm. A medicação é administrada com a agulha em um ângulo de 45 a 90 graus em relação à pele.

Injeção intramuscular A injeção intramuscular (IM) promove uma absorção rápida do fármaco e fornece outra via para os fármacos que irritam o tecido subcutâneo. A taxa de absorção é maior porque existem mais vasos sanguíneos nos músculos que no tecido subcutâneo; no entanto, a condição circulatória do cliente pode afetar a taxa de absorção.

Os quatro locais comuns para a administração das injeções IM são dorsogluteal e ventrogluteal (músculo glúteo máximo), parte anterolateral da coxa (músculo vasto lateral) e do braço (músculo deltoide). Esses locais são identificados com o uso dos marcos anatômicos apropriados. Uma injeção IM é administrada em um ângulo de 90 graus em relação à pele, injetando-se apenas até 3 mL no tecido muscular bem desenvolvido. Consulte na Tabela 24.5 as quantidades de solução para se injetar em vários tipos de tecido.

DICA Profissional

Data de validade

- As leis exigem que os fabricantes coloquem a data de validade em todos os fármacos.
- Para ver se o fármaco está na validade, verifique a data.
- Devolva fármacos vencidos à farmácia, para o descarte adequado.

DICA Profissional

Administração de heparina

- A heparina é administrada no abdômen, a 5 centímetros do umbigo e acima das cristas ilíacas.
- Ao administrar a heparina por via subcutânea, não aspire o êmbolo; isso pode causar danos ao tecido e hematomas.
- Não massageie o local de injeção da heparina, porque pode fazer com que o fármaco seja absorvido com mais rapidez.
- Aplique a heparina em um ângulo de 90 graus com uma agulha de 9,5 mm, a menos que o cliente seja magro; nesse caso, aplique a injeção em um ângulo de 45 graus (Berman, Snyder, Kozier e Erb, 2008).

Injeção em zigue-zague A injeção em zigue-zague é um método para administrar injeções IM, mais comumente nos músculos ventroglúteo e dorsoglúteo.

Para a administração dessa injeção, o cliente é colocado na posição prona; a pele é puxada para o lado, a agulha é inserida em um ângulo de 90 graus, e a medicação é administrada. Depois de 10 segundos, a agulha é removida e a pele é solta. Não massageie o local; pode causar irritação do tecido. Nunca injete mais de 3 mL em um único local.

Terapia IV Nos Estados Unidos, a função do enfermeiro na terapia IV varia muito entre os locais e as instituições. É sua responsabilidade conhecer os padrões de prática do estado em que você atua. A terapia IV exige fluidos parenterais (soluções) e equipamentos especiais: conjunto de administração, suporte IV, filtros, reguladores para controlar o gotejamento IV e uma via venosa estabelecida.

Fluidos parenterais Leia a solicitação do médico no prontuário do cliente para confirmar o tipo e a quantidade de solução IV. As soluções intravenosas são estéreis e normalmente embaladas em sacos plásticos. Soluções incompatíveis com o plástico são fornecidas em recipientes de vidro.

Os sacos plásticos de solução IV cedem sob a pressão atmosférica, permitindo que a solução entre no equipo de infusão. Os sacos plásticos são embalados com outro saco externo, que deve permanecer intacto até que a solução seja preparada para a administração. O saco de solução deve estar seco quando for removido do invólucro externo. Se

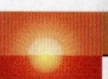

CONSIDERAÇÕES sobre tempo de vida
Escolha do equipamento IV

Recém-nascidos, bebês e crianças correm risco de *excesso de volume de fluidos* relacionado à reidratação. São usados microgotejamento e uma câmara especial de controle do volume para regular a quantidade de fluido administrada em determinado momento.

Tabela 24.5 ■ Resumo das injeções intradérmica, subcutânea e intramuscular

Tipo de injeção	Finalidade	Local	Tamanho da agulha	Dose máxima	Ângulo de inserção
Intradérmica	Injeta a medicação abaixo da epiderme; os fármacos são absorvidos lentamente; em geral usada para o diagnóstico da tuberculose e de alérgenos.	Parte interna do antebraço; parte superior do tórax; parte superior do dorso.	Seringa com bisel curto; calibre de 25 a 27; 9,5 a 1,27 mm.	0,01-0,1 mL	10 a 15 graus
Subcutânea	Injeta a medicação entre a derme e o músculo; absorvida lentamente; em geral usada para insulina e anticoagulantes	Abdômen; partes lateral e anterior do braço e da coxa; área escapular das costas; área ventroglútea.	Calibre de 25 a 27; 9,5 a 1,6 mm (varia conforme o tamanho da pessoa).	0,5-1 mL	45 a 90 graus
Intramuscular	Usada para promover a absorção rápida do fármaco e fornecer uma via alternativa quando o fármaco irritar o tecido subcutâneo.	Ventroglútea; dorsoglútea; parte anterolateral da coxa (vasto lateral); braço (deltoide).	O calibre e o comprimento da agulha são selecionados com base no volume e na viscosidade da medicação, e no tamanho do corpo do cliente.	Adulto bem desenvolvido: 3 mL em um músculo grande; bebês e crianças pequenas: 0,5-1 mL; crianças e idosos: 1-2 mL; músculo deltoide: 0,5-1 mL	90 graus

CORTESIA DE DELMAR CENGAGE LEARNING

estiver úmido, a solução não deve ser usada. A umidade no saco mostra que sua integridade foi comprometida e que a solução não pode ser considerada estéril. Devolva o saco ao departamento que enviou a solução. Os recipientes de vidro serão discutidos na seção sobre equipamentos.

Os fluidos parenterais são classificados com base na relação com o plasma sanguíneo normal. As soluções podem ser hipotônicas, isotônicas ou hipertônicas. A solução prescrita é baseada no diagnóstico do cliente e no objetivo do tratamento. O efeito da solução é:

- *Fluido hipotônico*: diminui a pressão osmótica e faz o fluido se movimentar para as células. Pode haver intoxicação da água se o fluido for infundido além da tolerância do cliente.
- *Fluido isotônico*: aumenta apenas o volume do fluido extracelular. Pode haver sobrecarga cardíaca se o fluido for infundido além da tolerância do cliente.
- *Fluido hipertônico*: aumenta a pressão osmótica e remove o fluido das células. Pode haver desidratação celular se o fluido for infundido além da tolerância do cliente (Bulechek e McCloskey, 2000).

Soluções intravenosas comuns são apresentadas na Tabela 24.6.

CONSIDERAÇÕES sobre tempo de vida
Local de administração de uma injeção IM

- Para bebês e crianças de 1 a 3 anos, utilize o vasto lateral. Selecione uma agulha de calibre 22 e 25, com 1,6 a 25,4 mm de comprimento. No máximo, 1 mL é injetado no músculo de crianças pequenas e 0,5 mL em bebês (Daniels, Grendell e Wilkins, 2010). Obtenha ajuda para manter o bebê ou a criança imóvel durante a injeção.
- Para crianças com mais de 3 anos e adultos, é possível usar o deltoide ou a área dorsoglútea ou ventroglútea. Selecione uma agulha de calibre 22 a 25 com 12,7 a 38,1 mm de comprimento (Pope, 2002).
- O cliente idoso pode ter menos massa muscular e precisar de uma agulha mais curta (Daniels, Grendell e Wilkins, 2010).

Tabela 24.6 ■ Soluções intravenosas comuns

Tonicidade	Solução	Conteúdo (MEQ/L)	Implicações clínicas
Hipotônica	Cloreto de sódio 0,45%	77 Na^+, 77 Cl^-	Conservação diária dos fluidos corporais e estabelecimento da função renal.
Isotônica	Dextrose 2,5% em solução salina 0,45%	77 Na^+, 77 Cl^-	Promove função renal e produção de urina.
	Dextrose 5% em solução salina 0,2%	77 Na^+, 77 Cl^-	Conservação diária dos fluidos corporais quando exigem-se menos Na^+ e Cl^-.
	Dextrose 5% em água (D5W)	38 Na^+, 38 Cl^-	Promove reidratação e eliminação; pode causar perda urinária de Na^+; bom veículo para K^+.
	Lactato de Ringer	130 Na^+, 4 K^+, Ca^{2+}, 109 Cl^-, 28 lactato	Semelhante à composição normal do soro e plasma sanguíneo; nível de K^+ abaixo dos requisitos diários do corpo.
	Solução salina normal (NS), 0,9%	154 Na^+, 154 Cl^-	Restaura o déficit de cloreto de sódio e o volume de fluido extracelular.
	Dextran 40 10% em solução salina (0,9%) ou soro glicosado Dextran 70% em SF		Solução coloidal usada para aumentar o volume plasmático nos clientes no começo do choque; não deve ser fornecida a clientes gravemente desidratados ou com doença renal, trombocitopenia ou hemorragia ativa.
			Expansor do volume plasmático de vida longa (20 horas); usado para tratar choque ativo ou iminente causado por hemorragia, cirurgia ou queimaduras. *Pode prolongar a hemorragia e interfere nos glóbulos vermelhos (identificar o tipo e fazer a correspondência antes de administrar).*
Hipertônica	Dextrose 5% em solução salina 0,45%	77 Na^+, 77 Cl^-	Conservação diária dos fluidos corporais e nutrição; tratamento do déficit de volume de fluidos (DVF).
	Dextrose 5% em solução salina 0,9%	154 Na^+, 154 Cl^-	Restituição dos fluidos de sódio, cloro e calorias (170).
	Dextrose 10% em solução salina 0,9%	154 Na^+, 154 Cl^-	Restituição dos fluidos de sódio, cloro e calorias (340).
	Dextrose 5% em lactato de Ringer	130 Na^+, 4 K^+, $3Ca^{2+}$, 109 Cl^-, 28 lactato	Semelhante à composição normal do soro e plasma sanguíneo; nível de K^+ abaixo dos requisitos diários do corpo; valor calórico: 180.
	Solução salina hiperosmolar 3% e NaCl 5%	856 Na^+, 865 Cl^-	Tratamento de hiponatremia; aumenta a osmolaridade do Na do sangue e reduz o excesso do fluido intracelular.
	Ionosol B com dextrose 5%	57 Na^+, 25 K^+, 49 Cl^-, 25 lactato, 5 Mg^{2+}, 7 PO^{4-}	Tratamento da restituição parenteral poliônica causada por alcalose induzida pelo vômito, acidose diabética, perda de fluidos decorrente de queimaduras e pós-operatório.

Adaptada de J. Kee, B. Paulanka e C. Polek. *Fluids and Electrolytes with Clinical Applications: A Programmed Approach.* 7. ed. Clifton Park, NY: Delmar Cengage Learning, 2009.

Equipamento O equipamento intravenoso é descartável, estéril e pré-embalado com as instruções para o usuário. Essas instruções incluem rótulos esquemáticos nas peças e em geral são colocadas do lado de fora da embalagem, o que permite ao usuário lê-la antes de abri-la. O equipamento IV requer uma técnica estéril de manuseio, porque fica em contato direto com os fluidos que serão infundidos na corrente sanguínea.

O conjunto de administração (infusão) inclui uma ponta de inserção com tampa protetora, uma câmara de gotejamento, uma tubulação com um grampo deslizante e um grampo regulador (de rolagem), uma porta de injeção de borracha e uma tampa protetora sobre o adaptador da agulha (Figura 24.13). As tampas mantêm as duas extremidades do conjunto estéreis e são removidas apenas quando usadas. A ponta de inserção é colocada na porta do recipiente da solução IV.

Existem dois tipos de câmaras de gotejamento: o macrogotejamento, que libera de 10 a 20 gotas por mililitro de solução, e o microgotejamento, que libera 60 gotas por mililitro. A taxa de gotejamento, que varia conforme o fabricante, é indicada na embalagem.

O grampo de rolagem comprime a tubulação de plástico para controlar o gotejamento. Na extremidade da tubulação IV está um adaptador de agulha que se conecta a um dispositivo de injeção estéril, inserido na veia do cliente. O extensor pode ser usado para ampliar a tubulação primária ou fornecer portas de injeção Y adicionais para administrar outras soluções.

Os *filtros intravenosos* removem as partículas que podem causar irritação e **flebite** (inflamação da veia) devidas à solução. Esses filtros existem em vários tamanhos. Um filtro de linha é encontrado em muitos cateteres IV. Então, não é necessário adicionar um filtro à tubulação.

Agulhas e cateteres fornecem acesso ao sistema venoso. Está disponível uma variedade de dispositivos de diferentes tamanhos, para selecionar conforme a idade do cliente e o tipo/duração do tratamento (Figura 24.14). Quanto maior o número, menor o volume da agulha ou cateter; um 20 é maior que um 28.

As **agulhas tipo borboleta** (*scalp*) são curtas e biseladas, com asas de plástico encaixadas na haste. As asas (que são flexíveis) são fixadas juntas firmemente, para facilitar a inserção da agulha, e depois abaixadas contra a pele e fixadas com esparadrapo para impedir o deslocamento. Em geral são usadas para tratamento de curto prazo ou intermitente, e para bebês e crianças.

Vários tipos de cateter são usados para acessar as veias periféricas. Alguns deles são rosqueados sobre a agulha e outros, rosqueados dentro da agulha durante a inserção. O **intracateter** refere-se a um tubo de plástico inserido em uma veia. O **angiocateter** (angiocat quando abreviado) é um tipo de intracat com um estilete de metal para perfurar a pele e a veia; depois, o cateter de plástico é rosqueado na veia e o estilete de metal é removido.

Sistema sem agulha A segurança é uma preocupação na terapia IV. Perfurações acidentais e lesões de punção com dispositivos contaminados aumentam para os funcionários o risco de doenças infecciosas como Aids, hepatite (B e C) e outras infecções virais, por riquétsias, bactérias, fungos e parasitas. Muitas instituições de saúde usam sistemas IV totalmente sem agulha para garantir a segurança do funcionário (Figura 24.15).

Os *dispositivos de acesso vascular* (DAVs) incluem diversas cânulas, cateteres e portas de infusão que permitem a terapia IV de longo prazo ou o acesso repetido ao sistema nervoso central. O diagnóstico do cliente e o tipo/duração do tratamento determinam o tipo de DAV usado. Os cateteres venosos centrais (CVCs) são inseridos por um médico.

A **porta implantável** (dispositivo feito de cateter de silicone radiopaco e uma porta de injeção de plástico ou aço inoxidável, com um septo de borracha de silicone autovedante – PORTH-A-CATH) é outro tipo de DAV. *Apenas os enfermeiros especialmente treinados podem acessar uma porta implantada, devido ao risco de infiltração para o tecido, caso o posicionamento da agulha esteja incorreto.*

Preparação de solução intravenosa Antes de preparar uma solução intravenosa, leia a solicitação do médico e o protocolo da instituição de saúde e depois reúna o equipamento necessário. Uma vez que as soluções e equipamentos IV são estéreis, a data de validade da embalagem deve ser verificada antes do uso. O IV pode ser preparado no quarto do cliente ou na área de trabalho do enfermeiro.

A taxa de infusão do IV é geralmente regulada por uma bomba de infusão. Às vezes aplica-se uma marcação de tempo no saco de solução IV como verificação de segurança da bomba de infusão, ou para monitorar se a taxa de infusão é a mesma descrita pelo médico, caso uma bomba de infusão não seja usada (Figura 24.16).

Etiquete a tubulação IV com data/hora, para informar quando precisa ser trocada. A tubulação intravenosa é trocada a cada 24 a 48 horas, de acordo com a política da instituição de saúde. A marcação do tempo e a etiqueta da tubulação IV devem ter início pelas mãos do enfermeiro.

CONSIDERAÇÕES sobre tempo de vida
Seleção do calibre da agulha

Considere a idade e o tamanho do cliente, bem como o tipo de solução administrada, ao selecionar o calibre da agulha ou cateter.

- Bebês e crianças pequenas: calibre 24.
- Crianças em idade pré-escolar a pré-adolescentes: calibre 24 ou 22.
- Adolescentes e adultos: calibre 22 ou 20.
- Idosos: calibre 24 ou 22.

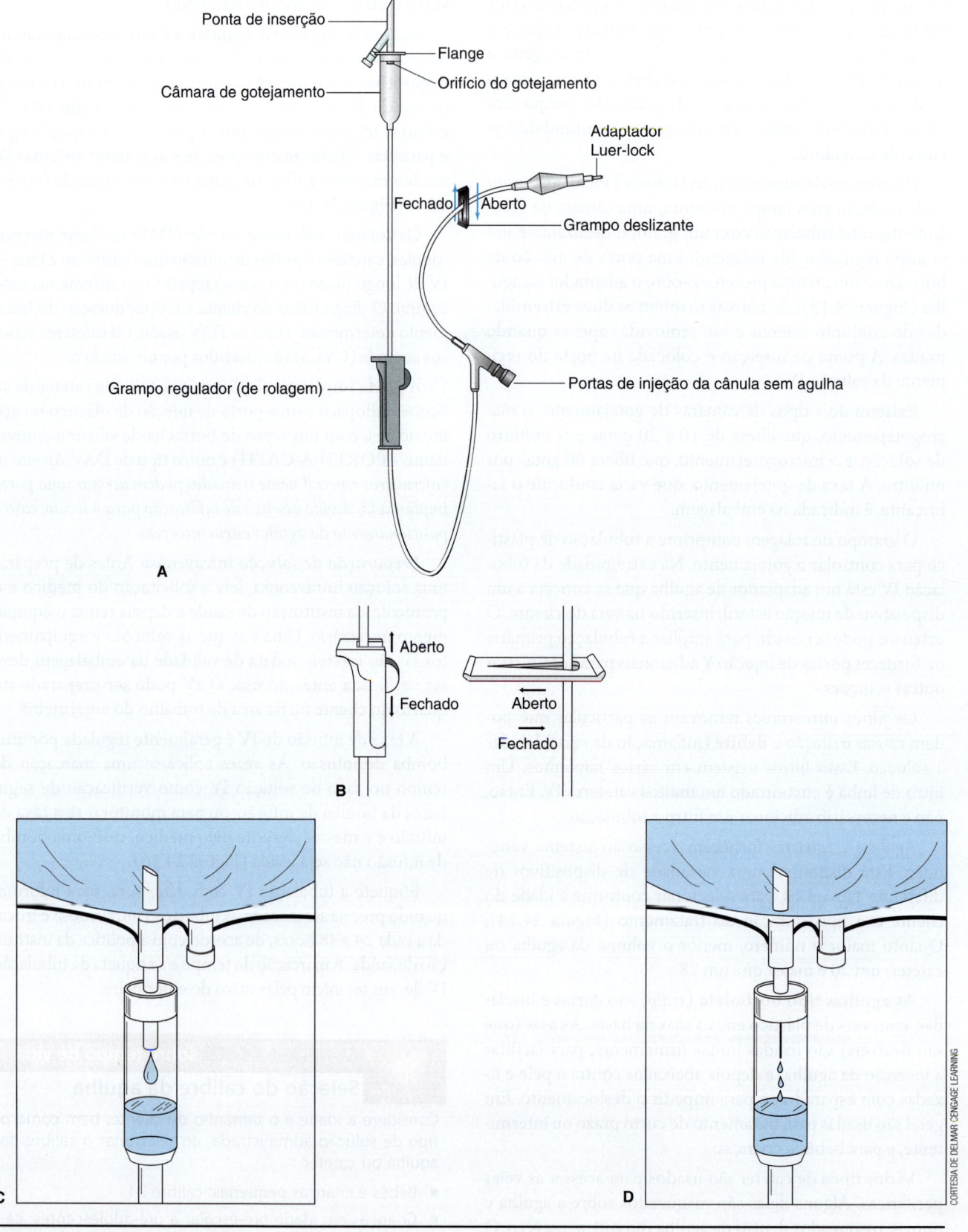

Figura 24.13 ■ *A* – Conjunto básico de administração IV; *B* – Grampo regulador de rolagem e grampo deslizante; *C* – Cânula de macrogotejamento; *D* – Cânula de microgotejamento.

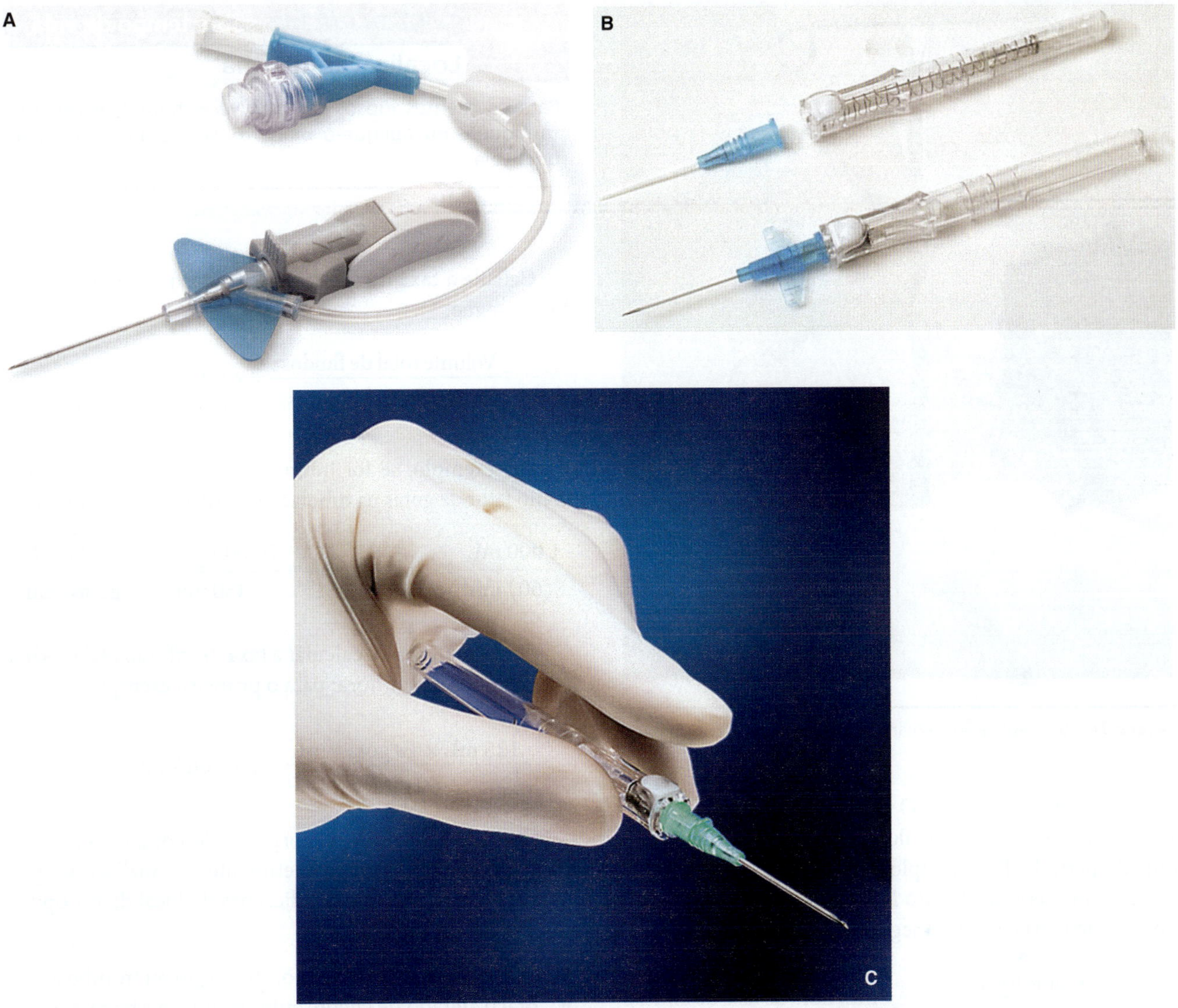

CAPÍTULO 24 ■ Administração de Medicação e Terapia IV

Figura 24.14 ■ Dispositivos IV periféricos. **A** – Sistema de cateter IV fechado em borboleta; **B** – Cateter IV blindado com Autoguard; **C** –Sistema de cateter IV mantido entre o polegar e o dedo médio para inserção. (*Todas as imagens: cortesia e copyright de Becton, Dickinson and Company.*)

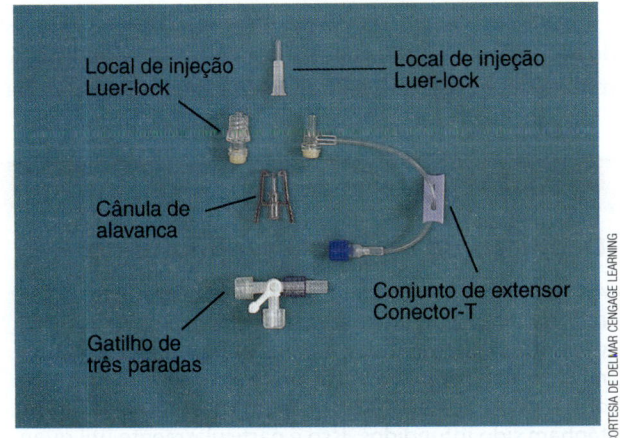

Figura 24.15 ■ Sistemas IV sem agulha.

SEGURANÇA

Identificação do tubo de solução IV

A tinta de uma caneta hidrográfica pode vazar pelo plástico e contaminar a solução. Não use esse tipo de caneta.

Início da terapia IV Antes de iniciar a terapia IV, considere o tipo de fluido a ser infundido, calcule o gotejamento e avalie o local da venopunção. Altman (2009) sugere que se selecionem o menor calibre e a agulha mais curta apropriada (calibre 20 a 22 para fluidos de manutenção e antibióticos de rotina, ou 18 a 19 para produtos do sangue).

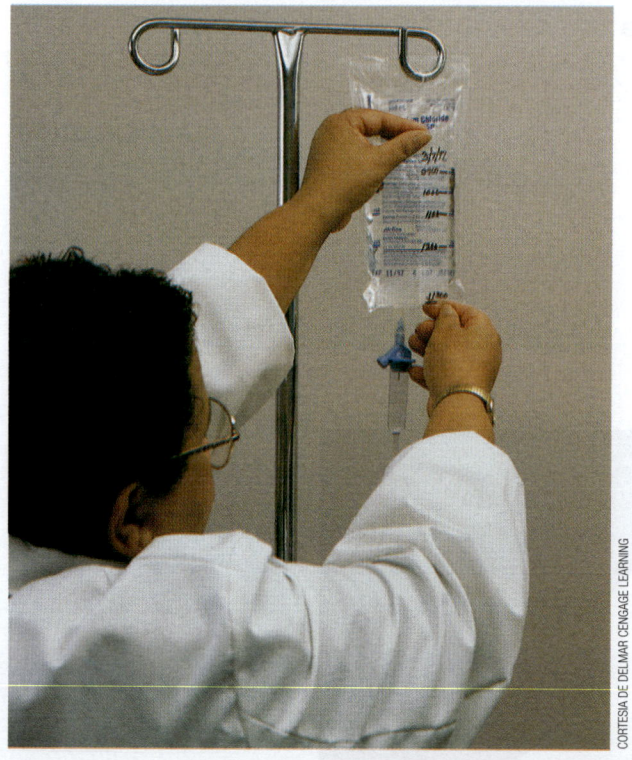

Figura 24.16 ▪ Aplicação da marcação de tempo no recipiente IV.

Cálculo do gotejamento O médico prescreve o **gotejamento**, que é o volume de fluido para infundir em determinado período. Por exemplo, 125 mL por hora ou 1.000 mL por um período de oito horas. A taxa de infusão por hora é calculada conforme segue:

$$\frac{\text{Volume total}}{\text{Número de horas para infusão}} = \text{mL/hora de taxa de infusão}$$

Por exemplo, se for infundir 1.000 mL em oito horas:

$$\frac{1.000}{8} = 125 \text{ mL/hora}$$

⊕ DICA Profissional

Inserção de um CVC

Ao auxiliar na inserção de um cateter venoso central (CVC), observe se o cliente apresenta sintomas de pneumotórax:

- falta de ar repentina ou dor aguda no peito;
- nível elevado de ansiedade;
- pulso rápido e fraco;
- hipotensão;
- palidez ou cianose.

Esses sintomas indicam punção acidental da membrana pleural.

CONSIDERAÇÕES sobre tempo de vida
Localização de veia

Para os clientes idosos ou com veias frágeis, elimine o torniquete ou aplique-o mais frouxo, se puder apalpar uma veia.

Calcule a taxa de infusão real (gotas por minuto) conforme segue:

$$\frac{\text{Volume total de fluidos}}{\text{Tempo total (minutos)}} = \times \text{ Fator da gota} = \text{Gotas por minuto}$$

Por exemplo, se for infundir 1.000 mL em oito horas como fator de gotas na tubulação de 10 gotas por mililitro:

$$\frac{1.000 \text{ mL}}{8(60) \text{ min}} \times 10 \text{ gotas/mL} = \frac{10.000 \text{ gotas}}{480 \text{ min}} = 20{,}8 \text{ ou } 21 \text{ gotas/min}$$

Outra maneira de calcular a taxa de infusão real é usar a taxa de infusão por hora; para o primeiro exemplo:

$$\frac{125 \text{ mL} \times 10 \text{ gotas/mL}}{60 \text{ min}} = 20{,}8 \text{ ou } 21 \text{ gotas/min}$$

Considere tamanho do corpo, idade, condições da pele, condição clínica e comprometimentos ao analisar um potencial local IV. As contraindicações do local da venopunção são as seguintes:

- Qualquer sinal de infecção, infiltração ou trombose.
- Braço afetado de cliente enferma pós-mastectomia.
- Braço com fístula arteriovenosa funcional (diálise).
- Braço paralisado.
- Braço com comprometimentos circulatórios ou neurológicos.

Como o sangue venoso flui para cima na direção do coração, selecione uma veia para o IV que esteja na extremidade mais distal, para manter a integridade da veia.

⊕ DICA Profissional

Definição do volume a ser infundido

Ao definir o volume para infusão (por exemplo, 1.000 mL), defina-o ligeiramente menor (por exemplo, 950 mL), para que o alarme dispare antes que o fluido tenha terminado por completo. Essa prática fornece tempo para que o próximo saco esteja pronto quando os 1.000 mL tenham sido infundidos. Isso é particularmente útil quando existe a necessidade de esquentar fluidos refrigerados. Avise o próximo turno de que o alarme está definido para disparar precocemente.

Quando ela for perfurada com a agulha, os fluidos podem se infiltrar (vazar da veia para o tecido no local da punção). Quando a terapia IV é descontinuada para a infiltração, só pode ser reiniciada acima do local da punção inicial. Normalmente, é melhor começar com a mão e avançar subindo pelo braço se novos locais forem necessários. A Figura 24.17 ilustra os locais periféricos comuns para iniciar a terapia IV.

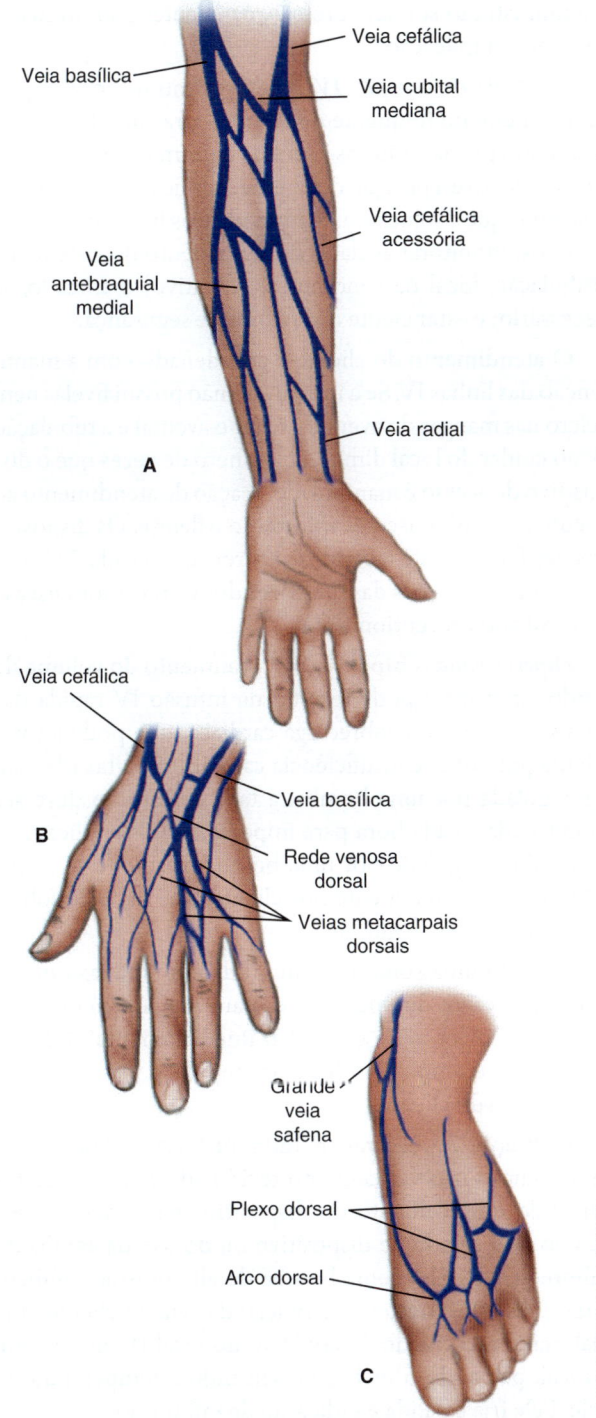

Figura 24.17 ■ Veias periféricas usadas na terapia intravenosa. *A* – Antebraço; *B* – Dorso da mão; *C* – Plexo dorsal do pé.

Localização de uma veia Com o braço do cliente estendido sobre uma superfície firme, coloque o torniquete firme o suficiente para impedir o fluxo venoso, mas solto para que ainda seja possível calcular o pulso radial. Em seguida, apalpe a veia com os dedos indicador e médio da mão não dominante. Ela deve ser flexível e maleável, e não ter pulsação. Se não for possível ver ou sentir a veia, uma compressa úmida e quente pode ser aplicada por 10 a 20 minutos; a área, massageada na direção do coração; ou o cliente pode abrir e fechar a mão (Berman, Snyder, Kozier e Erb, 2008; Jensen, 2008a).

Posicionamento da agulha Após fazer a higiene das mãos e colocar luvas, prepare o local selecionado de acordo com a política da instituição de saúde. Sem tocar o local preparado, estabilize a veia colocando o polegar não dominante ao lado dela e empurrando a pele para baixo, esticando-a. Essa técnica também torna a inserção da agulha menos dolorida. Segure a agulha em um ângulo de 10 a 30 graus, com o bisel para cima, para perfurar a pele, e depois diminua o ângulo para impedir a punção da parte posterior da veia (Berman et al., 2008; Ellenberger, 1999; Jensen, 2008a). Fixe a agulha no lugar, de acordo com a política da instituição de saúde.

Administração de terapia IV Quando a solução foi preparada e a taxa calculada, explique o procedimento ao cliente. A administração pode ser contínua por um período de 24 horas, ou intermitente, 1.000 mL de uma vez em um período de 24 horas. Embora os fluidos possam ser contínuos, o tipo de fluido pode mudar no período de 24 horas. Por exemplo, a solicitação do médico para a farmácia pode ser a seguinte: *Adicionar 40 mEq de KCl ao primeiro saco de 1.000 mL de solução salina normal.*

As medicações intravenosas podem ser aplicadas pelo **extensor de duplo lúmen** e conectadas a um IV existente para infusão de maneira concomitante. Soluções e medicações refrigeradas devem ser aquecidas à temperatura ambiente antes da administração (em geral por 30 minutos), para o conforto do cliente.

Regulação de gotejamento da solução IV o gotejamento das soluções IV pode ser regulado calculando as gotas por minuto e ajustando a taxa de gotejamento para esse número, ou pelo uso dos controladores de volume e bombas (Figura 24.18).

Controladores de volume e de bombas são dispositivos dependentes da gravidade para manter o fluxo pré-selecionado, mas que não acrescentam pressão para superar a

CONTROLE DE INFECÇÃO

Venopunção

As precauções-padrão devem ser seguidas ao se realizar uma venopunção.

resistência (por exemplo, Dial-A-Flo ou Buretrol). A resistência pode se desenvolver com o uso de um cateter grande em uma veia pequena, por pressão venosa alta, infusão de uma solução viscosa ou diminuição na altura do recipiente do local IV. Uma resistência que cause diminuição no fluxo dispara o alarme do controlador. Os controladores volumétricos permitem que as taxas de fluxo sejam definidas em mililitros por hora.

As bombas mantêm uma aplicação pré-selecionada do volume, adicionando pressão quando necessário. Elas podem ser usadas quando volumes grandes precisam ser aplicados em um período curto e para fluidos viscosos. As bombas têm limites máximos de pressão, que disparam um alarme quando atingidos. Quando um fármaco ou solução é administrado sob alta pressão, os clientes sofrem maior risco de complicação.

Controle de terapia IV A terapia intravenosa requer monitoramento frequente do cliente, para garantir um gotejamento preciso. Outras ações de enfermagem são garantir o conforto e a posição do cliente; verificar a solução IV e assegurar que a solução, a quantidade e os horários estejam corretos; monitorar as datas de vencimento do sistema IV (tubulação, local da venopunção, curativo) e trocá-lo, se necessário; e estar ciente dos fatores de segurança.

O atendimento do cliente é coordenado com a manutenção das linhas IV. Se a instituição não possui fivelas nem velcro nas mangas do avental, trocar o avental e a tubulação IV ao cuidar do local diminui o número de vezes que o dispositivo de acesso é manipulado. A ação de atendimento ao cliente diminui o risco de infiltração e flebite. Os dispositivos perifericamente inseridos são trocados a cada 72 horas conforme instruções das diretrizes dos Centers for Disease Control and Prevention (CDC).

Hipervolemia A **hipervolemia** (aumento do volume de fluido circulante) pode resultar da infusão IV rápida das soluções, causando sobrecarga cardíaca, que pode levar a edema pulmonar e insuficiência cardíaca. Se a taxa IV não for regulada por uma bomba, a taxa de infusão deve ser monitorada a cada hora para impedir essas complicações. Se o IV foi regulado por uma bomba, verifique se a taxa está fluindo corretamente nos clientes em risco de sobrecarga de volume de fluidos.

Quando uma solução é infundida em uma taxa maior que a prescrita, diminua a taxa para *manutenção de veia aberta* (MVA) e avise o médico imediatamente. Relate a quantidade e o tipo de solução infundida, o período exato e a resposta do cliente.

Infiltração A **infiltração** (administração acidental de uma solução não vesicante no tecido adjacente) pode resultar do deslocamento do dispositivo na veia, da inserção do tipo errado de dispositivo ou do uso da agulha de calibre errado. Usar uma bomba de alta pressão também pode causar infiltração ou irritação da veia. O cliente normalmente reclama de desconforto no local IV. Inspecione o local, palpando o inchaço e sentindo a temperatura da pele. Pele fria e pálida é indicação de infiltração.

Confirme se a agulha ainda está na veia, comprimindo a tubulação IV. Essa ação deve provocar **retorno** (o sangue é

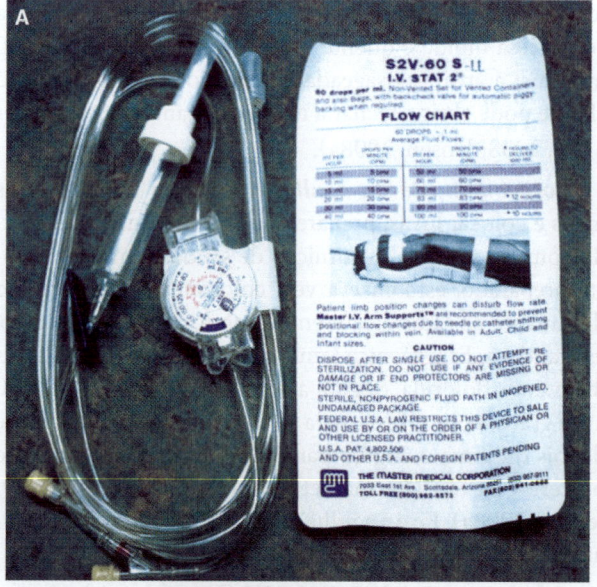
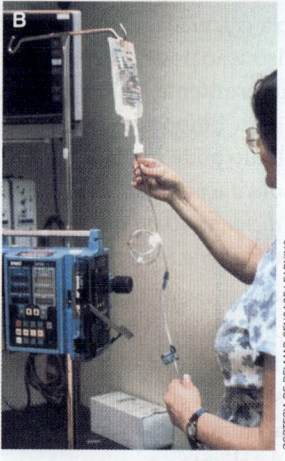

Figura 24.18 ■ *A* – Dispositivo em linha Dial-A-Flo para regular o fluxo IV; *B* – Bombas de infusão programadas para volumes de fluido IV específicos e taxas definidas de administração de medicação.

DICA Profissional

Sepse relacionada ao IV

Se o cliente tiver febre e calafrios, verifique por quanto tempo a solução IV está pendurada e se a agulha ou o cateter está no local. Analise os sinais vitais do cliente e outros sintomas de reações pirogênicas como dor nas costas, mal-estar, cefaleia, náusea e vômito. Se a sepse relacionada ao IV ocorrer, a frequência de pulso aumenta e a temperatura geralmente fica acima de 37,7 °C. Pare a infusão, avise o médico e obtenha amostras de sangue se solicitado.

puxado para a tubulação se a agulha ainda estiver na veia). Se o retorno não ocorrer, a porta de injeção mais próxima do dispositivo deve ser aspirada por um enfermeiro. Se não for possível aspirar a porta, significa que o acesso IV está infiltrado. Siga as diretrizes da instituição quando houver suspeita de infiltração, como a notificação de um enfermeiro. Se a infiltração ocorreu, a agulha ou o cateter são removidos da veia e um curativo estéril é aplicado no local da punção.

O local da punção pode apresentar secreção ou sangramento depois que o IV é removido (principalmente em clientes que recebem anticoagulantes). Se ocorrerem secreção ou sangramento, aplique compressão até estancar e aplique um novo curativo estéril. Avalie precisamente e documente o grau de edema.

Uma lesão pode ocorrer com infiltração. Se o local IV sofrer infiltração massiva, o edema do tecido mole pode causar a compressão nervosa com perda permanente da função da extremidade. **Extravasamento** é a administração acidental de um **vesicante** (medicação que causa bolhas e lesão ao tecido quando escapa de um vaso sanguíneo) no tecido adjacente. Isso pode causar perda significativa de tecido, com desfiguração permanente e perda da função (Hadaway, 2002a).

A *flebite* pode resultar de trauma mecânico ou químico. A inserção de um dispositivo com calibre muito grande, o uso de uma veia muito pequena ou frágil ou a permanência do dispositivo por muito tempo podem causar trauma mecânico. O trauma químico pode resultar da infusão muito rápida de uma solução ácida, hipertônica ou que contenha eletrólitos (principalmente potássio e magnésio), ou por outras medicações.

A flebite pode ser precursora das sepse. As descrições de sensibilidade por parte do cliente são normalmente a primeira indicação de uma inflamação. O local IV deve ser inspecionado quanto a mudanças na cor e na temperatura da pele (área avermelhada ou listra vermelha ou rosa ao longo da veia, calor e edema são indicações de flebite).

Se a flebite estiver presente, a infusão IV deve ser descontinuada. Antes de remover e descartar o dispositivo venoso, verifique no protocolo da instituição se é necessário efetuar cultura na ponta do dispositivo. Nesse caso, ele é enviado para o laboratório para cultura e exame de sensibilidade. Depois de remover o dispositivo, aplique um curativo estéril no local e compressas quentes e úmidas na área afetada. Documente a hora, os sintomas e as intervenções de enfermagem.

Troca do curativo intravenoso Seguem-se as precauções-padrão e a técnica asséptica para as trocas de curativos intravenosos. A frequência do atendimento é determinada pelo protocolo institucional e o tipo de dispositivo de acesso intravenoso e de curativo. A presença de secreção persistente no local IV pode exigir trocas mais frequentes de curativos ou até mesmo a troca do local IV.

Farmacoterapia intravenosa Quando o efeito rápido do fármaco é desejado ou uma medicação é irritante para o tecido, a rota IV é usada. A administração intravenosa libera imediatamente a medicação na corrente sanguínea; portanto, pode ser perigosa. As medicações intravenosas são administradas por um dos seguintes modos:

- Recipiente do fluido intravenoso.
- Conjunto de administração de controle de volume.
- Infusão intermitente por extensor de duplo lúmen ou enchimento parcial.
- Push intravenoso (bólus).

Adição de fármacos ao recipiente do fluido intravenoso Antes de administrar as medicações IV, avalie a patência do sistema de infusão e as condições do local da injeção quanto a sinais de infiltração e flebite. Algumas medicações IV ou soluções com pH alto ou baixo, ou ainda alta osmolaridade, irritam as veias e podem causar flebite. Observe também alergias do cliente, incompatibilidades entre fármacos ou soluções, quantidade e tipo de diluente necessário para misturar a medicação e condições gerais do cliente, para estabelecer uma base de referência antes de administrar a medicação. **Incompatibilidade entre fármacos** é uma reação química ou física indesejada entre um fármaco e uma solução, um fármaco e o recipiente ou frasco, ou entre dois fármacos. Por exemplo, o diazepam (Valium) e o cloridrato de clordiazepoxida (Librium) não são compatíveis com a solução salina; a insulina adere ao interior do saco da solução, portanto, use frascos de vidro.

Adição de fármacos ao conjunto de administração de controle de volume Um conjunto de controle de volume é usado para administrar pequenos volumes de uma solução IV. Eles possuem vários nomes como Soluset, Metriset, Volu-Trol ou Buretrol. Para usar esse método, faça o seguinte:

- Retire a quantidade prescrita da medicação para a seringa.
- Limpe a porta de injeção do conjunto de controle de volume parcialmente cheio, com um algodão com álcool.
- Injete a medicação preparada através da porta do conjunto de controle de volume.
- Misture delicadamente a solução na câmara de controle de volume.
- Verifique a taxa de infusão e ajuste se necessário.

Administração de medicações por infusão intermitente Um método comum para administrar as medicações IV é usar um saco secundário ou de aditivo parcialmente cheio, com frequência chamado IV extensor de duplo lúmen. A linha secundária é um conjunto IV completo (recipiente de fluido e tubulação com um sistema de micro ou macrogotejamento) conectado a uma porta Y de uma linha primária. A linha primária mantém o acesso venoso. O extensor de duplo lúmen é usado para administração da medicação.

Quando a medicação extensor de duplo lúmen é incompatível com a solução IV primária, irrigue a tubulação IV primária com a solução salina normal antes e depois de administrar a medicação. Outro método para infundir uma medicação que seja incompatível com a linha primária é desconectar a linha primária do cateter IV, irrigar o cateter, conectar a tubulação IV do conjunto secundário ao cateter IV e infundir a medicação.

Dispositivos de infusão intermitente Quando o cliente requer apenas medicações IV sem uma quantidade da solução, um dispositivo de infusão intermitente é encaixado na agulha ou no cateter periférico na veia do cliente. Esse dispositivo é comumente denominado um bloqueio de heparina ou solução salina, dependendo da política da instituição sobre a manutenção de ambas. Um bloqueio fornece acesso venoso contínuo, eliminando a necessidade de um IV continuado e do aumento na mobilidade do cliente.

O dispositivo é usado para infundir as medicações do extensor de duplo lúmen intermitente ou push IV (também chamado bólus), ou pode ser convertido para um IV primário. Um **bólus** é a administração de grande dose de medicamento em um período relativamente curto, em geral 1 30 minutos. Um bloqueio de solução salina promove o acesso venoso em casos de emergência e é rotineiramente usado em clientes cardíacos.

Administração de medicações IV por bólus. Uma medicação por bólus IV pode ser injetada em um bloqueio de solução salina ou heparina (Figura 24.19A) ou em uma linha de infusão contínua. Ao administrar esse tipo de medicação em uma linha de infusão contínua, interrompa os fluidos na linha primária mantendo a tubulação IV fechada enquanto injeta o fármaco (Figura 24.19B). Essa técnica é segura e impede a necessidade de recalcular a taxa de gotejamento da linha de infusão primária.

Documentação

Quando a terapia IV começar, é necessário documentar data, hora, local da venopunção, número de tentativas, quantidade e tipo de fluido e o equipamento usado. Cada vez que o local de inserção, dispositivo de venopunção ou tubulação IV for trocado, o motivo da troca deve ser documentado (por exemplo, rotina, infiltração). As condições do local de inserção e tipo, quantidade e gotejamento do fluido são documentados em cada turno e nos intervalos especificados pela política da instituição de saúde. Qualquer complicação é precisamente documentada, com as ações do enfermeiro.

Transfusão de sangue

Uma transfusão de sangue é dada para substituir a perda de sangue (déficit) com sangue integral ou componentes dele. Com base nas necessidades únicas do cliente, o médico determina o tipo de transfusão (sangue total ou um componente).

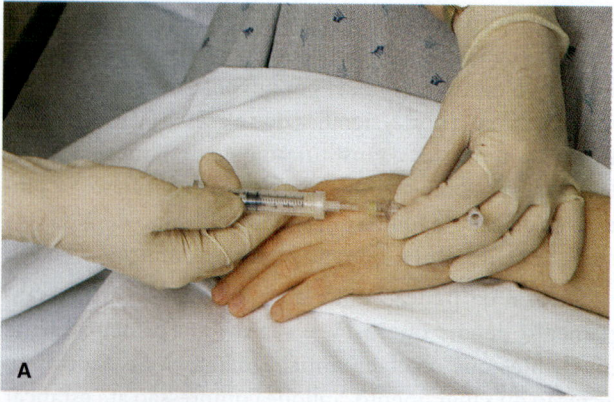

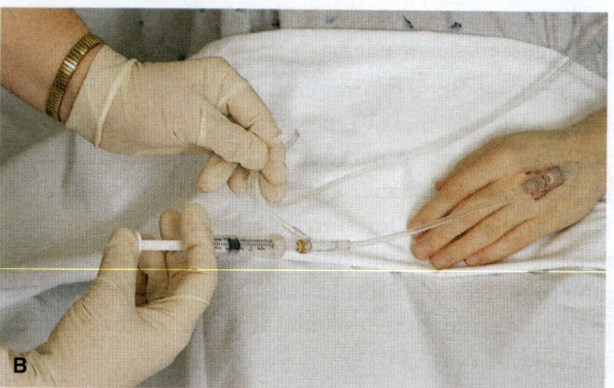

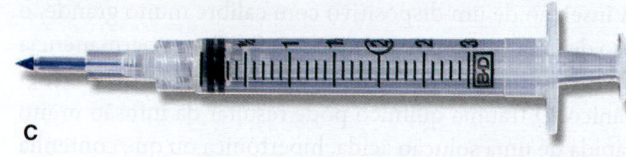

Figura 24.19 ■ Injeção de medicação push intravenosa (bólus). *A* – Em um bloqueio periférico de solução salina; *B* – Em uma linha de infusão primária. A tubulação IV deve ser fechada primeiro; *C* – Seringa sem agulha para aplicar medicações intravenosas. (*Imagens* A e B *por cortesia da Delmar Cengage Learning. Imagem* C*: cortesia e copyright Becton, Dickson and Company.*)

DICA Profissional

Novo processo para transfusões de sangue

Um novo processo desenvolvido por uma equipe de pesquisadores produz uma enzima que isola os antígenos A e B dos glóbulos vermelhos, tornando o sangue útil para todos os tipos sanguíneos. A produção comercial dessas enzimas ajudará a tornar a transfusão mais segura, reduzindo a necessidade de uma tipificação rigorosa do sangue e de procedimentos de correspondência, eliminando o risco de reações hemolíticas na transfusão. O suprimento sanguíneo poderá ser distribuído mais eficientemente e se desperdiçará menos sangue; pessoas com tipos sanguíneos raros serão capazes de receber qualquer tipo de sangue depois do processo de isolamento do antígeno da enzima (Liu et al., 2007).

Sangue total e produtos do sangue O sangue total contém glóbulos vermelhos (GVs) e componentes do plasma. Ele é usado quando todos os componentes do sangue são necessários para restaurar o volume sanguíneo e a capacidade de transporte de oxigênio do sangue.

Quando o médico prescreve o sangue total ou um produto, o sangue do cliente é tipificado e faz-se a correspondência. Se o tempo e as condições do cliente permitirem, a família pode conseguir doadores. O sangue é armazenado no banco depois da tipificação e da correspondência.

O sangue total l tem uma vida útil refrigerada de 35 dias, mas as plaquetas devem ser administradas dentro de três dias depois de extraídas do sangue total. Se os GVs e o plasma forem congelados, sua vida útil é de até três anos (Kee e Paulanka, 2009).

Análise e preparação inicial Realize uma análise inicial antes de administrar o sangue, incluindo o seguinte:

- Verifique se o cliente assinou um formulário de consentimento da administração do sangue e se esse consentimento corresponde à prescrição do médico.
- Identifique o calibre da agulha ou cateter usado, se o IV estiver no local. A viscosidade do sangue integral geralmente requer agulha ou cateter de calibre 18 para impedir danos aos glóbulos vermelhos. Se o sangue for infundido com rapidez, deve-se usar um dispositivo de calibre 14 ou 15.
- Verifique a permeabilidade do local IV existente.
- Estabeleça os dados da base de referência dos sinais vitais, principalmente temperatura, e analise se existem erupções ou rash cutâneos.
- Verifique o rótulo do sangue total ou componente e compare com o tipo sanguíneo do cliente antes de administrar, para verificar a compatibilidade. Algumas

> **CONSIDERAÇÕES sobre tempo de vida**
> **Análise inicial**
> Se um cliente pediátrico, idoso ou com insuficiência cardíaca congestiva ou desnutrição correr risco de sobrecarga circulatória, avise o banco de sangue para dividir o saco de 500 mL em dois de 250 mL, ou discuta outras opções com o médico, como pacotes de GVs em vez de sangue total.

 DICA Profissional

Reação à transfusão
A severidade da reação à transfusão é relacionada com o tempo de início. As reações graves em geral ocorrem logo depois do início da infusão do sangue. Ao primeiro sinal de reação, interrompa a infusão imediatamente.

> **SEGURANÇA**
> **Incompatibilidades na transfusão de sangue**
> Apenas a solução salina normal de 0,9% pode ser usada com um produto do sangue. As transfusões são incompatíveis com soro glicosado e a solução de Ringer lactato.

instituições exigem que dois enfermeiros verifiquem se o nome e o tipo sanguíneo do cliente correspondem às informações na bolsa de transfusão.
- Analise a idade do cliente e seu estado de nutrição.

Medicações IV programadas devem ser infundidas antes da administração do sangue, para impedir reação à medicação durante a infusão. Se uma reação ocorresse, seria impossível saber se foi a medicação ou o sangue que a causou.

Administração de sangue total ou de um componente do sangue O protocolo sanguíneo da instituição pode exigir que uma pessoa licenciada assine uma liberação do banco de sangue e que dois funcionários licenciados verifiquem os produtos de sangue antes da infusão. As informações devem estar na etiqueta da bolsa de sangue e serão verificadas quanto à precisão, incluindo nome e número de identificação do cliente, grupo ABO e fator Rh, número do doador, tipo de produto solicitado e data de validade.

Para manter a integridade dos GVs e diminuir a chance de infecção, a administração do sangue deve começar dentro de 30 minutos após seu recebimento do banco. O sangue total não deve ficar fora do refrigerador por mais de quatro horas. A temperatura ambiente provoca a lise dos GVs, liberando potássio e causando hipercalemia.

Medidas de segurança Observe o cliente nos 15 minutos iniciais, para verificar as reações à transfusão. Meça os sinais vitais a cada 15 minutos na primeira hora, e depois a cada hora durante a infusão.

Os três tipos básicos de reações à transfusão são alérgica, febril e hemolítica e podem ser brandas ou graves, dependendo da causa. As reações hemolíticas podem ser imediatas ou tardias, até 96 horas depois, dependendo da causa. Outras complicações incluem sepse, hipervolemia e hipotermia. Os sintomas clássicos de uma reação e da sepse são febre e calafrios.

As ações de enfermagem para esses tipos de reações e complicações são fornecidas na Tabela 24.7. A Tabela 24.8 fornece os detalhes de várias reações à transfusão, etiologias, sinais e sintomas e tratamentos.

Medicações tópicas

As medicações tópicas podem ser administradas na pele, nos olhos, ouvidos, nariz, garganta, reto e vagina. A medicação fornece efeito local, mas também pode ter efeitos sistêmicos. Os fármacos aplicados diretamente na pele para um efeito local incluem loções, pastas, cremes, pomadas, pós e *sprays* aerossóis. A vascularidade da área determina a taxa e o grau de absorção do fármaco.

> **REFLEXÃO CRÍTICA**
>
> **Reações à transfusão**
>
> Como as reações à transfusão podem ser diferenciadas?

Tabela 24.7 ▪ Ações de enfermagem para reações ao sangue

Ação de enfermagem imediata	Outras medidas
• Interromper a transfusão.	• Monitorar os sinais vitais do cliente a cada 15 minutos por quatro horas ou até se tornarem estáveis.
• Manter a veia aberta com solução salina normal de 0,9%.	• Monitorar ingestão e eliminação.
• Avisar o médico.	• Enviar a tubulação IV e o saco de sangue de volta ao banco.
	• Obter uma amostra de sangue e urina.
	• Rotular a amostra como "Reação à transfusão de sangue".
	• Processar um relatório de reação à transfusão.

Tabela 24.8 ▪ Reações à transfusão, etiologias, sinais e sintomas, e tratamentos

Reação	Etiologia	Sinais e sintomas	Tratamentos
Agudos			
Reação hemolítica aguda à transfusão (hemólise intravascular).	Produto sanguíneo incompatível transfundido, por causa de erros durante o processamento dos produtos de sangue e do tipo e correspondência.	Febre, dor lombar, dor no local IV, hipotensão, taquicardia, dor abdominal, dispneia, náusea/vômito, rash/urticária, cefaleia, ansiedade, insuficiência renal.	Interromper a transfusão imediatamente. Manter a veia aberta com um soro de solução salina normal IV. Avisar o médico imediatamente. Auxiliar funções vitais – pode exigir hemodiálise. Exames de laboratório completos necessários para determinar se ocorreu reação ao sangue.
Reação de transfusão não hemolítica.	Reação aos leucócitos do doador nos produtos do sangue.	Febre, anemia, nível elevado de bilirrubina.	Fornecer pré-medicações para reduzir a reação: paracetamol, difenidramina, hidrocortisona.
Reações alérgicas.	Anticorpos do receptor contra os antígenos do doador (proteínas estranhas).	Coceira ou rashes até anafilaxia e choque.	Interromper a transfusão, tratar com anti-histamínicos; pode-se retomar lentamente quando os sintomas se resolverem.
Lesão pulmonar aguda relacionada à transfusão.	Anticorpos anti-HLA e de neutrófilos.	Insuficiência respiratória aguda, calafrios, febre, cianose, hipotensão.	Auxiliar função respiratória, esteroides IV.
Contaminação bacteriana do produto sanguíneo.	Endotoxinas de bactérias gram-negativas e gram-positivas.	Febre, choque, coagulação intravascular disseminada, insuficiência renal.	Antibióticos de dose alta, auxiliar órgãos vitais, esteroides.

(continua)

Tabela 24.8 ■ Reações à transfusão, etiologias, sinais e sintomas, e tratamentos (Continuação)

Sobrecarga circulatória.	Gotejamento muito rápido para o sistema cardiovascular do cliente.	Dispneia, tosse, escarro com espuma.	Auxiliar o sistema respiratório, administrar diuréticos entre as unidades, desacelerar as taxas de infusão para clientes com comprometimento cardiovascular conhecido.
Toxicidade do citrato.	Hipocalcemia resultante da ligação do citrato com o cálcio na corrente sanguínea do receptor.	Tetania.	Monitorar sinais e sintomas e o nível de cálcio, transfundir cálcio extra, se necessário.
Tardios			
Doença do enxerto *versus* hospedeiro.	Linfócitos infundidos com o produto sanguíneo em um receptor imunossuprimido.	Febre, hepatite, supressão da medula óssea, infecção generalizada, índice de mortalidade de 90% a 100%.	Radiação pré-transfusão dos produtos sanguíneos que contenham linfócitos, impedindo a replicação dos linfócitos do doador e o processo de enxerto.
Doença transmitida com o produto do sangue: bacteriana, sífilis, protozoários, viral.	Contaminação durante o processamento, infecção preexistente do doador, contaminação durante a doação.	Depende da doença transmitida.	Técnica asséptica e cuidadosa em todas as partes da doação e transfusão, triagem cuidadosa dos doadores e exame dos produtos quanto a vírus.
Reação hemolítica tardia.	Reação aos anticorpos do doador.	Nenhuma febre, icterícia leve e anemia.	Realizar o exame adicional dos anticorpos antes de outras transfusões de sangue.
Sobrecarga de ferro.	Transfusões de sangue repetidas para as condições anêmicas crônicas como a anemia da célula falciforme.	Insuficiência hepática. Toxicidades cardíacas.	Infundir tratamento de quelação, Desferal®, para ligar ao ferro e remover do sistema, monitorar o nível de ferro rotineiramente.

Os fármacos tópicos promovem uma absorção contínua para produzir diversos efeitos: aliviar o prurido (coceira), impedir ou tratar uma infecção, promover a anestesia local, proteger a pele ou criar um efeito sistêmico. As medicações tópicas são em geral aplicadas duas ou três vezes por dia para atingir o efeito terapêutico.

Antes de aplicar uma preparação tópica, a condição da pele é avaliada quanto a qualquer rash, lesão aberta ou áreas de eritema e deterioração. O enfermeiro consulta o cliente e o prontuário médico quanto a qualquer alergia conhecida.

Limpe a área lavando com água quente e sabonete, a menos que contraindicado por uma solicitação específica. Permita que a pele seque totalmente antes de aplicar uma medicação tópica. As lesões abertas exigem o uso da técnica asséptica.

Quando a pele estiver seca, a medicação é aplicada. Para aplicar uma pasta, creme ou pomada, siga as precauções-padrão. Para impedir a contaminação cruzada, utilize um depressor de língua estéril para remover a medicação do recipiente. Transfira a medicação do depressor para a mão (com luva) para a aplicação. Aplique a medicação em movimentos longos e suaves na direção dos folículos capilares, para impedir que entre nos folículos. Quando se remover mais medicação do recipiente, um novo depressor estéril será usado. Analise a área quanto a sinais de reação alérgica duas a quatro horas depois da aplicação.

Medicações oculares As medicações oculares correm na forma de gotas, pomadas ou discos. Esses fármacos são usados para fins diagnósticos e terapêuticos, para lubrificar os olhos ou as órbitas para um olho protético e tratar ou impedir condições oculares como o glaucoma (pressão elevada dentro do olho) e infecção. Para o diagnóstico, os colírios são usados para dilatar a pupila, anestesiar o olho ou colorir a córnea para identificar abrasões e cicatrizes.

Os discos de medicação são inseridos na hora de dormir, porque geralmente causam a visão embaçada. Siga as precauções-padrão ao administrar os tratamentos e medicações para os olhos; existe potencial de contato com secreções corporais.

Medicações para os ouvidos Também chamadas *otológicas*, trata-se de soluções solicitadas para tratar os ouvidos com gotas ou irrigações. As gotas são instiladas para amolecer o cerume, tratar infecções ou inflamações, produzir anestesia ou facilitar a remoção de um corpo estranho. As ligações externas do canal auditivo são normalmente realizadas para fins de limpeza.

Inspecione o ouvido quanto aos sinais de secreção (indicação da membrana timpânica perfurada) antes de instilar uma solução no ouvido. As gotas para o ouvido são normalmente contraindicadas quando a membrana está perfurada. A técnica asséptica deve ser usada se a membrana timpânica estiver danificada. Do contrário, a assepsia médica é usada para as medicações do ouvido.

Instilações nasais As instilações nasais podem ser gotas ou nebulizadores (atomizador ou aerossol). Os fármacos nasais produzem um ou mais dos seguintes efeitos: contrair membranas inchadas da mucosa, soltar secreções e facilitar a drenagem ou tratar infecções da cavidade ou dos seios nasais. Uma vez que o nariz é ligado aos seios, a assepsia médica é usada ao realizar as instilações nasais.

Muitos desses produtos não são prescritos, portanto o cliente deve aprender a usar corretamente. Os descongestionantes nasais são fármacos comuns vendidos sem receita para contrair as membranas da mucosa inchadas; no entanto, podem ter um efeito reverso ou de rebote, aumentando a congestão nasal quando usados em excesso.

SEGURANÇA

Evite a contaminação cruzada
- Nunca use o mesmo frasco de colírio em diferentes clientes.
- Depois de aplicar, descarte a solução que permaneceu no conta-gotas.
- Descarte o conta-gotas se a ponta for acidentalmente contaminada (isto é, se tocar o frasco ou qualquer parte do olho do cliente).

DICA Profissional

Evite os efeitos sistêmicos dos colírios
- Aplique pressão no canto interno ao aplicar um colírio que tenha efeito sistêmico potencial, como atropina e maleato de timolol (Timoptic®).
- Uma pressão delicada sobre o canto interno impede que a medicação entre no canal lacrimal, diminuindo assim a taxa de absorção do fármaco.

ASSISTÊNCIA MÉDICA COMUNITÁRIA/DOMICILIAR

Considerações sobre o uso de inaladores nasais

- O cliente deve receber instruções do fabricante sobre o tipo específico de inalador, por exemplo, como substituir um cartucho de medicação para um aerossol nasal.
- O inalador deve ser mantido em temperatura ambiente.
- O aerossol é preparado sob pressão, portanto, nunca perfure nem o coloque no incinerador.
- Apenas o cliente deve usar o inalador.
- Avise que o uso excessivo pode causar efeito rebote, piorando a condição.
- Certifique-se de que o cliente saiba os efeitos esperados e adversos do fármaco. Alguns desses fármacos exigem de vários dias a duas semanas de uso continuado para que o efeito apareça.
- Forneça ao cliente um número de telefone para ligar se precisar de ajuda.

Os nebulizadores (inaladores) aplicam uma névoa fina que contém gotículas de medicação. O cliente que recebe alta com um inalador nasal deve aprender a armazenar e usar o dispositivo. Ajude os clientes a usar atomizadores e aerossóis:

- Peça ao cliente que limpe as narinas soprando o nariz.
- O cliente deve ficar na posição vertical, com a cabeça ligeiramente inclinada para trás.

Para atomizadores:
- Feche uma narina para impedir a entrada do ar na cavidade nasal e permita que a medicação flua livremente para a narina aberta.
- Insira o atomizador na narina aberta e peça ao cliente que inspire, enquanto o atomizador é comprimido uma vez, e depois peça-lhe que expire.

Para aerossóis:
- Agite bem o aerossol antes de cada uso.
- Segure entre o polegar e o dedo indicador e insira a ponta do adaptador em uma narina enquanto fecha a outra com um dedo, depois pressione o cartucho firmemente para liberar uma dose-medida da medicação.
- Repita as etapas anteriores na outra narina.
- Peça ao cliente que mantenha a cabeça inclinada para trás por dois ou três minutos e que respire pelo nariz, enquanto a medicação é absorvida.

Inalantes respiratórios Os inalantes respiratórios são aplicados por dispositivos que produzem gotículas finas, que serão inspiradas profundamente para o trato respiratório. Elas são absorvidas com rapidez pelo epitélio alveolar para a corrente sanguínea. Esta seção discute apenas os inalantes manuais orofaríngeos.

Esses inalantes fornecem medicações como broncodilatadores e mucolíticos, que produzem efeitos locais e sistêmicos. Os broncodilatadores (fármacos que dilatam os brônquios) melhoram a patência da via aérea e impedem ou tratam asma, broncoespasmos e reações alérgicas. Os mucolíticos liquefazem as secreções bronquiais espessas.

Os clientes devem saber montar o inalador turbo e formar uma vedação total ao redor do dispositivo de inalação. Essa exigência impede que alguns clientes usem esses dispositivos. Os broncodilatadores são contraindicados para clientes com histórico de taquicardia.

Instilações retais As instilações retais existem na forma de supositórios, pomadas ou enemas. As pomadas retais tratam condições locais e sintomas de hemorroidas como dor, inflamação e coceira. Os supositórios são medicações em formato de cone, desenvolvidas para derreter sob a temperatura corporal e serem absorvidas em um ritmo lento e estável.

Este é um método conveniente e seguro para a administração de fármacos que não interagem bem com as enzimas digestivas ou apresentam sabor ou odor desagradável. São usados para fornecer alívio temporário para os clientes que não toleram as preparações orais (por exemplo, para aliviar náusea e vômito). Também são usados para reduzir a febre, aliviar a dor e a irritação local e estimular a peristalse e a defecação nos clientes constipados.

O reto deve ser analisado quanto à irritação e ao sangramento e o controle do esfíncter deve ser verificado. Alguns clientes podem ter problemas para reter o supositório. Devem permanecer na posição de Sims no mínimo por 15 minutos ou deitados de bruços, se permitido, mantendo as nádegas fechadas. Quando o cliente não é capaz de reter o supositório, avise o médico para que outra via possa ser solicitada.

Instilações vaginais As medicações inseridas na vagina são supositórios, cremes, pomadas, géis, espumas ou duchas. Elas tratam infecções, inflamação e desconforto ou servem como medidas contraceptivas.

Cremes, pomadas, géis e espumas vaginais em geral são fornecidos com um aplicador descartável com um êmbolo para inserir o fármaco. Os supositórios normalmente são inseridos com o dedo indicador, usando luvas; no entanto, os supositórios menores podem vir com um aplicador. Depois da inserção dessas preparações, a cliente enferma pode observar secreção, e deve ser avisada de que isso é esperado. Para evitar sujar as roupas, diga à cliente que use um absorvente perineal.

A política da instituição de saúde geralmente exige uma técnica estéril ao administrar uma ducha vaginal (irrigação). Verifique se a cliente enferma não tem alergia ao iodo, porque muitas preparações vaginais contêm iodopovidona.

DICA Profissional

Contraindicações para supositórios retais

- Em clientes cardíacos, porque a inserção pode estimular o nervo vago, causando disritmias (padrões cardíacos anormais).
- Em clientes que se recuperam de uma cirurgia retal ou da próstata, porque os supositórios podem causar dor na inserção e trauma nos tecidos.

AVALIAÇÃO

Administrar as medicações de acordo com os "sete certos" exige que o enfermeiro verifique se foi prestado um serviço seguro de enfermagem. A avaliação inclui que cada cliente saiba os efeitos, efeitos colaterais, reações adversas, considerações especiais e quando chamar o médico, para cada fármaco.

O enfermeiro que identifica um risco potencial da medicação e inicia as ações para impedir lesões está realizando outra forma de avaliação.

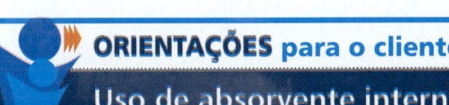

ORIENTAÇÕES para o cliente

Uso de absorvente interno

A cliente enferma não deve usar um absorvente interno depois da inserção das medicações vaginais, porque ele pode absorver a medicação e diminuir seu efeito.

EXEMPLO DE PLANO DE ASSISTÊNCIA DE ENFERMAGEM

Cliente enferma com trombose venosa profunda

M. L., uma mulher de 45 anos, foi admitida no seu andar com um diagnóstico de trombose venosa profunda. Ela percebeu o inchaço da perna esquerda há cerca de uma semana, mas decidiu tratar em casa. Quatro dias depois a perna estava muito inchada, quente e dolorida. Depois de uma visita ao consultório, a cliente enferma foi internada no hospital. Era sua primeira hospitalização. No exame, a perna esquerda está mais quente que a direita. A circunferência da coxa esquerda é 7,5 centímetros maior que a da direita. O médico solicitou um gotejamento IV de heparina depois que um bólus de dose de carregamento foi administrado. O gotejamento continha 10.000 unidades de heparina em 500 mL de D_5W a 10 mL/h (200 unidades/h). Ele prevê que a cliente enferma terá a descontinuação gradual do gotejamento e iniciará a heparina subcutânea dentro de cinco dias. No momento da alta, receberá a Coumadin.

(continua)

EXEMPLO DE PLANO DE ASSISTÊNCIA DE ENFERMAGEM *(Continuação)*

DIAGNÓSTICO DE ENFERMAGEM 1 *Perfusão ineficaz do tecido (periférica)* relacionada ao desenvolvimento de trombose venosa na veia femoral profunda, conforme evidenciado pela perna esquerda mais quente que a direita e pela circunferência da coxa esquerda 7,5 centímetros maior que a da direita.

Classificação dos resultados das intervenções de enfermagem (NOC)		Classificação das intervenções de enfermagem (NIC)
Perfusão do tecido: Periférica		Controle da sensação periférica
Integridade do tecido		Atendimento circulatório: Insuficiência venosa

Planejamento/Resultados	Intervenções de Enfermagem	Racional
M. L. relatará a ausência da dor.	Manter em repouso no leito.	Reduz a possibilidade de êmbolo; pode diminuir dor e inchaço.
	Aplicar o calor úmido na extremidade afetada.	Fornece um efeito analgésico; diminui venoespasmos e dor.
M. L. terá uma redução no edema.	Elevar as pernas acima do nível do coração.	Facilita o retorno venoso e diminui o edema.
	Medir a circunferência da coxa esquerda e comparar com a direita.	Fornece um ponto de referência quantitativo, que pode ser usado para avaliar o inchaço.
M. L. apresentará o mesmo grau de temperatura em ambas as pernas.	Administrar o gotejamento de heparina em 200 unidades/hora.	Impede a conversão do fibrinogênio em fibrina e da protrombina em trombina, limitando assim a extensão do trombo.
	Monitorar o tempo da tromboplastina parcial (TTP).	Monitora o tratamento porque a heparina, um anticoagulante de ação curta, aumenta o TTP.

Avaliação
M. L. pode se locomover sem dor nem dificuldade. A coxa esquerda está apenas 1 centímetro maior que a direita. As duas pernas têm a mesma temperatura ao toque.

DIAGNÓSTICO DE ENFERMAGEM 2 *Risco de lesão (hemorragia)* relacionado à administração de um anticoagulante.

Classificação dos resultados das intervenções de enfermagem (NOC)		Classificação das intervenções de enfermagem (NIC)
Controle do risco		Ensino de saúde
Comportamento de segurança: Pessoal		Controle da medicação

Planejamento/Resultados	Intervenções de Enfermagem	Racional
M. L. não demonstra evidência de sangramento das gengivas, nariz, na urina ou fezes ou sob a pele.	Interromper a medicação no caso de sangramento e avisar o médico imediatamente.	A dose pode precisar de ajuste.
	Incentivar a cliente enferma a parar de fumar.	Pode aumentar o metabolismo da medicação, exigindo um aumento na dose.
M. L. mantém o tempo de protrombina TP) ou a taxa normalizada internacional (TNR) dentro do intervalo terapêutico.	Aconselhar a cliente enferma a observar sua alimentação.	Alimentos ricos em gordura e vitamina K podem interferir no TP.
	Alertar contra o uso de contraceptivos orais.	Diminui o efeito anticoagulante.
	Alertar contra o uso de aspirina e medicamentos vendidos sem receita.	Pode aumentar o risco de sangramento; inibe a formação de plaquetas.

Avaliação
M. L. não tem episódios de sangramento e ainda tem muitas dúvidas sobre como tomar o anticoagulante oral depois da alta. O acompanhamento da alta será necessário para monitorar o progresso da cliente enferma no tratamento com o anticoagulante oral.

CAPÍTULO 24 ■ Administração de Medicação e Terapia IV

RESUMO

- A United States Pharmacopeia e o National Formulary listam os padrões dos fármacos para o uso nos Estados Unidos. No Brasil a Agência Nacional de Vigilância Sanitária (Anvisa) é a responsável.
- A Food and Drug Administration testa todos os fármacos antes de autorizar o direito de comercialização à empresa. No Brasil, a Anvisa tem esse papel de testar, regulamentar e controlar os fármacos antes de sua comercialização.
- Os fármacos são geralmente chamados pelo nome genérico (sem maiúscula) ou o de marca (sempre com maiúscula).
- A via de administração mais segura e econômica é a oral, embora também seja a de ação mais lenta.
- Os fármacos parenterais são injetados pelas vias intradérmica (ID), subcutânea, intramuscular (IM) ou intravenosa (IV) e em geral têm ação rápida.
- A farmacocinética inclui absorção, distribuição, metabolismo e excreção dos fármacos.
- Os "sete certos" da administração segura de fármaco são o cliente enfermo certo, o fármaco certo, a dose certa, a via certa, a hora certa, a documentação certa e a certeza do direito de recusa.
- Os enfermeiros são legal e moralmente responsáveis pela administração correta das medicações.
- Embora o médico determine a dose e a via do fármaco parenteral, o enfermeiro escolhe o calibre correto e o comprimento da agulha que será usada.
- Sempre monitore as reações do cliente às medicações e o informe sobre ações, efeitos colaterais e contraindicações de todas as medicações que ele toma.
- Os clientes que recebem terapia intravenosa ou transfusão de sangue exigem monitoração constante quanto a complicações.

QUESTÕES DE REVISÃO

1. O cliente não consegue engolir os comprimidos solicitados pelo médico. A melhor ação do enfermeiro é:
   1. dizer a ele para mastigar o comprimido.
   2. esmagar os comprimidos e fornecer ao cliente.
   3. telefonar para o médico para que mude a solicitação.
   4. pedir à farmácia que envie a medicação em forma líquida.

2. O cliente está no banheiro enquanto o enfermeiro traz as medicações. A melhor ação do enfermeiro é:
   1. voltar com as medicações quando o cliente sair do banheiro.
   2. deixar as medicações para o cliente tomar quando sair do banheiro.
   3. bater à porta do banheiro e dar as medicações para o cliente nesse momento.
   4. pedir ao assistente de enfermagem para ver se o cliente toma as medicações quando sair do banheiro.

3. O melhor momento para o enfermeiro documentar a administração da medicação é:
   1. sempre que tiver tempo.
   2. antes que o cliente receba a medicação.
   3. somente depois que o cliente tenha recebido a medicação.
   4. perto do final do turno, para poder registrar todas as medicações de uma vez.

4. As precauções-padrão são exigidas com (selecione todas as opções aplicáveis):
   1. venopunção.
   2. injeções IM.
   3. medicações orais.
   4. instilação nasal.
   5. instilações retais.

5. Um cliente que recebe uma transfusão de sangue diz ao enfermeiro, que está medindo o primeiro conjunto de sinais vitais em 15 minutos, que sente frio (calafrio) ou tem dor no peito. A primeira ação do enfermeiro deve ser:
   1. interromper a transfusão.
   2. dar um cobertor ao cliente.
   3. telefonar para o banco de sangue, para que venham verificar o sangue.
   4. ficar com o cliente e conversar para ajudá-lo a relaxar.

6. Uma cliente enferma de 76 anos possui uma infusão IV periférica no braço esquerdo. O enfermeiro descobre todos os seguintes achados em sua análise. A quais itens deve reagir e tratar imediatamente?
   1. O local IV tem um hematoma, sem edema.
   2. A cliente enferma relata dormência nas mãos e câimbra muscular.
   3. A cliente enferma tem tosse úmida e as veias do pescoço estão distendidas.
   4. A produção de urina da cliente enferma foi de 150 mL nas últimas oito horas.

7. O cliente reclama de desconforto no local IV. O enfermeiro analisa o local e observa que existe uma corda rígida ao longo da veia, vermelhidão difusa e um leve edema. O en-

fermeiro opta por remover o IV e realizar qual intervenção de enfermagem?

1. Limpar o local cuidadosamente com clorexidina.
2. Aplicar compressas úmidas.
3. Fazer a cultura do local IV.
4. Elevar a extremidade.

8. O profissional de saúde solicita potássio de benzilpenicilina (Potássio G de penicilina) em 2,4 milhões de unidades IM. O enfermeiro escolhe o equipamento para administrar a medicação. O equipamento apropriado é:

   1. seringa de 3 mL, agulha de calibre 22 e comprimento de 5 centímetros, luvas e uma compressa de limpeza antisséptica.
   2. seringa de 3 mL, agulha de calibre 18 e comprimento de 2,5 centímetros, luvas e uma compressa de limpeza antisséptica.
   3. seringa de 3 mL, agulha de calibre 22 e comprimento de 1,5 centímetros, luvas e uma compressa de limpeza antisséptica.
   4. seringa de 3 mL, agulha de calibre 20 e curta com bisel, luvas e uma compressa de limpeza antisséptica.

9. O profissional de saúde solicita 2.000 mL de soro glicosado em 24 horas. O fator de gotejamento é 10 gts/mL. A solução IV deve correr em quantas gt/minuto?

   1. 1,4 gt/min.
   2. 14 gts/min.
   3. 83 gts/min.
   4. 833 gts/min.

10. O enfermeiro deu as medicações à cliente enferma. A cliente comenta: "Normalmente eu tomo três comprimidos às 10 horas; por que vou tomar quatro hoje?". A melhor resposta do enfermeiro é:

    1. dizer que o número está correto e pedir que tome os comprimidos.
    2. pedir à cliente que espere um momento enquanto verifica a solicitação.
    3. dizer que as solicitações no hospital nem sempre são iguais às domiciliares e pedir que tome a medicação.
    4. verificar as solicitações e, depois de determinar que ela deve tomar quatro comprimidos, explicar o motivo do comprimido adicional.

REFERÊNCIAS/LEITURAS SUGERIDAS

About BD Integra™ Retracting Syringes. (2008). Obtido em 22 de setembro de 2008 do site http://www.bd.com/injection/products/integra.

American Society of Health-System Pharmacists. (2008). *AHFS drug information 2008*. Bethesda, MD: Author.

Ampule Breaker/Collar. (2008). Obtido em 22 de setembro de 2008 do site http://www.sigmaaldrich.com/catalog/search/ProductDetail/ALDRICH/Z122904.

Behrman, R.; Kliegman, R. e Jenson, H. (eds.). (2004). *Nelson textbook of pediatrics* (17. ed.). Filadélfia: W. B. Saunders.

Berman, A.; Snyder, S.; Kozier, B. e Erb, G. (2008). *Kozier and Erb's fundamental of nursing: Concepts, process, and practice* (8. ed.). Upper Saddle River, NJ: Pearson Prentice Hall.

Blanchard e Loeb. (2006). *Nurse s drug handbook 2006*. Filadélfia: Blanchard e Loeb Publishers, LLC. Bulechek, G.; Butcher, H.; McCloskey, J. e Dochterman, J. (eds.). (2008). *Nursing Interventions Classification (NIC)* (5. cd.). St. Louis, MO: Mosby/Elsevier.

Carroll, P. (2003). Medication errors: The bigger picture. *RN*, 66(1), 52-57.

Charting Tips. (2000a). Documenting IV therapy, part I. *Nursing2000*, 30(2), 73.

Charting Tips. (2000b). Documenting IV therapy, part II. *Nursing2000*, 30(3), 83.

Daniels, R.; Grendell, R. e Wilkins, F. (2010). *Nursing fundamentals: Caring and Clinical Decision Making* (2. ed.). Clifton Park, NY: Delmar Cengage Learning.

Daniels, J. e Smith, L. (1999). *Clinical calculations* (4. ed.). Clifton Park, NY: Delmar Cengage Learning.

DeLaune, S. e Ladner, P. (2006). *Fundamentals of nursing* (3. ed.). Clifton Park, NY: Delmar Cengage Learning.

Ellenberger, A. (1999). Starting an IV line. *Nursing99*, 29(3), 56-59.

Fitzpatrick, L. e Fitzpatrick, T. (1997). Blood transfusion: Keeping your patient safe. *Nursing97*, 27(8), 34-41.

Giving Z-track injections. (2002). *Nursing2002*, 32(9), 81.

Goldy, D. (1998). Circulatory overload secondary to blood transfusion. *American Journal of Nursing*, 98(7), 33.

Hadaway, L. (1999a). Choosing the right vascular access device, part I. *Nursing99*, 29(2), 18.

Hadaway, L. (1999b). Choosing the right vascular access device, part II. *Nursing99*, 29(7), 28-29.

Hadaway, L. (2002a). IV infiltration: Not just a peripheral problem. *Nursing2002*, 32(8), 36-42.

Hadaway, L. (2002b). What you can do to decrease catheter-related infections. *Nursing2002*, 32(9), 46-48.

Hadaway, L. (2003). Infusing without infecting. *Nursing2003*, 33(10), 58-63.

Hrouda, B. (2002). Warming up to IV infusion. *Nursing2002*, 32(3), 54-55.

Jensen, B. (2008a). *Managing peripheral venous access*. Manuscrito enviado para publicação.

Jensen, B. (2008b). *Transfusing blood and blood products.* Manuscrito enviado para publicação.

Joint Commission. (2008). Official "do not use" list. Obtido em 19 de setembro de 2008 do site http://www.jointommission.org/patientsafety/donotuselist.

Josephson, D. (1999). *Intravenous infusion therapy for nurses: Principles and practice.* Clifton Park, NY: Delmar Cengage Learning.

Karch, A. e Karch, F. (2002). Double dosing. *American Journal of Nursing,* 1 02(10), 23.

Karch, A. e Karch, F. (2003). Not so fast. *American Journal of Nursing,* 103(8), 71.

Kee, J.; Paulanka, B. e Polek, C. (2009). *Fluids and electrolytes with clinical applications* (7. ed.). Clifton Park, NY: Delmar Cengage Learning.

Larouere, E. (1999). Deaccessing an implanted port. *Nursing99,* 29(6), 60-61.

Lehne, R. (2006). *Pharmacology for nursing care* (6. ed.). St. Louis, MO: Elsevier, Health Sciences Division.

Liu, Q.; Sulzenbacher, G.; Yuan, H., Bennett, E., Pietz, G., Saunders, K. et al. (2007). Bacterial glycosidases for the production of universal red blood cells. *Nature Biotechnology,* 25(4), 454-464.

Macklin, D. (2000). Removing a PICC. *American Journal of Nursing,* 100(1), 52-54.

Masoorli, S. (2002). How to accurately document IV insertion. *Nursing2002, 32(6),* 65.

Matheny, N.; Wehrle, M.; Wiersema, L. e Clark, J. (1998). Testing feeding tube placement: Auscultation vs. pH method. *American Journal of Nursing,* 98(5), 37-42.

McConnell, E. (1998). Giving medications through an enteral feeding tube. *Nursing98,* 28(3), 6.

McConnell, E. (1999). Administering a Z-track IM injection. *Nursing99,* 29(1), 26.

McConnell, E. (2001). Instilling ear drops. *Nursing2001,* 31(4), 17.

McConnell, E. (2002). Administering medication through a gastrostomy tube. *Nursing2002,* 32(12), 22.

Metheny, N.; Titler, M. (2001). Assessing placement of feeding tubes, *American Journal of Nursing,* 101(5), 36-45.

Millam, D. (manuscrito original) e Hadaway, L. (manuscrito revisado). (2003). On the road to successful I.V. starts. A supplement to *Nursing2003,* 33(5 Supp1.), 64-65.

Moorhead, S.; Johnson, M. e Maas, M. (2004). *Nursing Outcomes Classification (NOC)* (3. ed.). St. Louis, MO: Mosby.

North American Nursing Diagnosis Association International. (2010). *NANDA-I nursing diagnoses: Definitions and classification 2009-2011.* Ames, IA: Wiley-Blackwell.

Obenour, P. (1998). Administering an S.C. medication continuously. *Nursing98,* 28(6), 20.

Pickar, G. (2004). *Dosage calculation* (7a ed.). Clifton Park, NY: Delmar Cengage Learning.

Pope, B. (2002). How to administer subcutaneous and intramuscular injections. *Nursing2002,* 32(1), 50-51.

Przybylek, C. (2002). Two ways to avoid a "sticky" IV situation. *Nursing2002,* 32(11), 47-49.

Rice, J. (2002). *Medications and mathematics for the nurse* (9. ed.). Clifton Park, NY: Delmar Cengage Learning.

Royer, T. (2001). Looking for a vein? Stick with venous ultrasound. *Nursing2001,* 31(11), 72-73.

Saxton, D. e O'Neill, N. (1998). *Math and meds for nurses.* Clifton Park, NY: Delmar Cengage Learning.

Schatzlein, K. (2003). Hold tight: Keeping catheters secure. *Nursing2003,* 33(3), 20-21.

Smetzer, J. (2001). Take 10 giant steps to medication safety. *Nursing2001,* 31(11),49-53.

Smith, L. (2003). Clarifying a medication order. *Nursing2003,* 33(5), 26.

Spratto, G. e Woods, A. (2010). *Delmar nurse's drug handbook.* Clifton Park, NY: Delmar Cengage Learning.

Togger, D. e Brenner, P. (2001). Metered dose inhalers. *American Journal of Nursing,* 101(10), 26-32.

Trimble, T. (2003a). Peripheral IV starts: Insertion tips. *Nursing2003,* 33(8), 17.

Trimble, T. (2003b). Starting peripheral IVs: Tips for planning ahead. *Nursing2003,* 33(4), 30.

RECURSOS DA WEB

Agência Nacional de Vigilância Sanitária (Anvisa): www.anvisa.gov.br

Associação Brasileira de Enfermagem (Aben): http://www.abennacional.org.br

Erro Médico: http://www.erromedico.org/oquefazer.htm:

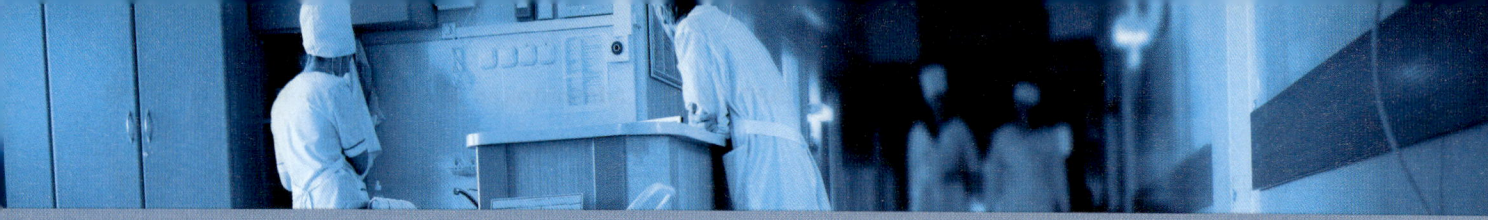

CAPÍTULO 25

Avaliação

PALAVRAS-CHAVE

afetar
amplitude do pulso
anamnese
auscultação
borborismos
bradicardia
bradipneia
chiado sonoro
chiados sibilantes
cianose
crepitações
déficit de pulsação
dispneia
estertores crepitantes
estridor
eupneia
frequência do pulso
fricção pleural
gráfico de Snellen
hiperventilação
hipotensão ortostática
hipoventilação
inspeção
palpação
percussão
revisão dos sistemas (RDS)
ritmo do pulso
sons broncovesiculares
sons brônquicos
sons respiratórios anormais ou adventícios
tabela Snellen
sons vesiculares
taquicardia
taquipneia

ESTABELECENDO RELAÇÕES

Consulte os seguintes capítulos para ampliar seu conhecimento acerca da avaliação de saúde:

Enfermagem Básica

- Comunicação
- Considerações Culturais
- Cuidados no Fim da Vida
- Terapias Complementares/Alternativas
- Equilíbrio de Fluidos, Eletrólitos e Ácido-Base
- Controle da Dor

Procedimentos Básicos

- Higiene das mãos
- Medição da temperatura
- Medição da pulsação
- Acompanhamento da respiração
- Medição da pressão arterial
- Medição de peso do cliente, com e sem mobilidade

OBJETIVOS

Ao final deste capítulo, você estará apto a:

- Definir palavras-chave.
- Identificar componentes dos padrões de saúde funcional.
- Utilizar a estrutura da saúde funcional para facilitar o processo holístico de avaliação.
- Analisar os componentes da avaliação cefalopodal.
- Incorporar as quatro técnicas de verificar a avaliação cefalopodal. Utilizar a avaliação cefalopodal em situações clínicas.

INTRODUÇÃO

Dentro do escopo da profissão de enfermagem, é necessária uma avaliação completa para analisar cada necessidade do cliente de modo holístico. A avaliação de enfermagem inclui tanto aspectos físicos como psicossociais para avaliar a condição do cliente. Devem-se demonstrar carinho, respeito e preocupação com o cliente ao se realizar a avaliação.

A avaliação de enfermagem completa inclui tanto o histórico clínico quanto o exame físico. Para fazer o histórico clínico, o cliente é entrevistado a fim de se identificar como ele se ajusta ou vive dentro de seu meio. Estes são dados subjetivos ou informações baseadas em autorrelato. O exame físico, dados objetivos, abrange as observações feitas pelo enfermeiro enquanto utiliza técnicas de avaliação de inspeção, palpação, percussão e auscultação. Outras fontes de dados objetivos são exames laboratoriais, raios X e medições dos sinais vitais do cliente, da altura e do peso.

A avaliação de enfermagem inicial geralmente ocorre dentro das primeiras oito horas de internação de um cliente em uma unidade de saúde e continua durante toda a sua permanência. Em um consultório médico, ou clínica médica, a avaliação de enfermagem deve ser realizada imediatamente. A maioria das instituições tem um formulário-padrão de avaliação (Figura 25.1).

Geralmente o histórico de enfermagem é concluído antes do exame físico, mas, em situações de emergência ou na realização de procedimentos em uma unidade de saúde após a avaliação inicial de internação, será necessário anexar a anamnese ao exame físico.

Ao anexar a anamnese à avaliação cefalopodal, o enfermeiro deve se lembrar de incluir perguntas sobre os hábitos do cliente ou padrões gerais em conjunto com os dados físicos obtidos na avaliação cefalopodal. A avaliação funcional é mais bem realizada se no âmbito da avaliação física, já que o ambiente em que cada cliente reside e do qual participa torna-se parte da avaliação. A avaliação funcional aborda o ambiente em que o cliente vive em conjunto com suas necessidades físicas, para estabelecer uma imagem holística.

HISTÓRICO CLÍNICO

O foco principal da coleta de dados é fazer a anamnese. A **anamnese** é uma revisão dos padrões da saúde funcional do cliente, antes de entrar em contato com a instituição de saúde. Embora a anamnese concentre-se em sintomas e no progresso da doença, o histórico de enfermagem foca nos padrões da saúde funcional do cliente, na reação às alterações no estado de saúde e às alterações no estilo de vida. O histórico de enfermagem também é usado para desenvolver o plano de procedimentos.

Informações demográficas

Abrangem dados pessoais como nome, endereço, data de nascimento, sexo, religião, raça/origem étnica, profissão e tipo de plano de saúde. Tais informações podem ser úteis para a compreensão da perspectiva do cliente.

Razões para procurar atendimento médico

As razões do cliente para buscar atendimento médico devem ser expressas nas palavras do próprio cliente. Por exemplo, a afirmação "caí de uma escada de quatro degraus em cima do ombro direito; não consigo mexer meu braço direito" é o relato real do cliente sobre o evento que gerou a necessidade de atendimento médico. A perspectiva do cliente é importante porque explica qual é o significado sobre o evento com base no ponto de vista do cliente. Também é importante saber o horário do início dos sintomas.

Percepção do estado de saúde

A percepção do estado de saúde refere-se à opinião do cliente sobre seu estado de saúde geral. Pode ser útil pedir aos clientes que classifiquem a própria saúde em uma escala de 1 a 10 (com 10 sendo ideal e 1 sendo complicada), com a fundamentação do cliente para tal classificação. Por exemplo, o enfermeiro pode registrar uma declaração como a seguinte para representar a percepção do cliente sobre sua saúde: "Ele classifica a saúde como 7 em uma escala de 1 (complicada) a 10 (ideal) porque tem de tomar medicação regularmente para manter a mobilidade, mas a medicação algumas vezes faz mal ao estômago".

Doenças anteriores, hospitalizações e cirurgias

O histórico e a menção de qualquer experiência anterior com doença, cirurgia ou hospitalização são úteis a fim de avaliar condições recorrentes e antecipar respostas às doenças, já que experiências anteriores com frequência afetam respostas atuais.

Histórico de saúde do cliente/ da família

Verificar qualquer histórico familiar (parentes consanguíneos) de doenças agudas ou crônicas que tendem a ser traços de família. Os formulários de anamnese frequentemente incluem listas de várias doenças que podem ser usadas como base para perguntas. Também é útil indicar a relação de parentesco com o cliente (por exemplo, mãe, pai, irmã).

Vacinas/exposição a doenças contagiosas

Deve-se obter um registro atual de vacinas, o que, em particular, é importante no caso de crianças; no entanto, registros de vacina contra tétano, gripe, pneumonia e hepatite B são essenciais para os adultos. Uma anamnese da infância ou de outras doenças transmissíveis deve ser observada.

Se o cliente viajou para fora do país, o prazo deve ser considerado a fim de determinar períodos de incubação de doenças relevantes. Pergunte também sobre a possível exposição a doenças transmissíveis como tuberculose ou vírus da imunodeficiência humana (HIV).

> **SEGURANÇA**
>
> ### Avaliação de alergias
>
> É essencial a exploração de possíveis alergias antes de administrar quaisquer medicamentos. As reações alérgicas podem ser fatais e ocorrer com doses muito baixas de medicamentos. A sensibilidade de um cliente a um medicamento pode mudar ao longo do tempo, resultando em reações graves, embora o cliente tenha ingerido o medicamento sem problema algum no caso de doenças anteriores, ou ainda experimentado apenas reações leves à droga no passado.

Alergias

Quaisquer medicamentos, alimentos ou alergias ambientais são observados no histórico de enfermagem, em conjunto com o tipo de reação à substância. Por exemplo, um cliente pode relatar erupção cutânea ou respiração ofegante após ter tomado penicilina. A reação é registrada. Em outro caso, os clientes podem relatar "alergia" a um medicamento porque sentiram dor de estômago após ingeri-lo. Este é um efeito colateral que não impede a administração do medicamento no futuro.

Medicamentos atuais

Todos os medicamentos que o cliente toma, tanto prescritos como sem receita, devem ter nome, frequência e dosagem registrados. Pergunte sobre pílulas anticoncepcionais, laxantes, medicamentos sem prescrição para alívio da dor, remédios naturais à base de ervas e suplementos vitamínicos e minerais. Os clientes podem hesitar ao falar de

DATA: HORÁRIO:	MOTIVO PARA HOSPITALIZAÇÃO (TRIAGEM/DIAGNÓSTICO NO PRONTO-SOCORRO)
MODO DE CHEGADA	INÍCIO DOS SINTOMAS (TRIAGEM NO PRONTO-SOCORRO)
Ambulância Cadeira de rodas Maca Ambulatório	HISTÓRICO DO PASSADO: (Cirurgias anteriores/hospitalização) (triagem no pronto-socorro) COMENTÁRIOS:

SINAIS VITAIS	HISTÓRICO CLÍNICO		PESSOA PARA AVISAR EM CASO DE EMERGÊNCIA
TEMPERATURA	✓ Apenas as condições que o cliente tem no histórico ou na condição atual		
PULSO	GLAUCOMA	ÚLCERAS GÁSTRICAS	NOME
RESPIRAÇÃO	CÂNCER	HEPATITE	
PRESSÃO SANGUÍNEA	DOENÇA PULMONAR	HIV	
ALTURA	ASMA	DIABÉTICO N. DE ANOS	PARENTESCO
DECLARADA	DOENÇA RENAL	REAÇÃO À ANESTESIA	
REAL			
PESO	DOENÇA CARDÍACA	ACIDENTE VASCULAR CEREBRAL	
DECLARADO	MARCA-PASSO	CONVULSÃO	TEM PROCURAÇÃO PERMANENTE PARA ATENDIMENTO DE SAÚDE? SIM NÃO
REAL			
ALERGIAS	HIPERTENSÃO	TUBERCULOSE	
ALIMENTOS	ÁLCOOL	DIAGNOSE PSIQUIÁTRICA	
LÁTEX	TABAGISMO	TRANSFUSÃO SANGUÍNEA NOS ÚLTIMOS 10 ANOS	NÚMERO DO TELEFONE
OUTROS	FÁRMACOS		

ALERGIA A FÁRMACOS	REAÇÃO	DATA
1.		
2.		
3.		
4.		
5.		

MEDICAMENTOS (MEDICAMENTOS NO PRONTO-SOCORRO)				
Nome	Dose	Frequência	Razão	Última dose
Medicamentos enviados para casa: SIM NÃO N/A				

DOAÇÃO DE ÓRGÃOS
Você quer receber informações sobre doação de órgãos? SIM NÃO Referência: Aliança de Transplante de Órgãos 887-6189
DIREITOS DO CLIENTE
Recebeu cópia dos Direitos do Cliente Verbaliza compreensão e capacidade de autorizar procedimentos
ASSINATURAS
Concluído por: Introduzido por:

SISTEMA DE SAÚDE CHRISTUS SPOHN

INTERNAÇÃO DO CLIENTE
BASE DE DADOS

2705318 NOVA: 06/95
REVISADA: 02/99.F10

Figura 25.1 ▪ Base de dados da internação do cliente. (*Cortesia do Christus Spohn Health System, Corpus Christi, TX.*) (*continua*)

AVALIAÇÃO DO ENFERMEIRO: DATA: HORÁRIO: ASSINATURA: _____ . ENFERMEIRO								
INSTRUÇÃO: 1. Complete a avaliação física 3. Priorize os problemas 2. Identifique os problemas/diagnósticos de enfermagem para cada sistema conforme apropriado 4. Insira os problemas na lista de problemas do computador								
SISTEMAS	SIM	NÃO	COMENTÁRIOS	PROBLEMA	SISTEMAS		PROBLEMA	

NEUROLÓGICO
PERDA DE CONSCIÊNCIA
• Alerta
• Sonolento
• Comatoso
• Desorientado
• Cooperativo
• Agitado
				Alteração nos processos de pensamento
				
				Enfrentamento ineficaz
				
				Comunicação prejudicada
				
				Lesão potencial
				
				Visão prejudicada
				
				Percepção sensorial
				
				Outros
					CARDIOVASCULAR
					Taxa apical
					Ritmo (circule um)
					  Regular
					  Irregular
					No monitor cardíaco: Sim Não
					Se sim: Ritmo _____
					Pulsação periférica:
					  Direita Esquerda
					Carótida
					Radial
					Poplítea
					Femoral
					Pedal
							Alterações na perfusão tecidual em
							
							Conforto, alteração da dor:
							
							Aguda
							
							Crônica
							
							Pós-cirurgia
							
							Outros	

OLHOS • Embaçados • Visão normal • Prótese								
BOCA • Umidade • Lesões • Dentes • Outros								
OUVIDOS • Respondem ao tom normal de voz • Purulento								
					Marca-passo Edema periférico Dor no peito Veia jugular Distensão Extremidade Descoloração Direito Braço/Mão Esquerdo Braço/Mão Direito Perna/Pé Esquerdo Perna/Pé			
FALA • Clara • Incompreensível • Rouca/áspera • Afásico								
RESPIRATÓRIO					GENITURINÁRIO			
RESPIRAÇÕES • Taxa • Ofegante				Desobstrução de vias aéreas ineficaz Padrão de respiração ineficaz Troca gasosa prejudicada SE O PROBLEMA FOR IDENTIFICADO COMO RESPIRATÓRIO, CONSULTE Outros	MICÇÃO • Normal • Frequência • Queimação Diminuição da força do fluxo urinário INCONTINÊNCIA • Estresse • Noctúria UROSTONIA DIÁLISE		Alterações no padrão da eliminação urinária Retenção urinária Incontinência, total Incontinência, estresse	
SONS RESPIRATÓRIOS • Claro • Chiados • Taxas/ronco								
TOSSE • Presente • Escarro								
MÚSCULOESQUELÉTICO								
EXTREMIDADES Movimenta tudo sob comando FRAQUEZA (especificar) BRAÇO DIREITO___ BRAÇO ESQUERDO___ PERNA DIREITA___ PERNA ESQUERDA___ • Edema • Ambulação normal • Prótese (especificar)				☐Déficit nos cuidados pessoais ☐Mobilidade comprometida, física ☐Intolerância à atividade conforto, alterações no AGUDO ☐ CRÔNICO ☐ ☐Perfusão do tecido, alterações na	Se sim: Hemo _____ Peritoneal Rotina _____ Data da última diálise _____ Inserção do cateter Data _____ Data do último período Menstrual		Alterações no contorto AGUDA CRÔNICA	
			27059183.F10 02/12/99					

Figura 25.1 ■ Base de dados da internação do cliente. (*Cortesia do Christus Spohn Health System, Corpus Christi, TX.*) (*continua*)

VERIFICAÇÃO FUNCIONAL (ADULTOS)		
* Terapia física: 0 pt = independência completa 1 pt = início recente de problema neurológico 1 pt = início recente de problema ortopédico 1 pt = início recente de mobilidade prejudicada (ambulação, subir escadas, mobilidade na cama, transferência) 2 pts = ferimento aberto ou queimadura grave ____ TOTAL DE PONTOS * Um escore de dois ou mais pontos requer uma triagem para terapia física. Verificação de terapia física solicitada SIM NÃO	* Terapia ocupacional 0 pt = independência completa 1 pt = declínio agudo nas funções da extremidade superior 1 pt = início recente de problema neurológico ou ortopédico 1 pt = início recente de problema que provoca a diminuição das funções AVD (tomar banho, vestir-se, alimentar-se e fazer a higiene pessoal) ____ TOTAL DE PONTOS * Um escore de dois ou mais pontos requer uma triagem para terapia ocupacional. Verificação de terapia ocupacional solicitada SIM NÃO	* Terapia da fala 0 pt = nenhum problema identificado 2 pts = início recente de problemas para engolir 2 pts = início recente de dificuldade para falar 1 pt = problema neurológico recente que afeta a capacidade de obedecer aos comandos 2 pts = cirurgia radical de ouvidos, nariz e garganta ____ TOTAL DE PONTOS * Um escore de dois ou mais pontos requer uma verificação para terapia da fala. Verificação de terapia da fala solicitada SIM NÃO

VERIFICAÇÃO DE ATENDIMENTO RELIGIOSO	LISTA DE INSTRUÇÕES AO CLIENTE
Você gostaria de solicitar uma visita especial de nosso capelão? SIM NÃO Se sim, envie a solicitação para atendimento religioso	Sinal luminoso Telefone Chuveiro Dentaduras/aparelho auditivo Controles de cama Revistas TV Controles de luz Identificação para privilégios de visitas /faixas sobre alergias Banheiro Precauções de segurança Colocação de alto-falante próximo ao travesseiro

VERIFICAÇÃO PSICOSSOCIAL/ PLANEJAMENTO DE ALTA		
ESTADO PSICOSSOCIAL (circule todos os itens que se aplicam) Histórico de não conformidade que afeta o tratamento médico 1 Histórico de abuso de álcool/substâncias químicas que precisa ser tratado 1 Suspeita de negligência/abuso 4 Ambiente familiar inseguro (violência doméstica/autonegligência) 4 Confusão/desorientação prolongada 1 Doença relacionada à ansiedade que afeta o tratamento 1 Padrões de enfrentamento familiar ineficazes 1 Perda recente de um membro do corpo 1 Doença terminal 4 Tentativa/ideias de suicídio 4 Sofrimento significativo que afeta o tratamento 1 Gravidez na adolescência (com fatores sociais de alto risco) 2 Anomalias no nascimento ou retardamento 4 Perda de bebê (morte fetal) 4 Adoção 4 Outro: _____	CONDIÇÕES DE MORADIA: Família incapacitada para ajudar/nenhum amigo conhecido 2 Pessoa com idade superior a 70 anos que vive sozinha 1 Formulário de cliente internado em outra instituição 1 ____ SERVIÇOS DE ENFERMAGEM ESPECIALIZADA ____ LAR DE IDOSOS ____ Reabilitação ____ Outro hospital O cliente é deficiente físico 1 Sem-teto ou sem endereço disponível 3 ESTADO DE INTERNAÇÃO Internado novamente dentro de 1-30 dias 1 Internado por meio do pronto-socorro 1 TOTAL DE TODOS____ Risco baixo = 0-2 pts Risco moderado = 3 pts Risco alto = 4 ou > pts * RISCO ALTO requer a consulta do Serviço Social Serviço Social avisado Sim Não	Recursos atuais em utilização: Sim Não atendimento domiciliar Enfermeiro particular Refeições sobre rodas Casa de repouso Saúde Mental e Necessidades Especiais (SMRM) Programa diário para o adulto Equipamentos médicos duráveis em casa Oxigênio Cadeira de rodas Cama hospitalar Criado-mudo Andador Trapézio Morando com _____

OBJETOS DE VALOR TRAZIDOS PELO CLIENTE AO HOSPITAL (ETIQUETA DE SEGURANÇA)

Data: _____
Bengala/andador Ponte n. de peças _____ Tipo da prótese _____ Dinheiro (bolsa) Barbeador elétrico
Relógio Óculos Aparelho auditivo E/D Cadeira de rodas Vestuário _____
Dentadura S/I Lentes de contato Joias Rádio Outros _____
Dentaduras parciais S/I Relógios Dinheiro (carteira) TV

Assumo total responsabilidade por manter comigo os artigos relacionados acima. Não possuo nada que não tenha sido declarado aqui. Entendo e concordo que o Sistema de Saúde Christus Spohn não se responsabiliza por perda ou dano de quaisquer valores, joias, óculos, dentaduras, aparelhos auditivos ou outros artigos de valor deixados sob os cuidados, custódia e controle do cliente ou da família, ou ainda de pessoas importantes para o cliente.
Compreendo que o Sistema de Saúde Christus Spohn mantém um cofre de segurança para dinheiro e objetos valiosos. O hospital não se responsabiliza por nenhum dos bens pessoais do cliente que não tenha sido guardado no envelope de armazenamento de objetos valiosos ou no cofre de segurança do hospital.

ASSINATURA DO CLIENTE_____
Expliquei completamente para este cliente que o Sistema de Saúde Christus Spohn não se responsabiliza por artigos guardados pelo cliente.
ASSINATURA DO FUNCIONÁRIO QUE REGISTROU OS ARTIGOS_____

Objetos de valor entregues para:
ENVELOPE PARA ARMAZENAMENTO DE OBJETOS DE VALOR: Quando o envelope para armazenamento de objetos de valor for usado, registrar as seguintes informações:
Envelope para armazenamento de objetos de valor número _____ Data do recebimento do objeto _____
Funcionário que levou o envelope para o caixa_____   2705318-2F10 02/25/99

Figura 25.1 ■ Base de dados da internação do cliente. (*Cortesia do Christus Spohn Health System, Corpus Christi, TX.*)   (*continua*)

GASTROINTESTINAL	SIM	NÃO	COMENTÁRIOS	PROBLEMA
ABDÔMEN • Macio • Distendido • Sensibilidade ELIMINAÇÃO • Ruídos intestinais • Diarreia • Constipação • Incontinência • Ostomia				Alterações na eliminação intestinal Diarreia Constipação Incontinência Conforto alterado pela dor AGUDA CRÔNICA
Última vez que o intestino funcionou DATA:				

PELE TEGUMENTAR	SIM	NÃO	COMENTÁRIOS	PROBLEMA
Cor normal Quente, seca Bom turgor Contusões, abrasões, lacerações Cor, tamanho, local			Consultar o Serviço Social (verificar negligência/ abuso)	Outro: ____________ Alterações na perfusão tecidual em Comprometimento da integridade da pele: potencial
Falta de higiene Erupção cutânea, lesões Cicatrizes Curativo Ponto de pressão intacto cóccix calcanhares cotovelos quadris tornozelos bordas do gesso Outros____________ ____________ Gráfico E-E Acesso vascular				Alterações na dor, no conforto e na integridade dos tecidos AGUDA CRÔNICA TRATAMENTO DE FERIDAS
Tipo____________ Data de inserção:____________ Local: ____________ Objetivo: ____________				

AVALIAÇÃO DE SEGURANÇA

(5) Idade superior a 60
(5) Histórico de quedas anteriores
(3) Em lar de idosos
(3) Tinha enfermeiro/acompanhante domiciliar

ESTADO MENTAL/FÍSICO
(5) Julgamento confuso/prejudicado
(5) Percepção sensorial prejudicada
(5) Combativo/agressivo
(5) Síndrome de "Sundowner"
(5) Não conformidade/falta de cooperação
(5) Paralisia/amputação
(5) Fraqueza/debilidade
(5) Necessidades de eliminação urgente/frequentes

________ TOTAL

MEDICAMENTOS

(5) Diuréticos
(5) Laxantes/preps do trato gastrointestinal
(3) Anti-hipertensivos
(3) Anticonvulsivantes
(5) Sedativos/hipnóticos
(3) Analgésicos
(3) Antipsicóticos/ antidepressivos

NÍVEL 1 (0-17)
NÍVEL 2 (18-24)
NÍVEL 3 (25 ou maior)

Precauções de segurança implantadas
Restrições por protocolo

Cliente/família instruídos
Pulseiras codificadas coloridas

VERIFICAÇÃO NUTRICIONAL

Indique conforme for apropriado para a dieta anterior do cliente____________
❑ (8) Nutrição parenteral total/nutrição parenteral
❑ (8) Alimentação por tubo
❑ (2) Perda ou ganho de peso não planejados > 9 quilos em três meses
❑ Encaminhamento para ultrassom a fim de verificar negligência/abuso?
❑ (1) Perda de apetite/come menos do que 50% da refeição
❑ (1) Náusea, vômito ou diarreia
❑ (1) Dificuldade para mastigar
❑ (1) Dificuldade para engolir
* Diagnóstico de:
❑ (2) Doença cardíaca, hipertensão, insuficiência cardíaca congestiva, diabete gestacional, insuficiência hepática ou renal, diabete, anemia, câncer que não seja bucal, cirurgia geriátrica
❑ (5) AIDS, desnutrição, doença arterial coronariana, úlceras de decúbito, quadro séptico que exige UTI, clientes com queimaduras, câncer bucal
❑ (1) dieta modificada; nada através da boca por 48 horas
❑ (1) idade > 65 anos

EXAMES LABORATORIAIS: Glicose Albumina Hgb
(1) 2,5 – 3,0 (1) < 60 ou > 300 (1) sexo masculino < 13
(2) < 2,5 > 300 (1) sexo feminino < 11

__________ PONTUAÇÃO TOTAL
Alto risco – 8 pts ou >
Risco moderado – 5-7 pts
Risco baixo – 0-4 pts

ENVIAR CONSULTA DE VERIFICAÇÃO NUTRICIONAL COM A PONTUAÇÃO TOTAL IGUAL A 5 OU SUPERIOR E IDENTIFICAR A PONTUAÇÃO DE CLIENTE EM ORDEM

LISTA DE VERIFICAÇÃO DO POTENCIAL DE DETERIORAÇÃO DA PELE

_______ (1) Regular: Principais doenças subjacentes controladas
_______ (2) Fraco: Doenças subjacentes descontroladas

ESTADO MENTAL
_______ (1) Letárgico: Apático
_______ (2) Confuso: Comunicação inadequada
_______ (4) Comatoso: Sem resposta

MOBILIDADE / ATIVIDADE
_______ (2) Déficit Menor: Algumas limitações nos movimentos Precisa de ajuda nas atividades do cotidiano
_______ (4) Déficit Maior: Os movimentos requerem ajuda
_______ (6) Imóvel: Sem movimentos voluntários

INCONTINÊNCIA
_______ (1) Leve: Incontinência de esforço, 1 evacuação/ dia
_______ (4) Frequente: Sem controle da bexiga, evacuações frequentes e contínuas

NUTRIÇÃO
_______ (2) Regular: Ingestão < corpo necessita, come 75% ou menos
_______ (3) Fraco: Come 50% ou menos, iniciou a NPT ou alimentação por sonda
_______ (4) Comprometido: Nenhuma ingestão, desidratado

INTEGRIDADE DA PELE
_______ (2) Regular: Estágio único I ou II
_______ (4) Fraca: Mais que uma ruptura na integridade da pele
_____ PONTUAÇÃO TOTAL IGUAL A 8 OU SUPERIOR, INSIRA O POTENCIAL DE INTEGRIDADE DA PELE NA LISTA DE PROBLEMAS NO PLANO DE ATENDIMENTO AO CLIENTE, INICIAR PREVENTIVO DAS ATIVIDADES DO COTIDIANO

CLIENTE/QUALQUER OUTRO CUJA PARTICIPAÇÃO FOR SIGNIFICATIVA NO PROCESSO DE ADMISSÃO

1. Pergunta respondida Sim ________ Não ________
2. Informações fornecidas Sim ________ Não ________
3. Família/outras pessoas significativas presentes Sim________ Não________
4. Plano de atendimento revisto com: Cliente ______ Família/outras pessoas significativas____________
5. Comentários:

2705318-4.F10

Figura 25.1 ▪ Base de dados da internação do cliente. (*Cortesia do Christus Spohn Health System, Corpus Christi, TX.*)

medicamentos à base de ervas com o enfermeiro e a equipe médica. Pergunte ao cliente, com complacência, se está tomando algum suplemento à base de ervas. Algumas vezes, as terapias à base de ervas interagem com outros medicamentos, provocando sérios efeitos colaterais.

Nível de desenvolvimento

O conhecimento do nível de desenvolvimento é essencial para considerar normas adequadas de comportamento e avaliar a realização das tarefas de desenvolvimento relevantes. Qualquer teoria de crescimento e desenvolvimento reconhecida pode ser aplicada para determinar se os clientes estão reagindo dentro dos parâmetros esperados para a faixa etária. Por exemplo, se as etapas do desenvolvimento psicossocial de Erikson forem usadas, a validação da realização de uma tarefa de desenvolvimento de um cliente adulto de criatividade *versus* estagnação pode ser feita por meio de uma declaração como a seguinte: "o cliente prefere passar mais tempo com a família; muito envolvido com as atividades escolares das crianças". (Consulte as etapas do desenvolvimento psicossocial de Erickson no Capítulo 10.)

 DICA Profissional

Medicamentos vencidos

Lembre os clientes de verificar a data de validade de todos os medicamentos antes de usá-los.

Histórico psicossocial

O histórico psicossocial refere-se à avaliação do autoconceito e da autoestima, bem como às fontes habituais de estresse e capacidade de o cliente lidar com problemas. As fontes de apoio para clientes em crise, como família, outras pessoas significativas, religião ou grupos de apoio, devem ser investigadas.

Histórico sociocultural

O histórico sociocultural do cliente inclui o ambiente domiciliar, a situação familiar e o papel do cliente na família. Por exemplo, o cliente pode ser pai de três filhos e único provedor de uma família monoparental. As responsabilidades do cliente são dados importantes por meio dos quais determinam-se o impacto das mudanças no estado de saúde e o plano de saúde que mais beneficie o cliente. A ingestão de cafeína e álcool e o uso de drogas ou cigarro também devem ser investigados.

Uso de terapia complementar/alternativa

A terapia alternativa e a terapia complementar são frequentemente vistas como sinônimos, mas não são a mesma coisa. A terapia alternativa suplanta (substitui) o tratamento médico tradicional, e as terapias complementares, como o próprio nome diz, complementam ou reforçam as práticas médicas. Os métodos complementares são usados em conjunto com as práticas médicas para melhorar o estado de saúde do cliente (Gecsedi e Decker, 2001).

A University of Maryland Medicine (2002) relata que cerca de 70% dos cidadãos dos Estados Unidos utilizaram pelo menos uma vez na vida a terapia complementar ou a terapia alternativa. Segundo um estudo realizado em um hospital no Brooklyn, Nova York, um em cada quatro clientes vistos na ala de emergência já tomou suplemento à base de ervas, mas não conta o fato à equipe médica (Gulla e Singer, 2000). O uso de ervas sem notificação ao médico pode trazer consequências graves, já que algumas ervas podem interagir com medicamentos e provocar efeitos colaterais graves. A equipe de enfermagem pode prevenir problemas relacionados a ervas desenvolvendo um relacionamento de confiança com os clientes e lhes perguntando se tomam ervas ou fazem algo para melhorar a saúde. À medida que os clientes compartilham a informação sobre a escolha de terapias alternativas e complementares, o enfermeiro reforça a relação de confiança, adquirindo conhecimento sobre as diversas terapias e aceitando as escolhas pessoais do cliente de maneira genuína.

Atividades do cotidiano

As atividades do cotidiano são a descrição do estilo de vida do cliente e a capacidade de se cuidar, e são úteis tanto como informação de base quanto como fonte de informação sobre comportamentos de saúde habituais. Essa referência deve incluir informações sobre ingestão nutricional e hábitos alimentares, padrões de eliminação, padrões de descanso e sono, atividades e exercícios.

Revisão dos sistemas

A **revisão dos sistemas (ROS)** é um breve relato de quaisquer sinais recentes ou sintomas associados a qualquer um dos sistemas do corpo. Isso pode ser obtido de forma mais eficaz quando se realiza o exame físico, embora a ROS esteja fundamentada mais em informações subjetivas fornecidas pelo cliente do que no exame físico propriamente dito. Quando um sintoma é encontrado, quer enquanto os dados do histórico clínico são levantados quer durante o exame físico do cliente, deve-se obter o máximo de informação possível sobre o sintoma. Os dados relevantes incluem:

- *Local*: a área do corpo em que o sintoma (dor) se dá.
- *Característica*: a qualidade da sensação (por exemplo: aguda, chata, fisgadas).
- *Intensidade*: a gravidade ou intensidade de sensações e sua interferência nas habilidades funcionais. A sensação pode ser classificada em uma escala de 1 (muito fraca) a 10 (muito intensa).
- *Tempo*: início, duração, frequência e fatores que precipitarão o sintoma.

- *Fatores agravantes/atenuantes:* atividades ou ações que melhoram ou pioram os sintomas.

EXAME FÍSICO

Realiza-se o exame físico em todas as faixas etárias, em todos os estabelecimentos de saúde (casa, ambulatórios, instituições para tratamentos prolongados e instalações para tratamentos graves), para reunir dados abrangentes e pertinentes a respeito do cliente. O exame físico, o quadro do funcionamento fisiológico do cliente, combinados às avaliações de saúde e psicossocial, formam um banco de dados para a tomada de decisão. O exame é realizado de acordo com a política da instituição de saúde, que pode variar de uma para outra.

Para assegurar a avaliação minuciosa de cada sistema, o exame físico é feito em sequência, cefalopodal. Esse método diminui o número de vezes que o enfermeiro e o cliente têm de mudar de posição e evita esquecer de examinar uma área.

A avaliação física cefalopodal é realizada por meio de técnicas específicas de avaliação de inspeção, palpação, percussão e auscultação.

INSPEÇÃO

A **inspeção** consiste na observação visual completa do cliente, fornecendo o quadro de resposta externa do corpo em relação ao funcionamento interno. A inspeção da pele, por exemplo, pode ajudar a identificar sinais de febre pelo rosto corado do cliente. A pele também pode ser um indicador da diminuição de fornecimento de oxigênio quando a **cianose**, coloração azulada ou arroxeada, é observada nos lábios, pele ou unhas do cliente. Compartilhar as observações com o cliente durante a inspeção reforça os dados holísticos coletados.

Por exemplo, ao mencionar a observação de cicatrizes visíveis, o cliente pode discutir cirurgias ou hospitalizações anteriores. Instrumentos como lanterna e otoscópio são utilizados com frequência para melhorar a visualização.

> **SEGURANÇA**
>
> **Palpação**
>
> A palpação profunda é uma técnica que exige conhecimentos significativos, e estudantes de enfermagem iniciantes não realizam esse procedimento sem supervisão.

Uma inspeção eficaz requer iluminação adequada e exposição das partes do corpo que estão sendo analisadas. O enfermeiro deve se mostrar sensível ao possível constrangimento do cliente, discutindo a técnica com ele e usando vestimenta adequada para proteção do corpo do cliente.

PALPAÇÃO

A **palpação** usa o toque para avaliar textura, temperatura, umidade, localização e tamanho do órgão, vibrações, pulsações, edema, massas e sensibilidade. As pontas dos dedos são posicionadas de forma plana contra a pele do cliente, exercendo leve pressão para palpação leve, conforme mostrado na Figura 25.2. A avaliação de rins, fígado, baço, intestinos e altura uterina pode ser realizada por meio de palpação profunda, com maior pressão. Os pulsos também devem ser palpados. O abdômen é palpado para verificar distensão, maciez, firmeza, rigidez ou sensibilidade.

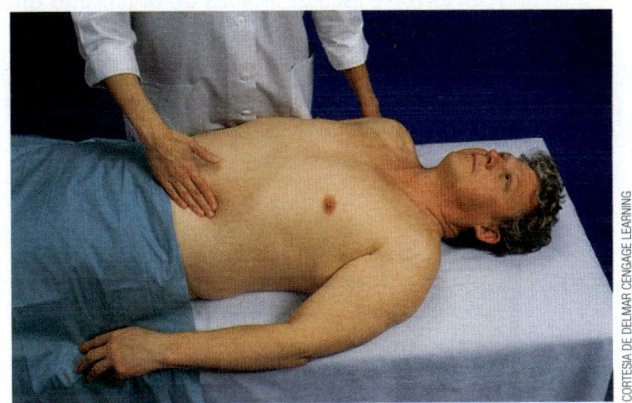

Figura 25.2 ▪ Palpação leve.

Tabela 25.1 ▪ Descrição do tônus da percussão					
Tônus	Intensidade	Nível	Duração	Qualidade	Localização Normal
Maciez	Média	Alto	Média	Maciço	Fígado
Nivelamento	Suave	Alto	Curta	Maciez extrema	Músculo
Hiper-ressonância	Muito alta	Muito baixo	Longa	Muito alta	Pulmão
Ressonância	Alta	Baixo	Longa	Oca	Pulmonar periférica
Timpânico	Ruidosa	Alto	Média	Cilíndrica	Estômago

A palpação requer abordagem calma e gentil, e é usada sistematicamente, com palpação leve precedendo palpação profunda, e palpação de áreas sensíveis sendo feitas por último.

Percussão

A **percussão** usa golpes curtos e rápidos na superfície da pele para criar vibrações nos órgãos subjacentes. É utilizada para avaliar a densidade das estruturas ou determinar a localização e o tamanho dos órgãos. As pontas dos dedos são usadas para tocar o corpo do cliente a fim de produzir sons e vibrações. Coloque o dedo médio da mão não dominante sobre a pele do cliente na área a ser percutida. Em seguida, toque levemente, com o dedo médio da mão dominante, a falange distal do dedo médio posicionado na superfície do corpo (Figura 25.3). Toque duas vezes um único lugar antes de passar a uma nova área. A percussão não deve ser dolorida para o cliente. Se for dolorida, deve ser interrompida e a resposta, documentada.

A percussão requer muita prática para o domínio, e é importante estar familiarizado com os sons produzidos quando a percussão é utilizada. A Tabela 25.1 descreve os diversos tons de percussão.

Auscultação

A **auscultação** envolve escutar os sons do organismo que são criados pelos movimentos do ar ou de fluidos. As principais áreas auscultadas incluem pulmões, coração, abdômen e vasos sanguíneos. Um estetoscópio é utilizado para canalizar o som (Figura 25.4).

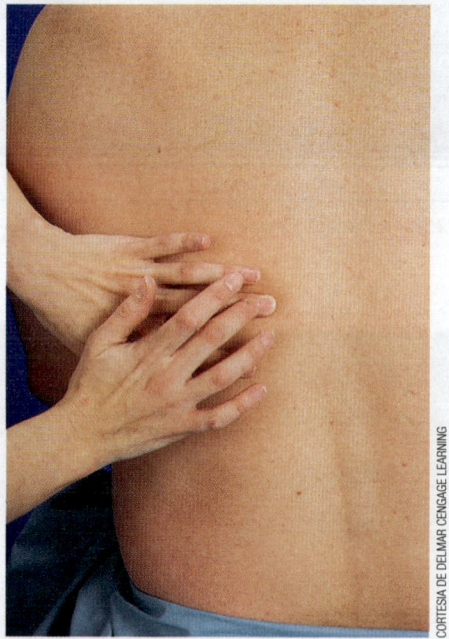

Figura 25.3 ■ Percussão.

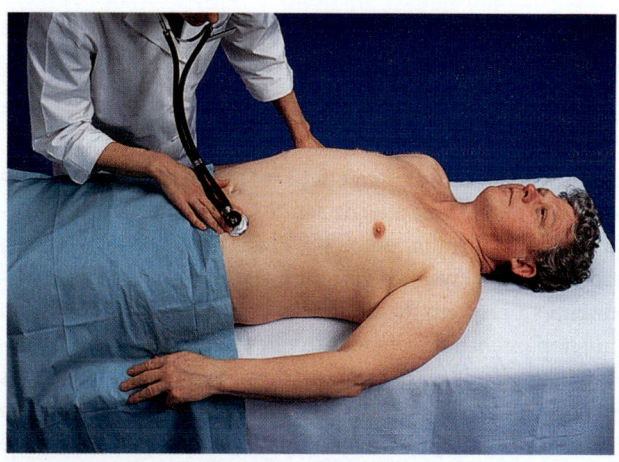

Figura 25.4 ■ Auscultação.

AVALIAÇÃO CEFALOPODAL

Devem-se manter em mente e utilizar alguns conceitos importantes durante o exame. A privacidade do cliente é respeitada ao se puxar cortinas, fechar portas e fornecer vestimenta adequada. Se possível, ruídos incômodos, tais como rádio ou televisão e pessoas conversando, devem ser eliminados. A avaliação é realizada sob luz natural, porque a luz fluorescente pode alterar os tons da pele. Todos os procedimentos devem ser explicados ao cliente e os dados obtidos durante o exame, mantidos em sigilo.

O cliente é posicionado de modo a assegurar o acesso à parte do corpo sob avaliação. A Figura 25.5 ilustra as posições usadas para realizar o exame físico.

Vestir o cliente evita a exposição desnecessária durante o exame. O constrangimento provoca tensão e agitação, e diminui a capacidade de cooperação do cliente. A vestimenta também impede que o cliente sinta frio.

AVALIAÇÃO GERAL

Ao iniciar o exame físico, use a inspeção para fazer uma avaliação geral do cliente. Essa visão geral é a primeira impressão do cliente, além de ponto de partida da avaliação cefalopodal. Alguns aspectos como o estado geral de saúde e quaisquer sinais de preocupação, tais como dor ou dificuldades respiratórias, a percepção do cliente em relação ao espaço, estrutura corporal e postura, expressões faciais e humor, são registrados.

 CONTROLE DE INFECÇÃO

Precauções-padrão

Lembre-se de utilizar as precauções-padrão ao entrar em contato com fluidos corporais. Use luvas, avental e máscara, conforme o caso.

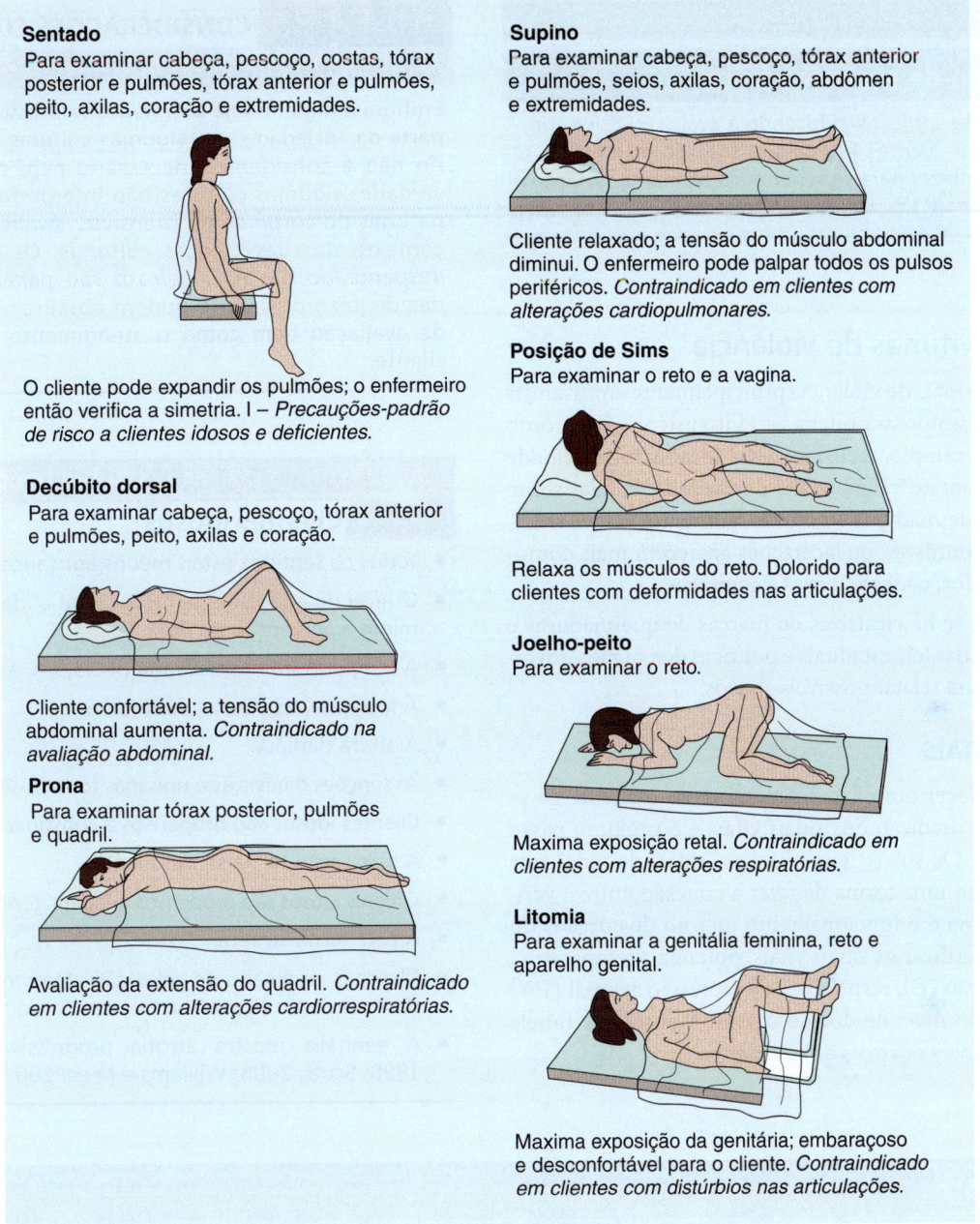

Figura 25.5 ■ As diversas posições para o exame físico.

Documente os dados da pesquisa geral para retratar a visão global do cliente. Clientes idosos, deficientes e vítimas de abuso vão precisar de atenção especial durante o exame físico.

Idosos

Antes de avaliar clientes idosos, é importante conhecer as mudanças normais do envelhecimento. O envelhecimento pode reduzir a tolerância do organismo ao estresse, a resistência a doenças e a capacidade de se recuperar de doenças. Certifique-se de que o cliente compreende e consegue seguir as instruções, e dê algum tempo extra ao cliente que tem dificuldade para mudar de posição.

Clientes com necessidades especiais

Ao avaliar clientes com necessidades especiais, adapte o processo à habilidade do cliente; por exemplo, dê a um cliente com deficiência auditiva um questionário escrito. Perguntas e frases simples e diretas ou fotos podem ser necessários para o cliente com o intelecto prejudicado. É mais adequado avaliar a capacidade de participação do cliente antes de realizar o exame. Para atenuar os temores e a ansiedade do cliente, deve-se incentivar um membro da família a permanecer com ele durante o exame. O nível de independência do cliente e o que sente a respeito da própria deficiência devem ser observados.

> **REFLEXÃO CRÍTICA**
>
> **Realização de avaliação física**
>
> Você se sente confortável fazendo a avaliação física completa em um cliente? Identifique suas preocupações. O que poderia fazer para se sentir mais confiante durante a realização desse tipo de avaliação?

> **CONSIDERAÇÕES CULTURAIS**
>
> **Valores e avaliação cultural**
>
> Embora a higiene seja altamente valorizada pela maior parte da sociedade, em algumas culturas o banho diário não é considerado necessário nem desejável. Na verdade, algumas culturas não interpretam os odores naturais do corpo como ofensivos. Avalie o cliente no contexto de suas crenças culturais. Os termos *sujo*, *despenteado* ou *mal cheiroso* são palavras carregadas de juízo de valor e podem obscurecer o processo de avaliação bem como o atendimento prestado ao cliente.

Clientes vítimas de violência

Verifique os sinais de violência principalmente em crianças e idosos. Os sintomas podem ser tanto psicológicos como físicos; por exemplo, recusa-se a ser tocado, incapacidade de manter contato visual e falta de vontade de falar sobre contusões, queimaduras ou outros ferimentos podem indicar abuso. Contusões ou lacerações aparecem mais comumente em seios, nádegas, coxas e genitálias.

Verifique se há cicatrizes ou marcas de queimaduras e esteja ciente das leis estaduais e políticas dos órgãos governamentais para relatar possíveis abusos.

SINAIS VITAIS

Após estabelecer um relacionamento com o cliente ao se apresentar, a medição dos sinais vitais é o próximo passo na avaliação. Os sinais vitais são os "sinais de vida" que proporcionam uma forma de fazer a conexão entre a verificação externa e o funcionamento interno dos órgãos do cliente. Ao verificar os sinais vitais, obtenha a temperatura (T), a pulsação (P), respirações (R), pressão arterial (PA) e avaliação do nível de dor do cliente. Consulte a Tabela 25.2 para valores normais e variações.

> **CONSIDERAÇÕES sobre tempo de vida**
>
> **Clientes idosos**
>
> - Todos os sentidos estão menos aguçados.
> - O nível de endorfina aumenta com a idade, o que diminui a percepção da dor.
> - A temperatura normal varia de 35,5 °C a 37,1 °C.
> - A força e a resistência diminuem.
> - A altura diminui.
> - As funções digestivas e urinárias tornam-se mais lentas.
> - Clientes idosos são propensos a constipação e nictúria.
> - A respiração torna-se mais lenta.
> - Clientes idosos são propensos a fadiga, tontura e queda.
> - A pele torna-se seca.
> - Manchas irregulares de coloração amarronzada, chamadas "marcas do fígado" ou "marcas da idade", aparecem.
> - A genitália mostra atrofia progressiva (Andresen, 1998; Scott, 2008; Williams e Keen, 2007).

Tabela 25.2 ▪ Sinais vitais e variações

Sinais Vitais	Leitura Normal	Variações
Temperatura	Axilar 36,5 °C ou 97,6 °F Timpânica 37 °C ou 98,6 °F Oral 37 °C ou 98,6 °F Retal 37,5 °C ou 99,6 °F	< 36 °C e 96,8 °F Hipotermia > 38 °C ou 100,4 °F Pirexia
Pulsação	60-100 batidas/min.	< 60 Bradicardia < 100 Taquicardia
Respirações	12-20 resp./min.	< 16 Bradipneia > 20 Taquipneia
Pressão arterial	90/60-140/90	< 90/60 Hipotensão > 140/90 Hipertensão

Temperatura

Ao verificar a temperatura de um cliente (T), um termômetro eletrônico, químico, sem mercúrio, timpânico ou arteriotemporal pode ser usado (observe a Figura 25.6). A temperatura corporal pode ser medida por cinco vias: oral, retal, pele, axilar ou membrana timpânica. A via escolhida depende da idade do cliente e da condição física. Fatores como idade, sexo, atividade física e meio ambiente afetam a temperatura de uma pessoa. Craig, Lancaster, Taylor, Williamson e Smyth (2002) descobriram que a temperatura do ouvido em crianças não é precisa. O consumo de alimentos ou bebidas quentes e frios, ou cigarros de 15 a 30 minutos antes de medir a temperatura via oral, podem afetar os resultados.

Pulsação

A avaliação do pulso mede a pulsação da pressão criada com a contração do coração e ejeção de sangue para dentro da aorta. A verificação das características do pulso fornece dados clínicos sobre a ação de bombeamento do coração e a adequação do fluxo sanguíneo arterial periférico.

DICA Profissional

Conversão de temperatura

Para converter Fahrenheit para Célsius (centígrado), subtraia 32 da temperatura Fahrenheit e multiplique por 5/9:

$$(\text{Temperatura }°F - 32) \times 5/9 = °C$$

Exemplo:

$$98,6\ °F - 32 = 66,6 \times 5/9 = 37\ °C$$

Para converter Célsius para Fahrenheit, multiplique a temperatura em Célsius por 9/5 e adicione 32:

$$9/5 \times \text{temperatura }°C + 32 = °F$$

Exemplo:

$$9/5 \times 40\ °C = 72 + 32 = 104\ °F$$

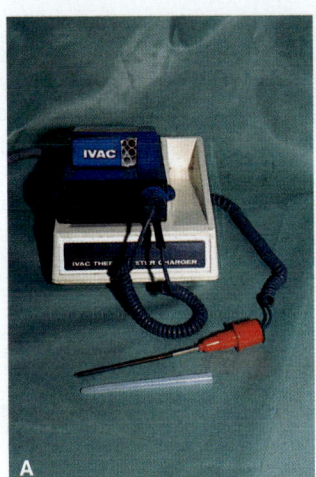
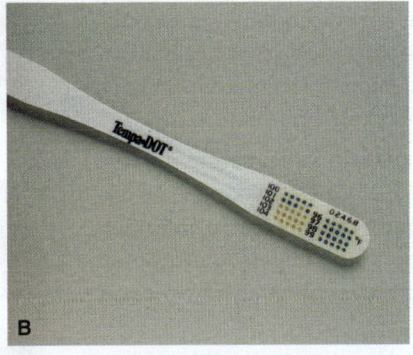
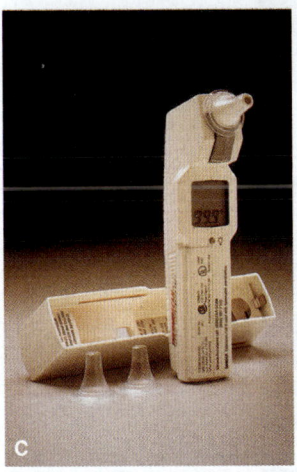
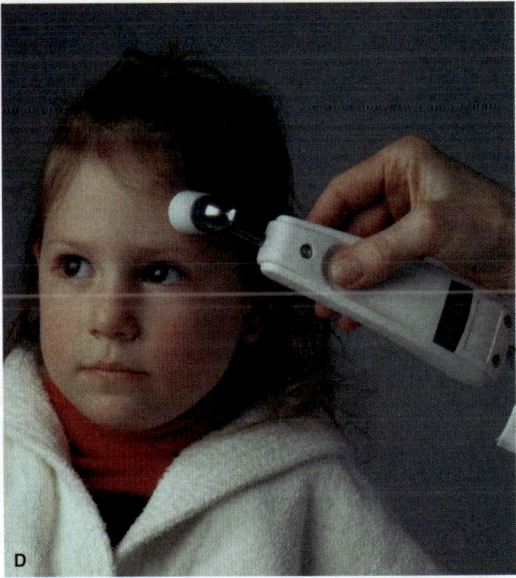

Figura 25.6 ■ Diferentes tipos de termômetros para medir a temperatura de um cliente: *A* – termômetro eletrônico com sonda (a cor vermelha indica termômetro com sonda retal); *B* – termômetro químico descartável; *C* – termômetro timpânico com espéculos descartáveis e sensores eletrônicos infravermelhos; *D* – termômetro arteriotemporal. (*Imagens* A e B *por cortesia de Delmar Cengage Learning; imagem* C *por cortesia da Gilette Company; e imagem* D *por cortesia da Exergen Corporation, Watertown, MA.*)

Há muitos pontos de pulsação (Figura 25.7). Os mais acessíveis são o radial e a carótida. O organismo desvia o sangue para o cérebro quando ocorre uma situação de emergência cardiovascular como hemorragia. Nessas circunstâncias, a carótida sempre deve ser usada para avaliar o pulso. Na Tabela 25.3 são mostrados os locais específicos de pulsação e descritos os pontos de pulsação.

A **frequência do pulso** é a medição indireta do débito cardíaco obtido por meio da contagem do número de ondas do pulso periférico em um ponto de pulsação. A avaliação do pulso do cliente (P) inclui taxa, ritmo e amplitude. A pulsação normal para adultos varia entre 60 e 100 batimentos por minuto. A **bradicardia** é a frequência cardíaca inferior a 60 batimentos por minuto em um adulto. A **taquicardia** é a frequência cardíaca superior a 100 batimentos por minuto em um adulto.

O **ritmo do pulso** é a regularidade dos batimentos cardíacos. Ele indica com que grau de uniformidade o coração está batendo – regular (as batidas são espaçadas) ou irregular (as batidas não são uniformemente espaçadas) –, e é também chamado disritmia.

A **amplitude do pulso** é a medição da força exercida pelo sangue contra a parede arterial a cada contração cardíaca. É descrita como normal (completa, facilmente palpável), fraca (filiforme e em geral rápida) ou forte (limitada).

A avaliação habitual da pulsação radial ocorre durante 30 segundos, e o número de batidas é dobrado para a documentação. Se o ritmo do pulso for irregular, o enfermeiro ausculta o pulso apical (ponto de impulso máximo ou PIM) durante 1 minuto inteiro, para obter uma frequência

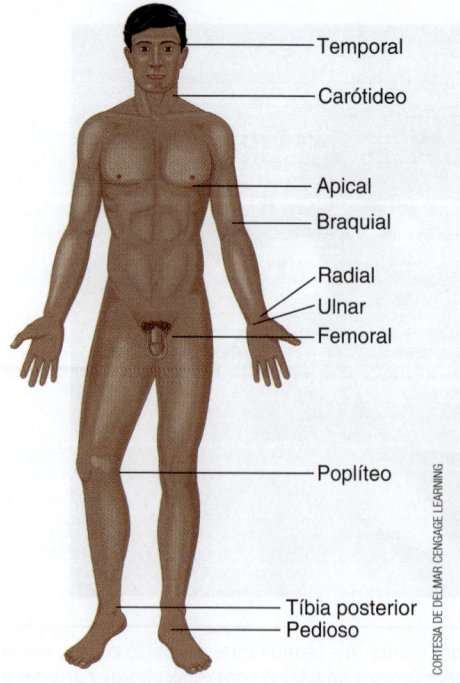

Figura 25.7 ▪ Pontos de pulsação.

Tabela 25.3 ▪ Utilidade dos pontos de pulsação

Pontos de Pulsação		Utilidade
	Temporal: sobre o osso temporal, lateral e superior do olho.	Para bebês, quando o radial é inacessível.
	Carotídeo: sob a mandíbula, no pescoço, ao longo da borda medial do músculo esternocleidomastóideo.	Para bebês e durante choques ou paradas cardíacas, quando outras pulsações periféricas são demasiado fracas para serem apalpadas; ainda para avaliar a circulação craniana.
	Apical: linha hemiclavicular esquerda do quarto para o quinto espaço intercostal.	Para auscultar os sons cardíacos e avaliar o déficit apical/radial.
	Braquial: entre o sulco do bíceps e os músculos do tríceps na fossa antecubital.	Em parada cardíaca de bebês, para avaliar a circulação do braço inferior e para auscultar a pressão sanguínea.
	Radial: lado interno, inferior do antebraço, do lado do polegar do pulso.	Para avaliar rotineiramente o pulso.
	Ulnar: lado externo do antebraço, do lado do dedo mínimo do pulso.	Para avaliar a circulação da lateral ulnar da mão.
	Femoral: na virilha, abaixo do ligamento inguinal (ponto médio entre a sínfise púbica e a espinha ilíaca anterossuperior).	Para avaliar a circulação das pernas e durante a parada cardíaca.
	Poplíteo: atrás do joelho, no centro da fossa poplítea.	Para avaliar a circulação das pernas e auscultar a pressão sanguínea.
	Tibial posterior: lado interno do tornozelo entre o Tendão de Aquiles e a tíbia.	Para avaliar a circulação dos pés.
	Pedioso: sobre o peito do pé, entre a extensão dos tendões do dedão e do artelho médio.	Para avaliar a circulação dos pés.

de pulso precisa. Além disso, o enfermeiro deve avaliar o **déficit de pulsação** (condição em que a frequência do pulso apical é maior que a do radial). O déficit de pulsação resulta da ejeção de um volume de sangue que é muito pequeno para iniciar uma onda de pulso periférico.

DICA Profissional

Avaliação do pulso carotídeo

Ao avaliar o pulso carotídeo, faça uma leve pressão apenas sobre uma das artérias da carótida, para evitar a interrupção do fluxo sanguíneo cerebral. Em seguida, avalie outra. Verifica-se somente uma artéria da carótida por vez, para que o fornecimento de sangue ao cérebro não fique restrito.

Durante a avaliação do pulso, integre questões sobre resistência, fadiga e quaisquer possíveis episódios de palpitações, como "sentir o coração bater" sobre o peito.

Respirações

A avaliação respiratória mede o padrão de respiração. Ela fornece dados clínicos a respeito do pH do sangue arterial. A respiração normal mal pode ser observada, é tranquila, sem esforço, regular e automática. A avaliação é feita por meio de observação da expansão da parede torácica e do movimento simétrico bilateral do tórax. Outra forma de verificar a respiração é colocar as costas da mão próxima ao nariz e a boca do cliente para sentir o ar expirado.

A avaliação da respiração externa (R) inclui características específicas de respiração, bem como o uso de quaisquer tipos de equipamento de oxigênio, a rota e a vazão. Cada respiração inclui uma inalação completa (inspiração) e exalação (expiração) do cliente. Ao identificar as características da respiração, a frequência, a profundidade e o ritmo de cada respiração são determinados.

A **eupneia** refere-se à respiração fácil, com uma frequência apropriada para a idade. A **bradipneia** é uma frequência respiratória de dez ou menos respirações por minuto. A **taquipneia** é uma frequência respiratória maior que 24 respirações por minuto. A **dispneia** refere-se à dificuldade de respirar, conforme observado pela respiração forçada por meio do uso dos músculos acessórios do tórax e do pescoço. Os clientes dispneicos são bastante conscientes da própria respiração e sentem falta de ar. A **hipoventilação** é caracterizada por respiração superficial. A **hiperventilação** é caracterizada por respiração profunda e rápida.

Observe também o alargamento nasal e o uso de músculos acessórios para respirar, conforme evidenciado pelas retrações esternais, costais e subclaviculares. Crianças e homens normalmente utilizam os músculos abdominais para respirar, mas as mulheres utilizam os músculos do tórax (Fuller e Schaller-Ayers, 2000). Durante a avaliação da respiração, determine a capacidade funcional, perguntando sobre falta de ar, dificuldade em respirar com o aumento de exercícios ou problemas para realizar atividades do cotidiano.

DICA Profissional

Posicionamento de clientes dispneicos

Os clientes dispneicos devem ser mantidos na posição de semi-Fowler ou posição de Fowler, nunca planos na cama. Para a máxima expansão pulmonar, coloque o cliente inclinado para a frente sobre uma mesa suspensa acima da cama e acolchoada, com apoio para cabeça e braços.

Pressão arterial

Após verificar a respiração do cliente, avaliar sua pressão arterial (PA). O local mais comum para se medir a pressão arterial indireta é sobre a artéria braquial.

Quando a medição de pressão nas extremidades superiores não estiver acessível, a artéria poplítea, localizada atrás do joelho, deve ser o local escolhido. A pressão arterial também pode ser verificada em outros locais, como na artéria radial no antebraço ou na tíbia posterior, ou na artéria pediosa na parte inferior da perna. A extremidade deve ficar no nível do coração quando a pressão arterial for medida. Como é difícil auscultar sons das artérias radiais, tibiais e pediosas, esses locais são geralmente palpados para se obter uma leitura sistólica.

A pressão sanguínea de uma pessoa é o resultado da interação do débito cardíaco com a resistência periférica e depende da velocidade do fluxo de sangue arterial, do volume de sangue fornecido e da elasticidade das paredes da artéria. A força exercida pelo sangue contra a parede da artéria, à medida que o coração se contrai e relaxa, é chamada *pressão arterial*. Quando os ventrículos se contraem e o sangue é forçado para dentro da aorta e das artérias pulmonares, mede-se a *pressão sistólica*. Este é o primeiro

DICA Profissional

Contraindicações para medição da pressão da artéria braquial

Quando o cliente apresentar qualquer uma das seguintes características, *não* meça a pressão sanguínea do lado envolvido:

- Dispositivos de acesso venoso, como infusão intravenosa ou fístula arteriovenosa para diálise renal.
- Cirurgia que envolva seios, axilas, ombro, braço ou mão.
- Ferimento ou doença no ombro, braço ou mão, como traumas, queimaduras ou aplicação de gesso ou curativo.

som ouvido. Quando o coração está na fase de enchimento ou relaxado, a força é descrita como *pressão diastólica*. Isso se dá quando o último som é ouvido. A diferença entre as pressões sistólica e diastólica é a *pressão de pulso*. A pressão de pulso geralmente varia de 30 a 40 mmHg. Consulte a Tabela 25.4 para as variações normais dos sinais vitais relacionadas à idade.

Segundo o U. S. Department of Health and Human Services (2003), o cliente deve se sentar por cinco minutos em uma cadeira, em vez de se sentar em uma maca, com ambos os pés no chão e o braço apoiado na altura do coração. Uma leitura precisa requer a largura correta do medidor de pressão arterial, determinada pela circunferência da extremidade do cliente. O manguito circunda 80% do braço para obter uma pressão arterial exata, e duas medições asseguram a precisão. Se o manguito estiver muito estreito, produz-se uma leitura falsamente elevada, e, se estiver muito largo, produz-se uma leitura falsamente baixa.

Este é o momento apropriado para perguntar se o cliente alguma vez sentiu tontura ao mudar da posição reclinada para sentado ou em pé. Isso pode ocorrer em função da pressão baixa atípica provocada pela incapacidade dos vasos sanguíneos periféricos de compensar rapidamente a mudança de posição, e é chamado **hipotensão ortostática**.

Dor

Segundo os padrões da Joint Commission de atendimento ambulatorial, atendimento médico comportamental, atendimento domiciliar, rede de atendimento médico, atendimento de longo prazo e assistência farmacêutica de longo prazo, a dor é considerada o quinto sinal vital. A dor é avaliada e registrada com temperatura, pulso, respiração e pressão arterial do cliente (JCAHO, 2000a; 2000b; Joint

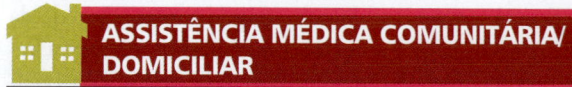

ASSISTÊNCIA MÉDICA COMUNITÁRIA/DOMICILIAR

Esfigmomanômetros eletrônicos

Os esfigmomanômetros eletrônicos são úteis para clientes que têm de controlar a pressão em casa. O dispositivo eletrônico infla e desinfla o manguito e mostra as pressões sistólica e diastólica. Devem ser recalibrados regularmente para assegurar uma leitura precisa.

CONTROLE DE INFECÇÃO

Medição de peso

Ao ficar em pé sobre uma balança, o cliente deve usar algum tipo leve de proteção para os pés, como meias, propés ou chinelos descartáveis de sala de cirurgia, para evitar a transmissão de infecções e aumentar o conforto.

Tabela 25.4 ■ Variações normais de temperatura, pulso, respiração e pressão arterial relacionadas à idade

Idade	Rota de Medição	Intervalo Normal	
		Célsius	Fahrenheit
Recém-nascidos	Axilar	35,5-39,5	96,0-99,5
1 ano	Bucal	37,7	99,7
3 anos	Bucal	37,2	99,0
5 anos	Bucal	37,0	98,6
Adulto	Bucal	37,0	98,6
	Axilar	36,4	97,6
	Retal	37,6	99,6
70 anos ou mais	Bucal	36,0	96,8

Pulsação em Descanso		
Idade	Intervalo Normal	Frequência Média/Minuto
Recém-nascidos	100-170	140
1 ano	80-170	120
3 anos	80-130	110
6 anos	75-120	100
10 anos	70-110	90
14 anos	60-110	90
Adulto	60-100	80

Respiração em Repouso		
Idade	Intervalo Normal	Frequência Média/Minuto
Recém-nascidos	30-50	40
1 ano	20-40	30
3 anos	20-30	25
6 anos	16-22	19
14 anos	14-20	17
Adulto	12-20	18

Pressão Arterial			
Idade	Sistólica (MmHg)	Diastólica (MmHg)	Média
Recém-nascidos	65-95	30-60	80/60
Infantil	65-115	42-80	90/61
3 anos	76-122	46-84	99/65
6 anos	85-115	48-64	100/56
10 anos	93-125	46-68	109/58
14 anos	99-137	51-71	118/61
Adulto	100-140	60-90	120/80
Idosos	100-160	60-90	130/80

CORTESIA DE DELMAR CENGAGE LEARNING

Commission, 2004; 2008). A avaliação da dor inclui intensidade e qualidade (caráter, frequência, local e duração). A avaliação regular e o acompanhamento seguem a política dos órgãos governamentais. Esta declaração sobre o gerenciamento da dor: "Todos os clientes têm o direito de alívio à dor" deve ser observada em todas as áreas de atendimento ao cliente (por exemplo, quartos de clientes, quartos de clínicas, salas de espera) (JCAHO, 2000a).

Medição de altura e peso

A medição de altura e peso são tão importantes quanto os sinais vitais do cliente. A medição rotineira fornece os dados sobre crescimento e desenvolvimento de bebês e crianças. As alterações podem indicar doenças em qualquer idade. A altura e o peso são regularmente medidos em consultas médicas, em clínicas, na internação em instalações de atendimento médico grave e em outras situações que envolvem atendimento médico.

Altura

Encontra-se, em geral, uma haste colocada na balança, calibrada em polegadas ou centímetros, para medição de altura. O cliente permanece ereto na plataforma da balança, e o braço de metal, unido à parte de trás da balança, estende-se para repousar suavemente sobre o topo da cabeça do cliente. A medição é lida no nível dos olhos do avaliador.

Peso

Quando o cliente tem uma prescrição para "peso diário", o peso deve ser obtido na mesma hora do dia, na mesma balança, com o cliente usando o mesmo tipo de roupa. A balança deve ser calibrada antes de cada cliente ser pesado.

Avaliação da cabeça e do pescoço

A avaliação da cabeça e do pescoço determina o estado mental e **neurológico** do cliente, bem como seu estado como um todo (expressão externa de humor ou emoção).

Cabelo e couro cabeludo

Devem-se verificar o cabelo e o couro cabeludo do cliente. Observe a distribuição, a quantidade, a textura e a cor dos cabelos. O couro cabeludo deve estar liso e livre de quaisquer detritos, feridas ou infestações.

Olhos

Examine os olhos para determinar se são simétricos. Olhe para sobrancelhas e pálpebras, para ver se há alguma inclinação, que pode ser um sinal de fraqueza muscular ou neurológica. Observe a cor da esclerótica e da conjuntiva, bem como a presença de qualquer secreção.

Avalie as pupilas para determinar tamanho, formato e reação à luz. Consegue-se esse procedimento escurecendo a sala e pedindo ao cliente que olhe para um ponto distante. Movimente uma luz de um lado ao outro à frente dos olhos e observe se a pupila se contrai; chama-se isso de *reflexo de luz direta*. Observe o tamanho da pupila em milímetros, tanto antes como após a resposta à luz (Figura 25.8). A acomodação é testada ao se pedir ao cliente que foque um objeto a distância, o que fará as pupilas dilatarem. Pede-se então ao cliente que mova o olhar para um objeto próximo, como uma caneta ou dedo mantido a aproximadamente 7 centímetros de seu nariz. As pupilas devem se contrair à medida que focam o objeto próximo, e os olhos convergem ou se movimentam em direção à linha média. Essa resposta normal é documentada como pupilas iguais, redondas, reativas à luz e acomodação (PERRLA).

Pergunte ao cliente se ele usa óculos e por quê. Verifique se há qualquer problema nos olhos, como visão embaçada, diplopia (visão dupla) ou dificuldade para enxergar à noite.

A acuidade visual é avaliada por meio de um procedimento simples e não invasivo usando uma **tabela Snellen** (gráfico que contém letras de tamanhos variados com números padronizados no final de cada linha de letras). Os números padronizados (chamados denominador) indicam o grau de acuidade visual quando o cliente é capaz de ler aquela linha de letras a uma distância de 6 metros.

Nariz

O nariz deve ser simétrico à linha mediana e proporcional a outros traços. Observe deformidades, inflamações ou traumas anteriores. Testa-se a permeabilidade das narinas ao pedir ao cliente que inspire enquanto fecha cada narina. Pergunte ao cliente se já teve: sangramentos no nariz, ressecamento ou diminuição do olfato.

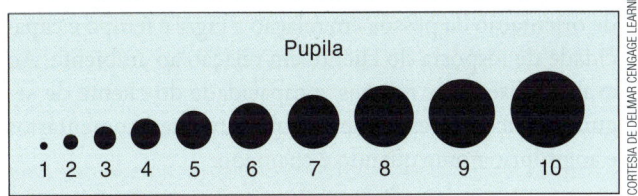

Figura 25.8 ▪ Escala usada para medir o tamanho da pupila em milímetros.

DICA Profissional

Odores de respiração anormais comuns

- A respiração cetônica (cheiro "frutado") é comum em clientes desnutridos ou com cetoacidose diabética.
- O cheiro de mofo é causado pela ruptura de nitrogênio e pela presença de doença hepática.
- O cheiro de amônia ocorre durante o estágio final de insuficiência renal a partir do acúmulo de ureia.

Lábios e boca

Os lábios e as mucosas da boca são observados por meio de cor, simetria, umidade ou lesões. Peça ao cliente com dentadura ou prótese dentária parcial que a remova para fazer uma inspeção mais minuciosa da boca. Devem-se observar odores incomuns da respiração. Verifique a mucosa bucal por meio da inserção de um depressor de língua entre os dentes e a bochecha. As membranas da mucosa e as gengivas devem ser rosadas, úmidas, lisas e livres de lesões. A inspeção da língua ajuda a determinar a hidratação do cliente. A língua deve ser cor-de-rosa com textura ligeiramente rugosa. Durante o exame, determine se o cliente consegue pronunciar as palavras corretamente e se há alguma alteração de voz, como rouquidão. Discuta as práticas habituais de higiene dental e obtenha o histórico do cliente quanto ao uso de cigarros.

Pescoço

Avalia-se o pescoço por meio de uma série completa de movimentos. Os músculos acessórios do pescoço devem estar simétricos. À medida que o cliente movimenta a cabeça, observe se há alargamento dos gânglios linfáticos ou da glândula tireoide.

Observe a existência de pulsações no pescoço. A pulsação da carótida, vista logo abaixo do ângulo da mandíbula, é normalmente a única pulsação visível enquanto o cliente está sentado.

Estado mental e neurológico, e influências

A avaliação cefalopodal abrange a avaliação do estado mental e neurológico do cliente, bem como respectivas influências. O estado mental de um cliente inclui o nível de orientação da pessoa em relação a lugar e tempo e capacidade de resposta do cliente em relação ao ambiente. Ao avaliar, observe as reações, a capacidade do cliente de seguir instruções e responder adequadamente a comentários e ao próprio nome quando é chamado.

A avaliação neurológica do cliente foca no nível de consciência (NC), na resposta da pupila, no aperto das mãos e na força dos pés. Cada uma dessas avaliações é discutida na área de avaliação da cabeça aos pés em que é observada. O NC é o grau de atenção do cliente. Por exemplo, o cliente alerta estará totalmente acordado, com os olhos abertos, e responderá a estímulos ambientais. O cliente menos acordado estará sonolento e lento ao responder a estímulos ambientais.

Ao documentar as influências do cliente, palavras que contenham juízo de valor, como *agradável, feliz, cooperativo, não cooperativo, nervoso, deprimido* ou *hostil*, não devem ser usadas. Foque principalmente no comportamento mostrado pelo cliente, como expressões faciais e comportamentos verbais e não verbais. Ao fazer as observações, deve-se manter a precisão da conversa e a observação do comportamento, assim como a adequação legal da avaliação.

Avaliação da pele

Realiza-se a avaliação da pele à medida que cada área do corpo é verificada. Observe a cor da pele e o grau de hidratação e ressecamento. Verifique e apalpe a pele do cliente, avaliando temperatura, turgor, edema e integridade. A palpação da pele com o dorso das mãos nos lados direito e esquerdo do corpo proporciona a comparação de temperatura da pele do cliente. Pergunte ao cliente se houve dor ou desconforto em relação à pele e/ou a membranas mucosas. Realiza-se com mais eficiência a identificação do turgor da pele apertando-a com cuidado na região anterior do tórax e observando a velocidade de retorno da pele à posição anterior. Se ficar comprimida, pode indicar desidratação, sendo necessária avaliação adicional.

Edema é o acúmulo visível de fluido intersticial em excesso (Daniels, Grendell e Wilkins, 2010) e está presente na hiperidratação, no aumento da permeabilidade capilar, na insuficiência cardíaca, insuficiência renal, cirrose de fígado, no sistema linfático incompetente e nas varizes. Vasodilatadores, antagonistas de cálcio e anti-inflamatórios não esteroides (AINEs) também provocam edema. Um cliente ganha de 2 a 4,5 quilos antes de um edema ser detectado. Verifique o peso dos clientes com insuficiência cardíaca congestiva e insuficiência renal diariamente. O cliente deve ser pesado na mesma balança, no mesmo horário todos os dias, e com a mesma quantidade de roupa, para que se calcule com exatidão a retenção de líquidos.

Apalpe áreas suscetíveis (mãos, sacro, pernas, tornozelos e pés) para procurar edemas e avalie com firmeza, aplicando pressão com o polegar ou o dedo durante 5 segundos, observando a profundidade da depressão (Figura 25.9a). Há presença de edema com marcas quando a depressão permanece após se aplicar pressão. O grau de edema é baseado na profundidade da depressão e em quanto tempo permanece. Avalie o edema com marcas segundo a seguinte escala de classificação (Assessment Technologies Institute, 2007; Estes, 2010; Gehring, 2002):

- +0 sem edema
- +1 depressão de 2 mm (0-1/4 polegadas), desaparece rapidamente (traço)
- +2 depressão de 4 mm (1/4-1/2 polegada), desaparece dentro de 10 a 15 segundos (leve)
- +3 depressão de 6 mm (1/2-1 polegada), dura de 1 a 2 minutos (moderado)
- +4 depressão de 8 mm ou superior (maior que 1 polegada), dura de 2 a 5 minutos (grave) (Figura 25.9b)

Observe localização, tamanho, distribuição e aparecimento de lesões cutâneas por todo o corpo. Documente quaisquer rupturas ou alterações na integridade da pele, tais como arranhões, contusões, lacerações, cortes e cicatrizes de ferimentos ou de cirurgias anteriores. Observe a higiene geral da pele e pergunte ao cliente sobre a rotina de cuidados habituais com a pele.

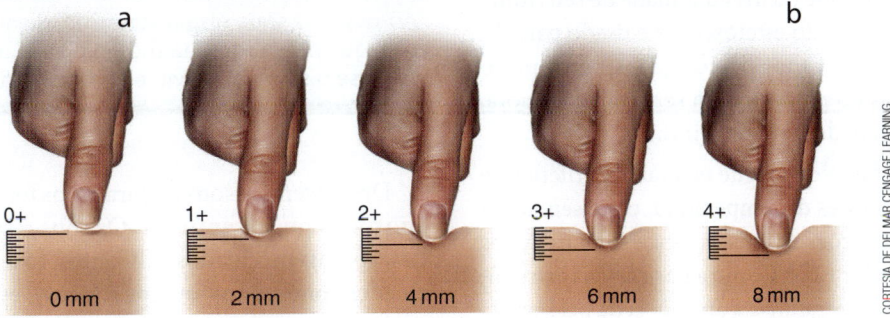

0+ Sem edema com depressão
1+ Edema com depressão leve, 2 mm de depressão que desaparece rapidamente.
2+ Edema com depressão moderada, 4 mm de depressão que desaparece em 10-15 segundos.
3+ Edema com depressão moderadamente grave, 6 mm de depressão que pode durar mais 1 minuto.
4+ Edema com depressão grave, 8 mm de depressão que pode durar mais que 2 minutos.

Figura 25.9 ▪ Avaliação de edema. Apalpe à procura de edema nas extremidades inferiores da tíbia, no dorso do pé e atrás do maléolo medial, verificando o edema de acordo com a escala de classificação.

CONSIDERAÇÕES CULTURAIS
Pele, boca e cor dos olhos

- Quanto mais escura for a pele do cliente, mais difícil é avaliar as alterações de cor.
- Estabeleça uma base de cor de pele, observando as superfícies de pele menos pigmentadas, que abrangem superfícies volares do antebraço, palmas das mãos, solas dos pés, abdômen e glúteos. Deve haver um tom avermelhado subjacente a essas áreas. A ausência do tom avermelhado pode indicar palidez.
- A mucosa bucal dos afro-americanos tem um tom azulado. Os caucasianos têm mucosas cor-de-rosa (Estes, 2010).
- A hiperpigmentação bucal é encontrada com frequência em pessoas de pele escura. Se o palato duro não for hiperpigmentado, apresenta descoloração amarela na presença de icterícia.
- Podem-se usar os lábios para avaliar icterícia e cianose, e pode-se utilizar a esclerótica para avaliar a icterícia se uma cor base for estabelecida para cada uma.
- A conjuntiva reflete as mudanças de cor da cianose ou da palidez.
- Utilizam-se lâminas ungueais para observar a rapidez de retorno da cor após ter sido liberada a pressão da ponta livre da unha, independente da cor da lâmina ungueal.

AVALIAÇÃO TORÁCICA

Durante a avaliação torácica, determina-se a condição dos sistemas cardiovascular e respiratório do cliente, em conjunto com a avaliação das mamas.

Status cardiovascular

A avaliação do status cardiovascular do cliente pelo enfermeiro foca principalmente na verificação do pulso apical, na identificação dos batimentos cardíacos e na verificação das lâminas ungueais. O pulso apical (ponto de impulso máximo ou PIM) é calculado com auscultação e palpação. Para verificar o pulso apical, apalpe o ápice do coração, no quinto espaço intercostal esquerdo, na linha hemiclavicular. Será sentido um toque ligeiro, de curta duração. Este é o local onde o pulso apical é auscultado (Figura 25.10).

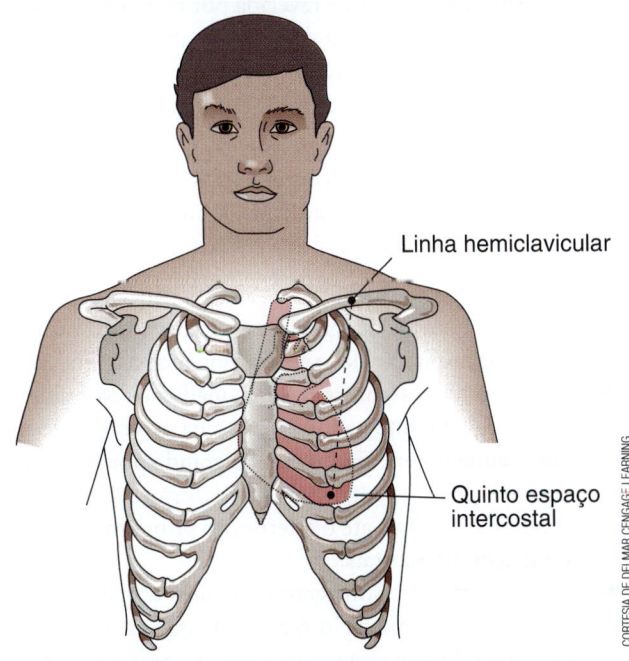

Figura 25.10 ▪ Avaliação do pulso apical.

Verificar o pulso apical é a avaliação mais precisa da frequência cardíaca, e deve ocorrer por 60 segundos. O pulso apical é avaliado primeiro com o diafragma do estetoscópio para verificar a regularidade ou irregularidade de seu ritmo. Em segundo lugar, o sino do estetoscópio é usado para diferenciar a sonoridade ou tons do coração. Com o pulso apical, outros pontos do pulso podem ser avaliados agora, ou quando as extremidades forem verificadas.

Para avaliar a perfusão de sangue nos vasos periféricos e na pele, observe alterações de temperatura, cor e sensações da pele; verifique alterações nas pulsações; e sinta os dedos dos pés para avaliar calor e cor. Como a posição das extremidades pode afetar a temperatura e a aparência da pele, as extremidades devem ser sempre avaliadas na altura do coração e em ambiente e temperatura corporal normais. Compare os pulsos periféricos bilaterais e observe alterações quanto a força e qualidade. O enfermeiro verifica o grau em que os tecidos são perfundidos medindo o SaO_2 com um oxímetro de pulso. A variação de saturação normal vai de 95% a 100%.

O foco da avaliação funcional abrange hábitos pessoais que contribuam para doenças cardiovasculares ou as previnam. Pergunte se o cliente tem o hábito de se exercitar e obtenha informações a respeito de dor torácica anterior ou falta de ar. O cliente deve descrever qualquer dor; sua localização, duração e fatores que a precipitaram; e o que é feito para aliviá-la. Pergunte também ao cliente se já desmaiou ou se se sentiu tonto. Qualquer tipo de inchaço na parte inferior da perna e sua causa devem ser anotados.

Status respiratório

Realiza-se a avaliação do som da respiração após avaliação da frequência do pulso apical. A presença de sons respiratórios normais e anormais é revelada por meio da ausculta respiratória. Peça ao cliente que respire apenas pela boca durante a auscultação, porque na respiração pela boca a turbulência do ar diminui, o que interfere na realização de uma avaliação precisa.

Existem três tipos de sons respiratórios normais, cada um com afinação, qualidade, intensidade, localização e duração únicas nas fases inspiratórias e expiratórias da respiração:

- **Sons brônquicos.** Sons altos, de alta frequência, cuja qualidade oca é ouvida de forma mais prolongada na expiração que na inspiração do ar em movimento na traqueia.
- **Sons broncovesiculares.** Sons medianos soprados, ouvidos igualmente na inspiração e na expiração do ar em movimento em vias aéreas de grande porte, posteriormente entre as omoplatas e anteriormente sobre os bronquíolos laterais até o esterno, no primeiro e segundo espaços intercostais.
- **Sons vesiculares.** Sons graves, amenos e suaves ouvidos por mais tempo na inspiração do que na expiração, resultantes do movimento do ar nas vias aéreas menores na periferia do pulmão, com exceção da área escapular.

> **▶ REFLEXÃO CRÍTICA**
>
> **Avalie os sons respiratórios**
>
> Ao ouvir os sons respiratórios do cliente, você ouve um som que pensa ser uma fricção pleural. Como você determina se o som que ouviu é de fato uma fricção?

Descrevem-se sons respiratórios fora do normal como **anormais ou adventícios.** Os sons respiratórios acidentais abrangem chiados sibilantes (os antigos chiados), chiados sonoros (os antigos roncos), estertores crepitantes finos e grossos (os antigos estertores), fricção pleural e estridor. Os **chiados sibilantes** são assobios de alta frequência ouvidos durante a inalação e a exalação. Um **chiado sonoro** é um som de ronco de baixa frequência que é mais alto durante a exalação. A tosse pode alterar o som se provocada por muco. **Estertores crepitantes** são sons de estalidos ouvidos na inalação ou na exalação, que não somem pela tosse. A **fricção pleural** é um rangido de baixa frequência na inalação e na exalação. O **estridor** é um som estridente de alta frequência ouvido na inspiração quando a traqueia ou a laringe estão obstruídas. Avalie a normalidade dos sons respiratórios e também os sons adventícios da parede torácica anterior, posterior e lateral. Monitore os sons adventícios de modo consistente. Os pulmões devem ser avaliados em toda a extensão para que os dois possam ser comparados, conforme mostrado na Figura 25.11.

As informações da avaliação funcional a serem obtidas ao avaliar o quadro respiratório abrangem qualquer dificuldade ao respirar ou a presença de tosse. Pergunte ao cliente se a tosse é não produtiva ou produtiva e descreva as secreções produzidas. Os termos usados para descrever as secreções expectoradas são *grossa*, *fina*, *amarelada*, *esverdeada*. O ambiente de trabalho ou a casa do cliente podem afetar os padrões de respiração; deve ser observada também a exposição a poeira, produtos químicos, vapores, cigarro, fumaça ou emanações de pintura, e a produtos que provocam irritação como amianto.

Ferimentos, cicatrizes, drenos, tubos, curativos

Ao avaliar o tórax, observe quaisquer tipos de ferimentos, cicatrizes, drenos, tubos ou curativos. A documentação abrange localização, tamanho e quantidade de drenagem ou de liberação e, se presentes, sinais de inflamação.

Mamas

A avaliação das mamas é feita tanto em homens como em mulheres. Comece verificando o tamanho e a simetria das mamas. É comum haver uma ligeira diferença no tamanho dos seios. Observe se existem massas óbvias, depressões na superfície da pele ou inflamação. A pele normalmente é lisa e apresenta cor uniforme. Determine se os mamilos e a auréola são simétricos em tamanho, forma e cor, e observe se há secreção saindo dos mamilos.

Qualquer área anormal deve ser apalpada para a verificação de tamanho, consistência, mobilidade, sensibilidade e localização da lesão. Outra área a ser incluída na avaliação das mamas são os linfonodos axilares, que drenam os seios. Apalpe a axila para verificar se existem linfonodos aumentados ou inflamados. Pergunte se há alguma sensibilidade, e determine se e quando o cliente realiza autoexames. Observe, no caso de cliente enferma, se fez alguma mamografia e quando foi a última vez.

> **DICA Profissional**
>
> ### Avaliação do abdômen
> Embora a sequência normal de execução de técnicas de avaliação seja inspeção, palpação, percussão e auscultação, a avaliação do abdômen implica uma sequência diferente. Como a palpação pode afetar os sons ouvidos na auscultação, a sequência para a avaliação abdominal é a seguinte:
> - Verificação.
> - Auscultação.
> - Percussão.
> - Palpação.

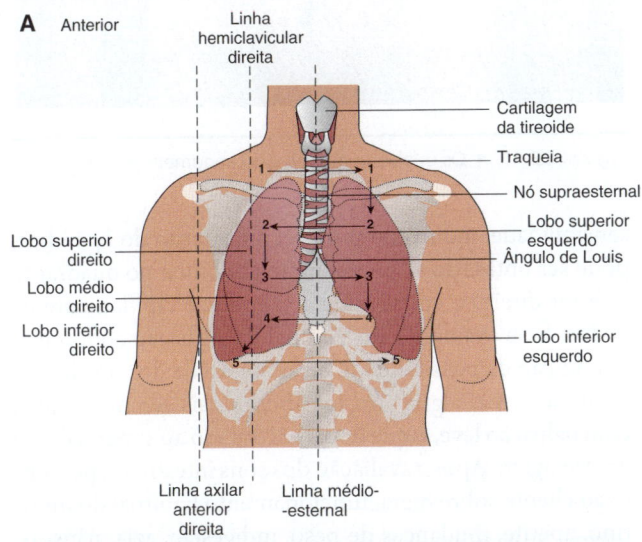
A Anterior

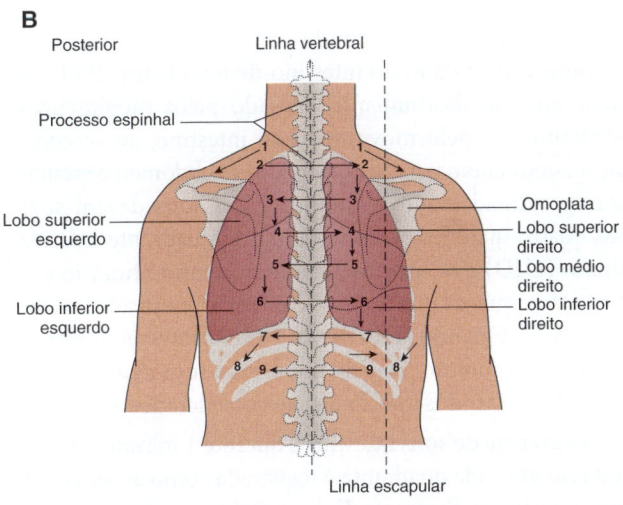
B Posterior

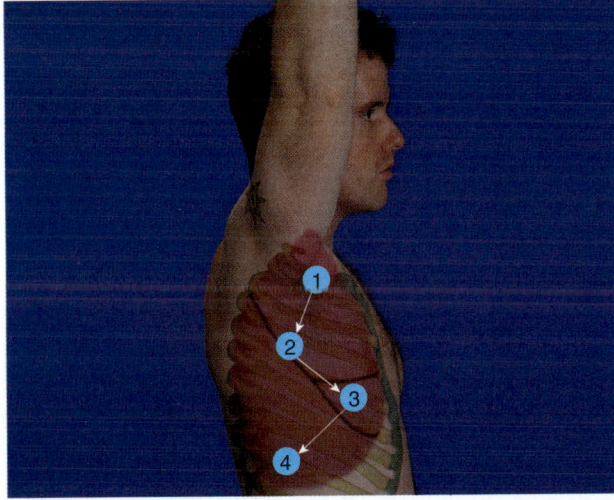
C Tórax lateral direito

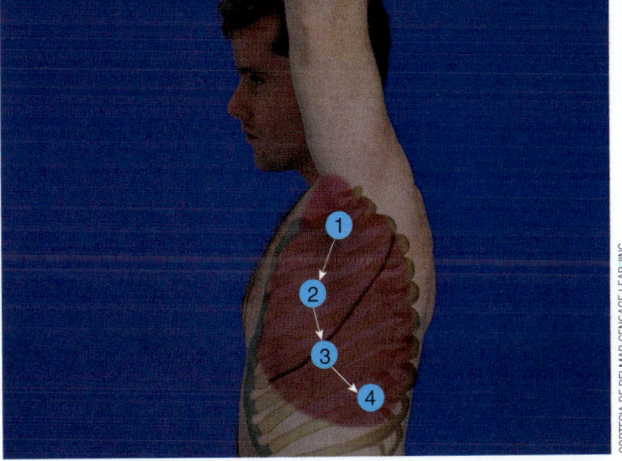
D Tórax lateral esquerdo

Figura 25.11 ■ Avaliação simétrica dos sons respiratórios: *A* – anterior; *B* – posterior; *C* – lateral direita; *D* – lateral esquerda. Um dos métodos de avaliação dos sons respiratórios é mover a campânula do estetoscópio conforme indicado pelas setas nas figuras *A* e *B*. É importante encontrar um sistema que abranja todas as áreas dos pulmões para uma avaliação completa do pulmão.

Avaliação abdominal

A avaliação abdominal determina o estado dos sistemas gastrointestinal e geniturinário do cliente. Observe quaisquer tipos de feridas, cicatrizes, drenos, tubos, curativos ou ostomias. A documentação destes abrange localização, tamanho e quantidade de drenagem ou liberação e, se presentes, sinais de inflamação.

Status gastrointestinal

A princípio, verifica-se o abdômen para verificar se há alguma erupção ou cicatriz. Verifique se o abdômen está plano, arredondado ou distendido, e observe sua simetria e sinais visíveis de peristaltismo ou pulsações. Se o abdômen estiver distendido, faça perguntas pertinentes ao funcionamento do intestino e do sistema urinário.

A auscultação é o segundo componente da avaliação abdominal do estado do intestino de um cliente. Pode-se ouvir um som borbulhante, causado pelos movimentos peristálticos e pelo movimento do intestino, ao se colocar o estetoscópio em cada quadrante do abdômen e escutar por aproximadamente 1 minuto. Esses sons devem soar nos quatro quadrantes, começando no quadrante inferior direito (QID) e se movimentando no sentido horário em torno dos quatro quadrantes, conforme mostrado na Figura 25.12. Quando cerca de 5 a 20 sons intestinais forem ouvidos por minuto, ou pelo menos um som a cada 5 a 15 segundos, os ruídos intestinais são considerados ativos.

A ausência de sons intestinais durante 1 minuto de auscultação em cada quadrante é registrada como ausência de sons intestinais. Sons intestinais inferiores a cinco por minuto são descritos como hipoativos, enquanto 20 ou mais sons intestinais por minuto são definidos como hiperativos. Sons estridentes, de alta frequência e rápidos, ouvidos com ou sem estetoscópio, são chamados **borborismos**. São provocados pela passagem de gás através do conteúdo líquido do intestino.

A percussão do abdômen é feita nos quatro quadrantes. O som de percussão abdominal predominante é timpânico, provocado por meio da percussão sobre o estômago e os intestinos cheios de ar.

Faz-se a palpação leve do abdômen para avaliar tonicidade muscular, massas, pulsações ou quaisquer sinais de sensibilidade ou desconforto. Os músculos abdominais podem ser palpados, e a pessoa deve procurar sentir se estão relaxados durante a palpação leve, se não estão contraídos fortemente ou espásticos. Se o cliente estiver ansioso, a contração muscular pode ser evidente. A palpação da separação do músculo abdominal do reto pode ser sentida principalmente em clientes obesos ou gestantes. O músculo abdominal do reto inclui dois grandes músculos na linha mediana que se estendem desde o processo xifoide até a sínfise púbica e pode ser palpado na linha mediana à medida que o cliente levanta a cabeça. A repercussão da

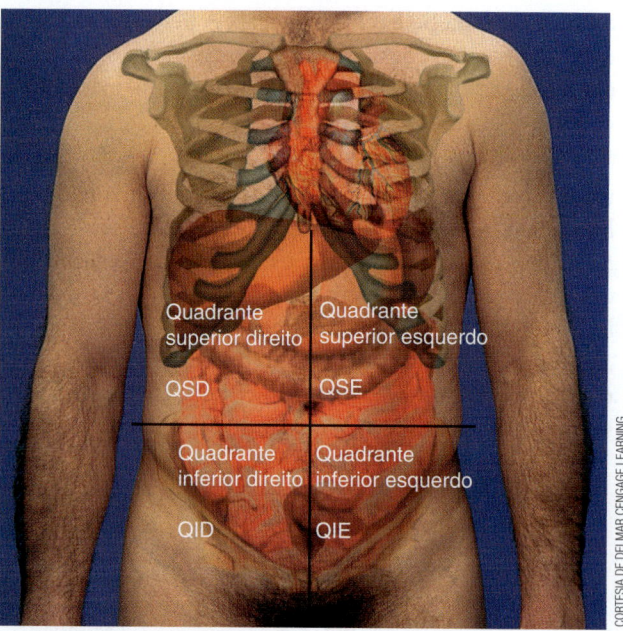

Figura 25.12 ▪ Os quatro quadrantes do abdômen.

sensibilidade, indicando possível inflamação do apêndice, pode ser obtida ao se pressionar o abdômen no quadrante inferior direito e em seguida ao se retirar rapidamente os dedos. Esse exame é feito no final da avaliação abdominal em função da possibilidade de aumento de dor do cliente. É fato anormal alguns órgãos abdominais serem sentidos com palpação leve, o que deve ser relatado ao supervisor de enfermagem. Após a avaliação dos sons intestinais, pergunte ao cliente sobre dieta, funcionamento habitual do intestino, apetite, mudanças de peso, indigestão, azia, náuseas, dor e uso de supositórios ou laxantes.

Status geniturinário

A avaliação do estado do sistema reprodutivo e urinário do cliente é realizada principalmente por meio da verificação e de habilidades de entrevista. A avaliação geniturinária abrange exame do abdômen, canal urinário e genitália, e avaliação da urina do cliente.

Examine o abdômen para verificar qualquer distensão ou aumento de volume. No adulto normal, o abdômen é liso, plano e simétrico. O canal urinário é examinado para verificação de qualquer anormalidade como inflamação e secreção, que podem indicar infecção na uretra.

Nas mulheres, observar a aparência da genitália (lábios, clitóris, abertura vaginal). Perguntas a serem feitas

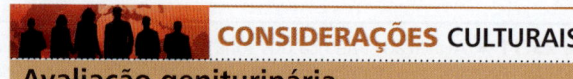

CONSIDERAÇÕES CULTURAIS
Avaliação geniturinária

As mulheres do Oriente Médio geralmente permanecem cobertas durante essa avaliação.

ao cliente sobre o histórico reprodutivo abrangem gestações, uso de métodos contraceptivos, histórico do ciclo menstrual, atividade sexual atual, uso de proteção durante a relação sexual, data do último papanicolau e determinação de como qualquer doença atual tem afetado ou afetará a atividade sexual.

Nos homens, examine pênis, canal uretral, prepúcio (se incircuncisos) e escroto. Perguntas a serem feitas ao cliente sobre o histórico reprodutivo abrangem atividade sexual atual, uso de proteção durante a relação sexual e como a doença atual tem afetado ou afetará a atividade sexual. Pergunte se o cliente realiza o autoexame dos testículos.

Observe quaisquer lesões ou ulcerações que possam indicar doenças sexualmente transmissíveis. O padrão habitual de micção e quaisquer mudanças recentes devem ser levantados se o cliente tiver histórico de infecção no trato urinário, pedras nos rins, mudança no fluxo urinário, micção dolorida ou nictúria.

Avaliação musculoesquelética e das extremidades

Avalie a simetria e a força dos principais grupos musculares durante toda a avaliação da cabeça aos pés. Em cada momento durante a avaliação, quando o cliente for reposicionado, observe a amplitude de movimentos que o cliente usa para atender àquela mudança de posição. Peça ao cliente que atravesse a sala, e observe os movimentos e a postura do cliente ao sentar na cama para avaliar os movimentos motores grossos e a postura. A avaliação do aperto de mão do cliente dá uma estimativa da força muscular. A leve palpação dos músculos identifica inchaço, tônus ou quaisquer alterações específicas na forma dos músculos.

O aperto de mão e o empurrão do pé avaliam a força e a igualdade das extremidades do cliente. A força da extremidade superior é verificada pedindo ao cliente que aperte o dedo médio e o indicador de cada mão do enfermeiro. O aperto deve ser igual em ambas as mãos. Os empurrões do pé avaliam as extremidades inferiores. As mãos do enfermeiro devem ser colocadas sobre as solas dos pés do cliente, e o enfermeiro pede então ao cliente que empurre os pés contra suas mãos. A pressão deve ser igual em ambos os pés. Peça ao cliente que toque a ponta do nariz com um dedo e, depois, a ponta do dedo do enfermeiro, à medida que o dedo é movimentado para diferentes locais a fim de testar a coordenação do cliente.

Avalie força e simetria de alguns dos principais grupos musculares, observando os movimentos de marcha e de postura. Observe a necessidade de qualquer tipo de auxílio para deambulação. Examine os músculos, primeiro uma extremidade e depois a outra; observe a igualdade de tamanho, contorno, tônus e força.

Avalie cuidadosamente a pele dos membros inferiores para determinar mudanças de cor, perda de sensação ou de pelos, mudança de temperatura no interior e de uma extremidade à outra, presença de varizes, úlceras e edema. Pergunte ao cliente se sente dores na perna ou câimbras, ou fraqueza muscular; se tem dificuldade ou dor ao caminhar ou ao executar atividades que ocorrem diariamente. A avaliação funcional abrange perguntas ao cliente sobre atividades rotineiras como cozinhar, fazer compras, exercitar-se, fazer trabalhos de jardinagem e dedicar tempo a *hobbies*. Os limites de tolerância podem ser identificados com a observação de rigidez, crepitação ou fadiga durante a deambulação. Determine se o cliente pode executar funções essenciais de maneira segura e adequada na vida doméstica e nas atividades do cotidiano.

ESTUDO DE CASO

K. J., um rapaz de 17 anos, esteve envolvido em um acidente de moto e sofreu fraturas na mandíbula inferior, úmero direito, fêmur esquerdo e tíbia direita, além de um ombro deslocado. Sua boca está fechada por fios, e ele está com o braço direito engessado, uma tipoia no braço esquerdo, a parte inferior da perna direita engessada e tração esquelética na perna esquerda. K. J. é deixado a seus cuidados, e você tem de concluir a avaliação dele.

1. Você não possui um termômetro de artéria temporal na sua unidade. Como obter a temperatura de K. J.?
2. O que você incluiria ao completar a avaliação neurológica? Por que a avaliação neurológica é tão importante para o cliente?
3. Ao ouvir os batimentos cardíacos, você percebe um som diferente do habitual. O que fará com essa informação?
4. Descreva como auscultaria os sons da respiração de K. J. Por que é tão importante avaliar os sons respiratórios de K. J.?
5. Descreva como avaliaria os sons intestinais. Por que é tão importante avaliar os sons intestinais de K. J.?
6. K. J. está com um cateter. Pratique suas habilidades de documentação registrando o resultado de urina normal como se estivesse mapeando K. J.
7. Como você avaliaria um edema? Segundo a escala de avaliação de edemas, como registraria um edema depressível de 4 mm?
8. Descreva como avaliaria o sistema musculoesquelético e as extremidades de K. J.

RESUMO

- As necessidades psicossociais dos clientes são identificadas no âmbito da avaliação funcional.
- O histórico clínico e o exame físico usados em conjunto apresentam uma visão holística das necessidades do cliente.
- A compilação de sinais vitais é a base de cada avaliação da cabeça aos pés, e abrange temperatura, pulso, respirações, pressão sanguínea e presença de dor.
- A avaliação do estado mental e neurológico de um cliente é determinada ao se obter informações sobre o nível de consciência do cliente, a resposta das pupilas, assim como a força manual e dos pés ao empurrar.
- Ao descrever as influências de um cliente, utilize termos que sejam descritivos do comportamento específico observado, e não um juízo de valor sobre o comportamento.
- Avaliar o estado cardiovascular de cada cliente abrange palpação de pontos específicos do pulso.
- A auscultação dos campos pulmonares auxilia a coletar dados referentes aos sons respiratórios do cliente.
- Uma avaliação abdominal abrange o uso de inspeção, auscultação, percussão e palpação nos quatro quadrantes do abdômen para conferir o estado e a função intestinal.
- Por meio da observação da marcha e da amplitude total de movimentos do cliente, é possível obter certa noção de simetria e da força de seus músculos.
- Durante a avaliação de feridas, drenos, curativos e outros dispositivos externos, manter o registro preciso da quantia de drenos, cor da secreção ou outras alterações.

QUESTÕES DE REVISÃO

1. S. J. tem 54 anos. Ao realizar um panorama da avaliação, ele afirma: "Só me sinto bastante tonto a primeira vez que me levanto pela manhã". S. J. provavelmente tem:
   1. cianose.
   2. hipertensão.
   3. hipertensão ortostática.
   4. hipotensão ortostática.
2. Durante a avaliação física da cabeça aos pés do cliente, o enfermeiro verifica o pulso e a pressão arterial. Qual das quatro técnicas de avaliação o enfermeiro utilizou?
   1. Ausculta, palpação e inspeção.
   2. Ausculta, percussão e inspeção.
   3. Ausculta e palpação.
   4. Palpação e inspeção.
3. Na internação em sua unidade, o cliente verbaliza aumento de dor na perna esquerda. Quais seriam as informações de avaliação pertinentes a serem obtidas do cliente?
   1. Ouça os sons intestinais do cliente.
   2. Verifique a circulação da perna direita.
   3. Verifique ambas as pernas do cliente.
   4. Pergunte ao cliente sobre a dieta atual.
4. A frequência com que um enfermeiro avalia os sinais vitais de um cliente depende de:
   1. disponibilidade de pessoal.
   2. ordens do médico.
   3. critério do enfermeiro.
   4. condição do cliente.
5. O enfermeiro verifica o pulso radial por 30 segundos e multiplica o resultado por dois. Percebe uma irregularidade na batida. Qual é a próxima ação que o enfermeiro deve tomar?
   1. Verificar o pulso radial por 60 segundos.
   2. Escutar o pulso apical por 60 segundos.
   3. Escutar o pulso apical por 30 segundos e multiplicar por dois.
   4. Continuar com o restante da avaliação.
6. Em que ordem um enfermeiro deve avaliar o abdômen de um cliente?
   1. Inspeção, palpação, percussão, auscultação.
   2. Inspeção, auscultação, palpação, percussão.
   3. Auscultação, palpação, percussão, inspeção.
   4. Palpação, percussão, inspeção, auscultação.
7. A melhor forma de um enfermeiro conduzir uma avaliação física dos pulmões é (selecione todas que se aplicam):
   1. Pedir ao cliente que respire pelo nariz.
   2. Pedir ao cliente que respire pela boca.
   3. Ouvir os sons da respiração na parede torácica anterior e posterior.
   4. Ouvir os sons da respiração na parede torácica anterior, posterior e lateral.
   5. Ouvir os sons do pulmão em toda a sua extensão.
   6. Perguntar ao cliente se a tosse é produtiva ou não produtiva.
8. Em que posição o cliente é colocado durante a preparação de um exame de toque retal?
   1. Supino.
   2. Inclinado.
   3. Posição de Sims.
   4. Lateral direita.
9. Uma mulher de 72 anos foi recentemente internada em uma casa de repouso em razão de sua confusão, desorientação e

comportamentos autodestrutivos. Ela estava acompanhada pela filha, que afirma que a mãe não tem histórico de tal comportamento. A mulher pergunta à enfermeira: "Onde estou?". A melhor resposta que o enfermeiro pode dar é:
1. "Não se preocupe. Você está segura aqui."
2. "Onde a senhora acha que está?"
3. "O que sua filha lhe disse?"
4. "Você está no lar de idosos da comunidade."

10. O enfermeiro está preparando o cliente para uma avaliação física. A primeira coisa que deve fazer é:
1. fechar a porta para oferecer um pouco de privacidade.
2. abaixar o som da televisão.
3. explicar o procedimento ao cliente.
4. ouvir os sons do pulmão.

REFERÊNCIAS/LEITURAS SUGERIDAS

Andresen, G. (1998). Assessing the older patient. *RN*, 61(3), 46-55.

Assessment Technologies Institute. (2007). *Fundamentals of nursing content mastery series review module*. Stillwell, KS: Author.

Barkauskas, V.; Bauman, L. e Darling-Fisher, C. (2002). *Health and physical assessment* (3. ed.). St. Louis, MO: Mosby.

Bickley, L. S. e Sailagyi, P. (2002). *Bates' guide to physical examination and history taking* (8. ed.). Filadélfia: Lippincott Williams e Wilkins.

Clayton, M. (2006). Communication: An important part of nursing care. *American Journal of Nursing*, 106(11), 70-71.

Craig, J.; Lancaster, G.; Taylor, S.; Williamson, P. e Smyth, R. (2002). Now, hear this: Ear temps in children found to be inaccurate. *Lancet*, 360(9333), 603-609.

Crow, S. (1997). Your guide to gloves. *Nursing97*, 27(3), 26-28.

Daniels, R.; Grendell, R. e Wilkins, F. (2010). *Nursing fundamentals: Caring and clinical decision making* (2. ed.). Clifton Park, NY: Delmar Cengage Learning.

Estes, M. (2010). *Health assessment and physical examination* (4. ed.). Clifton Park, NY: Delmar Cengage Learning.

Finesilver, C. (2001, abril). Perfecting your skills: Respiratory assessment. *RN's Travel Nursing Today*, 16-26.

Fuller, J. e Schaller-Ayers, J. (2000). *Health assessment: A nursing approach*. (3. ed.). Filadélfia: Lippincott Williams e Wilkins.

Gallauresi, B. (1998). Pulse oximeters. *Nursing98*, 28(9), 31.

Gecsedi, R. e Decker, G. (2001). Incorporating alternative therapies into pain management: More patients are considering complementary approaches. *American Journal of Nursing*, 101(4), 35-39.

Gehring, P. (2002, abril). Perfecting your skills: Vascular assessment. *RN's Travel Nursing Today*, 16-24.

Gulla, J. e Singer, A. (2000). Over half of ED patients use alternative therapy. *American Journal of Nursing*, 100(8), 24J.

Heery, K. (2000). Straight talk about the patient interview. *Nursing2000*, 30(6), 66-67.

Hodge, P. e Ullrich, S. (1999). Does your assessment include alternative therapies? *RN*, 62(6), 47-49.

Husain, M. e Coleman, R. (2002). Should you treat a fever? *Nursing2002*, 32(10), 66-70.

Joint Commission. (2004). Nutritional, functional, and pain assessments and screens. Obtido em 29 de outubro de 2008 do site http://www.jointcommission.org/AccreditationPrograms/Hospitals/Standards/FAWs/Provi.

Joint Commission. (2008). Joint Commission urges patients to "speak up" about pain. Obtido em 29 de outubro de 2008 do site http://www.jointcommission.org/Library/TM_Physicians/tmp_10_08.htm.

Joint Commission on Accreditation of Healthcare Organizations. (2000a). Comprehensive accreditation manual for hospitals (CAMH) revised pain management standards. Disponível em: http://www.jcaho.org/standard/pm_hap.html.

Joint Commission on Accreditation of Healthcare Organizations. (2000b). Pain assessment and management standards. Disponível em: http://www.jcaho.org/standard/pm_coll.html.

Karch, A. e Karch, F. (2000). When a blood pressure isn't routine. *American Journal of Nursing*, 100(3), 23.

Kirton, C. (1997). Assessing bowel sounds. *Nursing97*, 27(3), 64.

Klingman, L. (1999a). Assessing the female reproductive system. *American Journal of Nursing*, 99(8), 37-43.

Klingman, L. (1999b). Assessing the male genitalia. *American Journal of Nursing*, 99(7), 47-50.

Lower, J. (2002). Facing neuro assessment fearlessly. *Nursing2002*, 32(2), 58-64.

Mehta, M. (2003a). Assessing the abdomen. *Nursing2003*, 33(5), 54-55.

Mehta, M. (2003b). Assessing cardiovascular status. *Nursing2003*, 33(2), 56-58.

Mehta, M. (2003c). Assessing respiratory status. *Nursing2003*, 33(2), 54-56.

Murray, R.; Zentner, J. e Yakimo, R. (2008). *Health promotion strategies through the lifespan* (8. ed.). Norwalk, CT: Prentice Hall.

O'Hanlon-Nichols, T. (1997). Basic assessment series: The adult cardiovascular system. *American Journal of Nursing*, 97(12), 34-40.

O'Hanlon-Nichols, T. (1998). Basic assessment series: Gastrointestinal system. *American Journal of Nursing*, 98(4), 48-53.

O'Hanlon-Nichols, T. (1998a). Basic assessment series: Musculoskeletal system. *American Journal of Nursing*, 98(6), 48-52.

O'Hanlon-Nichols, T. (1998c). Basic assessment series: The adult pulmonary system. *American Journal of Nursing*, 98(2), 39-45.

O'Hanlon-Nichols, T. (1999). Neurologic assessment. *American Journal of Nursing*, 99(6), 44-50.

Owen, A. (1998). Respiratory assessment revisited. *Nursing98*, 28(4), 48-49.

Pullen, R. (2003). Using an ear thermometer. *Nursing2003*, 33(5), 24.

Rice, K. (1998). Sounding out blood flow with a Doppler device. *Nursing98*, 28(9), 56-57.

Rice, K. (1999). Measuring thigh BP. *Nursing99*, 29(8), 58-59.

Scott, T. (2008). How do I differentiate normal aging of the skin from pathologic conditions? Obtido em 29 de outubro de 2008 do site http://www.medscape.com/viewarticle/575293_print.

Stanley, W. (2003). Nailing a key assessment. *Nursing2003*, 33(8), 50-51.

Thomas, J. e Feliciano, C. (2003). Measuring BP with a Doppler device. *Nursing2003*, 33(7), 52-53.

University of Maryland Medicine. (2002). An introduction to CAM. Disponível em: http://www.umm.edu/altmed/ConsModalities/An In troductionToCAMcm.html.

U. S. Department of Health and Human Services, National Institutes of Health. (2003). The seventh report of the Joint National Committee on Prevention, Detection, Evaluation, and Treatment of High Blood Pressure JNC 7 Express (NIH Publication N. 03-5233).

Washington, DC: Author. Obtido em 28 de outubro de 2008 do site http://www.nhlbi.nih.gov/guidelines/hypertension/express.pdf.

Warner, P.; Rowe, T. e Whipple, B. (1999). Shedding light on the sexual history. *American Journal of Nursing*, 99(6), 34-40.

Weber, J. e Kelley, J. (2006). *Health assessment in nursing* (3. ed.). Filadélfia: Lippincott Williams e Wilkins.

Williams, M. e Keen, P. (2007). Gynecologic assessment of the elderly patient. Obtido em 28 de outubro de 2008 do site http://www.medscape.com/viewprogram/6881_pnt.

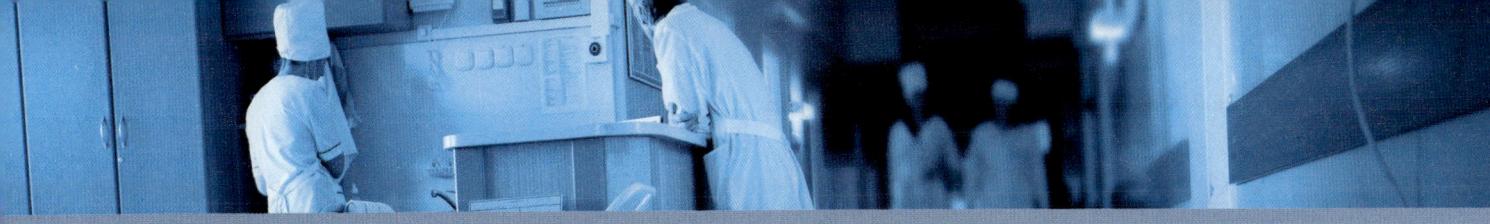

CAPÍTULO 26

Controle da Dor

PALAVRAS-CHAVE

- acupuntura
- aferente
- agonista-antagonista mistos
- analgesia controlada pelo cliente enfermo (PCA)
- analgesia epidural
- analgesia intratecal
- analgésicos
- crioterapia
- cólica
- distração
- dor
- dor aguda
- dor aguda recorrente
- dor crônica
- dor cutânea
- dor de membro-fantasma
- dor isquêmica
- dor crônica não maligna
- dor referida
- dor somática
- dor visceral
- efeito máximo
- eferente
- endorfinas
- estimulação elétrica transcutânea do nervo TENS
- estímulo nocivo
- hipnose
- limiar de dor
- medicamentos adjuvantes
- modulação
- neuralgia
- nociceptores
- percepção
- reformulação

ESTABELECENDO RELAÇÕES

Consulte os seguintes capítulos para ampliar seu conhecimento acerca do controle da dor:

Enfermagem Básica

- Comunicação
- Considerações Culturais
- Cuidados no Fim da Vida
- Terapias Complementares/Alternativa

Procedimentos Intermediários

- Administração oral, sublingual e medicamentos bucais
- Retirada de medicamento de ampolas
- Retirada de medicamento de frascos
- Administração de injeção intradérmica
- Administração de injeção subcutânea
- Administração de injeção intramuscular

OBJETIVOS

Ao final deste capítulo, você estará apto a:

- Definir palavras-chave.
- Identificar os quatro componentes de condução da dor.
- Discutir a teoria do portão para controle da dor.
- Descrever os tipos de dor.
- Relacionar três diretrizes que deverão ser incluídas em uma avaliação completa da dor.
- Identificar três princípios gerais de controle da dor.
- Elencar as responsabilidades da enfermagem na administração de analgésicos.

PALAVRAS-CHAVE

relaxamento muscular progressivo
síndromes de dor miofascial
técnicas de relaxamento
teoria do portão para controle da dor
tolerância
tolerância à dor
transdução
transmissão
via de dor aferente
via de dor eferente

- Identificar os sítios de ação de analgésicos não opioides e opioides.
- Descrever três exemplos de medidas não farmacológicas para alívio da dor.
- Elencar diagnósticos de enfermagem para a dor.
- Discutir intervenções de enfermagem que promovam conforto.
- Avaliar o alívio da dor do cliente enfermo.

INTRODUÇÃO

A dor é um fenômeno encontrado em todas as especialidades de enfermagem. Seja qual for o ambiente, incluindo a unidade de terapia intensiva neonatal, intraoperatória, de Home Care em clínicas ou hospitais, os desafios no controle da dor são os mesmos. Embora membros de outras equipes de assistência médica lidem com o controle da dor de clientes enfermos, o enfermeiro passa a maior parte do tempo com o cliente enfermo sofrendo de dor. Por exemplo, se considerarmos um ambiente de assistência de emergência, onde o médico avalia o cliente por cerca de 10 a 15 minutos e prescreve **analgésicos** para alívio da dor, a equipe de enfermagem, no entanto, estará presente nas 24 horas do dia, administrando medicamentos, avaliando a resposta do cliente enfermo e comunicando essa resposta ao médico. O papel do enfermeiro então se torna crucial no alívio da dor do cliente enfermo.

A experiência da dor pode ter impacto significativo na saúde de um cliente enfermo. Trata-se de uma experiência pessoal que afeta todos os aspectos da saúde de um indivíduo, entre eles o bem-estar físico, o estado mental e a eficácia dos mecanismos de enfrentamento. Este capítulo fornece uma visão geral do fenômeno complexo da dor, abrangendo definições, fisiologia e avaliação da dor. São também discutidas as estratégias para controle da dor, entre elas as técnicas farmacológicas não invasivas e invasivas.

DEFINIÇÕES DE DOR

O fenômeno da dor é mencionado desde a Antiguidade, já nas tábuas de barro da Babilônia. Aristóteles (século IV a.C.) descreveu a dor como uma emoção, sendo o oposto do prazer. E, embora as emoções certamente desempenhem papel importante na percepção da dor, há muito mais na experiência do que os sentimentos envolvidos.

Na Idade Média, a dor apresentava conotações religiosas. Era vista como um castigo de Deus para os pecados ou como evidência de que um indivíduo estava possuído pelo demônio. Essa definição de dor ainda é defendida por alguns clientes enfermos, que podem dizer à enfermeira que o sofrimento é "a cruz que preciso carregar". O alívio da dor pode não ser o objetivo para os indivíduos que acreditam nessa definição de dor. Pode ser necessária a realização de aconselhamento espiritual antes que esse tipo de cliente enfermo esteja disposto a trabalhar no sentido de aliviar a dor.

A definição mais amplamente aceita de **dor** é a desenvolvida pela International Association for the Study of Pain (IASP). Essa organização define a dor como "experiência sensorial e emocional desagradável, associada a uma lesão real ou potencial no tecido ou descrita nesses termos" (IASP, 2008). Essa definição incorpora os componentes sensorial e emocional da dor. Também reconhece que o dano real ao tecido não é exigência para que a dor seja considerada real.

Muitos especialistas em tratamento da dor dão ênfase à natureza subjetiva dessa experiência. Diferentemente da medição de pressão arterial ou do nível de glicose no sangue, a intensidade do desconforto que o cliente enfermo está sentindo não pode ser medida com um instrumento. McCaffery e Pasero (1999, p. 17) se expressam melhor, definindo dor como "tudo o que o cliente enfermo diz que é, e que existe sempre que o cliente enfermo diz que existe". Todas as ações de enfermagem baseiam-se no que a dor significa para o cliente enfermo. O primeiro e mais importante passo na avaliação da dor de um cliente enfermo é acreditar nele. A descrição do cliente sobre a experiência de dor, ou o autorrelato, deverá ser a base de todas as decisões que se relacionarem à assistência. Sem isso, a assistência será ineficaz (Teeter e Kemper, 2008a).

Devido à subestimação disseminada da dor, a American Pain Society lançou, em 1995, uma campanha internacional para despertar a atenção para o problema e promover a avaliação rotineira da dor por parte dos prestadores de assistência médica. Isso levou rapidamente à incorporação da dor nas atividades diárias dos médicos como o "quinto sinal vital", depois que a Joint Commission lançou os padrões de assistência de qualidade do tratamento da dor em 2001. Entretanto, uma pesquisa conduzida pela U. S. Veterans Administration mostrou não ter havido melhora no tratamento da dor após a adoção dessa estratégia (Mularski et al., 2006). A avaliação, por si só, não é suficiente para assegurar o tratamento adequado da dor dos clientes enfermos. Os prestadores de assistência médica devem atuar sobre os achados da avaliação (Teeter e Kemper, 2008a).

Embora sejam muitas as definições de dor ao longo da História, a pesquisa em fisiologia da dor mostra que se trata de um fenômeno complexo. Com frequência, os clientes enfermos têm dificuldade em descrevê-la, e os enfermeiros, em compreendê-la, mas é uma das queixas mais comuns que levam os indivíduos a buscar assistência médica. Até recentemente, a dor era vista como um sintoma que exigia diagnóstico e tratamento da causa subjacente. Hoje está claro que a dor, por si só, pode ser prejudicial à saúde e à cura dos clientes enfermos. O controle da dor, e não apenas o alívio do sintoma quando aparece, deve ser reconhecido como prioridade na assistência a clientes enfermos em todas as ocasiões.

NATUREZA DA DOR

A experiência da dor é sinal de dano aos tecidos, como no caso da dor provocada pelo câncer e pela doença crônica. A dor também pode representar um mecanismo de proteção para prevenir lesão adicional, como quando o cliente enfermo guarda ou protege a parte lesada do corpo. A dor como alerta de dano potencial aos tecidos pode estar ausente em pessoas com neuropatias sensoriais congênitas, anormalidades congênitas dos nervos ou da medula espinal, esclerose múltipla, neuropatia diabética, alcoolismo, hanseníase e lesão aos nervos ou à medula espinal.

MITOS COMUNS SOBRE A DOR

Com frequência, a dor é mal compreendida e julgada por ser subjetiva (depende da percepção do cliente enfermo), e não pode ser medida de modo objetivo por meio de um exame de laboratório ou de dados diagnósticos. O relato do cliente enfermo sobre o nível da dor varia com base na experiência e no histórico cultural anterior. A interpretação do enfermeiro sobre a dor de um cliente enfermo é filtrada por tendências e expectativas desse profissional. A Tabela 26.1 relaciona alguns mitos associados à dor.

TIPOS DE DOR

A dor pode ser descrita por sua origem ou causa e por sua natureza ou descrição. A dor categorizada pela origem pode ser cutânea, somática ou visceral; por sua natureza, é aguda ou crônica.

DOR CATEGORIZADA PELA ORIGEM

Dor cutânea é a causada pela estimulação das terminações nervosas na pele e resulta em sensação bem localizada de "queimação" ou "formigamento"; o cabelo embaraçado e repuxado durante o ato de pentear provoca dor cutânea. **Dor somática** é a não localizada, que se origina em estruturas de apoio como tendões, ligamentos e nervos; torcer o tornozelo resulta em dor somática. **Dor visceral** é o desconforto em órgãos internos. Ela é menos localizada e de transmissão mais lenta que a dor cutânea. A dor que se origina nos órgãos abdominais é chamada, com frequência, de **dor referida**, porque não é sentida no órgão, mas sim percebida no ponto onde os órgãos estavam localizados durante o desenvolvimento fetal, dificultando a avaliação (Figura 26.1).

Tabela 26.1 ▪ Mitos comuns sobre a dor

Mito	Fato
• O enfermeiro é o melhor juiz da dor de um cliente enfermo.	• A dor é uma experiência subjetiva; somente o cliente enfermo pode julgar o nível e a intensidade da própria dor.
• Se a dor for ignorada, desaparecerá.	• A dor é uma experiência real que deve ser tratada adequadamente com assistência da enfermagem e intervenção médica.
• Os clientes enfermos não deverão tomar nenhuma medida para aliviar a dor até que ela se torne insuportável.	• Medidas de controle e de alívio da dor são eficazes em reduzir o nível de dor, o que ajuda os clientes enfermos a viver de maneira mais normal e confortável.
• A maioria das queixas de dor é puramente psicológica (do tipo "são coisas da sua mente"); somente a dor "real" se manifesta em sinais físicos óbvios como gemidos ou caretas.	• A maioria dos clientes enfermos expressa com honestidade sua percepção de dor, tanto física quanto emocional, e precisa de intervenção efetiva e informações; as respostas físicas variam significativamente dependendo da experiência e das normas culturais, e expressões visíveis de dor nem sempre são indicadores confiáveis de sua intensidade.
• Clientes enfermos que tomam medicamentos para alívio de dor ficarão viciados na droga.	• O vício é pouco provável quando os analgésicos são cuidadosamente administrados e monitorados de perto.
• Clientes enfermos com dano intenso aos tecidos sofrerão dor significativa; os com lesões menores sofrerão menos dor.	• A percepção de dor dos indivíduos é subjetiva; a extensão do dano aos tecidos não é necessariamente proporcional à extensão da dor sofrida.
• Os clientes enfermos pedem medicamentos para a dor quando precisam.	• Muitos clientes enfermos não pedem medicamentos por medo de reações adversas, por não desejarem incomodar o enfermeiro, devido a normas e crenças culturais contra medicamentos ou por acreditarem que a dor é inevitável e intratável.

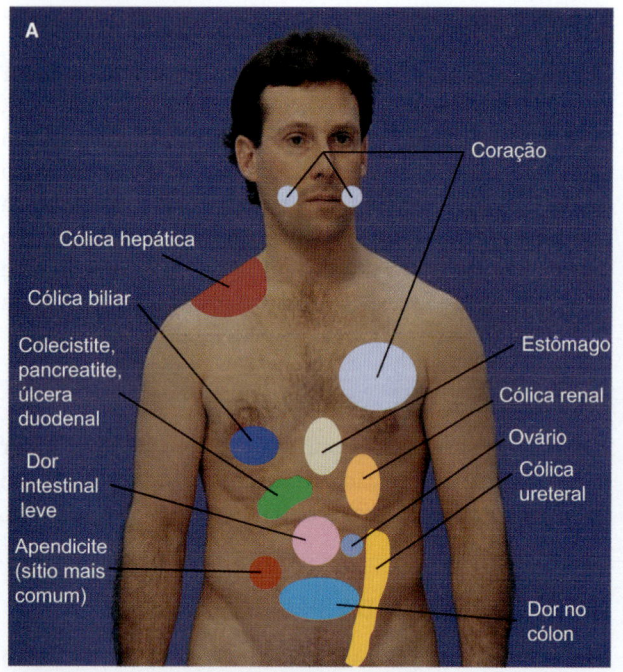
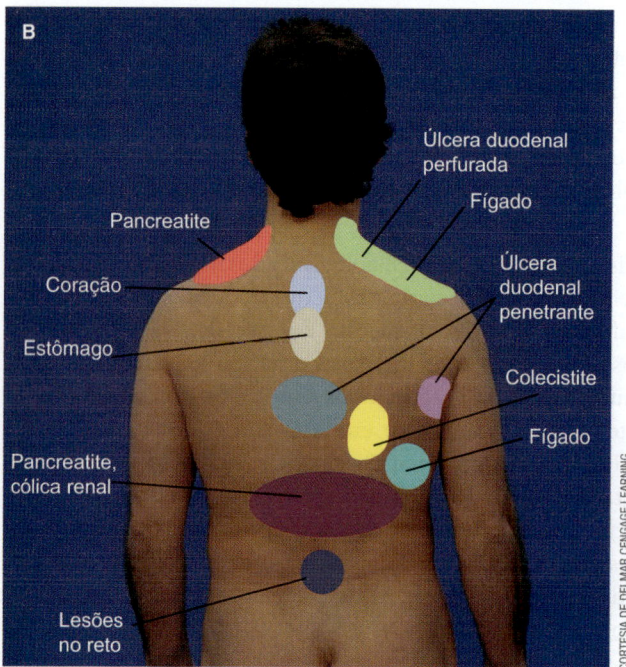

Figura 26.1 ▪ Áreas de dor referida. *A* – Projeção anterior; *B* – Projeção posterior.

DOR CATEGORIZADA PELA NATUREZA

É importante compreender a diferença entre dor aguda e crônica, porque cada uma apresenta um cenário clínico diferente.

Dor aguda

Dor aguda é a que tem início súbito, duração relativamente curta, intensidade de leve a intensa e redução uniforme em intensidade em um período de dias a semanas. Uma vez resolvido o **estímulo nocivo** (doença subjacente), a dor em geral desaparece (Tabela 26.2). Normalmente, a dor aguda está associada a um quadro específico, lesão ou dano aos tecidos causado por doença. À medida que a cicatrização ocorre, a dor aguda deverá diminuir. É provável que todos nós já tenhamos sofrido de dor aguda (por exemplo, dor de dente, cefaleia, picada de agulha, joelhos

Tabela 26.2 ▪ Dor aguda *versus* dor crônica

	Agudo	Crônico
Tempo	Inferior a 6 meses.	Superior a 6 meses.
Localização	Localizada, associada a lesão, condição ou doença específica.	Difícil de ser identificada.
Características	Descrita com frequência como aguda, vai diminuindo à medida que a cicatrização ocorre.	Frequentemente descrita como imprecisa, difusa e constante.
Sinais fisiológicos	• Frequência cardíaca elevada. • Pressão arterial (PA) elevada. • Frequência respiratória elevada. • Pode manifestar diaforese. • Pupilas dilatadas.	• Sinais vitais normais. • Pupilas normais. • Sem diaforese. • Pode apresentar perda de peso.
Sinais de comportamento	• Choro e gemidos. • Esfregar o sítio. • Protegê-lo. • Franzir as sobrancelhas. • Fazer caretas. • Queixas de dor.	• Imobilidade física. • Falta de esperança. • Desatenção. • Perda da libido. • Exaustão e fadiga. • Queixas de dor somente se questionado.

esfolados, queimaduras, dor muscular, de parto, pós-operatória, entorse no tornozelo e fraturas). Comumente o cliente enfermo é capaz de indicar a lesão. A dor aguda é descrita, com frequência, como cortante, embora a dor profunda possa ser descrita como imprecisa e contínua. O cliente enfermo apresentará aumento na frequência cardíaca e respiratória e na pressão arterial, e poderá se tornar diaforético e ter as pupilas dilatadas.

Tais sinais lembram os de ansiedade, que, com frequência, acompanham episódios de dor aguda. Os comportamentos podem abranger choro e gemidos, esfregar o sítio da dor, protegê-lo, franzir as sobrancelhas, fazer caretas e expressar verbalmente o desconforto.

Dor aguda recorrente é a que se repete em um período prolongado ou por toda a vida do cliente enfermo. Intervalos sem dor alternam-se com episódios dolorosos.

Entre os exemplos de dor recorrente observados em crianças estão: dor recorrente abdominal, torácica, nos membros e cefaleias. Entre os adultos, a experiência de dor recorrente abrange as enxaquecas, crises álgicas na anemia falciforme e angina.

Dor crônica

A **dor crônica** é definida, de modo geral, como dor de longo prazo (seis meses ou mais), persistente, quase constante ou reincidente, que produz mudanças negativas significativas na vida do cliente enfermo. A dor crônica pode permanecer ainda algum tempo após a cura da doença. Embora alguns lactentes, crianças e adolescente sofram de dor crônica, ela é mais comum entre adultos. Nos Estados Unidos, um em cada quatro indivíduos sofre de dor crônica. A dor crônica justifica mais de 80% das consultas médicas (National Pain Foundation, 2009). No Brasil, a presença da dor crônica como problema de saúde pública tem sido referida em estudos atuais, que apontam prevalências entre 7% e 46% na população geral e pouco menos de 30% dos pacientes atendidos em serviços de atenção primária à saúde. (*Hist. ciênc. saúde-Manguinhos*, v. 15, nº 1, Rio de Janeiro, jan./mar. 2008.)

A dor aguda crônica ocorre quase diariamente durante um longo período, meses ou anos, e pode nunca acabar. O câncer e queimaduras intensas são exemplos de fisiopatologias que levam à dor aguda crônica. Às vezes, a dor só cessa com o óbito, como é o caso de clientes enfermos com câncer em estágio terminal (McCaffery e Pasero, 1999). Esse tipo de dor é também chamado *dor progressiva.*

A **dor crônica não maligna**, também chamada *dor crônica benigna,* ocorre quase diariamente e persiste durante pelo menos seis meses, com intensidade que varia de leve a intensa. McCaffery e Pasero (1999) identificaram três características críticas da dor crônica não maligna:

- Provocada por causas não potencialmente fatais.
- Não responsiva aos métodos atualmente disponíveis de alívio da dor.
- Pode persistir pelo resto da vida do cliente enfermo.

Exemplos de fisiopatologias que levam à dor crônica não maligna abrangem:

- Muitas formas de **neuralgia** (dor paroxística que se estende ao longo de um ou mais nervos).
- Dor lombar.
- Artrite reumatoide.
- Espondilite anquilosante.
- **Dor de membro fantasma** (dor neuropática que ocorre após amputação, com sensações de dor referidas para certa área na parte ausente do membro).
- **Síndromes de dor miofascial** (grupo de distúrbios musculares caracterizados por dor, espasmo muscular, sensibilidade, enrijecimento e movimentos limitados).

Quando a dor crônica não maligna é suficientemente intensa para tornar o cliente enfermo incapaz, é identificada como *síndrome de dor crônica não maligna intratável.*

Sinais e sintomas Sinais e sintomas da dor crônica podem parecer muito diferentes dos da dor aguda. O corpo não pode tolerar os sinais do sistema nervoso simpático por longo período e, portanto, se adapta. Com frequência, os sinais vitais serão normais, sem pupilas dilatadas nem perspiração. A falta desses sinais pode levar alguns profissionais de assistência médica a questionar a descrição do cliente enfermo sobre a dor.

Falta de esperança, distração, perda da libido (orientador sexual) e perda de peso, características da dor crônica, são semelhantes aos sinais da depressão. O cliente enfermo descreve, com frequência, exaustão e fadiga. Os comportamentos incluem ausência de queixa de dor, a menos que se questione o cliente, e inatividade física ou imobilidade, levando à incapacidade funcional. Não há choro, gemidos, proteção da área ou caretas, sinais que a maioria dos médicos associa à dor. O tratamento da dor crônica é mais complexo que o da dor aguda. A dor crônica é considerada pelos especialistas em dor como um estado de doença, em vez de um sintoma. O tratamento envolve identificação da causa da dor, reconhecimento dos fatores emocionais e ambientais que contribuem para a dor e reabilitação para melhorar as habilidades funcionais do cliente enfermo.

PROPÓSITO DA DOR

A dor serve como mecanismo de proteção. Se uma pessoa tocar um fogão quente, o alarme da dor fará a pessoa retrair a mão de imediato. A pele ficaria gravemente queimada se isso não ocorresse.

A dor pode ser uma ferramenta diagnóstica. A qualidade e a duração da dor dão dicas importantes para determinar o diagnóstico médico de um cliente enfermo. Na apendicite aguda, por exemplo, o médico busca por sensibilidade de rebote (a dor aumenta mediante aplicação de pressão firme durante vários segundos e liberação rápida dessa pressão) ao apalpar o abdômen. Esse tipo específico de dor ajuda a confirmar o diagnóstico de apendicite em detrimento de outros problemas gastrointestinais.

FISIOLOGIA DA DOR

Quando ocorre dor, a manifestação sensorial do tecido lesado leva as vias de dor dos **nociceptores** periféricos (neurônios receptivos de sensações de dor) e do sistema nervoso central (SNC) a intensificar respostas futuras a estímulos de dor. Podem ocorrer, por isso, alterações duradouras nas células das vias de dor da medula espinal **aferente** (ascendente) e **eferente** (descendente) após breve estímulo nocivo.

Respostas fisiológicas (como elevação da pressão arterial, frequência respiratória e da pulsação; pupilas dilatadas; perspiração e palidez) a um episódio mesmo breve de dor aguda mostrarão adaptação dentro de alguns minutos a algumas horas. O corpo não pode sustentar fisiologicamente a resposta de estresse extremo por períodos muito longos. Ele conserva os recursos por meio de adaptação fisiológica: retorno à pressão arterial, frequência respiratória e pulsação a limites normais, ou quase normais; bem como a estabilização e retorno ao tamanho normal das pupilas; e pele seca com pouca evidência de perfusão insatisfatória *mesmo mediante dor continuada de mesma intensidade*.

ESTÍMULO DE DOR

A ação específica da dor depende de seu tipo. A dor cutânea viaja com rapidez através de um arco reflexo simples desde a terminação nervosa (ponto de dor) até a medula espinal, a cerca de noventa metros por segundo, e a resposta reflexa evoca reação quase imediata. Por isso, quando se toca um fogão quente, a mão da pessoa salta para trás *antes* que ocorra a atenção consciente do dano (Figura 26.2). Após tocar um fogão quente, a terminação nervosa sensorial na pele do dedo inicia a transmissão nervosa, que viaja através do gânglio da raiz dorsal até o corno dorsal na substância cinzenta da medula espinal. O impulso então viaja através de um interneurônio, que forma sinapse com um neurônio motor no mesmo nível da medula espinal. Esse neurônio motor que estimula o músculo é responsável pelo movimento de desvio da mão para longe do fogão quente.

No caso do fogão quente, o neurônio sensorial também forma sinapses com um neurônio sensorial aferente. O impulso viaja para cima, pela medula espinal, até o tálamo, onde a sinapse envia o impulso para o córtex cerebral. Uma vez interpretado o impulso, as informações estarão conscientemente disponíveis. A pessoa ficará ciente da localização, da intensidade e da qualidade da dor. A experiência anterior agrega o aspecto afetivo à experiência da dor.

DICA Profissional

Panorama norte-americano

De acordo com as estatísticas compiladas pela American Pain Foundation em 2007, a dor afeta a vida diária dos norte-americanos mais que o câncer, o diabetes e a doença cardíaca *juntos* – cerca de 76,5 milhões de norte-americanos por dia. Adultos entre 45 e 64 anos foram os que apresentaram mais probabilidade de relatar a dor; e adultos com mais de 65 foram os que menos reportaram esse fenômeno. Tal fato pode refletir algumas alterações na percepção da dor associada à idade ou uma subavaliação da dor em idosos.

REFLEXÃO CRÍTICA

Tipos de cor

Quais são as diferenças entre dor somática, cutânea, visceral, referida, isquêmica, aguda, crônica e do membro fantasma?

A resposta do neurônio motor descendente, ou eferente, move-se do cérebro através da medula espinal, formando sinapse com um neurônio motor nessa mesma medula espinal, e inerva o músculo.

A transmissão de impulsos da dor visceral é mais lenta e menos localizada que a da dor cutânea. Os órgãos internos (entre eles, o trato gastrointestinal) possuem poucos nociceptores, motivo pelo qual a dor visceral é mal localizada e sentida como sensação latejante ou dor imprecisa; entretanto, os órgãos internos são muito sensíveis à distensão. A dor em câimbras da **cólica** (dor abdominal aguda) ocorre quando:

- constipação ou flatos distendem o estômago ou os intestinos;
- há hiperperistalse, como na gastroenterite;
- incompatibilidade entre massa/volume e o trânsito do trato gastrointestinal.

A fisiologia da **dor isquêmica**, ou da dor quando o suprimento de sangue para uma área é restrito ou cortado completamente, também difere. A restrição do fluxo sanguíneo provoca oxigenação inadequada do tecido suprido por esses vasos e remoção inadequada de resíduos metabólicos. O início da dor isquêmica é mais rápido em um músculo ativo e mais lento em um músculo passivo. Os exemplos de dor isquêmica são câimbras musculares, infarto do miocárdio, angina pectoris e crises álgicas da anemia falciforme. Quando a dor isquêmica se manifesta em um músculo que continua em atividade, ocorre espasmo muscular (câimbra). Se o suprimento de sangue ao coração for cortado por completo ou seriamente restrito e não restaurado com rapidez, o resultado será o infarto do miocárdio.

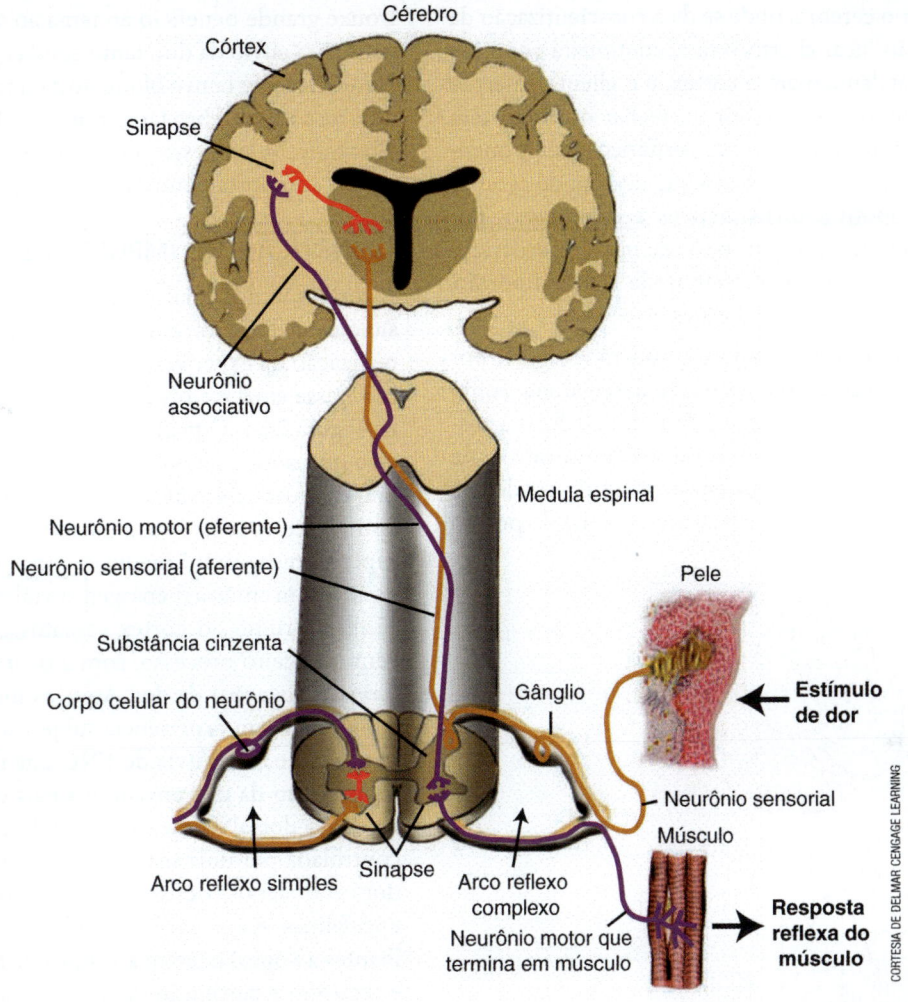

Figura 26.2 ■ Arcos reflexos.

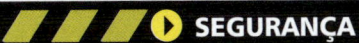

Dor isquêmica

Administre rapidamente suplementação de oxigênio e medicamentos para dor a clientes enfermos com dor isquêmica para minimizar a falta de oxigênio e prevenir o infarto (morte tecidual).

Substâncias liberadas de tecidos lesados em episódios de dor aguda levam a respostas do hormônio do estresse. Ocorre aumento na taxa metabólica, fragmentação intensificada de tecidos corporais, aumento na coagulação do sangue, função imune prejudicada e retenção de água. Desencadeia-se a reação de luta ou fuga, levando a taquicardia e emoções negativas.

TEORIA DO PORTÃO PARA CONTROLE DA DOR

As teorias de transmissão e de interpretação da dor tentam descrever e explicar a experiência da dor. Os antigos teóricos da dor concentravam-se em mecanismos neuroanatômicos e neurofisiológicos.

Melzack e Wall (1965) propuseram a **teoria do portão para controle da dor**, a primeira a reconhecer que os aspectos psicológicos da dor são tão importantes quanto os fisiológicos. A teoria do portão para controle combinou componentes cognitivos, sensoriais e emocionais – além de aspectos fisiológicos –, e sugeriu que esses componentes podem atuar em um sistema de controle de portão para bloquear a percepção de dor pelo indivíduo. A premissa básica diz que a transmissão de impulsos nervosos potencialmente dolorosos ao córtex é modulada por um mecanismo de portão de bloqueio da medula espinal e pela atividade do SNC. Como resultado, o nível de alerta consciente da sensação dolorosa sofre alterações.

A teoria sugere que as fibras nervosas que contribuem para a transmissão da dor ficam juntas em um sítio no corno dorsal da medula espinal. Acredita-se que esse sítio atue como um mecanismo de portão que determina quais impulsos serão bloqueados e quais serão transmitidos ao tálamo. A imagem de um portão é útil para informar aos clientes enfermos e à família sobre as medidas de alívio da dor. Se o "portão" for fechado, o sinal será interrompido antes de atingir o cérebro, onde se dá a conscientização da dor. Se o "portão" ficar aberto, o sinal continuará por meio do trato espinotalâmico até o córtex, e o cliente enfermo sentirá dor (Figura 26.3). Abrir ou fechar o portão tem influência de impulsos dos nervos periféricos (componentes sensores) e dos sinais nervosos que descem do cérebro (componentes motivacionais afetivos e cognitivos). Por exemplo, o estímulo de alguns tipos de nervos periféricos por via cutânea como a massagem pode fechar o portão, enquanto o estímulo de nociceptores o abrirá.

Se uma pessoa é ansiosa, o portão poderá ser aberto por sinais enviados do cérebro em sentido descendente rumo ao corno dorsal da medula espinal. Por outro lado, se a pessoa tem experiências anteriores positivas com controle de dor, a influência cognitiva pode enviar sinais descendentes para o mecanismo do portão e fechá-lo. A teoria do portão trouxe grande benefício ao tema ao sugerir novas abordagens para alívio da dor, tanto aguda quanto crônica. Pode-se aliviar a dor com o bloqueio da transmissão de impulsos dolorosos ao cérebro tanto por modalidades físicas quanto alterando os processos de pensamento e as emoções, ou outros comportamentos do indivíduo.

CONDUÇÃO DE IMPULSOS DE DOR

A condução de impulsos de dor refere-se aos processos fisiológicos que ocorrem desde o início do sinal de dor até a realização da experiência da dor pelo indivíduo. A condução desse sinal envolve quatro processos, como ilustrado na Figura 26.4. O primeiro, **transdução**, é o estímulo nocivo que aciona a atividade elétrica nas terminações das fibras nervosas aferentes (nociceptores). Uma vez acionado o sinal, a **transmissão** tem início. O impulso viaja dos nociceptores receptores à medula espinal. Os neurônios de projeção levam então a mensagem ao tálamo, e essa mensagem continua rumo ao córtex somatossensorial. Em seguida vem o terceiro processo, com a ocorrência da **percepção** (conscientização) da dor. Aqui, as mensagens neurais são convertidas em experiência subjetiva. O quarto processo, **modulação**, é uma via do SNC que inibe seletivamente a transmissão da dor enviando sinais de bloqueio de volta ao corno dorsal da medula espinal. A modulação da dor é controlada por dois sistemas analgésicos (que eliminam a dor) endógenos (desenvolvidos no interior): endorfinas e encefalinas. As **endorfinas** (substâncias endógenas semelhantes ao ópio) aderem aos sítios de recepção de opioides e reduzem a percepção da dor. As encefalinas também reduzem a percepção da dor na via dessa sensação.

FATORES QUE AFETAM A EXPERIÊNCIA DA DOR

De acordo com McCaffery e Pasero (1999), o cliente enfermo é a única autoridade quanto à existência e à natureza da dor à qual se refere. Idade, experiência anterior, abuso de drogas e normas culturais são responsáveis por diferenças em respostas individuais de clientes enfermos à dor.

IDADE

A idade pode influenciar significativamente a percepção do cliente enfermo em relação à dor. As pessoas podem man-

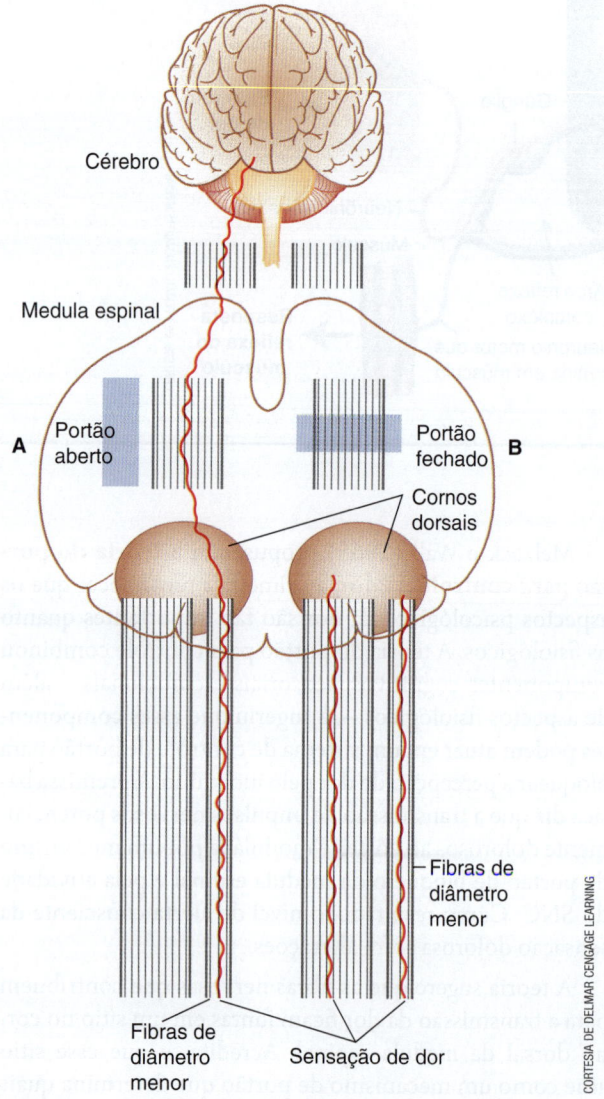

Figura 26.3 ■ Teoria do portão para controle da dor. *A* – O "portão aberto" permite que os nervos transmitam sensações de dor ao cérebro; *B* – O "portão fechado" interrompe a transmissão das sensações de dor ao cérebro.

> **CONSIDERAÇÕES sobre tempo de vida**
> **Idosos e a dor**
> Clientes enfermos idosos convivem frequentemente com a dor acreditando que nada pode ser feito. Não raro, nada falam sobre a própria dor por medo de serem rotulados como um "incômodo" ou "alguém lamuriento". O cliente deve ser encorajado a solicitar alívio para a dor, conforme necessário.

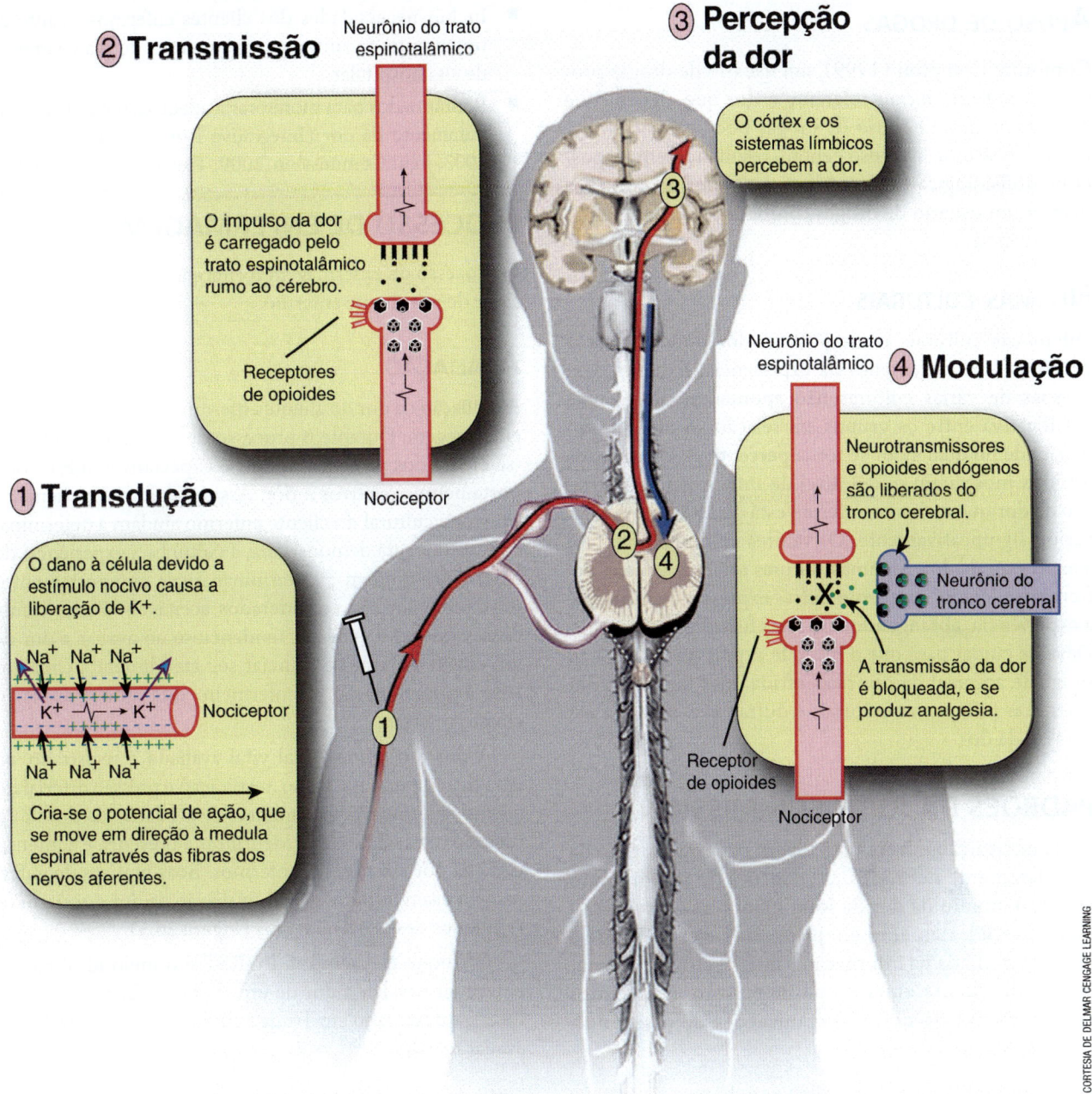

Figura 26.4 ■ Condução de impulsos de dor.

ter comportamentos aprendidos na infância em relação à dor e se mostrarem relutantes em admiti-la, ou em buscar assistência médica porque temem o desconhecido ou um tratamento que possa influenciar seu estilo de vida.

Adultos com idade mais avançada podem ignorar a própria dor por acreditarem que é consequência do envelhecimento. A família e os membros da equipe de assistência médica podem, de modo imprudente, endossar essa ideia e se mostrarem mais indiferentes às queixas de dor de um cliente enfermo idoso.

EXPERIÊNCIAS ANTERIORES COM A DOR

A experiência anterior com a dor frequentemente influencia as reações dos clientes enfermos. Mecanismos anteriores de enfrentamento podem afetar o julgamento de clientes enfermos sobre o impacto da dor em sua vida e quais medidas poderão usar para tratar com sucesso e por si mesmos essa experiência. Informar clientes enfermos sobre expectativas e métodos de tratamento pode, com frequência, amenizar o temor desses indivíduos e conduzir ao tratamento bem-sucedido da experiência de dor.

ABUSO DE DROGAS

Conforme Compton (1999), um usuário de drogas provavelmente será *menos* tolerante à dor que alguém que não usa drogas. O abuso de drogas pode provocar alterações no sistema nervoso central, resultando em resposta neurofisiológica exagerada aos estímulos de dor. Para manter um usuário de drogas confortável, deve-se evitar a abstinência.

NORMAS CULTURAIS

Diferenças culturais na resposta à dor podem levar a problemas no tratamento da experiência. Estudos com pessoas de várias culturas não apontaram divergência significativa entre os grupos em relação ao nível de intensidade no qual a dor se torna perceptível. Os mesmos estudos mostraram que o nível de intensidade ou duração da dor que o cliente enfermo está disposto a suportar variou significativamente. Os valores culturais orientam a expressão da dor. Algumas culturas toleram a dor e "sofrem em silêncio", enquanto outras expressam totalmente a experiência, abrangendo respostas físicas e emocionais. Deve-se cuidar para que o nível de expressão da dor não se iguale ao nível da dor real sofrida, mas também considerar as influências culturais e outras que afetam a expressão da dor.

PADRÕES DA JOINT COMMISSION

Cada instituição deverá ter padrões para tratamento da dor claramente definidos. Os padrões de atendimento para tratamento da dor da Joint Commission transformaram esse tratamento em prioridade e exigem que a dor seja avaliada na internação e durante toda a permanência do cliente enfermo na instituição. Em termos de tratamento da dor, as organizações de assistência médica devem:

- Reconhecer o direito dos clientes enfermos à avaliação e ao tratamento adequados da experiência da dor.
- Avaliar a dor em todos os clientes enfermos.
- Registrar os resultados da avaliação de modo a facilitar a avaliação regular e o acompanhamento.
- Propiciar fóruns e treinamentos aos profissionais envolvidos no cuidar do cliente enfermo sob o manejo da dor.
- Criar uma comissão específica para a avaliação e tratamento da dor na instituição.
- Estabelecer políticas e procedimentos que apoiem a prescrição ou o pedido apropriado de medicamentos para a dor.
- Assegurar que a dor não interfira na participação de reabilitações.
- Informar os clientes enfermos e respectiva família sobre a importância do tratamento efetivo da dor.
- Incluir necessidades dos clientes enfermos quanto ao tratamento de sintomas no processo de planejamento de alta hospitalar.
- Reunir dados para monitorar a adequação e a eficácia do tratamento da dor (Integrative Pain Center of Arizona, 2003; Joint Commission, 2009; Teeter e Kemper, 2008b).

PROCESSO DE ENFERMAGEM

O processo de enfermagem fornece a estrutura para tratar a dor de um cliente enfermo.

AVALIAÇÃO

A avaliação da dor do cliente enfermo é função essencial da enfermagem. Durante o processo de avaliação, mantenha-se ciente dos próprios valores e expectativas sobre comportamentos relativos à dor. Assim como a experiência e a história cultural do cliente enfermo ajudam a determinar como a dor será demonstrada, a cultura e a experiência do enfermeiro ajudam a determinar quais comportamentos relativos à dor são considerados aceitáveis. Esteja ciente desses valores e evite ser tendencioso ao avaliar a dor de um cliente enfermo e planejar seu atendimento. Uma vez feita a autoavaliação, o enfermeiro está apto a avaliar o cliente enfermo.

A dor é o quinto sinal vital avaliado e registrado, ao lado de temperatura, pulso, respiração e pressão arterial do cliente enfermo. As ferramentas de avaliação da dor são o método mais eficaz de se identificar a presença e a intensidade da dor em clientes enfermos. Boas práticas de enfermagem usam ferramentas de avaliação de dor e aceitam os resultados dessas ferramentas (Figura 26.5).

O truque de memória PQRST é o meio ideal para o enfermeiro avaliar a dor de um cliente enfermo. Esse método é apresentado em Truque de memória – PQRST para avaliação e dor.

 TRUQUE de memória

PQRST para avaliação de dor

P = O que provoca a dor (fatores agravantes) e medidas paliativas (fatores de alívio).
Q = Qualidade da dor lancinante em pontada, em aperto, queimação, cortante, penetrante, contínua e latejante.
R = Região (localização) e irradiação para outros sítios do corpo.
S = Até que ponto a dor é *s*evera (quantidade de dor em uma escala de 0-10: 0 = sem dor e 10 = pior dor sofrida) e definir a dor (o que a causa).
T = Por quanto tempo o cliente refere dor (início, duração, frequência).

(Adaptado de Estes, 2010.)

CAPÍTULO 26 ■ Controle da Dor   627

COMPLETAR COM 1ª DOSE DO MEDICAMENTO PARA DOR	NOME	ASSINATURA

1. Início e frequência (Quando teve início?) (Com qual frequência?) _____
2. Provocação (O que a torna pior?) _____
   _____
3. Irradia? _____
4. Severidade/intensidade (Qual é o nível da dor [0-10]?) _____
5. Tempo/duração (Quanto tempo durou?) _____
6. Analgésico passados e atuais/modalidades alternativas que a fazem melhorar.
   _____

7. A dor afeta: o sono__ o apetite__ atividades físicas__ sentimentos__
   relacionamentos sociais__
COMENTÁRIOS:

	Fonte de informação	Reações adversas:	Segurança:
	1=Cliente	1=Náusea/vômito	1=Leito baixo
	2=Criança	2=Depressão Respiratória	2=Campainha
	3=Pais	3=Prurido	3=Grades laterais ×2
	4=Enfermeiro	4=Retenção urinária	4=Grades laterais ×4
	5=Famílas	5=Estado mental alterado	5=Alerta no leito
	6=Outros	6=Nenhum	6=Família/Cuidador

Pediatria/clientes não comunicativos (0-10)

A. Verbal/vocal	B. Movimento o corporal	C. Facial	D. Toque (localização da dor)
0=positivo	0=mobilidade presente	0=sorrindo	0=não tocar
1=outra queixa/lamúria	1=mudança neutra	1=neutro	1=levar a mão
2=dor, choro	2=tensão, braços e pernas inquietas	2=franzir sobrancelhas/gemer	2=agarrar
3=grito		3=dentes cerrados	

Intervenções não farmacológicas		Pediatria	Modo de administração	NÍVEL DE CONSCIÊNCIA (NC)*
1=Frio	7=Massagem			1. Alerta, participa da conversação; divaga intencionalmente com os olhos, quando mudo.
2=Distrações	8=Música	13=Segurar	PCA SQ Retal (R)	2. Letárgico, sonolento, sedado – concentra-se no diálogo, mas é incapaz de manter o foco.
3=Controle do ambiente	9=Posicionamento	14=Balançar	IV PO Nasal (N)	
4=Exercícios	10=Relaxamento	15=Pacificador	IM SL	3. Responde somente mediante estímulo máximo (sacudidelas). Responde só com grunhidos ou gemidos, e não com sentenças claras.
5=Calor	11=TENS	16=Objeto de segurança	Epidural (EP)	
6=Imaginação	12=Assistência espiritual		Transdérmico (TD)	4. Coma – incapaz de responder a qualquer coisa.

Data/hora	Localização da dor	Natureza: Imprecisa Perfurante em Aperto Aguda, Latejante	Classificação de intensidade 0-10	Farmacológica/ (nome do medicamento)/ não farmacológica	Modo de administração	Fonte de informações	PA	FC	NC	LOC / Reações adversas	Segurança	Tempo de avaliação	Avaliação das intervenções/ frequência Classificação 0-10 Resposta/ comentários	Nome

CHRISTUS SPOHN HEALTH SYSTEM
FOLHA DE FLUXO DE CONTROLE DA DOR
SERVIÇOS DE ATENDIMENTO AO CLIENTE ENFERMO
2763751   NOVO: 07/99
             REVISADO: 30/MAIO/2001
             FM15

(CORTESIA DE CHRISTUS SPOHN HEALTH SYSTEM, CORPUS CHRISTI, TX.)

Figura 26.5 ■ Avaliação e tratamento da dor.

> **DICA Profissional**
>
> ### Localização da dor
>
> Durante um relatório de troca de turno de uma cliente enferma em pós-operatório que se recupera de uma cirurgia abdominal, o enfermeiro comunicou que a cliente enferma havia se queixado de dor e tinha sido medicada com Demerol IM. Ao cumprimentar a cliente, o enfermeiro perguntou sobre a dor que sofrera durante a noite. A cliente respondeu: "Oh, está tudo bem agora, só tive uma dor de cabeça". O enfermeiro da noite presumiu que a dor da cliente estivesse localizada no sítio cirúrgico e escolheu o medicamento de acordo. A cefaleia poderia ter sido aliviada com um medicamento mais leve. Todos os relatórios de dor devem ser completamente avaliados antes de se executar qualquer intervenção.

A descrição do cliente enfermo sobre a dor que está sentindo abrange vários qualificadores, entre eles: localização, início e duração, qualidade, intensidade, fatores agravantes (variáveis que pioram a dor como exercícios, certos alimentos ou estresse), fatores de alívio (medidas que o cliente enfermo pode tomar para diminuir o efeito da dor, como deitar-se, evitar certos alimentos ou tomar medicamentos), manifestações associadas (fatores que frequentemente acompanham a dor como náusea, constipação ou vertigens) e o que a dor significa para o cliente enfermo.

Sempre que houver conflito entre dados subjetivos e objetivos, os relatórios subjetivos de dor devem ser considerados como fonte primária de informações.

Localização O cliente enfermo pode apontar o local da dor no próprio corpo ou em um diagrama do corpo mostrado em um instrumento de avaliação de dor. Pergunte ao cliente enfermo sobre outros sítios de dor; se a dor se irradia e, em caso positivo, para onde; e ainda se a dor é profunda ou superficial.

Início e duração Pergunte ao cliente enfermo há quanto tempo a dor existe; o que desencadeia a manifestação; e se há padrões para essa dor (por exemplo, se piora em certos horários do dia ou da noite).

Qualidade Peça ao cliente enfermo que descreva a dor e registre as palavras empregadas por ele nessa descrição. Os clientes enfermos podem usar termos sensoriais como "formigando", "irradiando", "queimando" ou "latejando". Outros clientes utilizam termos de conotação afetiva como "assustadora", "doentia" ou "punitiva". Outros termos usados podem ter cunho avaliativo como "miserável" ou "insuportável". A qualidade da dor fornece informações que podem ser úteis para diagnosticar sua causa. Por exemplo, a dor descrita como "queimando" ou "congelando" em geral tem origem neuropática.

Intensidade O cliente enfermo pode ter dificuldades para julgar a intensidade da dor; entretanto, é importante obter uma estimativa dessa intensidade. Essas informações permitem ao médico avaliar a eficácia das medidas de alívio de dor aplicadas comparando a intensidade antes e depois das intervenções.

As escalas de intensidade da dor são um método efetivo para que os clientes enfermos classifiquem a intensidade de sua dor (Figura 26.6). A escala simples e descritiva de intensidade da dor e a escala visual análoga EVA são as melhores, pois mostram a escala ao cliente enfermo e pedem que indique o ponto da escala que corresponde à dor presente. A escala de dor utilizada mais frequentemente com clientes enfermos adolescentes e adultos é a escala verbal de 0 a 10. Ela não exige equipamentos nem suprimentos e apresenta apenas uma pergunta: "Em uma escala de 0 a 10, sendo 0 = sem dor nenhuma e 10 = pior dor possível, até que ponto você sente essa dor agora?" Se houver várias áreas doloridas, a pergunta poderá ser feita para cada área. Um estudo de Twycross et al. (1996) mostrou que as classificações de dor em 4 ou mais em uma escala de 0 a 10 interferiam nas atividades do cliente enfermo e que escores de 6 e 7 interferiam

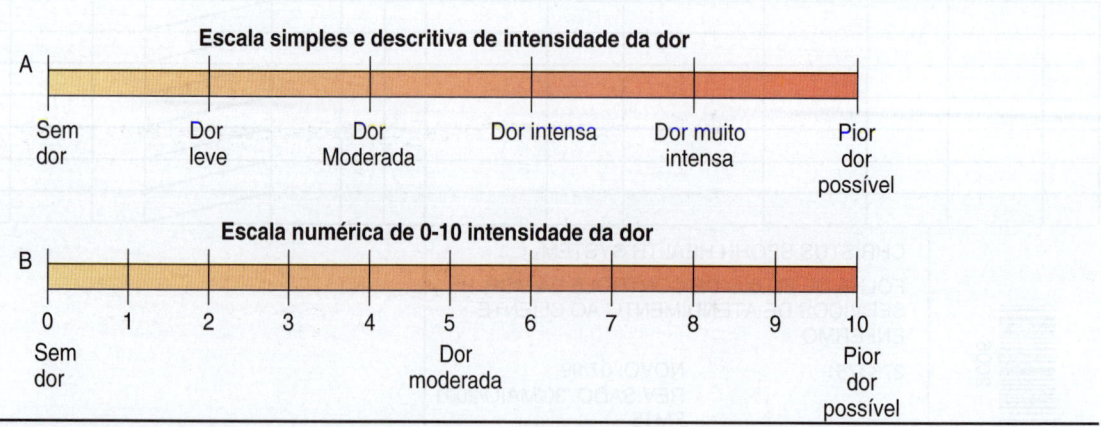

Figura 26.6 ■ Escalas de intensidade de dor. *A* – Escala simples descritiva de intensidade da dor; *B* – Escala numérica de 0-10 de intensidade da dor. (*Cortesia de Acute Pain Management: Operative or Medical Procedures and Trauma. Clinical Practice Guideline [AHCPR Publication n. 92-0032].*)

> **ORIENTAÇÕES para o cliente**
>
> **Dor noturna**
>
> Ensine ao cliente enfermo que a dor normalmente piora à noite, quando há menos distrações. Se o cliente enfermo já estiver ciente disso, não atribuirá o aumento da dor a complicações.

> **CONSIDERAÇÕES sobre tempo de vida**
>
> **Crianças e a avaliação da dor**
>
> As crianças representam um desafio especial na avaliação da dor. Duas ferramentas úteis para avaliação de dor em crianças são a Escala de Classificação de Dor Faces de Wong/Baker e a Escala de Oucher:
>
> - A Escala de Classificação de Dor Faces de Wong/Baker pode ser usada com crianças de até 3 anos. Ela ajuda as crianças a expressar o nível de dor apontando em um cartão para a face que mais se pareça com o que estão sentindo (Figura 26.7).
> - A Escala Pediátrica de Intensidade de Dor de Oucher (Figura 26.8) consiste em duas escalas: uma numérica, de 0 a 10, e uma facial, de 6 pontos. Se a criança souber contar de 1 a 10, será usada a escala numérica; caso contrário, utiliza-se a escala facial. A escala facial tem sido empregada com sucesso em crianças de até 4 anos.

acentuadamente na qualidade de vida do cliente enfermo. Esse estudo, em conjunto com outros (Cleeland e Syrjala, 1992) e aliado à experiência clínica, levou os médicos a acreditar que o nível 3 de dor indica a necessidade de alterar o plano de intervenção para a dor com o aumento de analgésicos e/ou outros medicamentos ou intervenções (Office of Quality and Performance, U. S. Department of Veterans Affairs, 2008). Os clientes enfermos precisam ser informados sobre o uso correto da escala de intensidade da dor.

Embora desenvolvida para usar com crianças, a Escala de Classificação de Dor Faces (Figura 26.7) pode ser utilizada com eficácia com clientes enfermos quando houver barreiras de linguagem.

Outra ferramenta de avaliação de dor é o chamado Painometer (medidor de dor) desenvolvido pelo doutor Gaston-Johansson (Mattson, 2000). O cliente enfermo posiciona um ponteiro entre "sem dor" e "pior dor possível". Os números de quantificação ficam no verso. O cliente enfermo indica também a qualidade da dor, selecionando descritores sensoriais e afetivos de uma lista.

Fatores agravantes e atenuantes Pergunte ao cliente enfermo sobre o que piora ou alivia a dor, considerando comportamentos e atividades que influenciam na dor. Essas informações ajudam a desenvolver o plano de assistência médica para o cliente enfermo que sofre de dor. Se houver atividades específicas que aliviam a dor, incorpore-as ao plano de assistência médica. Conhecer as atividades que agravam a dor pode ajudar no estabelecimento de intervenções que evitem a experiência. Por exemplo, se os exercícios de fisioterapia desencadeiam o aumento da dor, deve-se administrar um analgésico, de acordo com a orientação do médico ou do enfermeiro praticante, antes do tratamento.

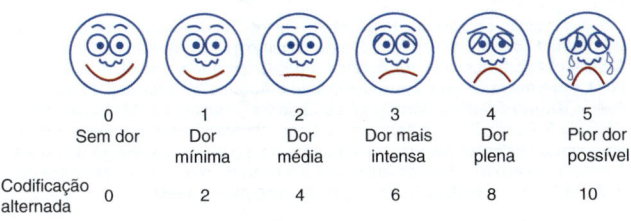

Figura 26.7 ■ Escala de Classificação de Dor Faces, de Wong/Baker. (Adaptado de Hockenberry, M. J.; Wilson, D.; Winkelstein, M. L. Wong's Essentials of Pediatric Nursing. 7. ed. St. Louis, 2005, p. 1259. Com autorização. Copyright Mosby.)

Manifestações associadas A avaliação inicial da dor inclui o impacto da experiência sobre as atividades do dia a dia. A dor pode causar alterações nos padrões de sono ou na habilidade de trabalhar ou desempenhar os vários papéis na vida de um cliente enfermo. Ela pode afetar o apetite, o humor, o desempenho sexual ou a habilidade de participar em atividades recreativas. Se a dor estiver interferindo na vida diária, a qualidade de vida do cliente enfermo ficará significativamente afetada.

Dor causa fadiga. É preciso quantidade significativa de energia para lidar com ela. Quanto mais tempo durar a dor, maior o nível de fadiga. Embora não haja alerta consciente de dor durante o sono, pode haver um estado latente de vigília (McCaffery e Pasero, 1999). A resposta de estresse (que pode ser observada mesmo em clientes enfermos sob anestesia geral) continua, e o corpo paga o preço fisiologicamente. Os clientes enfermos também acordam com mais dor, exigindo mais intervenções (farmacológicas e não farmacológicas) para reduzi-la.

Significado da dor Devido a componentes motivacionais e afetivos da experiência da dor, seu significado pode ter grande impacto sobre a maneira como o cliente enfermo percebe essa experiência. Um estudo clássico citado com frequência sobre esse fenômeno foi conduzido por Beecher (1956), que comparou a dor percebida por soldados feridos em batalhas à sentida por civis em ferimentos cirúrgicos similares. Ele descobriu que somente 32% dos soldados precisaram de narcóticos para aliviar a dor, enquanto 85% dos civis necessitaram desses narcóticos. O fato foi interpretado da seguinte maneira: o ferimento representava, para o soldado, uma passagem de saída do campo de batalha, enquanto para o civil o ferimento cirúrgico era um episódio de depressão.

Explore com o cliente enfermo quais implicações a dor tem para o indivíduo. Significa que o câncer do clien-

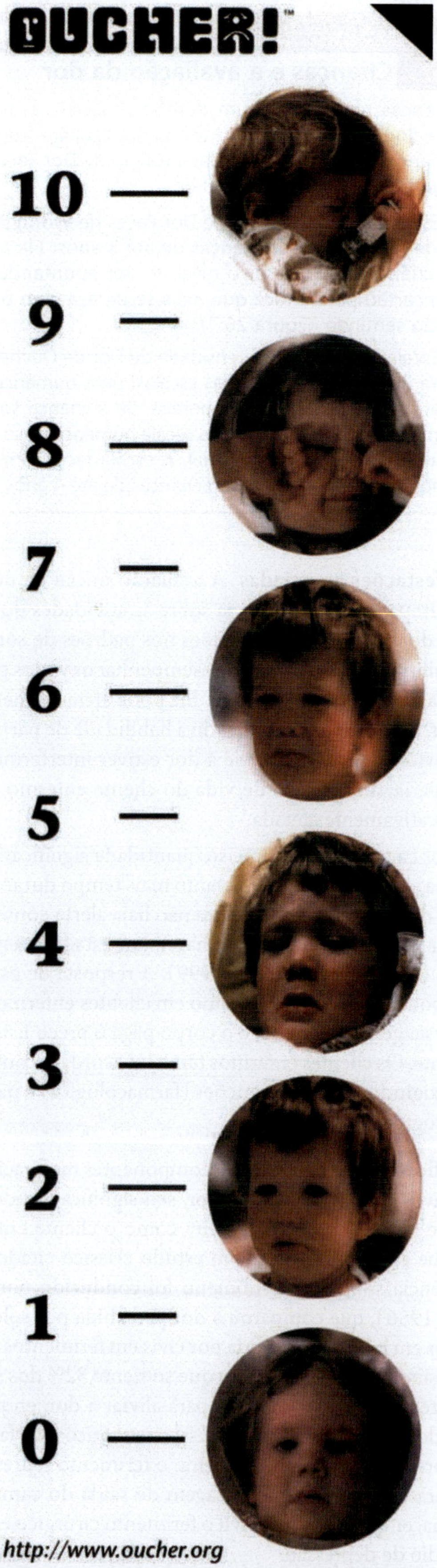

A ESCALA DE OUCHER: RESUMO

O que é a Escala de Oucher?

A Escala de Oucher é um cartaz desenvolvido para crianças a fim de auxiliá-las a descrever a intensidade da dor que sentem. Existem duas Escalas de Oucher: uma numérica, para crianças mais crescidas, e outra com fotos para crianças mais novas.

Qual escala deve ser usada?

Para crianças que sabem contar até 100 em unidades ou dezenas e compreendem, por exemplo, que o número 71 é maior que o número 43, pode ser usada a escala numérica. Para crianças que não sabem os números deve ser utilizada a escala de fotos. Algumas crianças aptas a usar a escala de números podem preferir usar a escala de figuras. Pergunte à criança qual escala ela prefere.

Como usar a Escala de Oucher?

Escala de figuras: segue um exemplo de como explicar às crianças o significado das figuras. As palavras podem ser adaptadas quando a escala de figuras for usada por crianças mais velhas.

Este cartaz é chamado Oucher. Ele ajuda as crianças a descrever a intensidade da dor que estão sentindo. (Para crianças mais novas, pode ser útil perguntar: Você sabe o que quero dizer com "dor"? Se a criança se sentir confusa, faz-se necessária uma explicação.) Veja como funciona. Esta figura mostra "sem dor" (aponte para a figura do final); esta mostra "dor leve"(aponte para a segunda figura); esta outra mostra "dor moderada" (aponte para a terceira figura); esta figura mostra "dor intensa" (aponte para a quarta figura); esta, "dor muito intensa" (aponte para a quinta figura); e esta mostra "pior dor possível" (aponte para a sexta figura). Você pode apontar para a figura que descreve a intensidade da dor que está sentindo neste momento?

Uma vez que a criança apontou para a figura, a escolha é relacionada a uma escala de números que vai de 0 a 10.

   10 = figura no topo da escala.
   8 = segunda figura a partir do topo.
   6 = terceira figura a partir do topo.
   4 = quarta figura a partir do topo.
   2 = quinta figura a partir do topo.
   0 = figura no final da escala.

Escala de números: segue um exemplo de como explicar a escala de números.

Este cartaz é chamado Oucher. Ele ajuda as crianças a descrever a intensidade da dor que estão sentindo. Veja como funciona. 0 significa "sem dor" (aponte para o quadrante inferior da escala, entre 1 e 3); e aqui quer dizer que está sentindo "dor leve" (aponte para o quadrante do meio da escala, entre 3 e 6); aqui significa que está sentindo "dor moderada". Se a intensidade da sua dor se encontra aqui (aponte para o quadrante superior da escala, entre 6 e 9), quer dizer que você está sentindo "dor muito intensa". Mas, se apontar para o número 10, significa que está sentindo a "pior dor possível". Você pode apontar para o número (ou me dizer qual é ele) que descreve a intensidade da dor que está sentindo neste momento?

A pontuação da dor da escala de números é o número exato entre 0 e 10 que a criança descreveu.

Qual o significado do resultado? Como deve ser aplicado?

Quem está sentindo a dor é a melhor pessoa para descrever o que sente. A Escala de Oucher oferece a pais, professores, enfermeiros e médicos apenas uma ideia da intensidade da dor que a criança está sentindo. A Escala de Oucher pode ser usada como meio para verificar se determinadas ações aplicadas para aliviar a dor, tais como repouso, aplicações de compressas quentes ou frias, comida ou bebida e remédios, aliviam a intensidade da dor que a criança está sentindo. A Escala de Oucher pode ser registrada por algumas horas ou dias e ser uma informação útil para ser compartilhada entre enfermeiros e médicos.

Lembre-se: a Escala de Oucher apenas descreve a intensidade da dor que a criança está sentindo. Outras observações, tais como mudanças de comportamento, localização da dor, como se sente e quanto tempo dura, são importantes. Se você, como pai ou professor, tem conhecimento a respeito da dor da criança, deve procurar orientação médica.

© A versão caucasiana da Escala de Oucher foi desenvolvida e registrada por Judith E. Beyer, Ph.D, enfermeira (University of Missouri-Kansas City), 1983. A versão afro-americana foi desenvolvida e registrada por Mary J. Denyes, Ph.D, Enfermeira (Wayne State University) e Antonia M. Villarruel, Ph.D, enfermeiras (Universidade de Michigan) do Children's Hospital of Michigan, 1990. Cornelia P. Porter, Ph.D, enfermeira, e Charlotta Marshall, Enfermeira, mestre em Ciências da Enfermagem, contribuíram para o desenvolvimento da Escala. A versão em espanhol foi desenvolvida e registrada por Antonia M. Villarruel, Ph.D, enfermeira, e Mary J. Denyes, Ph.D, enfermeira, 1990.

Para mais informações sobre a Escala de Oucher, escreva para: Dra. Judith E. Beyer, P.O. Box 411714, Kansas City, MO 64141 ou acesse o site www.OUCHER.com.

http://www.oucher.org

Figura 26.8 ▪ A Ferramenta de Avaliação de Dor de Oucher: para Uso com Crianças de 3 a 12 anos. As versões estão disponíveis para caucasianos, hispânicos e afro-americanos. (*Adaptado de The Caucasian version of the Oucher, developed and copyrighted by Judith E. Beyer, RN, PhD, 1983.*)

te enfermo está em metástase? Ou que o estado do cliente enfermo está piorando? Todas essas interpretações podem influenciar a experiência de dor para o cliente enfermo.

> **CONSIDERAÇÕES CULTURAIS**
> **Barreira de linguagem e a dor**
>
> A Escala de Classificação de Dor Faces é usada com eficácia com clientes enfermos se houver uma barreira de linguagem.

Dados objetivos

Como discutido ao tratarmos de dor aguda *versus* crônica, os dados objetivos apresentam, com frequência, um cenário diferente dependendo do tipo de dor que o cliente enfermo esteja sentindo.

Fisiológica A dor aguda ativa o sistema nervoso simpático, e o cliente enfermo pode mostrar frequências cardíaca e respiratória elevadas, pressão arterial elevada, diaforese, palidez, tensão muscular e pupilas dilatadas. Esses sinais lembram os de ansiedade, que, com frequência, acompanham episódios de dor aguda. Sinais e sintomas da dor crônica mostram adaptação e, portanto, são diferentes dos da dor aguda, com sinais vitais normais e sem dilatação de pupilas nem perspiração.

Comportamental A dor aguda pode provocar choro e gemidos, coceira no sítio da dor, inquietação, postura distorcida, punhos cerrados, proteção da área afetada, sobrancelhas franzidas e caretas. O cliente enfermo geralmente fala do desconforto e pode se mostrar inquieto ou com medo de se movimentar.

Sob dor crônica, o cliente enfermo pode ter comportamentos semelhantes aos da depressão, como falta de esperança, indiferença e perda da libido e de peso. A dor crônica leva, com frequência, à inatividade física ou imobilidade, que pode levar à incapacidade funcional. A **distração** (concentrar a atenção em outros estímulos que não os da dor) também pode ser usada pelos clientes enfermos. De acordo com McCaffery e Pasero (1999), os clientes enfermos comumente minimizam os comportamentos de dor que puderem controlar por vários motivos, a saber:

- Ser um "bom" cliente enfermo e evitar pedidos.
- Manter autoimagem positiva, sem se comportar como um "fraco".
- A distração torna a dor mais suportável (crianças pequenas são particularmente adeptas dessa atitude).
- Exaustão.

Os comportamentos de dor do cliente enfermo abrangem imobilização da área dolorida, postura distorcida, mobilidade prejudicada, ansiedade, insônia, busca de atenção e depressão. Às vezes, existe uma discrepância entre os comportamentos de dor observados pela enfermagem (dados objetivos) e os relatados pelo cliente enfermo. Essas discrepâncias podem resultar de boas habilidades de enfrentamento (por exemplo, técnicas de relaxamento ou distração), ansiedade, estoicismo ou diferenças culturais em relação a esses comportamentos. Sempre que essas discrepâncias ocorrerem, deverão ser discutidas com o cliente enfermo, e o plano de tratamento deverá ser renegociado de acordo.

> **DICA Profissional**
>
> **Avaliação do efeito da dor sobre o sono**
>
> Perguntar aos clientes enfermos sobre o efeito da dor nos hábitos de sono ajudará a esclarecer a intensidade da dor e seu efeito sobre os padrões da vida diária desses clientes enfermos. Perguntar ao cliente enfermo se a dor:
>
> - Impede o cliente enfermo de adormecer.
> - Torna difícil encontrar uma posição confortável para dormir.
> - Acorda o cliente enfermo de um sono pesado.
> - Impede o cliente enfermo de voltar a dormir.
> - Faz o cliente enfermo sentir-se cansado, e não aliviado após dormir.

> **REFLEXÃO CRÍTICA**
> **Avaliação da dor**
>
> Um cliente enfermo de 38 anos é incapaz de classificar sua dor em uma escala de 0 a 10. Quais ações o enfermeiro deverá tomar para avaliar a dor desse cliente enfermo? (Teeter e Kemper, 2008a)

Avaliação contínua

A avaliação inicial obtém uma linha básica de informações sobre a dor do cliente enfermo, enquanto as avaliações subsequentes fornecem informações sobre a eficácia das intervenções. Os sinais fisiológicos e de comportamento e, o mais importante, as classificações subjetivas de intensidade da dor do cliente enfermo ajudam a equipe de assistência médica a determinar se as intervenções devem continuar ou ser modificadas. As avaliações de dor deverão ser realizadas quando a intervenção estiver fornecendo o maior alívio possível. Por exemplo, o início da morfina intravenosa é rápido, com pico cerca de 20 minutos após a administração. Se o cliente enfermo não obteve alívio em 20 minutos, a morfina intravenosa não foi eficaz e o plano de assistência médica deverá ser alterado.

Registro de achados de avaliação da dor

A avaliação da dor terá pouco valor, a menos que as informações sejam registradas de maneira facilmente compreensível pela equipe de assistência médica. A folha de fluxo é uma ferramenta para documentar a maioria das informações usadas para tomar decisões sobre tratamento da dor, entre elas classificação da dor, sinais vitais, analgésicos administrados e nível de alerta. O relato da dor feito pelo cliente enfermo precisa ser aceito e registrado, e as decisões sobre o tratamento devem se basear nesse relato.

DIAGNÓSTICOS DE ENFERMAGEM

Os dois principais diagnósticos de enfermagem usados para descrever a dor são *dor aguda* e *dor crônica*. De acordo com a North American Nursing Diagnosis Association-International (Nanda-I, 2010), a *dor aguda* é definida como "uma experiência sensorial e emocional desagradável que surge devido a um dano real ou potencial aos tecidos, ou descrita nos termos desse dano [...] [com] início súbito ou lento de qualquer intensidade, de leve a intensa, com final antecipado ou previsível e com duração inferior a seis meses". A *dor crônica* é definida tal como a *dor aguda*, com a última frase substituída por "constante ou recorrente, sem final antecipado nem previsível e com duração superior a seis meses".

CONSIDERAÇÕES CULTURAIS
Percepção da dor

A cultura determina a maneira como as pessoas dão significado à própria vida e também determina atitudes apropriadas. A criação cultural de uma pessoa ensina comportamentos, entre eles os exibidos quando existe dor. Pessoas de culturas diferentes usam palavras diferentes para descrever a dor (por exemplo, em termos sensoriais ou emocionais). Essas diferenças não deverão ser ignoradas, mas se deve ter cuidado para não haver prejulgamento de um cliente enfermo com base na história cultural ou etnia. A dor é uma experiência única e, portanto, quem a sente exibirá comportamentos individualizados, mesmo que sejam influenciados por sua formação cultural.

A dor pode ser a etiologia (a causa) de outros problemas (por exemplo, de *mobilidade física prejudicada* associada à dor de um quadril com artrite); sendo assim, tanto a dor pode ser tratada na declaração do problema quanto a etiologia pode ser determinada pelo problema primário do cliente enfermo. Muitos diagnósticos podem ser relacionados ao cliente enfermo com dor, dependendo dos efeitos dessa experiência:

- *Ansiedade.*
- *Constipação.*
- *Deficiência de conhecimento (especificar).*
- *Desempenho de papel ineficaz.*
- *Enfrentamento ineficaz.*
- *Fadiga.*
- *Falta de esperança.*
- *Imagem corporal perturbada.*
- *Interação social prejudicada.*
- *Intolerância à atividade.*
- *Medo.*
- *Padrão de respiração ineficaz.*
- *Padrão de sono perturbado.*
- *Sensação de impotência.*
- *Tratamento ineficaz da própria saúde.*

IDENTIFICAÇÃO DE PLANEJAMENTO/RESULTADO

Ao planejar a assistência, é da maior importância a definição mútua de objetivos com o cliente enfermo que sofre com a dor. O enfermeiro e o cliente enfermo trabalham juntos para desenvolver resultados realistas. Considere intervenções farmacológicas e não farmacológicas.

Com frequência, várias abordagens devem ser combinadas para que se obtenha alívio adequado. Independentemente do tipo de intervenção usado, os princípios gerais devem ser: individualização, prevenção e utilização de abordagem multidisciplinar.

Individualização da abordagem

Várias medidas de alívio da dor podem ser tentadas em diversas combinações até que o objetivo de aliviar a dor seja atingido. Isso significa, com frequência, intervenções do tipo tentativa e erro, até que se encontre a combinação correta. É importante incluir medidas em cuja eficiência o cliente enfermo acredite. O componente cognitivo de percepção da dor pode ter influência poderosa sobre a eficácia das intervenções. Essa característica pode demandar remédios caseiros ou medidas de alívio de dor não científicas. É importante manter a mente aberta. Além de ter cuidado com remédios que possam prejudicar o cliente enfermo.

Utilização de abordagem preventiva

A dor é mais facilmente controlável se for tratada antes de se tornar intensa. As intervenções deverão ser executadas quando a dor for leve ou puder ser antecipada. Por exemplo, medicar um cliente enfermo antes da troca de um curativo doloroso ou tratar em vez de esperar a ocorrência da dor.

Utilização de abordagem multidisciplinar

O alívio da dor é um fenômeno complexo que exige a participação de vários membros da equipe de assistência médica. O papel da enfermagem é central no tratamento da dor de um cliente enfermo. O médico também desempenha papel importante, ao diagnosticar e tratar a causa clínica da dor, o que inclui a prescrição de medicamentos apropriados. Em casos complexos, outros profissionais, como fisioterapeutas, psicólogos, assistentes sociais ou capelães podem ser necessários. A abordagem de equipe multidisciplinar é a mais bem-sucedida para tratar dor crônica e melhorar a qualidade de vida de um cliente enfermo.

EXECUÇÃO

Intervenções farmacológicas e não farmacológicas podem ser, ambas, efetivas no tratamento da dor de clientes enfermos. As técnicas não farmacológicas podem ser a primeira intervenção em alguns casos de dor leve, com os medicamentos disponíveis como "apoio". Aos casos de dor de moderada a intensa podem se aplicar técnicas não farmacológicas com ajuda efetiva ou complementares ao tratamento.

Há três categorias de intervenção para controle da dor: farmacológica, não invasiva e invasiva. Cada categoria é discutida separadamente, mas esses métodos são em geral usados em combinação.

Intervenções farmacológicas

A assistência ao cliente enfermo em sofrimento é um processo de colaboração. A terapia medicamentosa é o esteio do tratamento para controle da dor. A American Pain Society (APS) apresenta diretrizes de tratamento da dor que podem ser usadas como estrutura de fornecimento de terapia medicamentosa no controle da dor (APS, 2006; Gordon et al., 2005). Essas diretrizes baseiam-se na pesquisa sobre controle da dor e, por isso, são conhecidas como *baseadas em evidências*. Essas diretrizes representam informações concisas que podem ajudar enfermeiros, médicos e outros profissionais de assistência médica a administrar com eficácia medicamentos para alívio da dor. A palavra *ação* incorpora esses princípios de tratamento da dor e pode ser evocada por meio do acrônimo em inglês ACTION (ação) como truque de memória.

TRUQUE de memória

Princípios de tratamento da dor

A = avaliar clientes enfermos quanto à dor a intervalos regulares.

C = escolher (*choose*) várias intervenções para a dor.

T = tratar a dor imediatamente para evitar progressão do problema.

I = incluir considerações culturais, espirituais e de desenvolvimento específicas ao cliente enfermo no plano de tratamento da dor.

O = otimizar o plano de tratamento da dor por meio de avaliação contínua.

N = negociar intervenções contra a dor e objetivos com o cliente enfermo, para reforçar a adesão ao plano.

(APS, 2006; Gordon et al., 2005; Teeter e Kemper, 2008b)

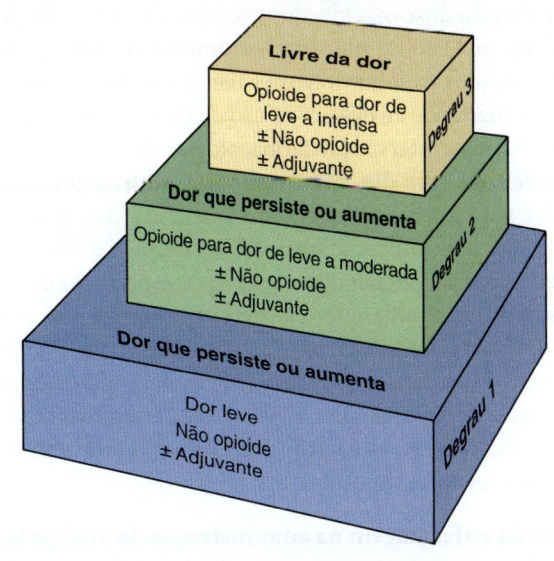

Figura 26.9 ▪ A escada analgésica da OMS fornece diretrizes quanto à escolha da terapia analgésica para a dor do câncer com base no nível de dor que o cliente enfermo está sentindo. (Cortesia da Organização Mundial da Saúde, 2008, com autorização.)

A Organização Mundial da Saúde (OMS) (WHO, 1990) transformou em âmbito mundial o alívio da dor do câncer em uma de suas prioridades primárias. Para ajudar a atingir essa meta, a OMS desenvolveu uma escada analgésica para ajudar o médico a determinar qual analgésico deverá ser prescrito (Figura 26.9). Degrau 1: para dor leve, e inclui um não opioide combinado ou não com um medicamento adjuvante. Se a dor persistir ou aumentar, pode-se adicionar um opioide para dor de leve a moderada (degrau 2). Degrau 3: para dor contínua ou progressiva, apesar dos tratamentos do degrau 2, recomenda-se um opioide para dor de moderada a intensa com ou sem um não opioide como adjuvante.

Todos os não opioides possuem doses máximas, ou seja, se se aumentar a dose além de determinado nível, não haverá alívio adicional, mas apenas aumento nas reações tóxicas ou adversas. Este é um lembrete a clientes enfermos que recebem vários medicamentos que contêm não opioides. Por exemplo: um cliente enfermo pode ter recebido prescrição de paracetamol para febre e Percocet (droga de combinação que contém paracetamol e oxicodona) para dor. Certifique-se de considerar as duas fontes de paracetamol para que a dose administrada ao cliente enfermo não supere a dose máxima de 4 gramas em 24 horas. A superdosagem de paracetamol pode causar necrose hepática (Lehne, 2004).

Os opioides são recomendados nos passos 2 e 3 da Escada Analgésica da OMS. Os opioides fracos (degrau 2) incluem codeína, hidrocodona e oxicodona. Mais frequentemente, essas drogas são administradas por via oral em combinação com produtos que contêm paracetamol. Como observado antes, a dosagem de produtos em combinação é limitada pela dose máxima dos não opioides. Opioides fortes (degrau 3) como morfina, hidromorfona e fentanil são administrados para dor intensa (Teeter e Kemper, 2008b). A combinação de analgésicos e uso de medicamentos adjuvantes fornece intervenção farmacológica efetiva para clientes enfermos com dor. **Medicamentos adjuvantes** são os usados para intensificar a eficácia analgésica dos opioides, tratar sintomas concomitantes que exacerbam a dor e fornecer analgesia independente para tipos específicos de dor. A escada recomenda que o analgésico, com ou sem adjuvante, seja escolhido com base no nível de dor que o cliente enfermo esteja sentindo. Essa escada fornece diretrizes aos profissionais de assistência médica para determinar se o regime medicamentoso é apropriado para o cliente enfermo que sofre as dores do câncer.

Papel da enfermagem na administração de analgésicos

O enfermeiro passa a maior parte do tempo com o cliente enfermo em sofrimento e é o membro da equipe que avalia com mais frequência a eficácia das intervenções para controle da dor. Quando se prescrevem analgésicos, o enfermeiro geralmente tem escolhas de medicamento, via e intervalo. Por exemplo, o cliente enfermo em pós-operatório pode ter as seguintes prescrições:

- Morfina, 2,5 a 15 mg IV a cada 2 a 4 horas, SOS para dor intensa.
- Vicodin, um ou dois comprimidos a cada 3 a 4 horas, SOS para dor moderada.

Quando esse cliente enfermo se queixar de dor, qual analgésico o enfermeiro deverá administrar? Por qual via? Qual dose? Em qual frequência? O enfermeiro tem grande responsabilidade ao tomar essas decisões, mas também tem autonomia para isso.

McCaffery e Pasero (1999) identificam as seguintes responsabilidades da enfermagem na administração de analgésicos:

- Determinar se deve administrar o analgésico e, se mais de um medicamento foi prescrito, qual será esse adicional.
- Avaliar a resposta do cliente enfermo ao analgésico, incluindo a avaliação da eficácia no alívio da dor e a ocorrência de quaisquer reações adversas.
- Informar o médico em caso de necessidade de alterações e fazer sugestões para tanto com base no conhecimento sobre o cliente enfermo e a farmacologia.
- Instruir o cliente enfermo e a família sobre o uso de analgésicos.

Princípios da administração de analgésicos

"A forma como um analgésico é administrado provavelmente é mais importante do que qual analgésico usar" (McCaffery e Pasero, 1999). Esses princípios deverão ser aplicados na administração de analgésicos, sejam eles quais forem.

O estabelecimento e a manutenção de um nível sérico terapêutico são importantes. São comuns altos e baixos na administração de analgésicos SOS, conforme o necessário. Quando a dose é administrada de maneira intermitente, em geral é necessária uma dose maior, levando o cliente enfermo a apresentar níveis séricos elevados durante a faixa de sedação. O cliente enfermo deve esperar que a dor retorne antes de solicitar a dose seguinte de analgésico. Dependendo do tempo que se leva para obter o medicamento e, uma vez ingerido, do tempo que se leva para se restabelecer o nível de sangue adequado, poderá se passar um período de até uma hora ou mais sem o controle adequado da dor.

Abordagem preventiva É muito mais fácil controlar a dor se for tratada por antecipação ou se tiver intensidade leve. Uma vez que se torne intensa, os analgésicos prescritos podem não ser suficientemente eficazes para aliviá-la. Muitos médicos ainda instruem os clientes enfermos a esperar para tomar o medicamento até terem certeza de que realmente precisam dele. Essa prática leva ao descontrole da dor. Há duas maneiras pelas quais se pode executar a abordagem preventiva:

- Administração Regular. Quando a dor é previsível, por exemplo, nos primeiros dias após uma cirurgia ou no caso da dor crônica de um câncer, o medicamento é administrado com base em um cronograma. Isso evita altos e baixos de níveis séricos da droga que podem levar ao excesso de sedação ou de toxicidade e à recorrência da dor, respectivamente. Se os analgésicos forem prescritos por um médico para administração SOS, o enfermeiro ainda tem a opção de administrar a droga regular desde que seja administrada dentro dos limites de tempo da prescrição.

> **ORIENTAÇÕES para o cliente**
>
> **Comprimidos de liberação prolongada**
>
> Enfatize que os comprimidos de liberação prolongada liberam-se imediatamente se esmagados (por exemplo, para um cliente enfermo com dificuldade de engolir o comprimido inteiro).

> **ORIENTAÇÕES para o cliente**
>
> **Controle da dor**
>
> - É importante tomar ou solicitar medicamentos para dor antes que ela se torne intensa e mais difícil de controlar.
> - Várias abordagens não farmacológicas podem ser usadas para otimizar o tratamento farmacológico da dor.
> - O tratamento da dor é individual. (O cliente enfermo pode estar tomando medicamentos ou dosagens diferentes dos de outros indivíduos.)

- Administração SOS. Nem sempre a dor é previsível; portanto, pode ser necessária a dosagem SOS. Para alguns clientes enfermos, isso pode ser usado para complementar a dosagem programada para a dor denominada *breakthroughpain* (também conhecida por "dor incidental", em que ocorreu o controle da dor basal, mas o paciente ainda assim pode apresentar episódios de dor em picos inicialmente de forma súbita e aguda). Como exemplo, podemos citar o cliente enfermo com câncer em tratamento com morfina de liberação prolongada, que precisa de outros analgésicos para participar de atividades como fazer compras ou receber visitas. Outro exemplo seria o cliente enfermo ortopédico que recebe analgésicos programados regularmente para dor pós-operatória e que precisa de alívio adicional da dor para sessões de fisioterapia. Para executar a abordagem preventiva com dosagem SOS, os medicamentos são administrados assim que a dor se manifestar, ou quando seu aparecimento puder ser antecipado.

Titular para ser eficaz Devido à natureza única da experiência da dor, o regime analgésico precisa ser titulado até que se consiga o efeito desejado, o que envolve ajustes em:

- *Dosagem.* Alguns clientes enfermos podem exigir mais ou menos que a dose padrão. Muitos fatores podem influenciar a farmacocinética de um cliente enfermo considerado individualmente. A resposta do indivíduo é avaliada e a dosagem do analgésico, regulada de acordo. Em clientes enfermos que sofrem da dor crônica de câncer, aumentam-se os analgésicos opioides até que se obtenha alívio da dor ou que ocorram reações adversas inaceitáveis. Isso pode ser feito devido à ausência de **efeito máximo** (dosagem além da qual não ocorre mais a analgesia) em opioides puros. A falta desse efeito máximo significa que não há limite para a dose que pode ser administrada. Por exemplo, sabe-se que clientes enfermos com câncer recebem mais de 1 grama por via intravenosa por hora. Uma vez que se aumenta a dosagem gradualmente, o cliente enfermo desenvolve **tolerância** (exigência de doses cada vez maiores de um analgésico para atingir o mesmo nível de alívio da dor) às reações adversas do opioide.
- *Intervalo.* Alguns clientes enfermos metabolizam os analgésicos mais rapidamente que outros. Jovens adultos, por exemplo, tendem a metabolizar os opioides com mais rapidez; portanto, podem precisar de doses mais frequentes. Clientes enfermos idosos tendem a metabolizar essas drogas mais lentamente e precisam de intervalos mais longos entre as doses.
- *Via de administração.* A via de administração apropriada é escolhida dependendo da rapidez exigida para o alívio da dor, da habilidade do cliente enfermo em tomar medicamentos por via oral, do diagnóstico do cliente enfermo e da avaliação da resposta do cliente enfermo à via atualmente usada. A administração intravenosa fornece o início mais rápido de alívio da dor. Todas as outras vias exigem um tempo de espera para a absorção do analgésico pela circulação. Na dor pós-operatória, a via IV é a preferida para os opioides quando a via oral não for adequada. Se não houver acesso IV disponível, podem-se considerar as vias sublingual, retal ou transdérmica.

Na dor do câncer, a via oral é a preferida. Se o cliente enfermo for incapaz de tomar medicamentos orais, preferem-se as vias retal e transdérmica por serem menos invasivas que as demais (Agency for Healthcare Research and Quality, 2007). Além disso, a tolerância se desenvolve mais lentamente com a via oral em comparação com as vias mais invasivas.

- *Escolha da droga.* Se uma droga não está fornecendo alívio ou apresenta reações adversas inaceitáveis, tenta-se outro analgésico.

A chave para a administração de um analgésico é o controle de resposta do cliente enfermo a essa droga. Isso inclui avaliar a eficácia do alívio da dor e a ocorrência de reações adversas.

Classes de analgésicos Três classes de analgésicos são usadas para alívio da dor: (a) não opioides, (b) opioides e (c) adjuvantes, já discutidas (WHO, 2008).

Não opioides Medicamentos dessa categoria são úteis para várias condições de dor, entre elas cirurgia, trauma e câncer (APS, 1999). As indicações incluem dor de leve a moderada, e são usadas em conjunto com medicamentos opioides. Essas drogas diferem dos opioides em vários aspectos, pois:

- são passíveis de efeito máximo;
- não produzem o efeito de tolerância ou dependência física;
- são antipiréticas e não deverão ser administradas em casos nas quais possam mascarar uma infecção.

A cetorolaco de trometamina (Toradol) é a única droga anti-inflamatória não esteroide (AINE) disponível para administração parenteral e que já comprovou eficácia em clientes enfermos em dieta zero – eles se beneficiariam com uma AINE. Mesmo quando administrado por via intramuscular ou intravenosa, o cetorolaco produz irritação gástrica significativa e potencial de sangramento gástrico. O cetorolaco é administrado com mais frequência por via oral ou intramuscular em adultos, mas alguns centros pediátricos já usaram o medicamento com sucesso por via intravenosa mediante supervisão estrita e em curso limitado (inferior a cinco dias).

Ação Acredita-se que a ação dessas drogas iniba a formação de prostaglandinas. Se as prostaglandinas forem inibidas, os neurônios sensoriais terão menor probabilidade de receber os sinais da dor. Por isso, essa classe de analgésicos trabalha no sistema nervoso periférico.

Opioides Os analgésicos opioides são distribuídos em três classes: agonistas opioides puros, agonistas parciais e **agonista-antagonista mistos** (composto que bloqueia os efeitos do opioide em um tipo de receptor enquanto produz os efeitos do opioide em um segundo tipo de receptor). Os agonistas puros produzem resposta máxima das células ao aderirem aos sítios receptores de opioides das células. A morfina (padrão em relação ao qual todos os demais opioides são medidos), o fentanil, a metadona (Dolophine), o cloridrato de hidromorfona (Dilaudid) e a codeína são agonistas puros. A meperidina (Demerol), embora classificada como agonista puro, não é recomendada, exceto para clientes enfermos com alergia real a todos os outros narcóticos em virtude da neurotoxicidade. A meperidina produz analgesia clínica de 2,5 a 3,5 horas apenas quando administrada em adultos por via IM.

DICA Profissional

Cetorolaco de trometamina (Toradol)

O cetorolaco não deverá ser administrado a um cliente enfermo com histórico de disfunção renal, irritação gástrica, problemas de sangramento, contagem baixa de plaquetas ou alergia à aspirina ou a outras AINEs.

Diferentemente das AINEs, os opioides agonistas puros não são passíveis de efeito máximo. À medida que a dosagem aumenta, o alívio da dor também aumenta.

Ação Os opioides atuam no sistema nervoso central aderindo aos sítios receptores de opioides nos neurônios aferentes. O sinal da dor é interrompido no nível da medula espinal e não atinge o córtex, onde a dor é percebida.

Reações adversas O único fator limitante ao uso de opioides agonistas puros é o grau de reações adversas, em particular a depressão respiratória e a constipação. Outras reações adversas incluem prurido e náusea, mas o grau de manifestação de cada medicamento varia entre os indivíduos. Os clientes enfermos precisam ser instruídos quanto a essas respostas normais aos opioides e informados de que tais respostas não significam alergia aos medicamentos. A verdadeira alergia aos opioides seria indicada por um exantema ou urticária que se manifestaria logo após a administração do opioide, por uma liberação de histamina no sítio da infusão ou por anafilaxia. Os clientes enfermos também precisam saber que o prurido e a náusea em geral diminuem após quatro a cinco dias da terapia com opioides. Enquanto isso, podem-se administrar um anti-histamínico como cloridrato de difenildramina (Benadril) ou cloridrato de hidroxizina (Atarax, Vistaril) para prurido e um antiemético como cloridrato de metoclopramida (Clopra) ou cloridrato de trimetobenzamida (Tigan) para o tratamento da náusea.

DICA Profissional

Tipos de drogas não opioides

- *Salicilatos.* Fazem parte desse tipo de droga a aspirina e outros sais de salicilato. As reações adversas comuns da aspirina são distúrbios gástricos e sangramento causados pelo efeito antiplaquetário. Alguns sais de salicilato, como o trissalicilato de colina e magnésio Trilisate e o salsalato Salgesic, apresentam menos reações gastrointestinais e hemorrágicas que a aspirina.
- *Paracetamol.* Esse não salicilato é semelhante à aspirina na ação analgésica, mas não tem efeito anti-inflamatório. Seu mecanismo de ação para alívio da dor é desconhecido.
- *AINEs.* A eficácia dessas drogas varia, algumas com efeito próximo à eficácia da aspirina e do paracetamol, enquanto outras têm efeito bem mais forte. Os clientes enfermos tendem a variar nas respostas, de modo que, uma vez tentada a dose máxima recomendada sem resultado, será recomendável tentar outra droga AINE. As drogas desse grupo inibem a agregação de plaquetas e são contraindicadas para clientes enfermos com distúrbios de coagulação ou em tratamento anticoagulante.

CONSIDERAÇÕES sobre tempo de vida
Efeitos da meperidina (Demerol)

- Em idosos, cuja maioria apresenta taxas reduzidas de filtração glomerular, existe um pico geralmente mais alto e duração mais prolongada da ação, pois leva mais tempo para a excreção do opioide, assim como de seu metabólito tóxico, a normeperidina.
- Em clientes enfermos pediátricos que recebem meperidina intravenosa, a analgesia pode durar de 1,5 a 2 horas, apenas.

Quase todos os medicamentos usados para tratamento de reações adversas possuem o próprio efeito de sedação. Por isso, existe a possibilidade de efeito acumulado de sedação intensa. Esses medicamentos precisam ser usados com cautela e monitoramento apropriado até que a resposta do cliente enfermo seja determinada. O cloridrato de ondansetrona (Zofran) é um antiemético disponível no mercado com pouco, se houver, efeito sedativo. Essa droga recebeu aprovação da Food and Drug Administration (FDA) para uso no tratamento da náusea pós-operatória e é eficaz em clientes enfermos com náusea refratária e vômito não responsivo a outros antieméticos. O custo atual por dose, beirando os cem dólares em muitos hospitais norte-americanos, limita seu uso aos casos de náusea extrema associada à quimioterapia de câncer ou a clientes enfermos com náusea e vômito refratários.

Os opioides agonista-antagonista mistos são considerados passíveis de efeito máximo para alívio da dor, assim como de efeito máximo para depressão respiratória. Os opioides agonista-antagonista mistos ativam um tipo de receptor de opioide enquanto bloqueiam simultaneamente outro tipo. O tartarato de butorfanol (Stadol), o cloridrato de pentazocina (Talwin) e o cloridrato de nalbufina (Nubain) são os mais usados no tratamento da dor.

Estão entre os opioides antagonistas a naloxona (Narcan) e a naltrexona (Trexal), o primeiro sendo o mais usado (Narcan). Esses agentes trabalham bloqueando o estímulo de opioides dos sítios receptores. A naloxona reverte com eficácia reações adversas de opioides de sedação, depressão respiratória e de náusea, e *reverte por completo qualquer tipo de controle de dor*.

Sistemas alternativos de administração Os opioides são administrados em mais de uma forma além das vias tradicionais oral, subcutânea, intramuscular, intravenosa e retal.

Analgesia controlada pelo cliente enfermo A **analgesia controlada pelo cliente enfermo (PCA) é** um dispositivo que permite ao cliente enfermo controlar a administração do medicamento por via intravenosa, epidural ou subcutânea de maneira segura e efetiva por meio de uma bomba programável (Figura 26.10). Esse sistema ajuda a eliminar o tempo requerido para o enfermeiro obter o medicamento e permite que o cliente enfermo tenha controle sobre a dor. A bomba tem um dispositivo de segurança que trava uma vez atingida a dose máxima. Isso protege o cliente enfermo contra a superdosagem. O sistema PCA tem sido usado com sucesso em muitos tipos de dor e em diversos locais, como o pós-operatório, a pediatria e a assistência domiciliar.

As exigências para o uso de PCA são a habilidade cognitiva para compreender como usar a bomba e a habilidade física de apertar o botão. O enfermeiro ensina o cliente enfermo e a família sobre a bomba de PCA e o medicamento para dor, como ativar a bomba e que ela só deve ser ativada pelo cliente enfermo. O enfermeiro explica a escala de classificação da dor ao cliente enfermo e continua a monitorar regularmente a dor, mesmo quando ele está usando a bomba. Deve-se instruir o cliente enfermo a "apertar o botão" apenas quando o medicamento para a dor for necessário. O cliente enfermo ou a família devem notificar a enfermagem se o medicamento não estiver controlando a dor, para que se tomem medidas alternativas.

O PCA oral é relativamente novo nos hospitais e está se tornando cada vez mais popular (Rosati et al., 2007). A instrução do cliente enfermo é a chave do sucesso. O cliente enfermo precisa compreender como a dor, o medicamento e o alívio estão relacionados e como manter um controle de alívio da dor. Coloca-se uma bolsa de Velcro® selada no punho do cliente enfermo com uma ou duas doses do analgésico oral prescrito, e até mesmo substâncias controladas, nessa bolsa. O cliente enfermo informa o enfermeiro quando a dose for tomada para fins de reposição. Se o cliente enfermo não obedecer à política da PCA oral, ela será suspensa.

O medicamento mediante solicitação (MOD) é outro método de PCA oral. A farmácia da instituição coloca oito doses de medicamento oral na bandeja, que é então carregada no dispositivo. Fecha-se a tampa, lacrando o medicamento com segurança. O MOD® é travado a um polo IV para facilitar o acesso do cliente enfermo, como mostrado na Figura 26.11A. O cliente enfermo acessa o MOD® com sua faixa de identificação por radiofrequência no punho (RFID), digita o nível de dor de 0 a 10, tocando o coxim na frente do dispositivo e recebe o medicamento prescrito. O dispositivo é programado para responder apenas ao RFID específico do cliente enfermo. O cliente enfermo aceita o medicamento, e o dispositivo tem um intervalo de travamento, de modo que seja impossível ao cliente enfermo receber mais que a dose prescrita. Ao final do intervalo, uma luz se acende no MOD® indicando que o cliente enfermo pode obter o medicamento quando necessário. Os enfermeiros podem acessar o dispositivo com um cartão de RFID programado. O dispositivo armazena as informações para referência, impressão ou inclusão no prontuário médico eletrônico do cliente enfermo (Figura 26.11B).

Analgesia epidural/intratecal **Analgesia epidural** diz respeito à administração de um opioide via cateter que termina no espaço epidural, o espaço externo à dura-máter que protege a medula espinal. A **analgesia intratecal** diz

> **DICA Profissional**
>
> **Constipação e opioides**
>
> Clientes enfermos cuja expectativa de exigirem opioides ultrapasse um ou dois dias deverão receber laxantes assim que estiverem recebendo fluidos por via oral. Enquanto ainda estiverem em dieta zero, pode-se aplicar supositório de glicerina ou bisacodil (Dulcolax) se o cliente enfermo não apresentar evacuação intestinal em um ou dois dias.

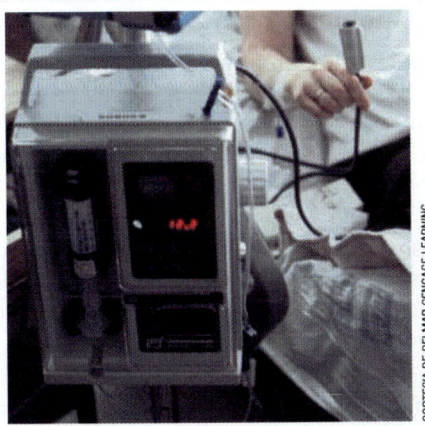

Figura 26.10 ▪ Cliente enfermo em analgesia IV controlada por ele mesmo (PCA).

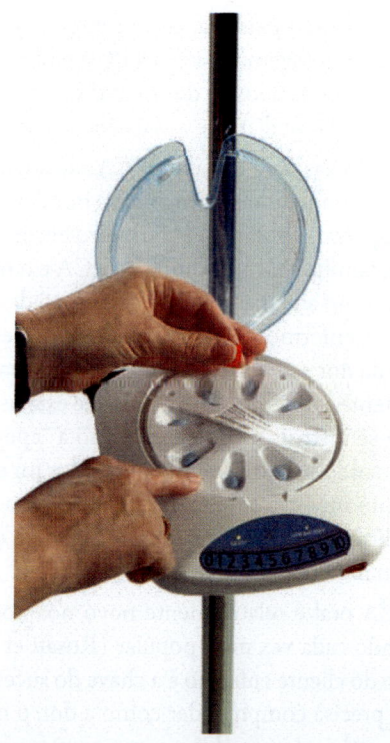

Após concluir um módulo de ensino com instruções práticas, o cliente enfermo obtém o medicamento oral para a dor do MOD®, conforme necessário. Aparece uma luz indicando ao cliente enfermo que o intervalo passou e que o medicamento está agora disponível quando necessário. O cliente enfermo obtém o medicamento conforme necessário, sem precisar solicitá-lo ao enfermeiro. Para obter o medicamento, o cliente enfermo:

1. Indica o nível de sua dor de 0 a 10 na escala de dor. Isso ativa o leitor da identificação por radiofrequência (RFID) no interior do dispositivo MOD®.

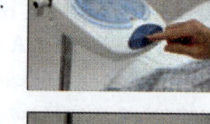

2. Passa a faixa do punho com RFID pela superfície do MOD®.

3. Remove a dose prescrita de medicamento para a dor e se autoadministra a droga.

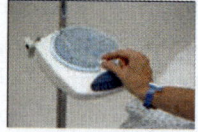

A   B

Figura 26.11 ■ Dispositivo de analgesia oral controlado pelo cliente enfermo e denominado "Medication on Demand" (MOD®). *A* – O dispositivo MOD® é ligado a um polo IV para acessibilidade ao cliente enfermo. A farmácia da instituição coloca o medicamento oral na bandeja, que é então carregada no dispositivo. *B* – Diretrizes para obter medicamentos para o MOD®. (*Imagens por cortesia de Avancen.*)

respeito à administração da droga diretamente no espaço subaracnoide. Esses agentes podem ser administrados em uma só injeção pelo anestesiologista ou via cateter colocado adequadamente. As duas vias são, às vezes, conhecidas como *anestesia intraespinal*. Uma vez que o opioide é administrado próximo ao sítio de ação, essas vias exigem doses muito mais baixas de analgésico (usam-se em geral a morfina (Duramorph) ou o fentanil (Sublimaze) para alívio da dor). A incidência de reações adversas sistêmicas é também muito mais baixa com essas vias. A duração é mais longa que nas vias sistêmicas (por exemplo, uma dose de morfina por via intratecal pode durar até 24 horas).

Analgesia transdérmica Outra via de administração de opioides é o emplasto transdérmico. A única droga opioide atualmente disponível nessa modalidade é o fentanil (Duragesic). Esse medicamento fica em um emplasto adesivo que é colocado na pele. Está disponível em dosagens de 25, 50, 75 e 100 mcg/hora. O emplasto transdérmico de fentanil permite a infusão lenta da droga através da pele. Esse adesivo de fentanil é indicado para dor contínua com exigências de alta dosagem. Essa via tem a vantagem de simplicidade de aplicação e eficácia durante 72 horas. A desvantagem fica para os ajustes de dosagem, que são difíceis em virtude da taxa lenta da infusão. Além disso, as reações adversas podem não ser revertidas tão rapidamente quanto no caso de administração de opioides por via oral.

Anestesia local Os anestésicos locais são eficazes para tratamento da dor em vários cenários. Os anestésicos tópicos estão disponíveis para dentição, garganta inflamada, dor causada por dentadura, reparo de laceração e inserções de cateteres intravenosos. Um anestésico tópico, o creme EMLA, é uma mistura de anestésicos locais que combina prilocaína (Citanest) e lidocaína (Xylocaine). Esse creme produz anestesia completa durante pelo menos 60 minutos quando aplicado topicamente na pele intacta.

CONSIDERAÇÕES sobre tempo de vida
Analgesia com opioides em idosos

- Os padrões respiratórios de Cheyne-Stokes não são incomuns durante o sono nos idosos e não deverão ser usados como motivo para restringir o alívio apropriado da dor com opioides, a menos que venham acompanhados de níveis inaceitáveis de dessaturação arterial (inferior a 85%).

- Os idosos são mais sensíveis à sedação e aos efeitos depressores da respiração, e sofrem pico mais alto e duração mais prolongada do efeito de medicamentos opioides.

- A titulação da dose do opioide deve se basear nos efeitos analgésicos e no grau de reações adversas, como sedação, retenção urinária, constipação, depressão respiratória ou exacerbação da doença de Parkinson.

Intervenções não invasivas

As medidas de alívio não invasivas consistem em estratégias de comportamento cognitivo e modalidades físicas que usam a estimulação cutânea. Esses tratamentos podem ser usados para complementar a terapia farmacológica e outras modalidades para controle da dor. Os clientes enfermos e respectivas famílias também podem ser instruídos para usar esses tratamentos em casa e em hospitais.

Intervenções de comportamento cognitivo Essas intervenções influenciam os componentes cognitivo e emocional-afetivo da percepção da dor. Tais métodos não só podem ajudar a influenciar no nível de dor, mas também auxiliam o cliente enfermo a conquistar a sensação de autocontrole.

Confiança na relação enfermeiro-cliente O estabelecimento de uma relação terapêutica é a base para a assistência efetiva da enfermagem. Os clientes enfermos com mais probabilidade de se sentirem confortáveis são os que confiam que os enfermeiros estarão a seu lado para ouvir e agir.

Relaxamento **Técnicas de relaxamento** (vários métodos usados para reduzir a ansiedade e a tensão muscular) resultam em redução da frequência cardíaca e respiratória e redução na tensão muscular. A resposta do corpo à dor é quase "persuadida" a retroceder quando os exercícios de relaxamento são executados.

Os exercícios de relaxamento ajudam a reduzir a dor ao diminuir a ansiedade e a contração muscular reflexa. Existe grande variedade de técnicas de relaxamento, entre elas a respiração focalizada, o relaxamento muscular progressivo e a meditação. Técnicas simples deverão ser aplicadas durante episódios de dor breve (por exemplo, durante os procedimentos) ou quando a dor é tão intensa que o cliente enfermo não é capaz de se concentrar em instruções complicadas.

Para ensinar técnicas simples de relaxamento, o enfermeiro pode instruir o cliente enfermo a (a) inspirar profundamente e reter o ar; (b) exalar com lentidão e se concentrar em relaxar; e (c) começar a bocejar (McCaffery e Pasero, 1999). O ato de bocejar desencadeia uma resposta condicionada no cliente enfermo (ou seja, o corpo associa o bocejo ao relaxamento, e relaxará quando o cliente enfermo bocejar). A técnica poderá ser reforçada se o enfermeiro começar a bocejar. Esse ato é tão contagioso que até o cliente enfermo comprometido por uma dor intensa em geral começa também a bocejar com o enfermeiro.

CONSIDERAÇÕES sobre tempo de vida
Injeções e crianças

As crianças não têm a habilidade cognitiva de avaliar a dor de uma injeção em relação ao alívio da dor oferecido pelo medicamento, de modo que as vias oral e retal são as preferidas em detrimento das demais.

DICA Profissional
Uso da distração

A distração nunca deverá ser a *única* intervenção usada no tratamento da dor, mas poderá ser muito útil enquanto se espera pelo efeito de outras técnicas empregadas.

Uma técnica mais completa é o **relaxamento muscular progressivo**, estratégia na qual os músculos são alternadamente contraídos e relaxados. Esse tipo de técnica é especialmente útil para clientes enfermos que não sabem o que é relaxamento muscular. Ao contrair e liberar propositadamente os grupos musculares, o cliente enfermo é capaz de comparar a diferença e identificar sensações de relaxamento. Técnicas de meditação para relaxamento também estão disponíveis, entre elas DVDs vendidos na maioria das livrarias.

O relaxamento é uma resposta aprendida. Quanto mais frequentemente o cliente enfermo praticar essas técnicas, mais habilitado ficará o corpo a aprender a relaxar. O melhor momento para ensinar esses métodos ao cliente enfermo é quando a dor estiver controlada ou antes que ela ocorra (por exemplo, no período pré-operatório).

Reformulação **Reformulação** é uma técnica que ensina os clientes enfermos a monitorar seus pensamentos negativos e substituí-los por pensamentos mais positivos. Por exemplo, instruir um cliente enfermo a substituir uma expressão como "Não posso suportar essa dor, ela nunca desaparece" por outra: "Já tive essa dor antes e ela melhorou".

Distração A distração concentra a atenção de uma pessoa em outra coisa que não a dor, colocando assim a sensação nos arredores da conscientização. O uso bem-sucedido da distração não elimina a dor, mas torna-a menos problemática. A principal desvantagem da distração é o retorno da dor com toda a força assim que cessa o estímulo da distração. Por essa razão, o uso mais apropriado das técnicas de distração deve envolver o alívio de dores breves e episódicas. A distração pode ser eficaz para a dor de um procedimento ou para o período entre a administração de um analgésico e o início (do efeito) da droga. Exemplos de distração podem ser:

- Ouvir atentamente músicas gravadas (pedir ao cliente enfermo que acompanhe o ritmo com batidas dos dedos).
- Recitar um poema ou rima (crianças fazem isso muito bem).
- Descrever o enredo de um romance ou filme.
- Descrever uma série de figuras.

Imaginação direcionada A imaginação direcionada usa a imaginação da pessoa para fornecer um substituto agradável para a dor. Ela incorpora aspectos tanto de relaxamento quanto de distração. O cliente enfermo imagina uma experiência agradável, como ir à praia ou às montanhas. A experiência deverá lançar mão dos cinco sentidos para envolver totalmente o cliente enfermo na imagem.

As imagens escolhidas devem causar prazer ao cliente enfermo. Descrever um cruzeiro marítimo não seria apropriado para alguém que enjoa no mar.

Humor O velho dito popular "Rir é o melhor remédio" tem seu fundo de verdade. Embora a dor não seja nada engraçada, o ato de rir tem demonstrado fornecer alívio. O ato de rir faz o cliente enfermo se distrair em relação à dor, induz o relaxamento com respirações profundas e liberação de tensão, libera endorfinas e fornece um substituto agradável para a dor. Norman Cousins (1991) relatou ter conseguido duas horas de alívio da dor ao assistir os episódios do *Candid Camera*, um programa de televisão, e os filmes de Marx Brothers. Essa técnica pode ser executada ao se incentivar o cliente enfermo a assistir comédias, ler livros divertidos ou assistir a seriados humorísticos. Uma vez que as pessoas reagem de modo diferente às situações de humor, pesquise o que o cliente enfermo considera divertido.

Biofeedback Biofeedback é um método que pode ajudar o cliente enfermo que sente dor a relaxar e aliviar a tensão. Os indivíduos aprendem a condicionar as respostas fisiológicas aos estímulos e, com isso, alteram a experiência da dor.

Estimulação cutânea
A técnica de estimulação cutânea significa estimular a pele para controlar a dor. Teoricamente, essa técnica fornece alívio pelo estímulo de fibras nervosas que enviam sinais ao corno dorsal da medula espinal para "fechar o portão". A principal vantagem dessas terapias é a facilidade de aplicação pelo enfermeiro e de ensinar essa aplicação ao cliente enfermo e à família. Normalmente, não visam substituir a terapia analgésica, mas sim complementá-la.

Compressas quentes e frias Além de estimular os nervos que podem bloquear a transmissão da dor, a aplicação de calor superficial aumenta a circulação na área, promovendo a oxigenação e o envio de nutrientes aos tecidos danificados. As compressas também diminuem a rigidez muscular e articular. O calor é contraindicado em casos de lesão aguda, pois pode aumentar a resposta inicial de edema. Também é contraindicado em surtos de artrite reumatoide e em aplicações tópicas de pomadas mentoladas. Os tratamentos com aplicação de calor deverão ser limitados a intervalos de 20 a 30 minutos, por causa da vasodilatação máxima que ocorre nesse período.

A **crioterapia** (compressas frias) induz a vasoconstrição local e o entorpecimento, alterando assim as sensações de dor. A crioterapia é contraindicada em qualquer situação em que a vasoconstrição possa aumentar os sintomas (por exemplo, doença vascular periférica). Para os melhores resultados, a crioterapia deverá ser limitada a intervalos de 20 a 30 minutos. Tanto o calor quanto o frio podem ser usados como estimulação cutânea, a menos que especificamente contraindicados. O frio geralmente fornece alívio mais rápido (McCaffery e Pasero, 1999). Se um cliente enfermo usou calor ou frio antes, incorpore a modalidade que ele acredita ser a mais eficaz. A combinação das duas técnicas pode fornecer melhor alívio. Um exemplo seria aplicar uma compressa quente por quatro minutos, repetida quatro vezes. No hospital, essa terapia exige o pedido médico.

Acupressão e massagem Uma das primeiras respostas à dor é esfregar a parte dolorida. As pessoas parecem compreender instintivamente os aspectos de alívio da dor dessa intervenção. Além de bloquear a transmissão da dor por meio da estimulação dos nervos, a massagem também pode promover o relaxamento. A acupressão é um tipo de massagem que consiste na pressão contínua sobre os pontos de acupuntura ou a fricção deles. A massagem se baseia nos mesmos princípios da acupuntura, mas sem o uso de agulhas. Também fornece uma forma de comunicação não verbal que pode ser terapêutica por si só.

Fricções mentoladas Acredita-se que pomadas ou loções que contêm mentol forneçam alívio por apresentar uma espécie de contrairritação à pele. O mentol dá ao cliente enfermo a percepção de que a temperatura da pele foi alterada (tornando-se mais quente ou mais fria). Isso altera a sensação de dor ou fornece uma distração da dor. A resposta do cliente enfermo às fricções mentoladas varia; alguns ganham alívio efetivo, mas outros só conseguem resultados insatisfatórios. O uso dessa técnica é contraindicado em pele fragmentada ou mucosas, ou ainda se a dor aumentar.

Estimulação elétrica transcutânea dos nervos A **estimulação elétrica transcutânea dos nervos (TENS)** é o processo de aplicação de corrente elétrica de baixa tensão à pele por meio de eletrodos cutâneos. Essa aplicação modula

---

ORIENTAÇÕES para o cliente
Compressas quentes ou frias

Ensine ao cliente enfermo ou à família a aplicar compressas quentes ou frias:

- É necessário ter pelo menos uma toalha entre o dispositivo quente ou frio e a pele.
- As compressas não deverão permanecer na pele por mais de 20 minutos (Department of Health, NSW, 2005).
- Não deverão ser aplicadas sobre tecidos que tenham sido expostos à radioterapia (Agency for Health Care Policy and Research, 1994).

SEGURANÇA
TENS – contraindicações

- Não aplicar eletrodos na área de marca-passo cardíaco ou ao redor dela.
- Não aplicar eletrodos sobre o útero de uma gestante.

a transmissão da dor, assim como outros métodos de estimulação cutânea, mas também distrai o cliente enfermo da dor. A pesquisa apoia a eficácia do uso de TENS para o alívio da dor pós-operatória (Agency for Health Care Policy and Research, 1992; Rakel e Frantz, 2003). Essa técnica também tem sido usada com sucesso em muitas síndromes de dor (por exemplo, dor lombar crônica, cólicas menstruais, síndrome da articulação temporomandibular (ATM), dor no membro fantasma e outras). A técnica é administrada por profissionais especialmente treinados, em geral um fisioterapeuta. As outras modalidades de tratamento da dor não devem ser abandonadas durante a experiência com o TENS.

Exercícios O exercício é um tratamento importante para a dor crônica, pois ajuda a mobilizar as articulações, reforça os músculos fracos e auxilia na restauração do equilíbrio e da coordenação. Não aplique a amplitude de movimento passivo se ela aumentar o desconforto ou a dor. A imobilização é usada com frequência para estabilizar fraturas ou para clientes enfermos com episódios de dor aguda. A imobilização prolongada pode levar a atrofia muscular e descondicionamento cardiovascular.

Psicoterapia A psicoterapia pode ser benéfica a alguns clientes enfermos, em especial àqueles:

- Clinicamente deprimidos.
- Com histórico de problemas psiquiátricos.
- Cuja dor seja difícil de controlar.

Alguns psicoterapeutas usam a **hipnose** (estado alterado de consciência, quando a pessoa fica mais receptiva à sugestão) para ajudar os clientes enfermos a alterar a percepção de dor. A hipnose pode ser eficaz, mas só deverá ser usada por profissionais especialmente treinados.

Posicionamento A técnica não invasiva final é o posicionamento e o alinhamento apropriados do corpo. Mover o cliente enfermo com o mínimo esforço das articulações e da pele minimizará a exposição a estímulos dolorosos. Isso inclui dar apoio apropriado às articulações e manter os lençóis esticados.

Intervenções invasivas

As intervenções invasivas visam complementar as terapias comportamentais, físicas e farmacológicas em clientes enfermos que não obtêm alívio somente com essas medidas. As medidas invasivas são indicadas principalmente para a dor crônica do câncer e em alguns casos de dor crônica benigna. Em geral, esses procedimentos são tentados apenas quando as medidas não invasivas foram a primeira tentativa, contudo, com resultados insatisfatórios.

Bloqueio do nervo O bloqueio neural é o processo de injetar um anestésico local ou agente neurolítico no nervo. O agente anestésico pode ser injetado para agir como ferramenta diagnóstica na identificação dos nervos envolvidos em uma síndrome de dor. O agente neurolítico é uma substância química que causa a destruição do nervo e, portanto, cria uma interrupção no sinal da dor.

Neurocirurgia As medidas neurocirúrgicas para controle da dor incluem procedimentos de neuroestimulação e procedimentos destrutivos ou ablativos. Os procedimentos de neuroestimulação envolvem a implantação de dispositivos de estimulação elétrica que enviam impulsos a partes diferentes do sistema nervoso. Alguns desses dispositivos estimulam áreas do cérebro; outros estimulam a medula espinal. Acredita-se que o alívio seja fornecido pelo bloqueio da fibra aferente no nível da medula espinal ou pelo estímulo à liberação de endorfinas usando a habilidade do corpo em modular a dor.

Os procedimentos destrutivos ou ablativos são usados para destruir parte do sistema nervoso que conduz a dor. Ao interromper o sinal de dor, esse sinal é impedido de atingir o córtex onde ocorre a realização da sensação. Esses procedimentos são reservados para clientes enfermos com doença terminal.

Radioterapia A radiação pode ser usada como medida paliativa para o alívio da dor em clientes enfermos com câncer. Ela pode aliviar tanto a dor metastática quanto aquela causada por tumores no sítio primário da dor. Ela reforça outras estratégias de tratamento da dor como a terapia analgésica, pois visa especificamente a causa da dor do cliente enfermo. Quando aplicada para alívio da dor, usa-se a menor dose possível de radiação para minimizar reações adversas.

Acupuntura Acupuntura é a inserção de pequenas agulhas na pele, em sítios (*hoku*) específicos. Os sítios são escolhidos depois que o acupunturista elabora o histórico detalhado e usa técnicas diagnósticas orientais. As agulhas usadas para acupuntura possuem extremidades arredondadas que penetram na pele sem cortar os tecidos. O médico pode girar as agulhas ou fazê-las vibrar manual ou eletricamente. É importante que o enfermeiro tenha a mente aberta quando o cliente enfermo escolher essa terapia ou se se mostrar relutante em discutir sua aplicação.

AVALIAÇÃO

A avaliação das intervenções para tratamento da dor continua com foco primariamente nos relatos subjetivos do cliente enfermo. Os dados objetivos para avaliar o tratamento da dor incluem:

- Continuar o uso de ferramentas de avaliação de dor.
- A expressão facial e a postura do cliente enfermo.
- Presença (ou ausência) de inquietação.
- Controle dos sinais vitais.

> ▶ **REFLEXÃO CRÍTICA**
>
> **Intervenções não invasivas**
>
> Como você decidiria qual intervenção não invasiva usar com um cliente enfermo?

ESTUDO DE CASO

C. S. é um homem de 76 anos que sofre de artrite. A esposa e ele residem em uma casa de repouso. A esposa está presa ao leito devido a um problema cardíaco. Diariamente, C. S. acomoda-se ao lado do leito da esposa e conversa com ela. Hoje, ele está agitado e sendo rude com a esposa. Move-se lentamente, os joelhos apresentam-se edematosos, e treme enquanto anda.

1. Relacione os fatores que podem indicar que C. S. está sentindo dor.
2. Identifique os fatores que podem estar influenciando a experiência de dor de C. S.
3. Descreva as ações de enfermagem necessárias para executar uma avaliação abrangente da dor de C. S.

Adaptado de M. Teeter e D. Kemper. *Caring for Clients with Pain*, 2008b, manuscrito submetido à publicação.

EXEMPLO DE PLANO DE ASSISTÊNCIA DE ENFERMAGEM

Cliente enfermo com dor crônica

S. J., uma senhora de 48 anos, sofreu uma lesão nas costas há três anos, tentando levantar algumas caixas de papel no trabalho. A partir de então, recebeu quatro injeções epidurais de esteroides para a dor associada a dois discos rompidos. A dor tem sido intermitente, com algum alívio graças às injeções epidurais. Sua última injeção foi aplicada há três meses. Ela chega à clínica declarando: "Não sei como posso continuar assim. A dor era tolerável até a noite passada. Está doendo muito!". Está em prantos enquanto anda e diz: "A dor é muito pior quando fico sentada". Ela verbaliza a dor como 9 na escala de intensidade de dor de 0 a 10. Pressão arterial: 148/90 mmHg. Pulso forte e regular em 92 bpm. Ela mostra movimentos de proteção à área afetada.

DIAGNÓSTICO DE ENFERMAGEM 1 *Dor crônica* relacionada a espasmo muscular e dor lombar, evidenciada por lesão nas costas há três anos e a declaração da cliente enferma: "Não sei como posso continuar assim. A dor era tolerável até a noite passada. Está doendo muito!".

Classificação dos Resultados das Intervenções de Enfermagem (NOC)	Classificação das Intervenções de Enfermagem (NIC)
Nível de conforto	*Controle da dor*
Controle da dor	*Controle da medicação*
	Aperfeiçoamento da maneira de lidar com as situações

Planejamento/Resultados	Intervenções de Enfermagem	Base racional
S. J. verbalizará a diminuição da dor.	Avalie o nível de dor de S. J. determinando se a intensidade melhora e piora.	Determinar uma linha de base para avaliação futura.
	Ouça S. J. discutir sobre a dor; reconheça a existência da dor.	Reduzir a ansiedade expressando aceitação e validando as percepções da cliente enferma.
	Discuta as razões pelas quais a dor pode aumentar ou diminuir.	Ajudar S. J. a compreender a dor que ela sente.
S. J. deverá praticar técnicas selecionadas não invasivas para alívio da dor.	Ensine técnicas de relaxamento como respiração profunda, relaxamento muscular progressivo e meditação.	Reduzir a tensão músculo-esquelética e a ansiedade, que potencializam a percepção da dor.
	Ensine S. J. a usar os medicamentos para alívio da dor. Forneça informações precisas para reduzir o temor de se tornar dependente da droga.	A falta de conhecimento e o medo podem impedir S. J. de tomar os medicamentos analgésicos conforme prescrito.
	Incentive S. J. a repousar durante o dia.	A fadiga aumenta a percepção da dor.

(continua)

EXEMPLO DE PLANO DE ASSISTÊNCIA DE ENFERMAGEM (Continuação)

Avaliação

Após praticar as técnicas de relaxamento, S. J. classifica a dor entre 2 e 3 na escala de intensidade da dor. Ela faz uso da respiração profunda e apresenta relaxamento muscular progressivo.

DIAGNÓSTICO DE ENFERMAGEM 2

Ansiedade relacionada à dor crônica evidenciada pela marcha e lágrimas.

NOC: *Enfrentamento; redução da ansiedade.*
NIC: *Redução da ansiedade; orientação antecipada.*

META PARA O CLIENTE ENFERMO

1. S. J. verbalizará aumento no nível de conforto psicológico e fisiológico.
2. S. J. demonstrará habilidade de enfrentar a ansiedade, conforme evidenciado por sinais vitais normais e redução verbalizada na intensidade da dor.

INTERVENÇÕES DE ENFERMAGEM

1-1. Avaliar o nível de ansiedade de S. J.

2-1. Estimular S. J. a verbalizar sentimentos de raiva.

2-1. Falar devagar e com calma.

BASES RACIONAIS CIENTÍFICAS

1-1. Determinar uma linha de base para avaliação futura.

2-1. Fornecer uma saída para a irritação dela.

2-2. Evitar aumentar o nível de ansiedade de S. J. e trabalhar no sentido de maior probabilidade de compreensão por parte da cliente enferma.

AVALIAÇÃO

Após praticar as técnicas de relaxamento, como S. J. classifica sua dor na escala de intensidade?

S. J. está verbalizando redução na intensidade da dor?

Após uma sessão de relaxamento, os sinais vitais de S. J. estão dentro das faixas normais?

RESUMO

- Pode-se definir a dor como "uma experiência sensorial e emocional desagradável associada a um dano real ou potencial aos tecidos" (Iasp, 2008) e "tudo o que o cliente enfermo diz que é, e que existe sempre que o cliente enfermo diz que existe" (McCaffery e Pasero, 1999).
- A teoria do portão para controle propõe que vários processos (sensorial, afetivo-motivacional e cognitivo) se combinam para determinar como uma pessoa percebe a dor.
- A avaliação da dor ajuda a estabelecer uma linha de base de dados e a avaliar a eficácia das intervenções.
- Os fatores que influenciam a percepção da dor incluem idade, experiência anterior e normas culturais.
- Os dados subjetivos a serem reunidos incluem localização da dor, início e duração, qualidade, intensidade (em uma escala de 0 a 10), fatores agravantes e atenuantes e a maneira como a dor afeta as atividades na vida diária.

- Os três princípios gerais a seguir para as medidas de alívio da dor são: (a) individualizar a abordagem; (b) usar uma abordagem preventiva; e (c) usar uma abordagem multidisciplinar.
- O enfermeiro tem grande autonomia na administração de analgésicos, o que leva a responsabilidades específicas das quais ele precisa prestar contas.
- Os agentes farmacológicos podem ser terapêuticos para clientes com dor; entretanto, os medicamentos não deverão ser as únicas intervenções realizadas.
- Tratamentos não invasivos para alívio da dor são medidas que podem complementar os tratamentos farmacológicos e invasivos com essa finalidade.
- As técnicas invasivas são intervenções usadas quando as medidas não invasivas e farmacológicas não resultam no alívio adequado. Esses métodos incluem bloqueios de nervos, neurocirurgia, radioterapia e acupuntura.

QUESTÕES DE REVISÃO

1. De acordo com McCaffery e Pasero, a dor pode ser definida como:
   1. desconforto resultante de fontes fisiológicas e iatrogênicas identificáveis.
   2. síndrome de manifestações físicas e de comportamento que pode ser objetivamente identificada pelo enfermeiro.
   3. tudo o que o cliente enfermo diz que é, e que existe sempre e onde o cliente enfermo diz que existe.
   4. resposta sensorial a estímulos nocivos.

2. Qual das ferramentas a seguir é útil e fácil de usar para avaliar a intensidade da dor?
   1. A escala do portão para controle.
   2. O controle da dor aguda.
   3. A escala numérica de dor.
   4. O controle da dor por pressão.

3. B. L., 45, sofre de dor lombar crônica desde uma queda há oito anos. Ele descreve a dor como "constante, inquietante e maçante". O enfermeiro que o atende reconhece que uma das diferenças entre dor crônica e aguda é:
   1. a dor aguda é mais intensa.
   2. em geral, a dor crônica é descrita como maçante e difícil de ser localizada.
   3. em geral, a dor crônica nas costas não é real.
   4. a dor aguda é mais difusa e difícil de descrever.

4. N. J., 84 anos, está se recuperando de uma cirurgia de reposição total do quadril. Foi prescrito o tratamento com 8 mg IV de morfina, de 4 em 4 horas SOS. A cliente enferma apresenta frequência respiratória de 18 irpm e frequência cardíaca de 96 bpm e pressão arterial ligeiramente acima do nível normal. Queixa-se de dor intensa, 8 na escala de 0 a 10. A intervenção inicial mais apropriada de enfermagem é:
   1. perguntar ao médico qual a dosagem apropriada para uma cliente enferma nessa idade.
   2. mover a cliente enferma e então reavaliar a necessidade de analgesia opioide.
   3. administrar o medicamento conforme prescrição.
   4. pedir a N. J. que tussa e respire fundo, já que você não pode administrar qualquer coisa para aliviar a dor até que a taxa respiratória chegue a 20 irpm.

5. O. R., 55 anos, está hospitalizada com exacerbação de artrite reumatoide. Ela tem um programa de televisão favorito ao qual assiste todas as tardes. Diz que se sente confortável durante o programa e raramente pede remédio para dor quando o está assistindo. O enfermeiro avalia esse fenômeno como:
   1. a avaliação de dor que determinou a hospitalização não foi precisa.
   2. O. R. está aborrecida e o aborrecimento em geral piora seu estado.
   3. a inatividade é a melhor abordagem à dor dessa cliente enferma.
   4. a distração é um modificador efetivo da experiência de dor dessa cliente enferma.

6. Qual dos padrões de tratamento de dor estabelecidos pela Joint Commission se aplicam ao enfermeiro? (Selecione todas as opções aplicáveis.)
   1. Identificar os sintomas de dor no cliente enfermo.
   2. Conhecer os padrões da instituição para tratamento da dor.
   3. Avaliar os fatores que impactam a experiência de dor.
   4. Solicitar o medicamento para dor apropriado ao cliente enfermo.
   5. Executar as técnicas de controle da dor.
   6. Avaliar a eficácia das técnicas de controle da dor.

7. A família do cliente enfermo demonstra preocupação quanto à superdosagem com a técnica PCA. A resposta mais adequada do enfermeiro será:
   1. "A técnica de PCA não permite superdosagem."
   2. "O cliente enfermo recebe treinamento extenso antes de usar a PCA, o que deverá impedir a superdosagem".
   3. "O cliente enfermo pode suspender a administração da droga, mas não iniciá-la, de modo que é pouco provável que ele receba medicamento em excesso".

4. "A bomba de PCA é programada com limites específicos da droga, reduzindo assim as chances de superdosagem."

8. Um cliente enfermo com câncer terminal está recebendo morfina via PCA. O cliente enfermo está gemendo e às vezes se queixa, mas dorme por curtos períodos. Sua frequência respiratória é de 20 irpm, frequência cardíaca de 100 bpm e pressão arterial de 140/90 mmHg. Qual é a avaliação mais precisa da dor desse cliente enfermo?

   1. O cliente enfermo consegue dormir, de modo que a dor é controlável.
   2. O cliente enfermo mostra depressão respiratória e não deverá receber mais medicamentos.
   3. O cliente enfermo pode precisar de medicamento complementar para dor ou aumento na dosagem.
   4. Pode-se presumir que o cliente enfermo esteja confortável.

9. O enfermeiro está fornecendo instruções pré-operatórias a um cliente enfermo que provavelmente receberá PCA após a cirurgia. O enfermeiro diz ao cliente enfermo que o motivo principal para o uso da PCA é:

   1. custo.
   2. uso de menos medicamentos.
   3. conveniência para o pessoal da enfermagem.
   4. permite que o cliente enfermo controle o alívio da dor.

10. Qual fator é mais importante ao se determinar o uso de PCA para controle da dor de um cliente enfermo?

    1. As habilidades cognitivas e de desenvolvimento do cliente enfermo.
    2. O peso do cliente enfermo.
    3. A duração do procedimento cirúrgico.
    4. As preferências do cirurgião.

REFERÊNCIAS/LEITURAS SUGERIDAS

Acello, B. (2000a). Facing fears about opioid addiction. *Nursing2000*, 30(5), 72.

Acello, B. (2000b). Meeting JCAHO standards for pain control. *Nursing2000*, 30(3), 52-54.

Adler, P.; Good, M.; Roberts, B. e Snyder, S. (2000). The effects of tai chi on older adults with chronic arthritis pain. *Journal of Nursing Scholarship*, 32(4), 377.

Agency for Health Care Policy and Research. (1992). *Clinical practice guideline: Acute pain management: Operative or medical procedures and trauma* (AHCPR Publication No. 92-0032). Rockville, MD: U.S. Department of Health and Human Services.

Agency for Health Care Policy and Research. (1994). *Clinical practice guideline: Management of cancer pain* (AHCPR Publication n, 94-0592). Rockville, MD: U.S. Department of Health and Human Services.

Agency for Healthcare Research and Quality. (2007). Clinical practice guidelines: Major recommendations. Rockville, MD: Author. Disponível em: http://wwwguideline.gov/summary/summary.aspx?doc_id=3748enbr=002974&string=p.

American Pain Society. (1999). *Principles of analgesic use in the treatment of acute pain and cancer pain* (4. ed.). Glenview, IL: Author.

American Pain Society. (2006). Pain: Current understanding of assessment, management, and treatments. Obtido em 25 de julho de 2006, de http://www.ampainsoc.org/ce/downloads/npc/npc.pdf.

American Pain Foundation. (2007). *Pain facts and figures.* Obtido em 28 de março de 2008, de http://www.painfoundatoin.org/page.asp?file=Newsroom/PainReference.htm.

AVANCEN, LLC. (2008). *A physician introduction to the MOD an oral PCA device for your patients.* Obtido em 16 de dezembro de 2008, do site http://www.avancen.com/news_files/Physician Information_Flyer.pdf.

Beecher, H. (1956). Relationship of significance of wound to pain experienced. *Journal of the American Medical Association*, 161, 1609-1613.

Brand, P. e Yancey, P. (1993). *Pain: The gift nobody wants.* Nova York: HarperCollins.

Brown, J.; Horn, J.; Calbert, J. e Nolan-Goslin, K. (1999). A question of pain. *Nursing99*, 29(10), 48-51.

Bulechek, G.; Butcher, H.; McCloskey, J. e Dochterman, J. (eds.). (2008). *Nursing Interventions Classification (NIC)* (5. ed.). St. Louis, MO: Mosby/Elsevier.

Chapman, G. (1999). Documenting a pain assessment. *Nursing99*, 29(11), 25.

Choiniere, M. (2001). Burn pain: A unique challenge. *Pain: Clinical Updates*, 9(1). Obtido em 1º de janeiro de 2009, do site: http://www.iasp-pain.org/AM/AMTemplate.cfm?Section=HomeeCONTENTID=7606&TEMPLATE=/CM/ContentDisplay.cfm.

Cleeland, C. e Syrjala, K. (1992). How to assess cancer pain. In D. Turk e R. Melzack (eds.), *Pain assessment.* Nova York: Guilford Press.

Collins, P.; Auclair, M.; Butler, E.; Hush, M.; Bernstein, B.; Aguirre, F. et al. (2000). Educating staff about pain management. *American Journal of Nursing*, 100(1), 59.

Compton, P. (1999). Managing a drug abuser's pain. *Nursing99*, 29(5), 26-28.

Controlling Pain. (2001). Taming pain with TENS. *Nursing2001*, 31(11), 84.

D'Arcy, Y. (2002). How to treat arthritis pain. *Nursing2002*, 32(7), 30-31.

Department of Health, NSW. (2005). Hot or cold packs application (GL2005_015). Obtido em 30 de janeiro de 2008, do site: http://www.health.nsw.gov.au/policies/GL/2005/pdf/GL2005_015.pdf.

Derby, S. (1999). Opioid conversion guidelines for managing adult cancer pain. *American Journal of Nursing*, 99(10), 62-65.

Dillard, J. e Hirschman, L. (2002). *The chronic pain solution: The comprehensive, step-by-step guide to choosing the best alternative and conventional medicine*. Filadélfia: Bantam Doubleday Dell.

Estes, M. (2010). *Health assessment and physical examination* (4. ed.). Clifton Park, NY: Delmar Cengage Learning.

Faries, J. (1998a). Easing your patient's postoperative pain. *Nursing98*, 28(6), 58-60.

Faries, J. (1998b). Making a smooth switch from IV analgesia. *Nursing98*, 28(7), 26.

Feinberg, S. (2000). Complex regional pain syndrome. *American Journal of Nursing*, 100(12), 23-24.

Flor, H. Birbaumer, N., e Sherman, R. (2000). Phantom limb pain. *Pain: Clinical Updates*, 8(3). Disponível em: http://www.iasp-pain.org/AM/AMTemplate.cfm?Section=Home&TEMPLATE=/CM/ContentDisplay.cfm&CONTENTID=7591.

Gordon, D.; Dahl, J.; Miaskowski, C.; McCarberg, B.; Todd, K., Paice, J. et al. (2005). American Pain Society recommendations for improving the quality of acute and cancer pain management. *Archives of Internal Medicine*, 165, 1574-1579.

Haddad, A. (2000). Ethics in action: Treating pain in substance abusers. *RN*, 63(1), 21-24.

Hockenberry-Eaton, M.; Wilson, D. e Winkelstein, M. L. (2003). *Wong's nursing care of infants and children* (7. ed.). Nova York: Elsevier Science.

Integrative Pain Center of Arizona. (2003). New JCAHO pain care treatment standards. Obtido em 20 de julho de 2008, do site: http://www.ipcaz.org/pages/new.html.

International Association for the Study of Pain. (2008). IASP pain terminology. Obtido em 30 de dezembro de 2008, do site: http://www.iasp-pain.org/ AM/Template.cfm?Section=Pain_Definitions&Template=/CM/HTMLDisplay.cfm&ContentID=1728.

Joint Commission. (2009). Setting the standard: The Joint Commission and health care safety and quality. Obtido em 9 de julho de 2009, do site http://www.jointcommission.org/NR/rdonlyres/6C33FEDB-BB50-4CEE-950B-A6246DA491 1E/0/setting_the_standard.pdf.

Kedziera, P. (1998). The two faces of pain. *RN*, 61(2), 45-46.

Loeb, J. (1999). Pain management in long-term care. *American Journal of Nursing*, 99(2), 48-52.

Lehne, R. (2004). *Pharmacology for nursing care* (5. ed.). St. Louis, MO: Saunders. Mattson, J. (2000). The language of pain. *Reflections on Nursing LEADERSHIP*, 26(4), 10-14.

Mayer, D.; Torma, L.; Byoch, I. e Norris, K. (2001). Speaking the language of pain. *American Journal of Nursing*, 101(2), 44-49.

McCaffery, M. (1979). *Nursing management of the patient with pain* (2. ed.). Filadélfia: Lippincott Williams e Wilkins.

McCaffery, M. (1999a). Pain control. *American Journal of Nursing*, 99(8), 18.

McCaffery, M. (1999b). Understanding your patient's pain tolerance. *Nursing99*, 29(12), 17.

McCaffery, M. (2001). Using the 0-to-1 pain rating scale. *American Journal of Nursing*, 101(10), 81-82.

McCaffery, M. (2002). Choosing a faces pain scale. *Nursing2002*, 32(5), 68.

McCaffery, M. (2003). Switching from IV to PO: Maintaining pain relief in the transition. *American Journal of Nursing*, 103(5), 62-63.

McCaffery, M. e Ferrell, B. (1999). Opioids and pain management. *Nursing 99*, 29(3), 48-52.

McCaffery, M. e Pasero, C. (1999). *Pain: Clinical manual* (2. ed.). St. Louis, MO: Mosby.

McCaffery, M. e Robinson, E. (2002). Your patient is in pain: Here's how you respond. *Nursing2002*, 32(10), 36-45.

Melzack, R. e Wall, P. (1965). Pain mechanisms: A new theory. *Science*, 150, 971-979.

Merskey, J. e Bogduk, N. (eds.). (1994). *Classification of chronic pain* (2. ed.). WA: IASP.

Moorhead, S.; Johnson, M.; Maas, M. e Swanson, E. (2007). *Nursing Outcomes Classification (NOC)* (4. ed). St. Louis, MO: Elsevier, Health Sciences Division.

Morris, D. (2001). Ethnicity and pain. *Pain: Clinical Updates*. Obtido em 1º de janeiro de 2009, do site: http://www.iasp-pain.org/AM/AMTemplate. cfm?Section=Home&CONTENTID=7617&TEMPLATE=/CM/ContentDisplay.cfm.

Morrison, C. (2000). Fear of addiction: Balancing the facts and concerns about opioid use. *American Journal of Nursing*, 100(7), 81.

Mularski, R.; White-Chu, F.; Overbay, D.; Miller, L.; Asch, S. M. e Ganzini, L. (2006). Measuring pain as the 5th vital sign does not improve quality of pain management. *Journal of General Internal Medicine*, 21, 607-612.

National Pain Foundation. (2009). Untying the knot. *National Pain Awareness*. Obtido em 2 de janeiro de 2009, do site: http://www.nationalpainfoundation.org/NationalPainAwareness/QA_on_Pain.pdf.

Nichols, R. (2003). Pain management in patients with addictive disease, *American Journal of Nursing*, 103(3), 87-90.

Office of Quality and Performance, U.S. Department of Veterans Affairs. (2008). *Management of postoperative pain—Annotation L: Did the intervention produce adequate and tolerable pain relief?* Obtido em 15 de dezembro de 2008, do site: http://www.opq.med.va.gov/cpg/PAIN/pain_cpg/content/algann_1_anno.htm.

North American Nursing Diagnosis Association International. (2010). *NANDA-I nursing diagnoses: Definitions and classification 2009-2011*. Ames, IA: Wiley-Blackwell.

Pace, J. (2002). Understanding nociceptive pain. *Nursing2002*, 32(3), 74-75.

Panke, J. (2002). Difficulties in managing pain at the end of life. *American Journal of Nursing*, 102(7), 26.

Pasero, C. (1999). Using superficial cooling for pain relief. *American Journal of Nursing*, 99(3), 48-52.

Pasero, C. (2000a). Continuous local anesthetics. *American Journal of Nursing,* 100(8), 22-23.

Pasero, C. (2000b). Oral patient-controlled analgesia. *American Journal of Nursing,* 100(3), 24.

Pasero, C. e McCaffery, M. (2000a). Reversing respiratory depression with naloxone. *American Journal of Nursing,* 100(2), 26.

Pasero, C. e McCaffery, M. (2000b). When patients can't report pain. *American Journal of Nursing,* 100(9), 22-23.

Pasero, C. e McCaffery, M. (2001). The patient's report of pain. *American Journal of Nursing,* 101(12), 73-74.

Pasero, C. e Montgomery, R. (2002). Intravenous fentanyl. *American Journal of Nursing,* 102(4), 73-76.

Perkins, E. (2002). Less morphine, or more? *RN,* 65(11), 51-54.

Portenoy, R.; Payne, R. et al. (1999). Oral transmucosal fentanyl citrate (OTFC) for the treatment of breakthrough pain in cancer patients: A controlled dose titration study. *Pain,* 79, 303.

Poulain, P.; Langlade, A. e Goldberg, J. (1997). Cancer pain management in the home. *Pain Clinical Updates,* 5(1). Disponível em: http://www.iasp-pain.org/PCU97a.html.

Rakel, B. e Frantz, R. (2003). Effectiveness of transcutaneous electrical nerve stimulation on postoperative pain with movement. *Journal of Pain.* 4, 455-464.

Reiff, P. e Niziolek, M. (2001). Troubleshooting TIPS for PCA. *RN,* 64(4), 33-37.

Rosati, J.; Gallagher, M.; Shook, B.; Luwisch, E.; Favis, G.; Deveras, R. et al. (2007). Evaluation of an oral patient-controlled analgesia device for pain management in oncology inpatients. *Journal of Supportive Oncology,* 5(9), 443-448.

Scholz, M. (2000). Managing constipation that's opioid-induced. *RN,* 63(6), 103.

Slaughter, A. e Pasero, C. (2002). Unacceptable pain levels. *American Journal of Nursing,* 102(5), 75-76.

Smith-Stoner, M. (2003). How Buddhism influences pain control choices. *Nursing2003,* 33(4), 17.

Spratto, G. e Woods, A. (2009). *Delmar's nurses drug handbook.* Clifton Park, NY: Delmar Cengage Learning.

Strevy, S. (1998). Myths and facts about pain. *RN,* 61(2), 42-45.

Teeter, M. e Kemper, D. (2008a). *Assessing pain.* Manuscrito submetido à publicação.

Teeter, M. e Kemper, D. (2008b). *Caring for clients with pain.* Manuscrito submetido à publicação.

Thomas, M. e Lundeberg, T. (1996). Does acupuncture work? *Pain Clinical Updates,* 4(3). Disponível em: http://www.iasp-pain.org/PCU96c.html.

Travell, J. e Simons, D. (1983, 1999). *Travell e Simon's myofascial pain and dysfunction: The trigger point manual* (2. ed., vols. 1 e 2). Baltimore: Lippincott Williams e Wilkins.

Twycross, R. et al. (1996). A survey of pain in patients with advanced cancer. *Journal of Pain Symptom Management,* 12(5), 273-282.

Vasudevan, S. (1993). *Pain: A four letter word you can live with.* Milwaukee, WI: Montgomery Media.

Victor, K. (2001). Properly assessing pain in the elderly. *RN,* 64(5), 45-49.

Wentz, J. (2003). Understanding neuropathic pain. *Nursing 2003,* 33(1), 22.

Wong, D. (2003). Topical local anesthetics. *American Journal of Nursing,* 103(6), 42-45.

World Health Organization. (1986). *Cancer pain relief.* Genebra: Author.

World Health Organization. (1990). *Cancer pain relief and palliative care* (World Health Organization Technical Report Series, 804). Genebra: Author.

World Health Organization. (2007). *New guide on palliative care services for people living with advanced cancer.* Obtido em 16 de dezembro de 2008, do site: http://www.who.int/mediacentre/news/notes/2007/np31/en.

World Health Organization. (2008). *WHO's pain relief ladder.* Obtido em 16 de dezembro de 2008, do site: http://www.who.int/cancer/palliative/painladder/en.

Young, D., Mentes, J. e Titler, M. (1999). Acute pain management protocol. *Journal of Gerontological Nursing,* 26(5), 10.

RECURSOS DA WEB

City of Hope: http://www.cityofhope.org

International Association for the Study of Pain (Iasp): http://www.iasp-pain.org

Ministério da Saúde – Instituto Nacional do Câncer: Cuidados Paliativos Oncológicos: http://www.inca.gov.br/publicacoes/manual_dor.pdf

Sociedade Brasileira para o Estudo da Dor (SBDE): http://www.dor.org.br/profissionais/regionais.asp

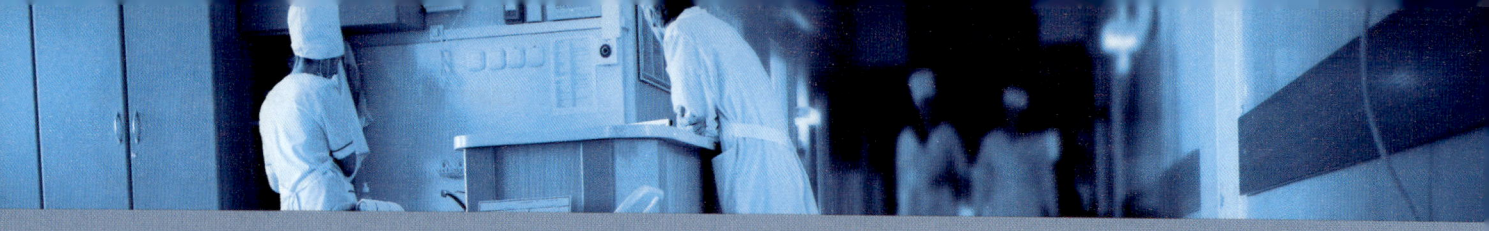

CAPÍTULO 27
Exames Diagnósticos

PALAVRAS-CHAVE

aglutinação
aglutinina
aglutinógenos
analitos
aneurisma
angiografia
anticorpos
antígenos
arteriografia
ascite
aspiração
bacteriemia
bário
biópsia
cetonas
citologia
cultura
eletrocardiograma (ECG)
eletroencefalograma (EEG)
eletrólito
endoscopia
enzima
estabilizado
teste de esforço
exame de Papanicoleau
flebotomistas
fluoroscopia
hematúria
imagens de ressonância magnética (IRM)
invasivo
linha central
lipoproteínas
lombar
meio de contraste
não invasivo
necrose
oligúria

ESTABELECENDO RELAÇÕES

Consulte os seguintes capítulos para ampliar seu conhecimento acerca de exames diagnósticos:

Enfermagem Básica

- Terapias Complementares/Alternativas
- Avaliação
- Segurança/Higiene
- Precauções-Padrão de Isolamento

Procedimentos Básicos

- Coleta de urina: sistema fechado de drenagem
- Coleta de urina: técnica limpa feminina/masculina

Procedimentos intermediários

- Realização de cateterismo urinário: feminino/masculino
- Realização de punção na pele

Procedimentos avançados

- Realização de venopunção (coleta de sangue)

OBJETIVOS

Ao final deste capítulo, você estará apto a:

- Definir palavras-chave.
- Discutir o tratamento do cliente enfermo antes, durante e após os exames diagnósticos.
- Descrever métodos de coleta de amostra.
- Descrever procedimentos diagnósticos comuns invasivos e não invasivos.
- Demonstrar a responsabilidade da enfermagem em procedimentos de diagnósticos comuns.

CAPÍTULO 27 ■ Exames Diagnósticos

PALAVRAS-CHAVE

paracentese
pneumotórax
port-a-cath (cateter totalmente implantado sob a pele)
punção lombar
punção venosa
radiografia
saliva
sangue oculto
sedação processual

sensibilidade (TSA)
tipos e prova cruzada
tomografia computadorizada (TC)
toracocentese
transdutor
trocarte
ultrassom
urina por um período de 24 horas
urobilinogênio

INTRODUÇÃO

Informações de um histórico completo e do exame físico determinam a necessidade de exames diagnósticos. Resultados de procedimentos de diagnóstico são utilizados para formular o diagnóstico médico e planejar o tratamento. O custo-benefício dos tratamentos médicos é um desafio, e estimula os profissionais a confiar em avaliações básicas e ser seletivos quanto a exames diagnósticos caros. A ênfase na contenção de custos mudou o papel do enfermeiro. Em vez de ajudar o cliente enfermo, ele ensina o cliente a se ajudar. O enfermeiro informa o cliente, a família e as pessoas que lhe são íntimas sobre exames diagnósticos, como se preparar para exames específicos e os cuidados necessários pós-exame. Embora o foco principal seja instruir o cliente enfermo, o enfermeiro pode ajudar na realização de vários exames diagnósticos. Para prestar atendimento adequado ao cliente enfermo, o enfermeiro precisa conhecer as implicações dos exames diagnósticos, e também anatomia e fisiologia, para compreender a natureza dos exames. O enfermeiro pode então relacioná-los a processos de doenças específicas e compreender o resultado dos exames.

Este capítulo aborda exames diagnósticos comuns. Os termos *exame* e *procedimento* são utilizados alternadamente. O termo *profissional* é usado tanto para se referir ao médico quanto a um enfermeiro. O Conselho Federal de Enfermagem (Cofen), através de sua Resolução Cofen-195/97, dispõe da solicitação de exames de rotina e complementares permitidos ao enfermeiro.

EXAMES DIAGNÓSTICOS

Exames diagnósticos podem ser invasivos ou não invasivos. **Não invasivo** significa que nenhum tipo de instrumento é inserido no organismo; a pele e outros tecidos do corpo, órgãos e cavidades permanecem intactos. **Invasivo** significa que algum tipo de instrumento é inserido em tecidos do corpo, órgãos ou cavidades.

TRATAMENTO DO CLIENTE ENFERMO

O exame diagnóstico é um elemento crítico da avaliação. Com a colaboração do cliente enfermo, os dados da avaliação são utilizados para formular diagnósticos de enfermagem, medidas para os resultados e um plano de atendimento. A avaliação de resultados esperados do cliente enfermo requer a incorporação de achados do diagnóstico.

> **SEGURANÇA**
>
> **Exames diagnósticos**
>
> Para proteger sua saúde e segurança, assim como a de outros profissionais da saúde e do cliente enfermo, use as precauções-padrão sempre que realizar procedimentos invasivos e não invasivos.

PREPARAÇÃO DO CLIENTE ENFERMO PARA EXAMES DIAGNÓSTICOS

O enfermeiro desempenha papel fundamental no planejamento e na preparação do cliente enfermo para o exame diagnóstico. Exames não programados corretamente causam inconveniência ao cliente enfermo e atrasam as intervenções, o que pode colocar a saúde do cliente enfermo em risco. A instituição também corre o risco de perder dinheiro. A Tabela 27.1 descreve um exemplo de protocolo de tratamento de enfermagem para preparação do cliente para os exames diagnósticos.

Verifique se o cliente está usando uma faixa de identificação e compreenda os procedimentos a serem feitos. Verifique também se os formulários de consentimento necessários foram assinados (Figura 27.1).

As medidas de enfermagem para garantir a segurança do cliente enfermo são estabelecer sinais vitais básicos, identificar alergias conhecidas e avaliar a eficácia das instruções fornecidas. Nos ambulatórios e centros ambulatoriais, poderá haver apenas uma oportunidade para avaliar e registrar os sinais vitais. É importante confirmar que os sinais vitais sejam valores normais para o cliente. Compare os sinais vitais medidos durante e após o procedimento com os obtidos antes como dados-base para avaliar com precisão a resposta do cliente a agentes anestésicos e ao procedimento realizado.

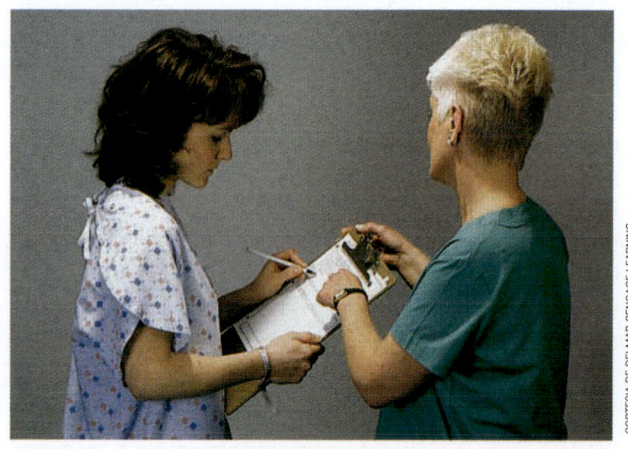

Figura 27.1 ■ Preparação do cliente enfermo para exames diagnósticos.

Avise o cliente enfermo em relação ao que pode acontecer durante o procedimento. Tal orientação tem tanto o intuito de aumentar o nível de cooperação quanto de diminuir o grau de ansiedade. A família do cliente enfermo também deve ser informada sobre o que vai acontecer durante o procedimento e quanto tempo, aproximadamente, ele vai demorar. Tome conhecimento dos protocolos específicos e de procedimentos da instituição, porque eles não costumam ser padronizados.

CUIDADOS COM O CLIENTE ENFERMO DURANTE O EXAME DIAGNÓSTICO

Embora os cuidados com o cliente enfermo devam ser individualizados de acordo com procedimentos específicos, as orientações gerais para cuidados com o cliente enfermo durante um procedimento são apresentadas na Tabela 27.2. Utilizam-se protocolos para avaliar os cuidados com o cliente enfermo.

As precauções-padrão são utilizadas quando houver possibilidade de exposição a fluidos corporais. Os equipamentos de proteção individual (EPI), como avental, luvas e óculos de proteção, devem ser usados durante os procedimentos invasivos.

Insira rótulos em todas as amostras com o nome do cliente enfermo, número de prontuário, o número do quarto (enfermaria e leito para clientes hospitalizados), data, hora e

Tabela 27.1 ■ Preparação do cliente enfermo para exames diagnósticos	
Finalidade	Aumentar a confiabilidade do exame, explicando ao cliente enfermo o motivo pelo qual ele está sendo realizado, o que o cliente enfermo deve esperar durante o exame e seus resultados, bem como efeitos colaterais.
	Diminuir a ansiedade do cliente enfermo sobre o exame e riscos associados.
Dados de apoio	Aumentar o conhecimento do cliente enfermo, promovendo assim sua cooperação e o aprimoramento da qualidade dos exames.
	Diminuir o tempo necessário para realização dos exames, aumentando assim a relação custo-benefício.
	Evitar atrasos, assegurando preparação física adequada.
Avaliação de processo	Verificar se o cliente enfermo está usando uma faixa de identificação.
	Consultar o prontuário médico para verificar possíveis alergias e reações adversas anteriores a corantes ou a outros meios de contraste; se o termo de consentimento está assinado; e resultados registrados dos exames diagnósticos referentes ao procedimento.
	Avaliar a presença, a localização e as características de limitações físicas e pertinentes à comunicação ou de condições preexistentes.
	Checar o conhecimento do cliente enfermo a respeito dos motivos para a realização do exame e sobre o que é esperado durante e após o exame.
	Monitorar sinais vitais – entre eles, dor – do cliente enfermo que está à espera de exames invasivos, para estabelecer dados-base.
	Monitorar o nível de hidratação e de fraqueza em clientes que não são alimentados por via oral.
Reporte ao profissional	Avisar o profissional sobre alergias, reações adversas prévias ou suspeita de reações adversas após a administração de drogas.
	Avisar o profissional sobre quaisquer preocupações do cliente enfermo ou da família não sanadas na conversa com o enfermeiro.

(continua)

Tabela 27.1 ■ Preparação do cliente enfermo para exames diagnósticos	(Continuação)
Intervenções	Esclarecer com o médico se os medicamentos tomados regularmente devem ser administrados. Implantar dieta zero, se o tipo de exame assim exigir. Administrar catárticos ou laxantes conforme indicado no protocolo do exame; instruir os clientes enfermos que estão fracos a pedir auxílio quando se dirigirem ao banheiro. Ensinar técnicas de relaxamento, como respiração profunda e utilizar a imaginação. Estabelecer acesso intravenoso (IV) se necessário para o procedimento.
Avaliação	Avaliar se o cliente enfermo tem conhecimento em relação ao que esperar. Avaliar o nível de ansiedade do cliente enfermo. Avaliar o nível de segurança e conforto do cliente enfermo.
Orientações ao cliente enfermo	Discuta com o cliente enfermo e sua família, conforme apropriado, os seguintes tópicos listados: • O motivo para o exame e o que esperar. • Estimativa de quanto tempo o exame vai demorar. • Especificar o tipo e o tempo de jejum, incluindo a quantidade de água a ser ingerida se for tomada medicação oral. • Catárticos ou laxantes: quantidade, frequência. • Escarro: tosse profunda, que não limpa a garganta. • Urina: eliminada, cultura de urina (coleta limpa); momento de coleta. • Remoção de objetos (por exemplo: joias ou grampos de cabelo) que podem obscurecer o raio X. • Meios de contraste: • Bário: sabor, consistência (fezes levemente coloridas de 24 a 72 horas; possível obstrução e condensação). • Iodo: gosto metálico, reação alérgica retardada (coceiras, erupções cutâneas, urticária, sibilos e dificuldade respiratória). • Posicionamento durante o exame. • Posicionamento pós-exame (por exemplo, imobilização de membros após a angiografia). • Pós-exame (incentivar a ingestão de líquidos, se não for contraindicada).
Documentação	Registrar no prontuário do cliente enfermo: • Informação do alergista ou suspeita de reações adversas aos meios de contraste. • Presença, localização e características dos sintomas. • Orientação e resposta do cliente enfermo à orientação. • Resposta às intervenções (resultados do cliente enfermo).

Tabela 27.2 ■ Protocolo: cuidados com o cliente enfermo durante o exame diagnóstico	
Finalidade	Aumentar a cooperação e a participação, tentando diminuir o nível de ansiedade do cliente enfermo. Proporcionar o nível máximo de segurança e conforto durante o procedimento.
Dados de apoio	Estimular o relaxamento dos músculos, facilitando assim a instrumentação, pelo aumento da participação e do conforto do cliente enfermo. Assegurar o uso eficiente do tempo durante o exame e resultados confiáveis pela preparação adequada do cliente enfermo.
Avaliação	Verificar a pulseira de identificação do cliente enfermo para se certificar de que seja o cliente enfermo correto. Consultar o prontuário médico para verificar a existência de alergias. Avaliar a reação do cliente enfermo ao pré-procedimento com a administração de sedativos, antes da indução da anestesia durante o procedimento. Avaliar a manutenção das vias aéreas e o reflexo de vômito se um anestésico local for espirrado na garganta do cliente enfermo. Avaliar sinais vitais, entre eles dor, durante todo o procedimento e comparar com dados-base.

(continua)

652 UNIDADE 7 ■ Cuidados Essenciais de Enfermagem

Tabela 27.2 ■ Protocolo: cuidados com o cliente enfermo durante o exame diagnóstico (Continuação)

	Avaliar a capacidade do cliente enfermo em manter e tolerar a posição prescrita.
	Avaliar o nível de conforto do cliente enfermo (dor) para garantir a eficácia do agente anestésico.
	Avaliar se há sintomas relacionados que indiquem complicações específicas para o procedimento (por exemplo, perfuração acidental de um órgão).
Reporte ao profissional	Avisar o médico sobre quaisquer preocupações do cliente enfermo ou perguntas não resolvidas na conversa com o enfermeiro.
	Informar o médico se algum membro da família está presente e onde estará durante o procedimento.
	Informar o médico quando o cliente enfermo for posicionado corretamente e se o agente anestésico foi administrado ao cliente enfermo.
Intervenções	Instituir precauções-padrão com técnicas de assepsia apropriadas para o exame específico.
	Reportar para todo o pessoal envolvido no exame todas as alergias conhecidas do cliente enfermo.
	Colocar o cliente enfermo na posição correta, providenciar o campo cirúrgico e monitorar para assegurar que a respiração não fique comprometida.
	Permanecer com o cliente enfermo durante a indução e manutenção da anestesia.
	Se o procedimento requerer a administração de um corante, verificar se o cliente enfermo não é alérgico a ele; se o cliente enfermo não recebeu o corante antes, realizar o exame de alergia na pele de acordo com as instruções do fabricante que acompanham o medicamento.
	Monitore as vias aéreas do cliente enfermo e mantenha os equipamentos de reanimação disponíveis.
	Ajude o cliente enfermo a relaxar durante a inserção do instrumento, dizendo a ele para respirar pela boca e se concentrar em relaxar os músculos envolvidos.
	Explique o que o médico está fazendo para que o cliente enfermo saiba o que esperar.
	Insira o rótulo na amostra e a manipule de acordo com o tipo de material obtido e o exame a ser feito.
	Reporte ao médico quaisquer sintomas de complicações.
	Garanta o transporte do cliente enfermo da área de diagnóstico.
	Pós-exame na área de diagnóstico:
	• Ajudar o cliente enfermo a ficar em uma posição confortável e segura.
	• Fazer a higiene bucal e dê água aos clientes enfermos que foram orientados a não ingerir nada por via oral para o exame; observar se estão alertas e se conseguem engolir.
	• Permanecer com o cliente enfermo à espera de transporte para outra área.
Avaliação	Avaliar o padrão ventilatório do cliente enfermo e a tolerância ao procedimento.
	Avaliar a necessidade que o cliente enfermo tem de auxílio.
	Avaliar a compreensão do cliente enfermo em relação ao que foi realizado durante o procedimento.
	Avaliar a compreensão do cliente enfermo em relação aos resultados identificados durante o procedimento.
	Avaliar o conhecimento do cliente enfermo em relação ao que esperar após o procedimento.
Orientações ao cliente enfermo	Discutir o seguinte com o cliente enfermo e sua família, conforme apropriado para o exame específico:
	• O que ocorreu durante o procedimento.
	• Perguntas e preocupações do cliente enfermo ou de membros da família.
	• O que esperar durante a fase de recuperação imediata.
	• O que reportar ao enfermeiro durante a fase de recuperação imediata.
Documentação	Registrar no prontuário do cliente enfermo:
	• Quem executou o procedimento.
	• Razão para o procedimento.
	• Tipo de anestésico, corante ou outros medicamentos administrados.
	• Tipo de material obtido e para onde foi enviado.
	• Sinais vitais e outros dados de avaliação, tais como tolerância do cliente enfermo ao procedimento ou nível de dor/desconforto.
	• Quaisquer sintomas de complicações.
	• Pessoa que transportou o cliente enfermo para outra área (designar nomes de quem forneceu transporte e o destino).

fonte da amostra. Algumas amostras podem precisar de encaminhamento imediato ao laboratório ou ser colocadas em gelo (por exemplo, gasometria arterial – GA).

A avaliação contínua do cliente enfermo é necessária durante qualquer procedimento. A permeabilidade das vias aéreas do cliente enfermo deve ser continuamente avaliada, pois pode ser comprometida pela posição do cliente enfermo, pela anestesia ou pelo próprio procedimento. Durante um procedimento invasivo, monitore sinais e sintomas de perfuração acidental de um órgão (por exemplo, mudanças repentinas nos sinais vitais).

A equipe de enfermagem sob supervisão do enfermeiro tem as seguintes responsabilidades complementares:

- Preparar a sala de procedimentos (por exemplo, garantir iluminação adequada).
- Reunir e cobrir os materiais que serão utilizados durante o procedimento.
- Examinar o equipamento para assegurar que esteja funcionando e se é seguro.
- Obter recipientes adequados para a coleta de amostras.

Em geral, médicos que trabalham em hospitais que utilizam sistema informatizado de prontuário eletrônico possuem senhas preferenciais na área de exames diagnósticos nos quais podem especificar o tipo de equipamento a ser utilizado, a posição em que o cliente enfermo deve ser colocado e o tipo de sedativo ou anestésico a ser utilizado.

Alguns exames diagnósticos são realizados com um enfermeiro que administra sedativo intravenoso, conforme prescrição médica, processo também chamado sedação processual. A **sedação processual** é um nível minimamente baixo de consciência, durante o qual o cliente enfermo mantém a capacidade de estabelecer uma via aérea limpa continuamente e responde de modo adequado a estímulos físicos ou comandos verbais. O enfermeiro que gerencia as funções de sedação processual tem um papel complexo, que requer conhecimento adicional e capacidade comprovada, além de formação básica, enquanto o médico realiza o exame.

Cuidados com o cliente enfermo após o exame diagnóstico

Os cuidados de enfermagem pós-procedimento pretendem restaurar o nível do pré-diagnóstico de funcionamento do cliente enfermo (Tabela 27.3). A avaliação e as intervenções de enfermagem baseiam-se principalmente na natureza do exame e em se o cliente enfermo recebeu anestesia.

O cliente enfermo é monitorado de perto para verificação de sinais de insuficiência respiratória e hemorragia. Alguns exames diagnósticos exigem a medição dos sinais a cada 15 minutos durante a primeira hora e, em seguida, em intervalos progressivamente mais espaçados, até que o cliente enfermo esteja **estabilizado** (alerta e com os sinais vitais dentro da variação normal do cliente enfermo).

Alguns exames diagnósticos usam medicamentos que são excretados pelos rins. A ingestão e a eliminação do cliente enfermo (balanço hídrico – BH) são monitoradas por 24 horas. O cliente enfermo é instruído a monitorar o BH e a reportar **hematúria** (presença de sangue na urina).

Clientes enfermos devem obter instruções por escrito quando recebem alta após o exame diagnóstico. Muitos hospitais fornecem informativos que instruem sobre medicamentos, restrições alimentares e de atividades, e sinais e sintomas a serem reportados imediatamente ao médico devem ser documentados.

EXAMES LABORATORIAIS

Estudos comuns de laboratório são em geral medições simples para determinar a quantidade ou o número de **analitos** (ou seja, substâncias medidas) presentes em uma amostra. Os exames laboratoriais são solicitados pelo médico para:

- Detectar e quantificar o risco de doenças futuras.
- Estabelecer ou excluir diagnósticos.
- Avaliar a gravidade do processo da doença e formular um prognóstico.
- Guiar a seleção de intervenções.
- Monitorar o progresso do distúrbio.
- Monitorar a eficácia do tratamento.

Coleta de amostras

O agendamento e a sequência de exames laboratoriais são importantes. Todos os exames que exigem **punção venosa** (uso de uma agulha para puncionar uma veia a fim de aspirar sangue) devem ser agrupados para que o cliente enfermo faça apenas uma punção venosa. Estudos laboratoriais e radiológicos que exijam jejum devem ser agendados no mesmo dia para que o cliente enfermo tenha de jejuar por apenas um dia. O nível de conforto e a satisfação do cliente enfermo aumentam com o agendamento adequado.

> **SEGURANÇA**
>
> **Iodo radiativo e coleta de urina**
>
> Clientes enfermos que recebem iodo radiativo devem ter sua urina coletada e devidamente descartada em um recipiente especial, em conformidade com a política do órgão governamental (CNEN – Comissão Nacional de Energia Nuclear) para manuseio de resíduos médicos radiativos.

> **DICA Profissional**
>
> **Documentação sobre dificuldades na coleta de amostras**
>
> Documente na requisição do laboratório e nas observações de enfermagem quaisquer dificuldades experimentadas durante a coleta. Tais problemas podem indicar efeitos adversos relacionados à natureza do exame e, portanto, devem ser reportados e tratados de imediato.

A precisão nos exames laboratoriais requer que:

- Seja usado o formulário de requisição correto.
- Todas as informações sejam escritas no formulário (por exemplo, nome completo do cliente enfermo e seu prontuário, bem com o carimbo do médico com o CRM).
- Dados pertinentes que poderiam influenciar os resultados do exame, tais como medicamentos (dosagem e período) em uso, sejam inclusos.
- A coleta de amostras do cliente enfermo correto seja confirmada por meio da verificação da pulseira de identificação.
- Os resultados laboratoriais sejam registrados no prontuário médico correto.

VENOPUNÇÃO

Diversos membros da equipe médica podem realizar a venopunção, entretanto, a demanda maior fica a cargo dos laboratórios que empregam técnicos de laboratório com a função de **flebotomistas** (indivíduos que realizam venopunção) para coletar amostras de sangue. Outros profissionais também capacitados para essa tarefa são os membros da equipe de enfermagem, auxiliares e técnicos de enfermagem, bem como os enfermeiros.

Tabela 27.3 ■ Protocolo: cuidados com o cliente enfermo após o exame diagnóstico	
Finalidade	Restaurar o nível pré-diagnóstico de funcionamento do cliente enfermo cuidando e instruindo-o no sentido do que pode esperar depois do exame, bem como informando-o a respeito dos resultados ou efeitos colaterais.
Dados de apoio	Ajudar a diminuir o grau de ansiedade do cliente enfermo, aumentando sua participação e o conhecimento sobre as medidas dos resultados esperados após o exame diagnóstico.
	Por meio de cuidados pós-procedimento adequados e da orientação do cliente enfermo, alertá-lo em relação a sinais e sintomas que devem ser reportados ao médico.
Avaliação de processo	Verificar a pulseira de identificação e chamar o cliente enfermo pelo nome.
	Avaliar o cliente enfermo para identificar sinais de desconforto, reações adversas a anestésicos e outros medicamentos, e outros sinais que possam indicar perfuração acidental de um órgão.
	Verificar se há sangramento na área no caso de realização de biópsia.
	Verificar sinais vitais do cliente enfermo, inclusive dor.
	Verificar as linhas de acesso vascular e outros dispositivos de monitoramento invasivo.
	Avaliar a capacidade do cliente enfermo em expelir ar, se foi instilado ar durante um exame gastrointestinal.
	Verificar o conhecimento do cliente enfermo em relação ao que esperar durante sua recuperação.
Reporte ao profissional	Informar ao médico sobre quaisquer sinais de desconforto/dor respiratória, sangramento ou alteração dos sinais vitais; reações adversas aos anestésicos, sedativos ou contrastes; e outros sinais de complicações.
	Avisar o médico sobre quaisquer preocupações do cliente enfermo ou perguntas não resolvidas na conversa com o enfermeiro.
	Avisar o médico quando quaisquer resultados forem obtidos dos exames diagnósticos.
	Avisar o médico quando o cliente enfermo estiver totalmente alerta e recuperado (para emitir alta).
Intervenções	Implementar a prescrição médica quanto aos cuidados pós-procedimento.
	Estabelecer precauções-padrão e assepsia cirúrgica conforme forem adequadas às necessidades do cliente enfermo.
	Colocar o cliente enfermo em uma posição confortável e acessível, para facilitar o atendimento da enfermagem.
	Monitorar sinais vitais de acordo com a frequência necessária para o exame específico.
	Observar o local de inserção para identificar sinais de hematoma ou perda de sangue; substituir curativos e compressas, se necessário.
	Monitorar o débito urinário do cliente enfermo e drenagem de outros dispositivos.
	Reforçar a restrição de atividades adequada ao exame.
	Agendar os exames do cliente enfermo, conforme orientado pelo médico.

(continua)

Tabela 27.3 ■ Protocolo: cuidados com o cliente enfermo após o exame diagnóstico *(Continuação)*

Avaliação	Avaliar o padrão respiratório do cliente enfermo, principalmente se um agente anestésico foi utilizado.
	Avaliar a tolerância do cliente enfermo a líquidos.
	Avaliar o conhecimento do cliente enfermo em relação aos resultados do procedimento e quando o médico espera receber os resultados por escrito.
	Avaliar o conhecimento do cliente enfermo em relação ao que esperar após a alta.
Orientações ao cliente enfermo	Com base na avaliação do cliente enfermo e de seu conhecimento, orientá-lo, e à sua família, sobre os seguintes itens: • Restrições de alimentos e atividades. • Sinais e sintomas que devem ser imediatamente comunicados ao médico. • Medicamentos.
Documentação	Registrar no prontuário médico do cliente enfermo, na forma apropriada: • Dados de avaliação, intervenções de enfermagem e perspectivas dos resultados esperados. • Orientação ao cliente enfermo e à família, bem como nível de compreensão demonstrado. • Instruções por escrito fornecidas ao cliente enfermo ou aos membros da família.

A venopunção pode ser realizada com a utilização de agulha estéril e seringa ou um sistema de tubo a vácuo com uma agulha estéril de duas pontas. Usam-se tubos de ensaio com tampas de cores diferentes para a coleta de amostras de sangue. As tampas indicam o tipo de aditivo no tubo de ensaio. Os tubos são universalmente codificados através de cores conforme segue:

- Vermelho/amarelo: nenhum aditivo.
- Lilás/roxa: ácido etilenodiaminotetracético (EDTA).
- Azul-claro: citrato de sódio.
- Verde: heparina sódica.
- Cinza: oxalato de potássio.
- Preto: oxalato de sódio.

PUNÇÃO ARTERIAL

A gasometria do sangue arterial revela a capacidade do pulmão de realizar trocas gasosas medindo pressões parciais de oxigênio (PaO_2) e dióxido de carbono ($PaCO_2$), e avalia o potencial de hidrogênio (pH) do sangue arterial. Solicitam-se gasometria para avaliar:

- Oxigenação.
- Ventilação e eficácia da terapia respiratória.
- Equilíbrio ácido-base no sangue.

DICA Profissional

Gases do sangue arterial

Para garantir a determinação exata dos gases sanguíneos reais do cliente enfermo, a gasometria arterial não deve ser retirada antes de 30 minutos, após qualquer tratamento respiratório.

ORIENTAÇÕES para o cliente

Punção pós-arterial

O cliente enfermo deve notificar *imediatamente* o enfermeiro se ocorrer qualquer tipo de dor ou dormência no braço ou na perna após a punção arterial. Esses sintomas indicam prejuízo de circulação.

O sangue arterial é retirado, preferencialmente, de uma artéria periférica (por exemplo, radial) ou de uma linha arterial. Na impossibilidade dessas vias, pode-se optar por uma artéria profunda (por exemplo, femural). O sangue é coletado em uma seringa de 5 mL heparinizada. Gira-se a seringa, suavemente, para misturar o sangue à heparina contida na parede da seringa a fim de prevenir a coagulação e, em seguida, coloca-se a seringa no gelo e encaminha-se imediatamente ao laboratório para análise.

Em alguns hospitais, faz parte das práticas do enfermeiro a realização de punção arterial radial e femural (essa via envolve risco elevado de hemorragia). Não é prática comum estudantes de enfermagem colherem amostras de GA, mas eles sempre auxiliam no procedimento e cuidam do cliente enfermo depois.

O enfermeiro é responsável por avaliar o cliente enfermo a fim de identificar sintomas de sangramento ou oclusão pós-punção. Aplique pressão direta no local da punção até que o sangramento pare (no mínimo cinco minutos). Estão entre os sintomas de má circulação:

- Dormência e formigamento.
- Cor azulada (cianose).
- Ausência de pulso periférico.

Punção capilar

Quando pequenas quantidades de sangue capilar são necessárias para análise ou quando o cliente enfermo tem veias fracas, realiza-se uma punção capilar. Ela também é usada para análise da glicose no sangue. A Figura 27.2 ilustra a punção capilar da ponta de um dedo.

Linhas centrais

Pode-se também coletar uma amostra de sangue de uma **linha central** (insere-se um cateter venoso na veia cava superior através da veia subclávia ou jugular, interna ou externa). As linhas centrais são utilizadas para tratar desequilíbrios dos fluidos ou eletrólitos, tal como desidratação grave provocada por vômito. As linhas centrais são inseridas quando não se pode obter uma via periférica; quando são usadas para tratamento; e na retirada de sangue para análise.

DICA Profissional

Lugares mais comuns para a punção capilar

- Parte interna da ponta de um dedo da mão é o local mais comumente usado.
- Usa-se o lóbulo da orelha quando o cliente enfermo está em estado de choque ou as extremidades apresentam-se edematosas.

A primeira amostra de sangue retirada de uma linha central não pode ser usada para exames diagnósticos. Deve ser descartada, sendo o volume de descarte igual ao espaço morto (tamanho do cateter). O protocolo da instituição deve especificar o volume para descarte em relação ao tipo e tamanho do cateter.

Os cuidados da linha central requerem técnica asséptica estrita. O médico deve fazer uma solicitação de amostra de sangue a ser obtida da linha central.

Os cateteres centrais de inserção periférica (PICC) são inseridos em uma das principais veias da fossa antecubital ou extremidade superior, e terminam na veia cava superior.

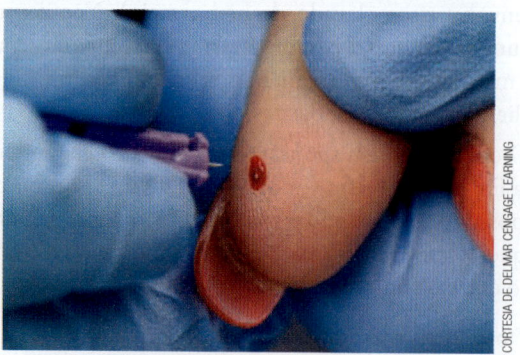

Figura 27.2 ▪ Punção capilar da ponta de um dedo.

As amostras sanguíneas podem ser coletadas de uma linha PICC. O enfermeiro possui autonomia e competência legal para a inserção do PICC, entretanto ele deve ser capacitado para tal técnica com certificação em instituição habilitada.

Cateter implantado

Alguns clientes têm um *port-a-cath* (cateter totalmente implantado sob a pele) sobre a terceira ou quarta costelas. O cateter da porta é inserido na veia cava superior ou no átrio direito através da veia subclávia ou jugular interna. O cateter implantado é usado com o mesmo propósito da linha central. Utilizando uma técnica asséptica rigorosa, o sangue pode ser colhido para análise através da porta. O procedimento deve ser efetuado apenas por um enfermeiro que tenha o conhecimento necessário para fazê-lo corretamente.

ASSISTÊNCIA MÉDICA COMUNITÁRIA/DOMICILIAR

Coleta de urina em casa

Os clientes enfermos que coletarão urina em casa devem colocar o recipiente de coleta em um saco plástico hermético e o refrigerar até entregá-lo ao laboratório. Isso impede o crescimento de bactérias e aumenta a precisão dos resultados.

ASSISTÊNCIA MÉDICA COMUNITÁRIA/DOMICILIAR

Linha central

Clientes enfermos que recebem terapia prolongada em casa comumente têm uma linha central. Como uma das principais complicações provocadas pela inserção do cateter venoso central é a infecção, o enfermeiro deve estar alerta para sinais que a precedam (por exemplo, febre).

SEGURANÇA

Precauções-padrão e coleta de urina

Toda coleta de urina requer o uso de precauções-padrão para evitar a transmissão de micro-organismos entre enfermeiros, clientes enfermos e outros prestadores de serviços de saúde. Todos os recipientes de amostras devem ser selados em um saco com símbolo de risco biológico antes de serem transportados ao laboratório.

Coleta de urina

A urina pode ser recolhida para diversos estudos. O tipo de exame determina o método de coleta. Os diferentes métodos de coleta de urina são os seguintes:

- Coleta aleatória (análise de rotina).
- Coleta cronometrada (urina de 24 horas).

- Coleta a partir de um sistema de drenagem urinário fechado.
- Amostra estéril (cateterismo de alívio).
- Amostra de urina limpa.

A idade do cliente enfermo e o método de coleta determinam a orientação a ser dada ao cliente enfermo. O método de coleta deve ser registrado na requisição do laboratório.

Coleta aleatória O médico prescreve a solicitação para uma análise de urina de rotina, também chamada coleta aleatória. A amostra pode ser coletada a qualquer horário, usando um recipiente limpo, não estéril. A amostra deve ser levada imediatamente ao laboratório para impedir o crescimento bacteriano e a alteração de analitos da urina.

Coleta cronometrada A coleta cronometrada é feita ao longo de um período de 24 horas. A urina é coletada em um galão plástico que contém conservante, ou conservantes, alguns dos quais podendo ser cáusticos.

Para a coleta cronometrada, solicita-se ao cliente enfermo que **urine por um período de 24 horas**. A coleta deverá ser feita em um horário preestabelecido, por exemplo, às 7 horas da manhã, e o cliente deverá esvaziar completamente a bexiga, desprezando toda a urina (essa primeira urina não deve ser coletada, serve apenas para marcação do horário de início da coleta); daí em diante, deve-se coletar toda a urina produzida durante o dia e a noite, depositando-a em um ou mais recipientes fornecidos pelo laboratório. Esses recipientes devem ser mantidos em refrigeração (a fim de evitar o crescimento bacteriano e manter a estabilidade da amostra) e ao abrigo da luz. A coleta da urina só terminará às 7 horas da manhã do dia seguinte, quando então terão se passado exatamente as 24 horas de coleta.

Coleta a partir de um sistema de drenagem fechado Pode-se coletar uma amostra estéril de um cliente enfermo com um cateter de Foley permanente e um sistema de drenagem fechado. Um material estéril é usado para a cultura da urina. A amostra de urina *não* deve ser obtida da bolsa coletora porque os analitos dessa bolsa se modificam, levando a resultados imprecisos, e as bactérias crescem rapidamente na bolsa coletora. A tubulação da drenagem fechada tem uma porta de aspiração para a coleta de material estéril.

Amostra estéril Quando uma amostra de urina estéril é necessária e o cliente enfermo não tem um cateter permanente e um sistema de drenagem fechado, o cliente é cateterizado (cateterismo de alívio). Uma pequena quantia de urina pode ser desprezada, como um primeiro jato, pelo cateter em uma bacia e, em seguida, a urina pode ser colocada em um frasco estéril para amostras.

Amostra de urina limpa Procede-se à coleta de amostra de urina limpa para obter uma amostra não contaminada pela flora da pele. A técnica de coleta é diferente para homens e mulheres. O cliente enfermo do sexo feminino é instruído a se limpar no sentido frente-trás e então urinar no frasco vazio; o cliente do sexo masculino é instruído a limpar a ponta do pênis, retraindo o prepúcio, sentido de cima para baixo, e então urinar no frasco vazio.

COLETA DE FEZES

Deve-se explicar ao cliente enfermo o motivo para a coleta da amostra de fezes. O cliente enfermo é então instruído a defecar em uma comadre limpa ou recipiente e a descartar os papéis usados no banheiro. As fezes podem ser coletadas uma vez ou em 24, 48 ou 72 horas. Quando as fezes tiverem de ser colhidas por um período prolongado, devem ser colocadas em um recipiente e refrigeradas. Uma vez que toda a quantidade de fezes tenha sido coletada, o recipiente deve levar o rótulo com o nome do cliente enfermo, número do prontuário, a data e o horário, e deve-se realizar o exame. Todas as amostras de fezes são colocadas em um saco com símbolo de risco biológico antes de serem transportadas para o laboratório.

EXAMES SANGUÍNEOS

Há diversos tipos de exames de sangue. Exames específicos para o sistema hematológico serão descritos na Tabela 27.4.

Tipo e prova cruzada

Um **tipo e prova cruzada** identifica o tipo de sangue do cliente enfermo e determina a compatibilidade do sangue entre um potencial doador e um receptor (cliente enfermo). Há quatro tipos básicos de sangue: A, B, AB e O. Os tipos sanguíneos são determinados pela presença ou ausência de antígenos A ou B. **Antígenos** são substâncias, normalmente proteínas, que provocam a formação de anticorpos e reagem especificamente com eles. **Anticorpos** são imunoglobulinas produzidas pelo corpo em resposta a bactérias, vírus ou outras substâncias antígenas. Os tipos A e B são antígenos classificados como **aglutinógenos**, ou substâncias que provocam aglutinação (aglutinação dos glóbulos vermelhos). As aglutininas são tipos específicos de anticorpos cuja interação com os antígenos se manifesta como aglutinação.

> **SEGURANÇA**
>
> **Coleta de fezes de um cliente enfermo com hepatite**
>
> Escreva no formulário de requisição que o cliente enfermo está com hepatite. Agindo assim, você alerta o pessoal do laboratório a ser mais cuidadoso ao manusear as amostras.

> **REFLEXÃO CRÍTICA**
>
> **Tipo sanguíneo e fator Rh**
>
> Se o tipo de sangue de um cliente enfermo for AB positivo, quais são os prováveis tipos de sangue dos pais do cliente enfermo? O cliente enfermo pode receber sangue Rh negativo? Justifique sua resposta.

Os tipos de sangue também são identificados como positivos ou negativos, dependendo da presença ou ausência do fator Rh. O fator Rh é um antígeno que pode ser encontrado nas hemácias. A designação *Rh positivo* significa que o antígeno está presente; *Rh negativo* significa que não há antígeno. O tipo de sangue de um indivíduo e o Rh são determinados geneticamente.

A prova cruzada identifica a contabilidade do sangue do doador com o do receptor. Uma amostra sanguínea do receptor é misturada ao sangue de um possível doador no laboratório. Se a amostra mista não aglutinar, ela é compatível.

Química sanguínea

Os exames de química sanguínea são frequentemente agrupados, necessitando de uma requisição e de uma amostra venosa. Os exames realizados incluem glicose, eletrólitos, enzimas, lipídios, creatinina e valores proteicos. Outros exames que podem ser realizados em uma amostra de sangue estão relacionados na Tabela 27.5.

Glicose sanguínea O sangue para medir a glicose é obtido por punção da pele ou por venopunção e é feito tanto em jejum como sem jejuar (geralmente pós-prandial de 2 horas). Se os resultados desse exame de verificação de diabetes melito forem anormais, o médico pode pedir um exame de tolerância à glicose, o exame mais preciso para diagnosticar a hipoglicemia e a hiperglicemia (diabetes melito).

Eletrólitos séricos Um **eletrólito** é uma substância que, quando em solução, separa-se em íons e conduz eletricidade. Alguns eletrólitos agem na membrana celular para permitir a transmissão de impulsos eletroquímicos em fibras nervosas e musculares, enquanto outros determinam as atividades do metabolismo celular (Guyton e Hall, 2000).

Os cátions são íons que possuem carga positiva, assim como o sódio (Na^+), o potássio (K^+), o cálcio (Ca^{++}) e o magnésio (Mg^{++}). Os ânions são íons que possuem carga negativa, entre eles o cloreto (Cl^-), o bicarbonato (HCO_3^-) e o fosfato (HPO_4^{--}).

Enzimas sanguíneas As enzimas são proteínas globulares produzidas no corpo que catalisam reações químicas dentro das células. Os exames enzimáticos são essenciais para o diagnóstico de lesões teciduais, principalmente no miocárdio e, em menor grau, no cérebro.

Os níveis de plasma das enzimas intracelulares aumentam na presença de **necrose** do miocárdio (morte do tecido como resultado de doença ou lesão). As enzimas no sangue são diretamente proporcionais ao grau de dano celular. As enzimas não são utilizadas isoladamente para determinar um diagnóstico; em vez disso, são revistas com outros estudos de diagnósticos.

Os lipídios do sangue Um nível elevado de lipídio sérico é um dos fatores de risco controláveis contribuindo para as doenças cardíacas (CHD). As **lipoproteínas** (lipídios do sangue ligados às proteínas) são medidas em conjunto com o colesterol.

Tabela 27.4 ■ Exames específicos para o sistema hematológico		
Exame	Explicação/Valores Normais	Responsabilidade da Enfermagem
Glóbulos vermelhos (RBCs)	Número de hemácias por mm³ de sangue. Pode ser baixa em clientes enfermos com artrite reumatoide. Clientes que vivem em altitudes elevadas podem ter nível elevado de hemácias. Normal: Homem: 4,6–6,2 milhões/mm³ Mulheres: 4,2–5,5 milhões/mm³	O cliente enfermo não é obrigado a jejuar para o exame.
Glóbulos brancos (WBCs)	Número de glóbulos brancos por mm³ de sangue. A elevação está associada a processos infecciosos. Normal: 4.100–10.800 mm³	O cliente enfermo não é obrigado a jejuar para o exame. Exercício, estresse, último mês de gravidez, parto, esplenectomia prévia e comida podem aumentar os níveis e alterar os valores diferenciais. Observe medicamentos prescritos que podem afetar o exame; aspirina, heparina e esteroides podem aumentar o nível de glóbulos brancos, enquanto antibióticos e diuréticos podem reduzir o nível de glóbulos brancos.
Contagem diferencial Neutrófilos	Porcentagem dos tipos de glóbulos brancos em um milímetro de sangue. Aumento de infecções bacterianas e trauma.	O cliente enfermo não é obrigado a jejuar para o exame.

(continua)

Tabela 27.4 ■ Exames específicos para o sistema hematológico (Continuação)

Exame	Explicação/Valores Normais	Responsabilidade da Enfermagem
Segmentados (neutrófilos maduros)	Normal: Segmentados: 50%-65%	
Bastões (neutrófilos imaturos)	Bastonetes: 0%-5%	
Eosinófilos	Aumento nas reações alérgicas ou infestações parasitárias. Normal: 1%-3%	A corticoterapia provoca diminuição dos níveis.
Basófilos	Aumento nas reações alérgicas e durante períodos de cicatrização. Normal: 0,4%-1,0%	Os esteroides provocam diminuição dos níveis.
Linfócitos	Aumento em infecções virais e outras doenças, tais como coqueluche e tuberculose (TB). Diminuição na síndrome de imunodeficiência adquirida (Aids). Normal: 25%-35%	Os esteroides provocam diminuição dos níveis.
Monócitos	Aumento em doenças crônicas, tais como malária, tuberculose e febre maculosa das montanhas rochosas. Pode ser baixa em clientes com artrite reumatoide. Normal: 4%-6%	
Hemoglobina (Hgb)	Mede o composto do transporte de oxigênio nas hemácias. Normal: Homens: 14-18 g/dL Mulheres: 12-16 g/dL Valor crítico: < 5 g/dL	O cliente enfermo não é obrigado a jejuar para o exame. A amostra pode ser tirada do dedo de uma criança ou do calcanhar de um bebê.
Hemoglobina eletroforese	Detecta formas anormais de hemoglobina. Realizada após o exame positivo de células falciformes. Se a eletroforese da hemoglobina for negativa, o cliente enfermo tem traços de anemia falciforme. Se a eletroforese da hemoglobina for positiva, o cliente enfermo tem anemia falciforme. Normal: Hgb S: 0% Hgb F: < 2% Hgb Ca: 0%	Se o cliente enfermo fez transfusão de sangue nas últimas 12 semanas, os resultados do exame podem se alterar.
Hematócrito (Hct)	Mede a porcentagem de células sanguíneas em determinado volume de sangue. Clientes enfermos que vivem em altitudes podem ter nível maior. Normal: Homens: 40%-54% Mulheres: 38%-47% Valor crítico: < 15% ou > 60%	O cliente enfermo não é obrigado a jejuar para o exame.
Contagem de plaquetas	Mede o número de plaquetas por milímetro cúbico de sangue. Normal: 150.000-450.000/mm^3 Nível crítico: < 50.000 e > 1 milhão/mm^3	Explique ao cliente enfermo que o exercício extenuante e os contraceptivos orais aumentam o nível plaquetário. Explique ao cliente enfermo que a aspirina, o acetaminofeno (paracetamol) e as sulfonamidas reduzem o nível plaquetário. Se o cliente enfermo tiver baixa contagem plaquetária, manter a pressão digital no local da punção.

(continua)

Tabela 27.4 ■ Exames específicos para o sistema hematológico (Continuação)

Exame	Explicação/Valores Normais	Responsabilidade da Enfermagem
Tempo de sangramento	Mede a duração de um tampão plaquetário para ocluir uma pequena lesão, por exemplo, uma punção. Normal: 1-9 minutos (método de Ivy) Valor crítico: > 15 minutos	Informe o laboratório se o cliente enfermo estiver tomando aspirina, anticoagulantes ou outros medicamentos que possam afetar o processo de coagulação.
Tempo de Protrombina (PT)	Mede a eficácia dos diversos fatores da coagulação sanguínea. Normal: 10-13,4 segundos INR: 2,0-3,0 Na presença de terapia anticoagulante, os valores devem ser iguais a 1½–2 vezes o valor normal. Valor crítico: > 20 segundos Na presença da terapia anticoagulante, o valor crítico deve ser > 3 vezes o valor crítico normal.	Certifique-se de que a amostra de sangue seja retirada antes de a dose diária de warfarina (Coumadin) ser administrada. Explique ao cliente enfermo que a ingestão de álcool pode aumentar a PT e que a dieta rica em gordura pode reduzir a PT. Observe os medicamentos tomados que possam afetar os resultados; salicilatos, sulfonamidas e metildopa (Aldomet) podem aumentar a PT, enquanto digitálicos e contraceptivos orais reduzem os níveis. Instrua o cliente enfermo a não tomar nenhuma medicação sem avisar o médico, já que as medicações podem aumentar o nível de PT.
Relação normalizada internacional (INR)	Normal: 0,9-1,1 Clientes enfermos que tomam medicamentos anticoagulantes devem ter um INR de de 2-3 (2,5-3,5 para o cliente enfermo com uma válvula protética cardíaca mecânica). O INR é mais preciso que o PT no monitoramento através da terapia feita com warfarina (Coumadin).	A dose diária de warfarina (Coumadin) deve ser dada após o sangue ter sido tirado para o INR.

Tempo de tromboplastina parcial (PTT), também chamado tempo de tromboplastina parcial ativada (TAP)	Normal:
	  PTT: 60-70 segundos
	  TAP: 21-35 segundos
	Na presença de terapia anticoagulante, os valores normais são 1,5-2,5 vezes o valor de controle.
	Valor crítico:
	  TAP: > 70 segundos
	  PTT: > 100 segundos
		Se o cliente enfermo estiver recebendo doses de heparina intermitentes, agendar a retirada do TAP de 30-60 minutos antes da próxima dose de heparina.
		Se a heparina é administrada continuamente, a amostra de sangue pode ser tirada a qualquer momento.
		Se o PTT for superior a 100 segundos, o cliente enfermo corre o risco de sangramento, e o médico é notificado.
		O antídoto para a heparina é o sulfato de protamina.
		Observe se o cliente enfermo está tomando anti-histamínicos, vitamina C ou salicilatos, já que estes prolongam o tempo do PTT.

Exame do dímero D (fragmento do dímero D, fragmento da degradação da fibrina)	Mede o produto de degradação da fibrina que é liberado na quebra de um coágulo. Confirma o diagnóstico de coagulação intravascular disseminada (DIC). Verifica se há trombose venosa profunda (TVP) e embolia pulmonar. Normal: < 10 mg/mL	Observe se o cliente enfermo está em tratamento trombolítico, já que os resultados deste exame seriam alterados de negativo para positivo.

Tabela 27.5 ■ Exames complementares realizados com amostras sanguíneas

Exame	Explicação/Valores Normais	Responsabilidade da Enfermagem
Fosfatase ácida	A fosfatase ácida é uma enzima encontrada na glândula prostática, no fluido seminal e nas hemácias. Um nível elevado é encontrado em clientes com câncer de próstata e com anemia hemolítica. Se os tumores forem tratados com sucesso, o nível diminuirá. Um nível crescente pode indicar um prognóstico ruim. Normal: 0-0,80 U/L	Diga ao cliente enfermo que não há restrições de alimentos nem bebidas associadas a este exame. Aplique pressão no local da venopunção. Observe o local para verificar se há sangramento. Utilizado em investigações de estupro.
Hormônio adrenocorticotrópico (ACTH), corticotropina	Determina a função da glândula hipótese anterior. Devido à variação diurna, as amostras devem ser extraídas tanto de manhã como à noite. Normal: 4-22 pmol/L	O estresse emocional ou físico ou exames radioisótopos recentes podem interferir nos resultados. Entre as drogas que podem aumentar os níveis de ACTH estão corticosteroides, estrógenos, etanol e espironolactona. Explique o procedimento ao cliente enfermo. Isso é importante em particular para a diminuição do nível de estresse do cliente enfermo. Examine o cliente enfermo para ver se o nível de estresse aumentou. Inicie o jejum 12 horas antes do exame. A amostra de sangue deve ser tirada com uma seringa heparinizada e depois refrigerada, colocando a amostra no gelo e transportando-a ao laboratório imediatamente.
Exame de estímulo com ACTH, exame de estímulo do cortisol, exame de cosintropina	Monitora o nível de cortisol plasmático para indicar a resposta adrenal ao ACTH. Normal: 1 hora: ↑ 20 µg/dL, pelo menos, acima do valor-base	Observe medicamentos tomados que possam afetar os resultados: cortisona, estrógenos, hidrocortisona e espironolactona podem aumentar o nível de cortisol plasmático. Explique o procedimento ao cliente enfermo. Inicie o jejum após a meia-noite. Para todos os exames, obtenha níveis de cortisol sérico basal. Administre a injeção de cosintropina IM ou IV. Retire a amostra de sangue de 30-60 minutos após a injeção.
Alanina aminotransferase (ALT, a antiga transaminase pirúvica glutâmica sérica (TPG))	ALT é uma enzima liberada em resposta à lesão hepática. Normal: varia de acordo com o método do exame.	Observe aqueles medicamentos tomados que afetam os resultados: muitos medicamentos podem aumentar o nível, incluindo os antibióticos, narcóticos, contraceptivos orais e muitos outros.
Fosfatase alcalina (ALP)	A fosfatase alcalina é uma enzima encontrada principalmente no fígado, no trato biliar e nos ossos. A detecção é importante para determinar possíveis doenças de fígado e ósseas. Normal: varia largamente dependendo do método.	O jejum pode ser necessário. Aplique pressão ao local da venopunção. Observe o local para verificar se há sangramento.

(continua)

Tabela 27.5 ■ Exames complementares realizados com amostras sanguíneas (Continuação)

Exame	Explicação/Valores Normais	Responsabilidade da Enfermagem
Alfafetoproteína (AFP)	Exame de marcadores tumorais; elevado em câncer testicular não seminomatoso. Realizado entre 16 e 18 semanas de gravidez. Níveis elevados sugerem malformações no tubo neural. Normal: 0,9 ng/mL 16-18 semanas de gestação: 30-43 µg/mL	Aplique pressão no local e observe se há sangramento ou hematoma. A amostra deve ser retirada entre 15-20 semanas de gestação.
Amilase (AMS)	A amilase é uma enzima secretada pelo pâncreas. Sua elevação indica pancreatite. Normal: 25-125 IU/L	Observe medicamentos tomados que possam afetar os resultados do exame; esteroides, aspirina, álcool, alguns narcóticos, alguns diuréticos e outras drogas podem aumentar os níveis, enquanto o citrato, a glicose e o oxalato podem reduzi-los.
Hormônio antidiurético (ADH), vasopressina	Determina a produção de ADH pela glândula hipótese posterior. Normal: < 1,5 pg/L	Explique o procedimento ao cliente enfermo. Observe os medicamentos tomados que podem interferir nos resultados do exame. Entre as drogas que aumentam o nível de ADH estão acetominofeno (paracetamol), barbitúricos, agentes colinérgicos, estrogênio, nicotina, os hipoglicemiantes orais e alguns diuréticos, tais como tiazidas e antidepressivos tricíclicos. Entre as drogas que diminuem os níveis de ADH estão álcool, agentes beta-adrenérgicos, antagonistas da morfina e a fenitoína (Dilantin). O cliente enfermo deve jejuar por 12 horas antes do exame. Examine o cliente enfermo para verificar se há alto nível de estresse físico ou emocional.
Anticorpos antinucleares (ANAs)	Os ANAs atacam os núcleos das células. O resultado é positivo em 95% dos clientes enfermos com lúpus eritematoso sistêmico. Os níveis são baixos em clientes com mononucleose, febre reumática e doenças hepáticas. Normal: negativo na diluição de 1:20.	O jejum não é necessário. A hidralazina (Apresoline) e a procainamida (Pronestyl) podem aumentar os níveis. Exames com radioisótopos na semana anterior podem alterar os resultados; informar o laboratório, se aplicável.
Antiestreptolisina O (ASO)	Altas titulações indicam a presença de estreptococos beta-hemolíticos, o que pode provocar febre reumática ou glomerulonefrite aguda. Limites superiores ao normal variam de acordo com a idade, estação e área geográfica. Normal: Adulto: < 1:100 12-19 anos: < 1:200 2-5 anos: < 1:100	Não há restrições de alimentos nem de líquidos. Os antibióticos reduzem o nível de ASO. Verifique a eliminação de urina se a ASO estiver elevada. Se a eliminação de urina for inferior a 600 mL/24 h, está associada à glomerulonefrite aguda.
Anticorpos antitireoidianos microssomais, anticorpos antimicrossomais, anticorpos microssomais, autoanticorpos da tireoide, anticorpos antimicrossomais da tireoide	Usado para detectar anticorpos antimicrossomais da tireoide encontrados em clientes com tireoidite de Hashimoto. Normal: Titulação < 1:100	Explique o procedimento ao cliente enfermo.

(continua)

Tabela 27.5 ■ Exames complementares realizados com amostras sanguíneas (Continuação)

Exame	Explicação/Valores Normais	Responsabilidade da Enfermagem
Aspartato amino-transferase (AST, antigamente transaminase glutâmica oxaloacética sérica (TGO))	AST é uma enzima que indica inflamação do coração, do fígado, musculoesquelética, do pâncreas ou do rins. Normal: Homens: 8-46 U/L Mulheres: 7-31 U/L	Evite injeções intramusculares (IM); registre a data e a hora de quaisquer injeções. Evite hemólise. Suspenda medicações que afetam os resultados por 12 horas, se possível; vários medicamentos, como anti-hipertensivos, agentes colinérgicos, anticoagulantes, digitálicos e outros podem aumentar os níveis, assim como os exercícios físicos.
Gasometria arterial (GA)	Medição direta de pH, PaO_2, $PaCO_2$; e medição calculada de HCO_3^- e SaO_2 de amostras do sangue arterial. pH = exprime acidez ou alcalinidade do sangue PaO_2 = pressão parcial de oxigênio no sangue $PaCO_2$ = pressão parcial de dióxido de carbono no sangue SaO_2 = saturação de oxigênio arterial HCO_3^- = concentração de íon bicarbonato no sangue. Teor de oxigênio no sangue expresso como porcentagem da capacidade transportadora de oxigênio do sangue. Nível crítico: Normal: pH: 7,35-7,45 $< 7,2$ ou $> 7,6$ PaO_2: 75-100 mmHg < 40 mmHg $PaCO_2$: 35-45 mmHg < 20 ou > 70 HCO_3^-: 24-28 mEq < 10 ou > 40 SaO_2: $> 95\%$ (nível do mar) $< 60\%$	Explique que uma amostra de sangue arterial é necessária. As punções arteriais provocam mais desconforto que as venosas. Instrua o cliente enfermo a não se mover. Avalie a adequação da circulação colateral. A amostra de sangue é retirada com uma seringa que contém heparina. Após a amostra ter sido obtida, gire suavemente a seringa para misturar o sangue e a heparina. A amostra de sangue é colocada em gelo e levada imediatamente ao laboratório. Aplique pressão ao sítio arterial de 3 a 5 minutos ou 15 minutos se o cliente enfermo estiver sob efeito de algum anticoagulante. Examine o local para verificar se há sangramento.
Bilirrubina	Medidas de bilirrubina no sangue. Indica como o fígado está funcionando. Normal: Total: 0,1-1,3 mg/dL Direto: 0,0-0,3 mg/dL Indireto: 0,1-1,0 mg/dL	Observe os medicamentos que podem afetar os resultados: esteroides, antibióticos, hipoglicemiantes orais, narcóticos, assim como outros que podem provocar aumento dos níveis, enquanto barbitúricos, cafeína, penicilinas e salicilatos podem reduzir os níveis. O jejum pode ser necessário. Não agite o tubo; proteja-o contra a claridade.
Glicose do sangue, açúcar no sangue em jejum (FBS)	Mede níveis de glicose no sangue (valores séricos). Os resultados dependem do método utilizado pelo laboratório. Glicemia em jejum normal: 70-99 mg/dL (3,9-5,5 mmol/L) Glicemia de jejum comprometida (pré-diabetes): 100-125 mg/dL (5,6-6,9 mmol/L) Diabetes: 126 mg/dL (7,0 mmol/L) e acima, em mais de uma ocasião do exame Valores críticos: > 400 mg/dL < 50 mg/dL	O cliente enfermo deve jejuar (exceto água) por 12 horas antes do exame. Suspenda a insulina ou os medicamentos antidiabéticos até que o sangue tenha sido coletado. Certifique-se de que o cliente enfermo receba medicamentos e refeição após o jejum para a coleta de amostras. Cortisona, tiazida e diuréticos cíclicos podem provocar o aumento.

(continua)

Tabela 27.5 ■ Exames complementares realizados com amostras sanguíneas		(Continuação)
Exame	Explicação/Valores Normais	Responsabilidade da Enfermagem
2 horas de glicose pós-prandial (2h PPG) ou 2 horas de açúcar no sangue pós-prandial (2h PPBS)	Mede a glicose do sangue duas horas após uma refeição. Normal: 70-140 mg/dL Diabético: > 140 mg/dL	Oriente o cliente enfermo a comer toda a refeição e depois a não comer mais nada até que o sangue seja coletado. Notifique o laboratório sobre o horário em que a refeição foi concluída.
Nitrogênio ureico no sangue (NUS)	Medidas de ureia, produto final da metabolização de proteínas. Normal: 5-20 mg/dL	Inicie a dieta zero oito horas antes do exame, se possível. Observe o estado de hidratação do cliente enfermo. Observe os medicamentos tomados que possam afetar os resultados, entre eles fenotiazinas, drogas nefrotóxicas, uso de diuréticos (hidroclorotiazida (Hydro-Diuril), ácido etacrínico (Edecrin), furosemida (Lasix)), antibióticos (bacitracina, gentamicina, canamicina meticilina, neomicina), anti-hipertensivos (metildopa (Aldomet), guanetidina (Ismelin)), sulfonamidas, propranolol, morfina, lítio, salicilatos.
Peptídeo natriurético do tipo B (PNB)	Permite que os médicos façam o diagnóstico de insuficiência cardíaca. Secretado pelos ventrículos do coração em resposta às mudanças na pressão quando ocorre o desenvolvimento e o agravamento de insuficiência cardíaca. Sem insuficiência cardíaca: < 100 pg/mL Traços de insuficiência cardíaca: 100-300 pg/mL Insuficiência cardíaca leve: > 300 pg/mL Insuficiência cardíaca moderada: > 600 pg/mL Insuficiência cardíaca grave: > 900 pg/mL	Explique ao cliente enfermo que uma amostra de sangue é necessária. O exame demora cerca de 15 minutos.
CA-15-3	O CA-15-3 (antígeno do câncer) é um marcador tumoral para acompanhamento do câncer de mama. Como a doença benigna da mama ou do ovário também pode provocar elevação nos níveis, ele tem uso limitado em diagnósticos. Normal: < 22 U/mL	O jejum não é necessário. Aplique pressão ao local da venopunção. Observe o local para verificar se há sangramento.
CA-19-9	O CA-19-9 (antígeno do câncer) é um marcador tumoral utilizado principalmente no diagnóstico de carcinoma de pâncreas. Normal: < 37 U/mL	O jejum não é necessário. Aplique pressão ao local da venopunção. Observe o local para verificar se há sangramento.
CA-125	O CA-125 (antígeno do câncer) é um marcador tumoral, especialmente útil para fazer o diagnóstico de câncer de ovário. Normal: 0-35 U/mL	O jejum não é necessário. Aplique pressão ao local da venopunção. Observe o local para verificar se há sangramento.
Calcitonina, HCT, tirocalcitonina	Determina a atividade da tireoide e da paratireoide. Também é usado como marcador tumoral para detectar câncer de tireoide e vários outros tipos de câncer. Normal: basal < 151 pg/mL	Observe os medicamentos tomados que podem elevar os níveis de calcitonina, entre eles cálcio, colecistoquinina, epinefrina, glucagon, pentagastrina e contraceptivos orais. Explique o procedimento ao cliente enfermo. O cliente enfermo deve estar em jejum por 8 horas, mas pode beber água.

(continua)

Tabela 27.5 ■ Exames complementares realizados com amostras sanguíneas (Continuação)

Exame	Explicação/Valores Normais	Responsabilidade da Enfermagem
Antígeno carcino-embriônico (CEA)	O CEA é encontrado em clientes com câncer, em particular com câncer colorretal. É útil principalmente no acompanhamento da resposta ao tratamento e, de modo ocasional, para identificar o primeiro sinal de recorrência do tumor. Normal: < 5 ng/mL fumante < 2,5 ng/mL não fumante	O jejum não é necessário. Aplique pressão ao local da venopunção. Observe o local para verificar se há sangramento. Observe se o cliente enfermo fuma ou tem alguma doença que vai alterar os resultados, tais como hepatite, cirrose ou colite.
Enzimas cardíacas séricas AST	Indicam possível lesão no tecido se elevados. Normal: Homens: 7-21 U/L Mulheres: 6-18 U/L	O jejum não é necessário. O padrão dos níveis elevados de AST, CPK e LDH é indicativo de infarto do miocárdio (IM).
Creatina quinase (CK)	Normal: Homens: 55-170 U/L Mulheres: 30-135 U/L	O CPK é a primeira enzima a ficar elevada após o infarto do miocárdio, e os picos ocorrem nas primeiras 24 horas.
CK isoenzimas	Presente no tecido musculoesquelético, cérebro, pulmões e nos músculos cardíacos. Normal:	O nível elevado de uma isoenzima indica lesão no tecido em um órgão específico; o CK-MB é específico para células do miocárdio. O nível aumenta de 3-6 horas após o infarto do miocárdio, e os picos ocorrem dentro de 12-24 horas após, retornando ao normal após 18-24 horas. O valor LDH_1 maior que o valor LDH_2 é indicativo de infarto agudo do miocárdio. O LDH_5 é elevado com a insuficiência cardíaca congestiva (ICC).
CK-MM (muscular)	100%	
CK-BB (cerebral)	0%	
CK-MB (coração)	0%	
Desidrogenase lática (LDH) Isoenzimas LDH	Normal: 45-90 U/L Nível crítico: 300-800 U/L após infarto do miocárdio	
Isoenzimas LDH_1 (coração e eritrócitos)	* 17,5%-28,3%	
LDH_2 (sistema reticuloendotelial)	* 30,4%-36,4%	
LDH_3 (pulmões e outros tecidos)	* 18,8%-26,0%	
LDH_4 (rins, placenta, pâncreas)	* 9,2%-16,5%	
LDH_5 (fígado e músculos estriados)	* 5,3%-13,4%	
Troponina cardíaca I e T	Proteínas encontradas no músculo cardíaco. A proteína é liberada quando o músculo é ferido ou morto. O nível da troponina I é elevado dentro de 4-6 horas Normal: <1,5 ng/mL O nível da troponina T é elevado dentro de 4-6 horas Normal: < 0,6 ng/mL	Explique ao cliente enfermo que uma amostra de sangue é necessária. O exame é muito caro. Geralmente usado na sala de emergência.

* Porcentagem total de LDH.

(continua)

Tabela 27.5 ■ Exames complementares realizados com amostras sanguíneas (Continuação)

Exame	Explicação/Valores Normais	Responsabilidade da Enfermagem
Contagem das células CD4 T	Preditor da progressão do HIV; base tomada após o exame de HIV positivo. Normal: 500-1.000/mm^3 Valor crítico: < 200/mm^3	Explique o significado do exame. Forneça explicações de acompanhamento dos resultados do exame.
Colesterol (perfil lipídico)	Lipídios necessários para a produção de esteroides, bile e membranas celulares. Normal: < 200 mg/dL (total)	O cliente enfermo deve estar em jejum de 12-14 horas antes do exame. Nenhuma bebida alcoólica pode ser ingerida 24 horas antes do exame. A ingestão alimentar de duas semanas anteriores ao exame afetará os resultados. Observe os medicamentos tomados que possam afetar os resultados; esteroides, fenitoína, diuréticos e outros podem elevar os níveis, enquanto inibidores de monoamina oxidase, alguns antibióticos, lovastatina e outros podem diminuir os níveis.
Lipoproteína de alta densidade (HDL)	Normal: 30-70 mg/dL	Se elevada, aumenta o risco de doença arterial coronariana (DAC), hipertensão arterial e infarto do miocárdio.
Lipoproteína de baixa densidade (LDL)	Normal: 60-160 mg/dL	
Lipoproteínas de densidade muito baixa (VLDL)	Normal: 25%-50%	
Triglicerídeos	Normal: 40-150 mg/dL	Níveis elevados de DAC; o nível aumenta quando o nível de LDL aumenta.
Ensaio complementar (complementar total, C3 e C4)	Níveis diminuídos em doenças autoimunes, devido ao esgotamento do complemento através de complexos anticorpos-antígenos. Normal: C3: Homens: 80-180 mg/dL Mulheres: 76-120 mg/dL C4: 15-45 mg/dL	O jejum não é necessário.
Exame de Coombs (exame de antiglobulina direta)	Detecta se as imunoglobulinas estão anexadas às hemácias. Normal: negativo	Observe se o cliente enfermo está tomando ampicilina (Unasyn), captopril (Capoten), indometacina (Indocin) ou insulina, uma vez que esses medicamentos provocam falsos positivos.
Cortisol, hidrocortisona	Determina a função do córtex adrenal. Existe normalmente uma variação diurna, com nível mais alto por volta de 6 a 8 horas da manhã e níveis mais baixos por volta de meia-noite. Normal: 8 horas: 6-28 µg/dL ou 170-625 nmol/L 16 horas: 2-12 µg/dL, ou 80-413 nmol/L	Observe se o cliente enfermo esteve sob estresse físico ou emocional, já que isso pode elevar o nível de cortisol plasmático artificialmente. Da mesma maneira, o uso recente de radioisótopos pode interferir nos resultados do exame. Observe os medicamentos tomados que podem afetar os resultados. Entre as drogas que podem aumentar o nível de cortisol plasmático estão estrogênio, anticoncepcionais orais e espironolactona (Aldactone). Entre as drogas que podem diminuir o nível de cortisol plasmático estão os andrógenos e fenitoína (Dilantin). Explique o procedimento ao cliente enfermo. Duas amostras são colhidas – uma às 8 horas e outra às 16 horas. Verifique se o cliente enfermo está sob estresse físico ou emocional e reporte ao médico. Indique os horários de coleta nas requisições do laboratório.

(continua)

Tabela 27.5 ■ Exames complementares realizados com amostras sanguíneas (Continuação)

Exame	Explicação/Valores Normais	Responsabilidade da Enfermagem
Exame da proteína C reativa (PCR)	Uma proteína anormal aparece no sangue de clientes com um processo inflamatório agudo. Usado para monitorar o progresso de clientes enfermos com doenças autoimunes como a artrite reumatoide. Mais sensível que a taxa de sedimentação de eritrócitos (ESR). Normal: < 6 mg/L	Jejum, com exceção de água, por 8 horas. Observe os medicamentos que podem afetar os resultados: anti-inflamatórios não esteroides (AINEs), esteroides e salicilatos podem diminuir os níveis; os contraceptivos orais e os dispositivos intrauterinos (DIUs) podem aumentar os níveis. Informe o laboratório, se for o caso.
Cultura	Identifique os patógenos no sangue. Normal: nenhum	Não há restrições de alimentos nem de líquidos. As amostras devem ser levadas imediatamente ao laboratório. Todas as amostras devem ser coletadas antes do início da terapia com os antibióticos.
Exame de supressão com dexametasona (DST), DST prolongado/rápido, exame de supressão com cortisol (exame de supressão com ACTH)	Monitore o nível de cortisol plasmático para medir a função da glândula adrenal. Normal: < 5 mg/dL	O estresse pode interferir no resultado do exame. Observe os medicamentos tomados que podem afetar os resultados, entre eles barbitúricos, estrógenos, contraceptivos orais, fenitoína (Dilantin), espironolactona, esteroides e tetraciclinas. Explique o procedimento ao cliente enfermo. Pese o cliente enfermo para ter um peso-base. Exame rápido: administre 1 mg de dexametasona por via oral às 23 horas com leite ou antiácido. Administre sedativos, se solicitado. Às 8 horas, antes de o cliente enfermo levantar, meça o nível de cortisol plasmático. Exame de supressão com 8 mg de dexametasona durante a noite: se não houver supressão do cortisol, repita o exame usando 8 mg de dexametasona. Se ainda assim não houver supressão do cortisol, deve-se proceder a um exame prolongado durante 6 dias, envolvendo coletas de urina a cada 24 horas.
Eletrólitos Sódio (Na+)	Determina os níveis de eletrólitos no sangue. Os quatro primeiros são os mais comumente medidos. Medir o nível de sódio sérico. Função no organismo: Principal eletrólito no fluido extracelular, regula o equilíbrio de fluidos, estimula a condução dos impulsos nervosos, ajuda a manter a atividade neuromuscular. Normal: 135-145 mEq/L	O sódio e o potássio são necessários para a condução elétrica cardíaca. Não há restrições de alimentos nem de líquidos.
Potássio (K+)	Mede o nível de potássio sérico. Função no organismo: Principais eletrólitos no fluido intracelular, mantém a atividade normal de nervos e músculos, auxilia no metabolismo celular dos carboidratos e proteínas. Normal: 3,5-5,5 mEq/L	Não há restrições de alimentos nem de líquidos. Se o cliente enfermo tiver hipocalemia ou hipercalemia, examine o cliente enfermo para verificar se ele tem disritmias cardíacas.

(continua)

Tabela 27.5 ■ Exames complementares realizados com amostras sanguíneas (Continuação)

Exame	Explicação/Valores Normais	Responsabilidade da Enfermagem
Cloreto (Cl⁻)	Mede o nível de cloreto sérico. Função no organismo: Principais eletrólitos no fluido extracelular; as funções, em combinação com o sódio para manter a pressão osmótica, auxilia na manutenção do equilíbrio ácido-base. Normal: 100-110 mEq/L	Não há restrições de alimentos nem de líquidos.
Cálcio total/ionizado Ca^{++}	Indica a função da glândula paratireoide e o metabolismo do cálcio. Como o cálcio ionizado é afetado pela albumina, isso pode gerar resultados mais precisos; porém, a maioria dos laboratórios não tem os equipamentos para realizar o exame. Normal: Total: 8,5-10,5 mg/dL, ou 2,25-2,75 nmol/L Ionizado: 4,5-5,6 ng/dL, ou 1,05-1,30 nmol/L	Observe os medicamentos tomados que podem afetar os resultados. Entre as drogas que podem aumentar o nível do cálcio sérico estão sais de cálcio, hidralazina, lítio, diuréticos derivados de tiazida, hormônios da paratireoide (PTH), hormônio da tireoide e vitamina D. Entre as drogas que podem diminuir o nível do cálcio sérico estão acetazolamida, anticonvulsivantes, asparaginase, aspirina, calcitonina, cisplatina, corticosteroides, heparina, laxantes, diuréticos cíclicos, sais de magnésio e contraceptivos orais. A ingestão de vitamina D e de leite em excesso também pode interferir nos resultados do exame. Explique o procedimento ao cliente enfermo. O jejum não é necessário para o cálcio sérico, mas pode ser necessário se outros exames químicos do sangue tiverem de ser realizados.
Magnésio (Mg^{++})	Medidas do nível de magnésio sérico. Função no organismo: Combina-se com o cálcio e com o fósforo no tecido ósseo intracelular, essencial para a contração neuromuscular, síntese de proteínas e regulação da temperatura corporal. Normal: 1,6-2,6 mEq/L	Não há restrições de alimentos nem de líquidos.
Fosfato (PO_4^-)	Medidas do nível de fosfato sérico. Função no organismo: Eletrólito essencial intracelular; existe em uma relação inversa com o cálcio. Normal: 3-4,5 mg/dL	Inicie a dieta zero após a meia-noite. Os fluidos intravenosos que contêm glicose são, não raro, interrompidos várias horas antes do exame.
Bicarbonato (HCO_3) (conteúdo de dióxido de carbono total ou capacidade de dióxido de carbono)	Sempre na proporção de 20:1 com ácido carbônico. Normal: venosa 22-29 mEq/L; arterial 21-28 mEq/L	Não há restrições de alimentos nem de líquidos. A perda de conteúdo gástrico é a razão mais comum para o aumento dos níveis.
Elisa	Exame de verificação para indicar a presença do HIV. Normal: negativo	Informe ao cliente enfermo que, se o primeiro exame Elisa for positivo, um segundo Elisa será feito antes que se efetue a confirmação com o Western blot. Providencie aconselhamento pré-exame. Obtenha o consentimento informado. Providencie aconselhamento pós-exame.

(continua)

Tabela 27.5 ■ Exames complementares realizados com amostras sanguíneas (Continuação)

Exame	Explicação/Valores Normais	Responsabilidade da Enfermagem

Velocidade de Hemossedimentação Sanguínea (VHS) (ou Taxa de sedimentação de eritrócitos)	Medir, em milímetros, a redução de hemácias em uma solução salina normal após 1 hora. O nível é elevado em condições inflamatórias, infecciosas, necrose ou câncer, devido ao conteúdo proteico elevado no plasma. Usado para monitorar o curso da terapia para clientes com doenças autoimunes, tais como artrite reumatoide.
	Normal:
	  Homens: 0-13 mm/h
	  Mulheres: 0-20 mm/h
		O exame deve ser realizado dentro de três horas após o sangue ser extraído. Menstruação ou gravidez podem aumentar os níveis. Etambutol, quinino, aspirina, cortisona e prednisona podem alterar os resultados.

Ácido fólico (nível de folato)	Mede o nível de ácido fólico no sangue. Normal: 5-20 µg/mL, ou 14-34 mmol/L	O jejum não é necessário. Oriente o cliente enfermo a não ingerir bebidas alcoólicas antes do exame. O exame é realizado antes de a medicação de ácido fólico ser administrada. Observe se o cliente enfermo está tomando fenitoína (Dilantin), primidona (Mysoline), metotrexato, antimaláricos ou contraceptivos orais, já que estes podem reduzir os níveis.
Hormônio folículo-estimulante (FSH)	Determina a função da glândula hipótese anterior. Geralmente medido com o nível do hormônio luteinizante. Normal: varia com a fase do ciclo menstrual Folicular: 5-20 mU/mL Pico do ciclo médio: 15-30 mU/mL Lúteo: 5-15 mU/mL Pós-menopausa: 50-100 mU/mL Homens: 5-20 mU/mL	Observe se o cliente enfermo está tomando estrógeno ou progesterona, já que podem reduzir os níveis de FSH. O uso recente de radioisótopos também pode interferir nos resultados do exame. Explique o procedimento ao cliente enfermo. Indique na requisição do laboratório a data da última menstruação ou se a cliente enferma está na pós-menopausa. Indique o uso de estrogênio ou de progesterona na requisição de laboratório. O cliente enfermo deve ficar relaxado e se manter reclinado por 30 minutos antes do exame.
Gama glutamil transferase (GGT ou Gama GT)	Enzima que detecta disfunção das células hepáticas. Normal: 5-38 IU/L	O cliente enfermo deve jejuar por 8 horas antes do exame. Observe que álcool, Dilantin e fenobarbital podem elevar os resultados, enquanto contraceptivos orais e clofibrato podem diminuí-los.
Globulina	Chave para a produção de anticorpos. Indica como o fígado está funcionando. Normal: 2,3-3,5 g/dL	Observe os medicamentos tomados que afetam os resultados (consulte albumina).

Exame de tolerância à glicose (GTT)	Avalie o sangue e a glicose na urina 30 minutos antes e 1, 2 e 3 horas após uma carga de glicose-padrão.
	Normal: em jejum 70–99 mg/dL
	  1 hora 160 mg/dL
	  2 horas 115 mg/dL
	  3 horas 70-110 mg/dL
		O cliente enfermo deve jejuar (exceto água) de 6-8 horas antes do exame.
		Suspender as drogas que interferem nos resultados.
		Após a administração de carga de glicose, suspender todos os alimentos. No entanto, o cliente enfermo deve beber água.
		Colete amostras de urina de hora em hora.
		Providencie refeição e administre os medicamentos após o exame ter sido concluído.

(continua)

Tabela 27.5 ▪ Exames complementares realizados com amostras sanguíneas (Continuação)

Exame	Explicação/Valores Normais	Responsabilidade da Enfermagem
Hemoglobina A1c (Hb$_{A1c}$)	Mede a quantidade de hemoglobina glicada ou glicosilada, avaliando o nível médio de glicose no sangue nos últimos 120 dias. A faixa varia de acordo com o laboratório: Normal: < 6% Bom controle: < 7% Controle ruim: > 8%	O jejum não é necessário. O sangue pode ser tirado a qualquer momento.
Antígeno de superfície da hepatite B (HB$_s$AG)	Um resultado positivo indica a presença de hepatite ou que a pessoa é portadora. Normal: negativo	
Gonadotropina coriônica humana (hCG)	Exame de marcadores tumorais; elevado em câncer testicular com células germinativas. Normal: negativo Mulher, gestante: positivo, picos entre 8-12 semanas, depois cai. Mulher, gravidez anormal ou coriocarcinoma: permanece alto ou aumenta.	Aplique pressão no local e observe se há sangramento ou hematoma.
Antígeno do leucócito humano DW4 (HLA-DW4)	Positivo (presente em 50% dos clientes enfermos com artrite reumatoide). Normal: negativo	O jejum não é necessário.
Chumbo (Pb)	Avaliação ou verificação para intoxicação por chumbo. Utilizada principalmente em crianças.	Explique o procedimento ao cliente enfermo. Informe ao cliente enfermo que é necessária uma amostra de sangue.
Exame de lúpus eritematoso (LE prep)	Positivo em 70%-80% dos clientes enfermos com lúpus eritematoso sistêmico. Pode ser positivo em clientes com artrite reumatoide. Usado para diagnosticar e monitorar o curso do tratamento para os clientes enfermos com lúpus eritematoso sistêmico. Normal: negativo	O jejum não é necessário. Pode ser solicitado diariamente durante 3 dias. Observe se o cliente enfermo está tomando Apresoline, Pronestyl, contraceptivos orais, quinidina, penicilina, Aldomet, tetraciclina, isoniazida ou reserpina, uma vez que podem resultar em falsos positivos.
Ensaio de hormônio luteinizante (LH)	Determina a função da glândula hipótese anterior. Pode ser usado para determinar se a ovulação ocorreu. Também pode determinar se a insuficiência gonadal é primária ou secundária. Normal: Homens: 7-24 mU/mL Mulheres: 6-30 mU/mL	Observe se o cliente enfermo está tomando estrógeno ou progesterona, pois podem diminuir os níveis de LH. O uso recente de radioisótopos também pode interferir nos resultados dos exames. Explique o procedimento ao cliente enfermo. Indique na requisição do laboratório a data da última menstruação ou se a cliente enferma estiver na pós-menopausa.
Hormônio da paratireoide (PTH), paratormônio	Mede a quantidade de PTH para determinar se há hiperparatireoidismo ou se a hipercalcemia é provocada por glândulas paratireoides. Normal: 10-60 pg/mL	O uso recente de radioisótopos pode interferir nos resultados dos exames. Explique o procedimento ao cliente enfermo. Inicie a dieta zero após a meia-noite, exceto por água. Obtenha amostra de sangue pela manhã e indique o horário da coleta.

(continua)

Tabela 27.5 ▪ Exames complementares realizados com amostras sanguíneas (*Continuação*)

Exame	Explicação/Valores Normais	Responsabilidade da Enfermagem
Fósforo	Determina os níveis de fósforo no sangue. Normal: 3,0-4,5 mg/dL, ou 0,97-1,45 nmol/L	Laxantes ou supositórios que contêm fosfato de sódio podem aumentar o nível sérico de fósforo. Observe os medicamentos que podem afetar os resultados. Entre as drogas que podem aumentar o nível sérico do fósforo estão a meticilina e o excesso de vitamina D. A ingestão recente de carboidratos, incluindo administração intravenosa, provoca a diminuição dos níveis de fósforo sérico, assim como fazem os antiácidos e o manitol. Explique o procedimento ao cliente enfermo. Inicie a dieta zero de 12-14 horas antes do exame. Interrompa soros intravenosos que contenham glicose várias horas antes do exame, se possível.
Reação de cadeia de polimerase (PCR)	Detecta o DNA específico para o HIV (vírus). Normal: negativo	Explique de que se trata o exame. Forneça explicações de acompanhamento dos resultados do exame.

Ensaio de progesterona	Determina a ovulação e a função do corpo lúteo. Tumores adrenais podem elevar os níveis.
	Normal:
	  Homens: < 100 ng/dL
	  Mulheres: ciclo médio: 300-2.400 ng/dL
	  Gravidez 7-13 semanas
	    1.500-5.000 ng/dL
	  14 + semanas 6.500-20.000 ng/dL
		O uso recente de radioisótopos ou hemólise resultante da movimentação bruta da amostra de sangue pode interferir nos resultados dos exames.
		Observe os medicamentos tomados que podem interferir nos resultados, entre eles estrogênio e progesterona.
		Explique o procedimento ao cliente enfermo.
		Indique a data da última menstruação na requisição do laboratório.

Nível de prolactina (PRL)	Determina a secreção da hipótese anterior.
	Entre problemas indicados por níveis elevados estão tumores na hipófise ou hipotireoidismo primário.
	Normal:
	  Mulheres, ou homens: 0-20 ng/mL
	  Gestantes: 20-400 ng/mL
		Observe que esses medicamentos podem afetar os resultados dos exames. Entre as drogas que podem aumentar o nível de prolactina estão fenotiazinas, contraceptivos orais, reserpina, opioides, verapamil, antagonistas de histamina, inibidores da monoamina oxidase e anti-histamínicos. Entre as drogas que podem diminuir os níveis de prolactina estão derivados do alcaloide de cravagem, clonidina, levodopa e dopamina.
		Explique o procedimento ao cliente enfermo.
		A amostra de sangue deve ser obtida pela manhã e colocada no gelo, se não puder ser levada imediatamente ao laboratório.

Antígeno específico da próstata (PSA)	O PSA é um antígeno detectado em todos os homens; os níveis aumentam com o câncer de próstata. É mais sensível e específico do que o ácido fosfatase. Normal: < 4 ng/mL	O jejum não é necessário. Aplique pressão ao local da venopunção. Observe o local para verificar se há sangramento.
Proteína	Medidas de proteína total no sangue. Normal: 6-8 g/dL	Observe os medicamentos que podem afetar os resultados; esteroides e hormônios como a insulina e hormônios de crescimento podem aumentar os níveis, enquanto contraceptivos orais e drogas tóxicas ao fígado podem diminuí-los.

(*continua*)

Tabela 27.5 ■ Exames complementares realizados com amostras sanguíneas (Continuação)

Exame	Explicação/Valores Normais	Responsabilidade da Enfermagem
Ensaio de renina, atividade plasmática da renina (APR)	Mede a quantidade de renina e é utilizado como procedimento de verificação para detectar hipertensão essencial ou renal. Quando combinado com o nível de aldosterona plasmática, determina a atividade do córtex adrenal. Normal: Posição vertical, dieta pobre em sódio ou restrita: 20-39 anos: 2,9-24 ng/mL/h > 40 anos: 2,9-10,8 ng/mL/h Posição vertical, dieta repleta de sódio ou normal 20-39 anos: 0,1-4,3 ng/mL/h > 40 anos: 0,1-3,0 ng/mL/h	Gravidez, ingestão de sal ou ingestão de alcaçuz podem interferir no resultado dos exames. Hora do dia (início do dia), dieta pobre em sal ou posição ereta aumentam os valores de renina. Observe os medicamentos tomados que podem interferir nos resultados dos exames, entre eles anti-hipertensivos, diuréticos, estrogênios, contraceptivos orais e vasodilatadores. Explique o procedimento ao cliente enfermo. O cliente enfermo deve manter uma dieta normal com sódio restrito a 3 gramas por dia durante 3 dias antes do exame. Medicamentos e alcaçuz devem ser interrompidos de 2 a 4 semanas antes do exame. O cliente enfermo deve ficar em pé ou sentado ereto por 2 horas antes de o sangue ser coletado. A posição do cliente enfermo, o estado alimentar, a hora do dia e medicamentos devem ser registrados na requisição do laboratório. A amostra de sangue deve ser colocada em gelo e levada imediatamente ao laboratório. Após a amostra de sangue ser obtida, o cliente enfermo pode retomar a dieta normal e reiniciar os medicamentos.
Fator reumatoide (FR)	Proteína sérica anormal em aproximadamente 80% dos clientes enfermos com artrite reumatoide. Formado como resultado da reação do IgM a um IgG anormal. Também elevado em clientes enfermos com outras doenças autoimunes, tais como lúpus eritematoso sistêmico. Normal: negativo	É preferível que o cliente enfermo permaneça em jejum.
Teste de sensibilidade	Utilizado para identificar a suscetibilidade de um patógeno aos antibióticos comumente utilizados. Permite a seleção da terapia com o antibiótico apropriado. Normal: nenhum	A amostra deve ser levada imediatamente para o laboratório.
Fosfatase ácida prostática (ACP)	Dosagem de fosfatase ácida prostática; elevada na presença de malignidade; porque detecta câncer em estágio terminal, comumente não é mais usada. Normal: 0,0-0,8 U/L	Aplique pressão ao local. Observe o local para verificar se há sangramento ou hematoma.
Fosfatase alcalina sérica (ALP)	Dosagem de fosfatase alcalina elevada na presença de malignidade. Normal: 30-120 U/L	Aplique pressão ao local. Observe o local para verificar se há sangramento ou hematoma.
Creatinina sérica	Indicador específico de doença renal. Normal: 0,4-1,5 mg/dL	Observe os medicamentos tomados que podem afetar os resultados, entre eles anfotericina B, cefalosporina (cepfazolin (Ancef); cefalotina (Keflin)); meticilina, ácido ascórbico, barbitúricos; lítio carbonato; metildopa (Aldomet); triantereno (Dyrenium).

(continua)

Tabela 27.5 ■ Exames complementares realizados com amostras sanguíneas *(Continação)*

Exame	Explicação/Valores Normais	Responsabilidade da Enfermagem
Sickledex (exame de célula falciforme)	Exame de verificação para determinar a presença de Hgb S. Normal: sem Hgb S Se os resultados forem positivos, é feito um exame de eletroforese de hemoglobina.	Não há restrições de alimentos nem de líquidos. Observe na requisição do laboratório se o cliente enfermo fez transfusão nos últimos 3 ou 4 meses.
Hormônio estimulante da tireoide (TSH), tirotropina	Determina a função da glândula tireoide, assim como monitora a substituição da tireoide exógena. Normal: 20-10 μU/mL, ou 2-10 mU/L	Uso recente de radioisótopos pode afetar os resultados do exame. Doenças graves podem diminuir o nível de TSH. Entre as drogas que podem aumentar o nível de TSH estão medicamentos antitireoidianos, lítio, iodeto de potássio e injeção de TSH. Entre as drogas que podem diminuir os níveis de TSH estão aspirina, dopamina, heparina, esteroides e T_3. Explique o procedimento ao cliente enfermo. O cliente enfermo deve ficar relaxado e se manter reclinado por 30 minutos antes do exame.
Exame de estímulo da TSH	Faz a diferenciação entre hipotireoidismo primário e secundário. Normal: nenhum dado	Explique o procedimento ao cliente enfermo. Obter nível basal de ingestão de iodo radioativo ou de T_4 sérico. Administre de 5-10 unidades de TSH intramuscular por 3 dias. Repita a ingestão de iodo ou de T4, conforme indicado para estudos comparativos.
Exame de liberação do hormônio de tireotrofina (TRH), exame do fator de liberação de tireotrofina (TRF)	Avalie a capacidade de resposta da pituitária anterior através da secreção de TSH em resposta a uma injeção intravenosa de TRH. Teste também a função da glândula tireoide. Normal: indetectável a 15 μU/mL	A gravidez pode aumentar a resposta do TSH ao TRH. Observe os medicamentos que podem modificar a resposta do TSH, entre eles drogas antitireoidianas, aspirina, corticosteroides, estrógenos, levodopa e T_4. Explique o procedimento ao cliente enfermo. Todos os medicamentos cujo órgão-alvo seja a tireoide devem ser interrompidos por 3-4 semanas antes do exame.
Verificação de tiroxina (T_4)	Mede diretamente a quantidade de T_4 presente. Normal: radioimunoensaio: 5-12 μg/dL, ou 65-155 nmol/L	Estudos com contraste iodado em raio X podem aumentar os níveis de T_4. Gravidez provocará o aumento do nível de T_4. Observe que os medicamentos podem afetar os resultados. Entre as drogas que podem aumentar o nível de T_4 estão clofibrato, estrógenos, heroína, metadona e contraceptivos orais. Entre as drogas que podem diminuir o nível de T_4 estão esteroides anabólicos, andrógenos, drogas antitireoidianas, lítio, fenitoína (Dilantin) e propranolol (Inderal). Explique o procedimento ao cliente enfermo. Avalie o histórico de ingestão de medicamentos do cliente enfermo. Se necessário, instrua o cliente enfermo a parar com medicamentos T_4 exógenos por um mês antes do exame.

(continua)

Tabela 27.5 ■ Exames complementares realizados com amostras sanguíneas (Continuação)

Exame	Explicação/Valores Normais	Responsabilidade da Enfermagem
Tiroxina livre, FTI, FT_4	Mede a quantidade de T_4 livre que realmente entra nas células e está ativa no metabolismo. Verdadeiro indicador da atividade da tireoide. Pode ser usado para diagnosticar o estado da tireoide em mulheres gestantes ou em clientes enfermos sob uso de medicamentos que podem interferir no resultado de outros exames. Normal: 280-480 pg/dL	Varreduras radionucleares recentes podem interferir nos resultados dos exames. Explique o procedimento ao cliente enfermo. As amostras de sangue para captação de T_4 e T_3 devem ser obtidas para calcular T_4.
Capacidade de ligação de ferro total (TIBC)	Determina a capacidade do ferro de se ligar a uma proteína chamada transferrina. Normal: 300-360 mg/dL	Fazer jejum 12 horas antes do exame. Transfusão de sangue recente ou dieta rica em ferro podem afetar os resultados do exame. Observe se o cliente enfermo está tomando contraceptivos orais, uma vez que estes aumentam os níveis de TIBC.
Triglicerídeos	Forma de gordura produzida no fígado. Normal: 30-150 mg/dL	O cliente enfermo tem de jejuar de 12-14 horas antes do exame e não beber nenhuma bebida alcoólica 24 horas antes. Dieta de duas semanas antes do exame afeta os resultados.
Triiodotironina (T_3) por radioimunoensaio (T_3 por RIA)	Determina a função da glândula tireoide. Normal: 110-230 ng/dL, ou 1,2-1,5 nmol/L	A administração de radioisótopo pode interferir nos resultados do exame. A gravidez aumenta os resultados de T_3. Observe que os medicamentos podem afetar o resultado dos exames. Entre as drogas que podem aumentar o nível de T_3 estão estrogênio, metadona e contraceptivos orais. Entre as drogas que podem diminuir o nível de T_4 estão esteroides anabólicos, andrógenos, fenitoína (Dilantin), propranolol (Inderal), reserpina e salicilatos (doses elevadas). Explique o procedimento ao cliente enfermo. Determine se a T_3 exógena está sendo tomada. Com a aprovação do médico, suspenda as drogas que interfeririam nos resultados do exame.
Triiodotironina (T_3) isenta de soro	Mede a quantidade de T_3 livre que realmente entra nas células e está ativa no metabolismo. Um verdadeiro indicador da atividade da tireoide. Pode ser usado para diagnosticar o estado da tireoide em mulheres gestantes ou em clientes enfermos sob uso de medicamentos que podem interferir nos resultados de outros exames. Normal: 0,2-0,6 ng/dL	Explique o procedimento ao cliente enfermo. As amostras de sangue para captação de T_3 e T_4 devem ser obtidas para calcular o T_3.
Troponina I e troponina cardíaco-específica T (TnI, TnT, cTnI, cTnT)	Usado para diagnosticar o infarto do miocárdio, para detectar e avaliar lesões cardíacas de leve a grave e distinguir angina, que pode se dever a outras causas. Normal: 0,6 ng/mL	Explique o procedimento ao cliente enfermo. Aplique pressão ao local da venopunção.
Ácido úrico	Elevado em caso de gota. Normal: Homens: 2,1-8,5 mg/dL Mulheres: 2,0-8,0 mg/dL	Não há restrições de alimentos ou líquidos. Observe os medicamentos e outras substâncias ingeridas que podem afetar os resultados, entre elas ácido ascórbico, diuréticos, levodopa, alopurinol e Coumadin.

(continua)

Tabela 27.5 ■ Exames complementares realizados com amostras sanguíneas		(Continuação)
Exame	Explicação/Valores Normais	Responsabilidade da Enfermagem
Testes antigênicos não treponêmicos ou testes lipoídicos: VDRL (Venereal Disease Research Laboratory) RPR (Rapid Plasm Reagin) Testes treponêmicos ou pesquisa de anticorpos verdadeiros FTA-ABS (exame de absorção de anticorpos treponêmicos fluorescentes), exame de Reiter (anticorpo fluorescente de imobilização do treponema pallidum) (ITP).	Exames de sangue para verificar a presença de sífilis. Normal: negativo ou não reativo.	Explique o exame ao cliente enfermo, incluindo quantidade de sangue a ser coletada.
Western blot	Exame de confirmação da presença de anticorpos para HIV. Normal: negativo	Providencie aconselhamento pré-exame. Obtenha consentimento informado. Providencie aconselhamento pós-exame.

EXAMES DE URINA

O exame de urina auxilia no diagnóstico de várias condições. Entre as substâncias que não são normalmente encontradas na urina estão hemácias, glóbulos brancos (leucócitos), proteína, glicose, cetonas e cilindros. Os exames realizados com frequência em uma amostra de urina são encontrados na Tabela 27.6.

pH da urina

A concentração de íons hidrogênio na urina determina o pH. Diabetes melito, diarreia, desidratação, enfisema e fome deixam a urina ácida. Infecções do trato urinário, insuficiência renal crônica, acidose tubular renal e intoxicação por salicilato deixam a urina alcalina.

Gravidade específica

A gravidade específica ou densidade medem o número de solutos em uma solução. A ureia e o ácido úrico, subprodutos do metabolismo do nitrogênio, são a maior influência na gravidade específica da urina.

A gravidade específica aumenta com a perda excessiva de líquidos do corpo. A doença renal reduz a gravidade específica.

Glicose na urina

A glicose passa para a urina quando o nível de glicose no sangue ultrapassa o limiar renal (180 mg/dL). A medição da glicose na urina não é tão precisa como a medição do nível de glicose no sangue.

DICA Profissional

Drogas e exames laboratoriais

Observe as drogas que o cliente enfermo está tomando no caso de essas drogas poderem influenciar os resultados dos exames laboratoriais.

Cetonas na urina

As **cetonas**, produtos do metabolismo incompleto das gorduras, são completamente metabolizadas pelo fígado em condições normais. A causa mais comum da cetonúria (cetona em excesso na urina) é o diabetes.

Células e cilindros na urina

A urina normalmente não tem células sanguíneas nem cilindros. Em casos de nefrite, lesões ou insuficiência renal, e cálculo renal ou infecções, pode ocorrer o seguinte:

- Sangramento, resultando em hematuria (hemácias na urina).
- Acumulação de células epiteliais acompanhada da formação de cilindros.
- Glóbulos brancos na urina, indicando infecção.

Exame de fezes

As amostras de fezes são verificadas para encontrar substâncias normais (como urobilinogênio) e sangue, bactérias e parasitas (Tabela 27.7).

Urobilinogênio

O **urobilinogênio**, derivado incolor da bilirrubina, é formado pela ação bacteriana normal da flora intestinal sobre a bilirrubina. Ele aumenta em situações de hemólise grave e diminui com a maioria das obstruções das vias biliares.

> **DICA Profissional**
>
> **Exame do nível de lipídios no sangue**
>
> A fim de permitir o equilíbrio adequado entre o compartimento vascular e extravascular, e assegurar resultados válidos, o sangue deve sempre ser tirado após o cliente enfermo estar sentado em repouso por cinco minutos.

Tabela 27.6 ▪ Exames realizados na urina

Exame	Explicação/Valores Normais	Responsabilidade da Enfermagem
Exame de urina		Explique o procedimento e a finalidade ao cliente enfermo e ajude com a coleta de amostras, se necessário.
Cor	Âmbar claro	
Odor	Agradavelmente aromático enquanto mantido; ofensivo e desagradável em infecções renais.	Certifique-se de que a amostra seja levada ao laboratório em tempo hábil.
pH	4,6-8,0	
Gravidade específica ou densidade	1.015-1.030	
Glicose		
Acetona (cetona)	Negativo	
Cilindros	Negativo	
Albumina (proteína)	Raros negativo	
Hemácias	2-3/HPF	
Glóbulos brancos	4-5/HPF	
Bilirrubina	Negativo	
Bactérias	Negativo	
Esterase leucocitária	Negativo	
Nitritos	Negativo	
Ensaio de aldosterona	Exame de sangue ou coleta de urina 24 horas. Avaliam o córtex adrenal, principalmente para verificar a existência de tumores. A urina 24 horas é mais confiável, mas a amostra de sangue é mais conveniente. Normal, sangue: Homem: 6-22 ng/dL ou 0,17-0,61 nmol/L Mulher: 5-30 ng/dL ou 0,14-0,80 nmol/L Normal, urina: 2-80 μg/24 horas ou 5,5-72,0 nmol/24 horas	A prática de exercício intensa e o estresse podem aumentar o nível de aldosterona. A ingestão em excesso de alcaçuz pode diminuir o nível de aldosterona. O cliente enfermo deve ficar na posição vertical (sentado ou em pé) durante 4 horas antes do exame. Explique o procedimento ao cliente enfermo. O cliente enfermo deve seguir uma dieta normal, com 3 gramas de sódio/dia e sem ingerir alcaçuz por um mínimo de 2 semanas antes do exame. Os medicamentos devem ser interrompidos por pelo menos 2 semanas antes do exame, se possível. Inicie a coleta da urina 24 horas. Envie a coleta ao laboratório imediatamente após a conclusão.

(continua)

Tabela 27.6 ■ Exames realizados na urina (Continação)

Exame	Explicação/Valores Normais	Responsabilidade da Enfermagem
Proteínas de Bence Jones	As proteínas de Bence Jones são imunoglobulinas normalmente encontradas na urina de clientes enfermos com mieloma múltiplo. Também podem ser associadas com metástases de tumores nos ossos e com leucemia linfocítica crônica. Normal: negativo	Instruir o cliente enfermo para a coleta de amostra de urina limpa ou 24 horas. Instruir o cliente enfermo a não contaminar a amostra com papel higiênico ou fezes.
Clearance de creatinina	Normal: Homem: 95-135 mL/min Mulher: 85-125 mL/min Mínimo: 10 mL/min para manter a vida	Instrua o cliente enfermo sobre o exame de urina 24 horas. Incentive o consumo de água de hora em hora. Mantenha a urina em gelo ou em refrigerador especial. Cefalosporinas e exercício vigoroso podem afetar os resultados.
17-hidroxicorticosteroides (17-OHCS)	Exame de urina 24 horas que mede a função do córtex adrenal. Normal: Homens: 3-10 mg/24 h Mulheres: 2-6 mg/24 h	O estresse emocional ou físico ou a ingestão de alcaçuz podem aumentar a atividade da adrenalina. Observe que esses medicamentos podem afetar os resultados. Entre as drogas que podem aumentar o nível de 17-OHCS estão acetazolamida, hidrato de cloral, ácido ascórbico e eritromicina. Entre as drogas que podem diminuir o nível de 17-OHCS estão estrogênios, contraceptivos orais, fenotiazinas e reserpina. Explique o procedimento ao cliente enfermo. Inicie a coleta de urina 24 horas. Envie a coleta ao laboratório imediatamente após a conclusão.
17-cetosteroides (17-KS)	Exame de urina 24 horas que mede a função do córtex adrenal. Normal: Homens: 5-23 mg/24h, ou 24-88 μmol/24h Mulheres: 2-15 mg/24h, ou 14-52 μmol/24h	O estresse pode aumentar a atividade da adrenalina. Observe medicamentos tomados que possam afetar os resultados. Entre as drogas que podem aumentar o nível de 17-KS estão antibióticos e dexametasona. Entre as drogas que podem diminuir o nível de 17-KS estão estrogênio e contraceptivos orais. Explique o procedimento ao cliente enfermo. Com a aprovação do médico, suspenda todas as drogas por vários dias antes do exame. Monitore o cliente enfermo para verificar se ele está estressado e reporte ao médico. Inicie a coleta da urina 24 horas. Envie a coleta ao laboratório imediatamente após a conclusão.
Exame de Schilling	Determina a absorção de vitamina B_{12} pelo intestino. Diferencia entre anemia perniciosa e problemas de má absorção gastrointestinal. Normal: 8%-40% da vitamina radioativa B_{12} é excretada na urina dentro de 24 horas.	Colete a urina por um período de 24 a 48 horas. Laxantes não são administrados durante o exame, pois reduzem a absorção de vitamina B_{12}.

(continua)

Tabela 27.6 ■ Exames realizados na urina (Continuação)

Exame	Explicação/Valores Normais	Responsabilidade da Enfermagem
Cortisol urinário, hidrocortisona	Exame de urina 24 horas que mede a função do córtex adrenal. Normal: 22-69 µmol/24h, ou 8-25 mg/24h	Gravidez ou estresse aumentam o nível de cortisol. Varreduras radioisotópicas recentes podem interferir no resultado dos exames. Observe os medicamentos tomados que podem interferir no resultado dos exames, entre eles contraceptivos orais e espironolactona. Explique o procedimento ao cliente enfermo. Verifique se o cliente enfermo está estressado e reporte ao médico. Inicie a coleta da urina 24 horas. Envie a coleta ao laboratório imediatamente após a conclusão.
Ácido vanililmandélico (VMA) e catecolaminas (epinefrina, norepinefrina, metanefrina, normetanefrina, dopamina)	Exame de urina 24 horas que diagnostica feocromocitoma e outros tumores adrenais. Normal: VMA: 2-7 mg/24h ou 10-35 h µmol/24h Epinefrina: 0,5-20,0 µg/24h, ou < 275 nmol/24h Norepinefrina: 15-80 µg/24h Metanefrina: 24-96 µg/24h Normetanefrina: 75-375 µg/24h Dopamina: 65-400 µg/24h	Certos alimentos (por exemplo, chá, café, cacau, baunilha, chocolate), exercício vigoroso, estresse ou fome podem aumentar os níveis de VMA. Uremia, urina alcalina ou tinturas de contraste iodado podem diminuir falsamente o nível de VMA. Observe que esses medicamentos podem afetar os resultados. Entre as drogas que podem aumentar o nível de VMA estão cafeína, epinefrina, levodopa, lítio e nitroglicerina. Entre as drogas que podem diminuir o nível do VMA estão clonidina, dissulfiram (antiabuso), guanetidina, imipramina, inibidores de moamina oxidase, fenotiazinas e reserpina. Entre as drogas que podem aumentar o nível de catecolaminas estão álcool etílico, aminofilina, cafeína, hidrato de cloral, clonidina (terapia crônica), meios de contraste (que contêm iodo), dissulfiram (antiabuso), epinefrina, eritromicina, insulina, metenamina, metildopa, ácido nicotínico (doses elevadas), nitroglicerina, quinidina, riboflavina e tetraciclinas. Entre as drogas que podem diminuir o nível de catecolaminas estão guanetidina, reserpina e salicilatos. Explique o procedimento ao cliente enfermo. O cliente enfermo deve manter uma dieta de restrição de VMA de 2 a 3 dias antes do exame. Os itens restritos incluem café, chá, banana, chocolate, cacau, alcaçuz, frutas, qualquer alimento com baunilha e aspirina. O cliente enfermo não deve tomar medicamentos anti-hipertensivos antes do exame. Inicie a coleta de urina 24 horas.

Tabela 27.7 ■ Exames realizados nas fezes

Sangue oculto nas fezes (método guaiac) Exame de sangue oculto fecal (FOBT) Hemocultura	Estudos de verificação de sangue oculto fecal podem ser utilizados como possíveis indicadores de câncer colorretal. Normal: negativo para sangue	Coloque uma amostra de fezes em um cartão teste (contém compostos fenólicos e peróxido de hidrogênio). Medicamentos como anticoagulantes, aspirina, preparos à base de ferro AINEs e esteroides podem provocar um falso positivo, enquanto a vitamina C pode provocar um falso negativo. A carne vermelha não deve ser ingerida durante 3 dias antes do exame. Mulheres na fase pré-menopausa devem esperar pelo menos 4 dias após o período menstrual. Usar luvas ao obter e manusear a amostra.

(continua)

Tabela 27.7 ■ Exames realizados nas fezes		(Continuação)
Clostridium difficile (toxina C. difficile)	Avaliação da etiologia da diarreia, principalmente da diarreia pós-antibiótico. Normal: negativo	Adira às precauções-padrão. O cliente enfermo deve ser colocado no isolamento.
Gordura fecal	Avaliação da má absorção. A gordura nas fezes é avaliada coletando as fezes do cliente enfermo por um período de 72 horas. Normal: negativo	Instrua o cliente enfermo a informar o enfermeiro assim que possível após a defecação para coletar as amostras. Certifique-se de que o cliente enfermo esteja devidamente limpo e seco.
WBC ou contagem de células de leucócitos	Avaliação da diarreia por inflamação e/ou infecção no intestino. Avalie a presença de leucócitos em uma única amostra de fezes. Normal: negativo	Explique o procedimento ao cliente enfermo. Dê a ele privacidade para defecar.
Ovos e parasitas nas fezes	Um resultado positivo indica infecção. Normal: negativo	Coloque a amostra de fezes em um frasco coletor e leve-a ainda quente ao laboratório. Geralmente é feito três vezes.

Sangue oculto

O **sangue oculto** é o sangue invisível nas fezes que pode ser detectado nas fezes somente através de meios químicos ou através de um microscópio. O processo digestivo no trato gastrointestinal atua no sangue, tornando-o oculto. A amostragem aleatória do sangue oculto é feita para diagnosticar o sangramento gastrointestinal, úlceras e tumores malignos (Figura 27.3).

Para diminuir a possibilidade de um falso positivo quando o sangue oculto tem de ser usado para confirmar a suspeita de um distúrbio gastrointestinal, o cliente enfermo é colocado em uma dieta de três dias sem carne, aves e peixes. As drogas que podem provocar um falso positivo de sangue oculto são salicilato, esteroides e indometacina.

Parasitas

O trato gastrointestinal pode abrigar parasitas e seus ovos (ovas). Enquanto alguns desses parasitas são inofensivos, outros provocam sintomas clínicos. Os parasitas mais comuns, exceto os oxiúros (que podem entrar no corpo tanto por via oral como por via anal), entram no corpo através da boca quando se ingerem água ou alimento contaminados.

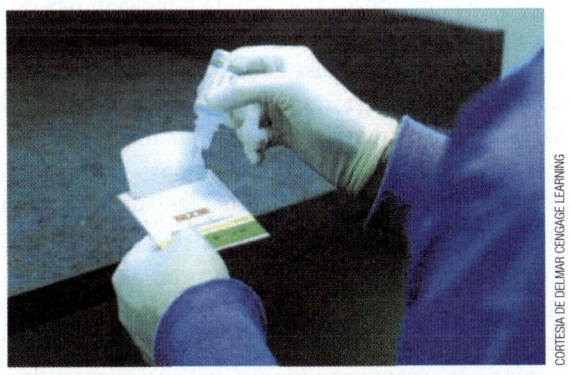

Figura 27.3 ■ Aplicar a solução reagente a uma amostra de fezes para o exame de sangue oculto.

EXAMES DE CULTURA E SENSIBILIDADE

A **cultura** é o crescimento de micro-organismos para identificar o patógeno. Os exames de cultura e **sensibilidade (TSA)** são realizados para identificar tanto o patógeno como sua suscetibilidade aos antibióticos normalmente utilizados. A sensibilidade permite a seleção da terapia do antibiótico adequado. Todas as amostras para cultura e TSA devem ser levadas de imediato ao laboratório.

Cultura de sangue

A **bacteriemia** são bactérias no sangue. A cultura do sangue deve ser colhida quando o cliente enfermo está tendo calafrios e febre. Uma série de três coletas é realizada usando técnica estéril estrita. A agulha deve ser trocada após a amostra ter sido coletada e antes de injetar a amostra de sangue no tubo de ensaio.

Cultura da garganta (*swab*)

A garganta normalmente hospeda muitos organismos. As culturas de garganta identificam tais patógenos como estreptococos beta-hemolíticos, *Estafilococos aureus,* meningococos, gonococos, *Bordetella pertussis* e *Corynebacterium diphtheria.* Em geral, é feito um *swab* na garganta para identificar infecções por estreptococos, o que pode provocar febre reumática ou glomerulonefrite se não for tratada.

Para realizar o *swab* da garganta use um abaixador de língua de madeira e um aplicador estéril para coletar amostras das manchas brancas, exsudações ou ulcerações da garganta (Figura 27.4). O aplicador não deve tocar qualquer outra parte da boca. O aplicador é colocado então em um recipiente estéril.

Cultura de escarro

Os exames do escarro incluem cultura, raspagem e citologia. O escarro, criado pelas glândulas mucosas e pelas cé-

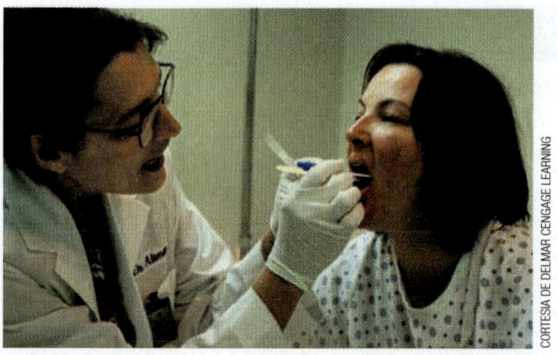

Figura 27.4 ▪ Raspe a área da amostra com um movimento rápido e suave.

lulas caliciformes da árvore traqueobrônquica, é estéril até atingir a garganta e a boca, onde entra em contato com a flora normal. Para uma identificação dos organismos pulmonares, o escarro pode ser obtido através da sucção traqueobrônquica e da aspiração transtraqueal.

 DICA Profissional

Culturas

Todos os exames de cultura devem ser realizados antes do início da terapia com antibióticos, de modo a identificar o tipo de patógeno e sua sensibilidade a antibióticos específicos.

 ORIENTAÇÕES para o cliente

Exame de Papanicolau

Aconselhe as clientes do sexo feminino a se preparar para o exame de Papanicoleau com as seguintes ações:

- Evitar relações sexuais, duchas e cremes vaginais nas 24 horas que precedem o exame.
- Informar o médico se estiver menstruada, já que o exame terá de ser postergado.
- No Brasil, o rastreamento populacional é recomendado prioritariamente para mulheres de 25 a 60 anos, com periodicidade de três anos, após dois exames consecutivos normais, no intervalo de um ano. O exame anual pode ser considerado para as mulheres que têm histórico familiar de câncer cervical e que tiveram um exame de Papanicoleau positivo anteriormente.

Além do(s) organismo(s) encontrado(s) em uma cultura, uma baciloscopia identifica eosinófilos, células epiteliais e outras substâncias. As raspagens ajudam a diagnosticar a asma (eosinófilos) e infecções fúngicas. A coleta deve ser refrigerada se não puder ser levada imediatamente ao laboratório.

A citologia da **saliva** (o estudo das células) é realizada para diagnosticar o câncer dos pulmões. As amostras devem ser coletadas no início da manhã e depois de uma tosse forte.

Cultura de urina

Os exames de urina para cultura e TSA são realizados sempre que houver suspeita de infecção urinária.

Cultura de fezes

A cultura de fezes é realizada para identificar infecções bacterianas. Se o cliente enfermo tiver diarreia, pode ser feita uma raspagem retal e usada como amostra, mas o material fecal deve ficar visível na raspagem para que o laboratório possa realizar o exame.

EXAME DE PAPANICOLAU

O **exame de Papanicolau** (método de análise por raspagem das células esfoliativas coradas), normalmente chamado Papanicolau, avalia a atividade metabólica, maturidade celular e as variações morfológicas do tecido cervical. O exame também pode ser feito com amostras de outros órgãos, tais como secreções gástricas e aspirações brônquicas.

 DICA Profissional

Meios de contraste

Monitore cuidadosamente clientes enfermos agendados para estudos com injeções de corantes que tenham histórico de alergia a quaisquer alimentos ou drogas, porque tais alergias podem predispô-los a reações alérgicas aos meios de contraste.

ESTUDOS RADIOLÓGICOS

A **radiografia** (estudo do filme exposto a raios X ou raios gama, através da ação de radiações ionizantes) é usada pelo médico para estudar a estrutura dos órgãos internos. Quando empregada em conjunto com **meios de contraste** (substância radiopaca que facilita a imagem das estruturas internas do organismo), a **fluoroscopia** (imediata, imagens seriais da estrutura e força do organismo) revela o movimento dos órgãos. Os raios X são valiosos na formulação de um diagnóstico e para ajudar a determinar se outros estudos (por exemplo, uma biópsia em lesão pulmonar para diferenciar um tumor benigno de um maligno) são necessários.

Alguns exames radiológicos precisam de um meio de contraste, como bário e iodo, que frequentemente interfere em outros estudos de diagnóstico. Retire uma amostra de sangue para examinar a função da tireoide antes de iniciar um pielograma intravenoso PIV quando o contraste de iodo radioativo é administrado. Se um cliente enfermo precisar tanto de um pielograma intravenoso quanto de um supositório de bário, faça o PIV primeiro, porque o bário pode provocar a diminuição da visualização dos rins. Estudos radiológicos comumente realizados serão descritos na Tabela 27.8.

RADIOGRAFIA DE TÓRAX

A radiografia de tórax é o estudo radiológico mais comum. As radiografias de tórax são tiradas de vários ângulos (Figura 27.5), já que múltiplas visões do peito são necessárias para avaliar todo o campo pulmonar. Para se preparar para uma radiografia torácica, o cliente enfermo deve tirar toda a roupa da cintura para cima e colocar um avental. O cliente enfermo também deve remover todos os objetos de metal (joias) porque o metal vai aparecer no raio X, ocultando assim a visualização das partes do tórax. As mulheres grávidas são aconselhadas a não tirar raio X; no entanto, se for absolutamente necessário, a mulher deve ser coberta com um avental de chumbo para proteger o feto.

>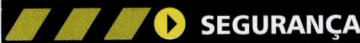
> **SEGURANÇA**
>
> **Raios X**
>
> - Pergunte ao cliente enfermo sobre a possibilidade de gravidez, asma e reações alérgicas aos meios de contraste (iodo), assim como a outros alimentos e medicamentos, antes de agendar exames de raio X.
> - Se o cliente enfermo ainda não tiver tomado iodo, registre isso na requisição para indicar que o estado alérgico é desconhecido.

TOMOGRAFIA COMPUTADORIZADA

A **tomografia computadorizada (TC)** é a varredura radiológica do corpo. Os feixes de raio X e detectores de radiação transmitem os dados para um computador, que transcreve os dados em medidas quantitativas e imagens multidimensionais das estruturas internas. A Figura 27.6 ilustra os planos sagital, transverso e coronário usados na varredura TC.

O procedimento requer o consentimento do cliente enfermo. A cooperação do cliente enfermo é essencial durante a varredura TC porque o cliente enfermo será posicionado e orientado a permanecer imóvel. Prepare o cliente enfermo, fornecendo explicações e fotos sobre o que esperar.

ESTUDOS BÁRICOS

O **bário** (meio de contraste de giz branco) é uma preparação que permite a visualização das estruturas internas do trato digestivo. Os estudos báricos podem revelar anomalias congênitas, refluxo, espasmo, estenose, obstrução, inflamação, ulceração, lesões, varizes e fístula.

ANGIOGRAFIA

A **angiografia** permite a visualização de estruturas vasculares através do uso da fluoroscopia e de um meio de contraste. Ela mostra o fluxo sanguíneo do coração, pulmões, cérebro, rins, extremidades inferiores, e é útil no diagnóstico de um **aneurisma** (complacência na parede de um vaso sanguíneo, permitindo a formação de um "saco").

Tabela 27.8 ▪ Estudos radiológicos

Exame	Explicação/Valores Normais	Responsabilidade da Enfermagem
Radiografia (raios X)	Estudo diagnóstico mais comum. Identifica problemas traumáticos, ou seja, fraturas, luxações, tumores, doenças ósseas, deformidades nas articulações, densidade óssea e alterações na relação dos ossos. Realizada por um técnico.	Explique o procedimento para o cliente enfermo. Prepare o cliente enfermo como solicitado. Nenhum cuidado pós-procedimento específico é necessário. Administre um analgésico, principalmente para o cliente enfermo com artrite.
Radiografias abdominais	Determina a posição do diafragma, dos gases e da distribuição de fluidos no abdômen.	Nenhuma preparação é necessária.

(continua)

Tabela 27.8 ■ Estudos radiológicos *(Continuação)*

Exame	Explicação/Valores Normais	Responsabilidade da Enfermagem
Angiografia adrenal, arteriografia adrenal	Os estudos das glândulas adrenais e do sistema arterial após a injeção de corante radiopaco para detectar tumores benignos ou malignos ou hiperplasia das glândulas adrenais. Normal: sem crescimento nem alargamento	Verifique se há alergia a mariscos ou iodo, arteriosclerose, gravidez ou doenças sanguíneas, já que estas impedem o exame. Explique o procedimento para o cliente enfermo. Verifique se o cliente enfermo é alérgico. O consentimento, por escrito, deve ser obtido antes do procedimento. Observe se o cliente enfermo está tomando anticoagulantes. Inicie a dieta zero após a meia-noite. Marque os pulsos periféricos com uma caneta antes do procedimento. Informe o cliente enfermo que ele pode sentir um fluxo quente quando o contraste é injetado. Observe o local da punção. Monitore os sinais vitais. Monitore os pulsos periféricos, a cor e a temperatura das extremidades. Estabeleça repouso absoluto de 12-24 horas. Aplique compressas frias no local da punção, se necessário. Force a ingestão de fluidos para prevenir uma possível desidratação provocada pelo contraste.
Venografia adrenal	Envolve a inserção de um cateter através da veia femoral e na veia adrenal para retirar uma amostra de sangue para detectar a função de cada glândula suprarrenal. Um corante de contraste é injetado para visualizar o tamanho e a posição das glândulas suprarrenais. Normal: sem crescimento nem alargamento	Explique o procedimento para o cliente enfermo. Verifique se o cliente enfermo é alérgico. Obtenha o consentimento por escrito. Informe o cliente enfermo que ele pode sentir uma sensação de queimação quando o contraste é injetado. Embora esse estudo envolva o sistema venoso, monitore os sinais vitais e o local da injeção, bem como os pulsos, a temperatura e a cor das extremidades.
Angiografia (angiograma cardíaco)	Realizada quando os vasos em um órgão específico ou zona vascular (por exemplo, rim, coração) precisam ser visualizados para identificar obstrução ou anormalidade. Envolve a inserção de um cateter em um local de venopunção com a injeção de um meio de contraste, após o qual os filmes angiográficos são tirados à medida que o meio de contraste entra na área em estudo. Normal: veia normal	Explique o procedimento para o cliente enfermo. Obtenha os sinais vitais básicos. Avalie alergia potencial ao meio de contraste.
Arteriografia (arteriograma)	Examine o cliente enfermo para verificar possível patologia, como o estreitamento da arteriosclerose. Normal: vasos normais	Explique o procedimento para o cliente enfermo. Avalie alergias potenciais ao meio de contraste.
Arteriografia	Visualização de uma articulação. O corante radiopaco ou o ar é injetado na cavidade da articulação para delinear os tecidos moles, geralmente sobre as articulações do joelho/ombro. Técnicas anestésicas e estéreis locais são utilizadas. Realizada por um médico, demora aproximadamente 30 minutos. Normal: ausência de lesões, fraturas ou rompimentos.	Explique o procedimento para o cliente enfermo. Obtenha o consentimento do cliente enfermo. O cliente enfermo tem que usar uma bandagem elástica por vários dias; verifique se há algum edema. Administre um analgésico leve para dor. Monitore o aumento da dor. Nem o jejum nem sedação são necessários.
Clíster de bário	Um clíster de bário é colocado enquanto as radiografias são tiradas do intestino grosso.	Inicie a dieta zero na noite anterior. Administre a medicação prescrita para limpar o intestino. Observe o resultado dos laxantes e informe o departamento de radiografia se não houver resultado algum. Após o exame, force a ingestão de fluidos via oral e administre um clíster de limpeza, conforme prescrito. Registre as características do abdômen e das fezes.

(continua)

Tabela 27.8 ■ Estudos radiológicos (Continuação)

Exame	Explicação/Valores Normais	Responsabilidade da Enfermagem
Esofagograma	O cliente enfermo bebe um copo de bário enquanto as radiografias são tiradas do esfíncter do esôfago e do coração.	Inicie a dieta zero na noite anterior. Explique o procedimento e o prazo para obter os resultados. Estimule o cliente enfermo a beber líquidos e a comer fibras após o exame. Às vezes é dado um laxante após o exame. O cliente enfermo deve ser orientado de que as fezes ficarão brancas por um ou dois dias. Durante o exame, o cliente enfermo será inclinado sobre a mesa de radiografia em várias posições. Pode haver repetição de radiografias tiradas em intervalos de meia hora à medida que o bário atravessa o intestino. Registre a tolerância do cliente enfermo ao procedimento e à passagem de bário no intestino. Como o procedimento pode ser demorado, incentive o cliente enfermo a levar algo para ler.
Cateterismo cardíaco (angiografia cardíaca, arteriografia coronária)	Passa-se um cateter através de uma veia e/ou artéria até o lado direito e/ou esquerdo do coração para determinar o nível de oxigênio, o débito cardíaco e a pressão dentro das câmaras cardíacas.	Verifique se o cliente enfermo é alérgico a iodo ou a marisco. O cliente enfermo tem de estar em jejum por 6 horas antes do exame, mas os medicamentos podem ser tomados com goles de água. Informe o cliente enfermo sobre a possibilidade de sentir-se quente ou corado durante o exame. Após o procedimento, avalie os pulsos periféricos a cada 15 minutos por 2-4 horas, ou de acordo com as orientações médicas. Avalie a cor, temperatura e pulsos nas extremidades inferiores do local de inserção do cateter. Instrua o cliente enfermo a manter a extremidade em questão em linha reta por 6-8 horas.
Radiografia de tórax	Fornece uma imagem bidimensional dos pulmões sem usar meios de contraste. Usada para detectar a presença de fluido no tecido intersticial pulmonar ou nos alvéolos; tumores ou corpos estranhos; e a presença e tamanho de um pneumotórax. O tamanho do coração também pode ser determinado pela radiografia do tórax.	Explique o procedimento para o cliente enfermo. Se apropriado, pergunte se a cliente enferma está grávida para evitar a exposição do feto a raios X. Geralmente o cliente tem de ficar em várias posições; se o cliente enfermo não consegue ficar em pé, esses ângulos podem ser obtidos com o cliente enfermo sentado ou com a utilização de um raio X portátil. Oriente o cliente enfermo a inspirar profundamente e a segurar a respiração. Instrua o cliente enfermo para remover todos os objetos de metal da área do tórax e do pescoço, e a vestir uma camisola de hospital que não tenha botões de pressão.
Tomografia computadorizada (TC)	Fornece uma visão tridimensional transversal dos tecidos. As imagens construídas em computador interpretam a densidade de vários tecidos. Útil principalmente para visualizar tumores no tórax, cavidade abdominal e no cérebro. Existem vários tipos de varreduras de TC dependendo do que está sendo avaliado (por exemplo, cerebral, cardíaca, torácica, ossos, abdominal, pélvica). Angiografia ou mielografia também pode ser realizada através de tomografia computadorizada.	Explique o procedimento para o cliente enfermo. Obtenha o consentimento do cliente enfermo. Remova perucas, grampos e clipes para fazer a tomografia computadorizada da cabeça. Inicie a dieta zero 8 horas antes do exame. Avalie se o cliente enfermo é alérgico a iodo. Observe sinais de anafilaxia, se for usado contraste. Verifique se o cliente enfermo é claustrofóbico. Informe o cliente enfermo que o exame vai durar aproximadamente de 45 minutos a 1 hora. O cliente enfermo deve permanecer deitado imóvel sobre uma mesa rígida e plana e será colocado em uma grande máquina. Como o bário vai interferir no exame, agende os exames usando bário ou após o exame ou 4 ou mais dias antes do exame.

(continua)

Tabela 27.8 ■ Estudos radiológicos (Continuação)

Exame	Explicação/Valores Normais	Responsabilidade da Enfermagem
Condutograma	Um corante radiopaco é injetado através de um cateter tanto no canal como numa parte do íleo para avaliar através do raio X o comprimento e a capacidade de esvaziamento do canal, bem como a presença de estreitamento ou obstrução.	Um canal é uma conexão entre a bexiga ou bolsa e a parte externa do corpo. Explique o procedimento para o cliente enfermo. Examine o cliente enfermo para verificar se ele é alérgico a corante à base de iodo.
Fistulograma ou fistulografia	O contraste radiopaco ou bário é dado para o cliente enfermo beber, e as radiografias são tiradas assim que o contraste ou bário passa através do trato gastrointestinal. O contraste mostra o local da fístula e como ele está conectado ao aparelho gastrointestinal.	Inicie a dieta zero conforme solicitado. Explique o procedimento e os prazos para os resultados e identifique a pessoa que entregará os resultados ao cliente enfermo.
Fluorescência na angiografia	Após a injeção intravenosa de fluoresceína sódica, uma sequência rápida de fotografias do fundo é feita com uma câmera especial. A visualização das estruturas microvasculares da retina e da coroide é aprimorada, permitindo a avaliação total do leito vascular retinal.	Instile colírio para dilatar as pupilas. Instale um acesso venoso para que a fluoresceína sódica possa ser injetada. Remova o acesso venoso após o término do exame. Informe o cliente enfermo de que a pele e a urina podem ficar amareladas por 24-48 horas.
Histerossalpingograma	Um contraste radiopaco é instilado no colo do útero. Utilizado para diagnosticar anomalias na cavidade uterina e nas trompas. Realizado como parte dos exames clínicos de infertilidade.	Explique o procedimento e coloque a cliente enferma em posição litotômica. O exame é feito no departamento de radiologia. Informe-se sobre alergias a iodo ou outros corantes. Ajude o médico.
Pielograma intravenoso (PIV)	Infusão de corante radiopaco em uma veia, permitindo a visualização do sistema urinário. A pelve renal, os ureteres e a bexiga podem ser vistos. Se a ureia estiver superior a 40 mg/dL, o exame pode não ser realizado.	Explique o procedimento para o cliente enfermo. Explique que o cliente enfermo experimentará uma sensação de calor durante a injeção de corante. Pergunte ao cliente enfermo sobre a existência de alergias. Sirva uma refeição leve e, em seguida, inicie a dieta zero durante a noite. Administre um laxante ou clíster. Agende o exame antes dos estudos báricos. Após o exame, observe se há alguma reação adversa ao corante. Incentive a ingestão de fluidos por 24 horas para eliminar o corante.
Radiografia do rim, ureter e bexiga (KUB)	Mostra anormalidades como cálculos, tumores ou alterações na posição anatômica.	Explique o procedimento para o cliente enfermo. Nenhuma preparação é necessária.
Radiografias de ossos longos	Radiografias seriais dos ossos longos para determinar o crescimento ósseo.	Explique o procedimento para o cliente enfermo. Instrua o cliente enfermo a manter as extremidades imóveis enquanto a radiografia está sendo feita. Proteja os ovários, os testículos e o útero grávido. Remova todos os objetos metálicos da área a ser radiografada.
Linfangiograma	Um corante de contraste é injetado dentro dos vasos linfáticos nas mãos ou pés para examinar os vasos linfáticos ou gânglios. Usado para classificar os linfomas e avaliar a eficácia da quimioterapia e da radioterapia. Normal: linfonodos de tamanho normal, sem células malignas	O corante permanece nos gânglios linfáticos de 6 meses a 1 ano, então o progresso da doença pode ser avaliado por uma radiografia. Obtenha o consentimento do cliente enfermo. Informe o cliente enfermo que, se um corante azul for utilizado, a pele e a urina podem ficar com uma coloração azulada. Avalie os sons respiratórios do cliente enfermo após o procedimento, já que a pneumonia lipoide é uma possível complicação se o corante entrar no duto torácico.

(continua)

Tabela 27.8 ■ Estudos radiológicos (Continuação)

Exame	Explicação/Valores Normais	Responsabilidade da Enfermagem
Mamografia	Usado para diagnosticar doenças benignas e malignas da mama.	Explique o procedimento para o cliente enfermo. A mama será comprimida, possivelmente causando desconforto por alguns segundos. Explique que é importante ter uma mamografia-base feita entre os 35 e 40 anos e um exame clínico das mamas feito por um médico ou enfermeiro profissional a cada 3-4 anos. Para as mulheres com idade entre 40 e 49 anos, a mamografia deve ser realizada a cada 1-2 anos; para mulheres acima dos 50, uma mamografia anual é recomendada com o exame anual das mamas por um médico ou enfermeiro profissional.
Mielograma	Radiografia do espaço subaracnoide espinhal após a injeção de um meio opaco.	Siga as responsabilidades da enfermagem referentes à punção lombar na Tabela 27.14. Informe o cliente enfermo de que a tabela pode ser ajustada durante o procedimento. Obtenha o consentimento do cliente enfermo de acordo com as diretrizes da instalação. Suspenda a refeição anterior ao procedimento. Administre um sedativo leve, se solicitado. Os cuidados pós-procedimento são determinados pelo tipo de meio utilizado; siga as prescrições médicas para as atividades e os fluidos.
TC orbital	Permite a visualização de anormalidades, não é facilmente visto em radiografias, tamanho delineado, posição e relação com estruturas adjacentes. A TC orbital é uma série de imagens reconstruídas por um computador exibidas como fatias anatômicas em um osciloscópio. Ela identifica as lesões que ocupavam o espaço anteriormente e com mais precisão do que em outras técnicas de raios X. Ela também fornece imagens tridimensionais das estruturas orbitais, principalmente dos músculos oculares e do nervo óptico. O aprimoramento com um agente de contraste pode ajudar a definir o tecido ocular e as anomalias da circulação.	Explique o exame e o procedimento para o cliente enfermo; que o cliente enfermo é colocado em uma maca para raio X; que a cabeceira da maca é movida para o interior do escâner; que o escâner gira durante o exame e pode fazer sons de estalido altos; que, se um contraste intravenoso for necessário, o cliente enfermo pode sentir-se corado e quente ou pode experimentar uma dor de cabeça transitória; e que pode ocorrer a sensação de gosto salgado, náusea e vômito após a injeção do contraste intravenoso. Tranquilize o cliente enfermo de que a reação é comum e que ele pode sinalizar para o técnico se ele não for capaz de tolerar o exame.
Topografia de emissão de pósitrons (PET)	Os marcadores radioativos são injetados por via intravenosa antes do exame. A imaqiologia nuclear é usada para confirmar o tecido que tem adequado suprimento sanguíneo e o tecido que ficou prejudicado devido à falta de sangue.	Oriente o cliente enfermo a não fumar, não ingerir cafeína ou álcool 24 horas antes do exame. Inicie a dieta zero a partir das 22 horas da noite anterior ao exame, exceto pelos medicamentos e água. Obtenha o consentimento por escrito. Estimule o cliente enfermo a ingerir fluidos após o procedimento para facilitar a excreção mais rápida do material radioativo.
Radiografia do reservatório íleo-anal	Inserção de corante radiopaco na bolsa de Kock ou bolsa indiana. Feito com ostomias continentes para determinar o processo de cicatrização e o tamanho da bolsa criada.	Verifique se o cliente enfermo é alérgico a iodo. Explique o procedimento para o cliente enfermo.

(continua)

Tabela 27.8 ■ Estudos radiológicos			(Continuação)
Exame	Explicação/Valores Normais		Responsabilidade da Enfermagem
Angiografia pulmonar	Avalia a circulação arterial dos pulmões. Usada principalmente para detectar embolia pulmonar.		Explique o procedimento para o cliente enfermo. Verifique se o cliente enfermo é alérgico a iodo ou marisco. Informe o cliente enfermo que uma punção arterial é necessária, geralmente da artéria femoral, e que a injeção do contraste pode provocar sensação de rubor ou calor devido à vasodilatação. Após o estudo, verifique o local da punção arterial frequentemente para procurar evidências de sangramento. Avalie os sinais vitais e o estado respiratório. Pode ser necessário que o cliente enfermo permaneça deitado por até 6 horas se a artéria femoral for usada como acesso. Obtenha o consentimento por escrito de acordo com a política da instituição.
Angiografia renal	Um cateter é inserido na artéria femoral e colocado dentro da artéria renal. O contraste é injetado para mostrar os vasos sanguíneos nos rins.		Inicie a dieta zero; administre o clíster. Verifique se o cliente enfermo é alérgico a iodo ou marisco. Verifique os sinais vitais e os pulsos periféricos. Estabeleça repouso no leito com a perna esticada após o exame. Monitore os sinais vitais, pulsos periféricos, eliminação de urina e local da punção.
Uretrocistografia miccional	A bexiga é preenchida com um contraste, e os raios X são tirados para observar o enchimento e o esvaziamento da bexiga. Detecta anormalidades estruturais da bexiga e da uretra e o refluxo para os ureteres.		Administre um clíster. Insira um cateter Foley e injete um contraste na bexiga, enquanto as radiografias são tiradas. Remova o cateter e peça ao cliente enfermo para urinar enquanto mais raios X são tirados. Permita que o cliente enfermo expresse seus sentimentos, já que o exame pode ser embaraçoso.

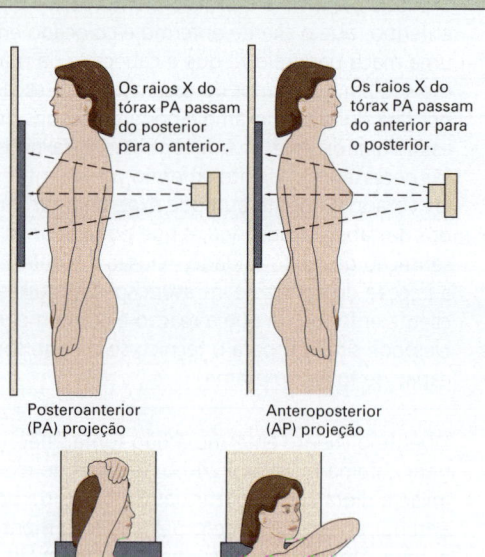

Figura 27.5 ■ Posições da projeção radiográfica.

ARTERIOGRAFIA

Arteriografia é o estudo radiográfico do sistema vascular após a injeção de um contraste radiopaco através de um cateter. Usando fluoroscopia, o cateter é introduzido através de uma artéria periférica na área a ser estudada, tais como a artéria aorta ou a artéria cerebral, coronariana, pulmonar,

DICA Profissional

Tomografia computadorizada

Avalie a capacidade do cliente enfermo para relaxar, e incentive o relaxamento através de exercícios de imaginação. A sedação pode ser administrada através de solicitação de um médico.

SEGURANÇA

Meios de contraste

Se um meio de contraste for usado, observe o cliente enfermo para verificar se há reação alérgica ao contraste, tais como insuficiência respiratória, urticária, erupções cutâneas, náuseas, vômitos, diminuição na produção de urina (oligúria) e diminuição da pressão arterial.

ULTRASSONOGRAFIA

O **ultrassom**, também chamado ecograma ou sonograma, é um procedimento não invasivo usando ondas de alta frequência para visualizar as estruturas corporais profundas. Para garantir a precisão, esse procedimento deve ser agendado antes dos estudos utilizando meio de contraste ou ar, porque o meio de contraste refletiria as ondas de som de forma diferente da maneira como as estruturas corporais o fariam. O cliente enfermo deve ficar deitado durante o procedimento.

O ultrassom é usado para avaliar o cérebro, a glândula tireoide, o coração, a aorta abdominal, as estruturas vasculares, o fígado, a vesícula, o pâncreas, o baço e a pelve. Durante a gravidez, normalmente é feito um ultrassom para avaliar o tamanho do feto e da placenta. É necessário que a bexiga esteja cheia para garantir a visualização.

Para aumentar o contato entre pele e **transdutor** (instrumento que converte energia elétrica em ondas sonoras), um agente de ligação (lubrificante) é colocado sobre a área do corpo a ser estudada. O transdutor envia ondas sonoras através dos tecidos do corpo, que são refletidas e registradas. A densidade de variação dos tecidos do corpo desvia as ondas em um padrão diferenciado no osciloscópio. As imagens registradas no papel são tiradas do padrão da onda sonora visualizada no osciloscópio. A Tabela 27.9 descreve alguns exames de ultrassom.

IMAGENS DE RESSONÂNCIA MAGNÉTICA

A **imagem de ressonância magnética (IRM)** utiliza ondas de rádio e um forte campo magnético para gerar imagens cruzadas contínuas do corpo. Durante o estudo, pode-se utilizar um contraste paramagnético intravenoso não iodado. O estudo revela lesões e alterações em órgãos corporais, tecidos e estruturas vasculares e esqueléticas (Tabela 27.10).

CINTILOGRAFIA

A cintilografia (varredura nuclear) usa radionuclídeos (ou radiofármacos) para mostrar alterações morfológicas ou funcionais na estrutura do corpo. Uma cintilografia, colocada sobre a área de estudo, detecta a radiação emitida e produz uma imagem visual. Os resultados revelam anomalias congênitas, alterações esqueléticas, infecções, lesões e aumento dos órgãos e das glândulas (Tabela 27.11). Para todas as cintilografias, é necessário um termo de consentimento por escrito. O cliente enfermo deve remover todas as joias e objetos de metal.

ESTUDOS ELETRODIAGNÓSTICOS

Os exames eletrodiagnósticos medem a atividade elétrica do cérebro, do coração e musculoesquelética. Os sensores elétricos (eletrodos) são colocados em determinados pontos para medir a velocidade, o tom e a direção dos impul-

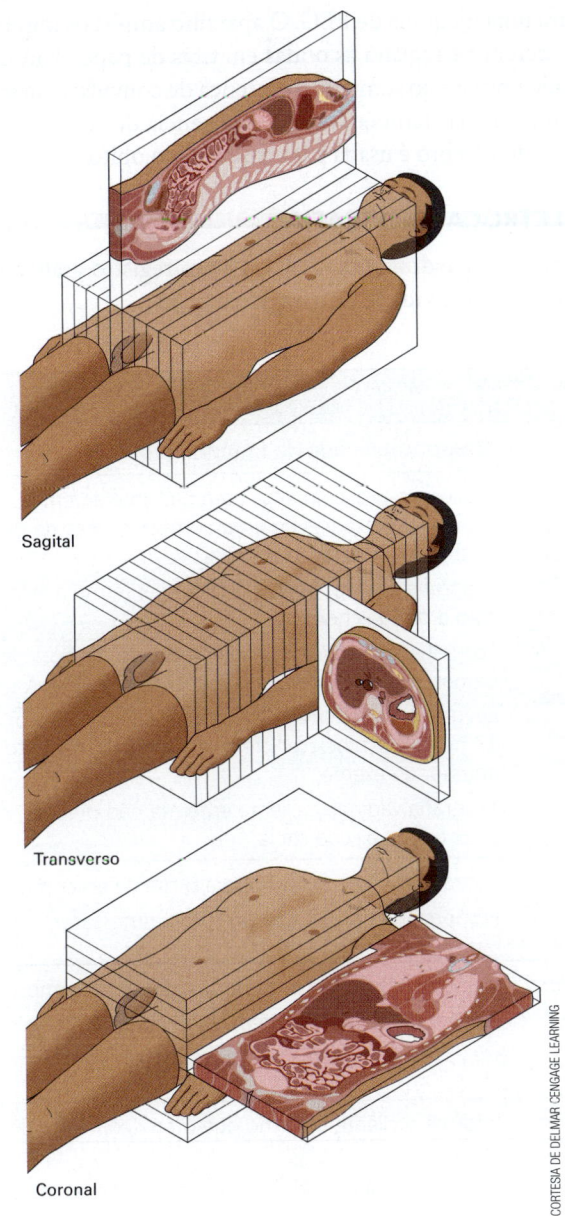

Figura 27.6 ▪ Tomografia computadorizada.

renal, ilíaca, femoral ou poplítea. Com o cliente enfermo em um monitor cardíaco, um contraste é injetado através do cateter vascular, e tira-se uma rápida sequência de filmes.

ESTUDOS DA INJEÇÃO DE CONTRASTE

O iodo, contraste comumente utilizado em estudos radiográficos, pode provocar no cliente enfermo os seguintes sintomas temporários: respiração curta, náusea e sensação de rubor morno para quente. Os principais estudos de injeção de contraste são invasivos e, portanto, exigem consentimento por escrito. Examine o cliente enfermo para verificar se há alergias a iodo e/ou ao agente de contraste antes da administração.

sos. Os impulsos são então transmitidos a um osciloscópio ou impressos em papel gráfico. A Tabela 27.12 descreve os vários estudos eletrodiagnósticos.

ELETROENCEFALOGRAFIA

Um **eletroencefalograma (EEG)** é o gráfico que registra a atividade elétrica do cérebro. Durante o procedimento, os eletrodos são colocados no couro cabeludo do cliente enfermo. Os eletrodos transmitem impulsos do cérebro para uma máquina de EEG. O aparelho amplia os impulsos do cérebro e registra as ondas em tiras de papel. Um EEG pode revelar não somente a presença de convulsão ou lesão craniana, mas também o tipo. A ausência de atividade elétrica do cérebro é usada para confirmar o óbito.

ELETROCARDIOGRAFIA

Um **eletrocardiograma (ECG)** é um registro gráfico não invasivo da atividade elétrica do coração.

Tabela 27.9 ▪ Ultrassonografias

Exame	Explicação/Valores Normais	Responsabilidade da Enfermagem
Ultrassom	As ondas de ultrassom de alta frequência são enviadas para dentro do corpo, e os ecos são registrados à medida que eles atingem tecidos de densidades diferentes, produzindo uma imagem ou fotografia. Úteis para distinguir entre massas císticas e sólidas. Principalmente usado para avaliar a pélvis, o coração e o abdômen. Diagnóstico de cistos, tumores, gravidez, idade gestacional do feto e gestação múltipla.	Explique o procedimento para o cliente enfermo. A maioria dos exames de ultrassom não necessita de nenhuma preparação especial. Ecografia pélvica: oriente o cliente enfermo a estar com a bexiga cheia. Ecografia abdominal: iniciar a dieta zero na hora de dormir; preparar o intestino conforme orientado. Ecografia da vesícula biliar: iniciar a dieta zero por 12 horas e estabelecer dieta sem gordura na noite anterior ao exame. Ecografia vaginal: a cliente enferma não precisa estar com a bexiga cheia.
Ultrassonografia das mamas	Diferencia entre lesões sólidas e císticas e pode ser usada em conjunto com o resultado da mamografia. Normal: sem anormalidades ou lesões patológicas	Explique o procedimento para o cliente enfermo. Proporcione privacidade conforme necessário.
Doppler da carótida	Avalia as artérias carótidas do cliente enfermo com alto risco ou com sintomas de doença cerebrovascular. Normal: sem oclusão nem estenose	Explique o procedimento para o cliente enfermo. Não requer nenhuma preparação especial.
Ultrassom Doppler	Determina a permeabilidade das veias e artérias em condições como a doença arterial oclusiva, doença arteriosclerótica ou doença de Raynaud. Normal: som sibilante do Doppler audível quando colocado sobre o vaso. A unidade Doppler com medidores de pressão arterial consegue medir o volume de pulsação das artérias e veias. Um índice AB é obtido dividindo a pressão arterial do tornozelo pela pressão arterial do braço (artéria braquial), procedimento conhecido como pressão arterial tornozelo-braquial. Deve haver uma diferença inferior a 20 mmHg entre a pressão na extremidade inferior quando comparada à pressão na extremidade superior. Índice AB normal: 0,85 ou superior	Informe o cliente enfermo que o procedimento é indolor. Remova as roupas da extremidade a ser avaliada. Oriente o cliente enfermo a não fumar por 30 minutos antes do exame, porque a nicotina provoca vasoconstrição. Remova o gel condutor ou acústico da pele após o exame ter sido concluído.
Ecocardiograma	Ultrassom do coração (podendo ser realizado transtorácico ou transesofágico) para determinar hipertrofias, cardiomiopatias ou defeitos congênitos. Muito útil para diagnosticar anomalias na válvula e derrame pericárdico. A técnica Doppler avalia o fluxo sanguíneo coronariano e a doença valvular cardíaca.	Explique o procedimento para o cliente enfermo e verifique se ele não sente nenhum desconforto durante o procedimento, embora possa se sentir um pouco de pressão proveniente do transdutor na parede torácica.

(continua)

Tabela 27.9 ■ Ultrassonografias (Continuação)

Exame	Explicação/Valores Normais	Responsabilidade da Enfermagem
Ultrassom de bexiga pós-micção	Avaliação da bexiga para verificar a retenção de urina. Normal: tamanho, forma e posição da bexiga normais; sem massas nem urina residual.	Forneça privacidade. Ajude o cliente enfermo a remover a roupa da cintura para baixo.
Ultrassom da tireoide	Detecta o tamanho, a forma e a posição da glândula tireoide.	Explique o procedimento para o cliente enfermo: que o cliente enfermo deverá se deitar em decúbito dorsal, com o pescoço hiperestendido; que a respiração ou deglutição não serão afetadas pelo transdutor sonoro; que uma quantidade generosa de gel lubrificante será colocada no pescoço para que o transdutor deslize; e que uma série de fotos será tirada por um período de 15 minutos. Ajude o cliente enfermo a remover o lubrificante.
Ultrassom transretal da bexiga	Produz uma imagem da próstata ou da bexiga e do tecido circundante.	Explique o procedimento para o cliente enfermo.

Tabela 27.10 ■ Imagem por ressonância magnética

Exame	Explicação/Valores Normais	Responsabilidade da Enfermagem
Imagem por ressonância magnética (IRM)	Usa campos magnéticos e ondas de rádio para determinar edemas, hemorragias, fluxo sanguíneo, infartos, tumores, infecções, aneurismas, doenças desmielinizantes, doenças musculares, anomalias esqueléticas, problemas no disco invertebrado e causas da compressão da medula espinal. Pode ser usada em conjunto com um angiograma por ressonância magnética (ARM). Fornece uma discriminação maior do tecido do que o raio X torácico ou a tomografia computadorizada. Realizada por técnico qualificado. Demora aproximadamente 1 hora.	Verifique se o cliente enfermo tem objetos metálicos dentro do corpo (isto é, pinos, placas, implantes cocleares, marca-passo). Explique o procedimento para o cliente enfermo: o cliente enfermo terá de ficar deitado por até 20 minutos; o cliente enfermo será colocando dentro de um túnel de varredura; a sedação pode ser necessária se o cliente enfermo tiver tendências claustrofóbicas; o ímã fará um barulho alto à medida que as imagens são obtidas (forneça tampões de ouvido, se necessário). Como o exame pode exigir até 2 horas para ser realizado, faça o cliente enfermo urinar antes de entrar no túnel de varredura. Obtenha o consentimento por escrito de acordo com a política da instituição.
IRM do cérebro	Verifica tumores, lesões patológicas e massas e anomalias.	Explique o procedimento para o cliente enfermo. Verifique se o cliente enfermo tem claustrofobia.
IRM das mamas	Delineia e/ou diferencia as doenças das mamas.	Explique o procedimento para o cliente enfermo. Proporcionar privacidade conforme necessário. Verifique se o cliente enfermo tem claustrofobia.
IRM das articulações	Verifica lesões nos ligamentos e anomalias.	Explique o procedimento para o cliente enfermo. Posicione o cliente enfermo confortavelmente. Verifique se o cliente enfermo tem claustrofobia.
IRM dos tecidos moles	Verifica abcessos, massas, tumores e anomalias.	Explique o procedimento para o cliente enfermo. Verifique se o cliente enfermo tem claustrofobia.
IRM vertebral	Detecta doenças no disco e é usada para esclarecer resultados de raio X.	Explique o procedimento para o cliente enfermo e certifique-se de que ele esteja confortável. Verifique se o cliente enfermo tem claustrofobia.

Tabela 27.11 ■ Cintilografia

Exame	Explicação/Valores Normais	Responsabilidade da Enfermagem
Varredura (exame radioisótopo)	Uma substância radioativa ou isótopo é absorvida pela parte do corpo a ser examinada. Os locais mais frequentemente estudados são ossos, fígado, baço, pulmões, coração, trato urinário, tireoide e cérebro. A substância radioativa é administrada por via oral ou intravenosa por profissionais de medicina nuclear.	Explique o processo para o cliente enfermo: que o cliente enfermo deve ficar deitado de 30-60 minutos e que a máquina emite ruídos de quando em quando. Para os exames do fígado, baço, pulmão, tireoide e cerebrais não é necessária nenhuma preparação especial. Para o exame do coração, inicie a dieta zero na noite anterior. Para o exame dos rins, hidrate o corpo conforme solicitado.
Captação de iodo radioativo (CIR), captação de iodo[131], captação I	Utiliza iodo radioativo oral para determinar a função da tireoide capturando a capacidade da tireoide e retendo iodo. Normal: 2 horas: 4% a 12% absorvidos 6 horas: 6% a 15% absorvidos 24 horas: 8% a 30% absorvidos	O cliente enfermo que é alérgico a iodo ou a marisco ou está gestante não deve fazer o exame. Cliente enfermo deve jejuar durante a noite. As drogas que diminuem o nível de CIR incluem o ACTH, anti-histamínicos, solução saturada de iodeto de potássio, drogas para tireoide, drogas antitireoidianas e tolbutamida.
Angiografia radionuclídea (varredura radioisotópica multiportões, varredura de aquisição multiportões, Muga)	Um radioisótopo é injetado para avaliar a função do ventrículo esquerdo. Mede-se a fração de ejeção (a comparação do volume de sangue bombeado pelo ventrículo esquerdo ao volume total de sangue do ventrículo esquerdo).	
Varredura com pirofosfato de tecnécio	Importante no diagnóstico de infartos agudos do miocárdio, com a melhor precisão obtida após as 48 horas em que o cliente enfermo experimentou os sintomas sugestivos de infarto. Um marcador ou radioisótopo, que é injetado por via intravenosa, se acumula no tecido danificado ou áreas do tecido infartado, chamadas *hot spots*.	Oriente o cliente enfermo a não fumar, não ingerir cafeína ou álcool por 3 horas antes do exame. Informe o cliente enfermo que o exame terá duração de 45-60 minutos.
Varredura de ventilação-perfusão (varredura de pulmão)	Avalia a ventilação e a perfusão dos pulmões. Usada principalmente para detectar a presença de embolia pulmonar.	Verifique se o cliente enfermo é alérgico a iodo ou a marisco. Explique o processo para o cliente enfermo: que um meio de contraste radioativo será introduzido através de um acesso intravenoso e da inalação de gás radioativo e que o cliente enfermo será obrigado a prender a respiração por períodos curtos enquanto as imagens são obtidas.

Tabela 27.12 ■ Estudos eletrodiagnósticos

Exame	Explicação/Valores Normais	Responsabilidade da Enfermagem
Monitor de eventos cardíacos	Semelhante a um monitor Holter, mas usado por um longo período (semanas a meses) com a gravação acionada pelo cliente enfermo quando os sintomas ocorrem.	Explique o procedimento para o cliente enfermo. Oriente o cliente enfermo a se envolver em atividades diárias normais.
Eletrocardiograma (ECG)	Os eletrodos são colocados sobre a pele para registrar os padrões de onda da condução elétrica do coração. Detecta lesão miocárdica, distúrbios rítmicos e hipercalemia.	Explique o procedimento para o cliente enfermo. Informe o cliente enfermo que o procedimento é indolor.

(continua)

Tabela 27.12 ■ Estudos eletrodiagnósticos (Continuação)

Exame	Explicação/Valores Normais	Responsabilidade da Enfermagem
Eletroencefalograma (EEG)	Registro da atividade elétrica gerada no cérebro e obtido através de eletrodos aplicados ao couro cabeludo ou microeletrodos colocados no tecido cerebral durante cirurgia.	Interromper a ingestão de cafeína devido ao efeito estimulante. Sirva refeições para que o açúcar do sangue não seja alterado. Lave o cabelo com xampu na noite anterior ao exame. Explique o processo para o cliente enfermo: que o exame demora de 45 minutos a duas horas; o procedimento é indolor; que se pode solicitar ao cliente enfermo que abra e feche os olhos durante o exame; e que pode haver luzes piscando ou pequenos estímulos elétricos.
Eletromiografia (EMG)	Detecta distúrbios musculares primários. Um eletrodo em forma de agulha é inserido no músculo a ser examinado. Mede a atividade elétrica do músculo esquelético em repouso e durante a contração muscular voluntária.	Explique o procedimento para o cliente enfermo. Obtenha o consentimento por escrito. Oriente o cliente enfermo a diminuir o consumo de cafeína e o tabagismo por 3 horas antes do exame. Assegure ao cliente enfermo que a agulha não vai provocar eletrocussão. Informe ao cliente enfermo que haverá desconforto temporário quando o eletrodo em forma de agulha for inserido. Observe o local para ver se há hematoma ou inflamação após o exame. O procedimento demora cerca de uma hora.
Eletrorretinograma (ERG)	Registro das mudanças no potencial elétrico da retina após o estímulo pela luz elétrica. Clinicamente útil em alguns clientes com doenças na retina. Realizado colocando um eletrodo na lente de contato sobre a córnea anestesiada. O potencial elétrico registrado na córnea é idêntico à resposta que seria obtida se os eletrodos fossem colocados diretamente sobre a superfície da retina.	Explique o exame e o procedimento para o cliente enfermo.
Estudos de motilidade esofagiana (manometria)	Avalia as contrações musculares e coordenação, utilizando um tubo com transdutores. Usado como uma ferramenta de diagnóstico para doenças do esôfago e do esfíncter esofágico interior (EEI).	Inicie a dieta zero 6-8 horas antes do exame.
Holter	Um eletrocardiograma portátil monitora e registra a condução elétrica do coração por um período de 24 horas. O ritmo cardíaco é comparado às atividades do cliente.	Instrua o cliente enfermo a se envolver em atividades diárias normais e manter um diário dos sintomas experimentados ao executar essas atividades.
Teste de esforço	Um eletrocardiograma feito à medida que o cliente enfermo se exercita. Avalia os efeitos do exercício sobre o coração. Geralmente solicita-se ao cliente enfermo que caminhe sobre uma esteira, e esta é elevada várias vezes durante o exame. Frequentemente feito em cliente enfermo que tem DAC.	Explique o procedimento para o cliente enfermo. Incentive o cliente enfermo a usar sapatos próprios para caminhada durante o exame.
Exame de tálio (varredura de perfusão miocárdica)	Um marcador radioativo (tálio[201]) é injetado e se acumula no tecido do miocárdio, que é bem perfundido. O acúmulo é menor nas áreas de tecido do miocárdio que não são bem perfundidas, também chamadas de "cold spots" (pontos frios). Pode ser solicitado ao cliente enfermo que faça exercícios, como andar de bicicleta durante o exame, para avaliar a perfusão do tecido do miocárdio durante os exercícios.	Instrua o cliente enfermo a se abster de comer e beber durante três horas antes do exame.

Eletrodos lubrificados são aplicados às paredes do tórax e às extremidades. O cliente enfermo é convidado a permanecer deitado e imóvel durante o exame. O exame sem dor pode revelar transmissão anormal dos impulsos elétricos e da posição elétrica dos eixos do coração.

Um monitor cardíaco portátil (Holter) registra a atividade elétrica do coração, produzindo um registro contínuo por tempo específico (por exemplo, 24 horas) (Figura 27.7). Ele permite que o cliente enfermo se movimente e realize atividades regulares. Os clientes enfermos mantêm um registro das atividades que provocaram a batida mais rápida ou irregular do coração. O monitoramento cardíaco é revisto em relação ao registro do cliente enfermo para determinar se certas atividades, tais como caminhada, estão associadas à transmissão anormal de impulsos.

Teste de esforço

O **teste de esforço** mede o condicionamento cardiovascular do cliente enfermo. Isso mostra a capacidade do miocárdio de responder às necessidades de aumento de oxigênio (resultado de exercício), aumentando o fluxo sanguíneo para as artérias coronárias.

O cliente enfermo caminha em uma esteira conectada a um aparelho de eletrocardiograma. O registro contínuo do eletrocardiograma é feito durante as frequentes alterações de inclinação e velocidade da esteira. Se o cliente enfermo experimentar quaisquer sintomas de diminuição do débito cardíaco (dor no peito, dispneia, fadiga ou alterações isquêmicas reveladas pelo eletrocardiograma), o exame é interrompido imediatamente.

Exame de tálio

O tálio[201] é um isótopo radioativo que emite raios gama e se assemelha ao potássio. Embora seja um estudo radioativo, o exame de tálio é discutido aqui porque é com frequência realizado em conjunto com o eletrocardiograma. O tálio é rapidamente absorvido pelo tecido do miocárdio normal, mas é absorvido com lentidão por áreas com pouco fluxo sanguíneo e células danificadas. Durante o exame, o tálio é administrado por via intravenosa, e a varredura detecta a radiação e faz uma imagem visual. As áreas claras na imagem representam a captação de isótopo pesado (tecido do miocárdio normal), enquanto as áreas escuras representam a captação de isótopos leves (pouco fluxo sanguíneo e células danificadas).

Existem dois tipos de exame de tálio: imagem em repouso e imagem sob tensão. A imagem em repouso pode detectar o enfarte do miocárdio nas primeiras horas. A imagem sob tensão (exame de tálio sob tensão) é realizada quando o cliente enfermo está sobre uma esteira e sendo monitorado com um eletrocardiograma. No pico da tensão, o tálio é injetado IV. A varredura é realizada de três a cinco minutos e novamente em duas a três horas. O exame é interrompido imediatamente se o cliente enfermo se tornar sintomático de isquemia.

ENDOSCOPIA

Endoscopia é a visualização de um órgão ou cavidade corporal através de um escópio. Um endoscópio (um tubo de metal ou fibra óptica) é inserido diretamente na estrutura corporal a ser estudada (Figura 27.8). Uma luz e, em alguns estudos, uma câmera no final do escopo permitem

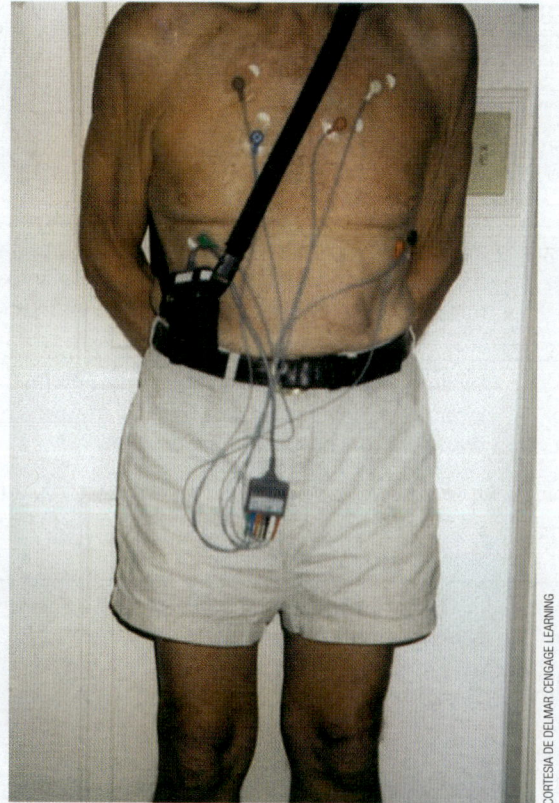

Figura 27.7 ▪ Holter.

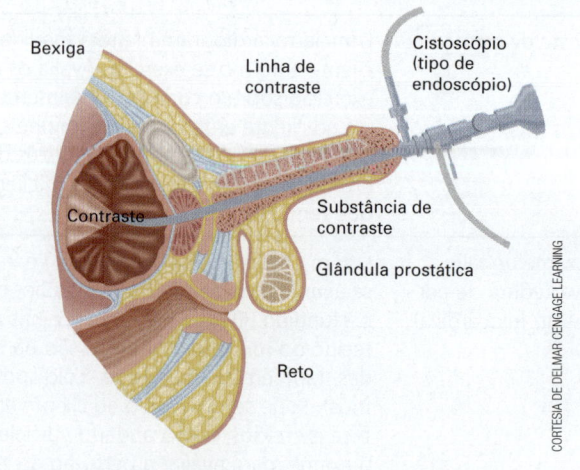

Figura 27.8 ▪ Cistoscópio.

que o médico avalie, através de visualização direta ou imagem de televisão, lesões e problemas estruturais. O endoscópio tem uma abertura na ponta distante que permite ao médico administrar um agente anestésico e lavar, aspirar e fazer a biópsia do tecido. Os procedimentos endoscópicos comuns estão relacionados na Tabela 27.13.

Após o procedimento, monitore os sinais vitais, verifique se há sangramento e avalie os riscos do procedimento (por exemplo, retorno do reflexo faríngeo e de deglutição após uma broncoscopia realizada sob o efeito de anestesia local).

ASPIRAÇÃO/BIÓPSIA

A **aspiração** é realizada para retirar líquido que tenha sido coletado de modo incomum ou para obter uma amostra. Para minimizar o desconforto do cliente enfermo quando a pele é perfurada pela agulha, administra-se um anestésico local na área a ser estudada.

Usa-se uma agulha oca com estilete para perfurar a pele. O estilete é retirado, uma vez que a agulha está no lugar, deixando apenas o exterior da agulha para aspirar o fluido. Uma **biópsia** (remoção de uma pequena quantidade de tecido) pode ser obtida durante a aspiração ou em conjunto com outros exames de diagnóstico (por exemplo, broncoscopia). A Tabela 27.14 descreve vários procedimentos de aspiração/biópsia.

ASPIRAÇÃO/BIÓPSIA DA MEDULA ÓSSEA

A crista ilíaca e o osso esterno são locais comuns para a punção da medula óssea. Uma amostra de fluido (aspiração) ou núcleo de células da medula óssea (biópsia) pode ser obtida. Ambos os exames são feitos frequentemente para obter a melhor amostra possível da medula óssea. O exame identifica anemia; câncer, como mieloma múltiplo, leucemia ou doença de Hodgkin; ou a resposta do cliente enfermo à quimioterapia.

A posição do cliente enfermo é determinada pelo local usado: supino para o esterno e deitado de lado para a crista ilíaca. O local é preparado para diminuir a flora normal da pele. Explique ao cliente enfermo que ele pode experimentar certa pressão à medida que a amostra é retirada. O cliente enfermo deve ficar imóvel porque um movimento brusco pode deslocar a agulha.

Tabela 27.13 ▪ Procedimentos endoscópicos

Exame	Explicação/Valores Normais	Responsabilidade da Enfermagem
Endoscopia	Permite o exame visual das estruturas internas do corpo, utilizando instrumentos especialmente designados para essa função. A observação pode ser feita através de uma abertura natural do corpo ou através de uma pequena incisão. Uma biópsia de áreas suspeitas pode então ser feita para um estudo mais aprofundado.	Explique o procedimento para o cliente enfermo. Inicie a dieta zero 8-10 horas antes do exame, exceto pela sigmoidoscopia, antes da qual uma dieta líquida, que precede um exame, deve ser seguida por vários dias. Administre um laxante e depois de um clíster de limpeza.
Artroscopia	Procedimento endoscópico para visualização direta de uma articulação. Feito em uma sala de operação sob condições estéreis e anestesia local ou geral.	Execute verificações neurovasculares frequentes. Eleve a perna do cliente enfermo. Aplique compressas com pressão. Administre analgésico se houver desconforto.
Broncoscopia	Faz o exame visual direto dos brônquios através de um broncoscópio de fibra óptica. Usado para remover corpos estranhos, fazer limpeza pulmonar agressiva e obter amostras de escarro e tecidos.	Obtenha o consentimento por escrito de acordo com a política da instituição. Explique o procedimento para o cliente enfermo: o cliente enfermo deve estar em dieta zero por pelo menos 6 horas antes do exame; que, se solicitada, uma sedação pré-procedimento será administrada; que um acesso IV será obtido e a sedação será realizada durante o procedimento através desse acesso. Após o procedimento, avalie os sinais vitais frequentemente e o estado respiratório. Examine o cliente enfermo para identificar quantidade anormal de sangramento. Informe o cliente enfermo que o escarro pode conter sangue logo após o procedimento. Mantenha o cliente enfermo em decúbito lateral até o retorno do reflexo faríngeo. Suspenda todos os alimentos e fluidos até que o cliente enfermo esteja totalmente desperto e tenha um reflexo faríngeo.

(continua)

Tabela 27.13 ■ Procedimentos endoscópicos			(Continuação)
Exame	Explicação/Valores Normais	Responsabilidade da Enfermagem	
Colonoscopia	Exame do reto, cólon, ceco e válvula ileocecal.	Inicie a sedação. Limpe o intestino. Ofereça somente líquidos claros após a limpeza. Inicie a dieta zero 6-8 horas antes do exame. Informe o cliente enfermo que após o exame serão experimentadas flatulências e cólicas.	
Colposcopia	Visualização direta da vagina e do colo do útero através de um microscópio de alta potência. O ácido acético é aplicado no tecido para desidratar as células para melhorar a visualização. Usada para diagnosticar displasia cervical ou carcinoma *in situ* do colo do útero. As biópsias podem ser obtidas conforme for necessário.	Explique o procedimento e coloque o cliente enfermo em posição litotômica dorsal. Auxilie no procedimento. Prepare as amostras da biópsia para o exame patológico.	
Cistoscopia	O cistoscópio é passado através da uretra e na bexiga para examinar o interior da bexiga para verificar inflamação, pedras, tumores ou anomalias congênitas. Uma biópsia pode ser realizada, e as pedras pequenas podem ser removidas. Cateteres ureterais podem ser inseridos para obter urina de cada um dos rins. Pode exigir anestesia tópica, espinhal ou geral.	Explique o procedimento para o cliente enfermo. Obtenha o consentimento por escrito. Verifique os sinais vitais. Instrua o cliente enfermo a respirar profundamente, se a anestesia geral tiver de ser usada. Permita uma dieta rica em líquidos se um anestésico tópico for usado. Monitore o BH.	
Colangiopancreatograma endoscópico retrógrado (CPRE)	Exame do ducto biliar comum (CBD) e dos sistemas biliar e pancreático após a injeção do contraste. Esfincterotomia, esmagamento das pedras e remoção das pedras podem ser feitos.	Inicie a sedação. A radiografia é usada em conjunto. Inicie dieta zero 6-8 horas antes do exame. Informe o cliente enfermo que o exame pode durar até 2 horas.	
Esofagogastroduodenoscopia (EGD)	Exame do esôfago, estômago e duodeno. Podem ser feitas biópsias e dilatações.	Inicie a sedação. Inicie dieta zero 6-8 horas antes do exame. Remova as dentaduras e óculos.	
Sigmoidoscopia flexível	Exame do cólon sigmoide e do reto.	A sedação é opcional. Administre clísteres antes do exame. Diga ao cliente enfermo para esperar um pouco de flatulência e cólicas após o exame.	

(continua)

Tabela 27.13 ■ Procedimentos endoscópicos (Continuação)

Exame	Explicação/Valores Normais	Responsabilidade da Enfermagem
Histeroscopia	Fornece uma avaliação visual do endométrio para diagnosticar ou tratar problema do útero, e para realizar um procedimento, como a ablação endometrial.	Explique o procedimento para a cliente enferma. Obtenha o consentimento por escrito. Pode ser solicitado que a cliente enferma não coma nem beba durante certo tempo antes do procedimento. Alguns exames laboratoriais de rotina podem ser feitos. Será solicitado que a cliente enferma esvazie a bexiga. Explique à cliente enferma que a área vaginal será limpa com um antisséptico. A cliente enferma pode sentir tontura ou náusea, ou pode ter sangramento vaginal e cólica por um dia ou dois.
Laparoscopia	Exame das estruturas internas da pelve através da visualização direta com um laparoscópio. Geralmente realizada sob anestesia geral. Diagnóstico de doenças pélvicas e problemas de infertilidade.	Explique o procedimento para o cliente enfermo. Prepare o cliente enfermo, conduza avaliação pré e pós-operatória, e as intervenções do instituto. Forneça instruções para atividades após a alta e acompanhamento.
Posicionamento do tubo para gastronomia endoscópica percutânea (PEG)	Colocação transcutânea de uma sonda gástrica por via endoscópica para apoio (médico) nutricional.	Obtenha o consentimento por escrito de acordo com a política da instituição. Explique o procedimento para o cliente enfermo. Prepare o cliente enfermo, conduza avaliação pré e pós-operatória e implante as intervenções. Avalie o local para identificar sangramento após o procedimento.

Tabela 27.14 ■ Procedimentos de aspiração/biópsia

Exame	Explicação/Valores Normais	Responsabilidade da Enfermagem
Procedimentos de aspiração Artrocentese	Procedimento para obter fluido de uma articulação usando técnica estéril rigorosa. O joelho é anestesiado, a agulha estéril é inserida no espaço da articulação e o líquido sinovial é aspirado. Utilizado para diagnosticar infecções, artrite induzida por cristais e sinovite, e para injetar medicamentos anti-inflamatórios. Normal: hemácias, 0; glóbulos brancos, 0-150/mm^3; neutrófilos, > 25%	Explique o procedimento para o cliente enfermo. Obtenha o consentimento por escrito. Examine o local para verificar edema e dor. O cliente enfermo deve jejuar, se possível. Aplique compressa com pressão e gelo.
Aspiração da medula óssea	Avalia como a medula óssea está produzindo hemácias, glóbulos brancos e plaquetas. Normal: número adequado de hemácias, glóbulos brancos e plaquetas	Obtenha consentimento por escrito. Informe o cliente enfermo que sentirá uma pressão quando o médico aspirar a medula óssea. Avalie o local para identificar sangramento após o procedimento ter sido concluído. Descansar deitado por 30 minutos.

(continua)

Tabela 27.14 ■ Procedimentos de aspiração/biópsia		(Continuação)
Exame	Explicação/Valores Normais	Responsabilidade da Enfermagem
Estímulo do ácido gástrico	Determina a quantidade de ácido clorídrico no estômago (HCI). Se não houver ácido clorídrico no estômago, é indicação de que as células parietais estão funcionando corretamente. As células parietais secretam o fator intrínseco, que é essencial para a absorção de vitamina B_{12}. Usado para diagnosticar anemia perniciosa. Exame de sonda normal: Produção de ácido basal: 2-6 mEq/h Produção de ácido máxima: 16-26 mEq/h Exame sem sonda normal: presença de contraste na urina (geralmente azul ou azul-esverdeado)	Se o cliente enfermo vai fazer o exame da sonda, inicie o estado Nada por Via Oral após a meia-noite e instrua o cliente enfermo a não fumar antes do exame. Informe o cliente enfermo que uma sonda nasogástrica é inserida antes do exame para que o conteúdo gástrico possa ser aspirado após a administração de pentagastrina. Se o cliente enfermo estiver fazendo o exame sem sonda, informe-o sobre a eventual coloração azul ou azul-esverdeada da urina. Observar quaisquer medicamentos tomados que possam afetar os resultados; antiácidos, anticolinérgicos e cimetidina (Tagamet) diminuem o nível de HCI, enquanto os agentes bloqueadores adrenérgicos, colinérgicos, esteroides e álcool elevam o nível de HCI.
Punção lombar (LP)	Uma agulha é inserida no espaço subaracnóideo para medir a pressão do fluido cerebroespinhal (CSF) e/ou para obter uma amostra. Pressão normal: 60-180 mm pressão da água Gravidade específica normal: 1.007 Glicose normal: 45-100 mg/100 mL Hemograma completo normal (CBC): 0 Leucócitos normais: 0-5 células/mm^3	Obtenha o consentimento por escrito. Solicite que o cliente enfermo esvazie o intestino e a bexiga antes do procedimento. Ajude a estabelecer um campo estéril e despeje as soluções, caso não estejam dispostas na bandeja. Ajude o cliente enfermo a manter a posição. Após o procedimento, entregue a amostra para o laboratório examiná-la, mantenha o cliente enfermo deitado na cama de 3-24 horas ou conforme solicitado pelo médico; incentive a ingestão de fluidos para substituir os fluidos perdidos; e monitore os sinais vitais e neurológicos.
Paracentese	O fluido é retirado da cavidade abdominal inserindo uma agulha no abdômen. A amostra é analisada para verificar infecção ou sangramento.	Solicite que o cliente enfermo esvazie a bexiga antes do procedimento. Prepare o abdômen, escovando-o com uma solução de preparação cirúrgica e revestindo-o com um pano estéril. Após o procedimento, envolva o local com curativo estéril e monitore o local para drenagem excessiva. Avalie os sinais vitais uma vez após o procedimento.
Pericardiocentese	O fluido é removido do saco pericárdico para análise ou para aliviar a pressão.	Obtenha consentimento por escrito. Posicione o cliente enfermo em posição semi-Fowler durante o processo e coloque um monitor de batimentos cardíacos. Após o procedimento, meça os sinais vitais a cada 15 minutos e monitore o ritmo dos batimentos cardíacos.

(continua)

Tabela 27.14 ■ Procedimentos de aspiração/biópsia (Continuação)

Exame	Explicação/Valores Normais	Responsabilidade da Enfermagem
Toracocentese	Remoção de fluido para fins diagnósticos. Pode também obter biópsia, instilar medicamentos e remover fluidos para conforto e segurança do cliente enfermo.	Explique o procedimento para o cliente enfermo. Obtenha o consentimento por escrito. Posicione o cliente enfermo sentado e inclinado para a frente. Faça o cliente enfermo descansar os braços sobre uma mesa suspensa para facilitar seu posicionamento. Explique para o cliente enfermo que a área será anestesiada antes do procedimento. Instrua o cliente enfermo a se manter o mais imóvel possível durante a inserção da agulha de toracocentese. Auxilie o médico durante o procedimento. Entregue a amostra ao laboratório o mais rápido possível. Observe o local da toracocentese para verificar se houve sangramento após o procedimento. Avalie os sons respiratórios antes e após o procedimento. Reporte sons de respiração ausente imediatamente.
Procedimentos de biópsia	Remoção de amostras de tecido para exame microscópico. O tecido pode ser rapidamente congelado ou colocado em formol antes de ser quimicamente tingido e cortado em fatias finas para análise. A análise da seção congelada leva apenas alguns minutos e é muitas vezes concluída quando o cliente enfermo ainda está em cirurgia. A análise da biópsia completa demora de 24-48 horas para ser concluída, mas é o meio mais preciso para estabelecer um diagnóstico de câncer. O tecido da biópsia é essencial para confirmar o tipo de câncer, a quantidade de gânglios linfáticos envolvidos e se o câncer foi removido com sucesso.	Explique o procedimento para o cliente enfermo. Siga as orientações do médico e/ou protocolo do órgão governamental para preparar o cliente enfermo. Obtenha consentimento por escrito.
Biópsia da mama	Realizada com ou sem anestesia local ou geral e através de aspiração, biópsia por agulha, excisão ou incisão. O tecido ou fluido é obtido e enviado para patologia para análise e identificação de células anormais. Avalia lesões císticas no seio para malignidade. Novo método de obtenção de biópsias da mama pode ser realizado através de estudos de mamografia estereotáxica.	Explique o procedimento para a cliente enferma. Peça para a cliente enferma se despir até a cintura. Limpe a região da biópsia e raspe a área, se necessário. Envolva o seio e peles adjacentes. Ofereça apoio emocional antes, durante e após o procedimento. Monitore os sinais vitais. Aplique uma compressa estéril ou curativo. Oriente a cliente enferma a cuidar da ferida pós-biópsia.
Biópsia cardíaca	Feita durante um cateterismo cardíaco. A amostra do tecido é retirada a partir do ápice ou septo para determinar a toxicidade relacionada às drogas; inflamação; ou rejeição de um coração transplantado.	A preparação é a mesma para o cateterismo cardíaco (consulte a Tabela 27.8). Após o procedimento, observe o cliente enfermo para identificar sintomas de perfuração, tais como dor no peito, diminuição da pressão arterial ou dispneia.
Biópsia endometrial	Obtida com instrumentos especiais de biópsia utilizados para diagnosticar anomalias do tecido endometrial.	Explique o procedimento para a cliente enferma. Prepare o agente de preservação do tecido e rotule e envie a amostra para a patologia. Ajude a cliente enferma a relaxar durante o procedimento para descompensar o desconforto ou dores que ela eventualmente sentir.

(continua)

Tabela 27.14 ▪ Procedimentos de aspiração/biópsia		(Continuação)
Exame	Explicação/Valores Normais	Responsabilidade da Enfermagem
Biópsia do fígado	Obtida através da inserção de uma agulha no fígado. Pode ser feita com ultrassom ou tomografia computadorizada para orientar a colocação da agulha. Avalia cirrose, câncer e hepatite.	Agende H&H, PT, PTT e exames de plaquetas antes do procedimento. Oriente o cliente enfermo a se abster do uso de AINEs, incluindo aspirina por 1 semana antes do procedimento. Prepare o local, escovando-o com uma solução de preparação cirúrgica e faça compressa com um coxim estéril. Monitore o cliente enfermo para identificar sinais de hemorragia pós-procedimento, monitorando frequentemente os sinais vitais e a dor. Peça ao cliente enfermo que fique deitado sobre o lado direito. Apoie o local da biópsia com uma toalha de banho ou cobertor por 2 horas. Monitore o local para identificar equimoses.
Biópsia da próstata	Remoção de um pequeno pedaço de tecido para exame microscópico.	Monitore e oriente o cliente enfermo em relação aos sinais e sintomas de hemorragia, infecção e dor pós-procedimento.
Biópsia dos testículos	Determina a presença de esperma e elimina a obstrução do vaso deferente.	Monitore e oriente o cliente enfermo em relação a sinais e sintomas de infecção ou hemorragia.
Biópsia da tireoide	Excisão do tecido tireoidiano para exame histológico após os exames não invasivos terem sido provados anormais ou inconclusivos. Pode ser obtida através de biópsia feita por agulha ou biópsia cirúrgica aberta sob anestesia geral.	Explique o procedimento para o cliente enfermo. Obtenha o consentimento por escrito. Verifique se o cliente enfermo é alérgico. Faça estudos de coagulação do sangue. Avalie se há sangramento do aparelho respiratório e dificuldades de deglutição após o exame. Para evitar pressão excessiva sobre o local da biópsia, instrua o cliente enfermo a colocar as mãos atrás da nuca, quando sentado. Avise o cliente enfermo de que é possível sentir dor de garganta após a biópsia.

CORTESIA DE DELMAR CENGAGE LEARNING

Após o procedimento, o cliente enfermo deve ser mantido em repouso por uma hora. Monitore os sinais vitais para avaliar sangramento (taquicardia, diminuição da pressão arterial). Oriente o cliente enfermo a reportar ao médico qualquer sangramento ou sinais de inflamação.

PARACENTESE

A **paracentese** é a aspiração de fluido da cavidade abdominal. Pode ser diagnóstica, terapêutica, ou ambos. Em doenças terminais do fígado ou dos rins ocorre **ascite** (acúmulo de fluido no abdômen). A pressão da ascite pode interferir na respiração e no funcionamento gastrointestinal. Nessa instância, a aspiração é terapêutica. Se uma amostra para cultura for retirada, ela também é diagnóstica.

O cliente enfermo deve urinar e ser pesado antes do procedimento, e colocado em posição de Fowler alta em uma cadeira ou sentado ao lado da cama. A pele é preparada, anestesiada e puncionada com um **trocarte** (instrumento pontiagudo cirúrgico contido em uma cânula). O trocarte é mantido perpendicular à parede abdominal e colocado para a frente para dentro da cavidade peritoneal. O trocarte é removido quando o fluido aparece, deixando o interior do cateter no local para drenar o líquido. O cliente enfermo é observado para identificar as alterações resultantes da rápida eliminação de fluido.

Após o procedimento, aplica-se um curativo estéril ao local da punção, e o cliente enfermo é monitorado para acompanhamento de sinais vitais e eletrólitos. Instrua o cliente enfermo a registrar a cor, a quantidade e a consistência da drenagem sobre o curativo após a alta.

TORACOCENTESE

A **toracocentese** é a aspiração de fluidos da cavidade pleural. A cavidade pleural normalmente tem uma pequena quantidade de fluido para lubrificar a mucosa entre os pulmões e a pleura. Inflamação, infecção e trauma podem provocar o aumento da produção de fluido, o que pode comprometer a ventilação.

Para facilitar o acesso à caixa torácica, posicione o cliente enfermo com os braços cruzados e apoiados sobre uma mesa de cabeceira (Figura 27.9). O cliente enfermo não deve tossir durante a inserção do trocarte. O médico escolhe, prepara e anestesia o local da punção. O trocarte é geralmente inserido no espaço intercostal, no local de má-

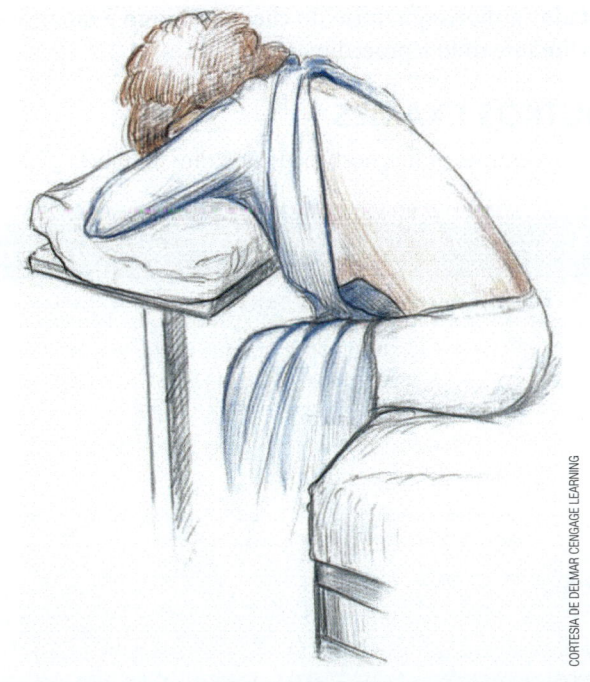

Figura 27.9 ▪ Posição do cliente enfermo para toracocentese.

xima percussão – deve ser acima da sétima costela lateralmente e acima da nona costela posterior.

Durante o procedimento, o cliente enfermo deve ser cuidadosamente monitorado quanto a sintomas de **pneumotórax** (acúmulo de ar ou gás no espaço pleural que provoca o colapso dos pulmões), tais como dispneia, palidez, taquicardia, vertigens e dores no peito. Após o procedimento, avalie indicações de sinais de alterações cardiopulmonares e um deslocamento do mediastino, indicado por escarro sanguíneo e alterações nos sinais vitais.

Aspiração de fluido cerebroespinhal

Punção lombar (PL) é a aspiração do fluido cerebroespinhal (CSF) do espaço subaracnoide. A amostra é examinada para verificação de organismos, sangue e células tumorais. A punção lombar também é realizada:

- Para obter medição da pressão se houver suspeita de bloqueio.
- Durante um mielograma.
- Para instilar medicamentos (anestésicos, antibióticos ou agentes quimioterápicos).

O cliente enfermo assume a posição de decúbito lateral, com o eixo cranioespinhal paralelo ao chão, o plano das costas perpendicular à mesa de procedimentos. O cliente enfermo deve assumir uma posição com os joelhos flexionados até o peito, separando assim as vértebras. A maioria dos clientes enfermos precisa de ajuda para manter essa posição durante todo o procedimento. Olhe de frente para o cliente e coloque uma mão sobre as escápulas dele e outra mão sobre as nádegas do cliente enfermo.

O médico escolhe, prepara e anestesia o local da punção (geralmente nos espaços intermediários da L3-L4, L4-L5 ou L5-S1). A agulha e o estilete são inseridos no espaço sagital médio e empurrados através do espaço subaracnoide longitudinal (Figura 27.10).

Quando posicionados, o estilete é removido, deixando a agulha no lugar. É feita uma leitura de pressão inicial CSF. Se a leitura da pressão for superior a 200 mm H_2O ou cair rapidamente, somente 1 mL ou 2 mL de CSF é retirado para análise. Se a pressão for inferior a 200 mm H_2O, uma amostra adequada é retirada lentamente.

> ### ▶ REFLEXÃO CRÍTICA
>
> **Toracocentese**
>
> A toracocentese é um procedimento de biópsia para remover fluido para fins de diagnóstico. Quais são as complicações potenciais associadas a uma toracocentese? Por que um médico pede uma radiografia do tórax após o procedimento?

> ### DICA Profissional
>
> **Pressão do CSF**
>
> O cliente enfermo deve estar relaxado e tranquilo durante a leitura da pressão inicial, porque o esforço aumenta a pressão do CSF.
>
> Após o procedimento, aplica-se um pouco de pressão ao local da punção, seguida por um curativo estéril para evitar vazamento do CSF. O estado neurológico e cardiorrespiratório do cliente enfermo é então avaliado. A dor de cabeça postural é a complicação mais comum resultante de punção lombar.

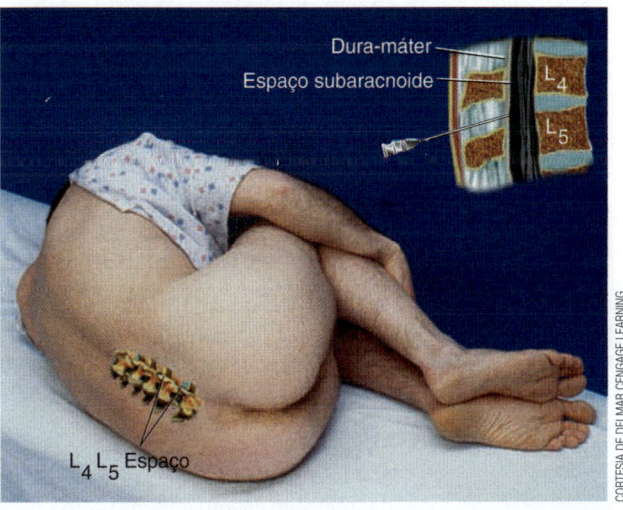

Figura 27.10 ▪ Punção lombar: posicione o cliente enfermo e insira a agulha no espaço subaracnoide conforme mostrado.

Após a pressão ser tirada, a torneira do cateter é aberta para que o CSF caia vagarosamente dentro do tubo de ensaio estéril. Um tampão estéril é colocado no tubo de ensaio, e a amostra é levada ao laboratório. A retirada rápida do CSF pode provocar dor de cabeça postural passageira. O estado cardiorrespiratório do cliente enfermo é monitorado durante todo o procedimento.

OUTROS EXAMES

Outros exames de diagnóstico são descritos na Tabela 27.15.

Tabela 27.15 ▪ Outros exames

Exame	Explicação/Valores Normais	Responsabilidade da Enfermagem
Pletismografia arterial (registro do volume de pulso)	Determina doença arteriosclerótica nas extremidades superiores e doença oclusiva nos membros inferiores. Feito através da aplicação de três medidores de pressão arterial a uma extremidade. Os manguitos são conectados a um registrador de volume de pulso, que registra a amplitude de cada onda do pulso. Se houver uma diminuição na amplitude da onda do pulso, há uma oclusão na artéria próxima ao manguito. Uma diminuição de 20 mmHg de pressão indica oclusão arterial. O exame não é tão fiável como a arteriografia, mas também não tem os riscos associados a um arteriograma. Normal: ondas do pulso arterial normais	Explique ao cliente enfermo que o exame é indolor. Oriente o cliente enfermo a permanecer deitado durante o exame. Oriente o cliente enfermo a não fumar por 30 minutos antes do exame. Oriente o cliente enfermo a remover as roupas da extremidade na qual o exame será feito.
Exame audiométrico	Avalia tanto os ossos como a condução aérea e determina o grau de perda auditiva. O cliente enfermo usa fones de ouvido, através dos quais uma série de tons são ouvidos com frequências diferentes. O cliente enfermo indica ao fonoaudiólogo quando os tons são audíveis. Os resultados são registrados em um audiograma. O cliente enfermo é mantido em uma cabina acústica durante o exame.	Explique o procedimento e a finalidade ao cliente enfermo. Verifique se o cliente enfermo não é claustrofóbico.
Resposta auditiva evocada pelo tronco cerebral (RAETC ou PAETC)	Detecta as disfunções auditivas do sistema nervoso central e do nervo coclear (nervo craniano VII). Valiosa para testar clientes em coma, clientes com sequelas neurológicas e crianças. A aparência alterada das formas de onda do tronco cerebral ou o atraso ou perda de uma forma de onda indicam anomalia, incluindo uma possível lesão coclear ou neuroma do acústico.	Explique o procedimento e sua finalidade para o cliente enfermo, principalmente para aquele que ficará em uma sala escura com eletrodos ligados à cabeça e fones de ouvido.
Exame calórico	Avalia a alteração da função vestibular. O cliente enfermo é colocado na posição supina ou posição de Fowler e cada orelha é irrigada com água fria e depois quente. A água fria provoca nistagmo rotatório para fora da orelha injetada e atrás da linha média; a água morna, ao contrário, na direção da orelha injetada. Feito principalmente em clientes em coma. Se o cliente enfermo tiver um tímpano perfurado ou doença de Ménière, o exame pode ser contraindicado.	Explique o procedimento e a finalidade ao cliente enfermo. Diga ao cliente enfermo que nistagmo, vertigem, náusea, vômito e marcha instável representam uma resposta normal. Fique com o cliente enfermo e disponibilize lenços ou papel toalha e uma bacia para vômito.
Exame de visão das cores	A maioria dos exames de visão das cores comuns usa placas pseudoisocromáticas (aparentemente da mesma cor) que compreendem padrões de pontos das três cores primárias sobrepostas sobre fundos de cores misturados aleatoriamente. Um cliente enfermo com visão normal consegue identificar os padrões; um cliente enfermo com deficiência para identificar cores não consegue distinguir entre o padrão e o fundo.	Explique o exame e o procedimento para o cliente enfermo.

(continua)

Tabela 27.15 ■ Outros exames *(Continuação)*

Exame	Explicação/Valores Normais	Responsabilidade da Enfermagem
Cultura e sensibilidade (TSA)	Determina a presença de micro-organismos e identifica os antibióticos que matarão ou inibirão o crescimento dos micro-organismos. A drenagem de lesões infectadas é obtida com um cotonete estéril e incubado em uma placa a fim de identificar o organismo causador e determinar sua sensibilidade aos antibióticos. Normal: negativo para o crescimento de micro-organismos	Certifique-se que a amostra tenha sido obtida antes de iniciar a terapia com antibióticos. As amostras devem ser levadas ao laboratório dentro de 30 minutos após a coleta.
Citologia	Estudo de células e fluidos obtido através da raspagem, escovação ou aspiração por agulha de vários órgãos. Os exames citológicos, como o exame de Papanicolau, são feitos rotineiramente para estudar células do trato genital feminino. O exame citológico que evidencia sinais de malignidade é seguido de biópsia para facilitar um diagnóstico mais abrangente.	Explique o procedimento a ser usado para obter células e fluidos para estudo. Siga o protocolo dos órgãos governamentais para preparar o cliente enfermo.
Exame do campo escuro de fragmentos de verruga	Exame microscópico para diferenciar as verrugas genitais de condilomas sifilíticas.	Faça uma anamnese cuidadosa do cliente enfermo. Examine a área genital cuidadosamente e forneça bisturi e lâmina, se for necessário obter amostras. Explique o procedimento completo para o cliente enfermo.
Dilatação e curetagem (D&C)	Raspagem cirúrgica do revestimento endometrial, realizada sob anestesia geral, peridural ou paracervical e em regime ambulatorial. Diagnóstica ou terapêutica para doenças de sangramento uterino.	Explique o procedimento para a cliente enferma. Realize avaliação pré e pós-operatório e preste atendimento. Forneça instruções para alta relacionadas às atividades e consultas para acompanhamento.
Cavernosometria e cavernosografia de infusão dinâmica (CCID)	Grupo de exames diagnósticos que medem os eventos neurovasculares da ereção peniana.	Realize avaliação inicial, monitore durante o procedimento e verifique se houve complicações pós-operatórias; aconselhe o cliente enfermo sobre possíveis desconfortos relacionados à injeção. Explique o procedimento para o cliente enfermo. Verifique se ele é alérgico. Se indicado pelo laboratório, inicie a dieta zero após a meia-noite. Limite o iodo e as preparações para tireoide uma semana antes do exame. Informe ao cliente que o iodo radioativo deve ser administrado de forma oral ou intravenosa. Suspenda os alimentos entre 45 e 60 minutos depois de o iodo ser dado. Forneça ao cliente uma listagem dos períodos para a radiologia. Oriente o cliente de que ele deve se deitar na posição supina para o exame, que dura cerca de 30 minutos, e que não é necessário isolamento nem precauções específicas para urina.
Teste de Huhner ou Sims-Huhner (Teste pós-coito)	Realize no consultório. O casal mantém relações sexuais 2 horas antes do exame em casa. Uma amostra das secreções é retirada da vagina e colocada sobre uma lâmina de microscópio. Os espermatozoides são observados em número e mobilidade no muco cervical. Normal: um mínimo de 20 espermatozoides por campo que demonstram boa mobilidade	Explique o procedimento para a cliente enferma e agende próximo à ovulação normal da cliente enferma. Coloque-a em posição litotômica. Realize observações microscópicas conforme orientado.

(continua)

Tabela 27.15 ■ Outros exames (Continuação)

Exame	Explicação/Valores Normais	Responsabilidade da Enfermagem
Monitoramento de tumescência peniana noturna	Vários dispositivos são conectados ao pênis durante a noite para acompanhar a dilatação (tumescência).	Explique para o cliente enfermo que o exame vai exigir a aplicação de um dispositivo ao pênis e que o dispositivo deve ser usado durante o sono. Mostre o dispositivo para o cliente enfermo e explique como aplicá-lo.
Exame de Papanicolau	As células são obtidas do canal externo e interno do colo do útero. Ferramenta de varredura de alterações pré-malignas e malignas do colo do útero.	Explique o procedimento. Peça à cliente enferma que esvazie a bexiga e que se dispa. Coloque a cliente enferma em posição litotômica dorsal. Ajude a cliente enferma a relaxar durante o procedimento. Prepare as lâminas microscópicas para a patologia. Oriente a cliente enferma sobre a importância de fazer um exame Papanicolau uma vez ao ano.
Exame de passagem do ponto	Mede a capacidade ou incapacidade de colocar um dedo com precisão sobre alguma parte do corpo, geralmente sobre a face ou dedos do cliente enfermo ou daquele que o examina. Por exemplo, a pessoa que examina orientará o cliente enfermo a fechar os olhos e tocar o nariz, então, com os olhos abertos, tocar o nariz ou o dedo indicador daquele que o examina.	Explique o exame e o procedimento para o cliente enfermo. Explique que o exame é indolor e representa uma média útil da função vestibular (coordenação).
Teste alérgico	Adesivos que contêm alérgenos são aplicados à pele normal (geralmente à parte superior das costas) por 48 horas. Se o cliente enfermo for alérgico a um tipo específico de alérgeno, vai ocorrer reação eritematosa da pele.	Limpe e seque a pele onde os contatos deverão ser aplicados. Diga ao cliente enfermo que os contatos devem ser deixados no local por 48 horas completas.
Exame pélvico (recomendado cerca de 3 anos após o início das relações sexuais, o mais tardar até os 21 anos e continuar repetindo o exame até a menopausa). A verificação deve ser realizada a cada ano com o exame regular de Papanicolau ou a cada 2 anos utilizando o mais recente exame de Papanicolau baseado nos líquidos.	Realizada por um médico ou enfermeiro. As estruturas pélvicas externas e internas são visualizadas, os órgãos pélvicos são palpados através do exame de duas mãos, e o colo do útero é examinado através de um espéculo. Um exame de Papanicoleau também é realizado, e culturas e manchas úmidas podem ser obtidas.	Explique o procedimento para a cliente enferma, prepare a cliente enferma pedindo que urine e se dispa, coloque a cliente enferma na mesa de exame em posição litotômica dorsal, ajude-a a relaxar durante o exame, prepare as lâminas e o meio de cultura, obtenha outros suprimentos e ajude com o procedimento.
Residual pós-micção (RPM)	Cateterização da bexiga urinária para quantificação da retenção de urina.	Explique o procedimento para o cliente enfermo. Peça que o cliente enfermo urine antes do cateterismo. Use técnica estéril rigorosa durante o procedimento. Meça e registre a eliminação de urina a partir do cateterismo.
Raspagem da próstata	Exame microscópico das secreções prostáticas obtido através da massagem retal realizada por um médico.	Explique ao cliente enfermo que, para obter a amostra, a próstata deve ser massageada através do reto e que isso provocará um pouco de desconforto.

(continua)

Tabela 27.15 ■ Outros exames (Continação)

Exame	Explicação/Valores Normais	Responsabilidade da Enfermagem
Exames da função pulmonar (PFTs) ou prova de função respiratória (PFR)	Grupo de estudos usados para avaliar a função ventilatória. As medições são obtidas diretamente através de espirometria ou calculadas a partir das medições do espirômetro. Broncodilatadores podem ser utilizados durante o estudo. As medições inclusas são: Volume corrente: a quantidade de ar inspirado e expirado em uma respiração: 500 mL em repouso. Volume de reserva inspiratória: a quantidade de ar inspirada no final de uma inspiração normal. Volume de reserva expiratória: a quantidade de ar expirada após uma expiração normal. Volume residual: a quantidade de ar remanescente no pulmão esquerdo após expiração máxima. Capacidade vital: o volume total de ar que pode ser expirado após inspiração máxima. Capacidade pulmonar total: volume total de ar nos pulmões quando inflados com capacidade máxima. Capacidade inspiratória: a quantidade máxima de ar que pode ser inspirada após expiração normal. Capacidade vital forçada: a capacidade de ar exalada forçada e rapidamente após a inspiração máxima. Volume por minuto: a quantidade de ar respirado por minuto.	Explique o procedimento para o cliente enfermo. Os PFTs não devem ser feitos dentro de 1-2 horas após as refeições. Após o exame, monitore a condição respiratória. Aconselhe o cliente enfermo a evitar atividades e repousar após o exame, já que ele pode se sentir cansado.
Oximetria de pulso	Procedimento não invasivo. Um clipe transdérmico é colocado sobre um dedo ou sobre o lóbulo da orelha para detectar a saturação de oxigênio arterial (SaO_2). Normal: > 95% (no nível do mar)	Explique o procedimento para o cliente enfermo. Avalie a circulação periférica, já que ela pode alterar os resultados. Coloque o sensor na ponta do lóbulo da orelha, na ponta dos dedos ou do pavilhão da orelha. Mantenha o sensor intacto até que uma leitura consistente seja obtida. Observe e registre as leituras. Reporte ao médico as medidas inferiores a 95%.
Exame de Rinne (diapasão)	Detecta a perda de audição em um ou ambos os ouvidos. O diapasão é atingido e colocado contra o osso mastoide para medir a condução do som através do osso. O diapasão é então colocado ao lado e paralelo ao ouvido para testar a condução através do ar. Se o som for mais alto quando os dentes forem colocados ao lado da orelha, a audição está normal ou a perda auditiva é neurossensorial. Se o som for mais alto quando conduzido através do osso, a perda auditiva é condutiva.	Explique o procedimento e a finalidade ao cliente enfermo.
Exame de Romberg	Avalia a função vestibular (equilíbrio). O cliente enfermo fica em pé com os olhos fechados, braços estendidos para a frente, e pés juntos. Normal: leve balanço	Explique o procedimento e a finalidade ao cliente enfermo. Fique perto do cliente enfermo e tranquilize-o de que alguém vai pegá-lo, se ele começar a cair.
Exame de Schiller	Realizado durante a colposcopia. Uma solução de iodo é aplicada às células do colo do útero. As células anormais ficam brancas ou amarelas. Auxilia na visualização de tecido anormal e indica áreas para biópsia. Normal: células marrons	Explique o motivo da aplicação da solução para a cliente enferma. Ajude com biópsia, se isto for necessário. Rotule as amostras de tecido e envie para histologia.

(continua)

Tabela 27.15 ■ Outros exames		(Continuação)
Exame	Explicação/Valores Normais	Responsabilidade da Enfermagem
Culturas de localização bacteriológica segmentada	Os primeiros 5-10 mL de urina são coletados, os próximos 200 mL são descartados, e em seguida 5-10 mL são coletados para controle negativo. A próstata é então massageada até que as secreções prostáticas possam ser coletadas. Por fim, 5-10 mL de urina são coletados antes de a bexiga ser esvaziada. Quatro amostras em tubos de ensaio estéreis são necessárias.	Certifique-se de que o cliente está bem hidratado e com a bexiga completamente cheia.
Análise do sêmen	Determina presença, número e mobilidade de espermatozoides.	Ensine o cliente sobre a coleta adequada de espermatozoides.
Raspagem cutânea	Uma lesão é raspada com uma lâmina de bisturi oleada. As células são, então, examinadas com um microscópio. Usada para diagnosticar lesões fúngicas.	Explique o procedimento e a finalidade ao cliente.
Exame de fundo de olho	A córnea é examinada com o auxílio de uma luz de fenda. Fornece avaliação visual e possível tratamento de lesões da córnea. O exame pode revelar distúrbios, tais como irite, abrasões da córnea, conjuntivite e catarata.	Explique o procedimento e a finalidade ao cliente.
Audiometria da fala (Monosyllable-Trochee-Spondee, MTS)	Avalia a capacidade de ouvir e entender a palavra falada. Uma série de 12 palavras (monossílabas, dissílabas, trissílabas e polissílabas) é ouvida com a ajuda de fones de ouvido. Quando o cliente repete a palavra corretamente, a intensidade do som é gravada em decibéis. O exame é normalmente realizado em cabina acústica.	Explique o procedimento e a finalidade ao cliente enfermo. Verifique se o cliente enfermo não é claustrofóbico.
Análise do escarro	As amostras de escarro são examinadas para identificar a presença de bactérias, fungos, bolores, leveduras e células malignas. A terapia adequada com antibióticos é determinada através dos estudos de cultura e TSA.	Explique o procedimento e a finalidade ao cliente enfermo. Obtenha amostras no início da manhã para evitar a contaminação através de alimentos ou fluidos ingeridos. Oriente o cliente enfermo a respirar profundamente e a tossir, de forma a facilitar a coleta de uma amostra do trato respiratório inferior. Se necessário, a sucção pulmonar pode ser usada para recolher tal amostra. Oriente o cliente enfermo a expectorar o escarro no recipiente adequado. Entregue a amostra ao laboratório o mais rápido possível.
Tonometria	Usada para medir a pressão intraocular e ajudar no diagnóstico e acompanhamento do glaucoma. Dois tipos de dispositivos tonométricos são utilizados para avaliação: aplanação e recuo. O tonômetro de aplanação é o dispositivo mais preciso e é geralmente usado para medir a força (delineada através da leitura do regulador de tensão do tonômetro) necessária para achatar uma área pequena e normal da córnea. O tonômetro de recuo mede a deformação do globo em resposta a um peso-padrão colocado sobre a córnea. Antes de usar esses dispositivos, os olhos são anestesiados com uma solução oftálmica, como benoxinato com fluoresceína ou tetracaína, para que a pressão do tonômetro não seja sentida. Normal: 20 mmHg ou menos	Explique o procedimento e a finalidade ao cliente enfermo. Explique ao cliente enfermo que esse exame mede a pressão dentro dos olhos e que, embora o exame exija que os olhos do cliente enfermo sejam anestesiados, o feito da anestesia acabará logo após o exame ter sido concluído. Tranquilize o cliente enfermo a respeito de o procedimento ser indolor.

(continua)

Tabela 27.15 ■ Outros exames (Continuação)

Exame	Explicação/Valores Normais	Responsabilidade da Enfermagem
Timpanometria	Mede o movimento do tímpano em resposta à pressão de ar no canal do ouvido. Avalia a presença de fluidos na orelha média e é comumente utilizada para avaliar otite média em crianças ou adultos.	Explique o procedimento e a finalidade ao cliente enfermo. Informe ao cliente enfermo que uma pequena explosão de ar é feita com o otoscópio, o que pode produzir uma sensação desconfortável.
Raspagem de Tzanck	Fluido da base da vesícula é colocado sobre uma lâmina de vidro, corado e examinado através do microscópio. Usada para diagnosticar herpes-zóster, herpes simplex, varicela ou pênfigo. Normal: negativo	Descrever para o cliente enfermo como o técnico de laboratório obterá a amostra, e que, embora o procedimento não seja doloroso, o cliente enfermo deve permanecer imóvel para evitar lesões. Fornelça lâmina de bisturi, lâmina de vidro e tintura para coleta.

Perfil de pressão da uretra (UPP)	Avalia o comprimento funcional uretral e a competência geral da uretra e do esfíncter, quer em repouso ou durante tosse, esforço ou micção. O comprimento do perfil funcional é o comprimento da saída da bexiga até o ponto da uretra, onde a pressão uretral é igual à pressão intravesical. Usado para diagnosticar estresse ou excesso de incontinência, ou obstrução uretral.
	Normal:
	  Homem: saída da bexiga através da uretra membranosa
	  Mulher: saída da bexiga através do meio da uretra
		Explique o procedimento e sua finalidade para o cliente enfermo: que muitas vezes é realizado quando a bexiga está vazia e o cliente enfermo está em repouso; que pode ser realizado simultaneamente com o Cistometrograma (CMG); e que pode se solicitar ao cliente enfermo que tussa ou urine. Proporcione privacidade, pois o exame pode ser embaraçoso.

Urofluxometria	Avaliação não invasiva da micção. Um dispositivo eletrônico conectado a um vaso sanitário canalizado calcula a taxa de fluxo da urina, volume urinado e tempo gasto para urinar.	Explique o procedimento e a finalidade ao cliente enfermo. Oriente-o a urinar de maneira habitual, deixando-o sozinho para fazê-lo, se for possível.
Exame de Weber (diapasão)	Detecta a perda de audição em um ou ambos os ouvidos. O diapasão é atingido e o dispositivo é colocado no meio da testa. Os clientes enfermos com audição normal ou surdez bilateral ouvirão ou não o som igualmente em ambos os ouvidos. Os clientes enfermos com perda auditiva unilateral irão ouvir o som somente no ouvido não afetado.	Explique o procedimento e a finalidade ao cliente enfermo.
Exame da luz de Wood	A pele e o cabelo são examinados sob luz ultravioleta (luz negra) em uma sala escura. Utilizado para diagnosticar infecções fúngicas (placa) do cabelo e da pele.	Explique o procedimento e a finalidade ao cliente enfermo. Tranquilize-o a respeito de os raios não serem nocivos.

ESTUDO DE CASO

Um cliente enfermo de 68 anos foi internado no hospital com hemoglobina de 9 g/dL e hematócrito de 28%. Ele está pálido, cansado, queixa-se de fraqueza muscular e tem histórico familiar de câncer de cólon. O médico solicita uma colonoscopia.

Perguntas

1. Quais as medidas de enfermagem escolhidas para garantir a segurança do cliente enfermo durante a colonoscopia?
2. Quais são as responsabilidades do enfermeiro na preparação do cliente enfermo para a colonoscopia?
3. Quais são as responsabilidades do enfermeiro ao atender o cliente enfermo durante a colonoscopia?
4. Quais cuidados de enfermagem pós-procedimento são prestados?

RESUMO

- A maioria dos procedimentos invasivos requer que o cliente enfermo dê consentimento por escrito.
- Prepare os clientes enfermos para os exames diagnósticos, assegurando-se de que ele compreenda e cumpra com as exigências pré-procedimento.
- Clientes enfermos, familiares e pessoas que lhes são importantes devem ser envolvidas no procedimento; avise-os em relação ao tempo de duração previsto para o procedimento.
- Para ajudar a compensar o desconforto e a ansiedade vivenciados durante os procedimentos, ensine ao cliente enfermo algumas técnicas de relaxamento, tais como utilizar a imaginação.
- Após o exame diagnóstico, preste os cuidados necessários e oriente o cliente enfermo em relação ao que esperar, incluindo resultados e efeitos colaterais do exame.
- O enfermeiro facilita o agendamento de exames diagnósticos, orienta o cliente enfermo, realiza ou ajuda com os procedimentos e avalia reações negativas do cliente enfermo.
- Agende procedimentos de diagnóstico para promover o conforto do cliente enfermo e para contenção de gastos.
- As precauções-padrão são usadas ao obter amostras ou ajudar em um procedimento invasivo.
- Antes de um procedimento, obtenha sinais vitais básicos e avalie a preparação do cliente enfermo para o exame.
- Após o procedimento, avalie o cliente enfermo para identificar complicações secundárias geradas pelo procedimento e realize quaisquer intervenções de enfermagem necessárias.

QUESTÕES DE REVISÃO

1. Após o cliente enfermo ter urinado, ele reporta sentir menos pressão abdominal, sensação de plenitude e necessidade de urinar novamente. Quando o cliente enfermo tenta urinar, a urina não sai. Qual é o exame diagnóstico solicitado pelo médico?
    1. Ácido úrico.
    2. 17-cetosteroides (17-KS).
    3. Residual pós-micção.
    4. Cortisol urinário.

2. Ao preparar um cliente enfermo para exames de diagnóstico, as medidas de enfermagem para garantir a segurança do cliente enfermo incluem (selecione todas que se aplicam):
    1. estabelecer sinais vitais básicos.
    2. identificar alergias conhecidas.
    3. avaliar a eficácia da orientação.
    4. verificar a faixa de identificação.
    5. avaliar o estado respiratório do cliente enfermo.
    6. obter o consentimento por escrito do cliente enfermo para procedimentos invasivos.

3. O enfermeiro está preparando um cliente enfermo para uma broncoscopia. Qual das declarações a seguir indica que o cliente enfermo precisa de maiores orientações?
    1. "O procedimento é invasivo e requer um consentimento assinado."
    2. "O enfermeiro fará um acesso venoso na minha mão ou braço."
    3. "O enfermeiro vai verificar meus sinais vitais com frequência."
    4. "Vou conseguir beber água assim que o procedimento terminar."

4. Ao agendar uma série de exames, o enfermeiro sabe programar:
    1. um clíster de bário antes de uma GI superior.
    2. uma ecografia, após todos os outros exames.
    3. uma GI superior antes de uma radiografia da vesícula biliar.
    4. uma radiografia da vesícula biliar antes de qualquer estudo de bário.

5. Um exame que combina varredura radiativa com estudo eletrodiagnóstico é um:
    1. MUGA.
    2. varredura do cérebro.
    3. teste de esforço de tálio.
    4. exame de captação de iodo radiativo.

6. Coloque as ações de enfermagem na ordem correta ao prestar atendimento a um cliente enfermo que se submeterá a exames diagnósticos:
    A. Rotular corretamente a(s) amostra(s).
    B. Obter sinais vitais básicos.
    C. Fornecer instruções escritas em relação à alta.
    D. Verificar se o cliente enfermo está usando uma pulseira de identificação.
    E. Monitorar os sinais vitais para identificar complicações.
    1. C, B, D, A, E
    2. D, B, A, E, C
    3. B, D, C, A, E
    4. B, D, E, C, A

7. Um cliente enfermo recentemente diagnosticado como diabético pergunta ao enfermeiro: "O que é um exame de hemoglobina A1C?" A melhor resposta seria:
   1. "O procedimento é solicitado uma vez ao ano e requer jejum de 12 horas antes da coleta de sangue".
   2. "O exame de urina avalia a quantidade de glicose na corrente sanguínea".
   3. "O exame de sangue avalia a glicemia média de 120 dias."
   4. "O exame requer uma amostra sanguínea tirada do dedo, que avalia a glicemia média de 180 dias".

8. As responsabilidades da enfermagem para os procedimentos comuns dos exames diagnósticos incluem (selecione todas que se aplicam):
   1. permanecer com o cliente enfermo durante a indução da anestesia.
   2. colocar o cliente enfermo na posição correta para o procedimento.
   3. avaliar as alergias do cliente enfermo a corantes e agentes de contraste.
   4. encaminhar questões médicas do cliente enfermo e preocupações da família.
   5. criar atendimento individualizado para o procedimento do cliente enfermo.
   6. avaliar o nível de conforto do cliente enfermo (dor).

9. O médico solicitou exame de fezes de sangue oculto para confirmar a suspeita de distúrbio gastrointestinal. Qual dos seguintes itens não provoca resultado falso positivo?
   1. Esteroides.
   2. Toranja.
   3. Salicilatos.
   4. Carne.

10. Estão entre as responsabilidades da enfermagem ao atender um cliente enfermo que tem uma radiografia de tórax agendada:
    1. orientar o cliente enfermo a inspirar profundamente e a segurar a respiração.
    2. perguntar se a cliente enferma pode estar grávida.
    3. orientar o cliente enfermo a remover todos os objetos de metal da área do tórax e pescoço.
    4. todas as opções anteriores.

REFERÊNCIAS/LEITURAS SUGERIDAS

Ahmed, D. (2000). Hidden factors in occult blood testing. *American Journal of Nursing*, 100(12), 25.

Beattie, S. (2007). Bone marrow aspiration and biopsy. RN, 70(2), 41-43.

Bourg, M. (2007). Screening for microalbuminuria. *Nursing2007*, 37(2), 70.

Carr, M. e Grey, M. (2002). Magnetic resonance imaging. *American Journal of Nursing*, 102(12), 26-33.

Clinical Rounds. (2002). Quick blood test identifies heart failure. *Nursing2002*, 32(6), 34.

Connolly, M. (2001). Chest X-rays: Completing the picture. *RN*, 64(6), 56-62.

Daniels, R. (2010). *Delmar's guide to laboratory and diagnostic tests* (2. ed.). Clifton Park, NY: Delmar Cenage Learning.

Darty, S.; Thomas, M.; Neagle, C.; Link, H.; Wesley-Farrington, D. e Hundley, G. (2002). Cardiovascular magnetic resonance imaging. *American Journal of Nursing*, 102(12), 34-38.

Deatcher, J. (2008). Diabetes under control: Prediabetes. Are you or your patients at risk for type 2 diabetes? *American Journal of Nursing*, 108(7), 77-79.

Ernst, D. (1999). Collecting blood culture specimens. *Nursing99*, 29(7), 56-58.

Gallauresi, B. (1998). Pulse oximeters. *Nursing98*, 28(9), 31.

Guyton, A. e Hall, J., (2000). *Textbook of medical physiology* (10. ed.). Filadélfia: W. B. Saunders.

Hill, J. e Newton, J. (1998). Contrast echo: Your role at the bedside. *RN*, 61(10), 32-35.

Instituto Nacional de Câncer (Brasil). Plano de ação para redução da incidência e mortalidade por câncer do colo do útero: sumário executivo/Instituto Nacional de Câncer. Rio de Janeiro: Inca, 2010.

Josephson, D. (2004). *Intravenous infusion therapy for nurses: Principles and practice*. Clifton Park, NY: Delmar Cengage Learning.

Kayyali, A.; Singh Joy, S. e Cutugno, C. (2008). Informing practice: "Point-of-care" glucometers. *American Journal of Nursing*, 108(9), 72cc.

Kee, J. (2006). *Laboratory and diagnostic tests with nursing implications* (7. ed.). Upper Saddle River, NJ: Prentice Hall.

Lawrence, B. e Tasota, F. (2003). Detecting neuromuscular problems with electromyography. *Nursing2003*, 33(4), 82.

Lewis, K. (2000). *Sensible analysis of the 12-lead ECG*. Clifton Park, NY: Delmar Cengage Learning.

McEnroe-Ayers, D. (2002a). EBCT: Beaming in on coronary artery disease. *Nursing2002*, 32(4), 81.

McEnroe-Ayers, D. (2002b). Preparing a patient for cardiac catheterization. *Nursing2002*, 32(9), 82.

Montes, P. (1997). Managing outpatient cardiac catheterization. *American Journal of Nursing*, 97(8), 34-37.

Neighbors, M. e Tannehill-Jones, R. (2006). *Human disease* (2. ed.). Clifton Park, NY: Delmar Cengage Learning.

Nursing2002. (2002). Teaching your patient about cardiovascular tests. *Nursing2002*, 32 (1), 62-64.

Prue-Owens, K. (2006). Use of peripheral venous access devices for obtaining blood samples for measurement of activated partial thromboplastin time. *Critical Care Nurse,* 26(1), 30-38.

Rushing, J. (2007). Obtaining a throat culture. *Nursing2007,* 37(3), 20.

Ryan, D. (2000). Is it an MI? A lab primer. *RN,* 63(2), 26-30.

Tasota, F. (2002). Full-body scans: Screening for problems. *Nursing2002,* 32(7), 22.

Tasota, F. e Tate, J. (2001a). Assessing thyroid function with serum tests. *Nursing2001,* 31(1), 22.

Tasota, F. e Tate, J. (2001b). Diagnosing pulmonary embolism with spiral CT. *Nursing2001,* 31(5), 75.

Tasota, F. e Tate, J. (2001c). Digital mammography: Enhanced imaging in real time. *Nursing2001,* 31(4), 70.

Tasota, F. e Tate, J. (2001d). Interpreting the highs and lows of platelet counts. *Nursing2001,* 31(2), 25.

Tasota, F. e Tate, J. (2001e). Teaching patients about lipid levels. *Nursing2001,* 31(3), 68.

Tasota, F. e Tate, J. (2001f). Using PET to detect abnormalities. *Nursing2001,* 31(11), 24.

White, L. e Duncan, G. (2002). *Medical-surgical nursing: An integrated approach* (2. ed.). Clifton Park, NY: Delmar Cengage Learning.

Wong, F. (1999). A new approach to ABG interpretation. *American Journal of Nursing,* 99(8), 34-36.

RECURSOS DA WEB

CNEN: Comissão Nacional de Energia Nuclear
http://www.cnen.gov.br

Harvard Health Publications, Harvard Medical School:
http://www.health.harvard.edu/diagnostic-tests

National Library of Medicine:
http://www.nlm.nih.gov

The Cleveland Clinic:
http://my.clevelandclinic.org

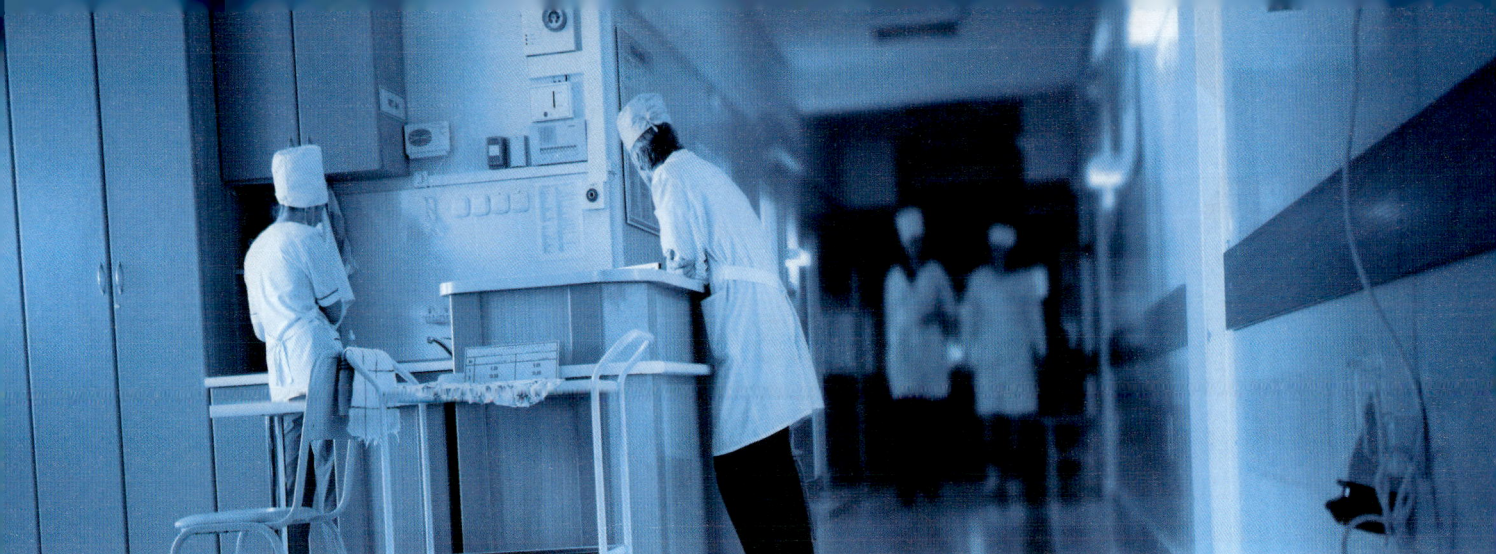

UNIDADE 8 ▪ PROCEDIMENTOS DE ENFERMAGEM

CAPÍTULO ▸ 28	Procedimentos Básicos...710
CAPÍTULO ▸ 29	Procedimentos Intermediários..868
CAPÍTULO ▸ 30	Procedimentos Avançados...992

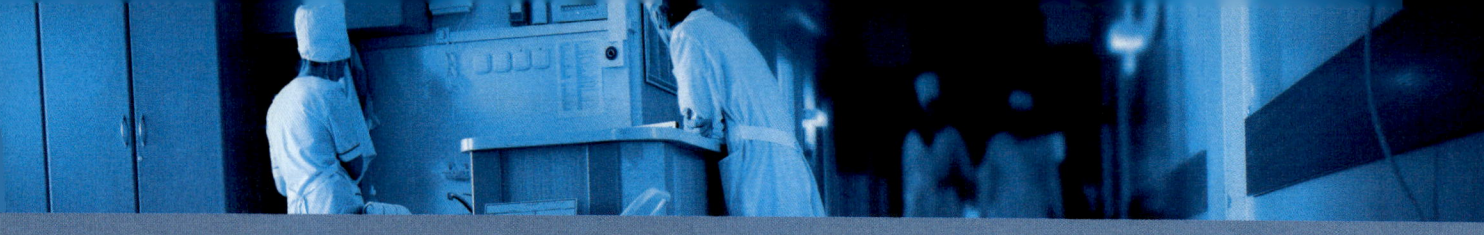

CAPÍTULO 28
Procedimentos Básicos

PROCEDIMENTO 28-1 — Higiene das mãos

VISÃO GERAL

Higiene das mãos é um termo abrangente que inclui *lavagem* (com sabonete neutro e água), *lavagem antisséptica* (com substâncias antimicrobianas e água), *esfregação antisséptica* (com um agente de limpeza à base de álcool) e *antissepsia cirúrgica* (lavagem e esfregação antisséptica das mãos antes da operação, pelo pessoal cirúrgico, para eliminar a flora transitória e reduzir a residente) (Centers for Disease Control and Prevention [CDC], 2007). *Quando as mãos estiverem visivelmente sujas, lave-as com sabonete (neutro ou antimicrobiano) e água. Se elas não estiverem visivelmente sujas, utilize um produto à base de álcool* (Siegel, Rhinehart, Jackson e Chiarello, 2007).

Lavar as mãos significa esfregar todas as superfícies e fendas, usando água e um sabonete ou agente químico. A lavagem das mãos faz parte de todos os tipos de medidas de precaução e é o meio de controle de infecções mais básico e eficiente para evitar e minimizar a transmissão de agentes infecciosos.

Os três elementos essenciais da lavagem das mãos são água, fricção e um sabonete ou agente químico. Os sabonetes que contêm agentes antimicrobianos são usados com frequência em áreas de alto risco, como prontos-socorros e berçários. A fricção é o elemento mais importante do trio, porque remove a sujeira e a flora transitória.

A lavagem das mãos é realizada ao chegar ao trabalho e antes de sair, entre os contatos com cada cliente, depois de remover as luvas, quando as mãos estiverem visivelmente sujas, antes de comer, após a excreção (micção e defecação), depois do contato com fluidos corporais, antes e depois de realizar procedimentos invasivos e após manusear equipamentos contaminados. O tempo adequado de lavagem depende das circunstâncias. Entre 10 e 15 segundos é o tempo recomendado para remover a flora transitória. As áreas de alto risco, como berçários, geralmente requerem uma lavagem de no mínimo 2 minutos; as mãos sujas precisam de mais tempo (CDC, 2007). De acordo com as precauções-padrão recomendadas pelo CDC (Siegel, Rhinehart, Jackson e Chiarello, 2007), unhas artificiais não são recomendadas durante o contato direto com os clientes que correm risco de infecção e que estejam em situações adversas em potencial, ou seja, em terapia intensiva ou em cirurgia. O CDC recomenda seguir a política institucional quanto ao uso de unhas artificiais ao cuidar de clientes em relação aos quais não haja restrições previamente mencionadas. Aqui no Brasil, a Anvisa é a responsável por recomendar as normatizações sobre essa temática e as instituições a seguir.

ANÁLISE

1. Analise o ambiente **para determinar se as instalações são adequadas para a lavagem das mãos**. A água está limpa? **(Conforme normatização da Portaria n. 518/GM, de 25 de março de 2004.)** Há sabonete disponível? (Conforme Resolução ANVS n. 481, de 23 de setembro de 1999.) Há toalha limpa para secar as mãos?
2. Observe as mãos **para determinar se elas têm cortes, se há unhas lascadas, problemas na pele ou áreas muito sujas.**
3. Mantenha as unhas naturais curtas. **Unhas curtas hospedam menos micro-organismos e não machucam os clientes durante o atendimento.**

POSSÍVEL DIAGNÓSTICO DE ENFERMAGEM

Risco de infecção

PLANEJAMENTO

Resultados esperados

1. O profissional da saúde lava as mãos adequadamente de forma a remover os micro-organismos, a flora transitória e a sujeira da pele.

Equipamentos necessários

- Sabonete;
- Toalhas de papel;
- Pia;
- Água corrente.

DICA DE DELEGAÇÃO

- Espera-se que os profissionais da área da saúde utilizem as técnicas adequadas de higiene das mãos e adotem as precauções-padrão.

IMPLEMENTAÇÃO – AÇÃO/BASE RACIONAL

AÇÃO	BASE RACIONAL
Lavagem das mãos	
1. Retire as joias, o relógio e todo adorno dos braços. Levante as mangas do uniforme ou da camisa até o meio do antebraço.	1. Libera a superfície da pele para que seja possível limpá-la. Facilita a limpeza dos dedos, das mãos e dos antebraços.
2. Verifique se há cortes ou lesões na pele, unhas lascadas e áreas muito sujas nas mãos.	2. A pele íntegra é uma barreira contra os micro-organismos. A pele quebradiça favorece o desenvolvimento de infecções e deve receber atenção extra durante a limpeza.
3. Abra a torneira. Ajuste o fluxo e a temperatura. A água deve ser morna, preferencialmente, pois os extremos promovem o ressecamento da pele.	3. A água corrente remove os micro-organismos. A água morna remove uma quantidade menor da oleosidade natural da pele.
4. Molhe as mãos e a parte inferior do antebraço, mantendo-as embaixo da água corrente. Mantenha as mãos e os braços abaixados, com os cotovelos estendidos. Evite respingar água e encostar na pia ou na torneira.	4. A água deve fluir da parte menos contaminada para a mais contaminada da pele. As mãos são consideradas mais contaminadas que os braços. Os respingos da água facilitam a transferência de micro-organismos. Tocar em qualquer superfície durante a limpeza contamina a pele novamente.
5. Aplique cerca de 5 mL (uma colher de chá) de sabonete líquido. Faça bastante espuma.	5. A espuma facilita a remoção dos micro-organismos. O sabonete líquido hospeda menos bactérias que o em barra.
6. Esfregue as mãos por cerca de 40 a 60 segundos. Entrelace os dedos e deslize uma mão contra a outra, para lavar entre eles. Lave as palmas, o dorso e os punhos, esfregando firmemente e em movimentos circulares (Figura 28.1-1). Dedique atenção especial às articulações dos dedos e às unhas, locais onde os organismos ficam hospedados (Figura 28.1-2).	6. A fricção remove os micro-organismos da superfície da pele e faz a sujeira se soltar.
7. Enxague com as mãos abaixadas e os cotovelos estendidos. Faça-o na direção do antebraço para os punhos e dedos.	7. O fluxo da água remove a sujeira e os micro-organismos.
8. Para secar, bata a toalha nas mãos e nos antebraços. Seque na direção dos dedos para o punho e até o antebraço. Descarte as toalhas de papel no recipiente correto.	8. Secar batendo a toalha reduz a descamação da pele. Secar da área mais limpa (mãos) para a menos limpa (antebraços) evita a transferência de micro-organismos para a área mais limpa.
9. Feche a torneira com uma toalha de papel limpa e seca, quando o acionamento não for automático (Figura 28.1-3).	9. Evita que as mãos limpas sejam contaminadas pela sujeira presente na torneira.

IMPLEMENTAÇÃO – AÇÃO/BASE RACIONAL	(continuação)
AÇÃO	BASE RACIONAL

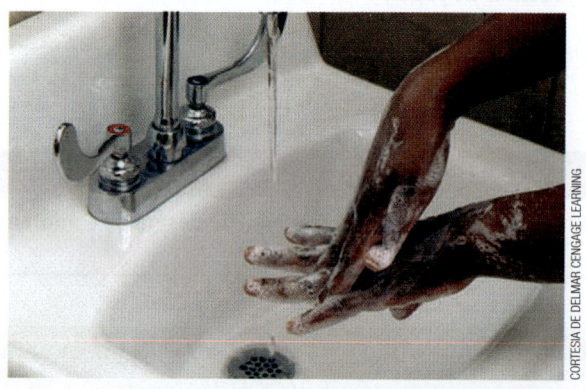

Figura 28.1-1 ▪ Faça bastante espuma e esfregue as mãos.

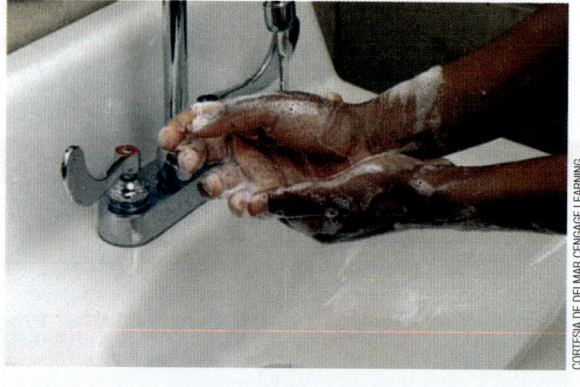

Figura 28.1-2 ▪ Dedique atenção especial às unhas e articulações dos dedos.

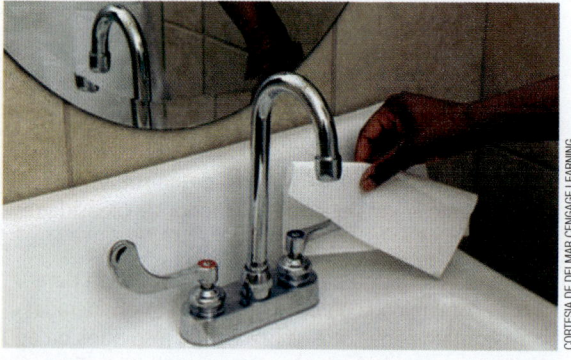

Figura 28.1-3 ▪ Feche a torneira com uma toalha de papel limpa e seca.

Agente de limpeza à base de álcool

10. Aplique a quantidade de produto recomendada pelo fabricante em uma das mãos.
11. Esfregue as mãos uma na outra, cobrindo toda a superfície delas.
12. Continue esfregando até secar.

10. A quantidade varia conforme o produto.
11. Espalha o agente de limpeza para cobrir as mãos e os dedos totalmente.
12. Permite que o produto à base de álcool remova ou destrua os micro-organismos transitórios e reduza a flora residente.

AVALIAÇÃO
- Higiene das mãos adequada para controlar a flora tópica e os agentes infecciosos.
- As mãos não foram recontaminadas durante a higiene ou logo depois dela.

DOCUMENTAÇÃO
Não é necessário que o enfermeiro documente a higiene rotineira das mãos.

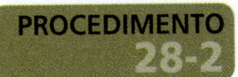

PROCEDIMENTO 28-2: Uso do equipamento de proteção individual (EPI)

VISÃO GERAL

Em qualquer ambiente, o controle de infecções é uma área que exige especial atenção por parte do enfermeiro. A execução eficiente previne ou reduz a incidência de infecções associadas ao atendimento nosocomial. Em virtude da exposição adicional a patógenos, do estado imunológico comprometido e dos procedimentos invasivos em potencial, o cliente hospitalizado corre grande risco de contrair infecções. O desenvolvimento de uma infecção pode postergar a cura, prolongar a permanência no hospital ou causar a incapacidade permanente e até mesmo a perda da vida.

A assepsia é o processo de reduzir micro-organismos e impedir sua disseminação. A higiene das mãos é a técnica mais importante para o controle da infecção. A assepsia cirúrgica é mais avançada e seus procedimentos visam eliminar qualquer micro-organismo. A assepsia é praticada na área cirúrgica para reduzir o risco de infecção do cliente.

As precauções-padrão consideram todos os clientes e seus fluidos corporais, secreções, excreções (exceto o suor), pele não íntegra e membranas da mucosa como potencialmente infecciosos. Tais precauções são práticas de prevenção de infecções que se aplicam a clientes em todos os ambientes de atendimento de saúde, independentemente do status infeccioso. Essas práticas preventivas incluem higiene das mãos, uso de luvas, avental, máscara e protetor ocular e facial, bem como a segurança durante a aplicação de injeções.

No Brasil, o órgão regulamentador responsável por produzir e difundir conhecimento sobre Segurança e Saúde no Trabalho e Meio Ambiente é a Fundacentro (Fundação Jorge Duprat Figueiredo de Segurança e Medicina do Trabalho), com sede em Brasília, vinculada ao Ministério do Trabalho e Emprego.

Os itens adequados de proteção são usados de acordo com a interação com o cliente (Siegel, Rhinehart, Jackson e Chiarello, 2007):

- É preciso utilizar luvas quando houver previsão de contato da mão com qualquer fluido corporal. Isso inclui tocar as membranas da mucosa e a pele não íntegra. É recomendável usar luvas sem látex e sem talco. Lave as mãos depois de retirá-las.
- Os aventais impermeáveis devem ser usados pelos profissionais da saúde para impedir que as roupas se sujem com respingos de sangue ou fluidos corporais; as máscaras (e o protetor ocular) são obrigatórias se houver previsão de respingos na direção do rosto.
- É necessário usar máscaras ao cuidar de clientes sob precaução de transmissão aérea e de clientes imunocomprometidos. O uso de máscaras cirúrgicas é destinado àquelas doenças transmitidas por gotículas, as máscaras PFF2 ou N95 devem ser usadas como barreiras às doenças transmitidas por aerossóis, bem como em todo procedimento que possa gerar aerodispersoides.
- Nas áreas restritas e semirrestritas da sala cirúrgica e nas áreas do hospital em que os procedimentos especiais são realizados (isto é, transplante de medula óssea), os cabelos devem ser cobertos por uma touca.
- Os óculos ou protetores faciais são usados durante atividades que possam ser associadas a respingos de sangue ou fluidos corporais.
- Os itens sujos devem ser removidos imediatamente após o uso e descartados da forma correta. (Conforme legislação vigente – Anvisa RDC 306 de 07/12/2004.)

ANÁLISE

1. Analise se as precauções-padrão foram seguidas ou se precauções específicas são necessárias para as condições do cliente. **O tipo de micro-organismo e o modo de transmissão determinam o grau de precaução.**
2. Analise os resultados dos exames laboratoriais do cliente **para saber com quais organismos ele está infectado e quais são suas respostas imunológicas.**
3. Analise quais medidas de enfermagem são exigidas antes de entrar na sala **para ter todo o equipamento necessário pronto.**
4. Analise se o cliente sabe por que é necessário usar touca, avental e máscara durante o atendimento. **Caso ele não saiba, é preciso oferecer-lhe as orientações pertinentes.**
5. Analise se a precaução visa evitar a transmissão por aerossóis, gotículas ou contato e qual é o EPI necessário.

POSSÍVEIS DIAGNÓSTICOS DE ENFERMAGEM

Proteção ineficiente

Isolamento social

Baixa autoestima situacional

PLANEJAMENTO

Resultados esperados

1. O cliente e os profissionais ficam livres de infecções associadas ao atendimento.
2. O profissional da saúde está protegido de infecções que possam ser contraídas enquanto cuida do cliente.
3. O funcionário evita transmitir micro-organismos para os outros.
4. O cliente interage em um nível social com enfermeiros, familiares e outros visitantes.

Equipamentos necessários

- Luvas limpas (estéreis, se necessário);
- Avental estéril ou limpo;
- Touca;
- Máscara cirúrgica ou PFF2/N95;
- Óculos;
- Protetor facial.

DICA DE DELEGAÇÃO

Colocar e remover luvas, touca e máscara é uma habilidade exigida de todos os profissionais, incluindo os auxiliares e técnicos. A técnica adequada deve ser monitorada pelo enfermeiro.

IMPLEMENTAÇÃO – AÇÃO/BASE RACIONAL

* Verifique a pulseira de identificação do cliente * Explique o procedimento antes de começar *

AÇÃO	BASE RACIONAL
1. Retire os adornos como relógio, pulseiras e anéis. Lave as mãos e/ou use álcool gel 70% (Anvisa, RDC 42 de 25/10/2010).	1. Reduz a transmissão de micro-organismos.
2. Primeiro, coloque a touca de maneira que cubra todo o cabelo (Figura 28.2-1).	2. Uma vez que o cabelo age como um filtro quando está descoberto, ele coleta as bactérias de acordo com o seu comprimento, oleosidade e lisura. Os cabelos soltos podem cair na área cirúrgica. Os fios de cabelo podem infeccionar a incisão.
3. Coloque a máscara ao redor do nariz e da boca; prenda-a de maneira que impeça a entrada de ar. Para máscaras com cordão: a. Segure-a pela parte superior e encaixe o centro (tira de metal) sobre o nariz. b. Puxe as duas tiras atrás das orelhas e prenda no topo, atrás da cabeça. c. Amarre as duas tiras inferiores na nuca, ajustando a parte inferior da máscara no queixo (Figura 28.2-2).	3. A máscara é usada para conter e filtrar as gotículas de micro-organismos expelidos ao falar, espirrar ou tossir. As máscaras impedem a transmissão de organismos orais e nasofaríngeos entre o enfermeiro e o cliente.
4. Abra o avental, coloque os braços nas mangas e amarre no pescoço e na cintura (Figura 28.2-3 A e B).	4. O avental age como barreira protetora e deve ser usado para reduzir a exposição ao sangue, aos fluidos corporais ou a outros líquidos potencialmente infecciosos.
5. Os óculos de proteção são usados sempre que o profissional da saúde ou o cliente estiverem expostos a respingos e contaminação. Esse tipo de protetor pode ser óculos ou máscaras com elásticos para colocar ao redor das orelhas.	5. Os óculos protetores reduzem a incidência de contaminação dos olhos. Se os óculos ou os protetores faciais forem contaminados, devem ser descartados imediatamente e substituídos por uma barreira limpa.
6. Coloque luvas de procedimento. Se o procedimento exigir luvas estéreis, use o método aberto ou fechado.	6. As luvas são usadas para evitar a contaminação macroscópica das mãos. Elas devem ser trocadas entre os clientes, e as mãos devem ser lavadas. O método aberto é usado para realizar procedimentos que exigem a técnica estéril, mas não o uso de luvas estéreis, ou quando as duas luvas precisam ser trocadas sem ajuda durante um procedimento cirúrgico (Procedimento 29-2). O método fechado é usado após a lavagem das mãos na sala cirúrgica.

CAPÍTULO 28 ▪ Procedimentos Básicos

IMPLEMENTAÇÃO – AÇÃO/BASE RACIONAL	(continuação)
AÇÃO	BASE RACIONAL

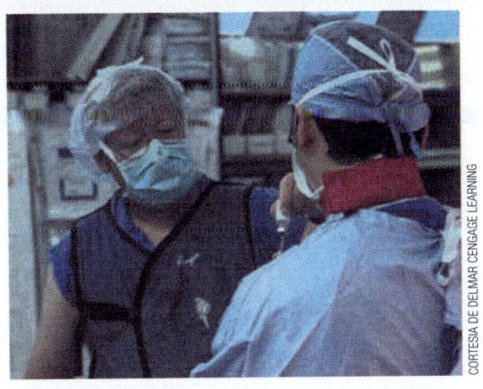

Figura 28.2-1 ▪ A touca cirúrgica cobre a cabeça, e o cabelo fica preso.

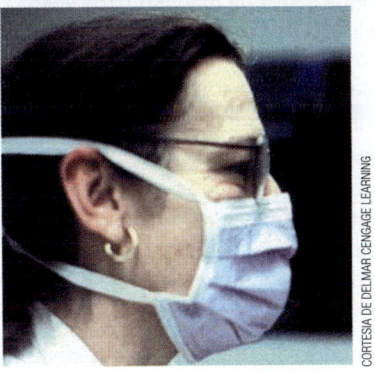

Figura 28.2-2 ▪ A parte inferior da máscara ajusta-se firmemente embaixo do queixo.

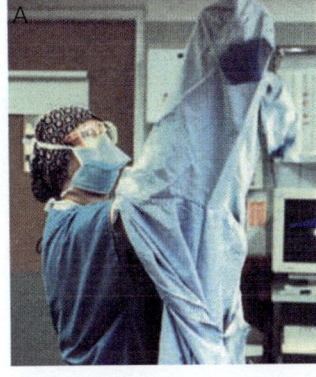
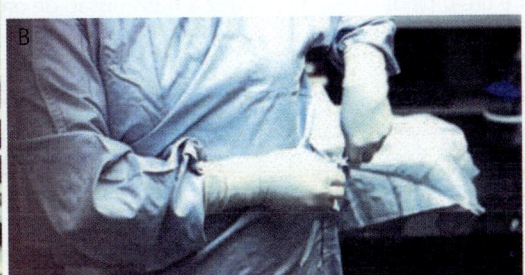

Figura 28.2-3 ▪ *A*: coloque o avental antes das luvas. *B*: amarre-o no pescoço e na cintura.

DICA Profissional

Todo EPI comercializado no Brasil precisa estar registrado no Ministério do Trabalho e Emprego onde, após testes, obtém-se o Certificado de Aprovação de Equipamento de Proteção Individual – Caepi. Este vem impresso no EPI ou em sua embalagem, constando o número do Certificado de Aprovação (CA), o qual pode ser consultado e validado em um link no site http://portal.mte.gov.br/portal-mte.

7. Técnica da luva aberta:
    a. Deslize as mãos para dentro da luva através dos punhos do avental.
    b. Pegue o punho da luva esquerda com o polegar e o indicador da mão direita.
    c. Coloque a luva na mão esquerda, deixando o punho virado do avesso.
    d. Pegue a mão esquerda com luva e deslize os dedos embaixo do punho da luva direita, mantendo os dedos com luva embaixo do punho dobrado.
    e. Coloque a luva na mão direita.
    f. Gire o braço enquanto o punho da luva é puxado sobre o avental.
8. Técnica da luva fechada:
    a. Deslize as mãos para dentro da luva através dos punhos do avental.
    b. Pegue a luva esquerda com a mão direita.

7. O método aberto é comumente usado para procedimentos estéreis ou quando as duas luvas precisam ser trocadas sem ajuda durante um procedimento cirúrgico.

8. O método fechado é usado após a lavagem das mãos na sala cirúrgica. É preferencial, porque a possibilidade de a luva tocar a pele é eliminada.

IMPLEMENTAÇÃO – AÇÃO/BASE RACIONAL	(continuação)
AÇÃO	BASE RACIONAL

    c. Coloque a luva na mão esquerda virada para cima – palma virada para baixo, sobre o polegar, com os dedos estendidos ao longo do antebraço e apontando na direção do cotovelo.

    d. Segure o punho da luva e a manga juntos, com o polegar esquerdo.

    e. A mão direita estende o punho da luva esquerda sobre a ponta aberta da manga.

    f. Trabalhe com os dedos entrando na luva, à medida que puxa o punho da luva para cima, sobre o pulso.

    g. A luva direita é colocada da mesma maneira.

9. Entre no quarto do cliente e explique os motivos do uso da vestimenta. (Obs.: a colocação da luva estéril deverá ocorrer após a entrada no quarto para não haver contaminação.)

    9. Diminui a ansiedade e a sensação de isolamento.

10. Depois de realizar as tarefas necessárias, remova o avental, as luvas, a máscara e a touca antes de sair do quarto.

    10. Reduz a transmissão de organismos.

11. Remoção do avental: desamarre o avental e tire-o pelos ombros. Dobre e enrole o avental em forma de bola, de modo que a área contaminada fique no centro. Descarte no recipiente adequado.

    11. Reduz a transmissão de organismos.

12. Remoção das luvas:

    a. Segure o punho de uma das luvas e puxe para fora, virando do avesso. Segure com a outra mão, ainda com a luva (figuras 28.2-4 e 28.2-5).

    a. Reduz o risco de contaminação.

    b. Puxe a segunda luva para fora, sem tocar seu lado externo (figura 28.2-6). Vire a segunda luva sobre a primeira, enquanto a remove (Figura 28.2-7). Descarte no recipiente junto com a primeira luva (Figura 28.2-8).

    b. Reduz o risco de contaminação.

13. Remoção da máscara: desamarre primeiro as tiras inferiores; depois, as superiores; retire a máscara do rosto. Segure-a pelas tiras e descarte-a.

    13. Impede que a superfície contaminada da máscara toque o uniforme.

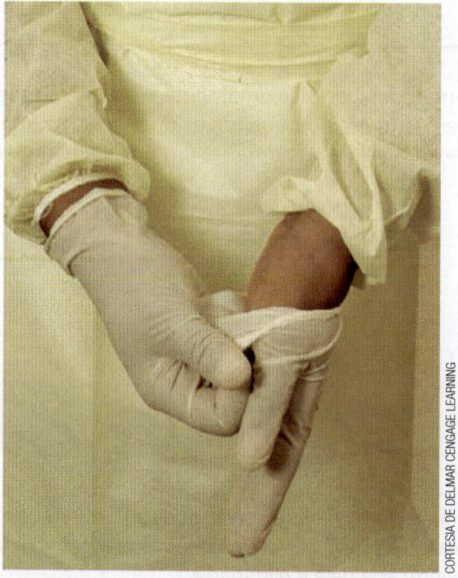

Figura 28.2-4 ▪ Segure pelo externo do punho para remover a luva.

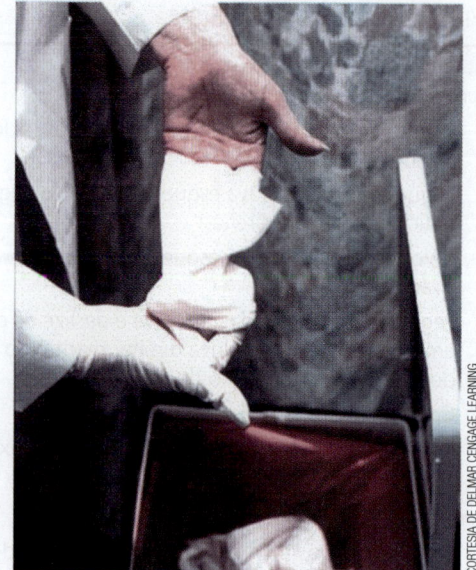

Figura 28.2-5 ▪ Enquanto remove a luva, vire-a do avesso.

IMPLEMENTAÇÃO – AÇÃO/BASE RACIONAL	(continuação)
AÇÃO	BASE RACIONAL

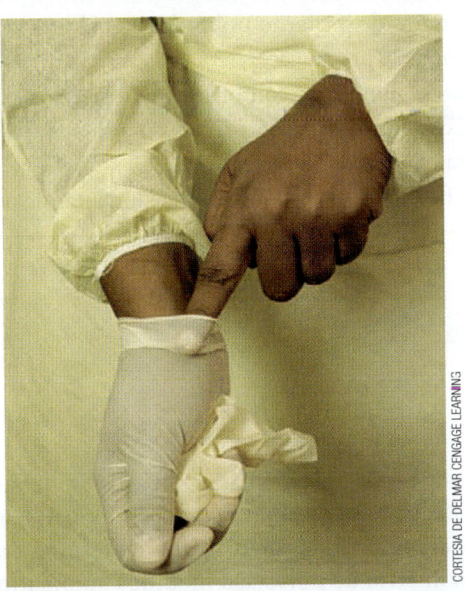

Figura 28.2-6 ▪ Ao remover a primeira luva, coloque-a dentro da palma da segunda. Para remover a segunda luva, coloque o dedo dentro da luva e deslize-a descendo pela mão.

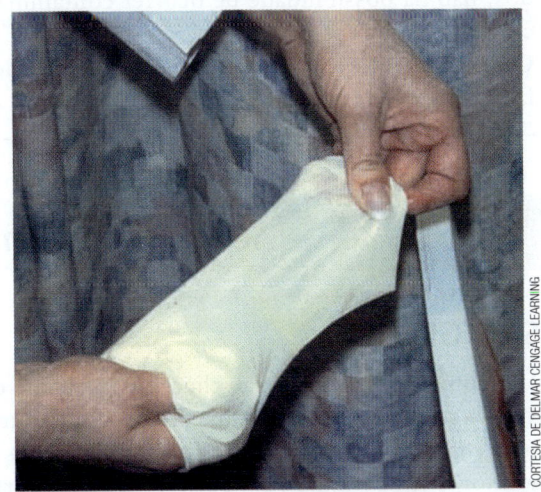

Figura 28.2-7 ▪ A segunda luva cobre a primeira, para que apenas o lado limpo da luva seja exposto.

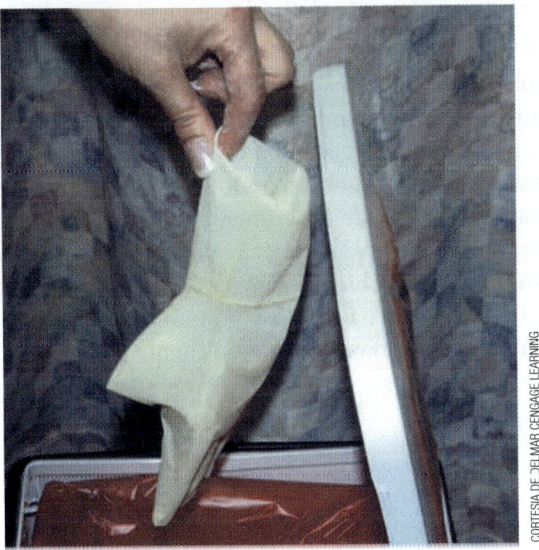

Figura 28.2-8 ▪ Coloque as luvas contaminadas no lixo.

14. Remoção da touca: segure a superfície superior da touca e levante da cabeça.

15. Lave as mãos e/ou use álcool gel 70% (Anvisa, RDC 42 de 25/10/2010).

14. Minimiza o contato das mãos com o cabelo.

15. Reduz a transmissão de micro-organismos.

AVALIAÇÃO

- O cliente permanece livre de qualquer infecção associada ao atendimento.
- O profissional da saúde e a equipe ficam protegidos de infecções e os micro-organismos ficam confinados; não há possibilidade de ocorrer contaminação cruzada.
- O cliente interage em um nível social com o enfermeiro, familiares e outros visitantes.

DOCUMENTAÇÃO

Anotações do enfermeiro

- Barreiras de proteção utilizadas e qualquer violação da técnica de precaução.
- Cliente apresenta conformidade e verbaliza que compreende a medida de precaução adotada e ajusta-se a essa condição.
- Os familiares entendem os procedimentos de precaução.

PROCEDIMENTO 28-3 — Medição da temperatura

VISÃO GERAL

Geralmente, os sinais vitais são checados por meio de dispositivos de medição automática ou através de monitores em que os resultados são exibidos em um painel eletrônico (Figura 28.3-1). As mesmas etapas processuais básicas são seguidas na medição manual dos sinais vitais com o manguito de pressão arterial, estetoscópio ou termômetro. Com o monitor, a temperatura (T), pulso (P), pressão arterial (PA) e oximetria de pulso são medidos automaticamente, aplicando um manguito de PA e o sensor da oximetria e posicionando corretamente a sonda do termômetro. O dispositivo eletrônico fornece, de imediato, as informações vitais ao enfermeiro. Os dispositivos automatizados de medição simplificam a obtenção dos sinais vitais, mas o enfermeiro sabe medi-los manualmente de maneira correta e precisa, caso o dispositivo apresente defeito ou não esteja disponível. Os métodos manuais para verificar os sinais vitais são explicados nos procedimentos 28.3 a 28.7. Os sinais vitais específicos são definidos em cada procedimento. Consulte o Capítulo 25, *Avaliação*, para obter informações mais detalhadas sobre a análise dos sinais vitais.

A monitoração da temperatura é uma habilidade básica necessária na enfermagem e na tomada de decisões médicas. Quando a produção de calor excede a perda dele e a temperatura aumenta acima do intervalo normal, ocorre a febre (pirexia). A pirexia pode acompanhar qualquer resposta inflamatória, perda de fluidos corporais ou exposição prolongada a altas temperaturas. Quando o corpo é exposto a temperaturas abaixo do normal por um período prolongado, ocorre a hipotermia. Os clientes hospitalizados correm mais risco de contrair infecções e de experimentar a febre que as acompanham. Eles também ficam esgotados em razão da doença, e o corpo fica estressado em razão do ambiente hospitalar; assim, os clientes ficam mais suscetíveis aos agentes infecciosos presentes no ambiente. Em geral, a hipotermia ocorre em resposta à exposição prolongada ao clima frio ou como resultado da imersão na água fria. A monitoração e os registros precisos da temperatura são essenciais para o diagnóstico, o tratamento e a monitoração do cliente.

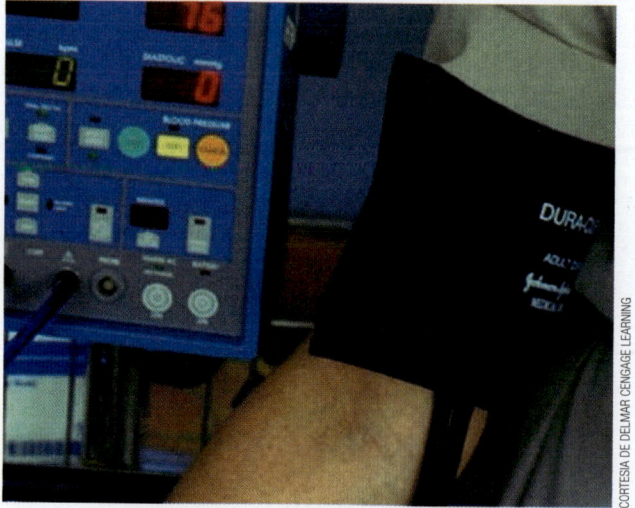

Figura 28.3-1 ■ Com o monitor eletrônico, a equipe de saúde mede automaticamente T, P, PA e oximetria.

ANÁLISE

1. Observe as mudanças na temperatura corporal após exposição aos pirogênios (substâncias endógenas ou exógenas que causam febre) ou ao calor ou frio extremo, **porque esses fatores podem indicar a causa de uma infecção**.
2. Avalie no cliente o local mais apropriado para verificar a temperatura; **assim, é possível obter uma leitura precisa**.
3. Confirme se o cliente consumiu algum alimento ou bebida quente ou gelado, ou se fumou 15 a 30 minutos antes da medição, **porque essas atividades podem alterar a leitura oral**.
4. Analise a respiração pela boca e a taquipneia, **porque ambas podem resultar na leitura oral imprecisa**.
5. Examine qualquer lesão oral, principalmente as lesões causadas por herpes, **porque os vírus do herpes são extremamente contagiosos e exigem a implementação das precauções-padrão. Os clientes com esse tipo de lesão devem ter seu próprio termômetro de vidro ou descartável, para evitar a transmissão**.

POSSÍVEIS DIAGNÓSTICOS DE ENFERMAGEM

Conservação ineficaz da saúde
Risco de infecção
Hipotermia
Hipertermia
Termorregulação ineficaz
Volume de fluidos deficiente
Risco de desequilíbrio da temperatura corporal

PLANEJAMENTO

Resultados esperados

1. Leitura precisa da temperatura.
2. O cliente verbaliza que entendeu o motivo do procedimento.

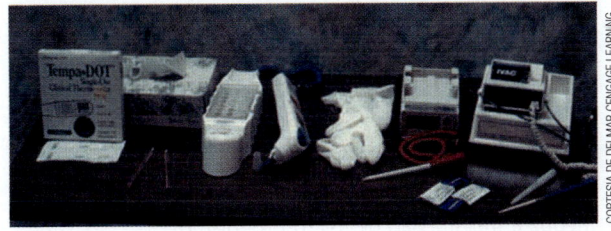

Figura 28.3-2 ▪ Vários tipos de termômetro são usados para medir a temperatura do cliente.

Equipamentos necessários (Figura 28.3-2)

- Dispositivo de medição automática dos sinais vitais (monitor eletrônico) ou termômetro manual (um dos seguintes):
  — Termômetro eletrônico com bainha protetora descartável;
  — Termômetro da membrana timpânica com tampa para a sonda;
  — Termômetro de tira química descartável e de uso único;
  — Termômetro de vidro (sem mercúrio): oral ou retal no leito do cliente, geralmente com codificação colorida para evitar o uso cruzado;
- Lubrificante para o termômetro retal de vidro;
- Dois pares de luvas não estéreis;
- Lenços de papel.

DICA DE DELEGAÇÃO

Em geral, a tarefa de medir a temperatura é delegada à equipe de auxiliares e técnicos de enfermagem; no entanto, é do enfermeiro a responsabilidade de saber a temperatura do cliente e as ações apropriadas. A expectativa é que os auxiliares e técnicos mantenham as instruções documentadas e executem o procedimento com competência.

- Selecionar a via correta para a medição da temperatura.
- Posicionar o cliente adequadamente para a medição.
- Realizar corretamente a medição, de acordo com as diretrizes estabelecidas, e registrar na planilha apropriada (prontuário clínico).
- Reconhecer situações anormais e relatá-las ao enfermeiro.

IMPLEMENTAÇÃO – AÇÃO/BASE RACIONAL

AÇÃO	BASE RACIONAL
* Verifique a pulseira de identificação do cliente * Explique o procedimento antes de começar *	
1. Revise o prontuário médico para verificar os dados da base de referência e os fatores que influenciam nos sinais vitais.	1. Estabelece a base de referência, fornece instruções sobre a seleção do dispositivo e ajuda a determinar o local ideal para medição. Os sinais vitais são medidos na seguinte ordem: temperatura, pulso e respiração (TPR); pressão arterial (PA) e oximetria de pulso, geralmente sem interrupção, para que o enfermeiro obtenha dados clínicos objetivos nos quais possa basear suas decisões.
2. Explique ao cliente que os sinais vitais serão analisados. Incentive-o a permanecer imóvel, não beber, comer e fumar, além de evitar a respiração pela boca, se possível. Não meça os sinais vitais menos de 30 minutos depois de o cliente ter comido, bebido ou fumado, porque essas atividades fornecem leituras incorretas.	2. Incentiva a participação, alivia a ansiedade e garante medições exatas. Beber líquidos frios ou quentes e fumar são atividades que alteram a circulação e a temperatura corporal. A respiração pela boca pode alterar a temperatura.
3. Verifique se o cliente precisa usar o banheiro e proceda conforme apropriado.	3. Evita interrupções durante a medição, transmite afeto e propicia conforto ao cliente.
4. Reúna o material.	4. O fato de estar preparado e não precisar buscar suprimentos várias vezes facilita a organização e estabelece a confiança do cliente.
5. Mantenha a privacidade.	5. Diminui o constrangimento.
6. Retire os adornos como relógio, pulseiras e anéis. Lave as mãos e/ou use álcool gel 70% (Anvisa, RDC 42 de 25/10/2010) e use luvas quando apropriado.	6. A fim de reduzir a transmissão de micro-organismos e evitar o contato com secreções corporais, as mãos devem ser lavadas antes e depois de cada contato com o cliente.
Temperatura oral – termômetro eletrônico	
7. Repita as ações de 1 a 6.	7. Observe as bases racionais de 1 a 6.
8. Coloque a bainha protetora descartável sobre a sonda.	8. Reduz a transmissão de micro-organismos.
9. Segure a parte superior da haste da sonda. Evite pressionar o botão de ejeção (Figura 28.3-3).	9. A pressão no botão de ejeção solta a bainha da sonda.
10. Coloque a ponta do termômetro embaixo da língua do cliente e ao longo da linha da gengiva até a bolsa sublingual posterior, lateral ao centro da maxila (Figura 28.3-4).	10. A bolsa sublingual contém vasos sanguíneos superficiais.

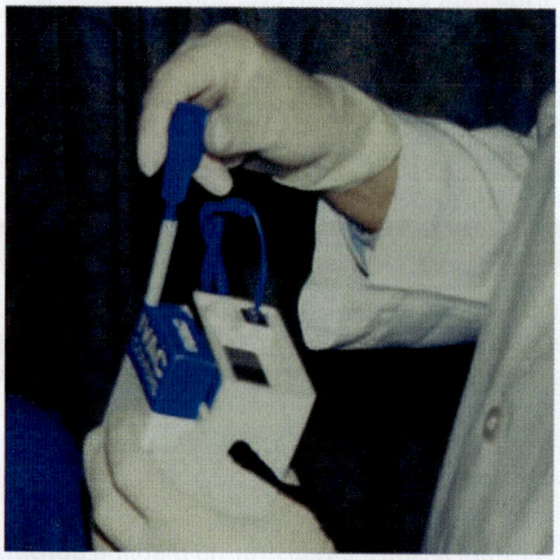

Figura 28.3-3 ▪ Coloque a bainha protetora descartável sobre a sonda.

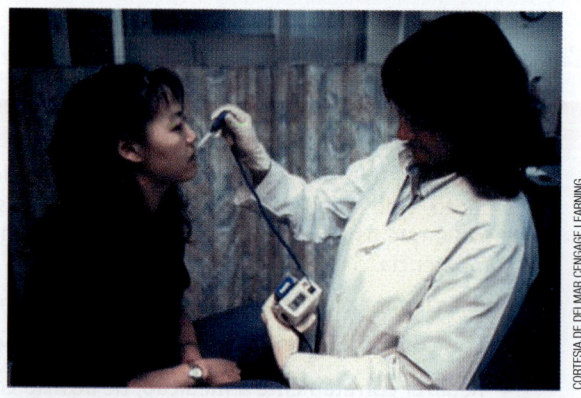

Figura 28.3-4 ▪ Coloque a ponta da sonda na bolsa sublingual posterior.

CAPÍTULO 28 ▪ Procedimentos Básicos

IMPLEMENTAÇÃO – AÇÃO/BASE RACIONAL	*(continuação)*
AÇÃO	**BASE RACIONAL**

11. Diga ao cliente para manter a boca fechada ao redor do termômetro.

11. Mantém o termômetro no lugar certo e diminui o tempo exigido para uma leitura precisa.

12. O termômetro avisa (sinal sonoro) quando a temperatura constante for registrada (Figura 28.3-5).

12. O sinal indica o final da leitura da temperatura.

13. Leia a medição no painel digital do termômetro eletrônico. Pressione o botão de ejeção para soltar a bainha descartável no receptáculo e retorne a sonda à cavidade de armazenamento.

13. Reduz a transmissão de micro-organismos. Garante que o sistema eletrônico esteja pronto para a próxima utilização.

14. Informe a leitura da temperatura ao cliente.

14. Promove a participação do cliente.

15. Remova as luvas e lave as mãos e/ou use álcool gel 70% (Anvisa, RDC 42 de 25/10/2010).

15. Reduz a transmissão de micro-organismos.

16. Registre a leitura de acordo com a política da instituição.

16. A documentação exata permite a comparação dos dados.

17. Retorne o termômetro eletrônico à base de carregamento; verifique se está encaixado.

17. Garante que a base de carregamento esteja encaixada na tomada e que o termômetro esteja pronto para a próxima utilização.

18. Lave as mãos e/ou use álcool gel 70% (Anvisa, RDC 42 de 25/10/2010).

18. Reduz a transmissão de micro-organismos.

Temperatura timpânica: termômetro infravermelho

19. Repita as ações de 1 a 6.

19. Observe as bases racionais de 1 a 6.

20. Coloque o cliente na posição de Sims ou sentado.

20. Possibilita o acesso ao ouvido.

21. Remova a sonda do recipiente e encaixe a tampa no termômetro timpânico (Figura 28.3-6).

21. Evita a contaminação.

22. Vire a cabeça do cliente para o lado. No adulto, puxe a aurícula para cima e para trás; na criança, para baixo e para trás. Insira a sonda delicadamente, exercendo pressão firme, no canal auditivo (Figura 28.3-7).

22. Possibilita o acesso ao canal auditivo. A inserção delicada evita traumas ao canal externo. A pressão firme é necessária para garantir que a sonda registre a temperatura exata.

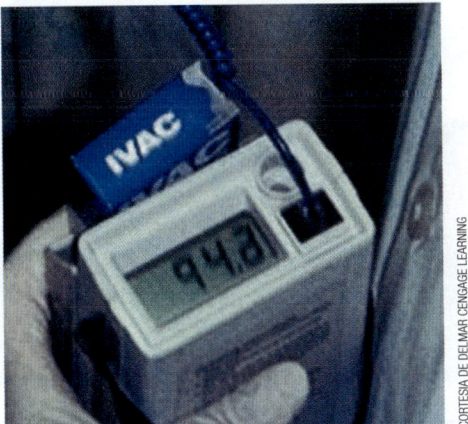

Figura 28.3-5 ▪ O sinal sonoro indica o registro da temperatura.

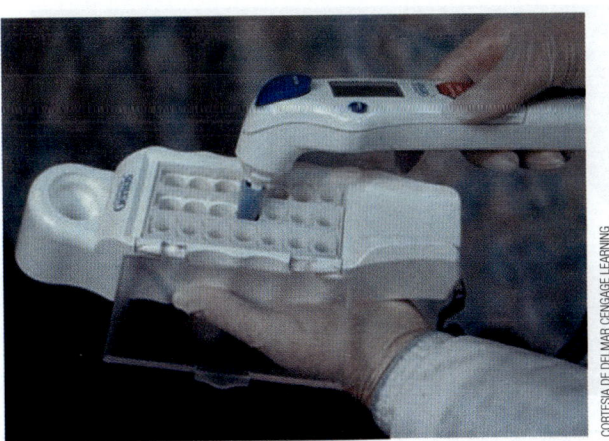

Figura 28.3-6 ▪ Encaixe a tampa da sonda descartável no aparelho.

IMPLEMENTAÇÃO – AÇÃO/BASE RACIONAL	(continuação)
AÇÃO	BASE RACIONAL
23. Remova a sonda depois que a leitura for exibida no aparelho digital (normalmente, 2 segundos).	23. A leitura é exibida dentro de segundos.
24. Descarte a tampa da sonda no receptáculo e recoloque a sonda no recipiente de armazenamento.	24. Reduz a transmissão de micro-organismos. Protege a sonda reutilizável contra danos.
25. Recoloque o termômetro timpânico na unidade de armazenamento.	25. Recarrega a bateria para o uso futuro.
26. Registre a leitura de acordo com a política da instituição.	26. Garante a documentação exata para a comparação dos dados.
27. Lave as mãos e/ou use álcool gel 70% (Anvisa, RDC 42 de 25/10/2010).	27. Reduz a transmissão de micro-organismos.
Utilização do termômetro descartável	
28. Repita as ações de 1 a 6.	28. Observe as bases racionais de 1 a 6.
29. Coloque o cliente na posição deitada ou sentada.	29. Propicia conforto ao cliente e possibilita o acesso ao local para a medição da temperatura.
30. Prepare o termômetro descartável de acordo com as instruções (Figura 28.3-8). • Medição oral: coloque o termômetro descartável embaixo da língua, o mais para trás possível. Peça para o cliente pressionar a língua sobre o termômetro e manter a boca fechada por 60 segundos. Remova o termômetro; leia o último ponto azul; ignore qualquer ponto saltado. • Medição axilar: coloque o termômetro no alto da axila, vertical em relação ao corpo, com os pontos contra o dorso. Abaixe o braço do cliente para manter o termômetro no lugar. Remova o termômetro depois de 3 minutos.	30. Garante a medição exata e a segurança do cliente.
31. Registre a temperatura, indique o método e descarte o termômetro.	31. Documentação da enfermagem registrando o local de aferição.
32. Lave as mãos e/ou use álcool gel 70% (Anvisa, RDC 42 de 25/10/2010).	32. Reduz a transmissão de micro-organismos.

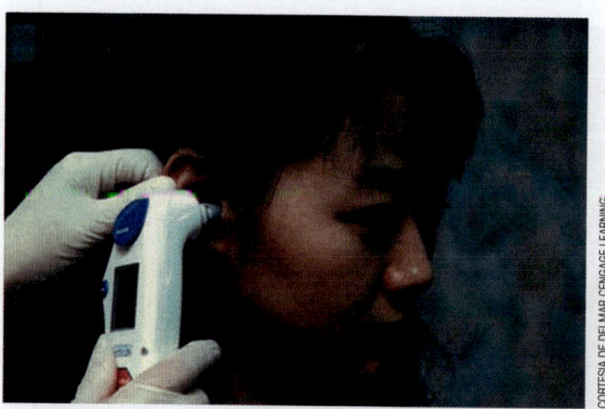

Figura 28.3-7 ■ Insira a sonda de temperatura no canal auditivo.

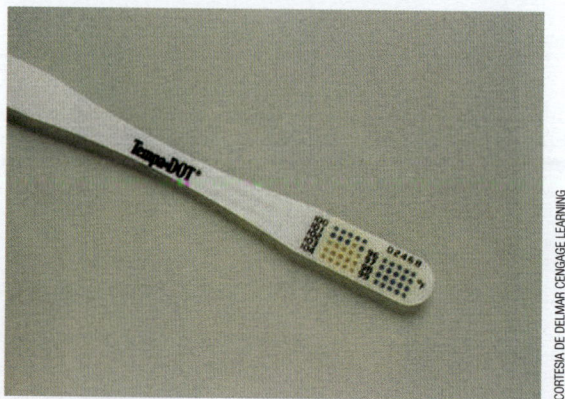

Figura 28.3-8 ■ Termômetro descartável.

CAPÍTULO 28 ▪ Procedimentos Básicos

IMPLEMENTAÇÃO – AÇÃO/BASE RACIONAL *(continuação)*

AÇÃO	BASE RACIONAL
Geralmente, os termômetros de vidro não são usados. Os termômetros de mercúrio não são mais recomendados desde a publicação da Resolução-RE nº 16, de 6 de julho de 2004 da Anvisa. (National Institutes of Health, 2008)	

Temperatura oral: termômetro de plástico

33. Repita as ações de 1 a 6.	33. Observe as bases racionais de 1 a 6.
34. Selecione a ponta do termômetro com a cor correta, no recipiente que fica ao lado do leito do cliente (Figura 28.3-9).	34. Identifica o dispositivo correto; a ponta azul geralmente indica o termômetro oral.
35. Remova o termômetro do recipiente de armazenamento.	35. A limpeza remove o desinfetante, que pode irritar a mucosa oral. Tocar o bulbo aquece a solução e resulta em leitura inexata.
36. Use uma gaze embebida em álcool a 70% para desinfecção do termômetro do bulbo às pontas dos dedos.	36. Limpe da área de maior para a de menor contaminação.
37. Faça a leitura do termômetro, localizando o nível da solução colorida. A leitura deve ser 35,5 °C (96 °F).	37. O termômetro deve estar abaixo da temperatura corporal normal para garantir uma leitura exata.
38. Se o termômetro não estiver abaixo da temperatura corporal normal, segure-o com o polegar e o indicador e agite-o vigorosamente, com movimentos bruscos do punho de cima para baixo, para mover a solução colorida até um nível abaixo do normal.	38. Agitar vigorosamente diminui o nível da solução colorida na coluna. Como o termômetro de vidro quebra facilmente, cuidado para não batê-lo em nada ao agitá-lo.
39. Coloque o termômetro embaixo da língua do cliente e ao longo da linha da gengiva, até a bolsa sublingual posterior. Diga-lhe para manter os lábios fechados (Figura 28.3-10).	39. Garante o contato com os vasos sanguíneos grandes embaixo da língua. Impede que o ar do ambiente fique em contato com o bulbo.
40. Mantenha no local conforme as especificações da política da instituição, normalmente de 3 a 5 minutos.	40. O termômetro deve permanecer no lugar tempo suficiente para garantir uma leitura precisa.
41. Remova o termômetro e faça a desinfecção com uma gaze embebida em álcool 70% dos dedos até o bulbo (Figura 28.3-11).	41. A presença de muco no termômetro pode interferir na eficácia da solução desinfetante. Limpe da área de maior para a de menor contaminação.
42. Leia na altura dos olhos e gire lentamente, até visualizar o nível da solução colorida.	42. Garante a leitura exata.
43. Agite o termômetro e retorne ao recipiente de armazenamento.	43. A limpeza mecânica remove as secreções que estimulam o desenvolvimento de micro-organismos.
44. Remova as luvas e descarte-as no recipiente. Lave as mãos e/ou use álcool gel 70%.	44. Reduz a transmissão de micro-organismos.
45. Registre a leitura de acordo com a política da instituição.	45. A documentação exata permite a comparação dos dados.
46. Lave as mãos.	46. Reduz a transmissão de micro-organismos.

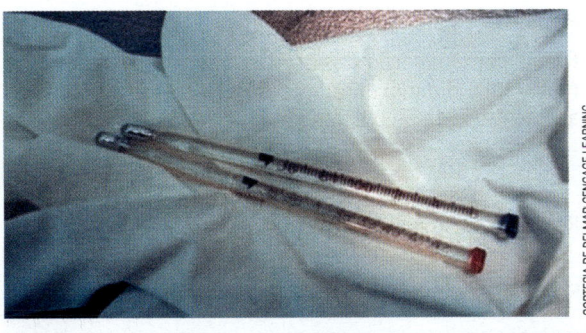

Figura 28.3-9 ▪ Termômetro de vidro oral (ponta azul) e retal (ponta vermelha).

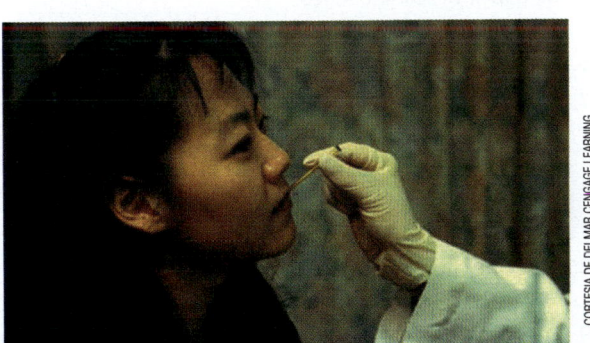

Figura 28.3-10 ▪ Coloque o bulbo do termômetro na bolsa sublingual posterior. Peça ao cliente para fechar os lábios ao redor do termômetro.

IMPLEMENTAÇÃO – AÇÃO/BASE RACIONAL	(continuação)
AÇÃO	BASE RACIONAL

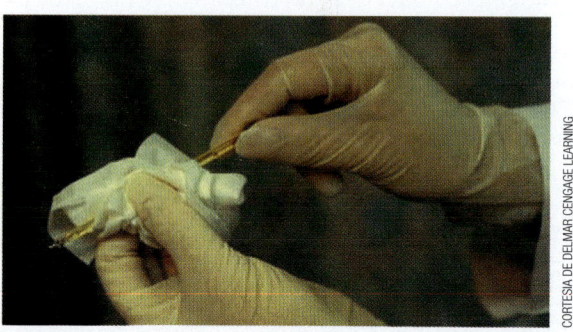

Figura 28.3-11 ▪ Limpe o termômetro com um lenço de papel, desde as pontas dos dedos até a ponta do bulbo.

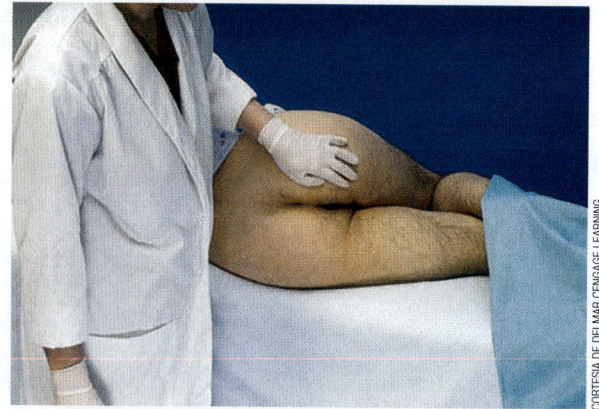

Figura 28.3-12 ▪ Preparação para a inserção do termômetro retal.

Temperatura retal

AÇÃO	BASE RACIONAL
47. Repita as ações de 1 a 6.	47. Observe as bases racionais de 1 a 6.
48. Coloque o cliente na posição de Sims com a perna de cima flexionada. Arranje os lençóis de modo a expor apenas a região anal.	48. O posicionamento adequado garante a visualização do ânus. Flexionar a perna relaxa os músculos de modo a facilitar a inserção.
49. Deixe a gaze embebida em álcool 70% ao alcance. Coloque as luvas.	49. O lenço de papel é necessário para limpar o ânus depois que o dispositivo é removido.
50. Prepare o termômetro.	50. Facilita o procedimento e permite a leitura precisa.
51. Lubrifique a bainha ou sonda que cobre a ponta do termômetro retal. (Geralmente, o termômetro retal possui uma ponta ou tampa vermelha.)	51. Facilita a inserção do termômetro ou da sonda.
52. Com a mão dominante, segure o termômetro. Com a outra, separe as nádegas para expor o ânus (Figura 28.3-12).	52. Ajuda na visualização do ânus.
53. Peça ao cliente para respirar fundo. Insira o termômetro ou a sonda delicadamente no ânus: bebê, 1,2 cm; adulto, 3,5 cm. Se sentir resistência, não force a inserção.	53. Relaxa o esfíncter anal. A inserção delicada diminui o desconforto e evita trauma nas membranas da mucosa.
54. Segure o termômetro de plástico no lugar por 3 a 5 minutos. Se estiver medindo a temperatura retal com sonda eletrônica, remova-a depois que a leitura for exibida na unidade digital (normalmente, 2 segundos).	54. Evita trauma na mucosa e a quebra do termômetro de vidro.
55. Limpe a sujidade do termômetro de vidro com um lenço de papel. Descarte o lenço.	55. Remove a sujidade e o material fecal para que seja possível visualizar o nível de mercúrio. Evita a transmissão de micro-organismos.
56. Leia a medição e informe a leitura ao cliente.	56. Possibilita a participação do cliente.
57. Segurando o termômetro de vidro com uma das mãos, use a outra para limpar a região anal com um lenço de papel, para remover o lubrificante ou as fezes. Descarte os lenços sujos. Cubra o cliente.	57. Evita a contaminação dos objetos limpos com o termômetro sujo, diminui a irritação da pele e propicia conforto ao cliente. Evita o constrangimento.
58. Lave o termômetro e faça a desinfecção com uma gaze embebida em álcool 70%.	58. Reduz a transmissão de micro-organismos.
59. Remova as luvas e descarte-as no recipiente. Lave as mãos e/ou use álcool gel 70%.	59. Reduz a transmissão de micro-organismos.
60. Registre a leitura de acordo com a política da instituição.	60. A documentação exata permite a comparação dos dados.

IMPLEMENTAÇÃO – AÇÃO/BASE RACIONAL	*(continuação)*
AÇÃO	BASE RACIONAL

Temperatura axilar

61. Repita as ações de 1 a 6.	61. Observe as bases racionais de 1 a 6.
62. Retire uma das mangas do avental, descobrindo o ombro e o braço do cliente. Evite expor o tórax.	62. Expõe a área axilar.
63. Verifique se a pele da axila está seca; do contrário, seque sem esfregar.	63. Remove a umidade e evita a falsa leitura baixa.
64. Prepare o termômetro.	64. Garante a utilização correta do termômetro.
65. Coloque o termômetro ou a sonda no centro da axila. O cliente deve ficar com o braço abaixado e o antebraço cruzado sobre o tórax. Se a pessoa for magra, verifique se o termômetro está cercado pela pele, não pelo oco da axila.	65. Coloca o dispositivo em contato com o suprimento sanguíneo da axila. Mantém o dispositivo na posição adequada.
66. Mantenha o termômetro de vidro no lugar, conforme as especificações da política da instituição (normalmente de 6 a 8 minutos). Mantenha o termômetro eletrônico no lugar até ouvir o sinal.	66. O dispositivo deve permanecer no lugar tempo suficiente para garantir a leitura precisa. O sinal indica o final da leitura.
67. Remova-o e faça a leitura.	67. Permite a leitura precisa da temperatura.
68. Informe a temperatura ao cliente.	68. Possibilita a participação do cliente.
69. Se estiver usando um termômetro de vidro, agite-o para a solução baixar. Faça a desinfecção do termômetro de vidro com gaze embebida em álcool 70%, recoloque-o no recipiente de armazenamento. Se estiver usando um termômetro eletrônico, pressione o botão de ejeção para soltar a bainha descartável no receptáculo e retorne a sonda à cavidade de armazenamento.	69. Evita a quebra do termômetro de vidro e a transmissão de micro-organismos. A remoção da bainha descartável reduz a transmissão de micro-organismos e garante que o sistema eletrônico esteja pronto para o próximo uso.
70. Ajude o cliente a recolocar o avental.	70. Propicia conforto.
71. Registre a leitura de acordo com a política da instituição.	71. Garante a documentação exata para a comparação dos dados.
72. Lave as mãos e/ou use álcool gel 70%.	72. Reduz a transmissão de micro-organismos.

Termômetro descartável (tira química)

73. Repita as ações de 1 a 6.	73. Observe as bases racionais de 1 a 6.
74. Aplique a fita na área mais apropriada, geralmente na testa.	74. A fita deve estar em contato direto com a pele do cliente.
75. Observe a mudança de cor.	75. A cor indica a leitura da temperatura (consulte as instruções do fabricante).
76. Registre a leitura e indique o método.	76. Resulta na documentação exata para a comparação dos dados.
77. Lave as mãos e/ou use álcool gel 70%.	77. Reduz a transmissão de micro-organismos.

Termômetro não invasivo de varredura da artéria temporal (*scanner* temporal)

78. Repita as ações de 1 a 6.	78. Observe as bases racionais de 1 a 6.
79. Localize a artéria temporal exposta do cliente.	79. A temperatura da artéria temporal é precisa, porque o vaso tem pouco controle vasomotor e uma taxa de perfusão confiável (Exergen Corporation, 2009).

726 UNIDADE 8 ▪ Procedimentos de Enfermagem

IMPLEMENTAÇÃO – AÇÃO/BASE RACIONAL	(continuação)
AÇÃO	BASE RACIONAL
80. Coloque a cabeça do sensor do termômetro no centro da testa, entre as sobrancelhas e a linha do cabelo.	80. O *scanner* cruza a artéria temporal, fazendo a varredura em metade da testa.
81. Deslize o termômetro na vertical cruzando a testa e parando na linha do cabelo.	81. O contato direto com a pele resulta na leitura precisa.
82. Registre a leitura e indique o método.	82. Garante a documentação exata para a comparação dos dados.
83. Lave as mãos e/ou use álcool gel 70%.	83. Reduz a transmissão de micro-organismos.

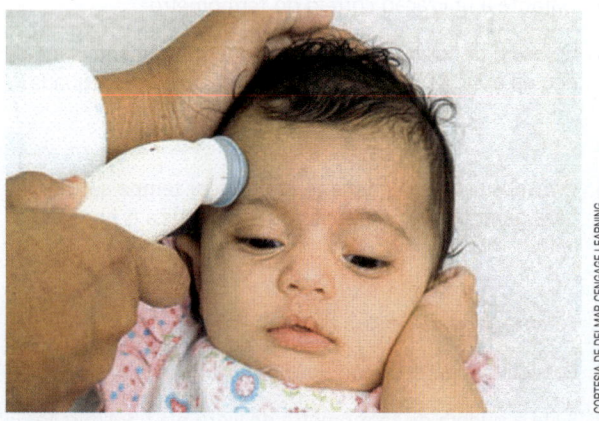

Figura 28.3-13 ▪ Termômetro da artéria temporal utilizado para medir a temperatura da criança.

AVALIAÇÃO

- Estabeleça a temperatura de referência do cliente.
- Compare a temperatura atual com a temperatura de referência.
- Avalie as condições do cliente em relação ao trauma causado pelo instrumento.

DOCUMENTAÇÃO

Planilha de sinais vitais ou prontuário médico eletrônico

- Medição da temperatura e local.
- Se estiver usando uma planilha em papel, registre a temperatura no gráfico para identificar os padrões ou as elevações e quedas súbitas (condição conhecida como formação de picos). Se a instituição utilizar prontuários médicos eletrônicos, digite os sinais vitais no computador.

Registro da administração de medicamentos

- Medicamentos antipiréticos (que reduzem a febre) e medição da temperatura

Anotações do enfermeiro

- Resposta aos antipiréticos

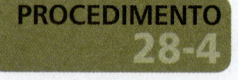

Medição do pulso

VISÃO GERAL

Pulso é o número de batimentos cardíacos em 1 minuto. A avaliação do pulso é a medição da pressão pulsante criada quando o coração se contrai e ejeta o sangue para a aorta. A análise das características do pulso fornece dados clínicos sobre a ação de bombeamento do coração e a adequação do fluxo sanguíneo da artéria periférica. O pulso radial é frequentemente usado para efetuar a avaliação básica; no entanto, outras áreas são usadas na análise total e para determinar a circulação para regiões específicas. Frequência de pulso é uma medição indireta do débito cardíaco, obtida por meio da contagem do número de ondas de pulso periféricas em um ponto de pulsação. Nos adultos, a frequência de pulso normal fica entre 60 e 100 batimentos por minuto (bpm). O ritmo do pulso é a regularidade do batimento cardíaco. Ele indica a uniformidade dos batimentos do coração. Amplitude do pulso (também chamada força ou volume do pulso) é uma medição da força exercida pelo sangue contra a parede arterial a cada contração do coração. Ela é descrita como normal (total, facilmente palpável), fraca (segmentada e normalmente rápida) ou forte (pulsante).

TÉCNICAS DE MEDIÇÃO DO PULSO

Palpação

- A palpação do pulso é feita com os dedos indicador e médio. Comece exercendo pressão delicada para localizar a pulsação mais forte, depois apalpe com mais força para realizar a contagem. Ao contar, analise também o ritmo e a qualidade do pulso. Meça o pulso por 30 e 60 segundos; multiplique a contagem, se necessário, para obter a leitura de 1 minuto.

Auscultação

- Normalmente, a auscultação é usada para analisar o pulso apical. Esse pulso é o mais exato, principalmente quando o periférico é difícil de localizar. A auscultação exige estetoscópio, que é equipado com uma campânula e um diafragma. O lado do diafragma é normalmente usado para sons graves, como o cardíaco normal, o intestinal ou respiratório; o da campânula é usado para sons agudos, como sopro e som cardíaco anormal.

Doppler

- O *Doppler* ultrassônico é usado quando não é possível detectar o pulso por meio da palpação. Esse aparelho detecta o pulso periférico no caso de colapso cardiopulmonar em clientes obesos, bebês com braços pequenos ou clientes com edema ou doença vascular periférica em que é difícil realizar a palpação do pulso.
- Um gel de condução recomendado pelo fabricante pode ser aplicado na pele como meio de acoplamento para a transmissão do ultrassom. O dispositivo de transmissão (sonda) é, então, colocado sobre a artéria analisada. Normalmente, o *Doppler* é equipado com sondas de alta e baixa frequência. A sonda de alta frequência (8 a 10 hertz) é usada nos locais em que há vasos superficiais. A de baixa frequência (2 a 3 hertz) é mais usada no caso de locais profundos, como em uma análise obstétrica.
- Os sons são amplificados e checados no fone de ouvido ou no alto-falante conectado ao aparelho; inicialmente, a avaliação ocorre com o volume baixo. Incline a parte traseira da sonda na direção da mão em um ângulo de aproximadamente 45°. Pesquise a área da artéria analisada e incline a sonda para obter sons melhores. Ajuste o volume do som até que o nível esteja adequado para a contagem.

ANÁLISE

1. Analise o cliente quanto à necessidade de monitorar o pulso, **porque certas doenças ou condições, como histórico de doença cardíaca ou disritmia, dor no peito, exames cardiovasculares invasivos, infusão de grande volume de fluidos IV ou hemorragia, oferecem risco elevado de alteração no pulso**.

2. Analise o pulso quanto à frequência, amplitude (volume, força) e regularidade (ritmo) para determinar a ação de bombeamento do coração e a adequação do fluxo sanguíneo da artéria periférica.

3. Analise os sinais e sintomas das alterações cardiovasculares como dispneia, dor no peito, ortopneia, síncope, palpitação, edema das extremidades, cianose ou fadiga; **esses sinais podem indicar função cardíaca ou vascular deficiente.**

4. Analise o cliente quanto aos fatores que podem afetar as características do pulso, como idade, medicamentos, exercícios, mudanças de posição ou febre. **Isso permite que o enfermeiro verifique com precisão o que significa a alteração do pulso.**

5. Analise o local adequado para medir o pulso; **assim, é possível obter uma medição exata**.

6. Verifique a frequência cardíaca e o ritmo de referência no prontuário do cliente **para estabelecer um comparativo com a medição atual**.

7. Analise o status circulatório com base no local apropriado (Tabela 28.4-1), **porque o pulso pode ser afetado por cirurgia, condições médicas, coleta de sangue arterial ou má circulação**.

POSSÍVEIS DIAGNÓSTICOS DE ENFERMAGEM

Débito cardíaco reduzido

Perfusão ineficiente do tecido periférico

Tabela 28.4-1 ■ Análise do ponto do pulso		
Ponto do pulso	Local	Critérios de análise
1. Temporal	Sobre o osso temporal, ao lado do olho e acima da orelha	Acessível; usado rotineiramente no caso de bebês e quando não há acesso ao pulso radial
2. Carótida	Bilateral, embaixo da maxila, atrás dos músculos esternomastóideos. O pulso da carótida representa melhor o pulso aórtico por estar perto da circulação central. A palpação da artéria carótida do pescoço pode causar a estimulação do seio carotídeo e resultar na redução da frequência do pulso	Acessível; usado rotineiramente no caso de bebês e durante choque ou parada cardíaca, quando outros pulsos periféricos estão muito fracos para palpar; usado também para analisar a circulação craniana. A medição do pulso da carótida deve ser feita em um lado do pescoço de cada vez (Figura 28.4-1)
3. Apical	Ventrículo esquerdo, quarto ao quinto espaço intercostal, na linha mesoclavicular	Usado para auscultação dos sons cardíacos e análise do déficit apical-radial
4. Braquial	No lado interno, atrás do sulco dos músculos bíceps e tríceps, na fossa antecubital	Usado na parada cardíaca de bebês, para analisar a circulação no antebraço e na auscultação da pressão arterial
5. Radial	Ao lado do polegar, aspecto interno do punho	Acessível; usado rotineiramente em adultos para analisar a característica do pulso periférico
6. Ulnar	Ao lado do dedo mínimo, aspecto externo do punho	Usado para analisar a circulação no lado ulnar da mão e realizar o Teste de Allen
7. Femoral	Abaixo do ligamento inguinal, no aspecto anterior da coxa, entre a espinha ilíaca anterossuperior e a sínfise púbica	
8. Poplíteo	Atrás do joelho. Medial ou lateral à fossa poplítea	Usado para analisar a circulação nas pernas e durante a parada cardíaca
9. Tibial posterior	Lado interno do tornozelo, entre o tendão de Aquiles e a tíbia	Usado para analisar a circulação nos pés
10. Pedioso	Lateral ao tendão de extensão, desde o primeiro artelho na direção do tornozelo e entre o primeiro e segundo osso metatarsal no dorso do pé (General Practice Notebook, 2009)	Usado para analisar a circulação nos pés

PLANEJAMENTO

Resultados esperados

1. Frequência, qualidade, ritmo e volume de pulso dentro do intervalo normal para a faixa etária do cliente.
2. O cliente fica à vontade com o procedimento e demonstra que entende sua importância.

Equipamentos necessários

- Dispositivo de medição automática dos sinais vitais (monitor eletrônico) ou relógio com ponteiro de segundos ou painel digital;
- Estetoscópio;
- Algodão embebido em álcool;
- Luvas.

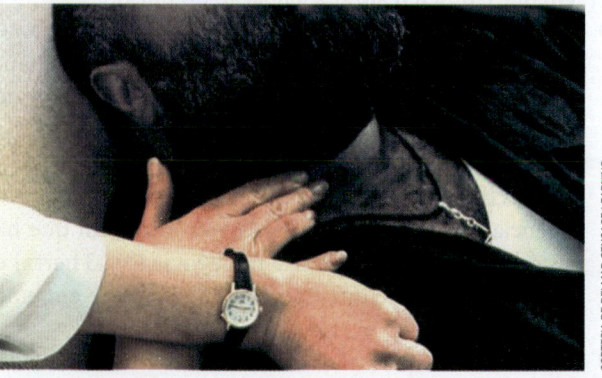

Figura 28.4-1 ■ O pulso da carótida deve ser tomado em um lado do pescoço de cada vez.

CAPÍTULO 28 ▪ Procedimentos Básicos

DICA DE DELEGAÇÃO

Normalmente, a análise do pulso radial é delegada à equipe de auxiliares e técnicos de enfermagem treinados; no entanto, o enfermeiro deve estar ciente dos resultados. A análise do pulso apical pode ser delegada para uma equipe especialmente preparada. A análise da circulação periférica é delegada depois de treinamento adequado na monitoração de locais periféricos quanto à presença de cor, movimento ou sensação anormal na extremidade. A ausência de pulso é imediatamente relatada, a fim de que o enfermeiro faça uma análise mais profunda; ele é responsável por revisar os dados coletados e revalidar os resultados, se indicado. A política da instituição deve indicar os requisitos de treinamento e validação antes que o enfermeiro delegue a monitoração do pulso apical e a análise vascular periférica de clientes estáveis. Essas tarefas não devem ser delegadas se o estado do cliente for instável.

IMPLEMENTAÇÃO – AÇÃO/BASE RACIONAL

AÇÃO	BASE RACIONAL

* Verifique a pulseira de identificação do cliente * Explique o procedimento antes de começar *

Medição do pulso radial (punho)

1. Retire os adornos como relógio, pulseiras e anéis. Lave as mãos e/ou use álcool gel 70% (Anvisa, RDC 42 de 25/10/2010).	1. Reduz a transmissão de micro-organismos.
2. Informe ao cliente os locais em que será feita a medição do pulso.	2. Incentiva a participação e diminui a ansiedade.
3. Flexione o cotovelo do cliente e coloque o antebraço sobre o tórax.	3. Mantém o punho em extensão completa e expõe a artéria para a palpação. Colocar a mão do cliente sobre o peito favorece a análise respiratória, pois tira a atenção dele na ação do enfermeiro. (É difícil para a pessoa manter um padrão respiratório normal quando alguém está observando e medindo.)
4. Apoie o punho do cliente, segurando a face externa com o polegar.	4. Estabiliza o punho e permite que a pressão seja exercida.
5. Coloque os dedos indicador e médio na face interna do punho do cliente sobre a artéria radial e aplique uma pressão leve, porém firme, até palpar o pulso (Figura 28.4-2).	5. As pontas dos dedos são sensíveis, facilitando a palpação do pulso. O enfermeiro pode sentir o próprio pulso se fizer a palpação com o polegar. Aplicar leve pressão impede a oclusão do fluxo sanguíneo e da palpação.
6. Identifique o ritmo ou a regularidade do pulso.	6. Palpe o pulso até determinar o ritmo. Descreva como regular ou irregular.

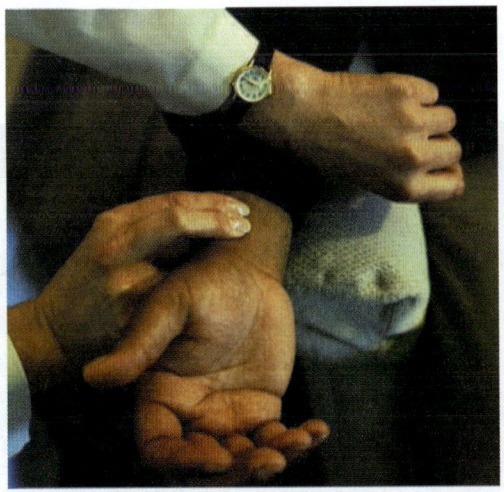

Figura 28.4-2 ▪ Coloque os dedos indicador e médio sobre a artéria radial e aplique pressão leve, porém firme, até palpar o pulso.

IMPLEMENTAÇÃO – AÇÃO/BASE RACIONAL	*(continuação)*
AÇÃO	BASE RACIONAL
7. Determine o volume ou a amplitude do pulso.	7. A qualidade da força do pulso é uma indicação do volume-contração. Descreva como normal, fraco, forte ou pulsante.
8. Conte a frequência de pulso usando o ponteiro de segundos do relógio. Para um ritmo regular, conte o número de batimentos por 30 segundos e multiplique por 2. Se o ritmo for irregular, conte por 1 minuto completo, anotando o número de batimentos irregulares.	8. O ritmo irregular exige 1 minuto de análise para identificar o número de contrações cardíacas ineficientes que deixam de transmitir uma pulsação, denominadas batimento irregular ou extrassístole.
Medição do pulso apical	
9. Retire os adornos como relógio, pulseiras e anéis. Lave as mãos e/ou use álcool gel 70% (Anvisa, RDC 42 de 25/10/2010).	9. Reduz a transmissão de micro-organismos.
10. Levante o avental do cliente para expor o esterno e o lado esquerdo do peito.	10. Permite o acesso ao peito do cliente para o posicionamento adequado do estetoscópio.
11. Limpe as olivas e o diafragma do estetoscópio com um algodão embebido em álcool 70%.	11. Diminui a transmissão de organismos entre profissionais da saúde (olivas) e clientes (diafragma).
12. Coloque o estetoscópio ao redor do pescoço.	12. Verifique se o estetoscópio está próximo, para o uso frequente.
13. Localize o ápice do coração: • Com o cliente deitado sobre o lado esquerdo, palpe e localize a incisura supraesternal. • Depois, passe ao lado esquerdo do esterno e palpe o segundo espaço intercostal. Palpe o segundo espaço intercostal à esquerda do esterno. • Coloque o dedo indicador no espaço intercostal, fazendo uma contagem regressiva para localizar o quinto espaço intercostal. • Mova o dedo indicador ao longo do quarto espaço intercostal à esquerda da borda do esterno e até o quinto espaço intercostal na linha mesoclavicular para palpar o pulso apical, chamado por alguns médicos de ponto de impulso máximo (PIM) ou *ictus cordis* (Figura 28.4-3). • Mantenha o dedo indicador da mão não dominante no impulso apical.	13. A identificação dos marcos facilita o posicionamento correto do estetoscópio no quinto espaço intercostal, a fim de ouvir o impulso apical. • Garante o posicionamento correto do estetoscópio.
14. Informe ao cliente que você vai ouvir o coração dele. Diga-lhe para permanecer em silêncio.	14. Favorece o apoio do cliente. O estetoscópio amplifica o ruído.

Tabela 28.4-2 ■ Escalas de 3 e 4 pontos para medir o volume do pulso

Escala de 3 pontos		Escala de 4 pontos	
Escala	Descrição do pulso	Escala	Descrição do pulso
0	Ausente	0	Ausente
1+	Segmentado/fraco	1+	Segmentado/fraco
2+	Normal	2+	Normal
3+	Pulsante	3+	Elevado
		4+	Pulsante

CAPÍTULO 28 ■ Procedimentos Básicos

IMPLEMENTAÇÃO – AÇÃO/BASE RACIONAL	(continuação)
AÇÃO	**BASE RACIONAL**
15. Com a mão dominante, coloque as olivas do estetoscópio no ouvido e segure o diafragma na palma da mão por 5 a 10 segundos.	15. A mão dominante facilita a destreza psicomotora para colocar as olivas usando só uma mão. Esquenta o diafragma de metal ou plástico e não assusta o cliente.
16. Coloque o diafragma do estetoscópio sobre o impulso apical e ausculte os sons de S1 e S2 até ouvir as bulhas (Figura 28.4-4).	16. O movimento do sangue através das válvulas cardíacas cria os sons S1 e S2. Ouça o ritmo regular (os batimentos cardíacos são espaçados uniformemente) antes de contar.
17. Observe a regularidade do ritmo.	17. O estabelecimento de um padrão rítmico determina a duração da contagem dos batimentos cardíacos para garantir uma medição precisa.
18. Comece a contar enquanto olha o ponteiro dos segundos ou o painel digital do relógio. Conte uma bulha como um batimento: • Para um ritmo regular, conte a frequência por 30 segundos e multiplique por 2. • Se o ritmo for irregular, conte por 1 minuto completo, anotando o número de batimentos irregulares.	18. Garante tempo suficiente para contar batimentos irregulares.
19. Informe ao cliente o que você observou.	19. Possibilita a participação do cliente.
20. Registre em cada local a frequência, o ritmo e, se aplicável, o número de batimentos irregulares.	20. Para garantir uma documentação precisa, registre a frequência e as características no leito.
21. Lave as mãos e/ou use álcool gel 70%.	21. Reduz a transmissão de micro-organismos.

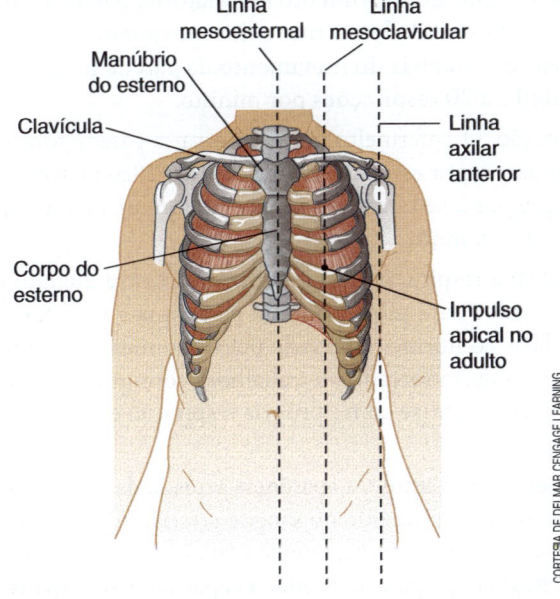

Figura 28.4-3 ■ O impulso apical (ainda chamado de PIM por alguns profissionais) localiza-se ao longo do quarto espaço intercostal à esquerda da borda do esterno até o quinto espaço intercostal na linha clavicular.

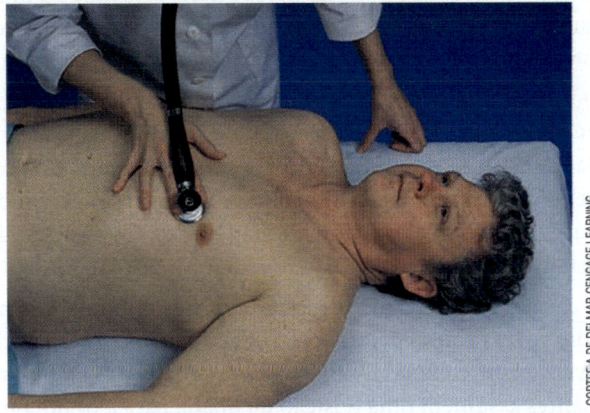

Figura 28.4-4 ■ Para ouvir a frequência cardíaca, coloque o diafragma do estetoscópio sobre o impulso apical.

 DICA Profissional

PIM *versus* impulso apical

O termo *ponto de impulso máximo* (PIM) não é usado com tanta frequência, porque uma anormalidade cardíaca pode causar um impulso mais forte em uma área diferente. Por esse motivo, o marco mitral agora é chamado de impulso apical (Estes, 2010).

AVALIAÇÃO

- A fim de detectar qualquer alteração, compare o pulso do cliente com a frequência da base de referência, amplitude (volume, força) e ritmo (regularidade).
- Se o pulso for irregular ou anormal, relate ao médico.
- Avalie o local do pulso conforme exigido pela condição do cliente e compare os pulsos bilaterais. Para os clientes com má circulação periférica nas extremidades inferiores, por exemplo, compare o pulso pedioso ou tibial posterior.

DOCUMENTAÇÃO

Anotações do enfermeiro e/ou planilha ou registro médico eletrônico

- Frequência do pulso
- Observação da regularidade, do volume ou da frequência
- Novas irregularidades no pulso relatadas para o médico do cliente

PROCEDIMENTO 28-5 — Contagem da respiração

VISÃO GERAL

A análise respiratória é a medição do padrão da respiração. A análise das respirações fornece dados clínicos sobre o pH do sangue arterial.

A respiração normal é observável, natural, silenciosa, automática e regular. É possível observar a expansão da parede torácica e o movimento simétrico bilateral do tórax colocando o dorso da mão perto do nariz e da boca do cliente para sentir o ar expirado.

Ao analisar a respiração, determine frequência, profundidade e ritmo do movimento ventilatório. Analise a frequência contando o número de respirações por minuto. Observe a profundidade e o ritmo dos movimentos ventilatórios examinando os movimentos torácicos e abdominais normais e a simetria do movimento da parede torácica. A respiração normal é caracterizada por uma frequência que varia de 12 a 20 respirações por minuto.

Um ciclo de inspiração e expiração é contado como uma respiração. O enfermeiro pode observar a parede torácica subindo e descendo e contar a frequência colocando a mão no tórax para sentir esse movimento (Figura 28.5-1). Conte o número de respirações em um intervalo de 30 segundos e multiplique por 2 se forem regulares e uniformes. Se o cliente apresentar qualquer dificuldade respiratória, conte a frequência durante 1 minuto.

Além disso, observe alterações no movimento da parede torácica: a respiração costal (torácica) ocorre quando os músculos intercostais externos e outros músculos acessórios são usados para mover o tórax para cima e para fora; a diafragmática (abdominal) ocorre quando o diafragma contrai e relaxa, conforme observado pelo movimento do abdome. Dispneia refere-se à dificuldade de respirar, evidenciada pela respiração forçada ou trabalhosa com utilização dos músculos acessórios do tórax e do pescoço. Os clientes dispneicos preocupam-se com a própria respiração e se queixam de falta de ar.

As alterações respiratórias podem causar mudanças na cor da pele, por exemplo, a aparência azulada das unhas, dos lábios e da própria pele. A cor azulada (cianose) resulta do nível de oxigênio reduzido no sangue arterial. Alterações no nível de consciência (inquietação, ansiedade e dispneia) também podem ocorrer com a redução do nível de oxigênio. Os clientes assumem uma posição inclinada para a frente ou precisam ficar em pé para aumentar a capacidade de expansão dos pulmões.

As alterações metabólicas, como a cetoacidose diabética, podem causar a respiração de Kussmaul, que é anormalmente profunda, porém regular.

Apneia é a cessação da respiração por vários segundos. A apneia persistente é chamada de parada respiratória. O ritmo irregular com períodos alternados de apneia e hiperventilação é denominado respiração de Cheyne-Stokes. O ciclo começa com respirações lentas e superficiais que se tornam anormalmente profundas e rápidas, depois ficam mais lentas e retornam à condição superficial seguida pela apneia. Isso é comum em clientes que estão prestes a falecer.

ANÁLISE

1. Analise o movimento da parede torácica do cliente **para verificar se o movimento é igual bilateralmente, se é trabalhoso ou se são utilizados músculos acessórios.**
2. Analise a frequência para **identificar respiração lenta, rápida ou irregular, bem como períodos de apneia.**
3. Analise a profundidade **para monitorar respiração superficial, profunda ou desigual. Cheque se algo está influenciando na respiração do cliente. Ele sente dor, medo, está falando ou fumando?**
4. Analise fatores de risco, como febre, dor, ansiedade, doenças ou trauma na parede torácica, **que possam alterar a respiração, porque certas condições oferecem risco elevado de alterações.**
5. Analise os fatores que influenciam na respiração, como idade, exercícios, ansiedade, dor, tabagismo, medicações ou mudanças posturais, assim é possível fazer uma avaliação precisa.

POSSÍVEIS DIAGNÓSTICOS DE ENFERMAGEM

Troca gasosa comprometida
Ventilação espontânea comprometida
Desobstrução ineficiente da via aérea
Padrão respiratório ineficiente

PLANEJAMENTO

Resultados esperados

1. Obtém-se a avaliação exata da frequência e da característica respiratória do cliente.
2. A frequência e a característica respiratória são normais.

Equipamentos necessários

- Relógio com ponteiro de segundos ou com painel digital;
- Estetoscópio, se necessário.

DICA DE DELEGAÇÃO

Normalmente, a medição da frequência respiratória é delegada à equipe de auxiliares e técnicos de enfermagem adequadamente treinados; no entanto, o enfermeiro é responsável por essas informações e por uma ação apropriada. As contagens de respirações acima de 30 (adultos) ou 60 (crianças) devem ser imediatamente relatadas ao enfermeiro para que seja feita uma análise mais detalhada.

IMPLEMENTAÇÃO – AÇÃO/BASE RACIONAL

AÇÃO	BASE RACIONAL
* Verifique a pulseira de identificação do cliente * Explique o procedimento antes de começar *	
1. Retire os adornos como relógio, pulseiras e anéis. Lave as mãos e/ou use álcool gel 70% (Anvisa, RDC 42 de 25/10/2010).	1. Reduz a transmissão de micro-organismos.
2. Certifique-se de que o movimento do tórax é visível. Talvez o cliente precise remover as roupas mais grossas.	2. Facilita a observação dos movimentos da parede torácica e do abdome.
3. Observe um ciclo respiratório completo. Caso facilite, coloque a mão do cliente sobre o abdome ou a sua mão sobre o punho dele.	3. Ajuda a determinar o que constitui uma respiração. Ajuda a determinar o que deve ser contado. A mão sobe e desce conforme ocorrem a inspiração e a expiração.
4. Comece a contar na primeira inspiração, enquanto observa o ponteiro de segundos do relógio (Figura 28.5-1). • Bebês e crianças: conte durante 1 minuto. • Adultos: conte durante 30 segundos e multiplique por 2. Se o ritmo ou a frequência for irregular, conte por 1 minuto.	4. A frequência respiratória é um ciclo completo (inspiração e expiração) • Bebês e crianças geralmente apresentam frequência irregular.
5. Observe a característica da respiração: • Profundidade da respiração pelo grau de movimento da parede torácica (superficial, normal ou profunda) • Ritmo do ciclo (regular ou interrompido)	5. Revela o volume do movimento do ar para dentro e para fora dos pulmões.
6. Observe a cor da pele e o nível de consciência.	6. Revela o nível reduzido de oxigênio no sangue arterial.
7. Recoloque o avental do cliente, se necessário.	7. Evita o constrangimento e a sensação de frio.
8. Registre frequência e característica da respiração.	8. Para garantir a documentação precisa, registre a frequência e as características no leito.
9. Lave as mãos e/ou use álcool gel 70%.	9. Reduz a transmissão de micro-organismos.

IMPLEMENTAÇÃO – AÇÃO/BASE RACIONAL	(continuação)
AÇÃO	BASE RACIONAL

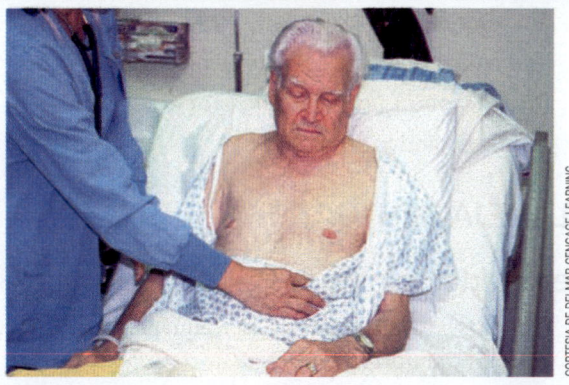

Figura 28.5-1 ■ Observe a profundidade da respiração e o ritmo do ciclo. Colocar a mão do cliente sobre o abdome e a sua mão sobre o punho dele facilita a contagem.

AVALIAÇÃO
- Avalie a respiração do cliente como valor de referência basal.
- Compare a respiração com o valor de referência basal para detectar qualquer alteração.

DOCUMENTAÇÃO

Planilha de sinais vitais ou registro médico eletrônico
- Frequência respiratória

Anotações do enfermeiro
- Profundidade, ritmo e característica da respiração
- Frequência respiratória fora do intervalo normal para a idade, ritmo irregular, profundidade inadequada e qualquer característica anormal, como a dispneia

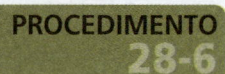

Medição da pressão arterial

VISÃO GERAL

A pressão arterial é a pressão exercida nas paredes dos vasos sanguíneos por causa do débito cardíaco e do volume do sangue circulante. A medição da pressão arterial é realizada durante o exame físico, na análise inicial e como parte da análise rotineira dos sinais vitais. Dependendo das condições do cliente, a pressão arterial é medida pela técnica direta ou indireta.

O método indireto requer o esfigmomanômetro e o estetoscópio para auscultação e palpação, conforme necessário. O local mais comum para a medição indireta da pressão arterial é o braço, sobre a artéria braquial.

Quando a condição do cliente impede a auscultação da artéria braquial, analise a pressão arterial no antebraço ou na perna. Quando as medições da pressão nas extremidades superiores não estiverem acessíveis, a artéria poplítea, localizada atrás do joelho, é o local mais adequado. Consulte na Figura 28.6-1 a localização das artérias. A pressão arterial também pode ser checada em outros locais, como na artéria radial no antebraço e na artéria tibial posterior ou pediosa na perna. Uma vez que é difícil auscultar os sons sobre as artérias radial, tibial e pediosa, esses locais geralmente são palpados para obtenção da leitura sistólica.

O método direto exige um procedimento invasivo por meio do qual um cateter intravenoso com sensor eletrônico é inserido na artéria, então ocorre a leitura da pressão, que é transmitida a um aparelho com painel eletrônico.

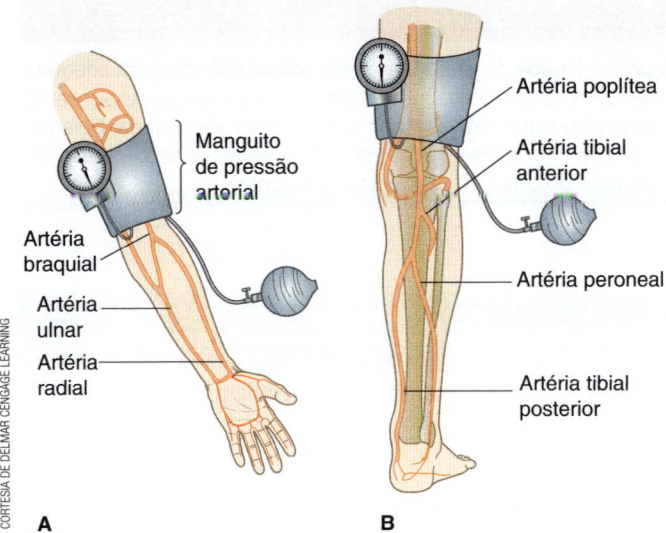

Figura 28.6-1A e B ▪ Artérias alternativas para a medição da pressão.

ANÁLISE

1. Analise a condição do possível local de pressão arterial (PA), **de modo que se evite um local de lesão ou cirurgia proximal a esse ponto**.
2. Analise qualquer comprometimento da artéria **para que a compressão breve da artéria não diminua a circulação**.
3. Analise o pulso distal **a fim de verificar se está intacto e palpável**.
4. Analise a circunferência da extremidade para identificar o manguito do tamanho certo **para que uma leitura precisa possa ser obtida**.
5. Analise os fatores que afetam a pressão arterial, como idade, ansiedade, medo, medicações, tabagismo, alimentação ou exercícios, dentro de 30 minutos antes da avaliação da PA ou mudanças posturais **para que uma leitura exata possa ser obtida**.
6. Determine a pressão arterial de referência do cliente com base no prontuário médico; dessa forma, é possível **comparar as várias leituras da PA**.

POSSÍVEIS DIAGNÓSTICOS DE ENFERMAGEM

Perfusão ineficiente do tecido periférico
Débito cardíaco reduzido
Conhecimento deficiente (controle da pressão arterial)

PLANEJAMENTO

Resultados esperados

1. Obtém-se uma estimativa precisa da pressão arterial na sístole e na diástole.
2. A pressão arterial está dentro do intervalo esperado para o cliente.
3. O cliente entende por que a pressão arterial é medida e o que isso significa.

Equipamentos necessários

- Dispositivo de medição automática dos sinais vitais (monitor eletrônico) ou estetoscópio e esfigmomanômetro/bexiga com indicador aneroide;
- Luvas, se necessário;
- Algodão embebido em álcool 70%.

Tabela 28.6-1 ▪ Classificação de hipertensão e pré-hipertensão do Joint National Committee on Prevention, Detection, Evaluation, and Treatment of High Blood Pressure

Classificação por categoria de PA	PA sistólica (mm Hg)	PA diastólica (mm Hg)
Normal	<120	<80
Pré-hipertensão	120-139	80-89
Hipertensão de fase 1	140-159	90-99
Hipertensão de fase 2	≥160	≥100
PA, pressão arterial		

Pickering, T.G., Hall, J.E., Appel, L.J., Falkner, B.E., Grares, J., Hill, M.N., et al. (2005). Part I: Blood pressure measurement in humans: A statement for professionals from the subcommittee of professional and public education of the American Heart Association Council on high blood pressure research. *Hypertension*, 45, 142-161.

DICA DE DELEGAÇÃO

Normalmente, a medição da pressão arterial é delegada para a equipe de auxiliares e técnicos de enfermagem adequadamente treinada para usar tanto o equipamento manual como o eletrônico; no entanto, o enfermeiro é responsável por monitorar essas informações no que diz respeito a alterações significativas e por tomar a ação apropriada. Delegar a medição da pressão arterial ocorreria no caso de um cliente em condições físicas estáveis e nos locais sem infusão de soluções intravenosas, desvio de diálise ou fístula, extremidade dolorida ou mastectomia recente.

IMPLEMENTAÇÃO – AÇÃO/BASE RACIONAL

AÇÃO	BASE RACIONAL
* Verifique a pulseira de identificação do cliente * Explique o procedimento antes de começar *	

Método de auscultação usando a artéria braquial

1. Retire os adornos como relógio, pulseiras e anéis. Lave as mãos e/ou use álcool gel 70% (Anvisa, RDC 42 de 25/10/2010).	1. Reduz a transmissão de micro-organismos.
2. Determine qual extremidade é mais apropriada para a leitura. Não meça a pressão em uma extremidade machucada, dolorida ou que esteja com uma linha intravenosa ativa.	2. A insuflação do manguito pode interromper temporariamente o fluxo venoso e prejudicar a circulação em uma extremidade que já está comprometida ou em uma veia que recebe fluido intravenoso.
3. Selecione um manguito de tamanho apropriado para o cliente. Faça uma estimativa por inspeção, ou meça com uma fita métrica, a circunferência do braço nu entre o ombro (acrômio) e o cotovelo (processo do olécrano) (Figura 28.6-2).	3. A bexiga dentro do manguito deve envolver 80% do braço nos adultos e 100% nas crianças com menos de 13 anos. Se estiver em dúvida, use um manguito maior para garantir a uniformidade da pressão na artéria e a medição precisa.
4. Apoie o braço do cliente no suporte para que seu ponto médio fique na altura do coração. Estenda o cotovelo com a palma voltada para cima.	4. A pressão arterial aumenta quando o braço está abaixo do nível do coração, e vice-versa.
5. Verifique se o manguito está totalmente desinsuflado e se a válvula da bomba tem movimentação livre. Posicione o manômetro para que o centro do indicador aneroide fique na altura dos olhos e facilmente visível para o observador.	5. Para que a leitura seja precisa, o equipamento deve estar visível e funcionando adequadamente.
6. Palpe a artéria braquial no espaço antecubital e posicione o manguito de forma que a linha média da bexiga fique sobre a pulsação arterial. A seguir, enrole e prenda o manguito firmemente ao redor do braço nu do cliente. A borda inferior do manguito deve ficar 2 cm acima da fossa antecubital (dobra do cotovelo) (figuras 28.6-3 e 28.6-4).	6. Garante a distribuição uniforme da pressão sobre a artéria braquial. Puxar a manga para cima pode formar um torniquete. Sempre meça no braço nu.

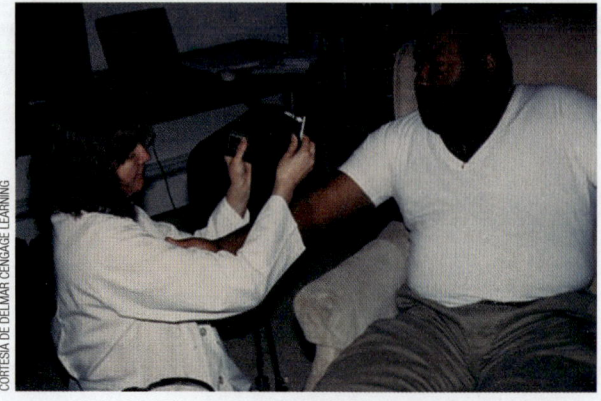

Figura 28.6-2 ▪ Selecione um manguito de tamanho apropriado para o cliente.

IMPLEMENTAÇÃO – AÇÃO/BASE RACIONAL	(continuação)
AÇÃO	BASE RACIONAL

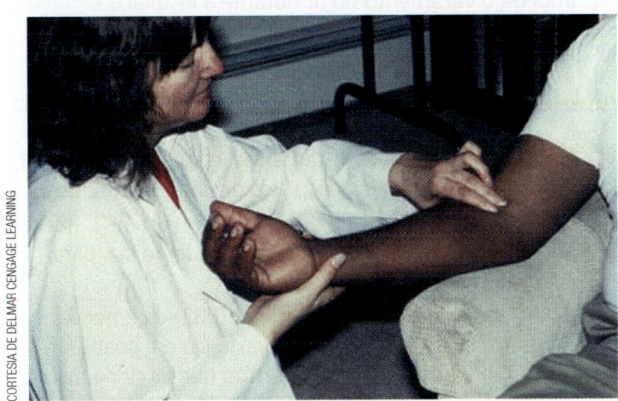

Figura 28.6-3 ▪ Palpe a artéria braquial para determinar o posicionamento do estetoscópio.

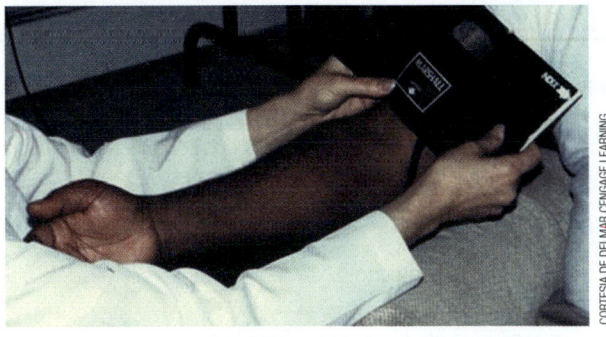

Figura 28.6-4 ▪ Centralize o manguito de pressão arterial sobre a artéria braquial.

7. Insufle o manguito rapidamente até 70 mm Hg e aumente em incrementos de 10 mmHg, enquanto palpa o pulso radial. Observe o nível da pressão em que o pulso desaparece e reaparece subsequentemente durante a desinsuflação. A fim de obter a leitura da PA, deixe todo o ar sair do manguito enquanto se prepara para a reinsuflação. Deixe o braço descansar um minuto antes de reinsuflar o manguito. Isso é chamado de método de duas etapas, pois se obtém a base de referência antes da leitura da PA.

8. Incline ligeiramente as olivas do estetoscópio para cima, a fim de encaixá-las nos canais auriculares.

9. Localize novamente a artéria braquial com a mão não dominante e coloque a campânula do estetoscópio sobre a pulsação da artéria braquial. A campânula é mantida firmemente no lugar, garantindo que a cabeça fique em contato direto com a pele e não toque o manguito (Figura 28.6-5).

7. O método de palpação fornece a aproximação preliminar necessária da pressão arterial sistólica, para garantir uma leitura precisa. Quando são necessárias medições frequentes, por exemplo, a cada 15 minutos, o método de palpação não costuma ser incorporado a cada verificação.

8. A campânula, a posição de baixa frequência do estetoscópio, aprimora a transmissão do som da peça peitoral para os ouvidos.

9. É melhor ouvir o som diretamente sobre a artéria. Fazer uma cunha com a cabeça do estetoscópio sobre a borda do manguito resulta em um ruído externo considerável e pode gerar uma leitura imprecisa.

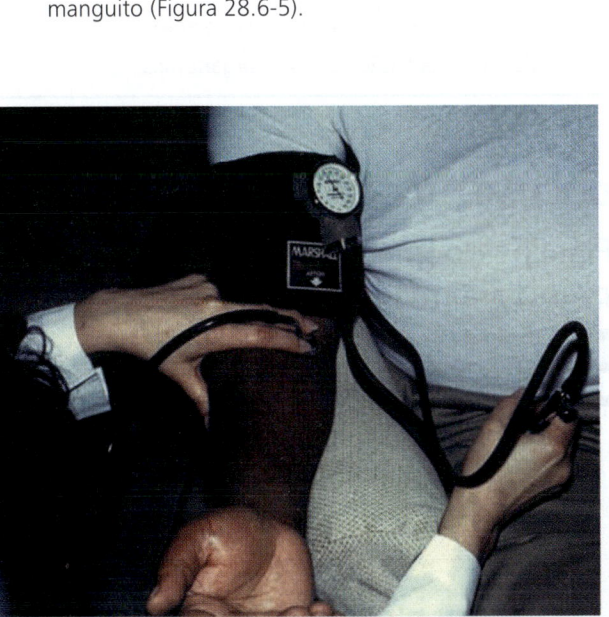

Figura 28.6-5 ▪ O diafragma do estetoscópio não deve tocar o manguito de pressão arterial.

IMPLEMENTAÇÃO – AÇÃO/BASE RACIONAL *(continuação)*

AÇÃO	BASE RACIONAL
10. Com a mão dominante, gire a válvula no sentido horário para fechar. Pressione a bomba para insuflar o manguito de forma rápida e estável, até que o manômetro registre 20 mm Hg a 30 mm Hg acima do nível previamente determinado pela palpação.	10. Impede o vazamento do ar durante a insuflação. Garante que o manguito seja insuflado a uma pressão maior que a sistólica.
11. Abra a válvula parcialmente no sentido anti-horário para desinsuflar a bexiga a 2 mm/segundo, enquanto ouve o surgimento das cinco fases dos sons de Korotkoff. Registre a leitura do manômetro para esses sons. 1. Um som fraco e claro de golpe que aumenta de intensidade 2. Som de esguicho 3. Som intenso 4. Som abafado abrupto e distinto 5. Nenhum som	11. Mantém a liberação constante da pressão, para garantir que o primeiro som sistólico seja ouvido. Identifique as leituras do manômetro para cada uma das cinco fases. • Identifique dois sons consecutivos de golpes para confirmar a leitura sistólica. • A American Heart Association (2002) recomenda usar a fase 4 como o nível diastólico em crianças com menos de 13 anos. Mesmo que as cinco fases dos sons de Korotkoff tenham sido identificadas, a maioria dos clientes tem apenas dois sons claramente distintos (fases 1 e 5), identificados como som sistólico e o diastólico.
12. Depois de ouvir o último som de Korotkoff, desinsufle o manguito lentamente até pelo menos outros 10 mm Hg para garantir que nenhum outro som seja ouvido; em seguida, desinsufle de forma rápida e completa.	12. Impede a oclusão arterial e o desconforto ocasionado pela dormência ou pelo formigamento.
13. Deixe o cliente descansando pelo menos por 30 segundos e remova o manguito (A medição é repetida depois de 30 segundos, então é calculada a média das duas leituras. A repetição pode ser no mesmo braço ou no oposto). (American Heart Association, 2005).	13. Solta o sangue aprisionado nos vasos. Permite a medição exata.
14. Informe a leitura ao cliente.	14. Promove a participação do cliente.
15. A pressão sistólica (fase 1) e a diastólica (fase 5) devem ser registradas imediatamente e arredondadas para cima, para os próximos 2 mm Hg. (Em crianças e quando os sons são ouvidos quase no nível de 0 mm Hg, a pressão da fase 4 também deve ser registrada, por exemplo, 136/104/96).	15. Garante a precisão.
16. Se adequado, abaixe o leito e coloque a campainha de chamada ao alcance do cliente.	16. Garante a segurança do cliente.
17. Coloque todos os materiais nos lugares certos.	17. Promove a manutenção do equipamento.
18. Lave as mãos e/ou use álcool gel 70%.	18. Reduz a transmissão de micro-organismos.

AVALIAÇÃO

- Avalie a exatidão da leitura da pressão arterial, comparando-a com o prontuário médico.
- Avalie se a pressão arterial do cliente está dentro do intervalo normal.
- Identifique se a pressão arterial do cliente varia acima de 5 mm Hg a 10 mm Hg entre os dois braços.
- Avalie se a pressão muda significativamente quando o cliente fica em pé.
- Relate as medições anormais ao enfermeiro encarregado ou ao médico.

DOCUMENTAÇÃO

Planilha de sinais vitais ou prontuário médico eletrônico

- Medição da pressão arterial;
- Local em que o registro foi efetuado;
- Método de obtenção da pressão – auscultação ou palpação.

PROCEDIMENTO 28-7 Oximetria de pulso

VISÃO GERAL

A oximetria de pulso é um método rápido, fácil e não invasivo, que utiliza um sensor externo, para avaliar a saturação do oxigênio do sangue arterial. Existem vários tipos de sensores; no entanto, o mais comum para o uso em adultos é o digital. O dedo é colocado em um mecanismo de clipe. Em um lado do clipe estão os diodos que emitem luz (uma vermelha e uma infravermelha); no outro lado, há um detector de fótons. O raio de luz atravessa o tecido e os vasos sanguíneos; o detector de fótons recebe a luz e mede a quantidade dela que é absorvida pela hemoglobina oxigenada e não oxigenada. A hemoglobina não oxigenada absorve mais luz vermelha e a oxigenada, infravermelha. A quantidade de cada luz e, consequentemente, a saturação do oxigênio do sangue arterial (SaO_2) são determinadas pelo espectro da luz. Outros tipos de sensores, usando o mesmo princípio da espectrometria, são usados nos artelhos, no nariz, no ouvido, na testa ou ao redor da mão ou do pé. Existem sensores especiais para as mãos de recém-nascidos e para os artelhos de crianças.

ANÁLISE

1. Analise o nível de hemoglobina do cliente. **Uma vez que a oximetria de pulso mede a porcentagem de SaO_2, os resultados do status da oxigenação são afetados. Os resultados parecem normais se o nível de hemoglobina estiver baixo, porque toda a hemoglobina disponível para carregar o O_2 está completamente saturada; portanto, é importante saber o nível de hemoglobina.**
2. Observe a cor do cliente. **Se o cliente apresentar a vasoconstrição das extremidades, pode haver imprecisão no registro.**
3. Analise o status mental do cliente, **isso ajuda na avaliação geral do transporte de oxigênio para o cérebro e indica um alto nível de CO_2.**
4. Analise a frequência de pulso do cliente. O oxímetro mede a frequência de pulso. **A análise manual do pulso é uma referência usada para indicar o funcionamento do oxímetro.**
5. Analise a área em que sensores são colocados **para determinar se a circulação é adequada (sem cicatrizes ou unhas grossas).**
6. Remova o esmalte e/ou as unhas artificiais, **pois interferem nas medições do sensor.**

POSSÍVEIS DIAGNÓSTICOS DE ENFERMAGEM

Troca de gases comprometida

Perfusão ineficaz do tecido

Risco de comprometimento da integridade da pele

PLANEJAMENTO

Resultados esperados

1. SaO_2 em intervalo normal para o cliente (95%-100% na ausência de doença respiratória crônica).
2. Cliente alerta e orientado.
3. A cor do cliente permanece normal.
4. O cliente tolera o posicionamento dos sensores.
5. Não há irritação cutânea ou pressão ocasionada pelos sensores.

Equipamentos necessários

- Dispositivo de medição automática dos sinais vitais (monitor eletrônico) com oximetria de pulso ou o oxímetro de pulso portátil;
- Sensor adequado;
- Gaze embebida em álcool 70% ou água e sabonete;
- Removedor de esmalte, se necessário.

DICA DE DELEGAÇÃO

A equipe de auxiliares e técnicos de enfermagem realiza rotineiramente a oximetria de pulso. O profissional deve ser informado dos parâmetros aceitáveis e relatar ao enfermeiro qualquer verificação anormal.

UNIDADE 8 ▪ Procedimentos de Enfermagem

IMPLEMENTAÇÃO – AÇÃO/BASE RACIONAL	
AÇÃO	BASE RACIONAL

* Verifique a pulseira de identificação do cliente * Explique o procedimento antes de começar *

1. Retire os adornos como relógio, pulseiras e anéis. Lave as mãos e/ou use álcool gel 70% (Anvisa, RDC 42 de 25/10/2010).	1. Reduz a transmissão de micro-organismos.
2. Selecione um sensor apropriado. Os sensores para as pontas dos dedos são os mais usados. (Consulte Figura 28.7-1.)	2. O sensor é selecionado com base no tamanho da pessoa e no local a ser aplicado.
3. Selecione um local apropriado para o sensor. É mais comum colocá-lo nos dedos; no entanto, é possível posicioná-lo nos artelhos (Figura 28.7-2), nos lóbulos da orelha, no nariz, na testa (Figura 28.7-3), nas mãos e nos pés. Analise o reenchimento capilar e o pulso proximal. Se o cliente tiver má circulação, coloque o sensor no lóbulo da orelha, na testa ou no nariz. No caso de crianças, os sensores são posicionados nas mãos, nos pés ou no tronco. Se um cliente idoso tiver unhas grossas, escolha outro local.	3. A circulação reduzida altera a medição de saturação do O_2.
4. Limpe o local com uma gaze embebida em álcool 70%. Remova unhas artificiais ou esmalte, se houver, ou selecione outro local. Elimine qualquer resíduo de esparadrapo. Se necessário, use água e sabonete para limpar o local.	4. O esmalte e as unhas artificiais alteram os resultados.
5. Aplique o sensor. Verifique se os detectores de fótons estão alinhados nos lados opostos do local selecionado.	5. A aplicação adequada é necessária para obter resultados exatos.

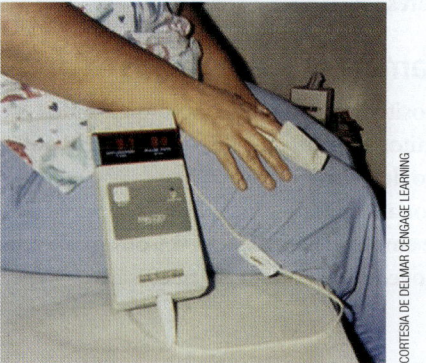

Figura 28.7-1 ▪ O oxímetro de pulso determina a saturação de O_2 do cliente.

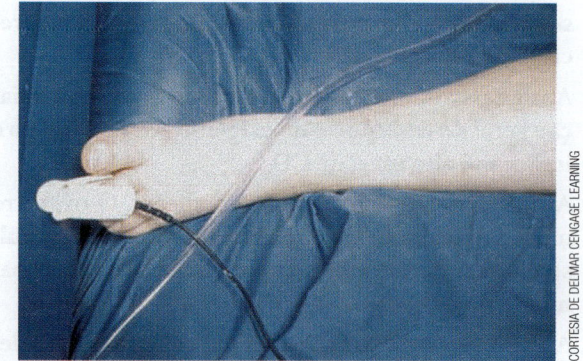

Figura 28.7-2 ▪ O sensor do oxímetro pode ser colocado em um artelho.

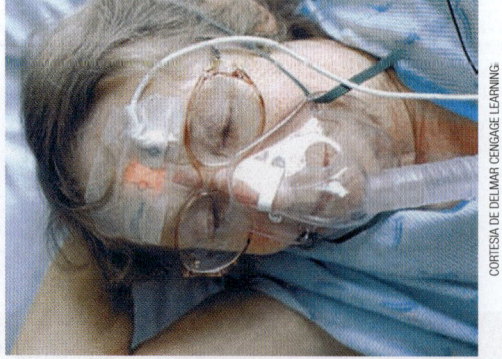

Figura 28.7-3 ▪ O sensor do oxímetro pode ser colocado na testa.

IMPLEMENTAÇÃO – AÇÃO/BASE RACIONAL	(continuação)
AÇÃO	BASE RACIONAL
6. Conecte o sensor ao oxímetro com um cabo de sensor. Ligue a máquina. Primeiro, ouve-se um som, depois, segue-se uma flutuação na forma de onda arterial a cada pulso. Na maioria dos oxímetros, se a bateria estiver terminando, a luz indicadora acende quando houver mais 15 minutos de bateria. Encaixe os oxímetros mesmo quando não estiverem em uso.	6. A flutuação do tom e da forma de onda indica que a máquina está decretando o fluxo sanguíneo a cada pulsação arterial.
7. Ajuste os limites de alarme para os níveis alto e baixo de saturação de O_2 de acordo com as instruções do fabricante. Normalmente, os limites da frequência de pulso também são definidos. Ajuste o volume.	7. O alarme indica que os níveis de saturação ou a frequência de pulso estão fora dos níveis designados e avisa o enfermeiro sobre anormalidades nos níveis de saturação de O_2 e na frequência de pulso.
8. Se estiver obtendo uma leitura, anote os resultados. Se o oxímetro for usado para a monitoração constante, troque o local dos sensores de mola a cada 2 horas e dos sensores adesivos a cada 4 horas.	8. Evita a deterioração da pele causada pela pressão e a irritação causada pelo adesivo.
9. Para proteger o sensor da luz intensa, cubra-o com um lençol ou uma toalha.	9. Fontes de iluminação ambiente, como a luz solar ou as lâmpadas quentes, podem interferir no sensor e alterar os resultados de SaO_2.
10. Se obtiver resultados anormais, analise primeiro o cliente. As mãos dele estão frias? O sensor está colocado corretamente? O dispositivo de oximetria está quebrado? Meça a oximetria de pulso com outro dispositivo. Se os resultados ainda estiverem anormais, avise o profissional da saúde.	10. Um nível baixo de SaO_2 exige atenção médica, porque um dano permanente ao tecido pode resultar da saturação baixa do oxigênio.
11. Lave as mãos e/ou use álcool gel 70%.	11. Reduz a transmissão de micro-organismos.

AVALIAÇÃO

- O SaO_2 está em um intervalo normal para o cliente (95%-100% na ausência de doença respiratória crônica).
- O cliente está alerta e orientado.
- A cor do cliente permanece normal.
- O cliente tolera o posicionamento dos sensores.
- Não há sinal de irritação cutânea ou de pressão causada pelos sensores.

DOCUMENTAÇÃO

Anotações do enfermeiro
- Horário em que a oximetria de pulso foi colocada, localização do sensor, leituras dos valores de referência e nível de hemoglobina

Planilha
- Leituras do pulso, oxigênio, frequência de fluxo e saturação

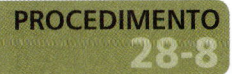

Pesagem de cliente com mobilidade e sem mobilidade

VISÃO GERAL

O peso do cliente é um dado essencial na monitoração de sua resposta a uma variedade de tratamentos. As alterações no peso podem indicar a necessidade de mudanças na avaliação e nos planos de intervenção. Pese o cliente na mesma balança, no mesmo horário e com as mesmas roupas. O peso exato é importante para garantir o atendimento correto.

ANÁLISE

1. Analise a capacidade do cliente de ficar em pé sozinho e com segurança sobre a balança. **Considere os fatores que exigem o uso de uma balança suspensa: cliente sonolento ou comatoso; paralisado; muito fraco; ou instável quando fica em pé**.
2. Observe se as roupas são semelhantes às usadas na medição prévia; **isso ajuda a manter a exatidão da nova pesagem**.

POSSÍVEIS DIAGNÓSTICOS DE ENFERMAGEM

Nutrição desequilibrada: além das exigências do corpo
Nutrição desequilibrada: aquém das exigências do corpo
Volume de fluidos em excesso
Volume de fluidos deficiente

PLANEJAMENTO

Resultados esperados

1. O profissional de saúde obtém o peso exato.
2. O cliente não sofre lesões.
3. O cliente mantém a privacidade.

Equipamentos necessários

- Balança: balança eletrônica de plataforma ou com pesos (Figura 28.8-1), balança para cadeira de rodas, suspensa (Figura 28.8-2) ou para o leito;
- Desinfetante recomendado;
- 1 a 3 outros membros da equipe ajudam a usar a balança suspensa;
- Cobertura de plástico para a balança suspensa;
- Luvas de procedimento (quando aplicável).

DICA DE DELEGAÇÃO

Normalmente, a tarefa de pesar um cliente com mobilidade ou sem mobilidade é delegada à equipe de auxiliares e técnicos de enfermagem treinada. A equipe deve ser instruída a fazer o seguinte:

- Selecionar a balança ideal para a medição.
- Posicionar o cliente de forma correta e segura.
- Realizar a medição corretamente e com segurança, de acordo com as diretrizes estabelecidas, e registrar na planilha apropriada (prontuário clínico).
- Reconhecer os achados anormais e relatá-los imediatamente ao enfermeiro.

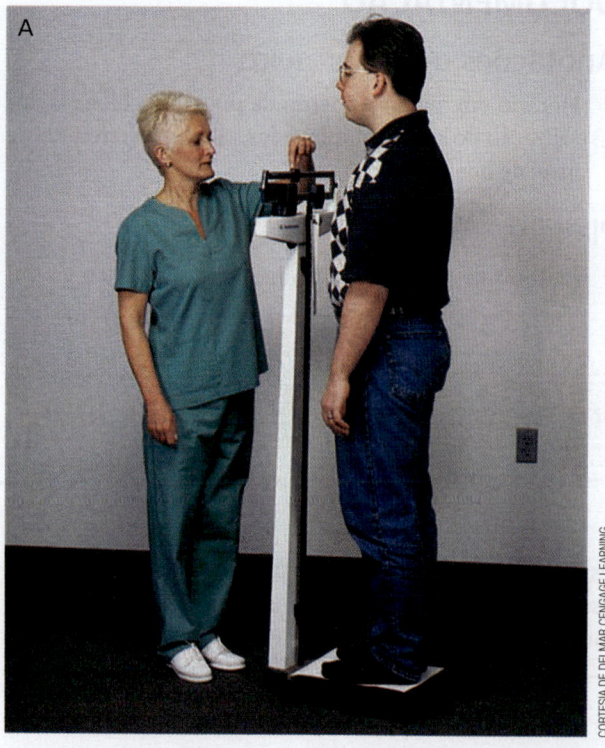
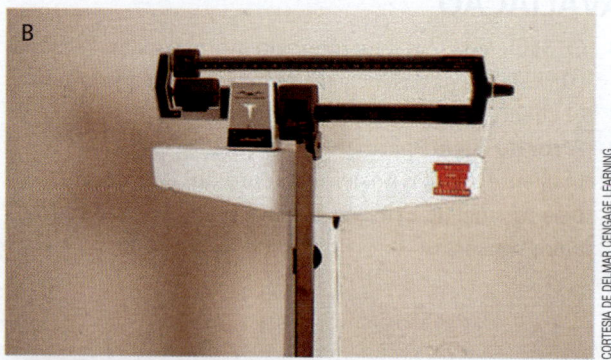
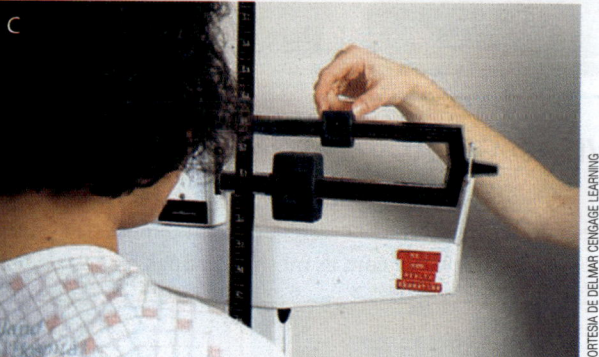

Figura 28.8-1 ■ *A*: a balança de plataforma ou digital pesa clientes que podem se locomover. *B*: antes de pesar o cliente, defina os dois indicadores do peso como zero e verifique se a ponta do travessão está equilibrada no meio da marca. *C*: movimento os dois indicadores do peso no travessão até que a ponta do travessão fique equilibrada no meio da marca. Na foto, o indicador do peso inferior está em 100 e o superior, em 38,2, indicando que o cliente pesa 138,2 libras (62 kg).

CAPÍTULO 28 ■ Procedimentos Básicos

IMPLEMENTAÇÃO – AÇÃO/BASE RACIONAL

AÇÃO	BASE RACIONAL

* Verifique a pulseira de identificação do cliente * Explique o procedimento antes de começar *

Balança de plataforma

1. Retire os adornos como relógio, pulseiras e anéis. Lave as mãos e/ou use álcool gel 70% (Anvisa, RDC 42 de 25/10/2010).	1. Reduz a transmissão de micro-organismos.
2. Coloque a balança perto do cliente.	2. Reduz o risco de queda ou lesão.
3. Ligue a balança eletrônica e calibre em zero.	3. Garante uma medição exata.
4. Peça ao cliente para retirar os sapatos, se necessário; faça-o subir na balança e ficar em pé imóvel. • Balança eletrônica: leia o peso depois que os números digitais pararem de oscilar. • Balança com pesos: deslize o peso maior para o sulco que mais se aproxima do peso do cliente. Deslize o peso menor para o sulco de forma que o travessão fique no meio. Some os dois números para chegar ao peso do cliente.	4. Mede o peso. • A leitura não será exata enquanto os números estiverem oscilando. • A pesagem na balança deve ser equilibrada para obter uma leitura exata.
5. Peça ao cliente para descer da balança. Ajude-o a deitar-se ou sentar-se, se necessário.	5. Reduz o risco de lesão se o cliente precisar de ajuda.
6. Limpe a balança com o desinfetante apropriado.	6. Reduz o risco de disseminação de infecção.
7. Lave as mãos e/ou use álcool gel 70%.	7. Reduz a transmissão de micro-organismos.

Balança suspensa

8. Retire os adornos como relógio, pulseiras e anéis. Lave as mãos e/ou use álcool gel 70% (Anvisa, RDC 42 de 25/10/2010) e coloque as luvas, se necessário.	8. Reduz o risco de infecção associada ao profissional de saúde.
9. Coloque uma cobertura de plástico na balança, se estiver disponível (normalmente pode ser solicitada por atacado ao fabricante).	9. Reduz o risco de disseminar infecção entre os clientes.
10. Retire os travesseiros. Vire o cliente para um dos lados e coloque metade da correia no leito ao lado dele e a outra metade enrolada contra as costas (Figura 28.8-3).	10. O peso mais exato será obtido se não houver nada entre o cliente e a correia.
11. Vire o cliente para o outro lado e desenrole o resto da correia, para que ela fique plana atrás dele.	11. Virar dessa maneira maximiza o conforto do cliente.
12. Role a balança sobre o leito, para que as pernas da balança fiquem sob o leito (Figura 28.8-4). Abra e trave as pernas da balança.	12. Garante que o equipamento está sendo usado com segurança para reduzir o risco de lesão.
13. Ligue a balança e calibre em zero.	13. Garante a medição exata.
14. Abaixe os braços da balança e deslize os ganchos para dentro dos orifícios na correia (Figura 28.8-5).	14. Encaixa a correia na balança para obter o peso.
15. Bombeie a balança até que a correia fique completamente elevada do leito (Figura 28.8-6).	15. Garante o peso exato.
16. Peça ao cliente para permanecer imóvel. Leia o peso depois que os números digitais pararem de oscilar (Figura 28.8-7).	16. A leitura não será exata enquanto os números estiverem oscilando.
17. Abaixe o cliente novamente para o leito e remova os braços da balança da correia (Figura 28.8-8).	17. Prepara para a remoção da correia.
18. Destrave as pernas da balança, volte à posição original e remova a balança do leito.	18. Permite a remoção do equipamento que obstrui a proximidade com o cliente, facilitando, assim, a remoção da correia.

744 UNIDADE 8 ▪ Procedimentos de Enfermagem

IMPLEMENTAÇÃO – AÇÃO/BASE RACIONAL	
AÇÃO	BASE RACIONAL

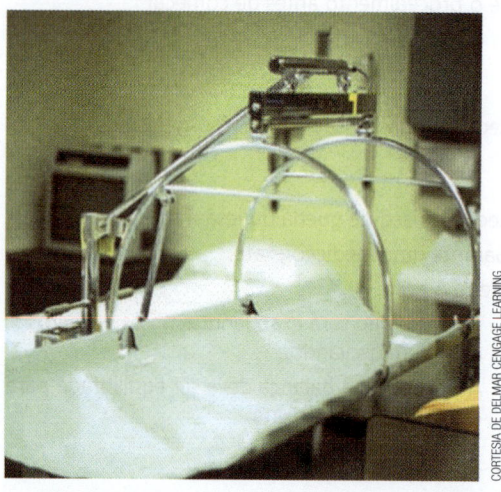

Figura 28.8-2 ▪ A balança suspensa pesa clientes acamados.

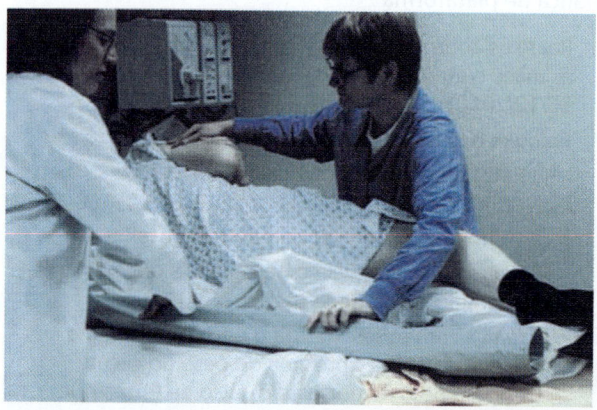

Figura 28.8-3 ▪ Vire o cliente de lado e coloque a correia no leito.

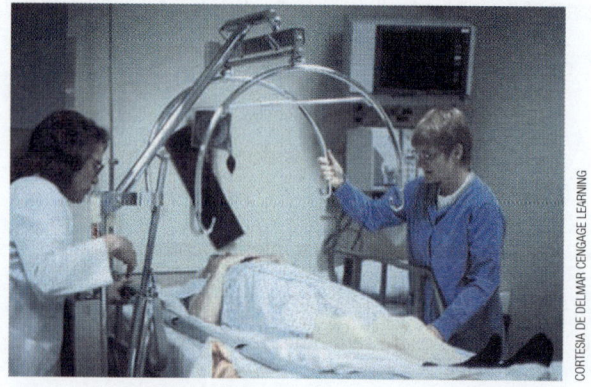

Figura 28.8-4 ▪ Depois de desenrolar o resto da correia embaixo do cliente, movimente a balança para a posição sobre o leito.

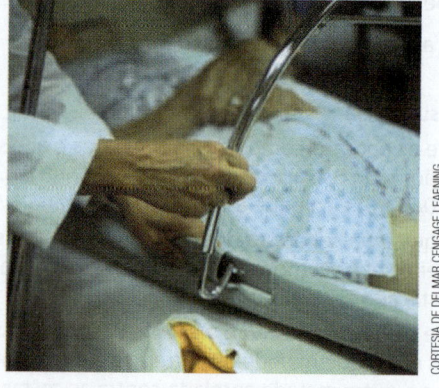

Figura 28.8-5 ▪ Encaixe os ganchos nos orifícios da correia.

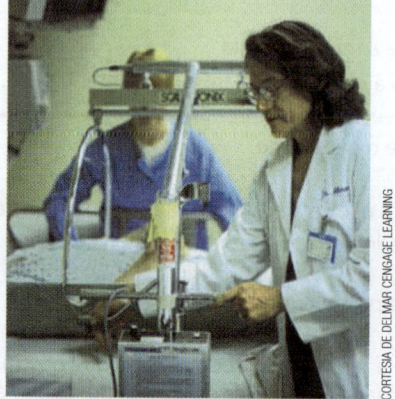

Figura 28.8-6 ▪ Bombeie a balança até que a correia se erga completamente do leito.

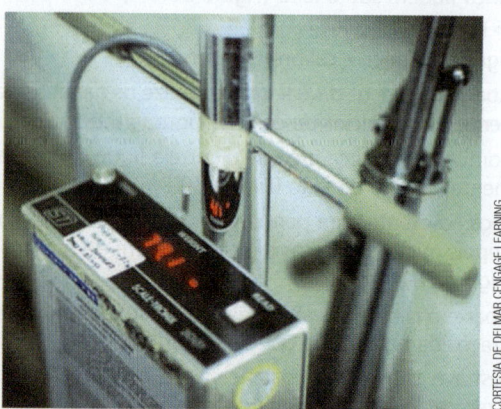

Figura 28.8-7 ▪ Leia o peso depois que os números pararem de oscilar.

CAPÍTULO 28 ■ Procedimentos Básicos

IMPLEMENTAÇÃO – AÇÃO/BASE RACIONAL	*(continuação)*
AÇÃO	BASE RACIONAL

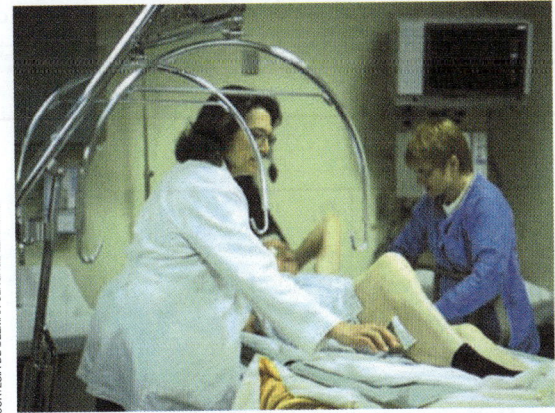

Figura 28.8-8 ■ Abaixe o cliente novamente para o leito e remova a correia.

19. Vire o cliente de lado, role a correia para cima, vire-o para o outro lado.
20. Realinhe o cliente com os travesseiros e as cobertas.
21. Remova a cobertura de plástico da correia e descarte-a conforme a política do hospital. (Conforme legislação vigente – Anvisa RDC 306 de 07/12/2004.)
22. Remova as luvas e lave as mãos e/ou use álcool gel 70%.

Balança para o leito ou sob o leito com suspensores

Alguns leitos possuem balanças incorporadas, que pesam o cliente eletronicamente.

Outros leitos pesam os clientes quando encaixados em quatro suspensores conectados a um monitor digital.

23. Coloque a mesma quantidade de roupas de cama e de roupas no cliente.
24. Ligue o monitor eletrônico e pese o cliente.

19. Facilita a remoção da correia.
20. Garante o conforto e a privacidade.
21. Reduz o risco de disseminar infecções e doenças associadas aos profissionais da saúde.
22. Reduz a transmissão de micro-organismos.

23. Garante o peso exato.
24. Obtenção do peso digital correto.

AVALIAÇÃO

- Compare o peso obtido com o valor previamente registrado. Repita a pesagem se a discrepância for significativa.
- Se a discrepância permanecer, avise ao médico e à nutricionista.

DOCUMENTAÇÃO

Planilha de sinais vitais ou prontuário médico eletrônico

- Data, hora e peso do cliente na planilha apropriada

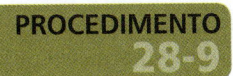

Mecânica corporal adequada

VISÃO GERAL

Mecânica corporal é o termo usado para se referir às técnicas de elevação que envolvem o alinhamento e o equilíbrio corretos do corpo, bem como os movimentos sincronizados essenciais para levantar e locomover os clientes (Daniels, 2010). A utilização adequada da mecânica corporal maximiza a potência e a energia dos sistemas musculoesquelético e neurológico;

além disso, evita distensões e lesões de músculos, articulações e tendões. A mecânica corporal correta diminui as lesões musculoesqueléticas relacionadas ao trabalho, diminui o excesso de distensão e fadiga, além de minimizar o potencial de lesão (Figura 28.9-1). É imperativo que o enfermeiro conheça e use as técnicas adequadas de elevação e procure ajuda, se necessário, para evitar lesões a si mesmo e aos clientes. O conhecimento de várias técnicas de transferência do cliente, habilidades especializadas de elevação ou transferência do leito para maca, cadeira ou cadeira de rodas, bem como o uso da prancha de transferência para o leito e do elevador hidráulico, será revisado no procedimento a seguir. Destacamos dicas específicas para a segurança do cliente e do profissional.

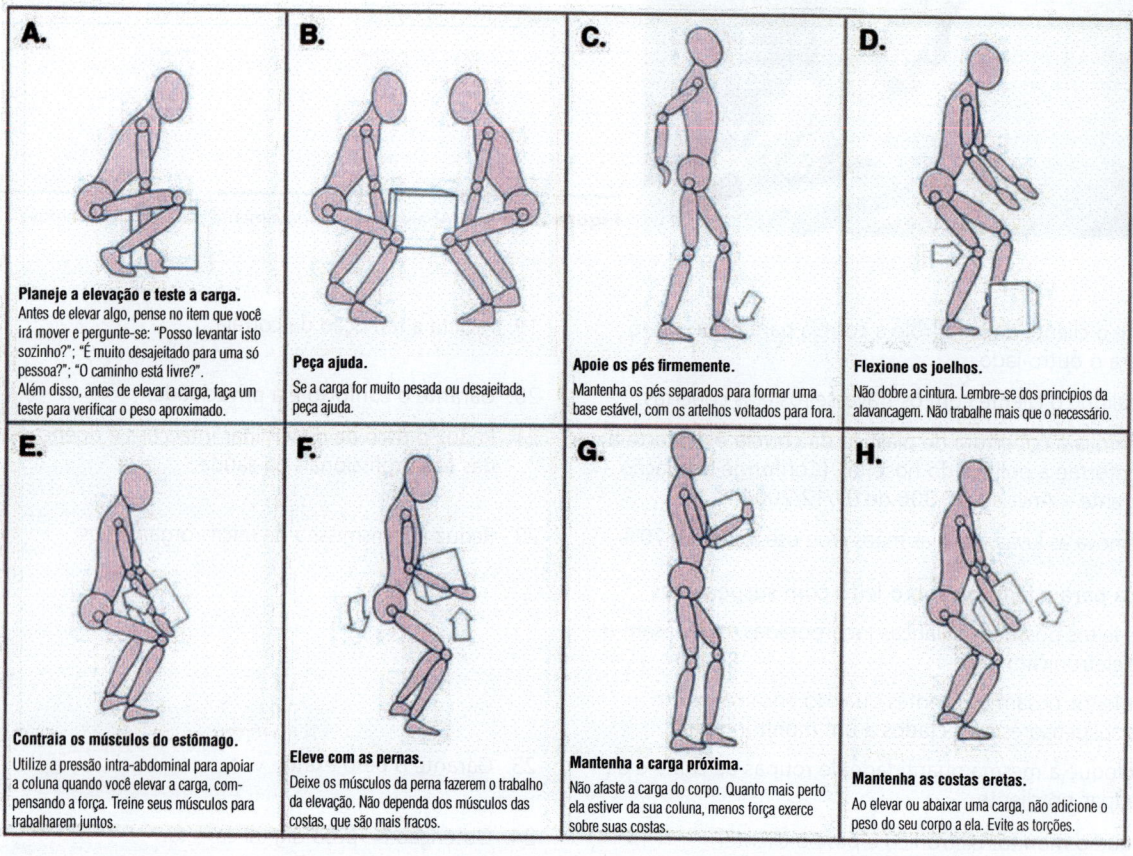

Figura 28.9-1 ▪ Siga sempre essas oito regras ao elevar uma carga. *(Reimpresso com a permissão de Ergodyne Corporation, St. Paul, MN.)*

ANÁLISE

1. Analise o grau de necessidade de assistência do cliente para realizar um movimento físico. **Antes de iniciar a intervenção, identifique a capacidade do cliente de obter o nível máximo de autossuficiência.**

2. Identifique o tipo de movimento físico necessário **para garantir o uso da mecânica corporal adequada como puxar, empurrar ou elevar.**

3. Identifique a necessidade em potencial de um equipamento auxiliar para uma elevação segura, **a fim de minimizar o risco de lesão do cliente e do enfermeiro.**

4. Identifique qualquer risco incomum na elevação segura, como um cliente muito pesado ou o ambiente domiciliar. **Permite que o enfermeiro planeje as modificações para garantir uma boa mecânica corporal e reduzir o risco de lesão.**

5. Analise se há obstáculos, se o cliente é pesado, se não há apoios ou se há equipamentos e objetos no caminho. Reduza ou remova os riscos à segurança antes de elevar o cliente ou o objeto.

6. Analise se há superfícies escorregadias, incluindo pisos molhados; se o cliente, o auxiliar ou o enfermeiro estão usando sapatos que escorregam; e se há toalhas, lenços ou papéis no chão. Elimine a superfície escorregadia antes de elevar o cliente ou o objeto.

7. Analise os riscos ocultos, incluindo confusão do cliente, falta de cooperação, hipotensão ortostática, efeitos de fármacos, dor ou medo.

8. Analise os sinais vitais do cliente, o status da dor e a necessidade de analgésicos antes da locomoção. Analise as áreas de incisões e/ou lesões.

9. Verifique se o equipamento está funcionando bem, para facilitar uma transferência segura e ininterrupta. Examine especificamente as travas da cadeira de rodas.

10. Identifique todos os equipamentos e tubos conectados ao cliente e tome as medidas preventivas apropriadas. Com frequência, os clientes que precisam de elevação e transferência usam dispositivos intravenosos ou outros e/ou equipamentos ortopédicos.

11. Analise se o cliente entende as etapas necessárias para realizar uma transferência segura e a capacidade de auxílio. **A explicação das etapas de maneira clara e concisa diminui a ansiedade, garante a cooperação e facilita os requisitos físicos para o cliente e o profissional.**

POSSÍVEIS DIAGNÓSTICOS DE ENFERMAGEM

Risco de lesão

Mobilidade física comprometida

PLANEJAMENTO

Resultados esperados

1. Com o equipamento apropriado e a mecânica corporal correta, a equipe eleva/transfere o cliente com segurança.

2. Por meio do alinhamento e da mecânica corporal correta, é possível evitar acidentes durante a elevação do cliente.

3. A elevação de cargas pesadas é facilitada pelos dispositivos mecânicos e pelo esforço em equipe.

4. Os clientes e familiares aprendem técnicas seguras de elevação/transferência para facilitar esse processo em casa e nos ambientes de atendimento estendido.

5. O enfermeiro pratica a elevação segura e a mecânica corporal adequada ao prestar atendimentos em que precise inclinar-se ou elevar cargas.

6. A equipe e os clientes não sofrem lesões, graças à correta utilização da mecânica corporal e do equipamento apropriado.

Equipamentos necessários

- Cintas para transferência ou marcha;
- Cadeira de rodas equipada com travas que estejam funcionando;
- Prancha de transferência;
- Lençol para arrastar ou elevar cargas;
- Sapatos antiderrapantes;
- Cintas de segurança ou marcha;
- Maca equipada com travas que estejam funcionando;
- Elevador hidráulico.

DICA DE DELEGAÇÃO

As tarefas de mover, transferir e elevar clientes devem ser delegadas à equipe de auxiliares e técnicos de enfermagem após a adequada instrução e/ou certificação. O profissional deve colocar o leito na altura adequada, usar uma ampla base de apoio, posicionar o cliente corretamente e usar os dispositivos acessórios com segurança. Depois de reposicionar o cliente, é preciso avaliar seu nível de conforto. O enfermeiro deve supervisionar o cliente que precisa de dispositivos complexos para mudar de posição ou elevar-se.

IMPLEMENTAÇÃO – AÇÃO/BASE RACIONAL

AÇÃO	BASE RACIONAL
* Verifique a pulseira de identificação do cliente * Explique o procedimento antes de começar *	
1. Retire os adornos como relógio, pulseiras e anéis. Lave as mãos e/ou use álcool gel 70% (Anvisa, RDC 42 de 25/10/2010).	1. Reduz a transmissão de micro-organismos.
2. Analise a situação do cliente conforme descrito na seção Análise, apresentada anteriormente.	2. Permite que o enfermeiro preveja eventos inesperados e se planeje para eles.
3. Mantenha um centro baixo de gravidade, flexionando os quadris e joelhos, e não a cintura. Para elevar e abaixar uma carga, agache em vez de se inclinar (Figura 28.9-2).	3. Promove a distribuição uniforme do peso do corpo e ajuda a manter um equilíbrio seguro.

IMPLEMENTAÇÃO – AÇÃO/BASE RACIONAL

AÇÃO	BASE RACIONAL
4. Com os pés separados, estabeleça uma base ampla de apoio (Figura 28.9-3).	4. Promove a estabilidade e localiza o centro da gravidade em um ponto mais baixo.
5. Use os pés para se mover; não faça movimentos de torção ou inclinação da cintura.	5. Ajuda a manter o alinhamento correto enquanto aumenta a força para elevar, puxar, empurrar e carregar.
6. Ao puxar ou empurrar algo, fique em pé perto do objeto e coloque um pé parcialmente à frente do outro.	6. Fornece uma rede de segurança para evitar possíveis lesões nas costas.
7. Ao empurrar um cliente ou objeto, incline-se sobre ele e aplique uma pressão leve e contínua. Ao puxar um cliente ou objeto, incline-se na direção oposta e segure com uma pressão leve. Nunca faça movimentos bruscos nem torça o corpo para forçar o movimento de um peso.	7. A pressão firme permite o movimento contínuo do objeto e evita movimentos abruptos que exigem um gasto de energia elevado.
8. Ao parar para mover um objeto, mantenha uma base ampla de apoio com os pés, flexione os joelhos para baixar o corpo e mantenha o tronco reto.	8. Fornece a mecânica apropriada para a força e a resistência ao cumprir a tarefa e para ficar em pé ereto em sua conclusão.
9. Ao elevar ou carregar um objeto, agache na frente dele, segure-o firmemente e fique em pé usando os músculos da perna e mantendo as costas retas.	9. Essa posição evita o uso das costas, diminui o potencial de torção da espinha e propicia um centro de gravidade firme e força para elevar o peso.
10. Ao levantar-se quando estiver agachado, arqueie ligeiramente as costas. Mantenha as nádegas e o abdome contraídos e levante primeiro com a cabeça.	10. Evita que as costas se curvem e forcem os músculos dorsais.
11. Ao elevar ou carregar objetos pesados, mantenha o peso o mais próximo possível do seu centro de gravidade.	11. Reduz o esforço dos músculos dos braços, das pernas e das costas.
12. Ao se estender na direção de um cliente ou objeto, mantenha as costas retas. Se o cliente ou objeto for pesado, não tente elevá-lo sem antes se aproximar dele (Figura 28.9-4).	12. Evita forçar os músculos dos braços e das costas.

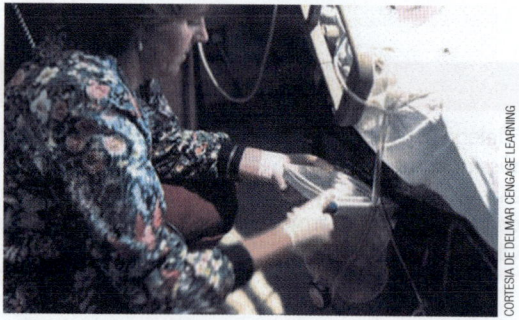

Figura 28.9-2 ▪ Para manter a boa postura, agache em vez de se inclinar.

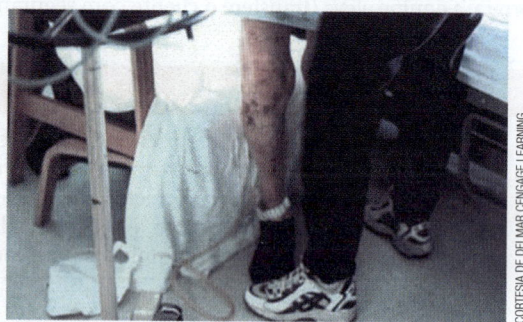

Figura 28.9-3 ▪ Separe bem os pés para estabelecer uma base ampla de apoio.

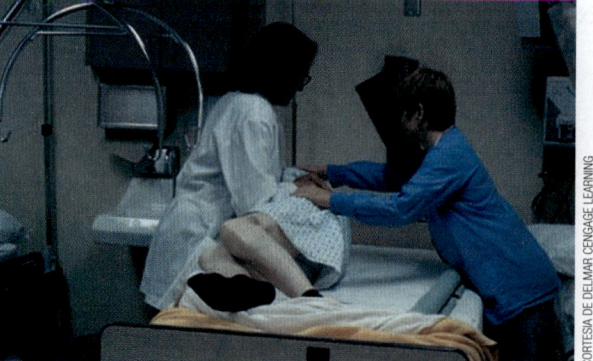

Figura 28.9-4 ▪ Mantenha as costas retas ao se estender na direção do objeto.

IMPLEMENTAÇÃO – AÇÃO/BASE RACIONAL	
AÇÃO	BASE RACIONAL
13. Use acessórios e equipamentos de segurança. Utilize cintas de marcha (Figura 28.9-5), elevadores (Figura 28.9-6), lençóis para arrastar peso e outros dispositivos de auxílio para efetuar a transferência (Figura 28.9-7). Incentive o cliente a usar corrimãos e barras de apoio (Figura 28.9-8). As rodinhas da cadeira de rodas, do carrinho e da maca devem ser travadas quando não estiverem em movimento.	13. Reduz o esforço do enfermeiro e aumenta a segurança do cliente.

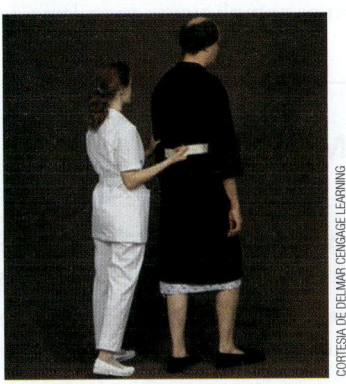

Figura 28.9-5 ▪ Utilize as cintas de marcha para melhorar a preensão e o controle.

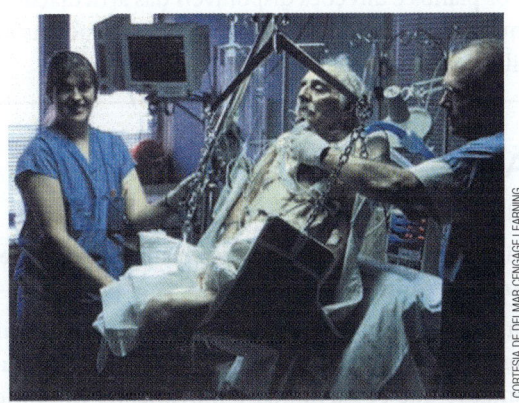

Figura 28.9-6 ▪ Utilize o elevador para transportar o peso do cliente. Monitore equipamentos, linhas, tubos e drenos; ajuste, se necessário, para evitar o deslocamento.

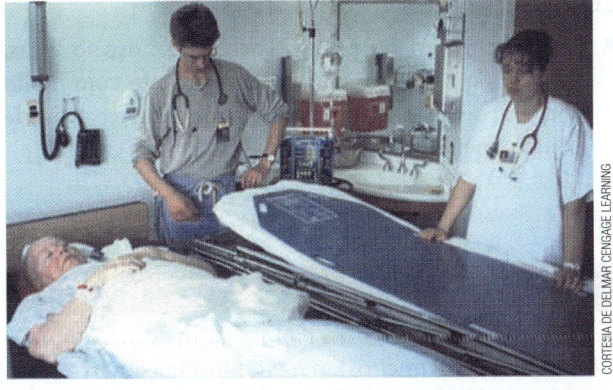

Figura 28.9-7 ▪ Utilize uma prancha de transferência para reduzir a força de estiramento e o esforço necessário para fazer deslizar o cliente.

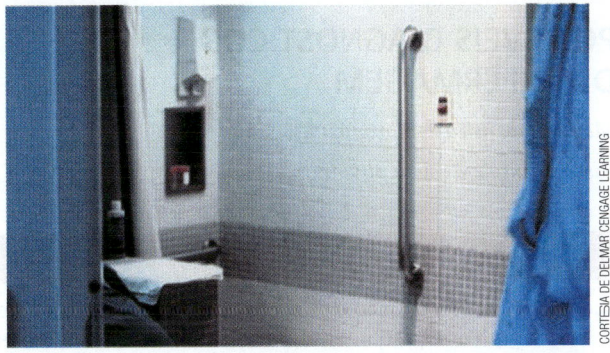

Figura 28.9-8 ▪ Incentive o cliente a usar corrimãos e barras de apoio.

AVALIAÇÃO

- O cliente ou objeto é elevado e/ou movido sem sofrer lesões ou danos.
- O enfermeiro que está elevando ou movendo um cliente ou objeto não sofre lesões.

DOCUMENTAÇÃO

Anotações do enfermeiro

- O tipo de elevação ou transferência nas anotações de progresso;
- Tolerância do cliente à elevação ou movimentação.

PROCEDIMENTO 28-10: Exercícios de amplitude de movimento (ADM)

VISÃO GERAL

Amplitude de movimento (ADM) é o intervalo natural do movimento dos músculos e das articulações. Quando uma pessoa é capaz de mover músculos e articulações em toda a sua amplitude nas atividades diárias, ela está realizando exercícios de ADM ativa.

Um cliente que se recupera de um acidente vascular cerebral ou que possui movimentos limitados pode precisar do auxílio dos profissionais da saúde para fazer a ADM passiva e movimentar os músculos e articulações ao longo da ADM natural. Os exercícios de ADM passiva (ADMP) servem para manter ou melhorar o nível atual de mobilidade funcional das extremidades. O enfermeiro apresenta e ensina os movimentos funcionais ao cliente, bem como o ajuda a fazê-los, em todos os planos e direções disponíveis das articulações envolvidas. Os exercícios de ADM evitam a contratura e contração dos músculos e tendões, aumentam a circulação das extremidades, diminuem as complicações vasculares decorrentes da imobilidade e aumentam o conforto do cliente.

ANÁLISE

1. Conheça o diagnóstico médico do cliente. **Saiba os limites funcionais esperados de um cliente com determinado diagnóstico**.
2. Familiarize-se com a amplitude de movimento atual do cliente. Observe qualquer dor articular, rigidez ou inflamação que possa limitar o movimento. **Entender a ADM atual do cliente ajuda o enfermeiro a analisar os limites funcionais do movimento de cada articulação**.
3. Observe o nível de consciência e a função cognitiva do cliente. **Ele deve ser incentivado a participar da ADM o mais ativamente possível**.

POSSÍVEIS DIAGNÓSTICOS DE ENFERMAGEM

Mobilidade física comprometida
Risco de intolerância à atividade

PLANEJAMENTO

Resultados esperados

1. O cliente mantém ou melhora a mobilidade funcional atual em todas as articulações e extremidades envolvidas.
2. O cliente reconquista ou melhora a força e/ou o movimento voluntário das articulações e extremidades envolvidas.
3. O cliente evita complicações da imobilidade, incluindo úlceras de pressão, contraturas, peristalse reduzida, constipação, fecaloma, hipotensão ortostática, embolia pulmonar e tromboflebite.

Equipamentos necessários

- Nenhum material especial é necessário, exceto luvas, no caso de haver possibilidade de contato com fluido corporal ou quando o paciente estiver em precaução de contato; neste caso deverá ser utilizado um capote.

DICA DE DELEGAÇÃO

A administração dos exercícios de ADM passiva pode ser delegada à equipe de auxiliares e técnicos de enfermagem adequadamente treinada. Os resultados devem ser relatados ao enfermeiro. Em muitas instituições há a presença de um fisioterapeuta, que é o responsável pelos exercícios de ADM, o que não invalida a atuação constante dos outros membros da equipe de saúde.

IMPLEMENTAÇÃO – AÇÃO/BASE RACIONAL

* Verifique a pulseira de identificação do cliente * Explique o procedimento antes de começar *

AÇÃO	BASE RACIONAL
1. Retire os adornos como relógio, pulseiras e anéis. Lave as mãos e/ou use álcool gel 70% (Anvisa, RDC 42 de 25/10/2010), use luvas se houver possibilidade de contato com fluidos corporais.	1. Reduz a transmissão de micro-organismos.

CAPÍTULO 28 ▪ Procedimentos Básicos

IMPLEMENTAÇÃO – AÇÃO/BASE RACIONAL	(continuação)
AÇÃO	BASE RACIONAL

2. Mantenha a privacidade do cliente, expondo apenas a extremidade que será exercitada.	2. Diminui a exposição física e o constrangimento.
3. Ajuste o leito em uma altura confortável para realizar a ADM.	3. Evita o esforço e o desconforto muscular do enfermeiro.
4. Abaixe as grades apenas no lado em que você está trabalhando.	4. Evita quedas.
5. Descreva o exercício de ADM passiva que você está realizando ou forneça dicas ao cliente para ele realizar os exercícios com a sua ajuda.	5. Exercita todas as áreas da articulação.
6. Comece os exercícios pela cabeça e desça de cada lado do corpo.	6. Fornece um método sistemático para garantir que todas as partes do corpo sejam exercitadas.
7. Repita cada exercício de três a cinco vezes, conforme a tolerância do cliente; cinco é o máximo. Faça cada movimento de maneira lenta e firme. Incentive o movimento total, mas não passe do ponto da dor, resistência ou fadiga.	7. Promove o exercício conforme a tolerância do cliente ou em um nível que mantenha a função articular.
8. Realize os movimentos listados na Tabela 28.10-1. As figuras 28.10-1 a 28.10-4 fornecem exemplos.	8. Os exercícios de ADM otimizam o desempenho dos movimentos para preservar o tônus muscular e a flexibilidade das articulações.
9. Observe as articulações e o rosto do cliente de modo a identificar sinais de esforço, dor ou fadiga durante o movimento.	9. Alerta o enfermeiro para interromper o exercício.
10. Recoloque as cobertas e posicione o cliente de acordo com o alinhamento corporal correto.	10. Propicia conforto.
11. Coloque as grades do leito na posição original.	11. Evita quedas.
12. Coloque a campainha de chamada ao alcance.	12. Facilita a comunicação.
13. Lave as mãos e/ou use álcool gel 70%.	13. Reduz a transmissão de micro-organismos.

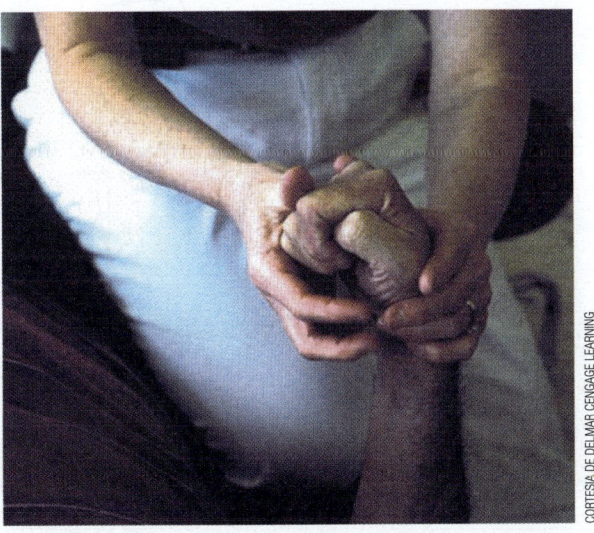

Figura 28.10-1 ▪ Flexione e estenda o punho.

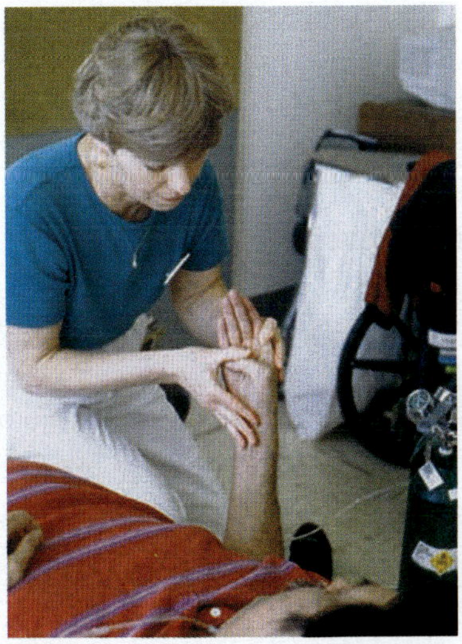

Figura 28.10-2 ▪ Flexione e estenda os dedos.

752 UNIDADE 8 ▪ Procedimentos de Enfermagem

IMPLEMENTAÇÃO – AÇÃO/BASE RACIONAL	
AÇÃO	BASE RACIONAL

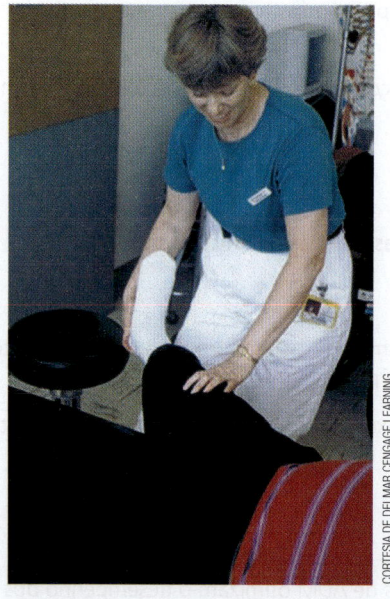

Figura 28.10-3 ▪ Deslize a perna no sentido oposto ao da linha média do cliente e, depois, retorne.

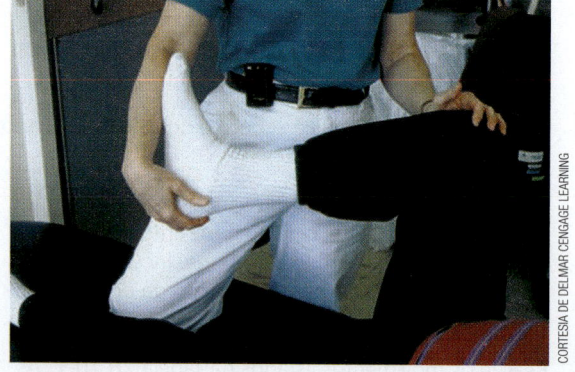

Figura 28.10-4 ▪ Flexione e estenda o joelho.

Tabela 28.10-1 ▪ Definição da amplitude de movimento articular

Movimento Articular	Amplitude	Grupo(s) de Músculos
1. Articulação temporomandibular (ATM)(Articulação sinovial)		
a. Abrir a boca.	2 cm a 5 cm	Masseter, temporal
b. Fechar a boca.	Fechamento completo	
c. *Protrusão*: Estender a mandíbula.	1 cm	Pterigoide lateral
d. *Retrusão*: Retrair a mandíbula.	1 cm	
e. *Movimento lateral*: Deslizar a mandíbula de um lado para o outro.	1 cm	Pterigoide lateral, pterigoide média
2. Coluna cervical (articulação de pivô)		
a. *Flexão*: Encostar o queixo no tórax.	45° para cada lado	Esternocleidomastoideo
b. *Extensão*: Retornar a cabeça à linha média.	45°	Trapézio
c. *Hiperextensão*: Inclinar a cabeça para trás.	10°	Trapézio
d. *Flexão lateral*: Encostar a orelha no ombro.	40° para cada lado	Esternocleidomastoideo

(continua)

Tabela 28.10-1 ■ Definição da amplitude de movimento articular (continuação)

	Movimento Articular	Amplitude	Grupo(s) de Músculos
e.	*Rotação*: Girar a cabeça para olhar para o lado.	90° para cada lado	Esternocleidomastoideo, trapézio

3. Ombro (articulação de esfera e soquete)

	Movimento Articular	Amplitude	Grupo(s) de Músculos
a.	*Flexão*: Levantar o braço estendido para a frente, para uma posição acima da cabeça.	180°	Peitoral maior, coracobraquial, deltoide, bíceps braquial
b.	*Extensão*: Retornar o braço estendido para a lateral do corpo.	180°	Longo dorsal, deltoide, tríceps braquial, redondo maior
c.	*Hipertensão*: Mover o braço estendido atrás do corpo.	50°	Longo dorsal, deltoide, redondo maior
d.	*Abdução*: Mover lateralmente o braço estendido, da lateral do corpo até uma posição sobre a cabeça, palma voltada para cima.	180°	Deltoide, supraespinal
e.	*Adução*: Mover lateralmente o braço estendido para baixo e cruzar na frente do corpo até onde for possível.	230°	Peitoral maior, redondo maior
f.	*Circundução*: Mover o braço estendido formando um círculo completo.	360°	Deltoide, coracobraquial, longo dorsal, redondo maior
g.	*Rotação externa*: Flexionar o braço na lateral, paralelo ao chão, palma voltada para baixo, girar o ombro para apontar os dedos para cima.	90°	Infraespinal, redondo menor, deltoide
h.	*Rotação interna*: Flexionar o braço na lateral, paralelo ao chão, girar o ombro para apontar os dedos para baixo.	90°	Subescapular, peitoral maior, longo dorsal, redondo maior

4. Cotovelo (articulação em dobradiça) (continuação)

	Movimento Articular	Amplitude	Grupo(s) de Músculos
a.	*Flexão*: Flexionar o cotovelo, mover o antebraço na direção do ombro, palma voltada para o ombro.	150°	Bíceps braquial, braquial, braquiorradial
b.	*Extensão*: Estender o antebraço para a frente e para baixo.	150°	Tríceps braquial
c.	*Rotação para supinação*: Flexionar o cotovelo, virar a mão e o antebraço para voltar a palma para cima.	70° – 90°	Bíceps braquial, supinador
d.	*Rotação para pronação*: Flexionar o cotovelo, virar a mão e o antebraço para voltar a palma para baixo.	70° – 90°	Pronador redondo, pronador quadrado

5. Punho (articulação condiloide)

(continua)

Tabela 28.10-1 ■ Definição da amplitude de movimento articular			(continuação)
Movimento Articular	Amplitude	Grupo(s) de Músculos	
a. *Flexão*: Flexionar o punho para mover os dedos na direção do aspecto interno do antebraço.	80° – 90°	Flexor radial do carpo, flexor ulnar do carpo	
b. *Extensão*: Estender a mão no mesmo plano que o braço.	80° – 90°	Extensor radial longo do carpo, extensor radial curto do carpo, extensor ulnar do carpo	
c. *Hipertensão*: Flexionar o punho e mover os dedos o máximo possível para trás.	80° – 90°	Extensor radial longo do carpo, extensor radial curto do carpo, extensor ulnar do carpo	
d. *Flexão radial*: Abdução – Flexionar o punho lateralmente na direção do polegar.	Até 20°	Extensor radial longo do carpo, extensor radial curto do carpo, flexor radial do carpo	
e. *Flexão ulnar*: Adução – Flexionar o punho lateralmente na direção oposta ao polegar.	30° – 50°	Extensor ulnar do carpo, flexor ulnar do carpo	
6. Mãos e dedos (articulações condiloides e em dobradiça)			
a. *Flexão*: Cerrar o punho.	90°	Interósseo dorsal da mão, flexor superficial dos dedos	
b. *Extensão*: Estender os dedos.	90°	Extensor do dedo indicador, extensor do dedo mínimo	
c. *Hiperextensão*: Estender os dedos para trás o máximo possível.	30° – 50°	Extensor do dedo indicador, extensor do dedo mínimo	
d. *Abdução*: Separar os dedos.	25°	Interósseo dorsal da mão	
e. *Adução*: Juntar os dedos.	25°	Interósseo palmar	
7. Polegar (articulação em sela)			
a. *Flexão*: Mover o polegar ao longo da superfície palmar da mão.	90°	Flexor curto do polegar, oponente do polegar	
b. *Extensão*: Afastar o polegar da mão.	90°	Extensor curto do polegar, extensor longo do polegar	
c. *Abdução*: Mover o polegar lateralmente.	30°	Abdutor curto do polegar, abdutor longo do polegar	

(continua)

Tabela 28.10-1 ■ Definição da amplitude de movimento articular (continuação)

Movimento Articular	Amplitude	Grupo(s) de Músculos
d. *Adução*: Aproximar o polegar da mão.	30°	Adutor transverso do polegar, adutor oblíquo do polegar
e. *Oposição*: Tocar com o polegar a ponta de cada dedo da mesma mão.	Tocar	Oponente do polegar, flexor curto do polegar

8. Quadril (articulação de esfera e soquete)

Movimento Articular	Amplitude	Grupo(s) de Músculos
a. *Flexão*: Mover a perna estendida para a frente e para cima.	90° – 120°	Psoas maior, ilíaco, iliopsoas
b. *Extensão*: Mover a perna para trás, ao lado da outra perna.	90° – 120°	Glúteo máximo, adutor magno, semitendíneo, semimembranáceo
c. *Hiperextensão*: Mover a perna atrás do corpo.	30° – 50°	Glúteo máximo, semitendíneo, semimembranáceo
d. *Abdução*: Mover a perna lateralmente, partindo da linha média.	40° – 50°	Glúteo médio, glúteo máximo
e. *Adução*: Mover a perna na direção da linha média e além.	20° – 30° além da linha média	Adutor magno, adutor curto, adutor longo
f. *Circundução*: Mover a perna para trás em um círculo.	360°	Psoas maior, glúteo máximo, glúteo médio, adutor magno
g. *Rotação interna*: Virar o pé e a perna para dentro, apontando os artelhos para a outra perna.	90°	Glúteo mínimo, glúteo médio, tensor da fáscia lata
h. *Rotação externa*: Virar o pé e a perna para fora, apontando os artelhos na direção oposta à da outra perna.	90°	Obturador externo, obturador interno, quadrado femoral

9. Joelho (articulação em dobradiça)

Movimento Articular	Amplitude	Grupo(s) de Músculos
a. *Flexão*: Flexionar o joelho para encostar o calcanhar na coxa.	120° – 130°	Bíceps femoral, semitendíneo, semimembranáceo
b. *Extensão*: Estender a perna e colocar o pé ao lado do outro.	120° – 130°	Reto femoral, vasto lateral, vasto medial, vasto intermediário

10. Tornozelo (articulação em dobradiça)

Movimento Articular	Amplitude	Grupo(s) de Músculos
a. *Flexão plantar*: Apontar os artelhos para baixo.	45° – 50°	Gastrocnêmio, solear
b. *Dorsiflexão*: Apontar os artelhos para cima.	20°	Peroneal terceiro, tibial anterior

(continua)

Tabela 28.10-1 ■ Definição da amplitude de movimento articular			(continuação)
Movimento Articular	Amplitude	Grupo(s) de Músculos	
11. Pé (articulação deslizante)			
a. *Eversão*: Virar a sola do pé lateralmente.	5°	Peroneal longo, peroneal curto	
b. *Inversão*: Virar a sola do pé medialmente	5°	Tibial posterior, tibial anterior	
12. Artelhos (condiloide)			
a. *Flexão*: Curvar os artelhos para baixo.	35° – 60°	Flexor curto do hálux, lumbrical do pé, flexor curto dos dedos	
b. *Extensão*: Estender os artelhos.	35° – 60°	Extensor longo dos dedos, extensor curto dos dedos, extensor longo do hálux	
c. *Abdução*: Separar os artelhos.	Até 15°	Interósseo dorsal do pé, adutor do hálux	
d. *Adução*: Juntar os artelhos.	Até 15°	Adutor do hálux, interósseo plantar	

AVALIAÇÃO

- O cliente manteve ou melhorou a mobilidade funcional atual das articulações e extremidades envolvidas.
- O cliente reconquistou ou melhorou a força e/ou o movimento voluntário das articulações e extremidades envolvidas.
- O cliente evitou complicações advindas da imobilidade, incluindo úlceras de pressão, contraturas, peristalse reduzida, constipação, fecaloma, hipotensão ortostática, embolia pulmonar e tromboflebite.

DOCUMENTAÇÃO

Anotações do enfermeiro

- Desempenho nos exercícios de ADM. Inclua as articulações e extremidades em que foi aplicada a ADM, os tipos e graus de limitação observada, extensão do envolvimento ativo do cliente nos exercícios, qualquer relato de dor ou desconforto e qualquer observação de intolerância
- Achados incomuns

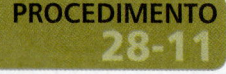

PROCEDIMENTO 28-11
Segurança na locomoção e auxílio para sair do leito e caminhar

VISÃO GERAL

A locomoção do cliente (marcha assistida ou não) é incentivada logo depois do início da doença ou cirurgia, para evitar as complicações advindas da imobilidade. Primeiro, analise a força, resistência, mobilidade e orientação do cliente. Ajude-o na locomoção, principalmente se houver determinados equipamentos (infusão IV com suporte de soro, cateter urinário, sistema de drenagem fechada do tórax, tubos de drenagem). Avalie a locomoção do cliente para planejar a progressão da atividade.

Os clientes mais suscetíveis às quedas incluem aqueles em hospitalização prolongada, que tomam tranquilizantes ou sedativos, confusos ou que possuem histórico de restrição física. A maioria das quedas:

- Ocorre à noite

- Ocorre no quarto do cliente
- Ocorre após longo período restrito ao leito com tentativa abrupta de deambular sem antes ter se sentado
- Envolve cadeira de rodas
- Envolve clientes confusos
- Envolve clientes que estão sozinhos
- Envolve clientes com calçados inadequados
- Envolve clientes em longos períodos de jejum, muitas vezes aguardando exames
- Ocorre sob iluminação insuficiente
- Envolve clientes com visão prejudicada
- Ocorre com clientes que apresentam comprometimento neuromuscular

A conscientização dos fatores de risco de queda evita muitas lesões. Quando um cliente fica confortável para se sentar no leito e depois ficar em pé, são iniciadas as atividades de locomoção progressiva. Os distúrbios de equilíbrio, coordenação, propriocepção (posição espacial) e também a fraqueza, baixa resistência e falta de condicionamento frequentemente ocorrem como consequência de procedimentos médicos/cirúrgicos. Clientes nessas condições precisam de ajuda para se locomover. As cintas para a marcha fornecem segurança ao cliente durante a locomoção.

Durante o processo de locomoção, avalie continuamente a força e resistência do cliente.

ANÁLISE

1. Determine o nível de atividade mais recente do cliente e a tolerância, **para avaliar sua atual habilidade locomotora**.
2. Analise o status atual do cliente, incluindo sinais vitais, fadiga, dor e medicamentos, **para identificar as condições que podem afetar negativamente a locomoção**.
3. **Para avaliar a segurança no ambiente do cliente:** verifique os corrimãos para ajudar o cliente a ficar em pé e se segurar enquanto se locomove. Cheque se o piso está nivelado, limpo e se não está escorregadio ou molhado. Observe se há iluminação adequada, para que o cliente possa ver aonde está indo.
4. Analise o equipamento de deambulação, incluindo andador, bengala ou outro dispositivo de auxílio, **para determinar se oferece segurança**.
5. Verifique as roupas do cliente **para determinar se os sapatos ou chinelos são seguros e se ele está adequadamente aquecido e coberto**.
6. Enquanto ele se locomove, analise sua marcha e apoio. **Determine se ele tolera bem a atividade e permite a detecção de hipotensão, diaforese, dispneia ou fraqueza**.
7. Depois da locomoção, analise a capacidade do cliente de se recuperar da atividade; isso inclui observar o nível de exaustão, energia e tempo de recuperação. **Determine se é necessário modificar a distância, tipo de assistência ou período de locomoção**.

POSSÍVEIS DIAGNÓSTICOS DE ENFERMAGEM

Risco de lesão

Mobilidade física comprometida

Intolerância à atividade

PLANEJAMENTO

Resultados esperados

1. O cliente é capaz de percorrer uma distância predeterminada, com assistência, se necessário, e retornar ao ponto de partida.
2. Enquanto caminha, o cliente não sofre nenhuma lesão.
3. O cliente pode aumentar a distância percorrida e/ou solicitar menos ajuda para percorrê-la regularmente.

Equipamentos necessários

- Cinta de marcha (transferência), se necessário;
- Dispositivos de auxílio;
- Calçados antiderrapantes.

DICA DE DELEGAÇÃO

A locomoção e o movimento seguro do cliente são atividades delegadas após a instrução adequada sobre planejamento dos movimentos, obtenção da ajuda adequada, se necessário, e posicionamento próximo ao cliente para evitar lesões.

UNIDADE 8 ▪ Procedimentos de Enfermagem

IMPLEMENTAÇÃO – AÇÃO/BASE RACIONAL	
AÇÃO	BASE RACIONAL

* Lave as mãos * Verifique a pulseira de identificação do cliente * Explique o procedimento antes de começar *

Segurança na locomoção

1. Ao auxiliar um cliente com infusão intravenosa (IV), coloque o suporte de soro com rodinhas (Figura 28.11-1) na cabeceira do leito antes de o cliente pendurar as pernas na beira do leito, para que ele tenha um espaço para elas entre o leito e o chão. Se a solicitação permitir, salinize o acesso venoso.

2. Ao ajudar um cliente que está utilizando bolsa de drenagem urinária, esvazie-a antes da locomoção, caso necessário. Faça o cliente sentar na beira do leito com as pernas penduradas. Remova a bolsa do leito. O enfermeiro ou cliente pode segurar a bolsa durante a locomoção. Esse recipiente deve permanecer abaixo do nível da bexiga (Figura 28.11-2).

3. Caso o cliente tenha tubo de drenagem como T-tube, Hemo Vac ou Jackson-Pratt, fixe o tubo e a bolsa coletora de drenagem antes da locomoção. Coloque um elástico ao redor do tubo de drenagem, perto da bolsa. Prenda o tubo e a bolsa com um alfinete de segurança através do elástico. Deixe folgado. O alfinete de segurança é preso no avental ou robe do cliente (Figura 28.11-3). Certifique-se de que o alfinete de segurança esteja solto depois da caminhada, para que o equipo não seja puxado acidentalmente ao remover o avental.

4. A locomoção do cliente com um sistema fechado de drenagem com tubo torácico exige, no início, orientação do enfermeiro, uma vez que a maioria dos clientes pode fazê-la sozinha. Quando o cliente estiver sentado na beira do leito, com os pés pendurados, remova os fixadores do sistema de drenagem. Mantenha o sistema fechado na vertical o tempo todo. Manipule drenos e tubos torácicos com delicadeza para não deslocá-los.

1. Evita que as pernas do cliente se enrosquem no equipo de soro ou no suporte, causando queda ou deslocamento do circuito. Proporciona mais liberdade de movimento.

2. Esvaziar a bolsa reduz o peso. Uma bolsa vazia mantida abaixo do nível da bexiga reduz o risco de a urina retornar para a bexiga e, assim, diminui o risco de contaminação.

3. Impede que o equipo se desloque ou embarace nas roupas ou em outros drenos.

4. A orientação se faz necessária para o autocuidado do cliente. Caso seja necessário, um membro da equipe de enfermagem deverá auxiliar o cliente na deambulação.

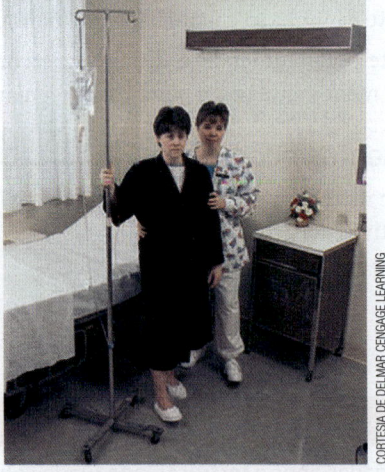

Figura 28.11-1 ▪ Cliente locomove-se com um IV.

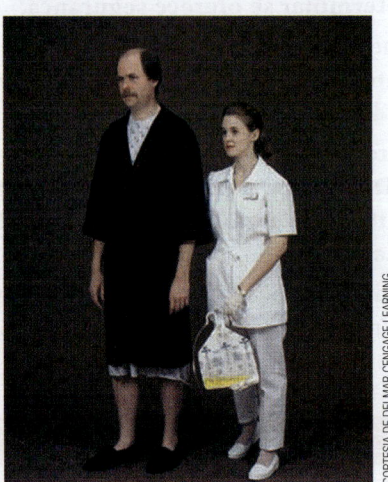

Figura 28.11-2 ▪ Locomoção do cliente que utiliza bolsa de drenagem urinária.

IMPLEMENTAÇÃO – AÇÃO/BASE RACIONAL *(continuação)*

AÇÃO	BASE RACIONAL

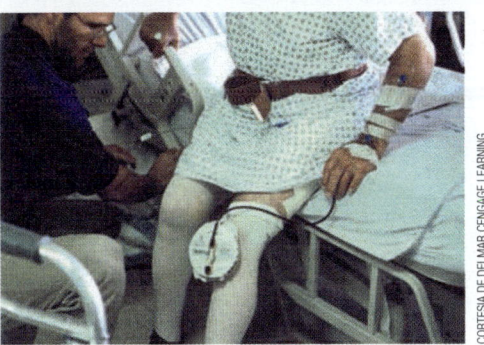

Figura 28.11-3 ■ Fixe os tubos e as bolsas coletoras de drenagem antes da locomoção, para que não se desloquem.

5. Use uma cinta de transferência ou de marcha para a locomoção do cliente fraco. Para aumentar a segurança, pode-se conduzir uma cadeira de rodas próxima do cliente para que ele possa utilizá-la caso sinta cansaço, fraqueza ou tontura.
6. Se o cliente sentir fraqueza ou tontura ao sentar-se na beira do leito, retorne-o à posição de supino e abaixe a cabeceira. Monitore a pressão arterial e o pulso dele.
7. Caso o cliente sinta fraqueza ou tontura durante a locomoção, ajude-o a sentar-se em uma cadeira. Fique com ele para garantir a segurança. Solicite uma cadeira de rodas a um membro da equipe, se ainda não estiver disponível, para levar o cliente ao leito.
8. Se o cliente sentir fraqueza ou tontura durante a locomoção e começar a cair, ajude-o a sentar-se no chão enquanto segura e protege a cabeça dele. Fique perto e ligeiramente atrás dele durante a locomoção, assim pode dar um passo para trás e ajudá-lo a sentar-se no chão. Peça a outro profissional para auxiliá-lo a levar o cliente para o leito. Analise a pressão arterial ortostática.
9. Incentive o cliente a urinar antes de se locomover, principalmente se ele for idoso.

Do leito para a caminhada

10. Informe ao cliente os objetivos e a distância do exercício de caminhada.
11. Eleve a cabeceira e espere alguns minutos.
12. Diminua a altura do leito, sempre que o mobiliário permitir.
13. Incentive o cliente a mover as pernas ativamente, ou faça-o de forma passiva.
14. Com um braço nas costas do cliente e o outro embaixo das pernas, coloque-o sentado na beira do leito.
15. Incentive o cliente a ficar sentado na beira do leito por vários minutos.
16. Coloque a cinta de marcha na cintura do cliente; prenda a fivela na frente. Coloque o dispositivo de locomoção, como um andador, ao alcance do cliente, se necessário. Ajude-o a ficar em pé (Figura 28.11-4). Verifique se o leito está travado e se o chão não está escorregadio. O calçado do cliente deve ter sola antiderrapante.

5. A cinta de transferência mede 5 cm de largura e é usada pelo cliente para a estabilização durante as transferências e a locomoção. Como o enfermeiro a segura, oferece mais segurança ao cliente.
6. Impede que o cliente caia do leito. Abaixar a cabeceira permite que a ação da gravidade leve o fluxo sanguíneo até o cérebro no caso de um cliente hipotenso.
7. Pode evitar que o cliente progrida para uma síncope completa.

8. Ajudar o cliente a sentar-se no chão evita que sofra lesões.

9. Evita interromper a locomoção. O banheiro pode não estar disponível.

10. Reduz a ansiedade do cliente e aumenta a cooperação.
11. Evita a hipotensão ortostática.
12. Reduz a distância até o chão, diminuindo, assim, o risco de lesão.
13. Estimula o fluxo sanguíneo, principalmente a elevação da pressão arterial sistólica, e evita uma possível hipotensão ortostática.
14. Proporciona apoio ao cliente e diminui o risco de queda.
15. Evita a hipotensão ortostática. Permite avaliar a tolerância à posição sentada.
16. Fornece apoio para o profissional ajudar o cliente. Promove a segurança do cliente e do profissional.

IMPLEMENTAÇÃO – AÇÃO/BASE RACIONAL	(continuação)
AÇÃO	BASE RACIONAL

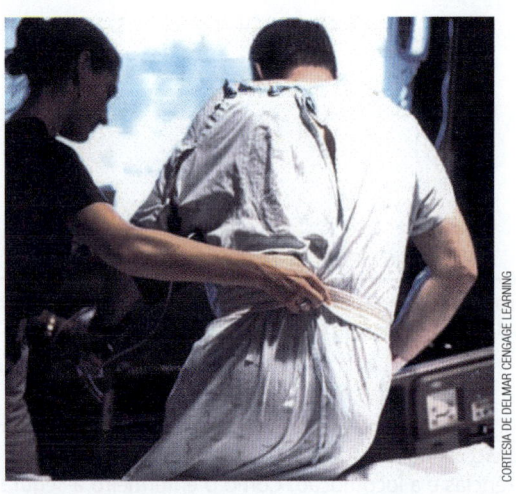

Figura 28.11-4 ■ Ajude o cliente a ficar em pé.

17. Fique em pé na frente do cliente, com os seus joelhos encostados nos dele.	17. Impede que o cliente escorregue para a frente, no caso de tontura ou fraqueza.
18. Coloque os braços embaixo das axilas dele.	18. Apoia o tronco do cliente.
19. Ajude o cliente a ficar em pé; espere um tempo para ele se equilibrar.	19. Reduz o risco de queda.
20. Se o cliente for capaz de prosseguir com a locomoção, fique ao lado dele e ajude-o, se necessário, usando a cinta. Posicione-se de modo a poder ajudá-lo com rapidez e segurança. Peça auxílio adicional, se for o caso.	20. Promove a segurança do cliente e do profissional.
21. Depois da locomoção conduza o cliente para o leito, remova a cinta e, se necessário, monitore os sinais vitais. Deixe o cliente mais confortável e verifique se todas as linhas e tubos estão seguros.	21. Garante a segurança e o conforto.
22. Coloque a campainha de chamada ao alcance do cliente.	22. Garante a segurança do cliente.
23. Mova a mesinha para perto do leito e coloque os itens de uso frequente perto do leito.	23. Garante a segurança do cliente.
24. Lave as mãos e/ou use álcool gel 70%.	24. Reduz a transmissão de micro-organismos.

AVALIAÇÃO

- O cliente foi capaz de percorrer uma distância predeterminada, com assistência ou não, e retornar ao ponto de partida.
- Enquanto caminhava, o cliente não sofreu nenhuma lesão.
- O cliente pôde aumentar a distância percorrida e/ou precisou de menos ajuda para percorrê-la regularmente.

DOCUMENTAÇÃO

Anotações do enfermeiro

- Distância percorrida pelo cliente e como ele tolerou a locomoção
- Dispositivos de auxílio de que o cliente precisou e fornecimento de informações sobre seu uso
- Preocupações especiais ou achados incomuns observados durante a locomoção do cliente

PROCEDIMENTO 28-12 Auxílio para usar muletas, bengala ou andador

VISÃO GERAL

A mobilidade é uma parte importante da vida. A capacidade de se locomover em um ambiente pode significar a diferença entre morar na própria casa e morar em uma instituição de saúde. A capacidade de se mover de forma independente melhora o bem-estar emocional, mental e físico do cliente.

Os clientes incapazes de andar sozinhos com segurança podem usar dispositivos projetados especialmente para isso. Os três dispositivos mais comuns são muletas, bengalas e andadores.

O dispositivo adequado para cada cliente é determinado pelo médico, fisioterapeuta ou enfermeiro. Esses profissionais trabalham em conjunto para indicar qual é a melhor opção para cada caso. Essa decisão é baseada na capacidade de apoiar o peso nas pernas, na força do braço, na energia e na presença ou ausência de fraqueza unilateral.

As muletas são usadas por clientes que não podem suportar o peso total ou parcialmente em uma perna e por clientes que têm capacidade total de suporte de peso em ambas as pernas. Existem vários tipos de muletas, dependendo do período durante o qual o cliente precisará dessa assistência e da força do tronco.

A bengala é usada por clientes que podem apoiar o peso nas duas pernas, mas uma perna ou quadril é mais fraco ou está mais comprometido. Há vários tipos de bengala. A bengala reta convencional é usada com mais frequência. A que possui três ou quatro pernas na ponta, chamada de bengala com apoio, serve para aumentar a estabilidade do cliente durante a marcha.

O andador é utilizado por clientes que precisam de mais apoio do que o oferecido pela bengala. Existem andadores com ou sem rodinhas. Os que não têm rodinhas dão mais estabilidade, mas precisam ser levantados a cada passo. O andador com rodinhas é menos estável, mas o cliente que não tiver força no tronco para levantá-lo pode empurrá-lo enquanto anda.

ANÁLISE

1. Analise o motivo pelo qual o cliente precisa de um dispositivo assistivo. A necessidade é de curto prazo? **Ajude a determinar qual dispositivo usar**.
2. Verifique as limitações físicas do cliente. Quanto peso ele é capaz de apoiar? Ele pode apoiar o peso nas duas pernas ou em apenas uma perna? A força do tronco é adequada? Ele se cansa facilmente? **Analise a segurança e o conforto**.
3. Observe o ambiente físico do cliente. Ele está em casa ou em uma instituição? O ambiente é adequado para as necessidades do cliente ou para o dispositivo assistivo que vai utilizar? Os corredores são largos o suficiente? Bem iluminados? As portas são largas o bastante? A escada é usada com frequência? Quantos degraus? As portas se abrem o suficiente? **Analise a segurança e o conforto**.
4. Analise a capacidade do cliente para entender e seguir instruções sobre o uso de um dispositivo assistivo. O cliente entende as instruções? Consegue se lembrar delas? Já utilizou determinado dispositivo? Existe uma barreira de idioma que possa limitar a compreensão? **Analise segurança, ensino, conforto e eficácia**.

POSSÍVEIS DIAGNÓSTICOS DE ENFERMAGEM

Mobilidade física comprometida

Risco de trauma

Conhecimento deficiente
(dispositivos assistivos para mobilidade)

PLANEJAMENTO

Resultados esperados

1. O cliente locomove-se de forma segura e independente com a ajuda de muletas, bengala ou andador.
2. O cliente se sente confiante e seguro enquanto usa o dispositivo assistivo.

Equipamentos necessários

- Cinta de marcha;
- Dispositivo assistivo: muletas, bengala ou andador;
- Fita métrica;
- Calçado antiderrapante.

DICA DE DELEGAÇÃO

A tarefa de cuidar da locomoção de clientes que utilizam dispositivos assistivos é delegada frequentemente à equipe de auxiliares e técnicos de enfermagem. O ensino inicial e a análise contínua do uso adequado não são delegados. O enfermeiro, fisioterapeuta ou terapeuta ocupacional é responsável por observar a técnica do cliente, ensiná-lo novamente, se necessário, e documentar sua proficiência.

IMPLEMENTAÇÃO – AÇÃO/BASE RACIONAL	
AÇÃO	BASE RACIONAL

* Verifique a pulseira de identificação do cliente * Explique o procedimento antes de começar *

AÇÃO	BASE RACIONAL
1. Analise o cliente quanto a força, mobilidade, amplitude de movimento, acuidade visual, dificuldades perceptivas e equilíbrio. *Observação:* o enfermeiro e o fisioterapeuta frequentemente trabalham juntos na análise e na escolha do equipamento correto de locomoção.	1. Ajuda a determinar as capacidades do cliente e a quantidade de auxílio necessário.
2. Meça o cliente para saber o tamanho das muletas e ajuste-as. Com o cliente na posição de supino, meça-o do calcanhar até a axila. Com o cliente em pé, a almofada da muleta deve ficar 2 cm a 5 cm abaixo da axila (Figura 28.12-1). Ajuste o apoio da mão para que o cotovelo fique em uma flexão de 30°.	2. Aumenta a segurança e o conforto do cliente. O espaço entre a almofada da muleta e a axila evita a pressão nos nervos radiais. A flexão do cotovelo permite espaço entre a almofada e a axila.

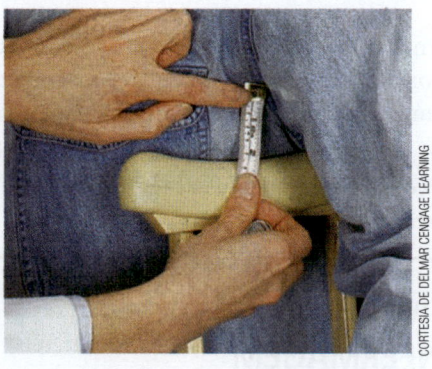

Figura 28.12-1 ▪ A fim de proporcionar conforto e estabilidade, é preciso ajustar as muletas ao cliente.

AÇÃO	BASE RACIONAL
3. Forneça um robe ou outra vestimenta, além de calçados antiderrapantes.	3. Mantêm a privacidade e a segurança.
4. Abaixe a altura do leito, se o mobiliário permitir.	4. Permite ao cliente sentar-se com os pés apoiados no chão e aumenta a segurança.
5. Sente o cliente na beira do leito por alguns minutos. Analise se ele sente vertigem ou náusea.	5. Permite a estabilização da pressão arterial e evita a hipotensão ortostática.
6. Coloque a cinta de marcha na cintura dele, caso o equilíbrio e a estabilidade forem desconhecidos ou pouco confiáveis. É uma boa prática usar essa cinta na primeira vez que o cliente sai do leito.	6. Fornece apoio e propicia segurança.
7. Demonstre ao cliente a técnica para segurar as muletas enquanto ele ainda estiver sentado. Os cotovelos devem estar flexionados em 30°, as mãos nos apoios e as almofadas entre 2 cm e 5 cm abaixo das axilas. Ensine o cliente a posicionar as muletas 10 cm a 12 cm lateralmente e 10 cm a 15 cm na frente dos pés. O peso deve ser apoiado nas mãos, e não nas axilas.	7. Aumenta a compreensão e a cooperação, diminui a ansiedade.
8. Ajude o cliente a ficar em pé, fazendo-o segurar as duas muletas com a mão não dominante. Depois, ele apoia a mão dominante no leito para levantar enquanto usa as muletas para ajudar no equilíbrio. Quando estiver em pé, a outra muleta pode ser passada para a mão dominante.	8. Permite a estabilidade e promove a independência.
9. Diga ao cliente para permanecer imóvel por alguns segundos, a fim de observar se ocorre vertigem ou náusea. Fique em pé perto do cliente para ajudar no apoio, se necessário. Com ele ainda em pé, verifique se o tamanho das muletas está correto.	9. Proporciona conforto, apoio e segurança ao cliente. Se ele sentir tontura, deve sentar-se e esperar um pouco antes de tentar novamente.

IMPLEMENTAÇÃO – AÇÃO/BASE RACIONAL (CONTINUAÇÃO)	
AÇÃO	BASE RACIONAL

Marcha de dois pontos (Figura 28.12-2A)

10. Mova a muleta esquerda e a perna direita para a frente em 10 cm a 15 cm. Mova a muleta direita e a perna esquerda para a frente em 10 cm a 15 cm. Repita a marcha.

10. A marcha de dois pontos (para o apoio parcial do peso) propicia uma forte base de apoio. O cliente deve ser capaz de apoiar o peso nas duas pernas. Essa marcha é mais rápida que a de quatro pontos.

Marcha de três pontos (Figura 28.12-2B)

11. Avance as duas muletas e a perna mais fraca para a frente em 10 cm a 15 cm. Mova a perna mais forte para a frente, alinhada às muletas. Repita a marcha.

11. A marcha de três pontos (para o apoio parcial ou nulo do peso) propicia uma forte base de apoio. Ela pode ser usada se o cliente tiver uma perna fraca ou em que não apoia o peso.

Marcha de quatro pontos (Figura 28.12-2C)

12. Posicione as muletas 10 cm a 15 cm na lateral e na frente de cada pé. Movimente a muleta direita para a frente em 10 cm a 15 cm e dê um passo com o pé esquerdo, alinhado com a muleta esquerda. Movimente a muleta esquerda para a frente em 10 cm a 15 cm e dê um passo com o pé direito, alinhado com a muleta direita. Repita a marcha.

12. A marcha de quatro pontos (para o apoio total ou parcial do peso) propicia mais estabilidade. O peso é apoiado em três pontos (duas muletas e um pé ou dois pés e uma muleta) o tempo todo. O cliente deve ser capaz de apoiar o peso nas duas pernas.

Marcha de balanço (Figura 28.12-2D)

13. Movimente as duas muletas para a frente em 10 cm a 15 cm. Movimente as duas pernas para a frente em um movimento de balanço, além das muletas. Repita a marcha.

13. A marcha de balanço permite um ritmo mais rápido. Essa marcha requer mais equilíbrio, força e prática.

Subir escada

14. Fique ao lado e ligeiramente atrás do cliente. Ensine-o a posicionar as muletas como se fosse caminhar. Apoie o peso do corpo nas mãos. Coloque a perna forte no primeiro degrau. Puxe a perna fraca para cima e movimente as muletas até o primeiro degrau. Repita para todos os degraus.

14. Evita apoiar o peso na perna mais fraca. Ao subir escadas, as muletas devem seguir as pernas, propiciando, assim, estabilidade, se o peso do cliente se deslocar no sentido oposto durante a movimentação. Isso permite que ele se apoie, em vez de cair para trás.

Descer escada

15. Posicione as muletas como se fosse caminhar. Apoie o peso na perna forte. Movimente as muletas até o primeiro degrau abaixo. Apoie o peso parcialmente nas mãos e nas muletas. Movimente a perna fraca para descer o degrau com as muletas. Apoie o peso totalmente nos braços e nas muletas. Mova a perna forte para o mesmo degrau que a perna fraca e as muletas. Repita para todos os degraus. Um segundo profissional atrás do cliente o segura pela cinta, o que diminui ainda mais o risco de queda.

15. Evita apoiar o peso na perna mais fraca. As muletas na frente das pernas ao descer as escadas permitem que o cliente tenha mais estabilidade, caso o peso dele se desloque para baixo durante a movimentação. Isso permite que o cliente se apoie antes de cair.

16. Defina objetivos realistas e oportunidades para a locomoção progressiva usando muletas.

16. Caminhar com muletas exige dez vezes mais energia que o necessário para a locomoção sem assistência.

17. No caso de clientes que estão aprendendo a andar com muletas, consulte o fisioterapeuta.

17. O fisioterapeuta é o especialista da equipe de saúde indicado para ensinar as técnicas de locomoção com muletas.

18. Lave as mãos e/ou use álcool gel 70%.

18. Reduz a transmissão de micro-organismos.

Sentar-se com apoio de muletas

19. Ensine o cliente a ficar de costas para a cadeira, bem encostado nela, de forma a senti-la com as panturrilhas.

19. Permite menos torção, mais estabilidade e segurança.

IMPLEMENTAÇÃO – AÇÃO/BASE RACIONAL (CONTINUAÇÃO)	
AÇÃO	BASE RACIONAL

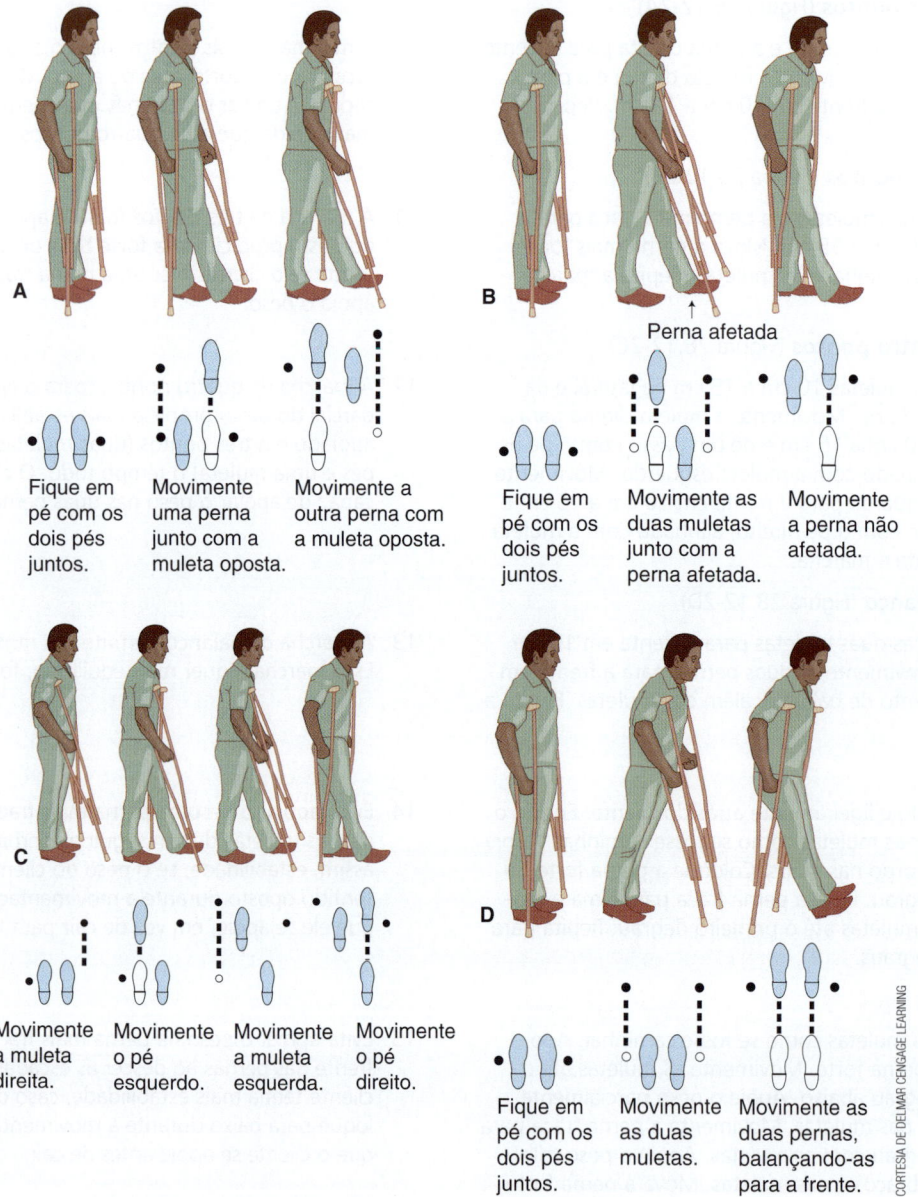

Figura 28.12-2 ■ Marchas com muletas: *A* - marcha de dois pontos (apoio parcial do peso); *B* - marcha de três pontos (apoio parcial ou nulo do peso); *C* - marcha de quatro pontos (apoio parcial ou total do peso); *D* - marcha de balanço (apoio nulo do peso).

20. Coloque as duas muletas na mão não dominante e use a mão dominante para chegar ao encosto da cadeira.	20. Aumenta a segurança; dá ao cliente uma ideia da distância até o assento.
21. Ensine o cliente a sentar-se lentamente.	21. Diminui a dor e as possíveis lesões.
Caminhar com apoio de bengala	
22. Repita as ações de 1 a 6.	22. Observe as bases racionais de 1 a 6.
23. Ensine o cliente a levantar-se da posição sentada enquanto se apoia no leito com os braços.	23. Promove a autonomia e aumenta a força do tronco.
24. O cliente deve ficar em pé ao lado do leito por alguns minutos, com a bengala na mão oposta à perna afetada.	24. Propicia equilíbrio. Permite mais controle da bengala.

IMPLEMENTAÇÃO – AÇÃO/BASE RACIONAL (CONTINUAÇÃO)	
AÇÃO	BASE RACIONAL

25. Analise a altura da bengala. Com a bengala 15 cm à frente do corpo, o topo da bengala deve ficar na altura do punho, com o cotovelo flexionado em 25° a 30°.

26. Caminhe ao lado e ligeiramente atrás do cliente, segurando a cinta, se necessário, para aumentar a estabilidade.

Marchar com apoio de bengala

27. Mova a bengala e a perna mais fraca para a frente ao mesmo tempo e pela mesma distância (Figura 28.12-3). Apoie o peso na perna mais fraca e na bengala. Movimente a perna forte para a frente. Apoie o peso na perna forte.

25. A flexão de 25° a 30° do cotovelo propicia mais força muscular e apoio do que se o braço estiver estendido.

26. Permite que o enfermeiro ofereça apoio ou ajuda, se o cliente precisar.

27. Quando o peso está na perna mais fraca, a bengala ajuda a fornecer uma base ampla de apoio para o corpo.

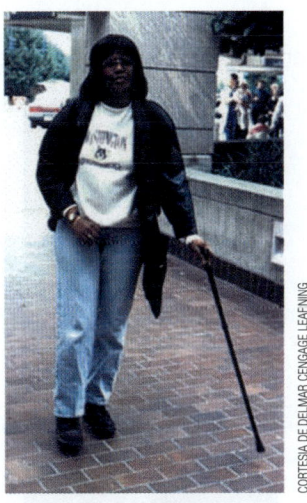

Figura 28.12-3 ■ Movimente a bengala e a perna mais fraca para a frente. A bengala deve ficar alinhada com o corpo do cliente.

Sentar-se com apoio de bengala

28. Peça ao cliente para ficar de costas para a cadeira, encostado nela. Com a mão livre, ele deve segurar no braço da cadeira e sentar-se. Tire a bengala do caminho, mas deixe-a ao alcance.

29. No caso de clientes que estão aprendendo a andar com apoio de bengala, consulte o fisioterapeuta.

30. Lave as mãos e/ou use álcool gel 70%.

Caminhar com apoio do andador

31. Repita as ações de 1 a 6.

32. Coloque o andador diante do cliente.

33. O cliente coloca a mão não dominante na barra frontal do andador ou na manopla, o que for mais confortável. Depois, apoiando a mão dominante no leito para levantar e a não dominante para a estabilização, ele fica em pé com a sua ajuda.

34. O cliente deve transferir a mão para as manoplas do andador.

35. Verifique se o andador está ajustado para que as manoplas fiquem abaixo do nível da cintura e os braços do cliente permaneçam ligeiramente flexionados.

28. A bengala fornece apoio adicional enquanto o cliente se senta.

29. O fisioterapeuta é o especialista da equipe médica indicado para ensinar as técnicas de locomoção com bengala.

30. Reduz a transmissão de micro-organismos.

31. Observe as bases racionais de 1 a 6.

32. Posiciona o andador para o uso e dá estabilidade quando o cliente fica em pé.

33. Utiliza a força do tronco e incentiva a independência.

34. Permite ao cliente manter o equilíbrio enquanto transfere o peso.

35. Fornece o máximo de apoio nos braços durante a locomoção.

36. Caminhe ao lado e um pouco atrás do cliente, segurando a cinta, se necessário, para aumentar a estabilidade.

Marchar com apoio do andador

37. Movimente o andador e a perna mais fraca para a frente ao mesmo tempo (Figura 28.12-4). Coloque o máximo de peso possível na perna mais fraca, usando os braços para apoiar o resto do corpo. Movimente a perna forte para a frente e desloque o peso para ela (Figura 28.12-5).

Sentar-se com apoio do andador

38. Coloque o cliente de costas na frente da cadeira, encostando as panturrilhas nela. O cliente coloca as mãos nos braços da cadeira, uma de cada vez, e depois se senta usando esse apoio.

39. Consulte o fisioterapeuta no caso de clientes que estão reaprendendo a andar com o andador.

40. Lave as mãos e/ou use álcool gel 70%.

36. Propicia estabilidade ou assistência se o cliente precisar.

37. Fornece apoio para uma perna fraca ou que não apoie o peso, usando a força do braço e do tronco.

38. Os braços da cadeira fornecem um apoio mais estável que o andador.

39. O fisioterapeuta é o especialista da equipe de saúde indicado para ensinar as técnicas de locomoção com andador.

40. Reduz a transmissão de micro-organismos.

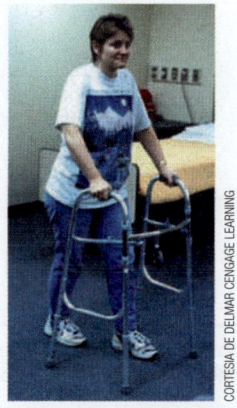

Figura 28.12-4 ▪ Movimente o andador e a perna mais fraca para a frente.

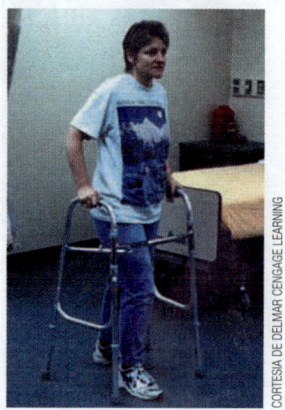

Figura 28.12-5 ▪ Use os braços para apoiar o restante do peso e mova a perna forte para a frente.

AVALIAÇÃO

- Os clientes são capazes de demonstrar que podem se locomover de forma segura e independente com a ajuda de muletas, bengala ou andador.
- O cliente se sente confiante e seguro ao utilizar o dispositivo assistivo.

DOCUMENTAÇÃO

Anotações do enfermeiro

- Tipo de dispositivo que o cliente está usando, nível de conhecimento sobre o uso do dispositivo, distância que o cliente consegue percorrer usando o dispositivo e resposta do cliente enfermo à atividade

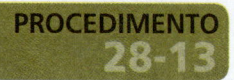

Virar e posicionar o cliente

VISÃO GERAL

Nem sempre o cliente consegue se movimentar e se posicionar sozinho no leito. As técnicas adequadas permitem que o profissional da saúde mantenha o cliente o mais confortável possível, evite contraturas e úlceras de pressão, deixe partes do corpo disponíveis para o tratamento ou para os procedimentos; por parte do cliente, as técnicas permitem que ele tenha mais acesso ao seu ambiente. Três conceitos devem ser lembrados ao posicionar o cliente: pressão, fricção e estiramento da pele.

Qualquer área que fique em contato com a superfície em que o cliente está deitado é um local de pressão. Em razão do comprometimento circulatório, os locais de pressão sobre proeminências ósseas são mais suscetíveis a escoriações e ulcerações. Ao colocar o cliente em determinada posição, analise o fluxo sanguíneo da pele e dos tecidos sob pressão. Ao reposicioná-lo, verifique se os lençóis estão lisos. Isso ajuda a impedir áreas de pressão elevada que poderiam contribuir para o surgimento de úlceras de pressão.

O estiramento da pele ocorre quando o corpo é arrastado sobre uma superfície. As camadas mais profundas da pele são diaceradas pela resistência ao arrasto. Essa prática pode causar escoriações e ulcerações. Para evitar o estiramento ou as lesões de fricção contra o lençol, não arraste o cliente no leito. Levante-o para a posição certa ou utilize um lençol para virá-lo.

A fricção é causada pela ação de arrastar a pele sobre uma superfície rígida, provocando o aquecimento da pele e danificando sua superfície. Qualquer dano à integridade da pele pode resultar em infecções e escoriações.

O cliente que não consegue mudar de posição deve ser reposicionado pelo menos a cada 2 horas e com mais frequência se sentir desconforto, sofrer de incontinência ou tiver má circulação, pele frágil, cognição ou sensação reduzidas ou status nutricional inadequado. Ao reposicionar o cliente, verifique se a pele apresenta hiperemia e se está íntegra. As áreas de hiperemia devem ser tratadas antes que o cliente seja reposicionado sobre elas. Se essas áreas não melhorarem dentro de 30 minutos após o alívio da pressão, devem ser documentadas. Pode ser necessário adotar um plano para reposicionar o cliente com mais frequência. As áreas em que a hiperemia é prolongada são mais suscetíveis a danos ao tecido, assim como as que cobrem as proeminências ósseas. Problemas no quadril, nas costas, no pescoço e na cabeça podem exigir que o cliente seja virado mantendo o corpo em alinhamento, ou como uma unidade (como se fosse uma "tábua"). Isso é chamado de reposicionamento em bloco. Lembre-se de que a mecânica corporal adequada é essencial para proteger as costas do profissional de saúde e garantir a segurança do cliente.

ANÁLISE

1. Analise a capacidade do cliente para se mover de forma independente. **Determine se ele pode ajudar no processo de virar e reposicionar**.
2. Analise a flexibilidade do cliente. **Se ele apresentar contraturas ou outras limitações de flexibilidade, seu posicionamento precisa ser modificado para permitir as restrições**.
3. Analise a idade do cliente, diagnóstico, status cognitivo, integridade da pele, status nutricional, continência, sensação alterada e as condições gerais do sistema musculoesquelético. **Ajuda a determinar o potencial para o desenvolvimento de úlceras de pressão**.
4. Analise as solicitações do profissional da saúde relacionadas às restrições específicas do posicionamento, **para garantir a posição correta**.

POSSÍVEIS DIAGNÓSTICOS DE ENFERMAGEM

Risco de comprometimento da integridade da pele

Mobilidade física comprometida

Intolerância à atividade

Dor aguda

PLANEJAMENTO

Resultados esperados

1. A pele se mantém íntegra, sem queimaduras, áreas de pressão ou úlceras.
2. O cliente fica confortável, conforme evidenciado por sinais verbais e não verbais.

Equipamentos necessários

- Travesseiros;
- Cobertores ou toalhas enrolados;
- Prancha para os pés;
- Protetores para os calcanhares;
- Rolos para as mãos;
- Luvas (se houver possibilidade de exposição aos fluidos corporais).

DICA DE DELEGAÇÃO

Normalmente, o processo de virar e posicionar é delegado à equipe de auxiliares e técnicos de enfermagem treinada de forma adequada. O profissional deve evitar se lesionar ou lesionar o cliente e relatar ao enfermeiro a resposta do cliente à atividade.

IMPLEMENTAÇÃO – AÇÃO/BASE RACIONAL	
AÇÃO	BASE RACIONAL

* Verifique a pulseira de identificação do cliente * Explique o procedimento antes de começar *

1. Retire os adornos como relógio, pulseiras e anéis. Lave as mãos e/ou use álcool gel 70% (Anvisa, RDC 42 de 25/10/2010).	1. Reduz a transmissão de micro-organismos.
2. Reúna todo o equipamento necessário. Mantenha a privacidade do cliente.	2. Garante a dignidade do cliente e facilita o procedimento.
3. Garanta o auxílio adequado para concluir a tarefa com segurança.	3. Evita sobrecarga nas costas e nos músculos do profissional, além de garantir a segurança do cliente.
4. Ajuste o leito para uma altura de trabalho confortável. Abaixe as grades no lado em que você está atendendo o cliente.	4. Evita o esforço das costas e músculos do profissional.
5. Siga as diretrizes adequadas da mecânica corporal: ao mover o cliente, posicione o leito para que as suas pernas fiquem ligeiramente flexionadas nos joelhos e quadris. Mantenha a curvatura natural das costas ao elevar o cliente. Posicione um pé ligeiramente à frente do outro e separe os pés para criar uma base larga de equilíbrio. Quando seus braços estiverem sob o cliente, incline-se ligeiramente para trás sobre a perna que está atrás, usando o peso do seu corpo para ajudar a levantar o cliente em um lado do leito. Não estenda ou vire as costas para mover o cliente no leito. Para a sua segurança e a do cliente, caso você não consiga movê-lo, peça ajuda (Figura 28.13-1). Verifique se o piso não está escorregadio e se o leito está travado. Sempre use um lençol para virar o cliente, isso garante apoio e o controle melhor do cliente (Figura 28.13-2).	5. Evita lesões nas costas e o esforço muscular do profissional; garante a segurança do cliente. Separar os pés para criar uma base larga ajuda a manter o equilíbrio.
6. Para acomodar o cliente na nova posição, coloque os drenos, tubos e o acesso venoso no lugar.	6. Evita o deslocamento acidental e/ou o desconforto causado pelo movimento em virtude da tensão mecânica reduzida.
7. Coloque o cliente na posição inicial apropriada ou ajude-o a fazê-lo. Monitore o status dele e estabeleça intervalos adequados para descanso ou apoio, conforme necessário.	7. Evita lesões.

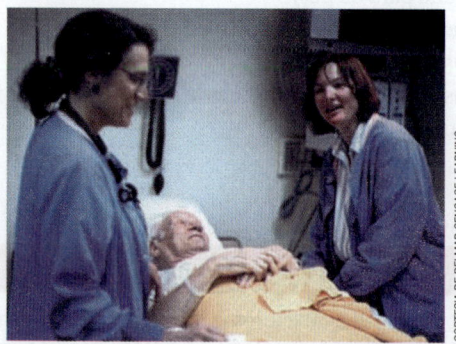

Figura 28.13-1 ▪ Para garantir a sua segurança e a do cliente, peça ajuda se ele for pesado ou difícil de mover.

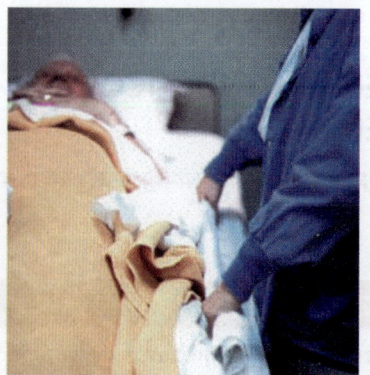

Figura 28.13-2 ▪ Ao rolar o cliente, use um lençol para melhorar o apoio e o controle.

IMPLEMENTAÇÃO – AÇÃO/BASE RACIONAL (CONTINUAÇÃO)	
AÇÃO	BASE RACIONAL

Mover da posição de supino para a de decúbito lateral

8. Deslize suas mãos sob o cliente. Mova-o para um lado do leito, elevando o corpo dele na sua direção, em partes – primeiro o tronco, depois o abdome e, finalmente, as pernas. Eleve o corpo dele; não o arraste sobre os lençóis. Vá para o outro lado do leito.
   Role o cliente para a posição de decúbito lateral, pegue o braço dele que está mais próximo de você e coloque a palma da mão encostada no quadril. Cruze o braço e a perna mais distantes na direção da linha média e role o cliente em bloco na sua direção, usando o ombro e o quadril desse mesmo lado para a alavancagem enquanto mantém a estabilidade e o controle do braço e da perna.

8. Evita o estiramento do tecido cutâneo. Mantém o alinhamento do corpo do cliente. Protege as costas do profissional e evita o esforço muscular. Impede lesões no cliente e o estiramento da pele.

Manter a posição de decúbito lateral

9. Repita as ações de 1 a 8.
10. Você pode colocar travesseiros para apoiar a cabeça e os braços do cliente (Figura 28.13-3). Outro travesseiro pode ser usado para apoiar a perna de cima, nivelando coxa, joelho, tornozelo e pé (Figura 28.13-4). Mova o braço que está embaixo ligeiramente para a frente, flexione o cotovelo para aumentar o conforto. Se o cliente estiver instável, coloque um travesseiro nas costas para dar apoio adicional e evitar que ele role para a posição de supino.

9. Observe as bases racionais de 1 a 8.
10. Propicia apoio e conforto.

Mover da posição de decúbito lateral para prona

11. Repita as ações de 1 a 8.
12. Remova toalhas, travesseiros ou outros dispositivos de posicionamento. Analise se a posição do cliente no leito precisa ser ajustada para acomodar a movimentação contínua para a posição prona. Pegue o braço do cliente que está mais próximo de você e coloque a palma encostada no quadril. Role o cliente para deitá-lo de bruços, usando o ombro e o quadril como os principais pontos de controle. A cabeça deve ser colocada em uma posição confortável virada para um dos lados, sem pressão excessiva nas áreas sensíveis. Se necessário, coloque travesseiros sob o tronco para aliviar a pressão e aumentar o conforto. Os braços do cliente são colocados ao lado e as pernas são descruzadas, com os pés separados por cerca de 30 cm.

11. Observe as bases racionais de 1 a 8.
12. Garante o conforto e a segurança no movimento.

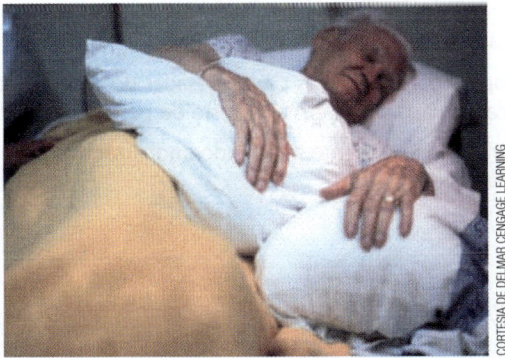

Figura 28.13-3 ▪ Coloque travesseiros para apoiar a cabeça e os braços.

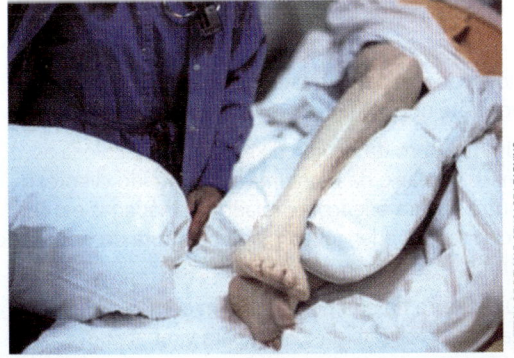

Figura 28.13-4 ▪ Coloque travesseiros para apoiar a perna, o tornozelo e os pés.

IMPLEMENTAÇÃO – AÇÃO/BASE RACIONAL (CONTINUAÇÃO)	
AÇÃO	BASE RACIONAL

Manter a posição prona

13. Coloque um travesseiro baixo ou uma toalha dobrada para apoiar a cabeça do cliente, bem como um travesseiro embaixo do abdome para apoiar as costas. Coloque outro travesseiro sob a perna para reduzir a pressão dos artelhos e do peito do pé contra o leito.

Mover da posição prona para a de supino

14. Repita as ações de 1 a 8.

15. Remova toalhas, travesseiros ou outros dispositivos de posicionamento. Deslize as mãos sob o cliente. Movimente-o em segmentos para um lado do leito, a fim de acomodar a nova posição. Pegue o braço do cliente que está mais próximo de você e coloque a palma encostada no quadril. Role o cliente em bloco para a posição de supino na sua direção, usando o ombro e o quadril do lado mais distante para a alavancagem. O rosto do cliente deve ficar posicionado na direção oposta à da rolagem, para evitar pressão no rosto ou no pescoço. Quando o cliente estiver na posição de supino, descruze braços e pernas e coloque-os em posições anatômicas.

Manter a posição de supino

16. Pode-se utilizar uma prancha para apoiar os pés; para reduzir a pressão, podem-se utilizar protetores de calcanhar ou um travesseiro colocado entre os calcanhares e o gastrocnêmio. Analise e compare o calor, a sensação, a cor e o movimento dos pés. Para evitar que a extremidade inferior faça uma rotação muito ampla, pode-se utilizar um rolo no trocanter. A fim de aumentar o conforto, travesseiros adicionais são usados para apoiar a cabeça, os braços e a região lombar do cliente.

Reposicionamento imobilizado

17. Repita as ações de 1 a 8.

18. São necessários três membros da equipe de enfermagem. Coloque um lençol embaixo da cabeça, das costas e nádegas do cliente.

19. Coloque o travesseiro entre as pernas dele.

20. Cruze os braços do cliente sobre o peito.

21. Role o lençol para arrastar no lado mais distante de você até que ele fique próximo do cliente.

22. Um membro da equipe de enfermagem coloca as mãos embaixo da perna mais distante do cliente, o outro segura o lençol enrolado nas nádegas e o terceiro segura o lençol enrolado na altura do peito e do ombro.

23. O membro da equipe de enfermagem mais próximo da cabeça do cliente dá o sinal para virar: 1-2-3.

24. Coloque travesseiros nas costas e no abdome do cliente.

---

13. Propicia apoio e conforto.

14. Observe as bases racionais de 1 a 8.

15. Propicia apoio e conforto.

16. Proporciona apoio e conforto. Os protetores de calcanhar e a análise rotineira dos pés ajudam a evitar as úlceras de pressão. Os rolos e travesseiros do trocanter ajudam a impedir o deslocamento do acetábulo (articulação do quadril).

17. Observe as bases racionais de 1 a 8.

18. Proporciona a segurança do cliente. Reduz a força de estiramento.

19. Mantém as pernas alinhadas ao corpo.

20. Impede que os braços do cliente fiquem presos ou sejam machucados.

21. Propicia o apoio sob as partes pesadas do cliente e coloca as mãos do enfermeiro perto do peso a ser virado.

22. Garante que o cliente seja virado imobilizado, como uma unidade.

23. Garante um procedimento fácil e coordenado.

24. Ajuda a manter a posição de decúbito lateral.

IMPLEMENTAÇÃO – AÇÃO/BASE RACIONAL (CONTINUAÇÃO)	
AÇÃO	BASE RACIONAL
25. Analise o conforto e o alinhamento correto.	25. O conforto é subjetivo. Garante o alinhamento.
26. O procedimento pode ser revertido para reposicionar o cliente sobre as costas ou no lado oposto.	26. Reduz o desenvolvimento de úlceras de pressão.
27. Suba novamente as grades do leito e abaixe-o para a posição inicial.	27. Garante a segurança do cliente.
28. Coloque a campainha de chamada ao alcance do cliente.	28. Garante a segurança do cliente.
29. Mova a mesinha para perto do leito e coloque os itens de uso frequente ao alcance do cliente.	29. Garante a segurança do cliente.
30. Lave as mãos e/ou use álcool gel 70%.	30. Reduz a transmissão de micro-organismos.

AVALIAÇÃO

- O alinhamento e o movimento seguros e adequados do corpo são indicados para o cliente e para o profissional da saúde.
- O cliente está confortável na nova posição, conforme evidenciado por sinais verbais e não verbais.
- A pele, os órgãos e tecidos do cliente foram protegidos contra pressão, fricção e estiramento.

DOCUMENTAÇÃO

Anotações do enfermeiro

- Nova posição do cliente e horário da troca de posição
- Relatos ou observação de dor, desconforto ou dispneia
- Análise tegumentar, incluindo cor e integridade da pele e duração da persistência da vermelhidão sobre as proeminências ósseas

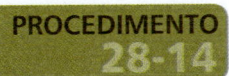

Mover o cliente no leito

VISÃO GERAL

A imobilidade prolongada é desconfortável e oferece risco elevado de complicações. O desgaste muscular, a formação de coágulos e as escoriações são os riscos mais comuns associados à imobilidade. Os clientes incapazes de se mover no leito ou que só conseguem ajudar na movimentação podem experimentar desconforto e complicações relacionadas à imobilidade. A inquietação do cliente que está deitado o faz deslizar na direção dos pés. Isso se aplica principalmente aos leitos com a cabeceira elevada para a posição de Fowler ou semiFowler. Se o cliente deslizar na direção dos pés e a cabeça permanecer elevada, há redução no esforço respiratório, na capacidade pulmonar e surgem escoriações da pele, comprometendo, assim, a recuperação.

O enfermeiro costuma mover o cliente para uma posição mais confortável. Às vezes, o reposicionamento é feito por um único profissional, mas, em geral, são necessárias duas ou mais pessoas para realizar o procedimento com segurança.

ANÁLISE

1. Verifique se o cliente é capaz de ajudar no reposicionamento. Determine se ele pode se movimentar com a ajuda de um trapézio sobre a cabeça ou da grade do leito. Analise a assistência que será necessária. **Proporciona segurança para o cliente e para o enfermeiro, que pode dispor de uma boa mecânica corporal.**

2. Analise a capacidade do cliente para entender e seguir instruções e para ajudar e cooperar com a movimentação. **Afeta o modo como o procedimento é concluído, bem como o ensino do cliente.**

3. Verifique o ambiente e se o leito está limpo. O cliente ficou agitado, incontinente ou suou muito? Cheque se os lençóis estão amassados. Tubos, equipos, linhas, cabos, tração, gesso ou tipoia devem ser movidos com cuidado. **Afeta o modo como o procedimento é concluído e quais procedimentos adicionais serão realizados. Prepara o profissional para evitar que tubos e equipamento sejam deslocados, dobrados ou puxados.**

POSSÍVEIS DIAGNÓSTICOS DE ENFERMAGEM

Mobilidade física comprometida
Intolerância à atividade
Risco de comprometimento da integridade da pele

PLANEJAMENTO

Resultados esperados

1. O cliente é movido no leito sem sofrer lesões.
2. O cliente é movido no leito sem que a equipe sofra lesões.
3. O cliente relata aumento no conforto após a movimentação.
4. Tubos, equipos, linhas e drenos permanecem desobstruídos e intactos.

Equipamentos necessários

- Leito hospitalar com grades;
- Trapézio, se necessário;
- Lençol para virar ou arrastar.

DICA DE DELEGAÇÃO

O procedimento de virar e posicionar costuma ser delegado à equipe de auxiliares e técnicos de enfermagem treinada. O profissional protege a si mesmo e ao cliente de lesões e relata ao enfermeiro a resposta do cliente à atividade.

IMPLEMENTAÇÃO – AÇÃO/BASE RACIONAL

Verifique a pulseira de identificação do cliente *Explique o procedimento antes de começar*

AÇÃO	BASE RACIONAL
Um único enfermeiro move o cliente para cima no leito	
1. Retire os adornos como relógio, pulseiras e anéis. Lave as mãos e/ou use álcool gel 70% (Anvisa, RDC 42 de 25/10/2010).	1. Reduz a transmissão de micro-organismos.
2. Eleve o leito acima da altura da cintura. Abaixe a cabeceira, se o cliente tolerar. Abaixe as grades no lado em que você está.	2. Diminui o esforço dos músculos lombares do enfermeiro.
3. Remova o travesseiro e coloque-o contra a cabeceira.	3. Evita a necessidade de se mover contra o travesseiro. Proporciona uma superfície macia na cabeceira, caso o cliente precise ser movido muito alto no leito.
4. Se um trapézio estiver disponível, o cliente deve segurá-lo (Figura 28.14-1).	4. Promove a autonomia do cliente, permitindo que ele ajude na movimentação.
5. O cliente flexiona os joelhos e coloca os pés planos no leito, se puder (Figura 28.14-2).	5. Permite que o cliente ajude no movimento; promove a autonomia.

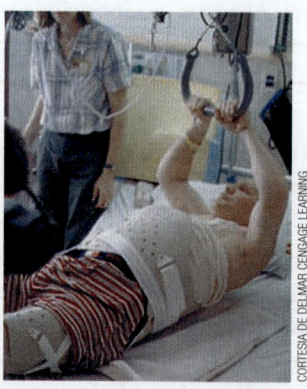

Figura 28.14-1 ▪ O cliente segura no trapézio sobre a cabeça para ajudar na movimentação.

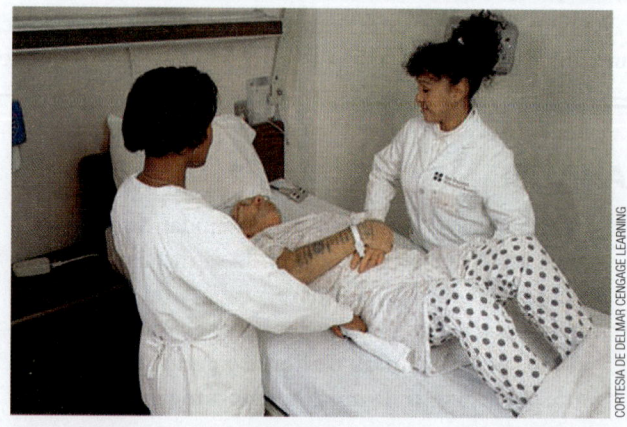

Figura 28.14-2 ▪ O cliente flexiona os joelhos e coloca os pés no leito.

IMPLEMENTAÇÃO – AÇÃO/BASE RACIONAL (CONTINUAÇÃO)

AÇÃO	BASE RACIONAL
6. Fique em pé em um ângulo em relação ao leito, pés separados, apontando para o leito e joelhos flexionados.	6. Propicia a boa mecânica corporal.
7. Deslize um dos braços embaixo do ombro do cliente e o outro braço, sob a coxa.	7. Distribui o peso do cliente uniformemente. Favorece a boa técnica de elevação.
8. Dê um impulso na direção da cabeceira, elevando o cliente junto com você.	8. Permite um movimento suave para elevar o cliente. A ajuda do cliente diminui o esforço dos músculos lombares do enfermeiro; promove a autonomia do cliente.
Simultaneamente, peça-lhe para empurrar com as pernas	
9. Se houver um trapézio disponível, o cliente deve usá-lo para dar um impulso enquanto você o move para cima.	9. A ajuda do cliente diminui o esforço dos músculos lombares do enfermeiro; promove a autonomia do cliente.
10. Repita essas etapas até o cliente ser movido para cima o suficiente.	10. É difícil movimentar os clientes grandes ou acamados em apenas uma etapa.
11. Recoloque o travesseiro sob a cabeça do cliente.	11. Propicia conforto para o cliente.
12. Se ele tolerar, eleve a cabeceira.	12. Propicia conforto; facilita a alimentação e a comunicação
13. Verifique se o cliente está confortável.	13. O conforto é subjetivo.
14. Se necessário, arrume a roupa de cama.	14. Propicia conforto.
15. Abaixe o leito e eleve as grades.	15. Promove a segurança do cliente.
16. Lave as mãos e/ou use álcool gel 70%.	16. Reduz a transmissão de micro-organismos.
Dois ou mais enfermeiros movem o cliente para cima no leito	
17. Retire os adornos como relógio, pulseiras e anéis. Lave as mãos e/ou use álcool gel 70% (Anvisa, RDC 42 de 25/10/2010) e, se necessário, luvas.	17. Reduz a transmissão de micro-organismos.
18. Eleve o leito acima da altura da cintura. Abaixe a cabeceira, se o cliente tolerar. Abaixe as grades do leito.	18. Diminui o esforço dos músculos lombares da equipe de enfermagem.
19. Com dois membros da equipe de enfermagem, coloque o lençol de arrastar/virar sob as costas e a cabeça do cliente.	19. Reduz a força de estiramento, que pode precipitar escoriações.
20. Enrole o lençol para cima em cada um dos lados, até aproximá-lo do cliente (Figura 28.14-3).	20. Promove o apoio sob as partes pesadas do corpo e coloca as mãos do membro da equipe de enfermagem perto do peso a ser movido.
21. Siga as ações de 3 a 5.	21. Observe as bases racionais de 3 a 5.
22. Posicione-se ao lado do leito, em um ângulo em relação à cabeceira, com os joelhos flexionados e os pés separados.	22. Promove a boa mecânica corporal.
23. O enfermeiro mantém os cotovelos o mais próximo possível do corpo.	23. Permite que os músculos do tronco ajudem os músculos do braço a suportar e mover o peso do cliente.

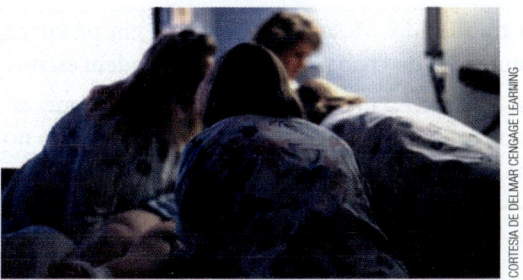

Figura 28.14-3 ▪ Ao sinal do membro da equipe de enfermagem da cabeceira, levante e puxe em um movimento suave. O movimento suave, delicado e coordenado não causa solavancos nem machuca o cliente.

IMPLEMENTAÇÃO – AÇÃO/BASE RACIONAL (CONTINUAÇÃO)

AÇÃO	BASE RACIONAL
24. O membro da equipe de enfermagem da cabeceira dá o sinal para mover: 1-2-3. Os outros membros da equipe elevam o lençol para virar/arrastar na direção da cabeceira, em um movimento suave. Simultaneamente, o cliente empurra com as pernas ou puxa usando o trapézio. O membro da cabeceira cuida para que o movimento seja suave, delicado e coordenado, de forma a não causar solavancos nem machucados.	24. Permite um movimento suave para elevar o cliente. A ajuda do cliente diminui o esforço dos músculos lombares do enfermeiro; promove a autonomia do cliente.
25. Siga as ações de 10 a 16.	25. Observe as bases racionais de 10 a 16.

AVALIAÇÃO
- O cliente foi movido sem que ele ou os membros da equipe sofressem lesões.
- O cliente relatou aumento no conforto após a movimentação.
- Tubos, equipos, linhas e drenos permaneceram intactos.

DOCUMENTAÇÃO

Anotações do enfermeiro
- Hora em que ocorreu a movimentação e posição do cliente
- Achados incomuns

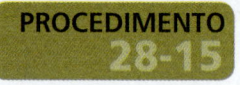

Transferir do leito para a cadeira de rodas, sanitária ou convencional

VISÃO GERAL

A atividade do cliente é uma parte essencial do processo de cura. Ela melhora o tônus muscular, aumenta o retorno venoso para o coração e estimula a peristalse. Mover o cliente do leito para a cadeira é uma ação importante.

A movimentação do cliente do leito para uma cadeira convencional, de rodas ou sanitária ou para a maca é chamada de transferência. Transferir o cliente requer planejamento, para evitar que ele e os membros da equipe de enfermagem sofram lesões. Ao efetuar a transferência, considere a capacidade do cliente de ajudar. Se ele não conseguir fazê-lo ou for muito grande, são necessários mais membros da equipe para realizar a transferência com segurança.

A complicação mais frequente é a queda durante a transferência. Nesse caso, as cintas para marcha fornecem segurança ao cliente. Se ele começar a cair, abaixe-o delicadamente até o chão, sem deixar a cabeça bater. Se o cliente chegar a cair, peça ajuda e analise a situação antes de movimentá-lo.

Outro risco possível é puxar ou deslocar os tubos, drenos ou cateteres. Pense com antecedência em como os tubos serão movidos e evite comprimi-los. Tome o cuidado de fixar corretamente todos os tubos e cateteres antes de transferir o cliente.

Há o risco de causar danos à pele durante a transferência. Deslizar sobre lençóis, grades ou braço da cadeira de rodas pode machucar ou causar lesões no cliente. Use uma prancha de transferência ou proteja as áreas pontudas expostas para evitar lesões.

O cliente deve usar um calçado com sola antiderrapante ao ser transferido. Mesmo que ele fique em pé apenas um instante, os pés precisam de proteção contra possíveis lesões e contaminação do chão; além disso, não podem escorregar.

Ao transferir um cliente com fraqueza em um dos lados do corpo, considere a máxima "o lado bom para começar". Isso significa que o cliente precisa começar com o lado "bom" ou forte do corpo. Esse procedimento permite o apoio no lado bom, para que o cliente gire e coloque o peso nesse lado. Dessa forma, o cliente usa a força e a estabilidade máximas.

ANÁLISE

1. Analise o nível de mobilidade atual do cliente. Determine se ele é capaz de ajudar na transferência. Verifique o grau de dor ou a confusão, que podem comprometer a capacidade de ajudar. Verifique se há um lado mais "fraco". **Afeta como o procedimento é concluído**.
2. Analise impedimentos à mobilidade, incluindo gesso, tubos de drenagem, cateter, IV ou intubação. **Afeta como o procedimento será realizado. Prepara o profissional para evitar que os tubos e equipamento sejam deslocados, dobrados ou puxados**.
3. Analise o nível de entendimento e a ansiedade do cliente em relação ao procedimento. **Afeta como o procedimento é concluído, bem como o ensino do cliente**.
4. Analise o ambiente. Verifique o espaço disponível para manobrar a cadeira de rodas até o leito. **Afeta como o procedimento é concluído; influencia na segurança e na boa mecânica corporal do profissional**.
5. Analise o equipamento. Verifique a altura do leito e da cadeira e se são ajustáveis. Examine os pés da cadeira e os freios da cadeira de rodas. **Afeta a segurança do cliente e do profissional**.

POSSÍVEIS DIAGNÓSTICOS DE ENFERMAGEM

Mobilidade física comprometida
Intolerância à atividade
Risco de lesão

PLANEJAMENTO

Resultados esperados

1. O cliente é transferido do leito para a cadeira de rodas, sanitária ou convencional sem sofrer dor ou lesão.
2. Tubos de drenagem, acesso venoso e outros dispositivos se mantêm intactos.
3. A pele do cliente mantém-se íntegra.

Equipamentos necessários

- Leito;
- Cadeira de rodas, sanitária ou convencional;
- Tipoia, órtese ou equipamento de apoio específico;
- Calçados antiderrapantes;
- Cinta de marcha;
- Prancha de transferência (se necessário).

DICA DE DELEGAÇÃO

Ajudar o cliente a ir do leito para a cadeira de rodas, sanitária ou convencional é uma tarefa que costuma ser delegada para a equipe de auxiliares e técnicos de enfermagem treinada.

IMPLEMENTAÇÃO – AÇÃO/BASE RACIONAL

* Verifique a pulseira de identificação do cliente * Explique o procedimento antes de começar *

AÇÃO	BASE RACIONAL
1. Retire os adornos como relógio, pulseiras e anéis. Lave as mãos e/ou use álcool gel 70% (Anvisa, RDC 42 de 25/10/2010).	1. Reduz a transmissão de micro-organismos.
2. Analise a capacidade do cliente para ajudar na transferência e possível déficit cognitivo ou sensorial.	2. Permite planejar como o cliente pode ajudar.
3. Trave o leito na posição.	3. Impede que o leito se desloque durante o procedimento.
4. Coloque no cliente tipoia, órtese ou equipamento, se necessário.	4. Propicia apoio ao cliente e evita que ele sofra lesões.
5. Coloque os calçados no cliente.	5. Fornece uma superfície antiderrapante.
6. Abaixe a altura do leito o máximo possível.	6. Reduz a distância que o cliente percorre até o chão, diminuindo, assim, o risco de lesão.
7. Se não for contraindicado para o cliente, levante a cabeceira do leito vagarosamente.	7. Minimiza o movimento de elevar.
8. Coloque um braço sob as pernas do cliente e o outro atrás das costas. Gire-o de forma que as pernas fiquem penduradas na beira do leito e ele possa ficar sentado (Figura 28.15-1).	8. Apoia o cliente enquanto ele se senta ereto.

IMPLEMENTAÇÃO – AÇÃO/BASE RACIONAL (CONTINUAÇÃO)

AÇÃO	BASE RACIONAL
9. Deixe o cliente nessa posição por 2 a 5 minutos. Se necessário, ajude-o a apoiar-se (Figura 28.15-2).	9. Possibilita a análise da resposta do cliente ao ato de sentar-se; reduz a possibilidade de hipotensão ortostática.
10. Coloque a cadeira convencional ou cadeira de rodas ao lado do leito, em um ângulo de 45°. Se o cliente tiver um lado mais fraco, coloque a cadeira no lado mais forte.	10. Minimiza a distância da transferência. Permite ao cliente girar sobre a perna mais forte.
11. Trave os freios da cadeira de rodas e eleve os pedais. Se a cadeira convencional tiver freios, trave-os.	11. Promove a estabilidade.
12. Se estiver usando uma cinta de marcha para ajudar o cliente, vista-a nele.	12. Promove a preensão segura do enfermeiro durante a transferência.
13. Ajude-o a descer do leito, colocando os pés firmes no chão, mantendo-os ligeiramente separados.	13. Permite colocar o cliente na posição adequada para a transferência. Possibilita o posicionamento estável dos pés dele.
14. Segure os lados da cinta ou coloque as mãos sob as axilas do cliente. Com os pés separados, flexione os joelhos e ajude-o a ficar em pé.	14. Manter os pés separados aumenta a estabilidade do enfermeiro e minimiza o esforço das costas. Evita aplicar pressão nas axilas e um eventual dano ao nervo ou subluxação do ombro.
15. Fique em pé perto do cliente e gire as costas dele na direção da cadeira.	15. Coloca o cliente na posição adequada para ficar sentado.
16. Diga-lhe para colocar as mãos nos braços da cadeira, ou faça-o por ele.	16. Permite que o cliente recupere o equilíbrio e meça a distância até o assento.
17. Flexione os joelhos do cliente e ajude-o a sentar-se.	17. Aumenta a estabilidade e minimiza o esforço das costas.
18. Ajude-o a manter a postura adequada. Se necessário, apoie o lado fraco com um travesseiro. Prenda o cinto de segurança, coloque os pés do cliente nos pedais e solte os freios se você for mover o cliente imediatamente.	18. Aumenta o conforto do cliente.
19. Verifique se tubos, equipos, linhas, braços e mãos não ficaram presos entre o cliente e a cadeira (Figura 28.15-3).	19. Garante a segurança do cliente; prepara para o movimento.

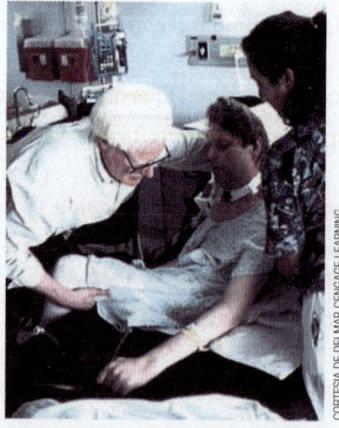

Figura 28.15-1 ■ Gire o cliente para que ele fique sentado na beira do leito.

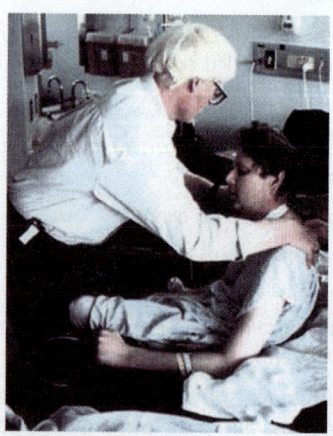

Figura 28.15-2 ■ Se necessário, segure o cliente enquanto ele se ajusta à posição sentada.

IMPLEMENTAÇÃO – AÇÃO/BASE RACIONAL (CONTINUAÇÃO)	
AÇÃO	BASE RACIONAL

Se o cliente tiver de se sentar na cadeira de rodas, coloque os pedais em uma posição confortável (Figura 28.15-4); no caso de cadeira convencional, geralmente, há um banquinho disponível.

20. Lave as mãos e/ou utilize álcool gel 70%.

20. Reduz a transmissão de micro-organismos.

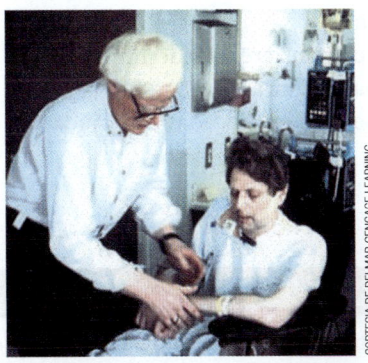

Figura 28.15-3 ■ Ao mover o cliente, verifique se a pele, o equipo ou o equipamento não ficaram presos entre ele e a cadeira.

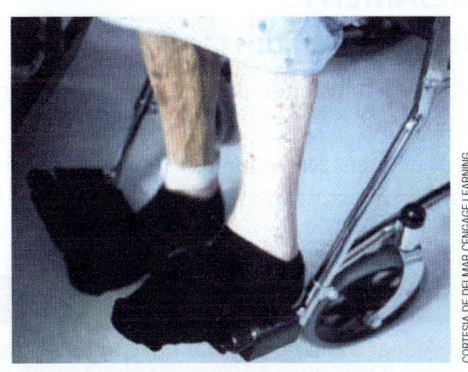

Figura 28.15-4 ■ Ajuste os pedais da cadeira de rodas; no caso de cadeira convencional, use um banquinho.

AVALIAÇÃO

- O cliente é transferido do leito para a cadeira de rodas sem sofrer dor ou lesão.
- Tubos de drenagem, equipos e outros dispositivos mantêm-se intactos.
- A pele do cliente permanece íntegra.

DOCUMENTAÇÃO

Anotações do enfermeiro

- Tolerância do cliente à atividade, acessórios exigidos, assistência necessária e a capacidade dele para ajudar
- Eventos incomuns durante a transferência

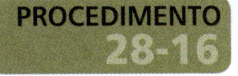

Transferir do leito para a maca

VISÃO GERAL

Alguns clientes não têm força suficiente para se sentarem eretos na cadeira de rodas ou sua condição impede que eles se sentem; nesses casos, eles são movimentados deitados. O equipamento mais comumente usado para a transferência de um cliente é a maca. A maca é um colchão estreito colocado sobre um apoio com rodinhas. Para a segurança do cliente, é equipada com grades ou cintos de segurança que evitam quedas acidentais durante o transporte. As rodinhas da maca devem ser travadas para impedir o movimento acidental durante a transferência.

ANÁLISE

1. Analise o nível de mobilidade atual do cliente. **Saber se o cliente é capaz de ajudar na transferência afeta como o procedimento é realizado.**
2. Analise a lesão. **O profissional mantém o alinhamento do cliente o máximo possível.**
3. Verifique os impedimentos à mobilidade, como gesso, tubos de drenagem, equipos ou intubação. **Isso afeta como a transferência é realizada.**
4. Analise o nível de entendimento do cliente em relação ao procedimento. **Isso afeta o conforto, a ansiedade e a cooperação dele.**
5. Analise o ambiente. Verifique a proximidade da maca com o leito e a altura do leito. **Isso permite a transferência segura. Planeje a boa mecânica corporal.**
6. Verifique se a maca é segura. Cheque se freios, grades e cintos de segurança estão em boas condições de uso e se há necessidade de encaixe do suporte para a hidrata-

ção venosa. **Isso permite a transferência segura.** Planeje a boa mecânica corporal.

POSSÍVEIS DIAGNÓSTICOS DE ENFERMAGEM

Mobilidade física comprometida
Intolerância à atividade

PLANEJAMENTO

Resultados esperados

1. O cliente é transferido do leito para a maca sem sofrer dor ou lesão.
2. Tubos de drenagem, equipos e outros dispositivos permanecem intactos.
3. A pele do cliente mantém-se íntegra.

Equipamentos necessários

Transferir o cliente com pouca ajuda
- Leito;
- Maca.

Transferir o cliente com ajuda de muitas pessoas
- Leito;
- Maca;
- Travesseiros;
- Prancha de transferência/deslizante;
- Lençol para elevar;
- Outras pessoas qualificadas para ajudar.

DICA DE DELEGAÇÃO

Ajudar o cliente a passar do leito para a maca é uma tarefa que costuma ser delegada para a equipe de auxiliares e técnicos de enfermagem treinada.

IMPLEMENTAÇÃO – AÇÃO/BASE RACIONAL

AÇÃO	BASE RACIONAL
* Verifique a pulseira de identificação do cliente * Explique o procedimento antes de começar *	
Assistência mínima	
1. Retire os adornos como relógio, pulseiras e anéis, lave as mãos e/ou use álcool gel 70% (Anvisa, RDC 42 de 25/10/2010).	1. Reduz a transmissão de micro-organismos.
2. Eleve a cabeceira do leito 2 cm mais alto que a maca e trave os freios do leito.	2. Reduz a inclinação do membro da equipe de enfermagem e evita que force as costas; impede a movimentação do leito.
3. Solicite ao cliente que se mova até a beira do leito, perto da maca. Abaixe as grades do leito e da maca. Deixe as grades do lado oposto levantadas.	3. Diminui o risco de queda.
4. Fique em pé no lado oposto da maca e empurre-a na direção do leito.	4. Diminui o espaço entre o leito e a maca; fixa a posição da maca.
5. Diga ao cliente para se mover até a maca; se necessário, ajude-o.	5. Propicia a independência do cliente.
6. Cubra o cliente com o lençol ou cobertor.	6. Promove o conforto e a privacidade.
7. Eleve as grades da maca e coloque o cinto de segurança no cliente. Solte os freios da maca.	7. Evita quedas.
8. Fique em pé na cabeceira da maca para direcioná-la.	8. Empurrar em vez de puxar garante a mecânica corporal adequada.
9. Lave as mãos e/ou use álcool gel 70%.	9. Reduz a transmissão de micro-organismos.
Assistência máxima	
10. Repita as ações 1 e 2.	10. Observe as bases racionais 1 e 2.
11. Analise a quantidade de ajuda necessária para a transferência. Geralmente, 2 a 4 membros da equipe são necessários para a transferência com assistência máxima.	11. Propicia a independência do cliente; garante que haja pessoal suficiente para realizar a transferência.
12. Trave as rodas do leito e da maca.	12. Evita quedas.

CAPÍTULO 28 ■ Procedimentos Básicos

IMPLEMENTAÇÃO – AÇÃO/BASE RACIONAL (CONTINUAÇÃO)	
AÇÃO	BASE RACIONAL
13. Um membro da equipe de enfermagem fica em pé perto da cabeça do cliente.	13. Apoia a cabeça do cliente durante a movimentação.
14. Movimente o cliente em bloco (mantenha o alinhamento reto) e coloque um lençol sob as costas, o tronco e as coxas dele. Esse lençol pode se estender sob a cabeça, caso o cliente não consiga controlá-la.	14. Impede a flexão e rotação dos quadris e da coluna do cliente; mantém o alinhamento corporal correto.
15. Esvazie as bolsas de drenagem (por exemplo, T-tube, Hemovac, Jackson-Pratt). Registre as quantidades. Antes de transferir, fixe o sistema de drenagem ao avental do cliente.	15. Diminui a possibilidade de respingos; evita o deslocamento dos tubos.
16. Mova o cliente para a beira do leito, perto da maca. Levante do leito, para evitar arrastá-lo.	16. Evita que o cliente seja arrastado e sofra estiramento.
17. Como o cliente está na beira do leito sem a grade, o membro da equipe de enfermagem que está no lado oposto ao da maca mantém elevada a borda do lençol mais próxima da maca (estendendo-se sobre o tórax do cliente) para impedir que ele caia sobre a maca ou do leito.	17. Protege contra quedas.
18. Coloque o travesseiro ou a prancha deslizante sobre o leito e a maca (Figura 28.16-1).	18. Protege a cabeça de possível lesão. A prancha deslizante facilita o movimento do cliente.
19. Os membros da equipe seguram as bordas do lençol para elevar. Observe a boa mecânica corporal (Figura 28.16-2).	19. Fornece uma superfície para o cliente deslizar. Impede o arrasto e o estiramento.
20. Depois de contar até 3, os membros da equipe puxam o lençol e o cliente sobre a maca.	20. Trabalhar em uníssono facilita a tarefa e evita que a equipe sofra lesões.
21. Coloque o cliente na maca com o travesseiro sob a cabeça e cubra-o com o lençol ou cobertor.	21. Promove o conforto e a privacidade.
22. Prenda o cinto de segurança e eleve as grades da maca.	22. Evita quedas.
23. Se houver equipo de soro, mova-o do suporte do leito para o da maca, depois da transferência do cliente.	23. Evita que o equipo seja puxado e que o acesso venoso seja deslocado.
24. Lave as mãos e/ou use álcool gel 70%.	24. Reduz a transmissão de micro-organismos.

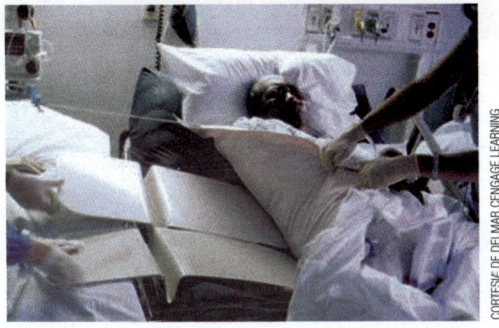

Figura 28.16-1 ■ Coloque o travesseiro ou a prancha deslizante sobre o leito e a maca.

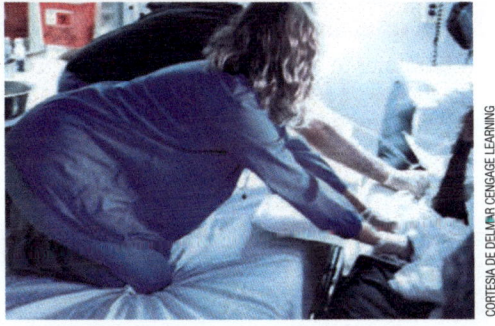

Figura 28.16-2 ■ Pegue firmemente as bordas do lençol para elevar.

AVALIAÇÃO

- O cliente foi transferido do leito para a maca sem sofrer dor ou lesão.
- Os tubos de drenagem, acesso venoso e outros dispositivos mantiveram-se intactos.
- Verifique se a pele do cliente permanece íntegra.

DOCUMENTAÇÃO

Anotações do enfermeiro

- Hora, data, motivo e tipo de transferência e como o cliente tolerou a atividade

PROCEDIMENTO 28-17: Arrumar o leito desocupado

VISÃO GERAL
Após o cliente tomar banho, a roupa de cama deve ser trocada, o que propicia conforto e diminui a transmissão de micro-organismos. Se o cliente puder sair do leito, ajude-o a sentar-se em uma cadeira e arrume a cama. Após uma cirurgia, o cliente retorna para o leito limpo, cujos lençóis devem estar dobrados nos pés para facilitar a transferência.

ANÁLISE
1. Analise o material. Verifique se há roupa de cama suficiente. Confirme se há um recipiente para colocar as roupas de cama sujas. **Facilita o procedimento**.
2. Analise se o leito precisa ser limpo antes de colocar os lençóis. **Reduz a transmissão de micro-organismos**.
3. Analise as necessidades do cliente no leito. Verifique drenagem profusa, incontinência ou necessidades especiais relacionadas a conforto e integridade da pele. **Determina como o procedimento é realizado**.
4. Analise a capacidade do cliente enfermo para sair do leito e ficar em um lugar seguro enquanto você troca a roupa de cama. **Garante a segurança do cliente**.

POSSÍVEL DIAGNÓSTICO DE ENFERMAGEM
Integridade da pele comprometida

PLANEJAMENTO
Resultados esperados
1. O cliente dispõe de roupa de cama limpa.
2. A roupa de cama é apropriada para as necessidades e condições do cliente.

Equipamentos necessários
- Lençol de baixo (com elástico, se disponível);
- Lençol de cima;
- Oleado (pode ser necessário para colocar entre o lençol de baixo e o lençol para arrastar);
- Colchão caixa de ovo (para pacientes com pouca mobilidade no leito);
- Absorvente descartável;
- Lençol para arrastar (pode ser usado um lençol de cima comum);
- Cobertor;
- Colcha;
- Fronha (para cada travesseiro no leito);
- Protetor de colchão (opcional);
- Solução antisséptica, pano de limpeza e toalha;
- Saco de roupa suja;
- Luvas não estéreis.

DICA DE DELEGAÇÃO
Geralmente é a equipe de auxiliares e técnicos de enfermagem que arruma o leito. A instrução deve incluir precauções de segurança para os profissionais e para o cliente. É necessário conhecer as precauções-padrão e aplicá-las de modo apropriado.

IMPLEMENTAÇÃO – AÇÃO/BASE RACIONAL

AÇÃO	BASE RACIONAL
* Lave as mãos * Verifique a pulseira de identificação do cliente * Explique o procedimento antes de começar *	
1. Coloque o *hamper* na porta do quarto, caso não haja sacos para roupa suja disponíveis. Analise as condições do cobertor e/ou da colcha.	1. Permite o descarte correto dos lençóis sujos. Permite a organização do material.
2. Junte os lençóis e as luvas. Coloque os lençóis em uma superfície limpa e seca em ordem inversa de uso, ao lado do leito (fronhas, lençol de cima, lençol para arrastar, lençol de baixo).	2. Propicia o acesso fácil aos itens.

IMPLEMENTAÇÃO – AÇÃO/BASE RACIONAL (CONTINUAÇÃO)	
AÇÃO	BASE RACIONAL
3. Pergunte ao cliente se ele precisa usar o banheiro; se necessário, ajude-o.	3. Promove o conforto do cliente e evita interrupções durante a arrumação.
4. Auxilie o cliente a sentar-se em uma cadeira segura e confortável.	4. Aumenta o conforto do cliente e diminui o risco de queda.
5. Coloque as luvas.	5. Reduz o risco de infecção por lençóis sujos e contaminados.
6. Posicione o leito: plano, grades abaixadas, altura no nível da cintura.	6. Promove a boa mecânica corporal e diminui o esforço das costas.
7. Remova e dobre o cobertor e/ou a colcha. Se estiverem limpos e puderem ser reutilizados, coloque na área de trabalho limpa.	7. Mantém limpa a roupa de cama reutilizável.
8. Remova as fronhas sujas segurando a ponta fechada com uma das mãos e deslizando o travesseiro para fora com a outra. Coloque as fronhas sujas sobre o lençol sujo e coloque o travesseiro em uma área de trabalho limpa.	8. Facilita a remoção das fronhas sem contaminar o uniforme com as roupas sujas; mantém os travesseiros limpos.
9. Remova os lençóis sujos: comece pelo lado da cama mais próximo de você; solte o lençol de baixo e o protetor do colchão (se for usado), levantando o colchão e enrolando os lençóis sujos até o centro da cama. Vá para o outro lado da cama e repita a ação.	9. Evita que as roupas de cama sejam rasgadas e batidas. As roupas são dobradas da área mais limpa para a mais suja para evitar a contaminação.
10. Dobre (não amasse ou enrole) os lençóis sujos: da cabeceira ao centro, dos pés do leito ao centro. Coloque-os no saco para roupas sujas (*hamper*); mantenha-os longe do uniforme.	10. Bater a roupa de cama aumenta a circulação de micro-organismos no ar. A ação de dobrar reduz o risco de transmissão de infecções.
11. Verifique o colchão. Se estiver sujo, limpe com uma solução antisséptica e seque-o totalmente.	11. Reduz a transmissão de micro-organismos.
12. Retire as luvas, lave as mãos e/ou use álcool gel 70% e coloque um par de luvas limpas (quando apropriado).	12. Reduz a transmissão de micro-organismos para as roupas de cama limpas.
13. Abra o protetor de colchão ou coloque o colchão caixa de ovo limpo sobre o leito. Desdobre metade da largura do protetor até a dobra central e alise o protetor. Se houver elásticos, deslize-os sob os cantos do colchão.	13. Facilita o ato de arrumar o leito de maneira organizada e ágil, sem precisar passar de um lado do leito para o outro.
14. Continue, colocando o lençol de baixo. As instituições possuem lençóis diferentes. O lençol de baixo pode ser com ou sem elástico. Prossiga com a ação apropriada.	14. Utilize as roupas de cama disponíveis na instituição.

Lençol de baixo com elástico

15. Posicione-se diagonalmente na direção da cabeceira do leito.	15. Garante a mecânica corporal correta e um procedimento eficiente.
16. Comece pela cabeceira, com o lado costurado do lençol na direção do colchão.	16. Colocar o lado da costura contra o colchão evita a irritação na pele do cliente.
17. Levante o canto do colchão com a mão que está mais próxima do leito; com a outra, puxe e encaixe o lençol no canto do colchão; prenda na cabeceira do leito.	17. Evita forçar os músculos das costas; diminui a chance de o lençol sair do colchão.
18. Puxe e encaixe o lençol nos cantos do colchão que ficam aos pés do leito.	18. Evita forçar os músculos das costas; diminui a chance de o lençol sair do colchão.

Lençol comum

19. Desdobre o lençol de baixo com o lado costurado na direção do colchão. Alinhe a margem inferior do lençol com a do colchão, nos pés do leito.	19. Colocar o lado da costura contra o colchão evita irritações na pele do cliente. Garante a colocação correta do lençol, para que ele fique preso no topo e nos dois lados do leito.

IMPLEMENTAÇÃO – AÇÃO/BASE RACIONAL (CONTINUAÇÃO)

AÇÃO	BASE RACIONAL
20. Deixe o lençol pendurado 25 cm sobre o colchão nos lados e no topo do leito.	20. A colocação adequada dos lençóis garante a cobertura correta de todos os lados do leito.
21. Posicione-se diagonalmente na direção da cabeceira do leito. Levante o canto do colchão com a mão mais próxima do leito e encaixe o lençol embaixo.	21. Evita forçar os músculos das costas; diminui a chance de o lençol sair do colchão.
22. Dobre o canto na cabeceira do leito usando a técnica que segue (Figura 28.17-1).	22. Prende o lençol no colchão, com a dobra triangular fornecendo um encaixe para mantê-lo no lugar.
23. Fique de frente para a lateral do leito, levante e coloque a borda do lençol sobre o leito, formando uma dobra triangular.	23. Forma a base do encaixe.
24. Com as palmas voltadas para baixo, encaixe a borda inferior do lençol (que ficou pendurada na lateral do colchão) embaixo do colchão.	24. Forma a primeira metade do encaixe.
25. Segure a dobra triangular; coloque-a para baixo, na lateral do colchão. Deixe o lençol pendurado na lateral.	25. Forma a parte final do canto dobrado, quando encaixado.
26. Coloque o lençol para arrastar sobre o lençol de baixo e desdobre-o até a fenda do meio (Figura 28.17-2).	26. Permite usar o lençol para levantar e mover o cliente no leito sem precisar usar o lençol de baixo e arrumar o leito novamente. Ajuda a manter o lençol de baixo limpo.
27. Fique de frente para a lateral do leito, com as palmas das mãos para baixo. Encaixe embaixo do colchão o lençol de baixo e o lençol para arrastar. Verifique se o lençol de baixo está encaixado embaixo do colchão, até os pés do leito.	27. Mantém o lençol estendido, no lugar e sem rugas, diminuindo, assim, o risco de irritação da pele.

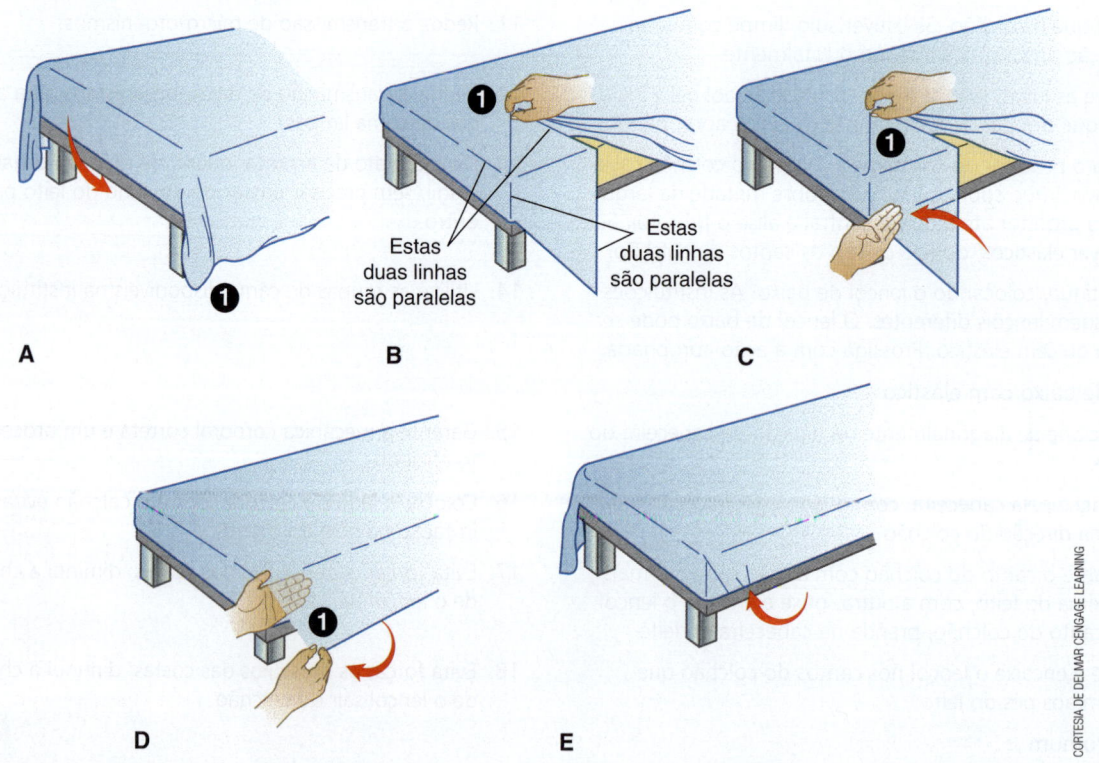

Figura 28.17-1 ■ Etapas para fazer um canto com dobra: *A* - encaixe a borda inferior do lençol sob o colchão; *B* - segure a ponta triangular do lençol e levante-a paralelamente à borda do colchão; *C* - encaixe o lençol que ficou pendurado embaixo do colchão; *D* - coloque a ponta triangular ao longo do leito; *E* - com as palmas voltadas para baixo, encaixe o lençol embaixo do colchão.

CAPÍTULO 28 ■ Procedimentos Básicos

IMPLEMENTAÇÃO – AÇÃO/BASE RACIONAL (CONTINUAÇÃO)

AÇÃO	BASE RACIONAL
28. Vá para o outro lado do leito, desdobre o lençol de baixo e repita as ações usadas para colocar o protetor e o lençol de baixo.	28. Desdobrar diminui a corrente de ar; as correntes de ar podem disseminar micro-organismos.
29. Desdobre o lençol para arrastar, se utilizado, e segure os lados livres do lençol de baixo e do lençol para arrastar. Puxe na sua direção, mantendo as costas eretas e segurando firmemente (lençóis esticados). Encaixe os dois lençóis sob o colchão. Use os braços e abra as mãos para estender o lençol embaixo do colchão. Coloque o protetor sobre o lençol de baixo.	29. Ao puxar o lençol para estender, use o peso do corpo, isso evita forçar os músculos das costas.
30. Coloque o lençol de cima no leito e desdobre no sentido do comprimento, colocando a dobra central (largura) do lençol no centro da cama. Coloque a borda superior do lençol (costura para cima) alinhada ao topo do colchão, na cabeceira do leito. Puxe o comprimento restante na direção dos pés do leito.	30. Arrumando um lado do leito de cada vez é possível economizar tempo e fazer menos movimentos. A costura fica para baixo, isso evita o contato com a pele do cliente e eventuais irritações.
31. Desdobre e coloque o cobertor ou a colcha. Siga a mesma técnica usada para colocar o lençol de cima (Figura 28.17-3).	31. Fornece calor.
32. Faça a dobra nos cantos inferiores. Com as palmas voltadas para baixo, encaixe a borda inferior do lençol embaixo do colchão. Segure a dobra triangular e coloque-a para baixo, na lateral do colchão. Deixe o lençol pendurado na lateral do colchão (figuras 28.17-4 e 28.17-5).	32. Fixa a roupa de cama nos pés do leito.
33. Fique de frente para a cabeceira e dobre aproximadamente 15 cm do lençol de cima e do cobertor (Figura 28.17-6). Faça um sanfonado com o lençol e o cobertor.	33. Permite ao cliente acesso fácil ao leito.
34. Coloque uma fronha limpa em cada travesseiro (Figura 28.17-7). Com uma das mãos, pegue a ponta fechada da fronha. Vire a fronha do avesso, de forma a cobrir sua mão. Com a mesma mão, pegue uma das pontas da fronha, do lado fechado. Com a outra, puxe a fronha sobre o comprimento do travesseiro. Os cantos do travesseiro devem se encaixar nos cantos da fronha.	34. Mantém a fronha limpa distante do seu uniforme.

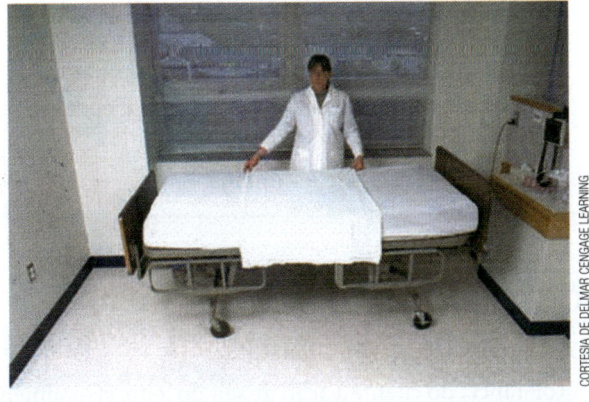

Figura 28.17-2 ■ O lençol para arrastar é colocado sobre o lençol de baixo e pode ser usado como lençol para virar.

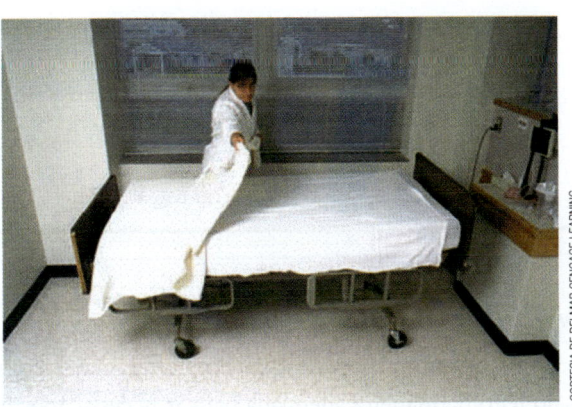

Figura 28.17-3 ■ Coloque o cobertor ou a colcha sobre o lençol de cima.

IMPLEMENTAÇÃO – AÇÃO/BASE RACIONAL (CONTINUAÇÃO)

AÇÃO	BASE RACIONAL

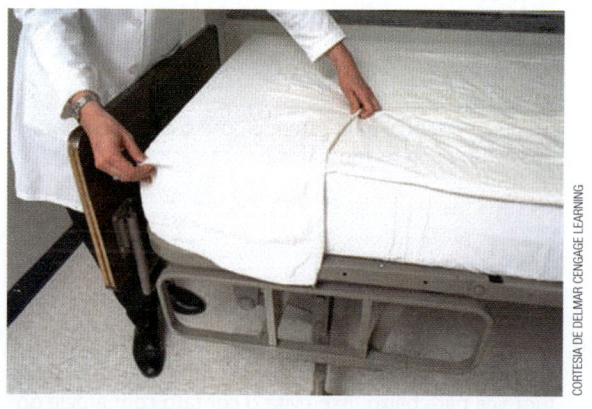

Figura 28.17-4 ■ Levante e coloque a borda do lençol e do cobertor sobre o leito, formando uma dobra triangular.

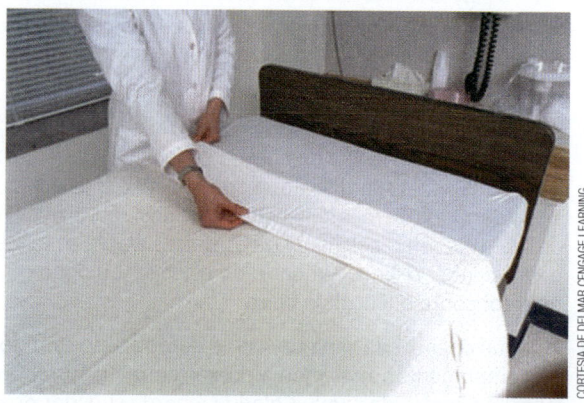

Figura 28.17-6 ■ Forme um envelope com o cobertor e o lençol de cima.

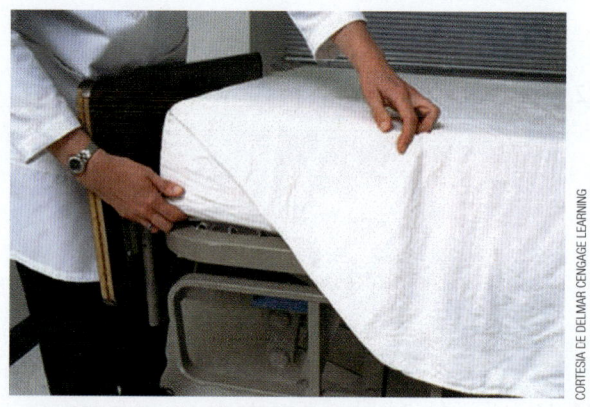

Figura 28.17-5 ■ Coloque a dobra triangular para baixo e deixe-a pendurada na lateral do colchão.

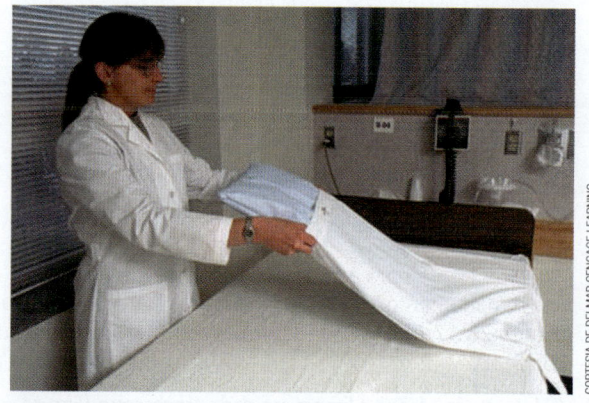

Figura 28.17-7 ■ Método rápido para colocar uma fronha limpa no travesseiro.

35. Retorne o leito à posição mais baixa e eleve a cabeceira de 30° a 45°. Puxe as grades para cima, no lado mais distante do cliente.

36. Pergunte ao cliente se ele precisa usar o banheiro e ajude-o, se necessário.

37. Auxilie o cliente a voltar ao leito e suba as grades; coloque a campainha ao alcance; afira os sinais vitais.

38. Remova as luvas e lave as mãos e/ou use álcool gel 70%.

35. Garante a segurança do cliente.

36. Economiza a energia do cliente e fornece tempo para cuidar das necessidades dele.

37. Garante a segurança do cliente e uma maneira de pedir ajuda. Sentar-se na cadeira e movimentar-se podem alterar os sinais vitais do cliente.

38. Reduz a transmissão de micro-organismos.

AVALIAÇÃO
- Confirme se as roupas de cama limpas foram colocadas no leito da maneira adequada para as necessidades do cliente.

DOCUMENTAÇÃO
Anotações do enfermeiro
- Tolerância do cliente à ação de sair do leito. (Geralmente, as trocas de roupa de cama não são documentadas.)

PROCEDIMENTO 28-18 Arrumar o leito ocupado

VISÃO GERAL

Após o cliente tomar banho, a roupa de cama deve ser trocada, o que propicia conforto e diminui a transmissão de micro-organismos. Se o cliente não puder sair do leito, a roupa de cama precisa ser trocada com ele deitado. Caso o cliente esteja em tração ou não puder ser virado, é preciso solicitar ajuda. Cuidado para não mexer nos pesos da tração. Se o cliente não puder ser virado, troque as roupas de cama da cabeceira até os pés. No caso de clientes com incontinência ou drenagem profusa, utilize um lençol impermeável. O tipo e a quantidade de roupas de cama variam conforme o tipo de leito. Os leitos do tipo Air & Clinitron (sistema que permite a passagem contínua do ar pelo colchão visando com isso diminuir as áreas de pressão do cliente enquanto estiver restrito ao leito), por exemplo, exigem pouca quantidade de roupa sob o cliente.

ANÁLISE

1. Analise o equipamento. **Facilita o procedimento**.
2. Analise se o leito precisa ser limpo antes de colocar os lençóis. **Reduz a transmissão de micro-organismos**.
3. Analise as necessidades do cliente no leito. Verifique drenagem profusa, incontinência ou necessidades especiais para manter o conforto e a integridade da pele. **Determina como o procedimento é realizado**.
4. Analise a capacidade do cliente para ajudar no procedimento, incluindo mobilidade, status mental e força muscular. **Determina se há necessidade de ajuda para trocar a roupa de cama**.
5. Analise a presença de curativos, acesso venoso, drenos ou outros elementos utilizados. **Garante a segurança do cliente**.

POSSÍVEL DIAGNÓSTICO DE ENFERMAGEM

Integridade da pele comprometida

PLANEJAMENTO

Resultados esperados

1. O cliente dispõe de roupa de cama limpa.
2. Roupa apropriada para as necessidades e condições do cliente.
3. Roupas de cama são trocadas com um mínimo de trauma para o cliente.

Equipamentos necessários

- Saco para roupas sujas (*hamper*);
- Lençol de cima, lençol para arrastar e lençol de baixo;
- Protetor de colchão (opcional);
- Absorvente descartável (opcional);
- Fronha;
- Cobertor;
- Roupão de banho;
- Solução antisséptica, pano para lavagem e toalha;
- Luvas não estéreis (se necessário).

DICA DE DELEGAÇÃO

Geralmente é o pessoal auxiliar que arruma o leito. A instrução deve incluir a aplicação adequada das precauções-padrão e das precauções de segurança para o profissional e para o cliente, como a movimentação correta do cliente no leito, controlar drenos e curativos e observar a mecânica corporal adequada. Em certas situações em que o estado do cliente é crítico e ele está utilizando vários drenos, principalmente os torácicos, o enfermeiro deve ajudar.

IMPLEMENTAÇÃO – AÇÃO/BASE RACIONAL

AÇÃO	BASE RACIONAL
* Lave as mãos * Verifique a pulseira de identificação do cliente	
1. Explique o procedimento para o cliente.	1. Permite que o cliente coopere.
2. Leve o material até o leito.	2. Facilita a organização do procedimento.
3. Cubra o cliente com um roupão (Figura 28.18-1). Remova o lençol de cima e o cobertor. Solte o lençol de baixo no pé e nas laterais do leito. Se for necessário para facilitar o acesso, abaixe a grade mais próxima de você.	3. O roupão impede a exposição e o esfriamento. Facilita a remoção da roupa de cama. Abaixar apenas a grade mais próxima do membro da equipe de enfermagem reduz o risco de queda do cliente.

IMPLEMENTAÇÃO – AÇÃO/BASE RACIONAL (CONTINUAÇÃO)	
AÇÃO	BASE RACIONAL
4. Posicione o cliente deitado de lado, de costas para você. Recoloque o travesseiro embaixo da cabeça.	4. Abre espaço para colocar roupas de cama limpas.
5. Faça um sanfonado ou enrole o lençol de baixo perto do corpo do cliente, na direção do centro do leito (Figura 28.18-2).	5. Mantém juntas as roupas de cama sujas. Propicia o conforto do cliente ao rolá-lo para o outro lado.
6. Coloque lençóis de baixo limpos com a dobra central mais próxima do cliente. Faça um sanfonado ou enrole o lençol de baixo limpo perto do corpo do cliente e dobre sob o lençol sujo (Figura 28.18-3). Se não houver lençóis com elástico, mantenha uma quantidade adequada de lençol na cabeceira do leito, para encaixar. Alinhe o lençol com a parte inferior do colchão.	6. Permite encaixar os lençóis da melhor forma possível e evita as rugas no tecido.
7. Se não houver lençóis com elástico, faça uma dobra com o lençol de baixo na cabeceira do leito. Para fazer essa dobra, levante o colchão e encaixe o lençol sobre a borda do colchão, levante a borda do lençol que está pendurada para formar um triângulo e coloque a parte superior do lençol novamente sobre o leito; encaixe a parte que ficou pendurada embaixo do colchão. Repita para todos os cantos. Encaixe as laterais do lençol embaixo do colchão.	7. Mantém os lençóis no lugar.
8. Dobre na metade o lençol para arrastar. Identifique o centro desse lençol e coloque-o perto do cliente. Faça um sanfonado ou enrole o lençol para arrastar para perto do cliente e encaixe embaixo do lençol sujo. Alise o lençol (Figura 28.18-4). Coloque o protetor, se necessário. Encaixe o lençol para arrastar sob o colchão, trabalhando do centro para as bordas. O lençol para arrastar deve ser posicionado sob a região lombar e as nádegas.	8. O lençol para arrastar facilita a movimentação e a elevação dos clientes enquanto estiverem no leito.
9. Role o cliente de lado, de frente para você. Levante as grades do leito.	9. Tira o cliente do meio dos lençóis sujos. Protege-o contra quedas.
10. Vá para o outro lado do leito. Remova as roupas de cama sujas fazendo um rolo; coloque-as no saco de peças sujas; evite encostá-las no uniforme.	10. Impede a contaminação cruzada.

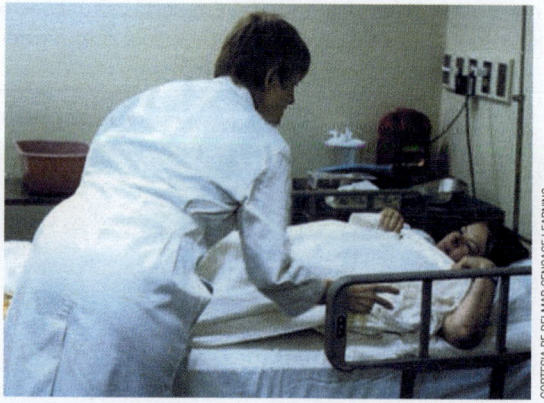

Figura 28.18-1 ▪ Enquanto o lençol de cima e o cobertor são removidos, cubra o cliente com um roupão para esquentá-lo e evitar a exposição.

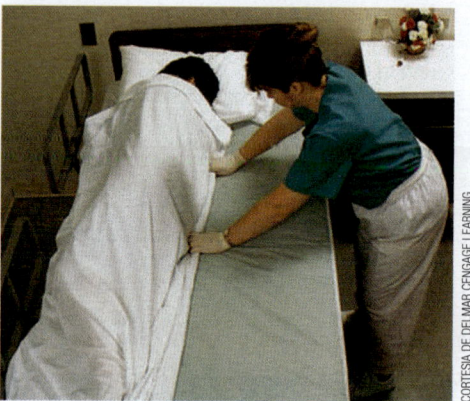

Figura 28.18-2 ▪ Ao trocar a roupa de um leito ocupado, faça um sanfonado com os lençóis de baixo na direção do centro do leito, perto do cliente. Antes de mexer nos lençóis limpos, troque as luvas se estiverem sujas.

IMPLEMENTAÇÃO – AÇÃO/BASE RACIONAL (CONTINUAÇÃO)	
AÇÃO	BASE RACIONAL

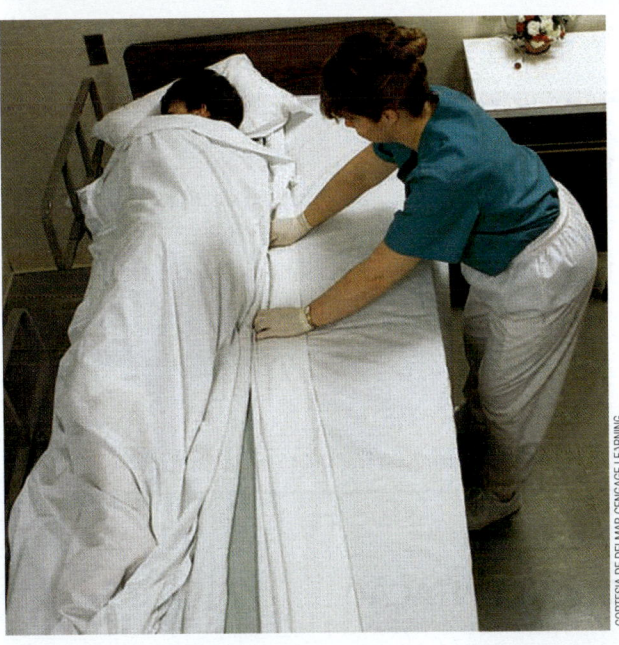

Figura 28.18-3 ▪ Faça um sanfonado ou enrole o lençol de baixo limpo e encaixe sob o lençol sujo.

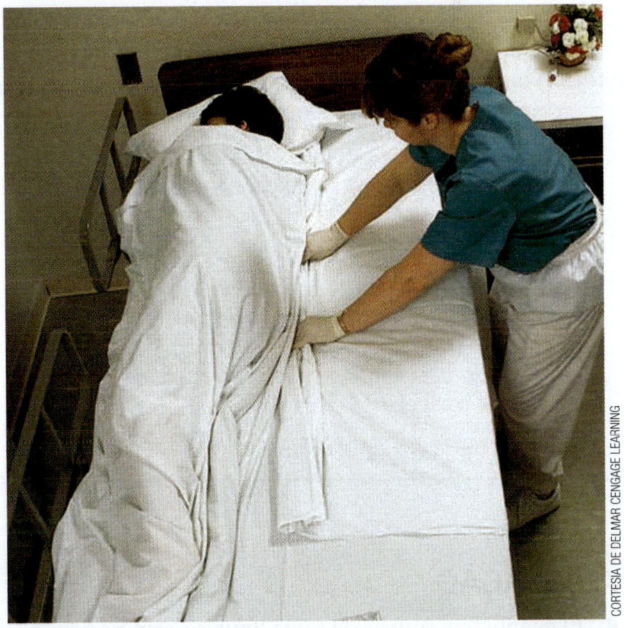

Figura 28.18-4 ▪ Faça um sanfonado ou enrole o lençol e encaixe sob o lençol sujo.

11. Desdobre/desenrole o lençol de baixo, faça a mesma coisa com o de arrastar. Observe se algum objeto foi deixado no leito. Pegue cada lençol com as articulações dos dedos voltadas para cima e sobre o lençol; puxe firmemente enquanto se inclina para trás com o peso do seu corpo (Figura 28.18-5). O cliente pode ficar na posição de supino.

12. Coloque o lençol de cima sobre o cliente, com o centro do lençol no centro do leito. Desdobre o lençol de cima sobre o cliente. Remova o roupão. Coloque o cobertor da mesma maneira que o lençol de cima.

11. Estender os lençóis evita rugas no tecido e diminui o risco de irritação. Inclinar o corpo para trás com o próprio peso melhora a mecânica corporal.

12. Evita que o cliente sinta frio.

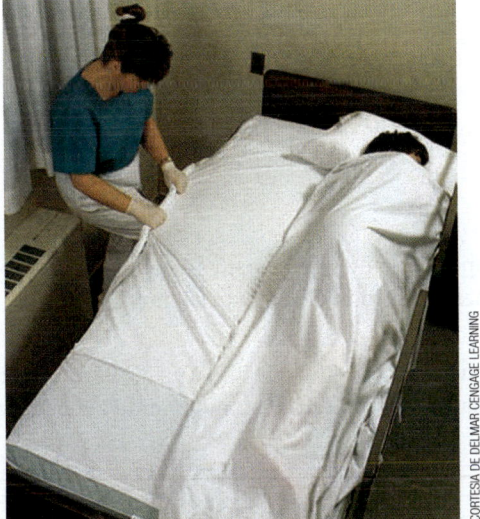

Figura 28.18-5 ▪ Desdobre/desenrole o lençol de baixo e o lençol para arrastar. Pegue cada lençol com as articulações dos dedos voltadas para cima e sobre o lençol; puxe firmemente enquanto se inclina para trás com o peso do seu corpo.

IMPLEMENTAÇÃO – AÇÃO/BASE RACIONAL (CONTINUAÇÃO)	
AÇÃO	BASE RACIONAL
13. Levante o pé do colchão e encaixe o canto do lençol de cima e do cobertor. Faça a dobra no canto. Repita no outro lado do colchão. Para manter a boa mecânica corporal, flexione os joelhos, e não as costas.	13. Mantém o lençol de cima e o cobertor no lugar.
14. Segure o lençol de cima e o cobertor sobre os artelhos do cliente e puxe para cima; depois, faça um sanfonado no lençol.	14. Fornece espaço sob o lençol de cima e o cobertor, para o cliente mover os pés. Impede o decúbito do artelho e as úlceras causadas pela pressão sobre o lençol.
15. Retire a fronha suja. Segure o centro da fronha limpa e inverta a fronha do avesso, cobrindo sua mão e seu braço. Mantenha a fronha firme enquanto segura o centro do travesseiro. Com a outra mão, puxe a fronha para baixo para cobrir o travesseiro. Coloque o travesseiro sob a cabeça do cliente.	15. Permite a troca da fronha sem sacudir o travesseiro ou a fronha. Propicia conforto.
16. Lave as mãos e/ou use álcool gel 70%.	16. Reduz a transmissão de micro-organismos.

AVALIAÇÃO
- O cliente tem roupas de cama limpas e sem rugas.
- As roupas de cama usadas no leito são adequadas para as necessidades do cliente.
- As roupas de cama foram trocadas com um mínimo de dor e trauma para o cliente.

DOCUMENTAÇÃO

Anotações do enfermeiro
- Como o cliente tolerou a troca e qualquer achado incomum. (Geralmente, as trocas de roupa de cama não são documentadas.)

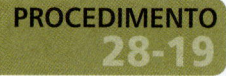

Banho no leito

VISÃO GERAL

O banho é um componente essencial do atendimento de enfermagem e um momento importante para analisar o cliente. Independentemente do fato de o próprio enfermeiro realizar o banho ou delegar a atividade para outro profissional, ele é responsável por garantir que as necessidades higiênicas do cliente sejam satisfeitas. O banho faz parte do atendimento rotineiro e promove a higiene pessoal. Os cinco tipos de banho são:

1. Aspersão (Chuveiro)
2. Imersão (Banheira)
3. No leito com ou sem ajuda
4. Completo no leito
5. Parcial

Existem algumas variações do banho no leito, dependendo da capacidade do cliente para ajudar. O banho completo ocorre no caso de clientes dependentes, confinados ao leito. O enfermeiro lava todo o corpo do cliente. O banho parcial no leito e o banho no leito sem ajuda são variações do banho completo.

Depois de lavar os cabelos do cliente, cubra a cabeça dele com uma toalha, mesmo que ainda esteja lavando o restante do corpo. A maior parte do calor é perdida pela cabeça; os clientes mais velhos se esfriam rapidamente e têm dificuldade em regular a própria temperatura.

ANÁLISE

1. Analise o nível de capacidade do cliente para ajudar no banho.

   Determine se o cliente consegue seguir instruções.

   Verifique a capacidade dele para ajudar na limpeza de qualquer parte do corpo.

2. Analise o nível de conforto do cliente em relação ao procedimento. Verifique os possíveis problemas culturais, sexuais ou de geração. **Observe se o cliente está desconfortável, tenso ou nervoso pelo fato de outra pessoa estar dando banho nele.**

3. Examine o ambiente. Verifique se o equipamento necessário está disponível. Analise se a pele do cliente está íntegra ou se apresenta curativos, acesso venoso ou drenos. Verifique se há disponibilidade de água morna e limpa. **Determine se a necessidade de privacidade e de recato pode ser satisfeita. O ambiente deve levar a um procedimento limpo, seguro e confortável.**

POSSÍVEIS DIAGNÓSTICOS DE ENFERMAGEM

Integridade da pele comprometida

Déficit nos cuidados pessoais: banho/higiene

PLANEJAMENTO

Resultados esperados

1. O cliente fica limpo, sem danos à pele.
2. Manutenção da privacidade do cliente durante o procedimento.
3. Sempre que possível, o cliente participa da própria higiene.
4. Os clientes não ficam cansados nem sentem mais dor, frio ou desconforto como resultado do banho.

Equipamentos necessários

Algumas instituições utilizam panos pré-umedecidos para banho, que são aquecidos no micro-ondas. Para o banho tradicional no leito, são necessários os seguintes itens:

- Toalhas de banho;
- Panos para lavagem;
- Roupão;
- Bacia;
- Sabonete;
- Porta-sabonete;
- Loção;
- Desodorante;
- Avental limpo;
- Roupa de cama limpa;
- Luvas sem látex descartáveis.

DICA DE DELEGAÇÃO

Rotineiramente, essa tarefa é delegada para a equipe de auxiliares e técnicos de enfermagem, que deve permitir ao cliente fazer o máximo possível das ações relacionadas ao banho. O profissional deve tomar as precauções-padrão, posicionar o cliente corretamente, observar e relatar ao enfermeiro as condições e a cor da pele. O enfermeiro é responsável por analisar o cliente.

IMPLEMENTAÇÃO – AÇÃO/BASE RACIONAL

* Verifique a pulseira de identificação do cliente * Explique o procedimento antes de começar *

AÇÃO	BASE RACIONAL
1. Verifique as preferências do cliente em relação ao banho.	1. Permite que o cliente participe do atendimento.
2. Prepare o ambiente. Feche portas e janelas, ajuste a temperatura, permita tempo para as necessidades de eliminação e mantenha a privacidade.	2. Protege contra o frio durante o banho e aumenta a sensação de privacidade.
3. Retire os adornos como relógio, pulseiras e anéis. Lave as mãos e/ou use álcool gel 70% (Anvisa, RDC 42 de 25/10/2010). Coloque as luvas. Troque as luvas sempre que esvaziar a bacia de água.	3. Reduz a transmissão de micro-organismos.
4. Abaixe as grades no lado mais próximo de você. Coloque o cliente em uma posição confortável bem perto de você.	4. Evita o estiramento desnecessário. Facilita a boa mecânica corporal.

IMPLEMENTAÇÃO – AÇÃO/BASE RACIONAL (CONTINUAÇÃO)	
AÇÃO	BASE RACIONAL
5. Se o roupão de banho estiver disponível, coloque-o sobre o lençol de cima. Remova o lençol de cima que está sob o roupão. Remova o avental do cliente. O roupão deve ser dobrado para expor apenas a área que está sendo limpa no momento. Em vez de roupão é possível utilizar toalhas. Os lençóis de cima não são usados como roupão porque não são absorventes e não mantêm o cliente aquecido.	5. Evita a exposição do cliente. Mantém a privacidade. Protege contra o frio.
6. Encha a bacia até completar dois terços. Deixe o cliente testar a temperatura da água com a mão. A água deve ser trocada quando estiver suja ou quando acumular sabonete.	6. Evita queimaduras acidentais ou resfriamento.
7. Molhe o pano para lavagem e torça.	7. Evita que o cliente se molhe desnecessariamente.
8. Faça uma luva com o pano. Para fazer a luva, segure a borda do pano com o polegar; dobre um terço sobre a palma da mão; enrole o restante do pano na mão e cubra a palma; pegue a segunda borda com o polegar; dobre a ponta estendida do pano sobre a palma e encaixe sob a superfície palmar.	8. Evita que as pontas do pano para lavagem se arrastem sobre a pele. Possibilita a fricção durante o banho.
9. Lave o rosto do cliente (Figura 28.19-1). Pergunte-lhe se deseja usar sabonete no rosto. Utilize um canto do pano para cada olho, limpando do canto interno para o externo. Lave o pescoço e as orelhas. Enxágue e seque bem. Se o cliente tiver barba, você pode fazê-la nesse momento. Ajude-o a fazer a barba, se necessário.	9. Alguns clientes não gostam de usar sabonete no rosto. Usar cantos diferentes do pano reduz o risco da transmissão de micro-organismos de um olho para o outro. Secar dando batidinhas leves reduz a irritação da pele e a desidratação.
10. Lave braços, antebraços e mãos. Lave os antebraços e os braços com movimentos longos e firmes, da direção distal para a proximal. Pode ser necessário apoiar o braço durante a lavagem. Lave as axilas. Enxágue e seque bem. Aplique desodorante ou talco, se desejar. Mergulhe a mão do cliente na bacia com água. Deixe por 3 a 5 minutos. Lave as mãos, as áreas entre os dedos, os dedos e as unhas. Enxágue e seque bem.	10. Os movimentos longos estimulam a circulação. Mergulhar as mãos amolece as unhas e solta a sujeira da pele e das unhas. Os movimentos do sentido distal para o proximal promovem o retorno venoso.
11. Lave o tórax e o abdome. Coloque a toalha de banho no sentido do comprimento sobre o tórax e o abdome e depois dobre o roupão até a cintura. Levante a toalha de banho e lave o tórax em movimentos circulares. Lave a dobra de pele sob os seios, levantando cada um deles. Deixe o tórax coberto com uma toalha seca e o roupão dobrado até a área suprapúbica. Lave o abdome, incluindo o umbigo e as outras dobras de pele, com cuidado. Enxágue e seque bem todas as áreas da pele. Recoloque o roupão sobre o tórax e o abdome.	11. Propicia a privacidade e evita o resfriamento. Os movimentos longos estimulam a circulação. A perspiração e a sujeira se acumulam nas dobras cutâneas.
12. Lave as pernas e os pés. Exponha a perna que está mais distante de você, dobrando o roupão até a linha média. Flexione o joelho. Segure o calcanhar, eleve a perna e cubra o leito com o roupão. Coloque a bacia de lavagem sobre a toalha. Coloque o pé do cliente na bacia (Figura 28.19-2). Deixe o pé mergulhado enquanto lava a perna com movimentos longos e firmes do sentido distal para o proximal.	12. Apoia as articulações para evitar o esforço e a fadiga. Mergulhar o pé solta a sujeira, amolece as unhas e propicia conforto.

CAPÍTULO 28 ■ Procedimentos Básicos

IMPLEMENTAÇÃO – AÇÃO/BASE RACIONAL (CONTINUAÇÃO)	
AÇÃO	BASE RACIONAL

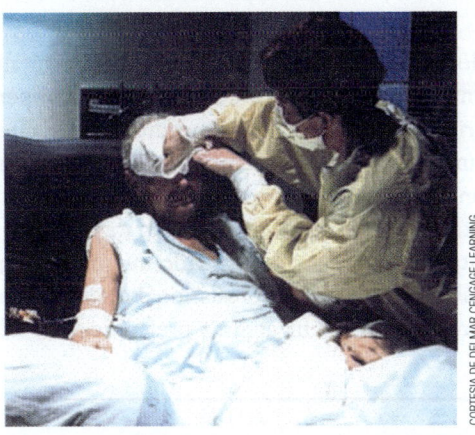

Figura 28.19-1 ■ Lave primeiro o rosto do cliente.

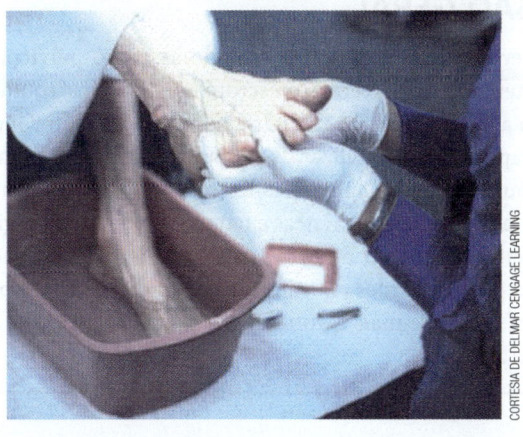

Figura 28.19-2 ■ Coloque os pés na bacia. Limpe entre os dedos e as solas dos pés.

Lave delicadamente as pernas de clientes com trombose venosa profunda (TVP) ou outros problemas de coagulação; não faça movimentos firmes. Enxágue a perna e seque bem. Limpe a sola dos pés, entre os dedos e os dedos. No caso de diabéticos, examine com cuidado os pés e entre os dedos, verifique se há úlceras de pressão ou ferimentos. Enxágue o pé e seque bem. Se a pele estiver desidratada, aplique loção nas pernas e nos pés, mas não massageie porque pode provocar a liberação de um trombo. Repita o procedimento no lado oposto.

13. Lave as costas. Ajude o cliente a ficar na posição prona ou deitado de lado, de costas para você. Lave as costas e as nádegas com movimentos longos e firmes. Enxágue e seque bem. Faça massagem nas costas e aplique uma loção hidratante.

14. Cuidados com o períneo: ajude o cliente a ficar na posição de supino. Limpe o períneo (observe o Procedimento 28.20).

15. Aplique loção se o cliente desejar ou se houver necessidade. Coloque um avental limpo.

16. Lave as mãos e/ou use álcool gel 70%.

13. Expõe as costas e as nádegas para que sejam lavadas. A massagem nas costas relaxa e estimula a circulação.

14. Remove secreções e sujeira da região dos genitais.

15. A loção lubrifica a pele.

16. Reduz a transmissão de micro-organismos.

AVALIAÇÃO
- O cliente é limpo adequadamente, sem causar danos na pele.
- A privacidade do cliente é mantida durante o procedimento.
- O cliente participa do procedimento o máximo possível.
- O cliente mantém-se confortável durante o procedimento.

DOCUMENTAÇÃO
Anotações do enfermeiro
- O cliente tomou banho.
- Indique o nível de ajuda prestado pelo cliente e como ele tolerou a atividade.
- Os achados incomuns incluem erupções, ferimentos abertos, déficit de turgor, entre outros.

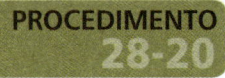

PROCEDIMENTO 28-20: Cuidados com o períneo

VISÃO GERAL

O períneo é a estrutura externa do assoalho pélvico. Ele é constituído da pele e do músculo que cerca a genitália; nos homens, é a região entre o escroto e o ânus; nas mulheres, é a região entre a vulva e o ânus. Os cuidados com o períneo e com a genitália visam manter a higiene da região. Geralmente, o próprio cliente cuida desse procedimento; as alterações na capacidade de realizar os cuidados pessoais ou as alterações no períneo e na genitália são motivos para os enfermeiros ou outras pessoas cuidarem desse aspecto. Do ponto de vista emocional e cultural, esse assunto é de difícil abordagem. Muitas culturas têm crenças e tabus relacionados à região perineal/genital. Há pessoas que ficam constrangidas com a ideia de outra pessoa ver ou tocar seus genitais, principalmente se for um estranho. É preciso ter cuidado no que diz respeito a essas possibilidades ao tratar dos cuidados genitais/perineais. Em geral, uma abordagem profissional e sem julgamentos deixa o cliente mais à vontade. Se possível, pergunte ao cliente ou ao responsável se há alguma preferência em relação a esses aspectos.

ANÁLISE

1. Avalie o status do cliente: nível de consciência, capacidade de locomoção e realização dos cuidados pessoais, frequência de micção e defecação, condições da pele. **Isso permite que o enfermeiro decida quem, onde, como e quando realizar o cuidado perineal.**
2. Identifique as preferências culturais. **O cuidado perineal está fortemente associado a práticas culturais, por exemplo, quem pode tocar a área e como, e a maneira certa de "limpar". Até onde for possível, essas preferências são identificadas e incorporadas ao atendimento.**
3. Analise a saúde perineal do cliente. Para os homens, pergunte se há coceira ou desconforto. Para as mulheres, pergunte se há corrimento uretral, vaginal ou anal. **Determina a presença de sinais e sintomas que exigem uma avaliação e intervenção adicional.**
4. Observe se o cliente apresenta incontinência urinária ou fecal. **Afeta como o procedimento é realizado e quais medidas extras são necessárias.**
5. Verifique se o cliente passou recentemente por cirurgia perineal/genital. **Afeta como o procedimento é realizado e quais medidas extras são necessárias.**

POSSÍVEIS DIAGNÓSTICOS DE ENFERMAGEM

Integridade da pele comprometida

Déficit nos cuidados pessoais: banho/higiene

PLANEJAMENTO

Resultados esperados

1. O períneo e a genitália ficam secos, limpos e livres de secreções e odores desagradáveis.
2. O cliente relata sensação de conforto e limpeza na área perineal.
3. O cliente não demonstra sentir desconforto ou constrangimento durante o procedimento.
4. A pele da região perineal fica livre de quebras ou de irritações.

Equipamentos necessários

- Equipamento de proteção individual (luvas, avental);
- Papel higiênico/panos para lavagem;
- Protetores impermeáveis;
- Solução de limpeza, se necessário;
- Frasco para lavagem perineal (encha com água limpa e morna);
- Recipiente para a água (comadre ou vaso sanitário, se o cliente puder se locomover);
- Toalhas secas;
- Tratamento perineal (isto é, pomadas ou loções), se necessário;
- Recipiente para colocar os panos usados;
- Desodorizador de ambiente.

 DICA DE DELEGAÇÃO

Essa tarefa costuma ser delegada para a equipe de auxiliares e técnicos de enfermagem, que deve ser treinada para tomar as precauções-padrão, posicionar adequadamente o cliente, bem como relatar para o enfermeiro cor, odor e quantidade de secreção, se houver.

CAPÍTULO 28 ▪ Procedimentos Básicos

IMPLEMENTAÇÃO – AÇÃO/BASE RACIONAL	
AÇÃO	BASE RACIONAL

* Verifique a pulseira de identificação do cliente * Explique o procedimento antes de começar *

1. Retire os adornos como relógio, pulseiras e anéis. Lave as mãos e/ou use álcool gel 70% (Anvisa, RDC 42 de 25/10/2010) e use luvas. Se apropriado e se houver respingos, use avental, máscara e óculos.	1. Reduz a transmissão de micro-organismos.
2. Feche as cortinas ou a porta ou utilize biombos.	2. Mantém a privacidade.
3. Posicione o cliente.	3. Se o cliente puder se locomover, os cuidados perineais podem ser realizados com ele sentado ou em pé no vaso sanitário. Se os cuidados forem realizados no leito, coloque o cliente deitado de lado ou sobre uma comadre profunda.
4. Coloque protetores impermeáveis sob o cliente no leito ou sob a comadre, se utilizada.	4. Protege as roupas de cama.
5. Remova os resíduos de fezes com papel higiênico e descarte no vaso sanitário.	5. Pode exigir várias tentativas. Se os cuidados forem realizados ao lado do leito, junte o papel no protetor descartável ou na roupa de cama até o final do procedimento.
6. Aplique spray de solução de lavagem no períneo, se indicado. Também pode ser utilizada água limpa.	6. Existem várias soluções perineais, que podem ou não exigir enxágue. Avalie com atenção essa necessidade. As soluções que exigem enxágue podem prejudicar a pele se não forem retiradas.
7. Lave o períneo com panos úmidos (da frente para trás nas mulheres), trocando para uma área limpa do pano a cada vez que limpar (Figura 28.20-1). Lave o pênis (Figura 28.20-2).	7. Maximiza a limpeza; impede a disseminação da flora retal para a vagina e o meato.

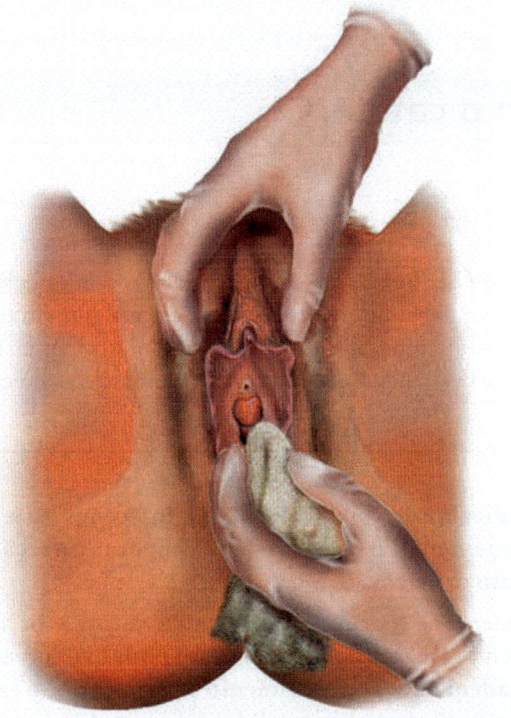

Figura 28.20-1 ▪ Lave o períneo feminino da frente para trás.

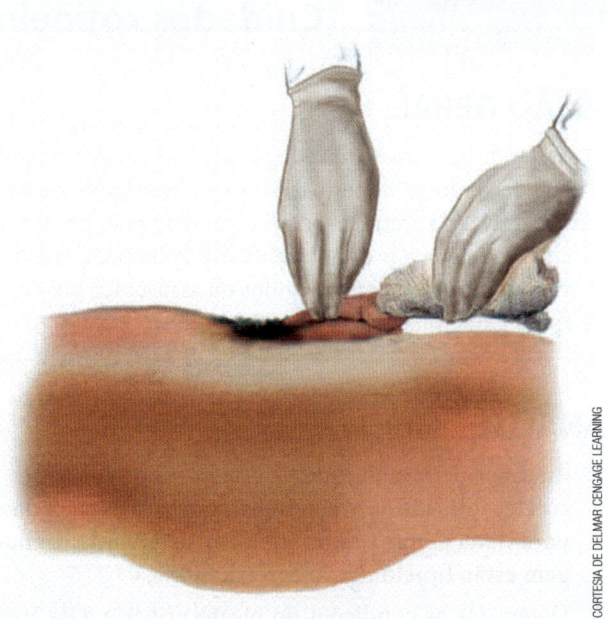

Figura 28.20-2 ▪ Lave o pênis com um pano morno e úmido, em movimentos circulares.

IMPLEMENTAÇÃO – AÇÃO/BASE RACIONAL (CONTINUAÇÃO)

AÇÃO	BASE RACIONAL
8. Examine com cuidado se resta alguma sujeira nas dobras dos glúteos e do escroto; siga o mesmo procedimento para a vulva.	8. O material fecal causa irritação e escoriações quando em contato prolongado com a pele.
9. Se usar sabonete, borrife água limpa na região.	9. Remove o sabonete, que pode irritar a pele.
10. Troque as luvas.	10. Reduz a transmissão de micro-organismos.
11. Seque o períneo delicadamente com uma toalha.	11. A umidade residual favorece o ambiente para o desenvolvimento de micro-organismos.
12. Se indicado, aplique pomada ou loção de barreira protetora.	12. As pomadas de barreira podem ser usadas se o cliente estiver incontinente ou se as dobras da pele acumularem umidade.
13. Reposicione ou vista o cliente da forma adequada.	13. Propicia conforto ao cliente.
14. Descarte o lixo e os panos conforme a política do hospital.	14. Evita a disseminação de doenças ou bactérias.
15. Lave as mãos e/ou use álcool gel 70%.	15. Reduz a transmissão de micro-organismos.
16. Desodorize o quarto, se necessário.	16. Propicia conforto ao cliente. Pode ser feito no início do procedimento.

AVALIAÇÃO

- O períneo e a genitália estão secos, limpos e livres de secreções e odores desagradáveis.
- O cliente relata sensação de conforto e limpeza na área perineal.
- O cliente não demonstra sentir desconforto ou constrangimento durante o procedimento.

DOCUMENTAÇÃO

Anotações do enfermeiro

- Horário e tipo dos cuidados perineais prestados
- Achados incomuns, como escoriações, infecção e drenagem
- Preferências ou considerações culturais do cliente

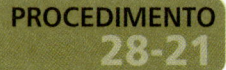 **PROCEDIMENTO 28-21** **Cuidados rotineiros com o cateter**

VISÃO GERAL

O cateter de demora é utilizado para promover a drenagem contínua da urina. Esse item, que é ligado a uma bolsa de urina sistema fechado, pode ser usado para a drenagem urinária episódica ou de longo prazo. Uma vez que o cateter entra na bexiga através da uretra, as bactérias podem penetrar no sistema urinário; portanto, é necessário observar alguns cuidados para garantir que a área adjacente esteja limpa, a fim de diminuir a contaminação do cateter pela flora bacteriana. Os clientes podem ficar constrangidos ou assustados por causa do cateter e dos cuidados relacionados, por isso eles precisam de apoio emocional.

ANÁLISE

1. Analise a permeabilidade do cateter e a cor, consistência e quantidade da urina enquanto realiza os cuidados, **para determinar se o cateter e o sistema de drenagem estão funcionando corretamente.**
2. Determine as condições do meato urinário e da área perineal **para monitorar hiperemia, edema ou secreção uretral, fezes ou secreção vaginal como indicadores de infecção. As infecções externas podem migrar pelo cateter e provocar infecção do trato urinário.**
3. Determine a reação emocional do cliente e os sentimentos em relação ao cateter. **Isso pode evitar reações inadequadas ao atendimento e permite que o enfermeiro ajude o cliente a lidar com questões emocionais mais profundas.**

POSSÍVEIS DIAGNÓSTICOS DE ENFERMAGEM

Risco de infecção

Integridade da pele comprometida

PLANEJAMENTO
Resultados esperados

1. O cliente não apresenta sinais e sintomas de infecção do trato urinário.
2. O cliente entende o motivo do cateter e do cuidado relacionado.
3. O meato e a área adjacente estão limpos e livres de drenagem.

Equipamentos necessários
- Luvas sem látex limpas;
- Pano para lavagem, água e sabonete;
- Protetor impermeável;
- Solução antisséptica;
- Aplicadores estéreis.

DICA DE DELEGAÇÃO

Os cuidados rotineiros com o cateter são procedimentos que podem ser realizados pela equipe de auxiliares e técnicos de enfermagem, após receber instruções e sob supervisão adequada. O profissional deve avisar o enfermeiro sobre a ocorrência e características de secreção e qualquer problema no cateter ou no sistema fechado, como vazamento.

IMPLEMENTAÇÃO – AÇÃO/BASE RACIONAL

* Verifique a pulseira de identificação do cliente * Explique o procedimento antes de começar *

AÇÃO	BASE RACIONAL
1. Retire os adornos como relógio, pulseiras e anéis, lave as mãos e/ou use álcool gel 70% (Anvisa, RDC 42 de 25/10/2010).	1. Reduz a transmissão de micro-organismos.
2. Verifique o protocolo institucional ou o plano de atendimento.	2. Garante o procedimento correto.
3. Mantenha a privacidade.	3. Mantém a dignidade do cliente.
4. Coloque o cliente na posição de supino e exponha a área perineal e o cateter.	4. Permite a visualização do campo. Se não for possível visualizar a área perineal com o cliente na posição de supino, tente colocá-lo deitado de lado.
5. Coloque o protetor impermeável sob o cliente.	5. Protege as roupas de cama.
6. Coloque luvas limpas.	6. Reduz a transmissão de micro-organismos.
7. Depois de realizar os cuidados perineais (Procedimento 28.20), limpe o meato se houver secreção purulenta excessiva, com soluções antissépticas não irritantes e bolas de algodão.	7. Passar da área mais limpa para fora diminui o risco de recontaminação.
8. Lave o cateter do meato até a inserção distal do cateter ao sistema coletor fechado de urina, tomando cuidado para não puxá-lo.	8. Passar da área mais limpa para fora não transmite as bactérias para o meato, que expõe o cliente a infecções da uretra ou da bexiga.
9. Repita o procedimento sempre que o cateter estiver sujo com fezes ou outra drenagem.	9. Reduz a chance de infecção.
10. Coloque os panos ou as bolas de algodão em um recipiente adequado para a lavanderia ou o descarte.	10. Reduz a transmissão de infecção para outros clientes.
11. Lave as mãos e/ou use álcool gel 70%.	11. Reduz a transmissão de micro-organismos.

AVALIAÇÃO

- O cliente está livre de sinais e sintomas de infecção do trato urinário.
- O cliente entende o motivo do cateter e do cuidado relacionado.
- O meato e a área adjacente estão limpos, íntegros e livres de secreção.

DOCUMENTAÇÃO

Anotações do enfermeiro

- A hora em que o procedimento foi realizado e as condições da área ao redor do cateter

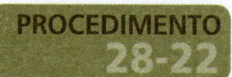

Cuidados orais

VISÃO GERAL

A cavidade oral cumpre funções na mastigação, na secreção de muco para umedecer e lubrificar o sistema digestivo, na secreção de enzimas digestivas e na absorção de nutrientes essenciais. Os problemas comuns na cavidade oral incluem os seguintes:

- Mau hálito (halitose)
- Cárie
- Placa
- Doença periodontal
- Inflamação das gengivas (gengivite)
- Inflamação da mucosa oral (estomatite)

A má higiene oral e a perda dos dentes podem afetar a interação social e a imagem corporal do cliente, bem como a ingestão de nutrientes. Os cuidados orais diários são essenciais para manter a integridade das membranas da mucosa, dos dentes, das gengivas e dos lábios. Por meio de medidas preventivas, é possível conservar a cavidade bucal e os dentes. Os cuidados preventivos consistem em enxágue com flúor, uso do fio dental e escovação.

Flúor

Os pesquisadores determinaram que o flúor evita as cáries. O flúor é um componente comum de várias soluções para enxágue e cremes dentais; no entanto, as pessoas com desidratação excessiva ou membranas da mucosa irritadas devem evitar os enxágues (colutórios) em virtude do teor de álcool, que provoca desidratação das membranas. Informe ao cliente que o flúor é uma medida preventiva excelente contra cáries, mas que a exposição excessiva pode afetar a cor do esmalte.

Uso do fio dental

Use o fio dental diariamente, em combinação com a escovação. O fio dental impede a formação de placa, remove a placa entre os dentes e resíduos de alimentos. O uso regular do fio dental evita cáries e doença periodontal. Há vários suportes disponíveis para facilitar sua utilização.

Escovação

É necessário escovar os dentes após cada refeição. A escovação é feita com um creme dental que contenha flúor, para ajudar a evitar as cáries. Um creme dental caseiro eficiente resulta da combinação de duas partes de sal com uma parte de bicarbonato de sódio. A escovação remove a placa e os resíduos de alimentos e promove a circulação sanguínea na gengiva. Para escovar dentaduras, use os mesmos movimentos da escovação de dentes.

ANÁLISE

1. Analise se o cliente consegue ajudar nos cuidados orais e até que ponto. **Promove a independência quando possível.**
2. Avalie o conhecimento do cliente em relação à higiene bucal. **Promove os cuidados pessoais e o ensino.**
3. Verifique se o cliente usa dentadura. **Determina como os cuidados orais são realizados.**

4. Analise as condições da boca do cliente. **Determina como os cuidados orais são realizados.**
5. Analise a presença de inflamação, hemorragia, infecção ou ferimentos. **Determina como os cuidados orais são realizados. Determina a necessidade de avaliação e intervenção adicional.**
6. Analise as práticas culturais que devem ser consideradas. **Determina como os cuidados orais são realizados.**
7. Analise se existe algum aparelho ou dispositivo na boca do cliente, como aparelho ortodôntico, tubo endotraqueal ou ponte. **Determina como os cuidados orais são realizados.**
8. Verifique se o equipamento adequado está disponível para realizar os cuidados orais. **Facilita o procedimento.**

POSSÍVEIS DIAGNÓSTICOS DE ENFERMAGEM

Risco de infecção

Comprometimento da membrana da mucosa oral

Déficit nos cuidados pessoais: banho/higiene

Conhecimento deficiente: higiene bucal

PLANEJAMENTO
Resultados esperados

1. A boca, os dentes, a gengiva e os lábios do cliente estão limpos e livres de partículas de alimentos.
2. Qualquer inflamação, sangramento, infecção ou ferimento é observado e tratado.
3. A mucosa oral está limpa, intacta e hidratada.

Equipamentos necessários
Escovação e uso do fio dental

- Escova de dentes;
- Creme dental com flúor;
- Cuba rim;
- Toalha;
- Copo de água;
- Luvas não estéreis;
- Fio dental, suporte;
- Espelho;
- Hidratante para os lábios.

Cuidados com a dentadura

- Escova para dentadura;
- Limpador de dentadura;
- Cuba rim;
- Toalha;
- Copo de água;
- Luvas não estéreis;
- Lenços de papel;
- Copo para dentadura.

Itens de cuidados especiais para clientes com mobilidade física comprometida ou que estejam inconscientes (comatosos)

- Escova de dentes com cerdas macias;
- Abaixador de língua;
- Esponjas de gaze de 10 cm × 10 cm;
- Aplicadores com ponta de algodão;
- Solução prescrita;
- Seringa;
- Aspirador portátil ou de parede e cateter.

DICA DE DELEGAÇÃO

Os cuidados orais costumam ser delegados para a equipe de auxiliares e técnicos de enfermagem, que permite que o cliente realize o máximo possível ou permitido dos cuidados. O profissional é orientado a tomar as precauções-padrão, posicionar o cliente corretamente, observar e relatar para o enfermeiro as condições e a cor da membrana mucosa.

IMPLEMENTAÇÃO – AÇÃO/BASE RACIONAL

AÇÃO	BASE RACIONAL

* Verifique a pulseira de identificação do cliente * Explique o procedimento antes de começar *

Cliente que realiza os cuidados pessoais: escovação e uso do fio dental

1. Reúna os itens para escovação e uso do fio dental.	1. Possibilita eficiência.
2. Mantenha a privacidade.	2. Relaxa o cliente.
3. Coloque o cliente na posição alta de Fowler.	3. Reduz o risco de aspiração.
4. Retire os adornos como relógio, pulseiras e anéis, lave as mãos e/ou use álcool gel 70% (Anvisa, RDC 42 de 25/10/2010) e coloque luvas.	4. Reduz a transmissão de micro-organismos.

IMPLEMENTAÇÃO – AÇÃO/BASE RACIONAL (CONTINUAÇÃO)

AÇÃO	BASE RACIONAL
5. Coloque os itens ao alcance do cliente.	5. Facilita os cuidados pessoais.
6. Ajude o cliente a usar o fio dental e a escovar os dentes, se necessário. Posicione o espelho, a cuba rim e a água com canudo perto do cliente; coloque uma toalha sobre o tórax (Figura 28.22-1).	6. O uso do fio dental e a escovação diminuem o desenvolvimento de micro-organismos na boca. O espelho permite limpar as partes posteriores e laterais dos dentes.
7. Ajude o cliente a enxaguar a boca.	7. Remove o creme dental e as secreções.
8. Reposicione o cliente, levante as grades e coloque a campainha ao alcance.	8. Propicia conforto, segurança e comunicação.
9. Enxague, seque e recoloque os itens no local correto.	9. Promove um ambiente limpo.
10. Retire as luvas, lave as mãos e/ou use álcool gel 70% e documente o atendimento.	10. Reduz a transmissão de micro-organismos e documenta o atendimento de enfermagem.
Cuidados pessoais do cliente: higienização da dentadura	
11. Reúna os itens para a limpeza da dentadura (Figura 28.22-2).	11. Possibilita a eficiência.
12. Mantenha a privacidade.	12. Relaxa o cliente.
13. Ajude o cliente a ficar na posição alta de Fowler.	13. Facilita a remoção das dentaduras.
14. Retire os adornos como relógio, pulseiras e anéis. Lave as mãos e/ou use álcool gel 70% (Anvisa, RDC 42 de 25/10/2010) e coloque luvas.	14. Reduz a transmissão de micro-organismos e a exposição aos fluidos corporais.

15. Ajude o cliente na remoção da dentadura:
  a. Dentadura superior:
    • Com a gaze, segure a dentadura com o polegar e o indicador e puxe para baixo.
    • Coloque a dentadura no copo.
  b. Dentadura inferior:
    • Coloque os polegares na gengiva e solte a dentadura. Segure a dentadura com o polegar e o indicador e puxe para cima.
    • Coloque a dentadura no copo.
	15. Quebra a vedação criada com as dentaduras, sem causar pressão ou lesão nas membranas orais. Evita a quebra das dentaduras.

16. Coloque creme dental na escova e escove a dentadura com água fria ou sob a água corrente na pia. Forre a pia com uma toalha para proteger a dentadura, caso a derrube. Alguns clientes preferem limpar as dentaduras mergulhando-as em um copo com água e um tablete efervescente para limpeza.	16. Facilita a remoção de micro-organismos.

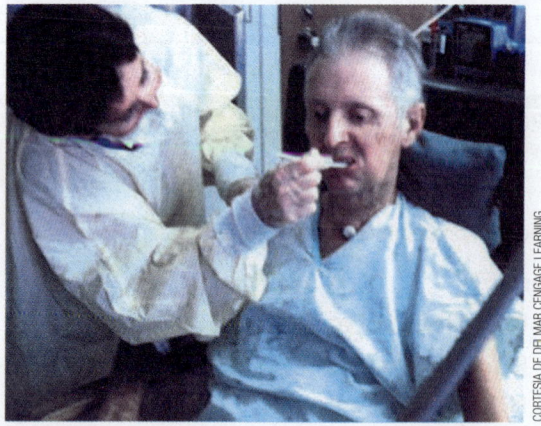

Figura 28.22-1 ▪ Permita a independência do cliente, mas ajude-o a passar o fio dental ou escovar os dentes, se necessário.

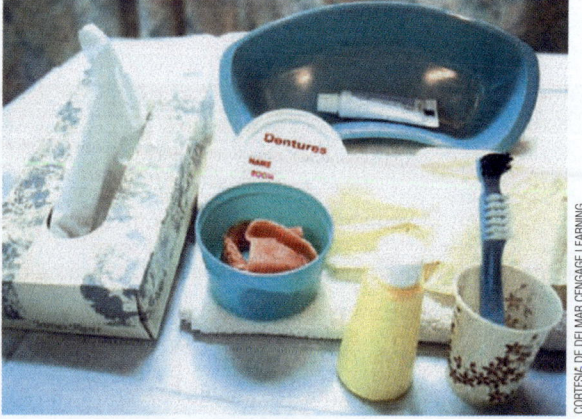

Figura 28.22-2 ▪ Reúna os itens necessários para realizar a higienização da dentadura.

IMPLEMENTAÇÃO – AÇÃO/BASE RACIONAL (CONTINUAÇÃO)

AÇÃO	BASE RACIONAL
17. Enxague bem.	17. Remove o creme dental.
18. Ajude o cliente a enxaguar a boca e recolocar a dentadura.	18. Refresca a boca e facilita a ingestão de alimentos sólidos.
19. Reposicione o cliente, levante as grades e coloque a campainha ao alcance.	19. Proporciona conforto, segurança e comunicação.
20. Enxague, seque e recoloque os artigos no local correto.	20. Mantém o ambiente limpo.
21. Tire as luvas e lave as mãos e/ou use álcool gel 70%.	21. Reduz a transmissão de micro-organismos.
Cliente que precisa de cuidados totais: escovação e uso do fio dental	
22. Reúna os itens para a escovação e o uso do fio dental.	22. Possibilita a eficiência.
23. Mantenha a privacidade.	23. Relaxa o cliente.
24. Retire os adornos como relógio, pulseiras e anéis, lave as mãos e/ou use álcool gel 70% (Anvisa, RDC 42 de 25/10/2010) e coloque luvas.	24. Reduz a transmissão de micro-organismos e a exposição aos fluidos corporais.
25. Posicione o cliente conforme as condições dele permitirem: posição de Fowler, semiFowler ou lateral, a cabeça virada para o lado (Figura 28.22-3).	25. Reduz o risco de aspiração.
26. Coloque a toalha no tórax do cliente ou sob o rosto e a boca, se a cabeça estiver virada para o lado.	26. Captura as secreções.
27. Molhe a escova de dentes, coloque uma pequena quantidade de creme dental e escove os dentes e a gengiva.	27. Umedece a boca e facilita a remoção da placa.
28. Segure o fio dental com as duas mãos ou use um suporte e passe o fio entre todos os dentes; mantenha o fio encostado no dente enquanto o move para cima e para baixo.	28. Remove a placa e evita doenças na gengiva.
29. Ajude o cliente a enxaguar a boca.	29. Remove o creme dental e as secreções bucais.
30. Coloque novamente o creme dental e escove os dentes e a gengiva com fricção em um movimento circular. Nas superfícies interna e externa dos dentes, segure a escova em um ângulo de 45° contra os dentes e escove do sulco até a coroa. Nas superfícies usadas para morder, leve a escova para a frente e para trás em movimentos curtos. Todas as superfícies dos dentes devem ser escovadas, em todos os ângulos.	30. Permite a limpeza das partes posteriores e laterais dos dentes e diminui o desenvolvimento de micro-organismos na boca.
31. Ajude o cliente a enxaguar e secar a boca.	31. Remove o creme dental e as secreções bucais.
32. Aplique um hidratante nos lábios, se necessário.	32. Mantém a integridade da pele dos lábios.
33. Reposicione o cliente, levante as grades e coloque a campainha ao alcance.	33. Proporciona conforto, segurança e comunicação.

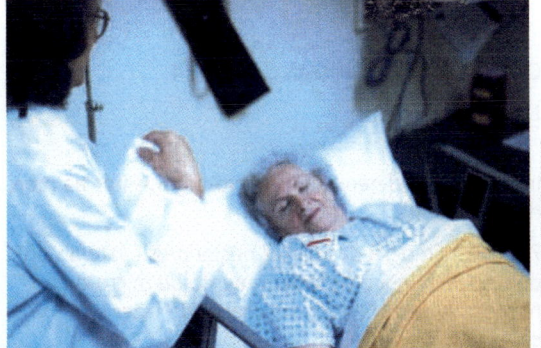

Figura 28.22-3 ▪ Se o cliente não consegue ficar sentado, vire a cabeça dele para o lado.

IMPLEMENTAÇÃO – AÇÃO/BASE RACIONAL (CONTINUAÇÃO)

AÇÃO	BASE RACIONAL
34. Enxague, seque e recoloque os itens no local correto.	34. Promove um ambiente organizado.
35. Tire as luvas e lave as mãos e/ou use álcool gel 70%.	35. Reduz a transmissão de micro-organismos.

Clientes que correm risco de sofrer alteração da cavidade oral ou que já a possuem

36. Siga as ações de 22 a 24.

37. Sangramento:
   a. Com um abaixador de língua forrado e uma lanterna, examine a cavidade oral em busca de sinais de sangramento.
   b. Siga as ações dos cuidados bucais para clientes que exigem cuidados totais, mas observe as seguintes orientações:
      • Não passe o fio dental.
      • Para limpar os dentes e a gengiva, utilize uma escova de dentes com cerdas macias ou um abaixador de língua forrado com esponjas de gaze de 10 cm × 10 cm.
      • Descarte o abaixador em um saco de lixo com indicação de risco biológico, de acordo com a política institucional.
      • Enxague com água morna.

38. Infecção ou ulceração:
   a. Com um abaixador de língua e uma lanterna, examine a cavidade oral em busca de sinais de infecção.
   b. Faça uma cultura das lesões, conforme solicitado.
   c. Prossiga com as ações dos cuidados bucais para clientes que exigem cuidados totais, mas observe as seguintes orientações:
      • Não passe o fio dental.
      • Utilize a solução antisséptica prescrita.
      • Use um abaixador de língua forrado com esponjas de gaze de 10 cm × 10 cm para limpar os dentes e a gengiva.
      • Descarte o abaixador em um saco de lixo comum (exceto no caso de pacientes com infecção hospitalar ou colonizados), de acordo com a política institucional (consulte a RDC 306 2004 – Anvisa).
      • Enxague a boca com água morna.
      • Aplique uma solução adicional, conforme prescrito.

Cliente inconsciente (comatoso)

39. Siga as ações de 22 a 24.
40. Coloque o cliente na posição lateral com a cabeça virada para o lado.
41. Utilize um suporte para passar o fio dental entre todos os dentes.
42. Molhe a escova de dentes e escove dentes e gengiva, aplicando fricção circular. Não use creme dental. Escove os dentes como descrito na ação 30.

---

36. Observe as bases racionais de 22 a 24.

37.
   a. Determina se o sangramento está presente, a quantidade e as áreas específicas.
   b.
      • Diminui o risco de sangramento e trauma na gengiva.
      • Promove o descarte adequado do lixo contaminado.
      • Limpa a boca.

38.
   a. Determina a aparência, integridade e condições em geral.
   b. Identifica o desenvolvimento de micro-organismos específicos.
   c.
      • Evita irritação, dor e sangramento.
      • As soluções antissépticas diminuem o desenvolvimento de micro-organismos.
      • Promove o descarte adequado dos materiais contaminados.
      • Limpa a boca.
      • Fornece um revestimento que promove a recuperação do tecido.

39. Observe as bases racionais de 22 a 24.
40. Evita a aspiração.
41. Impede a transferência dos micro-organismos da mordida do cliente.
42. Permite a limpeza das partes posteriores e laterais dos dentes e diminui o desenvolvimento de micro-organismos na boca. O creme dental pode fazer espuma e causar aspiração.

IMPLEMENTAÇÃO – AÇÃO/BASE RACIONAL (CONTINUAÇÃO)	
AÇÃO	BASE RACIONAL
43. Depois de passar o fio dental e escovar, enxague a boca com uma seringa (não force a água para dentro da boca) e realize a sucção.	43. Promove a limpeza e remoção das secreções e evita a aspiração.
44. Seque a boca do cliente.	44. Evita irritação da pele.
45. Aplique hidratante labial.	45. Mantém a integridade da pele dos lábios.
46. Deixe o cliente na posição lateral com a cabeça virada para o lado durante 30 a 60 minutos após a higiene bucal. Faça a sucção mais uma vez. Remova a toalha do rosto do cliente.	46. Impede o acúmulo de secreções e a aspiração.
47. Descarte os itens contaminados em um saco de lixo comum (exceto no caso de pacientes com infecção hospitalar ou colonizados); limpe, seque e recoloque os itens no local adequado. (Consulte RDC 306 2004 – Anvisa.)	47. Promove o descarte adequado dos materiais contaminados.
48. Remova as luvas e lave as mãos e/ou use álcool gel 70%.	48. Reduz a transmissão de micro-organismos.

AVALIAÇÃO

- A boca, os dentes, a gengiva e os lábios do cliente estão limpos e livres de partículas de alimentos.
- Inflamação, sangramento, infecção ou ferimento são identificados e tratados.
- A mucosa oral está limpa, intacta e bem hidratada.
- Os cuidados orais são feitos com um mínimo de trauma para o cliente.

DOCUMENTAÇÃO

Anotações do enfermeiro
- Achados incomuns

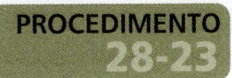

Cuidados com os olhos

VISÃO GERAL

Os olhos exigem alguns cuidados diários; a limpeza deles é contínua por meio da produção de lágrimas e do movimento das pálpebras. Entretanto, alguns clientes têm necessidades especiais.

Lentes de contato

Os cuidados pessoais são o melhor método para um cliente que usa lentes de contato; no entanto, acidentes ou doenças podem torná-lo incapaz de remover ou cuidar de suas lentes. Algumas lentes podem permanecer na córnea por até uma semana, sem provocar danos. A maioria deve ser removida diariamente para a limpeza e a prevenção da hipoxia da córnea. É responsabilidade do enfermeiro observar se o cliente usa lentes de contato e cuidar delas e dos olhos adequadamente. Nas situações de atendimento agudo, incentive o cliente a usar óculos, se possível, e solicite a um familiar que mantenha as lentes em casa.

Prótese ocular

Alguns clientes usam olho artificial (prótese ocular). Essas próteses são projetadas para ter aparência idêntica ao olho biológico. Geralmente, são feitas de vidro ou de plástico. Alguns olhos artificiais são implantados na órbita de forma permanente, outros devem ser removidos diariamente para a limpeza. A órbita também deve ser limpa delicadamente para remover crostas e muco; depois disso, a prótese é recolocada.

ANÁLISE

1. Determine se o cliente usa lentes de contato ou prótese ocular. Se ele não puder responder às perguntas, é preciso obter essas informações de outra maneira. O prontuário do cliente indica se ele usa lentes de contato ou prótese? Há algum familiar presente para quem você possa perguntar? **Isso afeta os cuidados dispensados ao olho**.

2. Os suprimentos necessários para os cuidados com os olhos estão disponíveis? Se o cliente puder dizer quais produtos ele usa, solicite a um familiar para trazê-los de casa. **Isso afeta os cuidados dispensados ao olho**.

3. Analise se o cliente consegue cuidar dos próprios olhos. Do contrário, avalie o tipo de ajuda de que ele precisa. **Isso promove a independência do cliente**.

POSSÍVEIS DIAGNÓSTICOS DE ENFERMAGEM

Conservação da saúde ineficaz

Déficit nos cuidados pessoais: banho e higiene

Distúrbio de percepção sensorial (visual)

PLANEJAMENTO

Resultados esperados

1. A lente de contato do cliente é removida e armazenada com segurança.

2. A prótese ocular do cliente é removida com segurança, limpa e armazenada ou recolocada na órbita.

3. As lentes de contato ou a prótese recebem cuidados de modo que o cliente sofra o menor trauma possível.

4. Os olhos do cliente se mantêm sem crostas e secreções.

Equipamentos necessários

Olho artificial

- Recipiente para armazenamento;
- Sabonete neutro;
- Esponjas de gaze de 10 cm × 10 cm;
- Bolas de algodão;
- Toalha;
- Bacias de êmese.

Lentes de contato

- Recipiente para as lentes;
- Solução de imersão, do tipo usado pelo cliente;
- Toalha;
- Copo de sucção (opcional);
- Fita adesiva (opcional);
- Luvas não estéreis;
- Seringa para a irrigação do olho (opcional);
- Água corrente;
- Luvas estéreis;
- Saco para lixo;
- Solução salina;
- Protetor.

DICA DE DELEGAÇÃO

Os cuidados com os olhos exigem a avaliação e a intervenção do enfermeiro; a delegação dessa tarefa para a equipe de auxiliares e técnicos de enfermagem é inadequada.

IMPLEMENTAÇÃO – AÇÃO/BASE RACIONAL

AÇÃO	BASE RACIONAL
* Verifique a pulseira de identificação do cliente * Explique o procedimento antes de começar *	

Remoção de olho artificial

1. Pergunte os cuidados adotados pelo cliente e reúna o material correto.
2. Mantenha a privacidade.
3. Retire os adornos como relógio, pulseiras e anéis, lave as mãos e/ou use álcool gel 70% (Anvisa, RDC 42 de 25/10/2010) e coloque luvas.
4. Coloque o cliente na posição semiFowler.
5. Coloque bolas de algodão em uma cuba rim cheia até a metade com água morna.

1. Garante a continuidade do atendimento.
2. Relaxa o cliente.
3. Reduz a transmissão de micro-organismos.

4. Facilita o procedimento e a participação do cliente.
5. Bolas de algodão secas podem causar irritação.

IMPLEMENTAÇÃO – AÇÃO/BASE RACIONAL (CONTINUAÇÃO)

AÇÃO	BASE RACIONAL
6. Coloque esponjas de gaze de 10 cm × 10 cm no fundo de uma segunda cuba rim cheia até a metade com sabonete neutro e água morna.	6. A gaze serve de amortecedor para evitar que a prótese se quebre.
7. Pegue uma bola de algodão e esprema o excesso de água. Lave a pálpebra com a bola de algodão úmida, começando no canto interno e indo até o externo. Depois de cada uso, descarte a bola de algodão em um saco de lixo comum. Repita o procedimento até que a pálpebra esteja limpa (sem secreções secas).	7. Eliminar o excesso de água evita que ela escorra pela face do cliente. Limpar a pálpebra evita a contaminação do sistema lacrimal (área do canto interno). O descarte das bolas de algodão reduz a transmissão de micro-organismos para outros profissionais da saúde.
8. Remova o olho artificial:	8. Limpa o olho artificial.
a. Com a mão dominante, levante a pálpebra superior do cliente com o dedo indicador e abaixe a inferior com o polegar.	a. Possibilita a remoção do olho artificial.
b. Coloque a mão não dominante em concha abaixo da pálpebra inferior.	b. A mão em concha reduz o risco de queda e da possível quebra do olho.
c. Com o dedo indicador, aplique uma leve pressão entre a sobrancelha e o olho artificial e remova-o. Coloque-o em uma cuba rim cheia até a metade com água morna e sabonete.	c. Aplicar pressão ajuda a prótese a deslizar para fora.
9. Pegue uma bola de algodão úmida e limpe ao redor da borda da órbita. Descarte a bola de algodão em um saco de lixo comum.	9. Limpa a órbita. O descarte da bola de algodão reduz a transmissão de micro-organismos para outros profissionais da saúde.
10. Verifique a órbita procurando sinais de irritação, drenagem ou formação de crostas. *Nota:* se o regime de cuidados usuais do cliente ou a solicitação do médico exigir a irrigação da órbita, continue com a ação 11; do contrário, vá para a ação 12.	10. Indica infecção.
11. Irrigação da órbita:	11. Limpa a órbita e remove as secreções.
a. Abaixe a cabeceira do leito e coloque o cliente na posição de supino. Coloque o protetor no leito; vire a cabeça na direção da órbita e estenda o pescoço ligeiramente.	a. O posicionamento do cliente facilita o procedimento e propicia conforto.
b. Encha a seringa de irrigação com a quantidade e o tipo de solução de irrigação (água morna ou solução salina) prescritos.	b. Garante a conformidade com o regime do cliente ou com as solicitações prescritas.
c. Com a mão dominante, separe as pálpebras com o dedo indicador e o polegar enquanto apoia os outros dedos na sobrancelha e na maçã do rosto.	c. Mantém a pálpebra aberta e a órbita visível.
d. Segure a seringa de irrigação na mão dominante, a vários centímetros do canto interno; com o polegar, aplique uma pressão suave no êmbolo, direcionando o fluxo da solução do canto interno ao longo do saco conjuntivo.	d. Impede lesões no cliente.
e. Irrigue até que a quantidade prescrita da solução tenha sido usada.	e. Garante a conformidade com o regime do cliente ou com as solicitações prescritas.
f. Limpe as pálpebras com uma bola de algodão úmida. Descarte a bola de algodão em um saco de lixo comum.	f. Reduz a transmissão de micro-organismos para a prótese.
g. Bata a toalha delicadamente na pele para secar.	g. Impede a maceração da pele.
h. Retorne o cliente à posição de semiFowler.	h. Propicia conforto ao cliente.
i. Remova as luvas, lave as mãos e/ou use álcool gel 70% e coloque luvas limpas.	i. Reduz a transmissão de micro-organismos.

IMPLEMENTAÇÃO – AÇÃO/BASE RACIONAL (CONTINUAÇÃO)	
AÇÃO	BASE RACIONAL
12. Esfregue o olho artificial entre o dedo indicador e o polegar na bacia com água morna e sabonete.	12. Limpa por meio da fricção e evita que a prótese quebre.
13. Enxague a prótese sob a água corrente ou coloque em uma bacia limpa com água morna. Não seque a prótese. *Nota:* reinsira a prótese (ação 14) ou armazene-a em um recipiente (ação 15).	13. Remove o sabonete e as secreções. Manter o olho artificial úmido evita a irritação causada por fiapos e outras partículas que podem aderir e facilita a reinserção.

14. Reinsira a prótese:
  a. Com o polegar não dominante, levante a pálpebra superior e mantenha-a aberta.
  b. Com a mão dominante, segure o olho artificial para que a parte indentada fique voltada para a direção do nariz do cliente; deslize-o sob a pálpebra superior até onde conseguir.
  c. Abaixe a pálpebra inferior.
  d. Puxe a pálpebra inferior para a frente, cobrindo a borda da prótese.
	14. Permite o conforto do cliente.
	  a. Facilita a reinserção da prótese sem desconforto para o cliente.
	  b. Posiciona a prótese para a inserção.
	
	  c. Permite que a prótese deslize para o local correto.
	  d. Mantém a prótese no lugar.

15. Coloque o olho artificial limpo em um recipiente etiquetado, com solução salina ou água da torneira.	15. Protege a prótese contra arranhões e a mantém limpa.
16. Pegue a bola de algodão úmida e esprema o excesso de umidade. Limpe a pálpebra do canto interno para o externo. Descarte a bola de algodão em um saco de lixo comum.	16. Espremer a bola de algodão remove a umidade. Limpar a pálpebra evita a contaminação do sistema lacrimal. O descarte da bola de algodão reduz a transmissão de micro-organismos para outros profissionais da saúde.
17. Limpe, seque e substitua o material.	17. Proporciona um ambiente limpo.
18. Reposicione o cliente, levante as grades e coloque a campainha ao alcance.	18. Propicia conforto e segurança ao cliente, bem como mantém a comunicação com ele.
19. Tire as luvas e lave as mãos e/ou use álcool gel 70%.	19. Reduz a transmissão de micro-organismos para outros profissionais da saúde.
Remoção de lentes de contato	20. Consulte a base racional 19.
20. Analise o nível de ajuda necessário e mantenha a privacidade.	21. O nível de ajuda determina o nível de intervenção. A privacidade reduz a ansiedade.
21. Retire os adornos como relógio, pulseiras e anéis, lave as mãos e/ou use álcool gel 70% (Anvisa, RDC 42 de 25/10/2010).	22. Reduz a transmissão de micro-organismos.
22. Se necessário, ajude o cliente a ficar na posição semi-Fowler.	23. Facilita a remoção da lente.
23. Coloque uma toalha limpa sobre o tórax do cliente.	24. Propicia uma superfície limpa e facilita a localização da lente se ela cair durante a remoção.
24. Prepare o estojo da lente com a solução prescrita.	25. As lentes rígidas podem ser armazenadas secas ou em uma solução especial. As lentes flexíveis são armazenadas em solução salina normal sem conservantes.
25. Instrua o cliente a olhar para a frente. Observe a localização da lente. Se não estiver na córnea, você ou o cliente deve movê-la delicadamente na direção da córnea com a parte macia do indicador (Figura 28.23-1).	26. A posição do cliente permite a remoção fácil da lente. O posicionamento da lente na córnea ajuda na remoção. A parte macia do indicador evita danos à córnea e à lente.

26. Remova a lente.
  a. Lentes rígidas:
    • Coloque a mão não dominante em concha abaixo do olho.
    • Posicione delicadamente o indicador no canto externo do olho e puxe na direção da têmpora; peça para o cliente piscar. Pegue a lente com a mão não dominante.
	27. Promove a limpeza e o armazenamento da lente.
	  a.
	    • A mão em concha sob o olho ajuda a pegar a lente e evitar quedas.
	    • Puxar o canto do olho comprime a pálpebra contra o olho. A pressão na borda superior da lente a faz inclinar para a frente.

CAPÍTULO 28 ■ Procedimentos Básicos

IMPLEMENTAÇÃO – AÇÃO/BASE RACIONAL (CONTINUAÇÃO)	
AÇÃO	BASE RACIONAL

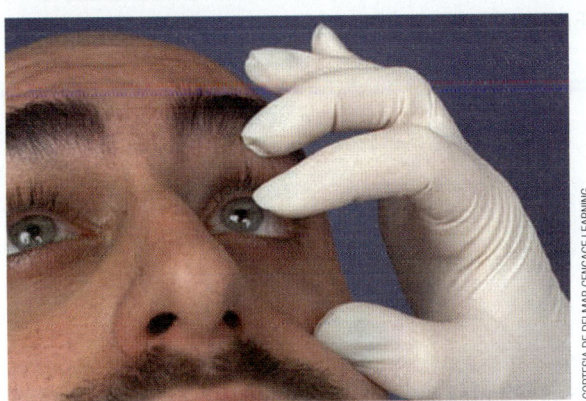

Figura 28.23-1 ■ Se a lente não estiver na córnea, mova-a delicadamente na direção da córnea com a parte macia do indicador.

b. Lentes flexíveis:
- Com a mão não dominante, separe a pálpebra com o polegar e o dedo médio.
- Com o indicador da mão dominante levemente apoiado na borda inferior da lente, deslize a lente para baixo sobre a esclera e a comprima com delicadeza.
- Solte a pálpebra superior (continue segurando a inferior para baixo) e remova a lente com o indicador e o polegar. *Nota:* se a ação 27 não funcionar, segure um copo de sucção para remover a lente de contato. Se não conseguir remover a lente, avise o médico ou um profissional qualificado.

27. Armazene a lente no compartimento correto do estojo ("direito" ou "esquerdo"). Coloque uma etiqueta com o nome do cliente. *Nota:* algumas lentes flexíveis são descartadas após determinado período de uso. Consulte o cliente antes de descartar as lentes de contato.

28. Remova e armazene a outra lente repetindo as ações 27 e 28.

29. Verifique se os olhos estão irritados ou vermelhos.

30. Armazene o estojo com as lentes em um lugar seguro.

31. Descarte os artigo sujos; limpe e coloque os reutilizáveis no local adequado.

32. Reposicione o cliente, levante as grades e coloque a campainha ao alcance.

33. Remova as luvas e lave as mãos e/ou use álcool gel 70%.

b.
- A separação da pálpebra expõe a borda inferior da lente.
- Posiciona a lente para pegá-la facilmente com o indicador, o que evita danos à córnea e à lente.
- Comprimir a lente permite que o ar entre e elimina a sucção. Garante o controle da lente.
- O copo de sucção é usado para remover a lente de um cliente inconsciente ou dependente.

28. O armazenamento evita danos às lentes e garante que cada lente será reinserida no olho certo.

29. Observe as bases racionais 27 e 28.

30. Sinais de irritação na córnea.

31. Evita danos ou perdas.

32. Reduz a transmissão de infecção.

33. Propicia conforto e segurança ao cliente, bem como mantém a comunicação com ele.

34. Reduz a transmissão de infecção.

AVALIAÇÃO

- A lente de contato foi removida e armazenada com segurança.
- A prótese ocular foi removida com segurança, foi higienizada e armazenada ou recolocada na órbita.
- As lentes de contato ou a prótese foram manuseadas da forma correta, e os olhos do cliente sofreram trauma mínimo.
- Os olhos do cliente permanecem sem crostas e secreções.
- O cliente está confortável.

DOCUMENTAÇÃO
Anotações do enfermeiro
- Se o cliente usa lentes de contato
- Localização e condição das lentes
- Se o cliente precisa de ajuda para colocar e remover as lentes de contato
- Se o cliente tem prótese ocular e em qual olho
- Condições da prótese e da órbita
- Cuidados dispensados durante a manipulação da prótese e da órbita e como o cliente tolerou a atividade
- Ensino do cliente

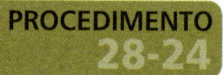

PROCEDIMENTO 28-24: Massagem nas costas

VISÃO GERAL

Fazer massagem nas costas é uma habilidade básica de enfermagem. A massagem é uma forma eficiente de estabelecer confiança e uma relação de harmonia entre o enfermeiro e o cliente. Nos agitados ambientes hospitalares de hoje, é comum os clientes sentirem falta do toque. O curto período dedicado a uma simples massagem pode acalmar e relaxar um cliente "difícil" e melhorar a sua relação com o enfermeiro.

A massagem é aplicada de muitas formas, de toques leves ao "amassamento" mais firme. As várias formas incluem *effleurage*, deslizamento profundo ou leve, e petrissagem, o amassamento feito com as pontas dos dedos e a palma da mão. A massagem estimula a circulação e promove a drenagem linfática, ajudando, assim, a remover os resíduos metabólicos do corpo, acelerar a cura e promover um relaxamento suave. No entanto, não aplique a massagem sobre áreas da pele que estejam vermelhas ou brancas e permaneçam com essa cor por mais de 1 minuto. Isso pode causar problemas no tecido. Não massageie áreas machucadas ou proeminências ósseas que não tenham tecido adiposo. A massagem pode abrir as linhas de comunicação e melhorar a relação terapêutica entre o enfermeiro e o cliente.

ANÁLISE

1. Analise se o cliente deseja a massagem. É possível que o **cliente não queira a massagem ou não goste da experiência tátil**.
2. Analise se existe contraindicação para a massagem nas costas. As condições incluem feridas ou lesões abertas, fraturas vertebrais, queimaduras e sinais de úlceras de pressão. **Para evitar lesões no cliente**.
3. Analise se há limitação do posicionamento **para determinar se o cliente tem alguma condição que o impeça de ficar deitado de lado ou na posição prona**.
4. Analise fadiga, rigidez ou dor nas costas e nos ombros. **Saber quais são as áreas mais preocupantes permite que você concentre suas energias nelas**.
5. Analise se o cliente sofre de ansiedade ou distúrbios emocionais. **A massagem pode ajudar a reduzir a ansiedade e acalmar as pessoas angustiadas**.
6. Se possível, peça ao cliente para quantificar o grau de desconforto usando uma escala de 1 a 10. **Quantificar os resultados possibilita verificar a validade da intervenção**.

POSSÍVEIS DIAGNÓSTICOS DE ENFERMAGEM

Ansiedade (branda)
Mobilidade física comprometida

PLANEJAMENTO
Resultados esperados

1. O cliente apresenta redução da tensão, ansiedade, dor e fadiga.
2. A circulação das costas é estimulada.
3. O enfermeiro estabelece uma relação mais harmoniosa com o cliente.

Equipamentos necessários

- Ambiente silencioso, sem interrupções, com temperatura confortável;
- Leito ou mesa de massagem que permita ao cliente ficar deitado de lado ou na posição prona;
- Roupão de banho;
- Toalha de banho para absorver o excesso de umidade, óleos;
- Loção, talco para bebê ou óleo de massagem;
- Luvas, se necessário.

DICA DE DELEGAÇÃO

Rotineiramente, a massagem nas costas é uma tarefa delegada para o pessoal auxiliar treinado, que comunica a resposta do cliente ao enfermeiro. Essas técnicas são comumente muito utilizadas após o banho em pacientes acamados.

IMPLEMENTAÇÃO – AÇÃO/BASE RACIONAL

AÇÃO	BASE RACIONAL
* Verifique a pulseira de identificação do cliente * Explique o procedimento antes de começar *	
1. Retire os adornos como relógio, pulseiras e anéis, lave as mãos e/ou use álcool gel 70% (Anvisa, RDC 42 de 25/10/2010) e coloque luvas, se necessário.	1. Reduz a transmissão de micro-organismos.
2. Ajude o cliente a deitar-se de lado ou na posição prona.	2. Permite a exposição das costas e do ombro.
3. Pendure o roupão e solte o avental do cliente, expondo as costas, o ombro e a área do sacro, mas mantendo o restante do corpo coberto.	3. Impede o esfriamento e a exposição.
4. Coloque um pouco de loção na mão e esquente-a entre as palmas por alguns minutos. Mergulhe o frasco de loção em uma tigela com água quente por alguns minutos, para esquentá-la. O talco de bebê pode substituir os óleos ou as loções.	4. Evita o choque da loção fria aplicada no corpo. Alguns clientes podem ser sensíveis a óleos ou loções.
5. Comece na área do sacro com movimentos suaves e circulares, indo na direção dos ombros. Gradualmente, aumente os movimentos até a área cervical, escápula e braços. Aplique pressão firme e contínua sem interromper o contato com o cliente (Figura 28.24-1).	5. A pressão firme e contínua melhora a circulação e propicia o relaxamento.
6. Durante a massagem, verifique se há vermelhidão e sinais de circulação reduzida.	6. Monitore os sinais de escoriação cutânea.
7. Faça o amassamento firme nas áreas de mais tensão, se desejar, como ombros e glúteos.	7. Movimentos firmes de amassamento podem diminuir a tensão muscular, reduzir a dor e aumentar o relaxamento.
8. Complete a massagem com toques longos e leves, usando as pontas dos dedos (Figura 28.24-2).	8. Esse toque é muito relaxante e indica o final da massagem.
9. Limpe o excesso de óleo e cubra o cliente.	9. Evita sujar a cama com o excesso de loção e mantém o cliente aquecido.
10. Lave as mãos e/ou use álcool gel 70%.	10. Reduz a transmissão de micro-organismos.

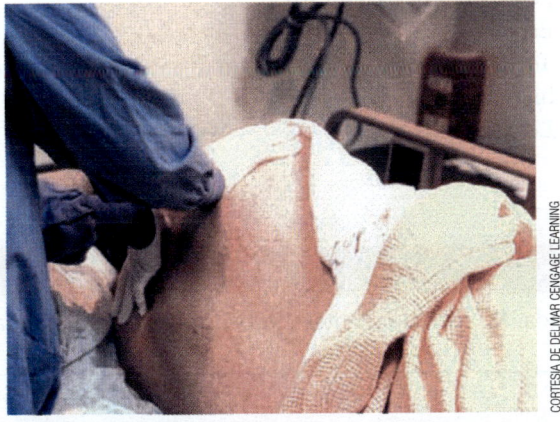

Figura 28.24-1 ■ Aplique pressão firme e contínua sem interromper o contato das suas mãos com a pele do cliente.

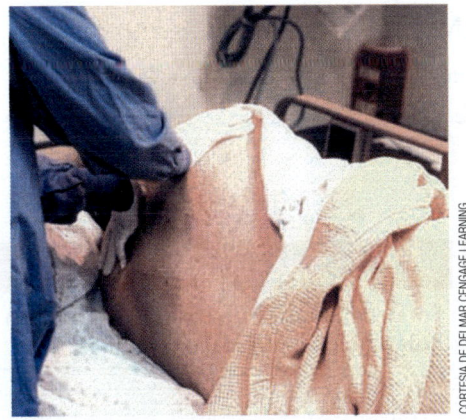

Figura 28.24-2 ■ Termine a massagem com toques leves, usando as pontas dos dedos.

AVALIAÇÃO

- O cliente apresenta redução da tensão, ansiedade, dor e fadiga.
- O enfermeiro estabelece uma relação mais harmoniosa com o cliente.

DOCUMENTAÇÃO

Anotações do enfermeiro

- Hora e data em que a massagem foi feita
- Resposta do cliente
- Sensações de dor ou tensão relatadas
- Achados incomuns

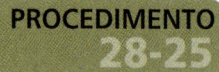

Barbear o cliente

VISÃO GERAL

Geralmente o cliente é barbeado depois do banho e com a frequência necessária para remover os pelos faciais indesejáveis. A maioria dos homens se barbeia todos os dias, embora, no caso dos idosos, a barba não cresça com tanta rapidez. Se o cliente tiver barba ou bigode, deve ser arrumado diariamente e aparado da forma adequada. Não tire a barba ou o bigode sem a permissão dele. Alguns clientes que usam anticoagulantes preferem o barbeador à gilete.

ANÁLISE

1. Analise se o cliente consegue realizar seus cuidados pessoais. **Promova a independência quando possível**.
2. Analise áreas de vermelhidão, escoriações, manchas ou lesões na pele do cliente. **A barbeação pode irritar a pele ainda mais**.
3. Analise se o cliente tem tendência a hemorragias ou se usa anticoagulantes. **Se houver risco elevado de sangramento, é aconselhável utilizar um barbeador elétrico**.
4. Se o cliente prefere se barbear sozinho, verifique se ele é capaz de manipular o barbeador. **O cliente deve ter a capacidade de se barbear com segurança**.
5. Analise a preferência do cliente quanto ao tipo de barbeação, equipamento e loção (se houver opções). **Isso promove a independência**.

POSSÍVEIS DIAGNÓSTICOS DE ENFERMAGEM

Déficit nos cuidados pessoais: vestir-se/arrumar-se

Risco de lesão

Risco de baixa autoestima situacional

PLANEJAMENTO

Resultados esperados

1. O cliente está arrumado e asseado.
2. A pele está íntegra.
3. Se o cliente conseguir se barbear ou ajudar a fazê-lo, ele conserva a sensação de independência.
4. O cliente fica confortável depois do procedimento.

Equipamentos necessários

- Barbeador elétrico ou descartável;
- Creme para barbear ou sabonete;
- Água morna;
- Pano para lavagem e toalha;
- Bacia;
- Loção pós-barba (se o cliente não tiver irritações na pele e preferir usar loção);
- Espelho;
- Tesoura afiada e pente, se for necessário cuidar do bigode;
- Luvas.

 DICA DE DELEGAÇÃO

Em geral, a tarefa de barbear um homem adulto é delegada. No caso de clientes intubados, atente para a manutenção da integridade dos tubos.

CAPÍTULO 28 ▪ Procedimentos Básicos

IMPLEMENTAÇÃO – AÇÃO/BASE RACIONAL

AÇÃO	BASE RACIONAL
* Verifique a pulseira de identificação do cliente * Explique o procedimento antes de começar *	
1. Retire os adornos como relógio, pulseiras e anéis, lave as mãos e/ou use álcool gel 70% (Anvisa, RDC 42 de 25/10/2010); coloque luvas.	1. Reduz a transmissão de micro-organismos.
2. Ajude o cliente a ficar em uma posição confortável. Se ele puder se barbear, monte o equipamento e os suprimentos, incluindo água morna, e observe o cliente para aumentar a segurança. Se necessário, ajuste a iluminação.	2. Propicia conforto e facilita o procedimento de barbear. Incentiva a sensação de autocontrole e independência.
3. Coloque uma toalha sobre o tórax e os ombros do cliente.	3. Protege o avental do cliente.
4. Eleve o leito para uma altura confortável.	4. Propicia o conforto do profissional.
5. Encha a bacia com água a aproximadamente 44 °C. Verifique se a temperatura está boa.	5. A água morna ajuda a amolecer a pele e a barba.
6. Mergulhe o pano para lavagem na bacia e torça-o bem. Coloque o pano sobre todo o rosto do cliente.	6. A água morna ajuda a amolecer a pele e a barba. O calor pode ser relaxante.
7. Aplique o creme de barbear.	7. Ajuda a amolecer o bigode.
8. Pegue o barbeador com a mão dominante e mantenha-o em um ângulo de 45° em relação à pele do cliente. Comece a barbear um dos lados do rosto. Com a mão não dominante estique a pele delicadamente enquanto o barbeia. Faça movimentos curtos e firmes no sentido do comprimento do pelo (Figura 28.25-1). Faça movimentos curtos de cima para baixo acima dos lábios.	8. Esticar a pele evita cortes e desconforto ao barbear.
9. Limpe o barbeador na água quando o creme acumular.	9. Mantém a lâmina limpa.
10. Observe o rosto para ver se todos os pelos foram removidos.	10. Garante a boa aparência.
11. Após a remoção dos pelos, enxague bem o rosto com um pano úmido.	11. Propicia conforto e limpeza.
12. Seque o rosto e aplique a loção pós-barba, se desejar.	12. Estimula e lubrifica a pele.
13. Ajude o cliente a ficar em uma posição confortável e deixe-o inspecionar o resultado da barbeação.	13. Propicia o conforto e a sensação de controle.
14. Descarte o equipamento no recipiente adequado.	14. De acordo com as precauções-padrão, o equipamento não deve ser compartilhado pelos clientes em virtude de possíveis sangramentos e escoriações. No entanto, o cliente pode ter o seu próprio barbeador. Limpe-o e mantenha-o ao lado do leito.
15. Lave as mãos e/ou use álcool gel 70%.	15. Reduz a transmissão de micro-organismos.

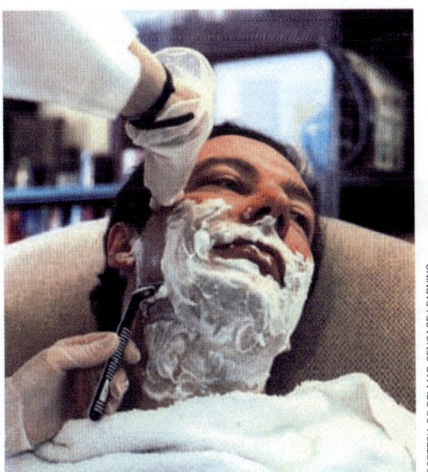

Figura 28.25-1 ▪ Barbeie com movimentos curtos e firmes no sentido do comprimento do pelo.

AVALIAÇÃO

- O cliente está arrumado e asseado.
- A pele do cliente está íntegra.
- Se o cliente consegue se barbear ou ajuda a fazê-lo, ele experimenta sensação de independência.
- O cliente sente-se confortável depois do procedimento.

DOCUMENTAÇÃO

Anotações do enfermeiro

- Procedimento, se o cliente conseguiu ajudar e como ele tolerou a atividade
- Achados incomuns ou lesões que podem ter ocorrido

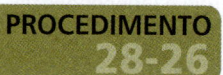

PROCEDIMENTO 28-26: Colocação de meias antiembolia

VISÃO GERAL

As meias antiembolia, também chamadas de meias elásticas, são usadas para estimular a circulação pela compressão e são úteis para evitar a tromboflebite. Elas são usadas depois de cirurgias e por clientes acamados imóveis ou que apresentam distúrbios vasculares, como tromboflebite, varizes e outras condições de circulação comprometida dos membros inferiores.

ANÁLISE

1. Analise as condições dos membros inferiores do cliente, observando edema, cor, temperatura, pele íntegra, úlceras ou infecções. **Estabelece uma base de referência para comparação.**
2. Analise a qualidade e a uniformidade dos pulsos periféricos nas pernas (pulso pedioso ou tibial posterior) **para determinar o status circulatório.**
3. Analise se o cliente entende por que e como usar as meias antiembolia **para determinar o quanto é preciso ensinar.**
4. Analise se o cliente apresenta sinais de trombose venosa profunda, como o aumento no tamanho da panturrilha ou alteração na cor, **para determinar o posicionamento apropriado da meia elástica.**

POSSÍVEIS DIAGNÓSTICOS DE ENFERMAGEM

Integridade comprometida da pele

Débito cardíaco reduzido

Perfusão ineficaz do tecido

PLANEJAMENTO

Resultados esperados

1. O cliente não apresenta sinais ou sintomas de trombose venosa profunda ou tromboflebite.
2. Aprimoramento do retorno venoso do cliente.
3. Os pulsos poplíteo, tibial posterior e pedioso permanecem intactos enquanto ele usa as meias.
4. O cliente apresenta boa circulação enquanto usa as meias, o que é evidenciado pela temperatura quente da pele, pelo retorno capilar dentro dos limites normais, pela sensação presente e pela ausência de edema nas duas extremidades.

Equipamentos necessários

- Meias antiembolia e instruções da embalagem (sem látex, se necessário);
- Fita métrica.

DICA DE DELEGAÇÃO

Rotineiramente, a equipe de auxiliares e técnicos de enfermagem retira e recoloca as meias elásticas. A orientação é que as meias sejam colocadas com o cliente na posição de supino e que sejam observados e relatados ao enfermeiro escoriações, circulação comprometida ou edema excessivo.

IMPLEMENTAÇÃO – AÇÃO/BASE RACIONAL

AÇÃO	BASE RACIONAL

* Verifique a pulseira de identificação do cliente * Explique o procedimento antes de começar *

1. Retire os adornos como relógio, pulseiras e anéis, lave as mãos e/ou use álcool gel 70% (Anvisa, RDC 42 de 25/10/2010).	1. Reduz a transmissão de micro-organismos.
2. Revise a solicitação com o cliente, incluindo o motivo de usar a meia e o tipo (por exemplo, até o joelho ou cobrindo a coxa).	2. Facilita a conformidade.
3. Com o cliente na posição de supino, meça o tamanho da perna: • Meias que cobrem as coxas: desde o tendão de Aquiles até a dobra gluteal, circunferência da coxa • Meias até os joelhos: desde o tendão de Aquiles até a dobra poplítea, circunferência da panturrilha	3. A posição de supino incentiva o retorno venoso e diminui o edema, permitindo, assim, a medição precisa do tamanho da meia.
4. Para determinar o tamanho correto, compare as medições obtidas com as instruções da embalagem.	4. O tamanho correto é essencial para que as meias apliquem a pressão apropriada, para um retorno venoso adequado sem comprometer a circulação.
5. Coloque as meias. O melhor horário é no início da manhã, antes que o cliente se levante ou imediatamente depois da cirurgia. Mantenha o cliente na posição de supino até que as meias tenham sido colocadas.	5. Os pés estão menos inchados pela manhã, porque ficaram em uma posição não dependente durante a noite e a maior parte do retorno venoso ocorreu. Obviamente, esse não é o caso do cliente que ficou acordado grande parte da noite.
6. Abra a embalagem e vire a meia do avesso, cobrindo sua mão e seu braço. Deslize a mão dentro da meia até chegar à ponta.	6. Como as meias contêm um elástico forte, a aplicação pode ser difícil se não for iniciada de baixo para cima e se as meias não forem viradas do avesso. A meia também pode ficar cheia de rugas se uma abordagem sistemática não for usada para a colocação.
7. Com a mão dentro da meia, segure os artelhos do cliente. Inverta a meia com a outra mão e puxe-a sobre a mão e o pé do cliente. Solte os artelhos.	7. Observe a base racional 6.
8. Segure os dois lados da meia e puxe dos artelhos para o calcanhar em um movimento (Figura 28.26-1).	8. Observe a base racional 6.
9. Sempre segurando os dois lados da meia, puxe firmemente para cima usando os polegares para orientá-la enquanto sobe para os tornozelos e para a perna (Figura 28.26-2).	9. Observe a base racional 6.

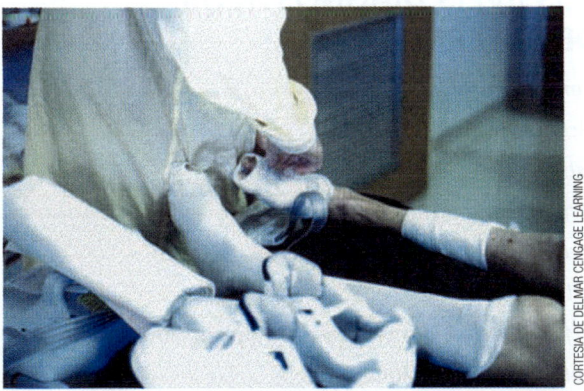

Figura 28.26-1 ▪ Coloque a meia sobre os artelhos e o pé.

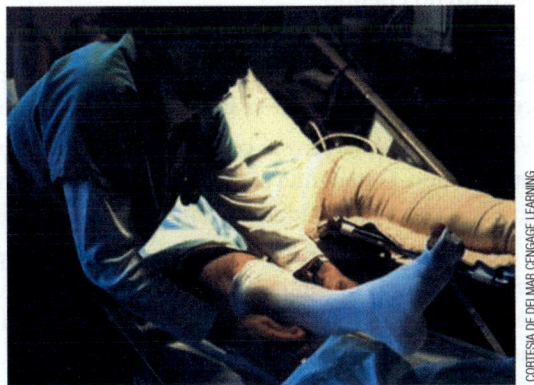

Figura 28.26-2 ▪ Puxe a meia de maneira uniforme, subindo pela perna do cliente.

10. Repita na outra perna, se necessário.

11. Alise e remova qualquer ruga da meia.

12. Analise o status circulatório e neurológico dos pés. (CMS: circulação, movimento, sensação)

13. Lave as mãos e/ou use álcool gel 70%.

10. Observe a base racional 6.

11. As rugas podem causar escoriações na pele e efeito de torniquete na perna.

12. Estabelece a análise da base de referência.

13. Reduz a transmissão de micro-organismos.

AVALIAÇÃO

- O cliente não apresenta sinais ou sintomas de trombose venosa profunda ou tromboflebite.
- Melhora do retorno venoso.
- Os pulsos poplíteo, tibial posterior e pedioso permanecem intactos durante o período que o cliente estiver usando as meias.
- O cliente apresenta boa circulação durante o período de utilização das meias, o que é evidenciado pela temperatura quente da pele, pelo retorno capilar dentro dos limites normais e pela ausência de edema nas duas extremidades.

DOCUMENTAÇÃO

Anotações do enfermeiro

- Uso de meias
- Integridade da pele, presença de problemas venosos e status circulatório das extremidades
- Uniformidade dos pulsos do pé
- Tamanho e comprimento das meias

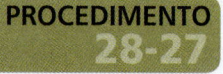

Utilização de comadre ou urinol

VISÃO GERAL

A micção e defecação de um cliente confinado ao leito requer o uso de comadre e/ou urinol (patinho). Mobilidade reduzida, dores, problemas de privacidade, necessidade de auxílio, atraso para obter ajuda quando necessário e receio da interrupção podem alterar os padrões normais de eliminação. O medo de se expor, fazer ruídos ou odores constrangedores pode induzir o cliente a reduzir a ingestão de líquidos ou evitar a necessidade de eliminar enquanto está no hospital. Isso pode provocar risco elevado de infecção do trato urinário. A sensibilidade e a técnica adequada dos profissionais ajudam o cliente que está em repouso no leito.

ANÁLISE

1. Analise o equipamento. Os itens necessários estão ao alcance? **Evita a interrupção do procedimento e elimina a necessidade de o profissional sair de perto do leito do cliente.**

2. Analise quanto o cliente pode ajudar no posicionamento e na remoção da comadre. **Determina como o procedimento é realizado e se há necessidade de ajuda.**

3. Verifique se o cliente está confuso, rebelde, em tração ou acamado. **Determina como o procedimento é realizado e se há necessidade de ajuda.**

4. Verifique gesso, cortes e curativos que precisam de proteção contra a contaminação acidental por produtos residuais. **Determina a quantidade de preparação necessária antes da eliminação.**

5. Cuidado com a privacidade e as interrupções inesperadas. **Determina se alguma medida extra é necessária para garantir a privacidade antes da eliminação.**

6. Analise se existe alguma solicitação para registrar a ingestão e a eliminação. **Determina a necessidade de fazer medições e pode exigir recipientes com medidores.**

POSSÍVEIS DIAGNÓSTICOS DE ENFERMAGEM

Constipação

Incontinência intestinal

Estresse

Incontinência urinária

Incontinência urinária de urgência

Retenção urinária

Déficit nos cuidados pessoais: uso do banheiro

Autoestima baixa situacional

Sensação de impotência

PLANEJAMENTO
Resultados esperados
1. Os clientes são capazes de urinar e defecar quando necessário.
2. Os clientes têm o máximo possível de privacidade e conforto, dada a sua condição física.
3. A ingestão e a eliminação são medidas precisamente, conforme necessário.
4. O posicionamento do urinol (patinho) ou da comadre ocorre sem prejuízo à pele.
5. A remoção da comadre é feita sem que ocorram respingos.

Equipamentos necessários
- Comadre (regular ou para fratura) ou urinol (patinho);
- Luvas descartáveis;
- Tampa da comadre;
- Papel higiênico;
- Pano para lavagem e toalha.

DICA DE DELEGAÇÃO
Essa tarefa costuma ser delegada para a equipe de auxiliares e técnicos de enfermagem treinada para tomar as precauções-padrão e manter o posicionamento corporal adequado; para relatar ao enfermeiro cor, odor e quantidade de eliminação.

IMPLEMENTAÇÃO – AÇÃO/BASE RACIONAL

* Verifique a pulseira de identificação do cliente * Explique o procedimento antes de começar *

AÇÃO	BASE RACIONAL
Posicionamento da comadre	
1. Feche as cortinas ou a porta ou utilize biombos.	1. Mantém a privacidade.
2. Retire os adornos como relógio, pulseiras e anéis, lave as mãos e/ou use álcool gel 70% (Anvisa, RDC 42 de 25/10/2010); coloque luvas.	2. Reduz a transmissão de micro-organismos.
3. Abaixe a cabeceira do leito para deixar o cliente na posição de supino.	3. A posição de supino dá apoio para o cliente virar-se de lado.
4. Eleve o leito.	4. Garante a mecânica corporal adequada.
5. Ajude o cliente a ficar deitado de lado, usando como apoio a grade.	5. Fornece a melhor posição para a colocação correta da comadre.
6. Coloque talco nas bordas da comadre, se necessário.	6. Proporciona mais conforto; impede que a comadre grude na pele.
7. Segurando a comadre com uma das mãos, ajude o cliente a rolar de costas na direção da comadre (colocada no centro da cama) para mantê-la no lugar (Figura 28.27-1A).	7. Evita o deslocamento e o alinhamento da comadre.
8. Alternativa: ajude o cliente a elevar os quadris usando o trapézio e deslize a comadre até o lugar (Figura 28.27-1B). Alternativa: se o cliente não puder virar ou levantar os quadris, utilize uma comadre para fraturas (Figura 28.27-2A e B). Com esse tipo de comadre, o lado plano fica voltado para a direção da cabeça do cliente.	8. É uma maneira alternativa de posicionar a comadre. Para ser posicionada, a comadre para fratura exige menos movimento e elevação.
9. Verifique o posicionamento da comadre, olhando entre as pernas do cliente.	9. Evita os respingos provocados pelo alinhamento incorreto da comadre.
10. Se for necessário aumentar o conforto, eleve a cabeceira em um ângulo de 45° ou mais.	10. Verifique a solicitação do médico ou do profissional qualificado; caso o cliente tenha alguma lesão ou cirurgia na coluna, o leito deve ficar plano. Elevar a cabeceira do leito permite um posicionamento mais normal para a eliminação.
11. Coloque a campainha ao alcance do cliente; levante as grades, abaixe o leito e mantenha a privacidade.	11. A privacidade permite um ambiente de eliminação mais confortável; as grades elevadas garantem a segurança.

IMPLEMENTAÇÃO – AÇÃO/BASE RACIONAL (CONTINUAÇÃO)

AÇÃO	BASE RACIONAL
12. Remova as luvas e lave as mãos e/ou use álcool gel 70%.	12. Reduz a transmissão de micro-organismos.
Posicionamento do urinol	
13. Repita as ações 1 e 2.	13. Observe as bases racionais 1 e 2.
14. Levante as cobertas e coloque o urinol (patinho) (Figura 28.27-2C) para que o cliente possa pegar as alças e posicioná-lo. Se ele não conseguir fazer isso, posicione o urinol (patinho) e coloque o pênis na abertura (Figura 28.27-3).	14. Garante o posicionamento adequado do urinol (patinho) e reduz o risco de respingos.
15. Remova as luvas e lave as mãos e/ou use álcool gel 70%.	15. Reduz a transmissão de micro-organismos.
Remoção da comadre	
16. Retire os adornos como relógio, pulseiras e anéis, lave as mãos e/ou use álcool gel 70% (Anvisa, RDC 42 de 25/10/2010); coloque luvas.	16. Reduz a transmissão de micro-organismos.
17. Pegue o papel higiênico e o material para lavagem.	17. Colocar o material perto do leito permite concluir o procedimento com facilidade e segurança.

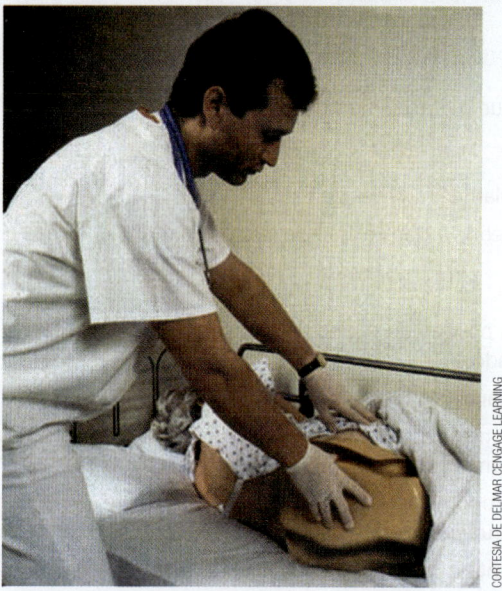
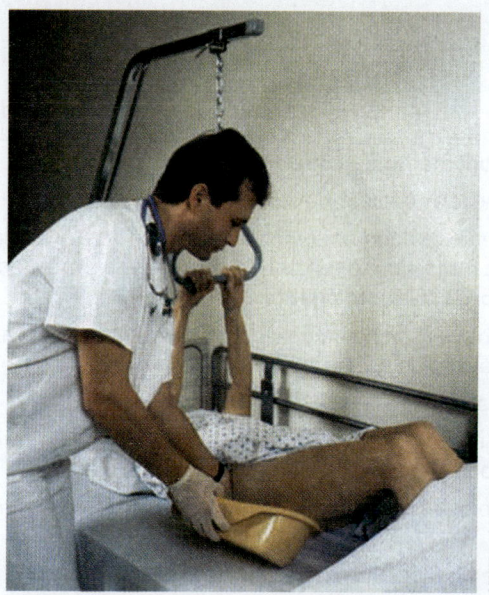

Figura 28.27-1 ▪ Posicionamento da comadre: *A* – segure a comadre no lugar com uma das mãos e peça ao cliente para rolar sobre ela. *B* – o cliente usa a barra do trapézio para levantar os quadris e permitir o posicionamento da comadre.

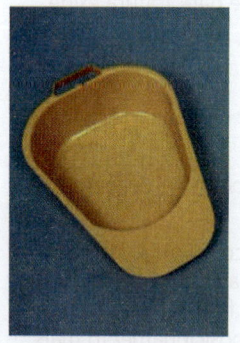
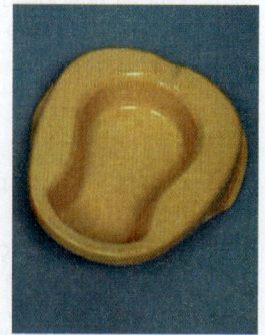
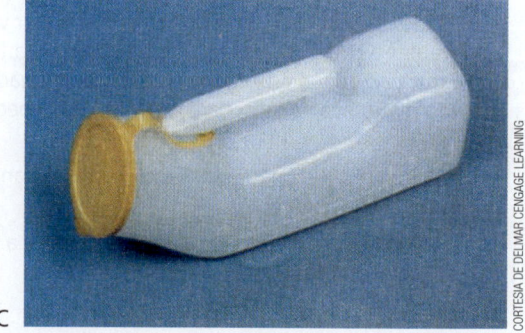

A   B   C

Figura 28.27-2 ▪ As comadres e urinóis (patinhos) são usados quando o cliente está em repouso no leito; *A* – a comadre para fratura é utilizada quando o cliente não pode se virar ou levantar os quadris; *B* – a comadre é oferecida aos clientes que não têm problemas de mobilidade; *C* – o urinol (patinho) é usado pelos homens em repouso no leito.

IMPLEMENTAÇÃO – AÇÃO/BASE RACIONAL (CONTINUAÇÃO)

AÇÃO	BASE RACIONAL

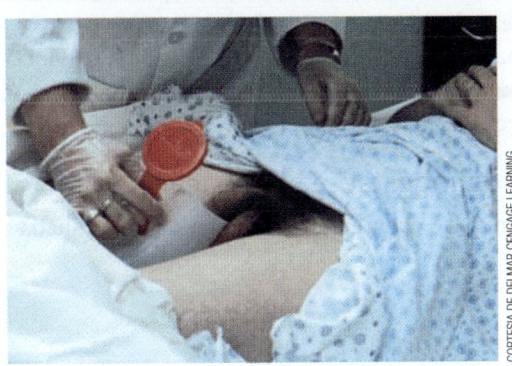

Figura 28.27-3 ■ Se o cliente não puder ajudar, coloque o pênis na abertura do urinol (patinho).

AÇÃO	BASE RACIONAL
18. Abaixe a cabeceira do leito para a posição de supino.	18. Aumenta a capacidade do cliente para deitar-se de lado.
19. Segurando a comadre com uma das mãos, role o cliente para o lado e remova a comadre, tomando cuidado para não puxar ou esticar a pele encostada nela e para não derramar o conteúdo.	19. Evita o possível derramamento do conteúdo da comadre.
20. Ajude na limpeza; sempre limpe da frente para trás.	20. O cliente pode não ser capaz de se limpar; limpar da frente para trás diminui a chance de contaminação cruzada do ânus para a uretra.
21. Esvazie a comadre (observe e meça a produção de urina, verifique o sangue oculto, se solicitado), limpe a comadre e guarde-a no local adequado.	21. Mantém a privacidade e diminui a chance de derramar o conteúdo. Analisa a constipação e a diarreia.
22. Retire as luvas sujas. Lave as mãos e/ou use álcool gel 70%.	22. Reduz a transmissão de micro-organismos.
23. Deixe o cliente lavar as mãos.	23. Promove a higiene física e o conforto.
24. Coloque a campainha ao alcance e verifique se as grades estão levantadas.	24. Garante a segurança e o conforto do cliente.
25. Lave as mãos e/ou use álcool gel 70%.	25. Reduz a transmissão de micro-organismos.

Remoção do urinol

AÇÃO	BASE RACIONAL
26. Retire os adornos como relógio, pulseiras e anéis, lave as mãos e/ou use álcool gel 70% (Anvisa, RDC 42 de 25/10/2010); coloque luvas.	26. Reduz a transmissão de micro-organismos.
27. Esvazie o urinol (patinho), meça a produção de urina, se solicitado; enxague o urinol (patinho) e coloque-o novamente ao alcance do cliente. Observe o odor e a cor da urina antes de descartá-la.	27. É uma maneira de medir a produção de urina. Manter o urinol (patinho) ao alcance permite a autonomia do cliente. Ajuda a avaliar a concentração da urina, possível infecção e problemas renais.
28. Retire as luvas sujas. Lave as mãos e/ou use álcool gel 70%.	28. Reduz a transmissão de micro-organismos.
29. Deixe o cliente lavar as mãos.	29. Promove a higiene física e o conforto.
30. Coloque a campainha ao alcance dele e verifique se as grades estão levantadas.	30. Garante a segurança e o conforto do cliente.
31. Lave as mãos e/ou use álcool gel 70%.	31. Reduz a transmissão de micro-organismos.

AVALIAÇÃO

- O cliente é capaz de urinar ou defecar.
- A solicitação do cliente por ajuda é respondida rapidamente.
- Não há respingos durante a remoção e o esvaziamento da comadre ou do urinol (patinho).
- Os exames solicitados são realizados e as amostras, coletadas.
- A pele mantém-se íntegra, sem estiramento ou laceração.
- O cliente tem o máximo de privacidade e conforto possível.

DOCUMENTAÇÃO

Anotações do enfermeiro

- Eliminação e micção; inclua cor, odor, consistência e qualquer achado incomum, como sangue ou muco
- Reclamações do cliente, como constipação ou ardência ao urinar
- Condições da pele do cliente

Registro de ingestão e eliminação

- Hora em que o cliente urinou e quantidade eliminada

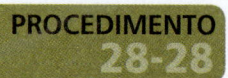

PROCEDIMENTO 28-28 — Colocação de coletor de urina tipo preservativo

VISÃO GERAL

O coletor de urina tipo preservativo masculino é um sistema de drenagem externa que coleta a micção de homens com incontinência. É menos invasivo que o cateter de demora e permite menos contato da pele com a urina que a cueca ou o absorvente descartável. A solicitação do coletor de urina tipo preservativo masculino é feita pelo enfermeiro.

ANÁLISE

1. Analise a integridade da pele ao redor do pênis e da região perineal **em busca de sinais de irritação e escoriação**.
2. Analise a capacidade do cliente de cooperar com a aplicação e retenção do cateter **para determinar que tipo de orientação é necessário**.
3. Analise a quantidade e o padrão de incontinência urinária do cliente **para determinar se o coletor de urina tipo preservativo masculino é o melhor método de continência**.
4. Verifique a possibilidade de alergia ao látex.

POSSÍVEIS DIAGNÓSTICOS DE ENFERMAGEM

Eliminação urinária comprometida
Integridade da pele comprometida
Déficit dos cuidados pessoais: uso do banheiro

PLANEJAMENTO

Resultados esperados

1. O cliente usa coletor de urina tipo preservativo masculino sem que haja vazamento ou desconforto.
2. O cliente não experimenta irritação cutânea causada pelo cateter.
3. O cliente entende por que está utilizando o cateter, coopera no momento de colocá-lo e para manter o dispositivo.

Equipamentos necessários

- Kit do coletor de urina tipo preservativo masculino com fita adesiva;
- Bolsa coletora de urina;
- Luvas limpas;
- Bacia com água morna e sabonete;
- Toalha e pano para lavagem.

DICA DE DELEGAÇÃO

A aplicação do coletor de urina tipo preservativo masculino pode ser delegada à equipe de auxiliares e técnicos de enfermagem treinada. O enfermeiro acompanha a necessidade de drenagem e de avaliação contínua das condições da pele do cliente.

CAPÍTULO 28 ▪ Procedimentos Básicos

IMPLEMENTAÇÃO – AÇÃO/BASE RACIONAL

AÇÃO	BASE RACIONAL
* Verifique a pulseira de identificação do cliente * Explique o procedimento antes de começar *	
1. Retire os adornos como relógio, pulseiras e anéis, lave as mãos e/ou use álcool gel 70% (Anvisa, RDC 42 de 25/10/2010).	1. Reduz a transmissão de micro-organismos.
2. Mantenha a privacidade do cliente: feche a porta e puxe as cortinas ao redor do leito ou use biombos.	2. Mantém a privacidade do cliente.
3. Coloque o cliente em uma posição confortável, preferivelmente a de supino, se tolerada. O leito deve ficar em uma altura cômoda para o membro da equipe de enfermagem.	3. Facilita a limpeza e a aplicação do cateter. Levantar o leito até uma altura confortável promove a boa mecânica corporal.
4. Coloque luvas não estéreis e sem látex.	4. Evita a possível transmissão de micro-organismos.
5. Dobre o avental do cliente sobre o abdome e o lençol até abaixo da região púbica.	5. Permite exposição mínima do cliente, o que reduz o constrangimento.
6. Observe se no pênis há sinais de hiperemia, irritação ou escoriação.	6. Uma quantidade significativa de escoriações pode exigir um cateter de demora. Fornece os dados de referência para a comparação com futuras análises.
7. Limpe o pênis do cliente com água morna e sabonete. Retraia o prepúcio e limpe bem as dobras.	7. Remove os micro-organismos que poderiam entrar no meato urinário e causar a infecção do trato urinário. Evita reter os micro-organismos nas dobras ao redor do meato.
8. Retorne o prepúcio à posição normal.	8. Se o prepúcio não for colocado na posição normal, pode ocorrer inchaço do pênis e possível constrição vascular.
9. Raspe o excesso de pelos ao redor da base do pênis, se a política institucional exigir.	9. Evita o desconforto causado pela fita adesiva quando o cateter masculino é removido.
10. Enxague e seque a região.	10. O ambiente quente e úmido pode levar ao desenvolvimento de micro-organismos.
11. Se utilizar o kit de cateter masculino, abra a embalagem que contém o preparo para a pele. Limpe o pênis e aplique a solução. Se o cliente tiver uma ereção, aguarde seu término antes de aplicar o cateter.	11. A preparação deve proteger a pele contra a irritação. É possível que ocorra uma ereção em virtude da manipulação do pênis ao limpar a região. Essa é uma reação normal e termina em alguns minutos.
12. Coloque a fita dupla adesiva ao redor da base do pênis, no formato espiral. A fita é posicionada a 2,5 cm da borda proximal do pênis. Não circunde o pênis completamente nem deixe a fita apertada.	12. Aplicar a fita adesiva em formato espiral não compromete a circulação sanguínea no pênis. Circundar todo o pênis pode apertá-lo, comprometer a circulação e causar edema.
13. Posicione o preservativo do cateter na parte distal do pênis e desenrole-o de forma a cobrir o pênis e a fita dupla adesiva. Deixe um espaço de 3 cm a 5 cm entre a ponta do pênis e a borda do preservativo (Figura 28.28-1).	13. O preservativo adere ao adesivo e permanece no lugar. O espaço extra evita a pressão e a erosão da ponta do pênis.
14. Pressione o preservativo delicadamente contra a fita adesiva.	14. Permite que o preservativo adira uniformemente à fita adesiva.
15. Encaixe o circuito da bolsa coletora no adaptador do preservativo (Figura 28.28-2). O circuito deve ficar sobre as pernas do cliente, não embaixo delas (Figura 28.28-3). Prenda a bolsa coletora na lateral do leito, abaixo do nível da bexiga do cliente, ou na bolsa presa à perna.	15. Permite que o fluxo da urina vá para fora. A exposição constante à urina e à umidade pode irritar o pênis. Impede o refluxo da urina para o pênis e a entrada de micro-organismos nele.

IMPLEMENTAÇÃO – AÇÃO/BASE RACIONAL (CONTINUAÇÃO)	
AÇÃO	BASE RACIONAL

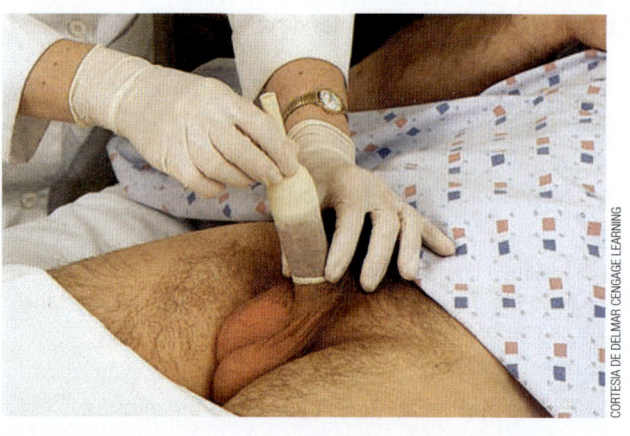

Figura 28.28-1 ▪ Desenrole o preservativo desde a parte distal do pênis na direção da base. Deixe 3 cm a 5 cm entre a ponta do pênis e a borda do preservativo.

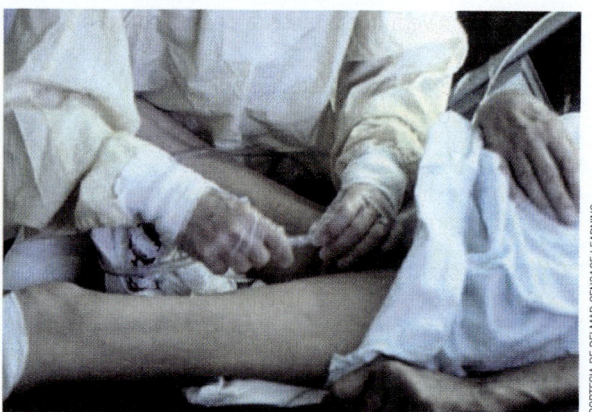

Figura 28.28-2 ▪ Encaixe o circuito da bolsa coletora no adaptador do preservativo.

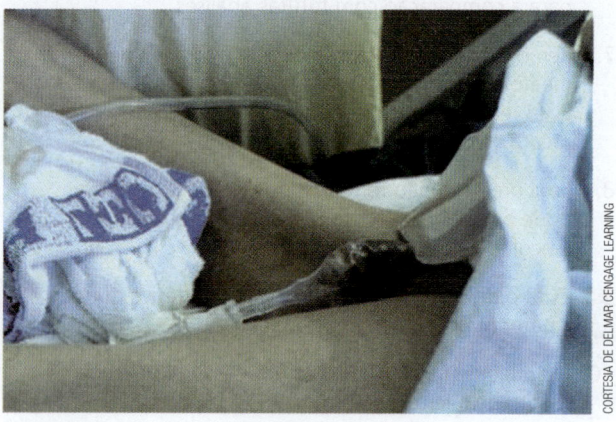

Figura 28.28-3 ▪ O circuito da bolsa coletora deve ficar sobre a perna do cliente.

16. Verifique se o preservativo e o circuito não estão torcidos.

17. Cubra o cliente.

18. Descarte o material utilizado no recipiente adequado.

19. Esvazie a bolsa, meça a produção de urina; faça o registro a cada 4 horas. Remova as luvas e lave as mãos depois do procedimento e/ou use álcool gel 70%

20. Retorne o leito ao nível mais baixo e coloque-o em uma posição confortável e adequada.

21. Remova o preservativo uma vez por dia para limpar a área e verificar se não há sinais de comprometimento da integridade da pele.

16. Se houver torção do preservativo ou do circuito, a urina não flui e o preservativo pode vazar ou cair, comprometendo o controle da diurese.

17. Mantém a privacidade do cliente.

18. Reduz a transmissão de micro-organismos.

19. Permite o registro da produção e evita que a bolsa fique muito cheia ou pesada. Reduz a transmissão de micro-organismos.

20. Reduz o potencial de lesão causada por quedas.

21. Possibilita a higiene e reduz a possibilidade de escoriações.

AVALIAÇÃO

▪ O cliente utiliza o coletor de urina tipo preservativo masculino sem que ocorra vazamento ou desconforto.

▪ O cliente não apresenta irritação cutânea causada pelo coletor de urina tipo preservativo.

- O cliente entende por que está utilizando o coletor de urina tipo preservativo, coopera no momento de colocá-lo e para manter o dispositivo.

DOCUMENTAÇÃO

Anotações do enfermeiro
- Hora em que o procedimento foi realizado
- Condições da pele do cliente, registrar qualquer irritação, erupção ou área aberta
- Orientações oferecidas ao cliente

Registro de ingestão e eliminação
- Quantidade de urina retirada da bolsa de drenagem

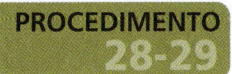

Administração de enema

VISÃO GERAL

Enema é uma solução inserida no reto e no cólon sigmoide para remover fezes e/ou flatos. Pode ser utilizado também para administrar medicamentos. O enema de limpeza é o tipo mais comum. Ele estimula a peristalse pela irritação do cólon/reto e causa a distensão intestinal com o fluido. Existem dois tipos de enemas de limpeza: o de grande e o de pequeno volume.

O enema de grande volume é projetado para remover do cólon o máximo possível de fezes. Nesse caso, entre 500 mL e 1.000 mL de líquido são inseridos no reto/cólon; o cliente é instruído a reter o fluido o tempo que conseguir.

O enema de pequeno volume é projetado para eliminar do reto e do cólon sigmoide a matéria fecal. Ele é aplicado com o kit do enema tradicional usando 50 mL a 200 mL de solução, mas frequentemente é administrado com um kit descartável pré-embalado. Os enemas pré-embalados são de fácil utilização e são vendidos sem receita na maioria das farmácias. Isso os torna ideais para usar em casa.

Se houver a necessidade de amolecer fezes muito duras, é utilizado um enema de pequeno volume que instila óleo no reto; a pessoa deve reter o óleo por até 1 hora. Com frequência, ao enema de óleo segue-se um enema de limpeza de grande volume. Um enema de pequeno volume pode inserir a solução prescrita diretamente na mucosa retal. Esse método é útil caso o reto seja a área a ser medicada, caso o cliente não seja capaz de tomar medicações orais ou caso haja necessidade de absorção rápida da medicação. O enema de fluxo de retorno, usado para remover o flato e estimular a peristalse, costuma ser administrado depois de cirurgia no abdome, para reduzir a distensão abdominal e estimular a retomada da função intestinal.

Muitas soluções diferentes são usadas nos enemas, incluindo água de torneira, solução salina normal, soluções hipertônicas, soluções com sabonete, óleos e soluções carminativas. A água de torneira é uma solução hipotônica. Por ser uma solução menos concentrada que os glóbulos sanguíneos, é atraída para dentro do corpo e pode causar a toxicidade da água, desequilíbrio dos eletrólitos ou sobrecarga circulatória. A solução salina normal é isotônica. Ela tem a mesma concentração que os fluidos corporais e é considerada uma solução segura. É importante que crianças e bebês recebam somente enemas com solução salina, porque o tamanho pequeno predispõe ao desequilíbrio dos fluidos. Os enemas de pequeno volume pré-embalados usam soluções hipertônicas para retirar o fluido do corpo, lubrificar as fezes e distender o reto. As soluções hipertônicas são contraindicadas para clientes desidratados e crianças pequenas. As carminativas são usadas para evitar a formação de gases.

Os enemas são contraindicados para clientes com obstrução intestinal, inflamação ou infecção abdominal ou, ainda, aqueles que passaram recentemente por uma cirurgia retal ou anal. Se houver alguma dúvida quanto à administração de enema, consulte o enfermeiro.

ANÁLISE

1. Identifique o tipo de enema solicitado e a base racional. **Permite que o enfermeiro verifique a adequação do tipo de enema solicitado**.

2. Analise as condições físicas do cliente. Determine se ele emite sons intestinais. Analise se há histórico de constipação, hemorroida ou diverticulite. Verifique se consegue ficar deitado de lado ou reter a solução do enema. **Permite ao enfermeiro planejar o procedimento com base nas limitações do cliente**.

3. Analise o estado mental do cliente, incluindo a capacidade de entender o procedimento e cooperar, bem como o que ele sabe sobre o assunto e qualquer medo preexistente. Saber se o cliente é capaz de compreender e cooperar ajuda o enfermeiro a planejar com antece-

dência. **Muitos clientes têm medos e crenças preexistentes em relação a enemas e sua administração.**

POSSÍVEIS DIAGNÓSTICOS DE ENFERMAGEM

Constipação
Risco de volume deficiente de líquidos
Risco de baixa autoestima situacional

PLANEJAMENTO

Resultados esperados

1. O reto permanece sem fezes e flatos.
2. O cliente sofre um mínimo de trauma e constrangimento com o procedimento.

Equipamentos necessários

Enema de limpeza de grande volume

- Protetor absorvente para o leito;
- Luvas descartáveis;
- Comadre ou cadeira sanitária ao lado do leito, caso o cliente não possa se locomover até o banheiro;
- Lubrificante;
- Recipiente para o enema;
- Circuito com *clamp* e embocadura;
- Papel higiênico;
- Pano para lavagem, toalha e bacia.

Enema pré-embalado de pequeno volume

- Enema pré-embalado prescrito;
- Lubrificante, se a ponta não for pré-lubrificada;
- Papel higiênico;
- Comadre ou cadeira sanitária, caso o cliente não possa usar o banheiro;
- Protetor absorvente para o leito;
- Luvas.

Enema de fluxo de retorno

- Protetor absorvente para o leito;
- Luvas descartáveis;
- Comadre ou cadeira sanitária ao lado do leito, caso o cliente não possa se locomover até o banheiro;
- Solução prescrita;
- Lubrificante;
- Recipiente para o enema;
- Circuito com *clamp* e embocadura;
- Papel higiênico.

DICA DE DELEGAÇÃO

A administração de enemas é um procedimento executado pela equipe de auxiliares e técnicos de enfermagem depois de instrução e supervisão adequadas. Esses profissionais devem notificar o enfermeiro se houver alguma dificuldade na administração ou reações negativas como cãibras ou incapacidade de reter o enema. Os resultados são documentados e relatados ao enfermeiro.

IMPLEMENTAÇÃO – AÇÃO/BASE RACIONAL

* Verifique a pulseira de identificação do cliente * Explique o procedimento antes de começar *

AÇÃO	BASE RACIONAL
Administração de enema	
1. Retire os adornos como relógio, pulseiras e anéis, lave as mãos e/ou use álcool gel 70% (Anvisa, RDC 42 de 25/10/2010).	1. Reduz a transmissão de micro-organismos.
2. Analise se o cliente entende o procedimento; mantenha a privacidade.	2. Prepara o cliente para o procedimento.
3. Coloque as luvas.	3. Impede o contato com as fezes.
4. Prepare o material.	4. Facilita o procedimento.
5. Coloque o protetor absorvente no leito, sob o cliente. Ajude-o a ficar deitado de lado, com as pernas bem flexionadas. Se houver dúvida em relação à capacidade de reter a solução, deixe uma comadre no leito (Figura 28.29.1).	5. Facilita o fluxo da solução para o reto e o cólon. A perna flexionada expõe mais o ânus.

IMPLEMENTAÇÃO – AÇÃO/BASE RACIONAL (CONTINUAÇÃO)	
AÇÃO	BASE RACIONAL
6. As etapas de 6 a 12 são instruções específicas para administrar um enema de limpeza de grande volume. Os enemas administrados em adultos geralmente têm a temperatura de 40,5 °C a 43 °C e os infantis, de 37,7 °C. A solução deve ter pelo menos a temperatura corporal, para evitar cãibras e desconforto.	6. O enema funciona melhor com a solução morna. Se o enema for muito quente, pode prejudicar a mucosa do intestino. Se for muito frio, pode provocar um espasmo.
7. Abra o *clamp* e deixe a solução encher o circuito. Feche o circuito quando estiver cheio.	7. Expele o ar do circuito, que pode causar distensão intestinal e desconforto.
8. Lubrifique 5 cm do tubo retal, a menos que ele faça parte de um conjunto de enema pré-lubrificado (Figura 28.29.2).	8. Minimiza o trauma do esfíncter anal durante a inserção do tubo retal.
9. Mantenha o recipiente do enema na mesma altura que o reto. Peça ao cliente para respirar fundo. Simultaneamente, insira no reto o tubo de maneira lenta e delicada, aproximadamente 7 cm a 10 cm em um adulto. O reto de um adulto mede de 10 cm a 20 cm. O tubo deve ser inserido além do esfíncter interno. Mire o tubo retal na direção do umbigo do cliente (Figura 28.29.3).	9. Respirar fundo relaxa o esfíncter. A inserção do tubo retal na direção do umbigo orienta o tubo ao longo do reto.
10. Levante o recipiente da solução e abra o *clamp*. (Se estiver usando um kit, comprima delicadamente o recipiente que contém a solução.) A solução deve ficar 30 cm a 45 cm acima do reto de um adulto (Figura 28.29.4) e 7,5 cm acima do reto de um bebê.	10. A solução deve ficar mais alta que o reto para que a gravidade a insira, mas sem causar danos ao revestimento retal por causa do aumento muito rápido na pressão no local.

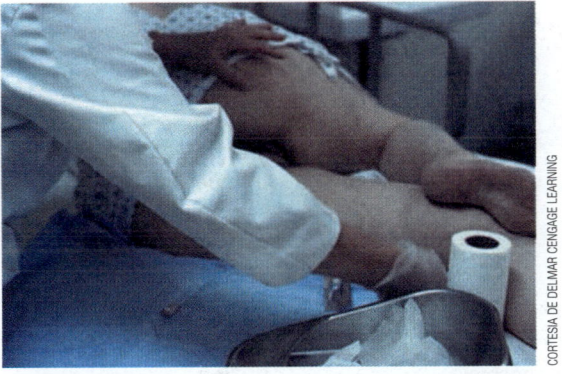

Figura 28.29-1 ▪ Posicione o cliente deitado sobre o lado esquerdo, com a perna direita flexionada.

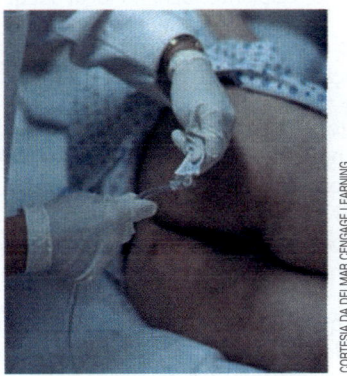

Figura 28.29-2 ▪ Aplique o lubrificante em 5 cm do tubo retal.

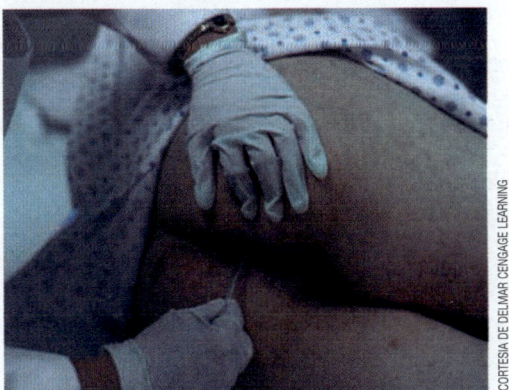

Figura 28.29-3 ▪ Com delicadeza e de forma lenta, introduza o tubo no reto.

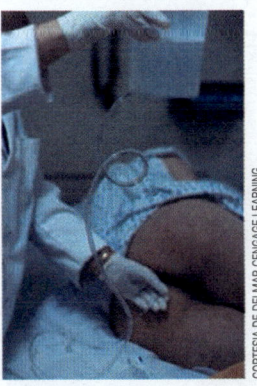

Figura 28.29-4 ▪ Levante o recipiente entre 35 cm e 40 cm acima do reto e administre a solução.

IMPLEMENTAÇÃO – AÇÃO/BASE RACIONAL (CONTINUAÇÃO)

AÇÃO	BASE RACIONAL
11. Administre o líquido lentamente.	11. Diminui a incidência de espasmos e cãibra intestinal.
12. Quando a solução terminar ou o cliente não puder reter mais fluido, feche o *clamp* do equipo, remova o tubo e descarte-o corretamente. As etapas de 13 a 15 são instruções específicas para administrar um enema pré-embalado de pequeno volume.	12. A necessidade de defecar indica que uma quantidade suficiente de fluido foi administrada.
13. Remova o enema da embalagem. Leia as instruções. O enema embalado pode ser colocado em uma bacia com água morna para esquentar o fluido antes do uso.	13. Prepara o enema.
14. Remova a tampa protetora da embocadura e verifique se está lubrificada. Se a lubrificação não for adequada, adicione lubrificante.	14. Evita traumas na mucosa retal.
15. Comprima o recipiente para remover o ar e irrigar a embocadura (Figura 28.29.5).	15. Reduz a introdução do ar no reto.
16. Peça ao cliente para respirar fundo. Ao mesmo tempo, insira a embocadura do enema no ânus, apontando-a para o umbigo.	16. Relaxa o esfíncter retal. Apontar a embocadura na direção do umbigo a posiciona na parte externa das paredes retais.
17. Comprima o recipiente até administrar toda a solução e remova a embocadura do ânus (Figura 28.29.6).	17. Permite que o cliente obtenha o benefício total da solução.
18. Descarte o recipiente vazio no local adequado.	18. Impede a disseminação de micro-organismos.
19. Remova com papel higiênico o lubrificante e os resíduos de solução e de fezes do ânus.	19. Minimiza a irritação da pele.
20. O cliente deve continuar deitado de lado durante o tempo prescrito. Pode ser necessário expelir o enema de limpeza de grande volume logo após a administração. Normalmente, o cliente pode reter um enema pré-embalado de pequeno volume durante os minutos recomendados na embalagem.	20. Certos tipos de enema são mais eficientes quando retidos por um período específico. É mais fácil para o cliente reter o enema se estiver deitado, quando pode resistir à gravidade.
21. Depois que o cliente reteve o enema pelo tempo recomendado, ajude-o a se posicionar na cadeira sanitária, no vaso sanitário ou na comadre. Se ele puder usar banheiro, instrua-o a não dar a descarga ao terminar.	21. O cliente é preparado para expelir o fluido e as fezes. O profissional da saúde pode verificar o resultado do enema.

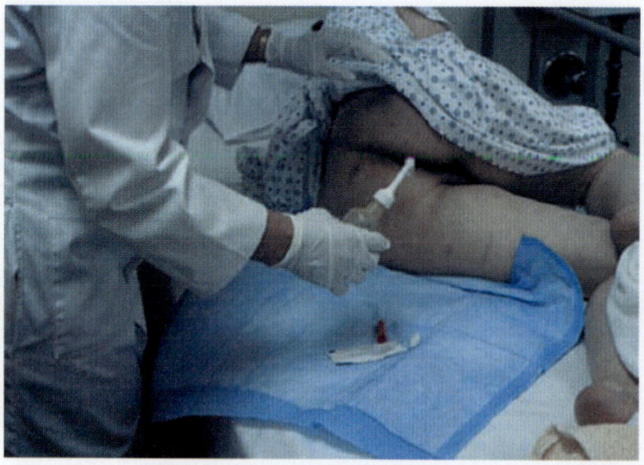

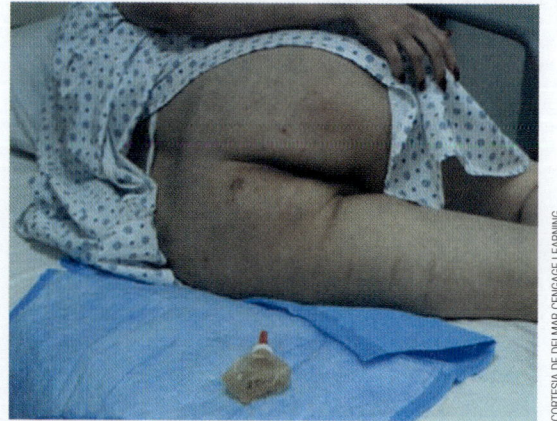

Figura 28.29-5 ▪ Comprima o recipiente do enema pré-embalado para remover o ar e irrigar a embocadura.

Figura 28.29-6 ▪ Comprima o recipiente até administrar toda a solução e remova a embocadura do ânus.

IMPLEMENTAÇÃO – AÇÃO/BASE RACIONAL (CONTINUAÇÃO)	
AÇÃO	BASE RACIONAL
22. Quando o cliente terminar de expelir o enema, ajude-o a limpar a região perineal, se necessário.	22. Evita escoriações.
23. Retorne o cliente a uma posição confortável. Coloque um protetor limpo e seco sob ele para reter resíduos de solução ou de fezes que podem continuar saindo.	23. Propicia conforto ao cliente e protege as roupas de cama.
24. Remova as luvas e lave as mãos e/ou use álcool gel 70%.	24. Reduz a transmissão de micro-organismos.

AVALIAÇÃO
- O reto permanece sem fezes e flatos.
- O cliente sofre um mínimo de trauma e constrangimento.
- Tolerância do cliente ao procedimento e qualquer reclamação ou achado incomum

DOCUMENTAÇÃO
Anotações do enfermeiro
- Hora e data do procedimento
- Tipo de enema administrado, quantidade de fluido infundido e retornado; quantidade e descrição das fezes expelidas

Registro da administração de medicamentos (RAM)
- Se esse enema for medicamentoso, registre no RAM.

Registro de ingestão e eliminação (BH)
- Se a quantidade de fluido retornado for significativamente menor que a infundida, anote no registro BH

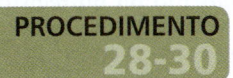

Medição de ingestão e eliminação

VISÃO GERAL
Um dos métodos mais básicos para monitorar a saúde do cliente é medir a ingestão e a eliminação, procedimento denominado balanço hídrico (BH). Ao monitorar a quantidade de fluidos que o cliente ingere e comparar com a eliminação, a equipe médica pode compreender melhor a saúde dele e monitorar doenças específicas.

Para manter a boa saúde, a ingestão deve se aproximar da eliminação. Caso a ingestão exceda a eliminação, podem ser observadas condições médicas que variam da insuficiência renal à insuficiência cardíaca congestiva. A eliminação que excede a ingestão pode ser causada por condições tão graves como uma diarreia que ameaça a vida ou tão benignas como medicações diuréticas. O registro exato do equilíbrio de fluidos do cliente é uma função importante da enfermagem.

A monitoração do BH é solicitada pelo médico, mas também pode ser iniciada pelo enfermeiro. A fim de obter um registro exato do status do cliente, o ideal é monitorar o BH por vários dias. Em situações críticas, o BH do cliente é monitorado e relatado a cada hora. A produção de urina abaixo de 30 mL por hora deve ser relatada.

A pesagem diária é combinada com o BH, porque indica retenção ou perda de líquidos. Um litro de água pesa 1 kg. Um ganho de peso de 1 kg em um período de 24 a 48 horas indica condição que ameaça a vida do cliente. Uma alteração significativa no peso ou uma diferença importante no BH total deve ser relatada ao médico.

"Ingestão" é qualquer fluido consumido ou infundido. Geralmente, os fluidos incluem líquidos em temperatura ambiente, como água, suco, café, leite, sorvete, caldos, gelatina e picolé. Entretanto, algumas instituições incluem outros líquidos, como mingau e sopa. Ao documentar, siga a política da instituição. O gelo é documentado como a metade da quantidade total em mL dentro de um recipiente. Calcule a quantidade de água que o cliente consumiu da garrafa que fica ao lado do leito. Qualquer fluido infundido por via venosa periférica ou profunda, sondas de alimentação ou irrigação que não tenha retornado é considerado ingestão. O sangue e seus derivados, incluindo a solução salina usada para irrigar os equipos venosos, antes e depois da transfusão, também são incluídos nessa contagem. Outras infusões, como salinizar os acessos fluidos usados para medir o débito cardíaco, irrigações da linha central e fluidos para manter aberto, também são consideradas na ingestão total.

A urina é o maior componente do volume de fluidos de eliminação, mas diarreia, diaforese, drenagem de ferimentos, aspirados gástricos ou outros removidos por aspiração e hemorragia também constituem perdas de fluidos. Essas perdas são medidas ou estimadas e registradas na eliminação total.

Os clientes que entendem a medição do BH e cooperam com ela podem monitorar o próprio equilíbrio de fluidos. Particularmente nos clientes com restrição de líquidos, a compreensão e a participação aumentam muito a tendência à cooperação.

ANÁLISE

1. Analise os fatores de risco de sobrecarga de líquidos, como insuficiência renal ou cardíaca congestiva ou ascites, **porque o edema resulta do volume excessivo de fluidos extracelulares e da transferência do fluido para os tecidos.**
2. Determine se o cliente está recebendo fluidos ou medicamentos que levam à sobrecarga de fluidos, como grandes quantidades de fluidos IV ou terapia com esteroides; **os esteroides podem diminuir a retenção de sódio e água e a excreção do potássio.**
3. Analise os fatores de risco de perda de fluidos, como diaforese, respiração rápida, diarreia, aspirado gástrico, perda sanguínea ou drenagem de ferimentos, **porque a desidratação resulta da redução do fluido dentro dos tecidos e do sistema circulatório.**
4. Determine se a produção de urina é maior que a ingestão de fluidos, **porque os rins eliminam o excesso de fluidos durante períodos de hidratação excessiva e conservam a água do corpo em períodos de desidratação.**
5. Analise a capacidade do cliente para entender a medição da ingestão e eliminação e cooperar com o procedimento, **porque a cooperação, nesses casos, ajuda a garantir a precisão.**

POSSÍVEIS DIAGNÓSTICOS DE ENFERMAGEM

Excesso do volume de fluidos
Volume de fluidos deficiente
Risco de volume deficiente de líquidos

PLANEJAMENTO

Resultados esperados

1. A ingestão e a eliminação de fluidos são mantidas e registradas com precisão.
2. Se possível, o cliente participa do registro da ingestão e da eliminação de fluidos.

Equipamentos necessários

- Formulário de BH ao lado do leito;
- Registro gráfico de BH no prontuário ou no registro médico eletrônico;
- Copo ou xícara;
- Comadre, urinol (patinho) ou cadeira sanitária;
- Recipiente medidor para a eliminação;
- Luvas não estéreis;
- Informativo no leito de que o cliente enfermo está em procedimento de BH.

DICA DE DELEGAÇÃO

A medição da ingestão e eliminação pode ser delegada à equipe de auxiliares e técnicos de enfermagem, que deve:

- Obter medições exatas e registrar a incontinência
- Observar a quantidade, a cor e o odor na eliminação
- Evitar contaminação com fluido corporal e armazenar recipientes de coleta nas áreas designadas
- Registrar as medições nos prontuários clínicos adequados

IMPLEMENTAÇÃO – AÇÃO/BASE RACIONAL	
AÇÃO	BASE RACIONAL
* Verifique a pulseira de identificação do cliente * Explique o procedimento antes de começar *	
1. Retire os adornos como relógio, pulseiras e anéis. Lave as mãos e/ou use álcool gel 70% (Anvisa, RDC 42 de 25/10/2010).	1. Reduz a transmissão de micro-organismos.

IMPLEMENTAÇÃO – AÇÃO/BASE RACIONAL (CONTINUAÇÃO)

AÇÃO	BASE RACIONAL
2. Explique as regras do registro de BH. Todos os fluidos ingeridos por via oral são registrados no formulário de ingestão e eliminação. • Para colher amostra de urina, o cliente deve urinar na comadre, no urinol ou no coletor, não no vaso sanitário. • O papel higiênico é descartado em um recipiente revestido com plástico, não na comadre.	2. Promove o apoio do cliente. • Não é possível medir a urina eliminada no vaso sanitário. • Os líquidos absorvidos pelo papel higiênico não podem ser medidos por volume.

Ingestão

AÇÃO	BASE RACIONAL
3. Meça todos os fluidos orais de acordo com a política da instituição (por exemplo, xícara = 150 mL, copo = 240 mL). Registre todos os líquidos IV à medida que são infundidos.	3. Torna a medição mais coerente.
4. Registre o tempo e a quantidade da ingestão de líquidos no espaço designado no formulário (por exemplo, via oral, alimentação por sonda, fluidos IV).	4. Documenta os fluidos.
5. Transfira a ingestão total de líquidos em 8 horas do registro do leito para a planilha gráfica ou para o registro de BH de 24 horas, no prontuário ou no registro médico eletrônico.	5. Permite a análise dos dados do status de fluidos do cliente.
6. Anote toda a ingestão de líquidos na respectiva coluna do registro de 24 horas ou no registro médico eletrônico.	6. Documenta a ingestão por tipo e quantidade.
7. Preencha o registro de ingestão de 24 horas somando os totais de 8 horas ou, então, verifique se o computador calculou os dados corretamente.	7. Fornece dados consistentes para a análise do status de fluidos do cliente por um período de 24 horas.

Eliminação

AÇÃO	BASE RACIONAL
8. Retire os adornos como relógio, pulseiras e anéis. Lave as mãos e/ou use álcool gel 70% (Anvisa, RDC 42 de 25/10/2010); coloque luvas não estéreis.	8. Reduz o potencial de transmissão de patógenos.
9. Esvazie o urinol (patinho), a comadre ou a bolsa coletora de urina de Foley (Figura 28.30-1) em um recipiente medidor ou no coletor da cadeira sanitária (Figura 28.30-2).	9. Fornece medição precisa da urina.
10. Remova as luvas e lave as mãos e/ou use álcool gel 70%.	10. Impede a contaminação cruzada.
11. Anote a hora e a quantidade da eliminação (por exemplo, urina, drenagem da sonda nasogástrica) no registro do BH.	11. Documenta a eliminação.
12. Transfira os totais de 8 horas para a planilha gráfica ou para o registro de 24 horas no prontuário ou no registro médico eletrônico.	12. Permite a análise dos dados do status de fluidos do cliente.
13. Preencha o registro de eliminação de 24 horas somando os totais de 8 horas ou verifique se o computador calculou os dados corretamente.	13. Fornece dados consistentes para a análise do status de fluidos do cliente por um período de 24 horas.
14. Lave as mãos e/ou use álcool gel 70%.	14. Reduz a transmissão de micro-organismos.

826 UNIDADE 8 ▪ Procedimentos de Enfermagem

IMPLEMENTAÇÃO – AÇÃO/BASE RACIONAL (CONTINUAÇÃO)	
AÇÃO	BASE RACIONAL

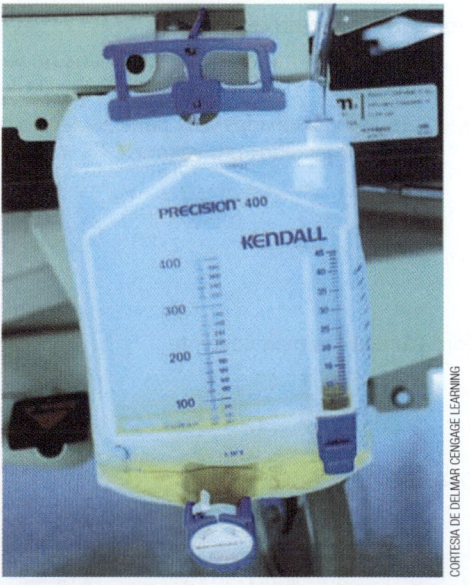

Figura 28.30-1 ▪ A urina na bolsa coletora de Foley deve ser medida.

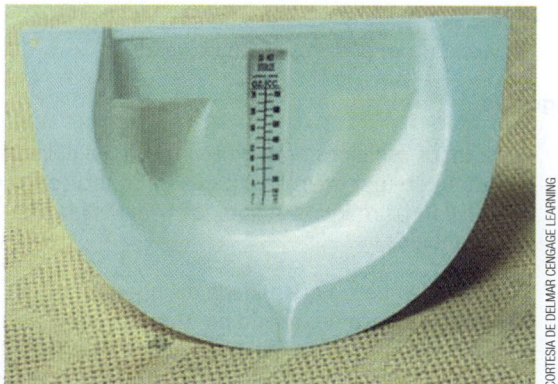

Figura 28.30-2 ▪ Meça a urina, a drenagem e outras eliminações em recipientes medidores.

AVALIAÇÃO
- A ingestão e a eliminação de fluidos foram medidas e registradas com precisão.
- Observe se o cliente participou satisfatoriamente do registro da ingestão e eliminação de fluidos.
- Observe e relate qualquer achado anormal para o profissional da saúde que acompanha o cliente.

DOCUMENTAÇÃO
Registro de ingestão e eliminação
- Todos os fluidos no BH
- Totais no final de cada turno
- Totais em 24 horas

Anotações do enfermeiro
- Achados incomuns, excessos ou desequilíbrios sérios de ingestão e eliminação e relatório para o médico que acompanha o cliente.

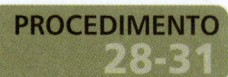

PROCEDIMENTO 28-31
Coleta de urina – sistema de drenagem fechada

VISÃO GERAL
Os cateteres de demora são usados nos ambientes de atendimento agudo para a drenagem episódica ou contínua da urina. As amostras podem ser necessárias para avaliar o conteúdo da urina, como eletrólitos, diluição, hormônios, glicose ou função renal. Para determinar se o cateter precisa ser removido ou se é necessário iniciar um tratamento com antibióticos, as bactérias podem ser identificadas nas amostras. O circuito do cateter foi projetado para permitir a obtenção de amostras, sem desconectar o cateter do circuito. Uma técnica cuidadosa evita a contaminação do sistema e o risco de infecção.

ANÁLISE
1. Identifique o objetivo do exame de urina **para determinar a quantidade de urina necessária e o recipiente adequado para a coleta.**

2. Analise se o cliente entendeu o exame, **assim é possível determinar se ele precisa de instruções adicionais.**

3. Identifique o tipo de circuito de coleta encaixado no cateter de demora **para determinar se é necessário desconectar o cateter do sistema ou obter a amostra de um sistema fechado**.

POSSÍVEL DIAGNÓSTICO DE ENFERMAGEM

Risco de infecção

PLANEJAMENTO

Resultados esperados

1. O cliente entende o motivo da coleta.
2. A amostra é obtida rapidamente no recipiente adequado.
3. Não ocorre contaminação da amostra.

Equipamentos necessários (Figura 28.31-1)

- *Clamp* ou elástico;
- Luvas não estéreis;
- Seringa de 10 mL com agulha (2,5 cm) ou cânula de plástico;
- Recipiente para a amostra, sacos plásticos e etiquetas;
- Aplicadores com álcool 70% ou povidine.

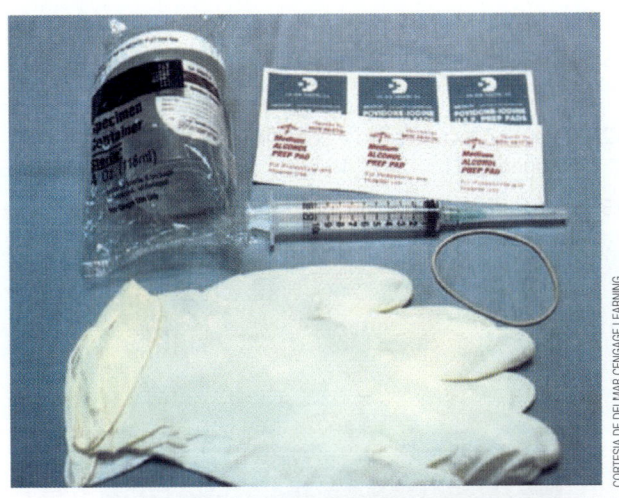

Figura 28.31-1 ■ Reúna o material para coletar a urina por meio do sistema de drenagem de cateter.

DICA DE DELEGAÇÃO

- Obter uma amostra de urina por meio de um cateter de demora exige a capacidade e aptidão de um enfermeiro. Essa tarefa não pode ser delegada para o pessoal auxiliar.
- Registrar as medições nos prontuários clínicos adequados

IMPLEMENTAÇÃO – AÇÃO/BASE RACIONAL

AÇÃO	BASE RACIONAL

* Verifique a pulseira de identificação do cliente * Explique o procedimento antes de começar *

AÇÃO	BASE RACIONAL
1. Retire os adornos como relógio, pulseiras e anéis. Lave as mãos e/ou use álcool gel 70% (Anvisa, RDC 42 de 25/10/2010).	1. Reduz a transmissão de micro-organismos.
2. Verifique a solicitação do médico.	2. Determina o exame e o recipiente necessário para a amostra.
3. Mantenha a privacidade.	3. Mantém a dignidade do cliente.
4. Verifique a urina no circuito	4. Determina se há urina suficiente no circuito de coleta. *A urina da bolsa de coleta não deve ser usada para amostras estéreis.*
5. Se precisar de mais urina, feche o circuito com o *clamp* ou com o elástico por 10 minutos a 15 minutos (Figura 28.31-2).	5. Colete 10 mL de urina, quantidade necessária para a maioria das urinálises.
6. Coloque luvas limpas.	6. Prática das precauções-padrão.

IMPLEMENTAÇÃO – AÇÃO/BASE RACIONAL (CONTINUAÇÃO)

AÇÃO	BASE RACIONAL
7. Limpe o orifício da amostra com um aplicador com álcool 70% ou povidine.	7. Impede a entrada de micro-organismos no sistema.
8. Insira a agulha ou a cânula de plástico da seringa estéril no orifício do cateter, em um ângulo de 45°, e retire 10 mL de urina (Figura 28.31-3).	8. Obtém amostra com volume suficiente para a maioria dos exames de urina.
9. Coloque a urina no recipiente estéril e feche bem; tome cuidado para não contaminar a tampa.	9. Evita a contaminação da amostra e o derramamento da urina.
10. Coloque a agulha e a seringa no recipiente para equipamentos afiados; nunca tampe novamente uma agulha contaminada.	10. Evita punções acidentais.
11. Retire o *clamp* e reorganize o circuito, evitando dobras.	11. Restabelece o fluxo da urina e a drenagem para o sistema.
12. Etiquete o recipiente da amostra, coloque-o em dois sacos plásticos e envie para o laboratório.	12. Garante o exame certo e controla a transferência de patógenos.
13. Lave as mãos e/ou use álcool gel 70%.	13. Reduz a transmissão de micro-organismos.

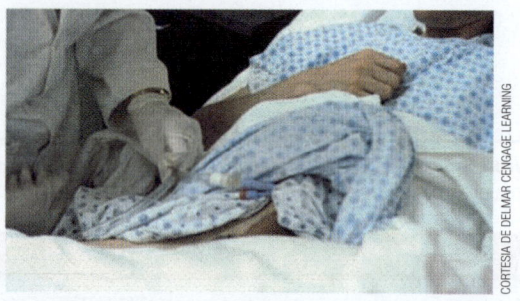

Figura 28.31-2 ▪ Para coletar uma amostra adequada, feche o circuito com o *clamp*, dobre-a e prenda-a com o elástico.

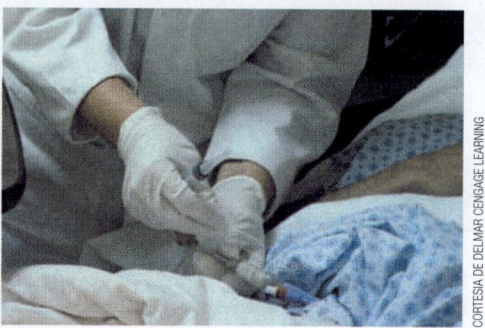

Figura 28.31-3 ▪ Limpe o orifício e insira nele a agulha ou a cânula de plástico e a seringa estéril.

AVALIAÇÃO
- O cliente entende o motivo da coleta da amostra.
- A amostra é obtida rapidamente no recipiente adequado.
- A amostra permanece descontaminada.

DOCUMENTAÇÃO

Anotações do enfermeiro
- Data e hora em que a amostra foi enviada ao laboratório
- Data, hora, nome do cliente, número do quarto e exames solicitados

Registro de ingestão e eliminação
- Quantidade de urina coletada para a amostra

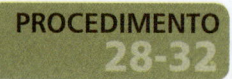

PROCEDIMENTO 28-32 — Coleta de urina – coleta limpa para homens/mulheres

VISÃO GERAL

A amostra limpa de urina para cultura e TSA é coletada não por meio de um método invasivo como o cateter. O procedimento chamado de coleta limpa não é um procedimento estéril como a inserção do cateter, mas sim um método para obter uma amostra "limpa". É aconselhável realizar esse procedimento com o cliente no vaso sanitário, porque o urinol (patinho) ou a comadre aumentam o risco de contaminação. Peça ao cliente para se limpar e começar a urinar. Depois que ele começar a fazê-lo, coloque um copo estéril sob o jato de urina e colete a amostra. Esse procedimento é chamado coleta do jato médio. A urina inicial não é coletada, porque essa parte do jato remove as bactérias da abertura da uretra e do meato. A urina final também não é coletada, porque o jato se torna mais lento; o gotejamento e o contato com o meato aumentam, o que potencializa a chance de contaminação. A amostra é enviada ao laboratório para a análise.

ANÁLISE

1. Avalie a capacidade do cliente para obter uma amostra limpa, **assim é possível determinar se ele sabe se limpar corretamente e se entende a necessidade de obter esse tipo de amostra.**
2. Analise a presença de sinais e sintomas de infecções do trato urinário e outras anormalidades, **porque a ardência ou a incapacidade de controlar a micção pode comprometer a capacidade de obter uma amostra limpa.**

POSSÍVEIS DIAGNÓSTICOS DE ENFERMAGEM

Eliminação urinária comprometida

Dor aguda

Conhecimento deficiente (coleta de amostra limpa de urina)

PLANEJAMENTO

Resultados esperados

1. O cliente consegue obter uma amostra limpa.
2. O cliente não apresenta anormalidades urinárias, como ardência, dormência, dor ou incapacidade de controlar o jato.
3. O cliente entende o procedimento.

Equipamentos necessários

- Recipiente estéril de coleta, com tampa e etiqueta;
- Kit estéril de coleta limpa, gaze estéril embebida em antissépticos;
- Papel higiênico;
- Luvas sem látex e não estéreis.

DICA DE DELEGAÇÃO

Esse tipo de coleta pode ser delegado à equipe de auxiliares e técnicos de enfermagem treinada nas técnicas de limpeza do cliente e na obtenção da amostra de urina.

IMPLEMENTAÇÃO – AÇÃO/BASE RACIONAL

AÇÃO	BASE RACIONAL
* Verifique a pulseira de identificação do cliente * Explique o procedimento antes de começar *	
1. Verifique as solicitações e analise a necessidade do procedimento.	1. Promove a compreensão do objetivo do procedimento.
2. Reúna o material.	2. Facilita a organização.
3. Analise a capacidade do cliente para concluir o procedimento, incluindo compreensão, mobilidade e equilíbrio.	3. Melhora a cooperação e a probabilidade de obter uma amostra limpa.
4. Se o enfermeiro realizar o procedimento: retire os adornos como relógio, pulseiras e anéis. Lave as mãos e/ou use álcool gel 70% (Anvisa, RDC 42 de 25/10/2010) e coloque luvas. Se o cliente realizar o procedimento, diga-lhe para lavar as mãos antes e depois da coleta. Se ele desejar, forneça um par de luvas.	4. Diminui a transmissão de micro-organismos.
5. Mantenha a privacidade.	5. Diminui o constrangimento.
6. Por meio de procedimento estéril, abra o kit ou as gazes estéreis embebidas em antissépticos. Abra o recipiente estéril, coloque a tampa com o lado estéril para cima em uma superfície firme (Figura 28.32-1).	6. Evita a contaminação da amostra.

IMPLEMENTAÇÃO – AÇÃO/BASE RACIONAL (CONTINUAÇÃO)	
AÇÃO	BASE RACIONAL
7. No caso de mulheres: sentar com as pernas separadas no vaso sanitário. Use o polegar e o indicador para separar os lábios ou solicite à cliente que o faça (Figura 28.32-2). Separados os lábios, faça um movimento de cima para baixo (desde o topo dos lábios até a área retal) e limpe um dos lados com a gaze estéril (Figura 28.32-3). Descarte a gaze e repita o procedimento no outro lado com outra gaze, mantendo os lábios separados o tempo todo. Com uma terceira gaze, faça um movimento de cima para baixo desde o topo da abertura da uretra até embaixo. Descarte a gaze embebida em antisséptico.	7. Fornece acesso para limpar os lábios. Limpa a região e evita a contaminação da área limpa. Evita a contaminação com as fezes. Manter os lábios separados evita a contaminação e diminui os micro-organismos na amostra.
8. No caso de homens: ficar em pé na frente do vaso sanitário. Puxe o prepúcio para trás (homem não circunciso) e limpe com um único movimento ao redor do meato e da glande. Faça um movimento circular, começando na cabeça do pênis na abertura da uretra e descendo pelo eixo da glande. Descarte o lenço antisséptico e repita o procedimento com outro lenço, mantendo o prepúcio retraído. Limpe a cabeça do pênis três vezes, fazendo um movimento circular. Utilize um lenço novo a cada vez.	8. Evita a contaminação com micro-organismos do prepúcio. Um único movimento no sentido oposto ao da abertura impede a contaminação da abertura da uretra.
9. Peça ao cliente para começar a urinar no vaso sanitário. Depois que o jato começar com um bom fluxo, coloque o recipiente de coleta sob o jato (Figura 28.32-4). Evite encostar o recipiente na pele. Encha-o com 30 mL a 60 mL de urina, remova-o antes de o jato cessar. Limpe com papel higiênico.	9. A amostra é coletada durante o jato para evitar a contaminação da urina que encosta nos lábios. A urina inicial remove as bactérias do orifício e a final pode encostar no meato e nos lábios e, por isso, ficar contaminada.
10. Coloque a tampa estéril novamente no recipiente e feche-o bem. Limpe e seque a parte externa do recipiente com um lenço antisséptico. Lave as mãos. Coloque uma etiqueta em um saco plástico duplo para materiais com indicação de risco biológico e siga a política da instituição para transportar a amostra ao laboratório (Figura 28.32-5).	10. Evita a contaminação da amostra limpa, os respingos e garante a precisão.
11. Remova e descarte as luvas; lave as mãos.	11. Diminui a transmissão de micro-organismos.

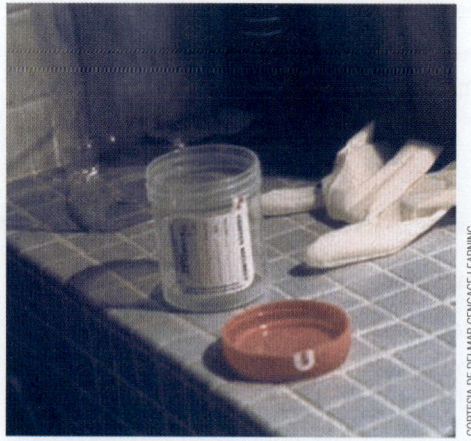

Figura 28.32-1 ■ Coloque a tampa em uma superfície firme com o lado estéril para cima. Não toque a parte interna da tampa.

CAPÍTULO 28 ■ Procedimentos Básicos 831

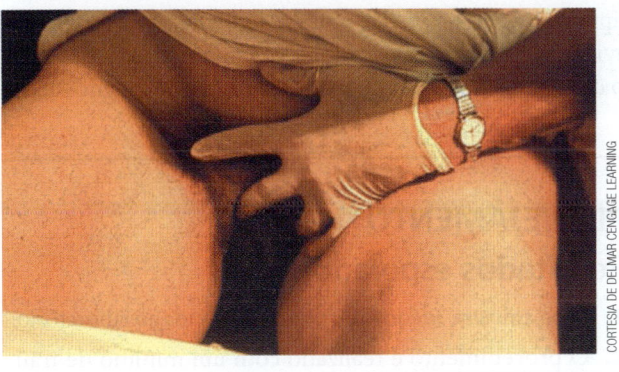

Figura 28.32-2 ■ Separe os lábios com os dedos da mão não dominante.

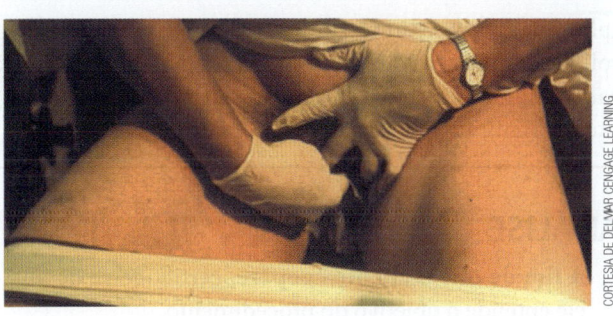

Figura 28.32-3 ■ Limpe cada lado e até o meio com um único movimento de cima para baixo com um lenço novo a cada vez. Mantenha os lábios separados.

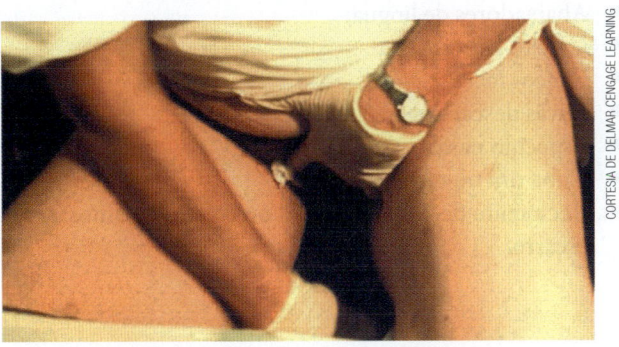

Figura 28.32-4 ■ Peça ao cliente para começar a urinar no vaso sanitário. Depois que o jato tiver um bom fluxo, coloque o recipiente de coleta sob o jato. Remova o recipiente antes de a urina cessar.

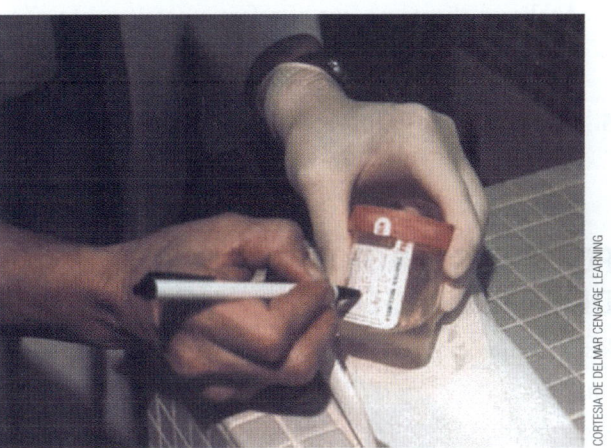

Figura 28.32-5 ■ Coloque uma etiqueta no frasco com o nome do cliente, a data e hora da coleta.

AVALIAÇÃO
- A amostra limpa é obtida.
- O cliente entende o procedimento.
- O cliente não indica ardência, dor ou incapacidade de começar a urinar.

DOCUMENTAÇÃO
Anotações do enfermeiro
- Procedimento
- Data e hora da coleta
- Características da urina
- Sinais e sintomas do cliente associados à micção
- Hora em que a amostra de urina foi enviada ao laboratório

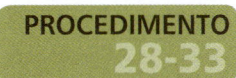

PROCEDIMENTO 28-33 — Coleta de amostras do nariz, da garganta e de escarro

VISÃO GERAL
A amostra do nariz, da garganta ou de escarro é uma ferramenta diagnóstica simples para clientes que apresentam sinais ou sintomas de infecção sinusal ou respiratória superior. As amostras do nariz e da garganta são coletadas por meio de um

aplicador estéril. As amostras de escarro são coletadas em um recipiente estéril. É possível obtê-las também por meio de um coletor de amostra conectado a uma sucção. As amostras são enviadas ao laboratório e colocadas em um meio de cultura para permitir o crescimento dos organismos patogênicos. O tipo de organismo é identificado, permitindo o diagnóstico e a terapia antimicrobiana adequada.

ANÁLISE

1. **A fim de que o cliente coopere**, certifique-se de que ele entende o objetivo do procedimento.
2. Analise o tipo de drenagem nasal ou sinusal **para determinar o tipo de equipamento de coleta necessário**.
3. Revise a solicitação do profissional da saúde em relação às culturas **para evitar que elas sejam repetidas**.
4. Analise o cliente no que se refere a gotejamento pós-nasal, cefaleia ou dor sinusal, congestão nasal ou dor de garganta **para saber o objetivo do procedimento**.
5. Identifique se o cliente recebeu antimicrobianos recentemente e obtenha uma amostra antes do tratamento, se possível.

POSSÍVEIS DIAGNÓSTICOS DE ENFERMAGEM

Risco de infecção

Ansiedade

Risco de lesão

Conhecimento deficiente (sobre o procedimento)

PLANEJAMENTO

Resultados esperados

1. Uma amostra adequada é obtida e enviada ao laboratório.
2. O procedimento é realizado com um mínimo de trauma para o cliente.

Equipamentos necessários

- Dois aplicadores estéreis em tubos de cultura estéreis ou um aplicador estéril de arame flexível com ponta de algodão para culturas do nariz ou da garganta;
- Abaixadores de língua;
- Caneta-lanterna;
- Lenços faciais;
- Luvas descartáveis sem látex;
- Espéculo nasal (opcional);
- Cuba rim ou recipiente limpo;
- Recipiente de amostra estéril ou coletor de amostra de escarro.

DICA DE DELEGAÇÃO

As amostras de escarro são coletadas pelo pessoal auxiliar. É importante evitar a coleta de amostras imediatamente após as refeições e tomar as precauções-padrão ao manipular a amostra. A obtenção de culturas do nariz e da garganta requer do profissional a capacidade de solucionar problemas e o conhecimento das técnicas de enfermagem, portanto a tarefa não pode ser delegada.

IMPLEMENTAÇÃO – AÇÃO/BASE RACIONAL

Verifique a pulseira de identificação do cliente *Explique o procedimento antes de começar*

AÇÃO	BASE RACIONAL
1. Retire os adornos como relógio, pulseiras e anéis. Lave as mãos e/ou use álcool gel 70% (Anvisa, RDC 42 de 25/10/2010) e coloque luvas limpas.	1. Reduz a transmissão de micro-organismos.
2. Peça ao cliente para se sentar ereto no leito ou em uma cadeira de frente para o enfermeiro.	2. Possibilita o acesso fácil ao nariz e à garganta.
3. Prepare o aplicador estéril, soltando a tampa do recipiente.	3. Evita a contaminação do aplicador.
Coleta de cultura da garganta	
4. Peça ao cliente para inclinar a cabeça para trás, abrir a boca e dizer "ah".	4. Promove a visualização da faringe, relaxa os músculos da garganta e minimiza o reflexo de ânsia.

IMPLEMENTAÇÃO – AÇÃO/BASE RACIONAL (CONTINUAÇÃO)	
AÇÃO	BASE RACIONAL

5. Para melhorar a visualização, abaixe o terço lateral anterior da língua com o abaixador de língua.

6. Insira o aplicador sem encostar nas bochechas, nos lábios, na língua ou nos dentes.

7. Esfregue o aplicador na área tonsilar de um lado para o outro, em um movimento rápido e delicado (Figura 28.33-1).

8. Remova o aplicador sem tocar nas estruturas adjacentes e coloque no tubo de cultura (a maioria dos tubos vem com um gel próprio em seu interior) (Figura 28.33-2).

9. Proteja o topo do tubo de cultura e coloque uma etiqueta com o nome do cliente.

10. Descarte o abaixador de língua. Remova as luvas e descarte-as. Lave as mãos e/ou use álcool gel 70%.

Coleta de cultura do nariz

11. Peça ao cliente para assoar o nariz; verifique a patência das narinas com a caneta-lanterna.

12. Peça ao cliente para fechar uma narina e depois a outra e expirar.

13. Peça ao cliente para inclinar a cabeça para trás.

14. Insira o aplicador na narina até chegar à mucosa inflamada e gire-o.

15. Remova o aplicador sem tocar nas estruturas adjacentes e coloque no tubo de cultura (a maioria dos tubos vem com um gel próprio em seu interior).

16. Proteja o topo do tubo de cultura e coloque uma etiqueta com o nome do cliente.

17. Remova as luvas e descarte-as. Lave as mãos e/ou use álcool gel 70%.

5. Promove a visualização da faringe. Abaixar o aspecto lateral em vez do central diminui a estimulação do reflexo de ânsia.

6. Evita a contaminação da amostra com a flora oral.

7. Garante a coleta de micro-organismos. Retém os micro-organismos no tubo de cultura e garante a vida das bactérias para o exame.

8. Evita a contaminação por micro-organismos externos e resultados errôneos da cultura.

9. Evita erros de identificação.

10. Reduz a transmissão de micro-organismos.

11. Limpa a passagem nasal do muco que contém as bactérias residentes.

12. Determina a passagem nasal ideal para obter a amostra.

13. Promove a visualização dos seios nasais.

14. Garante que o aplicador fique coberto com o exsudato apropriado.

15. Impede a contaminação com a flora nasal normal e resultados errôneos da cultura.

16. Evita erros de identificação.

17. Reduz a transmissão de micro-organismos.

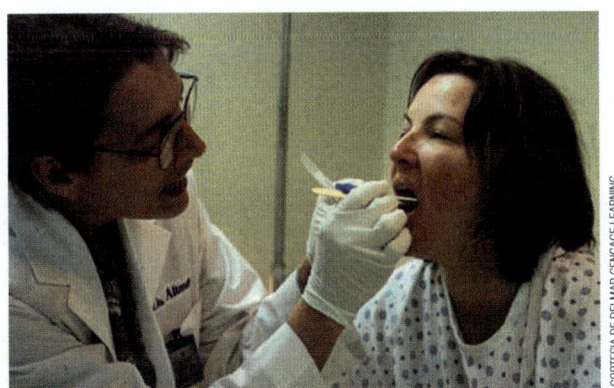

Figura 28.33-1 ▪ Com movimentos rápidos e delicados, esfregue o aplicador na área de coleta.

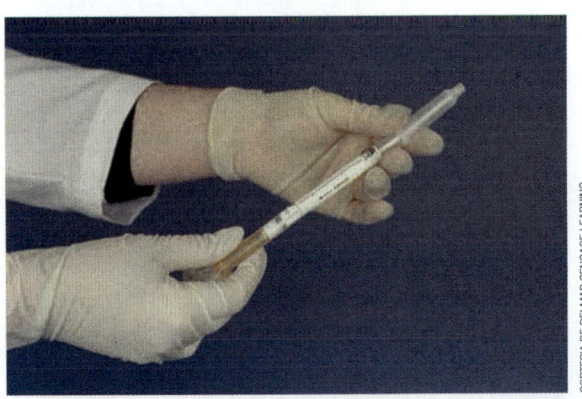

Figura 28.33-2 ▪ Quebre a ampola para soltar o meio de cultura.

IMPLEMENTAÇÃO – AÇÃO/BASE RACIONAL (CONTINUAÇÃO)

AÇÃO	BASE RACIONAL
Coleta de cultura nasofaríngea	
18. Siga as ações de 11 a 17, mas utilize um aplicador de arame flexível que possa atingir a nasofaringe através do nariz.	18. Permite o acesso à área nasofaríngea.
Coleta de cultura de escarro	
19. Explique ao cliente que a amostra deve ser de escarro tossido dos pulmões.	19. Promove a cooperação do cliente.
20. Deixe o recipiente estéril pronto e alguns lenços à mão.	20. A amostra deve ser coletada em um recipiente estéril para evitar a contaminação.
21. Peça ao cliente para respirar fundo várias vezes e depois tossir.	21. Ajuda a soltar as secreções para que o cliente possa fornecer uma amostra.
22. Peça ao cliente para expectorar o escarro no recipiente estéril sem tocar no seu interior.	22. Evita a contaminação da amostra.
23. Coloque a tampa no recipiente de amostra sem tocar no interior da tampa ou do recipiente.	23. Evita a contaminação da amostra.
24. Forneça lenços ao cliente e deixe-o confortável.	24. Promove o conforto do cliente.
Método alternativo para a coleta de escarro	
Aplicável no caso de o cliente não poder expectorar uma amostra adequada.	
25. Obtenha um cateter de sucção estéril e um recipiente de coleta de escarro tipo bronquinho.	25. Evita a contaminação da amostra.
26. Forneça ao cliente ar umidificado quente por cerca de 20 minutos, se não for contraindicado pelas condições dele.	26. Ajuda a soltar a secreção dos pulmões.
27. Pendure o coletor de escarro no circuito de aspiração junto com um dispositivo de aspiração (Figura 28.33-3). Pendure o cateter de aspiração no coletor de escarro (bronquinho).	27. Prepare o material antes de pedir ao cliente para tossir.
28. Se o cliente puder cooperar, peça-lhe para respirar fundo várias vezes e tossir.	28. Solta a secreção e a transporta até o fundo da garganta.
29. Enquanto o cliente tosse o escarro, insira cuidadosamente o cateter por via oral e nasofaríngea no fundo da garganta e faça a aspiração do escarro para o recipiente.	29. Obtém uma amostra estéril não contaminada com saliva.

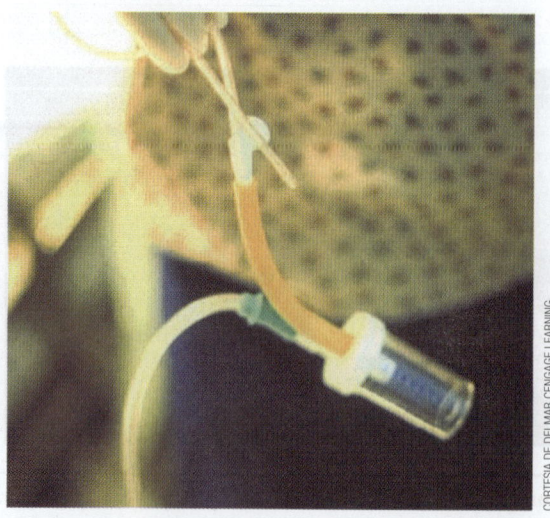

Figura 28.33-3 ■ Coletor de escarro utilizado com a sucção.

IMPLEMENTAÇÃO – AÇÃO/BASE RACIONAL (CONTINUAÇÃO)	
AÇÃO	BASE RACIONAL
30. Descarte com segurança o cateter de sucção.	30. Evita a disseminação de micro-organismos.
31. Feche o recipiente.	31. Evita a contaminação da amostra.
32. Forneça lenços e tome outras medidas para proporcionar conforto ao cliente.	32. Propicia conforto ao cliente.
33. Lave as mãos e/ou use álcool gel 70%.	33. Reduz a transmissão de micro-organismos.
34. Etiquete cada amostra com o nome do cliente e envie-a para o laboratório.	34. Possibilita um diagnóstico correto.

AVALIAÇÃO
- Coleta da amostra adequada.
- O procedimento foi realizado com um mínimo de trauma para o cliente.

DOCUMENTAÇÃO
Anotações do enfermeiro
- Data, hora e local da obtenção da amostra.
- Sangramento ou trauma óbvio como resultado do procedimento.
- Descrição da hora da coleta e se a amostra foi a primeira da manhã, sem acúmulo de secreção.

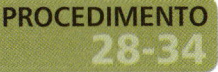

PROCEDIMENTO 28-34 Coleta de amostra de fezes

VISÃO GERAL
As amostras de fezes não são coletadas com tanta frequência quanto as de urina ou sangue, mas são importantes para avaliar e diagnosticar uma variedade de doenças gastrointestinais. Os exames mais comuns em uma amostra de fezes são sangue oculto, cultura, gorduras e leucócitos fecais, ovos e parasitas (triagem de parasitas). Uma amostra de fezes pode ajudar na identificação de sangramento GI; triagem de carcinoma, pólipos, diverticulite e colite; diagnóstico e monitoração de vários micro-organismos patogênicos; diagnóstico de distúrbios intestinais inflamatórios, pancreatite e síndrome de má absorção; identificação de infestações por parasitas. Em geral, uma única amostra não é diagnóstica e pelo menos três culturas são necessárias para um diagnóstico patogênico.

ANÁLISE
1. Analise se o cliente ou os familiares entendem a necessidade do exame, **assim o enfermeiro pode orientá-los da forma adequada**.
2. Analise a capacidade do cliente para cooperar com o procedimento **para manter a privacidade durante a coleta**.
3. Analise o histórico médico do cliente em busca de sangramento ou distúrbios GI. **O enfermeiro pode iniciar os exames de triagem**.
4. Analise qualquer medicação que o cliente esteja tomando e que possa causar sangramentos GI, como anticoagulantes, esteroides ou ácido acetilsalicílico, **para ajudar a determinar a necessidade de exames e/ou possível origem do sangramento**.

POSSÍVEIS DIAGNÓSTICOS DE ENFERMAGEM
Constipação
Diarreia
Conhecimento deficiente (necessidade e procedimento de exame)

PLANEJAMENTO
Resultados esperados
1. O cliente entende o objetivo do exame.
2. O cliente é capaz de coletar a amostra ou permitir que ela seja coletada.
3. O exame é realizado adequadamente e os resultados são registrados.

Equipamentos necessários

- Toalha de papel;
- Luvas descartáveis;
- Espátula ou abaixador de língua para auxiliar na coleta;
- Recipiente para amostra;
- Comadre limpa e seca, cadeira sanitária ou coletor.

DICA DE DELEGAÇÃO

A coleta de fezes é delegada. A equipe de auxiliares e técnicos de enfermagem é instruída a relatar imediatamente para o enfermeiro a presença de sangue nas fezes.

IMPLEMENTAÇÃO – AÇÃO/BASE RACIONAL

* Verifique a pulseira de identificação do cliente * Explique o procedimento antes de começar *

AÇÃO	BASE RACIONAL
1. Retire os adornos como relógio, pulseiras e anéis. Lave as mãos e/ou use álcool gel 70% (Anvisa, RDC 42 de 25/10/2010); coloque luvas limpas.	1. Reduz a transmissão de micro-organismos da amostra fecal para o enfermeiro.
2. Dependendo da política da instituição, se necessário, ajude o cliente a se sentar na cadeira sanitária ou no vaso sanitário. Peça-lhe para urinar antes de defecar. Em seguida, prepare-se para a coleta. Se o cliente não puder se locomover, utilize a comadre. No vaso sanitário, utilize o coletor (Figura 28.34-1). Coloque o recipiente na parte posterior do vaso sanitário para coletar a amostra de fezes ou na frente para coletar a de urina.	2. Permite ao cliente manter a privacidade e a capacidade de defecar em uma posição fisiológica mais normal.
3. Instrua o cliente a não contaminar a amostra com urina, secreção vaginal ou papel higiênico.	3. Minimiza o risco de erros no resultado.
4. Peça ao cliente para avisá-lo assim que a amostra estiver disponível.	4. Reduz o risco de contaminação da amostra, permite ao enfermeiro a coleta de uma amostra fresca e reduz o constrangimento do cliente.
5. Ajude o cliente a se limpar e a voltar ao leito (se necessário); garanta o conforto dele, antes de se concentrar na amostra.	5. Promove a limpeza e a dignidade do cliente.
6. Coloque luvas e use o avental se o cliente estiver em precaução de contato ou se houver risco de fezes infecciosas, como *enterococcus resistentes à vancomicina* (VRE) ou *clostridium difficile* (C. difficile or C. diff).	6. Reduz o risco de transmissão de micro-organismos.
7. Analise cor, consistência e odor das fezes, bem como a presença de sangue ou muco visível.	7. Facilita a avaliação abrangente do cliente.

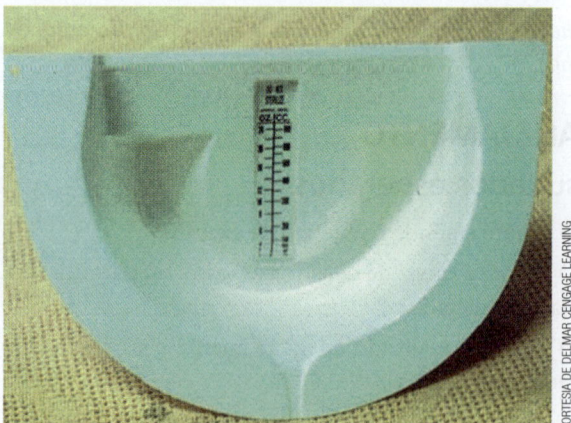

Figura 28.34-1 ■ Coloque o recipiente na parte posterior do vaso sanitário para coletar uma amostra de fezes.

IMPLEMENTAÇÃO – AÇÃO/BASE RACIONAL (CONTINUAÇÃO)

AÇÃO	BASE RACIONAL
8. Usando um ou dois abaixadores de língua (dependendo da quantidade de amostra necessária e para qual exame), transfira uma amostra representativa das fezes para o cartão de amostra ou recipiente, tomando cuidado para não contaminar a parte externa do recipiente (ou seu interior). Se estiver usando um *swab* de cultura, esfregue-o em uma área representativa das fezes, principalmente se algum material purulento estiver visível. Consulte o laboratório quanto ao volume de fezes necessário para um exame específico.	8. Fornece uma amostra de alta qualidade para resultados ideais.
9. Feche o cartão, coloque a tampa no recipiente ou o *swab* no tubo de cultura (de acordo com a política da instituição) assim que a amostra for coletada.	9. Reduz o risco de disseminação dos micro-organismos e diminui o odor.
10. Coloque o recipiente com a amostra em um saco plástico para materiais que oferecem risco biológico, para transportar ao laboratório depois de etiquetar corretamente e de acordo com a política da instituição. Cuidado para não contaminar a parte externa do saco. Forneça a requisição do exame de acordo com a política da instituição.	10. Identifica corretamente a amostra; torna o transporte do material para o laboratório mais estético. Mantém a privacidade do cliente. Reduz a disseminação de micro-organismos.
11. Descarte o restante das fezes de acordo com a política da instituição.	11. Reduz a disseminação de micro-organismos.
12. Remova as luvas e lave as mãos e/ou use álcool gel 70%.	12. Reduz a disseminação de micro-organismos.
13. Envie imediatamente a amostra ao laboratório.	13. Maximiza a qualidade da amostra para o exame.

AVALIAÇÃO

- Observe a presença ou ausência de alterações da cor no papel impregnado com guáiaco.
- Registre a cor, as características e a consistência das fezes.
- Peça ao cliente para explicar a base racional e o procedimento do exame de fezes.

DOCUMENTAÇÃO

Anotações do enfermeiro

- Data e hora da coleta.
- Cor, características e consistência das fezes.
- Quando os resultados do exame foram relatados ao profissional da saúde.

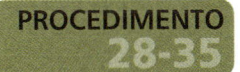

Colocação de cinta abdominal com fecho de velcro

VISÃO GERAL

As cintas abdominais com fecho de velcro oferecem suporte para o abdome e mantêm os curativos no lugar. As cintas de malha elástica não foram projetadas para dar suporte, mas para manter os curativos no lugar. A cinta deve ser lisa, do tamanho certo para o cliente, não deve interferir na circulação nem pressionar muito a área recoberta.

ANÁLISE

1. Analise a razão pela qual a cinta é necessária, **assim é possível determinar o tipo e o posicionamento correto**.
2. Analise a condição da pele do cliente procurando erupções, inflamação, áreas abertas ou curativos **para fornecer uma base de referência para futuras análises**.
3. Analise e meça o cliente **para determinar o tamanho necessário da cinta**.
4. Analise qualquer circunstância especial que possa afetar o posicionamento da cinta, como curativos, drenos, cateteres, equipos ou linhas IV, **para determinar um plano para o posicionamento da cinta**.

5. Analise se o cliente entende os motivos de usar a cinta e o método de colocação, **assim é possível determinar a orientação necessária**.

POSSÍVEL DIAGNÓSTICO DE ENFERMAGEM

Mobilidade física comprometida

PLANEJAMENTO

Resultados esperados

1. A cinta proporciona suporte para os curativos e para o tecido mole.
2. A cinta não deve ser muito apertada nem deve comprimir a pele.
3. O cliente ajuda o máximo possível a colocar a cinta.

Equipamentos necessários

- Cinta correta (sem látex, se indicado).

DICA DE DELEGAÇÃO

A colocação da cinta abdominal com fecho de velcro é feita pela equipe de auxiliares e técnicos de enfermagem depois que o enfermeiro avalia a tolerância do cliente. Este deve poder respirar com eficiência e se mover livremente. Além disso, a equipe de enfermagem deve ser instruída a garantir que a pele do cliente permaneça íntegra e a relatar ao enfermeiro qualquer escoriação para que seja feita uma avaliação.

IMPLEMENTAÇÃO – AÇÃO/BASE RACIONAL

* Verifique a pulseira de identificação do cliente * Explique o procedimento antes de começar *

Cintas abdominais

AÇÃO	BASE RACIONAL
1. Retire os adornos como relógio, pulseiras e anéis. Lave as mãos e/ou use álcool gel 70% (Anvisa, RDC 42 de 25/10/2010).	1. Reduz a transmissão de micro-organismos.
2. Escolha a cinta do tamanho correto.	2. O tamanho correto torna a cinta mais eficiente.
3. Ajude o cliente a ficar na posição certa para colocar a cinta. • No caso de cinta abdominal com fecho de velcro o cliente deve se deitar na posição de supino e levantar os quadris; ou, então, coloque-o deitado de lado e role-o sobre a cinta.	3. Caso o cliente não esteja na posição correta, a colocação da cinta pode ocorrer de forma inadequada. Se a cinta for muito alta, interfere na respiração.
4. Prenda a cinta com o velcro. Verifique se está firme.	4. O fechamento com o velcro mantém a cinta no lugar.
5. Ajuste se necessário. A cinta não pode restringir a circulação ou a respiração. Verifique se os curativos estéreis estão bem posicionados entre a cinta e os ferimentos.	5. Cintas muito altas dificultam a respiração e podem irritar a pele ou causar escoriações. Geralmente, as cintas não são estéreis.
6. Lave as mãos e/ou use álcool gel 70%.	6. Reduz a transmissão de micro-organismos.

AVALIAÇÃO

- A cinta proporciona suporte para os curativos e para o tecido mole.
- A cinta não está muito apertada e não comprime a pele.
- O cliente ajuda na colocação da cinta o máximo possível.

DOCUMENTAÇÃO

Anotações do enfermeiro

- Hora, data e tipo de cinta
- Dificuldades do cliente durante o procedimento

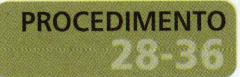

PROCEDIMENTO 28-36 — Aplicação de contenção

VISÃO GERAL

A contenção é um método físico ou mecânico cujo objetivo é restringir o movimento e a atividade física de um cliente confuso, agitado ou desorientado de modo a evitar que ele cause danos a si mesmo e aos outros. A contenção pode ser usada para impedir o movimento durante um procedimento. Se o cliente estiver inquieto ou confuso, a contenção evita que ele danifique o equipamento terapêutico.

De acordo com a Regra Final de Direitos dos Clientes Enfermos dos Centers for Medicare and Medicaid Service, em vigor nos Estados Unidos desde 8 de janeiro de 2007, o médico ou o profissional licenciado independente deve avaliar o cliente dentro de 1 hora após o início da contenção ou isolamento em um hospital credenciado pela Medicare. Os enfermeiros ou médicos assistentes podem avaliar o cliente dentro de 1 hora após a adoção de medidas de contenção ou isolamento, se forem treinados e tiverem consultado o médico atendente ou o profissional independente licenciado assim que possível, depois da avaliação (American Academy of Physician Assistants, 2009). Os enfermeiros ou profissionais da saúde não podem adotar medidas de contenção ou isolamento sem que haja uma necessidade documentada; no entanto, eles são responsáveis se um cliente confuso sofrer uma lesão ocasionada pela falta de proteção adequada, o que pode incluir a contenção. A interpretação dos padrões de contenção da Acute Medical and Surgical (Nonpsychiatric) Care, Seção PC.03.03.23, exige a avaliação do cliente dentro de 15 minutos após o início da contenção ou do isolamento. Após esse período, o enfermeiro aplica o julgamento clínico ou atende às solicitações do médico para estabelecer uma rotina a fim de avaliar as necessidades do cliente. O enfermeiro tem a obrigação legal e ética de manter a segurança do cliente. A decisão de conter o cliente e até que ponto fazê-lo são aspectos delicados do julgamento do profissional de enfermagem.

Aqui no Brasil, uma discussão mais ampla se faz necessária em todas as instituições de assistência à saúde e ao cliente enfermo, mesmo havendo legislação que dê embasamento teórico para a matéria, como, por exemplo, a Lei 10.216 do dia 6 de abril do ano de 2001, que instituiu a reforma psiquiátrica no país, e o parecer técnico nº 32/2009 do Cofen sobre "Contenção mecânica".

As contenções variam de uma simples prancha colocada no braço para impedir o movimento do punho ou do cotovelo até rede ou lona macia. Elas foram projetadas para restringir o cliente, sem causar danos à pele. De acordo com a Joint Commission, não é a natureza do dispositivo que determina se ele é uma contenção, mas sim o uso previsto (contenção física), a aplicação involuntária e/ou a necessidade do cliente. Se uma grade que cerca todo o leito impedir que o cliente saia do local, é considerada uma contenção. No entanto, se o cliente usar a grade para se apoiar ao sair do leito, não é considerada uma contenção (Joint Commission, 2008).

ANÁLISE

1. Analise o nível de consciência do cliente. **Isso ajuda a determinar a capacidade do cliente para se proteger contra qualquer dano em potencial.**

2. Analise o grau de orientação do cliente. **Um cliente que está confuso por causa do horário, do lugar ou das pessoas corre mais risco de se machucar. Um cliente agitado ou nervoso corre o risco de machucar os outros.**

3. Analise as condições físicas do cliente. **Um cliente com fraqueza, paralisia ou comprometimento do equilíbrio ou da mobilidade corre grande risco de sofrer lesões. O comprometimento da visão ou da audição também aumenta o risco de lesão para o cliente.**

4. Analise o histórico de quedas, acidentes, confusão, agitação ou lesões provocadas pelo próprio cliente. **Um cliente com um histórico desse tipo corre grande risco de sofrer lesões.**

5. Analise a intenção do cliente. **Se ele verbaliza ameaças de machucar a si mesmo ou aos outros, há grande risco de ocorrerem lesões.**

6. Analise a necessidade de adotar medidas de contenção. Determine se o plano de tratamento requer e permite contenções, se há alguma solicitação e se as políticas do hospital e as leis foram especificadas. **Isso evita o uso inadequado de contenções e é necessário para a proteção legal em caso de lesão.**

7. Analise o que o cliente e seus familiares conhecem a respeito do uso e da base racional de contenções ou de dispositivos de proteção. **Quanto mais informados estiverem o cliente e os familiares acerca do motivo da contenção, mais cooperativos e compreensivos eles serão.**

POSSÍVEIS DIAGNÓSTICOS DE ENFERMAGEM

Risco de lesão

Sensação de impotência

Conhecimento deficiente (necessidade de contenção)

Mobilidade física comprometida

Tabela 28.36-1 ■ Padrões de contenção/isolamento da Joint Commission para clientes não psiquiátricos

Para proteger o cliente de machucar a si mesmo ou aos outros, pode ser necessário colocá-lo em isolamento ou adotar medidas de contenção. É possível fazer isso na ausência de um profissional independente licenciado (LIP) em uma situação de crise. Cada organização deve determinar quem é competente para tomar essa decisão quando um LIP não estiver disponível. A Joint Commission fornece os seguintes cronogramas relacionados tanto à contenção quanto ao isolamento.

Cronograma para contenção ou isolamento de cliente adulto

Cliente adulto em situação de contenção/isolamento	A solicitação deve ser obtida do LIP dentro de 1 hora após o início da contenção/isolamento.
Cliente adulto avaliado pelo LIP	1. A avaliação do LIP deve ser concluída dentro de 1 hora após o início da contenção ou do isolamento. 2. Se o cliente for liberado antes do vencimento da solicitação original, a avaliação do LIP deve ser realizada dentro de 24 horas após o início da contenção.
O LIP solicita novamente a contenção depois da avaliação pelos profissionais qualificados	A cada 4 horas, até que o cliente seja liberado da contenção ou do isolamento.
Avaliação do LIP	A cada 8 horas, até que o cliente seja liberado da contenção ou do isolamento.

Cronograma para contenção ou isolamento de crianças e jovens

A criança ou o jovem é colocado em contenção/isolamento	A solicitação deve ser fornecida pelo LIP dentro de 1 hora depois do início.
Avaliação da criança ou do jovem pelo LIP	1. O LIP deve realizar uma avaliação dentro das primeiras 2 horas para jovens até 17 anos. 2. Essa avaliação deve ser realizada dentro de 24 horas após o início da contenção, se o jovem ou a criança for liberado antes do vencimento da solicitação original.
Restrição e avaliação solicitadas novamente pelo LIP, a serem realizadas pela equipe adequada	Isso ocorre a cada 2 horas no caso de jovens (9-17 anos) ou de hora em hora no caso de crianças (menos de 9 anos) até a liberação.
Avaliação do LIP	A cada 4 horas no caso de crianças e jovens (até 17 anos) até a liberação.

Adaptado de The Joint Commission. (2005). Restraint and Seclusion. Obtido em 3 de agosto de 2008 do site http://www.jointcommission.org/Accreditation-programs/BehavioralHealthCare/Standards/FAQs/Provision+of+Care+Treatment+and+Services/Restraint+and+Seclusion/Restraint_Seclusion.htm.

PLANEJAMENTO

Resultados esperados

1. O cliente permanece sem lesões.
2. O cliente não sofre lesões nem comprometimento em virtude da contenção
3. O equipamento terapêutico do cliente permanece intacto e funcional.
4. O cliente não machuca outras pessoas.
5. O cliente é submetido a uma contenção suficiente para evitar lesões.

Equipamentos necessários

- Contenção apropriada para as condições do cliente e para o tipo de restrição exigido;
- Forrações de algodão ou espuma.

DICA DE DELEGAÇÃO

Delegar a aplicação de contenção à equipe de auxiliares e técnicos de enfermagem é aceitável, mas são necessários solicitação apropriada e treinamento correto. A avaliação da necessidade e do tipo de contenção, bem como a aplicação e manutenção adequadas, requer observação e documentação elaborada pelo enfermeiro. O médico ou o profissional da saúde deve avaliar o cliente dentro de 1 hora depois da aplicação da contenção e fazer uma solicitação, se necessário.

CAPÍTULO 28 ■ Procedimentos Básicos

IMPLEMENTAÇÃO – AÇÃO/BASE RACIONAL

AÇÃO	BASE RACIONAL

* * Retire os adornos como relógio, pulseiras e anéis. Lave as mãos e/ou use álcool gel 70% (Anvisa, RDC 42 de 25/10/2010)
* Verifique a pulseira de identificação do cliente*

Contenção do tórax

1. Explique que o cliente deve usar um casaco que está preso ao leito. Explique que o objetivo é preservar a segurança.
2. Coloque a contenção sobre as roupas ou o avental do cliente.
3. Coloque a contenção com a abertura para a frente.
4. Sobreponha as partes frontais passando as amarrações pelas aberturas/alças na frente do colete (Figura 28.36-1A).
5. Se o cliente estiver no leito, prenda as amarrações na parte móvel da estrutura do colchão com um meio nó ou com um nó de soltura rápida (figuras 28.36-2 e 28.36-3). Na Figura 28.36-4, há ilustrações que mostram como fazer esses nós.
6. Se o cliente estiver em uma cadeira, cruze as tiras no encosto e prenda-as nas pernas da cadeira, fora do alcance do cliente (Figura 28.36-1B). No caso de cadeira de rodas, cuidado para não prender as tiras nas rodas.
7. Dê um passo para trás e verifique a condição de segurança do cliente. Cheque se a contenção está solta o suficiente para não oferecer riscos ao cliente, porém firme o bastante para impedir que ele se levante e se machuque.
8. Lave as mãos e/ou use álcool gel 70%.

Contenção de punho ou tornozelo

9. Explique ao cliente que você colocará uma faixa no punho ou no tornozelo dele para restringir o movimento.
10. Enrole a contenção no punho/tornozelo do cliente e feche com as tiras de velcro.

1. Estimula a cooperação do cliente.

2. Mantém a privacidade e evita atrito entre a contenção e a pele.
3. Permite o movimento, mas restringe a liberdade.
4. Fixa a contenção.

5. Se levantar ou abaixar a cabeceira, a contenção se move também.

6. Proporciona apoio para o cliente se sentar, porém restringe a liberdade dele.

7. Analisar a situação permite identificar possíveis perigos.

8. Evita a disseminação de micro-organismos.

9. Estimula a cooperação do cliente.

10. Fixa a contenção e evita que fique muito apertada no punho.

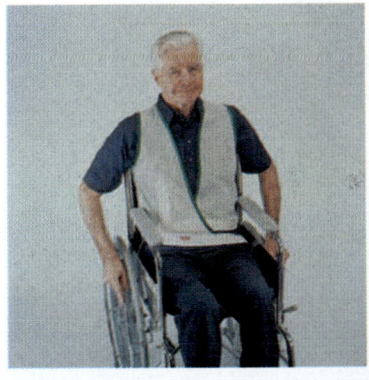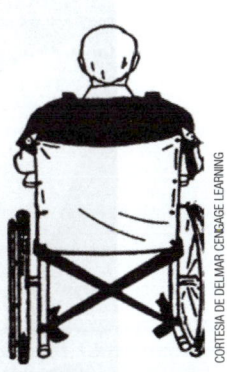

Figura 28.36-1 ■ Restrição de colete: *A* – coloque o colete com a abertura para a frente, sobrepondo as partes frontais e passando as amarrações pela entrada/alça na frente. *B* – prenda as armações com um nó de correr no lado oposto do apoio da cadeira de rodas.

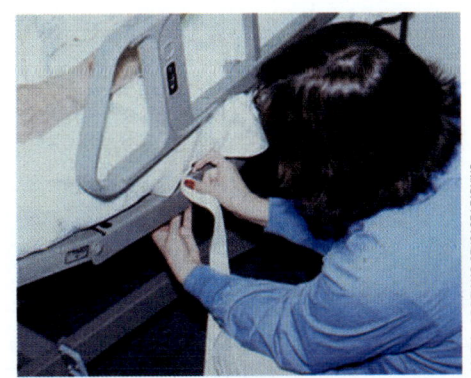

Figura 28.36-2 ■ Prenda as amarrações na parte móvel da estrutura, com um meio nó ou com um nó de soltura rápida.

IMPLEMENTAÇÃO – AÇÃO/BASE RACIONAL (CONTINUAÇÃO)

AÇÃO	BASE RACIONAL

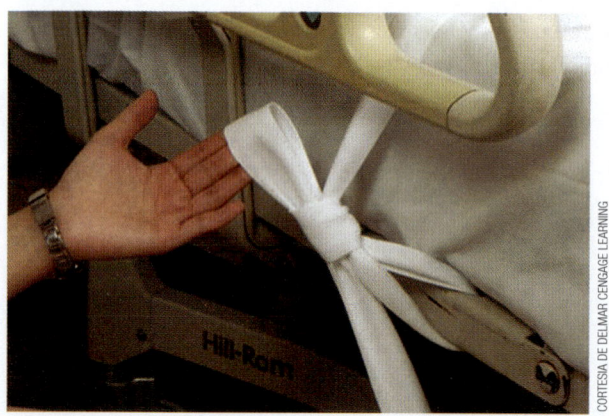

Figura 28.36-3 ■ Meio nó ou nó de soltura rápida.

11. Prenda a contenção na parte móvel da estrutura do colchão com um meio nó ou com um nó de soltura rápida.

12. Deslize dois dedos sob a contenção para verificar se está firme (Figura 28.36-5). Verifique se a restrição está firme o suficiente para evitar que o cliente se solte, porém frouxa o bastante para não comprometer o status neurovascular da extremidade.

13. Dê um passo para trás e verifique a condição de segurança do cliente. Cheque se a contenção está frouxa o suficiente para não oferecer riscos ao cliente, porém firme o bastante para impedir que ele se levante e se machuque.

11. Se mover a cabeceira ou os pés do leito, a contenção se move também.

12. Se a contenção estiver muito apertada, pode haver comprometimento do status neurovascular e lesões.

13. Analisar a situação permite identificar os perigos antes não percebidos.

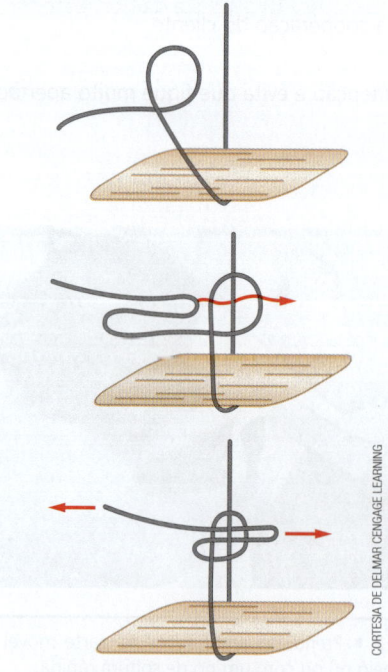

Figura 28.36-4 ■ Etapas para fazer o meio nó ou nó de soltura rápida.

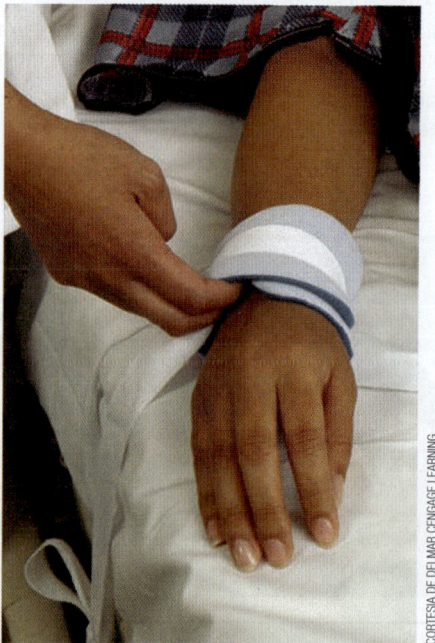

Figura 28.36-5 ■ Deslize dois dedos sob a contenção para verificar se está firme.

IMPLEMENTAÇÃO – AÇÃO/BASE RACIONAL (CONTINUAÇÃO)	
AÇÃO	BASE RACIONAL
14. Coloque a campainha de chamada ao alcance do cliente.	14. Permite que o cliente chame o enfermeiro se houver necessidade. Propicia ao cliente sensação de segurança.
15. Verifique o cliente 15 minutos após o início da contenção ou do isolamento, com atenção especial ao status emocional, à segurança na colocação da contenção e ao status neurovascular. Depois dos primeiros 15 minutos, o enfermeiro faz o julgamento clínico ou atende às solicitações do médico para estabelecer uma rotina a fim de avaliar as necessidades do cliente. O médico ou profissional da saúde deve avaliar o cliente dentro de 1 hora depois da aplicação da contenção e fazer uma solicitação, se necessário.	15. Garante que o cliente permaneça seguro. O cliente pode tentar escapar da contenção e se machucar. Nos Estados Unidos, os estados, as instituições, os Centers for Medicare and Medicaid Services e a Joint Commission têm regras relacionadas à frequência das checagens se o cliente estiver em contenção. Aqui no Brasil, como dito anteriormente a respeito da escassez de discussão sobre a matéria, procure a regulamentação da instituição onde você atua. Se não houver nada relacionado, utilize as orientações aqui mencionadas e documente por escrito o prontuário do cliente sob seus cuidados.
16. Lave as mãos e/ou use álcool gel 70%.	16. Evita a disseminação de micro-organismos.

AVALIAÇÃO

- O cliente permanece sem lesões.
- O cliente não sofre lesões nem comprometimento em virtude da contenção.
- O equipamento terapêutico do cliente permanece intacto e funcional.
- O cliente não machuca outras pessoas.
- O cliente é submetido a uma contenção suficiente para evitar lesões.

DOCUMENTAÇÃO

Anotações do enfermeiro

- Uso da contenção, incluindo o motivo, tipo, hora da colocação, condições da pele do local no momento da colocação e qualquer achado incomum ao aplicar a medida de contenção.
- As anotações do enfermeiro devem ser feitas pelo menos a cada 2 horas, mesmo que haja uma planilha.
- Necessidade contínua de contenção.
- Se o status do cliente mudar, a contenção pode não ser mais necessária.

Planilha

- Algumas instituições possuem planilhas específicas a serem utilizadas em casos de contenção. Essas planilhas documentam a frequência das verificações, as condições do cliente e a frequência da liberação.

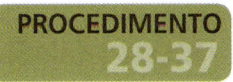

Manobra de Heimlich

VISÃO GERAL

A obstrução das passagens respiratórias por um corpo estranho está entre as dez principais causas de mortes acidentais nos Estados Unidos. A obstrução pode ocorrer em diversas situações. Nos adultos, pedaços grandes de alimentos não mastigados causam obstrução da via aérea. Os clientes pediátricos correm risco de engasgamento, principalmente bebês e crianças pequenas; nessa população, alimentos (por exemplo, uva, cachorro-quente, uva-passa e amendoim) e corpos estranhos (por exemplo, moedas, contas, bolinhas, pinos e clipes) são frequentes causadores de obstrução. O profissional da saúde consegue tratar da obstrução da via aérea por meio da manobra de Heimlich, ou impulso abdominal subdiafragmático. É importante, na população pediátrica, diferenciar a obstrução da via aérea resultante de uma infecção (por exemplo, epiglotite) da obstrução causada pela aspiração de um corpo estranho.

Os profissionais de saúde ensinam a manobra de Heimlich para o público porque a maioria das obstruções por alimentos/corpos estranhos ocorre fora de ambientes hospitalares. É importante ter um bom domínio dessa habilidade e aptidão para ensiná-la de uma maneira que o público entenda facilmente.

ANÁLISE

1. Analise a troca gasosa. A obstrução pode ser completa ou parcial. A parcial permite certa troca gasosa. Se o cliente conseguir tossir, isso deve ser encorajado – não interfira nos esforços dele. No caso de uma obstrução parcial, há um chiado entre os momentos de tosse do cliente. **Se a obstrução for completa, indicada por tosse fraca e ineficaz, ruídos inspiratórios agudos (estridor) e sinais de angústia respiratória (cianose, perda de consciência), é necessário fazer uma intervenção.**

2. Estabeleça a ocorrência de uma obstrução da via aérea. O sinal universal é agarrar o pescoço com as mãos (Figura 28.37-1). Além disso, a incapacidade de falar ou respirar, bem como a cianose e a progressão para um estado inconsciente, indica a obstrução da via aérea. **Determine o problema**.

3. No cliente pediátrico, diferencie infecção de obstrução da via aérea. Febre, angústia respiratória de elevação gradual, reparações, estridor e salivação são sinais de infecção. **Na obstrução por infecção, é importante manter a posição ereta, manter o cliente calmo e buscar ajuda médica imediata**. A manobra de Heimlich não é apropriada para o caso de obstrução por infecção.

POSSÍVEIS DIAGNÓSTICOS DE ENFERMAGEM

Troca gasosa comprometida

Desobstrução ineficaz da via aérea

Padrão respiratório inadequado

Risco de sufocamento

Risco de aspiração

Medo

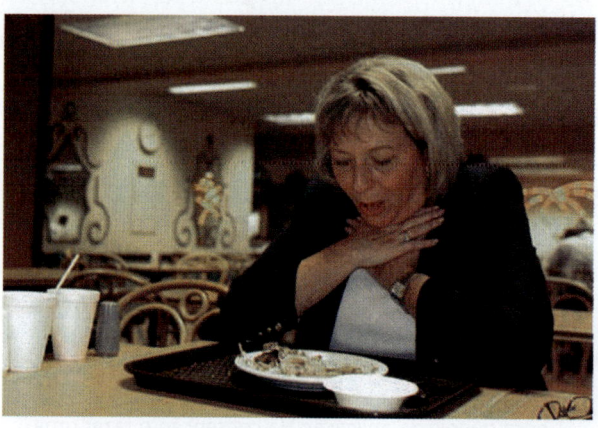

Figura 28.37-1 ▪ O sinal universal é agarrar o pescoço com as mãos.

PLANEJAMENTO

Resultados esperados

1. O cliente demonstra status clínico melhorado, evidenciado pela desobstrução da via aérea ou pelo estabelecimento de uma via pérvia. O cliente demonstra troca gasosa aprimorada, evidenciada pela ausência de sinais e sintomas de obstrução parcial ou completa da via aérea (por exemplo, tosse, chiado, estridor, perda de consciência, cianose).

3. O cliente apresenta desconforto mínimo durante a manobra de Heimlich ou outros métodos de desobstrução.

4. O cliente não sofre complicações relacionadas à obstrução/hipoxia.

Equipamentos necessários

- Indivíduo treinado para realizar o procedimento.

DICA DE DELEGAÇÃO

A manobra de Heimlich pode ser realizada por qualquer pessoa treinada. Há um ajuste na técnica para localizar o impulso no tórax, não no abdome, para clientes obesos ou que estão no período final da gravidez (American College of Emergency Physicians Foundation, 2009).

IMPLEMENTAÇÃO – AÇÃO/BASE RACIONAL

AÇÃO	BASE RACIONAL
* Verifique a pulseira de identificação do cliente * Explique o procedimento antes de começar *	
Obstrução por corpo estranho – todos os clientes	
1. Analise a via aérea para verificar se o bloqueio é completo ou parcial.	1. Se houver boa troca gasosa e o cliente puder forçar a tosse, não intervenha nem interfira nas tentativas para expelir o corpo estranho.

IMPLEMENTAÇÃO – AÇÃO/BASE RACIONAL (CONTINUAÇÃO)

AÇÃO	BASE RACIONAL
2. Incentive as tentativas de tossir e respirar.	2. A tentativa de tossir envolve um esforço maior. Se a obstrução completa for aparente, é preciso realizar imediatamente a manobra de Heimlich ou um método alternativo de impulso.
3. Caso haja angústia respiratória ou bloqueio completo, chame o serviço de emergência; por exemplo, peça a alguém para telefonar para o 192 (Samu – Serviço de Atendimento Médico de Urgência) ou 193 (Corpo de Bombeiros).	3. Propicia acompanhamento profissional.
Cliente adulto consciente – sentado ou em pé (manobra de Heimlich)	
4. Fique em pé atrás do cliente e coloque os braços ao redor da cintura dele (Figura 28.37-2).	4. O posicionamento correto proporciona um impulso subdiafragmático eficaz.
5. Cerre o punho de uma das mãos; segure o cliente com a outra, colocando o lado do polegar contra o abdome dele. Coloque o punho contra a linha média, abaixo do processo xifoide e das margens inferiores da caixa torácica, acima do umbigo (Figura 28.37-3).	5. O posicionamento correto da mão é importante para evitar danos aos órgãos internos.
6. Dê um impulso rápido para cima contra o abdome do cliente; cada impulso é separado e distinto.	6. Esse impulso produz uma tosse artificial, forçando o ar a sair dos pulmões.
7. Repita esse processo de 6 a 10 vezes até o cliente expelir o corpo estranho ou perder a consciência.	7. A tentativa de deslocar o alimento ou o corpo estranho para liberar a via aérea continua pelo tempo necessário, por causa das consequências graves da hipoxia.
Cliente adulto inconsciente ou que perde a consciência	
8. Repita as ações de 1 a 3.	8. Determina a necessidade de intervenção e solicita ajuda.
9. Coloque o cliente na posição de supino; ajoelhe ao lado do abdome dele.	9. O posicionamento correto proporciona impulso subdiafragmático eficaz.
10. Coloque a eminência tênar da mão contra a linha média, abaixo do processo xifoide e das margens inferiores da caixa torácica, acima do umbigo. Coloque a outra mão sobre a primeira.	10. O posicionamento correto proporciona impulso subdiafragmático eficaz.

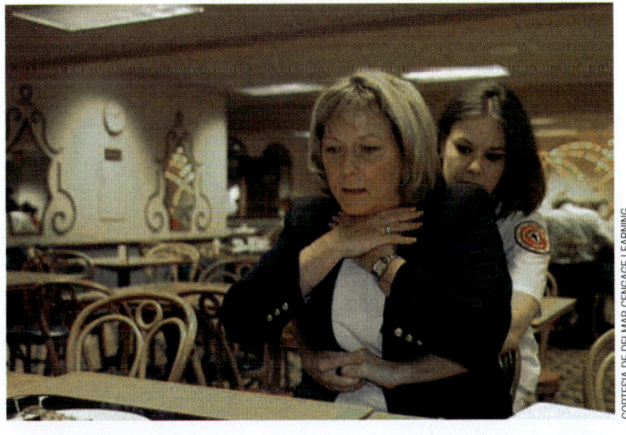

Figura 28.37-2 ▪ Fique em pé atrás do cliente e coloque os braços ao redor da cintura dele.

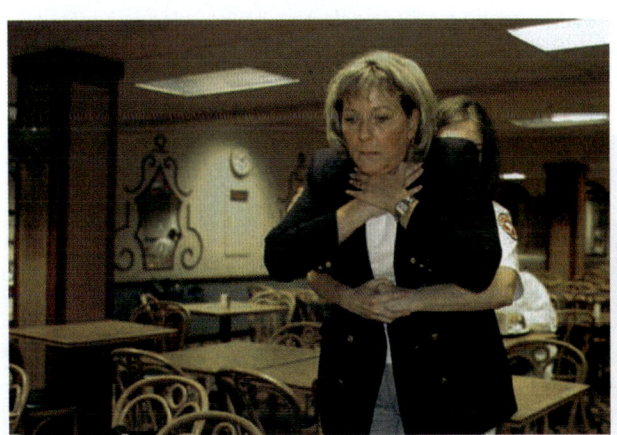

Figura 28.37-3 ▪ Coloque o punho contra a linha média, abaixo do processo xifoide e das margens inferiores da caixa torácica, acima do umbigo.

UNIDADE 8 ■ Procedimentos de Enfermagem

IMPLEMENTAÇÃO – AÇÃO/BASE RACIONAL (CONTINUAÇÃO)

AÇÃO	BASE RACIONAL
11. Dê um impulso rápido para cima no diafragma, repita o movimento de 6 a 10 vezes.	11. O cliente inconsciente pode ficar mais relaxado, o que possibilita o sucesso na repetição da manobra de Heimlich.
12. Com o dedo, faça o seguinte: a. Pegue a mandíbula e a língua entre o polegar e os dedos e levante. Isso força a boca a se abrir e retira a língua do fundo da garganta. b. Com o indicador da outra mão, sinta se há um corpo estranho que possa ser visto ou removido com facilidade, como mostra a Figura 28.37-4 (Acep Foundation, 2009a).	12. Deve ser usada apenas no cliente inconsciente, que não resiste à ação. a. Puxe a língua para fora se o corpo estranho estiver alojado no fundo da garganta.
Tome cuidado para não empurrar o corpo estranho para dentro da via aérea.	
13. Abra a via aérea do cliente e tente a ventilação.	13. O cérebro pode sofrer danos irreversíveis se ficar sem oxigênio por mais de 4 a 6 minutos.
14. Continue a sequência da manobra de Heimlich, análise com o dedo e respiração de resgate pelo tempo necessário.	14. O esforço para salvar a vida deve continuar até o sucesso da ação ou até que a pessoa que está tentando o salvamento fique exausta e não possa continuar.
Obstrução da via aérea – bebês e crianças pequenas	
15. Diferencie a obstrução causada por infecção da causada por um corpo estranho.	15. As complicações infecciosas que levam à obstrução da via aérea exigem atenção médica imediata, estabelecimento de uma via patente (intubação ou traqueotomia de emergência) e tratamento da infecção subjacente. A obstrução por alimento/corpo estranho também exige atenção imediata; porém, o controle da via aérea é diferente em cada situação.
Obstrução da via aérea de bebês	
16. Coloque o bebê sobre o seu antebraço na posição prona, com a cabeça mais baixa que o tronco. Segure a cabeça dele, posicionando a mão ao redor da mandíbula e do tórax.	16. O posicionamento correto é essencial para o sucesso da manobra e a prevenção de danos aos órgãos.
17. Aplique cinco golpes nas costas, entre as escápulas (Figura 28.37-5).	17. Promove a técnica correta para deslocar a obstrução.
18. Mantendo a cabeça dele para baixo, coloque a mão livre nas costas e vire-o, segurando as costas com a sua mão e a sua coxa.	18. Muda a posição do bebê com segurança, para continuar os procedimentos de salvamento.

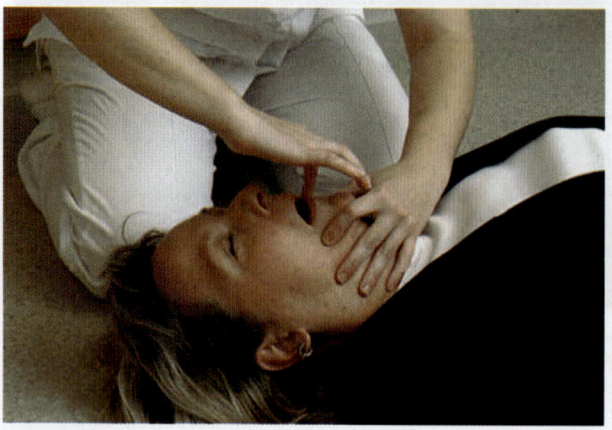

Figura 28.37-4 ■ Verifique com o dedo indicador se há algum corpo estranho que possa ser visto ou removido com facilidade.

CAPÍTULO 28 ■ Procedimentos Básicos

IMPLEMENTAÇÃO – AÇÃO/BASE RACIONAL (CONTINUAÇÃO)

AÇÃO	BASE RACIONAL
19. Com a mão livre, aplique cinco impulsos como em compressões cardíacas externas para bebês (Figura 28.37-6).	19. Técnica para deslocar a obstrução.
20. Analise o corpo estranho na boca se o bebê estiver inconsciente; utilize o dedo apenas se visualizar algum objeto.	20. O exame com o dedo deve ser evitado em bebês e crianças porque o objeto estranho pode ser empurrado para dentro da via aérea, piorando a obstrução.
21. Abra a via aérea e observe a respiração. Se não houver, tente fazer a respiração de resgate. Veja se o tórax sobe e desce; do contrário, reposicione o bebê e tente novamente a respiração de resgate.	21. Muitas vezes, o ar entra ao redor do corpo estranho. Isso permite a oxigenação do cliente. Sem oxigênio, um dano cerebral irreversível pode ocorrer dentro de 4 a 6 minutos.
22. Repita a sequência: cinco golpes nas costas, cinco impulsos no tórax, análise de corpo estranho na cavidade oral e respiração de resgate pelo tempo necessário.	22. O esforço para salvar a vida deve continuar até o sucesso da ação ou até que a pessoa que está tentando o salvamento fique exausta e não possa continuar.

Criança pequena – obstrução da via aérea (consciente, sentada ou em pé)

23. Analise a troca gasosa e incentive a tosse e a respiração. Reconforte a criança, dizendo que irá ajudá-la.	23. A incapacidade de respirar causa angústia, principalmente no caso de crianças pequenas, que não entendem as circunstâncias. O reconforto é importante para estabelecer a confiança e para que a criança coopere com as manobras necessárias, principalmente se ela estiver consciente.
24. Pergunte à criança se ela está engasgada. Se a resposta for afirmativa, siga as etapas a seguir. Caso a criança apresente troca gasosa ruim (e a hipótese de infecção estiver descartada), siga os mesmos procedimentos: a. Fique em pé atrás da criança com os braços ao redor da cintura dela; faça rapidamente 6 a 10 impulsos abdominais subdiafragmáticos. b. Continue até que o objeto seja expelido ou até que a criança perca a consciência.	24. Muitas crianças pequenas conseguem responder a perguntas simples como "Você está engasgado?". a. O posicionamento correto é essencial para o sucesso da manobra e para a prevenção de danos aos órgãos. b. O esforço para salvar a vida deve continuar até o sucesso da ação ou até que a pessoa que está tentando o salvamento fique exausta e não possa continuar.

Criança pequena – obstrução da via aérea (inconsciente)

25. Coloque a criança na posição de supino e ajoelhe aos pés dela, aplique cinco impulsos abdominais subdiafragmáticos como em um adulto, porém com mais delicadeza.	25. Essa é a posição recomendada para crianças pequenas; a postura em pé pode ser usada no caso de crianças maiores. O posicionamento correto é essencial para o sucesso da manobra e para a prevenção de danos aos órgãos.

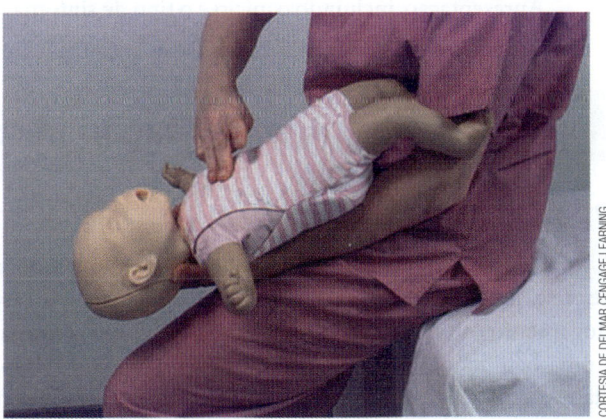

Figura 28.37-5 ■ Coloque o bebê na posição prona, segurando a cabeça com uma mão e ao redor das mandíbulas e no tórax, depois aplique cinco golpes entre as escápulas.

Figura 28.37-6 ■ Vire o bebê com o rosto para cima, apoiando as costas dele na sua mão e coxa. Aplique cinco impulsos no tórax com os dedos abaixo da linha dos mamilos.

IMPLEMENTAÇÃO – AÇÃO/BASE RACIONAL (CONTINUAÇÃO)

AÇÃO	BASE RACIONAL
26. Abra a via aérea, levantando a mandíbula e a língua para a frente. Utilize o dedo apenas se puder visualizar algum corpo estranho.	26. Abre a via aérea e permite a visualização da cavidade oral. A verificação com o dedo pode piorar a obstrução, caso o objeto estranho seja empurrado para dentro.
27. Caso não haja respiração, comece a respiração de resgate. Se o tórax não levantar, reposicione a criança e tente a respiração de resgate novamente.	27. Muitas vezes, o ar entra ao redor do corpo estranho. Isso permite a oxigenação do cliente. Sem oxigênio, um dano cerebral irreversível pode ocorrer dentro de 4 a 6 minutos.
28. Repita a sequência pelo tempo necessário.	28. O esforço para salvar a vida deve continuar até o sucesso da ação ou até que a pessoa que está tentando o salvamento fique exausta e não possa continuar.
29. Lave as mãos e/ou use álcool gel 70%.	29. Reduz a transmissão de micro-organismos.

AVALIAÇÃO

- O cliente mostra status clínico melhorado, evidenciado pela desobstrução da via aérea ou pelo estabelecimento de uma via patente.
- O cliente mostra troca gasosa aprimorada, evidenciada pela ausência de sinais e sintomas de obstrução parcial ou completa da via aérea (por exemplo, tosse, chiado, estridor, perda de consciência, cianose).
- O cliente apresenta desconforto mínimo durante a manobra de Heimlich ou outros métodos de desobstrução.
- O cliente não sofre complicações relacionadas à obstrução/hipoxia.

DOCUMENTAÇÃO

- Se a obstrução da via aérea ocorrer no ambiente clínico, documente a sequência de acontecimentos evoluindo em prontuário, bem como as informações relevantes no que tange aos procedimentos de emergência realizados, conforme segue abaixo.
  — Hora e data do início dos sintomas.
  — Apresentação, incluindo o início e o tipo de sintoma.
  — Tipo (parcial ou completo) e causa da obstrução, caso sejam conhecidos.
  — Intervenções feitas para aliviar a obstrução.
  — Resultado das intervenções.
  — Outro apoio necessário (por exemplo, traqueotomia de emergência).
- Se a obstrução da via aérea ocorrer em outro ambiente (por exemplo, no restaurante ou em casa), forneça as seguintes informações ao atendente de saúde, para que ele possa elaborar a documentação:
  — Apresentação, incluindo o início e o tipo de sintomas.
  — Tipo (parcial ou completo) e causa da obstrução, caso sejam conhecidos.
  — Intervenções feitas para aliviar a obstrução.
  — Duração da obstrução.
  — Resultado das intervenções

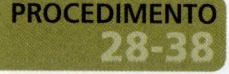

Ressuscitação cardiopulmonar (RCP)

VISÃO GERAL

A parada cardíaca ou respiratória pode ocorrer a qualquer momento com indivíduos de todas as idades. Esse é um evento de crise que pode resultar de um acidente (por exemplo, aspiração de um corpo estranho, acidente em veículo motorizado, afogamento) ou de um processo patológico (como arritmia cardíaca ou epiglotite). A ressuscitação cardiopulmonar (RCP) é uma habilidade básica de salvamento realizada no caso de parada cardíaca, respiratória ou cardiopulmonar, a fim de manter a oxigenação do tecido proporcionando compressões cardíacas externas e/ou a respiração artificial.

A RCP inicia quando é observada a ausência de pulso, de respiração ou de ambos. Os objetivos básicos da RCP, frequentemente denominados ABCD da ressuscitação de emergência, são os seguintes:

A: Estabelecer a via aérea

B: Iniciar a respiração

C: Manter a circulação

D: Desfibrilar

A ressuscitação pode começar imediatamente após a ocorrência da parada cardíaca ou pulmonar. Dentro de 4 a 6 minutos, a falta de oxigênio nos tecidos pode resultar em danos cardíacos e cerebrais permanentes.

A RCP é uma habilidade básica de salvamento que o enfermeiro deve executar não apenas nos hospitais e ambientes clínicos, mas também em outros lugares. Espera-se que o enfermeiro tenha certificação para realizar a RCP em indivíduos de todas as idades e que participe de reciclagem anual ou dos cursos de recredenciamento. O público em geral e as pessoas que cuidam de indivíduos frágeis no aspecto clínico também podem e devem aprender a RCP.

ANÁLISE

1. Analise a capacidade de resposta e o nível de consciência do cliente: sacuda ou dê golpes delicados enquanto grita ("Você está bem?"). **É importante diferenciar uma pessoa inconsciente de alguém que esteja intoxicado, hipoglicêmico, dormindo ou em choque. Além disso, é importante tocar a pessoa, porque ela pode ter algum comprometimento auditivo.**

2. Analise a assistência disponível. **A RCP não pode ser realizada indefinidamente por apenas uma pessoa. Em um hospital ou ambiente clínico, ative o código apropriado para indicar uma situação de emergência. Se estiver fora do hospital, chame o serviço de emergência (por exemplo, telefone para 192 – Samu – ou 193 – Corpo de Bombeiros).**

3. Analise a posição do cliente. **O posicionamento adequado em posição de supino sobre uma superfície rígida é essencial para analisar o estado respiratório e cardíaco e aplicar adequadamente a ressuscitação cardiopulmonar. Cuidado ao posicionar o cliente com suspeita de lesão no pescoço.**

4. Analise o status respiratório do cliente: observe o tórax descer e subir, ouça a troca gasosa e sinta o movimento do ar. **A presença de respiração contraindica o início da respiração artificial. Além disso, a análise do status respiratório revela fatores complicadores, incluindo obstrução por corpo estranho e vômito ou outras secreções excessivas na via aérea. É preciso dar uma solução a esses fatores para que seja possível abrir a via aérea antes do início da respiração artificial.**

5. Analise o status circulatório com base nos pontos de pulso da carótida ou braquial. **A presença do pulso contraindica o início das compressões externas do tórax.**

POSSÍVEIS DIAGNÓSTICOS DE ENFERMAGEM

Desobstrução ineficaz da via aérea

Padrão respiratório inadequado

Troca gasosa comprometida

Ventilação espontânea comprometida

Débito cardíaco reduzido

PLANEJAMENTO
Resultados esperados

1. O cliente apresenta status clínico melhorado, evidenciado por:
   - Via aérea pérvia com respiração espontânea
   - Retorno da circulação cardíaca

2. O cliente não apresenta sequelas do evento hipóxico.

3. O cliente não sofre danos pelo posicionamento correto para a RCP (por exemplo, paralisia decorrente da manipulação de uma lesão no pescoço, fratura das costelas ou do esterno).

4. A ressuscitação cardiopulmonar está finalizada apenas nas seguintes situações:
   - Houve sucesso no restabelecimento da respiração e da circulação.
   - O cliente seguiu para uma unidade de suporte avançado à vida (por exemplo, foi intubado e transferido para uma UTI).
   - O indivíduo que está tentando a ressuscitação não obteve ajuda, está cansado e não consegue continuar.
   - O médico pronuncia o óbito do cliente e solicita que a RCP seja interrompida.

Equipamentos necessários
Hospital ou ambiente clínico

- Superfície plana e rígida (por exemplo, prancha de compressão torácica);
- Itens de isolamento de substâncias corporais;
  — Luvas;
  — Máscara facial;
  — Máscara/dispositivo de barreira oral para RCP;
- Ambu® com reservatório;
- Cânula de guedel;
- Carrinho de ressuscitação de emergência (incluindo o desfibrilador);
- Formulários.

Externo: ambiente público
- Superfície plana e rígida (por exemplo, chão);
- Equipamento de proteção individual (EPI);
— Luvas;
— Máscara facial;
— Máscara/dispositivo de barreira oral para RCP.

DICA DE DELEGAÇÃO
A administração da RCP em adultos e crianças é delegada para a equipe de auxiliares e técnicos de enfermagem e para os cuidadores após instrução correta e certificação em RCP. Mas caberá ao enfermeiro estar presente e ajudar a organizar as atividades e procedimentos quando a administração for realizada em um ambiente institucional.

IMPLEMENTAÇÃO – AÇÃO/BASE RACIONAL

AÇÃO	BASE RACIONAL
RCP: um indivíduo faz o resgate – adulto ou adolescente	
1. Analise a capacidade de resposta, sacudindo ou dando golpes delicados enquanto grita ("Você está bem?").	1. Evita danos ao cliente que não esteja sofrendo parada cardíaca ou respiratória. Também ajuda a analisar o nível de consciência e a possível etiologia da crise.
2. Chame o atendimento médico de emergência. Em um hospital ou ambiente clínico, siga o protocolo institucional. Na comunidade ou em casa, chame o serviço de emergência (por exemplo, 192 ou 193).	2. Ativa a assistência de pessoal treinado em apoio avançado. Nota: de acordo com as diretrizes da RCP (American Heart Association [AHA], 2005), antes de iniciar o procedimento, o indivíduo que está fazendo o resgate deve ligar para o 192 ou 193 se não houver resposta por parte de um cliente adulto.
3. Coloque o cliente na posição de supino em uma superfície plana e rígida (por exemplo, no chão ou na prancha cardíaca). Cuidado ao posicionar o cliente com uma possível lesão na cabeça ou no pescoço.	3. O posicionamento correto facilita a análise do status cardíaco e respiratório e o sucesso da massagem cardíaca externa. Evita danos adicionais se houver possibilidade de lesão do pescoço ou da cabeça.
4. Utilize os EPIs adequados para precaução de substâncias corporais (por exemplo, luvas, máscara facial), se disponíveis (Figura 28.38-1).	4. Evita a transmissão de doenças.
5. Posicione-se. Fique de frente para o cliente e ajoelhado perto da cabeça dele, para poder avaliar a via aérea e o status respiratório.	5. O posicionamento correto evita a fadiga do indivíduo que está fazendo o resgate e facilita a RCP, permitindo que ele passe das compressões do tórax para a respiração artificial com um movimento mínimo.

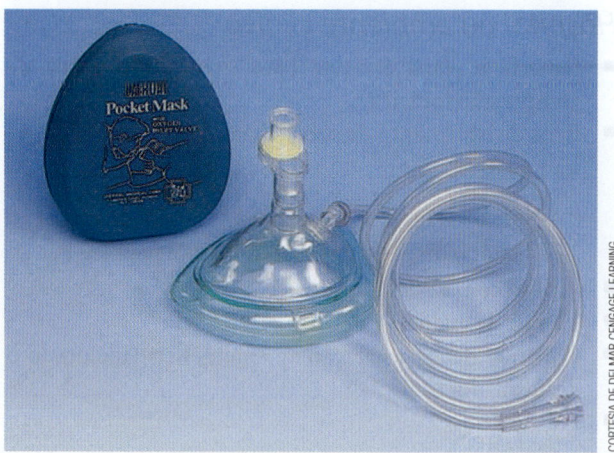

Figura 28.38-1 ▪ Máscara para a ressuscitação artificial.

IMPLEMENTAÇÃO – AÇÃO/BASE RACIONAL (CONTINUAÇÃO)	
AÇÃO	BASE RACIONAL

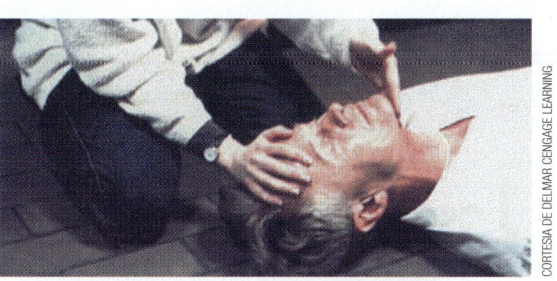

Figura 28.38-2 ■ Utilize o método de inclinar a cabeça e levantar o queixo para abrir a via aérea.

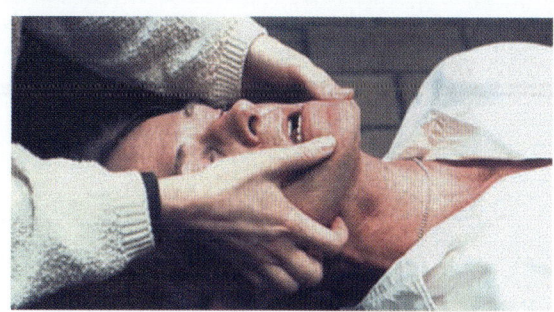

Figura 28.38-3 ■ O método de impulso da mandíbula é usado para abrir a via aérea se houver suspeita de lesão do pescoço.

6. Abra a via aérea. O método mais usado é inclinar a cabeça e levantar o queixo. Para isso, coloque uma das mãos na testa do cliente e aplique uma pressão estável para inclinar a cabeça para trás, enquanto coloca os dedos da outra mão abaixo da mandíbula e levanta o queixo (Figura 28.38-2). Caso exista suspeita de lesão na cabeça ou no pescoço, o impulso da mandíbula é feito sem a extensão da cabeça. Para realizar o impulso da mandíbula, coloque as mãos anguladas na mandíbula e levante-a, deslocando-a para a frente (Figura 28.38-3). Além disso, se disponível, insira na cavidade oral uma cânula de guedel.

7. Analise a respiração. Observe, escute e sinta o movimento do ar (3 a 5 segundos).

8. Se não houver respiração:
   - Feche as narinas com o polegar e o indicador da mão que está na testa inclinando a cabeça para trás (Figura 28.38-4).
   - Forme um selo sobre a máscara do cliente usando sua boca ou o dispositivo apropriado (por exemplo, Ambu® com reservatório e máscara) e aplique duas respirações completas de 1 segundo cada (AHA, 2005), permitindo tempo para a inspiração e a expiração (Figura 28.38-5). O volume de cada respiração de resgate deve resultar na elevação visível do tórax (AHA, 2005-2006).
   - No caso de uma lesão grave na boca ou na mandíbula que impeça a ventilação boca a boca, faça a ventilação boca/nariz inclinando a cabeça (como descrito anteriormente) com uma das mãos e usando a outra para levantar a mandíbula e fechar a boca.

9. Verifique se o tórax apresenta expansibilidade.
   - Se ele subir e descer, continue na ação 10.
   - Se o tórax não se mover, avalie o excesso de secreções orais, vômito, obstrução da via aérea ou posicionamento incorreto.

6. Uma via aérea patente é essencial para o sucesso da respiração artificial. Inclinar a cabeça para trás e levantar o queixo ajuda a evitar que a língua obstrua a via aérea. O impulso da mandíbula é usado em caso de suspeita de lesão na cabeça ou no pescoço, porque impede a extensão do pescoço e diminui o potencial de lesões adicionais.

7. A ressuscitação cardiopulmonar não deve ser administrada em um cliente com respiração ou pulso espontâneos, porque há risco potencial de lesão.

8. A oclusão das narinas e a formação de um selo sobre a boca do cliente impedem o vazamento do ar e promovem a insuflação total dos pulmões. O volume excessivo do ar e a taxa de fluxo inspiratório rápido podem criar pressões na faringe maiores que as pressões de abertura do esôfago. Isso permite a entrada de ar no estômago, resultando na distensão gástrica e no risco elevado de ocorrência de vômito.

9. A análise visual do movimento torácico ajuda a confirmar uma via aérea aberta. Em geral um volume de 800 mL a 1200 mL é suficiente para causar a elevação do tórax na maioria dos adultos.

UNIDADE 8 ■ Procedimentos de Enfermagem

IMPLEMENTAÇÃO – AÇÃO/BASE RACIONAL (CONTINUAÇÃO)	
AÇÃO	BASE RACIONAL

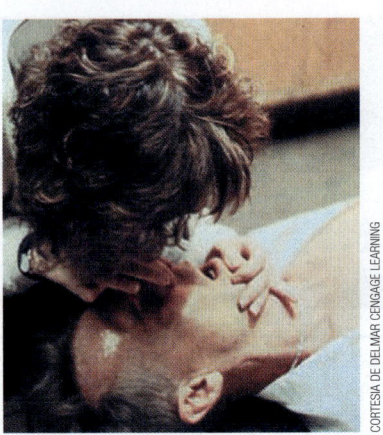

Figura 28.38-4 ■ Feche as duas narinas com os dedos.

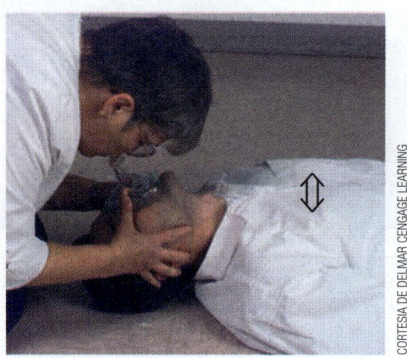

Figura 28.38-5 ■ Aplique duas respirações completas.

10. Palpe o pulso da carótida (5 a 10 segundos) (Figura 28.38-6):
    - Se presente, continue a respiração de resgate no ritmo de 12 respirações por minuto.
    - Se ausente, comece as compressões cardíacas externas.

11. As compressões cardíacas são realizadas da seguinte maneira:
    - Mantenha os joelhos paralelos ao esterno.
    - Posicione as mãos para as compressões:
    a. Com a mão mais próxima das pernas, use o indicador para localizar a margem inferior das costelas e mova os dedos para cima, até o local em que as costelas se ligam ao esterno.
    b. Coloque o dedo médio dessa mão no chanfro em que as costelas se unem ao esterno; posicione o dedo indicador ao lado.
    c. Coloque a eminência tênar da outra mão perto do dedo indicador sobre o esterno (Figura 28.38-7).
    d. Retire a primeira mão do chanfro e coloque-a sobre a outra.

10. As compressões torácicas em uma pessoa com pulso podem resultar em lesão. Além disso, o pulso da carótida pode persistir quando os pulsos periféricos não são mais palpáveis. A hiperventilação ajuda a manter o nível do oxigênio no sangue. Pode haver pulso por aproximadamente 6 minutos depois que a respiração cessa.

11. Danos cerebrais e de tecido irreversíveis podem ocorrer se o cliente tiver hipoxia por mais de 4 a 6 minutos. O posicionamento adequado é essencial pelos seguintes motivos:
    - Permite a compressão máxima do coração entre o esterno e as vértebras.
    - As compressões sobre o processo xifoide podem dilacerar o fígado.
    - Manter os dedos afastados do tórax durante as compressões reduz o risco de fraturas nas costelas.

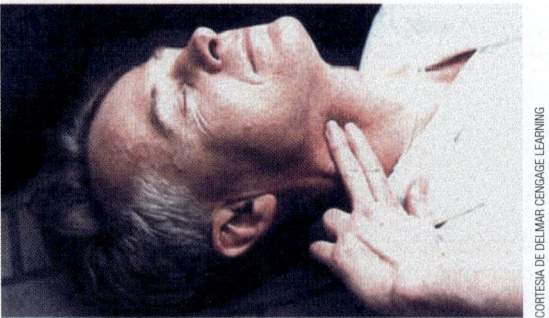

Figura 28.38-6 ■ Palpe o pulso da carótida.

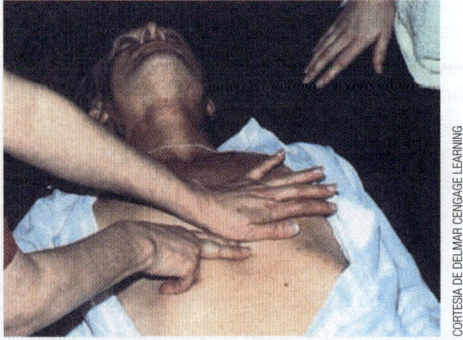

Figura 28.38-7 ■ Coloque a eminência tênar de uma das mãos perto do dedo indicador, no esterno do cliente.

CAPÍTULO 28 ■ Procedimentos Básicos

IMPLEMENTAÇÃO – AÇÃO/BASE RACIONAL (CONTINUAÇÃO)	
AÇÃO	BASE RACIONAL

e. Estenda ou entrelace os dedos e não permita que eles toquem no tórax (Figura 28.38-8).

f. Mantenha os braços estendidos sobre o esterno e os cotovelos travados (Figura 28.38-9).

g. No caso de adultos, faça as compressões no tórax por 3,8 cm a 5 cm no ritmo de aproximadamente 100 compressões por minuto.

h. A eminência da mão deve liberar a pressão entre as compressões, mas permanecer em contato constante com a pele do cliente.

i. Conte mentalmente para manter o ritmo e o tempo.

j. Ventile o cliente conforme descrito na ação 8.

12. Mantenha o ritmo da compressão em aproximadamente 100 vezes por minuto, intercalando duas ventilações depois de cada 30 compressões (razão compressão: ventilação = 30:2).

12. O ritmo acelerado aumenta o fluxo do sangue para os tecidos dos principais órgãos.

13. Reavalie o cliente depois de quatro ciclos.

13. Determina o retorno do pulso e das respirações espontâneas e a necessidade de continuar a RCP.

RCP: dois indivíduos fazem o resgate – adulto ou adolescente

14. Siga as etapas anteriores, considerando as seguintes alterações:
    - Um indivíduo fica de frente para o cliente e paralelo à cabeça; o outro fica no lado oposto e paralelo ao esterno, perto do tronco (Figura 28.38-10).
    - O indivíduo posicionado no tronco do cliente é responsável por realizar as compressões cardíacas e manter a contagem verbal. Esse é o indivíduo 1. De acordo com as diretrizes da RCP de 2005, ele deve fazer compressões rápidas e firmes e permitir que o tórax volte à posição depois de cada compressão.

14. O posicionamento adequado permite que um indivíduo faça a respiração artificial enquanto o outro administra as compressões torácicas, sem que um fique no caminho do outro. Além disso, facilita a troca de posições quando um deles ficar cansado. A palpação do pulso da carótida a cada compressão torácica durante o primeiro minuto garante que o volume-contração adequado seja aplicado a cada compressão. São necessários dois indivíduos porque uma pessoa não pode manter a RCP indefinidamente.

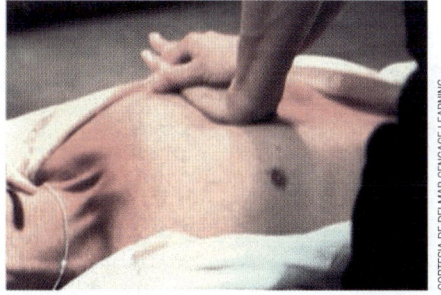

Figura 28.38-8 ■ Estenda ou entrelace os dedos.

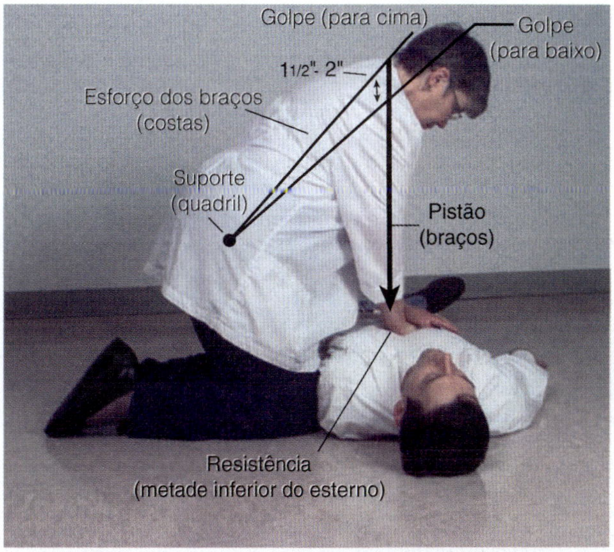

Figura 28.38-9 ■ Posicionamento adequado. Mantenha os braços estendidos e os cotovelos travados.

IMPLEMENTAÇÃO – AÇÃO/BASE RACIONAL (CONTINUAÇÃO)

AÇÃO	BASE RACIONAL

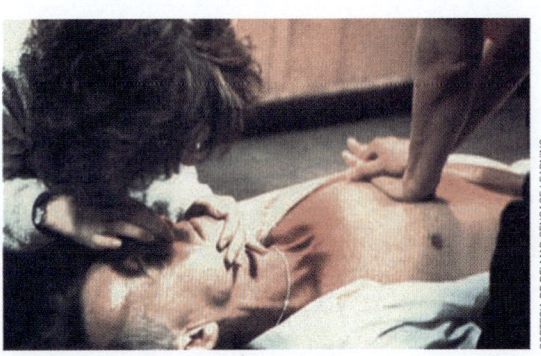

Figura 28.38-10 ▪ Posicionamento de dois indivíduos durante o resgate. Cada um deles fica ajoelhado de cada lado do cliente.

• O indivíduo posicionado na cabeça do cliente é responsável por monitorar a respiração e o pulso da carótida, estabelecer uma via aérea aberta e fazer respiração de resgate no ritmo de 10 a 12 respirações por minuto. Esse é o indivíduo 2.	De acordo com estudos, um indivíduo que aplica uma compressão torácica se cansa dentro de apenas 1 ou 2 minutos (AHA, 2005-2006). Quando o indivíduo se cansa, as compressões podem se tornar ineficazes, diminuindo o volume do sangue oxigenado que vai para os principais órgãos e tecidos.
• Mantenha o ritmo da compressão em aproximadamente 100 vezes por minuto, intercalando duas ventilações depois de cada 15 compressões (razão compressão: ventilação = 15:2).	
• O indivíduo 2 palpa o pulso da carótida a cada compressão torácica durante o primeiro minuto.	
• O indivíduo 2 é responsável por solicitar a troca de funções. Os indivíduos devem trocar de posição a cada 2 minutos ou cinco ciclos de RCP (1 ciclo = 30 compressões: 2 respirações de resgate). O indivíduo 2 segue este protocolo:	
• O indivíduo 1 solicita a troca de posição e completa 15 compressões torácicas.	
• O indivíduo 2 administra duas respirações e depois fica paralelo ao esterno do cliente e assume a posição correta das mãos.	
• O indivíduo 1 entra na posição de respiração de resgate e verifica o pulso da carótida por 5 segundos. Se a parada cardíaca persistir, o indivíduo 1 diz "Continuar RCP" e administra uma respiração. O indivíduo 2 retoma as compressões cardíacas imediatamente depois da respiração.	

RCP: um indivíduo que faz o resgate – criança (de 1 ano até início da puberdade/adolescência)

15. Analise a capacidade de resposta, posicione a criança, aplique o isolamento apropriado contra substâncias corporais, posicione-se, abra a via aérea e analise a respiração conforme descrito nas ações 1, 3-7. Lembre--se de que a parada respiratória é mais comum na população pediátrica.	15. Observe as bases racionais 1 e 3-7.

CAPÍTULO 28 ▪ Procedimentos Básicos 855

IMPLEMENTAÇÃO – AÇÃO/BASE RACIONAL (CONTINUAÇÃO)	
AÇÃO	BASE RACIONAL

16. Se não houver respiração, inicie a respiração de resgate:
    - Aplique duas respirações lentas (1 a 1,5 segundo/respiração), fazendo uma pausa para respirar entre elas.
    - Utilize apenas a quantidade de ar necessária para fazer o tórax subir. Se o tórax levanta e abaixa, você está usando o volume certo de ar.

16. A hipoxia pode causar danos irreversíveis ao cérebro e aos tecidos depois de 4 a 6 minutos.
    - O volume de ar no pulmão de uma criança pequena é menor que o de um adulto. O volume excessivo de ar e a taxa de fluxo inspiratório rápido criam pressões na faringe maiores que as pressões de abertura do esôfago. Isso permite que o ar entre no estômago e cause distensão gástrica, aumentando o risco de vômito e comprometendo mais ainda o status respiratório do cliente.

17. Palpe o pulso da carótida (5 a 10 segundos). Se estiver presente, ventile em um ritmo de uma vez a cada 3 a 5 segundos ou 12 a 20 respirações por minuto. Se ausente, comece as compressões cardíacas.

17. As compressões torácicas em uma criança com pulso pode resultar em lesão. Além disso, o pulso da carótida pode persistir quando os pulsos periféricos não são mais palpáveis. A hiperventilação ajuda a manter o nível do oxigênio no sangue. Pode haver pulso por aproximadamente 6 minutos depois que a respiração cessa.

18. Compressões cardíacas (crianças 1-7 anos):
    - Mantenha os joelhos paralelos ao esterno.
    - Posicione as mãos para as compressões:
      a. Localize a margem inferior da caixa torácica usando a mão mais próxima dos pés e encontre o chanfro em que as costelas se unem ao esterno.
      b. Coloque o dedo médio da mesma mão nesse chanfro e o dedo indicador ao lado.
      c. Coloque a eminência tênar da outra mão perto do dedo indicador da primeira, com a eminência paralela ao esterno (1 cm acima do processo xifoide).
      d. Mantendo os cotovelos travados e os ombros acima da criança, comprima o esterno até um terço ou metade da profundidade do tórax, no ritmo aproximado de 100 vezes por minuto.
      e. No final de cada 30 compressões, faça 2 ventilações (1 segundo).
      f. Reanalise a criança depois de 20 ciclos. Se ainda não houver respiração, ligue para 190.

18. Danos cerebrais e de tecido irreversíveis podem ocorrer se o cliente tiver hipoxia por mais de 4 a 6 minutos. O posicionamento adequado é essencial pelos seguintes motivos:
    - Permite a compressão máxima do coração entre o esterno e as vértebras.
    - A inclinação da cabeça para trás levanta as costas da criança.
    - As compressões sobre o processo xifoide podem dilacerar o fígado.
    - Manter os dedos afastados do tórax durante as compressões reduz o risco de fraturas nas costelas.
    - Posicionar uma das mãos na testa ajuda a manter a via aérea aberta.

f. As diretrizes publicadas pela AHA (2005) recomendam que seja realizada uma RCP de 1 minuto em bebês e crianças até o início da puberdade/adolescência, antes de ligar para 190. Nas instituições, siga o protocolo.

RCP: um indivíduo faz o resgate – bebê (de 1 mês a 12 meses)

19. Analise a capacidade de resposta, chame o serviço de emergência, posicione a criança, aplique o isolamento apropriado contra substâncias corporais, posicione-se, abra a via aérea e analise a respiração conforme descrito nas ações 1, 3-7. Lembre-se de que a parada respiratória é mais comum na população pediátrica.

19. Observe as bases racionais 1 e 3-7.

20. Se não houver respiração, inicie a respiração de resgate:
    - Evite a extensão exagerada do pescoço do bebê.

20. Danos cerebrais e de tecido irreversíveis podem ocorrer se o cliente tiver hipoxia por mais de 4 a 6 minutos. O posicionamento adequado é essencial pelos seguintes motivos:
    - Acredita-se que a extensão exagerada da cabeça do bebê cause fechamento ou estreitamento da via aérea.

IMPLEMENTAÇÃO – AÇÃO/BASE RACIONAL (CONTINUAÇÃO)

AÇÃO	BASE RACIONAL
• Coloque uma toalha pequena ou fralda sob os ombros do bebê ou apoie o pescoço com as mãos. • Faça um selo sobre o nariz e a boca do bebê e administre delicadamente a respiração artificial. • Aplique duas respirações lentas (1 segundo/respiração), fazendo uma pausa para respirar entre elas. • Utilize apenas a quantidade de ar necessária para fazer o tórax subir.	• O posicionamento correto com suporte permite a compressão máxima do coração entre o esterno e as vértebras. • Fazer um selo completo sobre a boca e o nariz do bebê impede o vazamento do ar. • O volume de ar no pulmão de uma criança pequena é menor que o observado em um adulto. O volume excessivo de ar e a taxa de fluxo inspiratório rápido criam pressões na faringe maiores que as pressões de abertura do esôfago. Isso permite que o ar entre no estômago e cause a distensão gástrica, aumentando o risco de vômito e comprometendo mais ainda o status respiratório do cliente.
21. Analise o status circulatório usando o pulso braquial: • Localize o pulso braquial na parte interna do braço entre o cotovelo e o ombro, colocando o polegar na parte externa do braço e palpando o lado proximal com o indicador e o dedo médio. • Se palpar um pulso, continue a respiração de resgate 12 a 20 vezes por minuto e uma vez a cada 3 a 5 segundos. • Se não houver pulso, comece as compressões cardíacas.	21. Em bebês, o pulso da carótida é difícil de localizar; portanto, a artéria braquial é o local mais recomendado.

22. Compressões cardíacas (bebês entre 1 mês e 12 meses):
• Mantenha uma posição paralela ao bebê. É muito fácil colocar um bebê em uma mesa ou superfície rígida.
• Coloque uma toalha pequena ou outro apoio embaixo dos ombros e do pescoço.
• Posicione as mãos para as compressões:
  a. Com a mão mais próxima dos pés do bebê, localize a linha intermamária onde ela cruza com o esterno.
  b. Coloque o indicador 1 cm abaixo desse local no esterno e coloque o dedo médio ao lado.
  c. Com esses dois dedos, comprima até um terço ou metade da profundidade do tórax, no ritmo de 100 vezes por minuto.
  d. Mantenha a outra mão na testa do bebê.
  e. No final de cada 30 compressões, faça duas ventilações (30 compressões: 2 ventilações) (1 segundo por respiração).
  f. Reavalie o bebê depois de 20 ciclos. Se ainda não houver respiração, ligue para 190.
	22. Danos cerebrais e de tecido irreversíveis podem ocorrer se o cliente tiver hipoxia por mais de 4 a 6 minutos. O posicionamento adequado é essencial pelos seguintes motivos:
	• Permite a compressão máxima do coração entre o esterno e as vértebras.
	• Uma toalha pequena, fralda enrolada ou outro tipo de apoio é necessário para as compressões cardíacas efetivas.
	• As compressões sobre o processo xifoide podem dilacerar o fígado.
	• Manter os outros dedos e as mãos afastados do tórax durante as compressões reduz o risco de fraturas nas costelas.
	• Manter uma das mãos na testa ajuda a manter a via aérea aberta.
	
	f. As diretrizes publicadas pela AHA (2005) recomendam que, antes de ligar para 190, sejam realizados cinco ciclos de RCP quando não há resposta em bebês e crianças até o início da puberdade/adolescência. Nas instituições, siga o protocolo.

IMPLEMENTAÇÃO – AÇÃO/BASE RACIONAL (CONTINUAÇÃO)	
AÇÃO	BASE RACIONAL
RCP: dois indivíduos fazem o resgate – criança (de 1 ano até início da puberdade/adolescência) e bebê (de 1 mês a 12 meses) 23. Siga a ação 14 referente à RCP com dois indivíduos que fazem o resgate de um adulto, considerando as seguintes alterações: • Utilize o procedimento infantil para as compressões torácicas. • Altere a razão compressões: ventilação para 15:2 (15 compressões para 2 ventilações). • Aplique a ventilação até o movimento de retorno da terceira compressão.	23. A posição inadequada da mão pode causar danos aos órgãos internos e outras complicações médicas em bebês e crianças. A aplicação da ventilação durante a fase de retorno permite a expansão total do pulmão durante a inspiração.
RCP – Recém-nascido ou bebê prematuro 24. Siga as diretrizes para bebês, considerando as seguintes alterações para as compressões torácicas: • Envolva o tórax com as duas mãos. • Posicione os polegares no centro do esterno. • Comprima o centro do esterno com os dois polegares. • Comprima um terço até a metade da profundidade do tórax, no ritmo de 100 a 120 vezes por minuto.	24. A posição inadequada da mão pode causar danos aos órgãos internos e outras complicações médicas em bebês e crianças.
25. Se houve treinamento, use o desfibrilador externo automatizado (DEA). Utilize as pás de desfibrilação para adultos nos clientes adultos. Utilize o sistema pediátrico para crianças de 1 ano a 8 anos de idade, se disponível. Utilize o DEA depois de cinco ciclos de RCP em crianças de 1 ano até o início da puberdade/adolescência. No hospital, utilize o desfibrilador especificado pelo protocolo da instituição. O desfibrilador deve ser posicionado apenas pelo pessoal treinado.	25. O uso de um DEA pode aumentar as chances de sobrevivência do cliente, porque restaura o ritmo e a circulação. O protocolo do hospital inclui o uso do desfibrilador com códigos e pode aumentar a sobrevivência. Utilizar o desfibrilador sem treinamento adequado pode causar lesões no profissional da saúde, no cliente ou nos membros da equipe.

AVALIAÇÃO
- Deve haver avaliação constante do retorno do pulso e das respirações espontâneas.
- A intervenção por meio da RCP é bem-sucedida caso:
  — Uma via aérea aberta é mantida, conforme evidenciado pela movimentação visível do tórax.
  — É possível sentir a resistência e a complacência dos pulmões do cliente.
  — É possível escutar e sentir o movimento da via aérea durante a respiração.
  — Os indicadores da circulação, como a cor, melhoram.
  — O pulso e a respiração espontânea retornam, conforme evidenciado pela palpação do pulso da carótida ou braquial e a presença do esforço respiratório.
- Ajuda na transferência para o hospital/unidade avançada de suporte à vida.
- Se a RCP não for bem-sucedida, avise os familiares e ofereça apoio psicossocial.

DOCUMENTAÇÃO

Anotações do enfermeiro/ Registro do código
- Hora e condição em que o cliente foi encontrado
- Intervenções implementadas, incluindo horários precisos, resultados das implementações, solicitações recebidas dos médicos, sinais vitais, hora do incidente e status posterior do cliente

Registro de administração de medicamentos
- Medicações que o cliente recebeu, incluindo horário e via, durante o procedimento
- Se o incidente ocorreu em um ambiente não institucional, relate achados e intervenções para os profissionais da saúde quando eles chegarem

PROCEDIMENTO 28-39: Admissão do cliente

VISÃO GERAL

O procedimento para admitir um cliente em uma instituição de saúde é extremamente importante. A primeira impressão da instituição e dos profissionais que nela trabalham é a que fica. Uma abordagem calma e carinhosa conquista a confiança do cliente e desenvolve a crença de que suas necessidades são importantes. Orientar o cliente em relação a seu quarto, à unidade de enfermagem e à instituição propicia-lhe um ambiente mais confortável.

ANÁLISE

1. Analise o nível de conforto do cliente, considerando o fato de ele estar em uma instituição de saúde. **Identifica as interações necessárias entre o enfermeiro e o cliente**.
2. Analise o estado físico e mental do cliente. **Fornece uma base para o atendimento de enfermagem. Demonstra afeto e preocupação em relação ao cliente**.
3. Analise se o cliente sabe o motivo pelo qual foi admitido. **Fornece uma base para a interação entre o enfermeiro e o cliente, bem como para o ensino do cliente**.

POSSÍVEIS DIAGNÓSTICOS DE ENFERMAGEM

Medo

Ansiedade

Conhecimento deficiente (instituição de saúde)

PLANEJAMENTO

Resultados esperados

1. O cliente se sente confortável na instituição de saúde.
2. O cliente entende como usar a campainha, os controles do leito, a televisão e o telefone.
3. O cliente se ajusta à rotina da instituição.

Equipamentos necessários

- Kit de admissão: bacia para lavagem e para êmese, água, copo etc.;
- Materiais informativos;
- Envelope para guardar objetos de valor (se necessário);
- Lista de verificação de objetos pessoais;
- Formulário de análise de enfermagem;
- Esfigmomanômetro, estetoscópio, termômetro.

DICA DE DELEGAÇÃO

A admissão de um cliente pode ser delegada à equipe de auxiliares e técnicos de enfermagem após instrução adequada. A análise de enfermagem deve ser realizada pelo enfermeiro e não pode ser delegada.

IMPLEMENTAÇÃO – AÇÃO/BASE RACIONAL

AÇÃO	BASE RACIONAL
* Retire os adornos como relógio, pulseiras e anéis. Lave as mãos e/ou use álcool gel 70% (Anvisa, RDC 42 de 25/10/2010) *	
1. Dê boas-vindas ao cliente. Apresente-se, diga seu nome e seu cargo. Peça ao cliente para dizer o nome dele.	1. Verifica a identificação.
2. Direcione o cliente ao quarto e à unidade de enfermagem. Explique itens como sistema de campainha, localização do banheiro, local para as roupas, controles do leito, televisão, telefone, horário de visita e refeições, precauções-padrão; revise o material informativo, como os direitos do cliente e outras informações sobre a instituição.	2. Reduz a ansiedade do cliente; permite a participação dele no atendimento.
3. Mantenha a privacidade para que o cliente vista o pijama ou o avental do hospital.	3. Respeita a privacidade do cliente.

IMPLEMENTAÇÃO – AÇÃO/BASE RACIONAL (CONTINUAÇÃO)	
AÇÃO	BASE RACIONAL
4. Mostre-lhe a pulseira de identificação e cheque se os dados estão corretos. Coloque a pulseira no punho do cliente. (Talvez isso já tenha sido feito no departamento de admissão.) Revise as alergias e coloque a pulseira que informa as alergias no mesmo punho, de acordo com a política da instituição.	4. Confirma a identificação e garante a segurança.
5. Documente e guarde os pertences do cliente, bem como objetos de valor, de acordo com a política da instituição.	5. Reduz o risco de perda.
6. Comece a avaliação de enfermagem, de acordo com a política da instituição.	6. Inicia o desenvolvimento do banco de dados do cliente.
7. Realize outras ações, de acordo com a política da instituição.	7. Diferentes instituições possuem diferentes necessidades, regras e diretrizes para a admissão de clientes.

AVALIAÇÃO
- O cliente está confortável na instituição de saúde.
- O cliente usa a campainha, os controles do leito, a televisão e o telefone.
- O cliente se ajustou à rotina da instituição.

DOCUMENTAÇÃO
- Registro completo da avaliação de enfermagem na admissão
- Horário da admissão e condições do cliente
- Todos os objetos de valor colocados em um cofre
- Pertences do cliente
- Nível de conforto do cliente

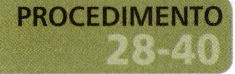

PROCEDIMENTO 28-40

Transferência do cliente

VISÃO GERAL

A transferência para outra unidade da instituição de saúde pode ser muito estressante para o cliente. Essa movimentação pode significar que as condições dele pioraram (transferência para UTI) ou melhoraram (transferência para unidade de reabilitação após colocação de prótese de quadril) e que há necessidade de outro tratamento.

Mesmo que a permanência tenha sido curta, o cliente tem a sensação de que conhece o ambiente e a equipe que o atendeu. Para minimizar o estresse da transferência, explique para o cliente e para os familiares o motivo da transferência; ajude a reunir o material, as medicações e os pertences do cliente.

Apresentar o cliente e seus familiares para a equipe da outra unidade e relatar algumas das preferências dele (por exemplo, prefere um travesseiro e dois cobertores) demonstra cuidado e preocupação; além disso, ajuda a garantir a continuidade do atendimento.

ANÁLISE

1. Analise o conhecimento do cliente e seus sentimentos em relação à transferência. **Permite explicações e a discussão sobre a situação.**
2. Analise qual equipamento será transferido com o cliente e se as medicações e pertences estão disponíveis. **Organiza a transferência e propicia um procedimento correto.**
3. Analise a prontidão da nova unidade para aceitar o cliente. **Permite uma transferência fácil, sem espera.**

POSSÍVEIS DIAGNÓSTICOS DE ENFERMAGEM

Ansiedade
Medo
Sensação de impotência

DICA DE DELEGAÇÃO

A equipe de auxiliares e técnicos de enfermagem pode ajudar na transferência do cliente. O enfermeiro é responsável por transferir o registro médico e os medicamentos, bem como por fornecer um relatório completo para o enfermeiro da nova unidade.

PLANEJAMENTO

Resultados esperados

1. O cliente entende o motivo da transferência.
2. O cliente é transferido com segurança, junto com o equipamento, a medicação necessária e seus pertences pessoais.
3. Para a continuidade do atendimento, a transferência é comunicada aos departamentos (por exemplo, nutrição, farmácia).

Equipamentos necessários

- Registro médico do cliente (se não for eletrônico);
- Cartão impresso do cliente;
- Medicamentos;
- Maca ou cadeira de rodas;
- Carrinho para levar os pertences do cliente.

IMPLEMENTAÇÃO – AÇÃO/BASE RACIONAL

AÇÃO	BASE RACIONAL
* Retire os adornos como relógio, pulseiras e anéis. Lave as mãos e/ou use álcool gel 70% (Anvisa, RDC 42 de 25/10/2010). Verifique a pulseira de identificação do cliente *	
1. Verifique se é necessária uma solicitação para iniciar a transferência, de acordo com a política da instituição.	1. A política de cada instituição é única.
2. Telefone para a outra unidade a fim de verificar se o leito está pronto e fornecer um relatório.	2. Garante a continuidade do atendimento.
3. Explique a transferência para o cliente (e para os familiares, se apropriado). Responda às dúvidas. Alivie a ansiedade em relação à transferência.	3. Mantém o cliente informado e promove a cooperação.
4. Revise a lista de objetos de valor e pertences que foi elaborada na admissão. Faça um comparativo.	4. Garante que os pertences serão transferidos junto com o cliente. Evita perdas.
5. Reúna os registros e outros materiais, como colírios, medicamentos, bomba IV e equipamentos de terapia respiratória, que serão transferidos com o cliente, de acordo com a política da instituição.	5. Ajuda a tornar a transferência mais eficiente e reduz as múltiplas viagens até a outra unidade.
6. Transfira o cliente no veículo adequado (cadeira de rodas, maca). Acompanhe-o até a nova unidade. Transfira o cliente para outro profissional, pessoalmente. Antes de deixar o cliente, certifique-se de que a campainha está ao alcance ou de que há um membro da equipe no quarto.	6. Fortalece a continuidade do atendimento. Garante a segurança.
7. Documente o horário da transferência e outras informações exigidas pela política da instituição.	7. Promove a comunicação entre os membros da equipe de saúde.
8. Ao retornar à unidade, avise o pessoal adequado, de acordo com a política da instituição, de que o cliente deixou a unidade. Peça ao pessoal para limpar o leito e o ambiente em que o cliente estava.	8. Prepara o leito para a nova admissão. Reduz a transmissão de micro-organismos.

AVALIAÇÃO

- O cliente entende o motivo da transferência para outra unidade.
- O cliente é transferido com segurança, junto com o material, a medicação necessária e seus pertences pessoais.

- Para dar continuidade ao atendimento, a transferência é comunicada ao departamento apropriado.

DOCUMENTAÇÃO
- Condições do cliente ao deixar a unidade
- Materiais e medicamentos transferidos com o cliente
- Pertences pessoais enviados com o cliente
- Relatório fornecido para o enfermeiro que recebeu o cliente
- Departamentos notificados

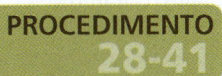

PROCEDIMENTO 28-41: Alta do cliente

VISÃO GERAL
O cliente pode receber alta de uma instituição de saúde e ser encaminhado para outra instituição ou voltar para casa. Isso pode ser assustador, dependendo do nível de recuperação, da quantidade e do tipo de medicação prescrita, das necessidades ou restrições nutricionais e de outros tratamentos que serão realizados. A transferência de uma instituição para outra pode significar melhora na recuperação ou não progresso em relação à condição do cliente.

Discuta o processo de alta com o cliente e os familiares. Preencha toda a documentação e informe-os sobre a alta. Reúna os pertences e objetos de valor do cliente (documentados na admissão). Essas ações tornam o processo de alta agradável e eficiente.

ANÁLISE
1. Analise os sentimentos do cliente em relação à alta. **Propicia abertura para falar sobre o assunto**.
2. Analise se a família, a casa ou a outra instituição estão prontas para receber o cliente. **Favorece o processo, tornando-o menos estressante para o cliente**.
3. Analise o conhecimento do cliente e dos familiares em relação aos cuidados domiciliares. **Garante a continuidade do atendimento**.

POSSÍVEL DIAGNÓSTICO DE ENFERMAGEM
Ansiedade

PLANEJAMENTO
Resultados esperados
1. O cliente conclui a alta para outra instituição sem problemas.
2. O cliente se sente confiante em relação ao atendimento domiciliar.

Equipamentos necessários
- Documentação de rotina;
- Maca ou cadeira de rodas;
- Carrinho para levar os pertences do cliente.

Caso o cliente volte para casa
- Prescrições;
- Instruções – cuidados, dieta, medicação, consultas de acompanhamento.

 DICA DE DELEGAÇÃO

A equipe de auxiliares e técnicos de enfermagem ajuda no processo de alta. O enfermeiro revisa com o cliente as prescrições e instruções relacionadas a cuidados, dieta, medicação e consultas de acompanhamento.

IMPLEMENTAÇÃO – AÇÃO/BASE RACIONAL	
AÇÃO	BASE RACIONAL

* Retire os adornos como relógio, pulseiras e anéis. * Lave as mãos e/ou use álcool gel 70% (Anvisa, RDC 42 de 25/10/2010). * Verifique a pulseira de identificação do cliente *

1. Verifique a solicitação de alta.	1. A maioria das instituições exige solicitação de alta.

IMPLEMENTAÇÃO – AÇÃO/BASE RACIONAL (CONTINUAÇÃO)	
AÇÃO	BASE RACIONAL

Alta para outra instituição

2. Se necessário, explique a alta para o cliente e os familiares.

3. Complete o formulário de transferência de acordo com a política da instituição. Anote o último horário das doses de medicamentos. Preencha o resumo de alta de enfermagem. Prepare a documentação da transferência.

4. Avise a unidade receptora sobre a transferência iminente. Forneça o relatório e confirme a capacidade para receber o cliente.

5. Consiga o transporte para a outra instituição. Telefone para a empresa responsável pelo transporte, de acordo com a política da instituição.

6. Revise a lista de objetos de valor e pertences elaborada na admissão. Faça um comparativo.

7. Quando o transporte chegar, ajude o cliente a ir para a maca ou para a cadeira de rodas. Forneça as informações necessárias ao pessoal do transporte, como "paciente estável". Garanta que os pertences acompanhem o cliente, junto com a documentação ou o equipamento exigido.

Alta para casa

8. Se necessário, discuta a alta com o cliente e com os familiares. Confirme se ele recebeu as informações sobre o processo. Pergunte-lhe se há dúvidas em relação aos cuidados pessoais a serem feitos em casa. Nesse caso, acompanhe com o profissional adequado (tipicamente, o enfermeiro).

9. O enfermeiro (de acordo com a política da instituição) revisa com o cliente: prescrições a serem cumpridas, incluindo dizer ao cliente quando ele deve tomar a próxima dose com base na medicação administrada na instituição; interações entre alimentos, fármacos e outras informações essenciais sobre a medicação; cuidados com incisões e curativos, se for o caso; necessidades nutricionais ou restrições e outros dados pertinentes; e quando o cliente deve marcar a consulta de acompanhamento.

10. O cliente e a família devem demonstrar que têm as habilidades necessárias para realizar os cuidados pessoais em casa.

11. Verifique se o transporte está disponível. Verifique se não sobraram pertences no quarto do cliente.

12. Preencha a documentação com o cliente, conforme exigido pela política da instituição.

13. Acompanhe o cliente até o veículo.

Para qualquer alta

14. Avise os profissionais pertinentes, de acordo com a política da instituição, que o cliente saiu da unidade. Peça ao pessoal para limpar o leito e o ambiente em que o cliente estava.

---

2. Inclui o cliente no atendimento. Promove a cooperação.

3. Facilita a continuidade do atendimento. Garante a segurança do cliente.

4. Facilita a continuidade do atendimento. Garante que a outra instituição aceitará o cliente antes que ele saia da atual.

5. Reduz o tempo de espera e facilita a continuidade do atendimento.

6. Garante que os pertences sairão junto com o cliente. Evita perdas.

7. Garante a continuidade do atendimento.

8. Promove a cooperação do cliente. Alivia a ansiedade.

9. Garante a continuidade do atendimento.

10. Demonstra que o aprendizado ocorreu.

11. Reduz o tempo de espera.

12. Cumpre os requisitos regulamentares.

13. Garante a segurança do cliente.

14. Prepara o leito para a nova admissão. Reduz a transmissão de micro-organismos.

AVALIAÇÃO
- O cliente não teve problemas na alta para outra instituição.
- O cliente, com a ajuda da família, está confiante no atendimento domiciliar.

DOCUMENTAÇÃO
- Data e hora da alta
- Pertences e objetos de valor devolvidos ao cliente

Alta para outra instituição
- Pessoa que recebe o relatório sobre o cliente
- Empresa que transporta o cliente

Alta para casa
- Modo de transporte do cliente até o veículo
- Pessoa que levará o cliente para casa
- Prescrições e instruções passadas ao cliente

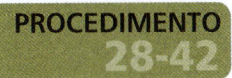

PROCEDIMENTO 28-42: Precauções de isolamento estrito

VISÃO GERAL
Ocasionalmente, o cliente é colocado em isolamento para impedir a disseminação de um processo infeccioso. Os equipamentos de proteção individual (EPI) são colocados fora do quarto, antes que seja realizado qualquer atendimento ao cliente. As roupas de cama e o lixo são colocados em dois sacos, de acordo com a política da instituição, antes que sejam removidos do quarto de isolamento. As refeições são servidas em pratos descartáveis.

Os visitantes podem ser limitados, porque todos que entram no quarto devem usar EPIs. Alguns clientes são profundamente afetados pelo isolamento. Livros de bolso (que serão descartados depois), TV e outras atividades recreativas ajudam o cliente a passar o tempo.

ANÁLISE
1. Revise a solicitação de isolamento do médico, para garantir a preparação adequada.
2. Analise se o cliente e os familiares entendem as condições e o motivo do isolamento, para identificar se há necessidade de fornecer orientações.

POSSÍVEIS DIAGNÓSTICOS DE ENFERMAGEM
Isolamento social

Interação social comprometida

Conhecimento deficiente (processo patológico, isolamento)

Risco de sensação de impotência

Risco de solidão

PLANEJAMENTO
Resultados esperados
1. O quarto estará preparado para o tipo adequado de isolamento.
2. O cliente e os familiares entendem as condições do cliente e o motivo do isolamento.

Equipamentos necessários
- Placa de isolamento;
- Aventais descartáveis;
- Luvas (não estéreis e estéreis);
- Óculos ou máscara facial;
- Máscaras descartáveis;
- Sacos impermeáveis para roupas de cama e lixo;
- Fita ou amarrações para os sacos e etiquetas;
- Equipamento descartável para sinais vitais (termômetro, estetoscópio e esfigmomanômetro), se disponível;
- Garrafa de água e copos descartáveis;
- Roupas de cama;
- Pia e água corrente;
- Outros suprimentos que atendam às condições do cliente.

 DICA DE DELEGAÇÃO

Observar as precauções de isolamento estrito é responsabilidade da enfermagem. O pessoal auxiliar treinado pode atender o cliente em certas circunstâncias, de acordo com a política da instituição.

IMPLEMENTAÇÃO – AÇÃO/BASE RACIONAL	
AÇÃO	BASE RACIONAL

* Verifique a pulseira de identificação do cliente * Explique o procedimento antes de começar *
* Nota: o EPI deve ser colocado antes de verificar a identificação do cliente *

1. Revise a solicitação do médico e os protocolos da instituição quanto às precauções de isolamento:
    a. Implemente o protocolo relacionado ao tipo de desinfetante necessário para eliminar micro-organismos específicos.
    b. Avise o setor de manutenção sobre o número do quarto e o tipo de suprimento necessário.
    c. Verifique se o quarto tem ventilação adequada (a porta permanece fechada o tempo todo) e se o leito e outros equipamentos elétricos estão funcionando corretamente.

2. Coloque os suprimentos de isolamento fora do quarto do cliente e uma placa de precaução na porta.

3. Reúna os suprimentos para levar ao quarto:
    a. Roupas de cama
    b. Sacos impermeáveis
    c. Equipamento descartável para sinais vitais, se disponível
    d. Suprimentos para cuidar de ferimentos, se for o caso

4. Remova os acessórios, o avental do laboratório e outros itens que não sejam necessários para prestar o atendimento.

5. Lave as mãos e coloque as roupas descartáveis:
    a. Coloque a máscara sobre a ponte do nariz (a parte superior da máscara possui uma tira de metal leve), aperte a tira de metal para obter um ajuste firme.
    b. Coloque a touca para cobrir o cabelo e as orelhas completamente, se a política exigir.
    c. Vista o avental para cobrir suas roupas: segure o avental na frente do corpo e insira os braços nas mangas (Figura 28.42-1 A). Vista as mangas até o punho. Amarre o avental no pescoço e na cintura (Figura 28.42-1B, C).
    d. Coloque as luvas não estéreis e puxe-as para cobrir o punho do avental.
    e. Coloque os óculos ou a máscara facial.

6. Entre no quarto do cliente com todos os suprimentos reunidos; se houver administração de medicamentos, traga-os.

7. Analise se o cliente e a família estão informados sobre o diagnóstico e o isolamento:
    a. Motivo de o isolamento ter sido iniciado
    b. Tipo de isolamento
    c. Duração do isolamento
    d. Como aplicar o EPI

1. Garante a conformidade sem estresse para o cliente e os familiares. Permite que o setor de manutenção deixe os suprimentos necessários no carrinho de limpeza. Propicia conforto ao cliente e diminui a disseminação de micro-organismos. Limita o número de pessoas que entram no quarto e a exposição do cliente a patógenos.

2. Garante que a equipe siga o protocolo de isolamento e alerta o visitante para comparecer à estação de enfermagem antes de entrar no quarto.

3. Fornece ao cliente atendimento organizado, higiene das mãos, isolamento adequado e materiais para o atendimento. Diminui a disseminação de micro-organismos e o número de vezes que os profissionais de saúde entram no quarto e saem dele.

4. Reduz a disseminação de micro-organismos residentes e transitórios.

5. Roupas descartáveis agem como barreira protetora contra patógenos.

e. Os óculos comuns não oferecem proteção adequada.

6. Evita que as pessoas entrem no quarto e saiam dele várias vezes; mantém os suprimentos limpos.

7. Manter o cliente e os familiares informados sobre os procedimentos de isolamento aumenta a participação deles no atendimento.

IMPLEMENTAÇÃO – AÇÃO/BASE RACIONAL (CONTINUAÇÃO)

AÇÃO	BASE RACIONAL

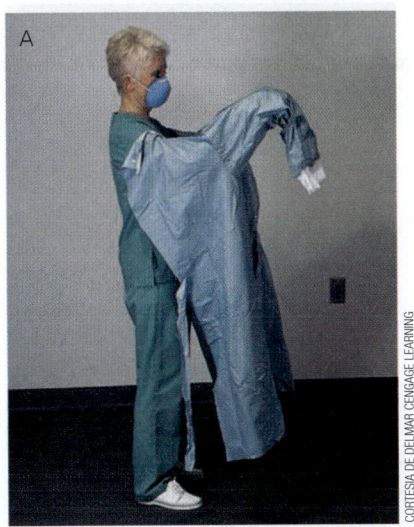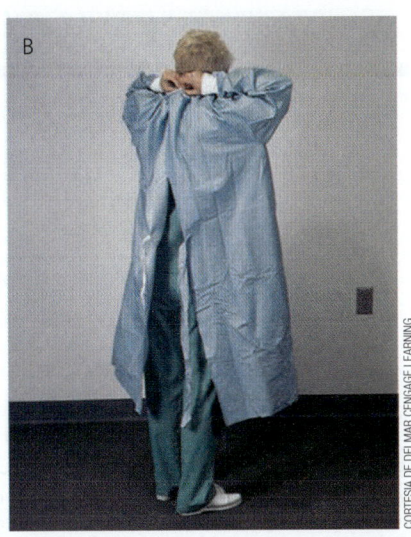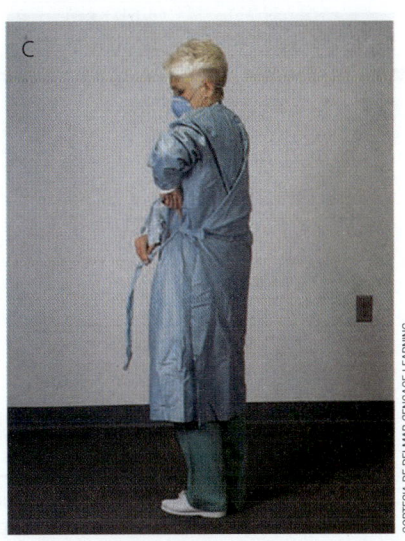

Figura 28.42-1 ■ Colocação de avental descartável. *A* – segure o avental na frente do corpo e insira os braços nas mangas. *B* – amarre no pescoço. *C* – amarre na cintura.

AÇÃO	BASE RACIONAL
8. Analise os sinais vitais, administre os medicamentos, se apropriado, e realize outras funções de enfermagem para atender às necessidades do cliente. Registre os dados da análise em um papel, evitando o contato com qualquer item do quarto.	8. Permite a coleta de dados e a realização do atendimento ao cliente.
9. Descarte os itens sujos nos sacos impermeáveis, que devem ser etiquetados corretamente conforme o conteúdo. Se o equipamento sujo reutilizável for removido do quarto, etiquete o saco.	9. Os sacos impermeáveis evitam o vazamento do material contaminado, impedindo, assim, a disseminação da infecção. A etiqueta informa que o conteúdo é infeccioso.
10. Coloque as roupas de cama sujas em um saco impermeável ou de plástico, de acordo com a política da instituição.	10. Os sacos duplos permitem que as roupas de cama sujas sejam lavadas sem que haja contato humano. Quando as roupas de cama são colocadas em dois sacos, o primeiro é removido antes da lavagem, o segundo entra na máquina com a roupa e se dissolve.
11. Reponha os suprimentos antes de sair do quarto; peça a outro membro da equipe que traga suprimentos limpos e transfira-os na porta. Pergunte ao cliente se ele precisa de algo (por exemplo, suco ou itens de cuidados pessoais).	11. Diminui o número de vezes que os membros da equipe entram no quarto e saem dele.
12. Antes de sair, informe ao cliente quando você retornará e coloque a campainha ao alcance.	12. Diminui a sensação de abandono; proporciona ao cliente um meio de comunicação.
13. Ao sair do quarto de isolamento: a. Desamarre o avental na cintura. b. Tire uma luva segurando pelo punho e puxando para baixo, virando-a do avesso, descarte-a. Com a mão sem luva, deslize os dedos dentro do punho da outra luva, puxe-a para fora virando do avesso e descarte-a.	13. As luvas são removidas do avesso para evitar contato com a pele. O avental é removido e dobrado com as mãos tocando apenas o avesso. Somente as amarrações e a parte interna da touca são tocadas. Todos os itens são descartados assim que removidos.

IMPLEMENTAÇÃO – AÇÃO/BASE RACIONAL (CONTINUAÇÃO)	
AÇÃO	BASE RACIONAL

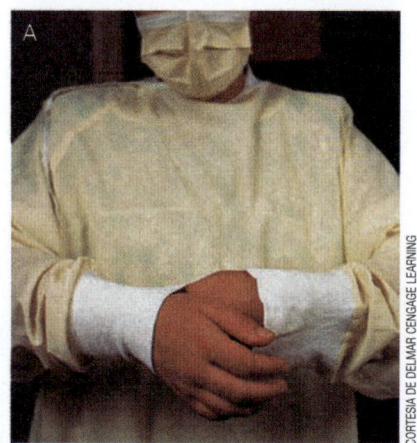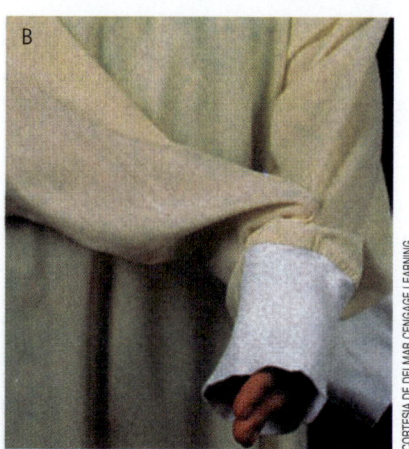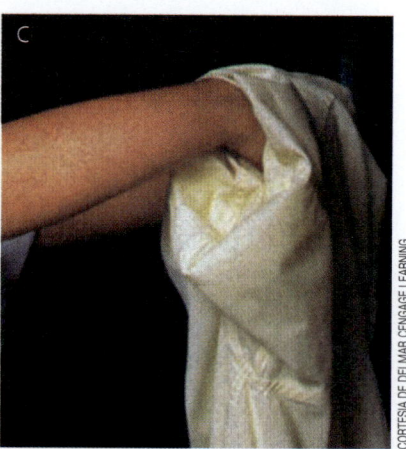

Figura 28.42-2 ■ Remoção do avental descartável: **A** – coloque os dedos da mão dominante dentro do punho da outra mão e puxe para baixo, sobre a outra mão. **B** – com a mão coberta pelo avental, puxe o punho sobre a mão dominante. **C** – enquanto o avental é removido, dobre pelo avesso e descarte.

    c. Desamarre a máscara e descarte-a.
    d. Desamarre o avental no pescoço e deixe-o cair para a frente. Coloque os dedos da mão dominante dentro do punho da outra mão e puxe para baixo, sobre a outra mão (Figura 28.42-2A). Com a mão coberta pelo avental, puxe o punho sobre a mão dominante (Figura 28.42-2B). Com o avental ainda no braço, dobre o avental pelo avesso, remova e descarte-o (Figura 28.42-2C).
    e. Tire a touca deslizando o dedo sob ela e removendo da frente para trás, descarte-a.

14. Lave as mãos e/ou use álcool gel 70%. Coloque luvas não estéreis e remova os sacos do quarto. Saia do local e feche a porta. Descarte os sacos de acordo com o protocolo da instituição. Remova as luvas e lave as mãos e/ou use álcool gel 70%.

    c. Se o cliente tiver uma doença transmitida pelo ar, a máscara deve ser removida por último.

14. Reduz a transmissão de micro-organismos.

AVALIAÇÃO
- O tipo de isolamento estabelecido é apropriado.
- O cliente e os familiares demonstram entender as condições do cliente e o motivo do isolamento.

DOCUMENTAÇÃO
Anotações do enfermeiro
- Hora, data e tipo de isolamento adotado
- Resposta do cliente ao isolamento
- Orientações ao cliente e à família sobre o isolamento
- Registro médico eletrônico ou planilha adequada

REFERÊNCIAS/LEITURAS SUGERIDAS

American Academy of Physician Assistants (Aapa). (2009) Joint Commission Standards-restraint and seclusion. Recuperado em 15 de março de 2009 do site http://www.aapa.org/gandp/joint-commission-restraint.html

American College of Emergency Physicians Foundation. (2009a) What to do in a medical emergency. Recuperado em 15 de março de 2009 do site http://www.emergencycareforyou.org/EmergencyManual/WhatToDoInMedical Emergency

American College of Emergency Physicians Foundation. (2009b) How to perform CPR. Recuperado em 15 de março de 2009 do site http://www.emergencycareforyou.org/EmergencyManual/ HowToPerformCPR/Default/aspx

American Heart Association. (2005) 2005 American Heart Association guidelines for cardiopulmonary resuscitation and emergency cardiovascular care (parte 3: Overview of CPR). *Circulation, 112*, IV-12-IV-18. Recuperado em 15 de março de 2009 do site http://circ.ahajournals.org/cgi/content/full/112/24_suppl/IV-12

American Heart Association. (2005-2006) Highlights of the American Heart Association guidelines for cardiopulmonary resuscitation and emergency cardiovascular care. *Currents in Emergency Cardiovascular Care, 16(4)*. Recuperado em 15 de março de 2009 do site http://www. americanheart.org/presenter.jhtml?identifier+3012268

Centers for Disease Control and Prevention. (2007) Guideline for hand hygiene in health-care settings. Disponível em: http://www.cdc.gov/mmwr/preview/mmwrhtml/rr5116a1.htm

Daniels, R. (2010) *Delmar's guide to laboratory and diagnostic tests, 2*. Clifton Park, NY: Delmar Cengage Learning.

Exergen Corporation. (2009) *Exergen temporal artery thermometry: Changing the way the world take temperature.* Recuperado em 8 de março de 2009 do site http://exergencorporations.web.officelive.com/Thermal.aspx

General Practice Notebook. (2009) Dorsalis pedis pulse. Recuperado em 4 de março de 2009 do site http://www.gpnotebook.co.uk/simplepage.cfm?ID=-1818623972

Infection Control. (2002) "Hand hygiene" news. *Nursing2002, 32(5)*, 32hn6.

Joint Commission. (2008) Provision of care, treatment, and services. Recuperado em 9 de março de 2009 do *hiperlink* "http://www.jointcommission.org/AccreditationPrograms/ BehavioralHealthCare/Standards/O", do site http://www.jointcommission.org/AccreditationPrograms/BehavioralHealthCare/Standards/09_ FAQs/PC/Restraint+_Seclusion.htm

Martin, P. (2003) CPR when the patient's pregnant. *RN, 66(8)*, 34-39.

National Institutes of Health. (2008) NIH policy manual (OD/OM) ORFDO/DEP 301-496-3537). Recuperado em 3 de março de 2009 do site http://www1.od.nih.gov/oma/manualchapters/intramural/3033/main.html

Nelson, A.; Owen, B.; Lloyd, J.; Fragala, G.; Matz, M.; Amato, M. et al. (2003). Safe patient handling and movement. *American Journal of Nursing, 103(3)*, 32-43.

Nanda International. (2009) *Nanda-I nursing diagnoses: Definitions and classification 2009-2011*. Ames, IA: Wiley-Blackwell.

Parini, S.; Myers, F. (2003) Keeping up with hand hygiene recommendations. *Nursing2003, 33(2)*, 17.

Pullen, R. (2003) Caring for a patient on pulse oximetry. *Nursing2003, 33(9)*, 30.

Ramponi, D. (2001) Eye on contact lens removal. *Nursing2001, 31(8)*, 56-57.

Siegel, J.; Rhinehart, E.; Jackson, M.; Chiarello, L. (2007) Guideline for isolation precations: Preventing transmission of infectious agents in healthcare settings. Recuperado em 5 de dezembro de 2009 do site http://www.cdc.gov/ncidod/dhqp/pdf/guidelines/Isolation2007.pdf

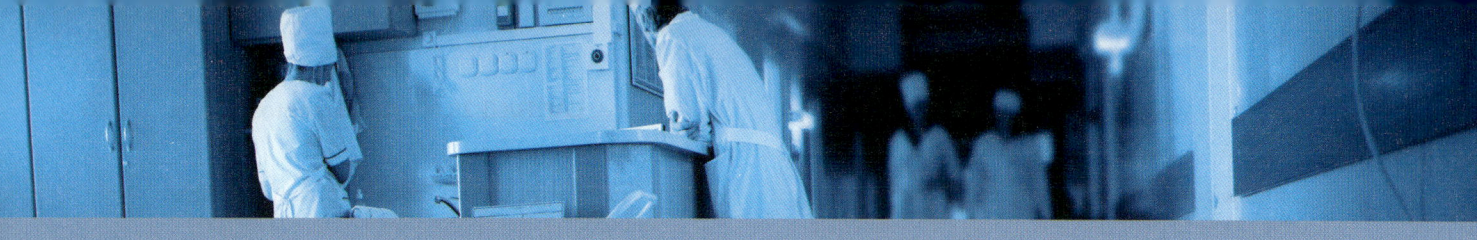

CAPÍTULO 29
Procedimentos Intermediários

PROCEDIMENTO 29-1: Assepsia cirúrgica: preparação e conservação de um campo estéril

RESUMO
Preparar e conservar um campo estéril é algo básico para muitos procedimentos de enfermagem, como a inserção de um cateter urinário ou a troca de curativos cirúrgicos. São necessárias prática e vivência cotidiana para desenvolver uma "consciência de esterilidade", bem como controle e vigilância para se mantê-la.

ANÁLISE
1. Analise todas as embalagens para ver se estão secas e intactas. **Analise a esterilidade das embalagens.**
2. Analise o local em busca de uma área seca, horizontal e estável. **Um espaço de trabalho seco e plano é melhor para um campo estéril.**

POSSÍVEIS DIAGNÓSTICOS DE ENFERMAGEM
Risco de infecção.

PLANEJAMENTO

Resultados esperados
1. A esterilidade do campo e de todas as embalagens, enquanto estiverem abertas, é mantida.
2. A esterilidade do procedimento é mantida.

Equipamentos necessários
- *Kit* estéril, se necessário para o procedimento;
- Luvas estéreis (se não estiverem no *kit*);
- Campo estéril (se necessário);
- Solução estéril (se necessário);
- Outros itens estéreis exigidos.

DICA DE DELEGAÇÃO
Todo e qualquer procedimento de enfermagem que seja invasivo deverá respeitar os princípios da esterilidade, seja ele desenvolvido por enfermeiros, técnicos ou auxiliares de enfermagem. Procedimentos de baixa complexidade (por exemplo, punção venosa) poderão ser executados por auxiliares e técnicos de enfermagem, mas competirá apenas aos enfermeiros a responsabilidade de procedimentos de média e alta complexidade (por exemplo, sondagem vesical e sondagem nasoenteral).

EXECUÇÃO – AÇÃO/FUNDAMENTAÇÃO

AÇÃO	FUNDAMENTAÇÃO
* Lave as mãos * Verifique a pulseira de identificação do cliente enfermo	

1. Reúna todo o material necessário para a realização do procedimento:
   a. Selecione apenas embalagens limpas e secas marcadas como estéreis e leia a listagem do conteúdo.
   b. Verifique a integridade da embalagem e a data de vencimento.
	1. Impede interrupções na técnica durante o procedimento, impedindo a contaminação e otimizando o tempo de trabalho. Se a embalagem estiver úmida ou fora da validade, é considerada contaminada e não pode ser usada.

2. Selecione uma área limpa no ambiente do cliente enfermo para estabelecer o campo estéril.	2. Promove o acesso ao campo estéril durante o procedimento.
3. Explique o procedimento ao cliente enfermo; forneça instruções específicas, pois, havendo necessidade, o cliente poderá cooperar.	3. Promove a compreensão e cooperação do cliente enfermo durante o procedimento.
4. Pergunte se o cliente enfermo deseja usar o banheiro e ajude-o.	4. Impede interrupções na técnica durante o procedimento.
5. Ambiente hospitalar: se o procedimento for realizado no leito, o cliente enfermo deve ficar em um quarto particular ou ser transportado para um quarto de tratamento limpo, se disponível.	5. Minimiza os micro-organismos do ambiente.
6. Ambiente domiciliar: garanta a privacidade do cliente enfermo e retire animais de estimação do quarto. Nesse caso, será importante a higienização prévia do ambiente (Agência Nacional de Vigilância Sanitária. *Segurança do paciente em serviços de saúde: limpeza e desinfecção de superfícies*. Brasília: Anvisa, 2010).	6. Deixa o cliente enfermo à vontade e promove um ambiente limpo.
7. Posicione o cliente enfermo e providencie medidas de conforto; a posição deve promover fácil acesso à área e facilitar a boa mecânica corporal durante o procedimento.	7. Ajuda o cliente enfermo a relaxar e impede a movimentação durante o procedimento; impede estiramentos, diminuindo o risco de contaminação e o esforço excessivo das costas.
8. Retire adornos como relógio, pulseiras e anéis. Lave as mãos e/ou use álcool gel 70 % (Anvisa, RDC 42 de 25/10/2010).	8. Reduz a transmissão de micro-organismos.
9. Coloque a embalagem estéril (campo cirúrgico ou bandeja) no centro da área de trabalho, que deve estar limpa e seca.	9. Impede o estiramento sobre itens estéreis expostos, quando a embalagem é removida.

Campo cirúrgico

10. Abra a embalagem, empurrando primeiro na direção oposta à do corpo.	10. Impede a contaminação.
11. Segure a borda superior do campo cirúrgico com as pontas dos dedos.	11. As bordas não são consideradas estéreis.
12. Remova o campo cirúrgico levantando-o e o afastando de todos os objetos enquanto ele se desdobra; descarte a embalagem externa com a outra mão.	12. Se o campo cirúrgico tocar um objeto que não seja estéril, é contaminado e deve ser descartado.
13. Com a mão livre, segure o outro canto do campo cirúrgico, mantendo-o afastado de todos os objetos.	13. Evita a contaminação.
14. Coloque o campo cirúrgico na superfície, com a parte inferior tocando na superfície mais distante de você; recue um passo e permita que o campo cubra a superfície.	14. Impede que você se estenda sobre o campo estéril; recuar um passo diminui o risco de que o campo encoste em seu uniforme.

Bandeja

15. Remova a embalagem externa e coloque a bandeja na superfície de trabalho, de modo que a aba superior da embalagem estéril se abra na direção oposta a você.	15. Impede o estiramento sobre itens estéreis.

EXECUÇÃO – AÇÃO/FUNDAMENTAÇÃO	(continuação)
AÇÃO	FUNDAMENTAÇÃO
16. Passe as mãos ao redor da bandeja, não sobre ela. Com a ponta do polegar e do indicador segurando a aba superior da embalagem, puxe-a para cima delicadamente e depois conduza-a para baixo, para abri-la sobre a superfície.	16. Apenas as bordas do campo podem ser contaminadas; puxá-lo para cima libera a aba superior dobrada.
17. Repita as etapas para abrir as abas laterais.	17. Impede que o braço se estenda sobre o campo estéril.
18. Segure o canto da aba inferior com as pontas dos dedos, recue um passo e puxe a aba para baixo (Figura 29.1-1).	18. Cria uma superfície de trabalho estéril.

Adição de itens estéreis extras ao campo estéril

19. De frente para o campo estéril, recue um passo, remova a embalagem externa e segure o item com a mão não dominante, para que a aba superior se abra na direção oposta a você.	19. Mantém a mão não dominante livre e os itens continuam estéreis.
20. Com a mão dominante, abra as abas conforme previamente descrito.	20. Impede estiramentos sobre os itens estéreis.
21. Com a mão dominante, puxe a embalagem para trás e para fora do campo estéril (na direção da mão não dominante, que está segurando o item), e coloque o item no campo.	21. Impede que a embalagem toque no campo estéril.
22. Quando adicionar gaze ou curativos ao campo estéril, abra a embalagem conforme instruções prévias, segure as abas superiores da embalagem e puxe-as para baixo (Figura 29.1-2), e depois deposite o conteúdo no centro do campo (Figura 29.1-3).	22. Impede a contaminação do item e do campo estéril.

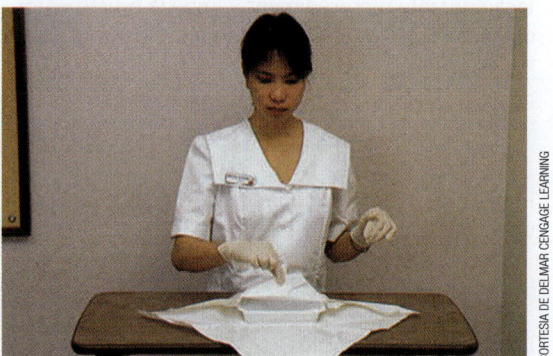

Figura 29.1-1 ▪ Segure o canto da aba inferior com as pontas dos dedos, recue um passo e puxe a aba para baixo (não é necessário usar luvas para esse procedimento).

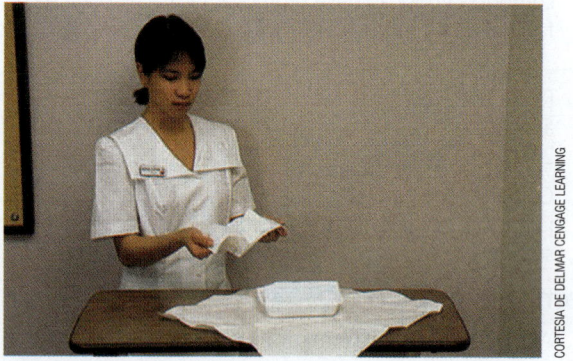

Figura 29.1-2 ▪ Segure as abas do suprimento embalado e puxe-as para baixo.

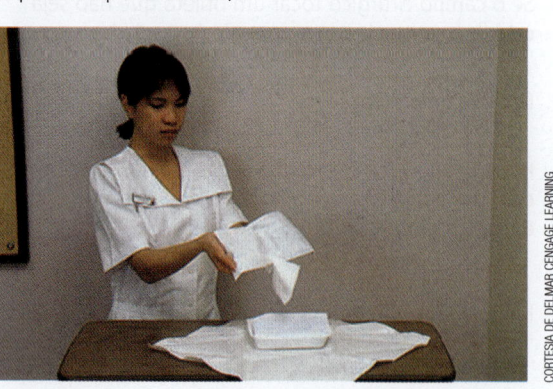

Figura 29.1-3 ▪ Adicione o conteúdo ao campo estéril, segurando a embalagem a uma distância de 10 a 15 centímetros acima do campo e permitindo que o conteúdo seja derramado sobre ele.

EXECUÇÃO – AÇÃO/FUNDAMENTAÇÃO	(continuação)
AÇÃO	FUNDAMENTAÇÃO

Adição de soluções ao campo estéril

23. Leia etiquetas, datas de validade e concentrações de soluções três vezes, antes de derramar o conteúdo.	23. Garante a solução e a concentração corretas.
24. Remova a tampa do frasco da solução e inverta a tampa na superfície limpa.	24. A inversão da tampa impede a contaminação da superfície interna.
25. Segure o frasco com a etiqueta voltada para o teto a uma distância de 10 a 15 cm do recipiente até o campo estéril; derrame a solução lentamente no recipiente, para evitar respingos. Derrame a solução a partir da lateral do campo estéril. Não se estenda sobre ele.	25. Impede que a etiqueta se molhe. Se a solução respingar na etiqueta, o campo fica contaminado porque a umidade transporta micro-organismos da superfície não estéril. Impede a contaminação. Se a solução respingar para fora do recipiente e o campo ficar molhado, ele estará contaminado.
26. Recoloque a tampa no recipiente, afixe uma etiqueta com data e hora, e suas iniciais.	26. A esterilidade da solução se perde se for exposta ao ar por um longo período.

Uso de luvas estéreis

27. Retire adornos como relógio, pulseiras e anéis. Lave as mãos e/ou use álcool gel 70% (Anvisa, RDC 42 de 25/10/2010), e realize a técnica aberta para colocação de luvas (consulte o Procedimento 29.2).	27. Impede a transmissão de micro-organismos.
28. Continue o procedimento, mantendo as mãos com as luvas acima da cintura o tempo todo e tocando apenas os itens do campo estéril.	28. Diminui a chance de contaminação.
29. Se for usar uma solução para limpar o local, utilize pinça estéril para impedir a contaminação das luvas; descarte a pinça depois do uso ou processe os instrumentos de acordo com as normatizações vigentes (Anvisa, RDC 156 de 11/8/2006 e RE 2.605 e 2.606 de 11/8/2006).	29. Impede a contaminação do campo.
30. Depois do procedimento, descarte todos os itens contaminados no recipiente adequado conforme legislação vigente (Anvisa, RDC 306 de 7/12/2004).	30. Diminui o risco de transmissão de micro-organismos para todos os profissionais de saúde.
31. Remova as luvas como apresentado no Procedimento 29.2.	31 Minimiza o risco de contato com resíduos infecciosos nas luvas.
32. Reposicione o cliente enfermo.	32. Fornece conforto ao cliente enfermo.
33. Limpe o ambiente; lave as mãos e/ou use álcool gel 70% (Anvisa, RDC 42 de 25/10/10).	33. Impede a transmissão de micro-organismos.

AVALIAÇÃO

- A esterilidade do campo foi mantida.
- A esterilidade do procedimento foi mantida.

DOCUMENTAÇÃO

- Procedimento concluído conforme técnica estéril.

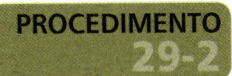

Técnica aberta para colocação de luvas

RESUMO

Assepsia, ou técnica estéril, consiste em práticas que eliminam todos os micro-organismos e esporos de uma área ou objeto. O uso de luvas estéreis é o cerne da técnica asséptica. A capacidade de manipular itens estéreis sem contaminá-los é crítica para diversas intervenções diagnósticas e terapêuticas. Os procedimentos comuns de enfermagem que exigem técnica estéril são:

872 UNIDADE 8 ■ Procedimentos de Enfermagem

- Todos os procedimentos invasivos, seja a entrada em um orifício corporal (aspiração traqueobronquial, inserção de cateter urinário) ou a perfuração intencional da pele (injeção, inserção de agulhas IV ou cateteres).
- Medidas de enfermagem para clientes enfermos com ruptura da superfície da pele (troca do curativo da incisão cirúrgica ou local IV) ou destruição das camadas da pele (trauma e queimaduras).

Existem dois métodos para aplicação de luvas estéreis: aberto e fechado. O método aberto é usado com mais frequência nos procedimentos que exigem técnica estéril, como troca de curativos, mas não exigem avental estéril.

ANÁLISE

1. Analise a embalagem da luva. Está intacta? Está molhada ou sofreu outro tipo de contaminação? Apresenta algum tipo de mancha no invólucro? O papel do invólucro externo apresenta características diferenciadas? **Analise a esterilidade da luva.**
2. Analise o ambiente. Existe alguma área adequada para abrir a embalagem e colocar as luvas? Está seca? É razoavelmente estável e horizontal? Existe algum contaminante óbvio? Há algum ventilador ligado (ele promove o deslocamento de partículas de sujeira não só do ar, mas também as depositadas em superfícies ao redor da área de trabalho, comprometendo o campo estéril)? **É necessário um espaço de trabalho limpo e plano para a realização de um procedimento bem-sucedido.**
3. Analise o tamanho correto da luva. **Existem luvas de diversos tamanhos e o ajuste adequado ajuda a conservar a assepsia.**

POSSÍVEIS DIAGNÓSTICOS DE ENFERMAGEM

Risco de infecção.

PLANEJAMENTO

Resultados esperados

1. A esterilidade das luvas é mantida enquanto são aplicadas.
2. A esterilidade do procedimento é mantida.

Equipamentos necessários (Figura 29.2-1)

- Embalagem com luvas estéreis do tamanho adequado.

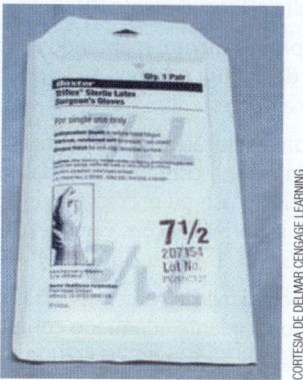

Figura 29.2-1 ■ Luvas estéreis.

DICA DE DELEGAÇÃO

Essa técnica só é delegada caso haja pessoal especificamente treinado, como na sala cirúrgica ou em um ambiente de laboratório de exames.

EXECUÇÃO – AÇÃO/FUNDAMENTAÇÃO

AÇÃO	FUNDAMENTAÇÃO
1. Retire adornos como relógio, pulseiras e anéis. Lave as mãos e/ou use álcool gel 70% (Anvisa, RDC 42 de 25/10/2010).	1. Reduz a transmissão de micro-organismos.
2. Ler instruções do fabricante na embalagem de luvas estéreis; prossiga conforme indicado para remover a embalagem externa (Figura 29.2-2) e coloque a interna em uma superfície limpa e seca (Figura 29.2-3). Abra a embalagem interna para expor as luvas (Figura 29.2-4).	2. Cada fabricante embala as luvas de maneira diferente; as instruções indicam como abrir a embalagem corretamente para evitar a contaminação interna; qualquer umidade na superfície contaminará as luvas.

EXECUÇÃO – AÇÃO/FUNDAMENTAÇÃO	(continuação)
AÇÃO	FUNDAMENTAÇÃO

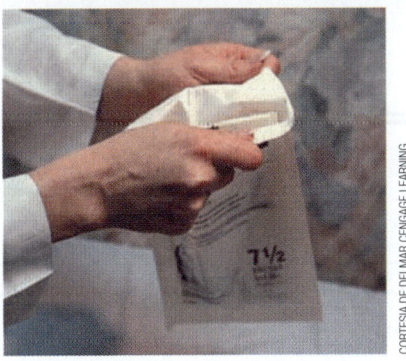

Figura 29.2-2 ▪ Remova a embalagem externa da luva estéril.

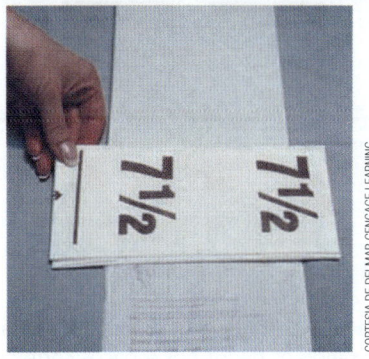

Figura 29.2-3 ▪ Coloque as luvas na embalagem interna sobre uma superfície limpa e seca.

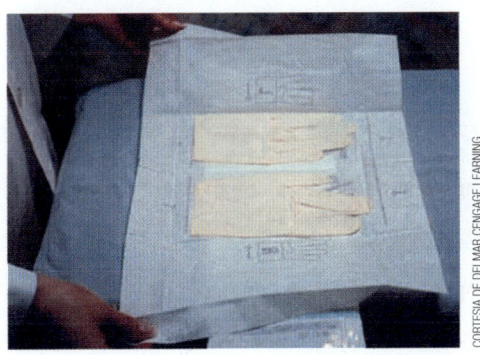

Figura 29.2-4 ▪ Abra a embalagem interna para expor as luvas.

3. Identifique a mão direita e a esquerda da luva; primeiro Coloque a luva na mão dominante.

4. Segure o punho de 5 cm de largura com o polegar e os dois primeiros dedos da mão não dominante, apenas tocando o lado interno (Figura 29.2-5).

5. Deslize a luva delicadamente sobre a mão dominante, encaixando o polegar e os dedos nos espaços corretos da luva (Figura 29.2-6).

6. Com a mão dominante já com a luva, deslize os dedos sob o punho da outra luva, ponha o polegar na luva tomando cuidado para não tocar nenhuma parte da mão não dominante (Figura 29.2-7).

3. A mão dominante deve facilitar a destreza motora durante o procedimento para colocação das luvas.

4. Mantém a esterilidade da superfície externa da luva estéril.

5. Impede que a luva se rasgue; orientar os dedos para o local certo facilita a inserção da luva.

6. O punho protege os dedos enluvados, mantendo a esterilidade.

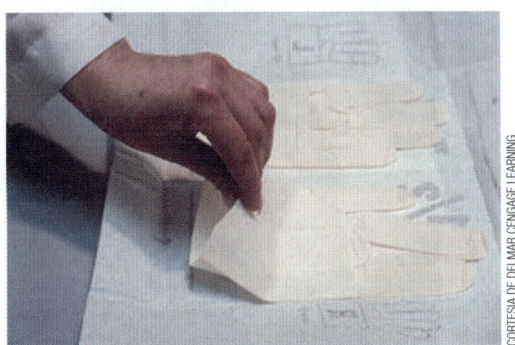

Figura 29.2-5 ▪ Segure a luva primeiro pelo punho com a mão não dominante.

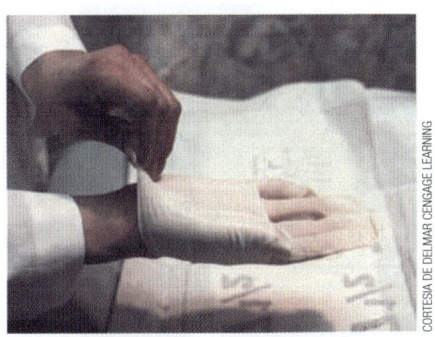

Figura 29.2-6 ▪ Puxe a luva sobre a mão dominante.

EXECUÇÃO – AÇÃO/FUNDAMENTAÇÃO	(continuação)
AÇÃO	FUNDAMENTAÇÃO

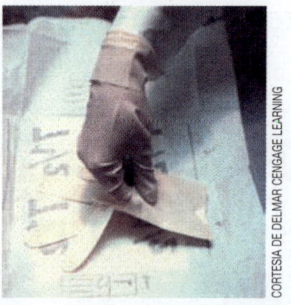

7. Deslize a luva delicadamente sobre a mão não dominante, encaixando os dedos nos espaços corretos (Figuras 29.2-8 e 29.2-9).

8. Depois de colocar as luvas, entrelace os dedos para ajustá-las bem. Se estiverem sujas, remova-as virando-as do avesso conforme demonstrado a seguir.

Remoção das luvas

Se as luvas estiverem sujas, remova-as virando-as do avesso conforme indicado a seguir:

9. Com a mão dominante, segure o punho da outra luva. Evite tocar a pele do punho com os dedos da luva. Retire a luva, virando-a do avesso (Figura 29.2-10).

10. Coloque a luva removida na palma da mão enluvada.

11. Coloque o polegar sem luva dentro do punho da mão com luva, tocando apenas o avesso da luva (Figura 29.2-11).

Figura 29.2-7 ▪ Deslize os dedos sob o punho da outra luva.

7. O contato é feito com as duas luvas estéreis.

8. Promove o ajuste adequado sobre os dedos.

9. Impede a transferência de micro-organismos.

10. Impede a transmissão de micro-organismos.

11. Reduz a transmissão de micro-organismos.

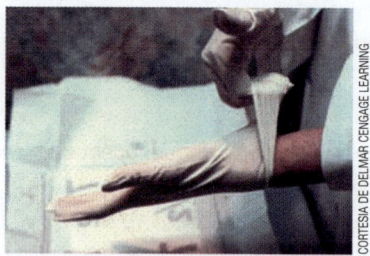

Figura 29.2-8 ▪ Coloque a segunda luva.

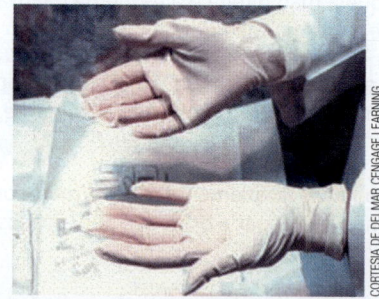

Figura 29.2-9 ▪ Verifique se todos os dedos estão nos espaços corretos.

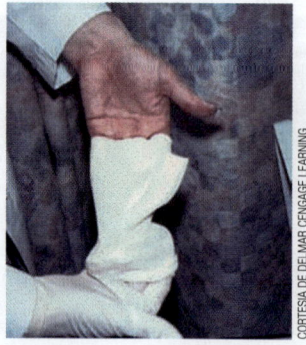

Figura 29.2-10 ▪ Retire a luva, virando-a do avesso.

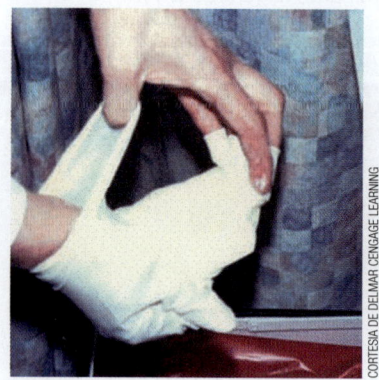

Figura 29.2-11 ▪ Coloque o polegar sem luva dentro da luva oposta.

EXECUÇÃO – AÇÃO/FUNDAMENTAÇÃO	(continuação)
AÇÃO	FUNDAMENTAÇÃO
12. Retire a luva, virando-a do avesso em direção à outra luva (Figura 29.2-12).	12. Reduz a transmissão de micro-organismos.
13. Descarte as luvas sujas de acordo com a política institucional, conforme legislação vigente (Anvisa, RDC 306 de 7/12/2004). Lave as mãos e/ou use álcool gel 70% (Anvisa, RDC 42 de 25/10/10) (Figura 29.2-13).	13. Impede a transferência de micro-organismos.

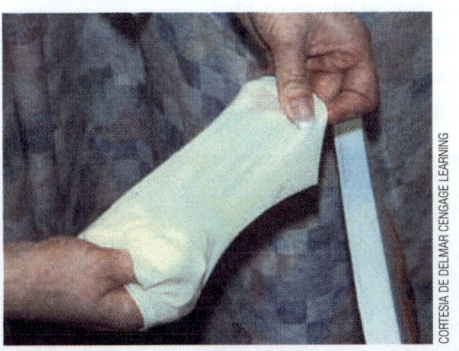

Figura 29.2-12 ▪ Quando as luvas sujas são removidas corretamente, apenas a superfície interna e limpa da luva fica exposta.

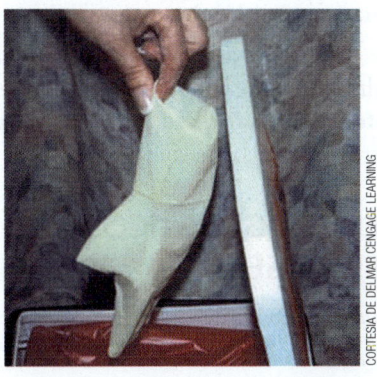

Figura 29.2-13 ▪ Descarte as luvas no recipiente apropriado.

AVALIAÇÃO
- A esterilidade das luvas, do campo estéril e do procedimento foi mantida sem interrupções.

DOCUMENTAÇÃO
- Anotações dos enfermeiros.
- O procedimento foi realizado com técnica estéril.
- Documentar no registro médico eletrônico ou planilha adequada.

PROCEDIMENTO 29-3 — **Realização de cateterismo urinário: mulher/homem**

RESUMO
O cateterismo envolve a passagem de um tubo de borracha ou plástico para a bexiga através da uretra, para drenar a urina da bexiga ou obter uma amostra de urina. O cateterismo intermitente pode ser usado para obter uma amostra ou aliviar a distensão da bexiga. Os cateteres de demora podem ser usados por um curto prazo para manter a bexiga vazia, impedir a retenção urinária ou permitir uma medição precisa da urina. O cateter de demora de longo prazo, ou de retenção, é usado para controlar a incontinência, impedir a retenção ou evitar o vazamento de urina. O cateterismo é um procedimento estéril.

ANÁLISE
1. Analise a necessidade do cateterismo e o tipo solicitado **para garantir a realização do procedimento correto**. Use um cateter sem látex se o cliente enfermo tiver alergia.
2. Analise a necessidade de cuidados perineais antes do cateterismo, **para reduzir a transmissão de micro-organismos**.
3. Analise o meato urinário quanto a sinais de infecção ou inflamação. Pergunte ao cliente enfermo se existe histórico de dificuldade em cateterismos prévios, ansiedade ou estritura urinária. **Permite a detecção de possíveis complicações.**
4. Analise a capacidade do cliente enfermo para ajudar no procedimento. O cliente enfermo consegue manter a posição adequada enquanto você realiza o procedimento? O cliente enfermo está agitado e poderia contaminar o

campo estéril? Você vai precisar de ajuda para manter as pernas do cliente enfermo na posição correta? **Determine como o procedimento será realizado.**

5. Analise a iluminação. Você consegue enxergar bem para colocar o cateter ou vai precisar de uma segunda fonte de iluminação? **Determine a preparação necessária para garantir o sucesso do procedimento.**
6. Cheque possível alergia a iodopovidona e/ou látex, **para evitar reação alérgica**.
7. Observe indicações de angústia ou constrangimento, principalmente se o enfermeiro for do sexo oposto, **para determinar informações e apoio necessários**. Faça outras explorações se indicado.

POSSÍVEIS DIAGNÓSTICOS DE ENFERMAGEM

Eliminação urinária comprometida.

Retenção urinária.

Risco de infecção.

Risco de integridade da pele comprometida.

Conhecimento deficiente (inserção de um cateter).

PLANEJAMENTO

Resultados esperados

1. Um cateter é inserido sem dor, trauma ou lesão no cliente enfermo.
2. A bexiga do cliente enfermo se esvazia sem complicações.
3. O enfermeiro mantém a esterilidade do cateter durante a inserção.
4. O cliente enfermo é orientado sobre a necessidade do procedimento e suas etapas de realização.

Equipamentos necessários

- Cateter reto ou de demora com um sistema de drenagem (Figura 29.3-1).
- *Kit* de cateterismo estéril, quando houver (Figura 29.3-2). Caso não esteja disponível, você vai precisar de duas seringas (Verifique o volume necessário para encher o balonete da sonda), água destilada estéril, gaze, esparadrapo, luva estéril, xilocaína gel, antisséptico e um recipiente.
- Sistema fechado de coletor de urina estéril.
- Fonte adequada de iluminação.
- Luvas sem látex e não estéreis.
- Cobertor ou campo estéril.
- Sabonete e gaze.
- Água morna.
- Toalha.

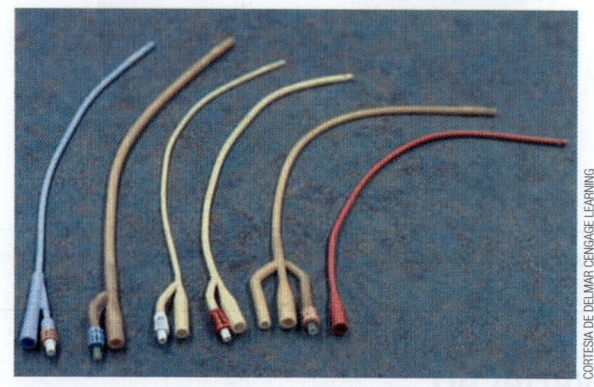

Figura 29.3-1 ▪ Cateter de demora e reto.

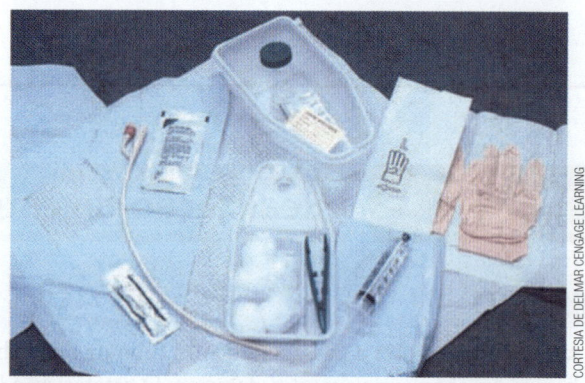

Figura 29.3-2 ▪ *Kit* de cateterismo.

DICA DE DELEGAÇÃO

O enfermeiro poderá delegar a passagem de sonda vesical tanto ao técnico quanto ao auxiliar de enfermagem, sem prejuízo da Lei 7.498/86. Entretanto, faz-se necessária uma avaliação quanto a contraindicações na delegação do procedimento, por exemplo, o risco de inserção difícil ou traumática. Sugere-se que a delegação dessa tarefa esteja em consonância com as ações de Sistematização de Assistência de Enfermagem (SAE), conforme Resolução Cofen 272/2002, e que os profissionais citados anteriormente recebam treinamento específico, documentado em livro próprio.

CAPÍTULO 29 ■ Procedimentos Intermediários

EXECUÇÃO – AÇÃO/FUNDAMENTAÇÃO	
AÇÃO	FUNDAMENTAÇÃO

* Verifique a pulseira de identificação do cliente enfermo * Explique o procedimento antes de iniciá-lo

Realização de cateterismo urinário em mulheres

1. Reúna os materiais necessários, como descrito anteriormente (use o *kit* de cateterismo, se disponível).	1. Promove a eficiência do procedimento. Os *kits* de cada fabricante vêm com equipamentos diferentes. O cateter pode ou não ser incluído no *kit*. Também pode ser necessário reunir separadamente todos os materiais listados.
2. Identifique a cliente enferma, lendo a pulseira (quando houver). Prosseguir apresentando-se e informando como ocorrerá o procedimento. Nesse momento, deve-se avaliar a necessidade ou não de auxílio de outro membro da equipe.	2. Certifica se se trata da cliente enferma correta.
3. Forneça privacidade à cliente enferma; se for o caso, utilize biombos. Analise se há alergia a iodopovidona; em caso afirmativo, utilize outra solução antisséptica ou, na ausência desta, use água e sabão (avaliando o risco-benefício).	3. Promove a dignidade da cliente enferma. Impede reações alérgicas conhecidas.
4. Coloque o leito em uma altura confortável para trabalhar e levante a grade no lado oposto a você.	4. Promove a mecânica corporal adequada e garante a segurança da cliente enferma.
5. Ajude a cliente enferma a ficar na posição e supina, com as pernas afastadas e os pés juntos (Figura 29.3-3).	5. Relaxa os músculos e permite a visualização da área, para facilitar a inserção do cateter.
6. Coloque um lençol no abdômen e nas coxas da cliente enferma para mantê-la aquecida, se necessário.	6. Fornece conforto e mantém a temperatura da cliente enferma.
7. Garanta iluminação adequada da área perineal.	7. Facilita a execução adequada da técnica.
8. Retire adornos como relógio, pulseiras e anéis. Lave as mãos e/ou use álcool gel 70% (Anvisa, RDC 42 de 25/10/2010) e coloque luvas não estéreis sem látex.	8. Reduz a transmissão de micro-organismos.
9. Lave a área perineal.	9. Reduz a transmissão de micro-organismos.
10. Remova as luvas e lave as mãos ou utilize álcool gel 70%.	10. Reduz a transmissão de micro-organismos.
11. Remova a embalagem plástica do *kit* de cateterismo. Coloque-o entre as pernas da cliente enferma e abra-o, usando a técnica asséptica (Figura 29.3-4). Dependendo do nível de consciência ou do tipo da cliente enferma, será necessária a utilização de uma mesa auxiliar para colocar os materiais necessários ao procedimento, em vez de depositá-los no próprio leito.	11. Estabelece uma área para que o equipamento estéril seja distribuído e montado. Permite que o campo estéril se mantenha próximo da cliente enferma. Se a cliente puder cooperar, o campo estéril poderá se estabelecer no espaço criado entre suas pernas. A embalagem de plástico pode ser usada como receptáculo para os suprimentos contaminados.
a. Abra a aba superior a uma distância maior de seu corpo, segurando o canto da superfície externa entre o polegar e um dos outros dedos.	a. A superfície externa é considerada contaminada.
b. Segure a superfície externa da aba esquerda e direita e abra o *kit*.	b. Mantém a técnica estéril.
c. Segure a aba mais próxima e abra em sua direção. Evite tocar o interior da aba ou da embalagem com mãos ou roupas.	c. Abrir a aba proximal por último impede o estiramento sobre o campo estéril.
12. Se o cateter não estiver incluído no *kit*, coloque o cateter estéril sobre o campo usando a técnica asséptica. Adicione outros itens necessários.	12. Impede a contaminação do equipamento e do campo estéril.
13. Coloque luvas estéreis. Elas podem estar incluídas no *kit*.	13. Impede a contaminação do equipamento e do campo estéril.

EXECUÇÃO – AÇÃO/FUNDAMENTAÇÃO	(continuação)
AÇÃO	FUNDAMENTAÇÃO

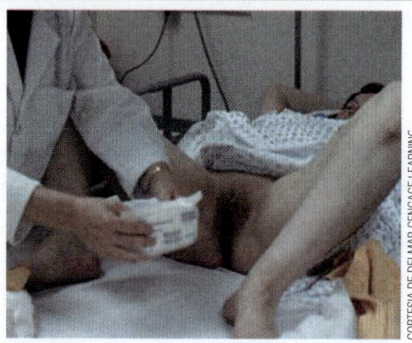

Figura 29.3-3 ■ Coloque a cliente enferma na posição supina, com as pernas afastadas.

14. Coloque o campo estéril do *kit* de cateterismo entre as pernas da cliente enferma, perto do períneo (caso necessário, utilize mesa auxiliar). Cuidado para não tocar áreas não estéreis com as luvas estéreis.

15. Ao inserir um cateter de retenção, encaixe a seringa cheia de água estéril na ponta do cateter para inflar e desinflar o balão de retenção, testando-o previamente. Mantenha a seringa cheia de água encaixada na porta (Figura 29.3-5).

16. Encaixe o cateter na bolsa coletora de urina se não for pré-conectado.

17. Abra os suprimentos:

    a. Abra a solução de iodopovidona ou outra antimicrobiana e derrame sobre as bolas de algodão.

    b. Comprima a embalagem de lubrificação sobre o campo estéril.

18. Aplique uma camada generosa de lubrificante estéril solúvel em água na parte distal do cateter e o coloque perto do campo estéril (Figura 29.3-6).

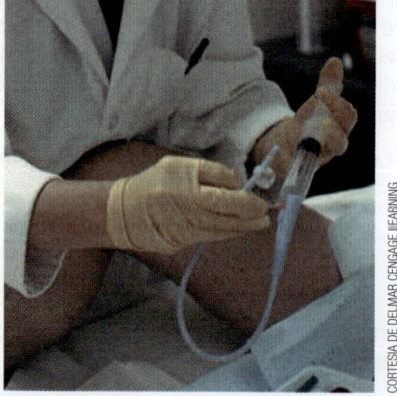

Figura 29.3-5 ■ Infle e desinfle o balão de retenção para testar sua patência.

19. Coloque o campo cirúrgico com janela, do *kit* de cateterismo, sobre a área perineal da cliente enferma, com os lábios vaginais visíveis pela abertura.

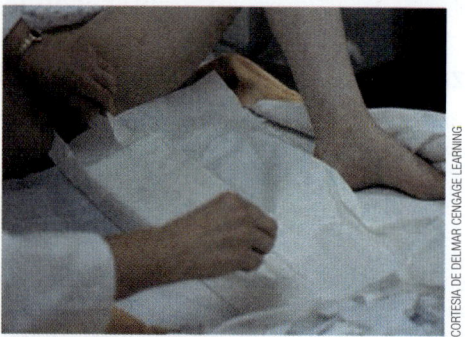

Figura 29.3-4 ■ Abra o *kit* de cateterismo usando a embalagem para estabelecer um campo estéril entre as pernas da cliente enferma.

14. Estabelece o campo estéril no local do procedimento.

15. Testa a patência do balão de retenção. Um novo cateter deve ser obtido se o balão vazar ou não inflar.

16. O cateter e o sistema de drenagem podem ser pré-conectados; do contrário, conecte-os antes do cateterismo para evitar expor a cliente enferma à infecção ascendente de um cateter de ponta aberta.

17. Mantém a técnica estéril e facilita a execução do procedimento.

18. Facilita a inserção do cateter.

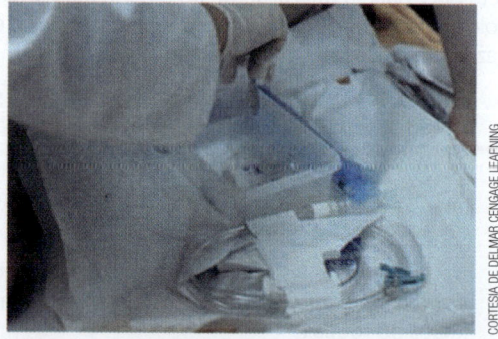

Figura 29.3-6 ■ Abra a embalagem do lubrificante e comprima-o sobre o campo estéril, onde será usado para lubrificar o cateter.

19. Promova um campo estéril no local do procedimento. Impede a contaminação acidental por áreas adjacentes.

CAPÍTULO 29 ■ Procedimentos Intermediários

EXECUÇÃO – AÇÃO/FUNDAMENTAÇÃO (continuação)

AÇÃO	FUNDAMENTAÇÃO
20. Separe delicadamente os lábios menores com os dedos da mão não dominante e visualize o meato urinário (Figura 29.3-7).	20. Ajuda a localizar o meato, para que o cateter possa ser colocado no local correto.
21. Mantendo os lábios vaginais separados com a mão não dominante, use a pinça para pegar um chumaço de algodão mergulhado em iodopovidona e limpe a mucosa periuretral. Faça um movimento de cima a baixo com cada bola de algodão e descarte-a. Mantenha os lábios vaginais separados com a mão não dominante até inserir o cateter (Figura 29.3-8).	21. Higieniza a área, minimizando o risco de infecção do trato urinário com a remoção dos patógenos da superfície.
22. Segure o cateter na mão dominante e insira-o de maneira estável no meato até perceber a urina no circuito ou na bolsa coletora (Figura 29.3-9).	22. Fornece confirmação visual de que a ponta do cateter está na bexiga.
23. Se o cateter for removido assim que a bexiga da cliente enferma esvaziar, insira o cateter por mais 3 cm e mantenha-o no lugar enquanto a bexiga é drenada.	23. O cateter precisa ser inserido o suficiente para permitir a drenagem completa da bexiga, mas não tanto a ponto de causar uma possível irritação e provocar espasmos.
24. Se o cateter for de demora com um balão de retenção, continue inserindo-o por mais 3 a 7 cm.	24. Garante a inserção adequada do cateter antes que o balão de retenção seja insuflado.
25. Insufle o balão de retenção usando as recomendações do fabricante ou as instruções do profissional de saúde.	25. Garante a retenção do balão. Há disponíveis cateteres de retenção com uma variedade de tamanhos de balão. Use um cateter com o balão do tamanho adequado.
26. Peça à cliente enferma que relate imediatamente desconforto ou pressão durante a insuflação do balão; se ocorrer dor, interrompa o procedimento, desinsufle o balão e insira o cateter mais fundo na uretra. Se a cliente enferma continuar se queixando de dores durante a insuflação do balão, remova o cateter e avise o profissional de saúde.	26. Dor ou pressão indicam a insuflação do balão na uretra; a inserção adicional impede o posicionamento incorreto e aumento de dor ou sangramento.
27. Depois de insuflar o balão, puxe o cateter delicadamente até que o balão de retenção esteja pousado com firmeza no colo da bexiga (será sentida certa resistência quando ele estiver adequadamente acomodado).	27. Maximiza a drenagem contínua da bexiga e impede o vazamento de urina ao redor do cateter.

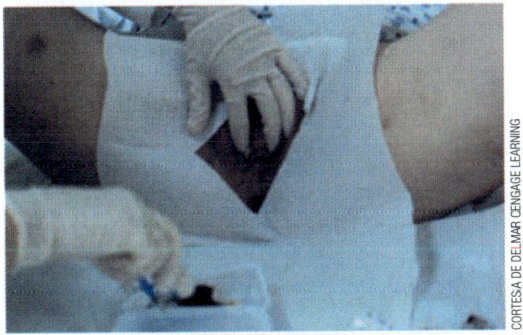

Figura 29.3-7 ■ Separe os lábios menores e visualize o meato urinário.

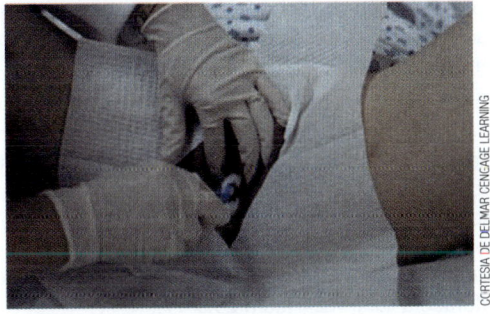

Figura 29.3-8 ■ Com uma pinça, pegue um chumaço de algodão mergulhado em iodopovidona. Limpe a mucosa periuretral.

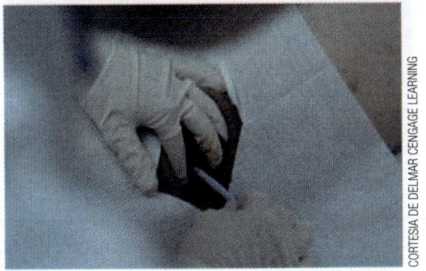

Figura 29.3-9 ■ Insira o cateter de maneira estável no meato.

EXECUÇÃO – AÇÃO/FUNDAMENTAÇÃO	(continuação)
AÇÃO	FUNDAMENTAÇÃO
28. Prenda o cateter de acordo com a política institucional. Prender o cateter na coxa da cliente enferma é normalmente aceitável; deixe folga suficiente para que ele não fisgue a bexiga (Figura 29.3-10).	28. Impede a tração excessiva do balão contra o colo da bexiga, a remoção incidental do cateter ou a erosão da uretra.
29. Coloque a bolsa coletora abaixo da altura da bexiga. Não a deixe no chão; utilize as hastes de suporte para apoiá-la na lateral do leito. O circuito deve ficar sobre a perna, não embaixo dela.	29. Maximiza a drenagem contínua da urina da bexiga (a drenagem fica impedida quando o saco é colocado acima do abdômen, além de haver potencial risco de infecção com o seu retorno).
30. Lave a área perineal com água e sabonete.	30. Remove a solução antisséptica para impedir a irritação da pele.
31. Descarte o material, conforme legislação vigente (Anvisa, RDC 306 de 7/12/2004). Tire as luvas e lave as mãos e/ou use álcool gel 70% (Anvisa, RDC 42 de 25/10/2010).	31. Impede a transferência de micro-organismos.
32. Ajude a cliente enferma a ficar em uma posição confortável e abaixe o leito.	32. Fornece conforto e segurança à cliente enferma.
33. Analise cor, odor, qualidade e quantidade da urina.	33. Monitora o status urinário.
34. Lave as mãos e/ou use álcool gel 70% (Anvisa, RDC 42 de 25/10/2010).	34. Reduz a transmissão de micro-organismos.

Realização de cateterismo urinário em homens

35. Repita as ações de 1 a 14.	35. Consulte as fundamentações de 1 a 14.
36. Coloque o campo cirúrgico com janela, do *kit* de cateterismo, sobre a área perineal do cliente enfermo, com o pênis se estendendo pela abertura.	36. Promove um campo estéril no local do procedimento. Impede a contaminação acidental pelas áreas adjacentes.
37. Ao inserir um cateter de retenção, encaixe a seringa cheia de água estéril na ponta do cateter, para insuflar e desinsuflar o balão de retenção, testando-o previamente. Mantenha a seringa cheia de água encaixada na porta.	37. Testa a patência do balão de retenção. Deve-se obter um novo cateter se o balão vazar ou não insuflar.
38. Encaixe o cateter na bolsa coletora de urina se ele não for pré-conectado.	38. O cateter e o sistema de drenagem podem ser pré-conectados; do contrário, conecte-os antes do cateterismo para evitar expor o cliente enfermo à infecção ascendente de um cateter de ponta aberta.
39. Abra a solução de iodopovidona ou outra antimicrobiana e derrame sobre os chumaços de algodão. Retire a tampa da seringa do lubrificante solúvel em água.	39. Mantém a técnica estéril.
40. Com a mão não dominante, segure o pênis delicadamente e retraia o prepúcio (se houver). Com a mão dominante, use uma pinça para pegar um chumaço de algodão saturado. Coloque o chumaço de algodão no meato. Usando movimentos circulares, higienize desde o meato até a base do pênis. Descarte o chumaço de algodão. Higienize o meato três vezes, usando um novo chumaço de algodão saturado a cada vez (Figura 29.3-11).	40. Remove os micro-organismos e minimiza o risco de infecção do trato urinário.

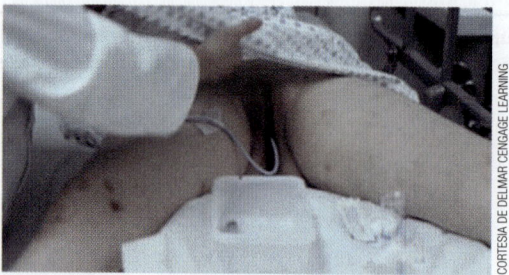

Figura 29.3-10 ▪ Prenda o cateter com esparadrapo na coxa da cliente enferma.

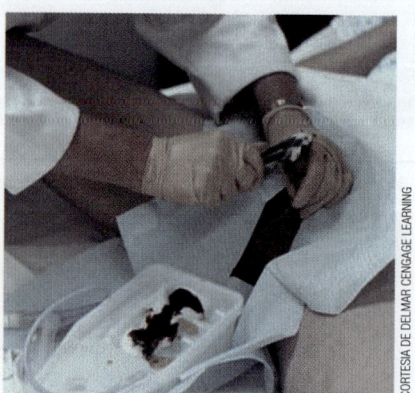

Figura 29.3-11 ▪ Limpe a glande com a solução de iodopovidona.

CAPÍTULO 29 ■ Procedimentos Intermediários

EXECUÇÃO – AÇÃO/FUNDAMENTAÇÃO *(continuação)*

AÇÃO	FUNDAMENTAÇÃO
41. Mantenha o pênis perpendicular ao corpo e puxe-o para cima delicadamente.	41. Facilita a inserção do cateter, deixando a uretra reta.
42. Injete 10 mL de lubrificante estéril solúvel em água (use um lubrificante de xilocaína a 2% sempre que possível) na uretra.	42. Evita o trauma e o desconforto da uretra durante a inserção do cateter e facilita a inserção.
43. Segurando o cateter na mão dominante, insira-o de modo estável por cerca de 20 cm, até que se perceba urina na bolsa coletora ou tubulação (Figura 29.3-12). Em clientes com hiperplasia prostática poderá ocorrer resistência à passagem do cateter. Nesse caso, avalie a possibilidade de aplicação de mais xilocaína ou mesmo inserção de um cateter de menor calibre; persistindo a resistência, comunique a equipe médica.	43. Fornece confirmação visual de que a ponta do cateter está na bexiga. A insistência no procedimento poderá levar a traumatismo e consequente sangramento, sendo necessária a intervenção da equipe médica de urologia para a passagem do cateter com equipamento próprio.
44. Se o cateter for removido assim que a bexiga do cliente enfermo esvaziar, insira o cateter por mais 3 cm, deixe o pênis em uma posição confortável e mantenha o cateter no lugar enquanto a bexiga é drenada.	44. O cateter precisa ser inserido o suficiente para permitir a drenagem completa da bexiga, mas não tanto a ponto de causar possível irritação e provocar espasmos.
45. Se o cateter for de demora com um balão de retenção, continue inserindo-o até o eixo do cateter (bifurcação entre a porta de drenagem e o braço do balão de retenção).	45. Garante a inserção adequada do cateter antes que o balão de retenção seja insuflado.
46. Insufle o balão de retenção com água estéril conforme as recomendações do fabricante ou as solicitações do profissional de saúde (Figura 29.3-13).	46. Garante a retenção do balão. Os cateteres de retenção estão disponíveis com uma variedade de tamanho de balão. Use um cateter cujo balão esteja no tamanho adequado.
47. Peça ao cliente enfermo que relate imediatamente desconforto ou pressão durante a insuflação do balão; se ocorrer dor, interrompa o procedimento, desinsufle o balão e insira o cateter mais fundo na bexiga. Se o cliente enfermo continuar se queixando de dores na insuflação do balão, remova o cateter e avise o profissional de saúde.	47. Dor ou pressão indicam insuflação do balão na uretra; a inserção adicional impede o posicionamento incorreto e aumento de dor ou sangramento.
48. Depois de insuflar o balão, puxe o cateter delicadamente até que o balão de retenção fique firmemente pousado no colo da bexiga (será sentida certa resistência quando ele estiver adequadamente acomodado).	48. Maximiza a drenagem contínua da bexiga e impede o vazamento de urina ao redor do cateter.
49. Prenda o cateter na coxa do cliente enfermo de acordo com a política institucional. Deixe folga suficiente para o cateter não fisgar a bexiga quando o cliente enfermo se mover.	49. Impede a tração excessiva do balão contra o colo da bexiga, a remoção incidental do cateter ou a erosão da uretra.

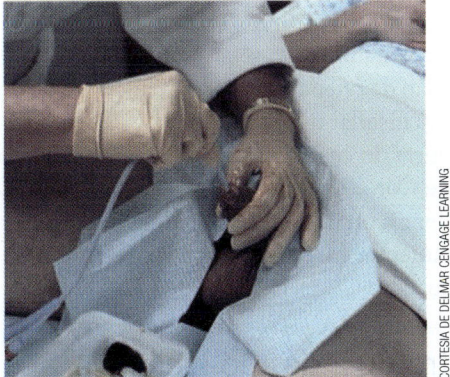

Figura 29.3-12 ■ Insira o cateter de maneira estável.

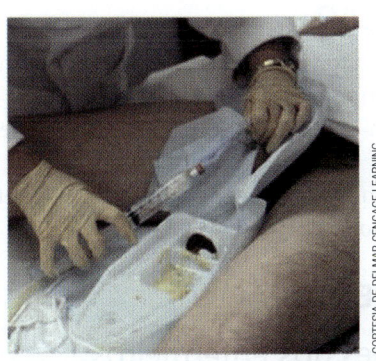

Figura 29.3-13 ■ Insufle o balão de retenção.

882 UNIDADE 8 ▪ Procedimentos de Enfermagem

EXECUÇÃO – AÇÃO/FUNDAMENTAÇÃO	*(continuação)*
AÇÃO	**FUNDAMENTAÇÃO**
50. Coloque a bolsa coletora abaixo da altura da bexiga. Não a deixe no chão; utilize as hastes de suporte para apoiá-la na lateral do leito. O circuito deve ficar sobre a perna, não embaixo dela (Figuras 29.3-14 e 29.3-15).	50. Maximiza a drenagem contínua da urina da bexiga (a drenagem é impedida quando o saco é colocado acima do abdômen, além de haver potencial risco de infecção com seu retorno).
51. Limpe a área perineal com água e sabonete, e seque-a.	51. Remove a solução antisséptica para impedir a irritação da pele.
52. Descarte o equipamento, tire as luvas e lave as mãos.	52. Impede a transferência de micro-organismos.
53. Ajude o cliente enfermo a ficar em uma posição confortável. Diminua a altura do leito.	53. Fornece conforto e segurança ao cliente enfermo.
54. Analise e documente quantidade, cor, odor e qualidade da urina (Figura 29.3-16).	54. Monitora o status urinário.
55. Lave as mãos e/ou use álcool gel 70% (Anvisa, RDC 42 de 25/10/2010).	55. Reduz a transmissão de micro-organismos.

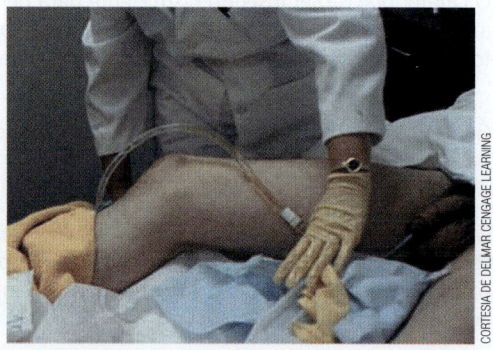

Figura 29.3-14 ▪ Coloque a tubulação da bolsa coletora sobre a perna.

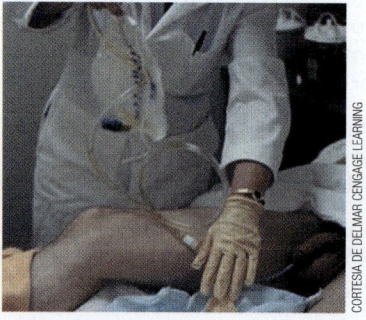

Figura 29.3-15 ▪ Coloque a bolsa coletora abaixo da altura da bexiga, mas não a deixe no chão.

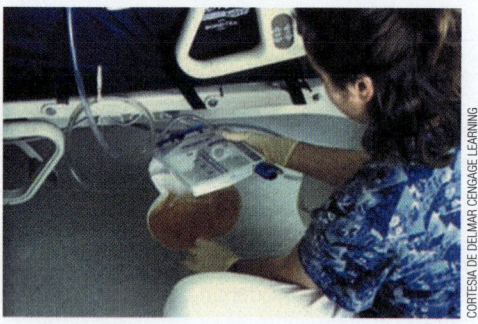

Figura 29.3-16 ▪ Monitore o status urinário. Analise e documente quantidade, cor, odor e qualidade da urina.

AVALIAÇÃO

- O cateter foi inserido sem dor, trauma ou lesão no cliente enfermo.
- A bexiga do cliente enfermo esvaziou-se sem complicações.
- O enfermeiro manteve a esterilidade do cateter durante a inserção.

DOCUMENTAÇÃO

Anotações dos enfermeiros

- Hora e data em que o cateter foi inserido.
- Tipo e tamanho do cateter usado, incluindo o tamanho do balão de retenção e a quantidade de água estéril usada para insuflar o balão.
- Resposta do cliente enfermo ao procedimento e quantidade, cor e qualidade da urina retornada. Relato de resistência ou não na passagem do cateter.
- Documentar em registro médico eletrônico ou planilha adequada.

Registro de ingestão e eliminação

- Quantidade de urina retornada.

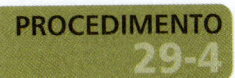

PROCEDIMENTO 29-4: Irrigação de cateter urinário

RESUMO

A irrigação intermitente aberta de um cateter urinário é geralmente realizada por um destes dois motivos: administrar medicação na bexiga ou irrigar o cateter, que pode estar bloqueado por coágulos ou sedimentos urinários. Essa irrigação é chamada de aberta porque o sistema de drenagem fechado da bexiga é aberto onde o circuito de drenagem se insere no cateter urinário; normalmente, o cateter é de demora. A conservação da esterilidade do sistema é essencial para esse tipo de irrigação.

ANÁLISE

1. Identifique os seguintes itens na solicitação do profissional de saúde: tipo de irrigação (bexiga ou cateter); objetivo da irrigação; tipo e quantidade da solução para irrigar; qualquer pré-medicação solicitada; outros detalhes da solicitação. **Permite que o enfermeiro preveja as respostas ao procedimento e analise características pertinentes à condição do cliente enfermo.**

2. Analise a condição do cliente enfermo no que se refere ao procedimento: patência do cateter, característica da drenagem urinária e status da ingestão e eliminação total. **Estabelece uma base de referência da condição do cliente enfermo no que se refere à eliminação e à necessidade do cateterismo.**

3. Analise dor ou espasmos da bexiga. **Mesmo quando a medicação não é especificamente solicitada, a administração de analgésicos antes do procedimento pode aumentar o conforto do cliente enfermo e, se a irrigação não aliviar os espasmos, o cliente pode precisar de medicação posterior.**

4. Analise o que o cliente enfermo sabe sobre o procedimento, **para determinar a necessidade de informações e reduzir sua ansiedade.**

5. Se essa for uma repetição do procedimento, leia prontuários prévios. **Fornece o histórico de como esse cliente enfermo tolera o procedimento e qualquer tipo de informação fornecida antes.**

POSSÍVEIS DIAGNÓSTICOS DE ENFERMAGEM

Risco de infecção.

Eliminação urinária comprometida.

Dor aguda.

Retenção urinária.

PLANEJAMENTO

Resultados esperados

1. O cateter urinário permanece pérvio.
2. Sedimentos/coágulos de sangue passam pelo cateter.
3. A bexiga está livre de fontes de irritação local.
4. O pH urinário diminui para um estado mais ácido.

Equipamentos necessários

- Luvas estéreis.
- Luvas sem látex e não estéreis.
- Cobertura estéril para a ponta da tubulação de drenagem.
- Campo cirúrgico ou toalha descartável e impermeável.
- Seringa Asepto ou Toomey estéril com recipiente para o agente irrigante.
- Aplicadores antissépticos estéreis.
- Solução estéril para irrigação (etiquetada com a data e hora da abertura, se estiver aberta).

DICA DE DELEGAÇÃO

O procedimento de irrigação de cateter urinário não pode ser delegado, porque exige capacidades e aptidões para solução de problemas características do enfermeiro.

EXECUÇÃO – AÇÃO/FUNDAMENTAÇÃO	
AÇÃO	FUNDAMENTAÇÃO
* Verifique a pulseira de identificação do cliente enfermo	* Explique o procedimento antes de iniciá-lo
1. Verifique a necessidade ou não de irrigação da bexiga ou do cateter.	1. Verifica se o procedimento está sendo aplicado corretamente, visando a redução de abertura desnecessária do sistema e de risco de infecção.
2. No caso de necessidade de irrigação do cateter, palpe a bexiga cheia e verifique a eliminação atual em relação a totais prévios.	2. Se a irrigação ocorrer com base na necessidade, pode não ser necessária naquele momento.
3. Verifique a solicitação do profissional de saúde quanto ao tipo de irrigação, irrigante e quantidade.	3. Garante a precisão do procedimento.
4. Se esse procedimento já foi realizado, leia documentação prévia no registro.	4. Estabelece a resposta prévia do cliente enfermo ao procedimento.
5. Reúna todos os suprimentos.	5. Ter todos os suprimentos no quarto permite que o enfermeiro mantenha a esterilidade depois que forem abertos e distribuídos.
6. Aplique pré-medicação se solicitado ou necessário.	6. Aumenta o conforto para o procedimento.
7. Forneça informações adicionais com base no que o cliente enfermo já sabe.	7. O conhecimento aumenta a cooperação do cliente enfermo e diminui sua ansiedade.
8. Forneça privacidade com porta ou cortina fechadas. Na ausência destas, utilize um biombo.	8. Diminui a ansiedade do cliente enfermo.
9. Ajude o cliente enfermo a ficar em posição dorsal recumbente.	9. Facilita o fluxo do irrigante para a bexiga.
10. Retire adornos como relógio e anéis. Lave as mãos e/ou use álcool gel 70% (Anvisa, RDC 42 de 25/10/2010).	10. Diminui a transmissão de micro-organismos.
11. Coloque luvas sem látex não estéreis e esvaze o saco de coleta da urina.	11. Começar com um saco de coleta vazio facilita a identificação de coágulos ou de sedimentos passados como resultado da irrigação.
12. Remova as luvas e lave as mãos e/ou use álcool gel 70% (Anvisa, RDC 42 de 25/10/2010).	12. Reduz a transmissão de micro-organismos.
13. Exponha o cateter de demora e coloque o campo cirúrgico impermeável sob ele.	13. Protege a roupa de cama e o cliente enfermo contra a urina e os fluidos corporais.
14. Abra a seringa estéril e o recipiente. Coloque-o com cuidado sobre a embalagem e adicione 100 a 200 mL de diluente estéril sem tocar nem contaminar a ponta da seringa e o interior do recipiente.	14. Permite que o enfermeiro mantenha a esterilidade das luvas, depois de colocadas.
15. Abra a ponta de um pacote de aplicadores antissépticos, expondo os aplicadores e a cobertura estéril para o tubo de drenagem.	15. Permite que o enfermeiro mantenha a esterilidade das luvas, depois de colocadas.
16. Coloque luvas estéreis.	16. Mantém a esterilidade do procedimento.
17. Usando os aplicadores antissépticos, desinfete a conexão entre o cateter e o circuito de drenagem.	17. Minimiza o risco de contaminação do sistema.
18. Depois que o antisséptico secar, solte as pontas da conexão.	18. Permite que o enfermeiro abra a conexão sem contaminar acidentalmente uma das pontas.
19. Segure o cateter e o circuito de 3 a 5 cm da ponta, com o cateter na mão não dominante.	19. Mantém a estabilidade do procedimento e permite que o enfermeiro fique posicionado para usar a mão dominante na seringa.
20. Dobre o cateter entre a palma da mão e os últimos três dedos para deixá-lo fechado; use o polegar e o indicador para segurar a tampa estéril no circuito de drenagem.	20. Permite que um enfermeiro manuseie todo o equipamento simultaneamente, mantendo assim a esterilidade.
21. Separe o cateter e o circuito, cobrindo o circuito firmemente com a tampa estéril.	21. Mantém a esterilidade do equipamento.

CAPÍTULO 29 ■ Procedimentos Intermediários

EXECUÇÃO – AÇÃO/FUNDAMENTAÇÃO *(continuação)*

AÇÃO	FUNDAMENTAÇÃO
22. Encha a seringa com 30 mL para irrigação do cateter, ou com 60 mL para irrigação da bexiga. Insira a ponta da seringa no cateter e instile a solução delicadamente (Figuras 29.4-1 e 29.4-2).	22. O cateter pode ser irrigado com 30 mL de solução, minimizando o desconforto da bexiga, ao passo que a irrigação da bexiga exige 60 mL.
23. Feche o cateter com o *clamp*, se solicitado (solução medicada). Se não for clampeado, o irrigante pode ser liberado em um recipiente de coleta ou aspirado de volta para a seringa (Figura 29.4-3).	23. Sedimentos finos ou o irrigante transparente com medicação podem correr livremente; o material com mais sólidos (sedimentos ou coágulos) pode exigir aspiração delicada.
24. Se a bexiga ou o cateter estiverem sendo irrigados para limpar material sólido, repita a irrigação até que o retorno esteja limpo.	24. Limpar o cateter completamente nessa irrigação significa um total menor de irrigações e menos aberturas do sistema, diminuindo assim o risco de infecção.
25. Reconecte o sistema e remova as luvas estéreis. Lave as mãos e/ou use álcool gel 70% (Anvisa, RDC 42 de 25/10/2010) (Figura 29.4-4).	25. Mantém a esterilidade do sistema e reduz a transmissão de micro-organismos.
26. Registre o tipo de irrigação, a quantidade total de irrigante e cor e qualidade do retorno.	26. Avaliação do status do trato urinário e do cateter.
27. Monitore dor, cor e limpidez da urina, qualquer material sólido passado e tanto a ingestão quanto a excreção total.	27. A monitoração da eliminação depois da irrigação avalia a eficácia do tratamento.
28. Lave as mãos e/ou use álcool gel 70% (Anvisa, RDC 42 de 25/10/2010).	28. Reduz a transmissão de micro-organismos.

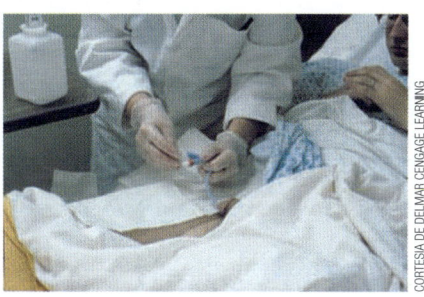

Figura 29.4-1 ■ Separe o cateter e o tubo.

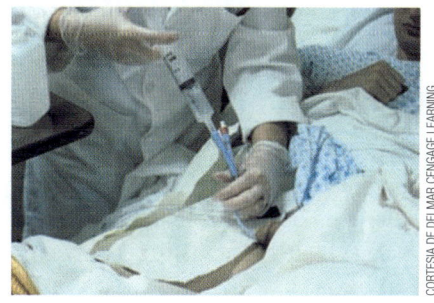

Figura 29.4-2 ■ Insira a ponta da seringa no cateter e instile a solução delicadamente.

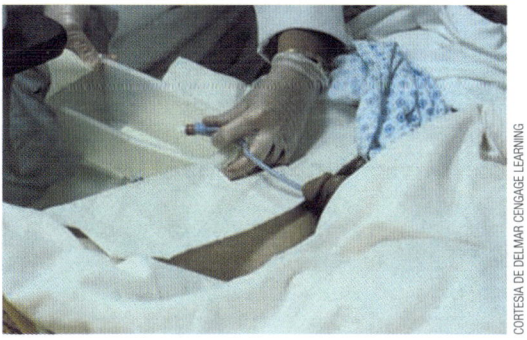

Figura 29.4-3 ■ O irrigante é liberado no recipiente de coleta.

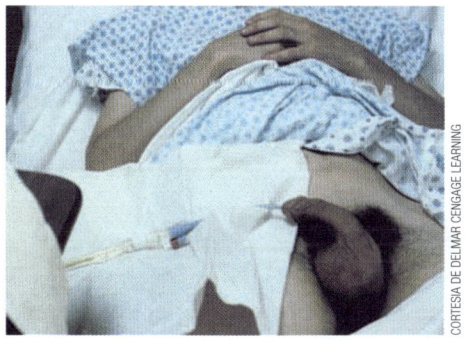

Figura 29.4-4 ■ Reconecte a tubulação ao cateter.

AVALIAÇÃO

- O cateter urinário permanece patente.
- Algum sedimento/coágulo passou pelo cateter.
- A bexiga não apresenta irritação local.
- O pH urinário era mais ácido.

DOCUMENTAÇÃO

Anotações dos enfermeiros

- Análise que indica a necessidade de irrigação, como eliminação reduzida, aumento nos sedimentos, coágulos, espasmo/dor na bexiga ou palpação de bexiga cheia.
- Tipo de irrigante e quantidade em cada instilação.
- Quantidade e qualidade dos retornos (frequentemente incluem a urina aprisionada na bexiga).
- Medicação administrada antes ou depois do procedimento e resposta.

- Eliminação, cor e clareza da urina, bem como qualquer sólido passado de 30 a 60 minutos após o procedimento.
- Resposta do cliente enfermo, principalmente alterações de dor, espasmos ou desconforto.
- Documentar em registro médico eletrônico ou planilha adequada.

Registro de administração de medicação

Registre:

- Tipo de irrigante, se foi medicado e quantidade em cada instilação.
- Qualquer medicação administrada antes ou depois do procedimento.

Registro de ingestão e eliminação

Documente:

- Quantidade de urina esvaziada da bolsa coletora antes e depois do procedimento.
- Quantidade de irrigante instilado.

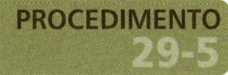

Irrigação da bexiga com utilização de cateter de sistema fechado

RESUMO

Procedimentos cirúrgicos como ressecção da próstata e cirurgia da bexiga ou lesão traumática podem exigir irrigação frequente ou contínua da bexiga. Para impedir a possível introdução de organismos infecciosos e visando à praticidade, a irrigação aberta da bexiga não é usada nesses casos. É preferível um sistema fechado nessas circunstâncias. A irrigação fechada da bexiga pode ser usada para administrar a medicação, incentivar a homeostasia ou remover coágulos e detritos do cateter e da bexiga.

O cateter de três vias é usado para a irrigação fechada. Se o cliente enfermo precisar de irrigação fechada após a cirurgia, o cirurgião coloca o cateter de três vias durante a operação. Se o cateter de demora padrão foi colocado, um adaptador em Y pode ser usado para a irrigação intermitente. Um cateter de três vias possui três portas: uma para a insuflação do balão de retenção, outra para a drenagem da urina e a última para instilação do irrigante.

Assim como ocorre na irrigação aberta, a fechada é um procedimento estéril. A bolsa de irrigação, o equipo e os sistemas de drenagem devem ser mantidos como um sistema estéril fechado para reduzir o risco de infecção. Em função do risco de bloqueio por coágulos e detritos, o sistema também deve ser monitorado minuciosamente quanto à igualdade entre a quantidade de irrigante instilado e retornado.

ANÁLISE

1. Analise a distensão da bexiga ou as queixas de bexiga cheia ou desconforto, **para avaliar a patência do sistema de drenagem**.
2. Analise o sistema de drenagem quanto às quantidades iguais ou maiores de drenagem *versus* irrigante infundido, **para avaliar a patência do sistema**.
3. Analise cor, consistência e clareza da drenagem da bexiga, além de observar qualquer coágulo ou detrito presente, **para analisar a eficácia da irrigação**.

POSSÍVEIS DIAGNÓSTICOS DE ENFERMAGEM

Risco de infecção.
Eliminação urinária comprometida.

Retenção urinária.
Dor aguda.

PLANEJAMENTO

Resultados esperados

1. O cliente enfermo não mostra sinais nem sintomas de infecção da bexiga ou do trato urinário.
2. O cliente enfermo não apresenta dor nem desconforto como resultado da irrigação da bexiga.
3. O cateter permanece pérvio, e a bexiga do cliente enfermo não sofre distensão.

Equipamentos necessários

- Cateter de demora de três vias ou adaptador em Y.
- Suporte IV.
- Solução de irrigação solicitada.
- Luvas estéreis.
- Circuito de irrigação fechada.
- Bolsa grande para coleta de urina.
- Aplicadores antissépticos.

DICA DE DELEGAÇÃO

Este procedimento não pode ser delegado. A irrigação da bexiga com um cateter de sistema fechado exige as habilidades de um enfermeiro.

EXECUÇÃO – AÇÃO/FUNDAMENTAÇÃO

AÇÃO	FUNDAMENTAÇÃO

* Verifique a pulseira de identificação do cliente enfermo * Explique o procedimento antes de iniciá-lo

Irrigação intermitente da bexiga usando um cateter de demora padrão e um adaptador em Y

1. Retire adornos como relógio, pulseiras e anéis. Lave as mãos e/ou use álcool gel 70% (Anvisa, RDC 42 de 25/10/2010).	1. Impede a disseminação de micro-organismos.
2. Feche cortinas ou porta. Na ausência destas, utilize um biombo.	2. Fornece privacidade.
3. Pendure a solução de irrigação prescrita no suporte IV.	3. Diferentes soluções podem ser solicitadas, dependendo do resultado desejado pelo profissional de saúde. O irrigante da bexiga é geralmente acondicionado em frascos de 2.000 a 4.000 mL.
4. Insira o equipo de irrigação com o *clamp* fechado na bolsa de irrigação e preencha o equipo com fluido, removendo todo o ar e fechando o *clamp* do equipo novamente (Figura 29.5-1).	4. Impede a introdução do ar na bexiga.

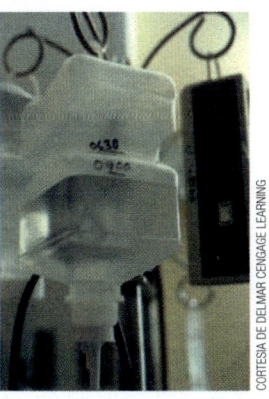

Figura 29.5-1 ■ Insira o equipo de irrigação com o *clamp* no frasco da bolsa de irrigação.

5. Prepare os aplicadores antissépticos estéreis e o conector em Y estéril, se for usado.	5. Impede a contaminação das luvas estéreis e do campo.
6. Feche o *clamp* do cateter urinário.	6. Impede o vazamento de urina para a roupa de cama.
7. Coloque luvas estéreis.	7. Minimiza o risco de infecção para o cliente enfermo.

EXECUÇÃO – AÇÃO/FUNDAMENTAÇÃO	(continuação)
AÇÃO	**FUNDAMENTAÇÃO**
8. Desconecte a bolsa coletora do cateter de demora.	8. Permite que o adaptador em Y seja inserido no sistema.
9. Enquanto segurar o circuito e a porta de drenagem do cateter com a mão dominante, limpe o circuito e a porta com os aplicadores antissépticos.	9. Reduz o risco de contaminação e infecção.
10. Conecte uma porta do conector em Y à porta de drenagem do cateter.	10. Promove uma bifurcação para a instilação do irrigante e a drenagem da urina.
11. Conecte outra porta do adaptador em Y ao circuito de drenagem.	11. Coleta a urina e o irrigante drenado. Pode ser a bolsa de coleta de urina estabelecida ou uma nova bolsa estéril que seja grande o suficiente para conter o volume elevado de drenagem.
12. Encaixe a terceira porta do adaptador no equipo da bolsa de irrigação.	12. Instila o irrigante no sistema fechado.
13. Solte o *clamp* do cateter urinário e verifique se a urina está sendo drenada através do cateter para a bolsa coletora.	13. Se a urina não fluir livremente depois da abertura do *clamp*, o cateter pode estar entupido por coágulo ou detritos. Avise o médico sobre a falta de drenagem da urina.
14. Para irrigar o cateter e a bexiga, feche o *clamp* do equipo de drenagem distal ao adaptador em Y.	14. Impede que o irrigante atravesse a bexiga e flua diretamente para a bolsa coletora.
15. Solte o *clamp* do equipo de irrigação e instile a quantidade prescrita de solução.	15. Normalmente, a pessoa tem a sensação de bexiga cheia quando ela contém aproximadamente 300 mL de urina. Se a quantidade prescrita do irrigante não foi solicitada, não insira mais de 150 mL. Se o cliente enfermo passou por uma cirurgia de bexiga, não instile o irrigante sem saber a quantidade específica solicitada.
16. Feche o *clamp* do equipo da bolsa de irrigação (Figura 29.5-2).	16. Impede a instilação adicional do irrigante.
17. Se o profissional de saúde solicitou que a solução permanecesse na bexiga por um tempo específico, siga essa instrução.	17. Algumas soluções de irrigação contêm medicação e devem permanecer em contato com a parede da bexiga durante o período prescrito.
18. Solte o *clamp* do equipo de drenagem e monitore seu fluxo para a bolsa coletora.	18. Analise volume, cor, clareza e presença de qualquer coágulo ou detrito na drenagem.

Irrigação fechada da bexiga com utilização de um cateter de três vias

19. Siga ações de 1 a 4.	19. Consulte fundamentações de 1 a 4.
20. Prepare aplicadores antissépticos estéreis e outros equipamentos estéreis necessários.	20. Impede a contaminação das luvas estéreis e do campo.
21. Feche o *clamp* do cateter urinário.	21. Impede o vazamento de urina para a roupa de cama.

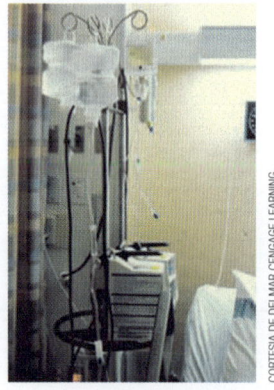

Figura 29.5-2 ▪ Feche o *clamp* da tubulação de irrigante.

22. Coloque luvas estéreis.	22. Minimiza o risco de infecção do cliente enfermo ao conectar o irrigante ao cateter e ao sistema de drenagem.
23. Remova a tampa da porta de irrigação do cateter de três vias (Figura 29.5-3).	23. Permite acesso ao circuito do irrigante.

CAPÍTULO 29 ■ Procedimentos Intermediários

EXECUÇÃO – AÇÃO/FUNDAMENTAÇÃO	*(continuação)*
AÇÃO	**FUNDAMENTAÇÃO**
24. Limpe a porta de irrigação com os aplicadores antissépticos estéreis.	24. Minimiza o risco de infecção.
25. Encaixe o equipo de irrigação na porta de irrigação do cateter de três vias.	25. Conecta o irrigante ao sistema.
26. Remova o *clamp* do cateter e observe a drenagem da urina (Figura 29.5-4).	26. Garante que o cateter permaneça patente após o fechamento do *clamp*. Alguns procedimentos cirúrgicos podem causar sangramento e entupimento do cateter.
Se foi solicitada irrigação intermitente:	
27. Siga as ações 15 e 16.	27. Consulte fundamentações 15 e 16.
28. Se o profissional de saúde solicitou que o irrigante permanecesse na bexiga por tempo específico, feche o *clamp* do tubo de drenagem antes de instilar o irrigante e aguarde o tempo solicitado.	28. Algumas soluções de irrigação contêm medicação e devem permanecer em contato com a parede da bexiga durante o período prescrito.
29. Monitore o fluxo da drenagem para o saco.	29. Análise de volume, cor, clareza e presença de qualquer coágulo ou detrito na drenagem.
Se foi solicitada irrigação contínua da bexiga:	
30. Ajuste o *clamp* do equipo de irrigação para permitir a taxa de fluxo prescrita do irrigante para o cateter e a bexiga.	30. Regula a quantidade de irrigante que flui para dentro ou fora da bexiga, para impedir a distensão ou os danos no local cirúrgico.
31. Monitore volume, cor, clareza e detritos enquanto a drenagem flui de volta para o saco.	31. Análise de sangramento, formação de coágulos e bloqueio da drenagem da urina, bem como de outras complicações.
32. Prenda o cateter firmemente na coxa (Figura 29.5-5).	32. Impede o deslocamento do cateter.
33. Remova as luvas e lave as mãos e/ou use álcool gel 70% (Anvisa, RDC 42 de 25/10/2010).	33. Reduz a transmissão de micro-organismos.

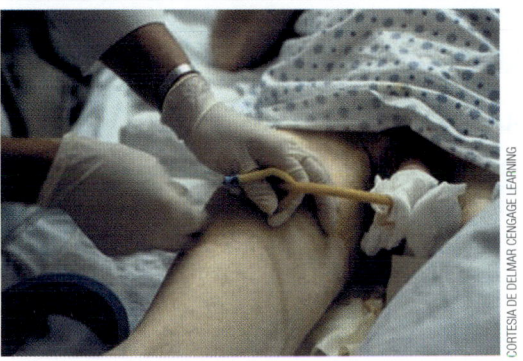

Figura 29.5-3 ■ Remova a tampa da porta de irrigação do cateter de três vias.

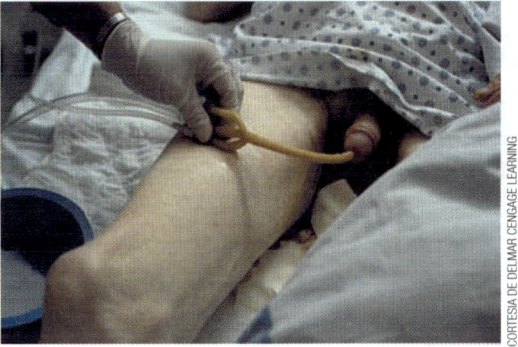

Figura 29.5-4 ■ Encaixe o equipo de irrigação, remova o *clamp* do cateter e observe a drenagem da urina. Observe cuidadosamente cor, clareza e presença de detritos na drenagem.

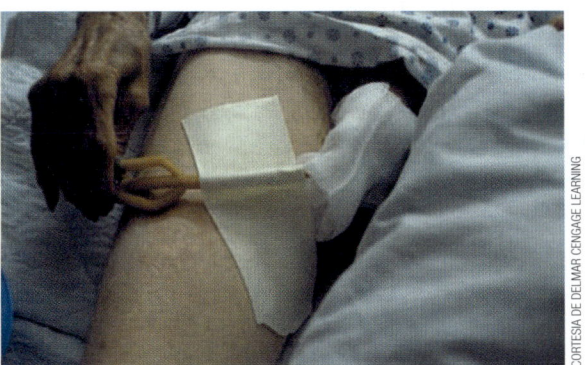

Figura 29.5-5 ■ Prenda o cateter firmemente na coxa, para impedir seu deslocamento.

AVALIAÇÃO

- O cliente enfermo não mostra sinais ou sintomas de infecção da bexiga ou do trato urinário.
- O cliente enfermo não apresentou dor nem desconforto como resultado da irrigação da bexiga.
- O cateter permanece pérvio e a bexiga do cliente enfermo não sofre distensão.

DOCUMENTAÇÃO

Registro de ingestão e eliminação

- Quantidade de irrigante instilado e drenagem medida. A subtração do irrigante usado da drenagem total resulta na quantidade de eliminação da urina do cliente enfermo.

Anotações dos enfermeiros

- Tolerância ao procedimento.
- Cor, clareza, volume e detritos na drenagem.
- Documentação em registro médico eletrônico ou planilha adequada.

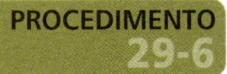

Troca de bolsa de ostomia para desvio intestinal

RESUMO

Colostomia é uma abertura criada por cirurgia desde o cólon ascendente, transverso ou descendente, até a parede abdominal. Ileostomia é uma abertura do íleo até a parede abdominal. A colostomia e a ileostomia têm como objetivo descarregar os detritos (líquidos, sólidos e gases) para fora do corpo. A criação da bolsa de desvio intestinal garante que a pele periestomal do cliente enfermo permaneça intacta e fornece continência artificial.

O objetivo da criação da ileostomia e da colostomia é melhorar a sobrevivência e a qualidade de vida. Raiva, tristeza, distúrbios de imagem corporal e de socialização, depressão e sensação de impotência frequentemente acompanham esses procedimentos.

ANÁLISE

1. Verifique cor e textura do estoma. **Permite que o enfermeiro determine a viabilidade e a turgidez do estoma.**
2. Inspecione a condição da pele que cerca o estoma. **Alterações na integridade da pele proíbem a aderência do sistema de drenagem fechada na pele.**
3. Meça as dimensões do estoma antes de obter a bolsa de ostomia do estoque central para **resolver o problema de obter um equipamento do tamanho errado.**

POSSÍVEIS DIAGNÓSTICOS DE ENFERMAGEM

Risco de comprometimento da integridade da pele.
Comprometimento da integridade da pele.
Distúrbios na imagem corporal.
Conhecimento deficiente.
Risco de volume de fluidos deficiente.

PLANEJAMENTO

Resultados esperados

1. A integridade da pele periestomal permanece intacta.
2. A pele periestomal irritada ou desnuda cicatriza.
3. O cliente enfermo reconhece a mudança na imagem corporal.
4. O cliente enfermo expressa sentimentos positivos em relação a si mesmo.
5. O cliente enfermo mantém o equilíbrio de fluidos.

Equipamentos necessários

- Gazes de 10 x 10 cm.
- Água morna de torneira.
- Bolsa de ostomia drenável apropriada e barreira cutânea (placa) (Figuras 29.6-1 e 29.6-2).
- Tesoura.
- Lápis ou caneta.
- Luvas sem látex e não estéreis.

CAPÍTULO 29 ■ Procedimentos Intermediários

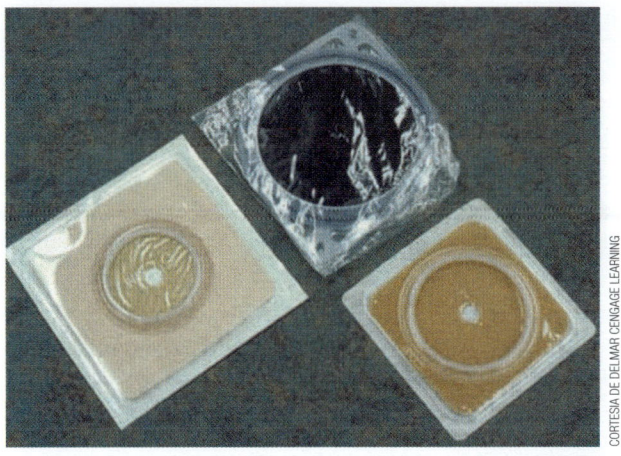

Figura 29.6-1 ■ Barreiras cutâneas para ostomia (também chamadas placas para ostomia).

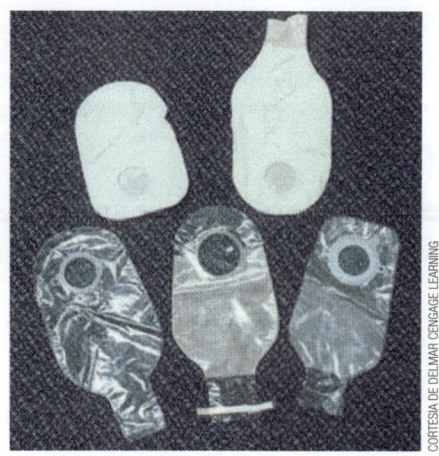

Figura 29.6-2 ■ Bolsas para ostomia.

DICA DE DELEGAÇÃO

A colocação de uma bolsa de ostomia, especialmente quando recém-colocada, exige de um enfermeiro a capacidade e a aplicabilidade de conhecimentos científicos, bem como a aptidão na solução de problemas. As trocas subsequentes das bolsas podem ser delegadas à equipe de auxiliares e técnicos de enfermagem.

EXECUÇÃO – AÇÃO/FUNDAMENTAÇÃO	
AÇÃO	FUNDAMENTAÇÃO
* Verifique a pulseira de identificação do cliente enfermo * Explique o procedimento antes de iniciá-lo	
1. Retire adornos como relógio, pulseiras e anéis. Lave as mãos e/ou use álcool gel 70% (Anvisa, RDC 42 de 25/10/2010).	1. Impede a disseminação de micro-organismos.
2. Monte a bolsa drenável e a placa.	2. Garante que todo o equipamento esteja pronto para uso.
3. Coloque luvas não estéreis e sem látex.	3. Coloca em prática a técnica limpa.
4. Remova a bolsa de ostomia atual após esvaziar a bolsa de fezes, se presente.	4. Impede a contaminação do ambiente se as fezes vazarem acidentalmente do aparelho, quando removido da pele.
5. Descarte o material no recipiente adequado, conforme legislação vigente (Anvisa, RDC 306 de 7/12/2004).	5. Coloca em prática o controle de infecções.
6. Remova as luvas e lave as mãos e/ou use álcool gel 70% (Anvisa, RDC 42 de 25/10/2010).	6. Impede a disseminação de micro-organismos.
7. Coloque luvas não estéreis e sem látex.	7. Segue as precauções-padrão.
8. Limpe o estoma e a pele com água morna. Seque delicadamente (Figura 29.6-3).	8. A delicadeza nos cuidados com o estoma impede danos à mucosa, que não tem terminações nervosas e é muito friável.
9. Meça o estoma usando uma guia de medição para o comprimento e a largura do estoma na base (onde encosta na pele) (Figura 29.6-4).	9. A medição correta das dimensões do estoma garante bom ajuste da bolsa de ostomia, sem que haja excesso de pele na base exposta às fezes.
10. Coloque a gaze sobre o orifício do estoma para conter as fezes, enquanto a placa e a bolsa são preparadas para aplicação.	10. Garante boa vedação da placa na pele do cliente enfermo.

EXECUÇÃO – AÇÃO/FUNDAMENTAÇÃO	(continuação)
AÇÃO	FUNDAMENTAÇÃO

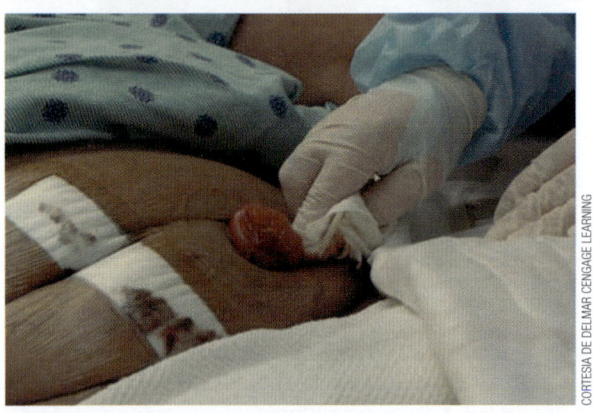

Figura 29.6-3 ■ Limpe o estoma e a pele adjacente com água morna.

11. Trace o padrão no verso do papel da placa.

12. Corte a placa conforme o traçado.

13. Encaixe a bolsa limpa na placa. Verifique o fechamento adequado da bolsa em sua porção distal (Figura 29.6-5).

14. Remova a gaze do orifício do estoma.

15. Remova o verso do papel da placa e coloque-o na pele com o estoma centralizado na abertura cortada da placa (Figura 29.6-6).

16. Feche as bordas da placa com esparadrapo hipoalergênico (opcional).

17. Descarte materiais usados e tire as luvas. Lave as mãos e/ou use álcool gel 70% (Anvisa, RDC 42 de 25/10/2010).

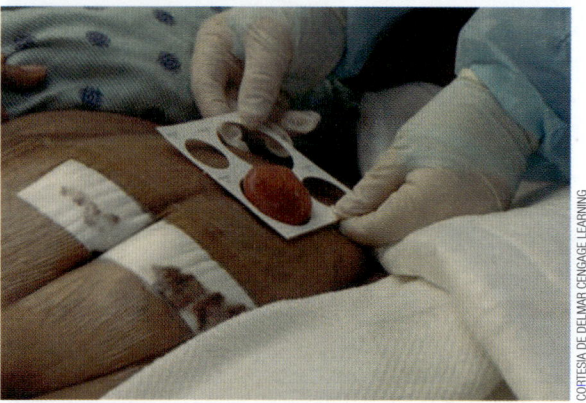

Figura 29.6-4 ■ Meça o estoma usando a guia de medição.

11. O tamanho incorreto do padrão resulta na laceração do estoma pela placa ou na laceração da pele periestomal em razão do contato constante com as fezes.

12. Garante um ajuste correto.

13. O pré-encaixe da bolsa na placa economiza tempo e impede o vazamento das fezes sob a placa durante o processo de aplicação.

14. É mais fácil visualizar o estoma.

15. O verso do papel precisa ser removido da placa para que possa aderir à pele.

16. Garante que as bordas da placa não grudem nas roupas do cliente enfermo.

17. Reduz a transmissão de micro-organismos.

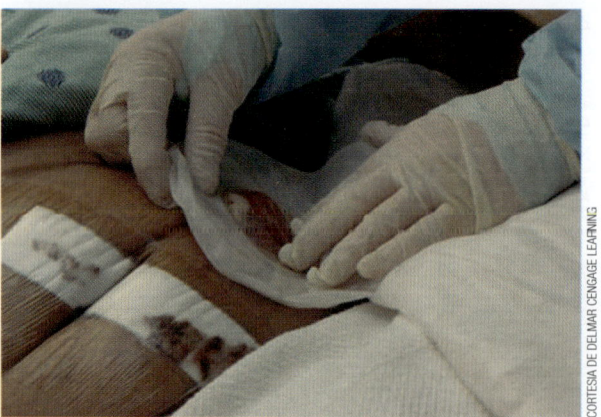

Figura 29.6-5 ■ Coloque a placa e a bolsa com o estoma centralizado na abertura do corte da placa.

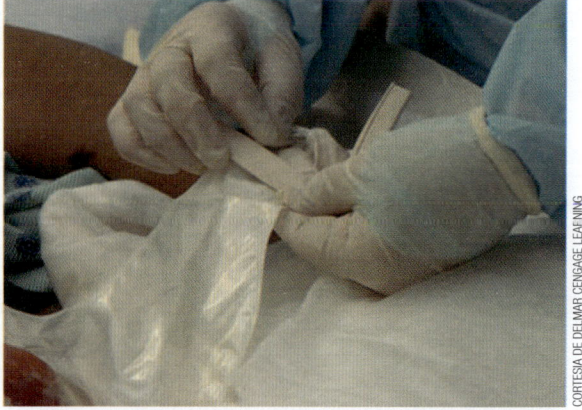

Figura 29.6-6 ■ Aplique o *clamp* de fechamento na bolsa.

AVALIAÇÃO

- A integridade da pele periestomal permanece intacta.
- A pele periestomal irritada ou desnuda está cicatrizada.
- O cliente enfermo reconhece a mudança na imagem corporal.
- O cliente enfermo expressa sentimentos positivos em relação a si mesmo.
- O cliente enfermo mantém o equilíbrio de fluidos.

DOCUMENTAÇÃO

Anotações dos enfermeiros.
- Avaliação da pele periestomal.
- Avaliação do estoma.
- Medições do estoma (comprimento, largura, altura).
- Cor e quantidade de drenagem.
- Cuidados com a pele periestomal se houver alguma alteração em sua integridade.
- Tipo de bolsa de ostomia aplicada.
- Documentar em registro médico eletrônico ou planilha adequada.

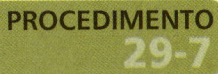

Aplicação de calor e frio

RESUMO

A aplicação do calor é usada para promover vasodilatação, aumentar a permeabilidade dos vasos capilares, diminuir a viscosidade do sangue, aumentar o metabolismo do tecido e reduzir a tensão muscular. O calor úmido pode ocorrer na forma de imersão de uma parte do corpo em solução ou água morna. Também pode ser realizado com o envolvimento das partes do corpo em curativos saturados com solução morna.

O calor seco ainda pode ser usado para melhorar a circulação, promover cicatrização, reduzir inchaço e inflamação, diminuir a dor e espasmos musculares, e aumentar a temperatura sistêmica.

A terapia com o frio é usada para diminuir o fluxo sanguíneo de uma área, promovendo vasoconstrição e aumentando a viscosidade do sangue. Tais alterações facilitam a coagulação e controlam o sangramento. O frio diminui o metabolismo do tecido, reduz o consumo de oxigênio e diminui a inflamação e a formação de edema. A terapia com o frio possui efeito anestésico local, aumentando o limiar dos receptores da dor. Também causa uma redução na tensão muscular. O frio é usado para reduzir a febre.

ANÁLISE

1. Analise a área que receberá o tratamento com frio ou calor para a circulação. **O calor aumenta a circulação; deve-se fazer presente uma vasculatura adequada para que seja eficaz. O frio diminui a circulação; deve-se fazer presente uma circulação adequada para impedir danos adicionais ao tecido.**

2. Analise a sensação e a integridade da pele na área que será tratada. **O tratamento com o calor não pode ser usado sobre bolhas, queimaduras ou vermelhidão que indique queimaduras.**

3. Analise os ferimentos abertos que podem ser afetados pelo tratamento. **O calor úmido promove um clima ideal para o crescimento de micro-organismos. Deve ser aplicado em ferimentos abertos apenas com a solicitação de um médico ou profissional de saúde qualificado.**

4. Verifique a temperatura sistêmica do cliente enfermo. **Se uma área grande for exposta ao frio ou ao calor, a temperatura corporal total pode aumentar ou diminuir.**

5. Analise a idade. **A tolerância ao calor ou ao frio varia conforme a pessoa, e é relacionada a idade, camadas mais finas da pele ou sensibilidade geral.**

POSSÍVEIS DIAGNÓSTICOS DE ENFERMAGEM

Perfusão ineficaz do tecido.
Dor aguda.
Risco de integridade da pele comprometida.
Risco de desequilíbrio da temperatura corporal.
Termorregulação ineficaz.
Risco de lesão.

PLANEJAMENTO

Resultados esperados

1. O cliente enfermo tem os benefícios previstos do tratamento com frio ou calor.
2. O cliente enfermo não sofre danos na integridade da pele.

Equipamentos necessários

- Protetor Aquathermia.
- Envoltório comercial de frio ou calor.
- Solução para o tratamento com calor ou frio.
- Gazes de 10 x 10 cm e protetores impermeáveis.
- Luvas sem látex e não estéreis.
- Luvas estéreis se houver ferimentos abertos.
- Toalhas.
- Armação de calor.
- Banho de assento portátil.
- Equipamento Peri-care.
- Cronômetro ou relógio.

DICA DE DELEGAÇÃO

Esses procedimentos são rotineiramente delegados ao pessoal auxiliar adequadamente treinado. A reavaliação do cliente enfermo depois da aplicação, para manter a temperatura adequada e verificar a resposta, é essencial.

EXECUÇÃO – AÇÃO/FUNDAMENTAÇÃO

AÇÃO	FUNDAMENTAÇÃO

* Verifique a pulseira de identificação do cliente enfermo * Explique o procedimento antes de iniciá-lo

Calor úmido

AÇÃO	FUNDAMENTAÇÃO
1. Verifique a solicitação do médico e o motivo da compressa quente.	1. Em geral, exige-se a solicitação de um médico ou praticante de enfermagem.
2. Retire adornos como relógio, pulseiras e anéis. Lave as mãos e/ou use álcool gel 70% (Anvisa, RDC 42 de 25/10/2010).	2. Reduz a transmissão de micro-organismos.
3. Analise áreas de hiperemia, escoriações ou tecido de cicatrização. Se algum ferimento aberto estiver envolvido, analise com cuidado. Explique o motivo da compressa ao cliente enfermo.	3. Fornece as informações de base de referência para análises comparativas. Uma vez que o tecido de cicatrização pode ou não ser sensível ao calor, essa área deve ser evitada, se possível, quando a compressa for aplicada. Qualquer ferimento aberto deve ser evitado, a menos que o tratamento seja específico para essas áreas. Se o cliente enfermo entender o motivo da compressa, sua cooperação pode aumentar.
4. Repasse as condições do cliente enfermo, o diagnóstico médico e qualquer histórico de diabetes melito ou comprometimento de sensibilidade.	4. A sensação é frequentemente comprometida na doença vascular periférica, no diabetes e, principalmente, na neuropatia periférica. Pessoas com comprometimento de sensibilidade podem ser incapazes de identificar quando as compressas estão muito quentes. O risco de queimadura é maior no calor úmido que no calor seco. O histórico e o diagnóstico médico podem indicar outros problemas.
5. Esquente o recipiente de solução salina estéril ou água de torneira, colocando-o em uma bacia cheia de água quente da torneira. A solução salina deve ser aquecida de 40 °C a 45 °C. Se estiver usando uma compressa comercial, siga as instruções do fabricante para esquentá-la.	5. A solução salina estéril é usada para impedir qualquer tipo de contaminação do ferimento. Temperatura acima de 45 °C provocará lesões adicionais.
6. Coloque um protetor impermeável sob a área que precisa da compressa quente (Figura 29.7-1).	6. Protege as roupas do cliente enfermo e o leito.
7. Derrame a solução salina estéril na bacia estéril. Mergulhe um pedaço de gaze ou uma toalha do tamanho apropriado, torça o excesso de solução salina e coloque na área afetada (Figura 29.7-2). Use luvas se houver alguma drenagem dos fluidos corporais do cliente enfermo. Use luvas estéreis se houver ferimento aberto.	7. Utiliza-se uma bacia estéril para impedir a contaminação adicional. O excesso de solução salina pode aumentar a chance de queimadura.
8. Envolva a área com o protetor impermeável ou aplique um protetor quente descartável ou Aquathermia (Figura 29.7-3).	8. Mantém ou retém o calor.

EXECUÇÃO – AÇÃO/FUNDAMENTAÇÃO	(continuação)
AÇÃO	FUNDAMENTAÇÃO

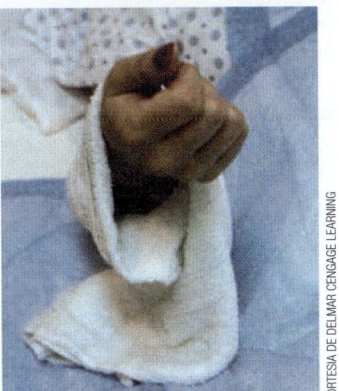

Figura 29.7-1 ■ Coloque um protetor impermeável sob a área, para proteger o leito e as roupas do cliente enfermo.

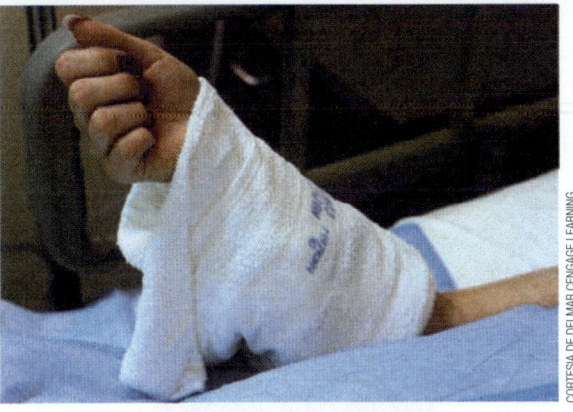

Figura 29.7-2 ■ Coloque a toalha úmida na área que está sendo tratada.

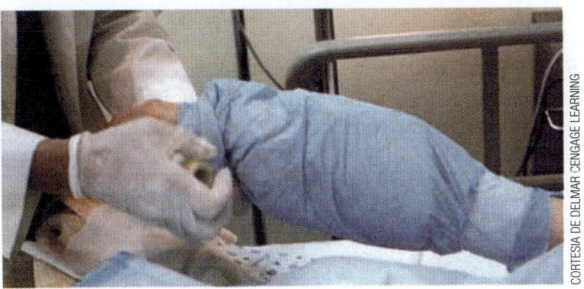

Figura 29.7-3 ■ Envolva a toalha quente e úmida com o protetor impermeável e fixe o protetor.

9. Verifique periodicamente os sinais de intolerância ao calor na pele do cliente enfermo. Peça ao cliente enfermo que relate de imediato qualquer sinal de desconforto.

10. Se tolerado, deixe a compressa por aproximadamente 20 minutos e depois a remova.

11. Seque a área afetada com toalhas estéreis se houver um ferimento aberto e com toalhas limpas se não houver.

12. Descarte todo o equipamento descartável de acordo com a legislação vigente (Anvisa, RDC 306 de 7/12/2004).

13. Retire as luvas, no caso de terem sido usadas, e lave as mãos e/ou use álcool gel 70% (Anvisa, RDC 42 de 25/10/2010).

14. Reanalise as condições da pele do cliente enfermo.

15. Registre o procedimento: condições da pele do cliente enfermo e duração da aplicação do calor úmido. Relate ao médico qualquer achado anormal.

Banho de assento

16. Lave as mãos e monte o equipamento (Figura 29.7-4).

9. Os sinais de intolerância podem incluir hiperemia, prurido ou edema adicional.

10. A aplicação do calor úmido por um período mais longo pode danificar a pele do cliente enfermo e predispor à formação de edema em função da congestão circulatória.

11. O cliente enfermo pode sentir frio quando a compressa quente for removida. Seque a área completamente para impedir o resfriamento.

12. O descarte adequado do equipamento reduz a transmissão de micro-organismos.

13. Reduz a transmissão de micro-organismos.

14. As condições da pele do cliente enfermo e os sinais de sensibilidade ao calor devem ser avaliados e documentados.

15. Comunica o procedimento e os achados a outros membros da equipe de saúde e documenta legalmente o atendimento prestado.

16. Reduz a transmissão de micro-organismos e organiza o tempo.

EXECUÇÃO – AÇÃO/FUNDAMENTAÇÃO	*(continuação)*
AÇÃO	FUNDAMENTAÇÃO

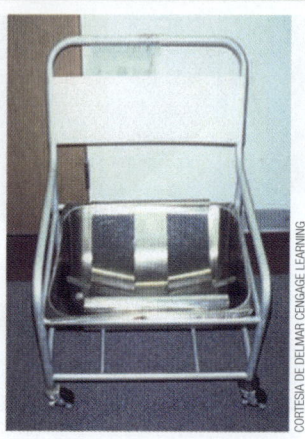

Figura 29.7-4 ■ Banho de assento portátil.

17. Deixe a água da torneira correr até atingir a temperatura adequada (entre 37 °C e 40°C). O cliente enfermo deve testar a temperatura na superfície dorsal do punho.

18. Para o modelo de inserção no vaso sanitário, levante o assento. Coloque a bacia na borda do vaso sanitário. Encha a bolsa com água e irrigue o circuito. Feche o *clamp*. Pendure a bolsa de água acima do vaso sanitário. Prenda o circuito na frente da bacia. Fixe o circuito no chanfro que se localiza na parte inferior da bacia.

19. No modelo independente, encha a bacia com água (Figura 29.7-5).

20. Proteja o assento com uma toalha (Figura 29.7-6).

21. Sempre use as precauções-padrão ao ajudar nos tratamentos de cuidados perineais. Peça ao cliente enfermo que remova e descarte o protetor perineal no recipiente de lixo com risco biológico.

22. Certifique-se de que o piso esteja seco. Ajude o cliente enfermo a ir ao banheiro, se necessário.

23. Peça ao cliente enfermo que se sente na bacia (Figura 29.7-7). Para o modelo de inserção no vaso sanitário, demonstre como abrir o *clamp* do circuito para iniciar o fluxo da água.

24. Cubra o colo do cliente enfermo para aquecê-lo e impedir qualquer constrangimento (Figura 29.7-8).

17. Impede lesões de queimadura.

18. A bacia fica sobre o vaso. A bolsa de água cria uma corrente suave. Quanto mais alta a bolsa, mais forçado o fluxo e mais rápido o esgotamento da água.

19. Permite que o cliente enfermo fique sentado na água.

20. Fornece conforto ao cliente enfermo.

21. Impede infecções. Os curativos com sangue são descartados no recipiente para lixo com risco biológico, a fim de impedir a disseminação de micro-organismos.

22. Impede lesões provocadas por quedas.

23. O fluxo da água é calmante e ajuda a limpar a área.

24. Fornece conforto e privacidade ao cliente enfermo.

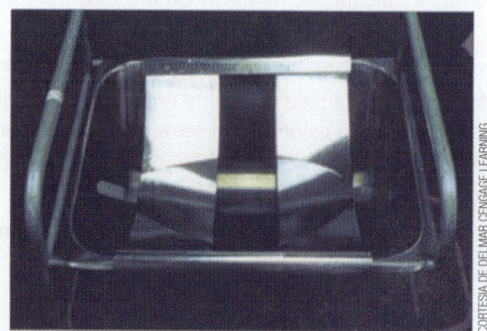

Figura 29.7-5 ■ Encha a bacia de banho de assento com água quente.

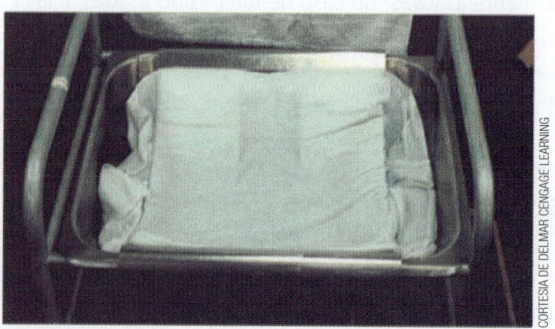

Figura 29.7-6 ■ Forre o banho de assento com uma toalha, para aumentar o conforto.

EXECUÇÃO – AÇÃO/FUNDAMENTAÇÃO	(continuação)
AÇÃO	FUNDAMENTAÇÃO

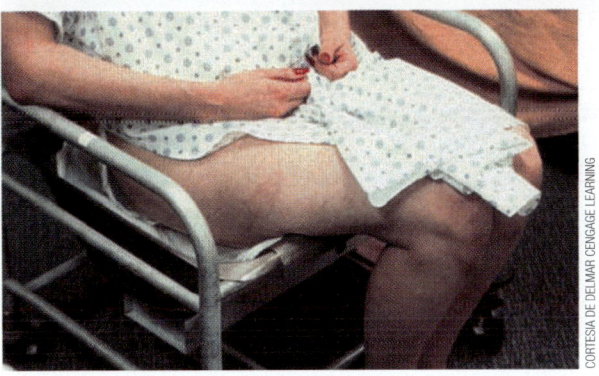

Figura 29.7-7 ■ Peça ao cliente enfermo para se sentar na bacia.

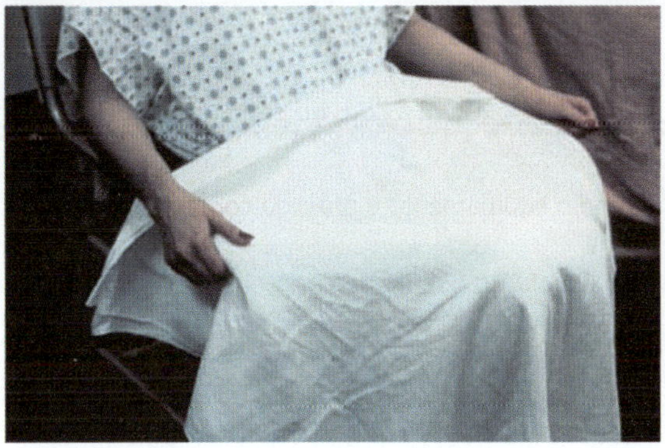

Figura 29.7-8 ■ Cubra o colo do cliente enfermo com um cobertor ou toalha, para evitar constrangimentos.

25. Verifique se o cliente enfermo pode alcançar a campainha. Peça ao cliente enfermo que o chame antes de ficar em pé.

26. Depois de 20 minutos (ou antes, se o cliente enfermo já tiver terminado), ajude-o a secar a área delicadamente com toalhas limpas.

27. Ajude o cliente enfermo a se encaminhar ao leito. Incentive-o a deitar-se em posição plana ou elevar os quadris por 20 minutos.

28. Para o modelo de inserção no vaso, esvazie a água restante no vaso sanitário. Enxágue a bacia e o saco. Limpe de acordo com a política institucional. Para o modelo independente, esvazie a água do retentor de drenagem na bacia (Figura 29.7-9). Limpe de acordo com a política institucional.

25. A água pode respingar no chão, criando o risco de se escorregar.

26. As imersões quentes não devem durar mais de 20 minutos, para impedir a vasoconstrição de rebote.

27. Impede a congestão e diminui o edema.

28. Prepara o equipamento para a próxima utilização.

Calor seco

29. Verifique solicitação do médico ou profissional qualificado e o objetivo do tratamento com calor.

30. Determine se existe algum problema que possa afetar o uso dos tratamentos com calor, como falta de sensibilidade, capacidade mental reduzida ou histórico de diabetes melito, distúrbios de sangramento, doença vascular periférica ou neuropatia periférica. O calor não deve ser usado sobre áreas de cicatrização.

29. Exige-se solicitação. Como existem diversos objetivos de tratamento com calor, é útil saber quais resultados são esperados e os locais que serão tratados.

30. Se o cliente enfermo tiver redução de sensibilidade ou de capacidade mental, o tratamento com calor deve ser usado apenas se for possível uma monitoração minuciosa. O calor não deve ser aplicado em áreas nas quais o cliente enfermo não possa avisar o enfermeiro sobre a sensação de queimadura.

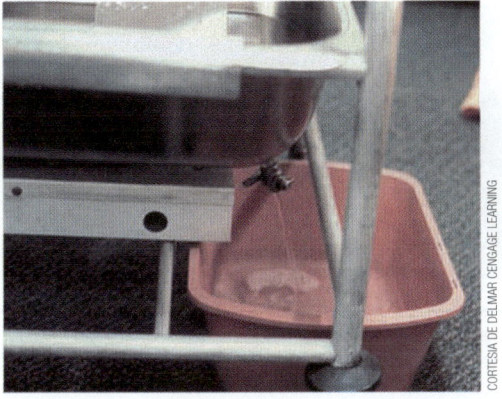

Figura 29.7-9 ■ Esvazie a água da torneira de drenagem na bacia para o descarte.

EXECUÇÃO – AÇÃO/FUNDAMENTAÇÃO	*(continuação)*
AÇÃO	FUNDAMENTAÇÃO
31. Lave as mãos e/ou use álcool gel 70% (Anvisa, RDC 42 de 25/10/2010).	31. Reduz a transmissão de micro-organismos.
32. Verifique se existem loções ou pomadas na pele. Se for o caso, remova-as.	32. Loções e pomadas retêm calor e podem levar a risco elevado de queimadura.
33. Reúna o equipamento e prossiga conforme indicado a seguir: Para envoltório quente descartável: • Ative o envoltório de acordo com as instruções do fabricante. Alguns envoltórios devem ser aquecidos em água fervente; outros, no micro-ondas; e alguns requerem flexão e ativação química (Figura 29.7-10). • Enrole o envoltório em uma toalha ou cobertura protetora (alguns fabricantes a incluem). Não use alfinetes. Se necessário, utilize esparadrapo para prender a toalha. • Descarte após o uso. Para protetor Aquathermia: • Siga as instruções do fabricante. • Encha a unidade de controle com água destilada ou conforme instruções. • Verifique se a unidade de controle e a tubulação não apresentam vazamentos. Ligue o aparelho e verifique a temperatura da água com um termômetro depois de alguns minutos. A temperatura correta é 40 °C. Alguns aparelhos exigem que a unidade de controle esteja nivelada com o protetor para funcionar, porque a superação da gravidade pode forçar o motor (Figura 29.7-11).	33. • As instruções do fabricante devem ser seguidas porque existem diferenças na ativação. Se o micro-ondas for usado para aquecer um envoltório que deve ser aquecido em água quente, a bolsa pode estourar. • É necessária uma barreira entre a pele do cliente enfermo e a fonte de calor para evitar as queimaduras. • Os envoltórios quimicamente ativados não podem ser reativados. Em instituições médicas, envoltórios de gel não podem ser aquecidos em áreas comuns sem causar a transmissão de micro-organismos. Em casa, envoltórios ativados por fervura ou micro-ondas podem ser reutilizados no mesmo cliente enfermo. • Existem várias marcas de protetores Aquathermia, e cada uma pode apresentar pequenas diferenças quanto a instruções operacionais. • A água destilada impede o acúmulo de depósitos minerais que podem danificar o equipamento. • Isso garante o funcionamento correto da unidade de controle. Se houver vazamento no circuito, é necessário adquirir outro protetor, porque este apresentará perigo elétrico ao cliente enfermo e à equipe.
34. Lave as mãos e/ou use álcool gel 70% (Anvisa, RDC 42 de 25/10/2010).	34. Reduz a transmissão de micro-organismos.

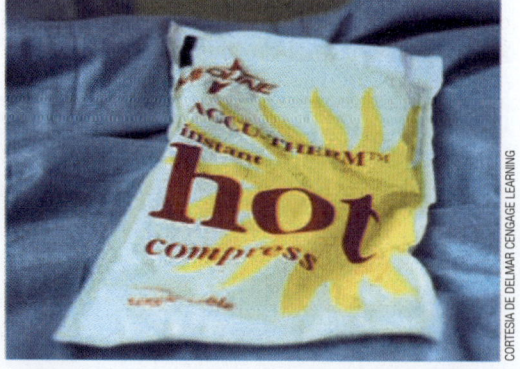

Figura 29.7-10 ▪ Envoltório quente descartável.

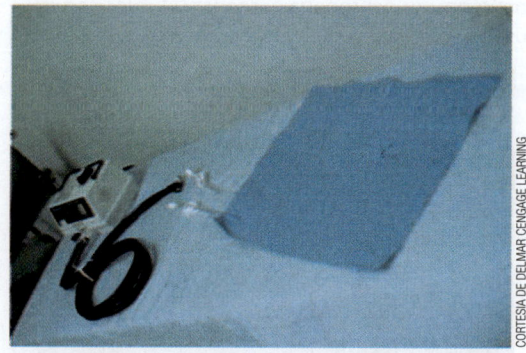

Figura 29.7-11 ▪ Protetor Aquathermia.

CAPÍTULO 29 ■ Procedimentos Intermediários

EXECUÇÃO – AÇÃO/FUNDAMENTAÇÃO	(continuação)
AÇÃO	**FUNDAMENTAÇÃO**

Aplicação de frio

35. Lave as mãos e/ou use álcool gel 70% (Anvisa, RDC 42 de 25/10/10).

36. Analise a sensação e a cor da pele do cliente enfermo no local planejado para a aplicação. Determine se existe algum dano ao tecido. Analise o sangramento e a drenagem do ferimento (Figura 29.7-12).

37. Identifique se o cliente enfermo possui histórico de comprometimento circulatório ou neuropatia (Figura 29.7-13).

38. Verifique a solicitação do médico ou profissional qualificado e o motivo da aplicação do frio.

39. Se for utilizado um saco de gelo com gaze úmida ou toalhas, preencha o saco até três quartos com gelo e remova o ar do saco. Fechá-lo. Verifique se há vazamento. Enrole o saco em uma toalha ou capa protetora e coloque sobre a área afetada. Se forem aplicadas imersões frias, use uma bacia de tamanho apropriado para a parte do corpo tratada.

40. Se for usado um colar de gelo, encha-o até três quartos com gelo e remova o ar residual antes de fechá-lo. Verifique se há vazamento. Coloque o colar na capa protetora e ao redor do pescoço do cliente enfermo.

41. Se for usado um envoltório frio descartável, ative-o de acordo com as instruções, enrole-o em uma toalha (Figura 29.7-14) e coloque-o sobre a área afetada (Figura 29.7-15). Alguns envoltórios são fornecidos com uma cobertura. Prenda o envoltório no lugar com esparadrapo, envoltório elástico ou bandagens (Figuras 29.7-16, 29.7-17 e 29.7-18). Descarte o envoltório depois do tratamento.

42. Analise a pele do cliente enfermo periodicamente para observar sinais de intolerância ao frio ou danos ao tecido.

43. Se o cliente enfermo puder tolerar o frio, deixe a aplicação por aproximadamente 20 minutos em cerca de 15 °C.

35. Reduz a transmissão de micro-organismos.

36. Fornece dados de base de referência para a comparação após o tratamento.

37. O frio causa a vasoconstrição e reduz o metabolismo, podendo provocar danos ao tecido em pessoas com circulação e sensibilidade comprometidas.

38. A solicitação de um médico ou um profissional qualificado é necessária na maioria das situações do tratamento com o frio. O motivo da aplicação do frio deve ser explicado ao cliente enfermo.

39. Se o ar for removido, será mais fácil moldar o saco conforme o corpo do cliente enfermo. O saco é enrolado para impedir lesões na pele do cliente enfermo ou no tecido exposto, porque o frio direto pode causar lesões.

40. É mais fácil de se moldar ao corpo do cliente enfermo. O colar é enrolado para impedir lesões na pele do cliente enfermo.

41. Quando o envoltório é comprimido e amassado, uma solução à base de álcool é liberada, criando a temperatura fria. O envoltório não pode ser reutilizado.

42. Os sinais de intolerância são palidez da pele, branqueamento, produção de manchas e entorpecimento.

43. Uma aplicação mais longa pode causar danos ao tecido, principalmente porque a sensação de dor é reduzida na presença do frio. Ocorre vasodilatação de reflexo depois de 20 minutos, comprometendo assim o efeito terapêutico do tratamento com o frio.

Figura 29.7-12 ■ Analise cor, sensação, ferimentos ou irritação da pele no local planejado para a aplicação do frio.

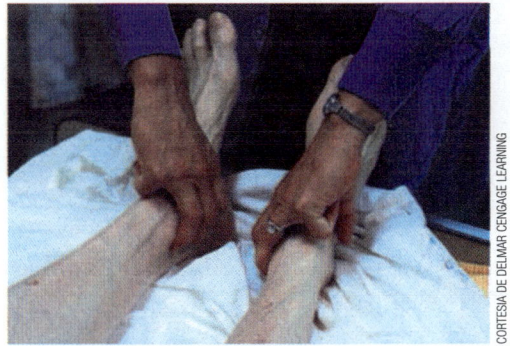

Figura 29.7-13 ■ Analise a circulação ou a neuropatia antes de iniciar o procedimento.

EXECUÇÃO – AÇÃO/FUNDAMENTAÇÃO	(continuação)
AÇÃO	FUNDAMENTAÇÃO

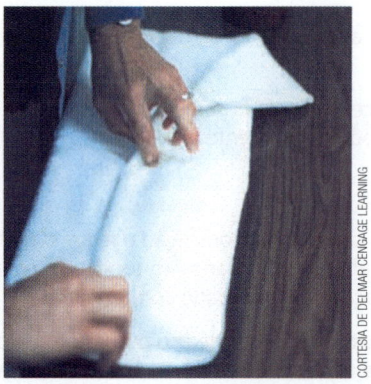

Figura 29.7-14 ▪ Enrole o envoltório frio em uma toalha.

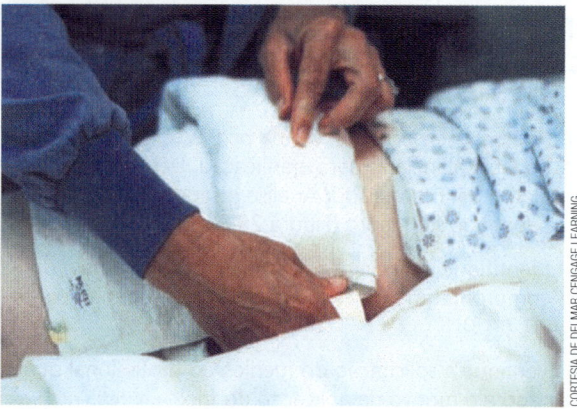

Figura 29.7-15 ▪ Coloque o envoltório frio na área afetada.

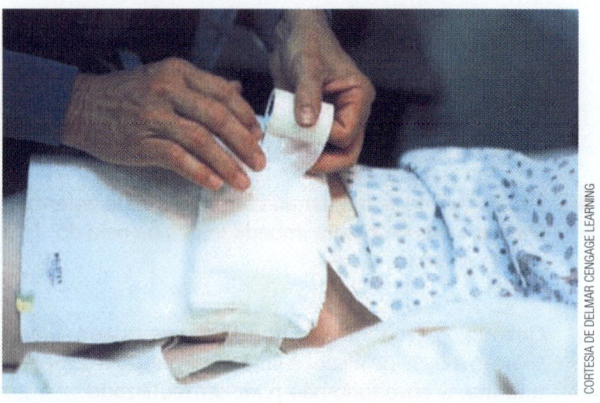

Figura 29.7-16 ▪ Prenda o envoltório na área com o esparadrapo.

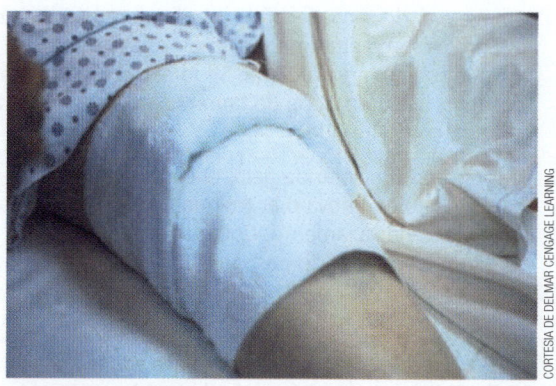

Figura 29.7-17 ▪ Envoltório frio corretamente enrolado na toalha e preso com esparadrapo.

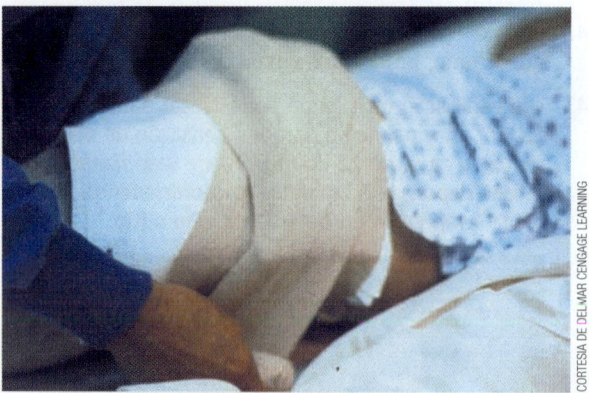

Figura 29.7-18 ▪ Pode-se use um envoltório elástico para manter a posição de envoltórios grandes.

44. Descarte o equipamento de acordo com a legislação vigente (Anvisa, RDC 306/2004).

45. Reanalise as condições da pele do cliente enfermo ou do tecido exposto.

46. Lave as mãos e/ou use álcool gel 70% (Anvisa, RDC 42 de 25/10/10).

44. Reduz a transmissão de micro-organismos.

45. A pele do cliente enfermo deve ser analisada, e sinais de alteração devido ao frio e intolerância devem ser documentados.

46. Reduz a transmissão de micro-organismos.

AVALIAÇÃO

- O cliente enfermo teve os benefícios previstos do tratamento com frio ou calor.
- O cliente enfermo não teve comprometimento da integridade da pele.

DOCUMENTAÇÃO

Anotações dos enfermeiros

- Documentar o procedimento e a resposta do cliente enfermo.
- Registrar o equipamento usado.
- Registrar a duração da aplicação.
- Registrar as condições da pele do cliente enfermo depois do procedimento.

PROCEDIMENTO 29-8 — Administração de medicação oral, sublingual e bucal

RESUMO

O método mais fácil e comum para administrar uma medicação é pela boca (Figura 29.8-1). O cliente enfermo pode aprender a administrar a medicação em casa, ou um enfermeiro pode preparar as medicações e distribuí-las. Medicações orais são relativamente contraindicadas para clientes enfermos com alterações gastrointestinais (dependendo do grau e da extensão do comprometimento) que usam sonda nasogástrica (avaliar o tamanho da sonda) ou de gastrostomia, ou para os que apresentam reflexo de deglutição comprometido, sendo estes últimos, dependendo da política da instituição, acompanhados pela equipe de fonoaudiologia para a tomada de decisão em conjunto. Em relação a clientes enfermos com incapacidade de engolir devida a distúrbios neuromusculares, estritura do esôfago ou lesão na boca, ou aos que não respondem ou estão em coma, há contraindicação absoluta, não sendo, portanto, qualificados para receber a administração oral de uma medicação, sob sérios riscos de broncoaspiração e consequente risco de morte.

O enfermeiro precisa saber a ação, dosagem normal, efeitos colaterais, interações medicamentosas e implicações de enfermagem de cada medicamento administrado. Em alguns ambientes, as medicações de vários clientes enfermos são preparadas de uma vez no quarto ou carrinho, com a identificação cuidadosa das doses de cada cliente enfermo (Figura 29.8-2). Muitos hospitais utilizam um sistema de medicação computadorizado e de acesso limitado. O enfermeiro nunca deve administrar medicações preparadas por outra pessoa nem deixá-las ao lado do leito para que o cliente enfermo tome mais tarde.

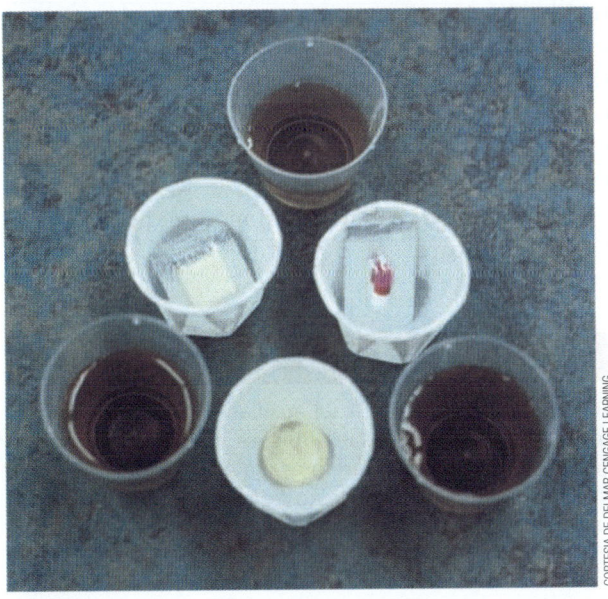

Figura 29.8-1 ▪ Medicação oral, sublingual e bucal.

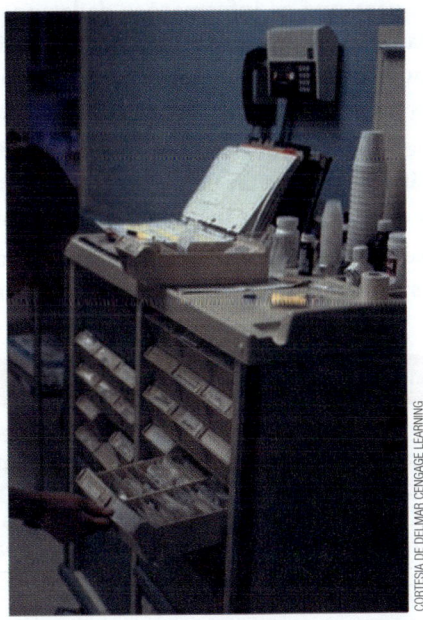

Figura 29.8-2 ▪ Em alguns ambientes, as medicações de vários clientes enfermos são preparadas de uma só vez no carrinho.

ANÁLISE

1. Analise os sete certos: o cliente enfermo certo, o fármaco certo, a dose certa, a via certa, a hora certa, a documentação certa e a certeza do direito de recusa. **Impede que ocorram erros na administração da medicação.**
2. **Observe a data de validade, as condições da embalagem e aspectos gerais** do medicamento como coloração ou presença de corpos estranhos.
3. Revise a ação, o objetivo, a dosagem normal e a via, os efeitos colaterais comuns, hora de início e de pico de ação, bem como implicações de enfermagem de cada fármaco, **para que a resposta do cliente enfermo possa ser monitorada.**
4. Analise as condições do cliente enfermo para verificar se a solicitação do profissional de saúde é adequada, **porque o quadro do cliente enfermo pode ter mudado desde que a solicitação foi escrita.**
5. Analise a capacidade de ingerir fluidos e alimentos, **porque pode ser necessária uma via alternativa para a medicação se o cliente enfermo não puder ingerir comprimidos.**
6. Analise as contraindicações da administração de medicação oral, como náusea e vômito, aspiração gástrica ou cirurgia gástrica resultando em peristalse reduzida, **porque as alterações na função gastrointestinal podem interferir na absorção e na eliminação dos fármacos.**
7. Analise no prontuário do cliente enfermo o histórico de alergias a alimentos ou medicações **para poder evitá-las.**
8. Analise se o cliente enfermo conhece o uso das medicações **para que as informações dadas possam ser adaptadas às necessidades dele. Essa análise também pode indicar a cooperação com o regime de fármacos em casa ou revelar dependência ou abuso.**
9. Analise a idade, **porque clientes enfermos pediátricos e geriátricos podem ter necessidades especiais, conforme a capacidade de ingestão de comprimidos.**
10. Analise a necessidade de líquidos, **porque geralmente é mais fácil engolir um comprimido com um líquido, o que promove a ingestão de fluidos; no entanto, às vezes existem restrições.**
11. Analise a habilidade do cliente enfermo em se sentar ou se virar. **O cliente enfermo deve ser capaz de engolir o comprimido sem risco de aspiração.**

POSSÍVEIS DIAGNÓSTICOS DE ENFERMAGEM

Falta de cooperação.

Comprometimento na deglutição.

Conhecimento deficiente (regime de medicação).

PLANEJAMENTO

Resultados esperados

1. O cliente enfermo ingere a medicação prescrita.
2. O cliente enfermo é capaz de explicar o objetivo e o cronograma da medicação.
3. O cliente enfermo não tem desconforto gastrointestinal nem alterações na função gastrointestinal.
4. O cliente enfermo mostra a resposta desejada à medicação como alívio da dor, frequência cardíaca regular ou pressão arterial estável.
5. O cliente enfermo não tem reação alérgica.

Equipamentos necessários

- Prescrição médica.
- Registro de administração de medicação (RAM). Em algumas instituições, esse tipo de registro ocorre na própria folha de prescrição médica.
- Carrinho de medicação ou computador de distribuição.
- Bandeja de medicação.
- Copos descartáveis de medicação.
- Copo de água, suco ou outro líquido.
- Canudo.
- Almofariz e pilão, se necessários.
- Dispositivo para cortar comprimidos, se necessário.
- Toalhas de papel.

DICA DE DELEGAÇÃO

O procedimento de administração de medicação pode ser delegado para o pessoal auxiliar e técnicos de enfermagem, sem prejuízo da Lei 7.498/86. Entretanto, isso pode variar conforme as instituições. Cabe ao enfermeiro fazer orientações e supervisionar. Para tanto, sugere-se que a delegação dessa tarefa esteja em consonância com as ações de Sistematização de Assistência de Enfermagem (SAE), conforme Resolução Cofen 272/2002, e que os profissionais citados anteriormente recebam treinamento específico, documentado em livro próprio.

CAPÍTULO 29 ▪ Procedimentos Intermediários

EXECUÇÃO – AÇÃO/FUNDAMENTAÇÃO

AÇÃO	FUNDAMENTAÇÃO
1. Retire adornos como relógio, pulseiras e anéis. Lave as mãos e/ou use álcool gel 70% (Anvisa, RDC 42 de 25/10/10).	1. Reduz a transmissão de micro-organismos.
2. Organize a bandeja de medicação e os copos na sala ou no carrinho, fora do quarto do cliente enfermo. Muitos hospitais utilizam um carrinho de medicação computadorizado e de acesso limitado. Siga o protocolo institucional.	2. Organiza a medicação e o equipamento, economiza tempo e reduz a possibilidade de equívocos.
3. Destrave o carrinho de medicação ou faça *log on* no computador.	3. Medicações precisam ser protegidas.
4. Prepare a medicação para um cliente enfermo de cada vez, seguindo os primeiros cinco certos. Selecione o fármaco correto na gaveta da medicação, de acordo com o RAM (Figura 29.8-3). Calcule a dosagem do fármaco se necessário.	4. Os primeiros cinco certos são cliente enfermo certo, hora certa, medicação certa, dose e via certas. A comparação do RAM com o rótulo reduz a possibilidade de equívocos. Verificar duas vezes reduz os erros de cálculo.
5. Para preparar um comprimido ou cápsula: deposite o número exigido de comprimidos ou cápsulas no frasco e transfira a medicação para o copo, sem tocar nela.	5. Evita desperdiçar medicamentos caros e contaminar o fármaco.
• Os comprimidos marcados podem ser quebrados, se necessário, usando luvas ou um dispositivo apropriado (Figura 29.8-4).	• Comprimidos não marcados não devem ser quebrados. A eficácia da medicação pode ser reduzida se o comprimido for quebrado ou esmagado.
• Um comprimido de dose única deve ser colocado diretamente no copo de medicamentos *sem que seja aberto*, até ser administrado ao cliente enfermo.	• A embalagem mantém a higiene e a identificação até que o medicamento seja administrado.
• Para clientes enfermos com dificuldade de engolir, alguns comprimidos podem ser esmagados com o auxílio de um almofariz e um pilão, ou colocados entre dois copos de papel e amassados com um objeto rombo e em seguida misturados a uma pequena quantidade de suco. *Medicamentos com liberação lenta ou revestimentos especiais não devem ser esmagados.* Consulte a farmácia se tiver dúvidas (Figura 29.8-5).	• Um comprimido grande geralmente é mais fácil de ingerir se for esmagado e misturado a um alimento mole.

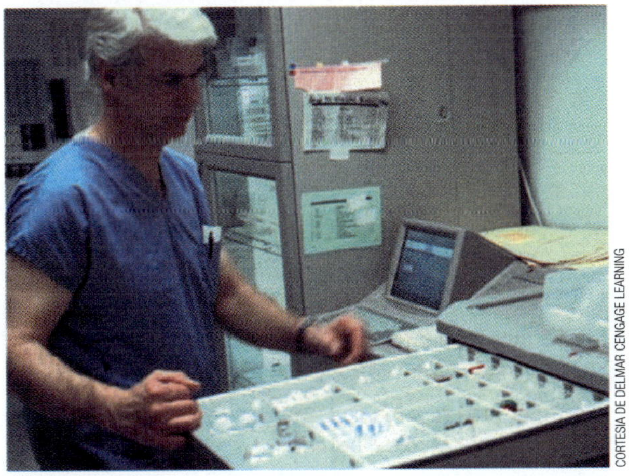

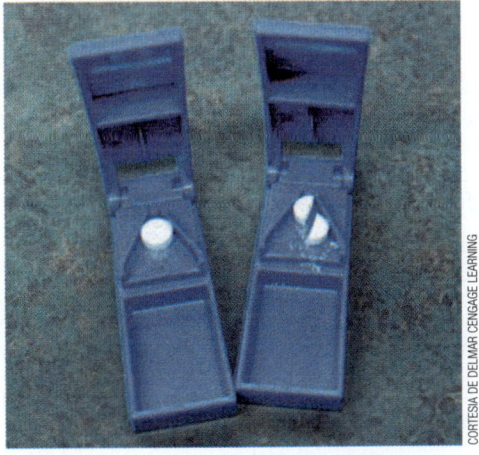

Figura 29.8-3 ▪ Prepare a medicação oral seguindo os cinco certos: cliente enfermo certo, hora certa, medicação certa, dose e via certas.

Figura 29.8-4 ▪ Os comprimidos marcados podem ser quebrados, se necessário.

EXECUÇÃO – AÇÃO/FUNDAMENTAÇÃO	(continuação)
AÇÃO	FUNDAMENTAÇÃO

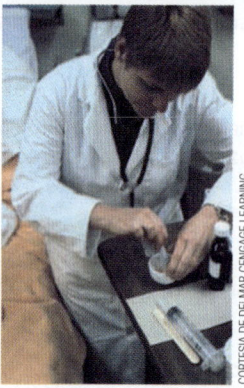

Figura 29.8-5 ■ Alguns medicamentos podem ser esmagados e misturados com um alimento mole, como suco, para clientes enfermos que tenham dificuldade em engolir.

6. Para preparar a medicação líquida: remova a tampa do recipiente e coloque-a virada para cima no carrinho. Segure o frasco com o rótulo para cima e coloque o copo de medicação na altura de seus olhos, em uma superfície nivelada, enquanto se derrama o conteúdo (Figura 29.8-6). Encha o copo até o nível desejado, usando a superfície ou a base do menisco como escala, e não a borda do líquido no copo. Limpe o gargalo do frasco com a toalha de papel.

7. Para preparar um narcótico, pegue a chave da gaveta de narcóticos e verifique a contagem dos fármacos no registro ao remover a dose. Se a contagem de fármacos não estiver de acordo com os registros, informe o enfermeiro encarregado imediatamente.

8. Verifique a data de vencimento em todos os medicamentos.
   - Verifique duas vezes o RAM com os fármacos preparados.
   - Retorne os medicamentos de estoque à gaveta ou prateleira.
   - Coloque os RAMs com os medicamentos do cliente enfermo.
   - Não deixe os medicamentos sozinhos.

9. Administre os medicamentos ao cliente enfermo. Observe o horário correto da administração.

   - Identifique o cliente enfermo de duas maneiras: leia a pulseira do cliente enfermo e repita o nome dele e/ou lhe peça que diga o próprio nome (Figura 29.8-7). Além disso, verifique o número do hospital se o alerta do nome ou o cliente enfermo não for confiável.
   - Verifique a embalagem do fármaco se estiver presente, para garantir o tipo e a dosagem.
   - Analise as condições do cliente enfermo e a forma de medicação.
   - Realize qualquer análise necessária para medicamentos específicos, como pulso ou pressão arterial.
   - Explique a finalidade do fármaco e pergunte se o cliente enfermo tem dúvidas, respeitando seu direito de recusar a medicação.

6. Colocar a tampa virada para cima sobre o carrinho impede a contaminação do interior do frasco. Segurar o frasco com o rótulo para cima impede que os respingos do líquido sujem o rótulo. Segurar o copo de medicação na altura dos olhos garante uma dose precisa. Limpar o gargalo impede que a tampa fique grudenta.

7. As leis de substâncias controladas exigem registros de cada dose dispensada. A identificação precoce dos erros ajuda na ação corretiva. A instituição pode exigir que se preencha um relatório de incidentes.

8. Os medicamentos vencidos podem perder a eficácia.
   - Reduz o risco de erro.
   - Garante a segurança dos medicamentos em estoque.
   - Garante a identificação dos medicamentos.
   - Os medicamentos são protegidos pelo enfermeiro.

9. Garante o efeito terapêutico do fármaco, quando administrado dentro de 30 minutos do horário prescrito. (*Hora certa.*)

   - A pulseira de identificação, feita no momento da admissão, é a fonte mais confiável, mesmo que o cliente enfermo não possa dizer seu nome. (*Cliente enfermo certo.*)
   - Impede a administração da medicação ou da dose incorreta. (*Medicação certa, dose certa.*)
   - Permite analisar a via de medicação e se ela é adequada. (*Via certa.*)
   - Determina se a medicação deve ser ou não administrada nesse horário.
   - Melhora a cooperação com a farmacoterapia.

CAPÍTULO 29 ■ Procedimentos Intermediários

EXECUÇÃO – AÇÃO/FUNDAMENTAÇÃO (continuação)

AÇÃO	FUNDAMENTAÇÃO

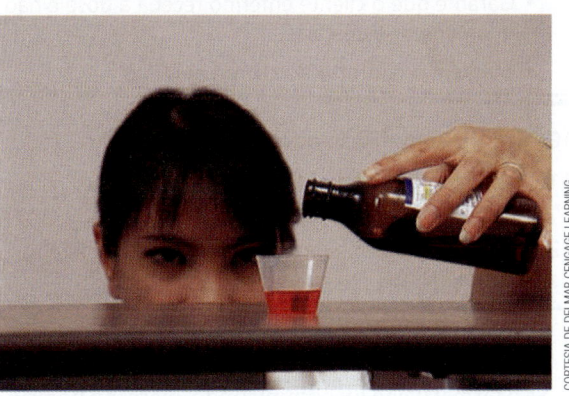

Figura 29.8-6 ■ Meça os medicamentos líquidos na altura dos olhos, sobre uma superfície nivelada.

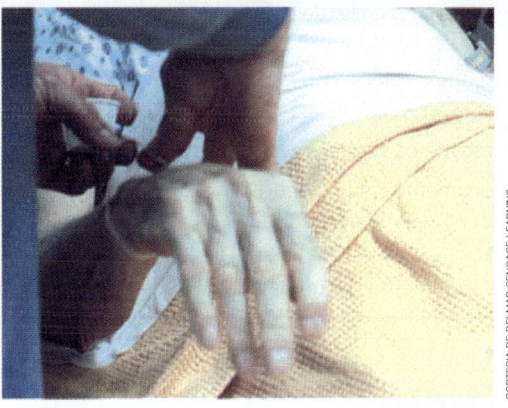

Figura 29.8-7 ■ Identifique o cliente enfermo de duas maneiras: leia a pulseira do cliente e repita o nome dele e/ou peça que lhe diga o próprio nome antes de administrar a medicação.

- Ajude o cliente enfermo a ficar sentado ou em posição lateral.

- Deixe que o cliente enfermo segure o comprimido ou o copo de medicação.

- Forneça um copo de água ou outro líquido e um canudo para ajudar o cliente enfermo a engolir a medicação (Figura 29.8-8).

- Para as medicações *sublinguais*, instrua o cliente enfermo a colocar a medicação embaixo da língua e deixe que dissolva completamente.

- Para a administração *bucal* dos fármacos, diga ao cliente enfermo para colocar o medicamento na boca contra a bochecha até que dissolva completamente.

- Para medicações *orais* administradas através de sonda nasogástrica, esmague os comprimidos ou abra as cápsulas e dissolva-as em 20 mL a 30 mL de água morna em um copo. Verifique se o fato de esmagar e dissolver o medicamento não comprometerá sua absorção. Verifique o posicionamento da sonda de alimentação ou nasogástrica antes de administrar qualquer coisa que não seja ar.

- Impede aspiração durante a deglutição.

- O cliente fica familiarizado com as medicações.

- Fornece conforto ao cliente enfermo ao engolir e pode melhorar a ingestão de líquidos.

- O fármaco é absorvido pelas membranas da mucosa para os vasos sanguíneos. Se for engolido, o fármaco pode ser destruído pelo suco gástrico ou desintoxicado no fígado muito rapidamente e, assim, os efeitos pretendidos não ocorrem.

- Promove a atividade local nas membranas da mucosa.

- Permite a administração da medicação via tubo nasogástrico ou de alimentação. Garante que a medicação seja absorvida e utilizada corretamente.

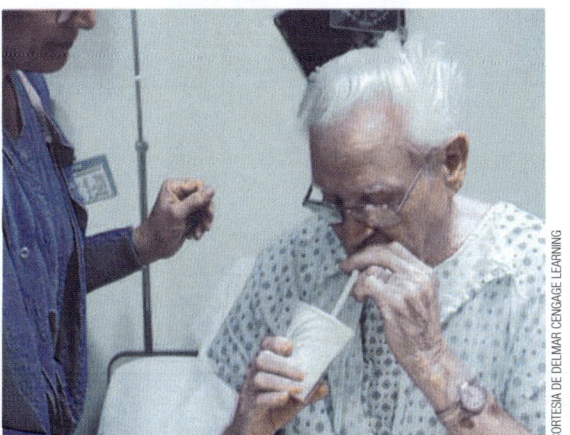

Figura 29.8-8 ■ Deixe o cliente enfermo segurar o comprimido e forneça água ou suco para ajudá-lo a engolir.

EXECUÇÃO – AÇÃO/FUNDAMENTAÇÃO	(continuação)
AÇÃO	FUNDAMENTAÇÃO
• Fique com o cliente enfermo até que cada medicamento tenha sido engolido ou dissolvido.	• Garante que o cliente enfermo receba a dose e não a guarde nem a descarte.
• Ajude o cliente enfermo a ficar em uma posição confortável.	• Mantém o conforto do cliente enfermo.
10. Descarte os suprimentos sujos e lave as mãos.	10. Reduz a transmissão de micro-organismos.
11. Documente (sétimo certo) a hora e a via de administração no RAM e devolva-o ao ao prontuário do enfermo.	11. Impede erros de administração.
12. Devolva o carrinho à sala de medicamentos; reabasteça os suprimentos se necessário. Limpe a área de trabalho.	12. Ajuda outros profissionais a realizarem suas tarefas eficientemente.

AVALIAÇÃO

- Avaliar a resposta do cliente enfermo ao fármaco dentro de 30 minutos após a administração ou antes, se for prevista alguma reação alérgica.
- Pedir ao cliente enfermo ou responsável que discorra sobre o objetivo, a ação, a programação da dosagem e os efeitos colaterais.

DOCUMENTAÇÃO

Registro de administração de medicação

- Data e hora de administração de cada fármaco, incluindo iniciais e assinatura.
- Se o fármaco não foi administrado, marcar o horário em que estava programado no RAM.
- Documentar em registro médico eletrônico ou planilha adequada.

Anotações dos enfermeiros

Documente:
- Data, hora e motivo de não ter administrado o fármaco.
- Resposta ao fármaco administrado.

PROCEDIMENTO 29-9 — Remoção de medicação da ampola

RESUMO

As ampolas são recipientes que contêm uma única dose de medicação. São feitas de vidro transparente, exceto as fotossensíveis, e possuem um formato distinto, com gargalo estreito. Quebra-se o gargalo da ampola e retira-se a medicação com uma agulha de filtro e uma seringa (Figura 29.9-1).

Geralmente, o gargalo da ampola é colorido e marcado. Essa marcação permite que seja quebrado facilmente o corpo do frasco, para que se obtenha a medicação. Faça a assepsia do local com álcool 70%. Coloque uma gaze ao redor do gargalo da ampola e quebre-o com um movimento lateral. A gaze protege os dedos do enfermeiro contra pedaços de vidro.

A medicação pode ficar presa na parte superior da ampola. Antes de abri-la, dê alguns golpes na sua parte superior com o dedo, para que a medicação caia no segmento inferior. Pode ser necessário repetir essa etapa várias vezes.

As recomendações adotadas devem seguir as orientações contidas no Regulamento Técnico de Boas Práticas de Utilização das Soluções Parenterais (SP) em Serviços de Saúde (Anvisa, RDC 45 de 12/3/2003).

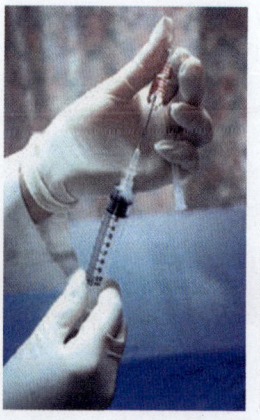

Figura 29.9-1 ▪ Remoção de medicação da ampola.

ANÁLISE

1. Identifique a ampola correta, incluindo medicação, concentração, volume e via de dosagem, bem como data de vencimento, **para evitar erros de medicação**.
2. Analise a seringa, a agulha de filtro e a agulha da injeção para ver a data de validade e se a embalagem está intacta, **a fim de avaliar a esterilidade do equipamento**.
3. Analise o líquido na ampola para ver se não está turvo, com matéria particulada ou alterações na cor, **para avaliar a capacidade de uso da medicação**.
4. Identifique ação prevista, objetivo, intervalo de dosagem normal, tempo de ação, efeitos colaterais comuns e implicações de enfermagem, **para evitar erros de medicação**.

POSSÍVEIS DIAGNÓSTICOS DE ENFERMAGEM

Risco de integridade da pele comprometida.
Risco de infecção.

PLANEJAMENTO

Resultados esperados

1. A ampola correta é selecionada.
2. A medicação é retirada para a seringa apropriada.
3. Micro-organismos não são introduzidos no sistema estéril.
4. Objetos estranhos não são introduzidos no sistema estéril.

Equipamentos necessários (Figura 29.9-2)

- Ampola de medicação.
- Gaze e álcool 70%.
- Seringa com agulha de filtro.
- Agulha substituta.
- Espaço de trabalho limpo.
- Registro de administração de medicação (RAM).

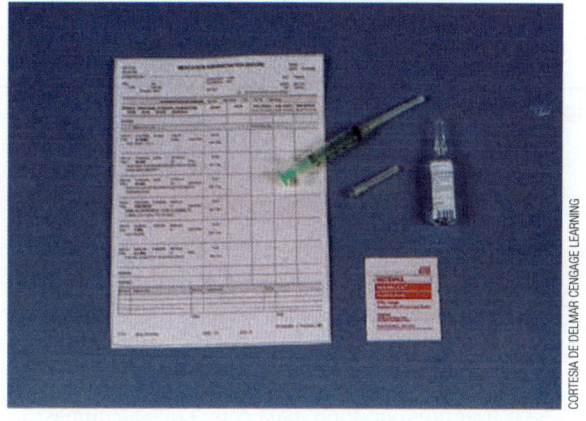

Figura 29.9-2 ■ Utilizam-se seringas, agulhas, ampolas de medicamentos e gazes com álcool para retirar a medicação de uma ampola.

DICA DE DELEGAÇÃO

O procedimento de administração de medicação pode ser delegado para o pessoal auxiliar e técnicos de enfermagem, sem prejuízo da Lei 7.498/86. Entretanto, isso pode variar conforme as instituições. Cabe ao enfermeiro fazer orientações e supervisionar. Para tanto, sugere-se que a delegação dessa tarefa esteja em consonância com as ações de Sistematização de Assistência de Enfermagem (SAE), conforme Resolução Cofen 272/2002, e que os profissionais citados anteriormente recebam treinamento específico, documentado em livro próprio.

EXECUÇÃO – AÇÃO/FUNDAMENTAÇÃO

AÇÃO	FUNDAMENTAÇÃO
1. Retire adornos como relógio, pulseiras e anéis. Lave as mãos e/ou use álcool gel 70% (Anvisa, RDC 42 de 25/10/2010). Coloque luvas não estéreis e sem látex, bem como máscara cirúrgica e óculos de proteção (opcional; verifique na farmácia a toxicidade do medicamento).	1. Diminui a transmissão de micro-organismos.
2. Selecione a ampola apropriada (Figura 29.9-3).	2. Garante que o cliente enfermo receba a medicação correta.
3. Selecione a seringa com a agulha de filtro (Figura 29.9-4).	3. A agulha de filtro retém qualquer fragmento de vidro.
4. Obtenha uma gaze.	4. A gaze evita que o enfermeiro corte o dedo na borda quebrada da ampola.

EXECUÇÃO – AÇÃO/FUNDAMENTAÇÃO	(continuação)
AÇÃO	FUNDAMENTAÇÃO

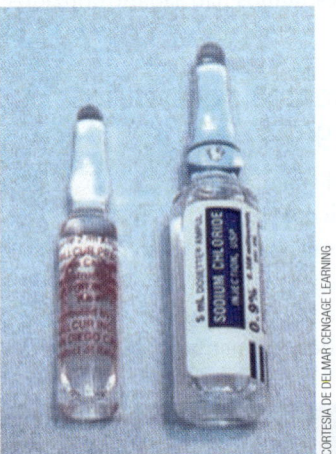

Figura 29.9-3 ■ Ampolas de medicação.

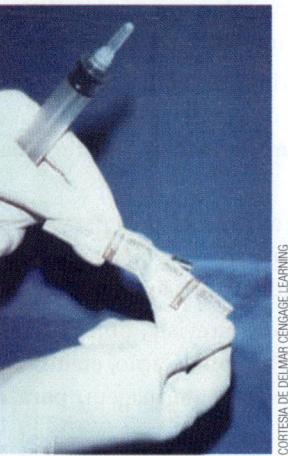

Figura 29.9-4 ■ Selecione a seringa e a agulha de filtro.

5. Selecione e reserve uma agulha de segurança com o comprimento apropriado para a injeção planejada.

6. Limpe o espaço de trabalho.

7. Observe a localização da medicação na ampola.

8. Se estiver presa no topo, bata com a unha algumas vezes, mantendo a ampola na posição vertical (Figura 29.9-5).

9. Enrole a gaze no gargalo e corte o topo em um movimento lateral direcionado no sentido oposto ao de seu corpo (Figuras 29.9-6 e 29.9-7).

10. Inverta a ampola e coloque a agulha de filtro no líquido. Retire a medicação delicadamente para a seringa (Figura 29.9-8).

5. O comprimento correto da agulha garante que a medicação seja administrada no local previsto.

6. Impede a contaminação com microgotículas que podem respingar quando a ampola é quebrada.

7. A medicação frequentemente fica na parte superior da ampola.

8. Bater no gargalo e no topo da ampola movimenta a medicação para a parte inferior.

9. A gaze impede que o enfermeiro se corte na borda da ampola quebrada. O movimento lateral fornece mais segurança ao enfermeiro.

10. A inversão da ampola permite que toda a medicação seja retirada para a seringa. A tensão da superfície mantém a medicação na ampola até que a pressão negativa do êmbolo da seringa a conduza para dentro da seringa.

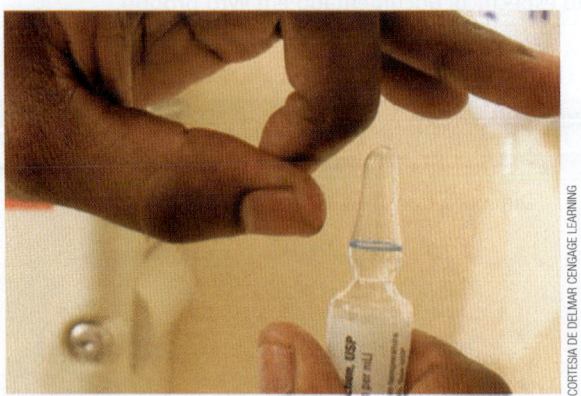

Figura 29.9-5 ■ Bata no gargalo da ampola na posição vertical para deslocar o medicamento da parte superior do frasco.

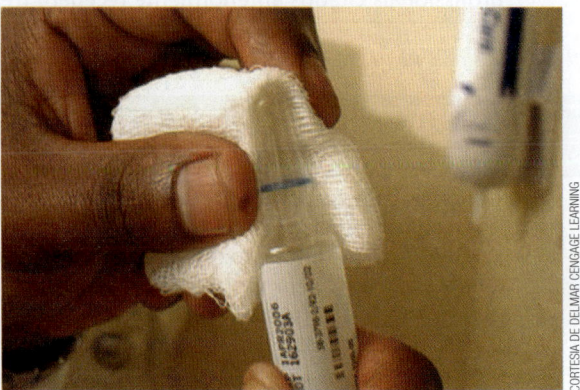

Figura 29.9-6 ■ Enrole a gaze ou a compressa de álcool no gargalo para proteger os dedos.

EXECUÇÃO – AÇÃO/FUNDAMENTAÇÃO	*(continuação)*
AÇÃO	FUNDAMENTAÇÃO

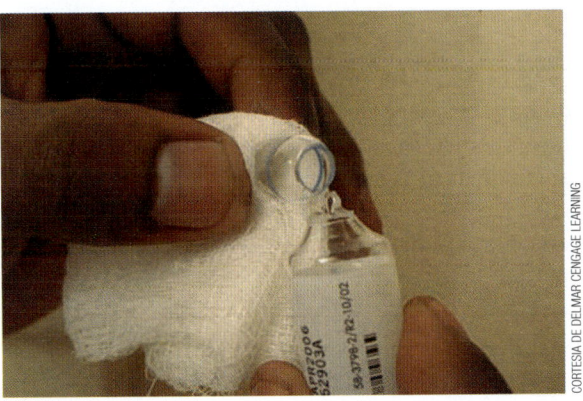

Figura 29.9-7 ▪ Quebre o topo da ampola em um movimento lateral no sentido oposto ao de seu corpo.

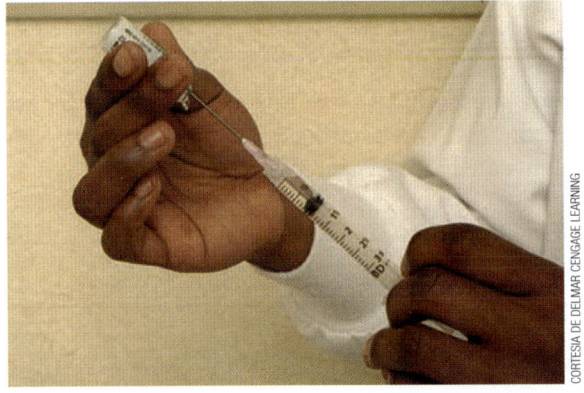

Figura 29.9-8 ▪ Inverta a ampola e retire o líquido delicadamente para a seringa. Remova a agulha de filtro e a substitua pela agulha de injeção.

11. Ou, então, coloque a ampola no balcão, segure-a e incline-a ligeiramente com a mão não dominante. Insira a agulha abaixo do nível do líquido e retire o líquido delicadamente para a seringa, inclinando a ampola, se necessário, para alcançar todo o líquido.

12. Remova a agulha de filtro e substitua-a pela agulha de injeção de segurança.

13. Descarte a agulha de filtro e a ampola de vidro (incluindo a tampa) no recipiente correto para objetos perfurocortantes (Anvisa, RDC 306 de 7/12/2004).

14. Coloque um rótulo na seringa com fármaco, dose, data e hora.

15. Lave as mãos e/ou use álcool gel 70% (Anvisa, RDC 42 de 25/10/10).

11. Embora seja mais difícil ler as calibragens da seringa, é mais fácil manter a ampola estável. Escolha o método mais confortável para você.

12. A agulha de filtro foi projetada para reter as partículas de vidro e não deve ser usada para dar injeções no cliente enfermo.

13. Agulhas e objetos perfurocortantes devem ser descartados em recipientes à prova de punção e vazamento, promovendo a segurança dos clientes enfermos e dos profissionais de saúde.

14. Impede erros de medicação.

15. Diminui a transmissão de micro-organismos.

AVALIAÇÃO

- A ampola correta foi selecionada
- A medicação foi retirada para a seringa apropriada.
- Micro-organismos não foram introduzidos no sistema estéril.
- Objetos estranhos não foram introduzidos no sistema estéril.

DOCUMENTAÇÃO

Registro de administração de medicação

Documente:
- Nome do medicamento.
- Dosagem retirada.
- Data e hora em que a medicação foi retirada.

Se a medicação for uma substância controlada, documente no livro de registro de substâncias controladas:

- Nome do medicamento.
- Dosagem retirada.
- Data e hora em que a medicação foi retirada.
- Qualquer substância controlada desperdiçada.
- Nome do enfermeiro que retirou a substância controlada.

As substâncias controladas devem ser documentadas no momento em que são removidas do armário trancado. A documentação no RAM é feita após a administração da medicação.

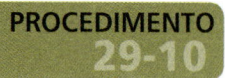

PROCEDIMENTO 29-10 — Remoção de medicação do frasco

RESUMO

Os frascos são usados para embalar uma medicação parenteral de várias doses ou de dose única. O frasco é um pequeno recipiente de vidro ou plástico com uma tampa de borracha. Ele é fornecido com uma tampa de plástico ou metal, que impede que a borracha seja perfurada antes do uso. Essa tampa de borracha deve ser limpa com álcool 70% a cada uso da medicação. Para aspirar a medicação do frasco, deve-se injetar uma quantidade igual de ar antes de tentar retirar qualquer medicação. Para retirar a medicação, todo o frasco deve ser virado de ponta-cabeça. A seringa deve ser mantida na altura dos olhos para garantir que a quantidade exata de medicação seja retirada. As recomendações adotadas devem seguir as orientações contidas no Regulamento Técnico de Boas Práticas de Utilização das Soluções Parenterais (SP) em Serviços de Saúde (Anvisa, RDC 45 de 12/3/2003).

ANÁLISE

1. Analise a data de vencimento no frasco, **a fim de evitar a administração de medicações vencidas**.
2. Analise o conteúdo do frasco que você vai usar, observando a medicação e a concentração da dosagem corretas, **para evitar erros de medicação**.
3. Analise o conteúdo do frasco para ver cor, consistência e detritos, **evitando assim administrar medicação contaminada**.
4. Analise a integridade do frasco e de sua tampa, **para evitar a utilização de um frasco que pode estar contaminado**.
5. Analise a integridade da seringa e da agulha que serão usadas para retirar a medicação, **a fim de evitar o uso de um equipamento que pode estar contaminado**.

POSSÍVEIS DIAGNÓSTICOS DE ENFERMAGEM

Risco de infecção.
Risco de lesões.

PLANEJAMENTO

Resultados esperados

1. A medicação correta é retirada do frasco por meio da técnica estéril.
2. A dose correta é retirada do frasco.
3. O conteúdo remanescente do frasco multiuso não é contaminado.
4. A data e a hora são anotadas a caneta no frasco após a abertura, bem como a rubrica de quem o abriu.

Equipamentos necessários (Figura 29.10-1)

- Frasco de medicação.
- Seringa com agulha.
- Gaze e álcool 70%.
- Luvas sem látex e não estéreis (opcional).
- Espaço de trabalho limpo.
- Registro de administração de medicação (RAM).

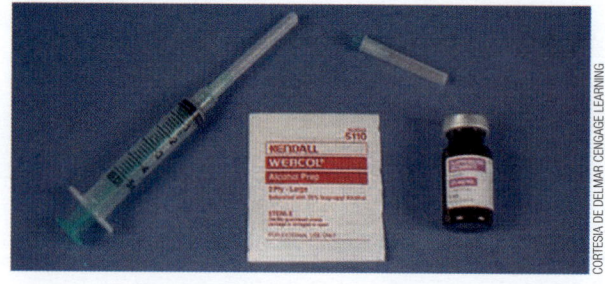

Figura 29.10-1 ▪ Utilizam-se seringa, agulha, frasco de medicamentos e gazes com álcool para retirar a medicação de um frasco.

DICA DE DELEGAÇÃO

O procedimento de administração de medicação pode ser delegado para o pessoal auxiliar e técnicos de enfermagem, sem prejuízo da Lei 7.498/86. Entretanto, isso pode variar conforme as instituições. Cabe ao enfermeiro fazer orientações e supervisionar. Para tanto, sugere-se que a delegação dessa tarefa esteja em consonância com as ações de Sistematização de Assistência de Enfermagem (SAE), conforme Resolução Cofen 272/2002, e que os profissionais citados anteriormente recebam treinamento específico, documentado em livro próprio.

EXECUÇÃO – AÇÃO/FUNDAMENTAÇÃO *(continuação)*

AÇÃO	FUNDAMENTAÇÃO
1. Retire adornos como relógio, pulseiras e anéis. Lave as mãos e/ou use álcool gel 70% (Anvisa, RDC 42 de 25/10/2010). Coloque luvas não estéreis e sem látex, bem como máscara cirúrgica e óculos de proteção (opcional; verifique na farmácia a toxicidade do medicamento).	1. Diminui a transmissão de micro-organismos.
2. Selecione o frasco apropriado (Figura 29.10-2).	2. Impede os erros de medicação.
3. Verifique a solicitação do profissional de saúde.	3. Impede os erros de medicação.
4. Verifique a data de vencimento no frasco.	4. Evita a administração de uma medicação vencida, que pode ter potência alterada.
5. Determine a via de administração e selecione a seringa e a agulha de tamanho adequado.	5. A via de administração é essencial para selecionar a seringa e a agulha de tamanho adequado.
6. Segurando a seringa na altura dos olhos, puxe o êmbolo até o volume desejado da medicação.	6. Segurar a seringa na altura dos olhos facilita a leitura da calibragem e aumenta a precisão.
7. Limpe a tampa de borracha com a gaze embebida em álcool 70%. Faça movimentos circulares, começando no centro e seguindo para cima (Figura 29.10-3).	7. Garante que o centro da tampa de borracha seja a área mais limpa para a entrada da agulha. Reduz o potencial de contaminação com micro-organismos.
8. Usando a técnica estéril, tire a tampa da agulha e coloque-a sobre uma superfície limpa.	8. Impede a disseminação de micro-organismos.
9. Coloque a agulha no centro do frasco e injete o ar lentamente. Não cause turbulência (Figura 29.10-4).	9. Adicionar ar impede o acúmulo de pressão negativa no frasco. A turbulência, que pode resultar na formação de bolhas de ar dentro do frasco, pode afetar a precisão do volume de líquido que é retirado.
10. Inverta o frasco e, lentamente, usando pressão negativa suave, retire a medicação. Mantenha a ponta da agulha no líquido (Figura 29.10-5).	10. Diminui o número de bolhas de ar que tendem a se formar durante movimentos instáveis, rápidos e exagerados. Manter a ponta da agulha no líquido impede que o ar seja sugado.
11. Com a seringa na altura dos olhos, determine se a dose apropriada foi atingida pelo volume.	11. Garante que o cliente enfermo receba a dose solicitada de medicação.
12. Retire lentamente a agulha do frasco. Siga a política da instituição sobre a recolocação da tampa e a troca de agulhas.	12. Evita os respingos da medicação e possível contaminação com os suprimentos adjacentes. Mantém a esterilidade da agulha.
13. Com uma caneta, marque a data e a hora atuais e coloque suas iniciais no frasco.	13. Evita o uso de uma medicação aberta por muito tempo, conforme protocolo institucional.
14. Coloque um rótulo na seringa com fármaco, dose, data e hora.	14. Impede erros de medicação.

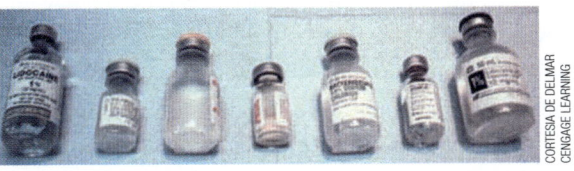

Figura 29.10-2 ▪ Selecione com cuidado a medicação solicitada.

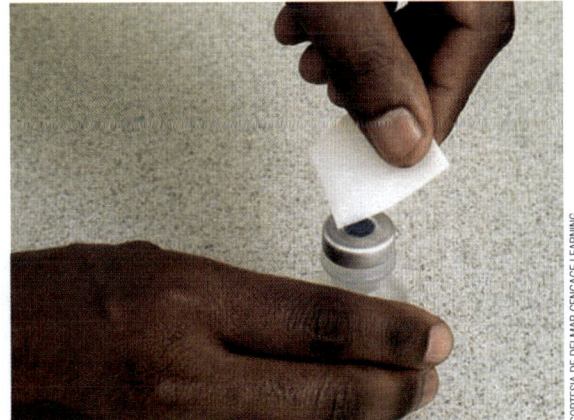

Figura 29.10-3 ▪ Limpe a tampa de borracha com gaze embebida em álcool 70 %.

EXECUÇÃO – AÇÃO/FUNDAMENTAÇÃO	(continuação)
AÇÃO	FUNDAMENTAÇÃO

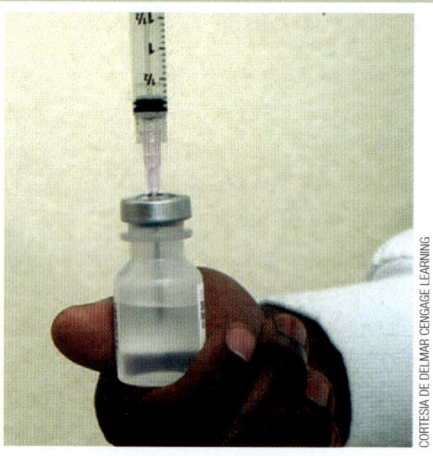

Figura 29.10-4 ■ Coloque a agulha no frasco pelo centro da tampa de borracha.

15. Lave as mãos e/ou use álcool gel 70% (Anvisa, RDC 42 de 25/10/10).

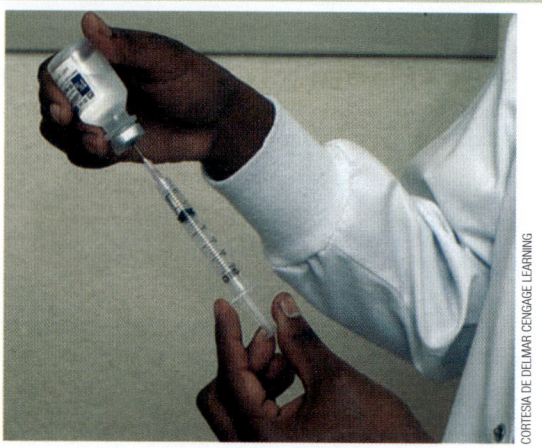

Figura 29.10-5 ■ Inverta o frasco e retire a medicação lentamente, até atingir a dosagem apropriada.

15. Diminui a transmissão de micro-organismos.

AVALIAÇÃO

- O frasco estava no prazo de validade, com a tampa de borracha intacta.
- A quantidade correta de medicação foi retirada.
- A agulha não foi contaminada nem danificada.

DOCUMENTAÇÃO

Registro de administração de medicação

Documente:
- Nome do medicamento.
- Dosagem retirada.
- Data e hora em que a medicação foi retirada.

Se a medicação for uma substância controlada, documente no livro de registros de substâncias controladas:

- Nome do medicamento.
- Dosagem retirada.
- Data e hora em que a medicação foi retirada.
- Qualquer substância controlada desperdiçada.
- Nome do enfermeiro que retirou a substância controlada.

As substâncias controladas devem ser documentadas no momento em que são removidas do armário trancado. A documentação no RAM é feita após a administração da medicação.

PROCEDIMENTO 29-11

Administração de injeção intradérmica

RESUMO

A injeção intradérmica é um método usado para administrar medicações sob a pele. Medicações potentes que devem ser absorvidas lentamente são administradas por via intradérmica, devido a vasos sanguíneos com suprimento menos rico nessa camada; no entanto, o cliente enfermo pode reagir rapidamente e deve ser monitorado quanto a reações alérgicas.

O motivo mais comum de uma injeção intradérmica é um exame da pele como aplicação da prova tuberculínica, ou um exame alérgico. Apenas pequenas quantidades (0,01 mL a 0,10 mL) de fluido são administradas por via intradérmica.

Os locais mais comuns de injeção são antebraços, parte superior do tórax e região escapular. O local deve ter uma pigmentação leve, estar livre de lesões e sem pelos. Em razão ao acesso fácil a essas áreas, o enfermeiro pode monitorar a reação (Figura 29.11-1).

Uma seringa de tuberculina ou hipodérmica pequena é usada com uma agulha curta e fina (13 x 4,5).

Em abril de 2001, uma lei federal nos Estados Unidos (Federal Needle Stick Safety and Prevention Law) passou a exigir dispositivos médicos seguros. A posição da Occupational and Safety Health Act (OSHA) observa que, sempre que uma exposição a patógenos transportados pelo sangue for prevista, é necessário usar controles para eliminar a exposição dos funcionários e, portanto, dispositivos seguros. Alguns exemplos são os sistemas sem agulha ou com agulhas protegidas. No caso de injeções intradérmicas, devem-se usar seringas ou agulhas de segurança. Podem ser agulhas de deslizamento seguro ou seringas de retração ou deslizamento seguro. Instruções apropriadas, conforme especificações do fabricante, devem ser fornecidas.

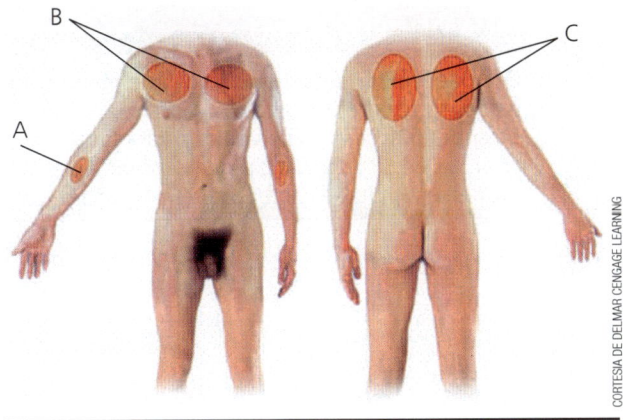

Figura 29.11-1 ■ Locais comuns para a injeção intradérmica: A – aspecto interno do antebraço; B – parte superior do tórax; C – região dorsal.

ANÁLISE

1. Analise os sete certos: o cliente enfermo certo, o fármaco certo, a dose certa, a via certa, a hora certa, a documentação certa e a certeza do direito de recusa. **Impede erros na administração da medicação.**
2. Revise a ordem do profissional de saúde **para que o fármaco seja administrado de maneira segura e correta.**
3. Revise informações sobre reação esperada ao alérgeno **para prever o tipo de reação que o cliente enfermo pode ter.**
4. Analise as indicações da injeção intradérmica, incluindo o histórico de alergias do cliente enfermo, **para que o enfermeiro não administre uma substância à qual se sabe que o cliente enfermo é sensível.**
5. Verifique data de vencimento no frasco da medicação, **porque o fármaco perde a potência com o passar do tempo.**
6. Analise o conhecimento do cliente enfermo em relação à medicação que será administrada **para que as instruções possam ser adaptadas conforme necessário.**
7. Analise a resposta do cliente enfermo quando o assunto é injeção, **porque alguns clientes enfermos podem expressar ansiedade por antecipação, o que aumenta a dor.**

POSSÍVEIS DIAGNÓSTICOS DE ENFERMAGEM

Risco de infecção.
Comprometimento da integridade da pele.
Conhecimento deficiente (procedimento).
Ansiedade.
Medo.

PLANEJAMENTO

Resultados esperados

1. O cliente enfermo apresenta dor ou ardência mínima no local da injeção.
2. O cliente enfermo não apresenta reação alérgica ou outros efeitos colaterais após a injeção.
3. O cliente enfermo pode explicar a importância da presença ou ausência de reação na pele.
4. O cliente enfermo mantém as consultas de acompanhamento dentro do cronograma recomendado para que as respostas à medicação sejam avaliadas.

Equipamentos necessários

- Seringa de tuberculina, 1 mL (Figura 29.11-2).
- Agulha (13 x 4,5).
- Aplicadores antissépticos ou com álcool 70 %.
- Ampola ou frasco de medicação.
- Cartão ou registro de administração de medicações.
- Luvas sem látex e não estéreis.

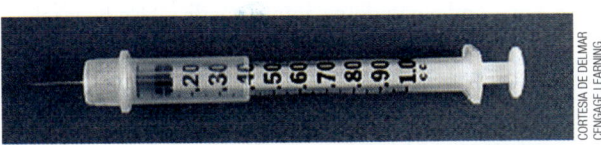

Figura 29.11-2 ■ Existem seringas de vários tamanhos. Selecione uma seringa de segurança de tuberculina de 1 mL para injeções intradérmicas.

DICA DE DELEGAÇÃO

O procedimento de administração de medicação pode ser delegado para o pessoal auxiliar e técnicos de enfermagem, sem prejuízo da Lei 7.498/86. Entretanto, isso pode variar conforme as instituições. Cabe ao enfermeiro fazer orientações e supervisionar. Para tanto, sugere-se que a delegação desta tarefa esteja em consonância com as ações de Sistematização de Assistência de Enfermagem (SAE), conforme Resolução Cofen 272/2002, e que os profissionais citados anteriormente recebam treinamento específico, documentado em livro próprio.

EXECUÇÃO – AÇÃO/FUNDAMENTAÇÃO

* Verifique a pulseira de identificação do cliente enfermo   * Explique o procedimento antes de iniciá-lo

AÇÃO	FUNDAMENTAÇÃO
1. Retire adornos como relógio, pulseiras e anéis. Lave as mãos e/ou use álcool gel 70% (Anvisa, RDC 42 de 25/10/10) e coloque luvas não estéreis sem látex.	1. Reduz a transmissão de micro-organismos.
2. No caso de clientes enfermos internados, feche portas ou cortinas ao redor do leito e mantenha avental ou lençol sobre o corpo do cliente. Em ambulatório, feche a porta da sala de exame ou tratamento. Identifique o cliente enfermo e respeite o direito de recusa do tratamento (sexto certo).	2. Promove a privacidade. Garante que a medicação seja fornecida ao cliente enfermo certo.
3. Selecione o local da injeção (Figura 29.10-1). • Verifique se não há contusões, inflamação, edemas, massas, tatuagens, cicatrizes, dor ou locais de injeções prévias. A escolha de uma área sem pelos é recomendada para não interferir na leitura do teste. • No antebraço, aplique a injeção a uma distância de três ou quatro dedos abaixo do espaço antecubital e quatro dedos acima do punho, na parte interna.	3. O local da injeção deve estar livre de lesões. Injeções repetidas diariamente devem ser aplicadas em locais variados. Garante um local limpo para interpretar os resultados.
4. Selecione seringa de tuberculina de 1 mL e uma agulha de 13 x 4,5.	4. Garante que a agulha será inserida na derme.
5. Ajude o cliente enfermo a ficar em posição confortável. Antebraço: relaxar o braço com o cotovelo e o antebraço estendidos sobre uma superfície plana. Distraia o cliente enfermo abordando um assunto interessante.	5. O relaxamento minimiza o desconforto. A distração reduz a ansiedade.
6. Use um aplicador com álcool ou antisséptico em movimentos circulares, para limpar a pele do local.	6. O movimento circular e a ação mecânica da aplicação removem as secreções que contêm micro-organismos.
7. Segurando o aplicador entre os dedos da mão não dominante, retire a tampa da agulha.	7. O aplicador permanece acessível durante o procedimento. Impede a contaminação da agulha.
8. Administre a injeção: • Com a mão não dominante, estenda a pele do local com o indicador e o polegar. • Insira a agulha lentamente em um ângulo de 5 a 15 graus, com o bisel para cima, até sentir certa resistência; depois, avance até o bisel desaparecer por completo sob a pele. A ponta da agulha deve ser vista através da pele. Entretanto, não se recomenda fazer movimentos com a seringa para verificação da localidade da ponta da agulha, pois poderia acarretar transfixação da pele e consequente perda de conteúdo.	8. • A agulha penetra na pele rígida e não na pele solta. • Garante que a ponta da agulha fique na derme.

EXECUÇÃO – AÇÃO/FUNDAMENTAÇÃO	(continuação)
AÇÃO	FUNDAMENTAÇÃO
• Injete o medicamento lentamente. Certa resistência será sentida. Após todo o conteúdo da seringa ter sido administrado, faça uma pequena pausa. Essa medida permitirá que o líquido injetado se acomode e que não reflua com a retirada da agulha.	• A camada dérmica é rígida e não se expande facilmente quando o fluido é injetado.
• Note que se formará uma pequena pápula com aspecto de "casca de laranja" (Figura 29.11-3).	• Indica que a medicação foi depositada na derme.
9. Retire a agulha aplicando pressão suave. Em alguns casos, principalmente naqueles em que a aplicação possa ter sido um pouco mais profunda, não raro pode ocorrer a saída de pequena quantidade de sangue, mesmo que se trate de aplicação intradérmica. Não se preocupe; basta manter uma pressão suave no local até cessar o sangramento.	9. O tecido de suporte ao redor do local da injeção minimiza o desconforto.
10. Não massageie o local.	10. Impede que a medicação seja distribuída para o tecido e altere os resultados do exame.
11. Ajude o cliente enfermo a ficar em posição confortável.	11. Promove o conforto.
12. Descarte a agulha e a seringa destampadas no recipiente para objetos perfurocortantes.	12. Reduz o risco de punção com a agulha.
13. Remova as luvas e lave as mãos e/ou use álcool gel 70% (Anvisa, RDC 42 de 25/10/10).	13. Reduz a transmissão de micro-organismos.
14. Documente (sétimo certo).	14. Mantém o registro legal e impede erros de medicação.

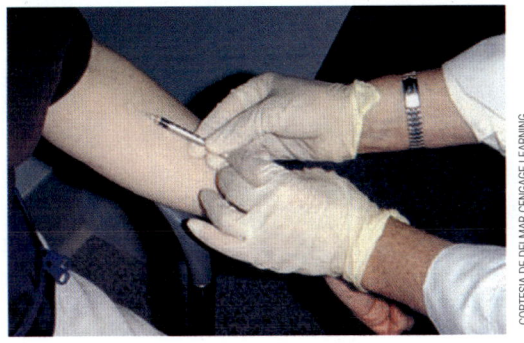

Figura 29.11-3 ▪ Note que se formará uma pequena pápula com aspecto de "casca de laranja" sob a pele.

AVALIAÇÃO
- O cliente enfermo apresentou dor ou ardência mínima no local da injeção.
- O cliente enfermo não apresentou reação alérgica nem outros efeitos colaterais após a injeção.
- O cliente enfermo conseguiu explicar a importância da presença ou ausência de reação na pele.
- O cliente enfermo manteve as consultas de acompanhamento dentro do cronograma recomendado para que as respostas à medicação fossem avaliadas.

DOCUMENTAÇÃO
Registro de administração de medicação
- Data, hora, medicação, dose, via, local e assinatura ou iniciais.

Anotações dos enfermeiros
Documente:
- Data e hora da reação na pele.
- Data e hora de qualquer efeito colateral sistêmico da medicação. Relatório para o profissional de saúde.

PROCEDIMENTO 29-12 — Administração de injeção subcutânea

RESUMO

A injeção subcutânea é um método usado para administrar medicações no tecido conjuntivo mais mole, que fica abaixo da derme. Medicações que não precisam ser absorvidas com tanta rapidez como as intramusculares são administradas por via subcutânea, porque os vasos sanguíneos têm um suprimento menos rico no tecido subcutâneo; no entanto, o cliente enfermo pode responder mais rapidamente a uma injeção subcutânea do que à medicação oral e deve ser monitorado quanto a possíveis efeitos colaterais, reações alérgicas e risco de infecção ou sangramento.

Apenas pequenas doses (0,5 mL a 1 mL) de medicação isotônica, não irritante, não viscosa e solúvel em água devem ser administradas por via subcutânea, como anticoagulantes, insulina, toxoide do tétano, medicações contra alergia, epinefrina e vitamina B12. Se um volume maior de medicação permanecer nesses tecidos sensíveis, pode-se formar um abcesso estéril, resultando em um caroço duro e dolorido. Há situações especiais, como no caso de pacientes em cuidados paliativos, nas quais essa via de administração é utilizada para hidratação com volumes variados de 500 mL a 2.000 mL em 24 horas (glicose 5% ou soro fisiológico 0,9%, podendo conter eletrólitos nas doses normais preconizadas), e outras medicações para controle da dor (Ministério da Saúde. Instituto Nacional de Câncer. *Cuidados paliativos oncológicos: controle da dor*. Rio de Janeiro: INCA, 2001).

Os locais mais comuns para injeções subcutâneas são áreas vasculares ao redor da região externa do braço, abdômen e região anterior das coxas (Figura 29.12-1). Uma vez que essas áreas têm fácil acesso, o cliente enfermo pode aprender a administrar as próprias medicações. É necessário fazer um rodízio nos locais de aplicação a cada injeção dada.

Para uma injeção subcutânea, recomenda-se uma seringa de 2 mL a 3 mL ou de 1 mL. As seringas de insulina nos tamanhos de 30, 50 e 100 unidades (sendo esta última mais comumente vista na realidade brasileira) são usadas para injeções de insulina subcutâneas. A agulha mais comumente usada para a injeção subcutânea é a de 13 x 4,5. É necessário fazer ajustes para clientes enfermos pediátricos, obesos ou caquéticos.

Em abril de 2001, uma lei federal nos Estados Unidos (Federal Needle Stick Safety and Prevention Law) passou a exigir dispositivos médicos seguros. A posição da Occupational and Safety Health Act (OSHA) observa que, sempre que uma exposição a patógenos transportados pelo sangue for prevista, é necessário usar controles para eliminar a exposição dos funcionários e, portanto, dispositivos seguros. Nos Estados Unidos, o descumprimento do uso de dispositivos e do descarte de segurança pode resultar em multas. Exemplos de dispositivos de segurança são os sistemas sem agulha ou com agulha protegida, com descarte adequado em recipientes demarcados. No caso de injeções subcutâneas, devem-se usar seringas ou agulhas de segurança. Podem ser agulhas de deslizamento ou seringas de retração ou deslizamento. Instruções apropriadas, conforme as especificações do fabricante, devem ser fornecidas.

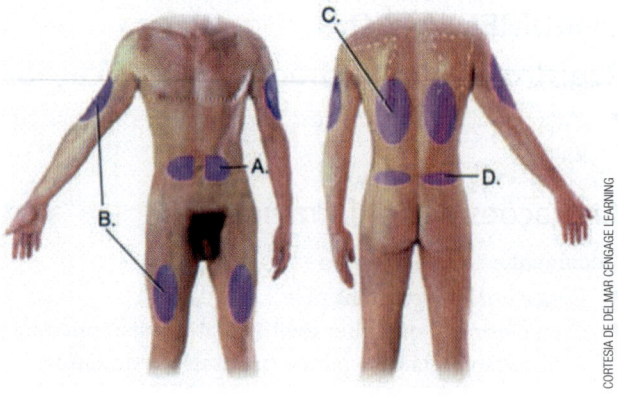

Figura 29.12-1 ▪ Locais para a injeção subcutânea: A – abdômen; B – regiões lateral e anterior do braço e da coxa; C – área escapular; D – área gluteal ventrodorsal superior.

ANÁLISE

1. Analise os sete certos: o cliente enfermo certo, o fármaco certo, a dose certa, a via certa, a hora certa, a documentação certa e a certeza do direito de recusa. **Evita erros na administração da medicação.**
2. Revise a ordem do profissional de saúde, **para que o fármaco seja administrado de maneira segura e correta**.
3. Revise informações sobre o fármaco solicitado, como ação, objetivo, tempo de início e ação de pico, dosagem normal, efeitos colaterais comuns e implicações de enfermagem, **para prever os efeitos do fármaco e as reações**.
4. Analise fatores que possam influenciar a aplicação da injeção, como choque circulatório ou perfusão local reduzida do tecido, **porque a perfusão reduzida interfere na absorção e distribuição do fármaco**.
5. Analise injeções subcutâneas prévias, **para avaliar os locais e evitar repetir a dose no mesmo local**.
6. Analise indicações da injeção subcutânea, **porque a injeção é preferível em clientes enfermos confusos ou inconscientes, incapazes de engolir um comprimido ou para os que possuem distúrbio gastrointestinal, incluindo o uso de aspiração nasogástrica**.
7. Analise a idade, **porque clientes idosos ou pediátricos têm necessidades especiais com base no status fisiológico**.
8. Analise o conhecimento do cliente enfermo em relação à medicação que será administrada **para que as instruções possam ser adaptadas conforme necessário**.
9. Analise a resposta do cliente enfermo quando o assunto é injeção, **porque alguns clientes podem expressar ansiedade por antecipação, o que aumenta a dor**.
10. Verifique o histórico de alergias, **porque pode ocorrer reação alérgica**.

POSSÍVEIS DIAGNÓSTICOS DE ENFERMAGEM

Risco de infecção.
Comprometimento da integridade da pele.
Ansiedade.
Conhecimento deficiente (procedimento).
Medo.

PLANEJAMENTO

Resultados esperados

1. O cliente enfermo apresenta dor ou ardência mínima no local da injeção.
2. O cliente enfermo não apresenta reação alérgica ou outros efeitos colaterais após a injeção.
3. O cliente enfermo é capaz de explicar a ação, os efeitos colaterais, a dosagem e a programação da medicação e também a base racional da variação dos locais.

Equipamentos necessários (Figuras 29.12-2 e 29.12-3)

- Seringa apropriada para a medicação administrada.
- Agulha (13 x 4,5).
- Aplicadores antissépticos ou com álcool 70%.
- Ampola ou frasco de medicação.
- Registro de medicações.
- Luvas sem látex e não estéreis.

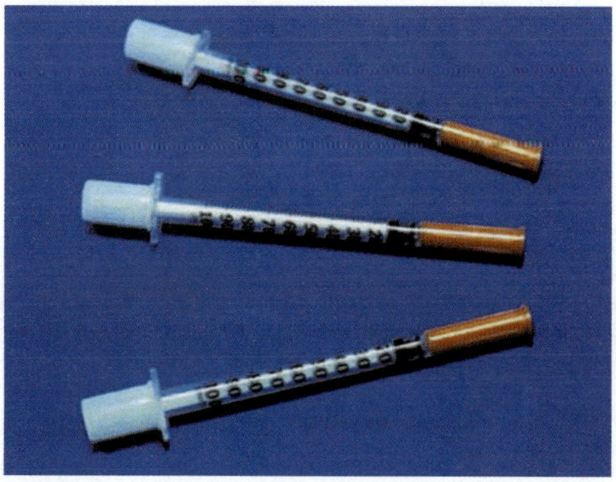

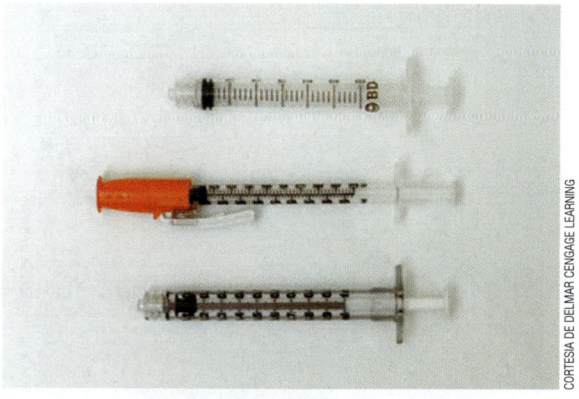

Figura 29.12-2 ▪ Seringas de insulina de 100 unidades são usadas para administrar a insulina por via subcutânea.

Figura 29.12-3 ▪ Entre as seringas usadas para injeção subcutânea estão a de 3 mL, a de insulina e a de tuberculina.

DICA DE DELEGAÇÃO

O procedimento de administração de medicação pode ser delegado para o pessoal auxiliar e técnicos de enfermagem, sem prejuízo da Lei 7.498/86. Entretanto, isso pode variar conforme as instituições. Cabe ao enfermeiro fazer orientações e supervisionar. Para tanto, sugere-se que a delegação desta tarefa esteja em consonância com as ações de Sistematização de Assistência de Enfermagem (SAE), conforme Resolução Cofen 272/2002, e que os profissionais citados anteriormente recebam treinamento específico, documentado em livro próprio.

EXECUÇÃO – AÇÃO/FUNDAMENTAÇÃO

AÇÃO	FUNDAMENTAÇÃO
* Verifique a pulseira de identificação do cliente enfermo	* Explique o procedimento antes de iniciá-lo
1. Retire adornos como relógio, pulseiras e anéis. Lave as mãos e/ou use álcool gel 70% (Anvisa, RDC 42 de 25/10/2010), e coloque luvas não estéreis sem látex.	1. Reduz a transmissão de micro-organismos.
2. Feche portas ou cortinas ao redor do leito e mantenha o avental ou lençol sobre o cliente enfermo. Identifique o cliente enfermo de duas maneiras diferentes.	2. Promove a privacidade. Garante que a medicação seja fornecida ao cliente enfermo certo.
3. Selecione o local da injeção (Figura 29.12-1). • Verifique se não há contusões, inflamação, edemas, massas, fragilidade, dor e locais de prévias aplicações (Figura 29.12-4). • Utilize o tecido subcutâneo ao redor do abdômen, regiões laterais do braço ou coxa e área escapular.	3. O local da injeção deve estar livre de lesões. • Injeções repetidas diariamente devem ser aplicadas em locais variados. • Evita causar lesão em nervos subjacentes, ossos ou vasos sanguíneos.
4. Selecione o tamanho da agulha: • Meça a dobra da pele segurando a pele entre o polegar e o indicador. • A agulha deve medir metade do comprimento da dobra de pele, de cima a baixo (Figura 29.12-5).	4. Garante que a agulha será inserida no tecido subcutâneo.
5. Ajude o cliente enfermo a ficar em posição confortável: • Relaxe braço, perna ou abdômen. • Distraia o cliente enfermo abordando um assunto interessante ou explicando o que você está fazendo, passo a passo.	5. O relaxamento minimiza o desconforto. A distração reduz a ansiedade.

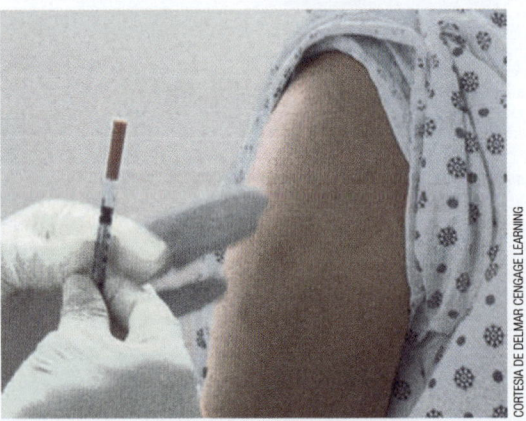

Figura 29.12-4 ▪ Selecione o local da injeção. Verifique contusões, edema, dor ou outras condições da pele antes de administrar a injeção.

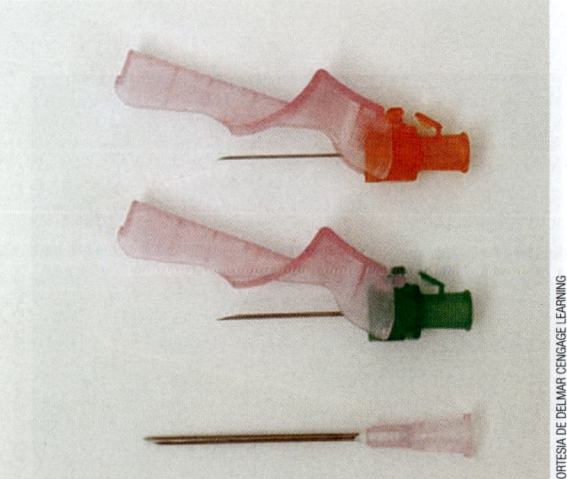

Figura 29.12-5 ▪ Diferentes tipos de agulhas usadas para injeção, com protetores de segurança para impedir punção acidental após aplicação da injeção.

CAPÍTULO 29 ■ Procedimentos Intermediários

EXECUÇÃO – AÇÃO/FUNDAMENTAÇÃO	(continuação)
AÇÃO	**FUNDAMENTAÇÃO**
6. Utilize um aplicador com álcool ou antisséptico para limpar a pele do local.	6. O movimento circular e a ação mecânica da aplicação removem os micro-organismos.
7. Segurando o aplicador entre os dedos da mão não dominante, retire a tampa da agulha.	7. O aplicador permanece acessível durante o procedimento. Impede a contaminação da agulha.
8. Administre a injeção: • Segure a seringa entre o polegar e o indicador da mão dominante, como um dardo. • "Belisque" a pele com a mão não dominante (Figura 29.12-6). • Insira a agulha rápida e firmemente (como um dardo) em um ângulo de 45 a 90 graus (Figura 29.12-7). • Solte a pele. • Segure a parte inferior da seringa com a mão não dominante e coloque a mão dominante na ponta do êmbolo. Não movimente a seringa. • Puxe o êmbolo de volta para verificar se a agulha não está em uma veia. Se não aparecer sangue, injete o medicamento lentamente. Se aparecer sangue, retire a injeção e preparar tudo novamente.	8. • Uma injeção rápida e delicada é mais fácil com a posição adequada da seringa. • A agulha penetra na pele rígida, e não na pele solta. Beliscar a pele eleva o tecido subcutâneo. • Uma injeção rápida e firme minimiza o desconforto. O ângulo depende da quantidade de tecido subcutâneo presente e do local usado. • A injeção requer manipulação delicada das partes da seringa. O movimento da seringa pode causar desconforto. • A aspiração do sangue indica a inserção intravenosa da agulha, de modo que o procedimento deve ser abandonado.
9. Tire a mão do local da injeção e retire a agulha rapidamente. Aplique pressão com o aplicador antisséptico. Não pressione a agulha com o aplicador enquanto estiver sendo retirada, pois causará mais dor.	9. O tecido de suporte ao redor do local da injeção minimiza o desconforto. Retirar a mão antes da agulha reduz a chance de punção.
10. Aplique pressão. Alguns medicamentos não devem ser massageados. Consulte a farmácia se tiver dúvidas.	10. Estimula a circulação e melhora a distribuição e absorção do fármaco.
11. Descarte a agulha e a seringa destampadas no recipiente para agulhas descartáveis (Figura 29.12-8).	11. Reduz o risco de punção com a agulha.
12. Ajude o cliente enfermo a ficar em posição confortável.	12. Fornece conforto e incentiva o cliente enfermo a permanecer imóvel.
13. Remova as luvas. Lave as mãos e/ou use álcool gel 70% (Anvisa, RDC 42 de 25/10/2010).	13. Reduz a transmissão de micro-organismos.

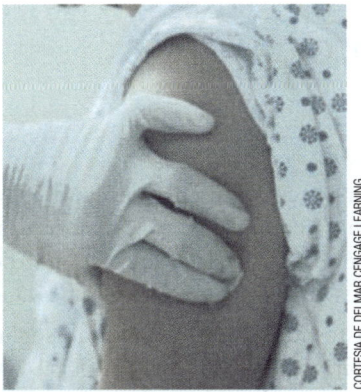

Figura 29.12-6 ■ "Belisque" a pele com a mão não dominante.

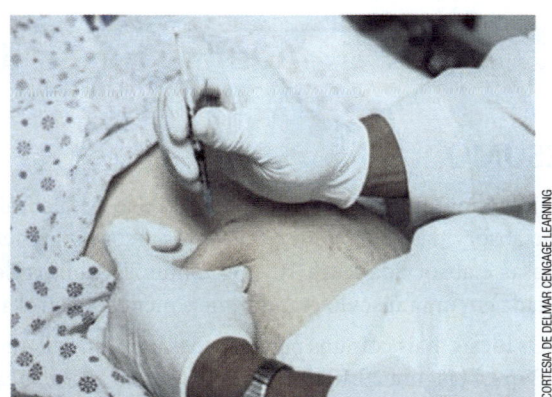

Figura 29.12-7 ■ Quando for aplicar a injeção em um ângulo de 90 graus, segure a seringa como um dardo e perfure a pele de maneira rápida e firme.

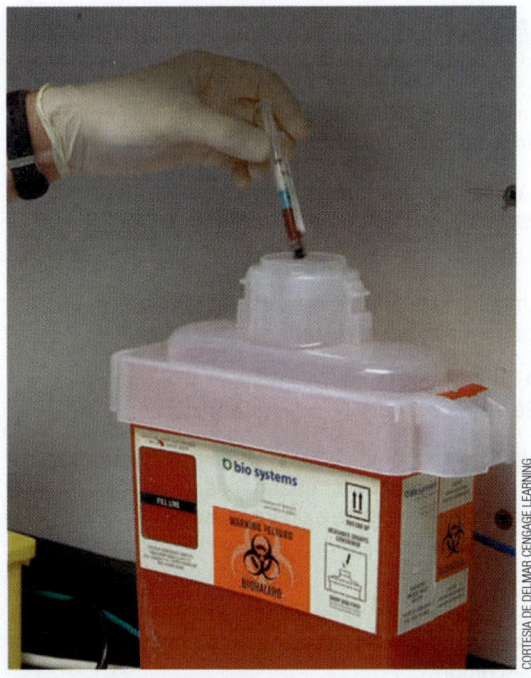

Figura 29.12-8 ▪ Descarte a agulha sem tampa em um recipiente específico para lixo com risco biológico.

AVALIAÇÃO

- Pergunte ao cliente enfermo se ele sente dor, ardência, dormência ou formigamento no local da injeção.
- Analise a resposta do cliente enfermo à medicação 30 minutos depois.
- Peça ao cliente enfermo que discuta o objetivo, a ação, a programação e os efeitos colaterais.

DOCUMENTAÇÃO

Registro de administração de medicação

- Data, hora, medicação, dose, via, local da injeção e assinatura ou iniciais.

Anotações dos enfermeiros

- Data e hora da resposta à medicação.
- Data e hora de qualquer efeito colateral da medicação.
- Documentar em registro médico eletrônico ou planilha adequada (sétimo certo).

PROCEDIMENTO 29-13 — **Administração de injeção intramuscular**

RESUMO

A injeção intramuscular é um método usado para administrar medicações no tecido muscular profundo. As medicações serão absorvidas com rapidez, porque os vasos sanguíneos do músculo têm um rico suprimento. A maioria das medicações aquosas é absorvida entre 10 e 30 minutos. Adultos de tamanho médio podem tolerar até 3 mL a 5 mL de medicação injetada em um músculo grande, que é menos sensível à irritação e a fármacos viscosos que o tecido subcutâneo.

Os locais mais comuns para injeções intramusculares são os músculos vasto lateral, ventrogluteal, dorsogluteal e deltoide (3 mL) (Figura 29.13-1). O músculo *vasto lateral* localiza-se na região anterior lateral da coxa. Esse local é de fácil acesso e também o preferido para clientes enfermos de todas as idades, porque não tem vasos sanguíneos importantes nem nervos nas adjacências. A área *ventrogluteal* é a preferida em adultos, porque é profunda e está localizada longe dos principais vasos

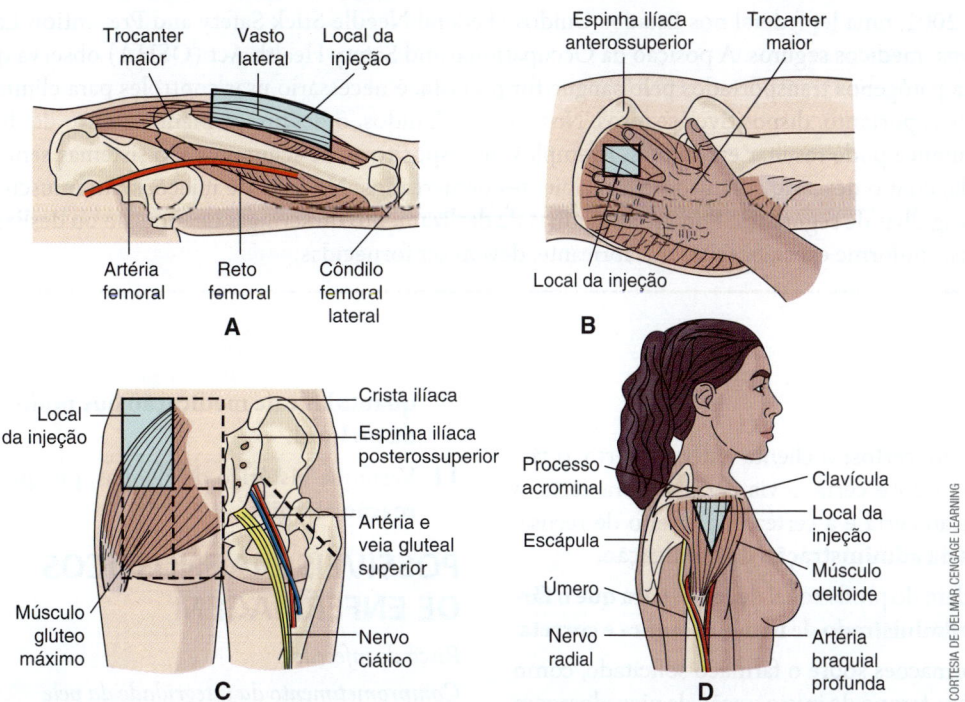

Figura 29.13-1 ■ Locais de injeção intramuscular. A – vasto lateral: identifique o trocanter maior; coloque a mão no côndilo femoral lateral; o local da injeção é o terço médio da região lateral anterior. B – ventroglúteal: coloque a palma da mão esquerda no trocanter maior direito, o indicador apontado na direção da espinha ilíaca anterossuperior; abra o primeiro e o quarto dedo para formar um V; o local da injeção é no meio do ângulo do V. C – dorsoglúteal: coloque a mão na crista ilíaca e localize a espinha ilíaca posterossuperior. Desenhe uma linha imaginária entre o trocanter e a espinha ilíaca; o local da injeção é o quadrante externo. D – deltoide: localize a parte lateral do úmero, na largura de dois a três dedos abaixo do processo do acrômio em adultos ou um dedo abaixo em crianças.

sanguíneos e nervos. É melhor que a *dorsoglúteal* pelos seguintes motivos: existe menos risco de danos ao nervo ciático e aos vasos sanguíneos; esse local é menos dolorido, porque o músculo normalmente não fica tenso, mesmo em um cliente enfermo ansioso. O músculo dorsoglúteal no quadrante superior externo da nádega oferece maior risco de dano ao nervo ciático, aos vasos sanguíneos importantes e ao osso trocanter maior. Não deve ser o escolhido no caso de crianças com menos de cinco anos, porque não está desenvolvido. O músculo *deltoide* é encontrado no braço, cerca de 3 a 5 cm abaixo do processo do acrômio. Nervos e vasos sanguíneos importantes encontram-se nesse local, por isso devem ser injetados apenas pequenos volumes de medicação.

Originalmente, o método de traçado em Z de injeções intramusculares era usado como procedimento especial apenas para certas medicações. Fármacos como dextran de ferro e cloridrato de hidralazina podem irritar os tecidos e manchar a pele. O uso do método do traçado em Z impede que medicações possivelmente irritantes sejam capturadas pelos tecidos, interrompendo o trajeto da injeção. Esse método pode Ajude a reduzir a dor com substâncias que não mancham nem irritam.

Existem vários tipos e diferentes tamanhos de seringas. Seringas pré-cheias, que consistem em uma montagem de barril pré-cheio e agulha colocados em um êmbolo reutilizável, são usadas com frequência (Figura 29.13-2). Para a injeção intramuscular, recomenda-se uma seringa de 2 mL a 3 mL, com agulha de 25 x 7, 25 x 8, 30 x 7 ou 30 x 8, dependendo do tipo de cliente enfermo, sendo necessários ajustes para clientes pediátricos, obesos ou caquéticos.

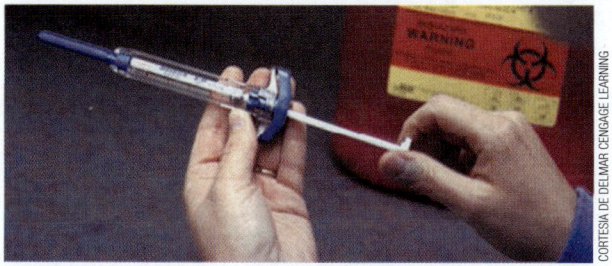

Figura 29.13-2 ■ Seringas pré-cheias consistem em uma montagem de barril pré-cheio e agulha colocados em um êmbolo reutilizável.

Em abril de 2001, uma lei federal nos Estados Unidos (Federal Needle Stick Safety and Prevention Law) começou a exigir dispositivos médicos seguros. A posição da Occupational and Safety Health Act (OSHA) observa que sempre que uma exposição a patógenos transportados pelo sangue for prevista, é necessário usar controles para eliminar a exposição dos funcionários e, portanto, dispositivos seguros. Nos Estados Unidos, o descumprimento do uso de dispositivos e do descarte de segurança pode resultar em multas. Exemplos de dispositivos de segurança são sistemas sem agulha ou com agulha protegida, com o descarte adequado em recipientes demarcados. No caso de injeções intramusculares, devem-se usar seringas ou agulhas de segurança. Podem ser agulhas de deslizamento ou seringas de retração ou deslizamento. Instruções apropriadas, conforme especificações do fabricante, devem ser fornecidas.

ANÁLISE

1. Analise os sete certos: o cliente enfermo certo, o fármaco certo, a dose certa, a via certa, a hora certa, a documentação certa e a certeza do direito de recusa. **Evita erros na administração da medicação.**
2. Revise a ordem do profissional de saúde **para que o fármaco seja administrado de maneira segura e correta.**
3. Revise informações sobre o fármaco solicitado, como ação, objetivo, tempo de início e ação de pico, dosagem normal, efeitos colaterais comuns e implicações de enfermagem, **para prever efeitos do fármaco e reações.**
4. Analise os fatores que possam influenciar na aplicação da injeção, como choque circulatório, perfusão local reduzida do tecido ou atrofia muscular, **porque a perfusão reduzida interfere na absorção e distribuição do fármaco.**
5. Analise injeções intramusculares prévias, **para avaliar os locais e evitar repita a dose no mesmo local.**
6. Analise indicações da injeção intramuscular, **porque a injeção é preferível em clientes enfermos que precisem de ação rápida do medicamento, estejam confusos ou inconscientes, sejam incapazes de engolir um comprimido ou para os que possuam distúrbio gastrointestinal, incluindo o uso de aspiração nasogástrica.**
7. Analise a idade, **porque clientes enfermos idosos ou pediátricos têm necessidades especiais com base no status fisiológico.**
8. Analise o conhecimento do cliente enfermo em relação à medicação que será administrada, **para que as instruções possam ser adaptadas conforme necessário.**
9. Analise a resposta do cliente enfermo quando o assunto é injeção, **porque alguns clientes podem expressar ansiedade por antecipação, o que aumenta a dor.**
10. Analise o tamanho e o desenvolvimento muscular do cliente enfermo. **Ajuda na identificação do local correto, do tamanho da agulha, ângulo a ser usado e quantidade de medicação que pode ser administrada no local.**
11. Verifique histórico de alergias, **porque pode ocorrer reação alérgica.**

POSSÍVEIS DIAGNÓSTICOS DE ENFERMAGEM

Risco de infecção
Comprometimento da integridade da pele
Ansiedade
Conhecimento deficiente (injeção).
Medo

PLANEJAMENTO

Resultados esperados

1. O cliente enfermo certo recebe a medicação certa.
2. O cliente enfermo apresenta dor ou ardência mínima no local da injeção.
3. O cliente enfermo não apresenta reação alérgica nem outros efeitos colaterais após a injeção.
4. O cliente enfermo pode explicar a ação, os efeitos colaterais, a dosagem e a programação da medicação.
5. O cliente enfermo obtém o benefício esperado da medicação.
6. O cliente enfermo não apresenta dor nem manchas na pele resultantes da medicação aplicada com o traçado em Z.

Equipamentos necessários (Figuras 29.13-3 e 29.13-4)

- Seringa de segurança (1 mL a 3 mL).
- Agulha de segurança (25 x 7, 25 x 8, 30 x 7 ou 30 x 8).
- Aplicadores antissépticos ou com álcool.
- Ampola ou frasco de medicação.
- Registro de medicações.
- Luvas sem látex e não estéreis.

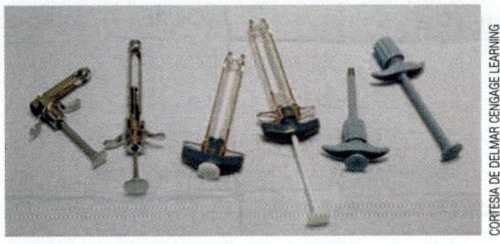
Figura 29.13-3 ▪ São mostrados vários tipos de êmbolos de seringas pré-cheias.

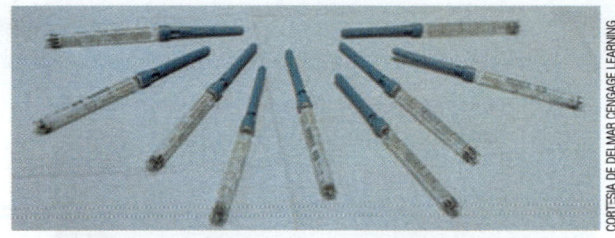
Figura 29.13-4 ▪ Cartuchos com barril pré-cheio e agulha.

DICA DE DELEGAÇÃO

O procedimento de administração de medicação pode ser delegado para o pessoal auxiliar e técnicos de enfermagem, sem prejuízo da Lei 7.498/86. Entretanto, isso pode variar conforme as instituições. Cabe ao enfermeiro fazer orientações e supervisionar. Para tanto, sugerimos que a delegação desta tarefa esteja em consonância com as ações de Sistematização de Assistência de Enfermagem (SAE), conforme Resolução Cofen 272/2002, e que os profissionais citados anteriormente recebam treinamento específico, documentado em livro próprio.

EXECUÇÃO – AÇÃO/FUNDAMENTAÇÃO

AÇÃO	FUNDAMENTAÇÃO
* Verifique a pulseira de identificação do cliente enfermo	* Explique o procedimento antes de iniciá-lo

1. Retire adornos como relógio, pulseiras e anéis. Lave as mãos e/ou use álcool gel 70% (Anvisa, RDC 42 de 25/10/2010), e coloque luvas não estéreis sem látex.
2. Feche portas ou cortinas ao redor do leito e mantenha avental ou lençol sobre o cliente enfermo. Identifique o cliente enfermo de duas maneiras diferentes.
3. Selecione o local da injeção (Figura 29.13-1).
   - Verifique se não há contusões, inflamação, edemas, massas, dor ou locais de injeções prévias.
   - Utilize marcos anatômicos.
4. Selecione o tamanho da agulha: analise o tamanho do cliente enfermo, o peso e o local a ser usado.
5. Ajude o cliente enfermo a ficar em posição confortável:
   - No caso do músculo vasto lateral, deitado de lado ou na posição supina, com os joelhos levemente flexionados.
   - No caso do músculo ventrogluteal, deitado de lado ou de costas, com joelhos e quadris levemente flexionados.
   - No caso do músculo dorsogluteal, deitado em posição pronada com os pés virados para dentro ou para o lado, o joelho e o quadril de cima flexionados e colocados na frente da perna que ficou abaixo.
   - No caso do músculo deltoide, em pé com o braço relaxado ao lado ou sentado com o antebraço relaxado no colo, ou ainda deitado com o antebraço relaxado sobre o abdômen (Figura 29.13-5).
   - Distraia o cliente enfermo abordando um assunto interessante.

1. Reduz a transmissão de micro-organismos.
2. Promove a privacidade. Garante que a medicação seja fornecida ao cliente enfermo certo.
3. O local da injeção deve estar livre de lesões.
   - Injeções repetidas diariamente devem ser aplicadas em locais variados.
   - Evita causar lesão a nervos subjacentes, ossos ou vasos sanguíneos. O local deve ser selecionado com base no desenvolvimento do músculo, tipo e quantidade de medicação, e acesso confortável.
4. Garante que a agulha será inserida no músculo.
5. O relaxamento minimiza o desconforto. A distração reduz a ansiedade.

EXECUÇÃO – AÇÃO/FUNDAMENTAÇÃO	*(continuação)*
AÇÃO	FUNDAMENTAÇÃO

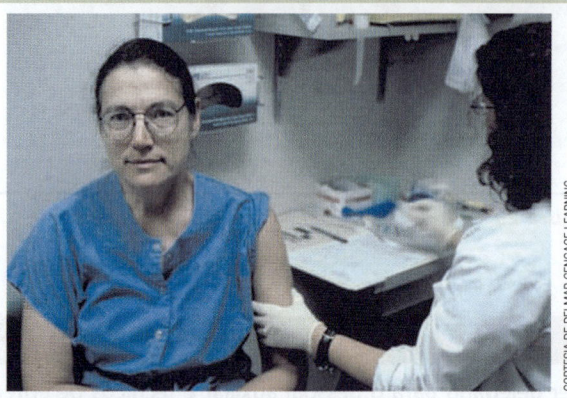

Figura 29.13-5 ▪ O cliente enfermo deve ficar em pé ou sentado, com o braço relaxado ao lado.

6. Utilize aplicador com álcool ou antisséptico para limpar a pele do local.

7. Segure o aplicador entre os dedos da mão não dominante e retire a tampa da agulha.

8. Administre a injeção:
   - Segure a seringa entre o polegar e o indicador da mão dominante, como um dardo.
   - Estenda a pele ou pegue com firmeza uma parte generosa de tecido – para clientes enfermos caquéticos.
   - Insira a agulha rápida e firmemente (como um dardo) em um ângulo de 90 graus (Figura 29.13-6).
   - Solte a pele.

   - Segure a parte inferior da seringa com a mão não dominante e coloque a mão dominante na ponta do êmbolo. Não movimente a seringa.

9. Retire a mão não dominante e remova a agulha com rapidez. Aplique pressão com o aplicador antisséptico.

10. Aplique pressão. Certos protocolos sugerem massagem suave.

11. Descarte a agulha e a seringa destampadas no recipiente para objetos afiados.

6. O movimento circular e a ação mecânica da aplicação removem secreções que contêm micro-organismos.

7. O aplicador permanece acessível durante o procedimento.

8. Impede a contaminação da agulha.
   - Uma injeção rápida e delicada é mais fácil quando a seringa está em posição adequada.
   - A agulha penetra na pele rígida mais facilmente que na pele solta.

   - Uma injeção rápida e firme minimiza o desconforto.

   - A injeção requer manipulação delicada das partes da seringa. O movimento da seringa pode causar desconforto.
   - Puxe o êmbolo de volta e aspire para verificar se a agulha não está em uma veia. Se não a parecer sangue, injete o medicamento lentamente.

9. O tecido de suporte ao redor do local da injeção minimiza o desconforto. Retirar a mão antes da agulha impede a punção.

10. A pressão impede que a medicação vaze do local. A massagem delicada estimula a circulação e melhora a distribuição e absorção do fármaco.

11. Reduz o risco de punção com a agulha.

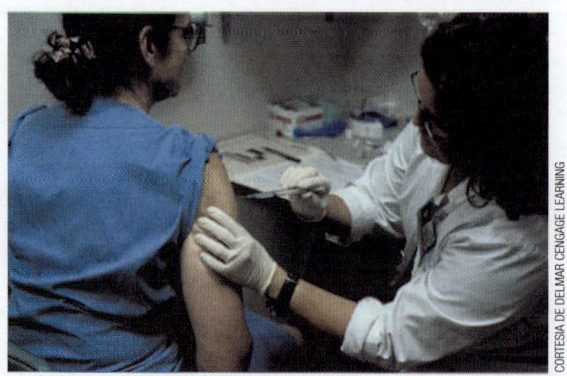

Figura 29.13-6 ▪ Insira a agulha rápida e firmemente em um ângulo de 90 graus.

EXECUÇÃO – AÇÃO/FUNDAMENTAÇÃO	(continuação)
AÇÃO	FUNDAMENTAÇÃO
12. Ajude o cliente enfermo a ficar em posição confortável.	12. Promove o conforto.
13. Remova as luvas e lave as mãos (Anvisa, RDC 42 de 25/10/2010).	13. Reduz a transmissão de micro-organismos.

Injeção com traçado em Z

14. Lave as mãos (Anvisa, RDC 42 de 25/10/2010) e coloque luvas.	14. Reduz o número de micro-organismos.
15. Utilize um aplicador com álcool ou antisséptico para limpar a pele do local.	15. O movimento circular e a ação mecânica da aplicação removem secreções que contêm micro-organismos.
16. Crie bloqueio de ar. Adicione de 0,1 mL a 0,2 mL de ar à dose na seringa (Figura 29.13-7). O ar empurra o medicamento para fora da agulha quando o final da medicação tiver sido injetado (Figura 29.13-8).	16. A medicação injetada é acompanhada de ar, para remova a medicação da agulha.
17. Com a mão não dominante, puxe a pele e o tecido subcutâneo para o lado ou para baixo em cerca de 3 cm, fora do alinhamento com o músculo subjacente (Figura 29.13-5). (Não use essa técnica no músculo deltoide; a dorsogluteal é a área preferida.) • A aspiração do sangue indica inserção intravenosa da agulha, de forma que o procedimento deve ser abandonado.	17. Puxar o tecido para o lado ou para baixo antes da injeção quebra o trajeto da injeção antes de se remover a agulha e não permite que a medicação volte para a superfície da pele. Além disso, estendendo o tecido, a pele torna-se firme, facilitando a entrada da agulha (Figura 29.13-8).
18. Usando a técnica estéril, remova o protetor da agulha com a mão não dominante.	18. Garante que a agulha não se contamine com micro-organismos.
19. Mantenha a tração da pele e, usando a mão dominante, insira a agulha na pele em um ângulo de 90 graus.	19. Essa técnica de inserção de agulha é mais confortável para o cliente enfermo. O ângulo de 90 graus garante que a agulha atinja o tecido muscular e não fique presa no tecido subcutâneo ou adiposo.
20. Aspire no mínimo por cinco segundos. Observe o retorno do sangue.	20. O sangue dos pequenos vasos pode demorar até cinco segundos para aparecer na seringa.
21. Se não houver retorno, injete a medicação lentamente (ritmo de 1 mL/10 segundos).	21. Permite a difusão da medicação, causando menos distensão das fibras musculares e, portanto, é mais bem tolerado pelo cliente enfermo.
22. Deixe a agulha no lugar por 10 segundos após injetar a medicação.	22. Permite a difusão da medicação antes da remoção da agulha, diminuindo a chance de que fique presa dentro da pele.

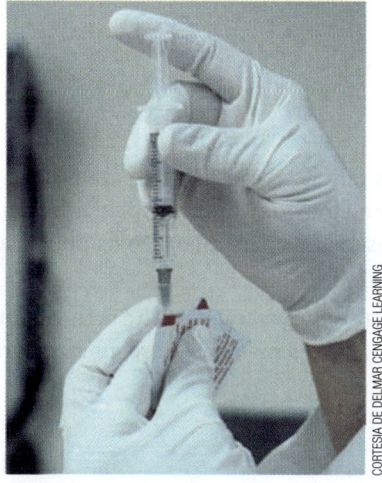

Figura 29.13-7 ▪ Adicione de 0,1 mL a 0,2 mL de ar à dose na seringa.

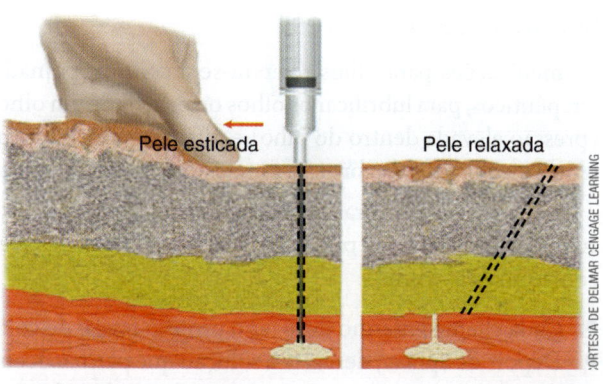

Figura 29.13-8 ▪ Administração de injeção intramuscular usando a técnica do traçado em Z.

EXECUÇÃO – AÇÃO/FUNDAMENTAÇÃO	(continuação)
AÇÃO	FUNDAMENTAÇÃO
23. Mantenha a tração na pele com a mão não dominante, remova a agulha delicadamente e deixe a pele retornar à posição normal.	23. Manter a tração do tecido impede qualquer eventual irritação causada pela remoção da agulha. Permitir que o tecido deslize sobre o trajeto serve para vedar o trajeto.
24. Não esfregue nem limpe a pele depois de remover a agulha.	24. Pode causar vazamento da medicação de volta à superfície e resultar em irritação.
25. Descarte a agulha e a seringa destampadas no recipiente para objetos perfurortantes.	25. Reduz o risco de punção com a agulha.
26. Ajude o cliente enfermo a ficar em posição confortável.	26. Fornece conforto.
27. Remova as luvas e lave as mãos.	27. Reduz a transmissão de micro-organismos.

AVALIAÇÃO

- O cliente enfermo certo recebeu a medicação certa.
- Pergunte ao cliente enfermo se ele sente dor, ardência, dormência ou formigamento no local da injeção.
- Analise a resposta do cliente enfermo à medicação de 10 a 30 minutos depois.
- Peça ao cliente enfermo que explique o objetivo, a ação, a programação e os efeitos colaterais.
- O cliente enfermo obtém o benefício esperado.

DOCUMENTAÇÃO

Registro de administração de medicação

- Nome do medicamento.
- Dosagem.
- Via de administração.
- Local de injeção.
- Hora da administração.
- Iniciais e assinatura do enfermeiro que administrou a medicação.

Anotações dos enfermeiros

- Hora e tipo de reclamação do cliente enfermo.
- Medicação administrada.
- Resultado do tratamento (resposta do cliente enfermo).
- Assinatura do enfermeiro.
- Documentar em registro médico eletrônico ou planilha adequada (sétimo certo).

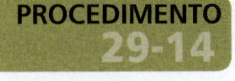

Administração de medicação para olhos e ouvidos

RESUMO

Medicações oculares

As medicações para olhos referem-se a colírios, pomadas e discos. Esses fármacos são usados para fins diagnósticos e terapêuticos, para lubrificar os olhos ou órbitas de um olho protético e tratar ou impedir condições oculares como glaucoma (pressão elevada dentro do olho) e infecção. Para o diagnóstico, são usados colírios para dilatação da pupila, anestesia do olho ou coloração da córnea a fim de identificar abrasões e cicatrizes.

Reveja as abreviaturas usadas na solicitação de medicação, para garantir a administração no olho certo. A contaminação cruzada é um possível problema com o uso de colírios em conta-gotas. Siga estas medidas de segurança para impedir a contaminação cruzada:

- Cada cliente enfermo deve ter o próprio frasco de colírio.
- Depois de aplicar, descarte a solução que permaneceu no conta-gotas.
- Descartar o conta-gotas se a ponta for acidentalmente contaminada, tocando o frasco ou qualquer parte do olho do cliente enfermo.

Medicações para ouvidos

Também chamadas de *óticas*, são soluções solicitadas para medicar os ouvidos com gotas ou irrigações. As gotas são instiladas para amolecer o cerume, tratar infecções ou inflamações, anestesiar ou facilitar a remoção de um corpo estranho. As irrigações do canal auditivo externo são normalmente realizadas para fins de limpeza e, com menos frequência, para aplicar calor e soluções antissépticas.

Inspecione o ouvido quanto a sinais de drenagem (indicação da membrana timpânica perfurada) antes de instilar uma solução no ouvido. Gotas para o ouvido são normalmente contraindicadas quando a membrana está perfurada. Se a membrana timpânica estiver danificada, todos os procedimentos devem ser realizados com técnica estéril; do contrário, usa-se assepsia médica para administrar a medicação no ouvido.

Certas condições apresentam contraindicações para fármacos específicos (por exemplo, gotas de hidrocortisona não são indicadas em clientes enfermos com infecção por fungos ou vírus como herpes).

ANÁLISE

1. Analise os sete certos: o cliente enfermo certo, o fármaco certo, a dose certa, a via certa, a hora certa, a documentação certa e a certeza do direito de recusa. **Evita erros na administração da medicação.**
2. Analise as condições dos olhos ou ouvidos do cliente enfermo. Existe alguma contraindicação para administrar a medicação? O ouvido apresenta drenagem, indicando possível ruptura do tímpano? Nesse caso, a administração da medicação deve ser realizada com técnica estéril. **Reanalisar o cliente enfermo antes de cada dose da medicação evita possíveis lesões.**
3. Analise a solicitação. A medicação deve ser aplicada em um ouvido/olho ou em ambos? No caso de medicações oculares, é necessário entender as abreviaturas usadas para olho direito (OD), olho esquerdo (OE) e ambos os olhos (AO). **Evita erros na administração da medicação.**

POSSÍVEIS DIAGNÓSTICOS DE ENFERMAGEM

Risco de lesão.

Conhecimento deficiente (regime de medicação).

Distúrbio da percepção sensorial (visual ou auditiva).

PLANEJAMENTO

Resultados esperados

1. O cliente enfermo certo recebe a dose certa da medicação certa pela via certa na hora certa.
2. O cliente enfermo encontra desconforto mínimo durante o procedimento de administração da medicação.
3. O cliente enfermo obtém benefício máximo da medicação.

Equipamentos necessários (Figura 29.14-1)

Medicações oculares

- Registro de administração de medicação (RAM).
- Medicações oculares.
- Lenço ou chumaço de algodão.
- Luvas sem látex e não estéreis (se necessário).

Medicações para ouvidos

- Registro de administração de medicações (RAM).
- Medicação.
- Luvas sem látex e não estéreis.
- Aplicador com ponta de algodão.
- Lenços de papel.

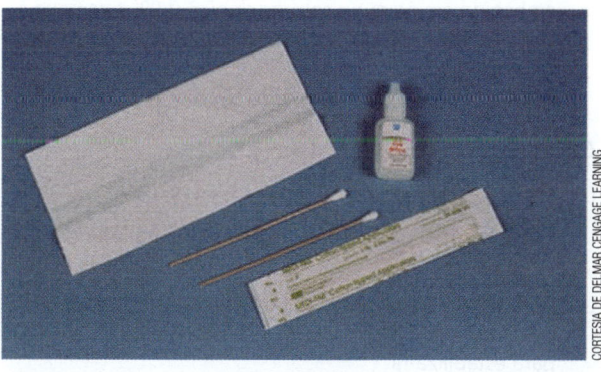

Figura 29.14-1 ■ Suprimentos necessários para administrar gotas no olho e no ouvido.

DICA DE DELEGAÇÃO

O procedimento de administração de medicação pode ser delegado para o pessoal auxiliar e técnicos de enfermagem, sem prejuízo da Lei 7.498/86. Entretanto, isso pode variar conforme as instituições. Cabe ao enfermeiro fazer orientações e supervisionar. Para tanto, sugere-se que a delegação desta tarefa esteja em consonância com as ações de Sistematização de Assistência de Enfermagem (SAE), conforme Resolução Cofen 272/2002, e que os profissionais citados anteriormente recebam treinamento específico, documentado em livro próprio.

EXECUÇÃO – AÇÃO/FUNDAMENTAÇÃO

AÇÃO	FUNDAMENTAÇÃO
* Verifique a pulseira de identificação do cliente enfermo * Explique o procedimento antes de iniciá-lo	

Medicações oculares

1. Verifique com o cliente enfermo e no prontuário qualquer alergia conhecida ou condição médica que serviria como contraindicação ao uso do fármaco (avalie sinais e sintomas referentes à acuidade visual no exame físico).
2. Reúna todo o equipamento necessário.
3. Siga os sete certos da administração de fármacos.
4. Leve a medicação para o quarto do cliente enfermo e coloque-a em uma superfície limpa.
5. Identifique o cliente enfermo de duas maneiras diferentes.
6. Pergunte se o cliente enfermo deseja administrar a medicação. Se ele concordar, analise sua capacidade para fazê-lo.
7. Retire adornos como relógio, pulseiras e anéis. Lave as mãos e/ou use álcool gel 70% (Anvisa, RDC 42 de 25/10/2010), e coloque luvas não estéreis sem látex, se necessário.
8. Coloque o cliente enfermo na posição supina com a cabeça levemente hiperestendida (não realize essa manobra em clientes com lesão na coluna cervical).
9. Avalie sumariamente os olhos antes da aplicação de qualquer medicamento. É necessário remover secreção ou crostas presentes ao longo das bordas das pálpebras ou no canto interno do olho. Aplique gaze ou algodão embebido em água ou soro fisiológico 0,9% e remova a sujidade obedecendo o sentido do canto interno para o externo. No caso de crostas difíceis de remover, deixe a gaze ou o algodão úmido sobre elas por alguns minutos.

Administração de colírios

10. Retire a tampa do frasco e coloque-a de lado.
11. Coloque um lenço de papel sob a pálpebra inferior.
12. Com a mão dominante, coloque o conta-gotas a 1-1,5 cm do olho; apoie a mão na testa do cliente enfermo para estabilizá-la.
13. Coloque a mão no malar (ou zigomático) e exponha o saco conjuntival inferior, puxando-o em direção à bochecha.
14. Peça ao cliente enfermo que olhe para cima e coloque o número prescrito de gotas no centro do saco conjuntival (Figura 29.14-2). Se o cliente piscar ou fechar os olhos, ou quando ocorrer de as gotas caírem sobre as bordas da pálpebra superior, o procedimento deverá ser repetido.

1. Impede a ocorrência de reações adversas.

2. Promove a eficiência.
3. Promove a segurança.
4. Diminui o risco de contaminação da tampa do frasco.

5. Identifica o cliente enfermo com precisão.
6. Alguns clientes enfermos estão acostumados a administrar a própria medicação.
7. Reduz a transmissão de micro-organismos. Diminui o contato com os fluidos corporais.

8. Minimiza a drenagem da medicação pelo ducto lacrimal.

9. Impede a contaminação da tampa.

10. Absorve a medicação que flui do olho.
11. Reduz o risco de encostar o conta-gotas na estrutura do olho e impede lesões no olho.
12. Estabiliza a mão e impede a absorção sistêmica da medicação para o olho.
13. Reduz a estimulação do reflexo de piscar; impede lesões na córnea.

EXECUÇÃO – AÇÃO/FUNDAMENTAÇÃO	(continuação)
AÇÃO	FUNDAMENTAÇÃO

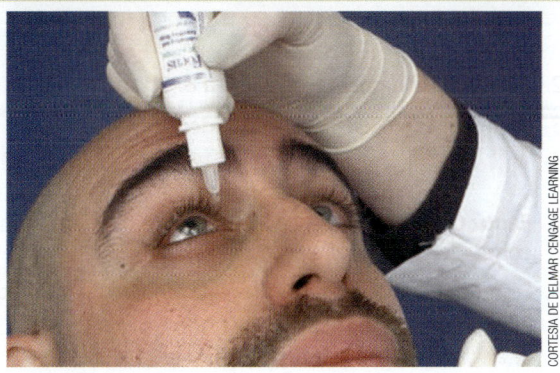

15. Peça ao cliente enfermo que feche e mova os olhos lentamente. Coloque os dedos ao lado do nariz do cliente enfermo para fechar os ductos lacrimais e impedir que a medicação escorra do olho (Figura 29.14-3).
16. Remova as luvas e lave as mãos e/ou use álcool gel 70% (Anvisa, RDC 42 de 25/10/2010).
17. Documente (sétimo certo) no RAM a via, o local (qual olho) e a hora da administração.

Aplicação de pomada nos olhos

18. Repita ações de 1 a 8.
19. Pálpebra inferior:
    - Com a mão não dominante, separe delicadamente as pálpebras do cliente enfermo com o polegar e indicador; segure a pálpebra inferior na margem, imediatamente abaixo dos cílios; pressione-a para baixo, contra a proeminência óssea da bochecha.
    - Peça ao cliente enfermo que olhe para cima.
    - Aplique a pomada ao longo da borda interna de toda a pálpebra inferior, do canto interno para o externo.
20. Pálpebra superior:
    - Peça ao cliente enfermo que olhe para baixo.
    - Com a mão não dominante, segure os cílios do cliente enfermo perto do centro da pálpebra superior com o polegar e o indicador e puxe-a para cima, afastando-a do olho.
    - Coloque a pomada ao longo da pálpebra superior, começando pelo canto interno.
21. Repita ações 16 e 17.

Figura 29.14-2 ■ Peça ao cliente enfermo para olhar para cima durante a administração das gotas no saco conjuntival inferior.

15. Distribui a solução pela superfície da conjuntiva e na órbita anterior.

16. Reduz a transmissão de micro-organismos.

17. Fornece a documentação de que a medicação foi administrada.

18. Consulte fundamentações de 1 a 8.
19.
    - Fornece acesso à pálpebra inferior.

    - Reduz o estímulo do reflexo de piscar e mantém a córnea fora do caminho da medicação.
    - Garante que o fármaco seja aplicado em toda a pálpebra.
20.
    - Mantém a córnea fora do caminho da medicação.
    - Garante que o fármaco seja aplicado em toda a pálpebra.

21. Consulte fundamentações 16 e 17.

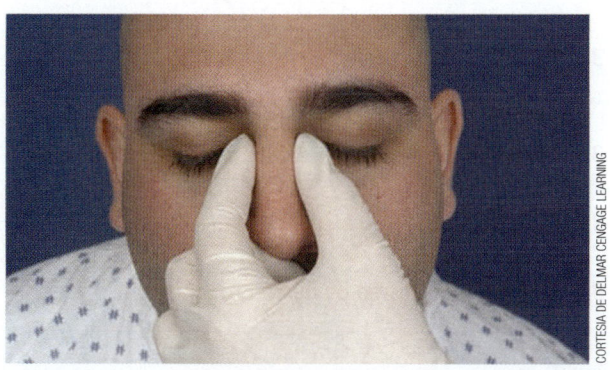

Figura 29.14-3 ■ Coloque os dedos ao lado do nariz do cliente enfermo, para fechar o ducto lacrimal e impedir que a medicação escorra do olho.

EXECUÇÃO – AÇÃO/FUNDAMENTAÇÃO	*(continuação)*
AÇÃO	FUNDAMENTAÇÃO

Disco de medicação

22. Repita ações de 1 a 8.	22. Consulte fundamentações de 1 a 8.
23. Abra a embalagem estéril e pressione o dedo dominante com a luva estéril contra o disco oval, para que fique no sentido do comprimento na ponta do dedo.	23. Promove aderência do disco ao dedo.
24. Peça ao cliente enfermo que olhe para cima.	24. Reduz o estímulo do reflexo de piscar e mantém a córnea fora do caminho da medicação.
25. Com a mão não dominante, puxe a pálpebra inferior do cliente enfermo para baixo e coloque o disco horizontalmente no saco conjuntival.	25. Permite que o disco seja automaticamente aderido ao olho.
• Depois, puxe a pálpebra inferior para fora, para cima e sobre o disco.	• Prende o disco no saco conjuntival.
• Peça ao cliente enfermo que pisque várias vezes.	• Permite que o disco se acomode no lugar.
• Se o disco ainda estiver visível, repita as etapas.	• Garante o posicionamento correto do disco.
• Quando o disco estiver no lugar, peça ao cliente enfermo que pressione os dedos delicadamente contra as pálpebras fechadas; não esfregar os olhos nem movimentar o disco sobre a córnea.	• Garante o posicionamento do disco. Impede arranhões na córnea.
• Se o disco sair, enxágue em água fria e insira-o novamente.	• Preserva a medicação. Não se trata de um procedimento estéril. O profissional de saúde deve usar luvas para pegar o disco.
26. Se o disco for prescrito para os dois olhos, repita ações de 23 a 25.	26. Ambos os olhos são tratados ao mesmo tempo.
27. Repita ações de 15 a 17.	27. Consulte fundamentações de 15 a 17.

Remoção do disco de medicação para os olhos

28. Repita ações 3 e de 5 a 8.	28. Consulte fundamentações 3 e de 5 a 8.
29. Remova o disco:	29.
• Com a mão não dominante, inverta a pálpebra inferior e identifique o disco.	• Expõe o disco para remoção.
• Se o disco estiver localizado na parte superior do olho, peça ao cliente enfermo que feche o olho e aproxime o dedo da pálpebra fechada. Faça movimentos delicados, longos e circulares; peça ao cliente enfermo que abra o olho. O disco deve se localizar no canto do olho. Com a ponta do dedo, deslize o disco até a pálpebra inferior e então prossiga.	• Movimenta o disco com segurança para o saco conjuntival inferior.
• Com o indicador dominante, deslize o disco para a pálpebra e fora do olho do cliente enfermo.	• Remove o disco com segurança, sem arranhar a córnea.
30. Remova as luvas e lave as mãos e/ou use álcool gel 70% (Anvisa, RDC 42 de 25/10/2010).	30. Reduz a transmissão de micro-organismos.
31. Registre a remoção do disco no RAM.	31. Fornece a documentação de que o disco foi removido.

Medicações para ouvido

32. Consulte o cliente enfermo e o prontuário para saber de alergias conhecidas.	32. Impede a ocorrência de reações de hipersensibilidade.
33. Verifique o RAM em relação às solicitações escritas pelo profissional de saúde.	33. Garante precisão ao identificar a medicação.
34. Retire adornos como relógio, pulseiras e anéis. Lave as mãos e/ou use álcool gel 70% (Anvisa, RDC 42 de 25/10/2010).	34. Reduz a transmissão de micro-organismos.

CAPÍTULO 29 ■ Procedimentos Intermediários

EXECUÇÃO – AÇÃO/FUNDAMENTAÇÃO (continuação)

AÇÃO	FUNDAMENTAÇÃO
35. Coloque o cliente enfermo deitado de lado, com o ouvido afetado para cima.	34. Facilita a administração da medicação.
36. Para deixar o canal auricular reto, empurre a pínea para baixo e para trás em crianças com menos de três anos, ou para cima e para fora em adultos e crianças maiores.	35. Abre o canal e facilita a introdução.
37. Coloque as gotas no canal, mantendo o conta-gotas pelo menos 1 cm acima do canal (Figura 29.14-4).	36. Impede lesões no canal auricular.
38. Peça ao cliente enfermo que se mantenha na posição por dois a três minutos.	37. Permite a distribuição da medicação.
39. Às vezes é necessário colocar um chumaço de algodão na parte externa do canal.	38. Impede que a medicação escape quando o cliente enfermo se sentar ou ficar de pé.
40. Lave as mãos e/ou use álcool gel 70% (Anvisa, RDC 42 de 25/10/2010).	39. Reduz a transmissão de micro-organismos.

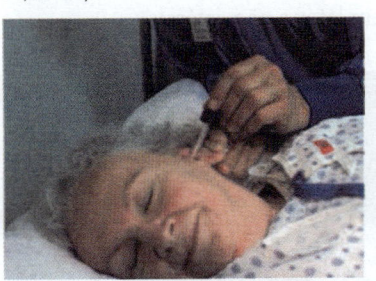

Figura 29.14-4 ■ Coloque as gotas lentamente, mantendo o conta-gotas pelo menos 1 centímetro acima do canal auricular.

AVALIAÇÃO

- O cliente enfermo certo recebeu a dose certa da medicação certa pela via certa na hora certa.
- O procedimento foi realizado com um mínimo de trauma e/ou desconforto para o cliente enfermo.
- O cliente enfermo recebeu o benefício máximo da medicação.
- Toda a medicação prescrita entrou no olho ou no ouvido e nenhuma parte se derramou.

DOCUMENTAÇÃO

Registro de administração de medicação (RAM)

- Data, hora, medicação, local e dosagem administrada.
- Se a medicação solicitada não foi administrada, registrar o fato e marcar o horário da medicação perdida.

Anotações dos enfermeiros

- Se a medicação solicitada não foi administrada, registrar o motivo.
- Se a medicação necessária foi administrada, registrar o motivo e a resposta do cliente enfermo.
- Documentar em registro médico eletrônico ou planilha adequada (sétimo certo).

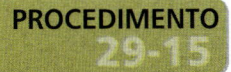

PROCEDIMENTO 29-15 — Administração de medicação cutânea/tópica

RESUMO

As medicações tópicas são aplicadas diretamente na pele ou nas membranas da mucosa. Esse tipo de medicação é usada devido ao efeito local ou para produzir efeitos sistêmicos pela absorção por vias percutâneas. As medicações tópicas incluem cremes, pomadas e loções. Elas são aplicadas na pele comumente para aliviar coceira, impedir infecções locais, hidratar a pele ou para a vasodilatação. A maioria das medicações tópicas é usada pelos efeitos locais; no entanto, algumas podem ser absorvidas por via percutânea para promover efeitos sistêmicos, como nitroglicerina tópica, adesivos de nicotina ou certos produtos de estrogênio.

ANÁLISE

1. Analise os sete certos: o cliente enfermo certo, o fármaco certo, a dose certa, a via certa, a hora certa, a documentação certa e a certeza do direito de recusa. **Evita erros na administração da medicação.**
2. Analise a área em que o tratamento será aplicado **para estabelecer a base de referência da pele para futura comparação**.
3. Se o medicamento estiver sendo usado para efeito sistêmico, analise se não há cicatrizes, manchas ou outras aberrações na pele, **para facilitar a seleção de um local sem barreiras à absorção**.
4. Verifique o histórico de alergias, **porque pode ocorrer reação alérgica**.

POSSÍVEL DIAGNÓSTICO DE ENFERMAGEM

Risco de integridade da pele comprometida.

PLANEJAMENTO

Resultados esperados

1. Boa integridade da pele.
2. Alívio de coceira, irritação ou dor.
3. Melhoria da circulação.

Equipamentos necessários (Figura 29.15-1)

- Medicação correta.
- Aplicador correto (chumaços de algodão, gaze estéril, abaixador de língua ou aplicador de algodão).
- Luvas não estéreis sem látex (estéreis se a integridade da pele estiver comprometida).
- Bacia com água morna.
- Sabonete neutro (se adequado e não contraindicado pelas condições da pele ou pela interação com o medicamento).
- Gaze e toalha.
- Curativo de gaze; esparadrapo se indicado.
- Protetor à prova d'água descartável.
- Prontuário ou folheto de medicação para a verificação.
- Luvas sem látex e não estéreis.

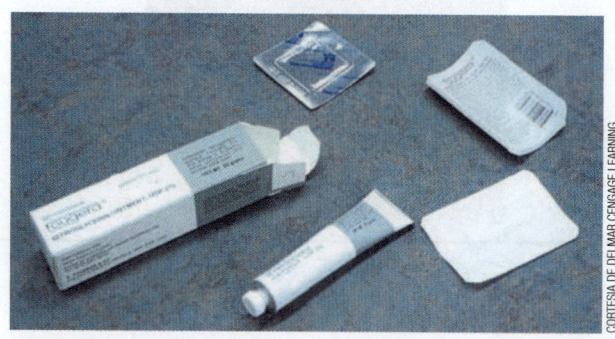

Figura 29.15-1 ▪ Loções, cremes, pomadas e adesivos são usados para dispensar medicações tópicas.

DICA DE DELEGAÇÃO

A aplicação de alguns cremes, loções e pomadas pode ser delegada para o pessoal auxiliar e técnicos de enfermagem adequadamente treinados, mas em geral são medicações vendidas sem receita e não são prescritas.

EXECUÇÃO – AÇÃO/FUNDAMENTAÇÃO

AÇÃO	FUNDAMENTAÇÃO
* Verifique a pulseira de identificação do cliente enfermo	* Explique o procedimento antes de iniciá-lo
1. Retire adornos como relógio, pulseiras e anéis. Lave as mãos e/ou use álcool gel 70% (Anvisa, RDC 42 de 25/10/2010).	1. Reduz a transmissão de micro-organismos.
2. Obtenha prescrição médica.	2. Impede a administração inadequada da medicação. É necessária a solicitação de medicação.
3. Determine o status alérgico do cliente enfermo.	3. Evita reações alérgicas. O enfermeiro é responsável por erros de medicação, entre eles, reações. Nem sempre os prontuários estão atualizados quanto a alergias, ou elas podem ter sido negligenciadas.
4. Se não conhecer a medicação, leia o rótulo e a bula ou procure informações adequadas. O serviço de farmácia pode auxiliá-lo.	4. Impede a administração inadequada de medicação e equívocos. A medicação nunca deve ser administrada sem conhecimento.

CAPÍTULO 29 ■ Procedimentos Intermediários

EXECUÇÃO – AÇÃO/FUNDAMENTAÇÃO	*(continuação)*
AÇÃO	**FUNDAMENTAÇÃO**
5. Selecione a medicação e compare com a solicitação (**primeira verificação da medicação**).	5. Impede erros de medicação.
6. Verifique data de vencimento da medicação.	6. Medicações vencidas podem não ser eficientes.
7. Leia novamente o rótulo antes de deixar a sala de medicação ou carrinho, conforme a disponibilidade da instituição (**segunda verificação da medicação**).	7. Evita os erros de medicação.
8. Leve a medicação para o quarto do cliente enfermo e se apresente a ele. Em algumas instituições, medicações tópicas usadas para irritações cutâneas são mantidas no quarto do cliente enfermo, portanto, a verificação deve ser feita ao lado do leito.	8. Identifica a medicação apropriada ao cliente enfermo certo.
9. Pergunte ao cliente enfermo se ele já tomou essa medicação e peça que descreva seu efeito.	9. Fornece outra verificação da medicação. Impede reações alérgicas.
10. Explique o objetivo da medicação.	10. Ajuda a informar e envolver o cliente enfermo no atendimento, permitindo que aprenda mais sobre sua condição.
11. Leia o rótulo pela terceira vez (**terceira verificação da medicação**) e verifique a pulseira de identificação do cliente enfermo.	11. Evita os erros de medicação.
12. Posicione o cliente enfermo apropriadamente para a administração da medicação. Mantenha o cliente enfermo coberto para evitar constrangimento. Caso necessário, utilize biombos.	12. Mantém o cliente enfermo em posição confortável para a administração de medicação. Protege a privacidade.
13. Coloque luvas. Se houver um curativo na área que será tratada, retire-o, descarte-o e troque de luva.	13. Diminui o contato com micro-organismos.
14. Se for um ferimento aberto, limpe a área que será tratada com um sabonete neutro (se não houver alergia nem reação) e água. Se a pele estiver irritada, use apenas água morna. Se estiver administrando uma medicação tópica de absorção sistêmica, limpe a superfície da pele e seque batendo a toalha, sem deixar resíduos de sabonete. Não esfregue vigorosamente, pois a absorção pode se alterar (Figura 29.15-2).	14. O sabonete pode irritar o ferimento aberto. Se a pele já estiver irritada, o sabonete pode piorar a situação. A medicação de absorção sistêmica pode ser afetada por resíduos na pele ou esfregação, que causa vasodilatação.
15. Analise as condições da pele, observando circulação, drenagem, cor, temperatura e qualquer alteração na integridade.	15. As informações podem ser comparadas com a futura análise e o efeito da medicação.
16. Troque as luvas.	16. Impede a disseminação de micro-organismos e evita a absorção da medicação por parte dos profissionais de saúde. (Isso é particularmente importante em medicação de absorção sistêmica.)
17. Aplique a medicação de acordo com o rótulo. Se for loção ou pomada, aplique uma camada fina na pele conforme indicado.	17. As dosagens foram estudadas e são recomendadas de acordo com certos padrões.

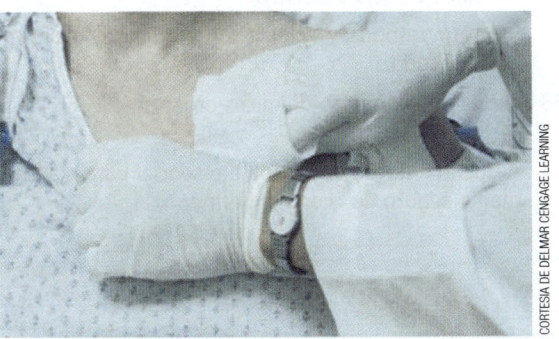

Figura 29.15-2 ■ Limpe a pele antes de aplicar a medicação tópica.

EXECUÇÃO – AÇÃO/FUNDAMENTAÇÃO	*(continuação)*
AÇÃO	FUNDAMENTAÇÃO
18. Se for *spray*, agite o recipiente e administre a medicação de acordo com as instruções. Aplique-a uniformemente sobre a área afetada e evite aplicar perto do rosto do cliente enfermo ou do responsável.	18. Pode ser necessário misturar o *spray* para que seja eficaz. Evite a inalação, pois pode causar efeitos adversos nas membranas da mucosa e nos pulmões. Utilize, portanto, máscara cirúrgica como equipamento de proteção individual.
19. Se for use gel ou pasta, podem ser necessários aplicadores. Aplique uniformemente. Se for aplicar em uma área de crescimento de pelos, siga a direção do comprimento.	19. Aplique uniformemente nas áreas afetadas. O excesso de gel ou pasta será desperdiçado, porque a absorção só pode ocorrer no nível da pele. O cliente enfermo sentirá menos desconforto se for seguido o padrão de crescimento dos pelos.
20. Se usar talco, aplique uma camada leve e evite inalação por parte do cliente enfermo e do responsável.	20. O excesso de talco será desperdiçado, porque a absorção só pode ocorrer no nível da pele. A inalação pode cause efeitos prejudiciais em pulmões e membranas da mucosa. Utilize, portanto, máscara cirúrgica como equipamento de proteção individual.
21. Se for usada pomada ou pasta de nitroglicerina, siga instruções e solicitações com cuidado para administrar a dosagem correta.	21. A nitroglicerina tem absorção sistêmica e é essencial uma dosagem precisa. Se uma camada fina de pomada for aplicada, a dose será diferente; portanto, a sugestão do fabricante deve ser seguida com atenção para o uso seguro deste fármaco.
• Remova a camada antiga de pomada e limpe completamente o local. A nova pomada será aplicada em uma área diferente.	• Se áreas de doses prévias de pomada não forem removidas, o cliente enfermo receberá mais de uma dose a cada vez.
• Limpe o novo local com produto adequado.	• Garante a absorção correta da medicação.
• Coloque a dose na faixa de medição de medicação em anexo (Figura 29.15-3). As dosagens de pasta de nitroglicerina são medidas em polegadas e aplicadas na faixa de papel antes de serem transferidas ao cliente enfermo.	• Cuidado para não aplicar a dosagem incorreta, administrando uma camada muito grossa ou fina.
• Aperte o rolo de nitroglicerina para que a pomada se espalhe por uma área maior quando aplicada no cliente enfermo.	• A área de contato mais ampla e a camada mais fina de pomada aumentam a absorção.
• Aplique o papel medidor, com o lado da pomada para baixo, em uma parte sem pelos do corpo do cliente enfermo.	• Utilize a área sem pelos para aumentar a absorção da medicação.
• Fixe o papel com esparadrapo.	• Mantém a medicação no lugar.
22. Se for usado adesivo transdérmico, siga as instruções do fabricante e aplique-o em uma superfície de pele lisa e limpa.	22. O adesivo é a forma mais confiável de controlar a dosagem; no entanto, geralmente é mais caro que a pomada.
• Remova o adesivo antigo e lave o local.	• Impede a superdosagem.
• Lave e prepare a pele no novo local.	• Permite a absorção máxima da medicação.
• Remova a película protetora sobre a parte transdérmica do adesivo e aplique o novo adesivo (Figura 29.15-4).	• A remoção da película protetora permite que a medicação seja absorvida.
• Escreva data e hora no adesivo.	• Deixa o responsável ciente sobre quando o adesivo foi aplicado.
23. Remova as luvas e lave as mãos e/ou use álcool gel 70% (Anvisa, RDC 42 se 25/10/2010).	23. Reduz a transmissão de micro-organismos.
24. Documente (sétimo certo) a medicação administrada, o local da aplicação e a resposta do cliente enfermo.	24. A documentação adequada é essencial para o atendimento seguro do cliente enfermo.

EXECUÇÃO – AÇÃO/FUNDAMENTAÇÃO	*(continuação)*
AÇÃO	FUNDAMENTAÇÃO

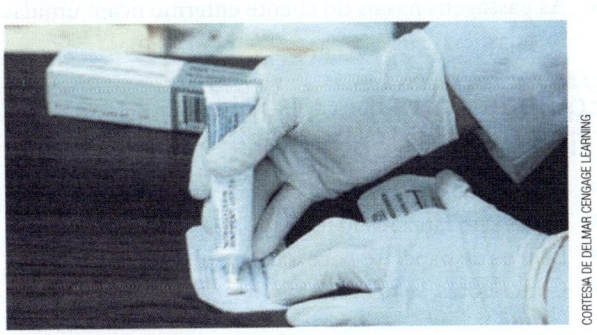

Figura 29.15-3 ■ Coloque a dose correta na faixa de medição de medicação em anexo (Figura 29.15-3).

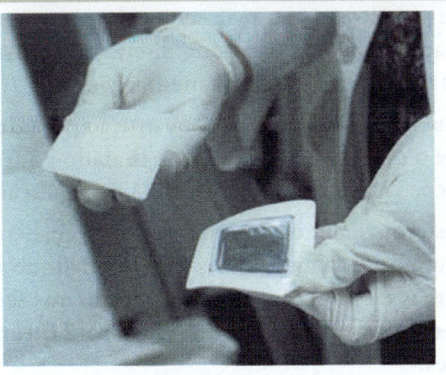

Figura 29.15-4 ■ Ao aplicar o adesivo transdérmico, remova a película protetora e coloque-o no lugar.

AVALIAÇÃO
- A integridade da pele do cliente enfermo foi mantida.
- O cliente enfermo sentiu alívio da coceira, irritação ou dor, se essa era a intenção do medicamento.
- O cliente enfermo recebeu o efeito máximo da medicação tópica.
- O cliente enfermo não teve reação alérgica.

DOCUMENTAÇÃO

Registro de administração de medicação
- Data, hora e local da aplicação da medicação tópica.

Anotações dos enfermeiros
- Alterações na integridade, coloração ou sensibilidade da pele do cliente enfermo.
- Se a medicação foi aplicada para irritação, coceira ou erupções, documentar qualquer melhoria ou mudança.
- Achados incomuns ou reclamações do cliente enfermo.
- Documentar em registro médico eletrônico ou planilha adequada.

PROCEDIMENTO 29-16 — Administração de medicação nasal

RESUMO

As medicações nasais podem ser administradas em forma de gotas ou *spray*. O *spray* é fornecido em embalagens de bomba, aerossol (recipientes pressurizados, às vezes chamados nebulizadores) ou inalantes turbo em pó. Normalmente, as medicações prescritas são fornecidas em *sprays* de bomba ou aerossol, enquanto *sprays* e gotas nasais são vendidos sem receita. As medicações nasais podem ser usadas para aliviar efeitos locais sobre a mucosa nasal, efeitos indiretos nos seios faciais ou efeito sistêmico. Exemplos de medicações com efeito sistêmico, disponíveis em *sprays* nasais, são insulina e agentes para suprimir o uso da nicotina e para tratar enxaqueca. Os quatro grupos de seios faciais (frontal, etmoide, esfenoide e maxilar) comunicam-se com a fossa nasal e são revestidos de membranas de mucosa semelhantes às que revestem o nariz. Embora seja improvável que as medicações nasais penetrem nos seios, o posicionamento pode ajudar a reduzir a inflamação e a congestão das membranas adjacentes da mucosa, diminuindo assim, de modo indireto, a pressão sobre os seios. Para medicar as membranas adjacentes aos seios frontais, o cliente enfermo assume a posição supina com a cabeça virada para o lado que será tratado. Para medicar as membranas adjacentes aos seios etmoides, o cliente enfermo fica na posição supina com a cabeça inclinada para trás na lateral do leito, apoiada na mão do enfermeiro, para evitar o esforço dos músculos do pescoço. Embora o nariz não seja considerado uma cavidade limpa ou estéril, devido à conexão com os seios, empregue assepsia médica ao realizar a administração nasal.

ANÁLISE

1. Analise os sete certos: o cliente enfermo certo, o fármaco certo, a dose certa, a via certa, a hora certa, a documentação certa e a certeza do direito de recusa. **Evita erros na administração da medicação.**
2. Analise a congestão nasal e a obstrução **para determinar se o medicamento pode ser inalado para atingir a mucosa nasal e avaliar a eficácia do medicamento.**
3. Analise cor, quantidade e odor da secreção, bem como cor e umidade da mucosa nasal, **para verifique sinais e sintomas de infecção, discernir danos aos tecidos e estabelecer uma base de referência para futuras avaliações.**
4. Analise o nível de dor e/ou desconforto do cliente enfermo nas áreas dos seios faciais, **porque esse é outro sintoma de infecção. Pode determinar se o cliente enfermo deve usar um inalante ou gotas.**
5. Analise as condições sistêmicas que podem ter sido negativamente afetadas pela medicação nasal (consulte informações do fabricante). **Clientes enfermos portadores de problemas cardiovasculares e hipertensão devem tomar cuidado com os medicamentos que contenham ingredientes simpatomiméticos.**

POSSÍVEIS DIAGNÓSTICOS DE ENFERMAGEM

Comprometimento da membrana da mucosa oral.
Comprometimento da integridade do tecido.

PLANEJAMENTO

Resultados esperados

1. O cliente enfermo fica livre da congestão nasal.
2. O cliente enfermo fica livre da secreção e do odor nasal.
3. O cliente enfermo respira livremente através das passagens nasais.
4. O cliente enfermo fica livre da dor sinusal e nasal.
5. As passagens nasais do cliente enfermo ficam úmidas e rosadas.

Equipamentos necessários (Figura 29.16-1)

- Medicação em *spray*, gotas ou aerossol.
- Luvas sem látex e não estéreis.
- Lenços de papel, se necessário.
- Conta-gotas, se necessário.

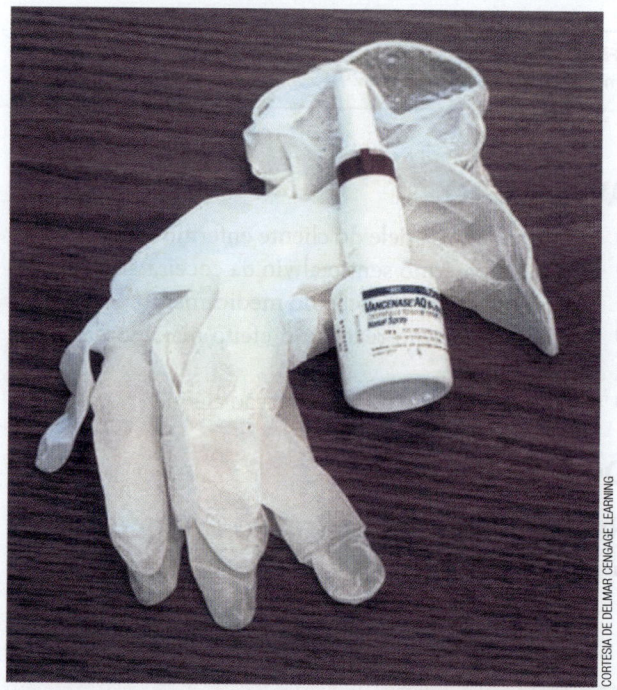

Figura 29.16-1 ▪ O *spray* de medicação nasal e as luvas sem látex são necessários para administrar a medicação nasal em um cliente enfermo.

DICA DE DELEGAÇÃO

O procedimento de administração de medicação pode ser delegado para o pessoal auxiliar e técnicos de enfermagem, sem prejuízo da Lei 7.498/86. Entretanto, isso pode variar conforme as instituições. Cabe ao enfermeiro fazer orientações e supervisionar. Para tanto, sugere-se que a delegação dessa tarefa esteja em consonância com as ações de Sistematização de Assistência de Enfermagem (SAE), conforme Resolução Cofen 272/2002, e que os profissionais citados anteriormente recebam treinamento específico, documentado em livro próprio.

CAPÍTULO 29 ■ Procedimentos Intermediários

EXECUÇÃO – AÇÃO/FUNDAMENTAÇÃO	
AÇÃO	FUNDAMENTAÇÃO

* Verifique a pulseira de identificação do cliente enfermo * Explique o procedimento antes de iniciá-lo

1. Retire adornos como relógio, pulseiras e anéis. Lave as mãos e/ou use álcool gel 70% (Anvisa, RDC 42 se 25/10/2010). Use máscara se o cliente enfermo estiver tossindo ou espirrando. Coloque luvas não estéreis e sem látex.	1. Reduz a transmissão de micro-organismos. Os micro-organismos respiratórios são facilmente transferidos pelas mãos e por gotículas do ar. As luvas impedem a absorção da medicação na pele do profissional de saúde.
2. Explique o objetivo da medicação e a posição desejada ao cliente enfermo.	2. Garante que as gotas nasais atingirão a área de tratamento pela gravidade, com o cliente enfermo em posição dependente.
3. Explique a sensação dos efeitos locais da medicação, como ardência, dormência e efeito nas papilas gustativas. Se for usar gotas, explique ao cliente enfermo que a medicação pode ser sentida na faringe posterior.	3. Algumas medicações nasais provocam sabor desagradável. Se isso ocorrer, o profissional de saúde pode solicitar outras medicações ou incentivar o bochecho após o tratamento. Prepara o cliente enfermo para uma possível sensação desagradável.
4. Peça ao cliente enfermo que limpe as narinas, assoprando o nariz, exceto quando contraindicado (por exemplo, na presença ou em risco de epistaxe e hipertensão craniana).	4. Remove a secreção que impediria que a medicação atingisse a membrana da mucosa.

Gotas para o nariz

5. Siga os sete certos e as três verificações de administração segura de medicações.	5. Impede erros de medicação.
6. Peça ao cliente enfermo que se deite na posição supina e estenda o pescoço (Figura 29.16-2). Gire a cabeça para a posição apropriada, descrita no Resumo.	6. Permite que as gotas atinjam a área apropriada.
7. Coloque um pouco de medicação no conta-gotas.	7. Deixa a medicação pronta para ser administrada.
8. Peça ao cliente enfermo que expire enquanto obstrui uma das narinas com o dedo.	8. Prepara o cliente enfermo para inalar enquanto a medicação é administrada.
9. Insira o conta-gotas cerca de 1 cm na narina, sem encostar nas laterais. Peça ao cliente enfermo que inspire enquanto se administra a dosagem prescrita de medicação.	9. Impede que micro-organismos voltem ao frasco da medicação. A medicação é mais bem distribuída durante a inalação.
10. Descarte a medicação não utilizada que restou no conta-gotas.	10. Impede a contaminação da medicação.

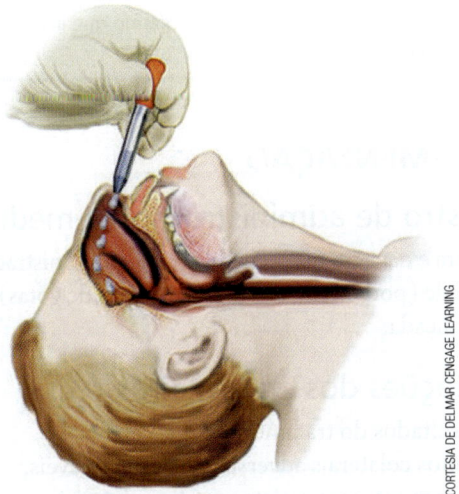

Figura 29.16-2 ■ Posicionamento do cliente enfermo para administração de gota nasal.

EXECUÇÃO – AÇÃO/FUNDAMENTAÇÃO	(continuação)
AÇÃO	FUNDAMENTAÇÃO
11. O cliente enfermo pode secar o excesso de drenagem, mas não deve assoprar o nariz, permanecendo na mesma posição por cinco minutos.	11. Remove o desconforto de sentir a drenagem sobre o rosto. Dá tempo para que a medicação seja absorvida.
12. Repita na outra narina, se solicitado.	12. Geralmente, as duas narinas são tratadas.
Inalantes nasais	
13. Repita ações de 1 a 5.	13. Consulte fundamentações de 1 a 5.
14. Explique as instruções do fabricante e como os inalantes funcionam.	14. Os clientes enfermos cooperam mais se entenderem o funcionamento dos inalantes e souberem que uma névoa fina pode ser liberada na passagem nasal pelo recipiente pressurizado.
15. Peça ao cliente enfermo que fique em pé. Coloque algumas gotas no conta-gotas.	15. O cliente enfermo deve ficar o mais confortável possível. Deixa a medicação pronta para ser administrada.
16. Peça ao cliente enfermo que expire enquanto obstrui uma narina com o dedo.	16. Prepara o cliente enfermo para inalar enquanto a medicação é administrada.
17. Peça ao cliente enfermo que inspire enquanto o *spray* é administrado (Figura 29.16-3).	17. As medicações nasais são mais eficientes se administradas durante a inalação.
18. Repita o procedimento na outra narina.	18. Geralmente, as duas narinas são tratadas.
19. Remova todos os suprimentos sujos e descarte-os de acordo com as precauções-padrão. Retire as luvas. Lave bem as mãos e/ou use álcool gel 70% (Anvisa, RDC 42 se 25/10/2010).	19. Reduz a chance de transmissão de micro-organismos. Doenças respiratórias são particularmente fáceis de se transmitir.
20. Avalie o efeito da medicação dentro de 15 a 20 minutos.	20. Identifica se a medicação é eficaz, sem efeitos colaterais adversos.

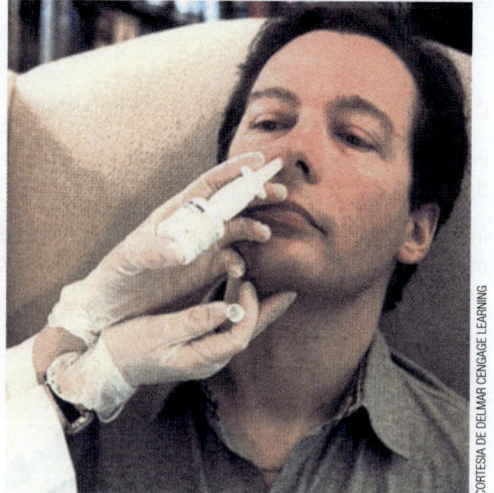

Figura 29.16-3 ▪ Peça ao cliente enfermo que inspire enquanto o *spray* é administrado.

AVALIAÇÃO

- O cliente enfermo está livre da congestão nasal.
- O cliente enfermo está livre da secreção e do odor nasal.
- O cliente enfermo respira livremente pelas passagens nasais.
- O cliente enfermo está livre de dores sinusal e nasal.
- As passagens nasais do cliente enfermo estão úmidas e rosadas.
- O cliente enfermo não apresenta efeitos colaterais adversos secundários à medicação nasal.

DOCUMENTAÇÃO

Registro de administração de medicação

- Hora e data em que a medicação foi administrada, quantidade (pode ser necessário o número de gotas) e narina medicada.

Anotações dos enfermeiros

- Resultados do tratamento.
- Efeitos colaterais adversos ou desagradáveis.
- Documentar em registro médico eletrônico ou planilha adequada (sétimo certo).

PROCEDIMENTO 29-17 — Administração de medicação retal

RESUMO

A administração de medicações retais, assim como toda e qualquer administração de medicamentos, é uma responsabilidade importante do enfermeiro. Os supositórios incluem medicações que produzem efeitos locais e sistêmicos. Entre os supositórios que produzem efeito local estão os laxantes, que promovem a defecação. Medicações para ajudar a aliviar náusea, febre ou espasmos da bexiga também podem ser administradas via supositório retal, mas produzem efeito sistêmico.

ANÁLISE

1. Analise os sete certos: o cliente enfermo certo, o fármaco certo, a dose certa, a via certa, a hora certa, a documentação certa e a certeza do direito de recusa. **Evita erros na administração da medicação.**
2. Analise a solicitação do profissional de saúde e identifique a medicação que será administrada, verificando dosagem, via, hora e o cliente enfermo certo. **Isso garante a segurança e a administração correta das medicações.**
3. Analise a necessidade do cliente enfermo e a adequação à administração da medicação retal, bem como revise o histórico para detectar contraindicações. **Um histórico de cirurgia ou sangramento retal pode ser uma contraindicação ao uso de supositórios.**
4. Pense em ajustes necessários quanto à aplicação, como resultado da idade do cliente enfermo. **Isso permite que o enfermeiro administre a medicação da maneira correta caso o cliente enfermo seja um bebê, uma criança ou um adulto.**
5. Observe os efeitos terapêuticos desejados, bem como qualquer reação adversa, e documente essa resposta corretamente, **para determinar a eficácia do tratamento.**
6. Analise o nível de entendimento do cliente enfermo em relação ao procedimento. **Explicar o procedimento diminui o medo e a ansiedade do cliente enfermo e promove sua compreensão e cooperação. Se for fisicamente apto, o cliente enfermo poderá administrar a própria medicação.**
7. Analise a área retal do cliente enfermo para determinar as condições da pele, da mucosa, e a presença de hemorroidas e outros problemas. **Pode-se tomar uma ação preventiva para proteger a pele machucada e garantir o conforto do cliente enfermo.**

POSSÍVEIS DIAGNÓSTICOS DE ENFERMAGEM

Disfunção da motilidade gastrointestinal.
Constipação.
Náusea.
Dor crônica.

PLANEJAMENTO

Resultados esperados

1. A medicação é aplicada com segurança e de maneira correta, seguindo os sete certos da administração.
2. O resultado desejado é verbalizado pelo cliente enfermo e documentado adequadamente pelo enfermeiro.
3. O tratamento é concluído com o máximo possível de rapidez e eficiência, para diminuir o desconforto e a ansiedade.
4. O cliente enfermo menciona sentir alívio após a administração da medicação.

Equipamentos necessários (Figura 29.17-1)

- Medicação (supositório ou enema medicado).
- Lubrificante à base de água.
- Luvas sem látex e não estéreis.
- Lenço de papel ou gaze.
- Comadre, se o cliente enfermo estiver fisicamente imóvel.
- Registro de administração de medicações.
- Toalhas ou protetores.

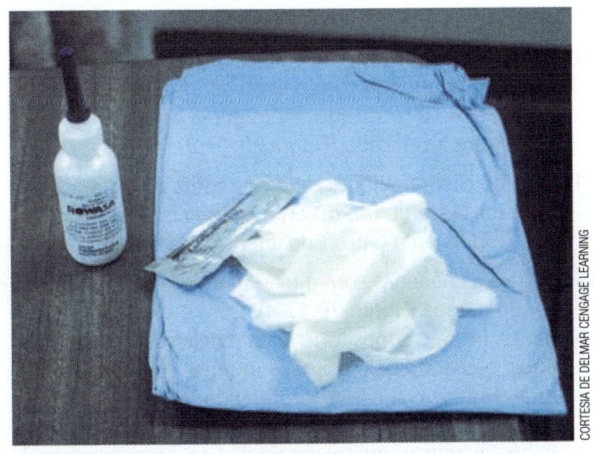

Figura 29.17-1 Luvas sem látex, protetores, lubrificante à base de água e medicação retal.

UNIDADE 8 ■ Procedimentos de Enfermagem

DICA DE DELEGAÇÃO

O procedimento de administração de medicação pode ser delegado para o pessoal auxiliar e técnicos de enfermagem, sem prejuízo da Lei 7.498/86. Entretanto, isso pode variar conforme as instituições. Cabe ao enfermeiro fazer orientações e supervisionar. Para tanto, sugere-se que a delegação dessa tarefa esteja em consonância com as ações de Sistematização de Assistência de Enfermagem (SAE), conforme Resolução Cofen 272/2002, e que os profissionais citados anteriormente recebam treinamento específico, documentado em livro próprio.

EXECUÇÃO – AÇÃO/FUNDAMENTAÇÃO

AÇÃO	FUNDAMENTAÇÃO
* Verifique a pulseira de identificação do cliente enfermo	* Explique o procedimento antes de iniciá-lo
1. Analise se o cliente enfermo necessita de medicação.	1. Permite que o enfermeiro determine a necessidade e a eficiência da medicação.
2. Verifique a solicitação prescrita pelo profissional de saúde.	2. Garante uma administração segura e precisa.
3. Verifique o registro de administração de medicação em relação à solicitação escrita, para comparar o cliente enfermo, a medicação, via, hora e dosagem.	3. Diminui a chance de erros de medicação e garante precisão (o cliente enfermo certo, o fármaco certo, a dose certa, a via certa, a hora certa, a documentação certa e a certeza do direito de recusa).
4. Analise se o cliente enfermo possui alergia a algum fármaco.	4. Diminui o risco de reação alérgica.
5. Revise o histórico quanto a qualquer cirurgia ou sangramento prévio.	5. Podem ser descobertas contraindicações de administração retal.
6. Reúna o equipamento necessário para o procedimento antes de entrar no quarto.	6. Impede numerosas viagens para reunir os suprimentos e ajuda o procedimento a fluir com mais facilidade.
7. Promova a privacidade do cliente enfermo.	7. Mantém a dignidade e a autoimagem.
8. Retire adornos como relógio, pulseiras e anéis. Lave as mãos e/ou use álcool gel 70% (Anvisa, RDC 42 se 25/10/2010).	8. Reduz a transmissão de micro-organismos.
9. Pergunte o nome do cliente enfermo e verifique a pulseira de identificação.	9. Garante o cliente enfermo certo.
10. Coloque luvas não estéreis e sem látex (Figura 29.17-2).	10. Impede o contato com material fecal.
11. Ajude o cliente enfermo a ficar na posição de Sims (esquerda), com a perna de cima flexionada contra o tórax. Coloque uma proteção sob o cliente enfermo, como toalha ou protetor. Pode ser necessário o uso de biombos.	11. O cólon descendente fica do lado esquerdo; essa posição é anatomicamente correta. Expõe o ânus para identificar o posicionamento. Fornece conforto ao cliente enfermo, que pode ficar com medo de sujar a roupa de cama.
12. Analise visualmente o ânus externo do cliente enfermo.	12. Determina a presença de qualquer sangramento ativo.
13. Remova o supositório da embalagem e lubrifique a ponta arredondada com o dedo da inserção. Se for usado um enema medicado, lubrifique a ponta se ela não estiver pré-lubrificada (Figura 29.17-3).	13. A lubrificação diminui a fricção e o desconforto.
14. Diga ao cliente enfermo que ele sentirá uma pressão e uma sensação de frio durante a administração. Peça-lhe que respire lenta e profundamente pela boca.	14. Prepara o cliente enfermo para a administração. Relaxa o esfíncter retal.
15. Retraia as nádegas com a mão não dominante, visualizando o ânus (Figura 29.17-4). Com o indicador dominante, insira o supositório lenta e delicadamente pelo ânus, passando pelo esfíncter interno, contra a parede retal (Figura 29.17-5). A profundidade da inserção será diferente se o cliente enfermo for uma criança ou um bebê. Se aplicar um enema medicado, insira a ponta do enema, passando pelo esfíncter interno, e administre o conteúdo por compressão lenta (Figura 29.17-6).	15. A inserção lenta minimiza a dor. O posicionamento correto garante a absorção adequada e existe menos chance de expulsão da medicação.

EXECUÇÃO – AÇÃO/FUNDAMENTAÇÃO	(continuação)
AÇÃO	FUNDAMENTAÇÃO

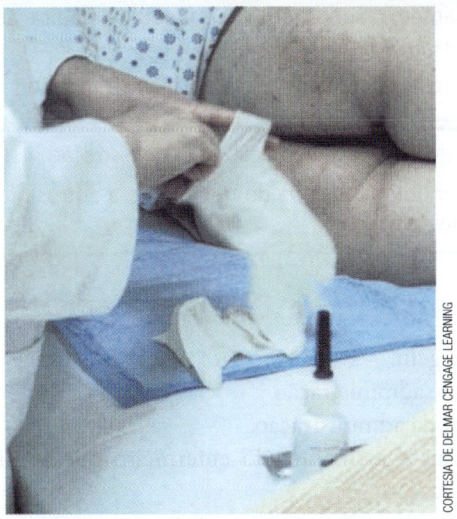

Figura 29.17-2 ▪ Coloque luvas sem látex antes de administrar medicações retais.

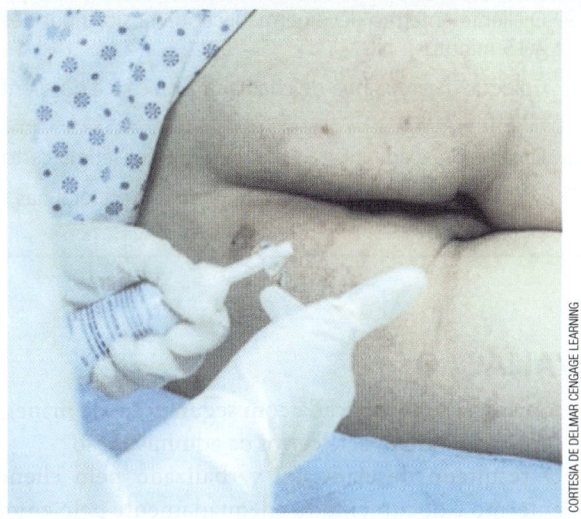

Figura 29.17-3 ▪ O enema precisa ser lubrificado com um produto à base de água.

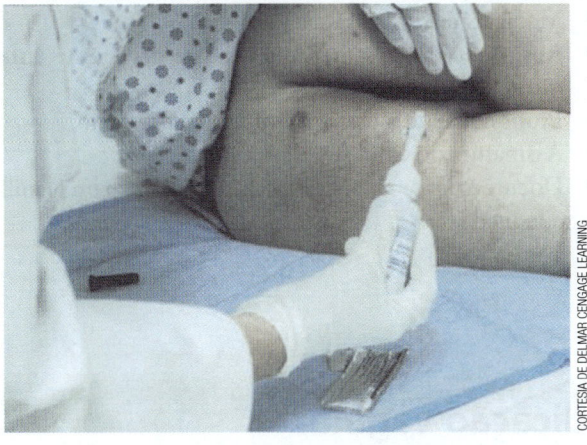

Figura 29.17-4 Retraia as nádegas e visualize o ânus.

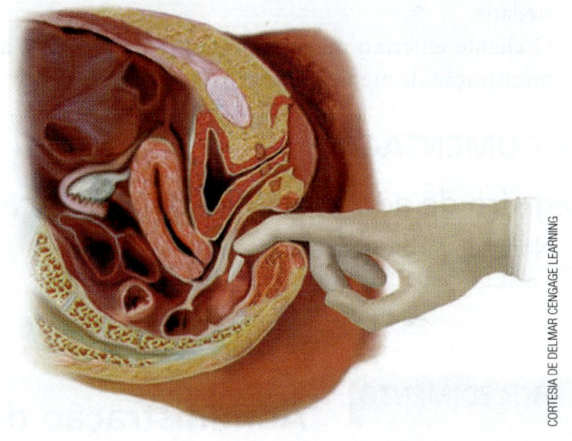

Figura 29.17-5 ▪ Inserção de supositório retal.

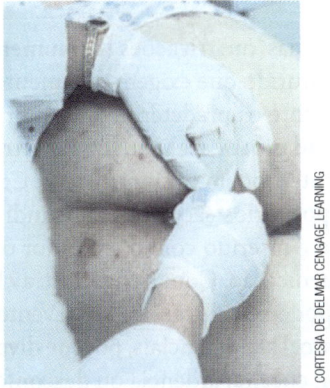

Figura 29.17-6 ▪ Ao administrar um enema, insira a ponta suavemente e administre o conteúdo comprimindo o frasco lentamente.

16. Remova o dedo ou a ponta do enema e limpe a área anal do cliente enfermo com gaze ou lenço de papel.

17. Remova as luvas e descarte-as.

18. Lave as mãos e/ou use álcool gel 70% (Anvisa, RDC 42 de 25/10/2010).

16. Remove o lubrificante externamente. Promove conforto e limpeza.

17. Reduz a transmissão de micro-organismos.

18. Reduz a transmissão de micro-organismos.

EXECUÇÃO – AÇÃO/FUNDAMENTAÇÃO	(continuação)
AÇÃO	FUNDAMENTAÇÃO
19. O cliente enfermo deve permanecer na posição por dez a 15 minutos.	19. Mantém o supositório ou o fluido de medicação no lugar, para melhor absorção.
20. Coloque a campainha de chamada ao alcance do cliente enfermo.	20. Dá o controle da situação ao cliente enfermo.
21. Documente a administração da medicação (sétimo certo).	21. Fornece a documentação de administração.
22. Documente a eficácia ou qualquer efeito colateral nas anotações dos enfermeiros.	22. Comunica a eficácia do tratamento a outros profissionais de saúde.

AVALIAÇÃO

- A medicação foi aplicada com segurança e da maneira certa, seguindo os sete certos da administração.
- O resultado desejado foi verbalizado pelo cliente enfermo e documentado adequadamente pelo enfermeiro.
- O tratamento foi concluído com o máximo possível de rapidez e eficiência para diminuir o desconforto e a ansiedade.
- O cliente enfermo mencionou sentir alívio após a administração da medicação.

DOCUMENTAÇÃO

Registro de administração de medicação
- Nome do medicamento.
- Dosagem.
- Via de administração.
- Hora da administração.
- Iniciais e assinatura do enfermeiro que administra a medicação.

Anotações dos enfermeiros
- Hora e tipo de reclamação do cliente enfermo.
- Medicação administrada.
- Resultado do tratamento (resposta do cliente enfermo).
- Profissional de saúde notificado, se necessário.
- Assinatura do enfermeiro.
- Documentar em registro médico eletrônico ou planilha adequada.

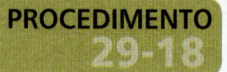

PROCEDIMENTO 29-18 — Administração de medicação vaginal

RESUMO

Existem medicações vaginais na forma de cremes, supositórios, espumas, gelatinas ou irrigações (comumente conhecidas como duchas). De modo geral, são usadas para tratar infecções, irritações ou prurido que exigem tratamento tópico. Essas medicações podem ser prescritas por um médico ou enfermeiro (principalmente os predeterminados por Programas de Saúde da Mulher) ou então adquiridas sem receita. As duchas podem ser usadas para acalmar, limpar e trocar a acidez/alcalinidade vaginal, ou desinfetar a vagina; no entanto, se usadas excessivamente, podem causar irritação. Com frequência, cremes, espumas ou gelatinas são administrados com um aplicador. Os supositórios são embalados individualmente e fornecidos em formato oval, e exigem refrigeração. Depois que o supositório é inserido com o aplicador ou diretamente com o dedo (com luva), a temperatura do corpo o faz derreter e distribui a medicação. Com frequência, a cliente enferma prefere administrar as próprias medicações vaginais. Após a administração, pode-se colocar um absorvente perineal para coletar qualquer drenagem ou secreção. Os cuidados perineais e a higiene pessoal são essenciais, porque diversas infecções vaginais causam corrimento com odor forte e irritação. Analise o nível de dor, coceira, ardência ou desconforto geral para estabelecer uma base de referência para a futura avaliação.

ANÁLISE

1. Analise o nível de conforto da cliente enferma. Analise nível de ardência, irritação, coceira, dor e odor **para estabelecer uma base de referência para a avaliação do tratamento**.
2. Analise se a cliente enferma sabe o objetivo do medicamento e do tratamento. **Permite que a cliente enferma entenda e monitore os efeitos da medicação.**
3. Se a cliente enferma preferir administrar a medicação, avalie se ela é capaz de fazê-lo; por exemplo, se sabe manipular o aplicador ou inserir um supositório até a distância correta. **A cliente enferma pode preferir administrar a própria medicação vaginal** por motivos de privacidade; porém, se a medicação não for inserida de maneira correta, não será eficaz.

POSSÍVEIS DIAGNÓSTICOS DE ENFERMAGEM

Comprometimento da integridade do tecido.
Padrões de sexualidade ineficazes.

PLANEJAMENTO

Resultados esperados

1. A cliente enferma apresenta ausência de infecção, coceira, ardência ou irritação vaginal.
2. A cliente enferma apresenta ausência de corrimento de odor forte, semelhante ao coalho ou com sangue.
3. A cliente enferma entende a importância de continuar o tratamento até que haja ausência de infecção.
4. A cliente enferma entende a importância da higiene pessoal em combinação com a medicação.
5. A cliente enferma entende a necessidade de limpar e armazenar o equipamento corretamente.

Equipamentos necessários (Figura 29.18-1)

- Medicação vaginal: creme, espuma, gelatina ou supositório.
- Aplicador, se necessário.
- Gel lubrificante solúvel em água (para o supositório).
- Luvas sem látex e não estéreis.
- Absorvente perineal.
- Toalha de papel, lenço de papel ou papel higiênico.
- Água morna (opcional).

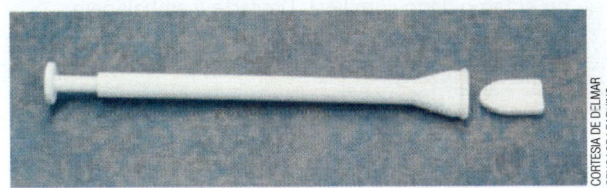

Figura 29.18-1 ▪ Medicação vaginal e aplicador.

DICA DE DELEGAÇÃO

O procedimento de administração da medicação pode ser delegado para o pessoal auxiliar e técnicos de enfermagem, sem prejuízo da Lei 7.498/86. Entretanto, isso pode variar conforme as instituições. Cabe ao enfermeiro fazer orientações e supervisionar. Para tanto, sugere-se que a delegação dessa tarefa esteja em consonância com as ações de Sistematização de Assistência de Enfermagem (SAE), conforme Resolução Cofen 272/2002, e que os profissionais citados anteriormente recebam treinamento específico, documentado em livro próprio.

EXECUÇÃO – AÇÃO/FUNDAMENTAÇÃO

* Verifique a pulseira de identificação do cliente enfermo * Explique o procedimento antes de iniciá-lo

AÇÃO	FUNDAMENTAÇÃO
1. Confira as informações do registro de administração de medicação com a solicitação escrita, para verificar cliente enferma, medicação, via, hora e dosagem corretas.	1. Diminui a chance de erros de medicação e garante precisão (o cliente enfermo certo, o fármaco certo, a dose certa, a via certa, a hora certa).
2. Analise se a cliente enferma possui alergia a algum fármaco.	2. Diminui o risco de reação alérgica.
3. Pergunte se a cliente enferma deseja urinar.	3. Fornece conforto durante o procedimento.
4. Retire adornos como relógio, pulseiras e anéis. Lave as mãos e/ou use álcool gel 70% (Anvisa, RDC 42 de 25/10/2010).	4. Reduz a transmissão de micro-organismos.

EXECUÇÃO – AÇÃO/FUNDAMENTAÇÃO	*(continuação)*
AÇÃO	FUNDAMENTAÇÃO
5. Organize artigos ao lado do leito.	5. Promove a organização.
6. Forneça privacidade, fechando portas e cortinas. Se necessário, utilize biombos.	6. Protege a privacidade.
7. Ajude a cliente enferma a ficar na posição dorsal recumbente ou de Sims (Figura 29.18-2).	7. Permite a administração e que a medicação permaneça na vagina.
8. Cubra a cliente enferma de maneira adequada, por exemplo, abdômen e extremidades inferiores. Coloque toalha ou protetor no leito.	8. Fornece privacidade. Impede que a roupa de cama se suje.
9. Posicione a iluminação para iluminar o orifício vaginal.	9. Ajuda na visualização da vagina e na administração correta da medicação.
10. Coloque luvas não estéreis e sem látex e analise a área perineal, procurando hiperemia, inflamação, leucorreia ou odor forte.	10. Diminui a transmissão de micro-organismos e o risco de reação ao látex. Fornece os dados de base de referência.
11. Se estiver usando um aplicador, preencha-o com a medicação. Se for inserir um supositório, remova-o da embalagem e posicione-o no aplicador (é opcional) (Figura 29.18-3). O aplicador pode ser usado para supositórios, ou então o dedo com luva. Descarte a embalagem. Aplique lubrificante à base de água no supositório ou aplicador (opcional para o aplicador).	11. Prepara a medicação para inserção. O lubrificante fornece conforto e facilidade na inserção.
12. Para o supositório, com a mão não dominante, retrair os lábios vaginais (Figura 29.18-4).	12. Permite a visualização do orifício vaginal e facilita a inserção da medicação.

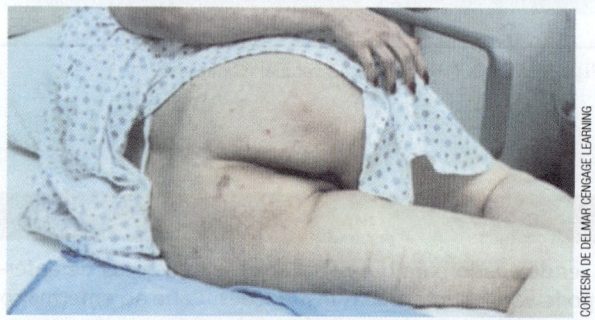

Figura 29.18-2 ▪ Cliente enferma na posição de Sims, para administração de medicação vaginal.

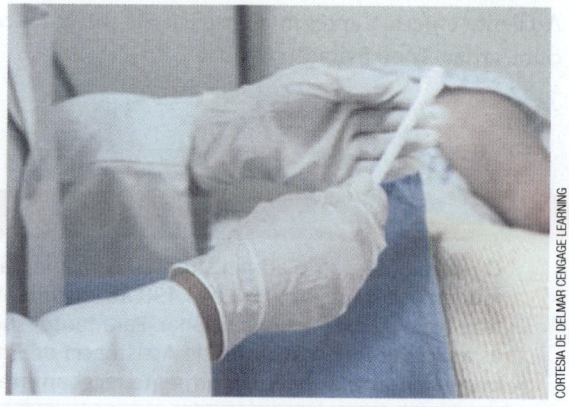

Figura 29.18-3 ▪ Coloque o supositório vaginal no aplicador.

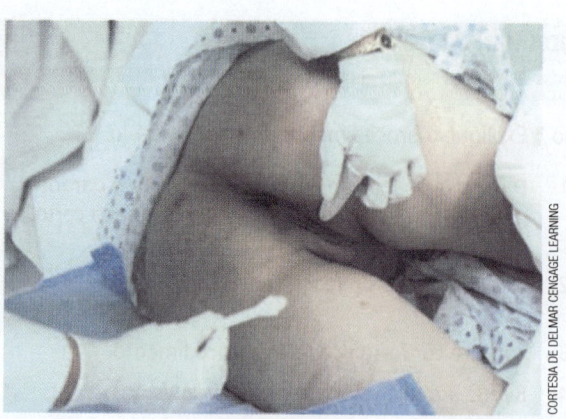

Figura 29.18-4 ▪ Separe os lábios vaginais com a mão não dominante.

CAPÍTULO 29 ■ Procedimentos Intermediários

EXECUÇÃO – AÇÃO/FUNDAMENTAÇÃO (continuação)

AÇÃO	FUNDAMENTAÇÃO
13. Com a mão dominante, insira o aplicador 5 a 7 cm na vagina, deslizando-o posteriormente (Figura 29.18-5). Empurre o êmbolo para administrar a medicação (Figura 29.18-6). Com o supositório, insira primeiro a ponta afunilada com o indicador ou o aplicador ao longo da parede posterior da vagina (aproximadamente 7 cm) (Figura 29.18-7).	13. A medicação deve ser inserida completamente, para cobrir toda a vagina. Quando a medicação é depositada na parte posterior da vagina, a gravidade permitirá que se mova em direção ao orifício.
14. Remova o aplicador e coloque-o em uma toalha.	14. Reduz a transmissão de micro-organismos.
15. Se estiver administrando uma ducha ou irrigação: • Esquente a solução ligeiramente acima da temperatura corporal (40 °C a 43 °C). Verifique-a no dorso da mão ou punho. • Coloque a cliente enferma em posição semirrecumbente sobre a comadre, vaso sanitário ou banheira. • Aplique lubrificante na embocadura da irrigação e insira-a aproximadamente 7 cm na vagina. • Pendure o recipiente do irrigante aproximadamente 60 cm acima da área vaginal da cliente enferma. • Abra o *clamp* e deixe uma pequena quantidade de solução fluir para a vagina. • Movimente a embocadura e aplique-a em toda a área vaginal. Se os lábios estiverem inflamados, deixe a solução fluir sobre eles. Se a cliente enferma estiver no vaso sanitário, alterne entre fechar os lábios vaginais e permitir que a solução seja expelida.	15. • Evita queimaduras na cliente enferma. As membranas da mucosa da vagina são sensíveis. • Fornece conforto durante o procedimento e permite a drenagem adequada da solução de irrigação. • Fornece conforto. • Necessita-se dessa altura para a drenagem por gravidade. Se o recipiente estiver muito alto, o fluxo será muito forte e desconfortável. • Permite a avaliação da temperatura. • A rotação permite a irrigação de toda a vagina. O fechamento dos lábios vaginais faz com que a medicação permaneça no interior e irrigue toda a vagina.

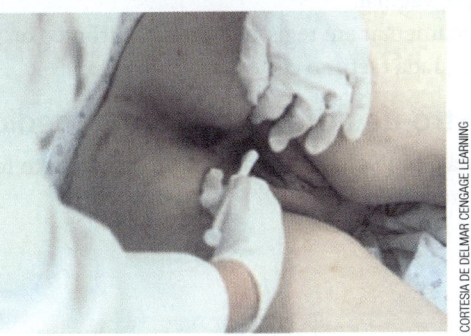

Figura 29.18-5 ■ Deslize o aplicador 5 a 7 cm para dentro da vagina.

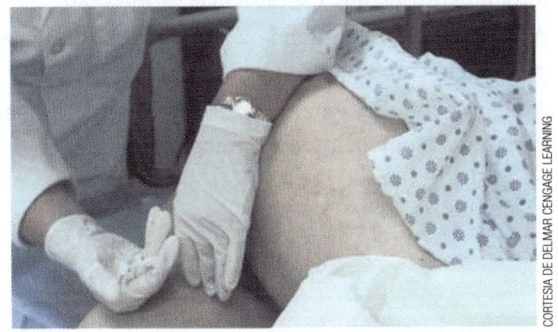

Figura 29.18-6 ■ Empurre o êmbolo para administrar a medicação.

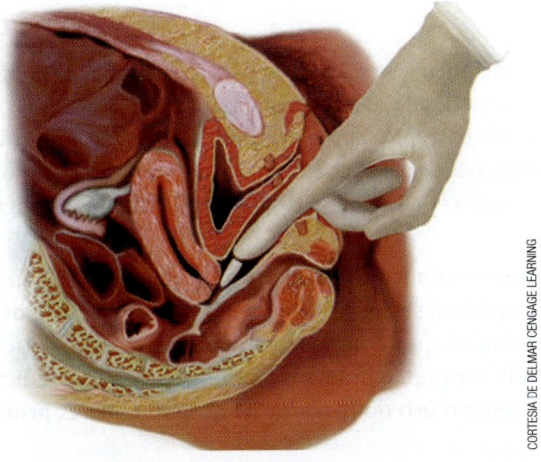

Figura 29.18-7 ■ Inserção do supositório ao longo da parede posterior da vagina.

EXECUÇÃO – AÇÃO/FUNDAMENTAÇÃO *(continuação)*

AÇÃO	FUNDAMENTAÇÃO
16. Limpe a área perineal, incluindo os lábios vaginais, de frente para trás com papel higiênico. Algumas clientes enfermas preferem que a área perineal seja limpa também com uma gaze e água morna.	16. Promove o conforto e evita a disseminação de agentes infecciosos na área perineal.
17. Aplique absorvente perineal.	17. Protege a cliente enferma do desconforto da drenagem e da disseminação de infecções ou irritação para a área perineal.
18. Lave o aplicador (se for reutilizável) com sabonete e água morna e deixe no recipiente adequado no quarto da cliente enferma.	18. O aplicador só pode ser usado em uma única cliente enferma; no entanto, alguns são reutilizáveis e devem ser apropriadamente limpos e armazenados para impedir a reinserção de agentes infecciosos.
19. Remova as luvas e lave as mãos e/ou use álcool gel 70% (Anvisa, RDC 42 de 25/10/2010).	19. Reduz a transmissão de micro-organismos.
20. Peça à cliente enferma que permaneça em posição plana pelo menos por 30 minutos.	20. Permite o contato máximo entre a medicação e as membranas da mucosa vaginal.
21. Levante as grades e coloque a campainha ao alcance da cliente enferma.	21. Promove segurança e conforto.

AVALIAÇÃO

- A cliente enferma apresenta ausência de infecção, coceira, ardência ou irritação vaginal.
- A cliente enferma apresenta ausência de corrimento de odor forte, semelhante ao coalho ou com sangue.
- A cliente enferma entende a importância de continuar o tratamento até que haja ausência de infecção.
- A cliente enferma entende a importância da higiene pessoal em combinação com a medicação.
- A cliente enferma entende a necessidade de limpar e armazenar o equipamento corretamente.

DOCUMENTAÇÃO

Anotações dos enfermeiros

- Procedimento executado e respectivos resultados.
- Achados incomuns ou reclamações da cliente enferma.
- Resposta da cliente enferma ao tratamento.
- Sinais e sintomas da cliente enferma associados à condição vaginal.
- Documentar em registro médico eletrônico ou planilha adequada (sétimo certo).

Registro de administração de medicação

- Data e hora em que a medicação/tratamento foi administrado.

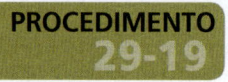

Administração de medicação nebulizada

RESUMO

Nebulizador é o dispositivo usado para aerossolizar medicações em uma névoa, para aplicação direta nos pulmões. Sendo assim, quanto menor for a medicação inalada, melhor será sua entrada até a porção terminal dos pulmões, que são os alvéolos, permitindo assim absorção imediata pela mucosa e pela corrente sanguínea. Esse método de aplicação de medicações é um dos mais rápidos e menos invasivos. Diversas medicações podem ser administradas por inalação; porém, hoje em dia, esse método é usado principalmente para fármacos projetados com o intuito de aliviar os sintomas de angústia respiratória como os da asma.

Existem dois tipos de nebulizadores: os de dose única, acionados por um compressor de ar portátil ou ativados por um sistema canalizado na parede do estabelecimento de saúde, que podem ser de ar comprimido ou oxigênio, e os inaladores portáteis de dose medida. O nebulizador de dose única e acionado por compressor fornece pequenas gotículas, permitindo assimilação mais rápida e completa da medicação. Pode ser preenchido com qualquer tipo de medicação solicitada e usado por clientes enfermos que não conseguem coordenar o uso do inalador de dose medida. A principal desvantagem é sua falta de portabilidade. O nebulizador deve ser carregado com a medicação a cada uso, postergando assim o alívio do cliente enfermo.

O inalador de dose medida tem o benefício de ser pequeno e portátil. Pode ser levado até mesmo no bolso do cliente enfermo. Como o medidor dispensa as doses corretas de medicação pré-carregada, não é preciso nenhum treinamento especial para usá-lo. A principal desvantagem é a necessidade de coordenar a aplicação da dose com a inalação. Podem-se encaixar no bocal do inalador um espaçador ou câmara de extensão, para manter a medicação em suspensão e fornecer ao cliente enfermo a oportunidade de inalar toda a medicação, para não se perder a dose durante a expiração.

ANÁLISE

1. Analise os sete certos: o cliente enfermo certo, o fármaco certo, a dose certa, a via certa, a hora certa, a documentação certa e a certeza do direito de recusa. **Evita erros na administração da medicação.**

2. Analise o status respiratório do cliente enfermo. Observe se o cliente enfermo usa os músculos acessórios para a respiração ou se força as narinas. Ausculte o tórax em busca de ruídos adventícios, como sibilos, roncos e estertores. **A angústia respiratória é o principal motivo de administração de medicações nebulizadas.**

3. Analise o histórico desse último episódio de angústia respiratória. Obtenha um histórico completo do cliente enfermo ou de um informante confiável sobre os sintomas e sua duração. A angústia respiratória pode ter diversas causas. Asma, bronquite, objeto estranho nas vias aéreas e doença pulmonar obstrutiva crônica podem causar angústia respiratória. **Analisar os sintomas atuais do cliente enfermo fornece diagnóstico e atendimento mais precisos. O histórico de asma não significa que esse último episódio de angústia seja de asma.**

4. Analise se o cliente enfermo é capaz de usar o nebulizador ou o inalador de dose medida. Determine se o cliente enfermo entende e segue as instruções, se pode segurar e manipular o equipamento e coordenar a liberação da medicação com a inalação. **Determina o tipo de equipamento usado para o cliente enfermo. Crianças pequenas podem precisar de uma máscara em vez de um bocal no nebulizador. Os idosos precisam de distribuidores especializados para inaladores de dose medida.**

5. Analise os medicamentos atualmente solicitados pelo médico, ação, objetivo, efeitos colaterais comuns, tempo de início e pico da ação. **Permite ao enfermeiro prever o que será observado no cliente enfermo.**

6. Analise medicações que o cliente enfermo toma atualmente, incluindo os fármacos adquiridos sem receita. **Algumas medicações podem interagir. Os betabloqueadores (propranolol, atenolol e betalol) podem se antagonizar com os beta-agonistas e causar ou aumentar os sintomas da asma.**

7. Analise se o cliente enfermo conhece os medicamentos e se é capaz de usar o nebulizador ou o inalador de dose medida. **Permite que o enfermeiro determine a necessidade de instruções ao cliente enfermo para promover a cooperação dele.**

8. Verifique o histórico de alergias, **porque pode ocorrer reação alérgica.**

POSSÍVEIS DIAGNÓSTICOS DE ENFERMAGEM

Troca gasosa comprometida.

Padrão respiratório ineficiente.

Conhecimento deficiente (uso adequado do nebulizador ou inalador de dose medida).

Ansiedade.

Medo.

PLANEJAMENTO

Resultados esperados

1. O cliente enfermo tem uma troca gasosa aprimorada.
2. O padrão respiratório do cliente enfermo se torna eficaz.
3. O cliente enfermo demonstra que entende a necessidade de medicação e o uso do nebulizador ou do inalador de dose medida.
4. O cliente enfermo não apresenta efeitos adversos secundários a interações medicamentosas.
5. O nível de ansiedade do cliente enfermo diminui após o tratamento.

Equipamentos necessários (Figuras 29.19-1 e 29.19-2)

Nebulizador portátil
- Registro de administração de medicações.

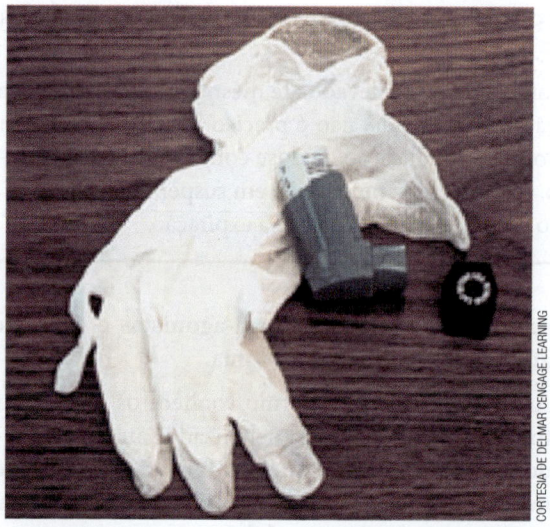

Figura 29.19-1 ■ Inalador portátil de dose medida.

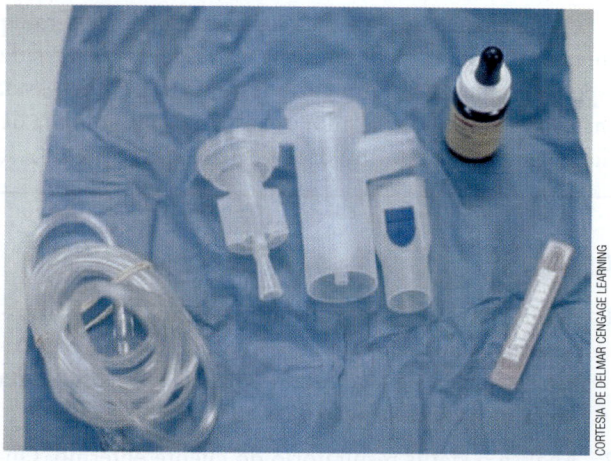

Figura 29.19-2 ■ Copo, circuito, tampa, tubo T, bocal do nebulizador e medicação.

- Conjunto do nebulizador (copo, circuito, tampa, tubo T, bocal ou máscara) ou nebulizador pré-embalado e aplicador.
- Medicações.
- Solução salina.

- Compressor de ar e sistema canalizado de ar comprimido ou oxigênio de parede.

Inalador de dose medida

- Inalador de dose medida.
- Espaçador ou câmara de extensão, se apropriado.

DICA DE DELEGAÇÃO

O procedimento de administração de medicação pode ser delegado para o pessoal auxiliar e técnicos de enfermagem, sem prejuízo da Lei 7.498/86. Entretanto, isso pode variar conforme as instituições. Cabe ao enfermeiro fazer orientações e supervisionar. Para tanto, sugere-se que a delegação dessa tarefa esteja em consonância com as ações de Sistematização de Assistência de Enfermagem (SAE), conforme Resolução Cofen 272/2002, e que os profissionais citados anteriormente recebam treinamento específico, documentado em livro próprio.

EXECUÇÃO – AÇÃO/FUNDAMENTAÇÃO	
AÇÃO	FUNDAMENTAÇÃO
* Verifique a pulseira de identificação do cliente enfermo	* Explique o procedimento antes de iniciá-lo

Nebulizador portátil de dose única

1. Analise a capacidade do cliente enfermo em usar o nebulizador.	1. Garante a cooperação do cliente enfermo e o uso preciso do nebulizador.
2. Confira as informações do registro de administração de medicação com a solicitação escrita, para verificar cliente enfermo, medicação, via, hora e dosagem corretas.	2. Diminui a chance de erros de medicação e garante precisão (o cliente enfermo certo, o fármaco certo, a dose certa, a via certa, a hora certa).
3. Analise se o cliente enfermo possui alergia a algum fármaco.	3. Diminui o risco de reação alérgica.
4. Retire adornos como relógio, pulseiras e anéis. Lave as mãos e/ou use álcool gel 70% (Anvisa, RDC 42 de 25/10/2010).	4. Reduz a transmissão de micro-organismos.
5. Monte e prepare as medicações para um cliente enfermo de cada vez.	5. Garante que o cliente enfermo receba as medicações certas.

EXECUÇÃO – AÇÃO/FUNDAMENTAÇÃO *(continuação)*

AÇÃO	FUNDAMENTAÇÃO
6. Coloque a medicação na altura dos olhos se estiver usando um conta-gotas para colocá-la no nebulizador.	6. Garante precisão.
7. Derrame cuidadosamente a quantidade de fármacos no copo do nebulizador.	7. Determina a quantidade correta de medicamento e garante a dosagem precisa.
• Evite tocar os fármacos ao derramá-los no copo do nebulizador.	• Reduz a transmissão de micro-organismos.
8. Cubra o copo com a tampa e feche.	8. Impede o derramamento de medicação.
9. Coloque a peça T no topo da tampa.	9. Fornece um conector para o bocal.
10. Encaixe uma parte curta da tubulação em uma ponta da peça T.	10. Fornece espaço aberto para impedir que o ar ambiente entre no sistema e o aerossol medicado escape.
11. Encaixe bocal ou máscara na outra ponta.	11. Promove um portal para o cliente enfermo inspirar a medicação em aerossol.
• Evite tocar o bocal do nebulizador ou a parte interior da máscara.	• Reduz a transmissão de micro-organismos.
12. Identifique o cliente enfermo antes de administrar as medicações.	12. Garante que o cliente enfermo certo receba a medicação.
13. Identifique as medicações do cliente enfermo e explique claramente os objetivos terapêuticos.	13. Promove a cooperação e a consciência dos efeitos da medicação.
14. Peça ao cliente enfermo que se sente ereto.	14. Promove melhor expansão pulmonar.
15. Encaixe o circuito na parte inferior do copo do nebulizador e conecte a outra ponta ao compressor de ar ou ar comprimido/oxigênio de parede.	15. Fornece passagem ao ar comprimido.
• Antes de ligar, ajuste a válvula de oxigênio para 6 L/min (ou menos, conforme a solicitação do médico).	• Transforma a medicação em névoa ou aerossol úmido.
• Deixe o ar ligado por cerca de seis ou sete minutos, até toda a medicação ser utilizada.	• Permite que o cliente enfermo receba toda a dose de medicação.
16. Peça ao cliente enfermo que respire lenta e profundamente pelo bocal/máscara.	16. Promove um depósito melhor e a eficácia da medicação nas vias aéreas.
• O cliente enfermo deve fechar os lábios firmemente ao redor da máscara ou bocal.	
17. Fique com o cliente enfermo tempo suficiente para observar a técnica correta de inspiração/expiração.	17. Garante o uso correto do nebulizador, para obter efeito completo das medicações administradas.
18. Lave as mãos e/ou use álcool gel 70% (Anvisa, RDC 42 de 25/10/2010).	18. Reduz a transmissão de micro-organismos.
19. Quando o copo estiver vazio, desligue o compressor ou o ar comprimido/oxigênio de parede.	19. Interrompe a aerossolização.
• Solte o circuito do compressor e do copo do nebulizador.	• Prepara os componentes para limpeza ou descarte.
• Se o nebulizador for descartável, descarte-o no recipiente adequado.	• Impede a transmissão de micro-organismos.
• Se o cliente enfermo for reutilizá-lo, lave-o com cuidado, enxágue-o e seque os componentes.	• Impede a transmissão de micro-organismos.
20. Analise o cliente enfermo imediatamente após o tratamento, para observar resultados ou efeitos adversos.	20. Determina a eficácia do tratamento.
21. Analise o cliente enfermo novamente cinco a dez minutos depois do tratamento.	21. Alguns efeitos podem ser retardados.
22. Lave as mãos e/ou use álcool gel 70% (Anvisa, RDC 42 de 25/10/2010).	22. Reduz a transmissão de micro-organismos.

EXECUÇÃO – AÇÃO/FUNDAMENTAÇÃO *(continuação)*

AÇÃO	FUNDAMENTAÇÃO
Nebulizador de dose medida	
23. Analise a capacidade do cliente enfermo para usar o nebulizador de dose medida.	23. Garante a cooperação do cliente enfermo.
24. Confira as informações do registro de administração de medicação com a solicitação escrita, para verificar cliente enfermo, medicação, via, hora e dosagem corretas.	24. Diminui a chance de erros de medicação e garante precisão (o cliente enfermo certo, o fármaco certo, a dose certa, a via certa e a hora certa).
25. Analise se o cliente enfermo possui alergia a algum fármaco.	25. Diminui o risco de reação alérgica.
26. Lave as mãos e/ou use álcool gel 70% (Anvisa, RDC 42 de 25/10/2010).	26. Diminui a transmissão de micro-organismos.
27. Agite o nebulizador pré-embalado.	27. Mistura por completo a medicação.
28. Coloque o nebulizador no aplicador.	28. Permite a administração correta da medicação.
29. Coloque o espaçador no nebulizador, se necessário (Figura 29.19-3).	29. O espaçador fornece um espaço livre para a névoa medicada enquanto o cliente enfermo inspira.
30. Peça ao cliente enfermo que expire e coloque o bocal na boca (Figura 29.19-4).	30. Prepara a administração de medicação aos pulmões.
31. O cliente enfermo deve pressionar o distribuidor pré-embalado e inspirar simultaneamente, até encher os pulmões. Deve prender o fôlego por dez segundos e soltá-lo lentamente.	31. Aspira a medicação para os pulmões. Permite que a medicação chegue aos alvéolos.
32. Se um espaçador estiver encaixado no nebulizador, o cliente enfermo deve expirar lenta e profundamente.	32. Permite a administração correta da medicação.
33. Observe o cliente enfermo por vários minutos para analisar os possíveis efeitos adversos da medicação.	33. As reações podem ocorrer imediatamente.
34. Peça ao cliente enfermo para enxaguar a boca.	34. A medicação pode provocar um sabor metálico.
35. Lave as mãos e/ou use álcool gel 70% (Anvisa, RDC 42 de 25/10/2010).	35. Impede a transmissão de micro-organismos.
36. Documente a administração de medicação (sétimo certo).	36. Fornece registro da administração.

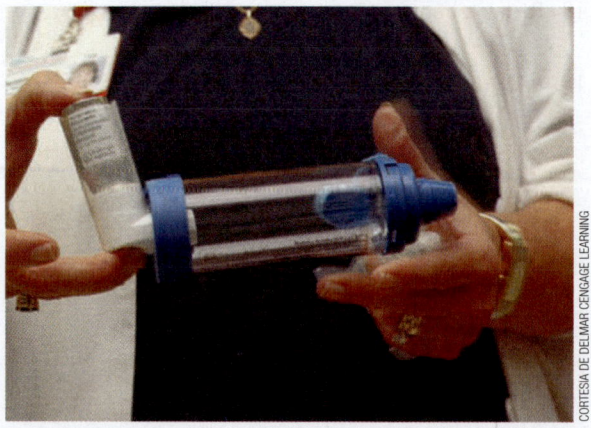

Figura 29.19-3 ▪ Preparação de um inalador de dose medida e de medicação.

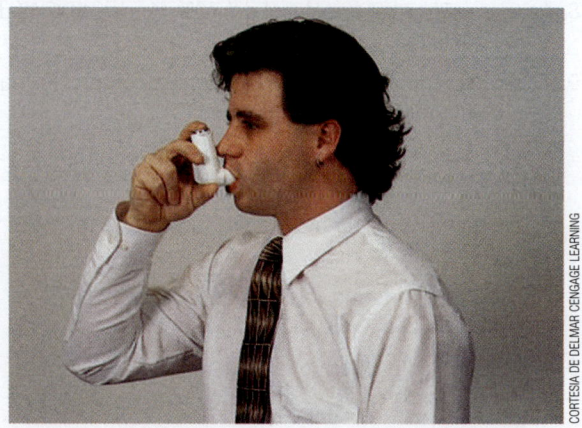

Figura 29.19-4 ▪ Autoadministração com inalante de dose medida.

AVALIAÇÃO

- O cliente enfermo apresentou uma troca gasosa aprimorada.
- O padrão respiratório do cliente enfermo se tornou eficaz.
- O cliente enfermo demonstrou que entende a necessidade da medicação e o uso do nebulizador ou do inalador de dose medida.
- O cliente enfermo não apresentou efeitos adversos secundários a interações medicamentosas.
- O nível de ansiedade do cliente enfermo diminuiu após o tratamento.

DOCUMENTAÇÃO

Registro de administração de medicação
- Nome dos medicamentos.
- Dosagem.
- Via.
- Local.
- Hora de administração.
- Iniciais do enfermeiro que administrou as medicações.
- Assinatura do enfermeiro com identificação das iniciais.

Anotações dos enfermeiros
- Parâmetros de avaliação do cliente enfermo.
- Nome da medicação, dosagem, via e hora da administração.
- Quantidade de oxigênio aplicado por minuto do compressor de ar/oxigênio de parede.
- Assinatura e iniciais do enfermeiro.
- Resposta do cliente enfermo.
- Documentar em registro médico eletrônico ou planilha adequada.

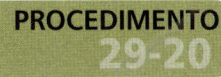

PROCEDIMENTO 29-20 — Aplicação de curativo seco

RESUMO

Uma incisão cirúrgica fechada pode ser descrita como uma incisão causada, reaberta ou desbridada por intervenção cirúrgica. Incisões fechadas são geralmente categorizadas como limpas. Podem ser fechadas com sutura, grampo ou esparadrapo. O objetivo geral do curativo de incisão fechada é cobrir e proteger, bem como absorver a drenagem mínima que é possível nesse tipo de lesão. Os cuidados com o curativo podem variar de acordo com a preferência do enfermeiro e do cirurgião, bem como com a política da instituição. As diretrizes gerais para o curativo de uma incisão cirúrgica fechada serão abordadas neste procedimento.

Existem diferentes abordagens para tratar uma incisão. As soluções de limpeza podem secar a incisão e interferir na cicatrização em nível celular. Além disso, os clientes enfermos podem ser alérgicos ou sensíveis a essas soluções. Embora reduzam o risco de infecção, pode não ser necessária a aplicação frequente. Em muitos casos, as soluções de pH neutro, a solução salina normal estéril ou a água estéril serão adequadas para limpar a incisão. Em muitas instituições o padrão é a primeira troca pós-operatória do curativo ser feita pelo cirurgião. O curativo inicial é mantido geralmente por 24 horas; entretanto, pode haver situações que necessitem de até no máximo 48 horas após a operação. Em ambos os casos a avaliação do enfermeiro é essencial e se faz necessária, pois ele é um importante elo de comunicação entre o cliente enfermo e a equipe cirúrgica. Em muitas instituições, há a presença da Comissão de Curativos, que é responsável por avaliar e acompanhar o cliente enfermo, bem como por fornecer material necessário ao curativo e fazer orientações à equipe e aos familiares do enfermo.

A frequência da troca depende das necessidades referentes à incisão e da presença de um profissional de saúde. Normalmente, ela é especificada na solicitação. É importante seguir as diretrizes da instituição.

ANÁLISE

1. Analise o nível de conforto do cliente enfermo no pós-operatório, ao chegar da sala de operação, antes dos cuidados com a incisão e conforme necessário durante todo o curso pós-operatório. **Incisões cirúrgicas são doloridas. Se o cliente enfermo estiver confortável com os analgésicos e o posicionamento adequado, haverá uma troca gasosa melhor no tecido com a respiração profunda, a tosse e o início da locomoção, promovendo assim a cicatrização dos tecidos. Clientes enfermos vão cooperar mais e ficar menos ansiosos durante as trocas de curativo se estiverem confortáveis.**

2. Analise a aparência externa do curativo pós-operatório inicial e dos subsequentes. **Pode ser necessário reforçar o curativo inicial. Excesso de saturação com drenagem, sangue e outros fluidos corporais, deslocamentos ou qualquer aspecto incomum do curativo devem ser avisados ao cirurgião. A aparência da parte externa do curativo fornece informações sobre os suprimentos necessários.**

3. Analise a aparência da incisão e dos drenos quando o curativo for removido. **A inspeção da incisão é importante para avaliar a pele e os tecidos e determinar a necessidade de suprimentos. A análise inclui observar sinais de infecção evidente por hiperemia, edema, odor forte, quantidade de drenagem, cor do exsudato (amarelo e viscoso indica a presença de pus), ou dor ou sensibilidade incomum; os sinais de trauma do tecido são evidentes pelo edema ou pela equimose; evidência de sangramento ou vazamento de fluidos no local; e posição dos cateteres da demora, tubos de drenagem e suturas, ou dispositivos de estabilização que fecham a incisão e suportam os drenos.**

4. Analise se o cliente enfermo entende os cuidados pós-operatórios com o local da incisão cirúrgica. **É importante levar em consideração a capacidade de entender instruções verbais e por escrito e as variações culturais e sociais que podem afetar o ensino de conceitos médicos para o cliente enfermo e a família.**

5. Se as soluções forem usadas na incisão, analise o status alérgico e faça exame com uma gota de solução na pele. **Isso impede reações adversas.**

POSSÍVEIS DIAGNÓSTICOS DE ENFERMAGEM

Comprometimento da integridade da pele.
Comprometimento da integridade do tecido.
Risco de infecção.

PLANEJAMENTO
Resultados esperados

1. O local é inspecionado quanto a sinais de infecção, drenagem, tubos de drenagem e posição das suturas ou grampos.
2. O curativo pós-operatório inicial é reforçado (mediante avaliação do enfermeiro) até que seja trocado pelo cirurgião.
3. O local tem o curativo certo aplicado.
4. O cliente enfermo e a família manifestam e/ou demonstram conhecimento e capacidade, se indicado, de trocar o curativo e cuidar da incisão cirúrgica.

Equipamentos necessários (Figura 29.20-1)

- Luvas sem látex e não estéreis.
- Máscara cirúrgica.
- Luvas estéreis.
- Recipiente para o descarte adequado do curativo sujo.
- Gazes estéreis de 10 x 10 cm.
- Compressa (opcional).
- Esparadrapo de 5 cm (espuma ou papel).
- Solução de limpeza (se solicitado).

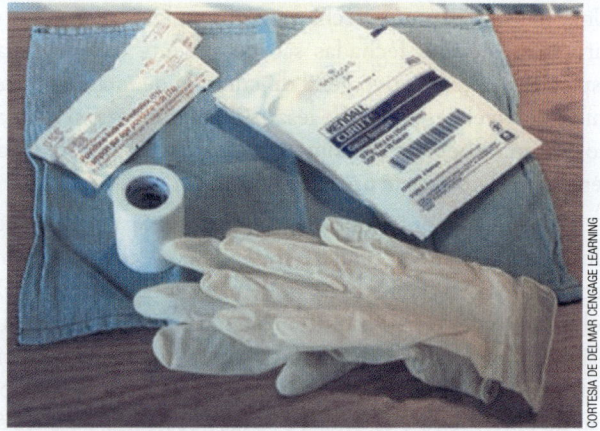

Figura 29.20-1 ■ Utilizam-se luvas limpas, gazes, esparadrapo e solução antisséptica para trocar o curativo seco.

DICA DE DELEGAÇÃO

A aplicação de bandagens não é delegada ao pessoal auxiliar. Os membros da família podem aprender esse procedimento antes da alta do cliente enfermo. Ocasionalmente, o pessoal auxiliar recebe a tarefa de aplicar uma gaze limpa e seca como proteção, mas o enfermeiro é responsável por analisar a integridade da pele e pelo treinamento dos familiares.

CAPÍTULO 29 ■ Procedimentos Intermediários

EXECUÇÃO – AÇÃO/FUNDAMENTAÇÃO	
AÇÃO	FUNDAMENTAÇÃO
* Verifique a pulseira de identificação do cliente enfermo	* Explique o procedimento antes de iniciá-lo
1. Reúna suprimentos.	1. Promove um fluxo contínuo de trabalho.
2. Forneça privacidade, fechando cortinas ou portas. Pode ser necessária a utilização de biombos. Neste momento, avalie as condições ambientais, providenciando o desligamento de ventiladores e fechamento de janelas.	2. Mantém o conforto e a privacidade do cliente enfermo enquanto o corpo está exposto durante o procedimento. Evita que haja dispersão de partículas do leito para a ferida e consequente contaminação.
3. Retire adornos como relógio, pulseiras e anéis. Lave as mãos e/ou use álcool gel 70% (Anvisa, RDC 42 de 25/10/2010).	3. Reduz a transmissão de micro-organismos.
4. Aplique luvas não estéreis e sem látex e coloque máscara cirúrgica.	4. Promove o controle de infecção e proteção contra fluidos corporais.
5. Remova o curativo e coloque-o no recipiente apropriado. Remova luvas sujas com a superfície contaminada voltada para dentro e descarte-as em recipiente adequado.	5. Curativos e luvas sujos com fluidos corporais são considerados contaminados e sujeitos a descarte correto no lixo com risco biológico, conforme protocolo da instituição (Anvisa, RDC 306 de 7/12/2004).
6. Oriente o cliente enfermo quanto às etapas de realização do curativo. Faz-se necessário ressaltar que o cliente enfermo não deve tocar a área da ferida nem os materiais estéreis que serão abertos.	6. Diminui a ansiedade. A movimentação inesperada do cliente pode propiciar a contaminação da ferida e dos insumos que serão utilizados.
7. Analise a incisão sem curativo para observar sinais de hiperemia, odor forte, edema, irritação, drenagem, deiscência, sangramento ou escoriação.	7. Estes podem ser sinais de infecção ou de cicatrização inadequada da incisão.
8. Retire as luvas usadas no exame.	8. As luvas do exame que são usadas para remover o curativo velho são consideradas contaminadas, devendo ser removidas e descartadas corretamente.
9. Lave as mãos e/ou use álcool gel 70% (Anvisa, RDC 42 de 25/10/2010).	9. Reduz a transmissão de micro-organismos.
10. Prepare os suprimentos sobre uma mesa auxiliar ao lado do leito do cliente enfermo. Abra embalagens das gazes de 10 x 10 cm estéreis. • Se a incisão exigir limpeza, derrame a solução nas gazes de 10 x 10 centímetros (consulte a política da instituição sobre a limpeza de incisões).	10. Após a remoção do curativo, você terá uma ideia melhor de quais suprimentos serão necessários.
11. Coloque luvas estéreis.	11. Esse procedimento será considerado limpo se, após o curativo ser removido, as margens da pele estiverem aproximadas com os fechamentos da pele.
12. Limpe a incisão se indicado. Segure as bordas da gaze que contém a solução de limpeza. • **Incisão:** movendo-se de cima para baixo, limpe primeiro a linha da incisão (Figura 29.20-2). Limpe cada lado da incisão usando uma nova gaze para cada movimento. • **Dreno:** em movimentos circulares, comece no local do dreno e movimente a mão de dentro para fora. Se for necessária limpeza adicional, obtenha nova gaze e limpe do local do dreno para fora.	12. A incisão é limpa do local menos contaminado para o mais contaminado.
13. Aplique novo curativo usando gazes de 10 x 10 cm dobradas pela metade, no tamanho de 5 X 10 cm. Coloque a gaze dobrada no sentido do comprimento sobre a incisão e aplique o esparadrapo levemente ou uma rede tubular para pessoas com pele sensível (Figura 29.20-3). Coloque as iniciais no curativo, citando hora e data de troca. • **Opcional:** pode ser aplicada uma compressa sobre o curativo, para melhorar a proteção sobre as suturas ou aumentar o conforto do cliente enfermo.	13. O curativo leve de 10 x 10 cm pode ser a única coisa necessária para proteger a incisão contra roupas ou para coletar um pouco de drenagem do tecido. Mantém o registro das trocas de curativo para o próximo enfermeiro.

EXECUÇÃO – AÇÃO/FUNDAMENTAÇÃO	(continuação)
AÇÃO	FUNDAMENTAÇÃO

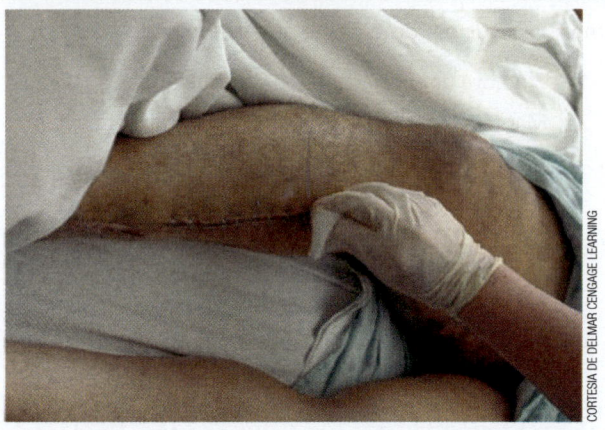

Figura 29.20-2 ▪ Limpe as linhas de sutura delicadamente.

14. Descarte os curativos corretamente, tire as luvas e a máscara, e lave as mãos e/ou use álcool gel 70% (Anvisa, RDC 42 de 25/10/2010).
15. Reforce informações ao cliente enfermo e à família sobre o curativo, o que pode incluir instruí-los a respeito da técnica de aplicação do curativo.

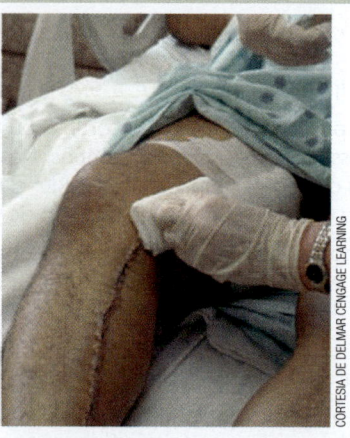

Figura 29.20-3 ▪ Aplique gazes de 10 x 10 cm dobradas ao meio. Fixe com esparadrapo.

14. Reduz a transmissão de micro-organismos.

15. Instrui o cliente enfermo e a família, e os prepara para a alta.

AVALIAÇÃO

- Analise o nível de conforto do cliente enfermo durante o procedimento de troca do curativo.
- Determine se a privacidade do cliente enfermo foi protegida durante a troca de curativo.
- Analise se os suprimentos corretos foram reunidos para a troca do curativo e se é necessária alguma modificação na troca.
- Determine a eficácia das instruções dadas ao cliente enfermo e à família, pedindo que demonstrem a aplicação do curativo ou descrevam suas etapas.

DOCUMENTAÇÃO

Anotações dos enfermeiros

- Data e hora em que o curativo foi aplicado.
- Descrição breve do local da incisão.
- Descrição breve dos cuidados prestados e do curativo aplicado.
- Conforto do cliente enfermo antes e depois da troca do curativo.
- Instrução ao cliente enfermo e à família, bem como avaliação das informações prestadas.
- Documentar em registro médico eletrônico ou planilha adequada.

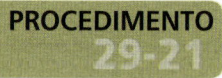

Aplicação de curativo úmido

RESUMO

A finalidade de um curativo úmido é cobrir e proteger a incisão, coletar as secreções, promover a cicatrização e realizar um leve desbridamento da superfície. A decisão de aplicar um curativo úmido depende do leito da incisão, do tipo de tecido e da presença de escaras, da quantidade de secreção, da fase da cicatrização, do estado do tecido adjacente e da presença de infecção.

A cicatrização é promovida por um ambiente quente e úmido; no entanto, é imperativo evitar a umidade na superfície do curativo. Um curativo externo úmido pode agir como meio de transporte ao ambiente externo e atrair contaminação para a incisão. O desbridamento delicado de uma incisão vermelha é realizado com um curativo de úmido a encharcado.

É necessário cuidado para não aplicar um curativo úmido demais, que acabe macerando o tecido adjacente que está saudável. Os curativos úmidos são contraindicados em incisões com escaras pretas, nos quais a escara represente destruição do tecido de espessura total, porque as bactérias se multiplicam sob esse tipo de curativo.

O curativo úmido consiste em gaze úmida aplicada e deixada a ponto de "quase secar", até a próxima troca de curativo. As especificações variam de acordo com as preferências do enfermeiro e do cirurgião, a política institucional e os padrões de medição de resultados usados para avaliar a efetividade do curativo. As diretrizes gerais para um curativo úmido simples serão abordadas a seguir.

ANÁLISE

1. Analise o nível de conforto do cliente enfermo **para avaliar a necessidade de medicação antes da troca de curativo**. Os clientes enfermos vão cooperar mais e ficar menos ansiosos durante as trocas de curativo se se sentirem confortáveis.
2. Analise a aparência externa do curativo **para avaliar sua adequação e também os suprimentos necessários**.
3. Analise a aparência da incisão e dos drenos depois da remoção do curativo, observando hiperemia, edema, drenagem purulenta e equimose, **a fim de determinar as condições da incisão e a eficácia do curativo de úmido a encharcado**.
4. Analise se o cliente enfermo entendeu a troca de curativos e os cuidados com a incisão, **para determinar se ele precisa de alguma instrução**.
5. Analise a resposta de cicatrização a tratamentos prévios. A eficácia da aplicação úmida deve ser reavaliada rotineiramente e o tratamento, modificado se a cicatrização não estiver ocorrendo.

POSSÍVEIS DIAGNÓSTICOS DE ENFERMAGEM

Comprometimento da integridade da pele.
Comprometimento da integridade do tecido.
Risco de infecção.
Dor aguda.

PLANEJAMENTO

Resultados esperados

1. O local é inspecionado quanto a cicatrização, sinais de infecção e drenagem.
2. O local tem o curativo certo aplicado.
3. O cliente enfermo e a família manifestam e/ou demonstram conhecimento e capacidade, se indicado, de trocar o curativo e cuidar da incisão cirúrgica.
4. O cliente enfermo sente desconforto mínimo durante o procedimento.

Equipamentos necessários (Figura 29.21-1)

- Luvas sem látex e não estéreis.
- Recipiente para o descarte adequado do curativo sujo.
- Luvas estéreis.
- Avental impermeável (opcional).
- Compressa estéril.
- Campo estéril.
- Máscara cirúrgica.
- Óculos de ampla proteção.
- Seringa de 20 mL.
- Agulha de 40 x 12.
- Solução salina normal ou solução solicitada.
- Bacia estéril.
- Diversas gazes estéreis de 10 x 10 cm.
- Esparadrapo de 5 cm (espuma ou papel).
- Rede tubular (opcional).
- Tiras de Montgomery (opcional).

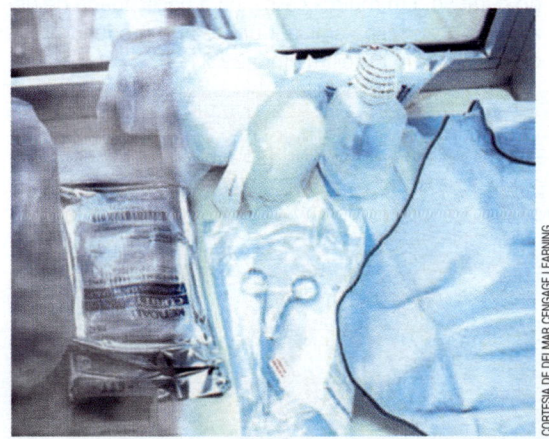

Figura 29.21-1 ■ Bandagens, solução salina, tesouras e campo, todos estéreis, são necessários para criar o curativo de úmido a encharcado.

DICA DE DELEGAÇÃO

A aplicação de um curativo úmido exige técnica estéril e capacidades de avaliação profissional, portanto não pode ser delegada para o pessoal auxiliar.

EXECUÇÃO – AÇÃO/FUNDAMENTAÇÃO	
AÇÃO	FUNDAMENTAÇÃO

* Verifique a pulseira de identificação do cliente enfermo * Explique o procedimento antes de iniciá-lo

1. Revise a prescrição médica e de enfermagem quanto aos cuidados com a incisão e reúna suprimentos.	1. Promove um fluxo contínuo de trabalho.
2. Forneça privacidade, fechando cortinas ou portas. Pode ser necessária a utilização de biombos. Neste momento, avalie as condições ambientais, providenciando o desligamento de ventiladores e fechamento de janelas.	2. Mantém o conforto e a privacidade do cliente enfermo, enquanto o corpo está exposto durante o procedimento. Evita que haja dispersão de partículas do leito para a ferida e consequente contaminação.
3. Analise se há necessidade de analgésico. A dor é classificada em uma escala de 0 (menor) a dez (maior). Analise a necessidade com base na qualidade, no padrão da dor, na localização e no último analgésico recebido.	3. A remoção do curativo de úmido a encharcado pode ser dolorosa para o cliente enfermo, portanto é essencial avaliar se ele precisa de analgésicos antes de trocar o curativo.
4. Retire adornos como relógio, pulseiras e anéis. Lave as mãos e/ou use álcool gel 70% (Anvisa, RDC 42 de 25/10/2010).	4. Reduz a transmissão de micro-organismos.
5. Aplique luvas não estéreis e sem látex, e máscara. Se houver drenagem copiosa ou a incisão estiver infectada, use avental e proteção ocular.	5. Promove controle da infecção e proteção contra os fluidos corporais.
6. Coloque um oleado ou qualquer material impermeável entre o cliente e o lençol do leito, para proteger a roupa de cama.	6. Promove controle da infecção e proteção contra os fluidos corporais.
7. Coloque uma bacia ou bandeja sob a área afetada, se assim for permitido.	7. Promove controle da infecção e proteção contra os fluidos corporais.
8. Remova o curativo, observando o número de gazes usadas, e coloque-o no recipiente adequado (Figura 29.21-2). Se observar que o curativo está extremamente seco e a remoção resultaria em lesão, é indicada uma pequena quantidade de solução salina para desprender essa parte do curativo. Em muitos casos, há a necessidade de deixar a solução salina agir por um tempo (podendo variar de um a três minutos) (Figura 29.21-3).	8. Para resolver o problema de um curativo extremamente seco, aumente a umidade ou a frequência das trocas. Informa o número de gazes necessárias para a troca do curativo.

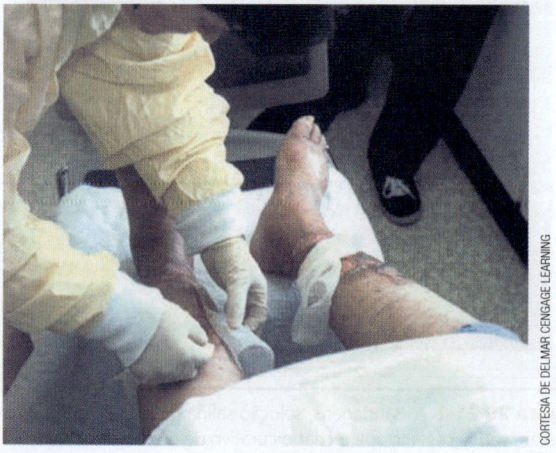

Figura 29.21-2 ▪ Remova o curativo velho com cuidado, deixando-o desbridar a incisão enquanto você o retira.

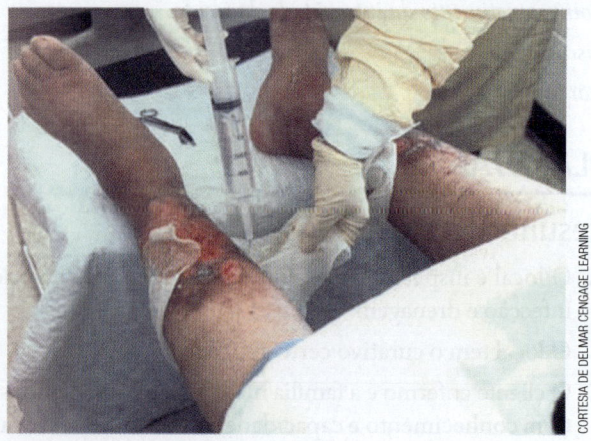

Figura 29.21-3 ▪ Se o curativo estiver muito seco e sua remoção for causar lesões, use um pouco de solução salina para soltar essa parte do curativo que aderiu à incisão.

EXECUÇÃO – AÇÃO/FUNDAMENTAÇÃO	*(continuação)*
AÇÃO	**FUNDAMENTAÇÃO**
9. Observar a cicatrização da incisão sem curativo (granulação e aproximação das bordas), sinais de infecção (inflamação, edema, calor, dor) e drenagem.	9. Permite a avaliação de eficácia do tratamento.
10. Limpe a pele ao redor da incisão, se necessário, com uma gaze úmida em solução salina. Em caso de sujidade, pode-se usar sabão líquido neutro ou solução antisséptica específica para feridas.	10. O sangue ou a drenagem seca na pele adjacente pode ser irritante e servir como meio para micróbios.
11. Remova as luvas e lave as mãos e/ou use álcool gel 70% (Anvisa, RDC 42 se 25/10/2010).	11. Reduz a transmissão de micro-organismos.
12. Utilize uma mesa auxiliar perto do leito do cliente enfermo. Prepare os suprimentos em um campo estéril, derramando as soluções solicitadas em recipientes apropriados, se indicado para o curativo.	12. Mantém a esterilidade.
13. Aplique luvas estéreis.	13. Esta foi uma troca de curativo estéril.
14. Irrigue o leito da ferida abundantemente com solução salina 0,9%, de preferência morna (37 °C), em jato. Esse procedimento com uma seringa de 20 mL e agulha de 40 x 12 pode aumentar a efetividade da remoção de agentes patológicos.	14. Umedece a gaze ou o material do envoltório para o curativo. • Se estiver muito úmido, o leito da incisão pode ficar encharcado, aumentando assim a probabilidade de crescimento de bactérias. • Protege a incisão.
15. Coloque a gaze ou o envoltório na bacia com a solução salina normal ou outra especificada. • Torça o excesso de solução da gaze ou do envoltório. Não torça demais, para não deixar o curativo muito seco. • Coloque a gaze úmida delicadamente sobre a área (Figura 29.21-4).	15. Impede a secagem excessiva e protege a incisão. • Fixação de curativo de curto prazo em clientes enfermos que não sejam sensíveis aos adesivos. Para curativos de longo prazo ou pessoas sensíveis, use faixas de Montgomery ou rede tubular, para impedir a irritação na pele.
16. Aplique curativo estéril com gazes secas de 10 x 10 cm e cubra com as compressas (Figura 29.21-5). • Prenda o curativo com esparadrapo, faixas de Montgomery ou rede tubular (Figura 29.21-6).	16. Reduz a transmissão de micro-organismos.
17. Remova as luvas e lave as mãos e/ou use álcool gel 70% (Anvisa, RDC 42 de 25/10/2010).	

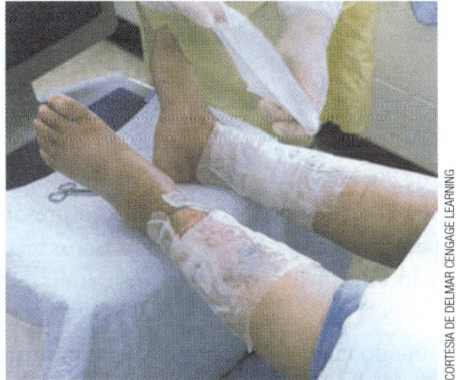

Figura 29.21-4 ▪ Coloque a gaze na incisão.

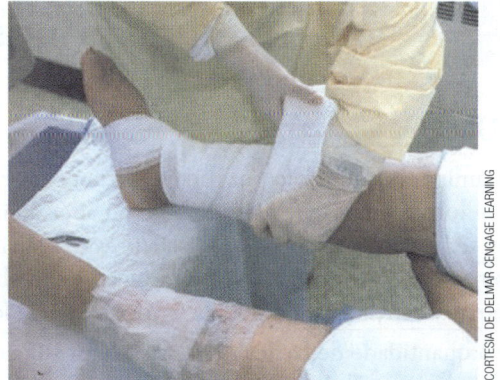

Figura 29.21-5 ▪ Proteja a gaze úmida com curativo externo, constituído de bandagens secas.

EXECUÇÃO – AÇÃO/FUNDAMENTAÇÃO	(continuação)
AÇÃO	FUNDAMENTAÇÃO

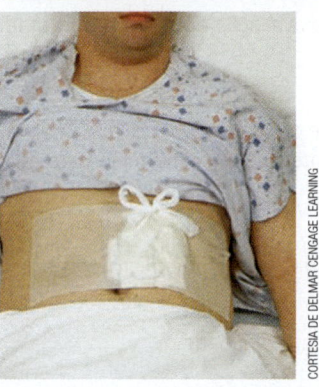

Figura 29.21-6 ▪ Faixas de Montgomery.

18. Coloque as iniciais no curativo, citando hora e data de troca.	17. Registra a troca do curativo e promove a continuidade do atendimento.
19. Dê informações ao cliente enfermo e à família sobre o curativo, o que pode incluir instruções sobre a técnica de aplicação do curativo.	18. Instrui o cliente enfermo e a família, e os prepara para a alta.

AVALIAÇÃO

- O local foi inspecionado quanto a cicatrização, sinais de infecção e drenagem.
- O local teve o curativo certo aplicado.
- O cliente enfermo e a família manifestaram e/ou demonstraram conhecimento e capacidade, se indicado, de trocar o curativo e cuidar da incisão cirúrgica.
- O procedimento foi realizado com um mínimo de desconforto para o cliente enfermo.

DOCUMENTAÇÃO

Anotações dos enfermeiros

- Administração de analgésicos antes da troca de curativo.
- Data e hora em que o curativo foi aplicado.
- Breve descrição do local da incisão.
- Breve descrição dos cuidados prestados e do curativo aplicado.
- Conforto do cliente antes e depois da troca de curativo.
- Instrução ao cliente enfermo e à família, bem como avaliação das informações prestadas.
- Documentar em registro médico eletrônico ou planilha adequada.

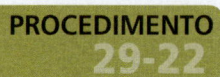

PROCEDIMENTO 29-22 Cultura de incisão

RESUMO

A contaminação da incisão por bactérias é uma das causas mais comuns de alterações na cicatrização. A incisão cirúrgica pode se tornar infectada antes, durante ou após a cirurgia. Rachaduras ou abrasões criadas na depilação pré-operatória podem ser fonte de patógenos. O risco de exposição intraoperatória aos patógenos aumenta quando os tratos respiratório, gastrointestinal, geniturinário e orofaríngeo estão abertos. Ferimentos não cirúrgicos resultantes de traumas, úlcera de pressão ou doença também podem se tornar infectados.

Se a quantidade de bactérias na incisão for suficiente ou a defesa imune do cliente enfermo estiver comprometida, a infecção clínica pode se tornar aparente dois a 11 dias após a cirurgia. A infecção torna a cicatrização mais lenta, porque prolonga a fase inflamatória e promove a competição por nutrientes e a produção de substâncias químicas e enzimas que danificam os tecidos.

A identificação do agente infeccioso na incisão cirúrgica ou ferida é parte importante do processo terapêutico e, por consequência, da cicatrização.

ANÁLISE

1. Analise a incisão e o tecido adjacente, buscando sinais de infecção. Verifique calor, hiperemia, inflamação e drenagem. Verifique a cor e a consistência da drenagem. Verifique odor e cor da incisão/ferida. **Permite intervenção para detectar e tratar a infecção.**
2. Analise o status geral, incluindo sinais vitais e sinais de infecção como febre, calafrios ou contagem elevada de glóbulos brancos (GB). **Permite intervenção para detectar e tratar a infecção.**

POSSÍVEIS DIAGNÓSTICOS DE ENFERMAGEM

Risco de infecção.
Comprometimento da integridade da pele.
Distúrbios na imagem corporal.

PLANEJAMENTO

Resultados esperados

1. A cultura da incisão é coletada com um mínimo de dor e trauma para o cliente enfermo.
2. A cultura é representativa da flora presente na incisão/ferida, sem contaminação pela flora externa.

Equipamentos necessários (Figura 29.22-1)

- Luvas sem látex e não estéreis.
- Máscara cirúrgica.
- Luvas estéreis e suprimentos para o curativo.
- Solução salina normal e bandeja de irrigação.
- Tubo de cultura e aplicador.
- Recipiente ou saco à prova de umidade.

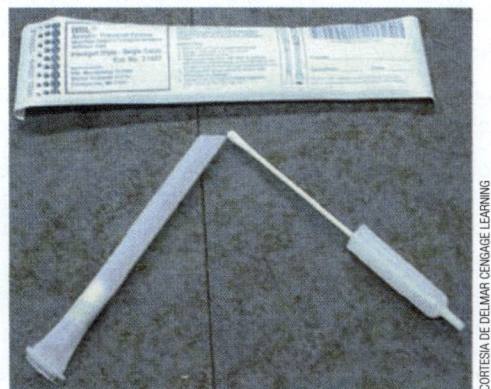

Figura 29.22-1 ■ Tubo de cultura estéril e aplicador.

 DICA DE DELEGAÇÃO

A obtenção da cultura de incisão requer análise de enfermagem e técnica asséptica, e trata-se potencialmente de um procedimento invasivo; portanto, a delegação para o pessoal auxiliar é inadequada.

EXECUÇÃO – AÇÃO/FUNDAMENTAÇÃO

* Verifique a pulseira de identificação do cliente enfermo * Explique o procedimento antes de iniciá-lo

AÇÃO	FUNDAMENTAÇÃO
1. Retire adornos como relógio, pulseiras e anéis. Lave as mãos e/ou use álcool gel 70%. Coloque máscara cirúrgica e luvas não estéreis sem látex, e remova o curativo velho. Coloque o curativo velho em um recipiente à prova de umidade e remova e descarte as luvas. Lave as mãos e/ou use álcool gel 70% novamente (Anvisa, RDC 42 de 25/10/2010).	1. Reduz a transmissão de micro-organismos. Torna a incisão acessível para obter a cultura.
2. Abra os suprimentos para o curativo usando a técnica estéril e coloque luvas estéreis.	2. Mantém o ambiente estéril.
3. Analise a aparência da incisão, observando qualidade, quantidade, cor e odor da secreção.	3. Analisa a quantidade e as características da drenagem da incisão antes de irrigá-la. Áreas avermelhadas e drenagem profusa sugerem infecção.
4. Irrigue a incisão com solução salina normal antes da cultura; não faça irrigação com antisséptico.	4. Diminui o risco de cultura da flora normal e de outras secreções como proteínas; um antisséptico pode destruir as bactérias.

UNIDADE 8 ▪ Procedimentos de Enfermagem

EXECUÇÃO – AÇÃO/FUNDAMENTAÇÃO	*(continuação)*
AÇÃO	**FUNDAMENTAÇÃO**
5. Utilizando um protetor de gaze estéril, absorva o excesso de solução salina e descarte o protetor.	5. Impede a maceração do tecido, causada por umidade excessiva.
6. Remova o tubo de cultura da embalagem (Figura 29.22-2). Remova o aplicador do tubo de cultura e role-o delicadamente sobre o tecido de granulação. Evite escaras e a borda da incisão (Figura 29.22-3).	6. Reduz a chance de coletar micro-organismos na pele superficial.
7. Coloque o aplicador no tubo de cultura, tomando cuidado para não tocar a parte externa do tubo. Recoloque a tampa no tubo. Quebre a ampola do meio localizada no fundo ou na tampa do tubo (esta última etapa dependerá do tipo de material utilizado por cada instituição) (Figura 29.22-4).	7. Evita a contaminação com micro-organismos. Reduz o meio ao redor do aplicador.
8. Remova as luvas, lave as mãos e/ou use álcool gel 70%. Coloque luvas estéreis. Aplique curativo estéril na incisão.	8. Reduz a transmissão de micro-organismos. Impede a contaminação da incisão.
9. Coloque rótulo na amostra, insira-a em um saco de transporte para materiais com risco biológico e organize o transporte para o laboratório, conforme política da instituição.	9. Garante o manuseio correto da amostra.
10. Remova as luvas e lave as mãos e/ou use álcool gel 70% (Anvisa, RDC 42 de 25/10/2010).	10. Reduz a transmissão de micro-organismos.
11. Documente os achados da avaliação, as ações tomadas e que a amostra foi obtida.	11. Promove a continuidade do atendimento e registra informações para a avaliação.

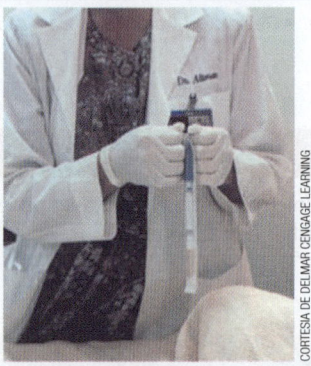

Figura 29.22-2 ▪ Remova o tubo de cultura da embalagem.

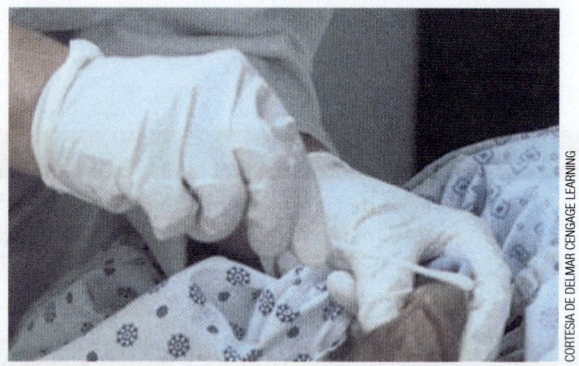

Figura 29.22-3 ▪ Role o aplicador sobre a área da cultura.

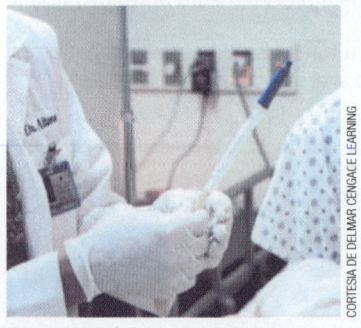

Figura 29.22-4 ▪ Quebre a ampola para soltar o meio dentro do tubo de cultura.

AVALIAÇÃO

- Analise se a cultura da incisão foi coletada com um mínimo de dor e trauma para o cliente enfermo.
- Determine se a cultura é representativa da flora presente na incisão, sem contaminação por outras bactérias.

DOCUMENTAÇÃO

Anotações dos enfermeiros

- Hora e método da coleta da cultura e o que foi feito com a amostra.

- Preencha o formulário de requisição do laboratório com as informações do cliente enfermo, hora e data em que a amostra foi coletada, local da cultura e exames solicitados. Com frequência existem rótulos com números ou códigos duplicados nas tiras do laboratório. Uma cópia é colocada no prontuário.
- Documente em registro médico eletrônico ou planilha adequada.

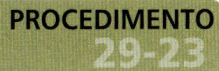

PROCEDIMENTO 29-23 Irrigação de incisão

RESUMO

Irrigação é o processo de lavar detritos, drenagem ou exsudato da incisão, retirando-os dela, a fim de promover a cicatrização. O fluido usado para irrigar a incisão varia conforme a solicitação do profissional de saúde. Os fluidos comumente usados são solução salina normal, ácido acético e soluções antibióticas especialmente preparadas. Se uma solução citotóxica for usada, a área deve ser irrigada em seguida com a solução salina normal. As incisões que exigem irrigação também variam. Pode ser uma laceração aberta simples, uma úlcera de pressão com túnel ou uma incisão abdominal complexa e aberta, que se estende até a fáscia. A irrigação da incisão é um procedimento estéril. É preciso cuidado para não contaminar a incisão nem se contaminar com a drenagem.

ANÁLISE

1. Analise o curativo atual **para determinar qual equipamento será necessário para trocá-lo por um curativo limpo e se o curativo é adequado para proteger a incisão e conter qualquer drenagem ou exsudato.**
2. Analise o cliente enfermo para determinar se ele é capaz de **entender a necessidade da irrigação e cooperar com o procedimento**.
3. Analise se o cliente enfermo está preocupado com a dor ou a imagem corporal em relação à irrigação **para determinar qual tipo de informação e apoio serão mais eficientes**.
4. Analise o ambiente **para planejar se o equipamento e os suprimentos necessários estão disponíveis, incluindo o irrigante, instalações para higiene das mãos e área de trabalho adequada para distribuir os suprimentos e estabelecer um campo estéril.**

POSSÍVEIS DIAGNÓSTICOS DE ENFERMAGEM

Comprometimento da integridade da pele.
Risco de infecção.
Dor aguda.

PLANEJAMENTO

Resultados esperados

1. A incisão está livre de exsudato, drenagem e detritos.
2. A incisão está livre de sinais e sintomas de infecção.
3. O procedimento é realizado com um mínimo de trauma e dor para o cliente enfermo.

Equipamentos necessários (Figura 29.23-1)

- Luvas sem látex e estéreis.
- Luvas sem látex e não estéreis.
- *Kit* de irrigação estéril (bacia, seringa de irrigação com pistão, recipiente de solução).
- Solução de irrigação (conforme a solicitação do profissional de saúde).
- Protetor impermeável.
- Material de curativo estéril para reaplicar na incisão.
- Recipiente ou saco à prova de umidade, para usar depois do procedimento de irrigação.
- Avental.
- Máscara com protetor ocular.

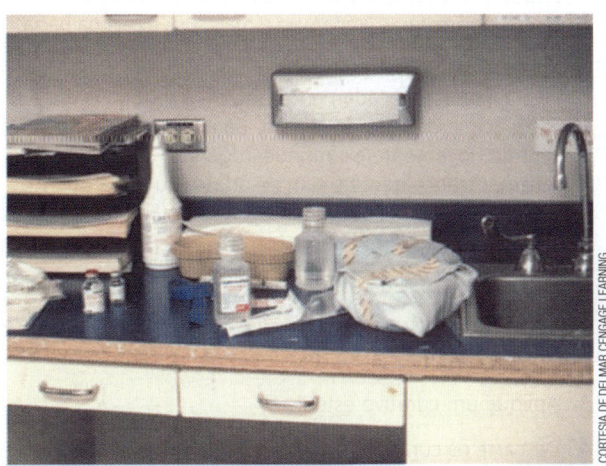

Figura 29.23-1 ■ Utilizam-se solução, seringas e bacia, todas estéreis, para irrigação da incisão.

DICA DE DELEGAÇÃO

A irrigação exige análise de enfermagem, técnica asséptica e monitoração da cicatrização da incisão. Esse procedimento não é delegado nem à equipe de auxiliares nem a técnicos de enfermagem.

EXECUÇÃO – AÇÃO/FUNDAMENTAÇÃO

AÇÃO	FUNDAMENTAÇÃO
* Verifique a pulseira de identificação do cliente enfermo	* Explique o procedimento antes de iniciá-lo
1. Confirme a solicitação do profissional de saúde para a irrigação da incisão e observe o tipo e a concentração da solução indicada.	1. A irrigação da incisão é uma ação de enfermagem dependente, que exige solicitação médica indicando o tipo de solução a ser usada.
2. Analise o nível de dor do cliente enfermo e aplique um analgésico se necessário 60 minutos antes do procedimento, se a medicação for administrada por via oral ou intramuscular.	2. Dá tempo para que a medicação seja absorvida, a fim de aumentar o efeito analgésico.
3. Coloque um protetor impermeável no leito. Ajude o cliente enfermo a ficar sobre o protetor. Depois, auxilie-o a ficar em uma posição que permita o fluxo do irrigante ao longo da lesão, para a bacia, da área mais limpa para a mais suja da incisão.	3. O posicionamento do cliente enfermo e a colocação de um protetor impermeável diminuem a contaminação das roupas de cama.
4. Lave as mãos e coloque luvas não estéreis sem látex, avental e máscara com proteção ocular, se prever a ocorrência de respingos do fluido da incisão ou de sangue. Remova o curativo e descarte-o em recipiente apropriado.	4. Reduz a transmissão de micro-organismos.
5. Analise a aparência da incisão, observando qualidade, quantidade, cor e odor da drenagem.	5. Promove a análise do status da incisão.
6. Remova as luvas e lave as mãos (Anvisa, RDC 42 de 25/10/2010).	6. Reduz a transmissão de micro-organismos.
7. Prepare bandeja de irrigação estéril e suprimentos do curativo. Coloque a solução de irrigação em temperatura ambiente no recipiente.	7. Impede a introdução de micro-organismos na incisão. Reduz o desconforto do cliente enfermo.
8. Coloque luvas estéreis (novo avental e óculos, se necessário).	8. Promove um ambiente estéril. Segue as precauções-padrão.
9. Posicione a bacia estéril abaixo da incisão para que o irrigante flua da área mais limpa para a mais suja, e caia na bacia.	9. Diminui a possibilidade de contaminação da incisão.
10. Encha o pistão ou a seringa de bulbo com o irrigante e lave a incisão delicadamente. Segure a seringa cerca de 3 cm acima do leito da incisão, para irrigá-la. Encha a seringa novamente e continue irrigando, até a solução retornar transparente e sem exsudato, ou até a quantidade prescrita de líquido ter sido usada (Figuras 29.23-2 e 29.23-3).	10. Diminui o trauma do tecido de granulação, embora forneça a pressão ideal para a limpeza e a remoção de detritos.
11. Seque as bordas da incisão com uma gaze estéril (Figura 29.23-4).	11. Impede a maceração do tecido, causada por umidade excessiva.
12. Analise a aparência e a drenagem da incisão.	12. Promove indicação de mudança no status da incisão.
13. Aplique um curativo estéril.	13. Protege a incisão contra micro-organismos.
14. Descarte os curativos e o equipamento. Remova o avental, a máscara com proteção ocular e as luvas. Lave as mãos (Anvisa, RDC 42 de 25/10/2010).	14. Reduz a transmissão de micro-organismos.
15. Documente todos os achados da análise e ações tomadas.	15. Registra as informações para a avaliação.

EXECUÇÃO – AÇÃO/FUNDAMENTAÇÃO	(continuação)
AÇÃO	FUNDAMENTAÇÃO

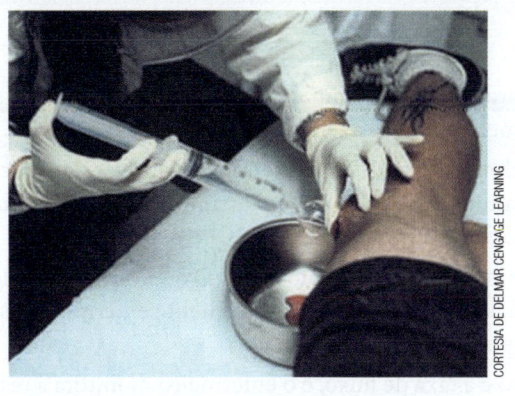

Figura 29.23-2 ■ Irrigue a incisão delicadamente.

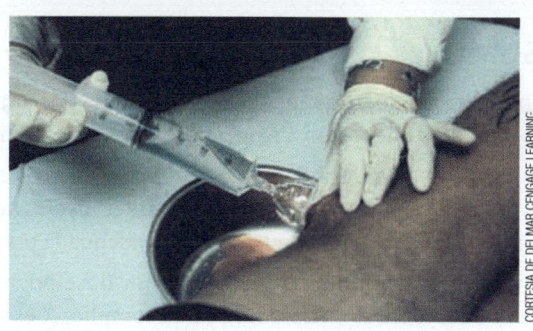

Figura 29.23-3 ■ Mantenha a seringa perto da incisão, mas cuidado para não encostá-la.

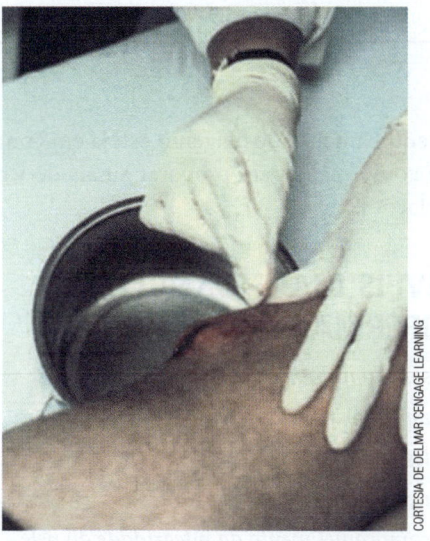

Figura 29.23-4 ■ Seque as bordas da incisão com uma gaze estéril.

AVALIAÇÃO
- Analise se a incisão está livre de exsudato, drenagem e detritos.
- Analise se a incisão está livre de sinais e sintomas de infecção.
- Avalie se o procedimento foi realizado com um mínimo de trauma e dor para o cliente enfermo.

DOCUMENTAÇÃO

Anotações dos enfermeiros
- Aparência da incisão e qualidade, quantidade, cor e odor da drenagem.
- Tolerância ao procedimento e observações sobre a imagem corporal do cliente enfermo.
- Documentar em registro médico eletrônico ou planilha adequada.

Kardex
- Equipamento ou técnicas especiais necessários para fornecer informações a outros membros da equipe.

PROCEDIMENTO 29-24 — Administração de oxigenoterapia

RESUMO

A administração de oxigênio deve ser solicitada por um médico ou profissional qualificado. Algumas instituições de saúde têm protocolos que regem a oxigenoterapia e permitem que o enfermeiro comece a terapia independentemente.

O oxigênio é um fármaco; portanto, seguem-se os critérios de administração além das etapas exclusivas da oxigenoterapia. Clientes enfermos incapazes de manter níveis adequados de saturação de PO_2 e O_2 no ar ambiente são candidatos à oxigenoterapia. É essencial uma via aérea adequada para a eficácia do tratamento.

É melhor tratar a hipoxia com a menor dose possível de oxigênio. Clientes enfermos com nível normal de oxigênio também o recebem se correrem risco de complicações relacionadas à hipoxia; por exemplo, um cliente enfermo que sofreu infarto do miocárdio frequentemente recebe oxigenoterapia para impedir disritmias.

O profissional de saúde solicita o sistema de aplicação de oxigênio e a taxa de fluxo, e o enfermeiro monitora a resposta do cliente enfermo ao tratamento. A dosagem do oxigênio pode ser solicitada como FIO_2 (fração de oxigênio inspirada), expressa como porcentagem de litros por minuto (L/min). Podem ser solicitados fisioterapeutas para auxiliar na administração da oxigenoterapia e na avaliação do cliente enfermo.

ANÁLISE

1. Determine o histórico do cliente enfermo e problemas crônicos ou agudos de saúde. **Clientes enfermos com doença pulmonar obstrutiva crônica (DPOC) com retenção de dióxido de carbono precisam de quantidades menores de oxigênio para não obliterarem seu impulso respiratório hipóxico. Eles já podem fazer uso de oxigênio e de terapia contínua de longo prazo.**

2. Analise sinais respiratórios de base de referência do cliente enfermo, entre eles, via aérea, padrão respiratório, frequência, profundidade e ritmo, observando indicações de trabalho respiratório elevado. **Ajuda a determinar a necessidade de oxigênio do cliente enfermo e também a resposta à terapia.**

3. Verifique com atenção a cor das extremidades e das membranas da mucosa. **Indica oxigenação, embora problemas na circulação e na perfusão do tecido também possam alterar esses fatores.**

4. Reveja resultados dos gases sanguíneos arteriais (GSA) e da oximetria de pulso. **Esses são os fatores mais importantes de eficácia do sistema pulmonar e determinam a necessidade de terapia e também alguma alteração necessária.**

5. Observe se os sons pulmonares incluem sibilos/roncos/estertores. **As secreções interferem na patência da via aérea e na difusão do oxigênio e do dióxido de carbono no leito alveolar/capilar.**

6. Analise narinas, parte de trás das orelhas, bochecha, local da traqueostomia e outros locais em que o circuito ou o equipamento de oxigênio esteja em contato constante com a pele, para procurar sinais de irritação ou escoriações.

POSSÍVEIS DIAGNÓSTICOS DE ENFERMAGEM

Troca gasosa comprometida.
Padrão respiratório ineficiente.
Risco de lesão.
Desobstrução ineficaz da via aérea.
Risco de comprometimento da integridade da pele.
Intolerância à atividade.

PLANEJAMENTO

Resultados esperados

1. O nível de oxigênio volta ao normal no sangue e nos tecidos, evidenciado por uma saturação maior ou igual a 92%, pele de cor normal.
2. Frequência, padrão e profundidade da respiração estão dentro do intervalo normal para o cliente enfermo.
3. O cliente enfermo não desenvolve nenhuma irritação ou escoriação na pele ou no tecido.
4. O cliente enfermo demonstra métodos para limpar as secreções e manterá a oxigenação ideal.
5. A eficiência respiratória e a tolerância à atividade são elevadas.
6. O cliente enfermo entende o fundamento da terapia.

CAPÍTULO 29 ▪ Procedimentos Intermediários

Equipamentos necessários
(Figuras 29.24-1 e 29.24-2)
- Estetoscópio.
- Fonte de oxigênio – portátil ou sistema de rede canalizado.
- Fluxômetro.
- Dispositivo de administração de oxigênio: cânula nasal, máscara, tenda ou tubo T com adaptador para a via aérea artificial.
- Tubulação de oxigênio.
- Oxímetro de pulso.
- Umidificador e água destilada ou estéril (não é necessário com as taxas de fluxo baixas por cânula nasal).

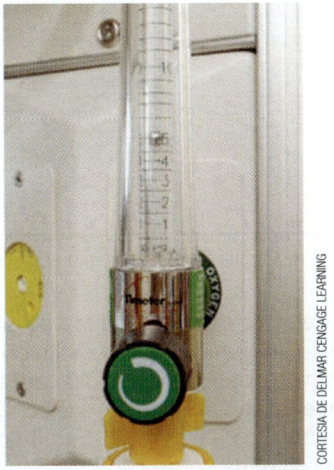

Figura 30-24-1 ▪ Oxigênio em linha e medidor de fluxo.

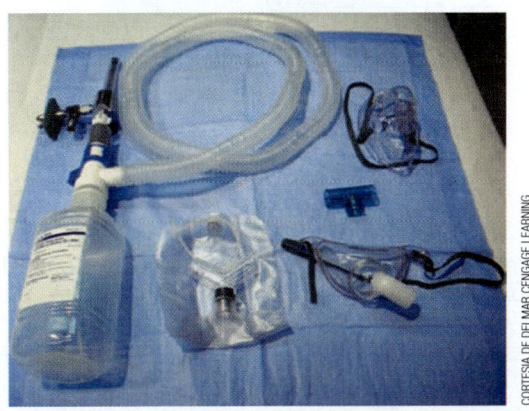

Figura 30-24-2 ▪ Usam-se umidificador, saco do reservatório, máscara de traqueotomia, tubo T e uma máscara facial simples para administrar a oxigenoterapia.

DICA DE DELEGAÇÃO

O início da oxigenoterapia requer análise por parte do enfermeiro ou fisioterapeuta. Todos os profissionais são responsáveis por manter as precauções de segurança e contra incêndio ao utilizar o oxigênio. A equipe de auxiliares e técnicos de enfermagem deve ser instruída a relatar dispneia, taquicardia, qualquer alteração na tolerância do cliente enfermo à atividade, frequência respiratória menor que 12 ou maior que 20 respirações por minuto no adulto ou alterações no status mental. A equipe de auxiliares e técnicos de enfermagem deve ser instruída também a recolocar adequadamente o equipamento de terapia respiratória, iniciar a assistência com atividades da vida diária para o cliente enfermo que precisa de oxigenoterapia e relatar qualquer resposta anormal.

EXECUÇÃO – AÇÃO/FUNDAMENTAÇÃO

AÇÃO	FUNDAMENTAÇÃO
* Verifique a pulseira de identificação do cliente enfermo	* Explique o procedimento antes de iniciá-lo

Cânula nasal (Figura 29.24-3)

1. Retire adornos como relógio, pulseiras e anéis. Lave as mãos e/ou use álcool gel 70% (Anvisa, RDC 42 de 25/10/2010).	1. Reduz a transmissão de micro-organismos.
2. Verifique a prescrição médica e de enfermagem.	2. Garante a dosagem e a via corretas.
3. Se o cliente enfermo fumar, explique os motivos para não fumar enquanto o O_2 estiver em uso.	3. Aumenta a cooperação com os procedimentos. O oxigênio é um gás altamente inflamável. É terminantemente proibido fumar em estabelecimentos de saúde.
4. Se estiver usando a umidade, encha o umidificador para preencher a linha com água destilada e feche o recipiente.	4. Impede a secagem da via aérea do cliente enfermo e afina as secreções.
5. Encaixe o umidificador no medidor de fluxo do oxigênio.	5. Permite que o oxigênio passe pela água e seja umidificado.

EXECUÇÃO – AÇÃO/FUNDAMENTAÇÃO	(continuação)
AÇÃO	FUNDAMENTAÇÃO

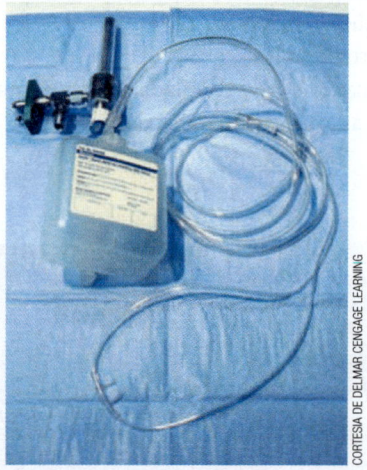

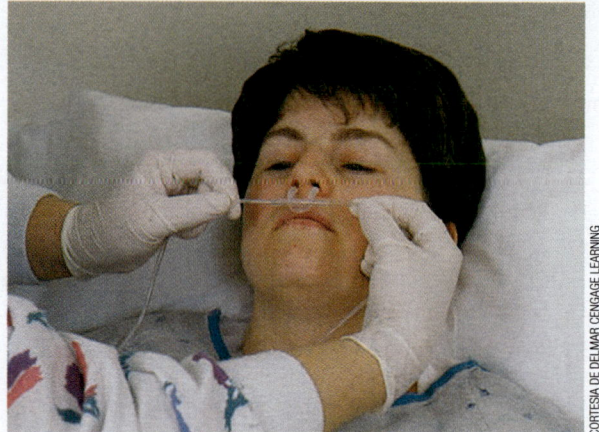

Figura 29.24-3 ▪ Cânula nasal e oxigênio encaixados no umidificador.

6. Insira o umidificador e o medidor de fluxo na fonte de oxigênio na parede ou na unidade portátil.

6. Fornece acesso ao oxigênio. Reduz a possibilidade de inseri-lo na saída errada. Muitas instituições possuem ar comprimido disponível em saídas com aparência muito semelhante às saídas de oxigênio. O verde sempre é usado para o oxigênio. Encaixe o medidor de fluxo na saída verde.

7. Encaixe a tubulação de oxigênio e a cânula nasal no medidor de fluxo e ligue-o com a taxa de fluxo prescrita (1 a 5 L/min). Utilize a tubulação de extensão para os clientes enfermos que podem se locomover, para que possam se levantar e ir ao banheiro.

7. Taxas acima de 6 L/min não são eficazes e podem ressecar a mucosa nasal.

8. Verifique se existem bolhas no umidificador.

8. Garante o funcionamento correto.

9. Coloque pinças nasais nas narinas do cliente enfermo (Figura 29.24-4). Prenda a cânula no lugar, ajustando a tubulação ao redor das orelhas do cliente enfermo e usando o anel de deslizamento para estabilizá-la sob o queixo (Figura 29.24-5).

9. Mantém o sistema de administração no lugar, para que o cliente enfermo receba a quantidade de oxigênio solicitada.

10. Verifique a taxa de fluxo correta a cada quatro horas e quando o cliente enfermo retornar dos procedimentos.

10. Garante que o cliente enfermo receba a dose apropriada. A cânula nasal é um sistema de baixo fluxo porque administra o oxigênio enquanto o cliente enfermo inspira o ar do quarto. A dose real recebida pelo cliente enfermo varia conforme seu padrão respiratório.

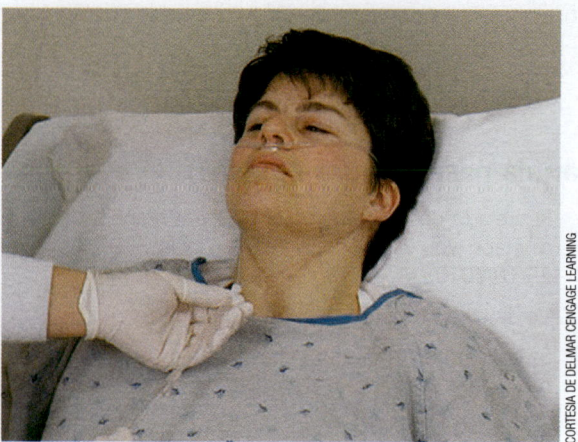

Figura 29.24-4 ▪ Insira a pinça da cânula nas narinas (as luvas são opcionais).

Figura 29.24-5 ▪ Ajuste a tubulação.

EXECUÇÃO – AÇÃO/FUNDAMENTAÇÃO	(continuação)
AÇÃO	FUNDAMENTAÇÃO
11. Analise as narinas do cliente enfermo a cada oito horas. Se o cliente enfermo se queixar de sensação seca ou tiver sinais de irritação, use um lubrificante estéril para manter as membranas da mucosa úmidas. Adicione o umidificador se ainda não o fez.	11. As membranas secas são mais propensas a escoriações causadas pela fricção ou pressão da cânula nasal.
12. Monitore sinais vitais, saturação do oxigênio e condições do cliente enfermo a cada quatro a oito horas (ou conforme indicações ou solicitações), observando sinais e sintomas de hipoxia.	12. Detecta qualquer efeito prejudicial da terapia.
13. Retire o cliente enfermo do oxigênio gradualmente assim que possível, usando os protocolos-padrão.	13. O oxigênio tem efeitos colaterais e deve ser usado apenas pelo tempo necessário.
Máscara: Venturi (dispositivo de fluxo alto), máscara simples (fluxo baixo), máscara de respirador parcial, máscara sem respirador e tenda facial.	
14. Repita ações de 1 a 6.	14. Consultar fundamentações de 1 a 6.
15. Encaixe a máscara de tamanho correto (Figuras 29.24-6 e 29.24-7) ou tenda facial na extensão para conexão do fluxômetro e ligue-o com a taxa de fluxo prescrita. A máscara Venturi possui inserções coloridas que listam a taxa de fluxo necessária para obter a porcentagem desejada de oxigênio. Deixe o saco do reservatório da máscara sem respirador ou com respirador parcial encher completamente.	15. Garante o ajuste correto; o tamanho necessário é baseado no tamanho do cliente enfermo. Verifica a fonte de oxigênio e prepara a extensão para conexão no fluxômetro, bem como a máscara ou a tenda. São seis diluidores coloridos para diferentes concentrações de porcentagens de FIO_2: azul (24%), amarelo (28%), branco (31%), verde (35%), rosa (40%) e laranja (50%).
16. Verifique se existem bolhas no umidificador.	16. Garante o funcionamento correto.
17. Coloque a máscara ou tenda no rosto do cliente enfermo, acerte o elástico atrás das orelhas e aperte-o até a máscara se encaixar firmemente.	17. Impede a perda de oxigênio pelas laterais da máscara.
18. Verifique a taxa de fluxo adequada a cada quatro horas.	18. Garante que o cliente enfermo receba a dose apropriada.
19. Garanta que as entradas da máscara Venturi não sejam cobertas nem obstruídas por qualquer outra fonte.	19. O ar pode ser arrastado para se misturar com o ar ambiente e o oxigênio que sai da fonte, garantindo a porcentagem correta do oxigênio (FIO_2).
20. Analise se a máscara está pressionando o rosto e as orelhas do cliente enfermo e use proteções, se necessário.	20. Promove o conforto e impede escoriações na pele.
21. Retire a cânula nasal do cliente enfermo e depois desligue o oxigênio gradualmente conforme o protocolo.	21. O oxigênio tem efeitos colaterais e deve ser usado apenas pelo tempo necessário. A cânula nasal fornece um FIO_2 menor que a máscara.

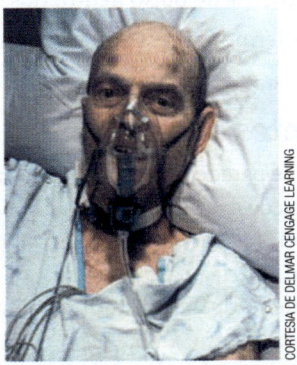

Figura 29.24-6 ▪ Certifique-se de que a máscara tem o tamanho certo para o cliente enfermo.

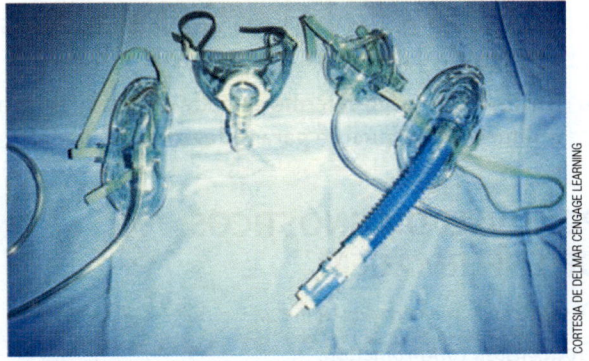

Figura 29.24-7 ▪ Máscaras de oxigênio simples, de traqueotomia, pediátrica e Venturi são os diferentes tipos de máscara de oxigênio.

AVALIAÇÃO

- O nível de oxigênio voltou ao normal no sangue e nos tecidos, evidenciado por uma saturação maior ou igual a 92%, pele de cor normal.
- Frequência, padrão e profundidade da respiração estão dentro do intervalo normal.
- O cliente enfermo não desenvolveu nenhuma irritação ou escoriação na pele ou tecido.
- A eficiência respiratória e a tolerância à atividade são elevadas.
- O cliente enfermo entende o fundamento da terapia.

DOCUMENTAÇÃO

Anotações dos enfermeiros

- Saturação de O_2 e status respiratório.
- Método de aplicação do oxigênio e taxa.
- Parâmetros de análise e resposta do cliente enfermo ao tratamento.
- Alterações no status mental.
- Documentar em registro médico eletrônico ou planilha adequada.

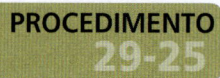

Aspiração nasofaríngea e orofaríngea

RESUMO

A aspiração de secreções é necessária para manter uma via aérea pérvia ao cliente enfermo incapaz de removê-las efetivamente por tosse ou deglutição. Ela é considerada um procedimento estéril, impedindo assim a introdução de micro-organismos nas vias aéreas alta e baixa do cliente enfermo.

A demanda com que será realizada a aspiração dependerá da quantidade e das características da secreção que o cliente enfermo está gerando e sua capacidade de limpar a via aérea.

A aspiração de parede deve ser configurada em 100 a 122 mmHg para adultos, 50 a 100 mmHg para crianças e 40 a 60 mmHg para bebês. A aspiração portátil deve ser configurada em 8 a 15 mmHg para adultos, 5 a 8 mmHg para crianças e 3 a 5 mmHg para bebês.

ANÁLISE

1. Analise a frequência, ritmo, profundidade e ruídos de bolhas ou borbulhas na respiração **para avaliar a via aérea.**
2.Ausculte os campos pulmonares **para avaliar a via aérea e determinar a necessidade de aspiração.**
3. Monitore os valores dos gases sanguíneos arteriais e/ou oximetria de pulso **para determinar o nível de oxigênio e a troca gasosa adequada.**
4. Analise a ansiedade e a agitação, **que podem ser sinais de angústia da via aérea e/ou hipoxia.**
5. Analise se o cliente enfermo entende o objetivo do procedimento de aspiração **para reduzir a ansiedade.**

POSSÍVEIS DIAGNÓSTICOS DE ENFERMAGEM

Desobstrução ineficaz da via aérea.
Troca gasosa comprometida.
Ansiedade.

PLANEJAMENTO

Resultados esperados

1. O cliente enfermo não tem ruídos de bolhas ou borbulhas nas respirações.
2. O cliente enfermo relata que respira confortavelmente.
3. O cliente enfermo não tem ansiedade ou agitação aparente.
4. O cliente enfermo tem valores de gases sanguíneos arteriais e oximetria de pulso dentro dos limites normais.
5. O cliente enfermo expressa que entende o processo de aspiração.

Equipamentos necessários

- Aspirador (de parede ou portátil, com frasco de coleta).
- *Kit* de aspiração estéril.
- Luvas estéreis (se não estiverem no *kit*).
- Lubrificante estéril à base de água.
- Frasco pequeno de água estéril ou solução salina normal (se não estiver no *kit*).
- Tubulação conectada à fonte de aspiração.
- Equipamentos de proteção pessoal: avental, máscara e óculos ou protetor facial.

DICA DE DELEGAÇÃO

A aspiração nasofaríngea e orofaríngea é geralmente realizada pelo enfermeiro. Entretanto, esse procedimento pode ser delegado para o pessoal auxiliar e técnicos de enfermagem, sem prejuízo da Lei 7.498/86. Entretanto, isso pode variar conforme as instituições. Cabe ao enfermeiro fazer orientações e supervisionar. Para tanto, sugere-se que a delegação dessa tarefa esteja em consonância com as ações de Sistematização de Assistência de Enfemagem (SAE), conforme Resolução Cofen 272/2002, e que os profissionais citados anteriormente recebam treinamento específico, documentado em livro próprio.

EXECUÇÃO – AÇÃO/FUNDAMENTAÇÃO

* Verifique a pulseira de identificação do cliente enfermo * Explique o procedimento antes de iniciá-lo

AÇÃO	FUNDAMENTAÇÃO
1. Escolher a via mais apropriada (nasofaríngea ou orofaríngea) para o seu cliente enfermo. Se a abordagem nasofaríngea foi considerada, verifique as narinas com uma caneta-lanterna para determinar a patência. Ou, então, pode-se analisar a patência fechando cada narina com a pressão dos dedos, enquanto se pede ao cliente enfermo que respire pela outra narina.	1. A abordagem nasofaríngea é mais fácil, porém exige a cooperação do cliente enfermo; também pode produzir a ânsia mais rapidamente. A via nasofaríngea é mais eficaz para atingir a orofaringe posterior, mas é contraindicada em clientes enfermos com desvio do septo nasal, pólipos nasais ou qualquer tendência ao sangramento excessivo (contagem baixa de plaquetas, uso de anticoagulante, histórico recente de epistaxe ou trauma nasal).
2. Informe ao cliente enfermo que a aspiração pode causar tosse ou ânsia, mas enfatize a importância de limpar a via aérea.	2. Promove a cooperação e reduz a ansiedade.
3. Retire adornos como relógio, pulseiras e anéis. Lave as mãos e/ou use álcool gel 70% (Anvisa, RDC 42 de 25/10/2010).	3. Reduz a transmissão de micro-organismos.
4. Coloque o cliente enfermo na posição alta de Fowler ou de semi-Fowler.	4. Maximiza a expansão do pulmão e a tosse efetiva.
5. Se o cliente enfermo estiver inconsciente ou não for capaz de proteger sua via aérea, deite-o de lado.	5. Protege o cliente enfermo contra a broncoaspiração, no caso de episódio emético.
6. Conecte a tubulação de extensão ao dispositivo de aspiração se ainda não o fez e ajuste o controle entre 100 e 120 mmHg para adultos.	6. A pressão negativa excessiva pode causar trauma ao tecido, enquanto a pressão insuficiente é ineficaz.
7. Coloque avental, máscara e óculos ou protetor facial.	7. Protege o enfermeiro de respingos de fluidos corporais.
8. Utilizando a técnica estéril, abra o kit de aspiração. Considere a embalagem interna do kit estéril e abra-o com cuidado para criar um pequeno campo estéril.	8. Produz uma área para colocar os itens estéreis sem contaminá-los.
9. Abra um pacote de lubrificante estéril à base de água e coloque o conteúdo no campo estéril.	9. O lubrificante será usado para lubrificar a ponta do cateter se a via nasofaríngea for usada.
10. Se a solução estéril (água ou solução salina) não estiver incluída no kit, derrame cerca de 100 mL de solução no recipiente estéril fornecido no kit.	10. Será usado para lubrificar o cateter e enxaguar a parte interna do cateter, removendo as secreções.
11. Se as luvas estiverem embaladas, levante-as com cuidado do kit sem tocar no interior dele ou nas luvas. Coloque as luvas embaladas perto do kit de aspiração e abra a embalagem. Coloque luvas usando a técnica estéril (Procedimento 29.2).	11. Mantém as luvas estéreis para manipular o cateter de aspiração estéril e evitar a introdução de patógenos na via aérea do cliente enfermo.
12. Se um copo de solução estéril foi incluído no kit de aspiração, abra-o.	12. Será usado para lubrificar o cateter e enxaguar a parte interna do cateter, removendo as secreções.
13. Uma das suas mãos será a estéril (poderá tocar apenas itens estéreis) e a outra será a limpa (tocará apenas itens não estéreis).	13. Normalmente, a mão dominante é a estéril e a outra é a limpa. Isso impede a contaminação dos suprimentos estéreis, enquanto permite que os não estéreis sejam manipulados.

EXECUÇÃO – AÇÃO/FUNDAMENTAÇÃO	(continuação)
AÇÃO	FUNDAMENTAÇÃO
14. *Com a mão estéril*, pegue o cateter de aspiração. Segure a ponta do conector de plástico entre o polegar e o indicador e enrole a ponta nos outros dedos.	14. Impede a contaminação acidental da ponta do cateter.
15. Pegue a tubulação de extensão *com a mão limpa*. Conecte o cateter de aspiração à tubulação de extensão, tomando cuidado para não contaminar o cateter (Figura 29.25-1).	15. A tubulação de extensão não é estéril.
16. Posicione a mão limpa com o polegar sobre a porta de aspiração do cateter.	16. A aspiração é ativada pela oclusão dessa porta com o polegar. Soltar a porta desativa a aspiração.
17. Mergulhe a ponta do cateter na solução estéril e ative a aspiração. Observe a solução entrar no cateter.	17. Testa o dispositivo de aspiração, além de lubrificar o interior do cateter para promover a remoção das secreções.
18. Para a aspiração orofaríngea, peça ao cliente enfermo que abra a boca. Sem ativar a aspiração, use a mão estéril para inserir o cateter delicadamente e avance até chegar à poça de secreções ou até o cliente enfermo tossir. Não force o cateter contra a orofaringe.	18. Para minimizar o trauma, não aplique a aspiração enquanto o cateter está sendo avançado.
19. Para a aspiração nasofaríngea, calcule a distância da ponta do nariz do cliente enfermo até o lóbulo da orelha e segure o cateter com o polegar e o indicador em um ponto equivalente a essa distância, medindo desde a ponta do cateter.	19. Garante o posicionamento da ponta do cateter na orofaringe e não na traqueia.
20. Mergulhe a ponta do cateter de aspiração no lubrificante solúvel em água, para cobri-la de maneira livre.	20. Promove o conforto do cliente enfermo e minimiza o trauma da mucosa nasal.
21. Use a mão estéril para inserir a ponta do cateter na narina com a porta do controle de aspiração descoberta. Avance o cateter delicadamente, com uma leve inclinação para baixo. A leve rotação do cateter pode ser usada para facilitar a inserção (Figura 29.25-2). Avance o cateter até o ponto marcado pelo polegar e o indicador.	21. Orienta o cateter na direção da orofaringe posterior, ao longo do assoalho da cavidade nasal.
22. Se sentir uma resistência, *não force o cateter*. Remova-o e tente inseri-lo pela narina oposta.	22. A inserção forçada pode causar danos ao tecido e sangramento.
23. Com a mão *limpa*, aplique a aspiração fechando a porta do controle de aspiração com o polegar; ao mesmo tempo, gire o cateter lentamente entre o polegar e os dedos, enquanto o remove lentamente. Aplique a aspiração no máximo 15 segundos de cada vez.	23. A aspiração prolongada, aplicada em uma única área do tecido, pode causar danos.
24. Repita a etapa 23 até remover as secreções, permitindo períodos de descanso entre os episódios.	24. Promove a desobstrução completa da via aérea.
25. Remova o cateter enrolando-o nos seus dedos enquanto o puxa para fora.	25. Permite manter o controle da ponta do cateter enquanto é retirado.

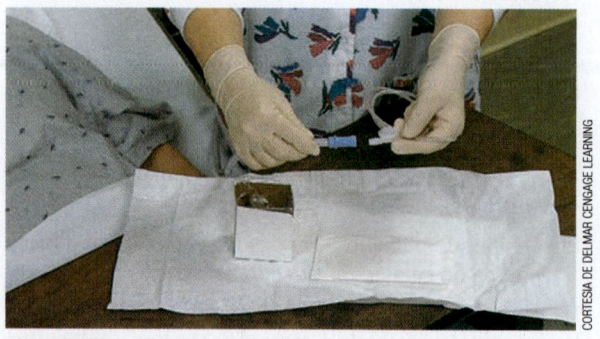

Figura 29.25-1 ▪ Encaixe o cateter na tubulação.

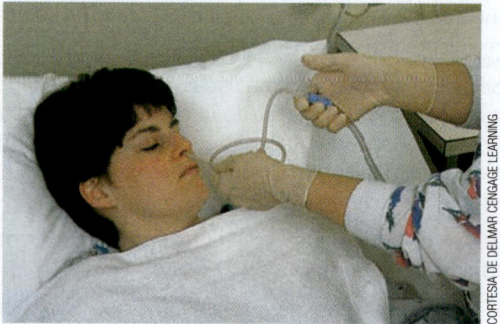

Figura 29.25-2 ▪ Insira o cateter na narina. (Este enfermeiro é canhoto.)

EXECUÇÃO – AÇÃO/FUNDAMENTAÇÃO *(continuação)*

AÇÃO	FUNDAMENTAÇÃO
26. Mergulhe a ponta do cateter na solução estéril e aplique a aspiração.	26. Limpa a tubulação de extensão das secreções que promoveriam o crescimento de bactérias e poderiam bloquear a tubulação.
27. Desconecte o cateter da tubulação de extensão. Segurando o cateter enrolado na mão com luva, retire-a puxando sobre o cateter. Descarte o cateter e as luvas no recipiente adequado.	27. Acomoda o cateter e as secreções na luva, para o descarte.
28. Descarte os demais suprimentos no recipiente adequado e lave as mãos e/ou use álcool gel 70% (Anvisa, RDC 42 de 25/10/2010).	28. Impede a transmissão de micro-organismos. A aspiração e a tosse podem produzir um sabor desagradável.
29. Forneça a higiene oral do cliente enfermo, se indicado ou desejado.	29. A aspiração e a tosse podem produzir um sabor desagradável.

AVALIAÇÃO

- Verifique sons respiratórios para uma via aérea patente.
- Pergunte ao cliente enfermo se está mais fácil respirar.
- Analise sinais de dispneia.
- Revise os resultados dos gases do sangue arterial e/ou oximetria de pulso.
- Analise cor, odor, quantidade e consistência das secreções.

DOCUMENTAÇÃO

Anotações dos enfermeiros

- Data e hora do procedimento de aspiração.
- Tolerância ao procedimento.
- Cor, odor, quantidade e consistência das secreções.
- Resultados dos gases do sangue arterial e/ou oximetria de pulso.
- Documentar em registro médico eletrônico ou planilha adequada.

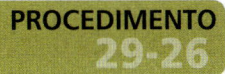

PROCEDIMENTO 29-26 — Realização de cuidados em uma traqueotomia

RESUMO

Traqueotomia é uma incisão feita na traqueia com a inserção de uma cânula para o controle da via aérea. Traqueostomia é a criação de uma abertura na traqueia, através do pescoço. Esses dois termos podem ser usados como sinônimos. A traqueostomia é realizada para o cliente enfermo com obstrução possível ou presente da via aérea, para assistência ventilatória, para promover a higiene pulmonar, reduzir o espaço morto anatômico no cliente enfermo com doença pulmonar obstrutiva crônica, evitar a entubação endotraqueal prolongada e fornecer uma via aérea para clientes enfermos com síndrome grave de apneia do sono obstrutiva. A traqueostomia é realizada abaixo da altura das cordas vocais e permite que o ar entre e saia por ela e não pela via aérea superior. O tubo de traqueostomia pode ter uma cânula única ou duas. A determinação do *design* do tubo usado é baseada nas necessidades do cliente enfermo. A cânula dupla permite que o tubo seja limpo para impedir a obstrução causada por secreções secas. Durante a fase aguda após a realização da traqueostomia, todos os cuidados devem ser realizados usando uma técnica estéril. Quando os cuidados com o tubo de traqueostomia se tornarem um procedimento para o cliente enfermo, principalmente em domicílio, usa-se a técnica limpa.

ANÁLISE

1. Analise a frequência, ritmo e profundidade da respiração **para avaliar a via aérea.**
2. Analise os sons pulmonares do cliente enfermo **para determinar a necessidade de aspiração.**
3. Analise os valores dos gases sanguíneos arteriais e/ou oximetria de pulso do cliente enfermo **para avaliar a troca gasosa e o nível de oxigênio sanguíneo.**
4. Analise o movimento do ar no tubo de traqueostomia **para avaliar a troca gasosa pelo tubo e determinar se existe alguma obstrução.**
5. Analise a quantidade e a cor das secreções da traqueia **para avaliar sangramento, infecção e necessidade de aspiração.**
6. Analise ansiedade, agitação e medo. **A ansiedade e a agitação podem ser sintomas da angústia da via aérea e da hipoxia.**

7. Analise se o cliente enfermo entendeu o procedimento **para determinar se ele precisa de instruções e apoio adicionais.**

8. Analise a área ao redor da traqueostomia e observe hiperemia, edema e drenagem, **a fim de avaliar a integridade da pele.**

POSSÍVEIS DIAGNÓSTICOS DE ENFERMAGEM

Desobstrução ineficiente da via aérea.

Risco de infecção.

Risco de sufocamento.

Comprometimento na integridade da pele.

Comunicação verbal comprometida.

Conhecimento deficiente (cuidados de traqueostomia).

Ansiedade.

Troca gasosa comprometida.

PLANEJAMENTO
Resultados esperados

1. A via aérea do cliente enfermo permanece livre de obstrução.
2. O procedimento é realizado com um mínimo de ansiedade para o cliente enfermo.
3. A pele do cliente enfermo permanece intacta e sem hiperemia nem escoriação.
4. O cliente enfermo está livre de sinais e sintomas de infecção.
5. O cliente enfermo tem cânulas livres de secreções e fixações limpas e seguras.

Equipamentos necessários

- Limpeza da cânula interna.
- Luvas sem látex e estéreis.
- Máscara cirúrgica.
- Óculos de ampla proteção.
- Jaleco ou avental.
- Luvas sem látex e não estéreis.
- Cânula interna descartável (se disponível).
- *Kit* de cuidados de traqueostomia: duas bacias, escova de traqueostomia, fixações de traqueostomia (fita dupla, fitas de velcro comercialmente disponíveis).
- Peróxido de hidrogênio.
- Água estéril ou solução salina estéril.
- Aplicadores com ponta de algodão.
- Curativo de traqueostomia (gazes de 10 x 10 cm sem revestimento de algodão).

DICA DE DELEGAÇÃO

Os cuidados de traqueostomia não podem ser delegados pelo enfermeiro. A equipe de auxiliares e técnicos de enfermagem pode ajudar o enfermeiro a cuidar dos clientes enfermos que recebem esse tratamento e deve ser instruída a relatar aumento de secreções, dispneia ou necessidade de aspiração. Compete ao enfermeiro orientar o cliente enfermo e seus familiares sobre saúde para promover o autocuidado no domicílio.

EXECUÇÃO – AÇÃO/FUNDAMENTAÇÃO

AÇÃO	FUNDAMENTAÇÃO
* Verifique a pulseira de identificação do cliente enfermo * Explique o procedimento antes de iniciá-lo	
1. Retire adornos como relógio, pulseiras e anéis. Lave as mãos e/ou use álcool gel 70% (Anvisa, RDC 42 de 25/10/2010), e coloque luvas não estéreis sem látex, máscara cirúrgica e óculos de ampla proteção. O uso do jaleco ou avental deve ser considerado sempre que houver risco de respingo de secreções.	1. Reduz a transmissão de micro-organismos.
2. Remova o curativo sujo e descarte-o. Remova as luvas e descarte-as. Lave as mãos e/ou use álcool gel 70%.	2. Impede a contaminação de outras áreas.

Cânula interna convencional/reutilizável

3. Abra o conjunto de cuidados de traqueostomia (Figura 29.26-1).	3. Fornece um equipamento estéril para usar no procedimento.
4. Coloque a solução de peróxido de oxigênio em uma bacia e a água estéril ou solução salina na segunda bacia.	4. Prepara as soluções antes de aplicar as luvas.
5. Coloque as luvas estéreis.	5. Usa a técnica asséptica.

CAPÍTULO 29 ■ Procedimentos Intermediários

EXECUÇÃO – AÇÃO/FUNDAMENTAÇÃO *(continuação)*

AÇÃO	FUNDAMENTAÇÃO
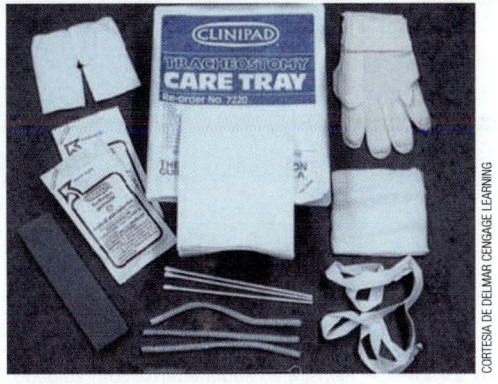 **Figura 29.26-1** ■ *Kit* de cuidados de traqueostomia e suprimentos. 6. Mergulhe o aplicador na bacia com peróxido de oxigênio. 7. Remova a cânula interna. 8. Coloque a cânula interna na bacia com peróxido de oxigênio. 9. Limpe a área sob a placa cervical do tubo de traqueostomia, usando um aplicador de algodão umedecido com peróxido de hidrogênio (Figura 29.26-2). 10. Enxaguar a área sob essa placa com o aplicador de algodão mergulhado na água ou solução salina estéril. 11. Seque a pele sob a placa cervical com o aplicador com ponta de algodão. 12. Aplique a gaze de traqueostomia embaixo da placa cervical do tubo. Nota: se estiver usando a gaze embaixo da placa, trocá-la com frequência para impedir a infecção e escoriações. 13. Use uma escova de traqueostomia ou um aplicador estéril com ponta de algodão para limpar a cânula interna (Figura 29.26-3). 14. Enxágue a cânula interna com água ou solução salina estéril. 15. Seque a cânula interna. 16. Reinsira a cânula interna e trave no lugar (Figura 29.26-4). 17. Remova as luvas e lave as mãos e/ou use álcool gel 70% (Anvisa, RDC 42 de 25/10/2010).	6. Impede a contaminação do aplicador. 7. Permite a limpeza. 8. Solta as secreções. 9. Diminui os micro-organismos e remove as crostas. 10. Remove o peróxido de hidrogênio da pele. Este não deve ser usado em feridas abertas, pois é citotóxico e não possui registro na Anvisa como antisséptico. 11. Impede a escoriação da pele provocada pela umidade. 12. Impede a esfregação e a irritação da pele. 13. Remove as crostas de secreções. 14. Remove o peróxido de hidrogênio da cânula interna. Este não deve ser usado em feridas abertas, pois é citotóxico e não possui registro na Anvisa como antisséptico. 15. Impede a introdução de soluções na traqueia. 16. Impede a remoção acidental da cânula interna durante a tosse. 17. Reduz a transmissão de micro-organismos.

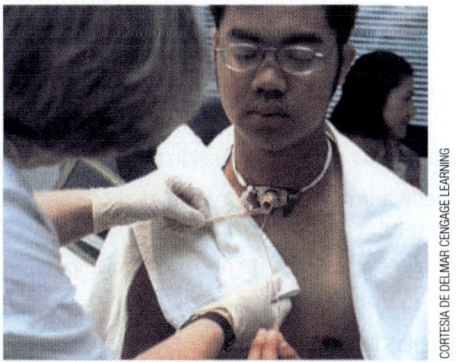

Figura 29.26-2 ■ Limpe a área sob a placa cervical com um aplicador de algodão umedecido com peróxido de hidrogênio.

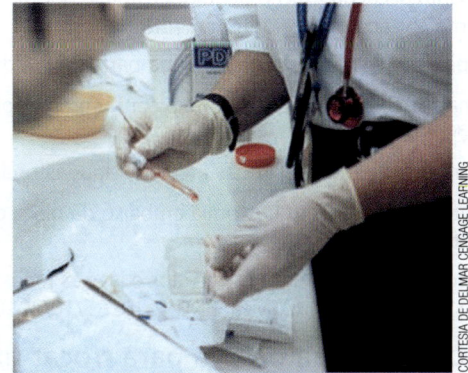

Figura 29.26-3 ■ Utilize um aplicador estéril com ponta de algodão para limpar a área da cânula interna e remover as crostas de secreções.

EXECUÇÃO – AÇÃO/FUNDAMENTAÇÃO	(continuação)
AÇÃO	FUNDAMENTAÇÃO

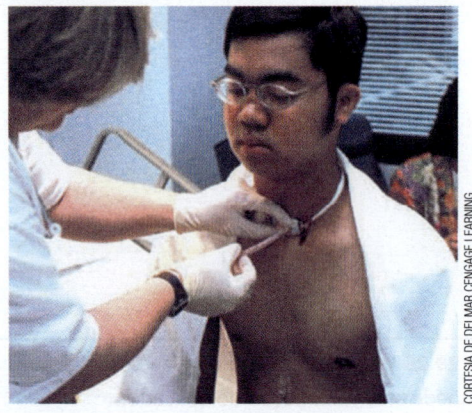

Figura 29.26-4 ▪ Reinsira a cânula interna com cuidado e trave no lugar.

Cânula interna descartável

18. Lave as mãos e/ou use álcool gel 70% (Anvisa, RDC 42 de 25/10/2010). Abra o recipiente da cânula descartável sem tocar na cânula.	18. Reduz a transmissão de micro-organismos.
19. Aplique luvas estéreis.	19. Usa a técnica asséptica.
20. Remova a cânula interna e descarte-a.	20. As cânulas internas descartáveis não devem ser reutilizadas.
21. Recoloque a cânula interna com uma nova cânula descartável.	21. Fornece uma cânula aberta limpa.
22. Remova as luvas e lave as mãos e/ou use álcool gel 70% (Anvisa, RDC 42 de 25/10/2010).	22. Impede a transmissão de micro-organismos.

Técnica com duas pessoas para trocar fixações de traqueostomia

23. Corte dois pedaços de fita dupla com cerca de 25 a 30 cm de comprimento.	23. Prepara o equipamento antes de iniciar o procedimento.
24. Dobre cerca de 3 cm abaixo da ponta de cada pedaço de fita e corte uma fenda de 1 cm de largura no centro da dobra.	24. Prepara a fita para a inserção.
25. A segunda pessoa segura o tubo de traqueostomia delicadamente no lugar, com os dedos nas duas laterais da placa cervical.	25. Impede o movimento acidental do tubo de traqueostomia, resultando em tosse ou remoção acidental da cânula.
26. Solte fixações antigas da traqueostomia e descarte-as.	26. Remove as fixações da traqueostomia.
27. Insira a ponta dividida da fita da traqueostomia na abertura em um dos lados da placa cervical do tubo. Puxe a ponta distal da fixação de traqueostomia por meio da ponta cortada e force-a firmemente.	27. Prende a fixação da traqueostomia dentro da placa cervical.
28. Repita o procedimento na segunda parte da fita dupla.	28. Prende o tubo de traqueostomia.
29. Amarre as fitas de traqueostomia com um nó duplo na lateral do pescoço.	29. Prende o tubo de traqueostomia.
30. Insira um dedo embaixo das fitas de traqueostomia.	30. Garante que o tubo tenha sido fixado firmemente.
31. Insira a gaze de traqueostomia embaixo da placa cervical do tubo.	31. Impede a irritação da pele com as secreções e a fricção com o tubo de traqueostomia.
32. Descarte todos os materiais usados e lave as mãos e/ou use álcool gel 70% (Anvisa, RDC 42 de 25/10/2010).	32. Reduz a transmissão de micro-organismos.

Técnica com uma pessoa para trocar fixações da traqueostomia

33. Siga as ações 23, 24 e 27 a 29.	33. Consulte as fundamentações 23, 24 e 27 a 29.
34. Segure a placa cervical firmemente, com uma mão; desamarre e remova as antigas fitas de traqueostomia e descarte-as.	34. Impede o deslocamento ao soltar e remova as antigas fitas de traqueostomia.

EXECUÇÃO – AÇÃO/FUNDAMENTAÇÃO	(continuação)
AÇÃO	FUNDAMENTAÇÃO
35. Coloque um dedo embaixo das fixações de traqueostomia.	35. Verifica a firmeza e a segurança.
36. Descarte todos os materiais usados e lave as mãos e/ou use álcool gel 70% (Anvisa, RDC 42 de 25/10/2010).	36. Reduz a transmissão de micro-organismos.

AVALIAÇÃO

- A via aérea está livre de obstruções.
- A ansiedade do cliente enfermo foi mínima durante o procedimento.
- Não há evidências de infecção.
- A via aérea é patente.
- Cânula livre de secreções e fixações limpas e seguras.
- A pele do cliente enfermo está intacta e sem hiperemia nem escoriação.

DOCUMENTAÇÃO

Anotações dos enfermeiros

- Data, hora, procedimento realizado e tolerância do cliente enfermo.
- Tamanho e tipo do tubo de traqueostomia inserido.
- Quantidade e consistência das secreções.
- Condições da pele do cliente enfermo.
- Informações dadas ao cliente enfermo e sua participação.
- Documentar em registro médico eletrônico ou planilha adequada.

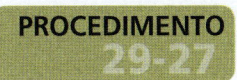

Realização de aspiração em uma traqueostomia

RESUMO

A aspiração de secreções é necessária para manter uma via aérea do cliente enfermo incapaz de removê-las pela tosse. Alguns clientes enfermos podem tossir, mas não com eficácia suficiente para expelir as secreções. A aspiração da via aérea do cliente enfermo é considerada um procedimento estéril. O uso da técnica estéril impede a introdução de contaminantes nas vias aéreas e pulmões do cliente enfermo.

A aspiração é realizada com a frequência necessária para remover o excesso de secreções. O procedimento pode ser realizado a cada cinco minutos ou com intervalos de horas, dependendo da quantidade de secreções que ele gera e de sua capacidade para limpar as vias aéreas. Avalie a via aérea e a oxigenação do cliente enfermo para determinar a necessidade de aspiração. A aspiração, quando realizada pelo sistema canalizado a vácuo na parede, deve ser configurada em 100 a 122 mmHg para adultos, 50 a 100 mmHg para crianças e 40 a 60 mmHg para bebês. A aspiração portátil deve ser configurada em 8 a 15 mmHg para adultos, 5 a 8 mmHg para crianças e 3 a 5 mmHg para bebês.

ANÁLISE

1. Analise frequência, ritmo e profundidade da respiração, **para avaliar a via aérea.**
2. Ausculte os campos pulmonares **para avaliar a via aérea e determinar a necessidade de aspiração.**
3. Monitore os valores dos gases sanguíneos arteriais e/ou oximetria de pulso **para determinar o nível de oxigênio e a troca gasosa adequada.**
4. Analise a passagem de ar no tubo de traqueostomia **para determinar a troca gasosa e a obstrução do tubo.**
5. Monitore a quantidade, cor, consistência e o odor das secreções da traqueia **para analisar a evidência de sangramento ou os sinais de infecção e a necessidade de aspiração.**
6. Analise a ansiedade e a agitação, **que podem ser sinais de angústia da via aérea e/ou hipoxia.**
7. Analise se o cliente enfermo entende o objetivo do procedimento de aspiração **para reduzir a ansiedade.**

POSSÍVEIS DIAGNÓSTICOS DE ENFERMAGEM

Troca gasosa comprometida.

Ansiedade.

Desobstrução ineficaz da via aérea.

Risco de infecção.

PLANEJAMENTO

Resultados esperados

1. O cliente enfermo não tem estertores nem chiados nas vias aéreas grandes e há ausência de cianose.
2. O cliente enfermo não tem ansiedade nem agitação aparente e relata que respira com conforto.
3. O cliente enfermo tem uma quantidade mínima de secreções finas e de coloração normal.
4. O cliente enfermo mantém uma via aérea patente.
5. O cliente enfermo mantém a oximetria de pulso adequada.

Equipamentos necessários

- Luvas sem látex e estéreis.
- Máscara, proteção para os olhos e avental, se adequado.
- Fonte de pressão negativa (máquina de aspiração ou aspiração de parede).
- Cateter de aspiração estéril.
- Oxigênio ou Ambu®-bag.
- Equipamento para cuidados de traqueostomia ou bandeja.

DICA DE DELEGAÇÃO

A aspiração da traqueostomia geralmente é realizada pelo enfermeiro. A equipe de auxiliares e técnicos de enfermagem pode ajudar o enfermeiro a cuidar dos clientes enfermos que recebem esse tratamento e deve ser instruída a relatar aumento de secreções, dispneia ou necessidade de aspiração. Entretanto, esse procedimento pode ser delegado para o pessoal auxiliar e técnicos de enfermagem, sem prejuízo da Lei 7.498/86. Entretanto, isso pode variar conforme as instituições. Cabe ao enfermeiro fazer orientações e supervisionar. Para tanto, sugere-se que a delegação dessa tarefa esteja em consonância com as ações de Sistematização de Assistência de Enfermagem (SAE), conforme Resolução Cofen 272/2002, e que os profissionais citados anteriormente recebam treinamento específico, documentado em livro próprio.

EXECUÇÃO – AÇÃO/FUNDAMENTAÇÃO

AÇÃO	FUNDAMENTAÇÃO
* Verifique a pulseira de identificação do cliente enfermo	* Explique o procedimento antes de iniciá-lo
1. Analise a profundidade e a frequência respiratória; ausculte sons respiratórios.	1. Determina a necessidade de aspiração.
2. Monte os suprimentos na mesinha ao lado do leito.	2. Organiza o trabalho.
3. Retire adornos como relógio, pulseiras e anéis. Lave as mãos e/ou use álcool gel 70% (Anvisa, RDC 42 de 25/10/2010).	3. Reduz a transmissão de micro-organismos.
4. Coloque o cliente enfermo na posição alta de Fowler ou de semi-Fowler.	4. Maximiza a expansão do pulmão e a tosse efetiva.
5. Conecte a tubulação de extensão ao dispositivo de aspiração se ainda não o fez e ajuste o controle entre 100 e 120 mmHg	5. A pressão negativa excessiva pode causar trauma ao tecido, hipoxemia e atelectasia, enquanto a pressão insuficiente é ineficaz.
6. Coloque avental, máscara e óculos ou protetor facial.	6. Protege o enfermeiro de respingos de fluidos corporais.
7. Utilizando a técnica estéril, abra o *kit* de cuidados de traqueostomia. Considere a embalagem interna do *kit* estéril e abra-o com cuidado para criar um pequeno campo estéril. Adicione o cateter de aspiração estéril, se não estiver no *kit*.	7. Produz uma área para colocar os itens estéreis sem contaminá-los.
8. Se as luvas estiverem embaladas, levante-as com cuidado do *kit* sem tocar no em seu interior ou nas luvas. Coloque as luvas embaladas e abra a embalagem. Coloque as luvas usando a técnica estéril.	8. Reduz a introdução de patógenos na via aérea do cliente enfermo.

EXECUÇÃO – AÇÃO/FUNDAMENTAÇÃO *(continuação)*

AÇÃO	FUNDAMENTAÇÃO
9. Coloque o peróxido de oxigênio em uma bacia e a água estéril ou solução salina na outra.	9. Fornece uma solução para limpar a cânula interna, lubrificar o cateter e enxaguar a parte interna do cateter, removendo as secreções.
10. Uma das suas mãos, geralmente a dominante, será a *estéril* (poderá tocar apenas itens estéreis) e a outra será a *limpa* (tocará apenas os itens não estéreis).	10. Impede a contaminação dos suprimentos estéreis, enquanto permite manusear os itens não estéreis.
11. *Com a mão estéril*, pegue o cateter de aspiração. Segure a ponta do conector de plástico entre o polegar e o indicador e enrole a ponta nos outros dedos.	11. Impede a contaminação acidental da ponta do cateter.
12. Pegue a tubulação de extensão *com a mão limpa*. Conecte o cateter de aspiração à tubulação de extensão, tomando cuidado para não contaminá-lo.	12. A tubulação de extensão não é estéril.
13. Se o cliente enfermo não estiver recebendo oxigênio, administre o oxigênio ou use o Ambu®-bag com a mão *limpa* antes de começar o procedimento.	13. Hiperoxigena o cliente enfermo e impede a hipoxia durante a aspiração.
14. Remova a cânula interna e coloque na bacia de peróxido de hidrogênio para soltar as secreções, se for reutilizável; caso seja descartável, reserve. Não descarte a cânula descartável até que a nova cânula interna esteja firmemente inserida.	14. Facilita a passagem do cateter de aspiração. Guarde a cânula antiga até ter a certeza de que a nova cânula se ajusta corretamente.
15. Posicione a mão com o polegar sobre a porta de aspiração do cateter, mergulhe a ponta do cateter na solução estéril e ative a solução. Observe a solução entrar no cateter.	15. Testa o dispositivo de aspiração, além de lubrificar o interior do cateter para promover a remoção das secreções.
16. Remova o polegar da porta de aspiração.	16. Desativa a solução.
17. Com a mão *limpa*, remova o dispositivo de aplicação do oxigênio do tubo de traqueostomia e coloque em uma superfície limpa.	17. Permite acesso ao tubo de traqueostomia. Colocar o dispositivo de oxigênio em uma superfície lisa reduz a contaminação (a embalagem da luva estéril pode ser usada para essa finalidade).
18. Sem fechar a porta de controle da aspiração, insira a ponta do cateter no tubo de traqueostomia e avance até o cliente enfermo tossir ou você sentir certa resistência (Figura 29.27-1) e remova-o ligeiramente.	18. Minimiza o trauma quando a aspiração não é aplicada enquanto o cateter está avançando.
19. Aplique aspiração fechando a porta de controle com o polegar, enquanto gira lentamente o cateter entre o polegar e o indicador para removê-lo lentamente. Aplique aspiração no máximo 15 segundos de cada vez.	19. A aspiração prolongada pode causar danos ao tecido, atelectasia e hipoxemia.
20. Repita a etapa 19 até remover as secreções, permitindo períodos de descanso entre os episódios. Incentivar o cliente enfermo a respirar profundamente entre os episódios de aspiração. Forneça oxigênio entre as passagens do cateter de aspiração.	20. Promove a desobstrução completa da via aérea.

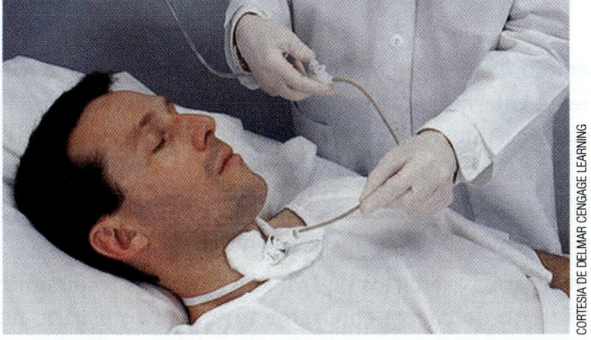

Figura 29.27-1 ■ Aspiração de traqueostomia.

EXECUÇÃO – AÇÃO/FUNDAMENTAÇÃO	(continuação)
AÇÃO	FUNDAMENTAÇÃO
21. Remova o cateter e mergulhe-o no copo de solução salina estéril, aplicando aspiração.	21. Limpa as secreções do cateter de aspiração.
22. Limpe a cânula interna usando a escova de traqueostomia e enxague bem com água ou solução salina estéril. Seque (ou abra uma nova cânula interna descartável).	22. Remove as secreções e mantém a cânula interna patente.
23. Reinsira a cânula interna e trave-a no lugar.	23. Impede que as secreções obstruam a cânula externa.
24. Aplique novamente o dispositivo de administração do oxigênio.	24. Reoxigena o cliente enfermo e restaura o oxigênio suplementar e a umidificação.
25. Mergulhe a ponta do cateter na solução estéril e aplique aspiração.	25. Limpa a tubulação de extensão das secreções que promoveriam o crescimento de bactérias.
26. Desconecte o cateter da tubulação de extensão. Segurando o cateter enrolado na mão com luva, retire-a puxando-a sobre o cateter. Descarte o cateter e as luvas em recipiente adequado.	26. Acomoda o cateter e as secreções na luva, para o descarte.
27. Descarte os demais suprimentos em recipiente adequado.	27. Siga a política da instituição referente ao descarte dos suprimentos de atendimento ao cliente enfermo.
28. Lave as mãos e/ou use álcool gel 70% (Anvisa, RDC 42 de 25/10/2010).	28. Reduz a transmissão de patógenos.
29. Forneça higiene oral ao cliente enfermo, se indicado ou desejado.	29. A aspiração e a tosse podem produzir um sabor desagradável.

AVALIAÇÃO

- Pergunte ao cliente enfermo se está mais fácil respirar.
- Verifique os sons respiratórios para uma via aérea patente.
- Revise os resultados dos gases do sangue arterial e/ou oximetria de pulso.
- Analise sinais de dispneia.
- Analise cor, odor, quantidade e consistência das secreções.

DOCUMENTAÇÃO

Anotações dos enfermeiros

- Data e hora do procedimento de aspiração.
- Tolerância ao procedimento de aspiração.
- Cor, odor, quantidade e consistência das secreções.
- Valores dos gases do sangue arterial e/ou oximetria de pulso.
- Documentar em registro médico eletrônico ou planilha adequada.

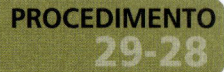

PROCEDIMENTO 29-28 Instruções sobre exercício pós-operatório

RESUMO

Instruções pré-operatórias de exercícios pós-operatórios prepara o cliente enfermo física e emocionalmente para a cirurgia iminente. O objetivo é que o cliente enfermo demonstre a execução dos exercícios, enquanto explica por que são usados na fase pós-operatória.

Vários exercícios pós-operatórios ajudam a acelerar a recuperação da cirurgia. Virar, respirar profundamente e tossir facilitam a remoção de secreções pulmonares acumuladas. O cliente enfermo pode ter dor pós-operatória mais forte enquanto realiza esses exercícios. Os gases inalados e o oxigênio ressecam a mucosa respiratória e isso aumenta a viscosidade das secreções, tornando sua remoção difícil com a tosse.

Para impedir complicações respiratórias, instrua o cliente enfermo a respirar profundamente para obter inspiração máxima sustentada (IMS). A IMS promove a insuflação dos alvéolos e a remoção das secreções de muco.

Vários dispositivos ajudam a incentivar o cliente enfermo a realizar os exercícios de IMS. Dispositivos respiratórios, chamados de espirômetros de incentivo, medem o volume ventilatório do cliente enfermo e fornecem ao usuário uma recompensa tangível pela geração de um fluxo respiratório adequado. Quando o cliente enfermo respira fundo, a bola se move para cima e a quantidade de ar é medida, tornando assim os resultados visíveis.

Virar, respirar fundo, tossir e usar a espirometria impedem as complicações respiratórias pelos seguintes motivos:

- Promoção da circulação pulmonar.
- Promoção da troca de gases, aumentando a complacência do pulmão.
- Facilitação da remoção da secreções de muco da árvore traqueobronquial.

No pós-operatório, o cliente enfermo é incentivado a se movimentar no leito e a realizar exercícios com a perna. Esses exercícios ajudam a impedir complicações circulatórias que podem resultar dos agentes anestésicos que deprimem a frequência cardíaca e metabólica. A locomoção precoce também ajuda na função respiratória e no retorno da peristalse.

ANÁLISE

1. Analise se o cliente enfermo entende os procedimentos pós-operatórios. **Estabelece a base de referência para as instruções.**
2. Analise a capacidade do cliente enfermo para entender as instruções dos exercícios pós-operatórios. **Estabelece a base de referência para as instruções. Afeta como o procedimento é concluído e as instruções ao cliente enfermo.**
3. Analise as limitações pré-operatórias do cliente enfermo, que poderiam impedir ou comprometer a capacidade de realizar corretamente os exercícios pós-operatórios. **Estabelece a base de referência para as instruções. Afeta como o procedimento é concluído e as instruções ao cliente enfermo. Permite a modificação dos exercícios.**

POSSÍVEIS DIAGNÓSTICOS DE ENFERMAGEM

Dor aguda.
Mobilidade física comprometida.
Troca gasosa comprometida.
Risco de integridade da pele comprometida.

PLANEJAMENTO

Resultados esperados

1. O cliente enfermo pode demonstrar com sucesso os exercícios pós-operatórios, respiração profunda, tosse, apoio no travesseiro, giros e alinhamento correto do corpo, exercícios para a perna e o pé e transferências para fora do leito.
2. O cliente enfermo pode demonstrar com sucesso o uso adequado do espirômetro de incentivo.

Equipamentos necessários (Figura 29.28-1)

- Materiais educativos.
- Travesseiro.
- Lenços de papel.
- Luvas sem látex e não estéreis.
- Espirômetro de incentivo descartável e orientado ao volume.

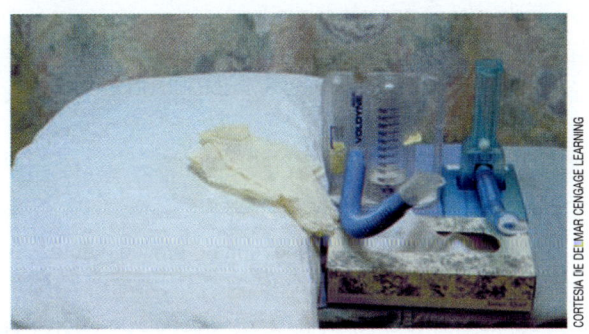

Figura 29.28-1 ■ Os espirômetros de incentivo encorajam a respiração profunda. O travesseiro pode ser usado como apoio no local da incisão. Os tecidos são usados para cobrir a boca ao tossir.

DICA DE DELEGAÇÃO

A instrução pós-operatória requer avaliação e intervenção de um enfermeiro. A equipe de auxiliares e técnicos de enfermagem pode reforçar as informações e as instruções ensinadas.

UNIDADE 8 ■ Procedimentos de Enfermagem

EXECUÇÃO – AÇÃO/FUNDAMENTAÇÃO	*(continuação)*
AÇÃO	**FUNDAMENTAÇÃO**

* Verifique a pulseira de identificação do cliente enfermo * Explique o procedimento antes de iniciá-lo

1. Retire adornos como relógio, pulseiras e anéis. Lave as mãos e/ou use álcool gel 70% (Anvisa, RDC 42 de 25/10/2010), e organize o equipamento.	1. Reduz a transmissão de micro-organismos e promove a eficiência.
2. Aplique luvas não estéreis e sem látex.	2. Reduz a transmissão de micro-organismos.
3. Coloque o cliente enfermo sentado.	3. Promove a expansão total do tórax.
4. Demonstre os exercícios de respiração profunda.	4. Mostra ao cliente enfermo como respirar profundamente.
• Coloque uma mão no abdômen (área umbilical) durante a inspiração.	• Exerce contrapressão durante a inspiração.
• Expanda o abdômen e a caixa torácica na inspiração.	• Promove expansão máxima do tórax.
• Inspire lenta e uniformemente pelo nariz até obter expansão máxima do tórax.	• Mantém a expansão total dos alvéolos.
• Prenda o fôlego por dois ou três segundos.	• Aumenta a pressão, impedindo assim o colapso imediato dos alvéolos.
• Expire lentamente pela boca, até obter a contração máxima do tórax.	• Promove contração máxima do tórax.
5. O cliente enfermo deve demonstrar a respiração profunda e repeti-la de três a quatro vezes.	5. Reforça o aprendizado. Promove a troca gasosa elevada.
6. Ensine o cliente enfermo a usar o espirômetro de incentivo (Figura 29.28-2).	6. Reinsufla os alvéolos e remove as secreções de muco.
• Segure o espirômetro orientado ao volume na vertical.	• Promove o funcionamento correto do dispositivo.
• Respire normalmente e expire e depois fechar os lábios ao redor do bocal; inspire lenta e profundamente para elevar as bolas no tubo de plástico; prenda o fôlego pelo menos por três segundos.	• Permite a expansão maior do pulmão; perder o fôlego aumenta a pressão, impedindo o colapso imediato dos alvéolos.
• O cliente enfermo mede simultaneamente a quantidade do volume do ar inspirado no tubo de plástico calibrado.	• Incentiva o cliente enfermo a fazer exercícios respiratórios.
• Remova o bocal e expire normalmente.	• Permite a expiração normal.
• Respire normalmente várias vezes.	• Fornece ao cliente enfermo a oportunidade de relaxar.
7. Peça ao cliente enfermo que repita o procedimento quatro ou cinco vezes.	7. Incentiva a inspiração máxima sustentada e solta as secreções.
8. Peça ao cliente enfermo para tossir depois do esforço de incentivo. Consulte a próxima seção.	8. Facilita a remoção de secreções.

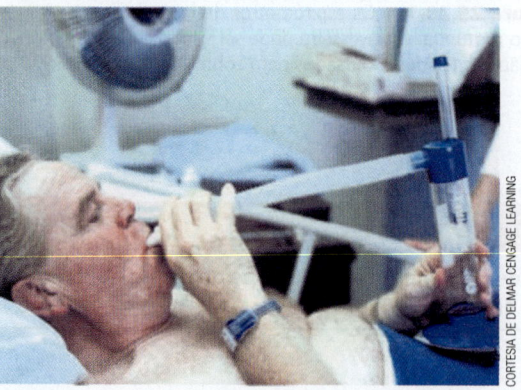

Figura 29.28-2 ■ Ensine o cliente enfermo a respirar lenta e profundamente para elevar a bola no tubo.

CAPÍTULO 29 ■ Procedimentos Intermediários

EXECUÇÃO – AÇÃO/FUNDAMENTAÇÃO *(continuação)*

AÇÃO	FUNDAMENTAÇÃO
9. Demonstre com apoiar-se e tossir.	9. Mostra ao cliente enfermo como movimentar as secreções de muco da árvore traqueobronquial.
• Peça ao cliente enfermo que levante a cabeça e inspire o ar.	• Aumenta a quantidade de ar e ajuda a ventilar a base do pulmão.
• Peça ao cliente enfermo que incline-se para frente e expire lentamente com os lábios franzidos.	• Seca a mucosa da traqueia à medida que o ar flui sobre ela. O nível de dióxido de carbono aumenta ligeiramente, estimulando a respiração mais profunda.
• Repita a respiração duas ou três vezes.	• Solta o muco e move a secreções para os brônquios principais.
• Quando o cliente enfermo estiver pronto para tossir, peça que coloque o travesseiro dobrado contra o abdômen, com as mãos entrelaçadas (Figura 29.28-3).	• Eleva o diafragma e expele o ar em uma tosse mais forçada; apoia os músculos do abdome e reduz a dor ao tossir, se o cliente enfermo tiver uma incisão abdominal.
• O cliente enfermo respira fundo e começa a tossir imediatamente depois de terminar a inspiração, inclinando-se para frente e produzindo uma série de tosses suaves em série.	• Remove as secreções do brônquio principal.
• Prepare o lenço de papel.	• Preparação para descarte do escarro.
10. Peça ao cliente enfermo que demonstre o apoio e a tosse.	10. Promove o aprendizado.
11. Lave o bocal do espirômetro de incentivo com água corrente e guarde-o em recipiente limpo. O bocal descartável deve ser trocado a cada 24 horas.	11. Reduz a transmissão de micro-organismos.
12. Instrua o cliente enfermo sobre exercícios para perna e pé (Figura 29.28-4).	12. Melhora o retorno do sangue venoso das pernas.
• Com os calcanhares no leito, o cliente enfermo empurra os dedos dos pés contra o colchão até enrijecer os músculos da panturrilha e depois relaxa. Puxe os dedos na direção da canela, até enrijecer os músculos da perna; depois relaxe (Figura 29.28-4A).	• Causa a contração e relaxamento dos músculos da panturrilha.
• Com os calcanhares no leito, levante e faça um círculo com cada tornozelo, primeiro para a esquerda e depois a direita; repita três vezes e relaxe (Figura 29.28-4B).	• Causa a contração e relaxamento dos músculos quadríceps.
• Flexione e estenda cada joelho de uma vez, deslizando o pé pelo colchão; relaxe (Figura 29.28-4C).	• Causa a contração e relaxamento dos músculos quadríceps.

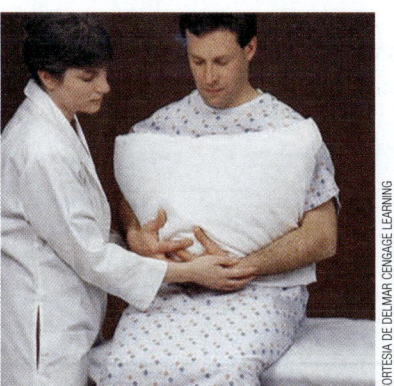

Figura 29.28-3 ■ Utilize o travesseiro para apoiar os músculos abdominais ao tossir.

EXECUÇÃO – AÇÃO/FUNDAMENTAÇÃO	(continuação)
AÇÃO	FUNDAMENTAÇÃO

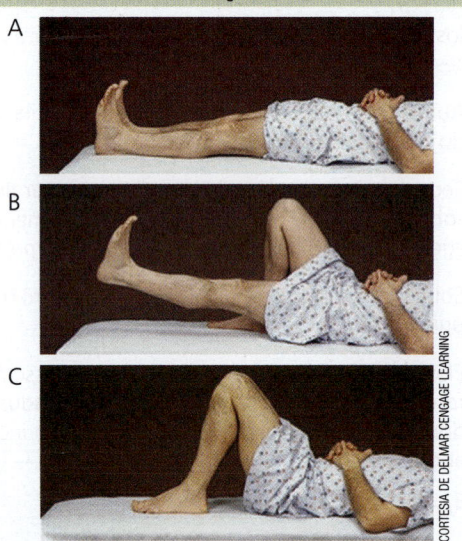

13. Peça ao cliente enfermo que demonstre os exercícios para a perna e o pé.
14. Explique como virar no leito e sair.
15. Instrua o cliente enfermo com uma incisão no lado esquerdo do abdômen ou tórax a se virar de lado e se sentar da seguinte maneira:
    • Flexione os joelhos.
    • Com a mão direita, segure a incisão com a mão ou um pequeno travesseiro.
    • Gire na direção do lado direito, empurrando com o esquerdo e segurando no ombro do enfermeiro ou grade do leito com a mão esquerda.
    • Fique sentado na lateral do leito, usando o braço e a mão esquerdos para empurrar contra o colchão ou a grade.
16. Troque as instruções (lado esquerdo em vez do direito) se o cliente enfermo tiver uma incisão no lado direito, de acordo com a ação 15 (Figura 29.28-5).
17. Ensine o cliente enfermo com uma cirurgia ortopédica (por exemplo, no quadril) a usar a barra do trapézio.
18. Lave as mãos e/ou use álcool gel 70% (Anvisa, RDC 42 de 25/10/2010).

Figura 29.28-4 ■ Os exercícios para a perna melhoram o retorno do sangue venoso. A – flexione o pé para frente; B – levante a perna e flexione o pé para frente; C – dobre o joelho.

13. Promove o aprendizado de como melhorar o retorno do sangue venoso.
14. Promove a cooperação do cliente enfermo.
15. Estimula o aprendizado de como virar e sair do leito sem pressionar a linha da incisão.

16. Consulte fundamentação 15.

17. Facilita o movimento no leito sem pressionar a articulação da perna ou do quadril.
18. Reduz a transmissão de micro-organismos.

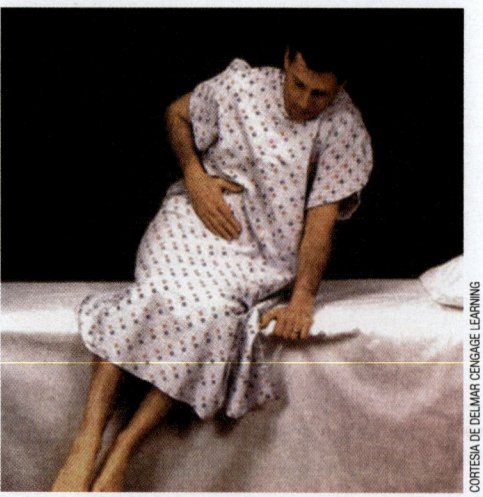

Figura 29.28-5 ■ Use a mão para apoiar o local da incisão enquanto se senta no leito reduz a dor e a pressão.

AVALIAÇÃO

- O cliente enfermo pode demonstrar com sucesso os exercícios pós-operatórios, respiração profunda, tosse, apoio no travesseiro, giros e alinhamento correto do corpo, exercícios para perna e pé, e transferências para fora do leito.
- O cliente enfermo pode demonstrar com sucesso o uso adequado do espirômetro de incentivo.

DOCUMENTAÇÃO

Anotações dos enfermeiros

- Documentar a instrução sobre exercícios pós-operatórios ao cliente enfermo.
- Observar o nível de entendimento e cooperação do cliente enfermo com o ensino.
- Documentar em registro médico eletrônico ou planilha adequada.
- Lista de verificação pré-operatória.
- Colocar as iniciais na área de documentação do ensino pré-operatório.

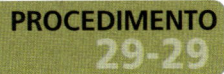

PROCEDIMENTO 29-29 — Realização de punção na pele

RESUMO

As punções são realizadas quando pequenas quantidades de sangue capilar são necessárias para a análise ou quando o cliente enfermo não tem veias aparentes. A punção capilar também é comumente realizada para a análise da glicose no sangue. Os locais comuns são:

- Calcanhar: local mais comum para recém-nascidos e bebês.
- Ponta do dedo: a região interna da ponta palmar dos dedos é usada mais comumente em crianças e adultos.
- Lóbulo da orelha: usado quando o cliente enfermo está em choque ou as extremidades se apresentam edemaciadas.

ANÁLISE

1. Analise a condição da pele do cliente enfermo no local da punção **para determinar se está intacta, livre de escoriações e pode ser usada sem causar traumas indevidos.**
2. Analise a circulação no local da punção **para determinar se é um bom local para obter uma amostra e se a cicatrização poderia ser comprometida.**
3. Analise se o cliente enfermo está à vontade com o procedimento **para determinar se ele precisa de instruções e apoio adicionais.**
4. Analise a limpeza da pele **para determinar se a limpeza é necessária antes da punção.**

POSSÍVEIS DIAGNÓSTICOS DE ENFERMAGEM

Risco de integridade da pele comprometida.
Dor aguda.
Ansiedade.

Resultados esperados

1. Uma amostra de sangue adequada é obtida.
2. O cliente enfermo sofre um trauma mínimo durante a coleta da amostra.
3. A amostra é coletada e armazenada de maneira compatível com os exames solicitados.

Equipamentos necessários

- Isopropanol em 70% antisséptico ou iodopovidona.
- Tubos de micro-hematócritos ou micropipetas (tubos de coleta).
- Gaze estéril de 5 x 5 cm.
- Lanceta estéril.
- Luvas sem látex e não estéreis.
- Toalha de rosto ou protetor absorvente.

DICA DE DELEGAÇÃO

A equipe de auxiliares e técnicos de enfermagem adequadamente treinada pode realizar a punção da pele. A política da agência geralmente determina os requisitos de certificação para essa habilidade. A identificação correta do cliente enfermo e da amostra é de máxima importância e deve ser demonstrada consistentemente pelo pessoal auxiliar.

UNIDADE 8 ■ Procedimentos de Enfermagem

EXECUÇÃO – AÇÃO/FUNDAMENTAÇÃO	
AÇÃO	**FUNDAMENTAÇÃO**
* Verifique a pulseira de identificação do cliente enfermo	* Explique o procedimento antes de iniciá-lo
1. Retire adornos como relógio, pulseiras e anéis. Lave as mãos e/ou use álcool gel 70% (Anvisa, RDC 42 de 25/10/2010).	1. Reduz a transmissão de micro-organismos.
2. Verifique a pulseira de identificação do cliente enfermo, se apropriado.	2. Garante o cliente enfermo certo.
3. Explique o procedimento ao cliente enfermo.	3. Alivia a ansiedade e incentiva a cooperação.
4. Prepare os suprimentos: • Abra embalagens estéreis. • Coloque o rótulo nos tubos de coleta de amostras. • Deixe ao alcance.	4. Garante a eficiência.
5. Aplique luvas não estéreis e sem látex.	5. Segue as precauções-padrão.
6. Selecione o local: região lateral da ponta do dedo em adultos/crianças; calcanhar para recém-nascidos e bebês.	6. Evita danos às terminações nervosas e áreas mais grossas da pele.
7. Coloque a mão ou o calcanhar em posição dependente; e aplique compressas quentes se a extremidade estiver fria.	7. Aumenta o suprimento sanguíneo no local da punção.
8. Coloque a toalha de rosto ou o protetor absorvente embaixo da extremidade.	8. Evita sujar as roupas de cama.
9. Limpe o local da punção com um antisséptico e deixe secar. Utilize o isopropanol em 70% se o cliente enfermo for alérgico ao iodo (Figura 29.29-1).	9. Reduz as bactérias na superfície da pele; a iodopovidona deve secar para ser eficiente.
10. Com a mão não dominante, aplique pressão suave ao redor ou sobre o local de punção. Não toque o local.	10. Aumenta o sangue no local da punção e mantém a assepsia.
11. Leia as instruções com atenção antes de usar a lanceta. • Com a lanceta estéril em um ângulo de 90 graus com a pele, utilize uma punção rápida para perfurar a pele (cerca de 2 mm de profundidade) (Figura 29.29-2). • Com o unistik automático, empurre a lanceta para dentro do corpo do unistik até ele clicar. Segure o corpo do unistik e torça a tampa da lanceta. Coloque a ponta do unistik firmemente contra o dedo do cliente enfermo e pressione a alavanca. A agulha retrairá automaticamente depois do uso.	11. Fornece uma amostra com um desconforto mínimo para o cliente enfermo.
12. Limpe a primeira gota de sangue com a gaze estéril de 5 x 5 cm; permita que o sangue flua livremente (Figura 29.29-3).	12. A primeira gota pode conter muito fluido seroso, podendo afetar os resultados. A pressão no local da punção pode causar hemólise.
13. Colete o sangue nos tubos. Se o sangue para uma contagem de plaquetas for coletado, obtenha primeiro essa amostra (Figura 29.29-4).	13. Permite a coleta do sangue; evita o acúmulo de plaquetas no local da punção.
14. Aplique pressão no local de punção com a gaze estéril.	14. Controla o sangramento.

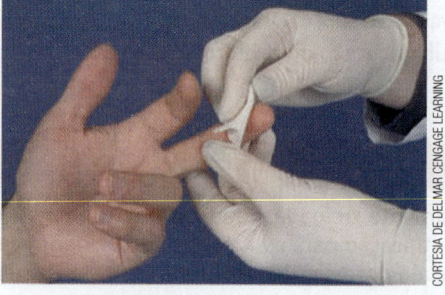

Figura 29.29-1 ■ Limpe o local da punção e deixe secar.

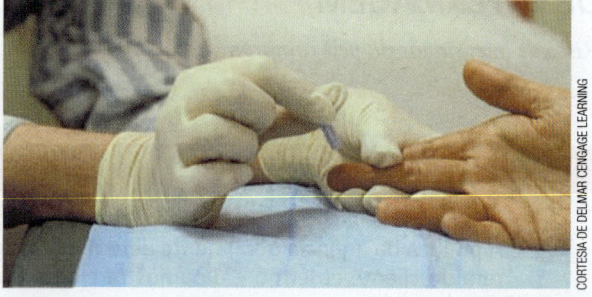

Figura 29.29-2 ■ Use um movimento rápido para perfurar a pele.

EXECUÇÃO – AÇÃO/FUNDAMENTAÇÃO	(continuação)
AÇÃO	FUNDAMENTAÇÃO

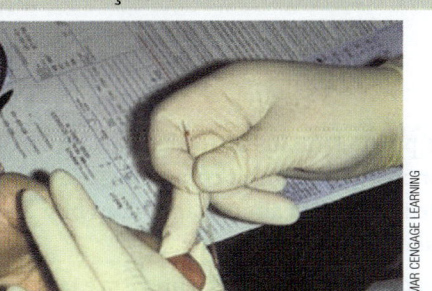

Figura 29.29-3 ■ Deixe o sangue fluir do local da punção, para garantir que uma quantidade adequada possa ser obtida.

15. Coloque artigos contaminados em um recipiente para dispositivos afiados.
16. Remova as luvas e lave as mãos e/ou use álcool gel 70% (Anvisa, RDC 42 de 25/10/2010).
17. Coloque o cliente enfermo em uma posição confortável, com a campainha ao alcance.
18. Lave as mãos e/ou use álcool gel 70% (Anvisa, RDC 42 de 25/10/2010).

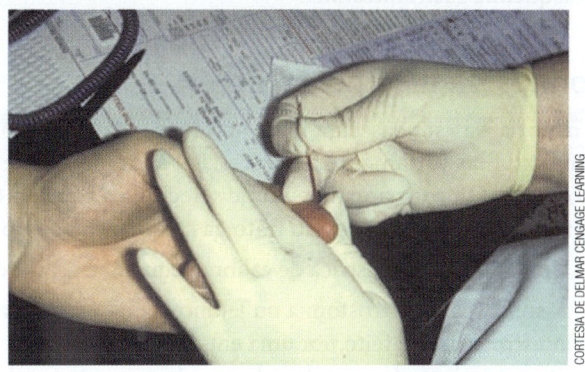

Figura 29.29-4 ■ Colete uma amostra pequena de sangue.

15. Reduz o risco de perfuração com a agulha.
16. Reduz a transmissão de micro-organismos.
17. Promove o conforto e a comunicação.
18. Reduz a transmissão de micro-organismos.

AVALIAÇÃO
- A amostra é adequada.
- Não houve trauma para o cliente enfermo.

DOCUMENTAÇÃO
Anotações dos enfermeiros
- Local da punção e motivo.
- Relatar resultados do exame, se realizado no momento da punção.

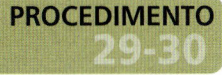

Alimentação e medicação via sonda enteral

RESUMO

A nutrição enteral é um procedimento em que o alimento líquido (fórmula) é administrado diretamente no estômago ou no intestino delgado, usando uma sonda. O outro nome para esse procedimento de alimentação via sonda é gavagem gástrica. Os candidatos a esse tipo de intervenção são os clientes enfermos com trato gastrointestinal funcional e que não devem ou não podem comer por via oral, podendo tal situação ser temporária ou permanente. Para tanto, enquadram-se nesse conceito os clientes que estão (ou podem se tornar) desnutridos e em relação aos quais a alimentação oral é insuficiente para manter o status nutricional adequado.

A alimentação por sonda enteral mantém a integridade estrutural e funcional do trato gastrointestinal, aprimora a utilização dos nutrientes e promove um método econômico e seguro de alimentação.

A nutrição enteral é contraindicada nos seguintes clientes enfermos:

- Peritonite difusa.
- Obstrução intestinal que impede o funcionamento normal do intestino.
- Vômitos incoercíveis, íleo paralítico.
- Diarreia grave.

A nutrição enteral é usada nos seguintes clientes enfermos:
- Pancreatite grave.
- Isquemia gastrointestinal.
- Fístula enterocutânea.

Sondas para alimentação

A maioria das sondas para alimentação é feita de silicone ou poliuretano, que são duráveis e biocompatíveis com as fórmulas. Elas variam em diâmetro (8-12 French, onde 1 French = 0,33 mm) e comprimento, de acordo com a via e a fórmula. O profissional de saúde seleciona a rota e o tipo de sonda para alimentação com base na duração prevista do tratamento, condições do trato gastrointestinal e potencial de broncoaspiração.

Uma sonda nasogástrica de calibre pequeno é geralmente usada quando a duração prevista é curta.

A sonda para gastrostomia ou jejunostomia é inserida através de uma abertura na parede abdominal, até o estômago ou intestinos. Isso é feito por uma enterostomia, a criação cirúrgica de uma fístula artificial no trato gastrointestinal (GI). A enterostomia pode ser colocada em vários pontos ao longo do trato GI e é realizada quando se prevê alimentação por sonda por longo prazo (período maior que quatro semanas), ou quando uma obstrução torna a alimentação por sonda nasogástrica ou nasoenteral impossível.

A inserção do tubo de gastrostomia ou jejunostomia endoscópica percutânea (PEG ou JEP) é realizada pelo médico na sala de endoscopia ou centro cirúrgico; a inserção dessa sonda não requer cirurgia com anestesia geral. O método de alimentação enteral é mais comum que a enterostomia convencional, pois é menos arriscado, uma vez que não se exige cirurgia; portanto, trata-se de um método mais econômico.

Administração da alimentação enteral

Depois que a posição da sonda para alimentação é verificada na radiografia (padrão ouro), a fórmula pode ser administrada conforme a prescrição. Existem dois métodos típicos para administrar a alimentação por sonda. A alimentação intermitente é fornecida quatro a seis vezes por dia, na forma de bólus. Em geral, ela é fornecida através de um tubo de diâmetro largo. O bólus (geralmente, 250 a 400 mL de fórmula para clientes enfermos adultos) pode ser dado com uma seringa grande encaixada na ponta da sonda para alimentação, ou usando um gotejamento por gravidade durante 20 a 30 minutos. O método intermitente é geralmente aplicado no ambiente domiciliar, por causa da facilidade e da necessidade de um equipamento mínimo. A alimentação continuada aplica a fórmula com uma bomba infusora para regular o ritmo. A maioria dos clientes enfermos com sonda de diâmetro pequeno recebe alimentação continuada. Uma das vantagens da alimentação continuada é que ela mantém o volume gástrico pequeno, diminuindo o volume residual e o risco de pneumonia por aspiração; é menos provável que o cliente enfermo sofra a sensação de plenitude gástrica, náusea, distensão abdominal e diarreia. A alimentação continuada é recomendada para clientes enfermos gravemente doentes ou em coma.

Considerações de segurança

Clientes enfermos que recebem a nutrição enteral por sonda correm risco de broncoaspiração. Ausculte a peristalse do trato gastrointestinal para determinar a motilidade gástrica/intestinal. Se esses sons forem hipoativos ou ausentes, pare e interrompa a alimentação adicional, avisando a equipe médica que faça o registro em prontuário.

Sempre analise a posição da sonda para alimentação antes de administrar qualquer líquido. Os clientes enfermos que recebem alimentação continuada devem ser analisados a cada quatro horas, quanto ao posicionamento da sonda e o conteúdo gástrico residual. Aspire o conteúdo gástrico com uma seringa. Observe e verifique o pH do aspirado. Caso seja menos que 100 mL, reponha o conteúdo estomacal depois de verificar o resíduo, para impedir distúrbios hidroeletrolíticos.

A segurança e conforto do cliente enfermo exigem a limpeza diária do local de saída da sonda para alimentação. Limpe a pele com uma gaze limpa, sabonete e água. A sonda de enterostomia exige a assepsia cirúrgica do local de saída até a cicatrização da incisão; gire a sonda dentro do estoma para promover a cicatrização. Relate a observação de hiperemia, irritação, tecido friável ou vazamento gástrico no local. Entre cada etapa da alimentação, o dispositivo protético pode ser usado para cobrir a abertura da ostomia.

As sondas PEG ou JEP exigem rotação diária, para aliviar a pressão sobre a pele. Avise ao médico se não puder girar o PEG ou JEP; pode ser uma indicação de aderência interna da sonda na parede gástrica/intestinal. Quando sofre aderência interna, pode causar refluxo do ácido gástrico, o que resulta em escoriações, sepse e celulite. É necessário cuidado para evitar o deslocamento da sonda. Mantenha fixo no abdômen do cliente enfermo com o esparadrapo, tomando cuidado para não usar tensão excessiva. As sondas PEG ou JEP exigem irrigação frequente para impedir obstrução. Essas sondas possuem lumens pequenos. Se uma sonda ficar obstruída, irrigue-a com 60 mL de água morna.

ANÁLISE

1. Analise os sinais de angústia gástrica como náusea, vômito e cãimbras **para determinar a tolerância à alimentação por sonda.**
2. Analise o posicionamento da sonda a cada quatro horas **para confirmar sua posição no estômago ou intestinos.**
3. Analise o status respiratório **para avaliar a aspiração pulmonar do conteúdo gástrico.**
4. Analise o status nutricional atual do cliente enfermo **para avaliar a eficácia da alimentação pela sonda.**
5. Analise a ingestão e eliminação **para avaliar o déficit ou excesso de fluidos.**

POSSÍVEIS DIAGNÓSTICOS DE ENFERMAGEM

Risco de desequilíbrio no volume de fluidos: aquém das exigências do corpo.

Risco de volume de fluidos deficiente.

Risco de broncoaspiração.

Risco de comprometimento da integridade da pele.

Comprometimento da membrana da mucosa oral.

PLANEJAMENTO

Resultados esperados

1. O cliente enfermo recebe a fórmula correta e o volume correto de fórmula no período correto.
2. O cliente enfermo não sente efeitos indesejáveis: broncoaspiração, náusea, vômito, distensão abdominal, cãimbras, diarreia ou constipação.
3. O peso e o status nutricional do cliente enfermo permanecem estáveis ou melhoram.
4. O cliente enfermo não apresenta efeitos adversos gastrointestinais ou na pele, por causa da sonda de gastrostomia ou PEG/JEP.

Equipamentos necessários

- Seringa de 20 a 50 mL.
- Bacia para êmese.
- Toalha limpa.
- Bolsa para gavagem descartável e equipo.
- Fórmula.
- Bomba de infusão para a sonda, para alimentação (se necessário).
- Água após a alimentação.
- Luvas sem látex e não estéreis.

DICA DE DELEGAÇÃO

A alimentação por sonda de gastrostomia pode ser administrada pelo pessoal auxiliar e técnicos de enfermagem adequadamente treinados. A equipe de auxiliares e técnicos de enfermagem deve ser adequadamente treinada para avaliar o posicionamento da sonda e do cliente enfermo e na administração do tipo e ritmo correto de alimentação. Todas as medicações devem ser administradas sob supervisão de um enfermeiro.

EXECUÇÃO – AÇÃO/FUNDAMENTAÇÃO

AÇÃO	FUNDAMENTAÇÃO
* Verifique a pulseira de identificação do cliente enfermo	* Explique o procedimento antes de iniciá-lo
1. Revise o prontuário médico do cliente enfermo para ver fórmula, quantidade e tempo.	1. Verifica a prescrição médica com a fórmula e a quantidade adequada.
2. Retire adornos como relógio, pulseiras e anéis. Lave as mãos e/ou use álcool gel 70% (Anvisa, RDC 42 de 25/10/2010). Reúna materiais e fórmula.	2. Reduz a transmissão de micro-organismos e promove a eficiência durante o procedimento.
3. Identifique o cliente enfermo pela pulseira e chame-o pelo nome.	3. Verifica o cliente enfermo correto.
4. Explique o procedimento ao cliente enfermo.	4. Aumenta a cooperação do cliente enfermo e reduz a ansiedade.

EXECUÇÃO – AÇÃO/FUNDAMENTAÇÃO	*(continuação)*
AÇÃO	FUNDAMENTAÇÃO
5. Monte equipamento. Adicione cor à fórmula, conforme política institucional. Se estiver usando uma bolsa para gavagem, encha-a com a quantidade prescrita de fórmula (Figura 29.29.1). Dependendo da política institucional, a dieta já vem em recipiente próprio (manipulado pela nutrição) para ser administrado conforme prescrição médica.	5. Garante a eficiência ao iniciar a alimentação. A cor diferencia o aspirado da fórmula.
6. Coloque o cliente enfermo sobre o lado direito na posição alta de Fowler.	6. Reduz o risco de aspiração pulmonar caso o cliente enfermo vomite ou regurgite a fórmula.
7. Promova a privacidade; se necessário, utilize biombos.	7. Deixa o cliente enfermo à vontade.
8. Lave as mãos e/ou use álcool gel 70% (Anvisa, RDC 42 de 25/10/2010) e coloque luvas não estéreis sem látex.	8. Reduz a transmissão de patógenos.
9. Observe a distensão abdominal e ausculte a peristalse.	9. Analisa o esvaziamento gástrico lentificado; indica a presença de peristalse e a capacidade do trato gastrointestinal para digerir nutrientes.
10. Verifique resíduos de alimentação (Figura 29.29.2). Insira a seringa na porta do adaptador, faça a aspiração do conteúdo gástrico e determine a quantidade de resíduo. Se o resíduo for maior que 50 a 100 mL (ou de acordo com o protocolo da agência), interrompa a alimentação até ele diminuir. Administre o conteúdo aspirado de volta pela sonda de alimentação.	10. Indica se o esvaziamento gástrico é lentificado. Reduz o risco de regurgitação e broncoaspiração pulmonar relacionadas à distensão gástrica. Impede o desequilíbrio de eletrólitos.
11. Administre alimentação por sonda.	11. Fornece os nutrientes conforme a prescrição.

Bólus intermitente

12. Feche a sonda.	12. Impede que o ar entre no equipo.
13. Remova o êmbolo do barril da seringa e encaixe no adaptador.	13. Fornece um sistema para administrar a alimentação.
14. Encha a seringa com a fórmula (Figura 29.29.3).	14. Permite que a gravidade controle a taxa de fluxo, reduzindo o risco de diarreia com a alimentação de bólus.
15. Deixe a fórmula infundir lentamente; continue adicionando a fórmula à seringa até a quantidade prescrita ter sido administrada.	15. Impede que o ar entre no estômago. Reduz o risco de diarreia.
16. Faça a irrigação da sonda com 30 a 60 mL ou a quantidade prescrita de água.	16. Garante que a fórmula restante no equipo seja administrada e mantém a patência da sonda; impede que o ar entre no estômago.
17. Remova a seringa e coloque a tampa novamente na porta do adaptador.	17. Impede que o ar entre no estômago e impede que o conteúdo gástrico saia do estômago.

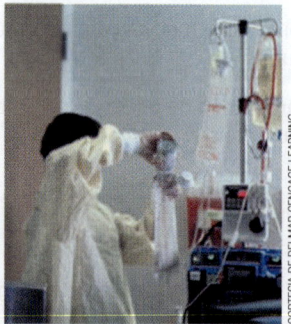

Figura 29.29.1 ▪ Preencha a bolsa descartável com a quantidade prescrita de fórmula.

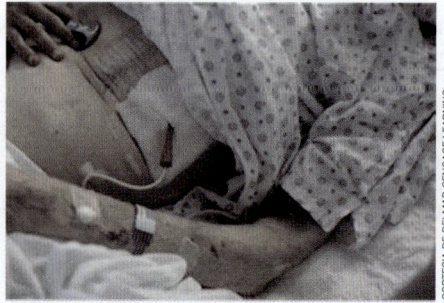

Figura 29.29.2 ▪ Verifique se a sonda de alimentação está intacta e no lugar, ausculte a peristalse e observe a distensão abdominal.

EXECUÇÃO – AÇÃO/FUNDAMENTAÇÃO	*(continuação)*
AÇÃO	FUNDAMENTAÇÃO

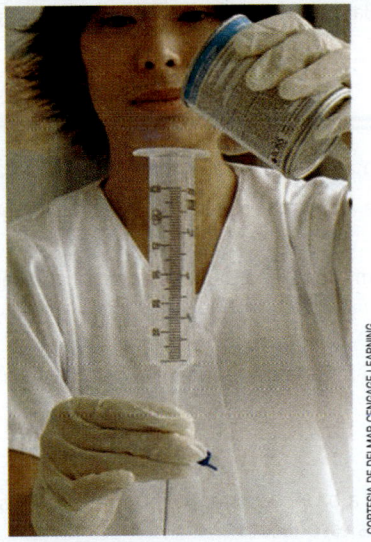

Figura 29.29.3 ■ Encha a seringa com a fórmula.

Alimentação por gavagem intermitente

18. Coloque a bolsa descartável no suporte de soro, 45 cm acima da cabeça do cliente enfermo.
19. Preencha a bolsa para dieta com a quantidade solicitada de alimentação. Caso a dieta já venha pronta da nutrição, basta instalar. Remova o ar do equipo abrindo o *clamp* e deixe a alimentação fluir.
20. Encaixe a ponta distal do equipo no adaptador da sonda de alimentação e ajuste o gotejamento para a infusão pelo tempo prescrito.
21. Quando a bolsa para dieta esvaziar, adicione 30 mL a 60 mL ou a quantidade prescrita de água; feche o *clamp*. Caso a dieta tenha vindo da nutrição já em frasco próprio, descarte-o e proceda à administração de água com uma seringa com o mesmo volume citado anteriormente.
22. Remova o equipo da porta do adaptador e tampe a porta.
23. Troque a bolsa para dieta a cada 24 horas. Caso a dieta venha já embalada pela nutrição, basta fazer a troca a cada etapa de dieta prescrita.

Gavagem continuada

24. Verifique o posicionamento da sonda pelo menos a cada quatro horas.
25. Verifique os resíduos da sonda pelo menos a cada quatro horas.
26. Se houver mais de 100 mL de resíduo, interrompa a alimentação.
27. Adicione a quantidade prescrita de fórmula à bolsa ou utilize a que já vem pronta pela nutrição (depende da política institucional), para um período de quatro horas; faça a diluição com água, se prescrito.
28. Coloque a bolsa para dieta de gavagem no suporte de soro. Prepare o equipo, retirando todo o ar.

18. Permite que a gravidade promova a infusão da fórmula.
19. Impede que o ar entre no estômago. Reduz o risco de diarreia.

20. Permite que a gravidade controle a taxa de fluxo, reduzindo o risco de diarreia com a alimentação de bólus.
21. Impede que o ar entre no estômago e reduz o risco de acúmulo de gases. Mantém a patência da sonda de alimentação.

22. Impede que o ar entre no estômago e impede que o conteúdo gástrico saia do estômago.
23. Diminui o risco de multiplicação de micro-organismos na bolsa para dieta e no equipo.

24. Garante que a sonda de alimentação permaneça no estômago.
25. Indica a capacidade do trato GI para digerir e absorver nutrientes.
26. Reduz o risco de regurgitação e aspiração pulmonar relacionadas à distensão gástrica.
27. Fornece os nutrientes prescritos e impede o crescimento de bactérias (a fórmula é facilmente contaminada).

28. Remove o ar do equipo.

EXECUÇÃO – AÇÃO/FUNDAMENTAÇÃO	*(continuação)*
AÇÃO	FUNDAMENTAÇÃO
29. Passe o equipo pela bomba infusora e encaixe a ponta distal no adaptador da sonda de alimentação; mantenha o equipo reto entre a bolsa da dieta e a bomba. Muitas bombas possuem sensores de gotejamento; verifique se ele foi instalado.	29. Controla a taxa de fluxo; impede as dobras do equipo.
30. Programe a velocidade de infusão e volume.	30. Executa a infusão da fórmula pelo período prescrito.
31. Monitore a taxa de infusão e os sinais de angústia respiratória ou diarreia.	31. Impede as complicações associadas à gavagem continuada.
32. Faça a irrigação da sonda com água a cada quatro horas, conforme prescrito ou após a administração das medicações.	32. Mantém a patência da sonda de alimentação.
33. Troque a bolsa para dieta de alimentação descartável pelo menos a cada 24 horas, de acordo com o protocolo da instituição. Caso a dieta já venha pronta da nutrição, basta trocar o frasco conforme prescrição médica.	33. Diminui a transmissão de micro-organismos.
34. Eleve a cabeceira do leito pelo menos entre 30 e 45 graus o tempo todo e vire o cliente enfermo a cada duas horas.	34. Impede a broncoaspiração, promove a digestão e reduz as escoriações.
35. Providencie higiene oral a cada duas ou quatro horas.	35. Promove o conforto e mantém a integridade da cavidade oral.
36. Administre a água conforme a prescrição, entre as alimentações.	36. Garante hidratação adequada.
37. Remova as luvas e lave as mãos e/ou use álcool gel 70% (Anvisa, RDC 42 de 25/10/2010).	37. Reduz a transmissão de micro-organismos.

Administração de medicações na sonda enteral

38. Retire adornos como relógio, pulseiras e anéis. Lave as mãos e/ou use álcool gel 70% (Anvisa, RDC 42 de 25/10/2010), e coloque luvas não estéreis.	38. Reduz a disseminação de micro-organismos.
39. Ajude o cliente enfermo a ficar na posição alta ou de Semi-Fowler.	39. A gravidade ajuda a manter a medicação baixa.
40. Coloque o protetor sobre a roupa de cama.	40. Evita sujeira durante o procedimento.
41. Verifique o posicionamento da sonda nasogástrica ou nasoenteral.	41. Garante que o posicionamento da sonda seja correto.
42. Encaixe a seringa na sonda e derrame 30 mL da medicação preparada na seringa.	42. Prepara a medicação que será administrada.
43. Abra o *clamp* da sonda.	43. Permite que a medicação entre na sonda.
44. Mantenha a seringa angulada; adicione mais medicação antes que a seringa esvazie.	44. Permite que a medicação flua em um ritmo lento e estável.
45. Para duas ou mais medicações, aplique cada uma separadamente, com uma irrigação com 5 mL de água entre as medicações.	45. Garante que cada medicação seja administrada.
46. Quando a medicação da seringa terminar, adicione lentamente de 30 mL a 50 mL de água.	46. Limpa a medicação das laterais e da ponta distal da sonda, para impedir obstrução.
47. Antes que a sonda fique sem água, feche o *clamp*, desconecte e descarte a seringa.	47. Impede que o ar entre no estômago. Descarta o equipamento usado.
48. Vire o cliente enfermo com a sonda nasogástrica para o lado direito e deixe a cabeceira ligeiramente elevada por 30 minutos.	48. Impede a regurgitação.
49. Remova as luvas e lave as mãos e/ou use álcool gel 70% (Anvisa, RDC 42 de 25/10/2010).	49. Reduz a disseminação de micro-organismos.

AVALIAÇÃO

- O cliente enfermo recebeu a fórmula correta e o volume correto de fórmula no período correto.
- O cliente enfermo não apresentou efeitos indesejáveis como broncoaspiração, náusea, vômito, distensão abdominal, cãimbra, diarreia ou constipação.
- O peso e o status nutricional do cliente enfermo permaneceram estáveis ou melhoraram.
- O cliente enfermo não apresentou efeitos adversos gastrointestinais ou na pele, por causa da sonda de gastrostomia ou PEG.

DOCUMENTAÇÃO

Anotações dos enfermeiros
- Hora, data, fórmula e quantidade da alimentação e a resposta do cliente enfermo.
- Quantidade do resíduo aspirado antes da alimentação.
- Posicionamento da sonda verificado e método usado.
- Se o curativo no local da inserção da sonda foi trocado e condições da pele.
- Se a sonda foi girada ou ajustada.
- Qualquer reclamação ou efeito adverso como sensação de plenitude gástrica, náusea, vômito, diarreia ou constipação.
- Documentar em registro médico eletrônico ou planilha adequada.

Registro de administração de medicação
- Data e hora em que a alimentação foi administrada (conforme especificações da instituição).

Registro de ingestão e eliminação
- Quantidade de alimentação administrada e quantidade de água usada para irrigar a sonda de alimentação

REFERÊNCIAS/LEITURAS SUGERIDAS

Altman, G. (2010). *Fundamental and advanced nursing skills.* 3. ed. Clifton Park, Nova York: Delmar, Cengage Learning.

Gray, M. (2008). Securing the indwelling catheter. *AJN*, 108(12), 44-50.

Lord, L. (2001). How to insert a large-bore nasogastric tube. *Nursing2001*, 31 (9), 46-48.

Metheny, N. e Titler, M. (2001). Assessing placement of feeding tubes, *AJN*, 101(5), 36-45.

Metules, T. (2007). Hands-on help hot and cold packs. *RN*, 70(1), 45-48.

North American Nursing Diagnosis Association International. (2010). NANDA-I nursing diagnoses: Definitions and classification 2009-2011. Ames, IA: Wiley-Blackwell.

Raymond, M. (2008). Piercing ears to test glucose. RN, 71(12), 23.

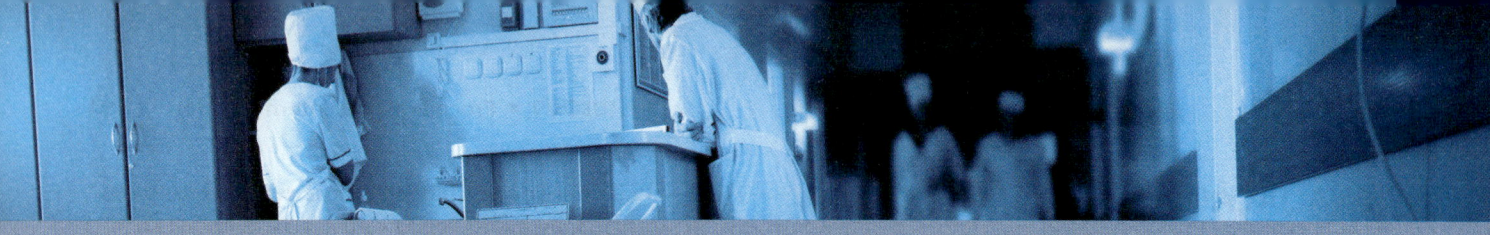

CAPÍTULO 30
Procedimentos Avançados

PROCEDIMENTO 30-1 — Inserção e manutenção de sonda nasogástrica

RESUMO

As sondas nasogástricas (NG) são usadas para vários fins, entre eles a nutrição enteral quando o cliente está em coma, semiconsciente ou incapaz de ingerir nutrição suficiente por via oral. As ondas de sucção nasogástrica são usadas para descompressão do conteúdo gástrico após cirurgia gastrointestinal e para obter amostras gástricas para diagnóstico de úlcera péptica. As sondas são usadas para irrigação e para limpar e lavar o estômago após ingestão oral de substâncias venenosas. Por fim, as sondas nasogástricas são usadas para documentar a presença de sangue no estômago, monitorar o volume do sangramento estomacal e identificar a recorrência de sangramento nesse órgão.

As duas sondas nasogástricas usadas com mais frequência são a de lúmen único de Levin e a sonda Salem de aspiração contínua de lúmen duplo.

O trato gastrointestinal é considerado uma área limpa, e não uma área estéril. Realiza-se o procedimento de colocação de uma sonda nasogástrica por técnica limpa, a menos que seja executado em conjunto com a cirurgia gastrointestinal.

CUIDADOS DE ENFERMAGEM

1. Avaliar o nível de consciência do cliente **para determinar a habilidade dele em cooperar durante o procedimento**.
2. Verificar o registro do cliente quanto a qualquer história clínica anterior de cirurgia das narinas, lesão ou sangramento nasal incomum. **Reduz o risco de lesão por sonda.**
3. Usar uma lanterna apropriada para avaliação das narinas quanto à presença de desvio de septo. **Facilita a escolha da narina e o tamanho da sonda.**
4. Pedir ao cliente que respire pelas narinas, uma de cada vez, fechando a outra narina com o dedo. **Facilita a escolha da narina e reduz a chance de que a sonda venha a interferir na respiração.**
5. Avaliar eventual alergia ao látex. **Evita a reação ao látex e determina a necessidade de usar tubos e luvas sem látex.**

DIAGNÓSTICOS DE ENFERMAGEM POSSÍVEIS

Nutrição desequilibrada: inferior às necessidades do corpo.
Deglutição prejudicada.
Risco de aspiração.
Risco de diarreia.
Mucosa oral prejudicada.
Risco para volume deficiente de fluidos.
Dor aguda.
Integridade da pele prejudicada.

PLANEJAMENTO

Resultados esperados

1. O quadro nutricional do cliente deve melhorar, como indicado por ganho de peso, força física e estado mental.
2. As necessidades nutricionais do cliente são atendidas com a ajuda da sonda de alimentação enteral.
3. O cliente mantém uma via aérea patente, como evidenciado pela ausência de tosse, de falta de ar e de aspiração.
4. O cliente não tem diarreia causada pela alimentação nasogástrica.
5. As mucosas orais permanecem úmidas e intactas.
6. O cliente mantém um volume normal de fluidos, como evidenciado pela textura satisfatória da pele, pelo tônus muscular e pelo volume de sangue.
7. O nível de conforto do cliente é maior.
8. A pele ao redor da sonda permanece intacta, sem vermelhidão nem bolhas.

Equipamentos necessários

- Sonda nasogástrica: adulto, French 14 a 18; criança/lactente, French 5 a 10; lúmen único (sonda de Levin): alimentação; lúmen duplo (sonda Salem de aspiração contínua): alimentação, sucção, irrigação.
- Lubrificante solúvel em água.
- Seringa com ponta de cateter ou adaptador, 50 mL.
- Copo de água potável com canudo, ou gelo.
- Toalha.
- Bandeja para êmese com cubos de gelo.
- Lâmina para a língua.
- Tira química reagente para pH.
- Estetoscópio.
- Esparadrapo hipoalergênico, faixa de borracha e alfinete de segurança.
- Equipamento de proteção individual: avental; luvas descartáveis não estéreis e sem látex; ou óculos de proteção e máscara.
- Lanterna pequena.
- Conjunto de irrigação descartável (se necessário).
- Aspirador portátil ou de parede (se necessário).
- Conjunto de administração com bomba ou controlador para o tubo de alimentação.

DICA DE DELEGAÇÃO

Inserir e manter a sonda nasogástrica é responsabilidade do enfermeiro. A higiene oral do cliente pode ser delegada.

EXECUÇÃO – AÇÃO/FUNDAMENTAÇÃO

AÇÃO	FUNDAMENTAÇÃO
* Verifique a identificação do cliente * Explique o procedimento antes de iniciá-lo	
1. Reveja o histórico clínico do cliente quanto às condições que resultaram na perda do reflexo de ânsia.	1. Assim se avalia qualquer tipo de cirurgia anterior e sangramento anormal das narinas. O cliente sem reflexo de ânsia fica em risco de aspiração.
2. Identifique o cliente. Avalie a percepção do cliente e a capacidade dele de compreensão. Desenvolva um código de gestos.	2. Verifica-se o cliente correto. Redução de ansiedade e promoção de cooperação.
3. Providencie privacidade. Prepare o equipamento colocando toalhas, um copo-d'água e uma bandeja para êmese nas proximidades.	3. Fornece privacidade. Facilita a execução de um procedimento eficiente.
4. Prepare o ambiente; eleve o leito e coloque-o na posição de Fowler (45 a 60 graus). Cubra o tórax com uma toalha.	4. Evita a tensão nas costas e facilita a inserção.
5. Lave as mãos e coloque-o as luvas e o equipamento de proteção individual.	5. Reduz a transmissão de micro-organismos. Protege contra os fluidos corporais.
6. Avalie as narinas do cliente com uma lanterna pequena e lhe peça que assoe o nariz, uma narina de cada vez.	6. Reduzem-se o desconforto e traumas desnecessários com a escolha da narina mais patente para a inserção.
7. Com o tubo nasogástrico, meça a distância da ponta do nariz ao lobo da orelha, em seguida o processo xifoide do esterno, e marque essa distância no tubo com um pedaço de esparadrapo (Figura 30.1-1).	7. Determina a quantidade aproximada de tubo necessária para atingir o estômago.

EXECUÇÃO – AÇÃO/FUNDAMENTAÇÃO	*(continuação)*
AÇÃO	FUNDAMENTAÇÃO

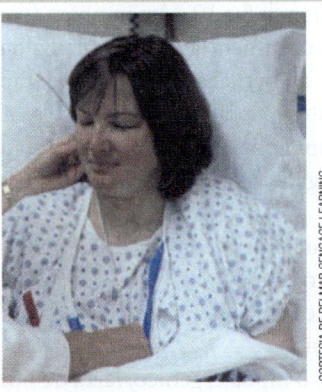

Figura 30.1-1 ■ Meça a distância do nariz ao lobo da orelha e até o processo xifoide para determinar a extensão necessária do tubo a ser inserido para que se atinja o estômago.

8. Lubrifique os primeiros 10 centímetros do tubo com um lubrificante solúvel em água.

9. Peça ao cliente que flexione suavemente o pescoço para trás.

10. Insira suavemente o tubo na narina (Figura 30.1-2).

11. Peça ao cliente que coloque a cabeça para frente quando o tubo alcançar a nasofaringe – em geral, é nesse ponto que o cliente começa a sentir ânsia. Se o cliente continuar a sentir ânsia, detenha o procedimento por um momento.

12. Avance o tubo por vários centímetros de cada vez, conforme o cliente engole. Se o reflexo de ânsia estiver presente, peça ao cliente que beba água ou sorva cubos de gelo enquanto o tubo avança.

13. Retire a sonda imediatamente se houver sinais de angústia respiratória.

14. Promova o avanço da sonda até atingir a marca estabelecida.

15. Remova a oleosidade da ponta do nariz, ou lavar a área, e esperar secar. Divida uma tira de 5 cm de esparadrapo no comprimento de 2,5 cm. Fixe a sonda com a tira colocando a porção larga na ponta do nariz e envolvendo as extremidades divididas ao redor da sonda (Figura 30.1-3). Passe esparadrapo na bochecha também, se desejado (Figura 30.1-4).

8. Facilita a passagem pela narina.

9. Facilita a inserção.

10. Promove a passagem do tubo com mínimo trauma à mucosa.

11. Colocar a cabeça para frente facilita a passagem do tubo para o esôfago em vez de para a traqueia. O tubo pode estimular o reflexo de ânsia. Permite que o cliente descanse, reduz a ansiedade e evita o vômito.

12. Ajuda o avanço do tubo além da orofaringe. A ação de engolir facilita o processo de inserção. A cada deglutição, a abertura da traqueia se fecha para evitar a inspiração. Clientes enfermos sem reflexo de ânsia ficam em risco de aspiração.

13. Evita trauma aos brônquios ou pulmões.

14. Permite que a sonda atinja o estômago.

15. Evita o deslocamento da sonda.

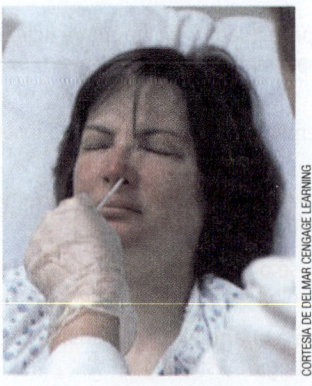

Figura 30.1-2 ■ Insira suavemente a sonda em uma das narinas.

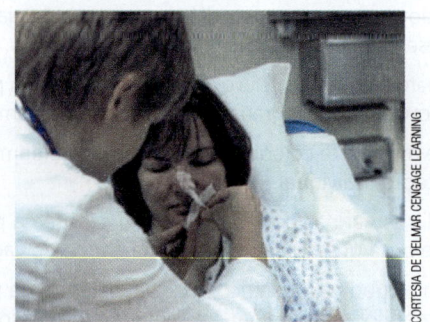

Figura 30.1-3 ■ Fixe a sonda ao nariz.

EXECUÇÃO – AÇÃO/FUNDAMENTAÇÃO	(continuação)
AÇÃO	FUNDAMENTAÇÃO

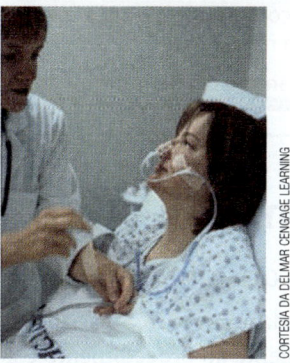

Figura 30.1-4 ■ Fixe também a sonda à bochecha, se desejado, para apoio extra.

16. Verifique a inserção da sonda:
    - Aspire o conteúdo gástrico e avaliar cor e qualidade desse material. Se necessário, meça com uma tira indicativa de pH (Figura 30.1-5). Obedeça ao protocolo sobre reinserção de conteúdos *versus* descarte.
    - Prepare o cliente para a verificação radiológica, se prescrita.
17. Conecte a extremidade distal da sonda para sucção, a bolsa de drenagem ou o adaptador conforme a finalidade dessa intervenção de enfermagem.
18. Fixe a sonda com esparadrapo, ou faixa de borracha, e alfinete de segurança à vestimenta do cliente.
19. Remova o equipamento de proteção, descarte o material contaminado no recipiente apropriado e lave as mãos.
20. Posicione o cliente confortavelmente e coloque a luz de chamada ao alcance dele.
21. Documente o procedimento.

Para manutenção da sonda nasogástrica

22. Lave as mãos e coloque luvas.
23. Obedeça às etapas da ação 16 para verificar a posição apropriada do tubo antes de instilar qualquer substância pela sonda nasogástrica ou, pelo menos, a cada oito horas.
24. Avalie sinais de bloqueio da sonda, entre eles, dor epigástrica e vômito, e/ou incapacidade de passar medicamentos ou alimentos por ela.
25. Lembre-se de nunca irrigar ou girar uma sonda que tenha sido colocada durante cirurgia gástrica ou esofágica.

16. Assegura a colocação correta. Um nível de pH inferior a 5 indica que a sonda está no estômago.

17. Estabelece a via apropriada para intervenção.

18. Reforça o nível de conforto e protege o sistema de tubulação.
19. Conforme precauções-padrão.

20. Reduz a ansiedade do cliente e providencia acesso para ajuda, se necessário.
21. Registra a execução da intervenção e promove a continuidade da assistência.

22. Reduz a transmissão de micro-organismos.
23. Previne as complicações resultantes do deslocamento da sonda.

24. Previne as complicações resultantes da perda dos efeitos benéficos da sonda.

25. A rotação ou a irrigação podem traumatizar as incisões.

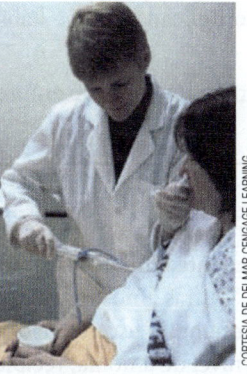

Figura 30.1-5 ■ Aspire amostra do conteúdo gástrico para verificar o pH.

EXECUÇÃO – AÇÃO/FUNDAMENTAÇÃO	(continuação)
AÇÃO	FUNDAMENTAÇÃO
26. Providencie higiene oral e ajude o cliente a limpar as narinas diariamente.	26. Reforça o conforto do cliente e a integridade da pele e da mucosa nasal.
27. Remova as luvas, descarte o material contaminado no recipiente apropriado e lave as mãos.	27. Reduz a transmissão de micro-organismos.

AVALIAÇÃO

- O quadro nutricional do cliente deve melhorar, conforme indicado por ganho de peso, força física e estado mental.
- As necessidades nutricionais do cliente são atendidas com a ajuda da sonda de alimentação enteral.
- O cliente mantém uma via aérea patente, como evidenciado pela ausência de tosse, de falta de ar e de aspiração.
- O cliente não tem diarreia causada por alimentação nasogástrica.
- As mucosas orais permanecem úmidas e intactas.
- O cliente mantém volume normal de fluidos, como evidenciado pela textura satisfatória da pele, do tônus muscular e do volume de sangue.
- O estômago do cliente não sofre compressão e o nível de conforto aumenta.
- A pele ao redor da sonda permanece intacta, sem vermelhidão nem bolhas.

DOCUMENTAÇÃO

Anotações dos enfermeiros

- Tipo de sonda nasogástrica inserida, narina usada, tolerância do cliente ao procedimento e aos métodos usados para verificar a colocação.
- Assistência fornecida ao cliente para aumentar o conforto da narina onde houve inserção nasogástrica.
- Quaisquer achados incomuns.
- Documentar em prontuário clínico ou fluxograma eletrônico apropriado.

Registro de aporte e débito

- Volume de fluidos que o cliente ingeriu para auxiliar na inserção da sonda nasogástrica.
- Quantidade de conteúdo gástrico removido para verificação.
- Quantidade de sucção gástrica.

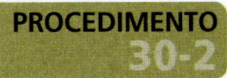

Execução de venopunção (coleta de sangue)

RESUMO

A obtenção de amostra de sangue por meio de venopunção é o procedimento usual para muitos exames diagnósticos. Os resultados de exames de sangue são fontes de informações valiosas para triagem de doenças, avaliação do progresso da terapia e monitoração do bem-estar do cliente. A enfermeira é sempre solicitada para obter várias amostras. Uma vez que algumas exigem manuseio especial, é importante conhecer o exame específico que está sendo solicitado.

Existem três métodos primários para obtenção de amostras de sangue: venopunção, punção da pele e punção arterial. A venopunção é o método mais comum e envolve a inserção de uma agulha de grande calibre na veia. A enfermeira conecta ou uma seringa ou um tubo Vacutainer® para a coleta da amostra de sangue. O meio mais fácil de se obter uma amostra pequena do dedo da mão, do pé ou do calcanhar é a punção da pele. A punção é feita com uma lanceta, colhendo-se uma gota de sangue por meio de um tubo para capilares. A punção arterial é mais complicada e exige habilidades e técnicas especiais de avaliação.

Como em qualquer outro procedimento, é importante rever as políticas e os procedimentos do empregador, bem como a legislação de prática de enfermagem do Estado.

CUIDADOS DE ENFERMAGEM

1. Determine qual exame foi solicitado e tome ciência de quaisquer condições especiais associadas ao ritmo da coleta ou ao manuseio da amostra. Muitas amostras podem ser obtidas em momentos bem específicos (por exemplo, antes ou após a administração de determinada droga, com o cliente em nutrição parenteral (NPO) ou após o jejum). Outras amostras podem exigir manuseio especial (por exemplo, uso de gelo para transporte na verificação do nível de amônia; recipientes de coleta he-

parinizados são necessários para a contagem de plaquetas, e assim por diante). A amostra de sangue colhida no tempo errado ou colocada no recipiente de coleta errado não poderá ser usada. Os resultados do exame serão postergados, e o cliente terá de sofrer nova punção.

2. Avalie a integridade das veias que podem ser usadas no procedimento. Identifique quaisquer condições que possam contraindicar a venopunção. Evite veias lesadas por infiltração ou flebite, ou comprometidas por cirurgia (por exemplo, mastectomia radical modificada). **O uso de uma veia danificada pode lesar mais ainda esse vaso. Um sítio comprometido não fornece a quantidade adequada de sangue para a amostra e pode levar a outra venopunção do cliente. Além disso, a retirada de amostras de sítios próximos a locais de soluções de infusão IV pode alterar a composição da amostra.**

3. Deve-se revisar a história clínica do cliente para determinar se há quaisquer potenciais complicações da venopunção. **Clientes enfermos com histórico de transtornos de coagulação anormal, baixa contagem de plaquetas ou históricos relacionados (hemofilia) podem estar em risco de aumento de sangramento no sítio ou de formação de hematoma.**

4. Determine a habilidade do cliente em cooperar com o procedimento. **Muitos clientes enfermos têm medo de agulhas – em particular crianças –, podendo ser necessária ajuda complementar. Para crianças muito novas, pode ser necessário imobilizar a extremidade durante o procedimento.**

5. Reveja o pedido do médico ou do praticante qualificado. Verifique se o exame é apropriado e a frequência desse exame. Clientes enfermos em condições críticas podem exigir exames de sangue e venopunção frequentes. **A combinação de exames e avaliação cuidadosa da frequência destes pode reduzir a perda desnecessária de sangue do cliente.**

DIAGNÓSTICOS DE ENFERMAGEM POSSÍVEIS

Conhecimento deficiente (finalidade da amostra de sangue e do procedimento).

Risco de infecção.
Integridade de tecidos prejudicada.
Ansiedade.
Medo.
Risco de lesão.

PLANEJAMENTO

Resultados esperados

1. O sítio da venopunção não deve mostrar sangramento continuado nem hematoma.
2. O sítio da venopunção não deve mostrar sinais nem sintomas de infecção.
3. O exame de laboratório deve ser adequadamente obtido e manuseado após a coleta.
4. O cliente é capaz de discutir o objetivo do exame e de descrever o procedimento.
5. O cliente mostra ansiedade mínima associada ao procedimento.

Equipamentos necessários

- Luvas descartáveis.
- Hastes flexíveis com álcool.
- Torniquete de borracha.
- Compressas de gaze 2 x 2 esterilizadas.
- Band-Aid® ou esparadrapo (pré-cortado).
- Band-Aid® ou esparadrapo (pré-cortado).
- Tubos apropriados para coleta de sangue.
- Rótulos para cada tubo de coleta com as informações apropriadas do cliente incluídas.
- Formulários de requisição do laboratório preenchidos.
- Recipiente de descarte para agulhas/equipamentos.
- Travesseiro pequeno ou toalha dobrada para apoiar o membro para o procedimento, se necessário.
- Método da seringa: agulhas esterilizadas: calibre 20 a 21 para adultos; escalpe de calibre 23 a 25 (tipo borboleta) para adultos idosos e crianças.
- Método Vacutainer: tubo Vacutainer® com porta-agulhas; agulhas duplas esterilizadas (calibre 20 a 21 para adultos 23 a 25 para crianças).

DICA DE DELEGAÇÃO

O procedimento de execução da venopunção para coleta de sangue é, frequentemente, delegado ao pessoal auxiliar adequadamente treinado. A documentação da competência e habilidade desse pessoal deverá estar disponível para a enfermeira, e a reavaliação periódica deverá ocorrer de acordo com a política da instituição e do Estado. O pessoal auxiliar deverá ser instruído para não obter amostras de uma extremidade em sítio acima do local de infusão de fluidos e para comunicar à enfermeira quaisquer complicações ou preocupações que o cliente possa expressar após o procedimento.

EXECUÇÃO – AÇÃO/FUNDAMENTAÇÃO

AÇÃO	FUNDAMENTAÇÃO
* Verifique a identificação do cliente * Explique o procedimento antes de iniciá-lo	
1. Valide a identificação do cliente.	1. Verifica o cliente correto.
2. Lave as mãos.	2. Reduz a transmissão de micro-organismos.
3. Traga o equipamento para perto do leito ou para a sala de exames. Transfira o cliente para a sala de exames, especialmente as crianças pequenas.	3. Fornece abordagem organizada ao procedimento. Mantém o quarto do hospital como um "paraíso seguro".
4. Feche as cortinas ou a porta.	4. Fornece privacidade.
5. Eleve ou abaixe a cama/mesa para uma altura de trabalho confortável.	5. Mantém boa mecânica corporal durante o procedimento.
6. Antes de selecionar o sítio apropriado para a venopunção, avalie as extremidades quanto à presença de desvio arteriovenoso usado para diálise ou histórico de mastectomia.	6. Extremidades com desvio ou do mesmo lado do corpo em que há mastectomia não deverão ser usadas.
7. Posicione o braço do cliente; estenda o braço para formar uma linha reta do ombro ao punho. Coloque o travesseiro ou a toalha sob o braço para reforçar a extensão. O cliente deverá ficar em posição supina ou Semi-Fowler.	7. Ajuda a estabilizar o braço. O leito deverá suportar o corpo do cliente (quando possível) em caso de desmaio durante o procedimento.
8. Use luvas descartáveis.	8. Reduz o risco de infecção para o cliente e a enfermeira (precauções-padrão).
9. Aplique o torniquete 7 a 10 centímetros acima do sítio da venopunção. O sítio mais frequentemente usado é a fossa antecubital. O torniquete deverá estar apto a ser removido ao se puxar a extremidade com um único movimento.	9. Fornece melhor visibilidade das veias, pois elas se dilatam em resposta à redução do retorno venoso do fluxo de sangue da extremidade para o coração.
10. Verifique pulso distal. Se não se sentir o pulso, o torniquete está muito apertado e deverá ser reaplicado com mais folga.	10. Impede o fluxo arterial, evitando o preenchimento venoso.
11. Peça ao cliente que abra e feche a mão várias vezes, deixando o punho cerrado antes da venopunção.	11. Aumenta a distensão venosa e realça a visibilidade da veia.
12. Mantenha o torniquete por apenas 1 a 2 minutos.	12. O prolongamento do tempo pode aumentar o desconforto do cliente e alterar alguns resultados de laboratório (nível falsamente elevado de potássio sérico).
13. Identifique o melhor sítio para a venopunção por meio da palpação; o sítio ideal é a proeminente veia reta, firme ao toque e que sobressai levemente quando palpada. Palpar o potencial sítio.	13. Veias retas e intactas são mais fáceis de puncionar. Uma veia com trombose é rígida, ou gira facilmente, dificultando a punção.
14. Selecione a veia para a venopunção. (Se o torniquete foi aplicado por muito tempo, libere-o e deixe o cliente descansar por 1 a 2 minutos antes de reaplicá-lo.)	14. Aumenta o conforto do cliente e assegura resultados de laboratório precisos.
15. Prepare-se para obter a amostra de sangue. A técnica varia conforme o equipamento usado:	15.
• *Método da seringa*: a seringa deverá estar equipada com a agulha apropriada.	• Uma agulha com calibre muito pequeno pode danificar as hemácias à medida que o sangue é retirado e levar a resultados incorretos do exame.
• *Método Vacutainer*: coloque a agulha de ponta dupla anexa ao tubo Vacutainer e deixe que o tubo adequado para a amostra de sangue descanse dentro do Vacutainer. Não fure o tampo de borracha ainda.	• A extremidade longa da agulha é usada para puncionar a veia e a extremidade curta penetra no tubo de sangue.

CAPÍTULO 30 ■ Procedimentos Avançados

EXECUÇÃO – AÇÃO/FUNDAMENTAÇÃO *(continuação)*

AÇÃO	FUNDAMENTAÇÃO
16. Limpe o local da venopunção de acordo com a política da instituição, usando um método circular no sítio e estendendo-o cerca de 5 cm além dele. Deixe secar.	16. Limpa a superfície da pele de bactérias que podem infeccionar o sítio. A aplicação de álcool para secar reduz a sensação de ferroadas. A iodopovidona precisa secar para ser eficaz.
17. Remova a tampa da agulha e alerte o cliente de que sentirá a picada da agulha.	17. Os clientes enfermos terão mais facilidade de controlar sua reação se souberem o que esperar.
18. Coloque o polegar e o indicador da mão não dominante 2,5 cm abaixo do sítio e comprima a pele esticada.	18. Ajuda a estabilizar a veia durante a inserção.
19. Mantenha a agulha da seringa ou Vacutainer® em ângulo de 15 a 30 graus da pele com o bisel para cima.	19. Esse ângulo reduz a possibilidade de se atravessar a veia durante a inserção. A agulha causa menos trauma à pele e à veia quando o bisel fica para cima durante a inserção.
20. Insira a agulha/Vacutainer lentamente.	20. Evita que a punção atravesse a veia, chegando ao outro lado.
21. A técnica varia conforme o equipamento usado: • *Método da seringa*: puxe suavemente para trás o êmbolo da seringa e espere o retorno do sangue. Obtenha o volume de sangue desejado na seringa. • *Método Vacutainer*: mantenha o Vacutainer® fixo e avance o tubo da amostra na agulha do porta-agulhas. Cuidado para não avançar a agulha para dentro da veia. O sangue deverá fluir para o tubo de coleta. Depois que o tubo de coleta estiver cheio, segure o Vacutainer® com firmeza, remova o tubo e insira tubos de coleta adicionais, conforme indicado na Figura 30.2-1.	21. • Se o sangue não aparecer é sinal de que a agulha não está na veia. • Empurrar a agulha através do batoque quebra o vácuo e permite que o fluxo de sangue penetre no tubo de coleta. Se o sangue não aparecer no tubo de coleta, é sinal de perda do vácuo no tubo ou de que a agulha não está na veia.
22. Uma vez concluída a coleta, libere o torniquete.	22. Reduz o sangramento causado pela pressão quando a agulha é removida.
23. Aplique compressas de gaze 2 × 2 sobre o sítio da punção sem aplicar pressão e retire rapidamente a agulha da veia.	23. Ajuda a impedir que a pele seja puxada com a agulha na remoção.
24. Aplique pressão imediatamente no sítio da venopunção com a compressa de gaze durante 2 a 3 minutos ou até estancar o sangramento. Coloque um esparadrapo sobre o curativo de gaze no local (ou aplique um Band-Aid®).	24. A pressão direta detém o sangramento e minimiza a formação de hematoma. Pode-se evitar o uso de esparadrapo ou de Band-Aid® se, após aplicar a pressão, não houver mais sangramento. Muitos clientes enfermos são sensíveis ao esparadrapo e a remoção pode ser dolorosa.
25. Método da seringa: • Com uma das mãos, inserir a agulha da seringa no tubo de coleta apropriado e esperar o vácuo encher o tubo. Pode-se também remover o batoque de cada tubo Vacutainer® de coleta, remover a agulha da seringa, encher o tubo e recolocar o batoque.	25. O método de usar uma das mãos para encher a seringa ajuda a reduzir a chance de lesão pela picada da agulha. • Esse método alternativo permite o controle da velocidade e do volume do preenchimento dos tubos de coleta.

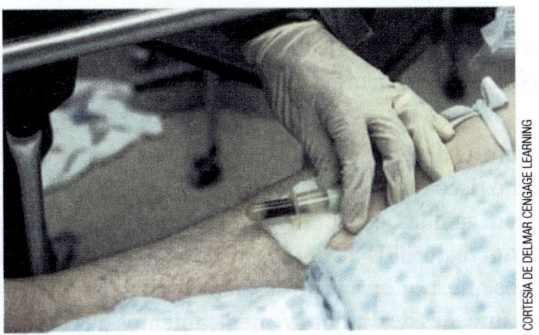

Figura 30.2-1 ■ Espere que o sangue preencha o tubo. Quando esse tubo estiver cheio, remova-o e insira tubos adicionais, se necessário.

UNIDADE 8 ▪ Procedimentos de Enfermagem

EXECUÇÃO – AÇÃO/FUNDAMENTAÇÃO	(continuação)
AÇÃO	**FUNDAMENTAÇÃO**
26. Caso qualquer um dos tubos de sangue contenha aditivos, gire gentilmente o tubo para frente e para trás de 8 a 10 vezes.	26. Assegura que o aditivo esteja adequadamente misturado à amostra.
27. Inspecione o sítio de punção do cliente quanto a sangramento. Reaplique gaze limpa e esparadrapo, se necessário.	27. Mantém o local limpo e seco.
28. Coloque o cliente em posição confortável. Volte a cama para a posição horizontal, com as grades levantadas, quando adequado.	28. Fornece conforto e segurança ao cliente.
29. Verifique os tubos quanto à presença de sangue do lado de fora e descontamine-os adequadamente com álcool.	29. Evita a contaminação de outros equipamentos e da equipe.
30. Verifique os tubos quanto aos rótulos apropriados. Coloque os tubos em bolsas/recipientes apropriados para transporte ao laboratório.	30. Assegura que as amostras estejam adequadamente identificadas. Obedece às precauções-padrão.
31. Descarte agulhas, seringas e equipamento manchado no recipiente apropriado.	31. Evita disseminação da doença e lesão pela picada da agulha.
32. Remova e descarte luvas.	32. Reduz a transmissão de micro-organismos.
33. Lave as mãos.	33. Reduz a transmissão de micro-organismos.
34. Envie amostras ao laboratório.	34. Facilita o manuseio oportuno de amostras e resultados precisos.

AVALIAÇÃO

- O sítio da venopunção não mostra sangramento continuado nem hematoma.
- O sítio da venopunção não mostra sinais nem sintomas de infecção.
- A amostra de sangue é adequadamente obtida e manuseada após a coleta.
- O cliente é capaz de discutir o objetivo do exame e descrever o procedimento.
- O cliente mostra ansiedade mínima associada ao procedimento.

DOCUMENTAÇÃO

Anotações dos enfermeiros

- Data e hora da venopunção, sítio usado para o procedimento, quaisquer complicações, exames a serem feitos e descarte de amostras.
- Reação do cliente ao procedimento e condições nas quais ele foi deixado (por exemplo, cama na horizontal com as grades levantadas).
- Documentar no prontuário clínico ou fluxograma eletrônico apropriado.

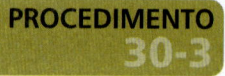

Preparo de solução IV e início de aplicação IV

RESUMO

A solução intravenosa (IV) é um método de correção ou prevenção de um distúrbio de fluidos e de eletrólitos. Os clientes enfermos com doença aguda, que estejam em nutrição parenteral (NPO) após a cirurgia ou com queimaduras intensas, são exemplos dos que exigem terapia IV.

A solução em uma bolsa IV é solicitada pelo médico de acordo com as necessidades do cliente e trocada pelo menos a cada 24 horas, ou de acordo com a política da instituição, para reduzir o risco de infecção. O equipo é usado para conectar a bolsa IV de solução ao cateter ou agulha IV do cliente. Use sistemas sem agulha, se disponíveis. A execução da venopunção para estabelecer acesso venoso é prioritária para clientes enfermos com distúrbios de fluidos e de eletrólitos, para aqueles em condições críticas, para os que estão NPO após cirurgia ou para os que, por outras razões, não conseguem ingerir fluidos nem alimentos por via oral. O acesso venoso pode ser usado para infusões de fluidos IV, medicamentos de emergência, nutrição parenteral, derivados de sangue e medicamentos IV de rotina.

Existem vários tipos de agulhas e cateteres IV. O calibre desses dispositivos varia de pequeno a grande. Para adultos, usa-se um cateter flexível de calibre 20 a 22, enquanto para clientes enfermos pediátricos o calibre deve ser de 22 a 24. Quando já se sabe que grandes volumes de fluido ou de derivados de sangue devem ser administrados, recomenda-se usar um calibre maior (18 ou 19).

Um cateter venoso curto tem um cateter sobre a agulha, é feito de plástico, de Teflon® ou de outros materiais. Esses cateteres flexíveis possuem uma sonda de metal usada para pinçar a pele e a veia e um cateter de plástico que é inserido na veia e anexo à tubulação IV após a remoção dessa sonda.

O outro tipo de agulha IV é uma agulha de aço reta que é inserida na veia e fixa após ter sido anexada a um equipo. Com o aumento da ênfase em segurança, muitas instalações de assistência médica usam hoje um cateter intravenoso com proteção de segurança ou um sistema de agulha retrátil ao instalar um acesso IV periférico. Esse dispositivo consiste na sonda de metal tradicional usada para a punção da pele e protegida pelo cateter de plástico ou de Teflon®. Uma vez colocado o acesso IV com sucesso, a pessoa que inicia o procedimento aperta um botão e a sonda se retrai completamente para dentro de um recipiente de proteção, reduzindo assim o risco de lesão pela picada da agulha.

As diretrizes do Centers for Disease Control and Prevention (CDC) devem ser obedecidas para reduzir o risco de infecção ao cliente, com a troca da solução IV a cada 24 horas, do sítio IV e do cateter a cada 48 a 72 horas, e do equipo a cada 72 horas. Nos Estados Unidos, os padrões da Occupational Safety and Health Administration (OSHA) são necessários para evitar a exposição a patógenos originários do sangue pelo uso de luvas ou por recipientes com instrumentos agudos, e para treinamento especial de profissionais de assistência médica.

CUIDADOS DE ENFERMAGEM

1. Verifique a prescrição médica da solução IV a ser administrada por infusão e calcule o gotejamento **para determinar o melhor tipo e tamanho de agulha para ser usado, além de assegurar a administração precisa**.
2. Reveja informações sobre a solução e a inserção de aplicação IV e as implicações da enfermagem **para inserir o cateter e administrar a solução com segurança**.
3. Conheça a política da instituição sobre quem deve realizar uma aplicação IV, **pois muitas instituições exigem que as enfermeiras tenham um treinamento especial antes de poderem executar esse procedimento**.
4. Verifique todos os aditivos na solução e outros medicamentos **para evitar incompatibilidade entre esses aditivos e a solução**.
5. Avalie as veias do cliente para **otimizar o planejamento do sítio IV**.
6. Verifique quadro nutricional, de fluidos e de eletrólitos do cliente **para fornecer dados da linha de base para comparação com a resposta desse cliente à terapia IV**.
7. Avalie a compreensão do cliente sobre a finalidade do procedimento, **para que as informações dadas a ele a respeito possam reduzir sua ansiedade**.

DIAGNÓSTICOS DE ENFERMAGEM POSSÍVEIS

Conhecimento deficiente (necessidade de aplicação IV).

Risco de infecção.

Volume de fluido em excesso.

Volume deficiente de fluidos.

Integridade da pele prejudicada.

Risco de lesão.

PLANEJAMENTO

Resultados esperados

1. Os fluidos apropriados nas dosagens prescritas estão disponíveis para a infusão IV.
2. A infusão IV é esterilizada, sem precipitados nem contaminação.
3. A aplicação IV é inserida na veia sem complicações e permanece pérvia.
4. O equilíbrio de fluidos e eletrólitos é restaurado.
5. A nutrição é restaurada ou mantida.
6. O sítio IV permanece livre de edema e de inflamação.

Equipamentos necessários

- Agulha de segurança ou cateter apropriados para venopunção.
- Torniquete.
- Hastes flexíveis com iodopovidona (3) ou clorexidina alcoólica (preparação de cloro).
- Bastões de algodão com álcool (não necessários quando se usar clorexidina alcoólica).
- Luvas descartáveis.
- Apoio para o braço, se necessário.
- Toalha ou campo absorvente.
- Pomada de iodopovidona (não usada em todas as instituições).
- Compressas de gaze.
- Esparadrapo.
- Tesoura.
- Solução IV e sondas.

1002 UNIDADE 8 ▪ Procedimentos de Enfermagem

DICA DE DELEGAÇÃO

Iniciar a terapia IV via venopunção envolve a avaliação e o uso de assepsia clínica. Trata-se de um procedimento invasivo não delegado pelo enfermeiro a menos que outra equipe licenciada tenha sido treinada e certificada para executar o procedimento. O pessoal auxiliar que cuidará do cliente precisa ser instruído para manusear a extremidade com o acesso IV cuidadosamente e comunicar ao enfermeiro qualquer queixa de dor ou de inchaço na extremidade afetada.

EXECUÇÃO – AÇÃO/FUNDAMENTAÇÃO

AÇÃO	FUNDAMENTAÇÃO
* Verifique a identificação do cliente * Explique o procedimento antes de iniciá-lo	
1. Verifique a prescrição médica para a aplicação IV e para a solução. Identifique o cliente.	1. Assegura a inserção precisa do cateter e a administração da solução ao cliente correto.
2. Lave as mãos.	2. Reduz a transmissão de micro-organismos.
3. Prepare a bolsa de solução removendo a capa protetora.	3. Permite acesso ao recipiente com a solução.
4. Inspecione a bolsa quanto a vazamentos, lacerações ou fissuras. Inspecione o fluxo quanto a transparência, presença de sedimentos e coloração. Verifique data de validade.	4. Evita a infusão de solução contaminada ou com prazo de validade vencido.
5. Prepare rótulo para a bolsa IV: • No rótulo, anote data, horário e suas iniciais. • Cole o rótulo na bolsa. Tenha em mente que a bolsa ficará invertida quando pendurada. Certifique-se de que o rótulo poderá ser lido com a bolsa pendurada.	5. • Informa quando a bolsa for aberta. • Rotular a bolsa de cima para baixo facilitará a identificação quando a bolsa estiver pendurada.
6. Abra um conjunto novo de infusão. Desenrole a sonda e feche a pinça rolete.	6. Evita vazamento do fluido após a bolsa IV ter sido perfurada.
7. Segure com firmeza a entrada da bolsa IV com a mão não dominante, remova o selo plástico que protege essa entrada (Figura 30.3-1) e insira a extensão total do perfurador na entrada da bolsa (Figura 30.3-2).	7. Promove o fluxo rápido da solução pela sonda nova sem bolhas de ar.
8. Comprima a câmara de gotejamento para que encha até a metade.	8. Permite que a câmara forneça a medição nítida da taxa de gotejamento durante o fluxo da aplicação IV.
9. Afrouxe a capa de proteção do final da sonda IV, abra a pinça rolete e irrigue a sonda com a solução (Figura 30.3-3 A e B).	9. Remove o ar da sonda.
10. Feche a pinça rolete e substitua o selo de vedação.	10. Evita vazamento do fluido e mantém a esterilidade.
11. Leve o fluido preparado e o equipamento necessário para perto do leito.	11. Assegura um procedimento tranquilo, sem acidentes nem contaminação.

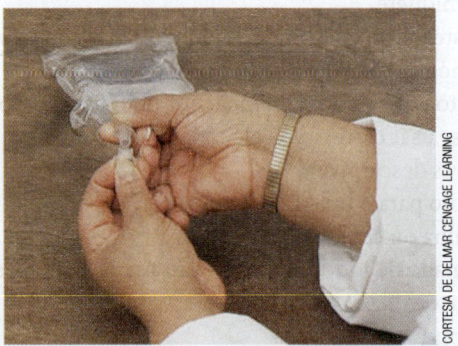

Figura 30.3-1 ▪ Abra a bolsa plástica IV e retire o selo protetor da entrada com uma das mãos, apertando a entrada com a outra mão.

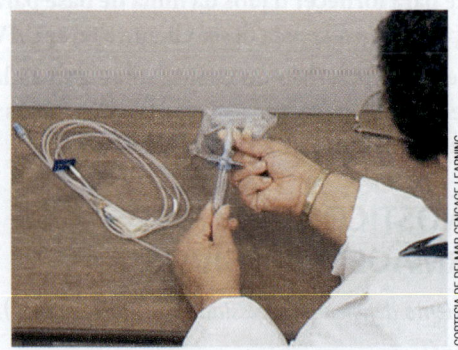

Figura 30.3-2 ▪ Remova o selo protetor do perfurador e introduza-o na entrada IV.

EXECUÇÃO – AÇÃO/FUNDAMENTAÇÃO	(continuação)
AÇÃO	FUNDAMENTAÇÃO

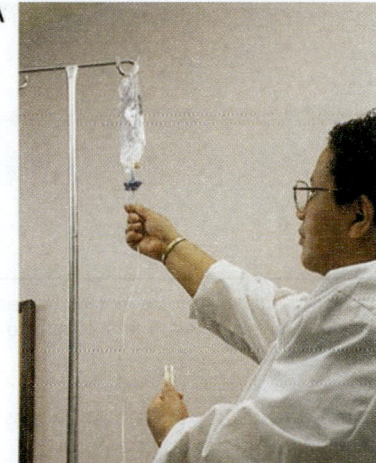 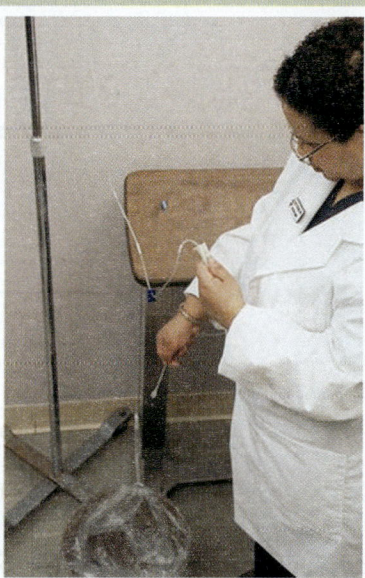

Figura 30.3-3 ▪ Preparação da sonda IV. Abra a pinça rolete da sonda para permitir a entrada de fluido e saída do ar.

AÇÃO	FUNDAMENTAÇÃO
12. Verifique a identificação do cliente e explique o procedimento.	12. Assegura a identificação do cliente correto e reduz a ansiedade.
13. Lave as mãos e coloque máscara e avental, se necessário.	13. Reduz a transmissão de micro-organismos.
14. Avalie as extremidades quanto à presença de desvio arteriovenoso usado para diálise ou histórico de mastectomia antes de selecionar o sítio adequado para a infusão IV.	14. As extremidades com desvio ou do mesmo lado do corpo em que há mastectomia não deverão ser usadas como sítio IV.
15. Inspecione as veias com potencial para uso: • Coloque um torniquete ao redor do braço, próximo à axila. • Examine as veias quando estiverem dilatadas. • Palpe a veia para testar a firmeza (Figura 30.3-4). • Afrouxe o torniquete.	15. Facilita a inserção do cateter. • Distende a veia para permitir exame tátil e visual. • Avalia a viabilidade das veias. • Determina o melhor sítio para venopunção e colocação da infusão IV. • Evita o ingurgitamento da veia.
16. Selecione a veia para venopunção: • Use primeiro a porção mais distal da veia. • Evite proeminências ósseas. • Evite o punho ou a mão do cliente. • Evite a mão e o braço dominantes do cliente. • Evite extremidade com sensibilidade reduzida. • Evite área de pele afetada por erupção cutânea ou infecção.	16. • Se a veia for danificada posteriormente, pode-se usar a porção proximal. • Aumenta o conforto do cliente. • A inclinação aumenta o risco de infiltração ou de flebite. • Permite a liberdade de movimentos. • Promove a detecção precoce de infiltração. • Reduz o risco de infecção.
17. Selecione a proteção de segurança ou o angiocateter apropriado para o fluido IV prescrito. Selecione o tamanho correto (calibre e extensão) do cateter.	17. As terapias intravenosas especiais exigem tamanhos específicos de acessos intravenosos. A idade e a qualidade ou a localização das veias podem afetar a escolha do sítio.
18. Prepare os suprimentos: • Coloque uma toalha ou lençol na mesa de suprimentos. • Coloque os suprimentos sobre a toalha. • Abra a ponta do adaptador de agulha do conjunto de sonda IV.	18. Fornece uma superfície de trabalho limpa para a execução eficiente do procedimento.

EXECUÇÃO – AÇÃO/FUNDAMENTAÇÃO	*(continuação)*
AÇÃO	FUNDAMENTAÇÃO

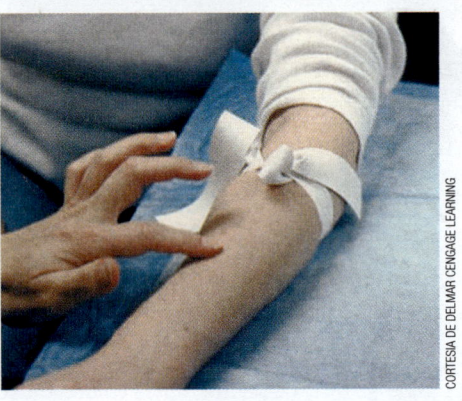

Figura 30.3-4 ▪ Inspecione o sítio quanto às potenciais veias para uso e palpe para localizar melhor a veia e testá-la quanto à firmeza.

19. Depile pelos do sítio, se necessário.

20. Peça ao cliente que repouse o braço em posição de descanso, se possível.

21. Use luvas descartáveis.

22. Prepare o sítio de inserção (Figura 30.3-5):

    • Coloque um campo absorvente sob o braço.

    • Esfregue o sítio de inserção com três hastes flexíveis embebidos em álcool e depois com três hastes flexíveis embebidos em iodopovidona.

    • Obedeça ao protocolo da instituição. Algumas instituições usam clorexidina alcoólica em vez de iodo.

    • Use hastes flexíveis separadas, começando do meio do sítio e trabalhando dessa área para fora.

    • Espere a solução antisséptica secar.

23. Aplique o torniquete cerca de 10 a 12 cm acima do sítio de inserção.

    • Mantenha o torniquete suficientemente apertado para ocluir o fluxo venoso, e não o arterial.

    • Verifique a presença de pulso distal.

19. Assegura a aderência do curativo e remoção menos dolorida. Evitar a depilação da área, que pode causar pequenas abrasões, aumentando o risco de infecção.

20. Permite melhor dilatação e visibilidade das veias.

21. Reduz a transmissão de micro-organismos.

22.
    • Reduz a transmissão de micro-organismos.

    • O álcool remove a gordura da pele e a esfregação vigorosa em movimento circular com iodopovidona remove as bactérias. Evita que as bactérias sejam reintroduzidas no sítio.

    • Tanto iodopovidona quanto clorexidina alcoólica precisam secar para serem eficazes.

23. Permite o ingurgitamento da veia para facilitar a venopunção.

    • O fluxo arterial reduzido evita o preenchimento venoso.

    • Assegura a presença do fluxo arterial.

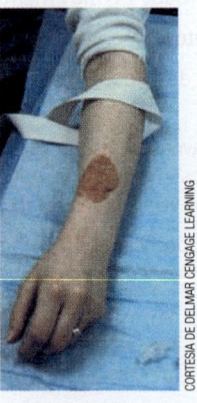

Figura 30.3-5 ▪ Depois de escovar o sítio de inserção com álcool e iodopovidona, espere secar. *Observação*: o torniquete deve ser afrouxado enquanto o sítio estiver secando.

CAPÍTULO 30 ■ Procedimentos Avançados

EXECUÇÃO – AÇÃO/FUNDAMENTAÇÃO	*(continuação)*
AÇÃO	**FUNDAMENTAÇÃO**
24. Execute a venopunção:	24.
• Ancore a veia colocando o polegar sobre ela e esticando a pele em sentido contrário ao da inserção, cerca de 5 a 7 cm distante do sítio.	• Estabiliza a veia para facilitar a venopunção.
• Insira a agulha do estilete em ângulo de 10 a 30 graus com o bisel para cima (Figura 30.3-6).	• Evita a punção da parede posterior da veia.
• Aguarde o retorno rápido do sangue pela câmara de retrospecção do cateter.	• A pressão venosa do torniquete provoca o fluxo retrógrado do sangue para o cateter ou para a sonda.
• Confirme a inserção da agulha na veia, e não na artéria.	• Algumas veias ficam próximas às artérias. O sangue arterial é vermelho brilhante e pulsátil.
• Avance o bisel 1-2 cm na veia enquanto paralelo à pele.	• Confirma que o cateter está na veia.
• Afrouxe o fio explorador e avance o cateter até que o centralizador esteja no sítio da venopunção (Figura 30.3-7).	• Assegura a colocação correta do cateter.
• Não reinsira o fio explorador.	• Evita que o cateter seja perfurado pelo fio explorador.
• Mantenha o polegar sobre a veia, acima da ponta do cateter.	• Evita vazamento de sangue da veia até a conexão da sonda IV.
• Afrouxe o torniquete.	• Restabelece o fluxo sanguíneo venoso.
25. Anexe a sonda IV ao cateter.	25.
• Estabilize o cateter com uma das mãos.	• Mantém a colocação do cateter.
• Remova o fio explorador do cateter ou, se estiver usando um cateter de segurança, empurre o botão na bainha de proteção, e o fio explorador se retrairá completamente para dentro dessa bainha.	• Fornece um portal de entrada para fluidos IV. Reduz o risco de lesão acidental por picada de agulha.
• Afrouxe rapidamente a pressão sobre a veia e conecte sem demora o adaptador de agulha do conjunto IV ao centralizador do cateter.	• Reduz a perda de sangue.
• Inicie a infusão lentamente para manter a veia aberta.	• O início imediato da infusão mantém o acesso venoso pérvio.
26. Mantenha o cateter posicionado:	26.
• Coloque uma tira de esparadrapo sobre o centralizador do cateter.	• Garante a posição segura do cateter.
• Coloque um curativo transparente sobre o sítio e fixe-o.	• Controla o sangramento e evita a infecção. Permite a visualização do sítio pelo curativo transparente.
• Fixe a sonda em alça com esparadrapo.	• Evita o desalojamento do cateter se a sonda for puxada.

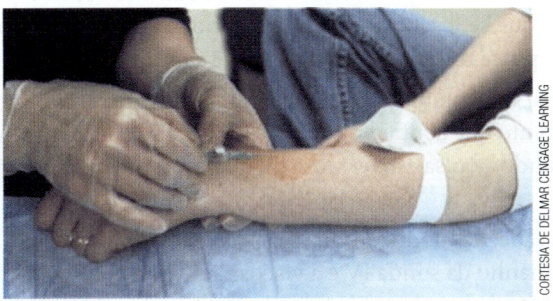

Figura 30.3-6 ■ Insira a agulha com o bisel para cima. Mantenha o ângulo baixo, de 10 a 30 graus.

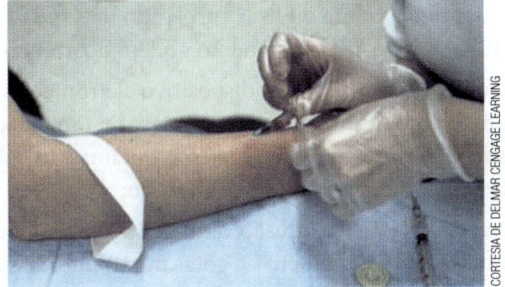

Figura 30.3-7 ■ Afrouxe o fio explorador e avance o cateter até que o centralizador esteja no sítio da venopunção.

EXECUÇÃO – AÇÃO/FUNDAMENTAÇÃO	(continuação)
AÇÃO	FUNDAMENTAÇÃO
27. Regule o fluxo ou, se aplicável, anexe a sonda ao dispositivo de infusão ou controlador de gotejamento, se houver. Abra a bomba e defina o gotejamento (consulte o Procedimento 30.4, Definição do gotejamento IV).	27. Define o gotejamento na especificação prescrita.
28. Remova as luvas e descarte junto com todo o material usado.	28. Reduz a transmissão de micro-organismos.
29. Coloque rótulo no curativo com data e hora da inserção e tamanho e calibre do cateter. Obedeça ao protocolo para troca programada de curativo.	29. Fornece informações para programar a próxima troca do curativo.
30. Lave as mãos.	30. Reduz a transmissão de micro-organismos.

AVALIAÇÃO

- Os fluidos apropriados nas dosagens prescritas estavam disponíveis para a infusão IV.
- A infusão IV estava esterilizada, sem precipitados nem contaminação.
- A aplicação IV foi inserida na veia sem complicações e permanece patente.
- O equilíbrio de fluidos e eletrólitos foi restaurado.
- A nutrição foi restaurada ou mantida.
- O sítio IV permanece livre de edema e de inflamação.

DOCUMENTAÇÃO

Anotações dos enfermeiros

- Data e horário da inserção IV.
- Tipo e calibre do cateter.
- Data do curativo.
- Fluido a ser administrado por infusão ou se há bloqueio de soro fisiológico ou de heparina.
- Reação do cliente ao procedimento.
- Documentar no prontuário clínico ou fluxograma eletrônico apropriado.

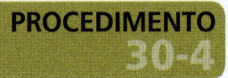

PROCEDIMENTO 30-4 — Definição do gotejamento IV

RESUMO

Definir a taxa de uma infusão IV de acordo com a prescrição do médico é responsabilidade da enfermagem. O gotejamento pode ser controlado pela pinça rolete na sonda IV ou por uma bomba de infusão. É importante que a taxa seja precisa para evitar complicações no equilíbrio de fluidos. Uma taxa muito rápida pode resultar em sobrecarga de fluidos, o que será potencialmente grave em clientes enfermos com prejuízo cardiovascular, renal ou neurológico, assim como em clientes enfermos muito jovens ou muito velhos. Se a infusão for definida como muito lenta, a veia poderá coagular ou então poderá ocorrer complicação mais grave de colapso circulatório em um cliente seriamente desidratado ou ferido que exige grandes volumes de fluidos.

Mudanças súbitas na taxa de infusão podem ser acidentais ou causadas por posicionamento. Um cliente confuso pode afrouxar a pinça rolete ou ficar enroscado na sonda IV. Um cliente que se levanta para caminhar pode sofrer aumento na taxa IV. Alterações no gotejamento podem ocorrer com a sonda e a pinça rolete ou com os dispositivos da infusão.

A bomba de infusão é um dispositivo eletrônico usado para enviar um volume prescrito de fluido durante certo período em mililitros por hora. As bombas podem ter um sensor de gotejamento que conta cada gota de fluido, e soa um alarme se o gotejamento se mostrar diferente do programado. O alarme soa quando a bolsa estiver vazia ou quando a pressão aumentar no sistema, como no caso de IV infiltrado.

Um controlador de infusão venosa (IV) envia fluidos por gravidade, de modo que a bolsa precisa estar cerca de 90 cm acima do sítio IV. O número de gotas por minuto, assim como o tamanho da sonda IV e a viscosidade do fluido são necessários para calcular o volume real a ser administrado por hora. O controlador não pode forçar o fluido pela veia como uma bomba, de modo que a detecção de infiltrações é mais rápida; entretanto, a sensibilidade do sistema de bombas aumenta o número de alarmes causados pelo movimento do cliente.

O dispositivo de controle de volume é uma câmara calibrada, colocada entre a bolsa IV e a câmara de gotejamento, de modo que um pequeno volume de fluido IV (< 200 mL) possa fluir na câmara e em seguida ser enviado por infusão sem o perigo de a bolsa toda ser enviada ao corpo do cliente.

CUIDADOS DE ENFERMAGEM

1. Verifique a prescrição médica da solução IV a ser administrada por infusão e calcule o gotejamento **para assegurar a administração precisa**.
2. Reveja as informações sobre a solução e as implicações da enfermagem **para administrar a solução com segurança**.
3. Avalie a permeabilidade da rede venosa **para assegurar que a solução penetrará na veia, e não no tecido ao redor**.
4. Avalie a pele no sítio IV **para que a solução não seja administrada em um sítio inflamado ou edematoso, o que causaria lesão ao tecido**.
5. Avalie a compreensão do cliente sobre a finalidade da infusão IV, **para que as informações que lhe devem ser dadas possam ser adaptadas a suas necessidades**.

DIAGNÓSTICOS DE ENFERMAGEM POSSÍVEIS

Volume excessivo de fluidos.
Risco para volume deficiente de fluidos.
Conhecimento deficiente (infusão IV).

PLANEJAMENTO

Resultados esperados

1. O fluido é administrado por infusão na veia, sem complicações.
2. O cateter IV permanece patente.
3. O equilíbrio de fluidos e eletrólitos volta ao normal.
4. O cliente é capaz de discutir o objetivo da terapia IV.

Equipamentos necessários

- Relógio com ponteiro de segundos.
- Solução IV em bolsa.
- Sonda IV.
- Bomba de infusão IV (opcional).
- Dispositivo de controle de volume (opcional).
- Papel e lápis.

DICA DE DELEGAÇÃO

Definir a taxa de aplicação IV após estabelecer a infusão é responsabilidade do enfermeiro. Esse procedimento não deve ser delegado, a menos que outro membro da equipe tenha sido treinado e certificado para executar o procedimento. O pessoal auxiliar pode ser instruído para comunicar uma infusão que esteja gotejando rápido demais ou uma bolsa IV que esteja quase vazia. O enfermeiro é responsável pelo monitoramento da infusão, mas o pessoal auxiliar também pode ser instruído para comunicar observações como inchaço, vazamento ou dúvidas do cliente sobre dor, entorpecimento ou formigamento no sítio ou na extremidade usados para infusão.

EXECUÇÃO – AÇÃO/FUNDAMENTAÇÃO

* Verifique a identificação do cliente * Explicque o procedimento antes de iniciá-lo

AÇÃO	FUNDAMENTAÇÃO
1. Verifique a prescrição do médico para a solução IV e a taxa de infusão. Verifique a pulseira de identificação do cliente.	1. Assegura a administração precisa da solução ao cliente correto.
2. Lave as mãos.	2. Reduz a transmissão de micro-organismos.
3. Prepare-se para definir o gotejamento:	3.
• Tenha papel e lápis à mão para calcular o gotejamento.	• O enfermeiro não familiarizado com taxas de fluido IV deverá primeiro calcular a taxa.
• Reveja a calibração em gotas por mililitro (gotas/mL) de cada conjunto de infusão.	• As gotas por mililitro variam conforme o fabricante e o tipo de sonda. A sonda de macrogotejamento varia de 10 a 15 gotas/mL. A sonda de microgotejamento geralmente administra 60 gotas/mL.

EXECUÇÃO – AÇÃO/FUNDAMENTAÇÃO	(continuação)
AÇÃO	FUNDAMENTAÇÃO
4. Determine a taxa horária dividindo o volume total pelo total de horas. Exemplo 1: A prescrição indica 1.000 mL de glicose a 5% com 20 mEq cloreto de potássio (KCl) durante 8 horas: $$\frac{1.000\ mL}{8\ horas} = 125\ mL/hora$$ Exemplo 2: Três litros prescritos para 24 horas: $$\frac{3.000\ mL}{24\ horas} = 125\ mL/hora$$	4. Fornece a taxa prescrita por hora.
5. Marque no esparadrapo colocado na bolsa IV os horários, de acordo com a taxa.	5. Propicia visualização do fluido administrado para garantir que a taxa esteja correta.
6. Calcule a taxa por minuto com base no fator de gotejamento do conjunto de infusão: $$\frac{mL/h}{60\ min} = mL/min$$ $$Fator\ de\ gotejamento \times mL/min = gtt/min$$ $$\frac{mL/h \times fator\ de\ gotejamento}{60\ min} = gtt/min$$ $$\frac{taxa\ horária \times fator\ de\ gotejamento}{60\ min} = gtt/min$$ Exemplo de microgotejamento: $$\frac{125\ mL \times 60\ gtt/mL}{60\ min} = \frac{7.500}{60\ min} = 125\ gtt/min$$ Exemplo de macrogotejamento: $$\frac{125\ mL \times 15\ gtt/mL}{60\ min} = 31\ gtt/min$$	6. Existem fórmulas para calcular quantas gotas devem ser administradas por minuto.

7. Definir gotejamento:
 	
• *Para sonda regular sem dispositivo:* conte as gotas na câmara de gotejamento durante 1 minuto enquanto se observa e se ajusta a pinça rolete conforme o necessário (Figura 30.4-1).
 	
• *Para bomba de infusão:* insira a sonda na câmara de controle de fluxo, selecione a taxa desejada (geralmente calibrada em mililitros por minuto), abra a pinça rolete e pressione o botão de iniciar.
 	
• *Para um controlador:* coloque a bolsa IV cerca de 90 cm acima do sítio IV, selecione as gotas desejadas por minuto, abra a pinça rolete e conte as gotas durante 1 minuto para verificar a taxa.
 	
• *Para o dispositivo de controle de volume:* coloque o dispositivo entre a bolsa IV e o perfurador de inserção da sonda IV, preencha com o volume de fluido IV para 1 ou 2 horas e conte as gotas durante 1 minuto (Figura 30.4-2).
	7.
	
	• Assegura que a infusão seja administrada conforme a prescrição.
	
	• Bombeia a solução pela sonda a taxas definidas.
	
	• O controlador trabalha por gravidade.
	
	• O volume de fluido na câmara de controle depende da quantidade de fluidos a ser administrada por hora:
	    50 mL/hora = 50 a 100 mL de fluido
	    100 mL/hora = 100 a 200 mL de fluido

8. Monitore a taxa de infusão e o sítio IV para infiltração.	8. Os dispositivos de infusão podem falhar.

CAPÍTULO 30 ▪ Procedimentos Avançados

EXECUÇÃO – AÇÃO/FUNDAMENTAÇÃO	*(continuação)*
AÇÃO	FUNDAMENTAÇÃO

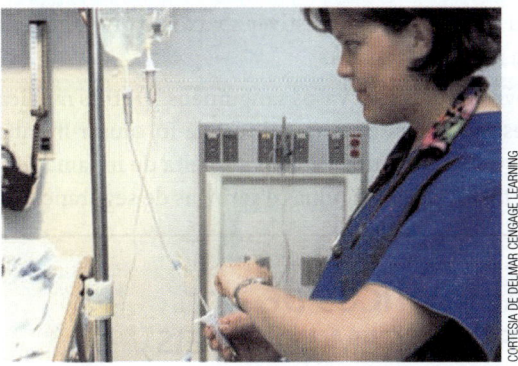

Figura 30.4-1 ▪ Conte as gotas na câmara de gotejamento durante 1 minuto.

9. Avalie a infusão ao soar o alarme.

10. Lave as mãos.

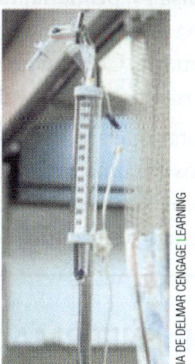

Figura 30.4-2 ▪ O dispositivo de controle de volume é colocado entre a bolsa IV e o cliente. Ele deve ser preenchido com fluido IV suficiente para 1 ou 2 horas.

9. O alarme soa quando não há sinal de gota. A causa pode ser uma bolsa IV vazia, uma dobra na sonda, uma agulha com coágulo, uma aplicação IV infiltrada ou outro defeito do dispositivo.

10. Reduz a transmissão de micro-organismos.

AVALIAÇÃO

- O fluido está sendo administrado por infusão na veia sem complicações.
- O cateter IV permanece patente.
- O equilíbrio de fluidos e eletrólitos volta ao normal.
- O cliente é capaz de discutir o objetivo da terapia IV.
- O cliente recebe o volume correto de fluido IV.

DOCUMENTAÇÃO
Fluxograma
- Data e hora de início da infusão da solução IV.
- Taxa de infusão em gotas por minuto e mililitros por hora.
- Quaisquer alterações na taxa IV.

Anotações dos enfermeiros
- Resposta do cliente à terapia IV.
- Alterações no quadro causadas por uma complicação na infusão IV.
- Documentar no prontuário clínico ou fluxograma eletrônico apropriado.

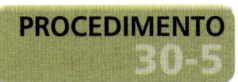

Administração de medicamentos via conjuntos de administração secundária (infusão secundária)

RESUMO

O medicamento é administrado por via intravenosa quando for necessária a resposta rápida ao medicamento ou a administração de várias soluções IV de maneira regular. A melhor maneira é usar um acesso IV já existente como infusão primária e acrescentar os medicamentos por infusão secundária (*piggyback*) quando forem prescritos. Esse método também apresenta o mais alto risco de reações adversas devido à resposta imediata ao medicamento e à impossibilidade de corrigir um equívoco de administração de medicamento.

A droga é diluída e misturada com um pequeno volume (50 a 100 mL) de solução compatível e então adicionada à linha IV primária para infusão. A bolsa é anexada à porta Y superior da linha de infusão primária e pendurada em posição superior em relação à bolsa IV primária; daí a expressão *piggyback*, que quer dizer carregando nas costas. A infusão secundária (*piggyback*) funciona por causa da válvula de fluxo reverso. Quando a infusão secundária começar a fluir, a válvula fecha o fluxo de infusão primária. Concluída a infusão secundária e quando a solução na sonda estiver abaixo do nível da câmara de gotejamento da infusão primária, a válvula se abre e libera o fluxo da infusão primária.

É importante notar que alguns medicamentos podem irritar o revestimento dos vasos sanguíneos. Outros medicamentos, quando injetados em uma veia que começa a infiltrar, causarão lesões ao tecido a ponto de esfolá-lo, causar-lhe abcessos ou torná-lo necrótico. Nenhum medicamento IV deverá ser administrado por sítios IV com suspeita de inflamação ou de infiltração. Use sistemas sem agulha, se disponíveis. Os padrões da OSHA exigem agulhas e seringas de segurança.

CUIDADOS DE ENFERMAGEM

1. Verifique a prescrição do médico ou o registro de administração de medicamentos), a dosagem, o horário e a via de administração **para garantir a administração precisa do medicamento**.
2. Revise as informações sobre a droga incluindo ação, finalidade, reações adversas, dose normal, início do pico e implicações da enfermagem **para administrar o medicamento com segurança**.
3. Determine os aditivos na solução de uma linha IV existente **para que o medicamento seja compatível com a solução**.
4. Avalie a permeabilidade do cateter IV na veia **para assegurar que o medicamento penetrará na veia, e não no tecido ao redor**.
5. Avalie a pele no sítio IV **para que a solução não seja administrada em um sítio inflamado ou edematoso, o que causaria lesão ao tecido**.
6. Verifique o histórico de alergia medicamentosa do cliente, **pois pode ocorrer reação alérgica rapidamente com risco de ser fatal**.
7. Avalie a compreensão do cliente sobre a finalidade do medicamento **para que as informações que lhe devem ser dadas possam ser adaptadas a suas necessidades**.
8. Avalie a compatibilidade do medicamento da infusão secundária IV (*piggyback*) com o da solução IV primária **para evitar reações adversas como a formação de precipitados na sonda IV**.

DIAGNÓSTICOS DE ENFERMAGEM POSSÍVEIS

Risco de infecção.
Risco de lesão.
Integridade da pele prejudicada.
Conhecimento deficiente (medicação).

PLANEJAMENTO
Resultados esperados

1. O medicamento é administrado por infusão venosa sem complicações.
2. O sítio IV permanece livre de inchaço e de inflamação.
3. O cliente é capaz de compreender o objetivo do medicamento.
4. O cliente não apresenta reação alérgica.

Equipamentos necessários
- Luvas descartáveis.
- Medicamento preparado em uma bolsa de infusão com rótulo.
- Conjunto curto de sonda de micro ou macrogotejamento para infusão secundária (sistema sem agulhas, de preferência).
- Agulhas de segurança esterilizadas, calibre 21 ou 23, se o sistema sem agulhas não estiver disponível.
- Aplicador antisséptico.
- Esparadrapo.
- Polo IV.
- Registro de administração de medicamentos.

DICA DE DELEGAÇÃO
Em instalações de assistência de emergência, a habilidade de administração de medicamentos não é delegada ao pessoal auxiliar. Essa orientação pode variar em instituições estaduais ou federais. O pessoal auxiliar geralmente é informado sobre os medicamentos que o cliente está recebendo caso sejam esperadas ou monitoradas reações adversas.

CAPÍTULO 30 ■ Procedimentos Avançados

EXECUÇÃO – AÇÃO/FUNDAMENTAÇÃO

AÇÃO	FUNDAMENTAÇÃO

* Verifique a identificação do cliente * Explique o procedimento antes de iniciá-lo

1. Verifique a prescrição médica.	1. Assegura a administração precisa do medicamento.
2. Lave as mãos. *Não é necessário usar luvas se os fluidos forem acrescentados a uma linha de infusão existente.*	2. Reduz a transmissão de micro-organismos.
3. Verifique a pulseira de identificação no braço do cliente.	3. Assegura que o medicamento seja administrado ao cliente correto.
4. Prepare a bolsa do medicamento:	4.
• Feche a pinça na sonda do conjunto de infusão.	• Evita o vazamento da solução.
• Introduza a bolsa com o medicamento na sonda de infusão.	• Propicia um método de infusão de medicamentos no sistema fechado.
• Abra a pinça.	• Permite que a solução preencha a sonda.
• Espere a sonda ser preenchida com a solução para retirar o ar da sonda.	• Evita êmbolos gasosos.
5. Pendure a bolsa da infusão secundária em posição superior em relação à bolsa IV primária. Use o extensor encontrado na embalagem da sonda de infusão secundária para baixar a bolsa primária (Figura 30.5-1).	5. A relação entre a altura das bolsas afeta o gotejamento para o cliente.
6. Conecte a sonda da infusão secundária à sonda primária na porta Y:	6. Assegura que o medicamento na bolsa de infusão secundária seja administrado.
• Para o sistema sem agulha, remova o selo de proteção da porta e conecte a sonda (Figura 30.5-2).	• Prefere-se o sistema sem agulha para evitar picadas de agulha acidentais.
• Para o sistema com agulha, limpe a porta com aplicador antisséptico e insira a agulha de pequeno calibre no centro da porta.	• A agulha de pequeno calibre causa menos dano ao tampo de borracha na porta.
• Fixe a sonda com esparadrapo.	• Evita a remoção acidental da sonda.

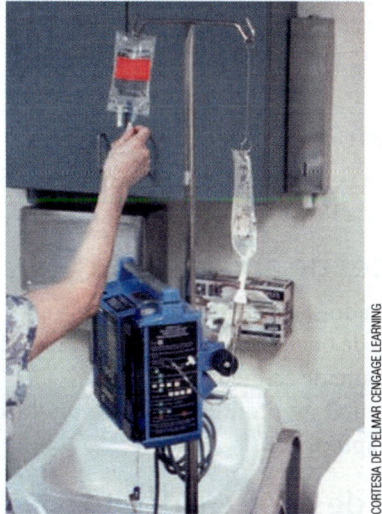

Figura 30.5-1 ■ Pendure a bolsa de infusão secundária em posição superior em relação à bolsa IV primária.

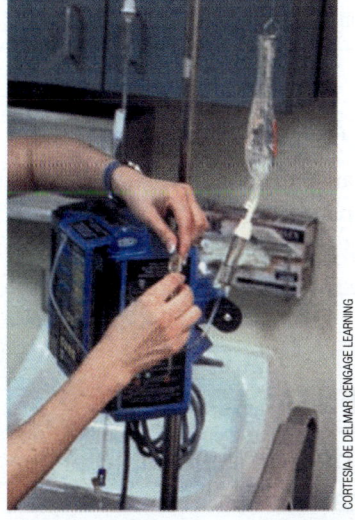

Figura 30.5-2 ■ Conecte a sonda com o sistema sem agulha.

EXECUÇÃO – AÇÃO/FUNDAMENTAÇÃO	(continuação)
AÇÃO	FUNDAMENTAÇÃO
7. Administre o medicamento: • Verifique o tempo de duração prescrito para a infusão. • Regule o gotejamento da infusão secundária ajustando a pinça reguladora (Figura 30.5-3). • Observe se a válvula de fluxo reverso na infusão secundária interrompeu o fluxo da infusão primária durante a administração do medicamento (Figura 30.5-4).	7. • Cada medicamento tem uma taxa recomendada para administração por infusão secundária IV. • O medicamento é enviado por infusão pela linha primária. • Evita reserva do medicamento na linha de infusão primária.
8. Verifique a linha de infusão primária quando o medicamento terminar: • Regule a taxa de infusão primária. • Deixe a bolsa e a sonda secundárias no lugar para a próxima administração do medicamento.	8. • Restabelece a infusão primária. • Reduz o risco de entrada de micro-organismos por repetidas trocas de sonda.
9. Descarte todos os materiais usados e coloque as agulhas em recipientes próprios para material perfurocontuso.	9. Reduz a transmissão de micro-organismos.
10. Lave as mãos.	10. Reduz a transmissão de micro-organismos.

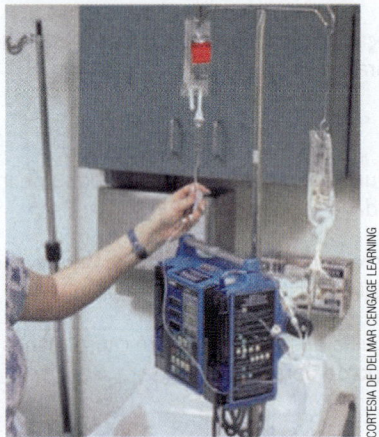

Figura 30.5-3 ▪ Regule o gotejamento da infusão secundária ajustando a pinça reguladora.

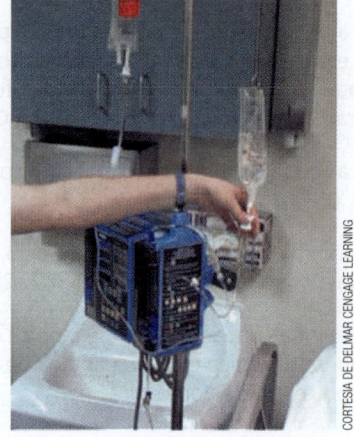

Figura 30.5-4 ▪ Confirme novamente se a infusão primária não foi interrompida.

AVALIAÇÃO
- O medicamento foi administrado por infusão venosa sem complicações.
- O sítio IV permaneceu livre de edema e de inflamação.
- O cliente foi capaz de discutir o objetivo do medicamento.

DOCUMENTAÇÃO
Registro de administração de medicamentos
- Data, hora, dose e via de medicação.

Fluxograma
- Data, hora e volume de fluido administrado via infusão secundária IV (*piggyback*).

Anotações de enfermagem
- Resposta do cliente ao medicamento.
- Em caso de qualquer reação adversa grave, comunicá-la imediatamente ao médico.
- Documentar no prontuário clínico ou fluxograma eletrônico apropriado.

Registro de aporte e débito
- Volume de fluido administrado por infusão.

PROCEDIMENTO 30-6 — Avaliação e manutenção de um sítio de inserção IV

RESUMO

A avaliação de um sítio IV estabelecido exige conhecimento sobre a duração da inserção, as condições do curativo e o próprio sítio. Este não deverá apresentar vermelhidão, inchaço, dor ou secreção. Na palpação, a veia deverá apresentar as características de uma veia sadia, sem sinais de infecção ou de flebite. O conhecimento tanto da solução IV quanto dos medicamentos a serem administrados e suas potenciais reações adversas quando na veia deverão ser incluídos na avaliação. Soluções intravenosas com eletrólitos e medicamentos podem provocar irritação, que exigirá monitoramento IV mais frequente.

CUIDADOS DE ENFERMAGEM

1. Reveja a prescrição para terapia IV: identifique reações adversas potenciais, resultado de ação da medicação, e o gotejamento. Consulte livros de referência para fármacos ou farmacêuticos para informações. **Reduz o risco de erros de medicação.**

2. Identifique os potenciais fatores de risco para as condições do cliente que poderiam indicar desequilíbrio de fluidos e de eletrólitos. **Permite avaliação e monitoramento focados em metas.**

3. Avalie quanto a desidratação: olhos fundos, pele seca, mucosas, veias do pescoço achatadas, alterações nos sinais vitais, turgor não elástico da pele, débito urinário reduzido, alterações de comportamento e confusão. **Permite a intervenção para aumentar os fluidos e reduzir a desidratação.**

4. Avalie a sobrecarga de fluidos: edema periorbitário, veias do pescoço distendidas, auscultação de crepitações ou sibilos nos pulmões, alterações nos sinais vitais e nível de consciência. **Permite intervenção para reduzir fluidos.**

5. Determine o risco de o cliente desenvolver complicações de terapia IV: cliente muito novo ou muito velho, com insuficiência cardíaca ou renal. **Permite que o procedimento seja modificado, se necessário, e promove avaliação específica para a busca de sinais de problemas associados a riscos.**

6. Observe o sítio IV em busca de complicações, ou seja: sinais de infecção, flebite ou infiltração – vermelhidão, inchaço, palidez ou calor no sítio IV e tecido ao redor, e sangramento ou secreção. **Permite intervenções para reduzir ainda mais os danos.**

7. Observe o sítio IV quanto à permeabilidade comprimindo rapidamente a veia com o cateter inserido acima do sítio. Observar a lentidão ou cessação momentânea da taxa IV com retorno sanguíneo positivo. **Fornece avaliação contínua da situação atual de permeabilidade. Permite detecção precoce de alterações.**

8. Avalie o conhecimento do cliente quanto à necessidade de terapia IV. **Viabiliza o fornecimento de informações, entre elas as sobre medicamentos, necessidades de fluidos e sinais de irritação ou de flebite no sítio IV.**

DIAGNÓSTICOS DE ENFERMAGEM POSSÍVEIS

Integridade de tecido prejudicada.

Risco de integridade da pele prejudicada.

Risco para infecção.

Volume excessivo de fluidos.

Volume deficiente de fluidos.

PLANEJAMENTO

Resultados esperados

1. O cliente tem IV pérvia, sem sinais de infecção nem de inflamação.

2. O desequilíbrio de fluidos e eletrólitos do cliente voltará ao normal e será mantido.

3. O cliente é capaz de informar sobre sinais de inflamação ou de infiltrações.

4. A taxa IV do cliente é administrada e mantida conforme a prescrição.

5. O curativo IV do cliente permanece intacto, limpo e seco.

Equipamentos necessários

- Luvas limpas.
- Compressas de gaze.
- Esparadrapo.

DICA DE DELEGAÇÃO

Avaliar a taxa da aplicação IV após estabelecer a infusão é responsabilidade da enfermagem. Esse procedimento não é delegado, a menos que outro pessoal licenciado tenha sido treinado e certificado para executar o procedimento. O pessoal auxiliar pode ser instruído para informar sobre uma infusão que esteja gotejando rápido demais ou uma bolsa IV que esteja quase vazia. O enfermeiro é responsável pelo monitoramento da infusão, mas o pessoal auxiliar também pode ser instruído para comunicar situações como inchaço, vazamento ou dúvidas do cliente sobre dor, entorpecimento ou formigamento no sítio ou na extremidade usados para a infusão. O pessoal auxiliar também pode estar envolvido em monitorar o peso diário do cliente, se solicitado, junto com a taxa de aporte e débito. O pessoal auxiliar deverá ser instruído para não obter sinais vitais na extremidade usada para a infusão de soluções.

EXECUÇÃO – AÇÃO/FUNDAMENTAÇÃO

* Verifique a identificação do cliente * Explique o procedimento antes de iniciá-lo

AÇÃO	FUNDAMENTAÇÃO
1. Reveja a prescrição médica para a terapia IV.	1. Garante precisão na administração da terapia IV.
2. Reveja a história do cliente quanto a condições clínicas ou alergias.	2. Reduz o risco de sobrecarga de fluidos e de reações alérgicas.
3. Reveja o registro do sítio IV do cliente e o registro de aporte e débito.	3. Avalia problemas potenciais com sítios IV frágeis e equilíbrio de fluidos.
4. Lave as mãos.	4. Reduz a transmissão de micro-organismos.
5. Obtenha os sinais vitais do cliente.	5. Avalia alterações no sistema cardiovascular.
6. Verifique a solução IV quanto à correção de fluido, aditivos, taxa e volume no início do turno (Figura 30.6-1).	6. Garante que o cliente esteja recebendo a terapia correta.
7. Verifique a sonda IV quanto a conexões sem vazamentos a cada 4 horas.	7. Garante que não haja vazamentos da sonda nem das conexões.
8. Verifique o curativo IV com gaze a cada 1 hora para se certificar de que esteja seco e intacto (Figura 30.6-2).	8. Garante que não haja sinais de infiltração nem de infecção no sítio de inserção IV.
9. Se a gaze não estiver seca nem intacta, remova o curativo e observe o sítio quanto a vermelhidão, inchaço ou secreção.	9. Garante que não haja sinais de inflamação nem de infecção no sítio IV.
10. Substitua por um novo curativo de gaze seca e esterilizada se o sítio estiver em boas condições.	10. Protege o sítio de inserção IV.
11. Se for usado curativo oclusivo, ele não deverá ser removido ao se avaliar o sítio.	11. Garante que não haja sinais de inflamação nem de infecção no sítio IV.

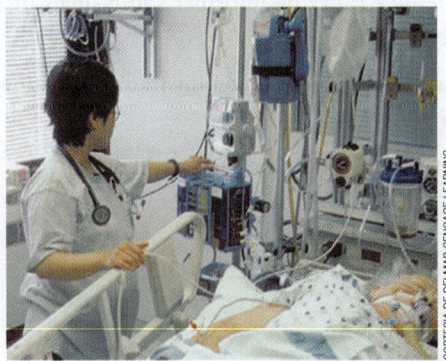

Figura 30.6-1 ▪ Verifique a taxa de solução IV, volume, sonda e aditivos no início do turno.

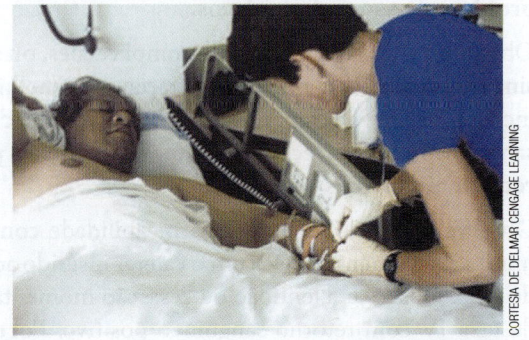

Figura 30.6-2 ▪ Verifique o curativo do sítio IV a cada hora.

EXECUÇÃO – AÇÃO/FUNDAMENTAÇÃO	(continuação)
AÇÃO	FUNDAMENTAÇÃO
12. Observe a cada hora o traçado da veia quanto a vermelhidão, inchaço, calor ou dor.	12. Tais são os sinais precoces de flebite ou infiltração.
13. Documente os achados no sítio IV no prontuário clínico ou no fluxograma IV eletrônico.	13. Fornece documentação de observação frequente do sítio IV.
14. Lave as mãos.	14. Reduz a transmissão de micro-organismos.

AVALIAÇÃO

- O sítio IV deve ser observado de hora em hora para evitar complicações de flebite e de infiltração.
- O cliente informou não haver sinais nem sintomas de vermelhidão, inchaço e dor.

DOCUMENTAÇÃO

Fluxograma

- Nome da solução IV com aditivos.
- Taxa horária de fluidos.
- Condições do sítio IV.
- Tempo verificado.
- Iniciais/assinatura do enfermeiro.

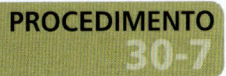

PROCEDIMENTO 30-7 — Troca de curativo venoso central

RESUMO

Uma vez que o sítio de inserção de um cateter venoso central representa uma via direta ao sistema circulatório, deve-se tomar muito cuidado para manter esse sítio limpo e livre de infecção. O sítio de inserção deve ser inspecionado frequentemente quanto a sinais e sintomas de infecção, a saber: inflamação, calor ou secreção. As trocas regulares dos curativos assépticos ajudam a reduzir a possibilidade de infecção no sítio de inserção e em termos sistêmicos. As políticas variam de instituição para instituição quanto ao tipo de curativo a ser aplicado, assim como quanto à frequência de troca. Esteja ciente da política da sua instituição e da fundamentação para essa política. Os curativos que ficarem úmidos ou soltos, escapando do sítio de inserção, deverão ser trocados de imediato.

CUIDADOS DE ENFERMAGEM

1. Avalie a necessidade de troca do curativo observando os dados da última troca documentada no prontuário clínico e o padrão de assistência recomendado pelo fabricante e pela instituição. **Obedecer ao padrão de assistência reduz o risco de infecção.**
2. Avalie o ritmo da troca de curativo em relação aos programas de medicação, de fluido IV e de transfusão, assim como o horário do banho diário (chuveiro ou imersão) do cliente. **Evita que o enfermeiro administre medicamentos simultaneamente e a necessidade de duas trocas de curativos em um dia.**
3. Avalie o tipo de acesso venoso central colocado **para obter os suprimentos apropriados**.
4. Avalie a integridade da pele no sítio **quanto a sinais de infecção ou sangramento**.
5. Avalie o conhecimento do cliente e de seu cuidador a respeito da finalidade do cateter e do cuidado que se deve ter com ele **para elaborar um plano com informações.**

DIAGNÓSTICOS DE ENFERMAGEM POSSÍVEIS

Risco de infecção.
Integridade da pele prejudicada.
Conhecimento deficiente.

PLANEJAMENTO

Resultados esperados

1. A pele está intacta no sítio do cateter, tem coloração normal, não está edematosa e não apresentará secreção.
2. O cliente não apresenta sinais de infecção sistêmica como febre, mal-estar ou calafrios.
3. O cateter e a sonda estão intactos.
4. O cliente e o cuidador são capazes de executar a troca de curativo e manter os cuidados com a pele.

Equipamentos necessários (Figura 30.7-1)

- Aplicadores de iodopovidona, de solução de clorexidina ou de antisséptico aprovado pela agência.
- Pomada de iodopovidona.
- Gaze esterilizada, esparadrapo ou curativo transparente de umectação.
- Aplicar rótulo com data e horário da troca do curativo.
- Luvas limpas sem látex.
- Máscara.
- Luvas esterilizadas sem látex.

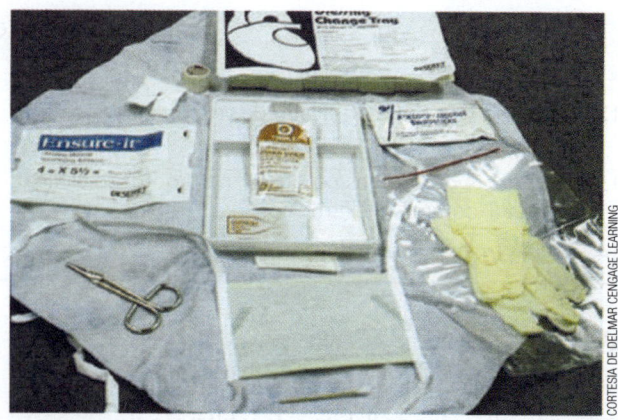

Figura 30.7-1 ▪ Suprimentos necessários para a troca de cateter venoso central.

DICA DE DELEGAÇÃO

A troca do curativo do cateter venoso central é uma habilidade que envolve a avaliação e o uso de técnica estéril. Trata-se de um procedimento não delegado pela enfermagem, a menos que outro pessoal licenciado tenha sido treinado e certificado para ajudar no procedimento. O pessoal auxiliar que cuida do cliente precisa ser instruído a relatar qualquer rompimento do curativo fechado, bem como queixas de dor, vermelhidão ou inchaço no sítio de inserção.

EXECUÇÃO – AÇÃO/FUNDAMENTAÇÃO

* Verifique a identificação do cliente * Explique o procedimento antes de iniciá-lo

AÇÃO	FUNDAMENTAÇÃO
1. Lave as mãos e coloque luvas limpas sem látex.	1. Reduz o número de micro-organismos.
2. Coloque a máscara.	2. Reduz o número de micro-organismos.
3. Remova o curativo anterior cuidadosamente (Figuras 30.7-2 e 30.7-3) para não deslocar o cateter central.	3. A integridade da pele pode estar prejudicada.
4. Observe secreção no curativo quanto a coloração, odor, consistência e quantidade.	4. Potencial para sangramento ou material infeccioso.
5. Inspecione a pele no sítio de inserção quanto a vermelhidão, sensibilidade ou inchaço (Figura 30.7-4).	5. Avaliação da infecção.

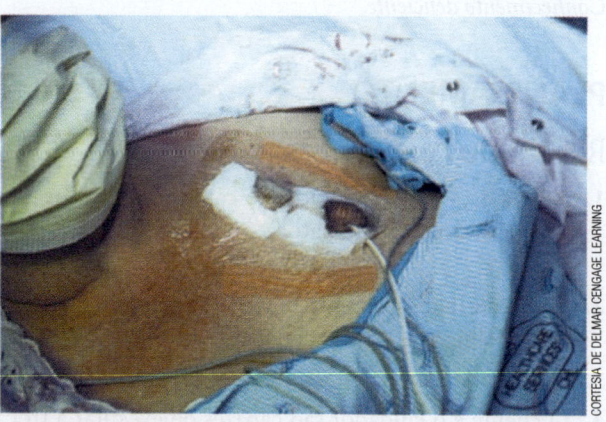

Figura 30.7-2 ▪ Inspecione o curativo.

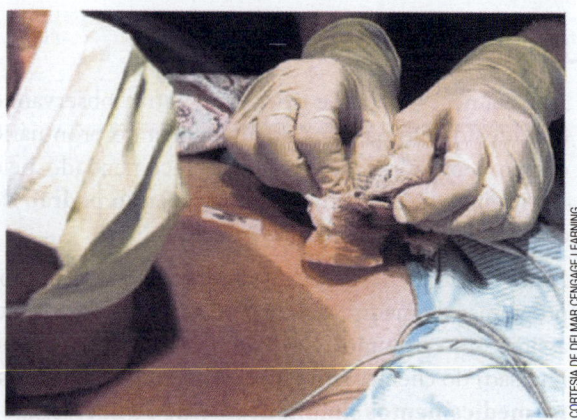

Figura 30.7-3 ▪ Cuidado para não deslocar o cateter ao remover o curativo anterior.

CAPÍTULO 30 ▪ Procedimentos Avançados

EXECUÇÃO – AÇÃO/FUNDAMENTAÇÃO	*(continuação)*
AÇÃO	**FUNDAMENTAÇÃO**

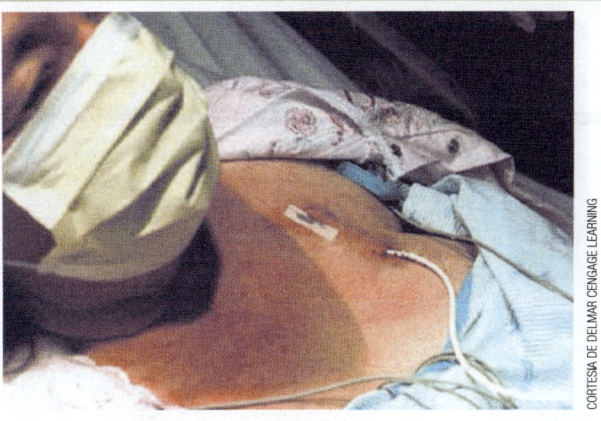

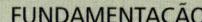
Figura 30.7-4 ▪ Inspecione o sítio quanto a vermelhidão, sensibilidade e inchaço.

6. Palpe o cateter no túnel quanto à presença do manguito de Dracon, com cuidado para não palpar próximo ao sítio de saída.

7. Inspecione visualmente o cateter desde o centro até a pele.

8. Remova as luvas e coloque luvas esterilizadas sem látex.

9. Limpe o sítio de saída conforme o protocolo da instituição. A maioria faz primeiro a limpeza com álcool, depois aplique hastes flexíveis com iodopovidona, começando no cateter e fazendo movimentos circulares para fora em um raio de 3 cm, para manter a técnica asséptica (Figura 30.7-5).

10. Algumas instituições usam pomada de iodopovidona no sítio de saída (verificar a política da agência).

11. Aplique curativo transparente (Figuras 30.7-6, 30.7-7 e 30.7-8). Algumas instituições preferem ignorar o curativo de gaze para permitir a visualização do sítio; nesse caso, aplique apenas o curativo transparente.

12. Aplicar rótulo com data e horário da troca do curativo (Figura 30.7-9).

13. Proteja a sonda, tomando cuidado para que a roupa do cliente não esbarre nela.

6. Documenta a colocação correta do cateter.

7. Verifica se o cateter apresenta fissura, está desconectado ou apresentou cortes.

8. Evita a transmissão de micro-organismos da pele para o sítio de saída.

9. Elimina os micro-organismos por meios químicos e mecânicos.

10. Reduz o crescimento de bactérias no sítio de saída.

11. Evita a entrada de bactérias no sítio de saída.

12. Documenta o tempo para planejar a próxima troca.

13. Evita o deslocamento acidental.

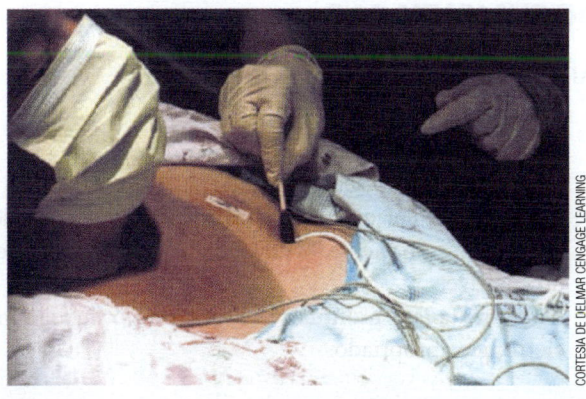
Figura 30.7-5 ▪ Limpe o sítio com uma haste flexível embebida em iodopovidona.

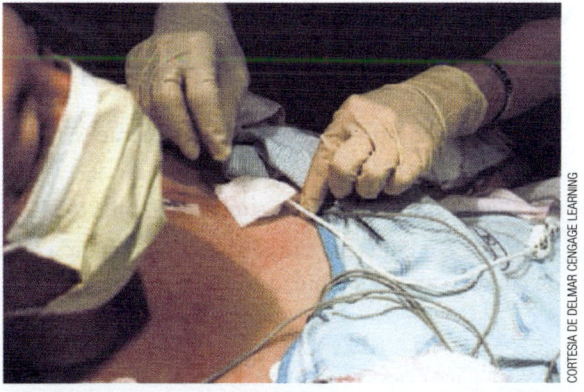
Figura 30.7-6 ▪ Aplique a primeira camada de gaze diretamente sobre e ao longo do cateter.

EXECUÇÃO – AÇÃO/FUNDAMENTAÇÃO	(continuação)
AÇÃO	FUNDAMENTAÇÃO

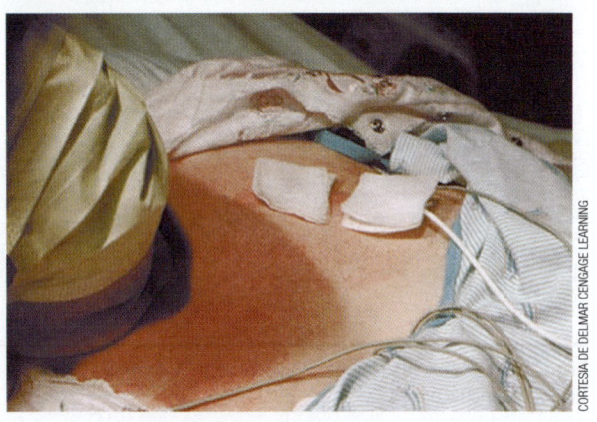

Figura 30.7-7 ▪ Coloque a próxima camada de gaze diretamente sobre o sítio de inserção.

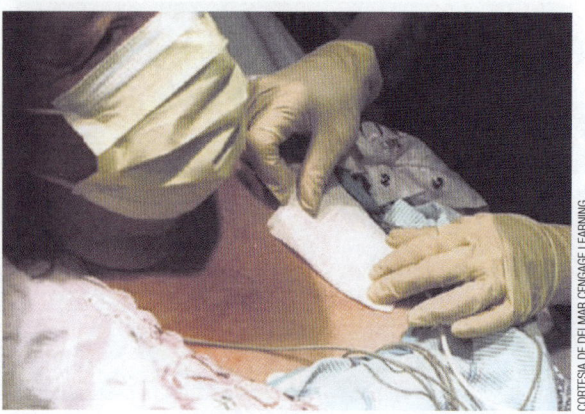

Figura 30.7-8 ▪ Coloque uma camada mais larga de gaze sobre a área e fixe com esparadrapo ou curativo limpo.

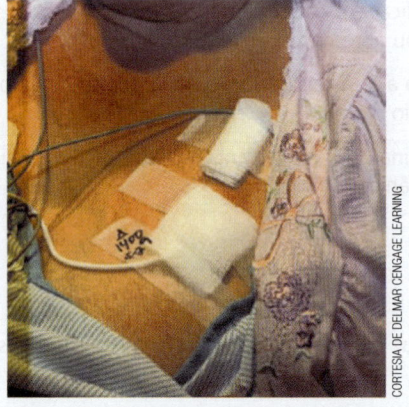

Figura 30.7-9 ▪ Escreva no curativo a data e a hora da troca.

14. Remova as luvas e descarte todo o material usado de acordo com a política da agência.

15. Lave as mãos.

14. Reduz a transmissão de micro-organismos.

15. Reduz a transmissão de micro-organismos.

AVALIAÇÃO

- A pele do cliente está intacta no sítio do cateter, tem coloração normal e não está edematosa.
- O cliente não apresenta sinais de infecção sistêmica como febre ou mal-estar.
- O cateter venoso central e a sonda estão intactos.
- O cliente e o cuidador são capazes de executar a troca de curativo e manter cuidados com a pele.

DOCUMENTAÇÃO

Anotações dos enfermeiros

- Data e hora da troca do curativo.
- Tipo de pomada e do curativo aplicado.
- As condições da pele no sítio.
- A presença de qualquer exsudato ou sangramento no sítio.
- A habilidade do cliente ou do cuidador de realizar a troca do curativo.
- Documentar no prontuário clínico ou no fluxograma eletrônico apropriado.

PROCEDIMENTO 30-8: Remoção de suturas e de pontos da pele

RESUMO

Suturas e grampos são meios cirúrgicos de fechamento de uma ferida que unem suas extremidades por meio de sutura, fios ou pontos metálicos. A maioria dos ferimentos é suturada em camadas para manter o alinhamento dos tecidos e reduzir as cicatrizes. Em geral, as suturas são removidas entre sete e dez dias após a cirurgia, dependendo da localização e das condições de cicatrização do ferimento. A remoção da sutura exige a prescrição do prestador da assistência médica. O planejamento do tempo é importante, pois suturas deixadas por muito tempo podem aumentar o risco de infecção e irritação causadas por substâncias estranhas.

Suturas aplicadas em profundidade nas camadas de tecido são feitas de material absorvente. Suturas de superfície são feitas de fios, de náilon ou de algodão. Suturas contínuas são feitas com um fio só, amarrado no início e no final da linha de sutura. Suturas interrompidas são amarradas individualmente. Os grampos são usados para áreas de incisão significativa nas quais o risco de deiscência é maior, como em esternotomias, em clientes enfermos com muito tecido adiposo, em áreas abdominais e em ferimentos com falha de cicatrização ou de aderência.

CUIDADOS DE ENFERMAGEM

1. Avalie o ferimento **para determinar se as bordas estão aproximadas e em processo de cicatrização.** Em ferimentos profundos, palpe ao redor do sítio de sutura em busca de edema ou de qualquer evidência de falha de aderência dos tecidos sob a superfície da pele.
2. Avalie **quanto a quaisquer sinais de infecção**, como aumento de calor, vermelhidão, exsudato ou secreção e dor.
3. Avalie quanto a quaisquer condições **que impeçam o processo de cicatrização**, como idade, imunossupressão, diabetes, obesidade, tabagismo, radiação, má nutrição celular, infecção e ferimentos profundos.

DIAGNÓSTICOS DE ENFERMAGEM POSSÍVEIS

Integridade da pele prejudicada.
Risco de infecção.
Dor aguda.
Conhecimento deficiente (receio de deiscência).
Mobilidade física prejudicada.

PLANEJAMENTO

Resultados esperados

1. O ferimento está cicatrizando com as bordas bem aproximadas.
2. Não há vermelhidão nem sinais de infecção.
3. O procedimento é realizado com o menor nível possível de dor e trauma ao cliente.

Equipamentos necessários

- Conjunto para remoção de sutura ou pinças esterilizadas com tesouras esterilizadas para remoção de sutura.
- Gaze no tamanho adequado para a área do ferimento a ser coberta.
- Bolsa contra perigos biológicos ou bolsa descartável apropriada e à prova d'água.
- Soro fisiológico estéril, hastes flexíveis antissépticas pré-embalados ou gaze para limpeza, se adequado.
- Luvas para exame.
- Luvas esterilizadas para aplicação de curativos, se necessário.
- Esparadrapo ou atadura borboleta, conforme necessário.
- Tintura de benzoína, conforme indicado.
- Gaze esterilizada para remover pontos ou suturas de pinças e tesouras.

DICA DE DELEGAÇÃO

A remoção de suturas é uma habilidade que exige técnica asséptica e avaliação do ferimento pelo enfermeiro. Portanto, não pode ser delegada ao pessoal auxiliar.

EXECUÇÃO – AÇÃO/FUNDAMENTAÇÃO

AÇÃO	FUNDAMENTAÇÃO
* Verifique a identificação do cliente * Explique o procedimento antes de iniciá-lo	
1. Lave as mãos.	1. Reduz a transmissão de micro-organismos.
2. Avalie o ferimento para determinar se as extremidades estão bem próximas e se houve cicatrização.	2. As instituições de saúde dispõem, com frequência, de procedimentos-padrão para a remoção de suturas em datas preestabelecidas. Se a cicatrização do ferimento não for satisfatória, as suturas deverão permanecer no sítio por mais tempo e o médico responsável deverá ser notificado.
3. Feche a porta e as cortinas ao redor do leito do cliente.	3. Fornece privacidade.
4. Eleve a cama até um nível confortável.	4. Permite a mecânica corporal apropriada.
5. Posicione o cliente confortavelmente, facilitando o acesso e a visibilidade da linha de sutura.	5. Facilita a remoção das suturas e permite a observação cuidadosa da linha de sutura.
6. Isole o campo cirúrgico, de modo que somente a área suturada fique exposta.	6. Fornece privacidade.
7. Abra o conjunto de remoção de sutura sobre uma superfície limpa e disponha todos os acessórios necessários de modo facilmente acessível.	7. Facilita a remoção das suturas.
8. Use luvas limpas para remover o curativo anterior e descarte-o em bolsa apropriada.	8. Obedece ao protocolo de precauções-padrão.
9. Remova as luvas e lave as mãos.	9. Reduz a transmissão de micro-organismos.
10. Se houver necessidade de aplicação de um curativo, disponha o equipamento e os suprimentos em um campo esterilizado.	10. Protege o cliente de micro-organismos.
11. Use luvas esterilizadas de acordo com a política da instituição. Limpe a incisão com compressas de gaze embebida em soro fisiológico, hastes flexíveis antissépticas ou conforme a política da instituição.	11. Protege a incisão de micro-organismos existentes nas mãos do enfermeiro. Protege o enfermeiro de possível contato com os fluidos corporais. Há várias opiniões sobre o uso de soluções de limpeza para os cuidados com ferimentos.
12. Ao remover uma sutura interrompida, segure a pinça na mão não dominante e pegue a sutura próximo ao nó (Figura 30.8-1).	12. Afasta a sutura da pele do cliente.
13. Coloque a borda curva da tesoura sob a sutura ou próximo ao nó (Figura 30.8-2).	13. Facilita o grampeamento da sutura.
14. Corte a sutura próximo à pele, onde ela surge da pele (não no meio). Puxe a extremidade longa e remova a sutura em uma peça inteira.	14. Facilita a remoção das suturas. Evita a retirada de grandes quantidades de sutura contaminada através dos tecidos.
15. Se a sutura do cliente for contínua, corte a primeira e a segunda suturas antes de removê-las.	15. Facilita a remoção da sutura sem causar trauma na linha de incisão.

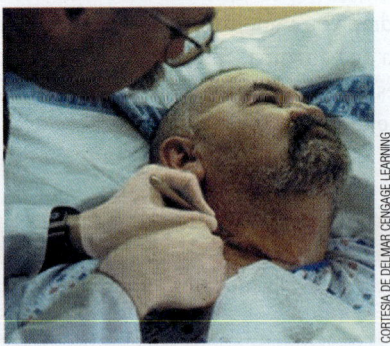

Figura 30.8-1 ▪ Segure a pinça na mão não dominante e pegue a sutura próximo ao nó.

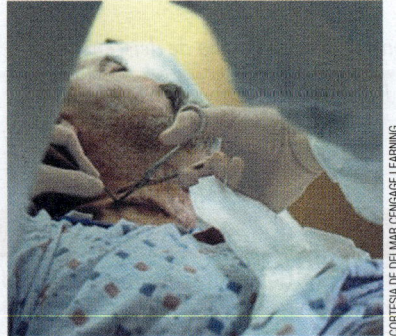

Figura 30.8-2 ▪ Segure a tesoura na mão dominante. Coloque a borda curva da tesoura sob a sutura.

CAPÍTULO 30 ■ Procedimentos Avançados

EXECUÇÃO – AÇÃO/FUNDAMENTAÇÃO	*(continuação)*
AÇÃO	**FUNDAMENTAÇÃO**
16. Certas políticas exigem a remoção de uma das suturas, apenas, com as demais sendo removidas mais tarde. Avalie a linha de sutura para se assegurar de que as extremidades permanecem próximas.	16. Qualquer deiscência deverá ser detectada precocemente e uma das suturas poderá ser mantida no local.
17. Descarte as suturas em compressas de gaze à medida que forem sendo removidas e despeje as gazes na bolsa descartável quando todas as suturas tiverem sido removidas.	17. Reduz a transmissão de micro-organismos e obedece ao protocolo de precauções-padrão.
18. Avalie a linha de sutura para se assegurar de que as extremidades permanecem próximas e de que todas as suturas foram removidas.	18. Detecta sinais precoces de deiscência. Assegura que as suturas não permaneçam na pele quando não forem mais necessárias.
19. Aplique tiras de esparadrapo ou ataduras borboleta em toda a linha de sutura para proteger as bordas. A quantidade de reforço varia dependendo da aderência e do comprimento da linha de sutura. Podem ser usados curativos adesivos de oclusão da pele separados por 2,54 cm de distância ou mais próximos. Pode-se aplicar tintura de benzoína à pele adjacente à incisão.	19. Se a linha da sutura se afastar um pouco após a remoção da sutura, podem-se aplicar fechos cutâneos adesivos para reforçar essa linha. Esse procedimento ajuda o adesivo a aderir à pele.
20. Descarte o equipamento sujo.	20. Reduz os odores no quarto do cliente e a transmissão de micro-organismos.
21. Remova as luvas e lave as mãos.	21. Reduz a transmissão de micro-organismos.
22. Para remover grampos: • Repita ações 2 a 11. • Use extrator de grampos para remover os grampos alternadamente, um sim, um não. Coloque a ponta inferior do extrator embaixo do grampo e aperte os cabos simultaneamente. As extremidades do grampo sairão da pele. Afaste o grampo da superfície da pele e despeje-o em um recipiente para objetos descartáveis. Avalie o ferimento quanto à aderência. Se a aderência for satisfatória, siga para o próximo grampo. • Repita ações 19 a 21.	22. • Prepara a remoção dos grampos. • Ao remover os grampos, o melhor é retirá-los alternadamente, um sim, um não, e avaliar a aderência do ferimento antes de remover todos os grampos. O extrator de grampos é projetado para remover o grampo com o mínimo de desconforto e trauma para a pele e o tecido ao redor. • Consultar fundamentações 19 a 21.

AVALIAÇÃO

- O ferimento está intacto, as bordas, aderidas e não há sinais de infecção nem de secreção.
- Suturas/grampos removidos com o mínimo de trauma e dor ao cliente.

DOCUMENTAÇÃO

Anotações dos enfermeiros

- Procedimento e observações sobre o sítio do ferimento, como vermelhidão, dor ou secreção.
- Horário da remoção de suturas/grampos.
- Instruções de acompanhamento e repasse de informações ao cliente providenciados.
- Documentar no prontuário clínico ou no fluxograma eletrônico apropriado.

REFERÊNCIAS/LEITURAS SUGERIDAS

Altman, G. (2010). *Fundamental and advanced nursing skills.* 3. ed. Clifton Park, NY: Delmar Cengage Learning.

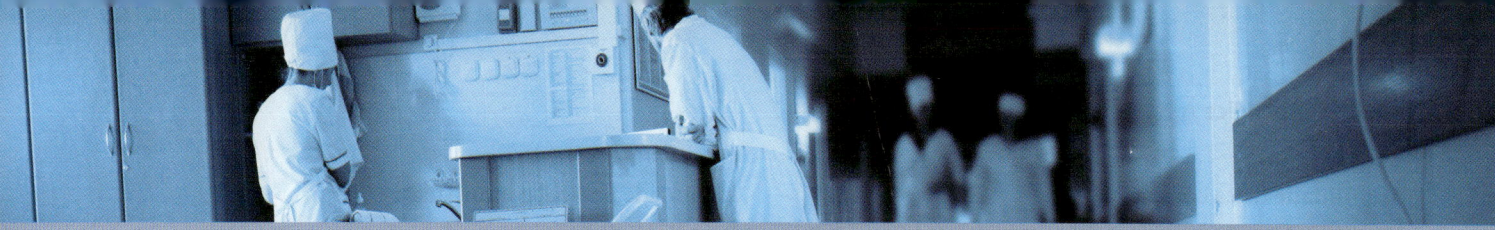

APÊNDICE A

Diagnósticos de Enfermagem Nanda-I - 2009-2011

Domínio 1
Promoção da saúde

Conservação da **saúde** ineficaz
Controle ineficaz da própria **saúde**
Manutenção **domiciliar** comprometida
Prontidão para status de **imunização** aprimorado
Autonegligência
Prontidão para **nutrição** aprimorada
Terapêutica familiar ineficaz
Controle do regime
Prontidão para **saúde** aprimorada
Controle

Domínio 2
Nutrição

Padrão de **alimentação** ineficaz do bebê
Nutrição desequilibrada: Aquém das exigências do corpo
Nutrição desequilibrada: Além das exigências do corpo
Risco de desequilíbrio na **nutrição**: Além das exigências do corpo
Comprometimento na deglutição
Risco de nível de **glicose** sanguínea instável
Icterícia neonatal
Risco de função **hepática** comprometida
Risco de desequilíbrio de **eletrólitos**
Prontidão para equilíbrio de **fluidos** aprimorado
Volume de **fluidos** deficiente
Excesso do volume de **fluidos**
Risco de volume deficiente de **fluidos**
Risco de desequilíbrio no volume de **fluidos**

Domínio 3
Eliminação e troca

Incontinência urinária funcional
Incontinência urinária paradoxal
Incontinência urinária reflexa
Incontinência urinária de estresse
Incontinência urinária de urgência
Risco de urgência urinária
Incontinência
Eliminação **urinária** comprometida
Prontidão para eliminação **urinária** aprimorada
Retenção **urinária**
Incontinência **intestinal**
Constipação
Constipação percebida
Risco de **constipação**
Diarreia
Disfunção da motilidade gastrointestinal
Risco de disfunção da motilidade gastrointestinal
Troca gasosa comprometida

Domínio 4
Atividade Repouso

Insônia
Padrão de **sono** perturbado
Privação de **sono**
Prontidão para **sono** aprimorado
Risco de síndrome de **desuso**
Atividade **recreativa** deficiente
Estilo de vida sedentário
Mobilidade no leito comprometida

Mobilidade física comprometida
Mobilidade na cadeira de rodas comprometida
Recuperação **cirúrgica** demorada
Capacidade de **transferência** comprometida
Marcha comprometida
Distúrbio no campo **energético**
Fadiga
Intolerância à **atividade**
Risco de intolerância à **atividade**
Risco de **hemorragia**
Padrão **respiratório** ineficaz
Débito **cardíaco** reduzido
Perfusão ineficiente do tecido periférico
Risco de **perfusão** do tecido cardíaco reduzido
Risco de **perfusão** do tecido cerebral ineficaz
Risco de **perfusão renal** ineficaz
Risco de **choque**
Ventilação espontânea comprometida
Resposta disfuncional de retirada **ventilatória**
Prontidão para **cuidados pessoais** aprimorados
Déficit nos **cuidados pessoais**: banho
Déficit nos **cuidados pessoais**: vestir-se
Déficit nos **cuidados pessoais**: alimentar-se
Déficit nos **cuidados pessoais**: uso do banheiro

Domínio 5
Percepção/cognição

Negligência unilateral
Síndrome de interpretação **ambiental** comprometida
Divagação
Percepção **sensorial** conturbada (especificar: visual, auditiva, sinestésica, gustativa, tátil, olfativa)
Confusão aguda
Confusão crônica
Risco de **confusão** aguda
Conhecimento deficiente
Prontidão para **conhecimento** aprimorado
Memória comprometida
Prontidão para **tomada de decisão** aprimorada
Planejamento de **atividade** ineficaz
Comunicação verbal comprometida
Prontidão para **comunicação** aprimorada

Domínio 6
Autopercepção

Risco de dignidade humana comprometida
Sensação de falta de esperança

Identidade pessoal conturbada
Risco de **solidão**
Prontidão para **energia** aprimorada
Sensação de impotência
Risco de **sensação de impotência**
Prontidão para **autoconceito** aprimorado
Baixa **autoestima** situacional
Baixa **autoestima** crônica
Risco de baixa **autoestima** situacional
Distúrbios na imagem **corporal**

Domínio 7
Relações de função

Tensão na função de responsável
Risco de tensão na função de responsável
Paternidade comprometida
Prontidão para **paternidade** aprimorada
Risco de **paternidade** comprometida
Risco de **apego** comprometido
Processos **familiares** disfuncionais
Processos **familiares** interrompidos
Prontidão para processos **familiares** aprimorados
Amamentação efetiva
Amamentação ineficaz
Amamentação interrompida
Conflito de função parental
Prontidão para **relação** aprimorada
Desempenho de **função** ineficaz
Interação **social** comprometida

Domínio 8
Sexualidade

Disfunção **sexual**
Padrão de **sexualidade** ineficaz
Prontidão para processos de **fertilidade** aprimorados
Risco de distúrbios na díade **materna/fetal**

Domínio 9
Enfrentamento/tolerância ao estresse

Síndrome **pós-traumática**
Risco de síndrome **pós-traumática**
Síndrome de **trauma por estupro**
Síndrome do estresse de **realocação**
Risco de síndrome do estresse de **realocação**
Ansiedade
Ansiedade com a morte

Comportamento de saúde propenso a riscos
Enfrentamento familiar comprometido
Enfrentamento defensivo
Enfrentamento familiar incapacitado
Enfrentamento ineficaz
Enfrentamento comunitário incapacitado
Prontidão para **enfrentamento** aprimorado
Prontidão para **enfrentamento** comunitário aprimorado
Prontidão para **enfrentamento** familiar aprimorado
Negação ineficaz
Medo
Luto
Luto complicado
Risco de **luto** complicado
Resiliência individual comprometida
Prontidão para **resiliência** aprimorada
Risco de **resiliência** comprometida
Sofrimento crônico
Sobrecarga de **estresse**
Disreflexia **autônoma**
Risco de disreflexia **autônoma**
Comportamento **infantil** desorganizado
Risco de comportamento **infantil** desorganizado
Prontidão para comportamento **infantil** organizado aprimorado
Capacidade adaptativa **intracraniana** reduzida

Domínio 10
Princípios da vida

Prontidão para **esperança** aprimorada
Prontidão para bem-estar **espiritual** aprimorado
Conflito de decisões
Angústia moral
Falta de cooperação
Religiosidade comprometida
Prontidão para **religiosidade** aprimorada
Risco de **religiosidade** comprometida
Angústia **espiritual**
Risco de angústia **espiritual**

Domínio 11
Segurança/proteção

Risco de **infecção**
Desobstrução ineficaz da **via aérea**
Risco de **aspiração**

Risco de síndrome de **morte** infantil súbita
Dentição comprometida
Risco de **quedas**
Risco de **lesão**
Risco de **lesão** de posicionamento perioperatório
Comprometimento da membrana da mucosa **oral**
Risco de disfunção de neurovascular **periférica**
Proteção ineficiente
Comprometimento da integridade da **pele**
Risco de integridade da pele comprometida
Risco de **sufocação**
Comprometimento da integridade do **tecido**
Risco de **trauma**
Risco de **trauma** vascular
Automutilação
Risco de **suicídio**
Risco de **violência** dirigida ao outro
Risco de **violência** contra si mesmo
Contaminação
Risco de **contaminação**
Risco de **envenenamento**
Resposta de **alergia** ao látex
Risco de resposta de **alergia** ao látex
Risco de **desequilíbrio da temperatura** corporal
Hipertermia
Hipotermia
Termorregulação ineficaz

Domínio 12
Conforto

Prontidão para **conforto** aprimorado
Conforto comprometido
Náusea
Dor aguda
Dor crônica
Isolamento **social**

Domínio 13
Crescimento/desenvolvimento

Falha na vontade de sobreviver, adultos
Crescimento e desenvolvimento atrasados
Risco de **crescimento** desproporcional
Risco de **desenvolvimento** atrasado

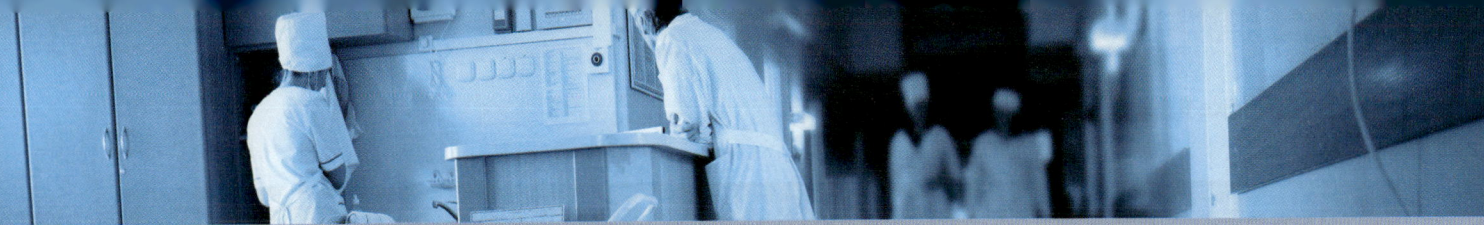

APÊNDICE B
Calendários de Vacinação

Calendário – Básico de Vacinação da Criança			
Idade	Vacina	Dose	Doenças Evitadas
Ao nascer	**BCG-ID**[1] vacina BCG	Dose única	Formas graves da tuberculose (principalmente nas formas miliar meningea)
	Hepatite B[2] vacina hepatite B (recombinante)	1ª dose	Hepatite B
1 mês	**Hepatite B**[2] vacina hepatite B (recombinante)	2ª dose	Hepatite B
2 meses	**Tetravalente (DTP + Hib)**[3] vacina adsorvida difteria, tétano, *pertussis* e *Haemophilus influenzae* b (conjugada)	1ª dose	Difteria, tétano, coqueluche, meningite e outras infecções por *Haemophilus influenzae* tipo b
	Vacina oral poliomielite (VOP)[4] vacina poliomielite 1, 2 e 3 (atenuada)		Poliomielite ou paralisia infantil
	Vacina oral de rotavírus humano (VORH)[5] vacina rotavírus humano G1P1[8] (atenuada)		Diarreia por rotavírus
	Vacina pneumocócica 10 (conjugada)[8]		Pneumonia, otite, meningite e outras doenças causadas pelo *Pneumococo*
3 meses	**Vacina meningocócica C (conjugada)**[7]	1ª dose	Doença invasiva causada por *Neisseria meningitidis* do sorogrupo C
4 meses	**Tetravalente (DTP + Hib)**[3] vacina adsorvida difteria, tétano, *pertussis* e *Haemophilus influenzae* b (conjugada)	2ª dose	Difteria, tétano, coqueluche, meningite e outras infecções por *Haemophilus influenzae* tipo b
	Vacina oral poliomielite (VOP)[4] vacina poliomielite 1, 2 e 3 (atenuada)		Poliomielite ou paralisia infantil
	Vacina oral de rotavírus humano (VOHR)[5] vacina rotavírus humano G1P1[8] (atenuada)		Diarreia por rotavírus
	Vacina pneumocócica 10 (conjugada)[8] vacina pneumocócica 10-valente (conjugada)		Pneumonia, otite, meningite e outras doenças causadas pelo *Pneumococo*
5 meses	**Meningocócica C (conjugada)**[7] vacina meningocócica C (conjugada)	2ª dose	Doença invasiva causada por *Neisseria meningitidis* do sorogrupo C
6 meses	**Hepatite B**[2] vacina hepatite B (recombinante)	3ª dose	Hepatite B
	Vacina oral poliomielite (VOP)[4] vacina poliomielite 1, 2 e 3 (atenuada)		Poliomielite ou paralisia infantil
	Tetravalente (DTP + Hib)[3] vacina adsorvida difteria, tétano, *pertussis* e *Haemophilus influenzae* b (conjugada)		Difteria, tétano, coqueluche, meningite e outras infecções por *Haemophilus influenzae* tipo b.
	Vacina pneumocócica 10 (conjugada)[6] vacina pneumocócica 10-valente (conjugada)		Pneumonia, otite, meningite e outras doenças causadas pelo *Pneumococo*.

Calendário – Básico de Vacinação da Criança

Idade	Vacina	Dose	Doenças Evitadas
9 meses	**Febre amarela**[8] vacina febre amarela (atenuada)	Dose inicial	Febre amarela
12 meses	**Tríplice viral (SCR)**[9] vacina sarampo, caxumba e rubéola (atenuada)	1ª dose	Sarampo, caxumba e rubéola
	Vacina pneumocócica 10 (conjugada)[8] vacina pneumocócica 10-valente (conjugada)	Reforço	Pneumonia, otite, meningite e outras doenças causadas pelo *Pneumococo*
15 meses	**Tríplice bacteriana (DTP)** vacina adsorvida difteria, tétano e *pertussis*	1º reforço	Difteria, tétano, coqueluche
	Vacina oral poliomielite (VOP)[4] vacina poliomielite 1, 2 e 3 (atenuada)	Reforço	Poliomielite ou paralisia infantil
	Meningocócica C (conjugada)[7] vacina meningocócica C (conjugada)		Doença invasiva causada por *Neisseria meningitidis* do sorogrupo C
4 anos	**Tríplice bacteriana (DTP)** vacina adsorvida difteria, tétano e *pertussis*	2º reforço	Difteria, tétano, coqueluche
	Tríplice viral (SCR)[9] vacina sarampo, caxumba e rubéola	2ª dose	Sarampo, caxumba e rubéola
10 anos	**Febre amarela**[8] vacina febre amarela (atenuada)	Uma dose a cada dez anos	Febre amarela

Nota: Mantida a nomenclatura do Programa Nacional de Imunização e inserida a nomenclatura segundo a Resolução de Diretoria Colegiada – RDC nº 61 de 25 de agosto de 2008 – Agência Nacional de Vigilância Sanitária - Anvisa

Orientações importantes para a vacinação da criança:

(1) vacina BCG: Administrar o mais precoce possível, preferencialmente após o nascimento. Nos prematuros com menos de 36 semanas, administrar a vacina após completar 1 (um) mês de vida e atingir 2 kg. Administrar uma dose em crianças menores de cinco anos de idade (4 anos 11 meses e 29 dias) sem cicatriz vacinal. Contatos intradomiciliares de portadores de hanseníase menores de 1 (um) ano de idade, comprovadamente vacinados, não necessitam da administração de outra dose de BCG. Contatos de portadores de hanseníase com mais de 1 (um) ano de idade, sem cicatriz – administrar uma dose. Contatos comprovadamente vacinados com a primeira dose – administrar outra dose de BCG. Manter o intervalo mínimo de seis meses entre as doses da vacina. Contatos com duas doses – não administrar nenhuma dose adicional. Na incerteza da existência de cicatriz vacinal ao exame dos contatos intradomiciliares de portadores de hanseníase, aplicar uma dose, independentemente da idade. Para criança HIV positiva a vacina deve ser administrada ao nascimento ou o mais precocemente possível. Para as crianças que chegam aos serviços ainda não vacinadas, a vacina está contraindicada na existência de sinais e sintomas de imunodeficiência, não se indica a revacinação de rotina. Para os portadores de HIV (positivo) a vacina está contraindicada em qualquer situação.

(2) vacina hepatite B (recombinante): Administrar preferencialmente nas primeiras 12 horas de nascimento, ou na primeira visita ao serviço de saúde. Nos prematuros, menores de 36 semanas de gestação ou em recém-nascidos a termo de baixo peso (menor de 2 kg), seguir esquema de quatro doses: 0, 1, 2 e 6 meses de vida. Na prevenção da transmissão vertical em recém-nascidos (RN) de mães portadoras da hepatite B, administrar a vacina e a imunoglobulina humana anti-hepatite B (HBIG), disponível nos Centros de Referência para Imunobiológicos Especiais – CRIE, nas primeiras 12 horas ou no máximo até sete dias após o nascimento. A vacina e a HBIG – administrar em locais anatômicos diferentes. A amamentação não traz riscos adicionais ao RN que tenha recebido a primeira dose da vacina e a imunoglobulina.

(3) vacina adsorvida difteria, tétano, *pertussis* **e** *Haemophilus influenzae* **b (conjugada):** Administrar aos 2, 4 e 6 meses de idade. Intervalo entre as doses de 60 dias e mínimo de 30 dias. A vacina adsorvida difteria, tétano e pertussis – DTP – são indicados dois reforços. O primeiro reforço administrar aos 15 meses de idade e o segundo reforço aos 4 (quatro) anos. Importante: a idade máxima para administrar esta vacina é aos 6 anos, 11 meses e 29 dias. Diante de um caso suspeito de difteria, avaliar a situação vacinal dos comunicantes. Para os não vacinados menores de 1 ano iniciar esquema com DTP+ Hib; não vacinados na faixa etária entre 1 a 6 anos, iniciar esquema com DTP. Para os comunicantes menores de 1 ano com vacinação incompleta, deve-se completar o esquema com DTP + Hib; crianças na faixa etária de 1 a 6 anos com vacinação incompleta, completar esquema com DTP. Crianças comunicantes que tomaram a última dose há mais de cinco anos e que tenham 7 anos ou mais devem antecipar o reforço com dT.

(4) vacina poliomielite 1, 2 e 3 (atenuada): Administrar três doses (2, 4 e 6 meses). Manter o intervalo entre as doses de 60 dias e mínimo de 30 dias. Administrar o reforço aos 15 meses de idade. Considerar para o reforço o intervalo mínimo de 6 meses após a última dose.

(5) vacina oral rotavírus humano G1P1 [8] (atenuada): Administrar duas doses seguindo rigorosamente os limites de faixa etária:
primeira dose: 1 mês e 15 dias a 3 meses e 7 dias.
segunda dose: 3 meses e 7 dias a 5 meses e 15 dias.
O intervalo mínimo preconizado entre a primeira e a segunda dose é de 30 dias. Nenhuma criança poderá receber a segunda dose sem ter recebido a primeira. Se a criança regurgitar, cuspir ou vomitar após a vacinação, não repetir a dose.

(6) vacina pneumocócica 10 (conjugada): No primeiro semestre de vida, administrar 3 (três) doses, aos 2, 4 e 6 meses de idade. O intervalo entre as doses é de 60 dias e mínimo de 30 dias. Fazer um reforço, preferencialmente, entre 12 e 15 meses de idade, considerando o intervalo mínimo de seis meses após a 3ª dose. Crianças de 7-11 meses de idade: o esquema de vacinação consiste em duas doses com intervalo de pelo menos 1 (um) mês entre as doses. O reforço é recomendado preferencialmente entre 12 e 15 meses, com intervalo de pelo menos 2 meses.

(7) vacina meningocócica C (conjugada): Administrar duas doses aos 3 e 5 meses de idade, com intervalo entre as doses de 60 dias e mínimo de 30 dias. O reforço é recomendado preferencialmente entre 12 e 15 meses de idade.

(8) vacina febre amarela (atenuada): Administrar aos 9 (nove) meses de idade. Durante surtos, antecipar a idade para 6 (seis) meses. Indicada aos residentes ou viajantes para as seguintes áreas com recomendação da vacina: estados do Acre, Amazonas, Amapá, Pará, Rondônia, Roraima, Tocantins, Maranhão, Mato Grosso, Mato Grosso do Sul, Goiás, Distrito Federal e Minas Gerais e alguns municípios dos estados do Piauí, Bahia, São Paulo, Paraná, Santa Catarina e Rio Grande do Sul. Para informações sobre os municípios destes estados, buscar as Unidades de Saúde dos mesmos. No momento da vacinação considerar a situação epidemiológica da doença. Para os viajantes que se deslocarem para os países em situação epidemiológica de risco, buscar informações sobre administração da vacina nas embaixadas dos respectivos países a que se destinam ou na Secretaria de Vigilância em Saúde do Estado. Administrar a vacina 10 (dez) dias antes da data da viagem. Administrar reforço, a cada dez anos após a data da última dose.

(9) vacina sarampo, caxumba e rubéola: Administrar duas doses. A primeira dose aos 12 meses de idade e a segunda dose deve ser administrada aos 4 (quatro) anos de idade. Em situação de circulação viral, antecipar a administração de vacina para os 6 (seis) meses de idade, porém devem ser mantidos o esquema vacinal de duas doses e a idade preconizada no calendário. Considerar o intervalo mínimo de 30 dias entre as doses.

Fonte: Ministério da Saúde, *Imunizações*. Disponível em: <http://portal.saude.gov.br/portal/saude/visualizar_texto.cfm?idtxt=21462>. Acesso em: 18 mai. 2011.

Calendário – Vacinação do Adolescente

Idade	Vacina	Dose	Doenças Evitadas
11 a 19 anos	**Hepatite B**[1] vacina hepatite B (recombinante)	1ª dose	Hepatite B
	Hepatite B[1] vacina hepatite B (recombinante)	2ª dose	Hepatite B
	Hepatite B[1] vacina hepatite B (recombinante)	3ª dose	Hepatite B
	Dupla tipo adulto (dT)[2] vacina adsorvida difteria e tétano – adulto	Uma dose a cada dez anos	Difteria e tétano
	Febre amarela[3] vacina febre amarela (atenuada)	Uma dose a cada dez anos	Febre amarela
	Tríplice viral (SCR)[4] vacina sarampo, caxumba e rubéola	Duas doses	Sarampo, caxumba e rubéola

Nota: Mantida a nomenclatura do Programa Nacional de Imunização e inserida a nomenclatura segundo a Resolução de Diretoria Colegiada – RDC nº 61 de 25 de agosto de 2008 – Agência Nacional de Vigilância Sanitária – Anvisa

Orientações importantes para a vacinação do adolescente

(1) **vacina hepatite B (recombinante):** Administrar em adolescentes não vacinados ou sem comprovante de vacinação anterior, seguindo o esquema de três doses (0, 1 e 6) com intervalo de um mês entre a primeira e a segunda dose e de seis meses entre a primeira e a terceira dose. Aqueles com esquema incompleto, completar o esquema. A vacina é indicada para gestantes não vacinadas e que apresentem sorologia negativa para o vírus da hepatite B após o primeiro trimestre de gestação.

(2) **vacina adsorvida difteria e tétano - dT (Dupla tipo adulto):** Adolescente sem vacinação anteriormente ou sem comprovação de três doses da vacina, seguir o esquema de três doses. O intervalo entre as doses é de 60 dias e no mínimo de 30 (trinta) dias. Os vacinados anteriormente com 3 (três) doses das vacinas DTP, DT ou dT, administrar reforço, a cada dez anos após a data da última dose. Em caso de gravidez e ferimentos graves, antecipar a dose de reforço, sendo a última dose administrada há mais de 5 (cinco) anos. A mesma deve ser administrada pelo menos 20 dias antes da data provável do parto. Diante de um caso suspeito de difteria, avaliar a situação vacinal dos comunicantes. Para os não vacinados, iniciar esquema de três doses. Nos comunicantes com esquema de vacinação incompleto, este deve ser completado. Nos comunicantes vacinados que receberam a última dose há mais de 5 (cinco) anos, deve-se antecipar o reforço.

(3) **vacina febre amarela (atenuada):** Indicada 1 (uma) dose aos residentes ou viajantes para as seguintes áreas com recomendação da vacina: estados do Acre, Amazonas, Amapá, Pará, Rondônia, Roraima, Tocantins, Maranhão, Mato Grosso, Mato Grosso do Sul, Goiás, Distrito Federal e Minas Gerais e alguns municípios dos estados do Piauí, Bahia, São Paulo, Paraná, Santa Catarina e Rio Grande do Sul. Para informações sobre os municípios destes estados, buscar as Unidades de Saúde dos mesmos. No momento da vacinação considerar a situação epidemiológica da doença. Para os viajantes que se deslocarem para os países em situação epidemiológica de risco, buscar informações sobre administração da vacina nas embaixadas dos respectivos países a que se destinam ou na Secretaria de Vigilância em Saúde do Estado. Administrar a vacina 10 (dez) dias antes da data da viagem. Administrar dose de reforço, a cada dez anos após a data da última dose. Precaução: A vacina é contraindicada para gestante e mulheres que estejam amamentando. Nestes casos buscar orientação médica do risco epidemiológico e da indicação da vacina.

(4) **vacina sarampo, caxumba e rubéola – SCR:** considerar vacinado o adolescente que comprovar o esquema de duas doses. Em caso de apresentar comprovação de apenas uma dose, administrar a segunda dose. O intervalo entre as doses é de 30 dias.

Fonte: Ministério da Saúde, *Imunizações*. Disponível em: <http://portal.saude.gov.br/portal/saude/visualizar_texto.cfm?idtxt=21463>. Acesso em: 18 mai. 2011.

Calendário – Vacinação do Adulto e do Idoso

Idade	Vacina	Dose	Doenças Evitadas
20 a 59 anos	**Hepatite B**[1] **(Grupos vulneráveis)** vacina hepatite B (recombinante)	Três doses	Hepatite B
	Dupla tipo adulto (dT)[2] vacina adsorvida difteria e tétano adulto	Uma dose a cada dez anos	Difteria e tétano
	Febre amarela[3] vacina febre amarela (atenuada)	Uma dose a cada dez anos	Febre amarela
	Tríplice viral (SCR)[4] vacina sarampo, caxumba e rubéola	Dose única	Sarampo, caxumba e rubéola
60 anos e mais	**Hepatite B**[1] **(Grupos vulneráveis)** vacina hepatite B (recombinante)	Três doses	Hepatite B
	Febre amarela[3] vacina febre amarela (atenuada)	Uma dose a cada dez anos	Febre amarela
	Influenza sazonal[5] vacina influenza (fracionada, inativada)	Dose anual	Influenza sazonal ou gripe

(continua)

Calendário – Vacinação do Adulto e do Idoso			
Idade	Vacina	Dose	Doenças Evitadas
60 anos e mais	**Pneumocócica 23-valente (Pn23)**[6] vacina pneumocócica 23-valente (polissacarídica)	Dose única	Infecções causadas pelo *Pneumococo*
	Dupla tipo adulto (dT)[2] vacina adsorvida difteria e tétano adulto	Uma dose a cada dez anos	Difteria e tétano

Nota: Mantida a nomenclatura do Programa Nacional de Imunização e inserida a nomenclatura segundo a Resolução de Diretoria Colegiada – RDC nº 61 de 25 de agosto de 2008 – Agência Nacional de Vigilância Sanitária – Anvisa

Orientações importantes para a vacinação do adulto e idoso.

(1) vacina hepatite B (recombinante): oferecer aos grupos vulneráveis não vacinados ou sem comprovação de vacinação anterior, a saber: Gestantes, após o primeiro trimestre de gestação; trabalhadores da saúde; bombeiros, policiais militares, civis e rodoviários; caminhoneiros, carcereiros de delegacia e de penitenciárias; coletores de lixo hospitalar e domiciliar; agentes funerários, comunicantes sexuais de pessoas portadoras de VHB; doadores de sangue; homens e mulheres que mantêm relações sexuais com pessoas do mesmo sexo (HSH e MSM); lésbicas, gays, bissexuais, travestis e transexuais, (LGBT); pessoas reclusas (presídios, hospitais psiquiátricos, instituições de menores, forças armadas, dentre outras); manicures, pedicures e podólogos; populações de assentamentos e acampamentos; potenciais receptores de múltiplas transfusões de sangue ou politransfundido; profissionais do sexo/prostitutas; usuários de drogas injetáveis, inaláveis e pipadas; portadores de DST.
A vacina está disponível nos Centros de Referência para Imunobiológicos Especiais (CRIE) para as pessoas imunodeprimidas e portadores de deficiência imunogênica ou adquirida, conforme indicação médica.

(2) vacina adsorvida difteria e tétano - dT (Dupla tipo adulto): Adultos e idosos não vacinados ou sem comprovação de três doses da vacina, seguir o esquema de três doses. O intervalo entre as doses é de 60 (sessenta) dias e no mínimo de 30 (trinta) dias. Os vacinados anteriormente com 3 (três) doses das vacinas DTP, DT ou dT, administrar reforço, dez anos após a data da última dose. Em caso de gravidez e ferimentos graves, antecipar a dose de reforço, sendo a última dose administrada há mais de cinco (5) anos. A mesma deve ser administrada no mínimo 20 dias antes da data provável do parto. Diante de um caso suspeito de difteria, avaliar a situação vacinal dos comunicantes. Para os não vacinados, iniciar esquema com três doses. Nos comunicantes com esquema incompleto de vacinação, este deve ser completado. Nos comunicantes vacinados que receberam a última dose há mais de 5 anos, deve-se antecipar o reforço.

(3) vacina febre amarela (atenuada): Indicada aos residentes ou viajantes para as seguintes áreas com recomendação da vacina: estados do Acre, Amazonas, Amapá, Pará, Rondônia, Roraima, Tocantins, Maranhão, Mato Grosso, Mato Grosso do Sul, Goiás, Distrito Federal e Minas Gerais e alguns municípios dos estados do Piauí, Bahia, São Paulo, Paraná, Santa Catarina e Rio Grande do Sul. Para informações sobre os municípios destes estados, buscar as Unidades de Saúde dos mesmos. No momento da vacinação considerar a situação epidemiológica da doença. Para os viajantes que se deslocarem para os países em situação epidemiológica de risco, buscar informações sobre administração da vacina nas embaixadas dos respectivos países a que se destinam ou na Secretaria de Vigilância em Saúde do Estado. Administrar a vacina 10 (dez) dias antes da data da viagem. Administrar dose de reforço, a cada dez anos após a data da última dose.
Precaução: A vacina é contraindicada para gestantes e mulheres que estejam amamentando, nos casos de risco de contrair o vírus buscar orientação médica. A aplicação da vacina para pessoas a partir de 60 anos depende da avaliação do risco da doença e benefício da vacina.

(4) vacina sarampo, caxumba e rubéola – SCR: Administrar 1 (uma) dose em mulheres de 20 (vinte) a 49 (quarenta e nove) anos de idade e em homens de 20 (vinte) a 39 (trinta e nove) anos de idade que não apresentarem comprovação vacinal.

(5) vacina influenza sazonal (fracionada, inativada): Oferecida anualmente durante a Campanha Nacional de Vacinação do Idoso.

(6) vacina pneumocócica 23-valente (polissacarídica): Administrar 1 (uma) dose durante a Campanha Nacional de Vacinação do Idoso, nos indivíduos de 60 anos e mais que vivem em instituições fechadas como: casas geriátricas, hospitais, asilos, casas de repouso, com apenas 1 (um) reforço 5 (cinco) anos após a dose inicial.

Fonte: Ministério da Saúde, *Imunizações*. Disponível em: <http://portal.saude.gov.br/portal/saude/visualizar_texto.cfm?idtxt=21464>. Acesso em: 18 mai. 2011.

Indicações para Uso dos Imunobiológicos Especiais nos Centros de Referência – CRIE

Imunoglobulina humana anti-hepatite B (IGHAHB)

Indicação: para indivíduos suscetíveis:
- prevenção da infecção perinatal pelo vírus da hepatite B;
- vítimas de acidentes com material biológico positivo ou fortemente suspeito de infecção por VHB;
- comunicantes sexuais de casos agudos de hepatite B;
- vítimas de abuso sexual;
- imunodeprimidos após exposição de risco, mesmo que previamente vacinados.

Composição	Início da aplicação (idade)	Dose/Esquema básico	Reforço	Via de aplicação
Imunoglobulina humana, específica, com altos títulos de anticorpos contra o antígeno de superfície do vírus da hepatite B.	Qualquer idade.	Dose única de 0,06 ml/kg; em lactentes aplicar 0,5 ml (1 ml = 200 UI)	–	Intramuscular

(continua)

Imunoglobulina humana antirrábica (IGHAR)

Indicação:
- Indivíduos que apresentaram algum tipo de hipersensibilidade quando da utilização de soro heterólogo
- (antitetânico, antirrábico, antidiftérico, etc.);
- Indivíduos que não completaram esquema antirrábico por eventos adversos à vacina;
- Indivíduos imunodeprimidos – na situação de pós-exposição, sempre que houver indicação de vacinação antirrábica.

Composição	Início da aplicação (idade)	Dose/Esquema básico	Reforço	Via de aplicação
Imunoglobulina humana, específica, com altos títulos de anticorpos contra a raiva.	Qualquer idade.	Dose única de 20 UI/kg (1 ml = 150 UI)	–	Intramuscular

Imunoglobulina humana antitetânica (IGHAT)

Indicação:
- Indivíduos que apresentaram algum tipo de hipersensibilidade quando da utilização de qualquer soro heterólogo (antitetânico, antirrábico, antidiftérico, antiofídico, etc.);
- Indivíduos imunodeprimidos, nas indicações de imunoprofilaxia contra o tétano, mesmo que vacinados. Os imunodeprimidos deverão receber sempre a IGHAT no lugar do SAT, devido à meia-vida maior dos anticorpos;
- Recém-nascidos em situações de risco para tétano cujas mães sejam desconhecidas, ou tenham histórico vacinal desconhecido, ou não tenham sido adequadamente vacinadas;
- Recém-nascidos prematuros com lesões potencialmente tetanogênicas, independentemente da história vacinal da mãe.

Composição	Início da aplicação (idade)	Dose/Esquema básico	Reforço	Via de aplicação
Imunoglobulina humana, específica, com altos títulos de anticorpos contra o tétano.	Qualquer idade.	Dose única de 250 UI para profilaxia (1 frasco = 250 UI)	–	Intramuscular

Imunoglobulina humana antivaricela-zóster (IGHAVZ)

Indicada nos seguintes grupos de pessoas suscetíveis que tiveram contato significativo:
Pós-exposição
Quando uma de cada das 3 condições abaixo (A, B e C) acontecer:

A. Que o comunicante seja suscetível, isto é:
- pessoas imunocompetentes e imunodeprimidos sem história bem definida da doença e/ou de vacinação anterior;
- pessoas com imunossupressão celular grave, independentemente de história anterior.

B. Que tenha havido contato significativo com o vírus varicela zóster, isto é:
- contato domiciliar contínuo: permanência junto com o doente durante pelo menos uma hora em ambiente fechado;
- contato hospitalar: pessoas internadas no mesmo quarto do doente ou que tenham mantido com ele contato direto prolongado, de pelo menos uma hora.

C. Que o suscetível seja pessoa com risco especial de varicela grave, isto é:
- crianças ou adultos imunodeprimidos;
- grávidas;
- recém-nascidos de mães nas quais a varicela apareceu nos cinco últimos dias de gestação ou até 48 horas depois do parto;
- recém-nascidos prematuros, com 28 ou mais semanas de gestação, cuja mãe nunca teve varicela;
- recém-nascidos prematuros, com menos de 28 semanas de gestação (ou com menos de 1000 g ao nascimento), independentemente de história materna de varicela.

Composição	Início da aplicação (idade)	Dose/Esquema básico	Reforço	Via de aplicação
Imunoglobulina humana, específica, com altos títulos de anticorpos contra a varicela.	Qualquer idade (até 96h após o contato)	1 Dose 125 U/10 kg (dose máxima = 625 U) 1,25 ml = 125 U	–	Intramuscular

Vacina contra pólio inativada (VIP)

Indicação:

a) crianças imunodeprimidas (com deficiência imunológica congênita ou adquirida) não vacinadas ou que receberam esquema incompleto de vacinação contra poliomielite.
b) crianças filhos de mãe HIV+ antes da definição diagnóstica.

Na indisponibilidade da vacina inativada, as crianças infectadas com o vírus HIV (sintomáticas ou não) e os filhos de mãe HIV+ podem receber a VOP.

c) recém-nascidos que permaneçam internados em unidade neonatal por ocasião da idade de vacinação.
d) crianças que estejam em contato domiciliar ou hospitalar com pessoa imunodeprimida e que necessitem receber vacina contra poliomielite.
e) pessoas submetidas a transplante de medula óssea ou órgãos sólidos.
f) história de complicação paralítica (paralisia flácida) após dose anterior de vacina oral contra poliomielite - VOP.

Composição	Início da aplicação (idade)	Dose/Esquema básico	Reforço	Via de aplicação
Poliovírus inativados (tipos I, II e III).	A partir de 2 meses.	3 doses com intervalo de 60 dias (mínimo de 30 dias)	1º reforço: seis meses a um ano depois da 3ª dose; 2º reforço: 3 a 5 anos após o 1º reforço.	Intramuscular (SC em situações especiais)

DTP acelular (DTPa)

Indicação:

crianças até 6 anos completos que:

a) após o recebimento de qualquer uma das doses da vacina tríplice bacteriana de células inteiras (DTP ou tetravalente) apresentem os seguintes eventos adversos graves:
   - Convulsões nas primeiras 72 horas após a vacinação;
   - Episódio Hipotônico Hiporresponsivo (EHH) nas primeiras 48 horas após a vacinação.
b) apresentem risco aumentado de desenvolvimento de eventos graves à vacina DTP ou tetravalente:
   - Apresentem doença pulmonar ou cardíaca crônica em menores de 2 anos de idade com risco de descompensação em vigência de febre;
   - doenças neurológicas crônicas incapacitantes;
   - RN que permaneça internado na unidade neonatal por ocasião da idade de vacinação, enquanto permanecer na unidade;
   - RN prematuro extremo (menor de 1000g ou 31 semanas), na primeira dose de tetravalente ou enquanto permanecer internado na unidade neonatal;
   - doença convulsiva crônica.

Composição	Início da aplicação (idade)	Dose/Esquema básico	Reforço	Via de aplicação
Associação dos toxoides diftérico e tetânico com imunógenos derivados da *Bordetella pertussis*.	a partir de 2 meses de idade até < 7 anos.	3 doses com intervalo de 60 dias (mínimo de 30 dias) OU completar o esquema vacinal iniciado com a DTP	1º reforço: 15 meses de idade (intervalo de 6 meses da 3ª dose) 2º reforço: entre 4 a 6 anos de idade.	Intramuscular

(continua)

Vacina dupla infantil (DT)

Indicação:
Crianças com menos de 7 anos de idade que apresentaram encefalopatia nos primeiros 7 dias após a aplicação da vacina DTP ou Tetravalente ou DTPa (contraindicação de receberem a vacina contra a coqueluche).

Composição	Início da aplicação (idade)	Dose/Esquema básico	Reforço	Via de aplicação
Associação dos toxoides diftérico e tetânico (como adjuvante hidróxido ou fosfato de alumínio).	Crianças com menos de 7 anos de idade.	Completar o esquema vacinal iniciado com a DTP, intervalo de 60 dias entre as doses (mínimo de 30 dias).	1º reforço: 15 meses de idade (intervalo de 6 meses da 3ª dose) (Outros reforços, a cada 10 anos utilizar a vacina dupla adulto)	Intramuscular

Vacina contra *Haemophilus influenzae* do tipo b conjugada (Hib)

Indicação:
a) Crianças menores de 1 ano com indicação de DTP acelular (impossibilitados de receber a vacina tetravalente atualmente disponível na rede pública).
b) Crianças imunodeprimidas entre 12 e 59 meses.
c) Nos menores de 19 anos e não vacinados, nas seguintes situações:
   - HIV/aids;
   - imunodeficiência congênita isolada de tipo humoral ou deficiência de complemento;
   - imunodepressão terapêutica ou devido a câncer;
   - asplenia anatômica ou funcional e doenças relacionadas;
   - diabetes mellitus;
   - nefropatia crônica / hemodiálise/ síndrome nefrótica;
   - trissomias;
   - cardiopatia crônica;
   - pneumopatia crônica;
   - asma persistente moderada ou grave;
   - fibrose cística;
   - fístula liquórica;
   - doença de depósito.
d) Transplantados de medula óssea com qualquer idade.

Composição	Início da aplicação (idade)	Dose/Esquema básico	Reforço	Via de aplicação
Polissacarídeo do *Haemophilus influenzae* tipo b conjugado a proteínas carreadoras (depende do laboratório produtor)	a partir de 2 meses	3 doses em usuários com 2 a 6 meses em intervalo de 60 dias. 2 doses em usuários com 7 a 11 meses (4 a 8 semanas de intervalo), não previamente vacinados. 1 a 19 anos dose única, ou para imunodeprimidos (HIV/aids, imunossupressão devido a drogas e câncer, imunodeficiência congênita com deficiência isolada de tipo humoral ou deficiência de complemento, transplantados)	1 dose após o esquema básico apenas para imunodeprimidos, entre 12 e 15 meses.	Intramuscular (SC situações especiais)

Vacina meningocócica conjugada (MncC)

Indicação: Asplenia anatômica ou funcional e doenças relacionadas;
- Imunodeficiências congênitas da imunidade humoral, particularmente do complemento e de lectina fixadora de manose;
- Pessoas menores de 13 anos com HIV/aids; Implante de cóclea;
- Doenças de depósito.

Obs. Dependendo da situação epidemiológica, a vacina conjugada contra meningococo C poderá ser administrada para pacientes com condições de imunodepressão contempladas neste manual.

Composição	Início da aplicação (idade)	Dose/Esquema básico	Reforço	Via de aplicação
Polissacarídeo meningocócico do grupo C conjugado a proteínas carreadoras (depende do laboratório produtor)	A partir de 2 meses de idade.	Menores de 1 ano = 2 ou 3 doses, com intervalos de 2 meses (a depender do laboratório produtor) Maior de 1 ano – aplicar dose única.	–	Intramuscular

Vacina contra hepatite A (HA)

Indicação:
- Hepatopatias crônicas de qualquer etiologia, inclusive portadores do vírus da hepatite C (VHC);
- Portadores crônicos do VHB;
- Coagulopatias;
- Crianças menores de 13 anos com HIV/aids;
- Adultos com HIV/aids que sejam portadores do VHB ou VHC;
- Doenças de depósito;
- Fibrose cística;
- Trissomias;
- Imunodepressão terapêutica ou por doença imunodepressora;
- Candidatos a transplante de órgão sólido, cadastrados em programas de transplantes;
- Transplantados de órgão sólido ou de medula óssea;
- Doadores de órgão sólido ou de medula óssea, cadastrados em programas de transplantes.
- Hemoglobinopatias.

Composição	Início da aplicação (idade)	Dose/Esquema básico	Reforço	Via de aplicação
Vírus da hepatite A inativados (formulações distintas a depender do laboratório produtor).	1 a 2 anos até <18 anos. ≥18 anos.	2 doses com intervalo de 6 meses (verificar dose pediátrica a depender do produtor) 2 doses com intervalo de 6 meses (verificar dose adulto a depender do produtor).	–	Intramuscular

Vacina contra varicela (VZ)

Indicação: Pré-exposição
- leucemia linfocítica aguda e tumores sólidos em remissão há pelo menos 12 meses, desde que apresentem > 700 linfócitos/mm³, plaquetas > 100.000/mm³ e sem radioterapia;
- profissionais de saúde, pessoas e familiares suscetíveis à doença e imunocompetentes que estejam em convívio domiciliar ou hospitalar com pacientes imunodeprimidos;
- candidatos a transplante de órgãos, suscetíveis à doença, até pelo menos três semanas antes do ato cirúrgico, desde que não estejam imunodeprimidas;
- imunocompetentes suscetíveis à doença e maiores de 1 ano de idade, no momento da internação em enfermaria onde haja caso de varicela;
- antes da quimioterapia, em protocolos de pesquisa;
- nefropatias crônicas;
- síndrome nefrótica: crianças com síndrome nefrótica, em uso de baixas doses de corticoide (< 2 mg/kg de peso/dia até um máximo de 20 mg/dia de prednisona ou equivalente) ou para aquelas em que o corticoide tiver sido suspenso duas semanas antes da vacinação;
- doadores de órgãos sólidos e medula óssea;
- receptores de transplante de medula óssea: uso restrito, sob a forma de protocolo, para pacientes transplantados há 24 meses ou mais;
- pacientes infectados pelo HIV/aids se suscetíveis à varicela e assintomáticos ou oligossintomáticos (categoria A1 e N1);
- pacientes com deficiência isolada de imunidade humoral e imunidade celular preservada;
- doenças dermatológicas crônicas graves, tais como ictiose, epidermólise bolhosa, psoríase, dermatite atópica grave e outras assemelhadas;
- uso crônico de ácido acetilsalicílico (suspender uso por seis semanas após a vacinação);
- asplenia anatômica ou funcional e doenças relacionadas;
- trissomias.

Pós-exposição: Pessoas imunocompetentes comunicantes de casos em enfermarias.

Composição	Início da aplicação (idade)	Dose/Esquema básico	Reforço	Via de aplicação
Vírus da varicela, atenuado.	12 meses de idade.	1 dose em < 13 anos 2 doses (com intervalo de 4-8 semanas) em >13 anos.	–	Subcutânea

Vacina contra influenza (INF)

Indicação: Prioridades para a vacinação contra influenza nos CRIE:
- HIV/aids;
- Transplantados de órgãos sólidos e medula óssea;
- Doadores de órgãos sólidos e medula óssea devidamente cadastrados nos programas de doação;
- Imunodeficiências congênitas;
- Imunodepressão devido a câncer ou imunossupressão terapêutica;
- Comunicantes domiciliares de imunodeprimidos;
- Profissionais de saúde;
- Cardiopatias crônicas;
- Pneumopatias crônicas;
- Asplenia anatômica ou funcional e doenças relacionadas;
- Diabetes mellitus;
- Fibrose cística;
- Trissomias;
- Implante de cóclea;
- Doenças neurológicas crônicas incapacitantes;
- Usuários crônicos de ácido acetilsalicílico;
- Nefropatia crônica / síndrome nefrótica;
- Asma;
- Hepatopatias crônicas.

Vacina contra influenza (INF)

Composição	Início da aplicação (idade)	Dose/Esquema básico	Reforço	Via de aplicação
Vírus da influenza fracionados ou de subunidades.	6 - 35 meses. 3 - 8 anos. > 9 anos e adultos.	2 doses (0,25 mL) no 1º ano de aplicação com 4-6 semanas de intervalo * nos anos seguintes 1 dose (0,25 mL) 2 doses Idem acima, mas com dose de 0,5 mL. * nos anos seguintes 1 dose (0,25 mL) 1 dose (0,5 mL).	Todos os anos.	Intramuscular

Vacina pneumocócica conjugada 7 valente (Pnc7) e polissacarídica 23 valente (Pn23)

Indicação:
- HIV/aids;
- Asplenia anatômica ou funcional e doenças relacionadas;
- Pneumopatias crônicas, exceto asma;
- Asma grave em usos de corticoide em dose imunossupressora;
- Cardiopatias crônicas;
- Nefropatias crônicas / hemodiálise / síndrome nefrótica;
- Transplantados de órgãos sólidos ou medula óssea;
- Imunodeficiência devido a câncer ou imunossupressão terapêutica;
- Diabetes mellitus;
- Fístula liquórica;
- Fibrose cística (mucoviscidose);
- Doenças neurológicas crônicas incapacitantes;
- Implante de cóclea;
- Trissomias;
- Imunodeficiências congênitas;
- Hepatopatias crônicas;
- Doenças de depósito.
- Crianças menores de 1 ano de idade nascidas com menos de 35 semanas de gestação e submetidas a assistência respiratória (CPAP ou ventilação mecânica).

Obs. Nos casos de esplenectomia eletiva, a vacina deve ser aplicada pelo menos 2 semanas antes da cirurgia. Em casos de quimioterapia, a vacina deve ser aplicada preferencialmente 15 dias antes do início da quimioterapia (QT).

Composição	Início da aplicação (idade)	Dose/Esquema básico	Reforço	Via de aplicação
Polissacarídeo pneumocócico de 7 sorotipos 4, 9V, 14, 18C, 19F e 23F, 6B conjugado a proteína carreadora	A partir dos 2 meses de idade até 59 meses	Início entre 2 a 6 meses de idade: 3 doses com intervalos de 60 dias (mínimo 30 dias) Início 7 a 11 meses de idade: 2 doses com intervalos de 60 dias (mínimo 30 dias) Início 12 a 59 meses: 2 doses com intervalos de 60 dias (mínimo 30 dias)	Uma dose Pn7 entre 12 a 15 meses de idade após 24 meses de idade: 1º reforço com Pn23 (mínimo de 6 a 8 semanas após última dose Pn7) 2º reforço com Pn23 (5 anos após o 1º reforço) Após 14 meses de idade: 1º reforço com Pn23 (mínimo de 6 a 8 semanas após última dose Pn7) 2º reforço com Pn23 (5 anos após o 1º reforço)	Intramuscular

Vacina pneumocócica conjugada 7 valente (Pnc7) e polissacarídica 23 valente (Pn23)				
Composição	Início da aplicação (idade)	Dose/Esquema básico	Reforço	Via de aplicação
Polissacarídeos pneumocócicos purificados (23 sorotipos)	A partir de 5 anos de idade	Uma dose	Uma dose após 3 a 5 anos	Intramuscular

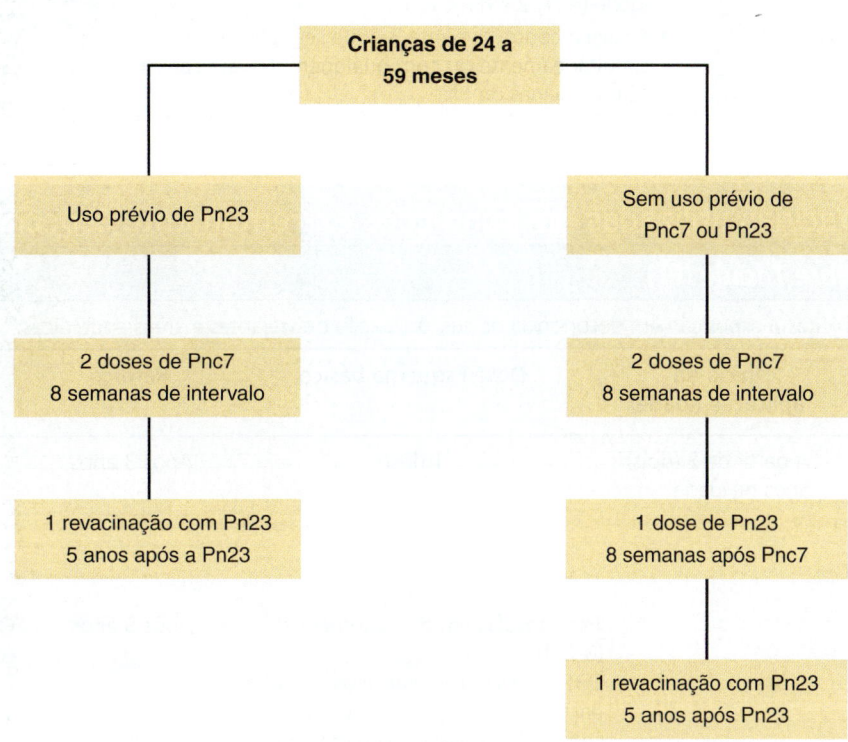

Mapa Conceitual ■ Esquema para uso da vacina pneumocócica para crianças entre 24 e 59 meses

Vacina contra hepatite B (HB)

Indicação: para indivíduos suscetíveis:
- vítimas de abuso sexual;
- vítimas de acidentes com material biológico positivo ou fortemente suspeito de infecção por VHB;
- comunicantes sexuais de portadores de HVB;
- profissionais de saúde;
- hepatopatias crônicas e portadores de hepatite C;
- doadores de sangue;
- transplantados de órgãos sólidos ou de medula óssea;
- doadores de órgãos sólidos ou de medula óssea;
- potenciais receptores de múltiplas transfusões de sangue ou politransfundidos;
- nefropatias crônicas/ dialisados/ síndrome nefrótica;
- convívio domiciliar contínuo com pessoas portadoras de VHB;
- asplenia anatômica ou funcional e doenças relacionadas;
- fibrose cística (mucoviscidose);
- doença de depósito;
- imunodeprimidos.

Vacina contra hepatite B (HB)

Composição	Início da aplicação (idade)	Dose/Esquema básico	Reforço	Via de aplicação
Vacina constituída por antígeno de superfície do vírus da hepatite B (A- gHBs) purificado.	A partir do nascimento.	• O esquema habitual para imunocompetentes consiste em três doses, com intervalos de 1 mês entre a primeira e a segunda dose e 6 meses entre a primeira e a terceira doses (0, 1 e 6 meses). Prematuros menores de 33 semanas ou 2000 g deverão receber uma dose extra com 2 meses de idade (0, 1, 2 e 6 meses). • A vacina contra hepatite B pode ser aplicada simultaneamente ou com qualquer intervalo com as outras vacinas do PNI.	-	Intramuscular

Vacinas utilizadas em condições extremamente especiais

Vacina contra Febre Tifoide (FT)

Indicação: Pessoas sujeitas a exposição em decorrência de sua ocupação ou viajantes a áreas endêmicas.

Composição	Início da aplicação (idade)	Dose/Esquema básico	Reforço	Via de aplicação
Vacina parenteral - polissacarídeo capsular Vi purificado, extraído de *Salmonella typhi*.	A partir de 2 (dois) anos de idade.	1 dose	Após 3 anos.	Intramuscular
Vacina oral - cepa atenuada da *Salmonella typhi* – Ty21a		Três cápsulas em dias alternados (0-2-4) OBS: não se devem abrir as cápsulas para administração. Apresentações com sachês para solução em líquidos não disponíveis no setor público	Após 5 anos.	Oral (as três cápsulas correspondem a uma dose)

Vacina pentavalente (Penta)

Indicação: A vacina pentavalente (DTP + HB +HIB) é administrada a partir de 2 meses de idade até 11 meses e 29 dias, em crianças com discrasias sanguíneas.

Composição	Início da aplicação (idade)	Dose/Esquema básico	Reforço	Via de aplicação
Cada dose de vacina reconstituída (0,5 mL) contém: Vacina conjugada contra *Haemophilus influenzae* tipo b (Hib): 10 mg de polissacarídeo poliribosil-ribitol fosfato capsular purificado (PRP) de *Haemophilus influenzae* tipo b (Hib). FORMA: pó liofilizado Vacina tetravalente (DTP +HB): 0,5 mL de vacina contém não menos de 30 UI de toxoide diftérico adsorvido, não menos de 60 UI de toxoide tetânico adsorvido, não menos de 4 UI de pertussis (coqueluche) e 10 mg de proteína HbsAg recombinante. FORMA: suspensão injetável; EXCIPIENTES: adsorvidos em sais de alumínio.	Administrada a partir de 2 meses de idade até 11 meses e 29 dias.	Dose individual recomendada equivale a 0,5 mL da vacina reconstituída. 3 doses: aos 2, 4 e 6 meses de idade. O intervalo ideal entre as doses é de 60 dias (sessenta) dias, podendo ser utilizado um intervalo menor, de até 30 dias (trinta) dias, em situações extremamente especiais.	–	Subcutânea

Fonte: Ministério da Saúde, *Centros de Referência de Imunobiológicos Especiais*. Disponível em: <http://portal.saude.gov.br/portal/arquivos/pdf/indicacoes_cries.pdf>. Acesso em: 18 mai. 2011.

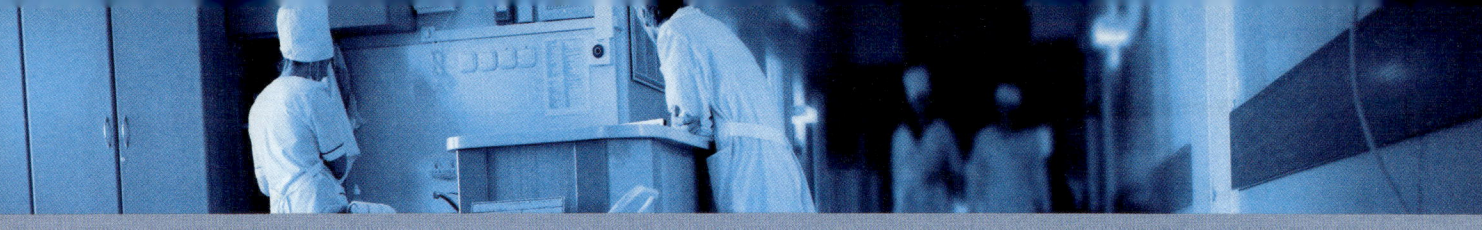

Índice Remissivo

Números de páginas seguidos por "f" indicam figuras, "t" indica tabelas e "b" indica *boxes*.

17-cetosteroides (17-KS), 677
17-hidroxicorticosteroides (17-OHCS), 677

A

AAP (American Academy of Pediatrics), 215, 228
AARP (American Association of Retired Persons), 228
AASM (American Academy of Sleep Medicine), 427
ABGs (gases sanguíneos arteriais), 532, 655, 663
abordagem preventiva, 634
aborto
    espontâneo, 282, 282t
    induzido, 282
abreviações, 174
absorção
    da água, 380
    da proteína, 384-385
    de carboidratos, 381
    de gorduras, 382
    farmacocinética, 555
    visão geral, 378
absorventes internos, 587
ação dos fármacos
    efeitos colaterais e reações adversas, 555-556
    farmacocinética, 555-516
    farmacologia, 553-554
    fatores que influenciam, 556
    interação entre fármacos, 405, 556
aceitação
    como fase da morte, 287
    da perda, 283-284, 286
    de pacientes, 120-121
aceitação e respeito, 121

acesso ao atendimento de saúde, 83
acidente automotivo (MVA), 460b
acidentes, 318
acidentes em procedimentos terapêuticos, 441
acidentes por comportamento do cliente, 441
ácido ascórbico, 387
ácido carbônico (H_2CO_3), 522
ácido desoxirribonucleico (DNA), 387, 467
ácido etilenodiaminotetracético (EDTA), 655
ácido fólico (folato), 388, 405, 669
ácido nicotínico (niacina), 387
ácido pantotênico, 388
ácido ribonucleico (RNA), 467
ácido úrico, 674
ácido vanililmandélico (VMA), 678
ácidos, 521
ácidos graxos monoinsaturados, 383
ácidos graxos poli-insaturados, 383
acidose, 522
acidose metabólica, 534t, 535-536
acidose respiratória, 534-535
acomodação, 199
ACTH (hormônio adrenocorticotrópico), 661
ACTION, recurso mnemônico, 632-633
açúcar no sangue em jejum (FBS), 663
aculturação, 231
acupressura, 362, 640
acupuntura, 353, 641
ADAMHA (Alcohol, Drug Abuse, and Mental Health Administration), 76
adaptação
    crise, 264-266

efeitos de, e na doença, 264-266
medidas de enfrentamento, 262-263
processo de aprendizagem, 198-199
visão geral, 259-263
adaptação cognitiva, 262
adesivos transdérmicos, 554
ADH (hormônio antidiurético), 527, 661
administração da medicação retal, 939-942
administração de fármaco bucal, 551, 554-555, 901-906
administração de medicação, 550-591
  ação do fármaco, 552-556
  analgésicos, 634-638
  aspectos legais de, 551
  conformidade com a medicação, 565
  enteral, 985-991
  injeções intradérmicas, 912-915
  injeções intramusculares, 920-926
  legislação, 551
  nasal, 935-938
  nomenclatura, 552
  oculares, 926-930
  orais, 901-906
  ouvido, 927, 930-931
  prescrições, 556-557
  processo de enfermagem
    análise, 566
    avaliação, 587
    diagnóstico de enfermagem, 567
    implementação, 567
    planejamento e identificação do resultado, 567
administração de medicação respiratória, 564
administração oral de fármacos, 567-568
  bucais, 901-906
  enteral, 985-991
  sublingual, 901-906
  visão geral, 901-906
administração parenteral de fármacos
  equipamento para, 568-569
  injeção intradérmica, 571
  injeções subcutâneas, 572
  terapia IV, 572-582
  visão geral, 553
admissão de paciente
  análise, 848-858
  avaliação, 859
  diagnóstico de enfermagem, 859
  documentação, 859
  implementação, 859
  planejamento, 849
  visão geral, 848

ADN (graduação como associado em enfermagem), 58-59
adoção, 97
adolescência
  aprendizagem vitalícia, 140-141
  desenvolvimento do autoconceito, 327-329
  efeito na perda e luto, 279-280
  ensino da promoção de saúde, 312
  nutrição, 402-405
  significado para a enfermagem, 213
  visão geral, 201, 212-213
Adopted Names Council, 552
adrenalina, 638-639
Adventistas do Sétimo Dia, 247, 398
Advisory Committee on Immunization Practices, 501
Aesculus hippocastanum (castanha da Índia), 368
afasia, 125
afeto, definição, 606-607
afeto, maneiras de mostrar, 120t
afirmativas abertas, 121
afogamento, 455
AFP (alfa-fetoproteína), 662
afro-americanos
  crenças, 233
  morte e questões referentes, 285
  variações biológicas, 248-249
  visão geral, 236
Agency for Health Care Policy and Research (AHCPR), 86
Agency for Healthcare Research and Quality (AHRQ), 76, 309
Agency for Toxic Substances and Disease Registry (ATSDR), 76
Agenda da Enfermagem para a Reforma da Assistência à Saúde (*Nursing's Agenda for Health Care Reform*), 86
agente
  e hospedeiro, quebra da cadeia de infecção entre, 445
  e reservatório, quebra da cadeia de infecção entre, 471-474
  visão geral, 467-469
agentes biológicos
  antraz, 500 a 501
  definição, 500
  pestilência, 503 504
  varíola, 501-502
  visão geral, 499t
agentes bolhosos, 505t
agentes de bioterrorismo físicos, 468
agentes de bioterrorismo químico
  definição, 468
  radiação nuclear, 508
  ricina, 504-506
  sarin, 506
  visão geral, 505t

agentes de estresse, 260
agentes de guerra química, 504
agentes nervosos, 504, 505t, 507, 507t
agentes sanguíneos, 505t
aglutinogênios, 657
agnóstico, definição, 246
agonista-antagonista mistos, 636
agrupamento de dados, 157
água
    absorção de, 380
    armazenamento de, 380
    classificação de, 380
    digestão de, 380
    fontes de, 380
    funções, 380
    necessidades diárias, 380
    sinais de deficiência e excesso, 380
    visão geral, 520
agulhas
    descarte de, 481
    partes de, 569
    posicionamento de, 579
    terapia IV, 575-577
agulhas tipo borboleta, 575, 577f
AHCPR (Agency for Health Care Policy and Research), 86
AHRQ (Agency for Healthcare Research and Quality), 76, 309
(AIDS), 487
AIDS (síndrome de imunodeficiência adquirida), 487
AINEs (fármacos anti-inflamatórios não esteroides), 291, 608, 635
AJN (American Journal of Nursing), 55, 84
alanina aminotransferase (ALT), 661
alcalose, 521-522
alcalose metabólica, 534t, 536-537
alcalose respiratória, 534-535
Alcohol, Drug Abuse, and Mental Health Administration (ADAMHA), 76
aldosterona, 527, 676
alergia ao látex, 489b
alergias, 566, 584t, 594
alergias a fármacos, 566
alfa-fetoproteína (AFP), 662
algor mortis, 297
alho *(Allium sativum)*, 367
alimentação enteral (TFs), 416, 545
alinhamento do corpo, 450
Allium sativum (alho), 367
ALONE, recurso mnemônico, 493
alopático, 353
ALP (fosfatase alcalina), 661, 672

ALT (alanina aminotransferase), 661
alta de pacientes, 8610
amadurecimento, 136, 197
amamentação, 400, 404
ambiente
    assistência médica no fim da vida, 293-294
    barreiras ao processo de ensino-aprendizagem, 137
    efeito na saúde, 312
ambiente, influência na comunicação, 116
ambiente ácido, 475
American Academy of Pediatrics (AAP), 215, 228
American Academy of Sleep Medicine (AASM), 427
American Association of Colleges of Nursing, 339
American Association of Critical-Care Nurses, 269
American Association of Retired Persons (AARP), 228
American Cancer Society, 311
American Dietetic Association, 290
American Health Information Management Association, 193
American Heart Association, 269
American Holistic Health Association, 48
American Holistic Nurses' Association (AHNA)
    definição de enfermagem holística, 355
    site, 48, 276, 322, 375
    visão geral, 36
American Institute of Stress, 276
American Journal of Nursing (AJN), 55, 84
American Medical Association, 290, 557
American Nurses Association (ANA)
    atendimento assistência médica no fim da vida, 285-286, 290-291
    Código de Ética, 339-340
    estabelecimento de, 54-55, 67t
    site, 48, 91, 132, 509-510
    telehealth (telessaúde) (EUA), 129
    visão geral, 68
American Nurses Credentialing Center (ANCC), 64
American Nursing Informatics Association (ANIA), 193
American Pain Foundation, 622
American Pain Society (APS), 633
American Pharmaceutical Association, 551
American Society on Aging, 228
americanos caucasianos, 233
americanos hispânicos (latinos), 237t, 242, 249, 285t
americanos nativos, 233, 242-243, 249, 287, 295, 330, 396-397
amilase (AMS), 662
amplitude de movimento articular, 751t-755t
amplitude do pulso, 604
ampolas, 571, 570f, 906-909
AMS (amilase), 609

AMTA (American Massage Therapy Association), 360
anabolismo, 378
analgesia, definição, 635
analgesia controlada pelo cliente enfermo (PCA) 637-638
analgesia epidural, 637-638
analgesia intratecal, 637
analgesia transdérmica, 638
analgésico
    classes de, 635-636
    definição, 618
    função do enfermeiro em administração, 634
    princípios de administração, 634
    sistemas de aplicação alternativos, 636-638
    visão geral, 632-633
análise, definição, 157-158
análise abrangente, 155
análise contínua, 155
análise de sêmen, 704
análise de urina rotineira (UA), 657
análise do escarro, 704
análise e avaliação funcional para a reabilitação, 101-102
análise focada, 155
análitos, 653
ANAs (anticorpos antinucleares), 609
ANCC (American Nurses Credentialing Center), 64
andar, postura e, 113, 764f
anemia da célula falciforme, 317
anestesia intraespinal, 638
anestesia intravenosa controlada pelo cliente, 453
anestesia local, 638
anestésico TAC, 637-638
angiocateter, 575
angiografia (angiograma cardíaco), 681-682
angiografia adrenal, 681-682
angiografia de radionuclídeos, 690
angiografia pulmonar, 676
angiografia renal, 686
angiograma cardíaco (angiografia), 682
angústia, 952, 1025
ANIA (American Nursing Informatics Association), 193
ânions, 520
anorexia, 293
ansiedade
    definição, 24
    efeitos de, e na doença, 264-266
    níveis de, 265t
    realização de exames, 24
    respostas físicas e mentais, 264f
    visão geral, 259-260, 264
ansiedade durante o teste, 24

aprimoramento, 24-26, 24f
atitude, 22
biópsia testicular, 698
comportamentos na sala de exame, 26-27
expectativas, 22
preparação, 22-23
antianginosos, 553-554
antibióticos, 475, 503
anticorpo fluorescente
anticorpos, definição, 475-476, 605
anticorpos antinucleares (ANAs), 662
antiestreptolisina "O" (ASO), 662
antígeno carcinoembriônico (CEA), 665
antígeno do leucócito humano DW4 (HLA-DW4), 670
antígeno específico da próstata (PSA), 671
antígenos, 473-474, 657
antioxidantes, 363
antissepsia cirúrgica da mão, 480, 710
antraz
    atendimento de enfermagem, 501
    diagnóstico de, 500-501
    prevenção da exposição, 501
    sintomas de exposição, 501
    tratamento médico, 501
    visão geral, 498
antraz cutâneo, 500
aparência, 40, 111, 112, 113, 292
aparência física, como método de comunicação, 111t, 113
aprendiz auditivo, 137-138
aprendiz visual, 137
aprendizagem, 3, 8-10, 134
aprendizagem sinestésica, 138
APRNs (enfermeiros registrados de prática avançada), 59, 86
aprovação, na comunicação, 122-123
APS (American Pain Society), 633
aptidão intelectual, 43
área de superfície corporal (ASC), 560-561
aritmética, habilidades em, 6-7
armazenamento
    de alimentos, 409-410
    de fármacos, 564-565
armazenamento de, 409
Army Medical Research Institute of Chemical Defense, 508-509
aromaterapia, 364-370
arrumação do leito
    leito desocupado, 780-784, 784f
    leito ocupado, 785-786, 786f
artelhos, amplitude de movimento, 755
artéria braquial

arteriografia, 682, 686
arteriografia adrenal, 686
Artes Socráticas, 34
articulação deslizante, 755
articulação temporomandibular (ATM), amplitude de movimento, 751
articulações condiloides, 753
articulações de bola e soquete, 752, 754
articulações de pivô, 751t
articulações em sela, 753
articulações sinoviais, 751
artrocentese, 695
artrografia, 682
artroscopia, 693
ASC (área de superfície corporal), 560-561
ascites, 698
ascultação, 735-738
asfixia, 402, 455, 505t
ASO (antiestreptolisina "O"), 662
aspartato aminotransferase (AST), 663
aspiração
    definição, 567-568
    fluido cerebrospinal, 699
    medula óssea, 692-695
    paracentese, 698
    procedimentos, 693-698t
    risco de, 443-444
    toracentese, 698-699
aspiração da medula óssea, 693, 695
aspiração do fluido cerebrospinal (CSF), 699-700
aspiração nasofaríngea, 968-971
aspiração orofaríngea, 968-971
assepsia, definição, 479
assepsia cirúrgica, 480, 868-871
assepsia médica, 479-481
assimilação, 199
assimilação cultural, 231
assistência médica comunitária, 85
assistência médica no fim da vida, 307-322
    abordagens, 288t
    atendimento à família, 294
    atendimento após a morte, 297
    Centro especializado em cuidados paliativos (Hospice), 287-288
    considerações legais, 284-285
    cuidados paliativos, 287
    cuidados pessoais do enfermeiro, 298-300
        diagnóstico de enfermagem, 288-289
        gerenciamento, 293t
        implementação, 289-294
    morte iminente, 296
    perda, 278
    visão geral, 277-278
assistência nas refeições, 415-416
assistente médico, 58
assistentes de médicos (PAs), 78t
assistentes sociais (SWs), 78
Associação de Enfermeiras de Emergência (Emergency Nurses Association), 269
Associação Nacional dos Aposentados, 107
associações de enfermeiros visitantes, 56
AST (aspartato aminotransferase), 663
Atarax (cloridrato de hidroxizina), 636
ATC (o dia inteiro), 634
atenção
    de outros, ganhar e conservar, 148-149
    influência na comunicação, 117
atenção gerenciada, 80
atenção subaguda, 95-96
atenção terciária (reabilitativo), 76
atendimento a longo prazo, direitos de residentes, 96f
atendimento de repouso, 97
atendimento de saúde primário, 64, 80, 84, 87, 100
atendimento em ambulatório, 93, 98, 100
atendimento holístico, 36
    autoconceito, desenvolvimento de, 40
    autoconsciência, 39
    bem-estar, 307, 308, 309
    cuidados pessoais, 40
    Maslow, Hierarquia das Necessidades de, 37, 38, 39, 41, 157, 160, 290,
atendimento/assistência domiciliar, 245, 473, 479, 493, 504, 544, 557, 580, 564, 586, 606, 656
aterosclerose, 384
ateu, definição, 246
atitude
    definição, 3, 43
    na realização de testes, 22-23
    para melhorar a comunicação, 120-121
    positiva, 3-6
atitude positiva, 3-4
atividades da vida diária (AVDs), 97, 101, 162, 212, 444-445, 594, 598
ATM (articulação temporomandibular), amplitude de movimento, 590
atomizadores, 586
átomos, 519
atribuição, 28-29
atributos, definição, 3
ATSDR (Agency for Toxic Substances and Disease Registry), 76

Índice Remissivo

AU (análise de urina), 656
audição
    definição, 111
    efeito na comunicação, 111
    ensinar deficientes auditivos, 125
audição/escuta
    ativa, 116, 120
    crítica, 18
    definição, 111
    e comunicação verbal, 112
    habilidades em, 7
audiometria da fala (limite de Spondee), 704
auditorias, de enfermagem, 170-171
auscultação, 600, 727
autenticidade, 121
autoconceito, 324-331
    componentes, 324
    definição, 39-40, 198-199
    desenvolvimento de, 39-40, 326-329
    fatores que afetam, 329f
    processo de enfermagem e, 330-332
    visão geral, 324-325
autodisciplina, 13
autoestima, 37-38, 326
autonomia, 50
autorização, definição, 327b
auxiliar de enfermagem, comunicação com, 127
avaliação abdominal, 610-613
avaliação da cabeça, 607
avaliação de extremidades, 613
Avaliação do *insight*, 34
avaliação do pulso carotídeo, 605, 728
avaliação musculoesquelética, 613
avaliação torácica, 609-610
avaliações culturais pessoais, 250
AVDs (atividades da vida diária), 97, 101, 443-444, 594, 598
aventais descartáveis, 863
avental, 480, 481, 489, 491, 713-717, 864, 866
ayurveda, 354

B

babosa (*aloe vera*), 365
Baby Boomers, 115
Bacillus anthracis, 498, 500
bacteremia, 679
bactérias, 467, 541t
bactericidas, 584-585
bagunça, 12
Baixa autoestima situacional (diagnóstico de enfermagem), 104-105

balanças de tipoia, 743-745
balanças incorporadas ao leito, 745
balanças para leito, 742
balanças verticais, 741-742
balanço hídrico positivo, 381
Ballard School, 56
bancos de dados de ações disciplinares, 68
banho completo no leito, 455
banho dos pacientes
    discussão geral, 454-455
    no leito, 788-791
banho em banheira, 449
banho parcial, 455
banho sozinho, 455-456
banhos de assento, 456, 896-897, 896f
banhos terapêuticos, 456
barbear os pacientes, 458, 808-809, 809f
barganha, fase da morte, 286
barreira na enfermagem, 487
barreiras fisiológicas da aprendizagem, 139
barreiras na comunicação, 122
barreiras psicológicas da aprendizagem, 139-140
barreiras socioculturais da aprendizagem, 138-139
base de conhecimento, 143
base de suporte, 450
bases, 521
basófilos, 478, 659
Batistas, 246
Beecher, H. K., 629
bem-estar, 323-336
    definição, 37
    diretrizes para a saúde, 316-318
    espiritual, 44
    fatores que afetam a saúde, 312-315
    físico, 40-42
    genogramas, 315-316
    Healthy People 2010, 310
    imagem corporal, 325
    intelectual, 42-43
    prevenção de doenças, 310-312
    promoção da saúde, 308-310
    psicológico, 43-44
    saúde, 307
    sociocultural, 43
    visão geral, 37, 323-324
bem-estar emocional, 307
bem-estar físico, 40-42, 308
bem-estar mental, 307
bem-estar profissional, 307-308
bem-estar psicológico, 43

bem-estar social, 307
bem-estar sociocultural, 43
bengalas, 761-766
Berlinguer, G., 471
bicarbonato (HCO$_3$), 533-534
bicarbonato de sódio (NaHCO$_3$), 522
bilirrubina, 663
biodisponibilidade, 551
biofeedback, 372, 640
biologia, efeito na saúde, 312
biópsia cardíaca, 697
biópsia de próstata, 698
biópsia de tireoide, 698
biópsia do fígado, 698t
biópsia endometrial, 697
bioterrorismo, 498-501
    agentes químicos
        radiação nuclear, 508
        ricina, 504-506
        sarin, 506-507
        visão geral, 499t
    agentes/doenças biológicos
        antraz, 500 a 501
        peste, 503-504
        varíola, 501-502
        visão geral, 499t
    definição, 504
    equipes de socorristas, 510-511
    preparação, 508-511
    visão geral, 499
biotina, 388
bloqueio do nervo, 641
Blue Cross e Blue Shield, 57
BNP (peptídeo natriurético do tipo B), 664
boca
    assistência médica no fim da vida, 290
    exame físico, 608
bolsa de ostomia para desvio intestinal, troca, 890-893
bólus intermitente, 988
borborismos, definição, 612
Bordetella pertussis, 679
bradicardia, 604
bradipneia, 605
Breckenridge, Mary, 56, 87
broncoscopia, 693
bruxismo, 428
BSN (bacharel em enfermagem), 64
Budismo, 248, 295
BUN (nitrogênio ureico sanguíneo), 413, 664

C

C (carbono), 518
C e S (cultura e sensibilidade) exames, 672, 679-680, 701
CA-125 (antígeno do câncer), 664
CA-15-3 (antígeno do câncer), 664
CA-19-9 (antígeno do câncer), 664
CABG (enxertos de revascularização de artérias coronárias), 545
cadeiras de rodas
    transferência de pacientes do leito para, 774-777
    visão geral, 449
cálcio (Ca)
    alimentos ricos em, 529t
    desequilíbrios de fluidos e eletrólitos, 529-530
    exames de sangue, 658
    visão geral, 390, 518
calcitonina, 664
cálculos de dosagem, 559-560
calendário semanal resumido, 11f
calibre, agulha, 569
calor, aplicação de, 78, 640, 893
    análise, 893
    avaliação, 901
    diagnósticos de enfermagem, 893
    documentação, 901
    implementação, 893
    planejamento, 893
caloria, definição, 378
camomila *(Matricaria chamomilla)*, 366
campo energético perturbado, definição, 360
campos estéreis, 868-872
canais de comunicação, 111
câncer, 316-317
canela *(Cinnamomum)*, 366
canto com dobra, 782, 782f
capacidade de fala, 125-126
capacidade ligação total do ferro (TIBC), 674
capacidade visual, efeitos na comunicação, 127
capelães, 88
Capezuti, E., 447
Capoten (captopril), 426
captopril (Capoten), 426
características da geração, 114b
características definidoras, 159
caráter, definição, 607
carboidratos, 381-384
carbono (C), 519
carbono, hidrogênio, oxigênio e nitrogênio, 384
cardo-de-santa-maria *(Silybum marianum)*, 369t
cáries dentárias, 457

castanha-da-índia (*Aesculus hippocastanum*), 368
CAT (teste adaptativo computadorizado), 31
catabolismo, 378
cataplexia, 418
catapora (varicela), 476
catarata, 317
catarse, 269
catecolaminas, 678
cateter de Foley, 657
cateter nasogástrico (CNG), 416, 993-996
cateteres
    análise, 794
    avaliação, 796
    avaliação, 882
        diagnóstico de enfermagem, 876
        implementação, 877-882
        planejamento, 876
        visão geral, 875-876
    diagnóstico de enfermagem, 795
    documentação, 796
    implementação, 795
    irrigação, 883-885, 885f
    planejamento, 795
    posicionamento
        análise, 872
        documentação, 882
    preservativo, 816-818
    terapia IV, 575
    venoso central, 1015-1023
    visão geral, 794
cateteres centrais perifericamente inseridos (PICCs), 656
cateteres venosos centrais (CVCs), 575, 981-982
cateterismo cardíaco, 683
cateterismo de alívio, 657
cátion, 520
Catolicismo, 242, 295, 398
Catolicismo romano, 295, 398
cava (*Piper methystium*), 368
cavernosometria e cavernosografia de infusão dinâmica, (DICC) 701
cavidade bucal (oral), inspeção da, 544
cavidade oral (bucal), inspeção de, 540
CBE (prontuário por exceção), 180
CCID (cavernosometria e cavernosografia de infusão dinâmica), 701t
CCs (centros cirúrgicos)/sala de cirurgia, 94, 474
CEA (antígeno carcinoembriônico), 665
células B, 475
células e cilindros da urina, 675
células T, 475-477

celulose, 381
Center for Critical Thinking, 19, 34
Center for Nursing Classification, 193
Center for Research on Learning and Teaching, 152
Centers for Disease Control and Prevention (CDC)
    bioterrorismo, 498, 510
Centers for Medicare and Medicaid Services (CMS), 447, 463
centro de gravidade, 450
centros de enfermagem comunitários, 100
centros para adultos, 97, 100
CERFPs (Chemical, Biological, Radiological/ Nuclear, and Explosive Enhanced Response Force Package), 509
certificação, 93
cetonas, 675
cetose, 382
CFDVHRD, recurso mnemônico, 562
Chemical, Biological, Radiological/Nuclear, and Explosive Enhanced Response Force Package (CERFPs), 509
Cheyne-Stokes, respirações, 293, 638, 732
chi, 353
chiado sonoro, 610
chiados sibilantes, 610
CHIP (State Children's Health Insurance Program), 81
Chiropractic Arts Center, The, 373
CHON (carbono, hidrogênio, oxigênio e nitrogênio), 384
choque, fase do luto, 278-279
Chrysanthemum parthenium (crisantemo), 367
chumbo (Pb), 670t
chuveiros, 455
cianose, 599
cicatrizes, 610
ciclo de vida, 196-272
    crescimento e desenvolvimento, 197
    dimensões e teorias do desenvolvimento humano, 198-199
    estrutura holística da enfermagem, 202
    fases de
        fase adolescente, 213-216
        fase adulta, 216-218
        fase da idade escolar, 211-212
        fase da infância, 205-209
        fase da primeira infância, 207-210
        fase neonatal, 203-205
        fase pré-adolescente, 212-213
        fase pré-escolar, 210-211
        fase pré-natal, 203
        maioridade média, 216-218
        velhice, 220-225
    visão geral, 197
Ciência Cristã, 247, 295

Cientologia, 247
Cimicifuga racemosa (erva de São Cristovão), 365
ciprofloxacina, 501
cirurgião geral, 314-315, 508-509
cisalhamento da pele, 766-767
cistoscopia, 694
cistoscópio, 692, 694
Citanest (prilocaína), 638
citologia, 679-680, 701
citrato de sódio, 655
City of Hope, 647
CK isoenzimas, 665
CK-BB isoenzimas (cérebro), 665
CK-MB isoenzimas (coração), 665
CK-MM isoenzimas (músculo), 665
Classificação das Intervenções da Enfermagem (NIC), 180, 186
Classificação dos Resultados da Enfermagem (NOC), 180, 186
classificações da acuidade, 182, 186
Cleveland Clinic, The, 708
clichês na comunicação, 123
clientes com problemas de memória, ensino, 142
Clopra (cloridrato de metoclopramida), 636
cloranfenicol, 504, 556
cloreto (Cl), 389, 518, 519-520, 668
cloreto (Cl⁻), 532, 658
cloreto de potássio, 528
cloridrato de difenidramina, 552
cloridrato de doxiciclina, 501
cloridrato de hidromorfona (Dilaudid), 291, 292, 636
cloridrato de hidroxizina (Atarax, Vistaril), 636
cloridrato de metoclopramida (Clopra), 636
cloridrato de nalbufina (Nubain), 637
cloridrato de ondansetrona (Zofran), 636
cloridrato de oxicodona (OxiContin), 557
cloridrato de pentazocina (Talwin), 637
cloridrato de tetracaína (Pontocaine), 638-639
cloridrato de trimetobenzamida (Tigan), 636
cloro (Cl), 389, 518, 664
Clostridium botulinum, 400
Clostridium difficile, 679
CMS (Centers for Medicare and Medicaid Services), 447, 463
CNSs (especialistas em enfermagem clínica), 86
cobalamina (vitamina B$_{12}$), 386
cobalto (Co), 389, 518
cobertura de terceiros, 288
Cobre (Cu), 389, 391, 518
codeína, 633
codificação, 15

códigos de ética, 65, 339-340
Cohosh preto *(Cimicifuga racemosa)*, 365
colangiopancreatograma endoscópico retrógrado (CPRE), 694
Coleman, R. M., 435
cólera, 471
colesterol, 382-383 658
coleta de amostras, 653-654
coleta de fezes, 657
coleta de sangue (venopunção), 578, 654-655, 996-1000
coleta de urina
    coleta aleatória, 657
    coleta cronometrada, 657
    coleta de fezes, 657
    coleta limpa, 651, 828-831
    em casa, 656
    espécime estéril, 657
    sistema de drenagem fechado, 657, 794-796
coleta de urina cronometrada, 656-657
colher de chá (cs), 558
colher de sopa (CS), unidade de medição, 558
cólica, 620
colírios, 586, 929
colite ulcerativa, 414
colonização, 468
colonização, influência na segurança, 468
colonoscopia, 694
colposcopia, 694
coluna cervical, amplitude de movimento, 751
colutórios, 544
comadres, 812-816
Comitês de Gerenciamento de risco, 565
como reguladores do equilíbrio ácido-base, 533
comorbidade, 81
composto, definição, 519
compostos, 519
compressas quentes, 581
comprimidos liberados com o tempo, 633-634
comprometimento na deglutição (diagnóstico de enfermagem), 567
Compton, P., 626
comunicação, 110-132
    aspectos psicossociais de, 117-119
    com a equipe de saúde, 127-130
    comunicação enfermeiro/cliente, 124-127
    congruência das mensagens, 117
    consigo mesmo, 130
    definição, 111
    documentação, 168-169
    influências culturais em, 242

influências em, 111-114
limites profissionais, 124
métodos de, 155t, 156-157
processo de, 154-155, 155f
terapêutico, 119-121
visão geral, 154-155
comunicação eletrônica, 129-130
comunicação em grupo, 128
comunicação formal, 124-125
comunicação informal, 124
comunicação intrapessoal, 130
comunicação intrapessoal negativa, 130
comunicação não verbal, 112-113
comunicação oral, 127-128
comunicação social, 124
comunicação terapêutica
    barreiras, 120-121
    comportamentos/atitudes para aprimorar, 122
    definição, 118-119
    metas de, 118-119
    técnicas de, 119-120
comunicação verbal, 111-112
conceitos, 21
conclusões, 22
concordar, na comunicação, 119-121
condição de peso baixo, 408
condicionamento, 262
confiança, desenvolvimento, 119
conformidade com a medicação, 565
conforto, assistência médica no fim da vida, 294-296
congruência das mensagens, 117
conhecimento deficiente, 25, 147, 1024
conjunto de administração de controle de volume, 581
Conjunto de Dados Mínimos de Enfermagem (NMDS), 186
consciência, nível de, efeito na comunicação, 111-113
conselho, fornecimento, 123-124
Conselho Internacional de Enfermeiros (ICN), 51, 339
consentimento informado, 126, 142, 170
consequências, 22
considerações legais
    administração de medicações, 565
    autópsia, 297
    consentimento informado, 170
    doação de órgão, 291
    Joint Commission, 170
    leis estaduais da prática de enfermagem (EUA), 169-170
    morte e questões referentes, 284-285
    sigilo, 170
    visão geral, 168-170
considerações legais, 284

constipação, 632, 637, 812, 820
contagem das células CD4 T, 666
contagem de célula de leucócitos, 679t
contagem de plaquetas, 659t
contagem diferencial, 658
contato visual, 111-113
contenções físicas, 448
contenções químicas, definição, 448
continuum da saúde, definição, 37
controladores de bomba, 580
controladores de volume, 581
controle ambiental, 489-490
controle cognitivo/comportamental da dor
controle de peso, 318, 406t, 406-408
conversas consigo mesmo, 130
conversas intrapessoal positiva, 130
COOH (grupo carboxila), 523
coragem intelectual, 23
cordialidade, 120
correspondência de tipo e cruzada, 657-658
corticotropina, 661
Corynebacterium diphtheria, 679
cotovelos, amplitude de movimento, 752
Council on Pharmacy and Chemistry, 557
couro cabeludo, exame físico, 607
Cousins, Norman, 370, 640
CPAP (dispositivo de pressão de via aérea positiva contínua), 428
Cr (cromo), 389, 392, 588
Craig, J., 615
creatina quinase CPK (CK), enzima cardíaca, 665
creatinina, 413, 672
credenciamento, definição, 59-60, 93-94
creme EMLA, 638
crenação, definição, 524
crenças de, 233
crescimento, 197
crescimento, fases
    idade escolar, 200
    infância, 200
    neonatal, 203
    pré-adolescência e adolescência, 212, 213
    pré-escolar, 210
criação de imagens orientada, 23, 37
criança de 1 a 3 anos, 200, 202, 207, 209, 210, 401, 573
crianças de 1 a 3 anos
    desenvolvimento do autoconceito, 328
    significado para a enfermagem, 207-209
    visão geral, 200, 206-208
crisantemo (*Chrysanthemum parthenium*), 367

crise, 264
cromo (Cr), 392, 518
cronobiologia, 424
CRP (exame da proteína C reativa), 667
Cruz Vermelha Americana, 508-509
CSF (fluido cerebrospinhal), aspiração, 696-700
Cu (cobre), 389, 391, 518
cuidados com a barba, 458
cuidados com bigode, 458
cuidados com dentaduras, 608, 797
cuidados com os artelhos, 455-456
cuidados com os cabelos, 292, 297, 313, 458, 473
    exame físico, 84, 100, 156, 168, 253, 257, 315, 317, 330, 331, 333, 410, 412, 417, 429, 442, 477, 539, 566, 593, 598-601, 614, 649, 734, 928
cuidados orais
    análise, 796
    avaliação, 801
    diagnóstico de enfermagem, 797
    documentação, 801
    equilíbrio de fluidos, eletrólitos e ácido-base, 544
    escovação, 457
    fio dental, 457
    flúor, 457
    implementação, 797-801
    planejamento, 797
    visão geral, 796
cuidados paliativos, 287-288
cuidados perineais, 456, 792-794
cuidados post-mortem, 297, 297b
cuide de si mesmo, 44-45
cultura, 230
    crescimento e desenvolvimento, 197
    características da, 231
    como aspecto psicossocial da comunicação, 199
    componentes, 231
    diversidade cultural, 231
    etnia, 230-231
    influência na comunicação, 113
    influência na espiritualidade, 44, 199, 335
    influência na higiene, 440
    influência na nutrição, 376
    influência na perda e luto, 278
    influência no atendimento ao paciente, 39
    influência no atendimento de saúde
        crenças de grupos culturais selecionados, 233
        definição de saúde, 232
        etiologia, 232
        profissionais da saúde e medicamentos, 233
        promoção e proteção da saúde, 233
    processo de enfermagem e, 340
    raça, 230-231
cultura apalache, 241
cultura chinesa, 234, 285, 397
cultura da Europa central, 397
cultura da garganta, 832-833
cultura de escarro, 679-680, 831-832
cultura de fezes, 680
cultura de sangue, 679
cultura de urina, 680
cultura do Camboja, 397
cultura do Laos, 397-398
cultura do norte da Europa, 397
cultura do Oriente Médio, 239t-240t, 397
cultura dominante, 231
cultura europeia, 240-241, 249, 397
cultura europeia ocidental, nutrição e, 397
cultura filipina, 235, 285
cultura haitiana, 236
cultura indiana, 397
cultura italiana, 397
cultura japonesa, 234, 397
cultura mexicana, 237t, 397
cultura porto-riquenha, 237, 397
cultura tailandesa, nutrição e, 397-398
cultura vietnamita, 235, 397-398
culturas da garganta (esfregaço), 679
culturas de esfregaço (garganta), 679-680
cura, definição, 36
cura pela fé, 358
curativo, 474, 610
    cateter venoso central, 1016-1025
    seco, 951-954
    úmido, 954-958
curativo úmido, aplicação, 954-958
curativo venoso central, 1015
CVCs (cateteres venosos centrais), 575

D

D & C (dilatação e curetagem), 701
dados
    documentação, 158
    fontes do, 156
    interpretação, 157
    organização, 157
    tipos de, 156
    validação, 156
dados, ação e resposta (DAR), 178
dados objetivos, definição, 156
dados subjetivos, definição, 156

DAR (dados, ação e resposta), 178
data de nascimento (DDN), 522
datas de vencimento, 571
DCC (doença cardíaca coronariana), 460
DDN (data de nascimento), 182
DEA (Drug Enforcement Agency), 552
declarações de duas partes, 158
declarações de três partes, 159
decomposição, 520
decúbito dorsal, 601
dedos, amplitude de movimento, 754
defensiva, 123
defesa imune específica, 475-476
defesa imune inespecífica, 474-475
Déficit de cuidados pessoais de banho/higiene (diagnóstico de enfermagem), 445, 789
Déficit de cuidados pessoais de uso de banheiro (diagnóstico de enfermagem), 444-445
déficit de pulsação, 605
Déficit nos cuidados pessoais (diagnóstico de enfermagem), 444-445t
defina as prioridades, 12-13
deglutição, 377
deglutição comprometida, 104
delírio, 292-293
Demerol (meperidina), 561-562, 636
dentes
    cuidados com dentaduras, 778-779
    escovar os dentes, 457, 796-801
    fio dental, 457, 796-800
dentista, 212, 317
Departamento de Medicina Alternativa (Office of Alternative Medicine – OAM), 355
departamentos de terapia, 94
Department of Agriculture, 393-395, 420
Department of Defense, 508
Department of Homeland Security, 513
depreciar, 123
depressão, fase da morte, 286
derramamentos, 447-448
derrame, 317-318
descarte de materiais contaminados, 480
desconformidade, 565
descritores das informações nutricionais, 410
desenvolvimento, definição, 199
desenvolvimento da equipe, 64
desenvolvimento de competência, 64
desenvolvimento humano, 38, 198
desesperança, 279, 287, 288, 330
desidratação, definição, 380
desidrogenase lática (LDH), 665t

desinfecção, 472
despersonalização, 266
Desyrel (trazodona), 426
diabetes, 310
diagnóstico de risco na enfermagem, 158
diagnóstico real de enfermagem, definição, 158-159
diagnósticos
    comparação de, 166t
    exemplos de, 159t
    implicações culturais, 250, 252t
    metas de curto e longo prazo, 161t
    metas e resultados esperados, 162
    priorização, 160,161t
    tipos de, 161, 162
diálise, 523
didática, 60
dieta
    diretrizes, 314, 316
    efeito na saúde, 312-313
    histórico, 330
    influência no repouso e sono, 423
    porções, 394
dieta cirúrgica líquida (dieta de líquidos transparentes), 414
dieta com gordura controlada, 415
dieta de baixo resíduo, 414
dieta de líquidos transparentes (dieta cirúrgica líquida), 414-415
dieta mecânica branda (ou desdentada), 414
dieta para edêntulos (mecânica mole), 415
dieta pastosa, 414
dieta rica em fibras, 233, 316, 415
dieta suave liberal, 415
dieta totalmente líquida, 414
dietas com sódio restringido, 415
dietas vegetarianas, 385, 395
difusão, 523
digestão
    da água, 379
    da proteína, 379, 384
    de carboidratos, 381
    de gorduras, 382
    de minerais, 389
    de vitaminas, 379
    função, 377, 380
dilatação e curetagem (D& C), 701t
Dilaudid (cloridrato de hidromorfona), 291-292, 636
dimensão cognitiva do desenvolvimento humano, 198
dimensão fisiológica do desenvolvimento humano, 198-199
dimensão moral do desenvolvimento humano, 199
dimensão psicossocial do desenvolvimento humano, 199

direito criminal, 63
direito de recusar, 564
diretivas antecipadas
    visão geral, 169-170, 285
Diretrizes Alimentares, 385
diretrizes de controle da dor baseadas em evidência, 633
disartria 125
Disaster Relief Act (1969), 509
disfasia, 125
dispneia
    definição, 605
    Posicionamento de clientes dispnéicos, 605
    respirações, 732
dispositivo de pressão de via aérea positiva contínua (CPAP), 428
dispositivos de acesso vascular (VADs), 575
dispositivos de apoio para marcha
    análise, 761
    avaliação, 766
    diagnóstico de enfermagem, 761
    documentação, 766
    implementação, 761-766
    planejamento, 766
    visão geral, 761
dissacarídeos, 381
distração, 631
distribuição, 555
diverticulite, 405
Dix, Dorothea, 51, 54
DNA (ácido desoxirribonucleico), 387, 467
DNR (ordem de não ressuscitar), 285
Dock, Lavinia, 55
documentação
    comunicação
        amostra de fezes, 657, 835
        arrumação do leito, 437
        auditoria de enfermagem, 171
        banho dos pacientes no leito, 788
        barbear o cliente, 808
        coleta de urina, 653, 656
        comadres e urinol, 812
        cuidados com o cateter, 875
        cuidados com os olhos, 801
        cuidados orais, 290, 457-458, 796
        diretrizes gerais, 171, 951, 955
        dispositivos de ajuda para caminhar, 448-450, 761
        educação, 60t, 114
        enemas, 819
        exercícios de amplitude de movimento, 750
        função dos LPNs/LVNs, 64
        higiene das mãos, 479, 489
        manobra de Heimlich, 843
        massagens dorsais, 456
        mecânica corporal, 40, 450
        mobilidade dos pacientes no leito, 445
        oximetria de pulso, 739
        pesquisa, 171
        prática e padrões legais, 168
        pesar o cliente 162
        precauções de isolamento, 486
        pressão arterial, medição, 734
        reembolso, 170
        relatório de incidentes, medicação, 188
        respirações, contagem, 732
        ressuscitação cardiopulmonar, 490, 848
        segurança na locomoção, 756
        temperatura, medição, 718
        transferência do cliente, 859
        virar e posicionar os clientes, 291
    de intervenções, 177-178, 180
        documentação computadorizada, 180
        prontuário de enfoque, 178
        prontuário narrativo, 177
    ensinar pacientes, 101, 148
    princípios efetivos de
        abreviações-padrão, 174
        assinatura, 175
        erro de medicação, 175
        escrever à tinta, 174
        escrever de maneira legível, 174
        escrever em todas as linhas, 175
        formulários apropriados, 173
        identifique o cliente, 179
        objetividade, 172
        omissões, 175
        processo de enfermagem, 22, 144
    tendências, 182
documentação computadorizada, 177, 180
documentação efetiva, 171
documento de medicina nuclear, 168-169
doença cardíaca, 240, 309, 311, 316, 318
doença cardíaca coronariana (DCC), 460
doença de Alzheimer, 318, 437
doença de Crohn, 389, 414
doença de Parkinson, 439
doença de zoonótica, 503
doença do enxerto versus hospedeiro, 585
doença periodontal, 317
doença pulmonar crônica, 318
doença pulmonar obstrutiva crônica (DPOC), 534

doenças nutricionais primárias, 405
Dolophine (metadona), 636
dominância de um dos hemisférios cerebrais, 9
domínio afetivo
    métodos pedagógicos aplicáveis em, 139-140
    visão geral, 134-135
domínio cognitivo, 135-136, 139
domínio psicomotor, 135-136, 149-140
domínios de aprendizagem, 134, 139-140
Doppler da carótida, 688
dor, 617-643
    aguda versus crônica, 620t
    arcos reflexos, 623f
    assistência médica no fim da vida, 293
    condução de impulsos da dor, 624, 625f
    definições, 618
    duração da, 628
    exame físico, 606
    fatores que afetam a experiência da, 624-625
    fisiologia da, 622-624
    intensidade da, 628
    local/localização da, 598, 620f, 628
    mitos comuns sobre a, 619
    natureza da, 619
    padrões da Joint Commission, 626
    percepção da, 632
    processo de enfermagem
        análise, 626-632
        avaliação, 641-643
        diagnósticos de enfermagem, 632
        execução, 633-641
        identificação de planejamento/resultado, 632
    propósito, 621
    tipos de, 619-621
    vias de, 622
    visão geral, 618-619
dor aguda, 619-622, 631-633, 582-583
dor aguda recorrente, 621
dor benigna crônica, 621
dor crônica, 299 300, 642
    avaliação, 631-632
    versus dor aguda, 620
    visão geral, 618
dor cutânea, 619
dor de membro fantasma, 621
dor episódica, 292
dor isquêmica, definição, 622, 623
dor na parte inferior das costas, 317
dor não maligna crônica, 621
dor progressiva, 621

dor referida, 619
dor somática, 619
dose desejada, 560
dose disponível, 560
doses unitárias, 565
doxiciclina (Vibramycin), 504
DPOC (doença pulmonar obstrutiva crônica), 164, 223, 427, 964
dramatização, 139
dreno, avaliação, 612
Drug Enforcement Agency (DEA), 552
DST (exame de supressão com dexametasona), 667

E

e varíola, 501-502
EAR (necessidade média estimada), 396
ECG (eletrocardiograma)
    como parte do exame físico, 315
    definição, 94
    teste de esforço, 692
    teste de tálio, 692
    visão geral, 688
ecocardiografia, 688
economia
    atendimento gerenciado, 80
    seguro privado, 79
edema
    análise, 615f
    definição, 475, 526
    exame, 540
    manifestações clínicas de, 542
edema periférico, 542
edema pulmonar, 542
EDTA (ácido etilenodiaminetetracético), 655
educação
    documentação, 168
    enfermagem
        escolas pioneiras, 56
        tendências, 60-61
        tipos de programas, 65-67
        visão geral, 59-60
    influência na comunicação, 114
educação continuada, 64
EEG (eletroencefalograma), 94, 688, 691
efeito de titulação, 638
efeito máximo, 635
efeitos colaterais, 555-556, 636-637
efeitos tóxicos, 556
EGD (esofagogastroduodenoscopia), 694
eixo, 569-570

elemento restante, 389
elementos, 518, 518t
eletrocardiograma (ECG)
    como parte do exame físico, 307
    definição, 94
    teste de esforço, 692
    teste de tálio, 692
    visão geral, 688
eletrodos, 640
eletroencefalograma (EEG), 94, 688, 690-692
eletrólitos, 520, 520f, 534, 656, 658, 667-668
eletrólitos séricos, 658
eletromiografia (EMG), 94, 691
elétrons, 519
eletrorretinograma (ERG), 691
ELISA (ensaio imunoabsorvente ligado à enzima), 500, 668
EMEDS (Expeditionary Medical Support), 509
EMG (eletromiografia), 94, 691
emoções
    influência na comunicação, 114-115
    influência na segurança, 438
empatia, 120-121
empatia intelectual, 23
encefalinas, 624
endêmica, definição, 487
endorfinas, 624
enemas, 819-823, 821-822f
enemas de grande volume, 819
enemas de pequeno volume, 819
enemas de retenção de óleo, 819
energia adaptativa, 260
energia cinética, 523
enfermagem
    definição, 50
    educação para, 56-64
    habilidades básicas, 6-8
    histórico de, 50-54
    homens na, 54-55
    papéis do enfermeiro, 79t
    pioneiros e líderes, 55-56
    processo, 155f, 166f, 166t
    registro profissional, 31
enfermagem para indivíduo em sua totalidade, 37
enfermeiras obstétricas, 86
enfermeiros especialistas, 86
enfermeiros práticos licenciados (LPNs)
    escopo da prática/competência, 28
    função de
        em hospitais de atendimento agudo, 94-95
        em instalações de atendimento de longo prazo, 95

        na nutrição, 377
        na reabilitação, 102
        no atendimento domiciliar, 98
        no atendimento em ambulatório, 97
    visão geral, 59-60
enfermeiros registrados (RNs), 59, 64
enfermeiros registrados de prática avançada (APRNs), 59, 86-87
enfermeiros vocacionais licenciados (LVNs)
    escopo de prática/competência, 28
    função de
        em hospitais de atendimento agudo, 94-95
        em instituições de atendimento de longo prazo, 97
        na nutrição, 377
        na reabilitação, 102
        no atendimento domiciliar, 98
        no atendimento em ambulatório, 97
    visão geral, 59-60
enfrentamento ineficaz (diagnóstico de enfermagem), 268, 273, 445
enriquecido, definição, 393
ensaio de hormônio luteinizante (LH), 670t
ensaio de renina, atividade plasmática da renina (APR), 672t
ensaio do progesterona, 671
ensaio imunoabsorvente ligado à enzima (ELISA), 500, 668
ensinar pacientes, 134-150
    aprendizagem vitalícia, 140-141
    processo de enfermagem e
        análise, 144, 144-145f
        avaliação, 149
        diagnóstico de enfermagem, 147
        implementação, 148
        planejamento, 147-148
    processo de ensino/aprendizagem, barreiras para, 137-139, 138f
        domínios de aprendizagem, 135, 135f
        ensino formal, 134, 134f
        ensino informal, 135
        estilo de aprendizagem, 137, 138t
        métodos de ensino, 135t, 139-140
        princípios de aprendizagem, 135-136
        reflexo de lacrimejamento, 475-476
    responsabilidades profissionais de, 141-142
    visão geral, 133-134
ensino formal, 134
ensino informal, 135
entonação, 112
entrada e saída (E e S), 540
entrada transplacentária, 471
envenenamento, risco de, 444
enxofre (S), 391, 518

enzima cardíaca AST do soro, 665
enzimas cardíacas, 665
enzimas no sangue, 658
eosinófilos, 659, 680
epidêmica, definição, 487
Episcopais, 246
equilíbrio ácido-base
  dados diagnósticos e de laboratório, 532-534
  distúrbios, 534f, 534t, 535-539
  processo de enfermagem
    análise, 539-542
    avaliação, 545-547
    diagnóstico de enfermagem, 541-543
    identificação do planejamento/resultado, 543
    implementação, 543-545
  reguladores de, 533
  visão geral, 516-517
equilíbrio da água no corpo, 380f
equilíbrio de fluidos e eletrólitos
  distúrbios, 527-532, 529-530t
  fluidos corporais, 526
  processo de enfermagem
    análise, 539-541
    avaliação, 545-547
    diagnóstico de enfermagem, 541-543
    identificação do planejamento/resultado, 543
    implementação, 543-545
  reguladores de, 526-527
  troca entre fluidos extra e intracelulares, 526-527
  visão geral, 516-517
equinácea (*Echinacea angustifolia*), 367
equipamento
  elétrico, 453
  plástico, 452-453
  suprimentos estéreis descartáveis, 453
  terapia IV, 576f
  vidro, 452-453
equipamento elétrico, 453
equipe de atendimento preventivo, 311-312
equipe de enfermagem, 30-31
equipes de socorristas, 510-511
equipes interdisciplinar, 101
equivalentes exatos, 559
ERCP (colangiopancreatograma endoscópico retrógrado), 694
ERG (eletrorretinografia), 691
eritema, 475
erro de medicação, 175
erros, 174-175
erros mecânicos, 24

ervas, 234, 235, 237, 238, 239, 242, 253, 353, 354, 364, 365, 367, 368, 369, 371, 392, 399, 556, 594, 598
escala de autoestima de Rosenberg, 326
escala do coma de Glasgow (GCS), 442, 460
esclarecimento, na comunicação, 121
esclarecimento de valores, 338
escovar os cabelos, 458
escovar os dentes, 457, 796-801
escrita crítica, 18-19
escuta ativa, 117, 120-121
esfigmomanômetros eletrônicos, 606
esgotamento, 271
esofagogastroduodenoscopia (EGD), 694
espaço, significado de, 118
especialistas em enfermagem clínica (CNSs), 86
espécime de urina de coleta *limpa*, 651
espécime de urina estéril, 657
espécimes da garganta, 831-835
espécimes de fezes, 835-836
espécimes do nariz, 831-835
esperança, 125, 200, 202, 289, 294, 345, 346
espiritualidade, 335-350
  angústia espiritual, 340, 341b
  atendimento espiritual, definição, 246
  bem-estar espiritual, 44, 308, 346b, 347b
  Código de ética da American Nurses Association, 339
  critérios de cuidados pela Joint Commission, 338-339
  definição, 43-44, 337, 337t
  dimensão espiritual do desenvolvimento humano, 199-202
  fé, 337
  meditação, 337-338
  necessidades espirituais, 245, 292
  oração, 337
  processo de enfermagem e
    análise, 340-345
    avaliação, 347
    diagnósticos de enfermagem, 344-345
    identificação do planejamento/resultado, 345
    implementação, 345-346
  terapias espirituais, 298-294
  valores, 338
  visão geral, 199-202, 335-336
espironolactona, 555
ESR (taxa de sedimentação de eritrócitos), 478, 667
estado mental e neurológico e influências, 608
estável, definição, 652-653
estereótipos, 123, 231
esterilização, 473
estertor de morte, 296
estertores, 610

estertores crepitantes de fricção pleural, 610
estilo agressivo de comunicação, 118
estilo assertivo de comunicação, 118
estilo de trabalho, 114-116
estilo de vida
    influência na segurança, 438
    influência no crescimento e no desenvolvimento, 197
estilo passivo de comunicação, 117
estimativa, 561f
estimulação cutânea, 639-641
estimulação nervosa elétrica transcutânea (TENS), 640
estímulo do ácido gástrico, 696
estímulos nocivos, 620
estomas de bolsa, 824-827
estomatite, 457
estratégia de estudo, 8-9
estresse
    controle de, 269-272
    efeito na saúde, 311-313
    efeitos de, e na doença, 264-266
    influência no repouso e sono, 423-426
    respostas a, 260
    resultados de, 260
    sinais e sintomas de, 260, 262t
    visão geral, 259-260, 318
estridor, definição, 610
estudante de enfermagem, comunicação com, 128-129
estudos de bário, 681-682
estudos de injeção de contraste, 687
estudos de motilitidade esofagiana, 691
estudos eletrodiagnósticos, 690-692-690t
estudos radiológicos, 680
    angiografia, 681
    arteriografia, 682
    estudos báricos, 681
    estudos de injeção de contraste, 687
    radiografias de tórax, 681
    tomografia computadorizada, 632, 683, 686
ética, 86
    códigos de, 339-340
    na morte e questões referentes, 285
    no sistema de atendimento de saúde, 124
etiologia, 158, 232
etnocentrismo, 231
eu ideal, 199, 324
eu público, 324
euglicemia, 382
eupneia, 505
eustresse, 260
eutanásia, 285

exame calórico, 700
exame da função pulmonar (PFTs), 703
exame da luz de Wood, 705
exame da proteína C reativa (CRP), 667
exame de Coombs, 666
exame de cosintropina, 661
exame de fezes, 675, 678t
exame de fundo de olho, 704
exame de Hb$_{A1c}$ (hemoglobina A1c), 670, 707
exame de lúpus eritematoso (LE prep), 670t
exame de passagem do ponto, 702
exame de Reiter, 675
Exame de Rinne (diapasão), 703
exame de Romberg, 703
exame de sangue oculto nas fezes (TSOF), 676
exame de Schiller, 703
exame de Schilling, 677
exame de supressão com dexametasona (DST), 667t
exame de tálio (varredura de perfusão miocárdica), 691
exame de urina, 676
exame de visão das cores, 700
exame de Weber (garfo de regulagem), 705
exame do campo escuro de fragmentos de verruga, 701
exame do dímero D, 660
exame dos anticorpos microssomais, 662t
exame pélvico, 702
exame Western Blot, 675
exames de urina, 676t
exames diagnósticos, 648-650t
    aspiração/biópsia, 693, 695t
    endoscopia, 692
    estudos eletrodiagnósticos, 687
    estudos radiológicos, 680, 681t
    geração de imagens de ressonância magnética, 687
    testes de laboratório
        coleta de urina, 653, 656
        exame de fezes, 676
        exame de urina, 676t, 675
        exames de cultura e sensibilidade, 679, 701t
        exames de sangue, 657
        linhas centrais, 656
        porta implantada ou implantável, 575
        punção arterial, 655
        punção capilar, 656
        teste de Papanicolau, 315, 613
        venopunção, 579, 654
    ultrassonografia, 687
    varreduras raidonucleares, 674t
exames físicos
    análise da pele, 608-609

análise torácica, 609-611
auscultação, 600
avaliação abdominal, 612-613
avaliação da cabeça, 607-608
avaliação de extremidades, 613
avaliação do pescoço, 608
avaliação geral, 600-602
avaliação musculoesquelética, 613
documentação, 168
efeito na saúde, 307
estado mental e neurológico, e influências, 608
inspeção, 599
medição da altura, 607
medição do peso, 607
palpação, 599
percussão, 600
posições, 601f
sinais vitais, 602-607
exatidão
documentação, 172-173
pensamento crítico, 20-21
excreção, 379, 555
exercício
benefícios fisiológicos, 270t
como técnica de gerenciamento de estresse, 269
como terapia, 359
controle da dor, 641-642
cuidados pessoais, 42-
efeito na saúde, 42f, 312
instrução pós-operatória, 978-983, 982f
quebrar a cadeia de infecção, 472
exercícios de amplitude de movimento (ADM)
análise, 750
avaliação, 756-757
definição, 751-755
documentação, 756-757
implementação, 752-755
planejamento, 750
possíveis diagnóstico de enfermagem, 750
visão geral, 750
expectativas, realistas, 5
Expeditionary Medical Support (EMEDS), 509
experiência clínica, 54
exposição de radiação, 453
expressões faciais, 111, 113
exsudato purulento (pus), 475
extensão, 20
extintores de incêndio, 452f
extintores de incêndio Halon, 452
extravasamento, 581

F
FACES, escala de classificação da dor, 629
fadiga, 293
faixas (neutrófilos imaturos), 659
fala
crítica, 18
habilidades em, 7
visão geral, 111
falso reconforto, na comunicação, 121
falta de ar (SOB), 545
falta de privacidade, 138, 425
família
assistência médica no fim da vida, 294, 299
efeito na comunicação, 126
espiritualidade, 345-347
influências culturais e raciais em, 244-245
mudança e envolvimento de, 269
farmacêuticos registrados (Rphs), 78
farmacocinética, 555
farmacologia
classificação, 553
controle da dor
classes de analgésicos, 585-586
papel da enfermagem na administração de analgésicos, 634
princípios de administração, 634-635
sistemas de aplicação alternativos, 637-639
visão geral, 583-584
distúrbios do sono, 432
vias, 553-554
fármacos anti-inflamatórios não esteroides (AINEs), 291, 608, 635
fármacos fornecidos de estoque, 565
fármacos sublinguais e bucais, 568
fármacos vendidos sem receita, 566
fase de doença, efeito na comunicação, 125-127
fase de término, 125
fase de trabalho, 124
fase embrionária, 203
fase fetal, 202
fase germinativa, 203
fase neonatal
características dos pais observadas quando da morte do filho, 282
desenvolvimento do autoconceito, 326
importância para a enfermagem, 203
fase pré-natal, 202, 203
Fases da morte, de Kübler-Ross, 286t
fator reumatoide (FR), 672
fatores agravantes/aliviadores, 598-599

FBS (açúcar no sangue em jejum), 663
FDA (Food and Drug Administration), 76, 203, 374, 388, 392, 446, 501, 552, 566, 636
Fe (ferro), 390, 454, 518, 585
fé, 202t, 336-337
Febre maculosa, 471f
FEC (fluido extracelular), 379, 526
Federal Emergency Management Agency (FEMA), 509
Federal Emergency Management Agency (FEMA), 509
feedback, 111-112
fentanil, 634, 637
ferimentos
    cultura, 960-962
    irrigação, 962-963
ferimentos, análise de, 610
ferro (Fe), 209, 379, 387, 390-394
FIC (fluido intracelular), 376, 379, 518, 522, 526, 528, 531, 574, 667
FICA, recurso mnemônico, 341
Ficha de Informações de Segurança de Produtos Químicos (FISPQ), 440
filtração, 524-525, 525f
fio dental, 457, 796-801
fisioterapeutas (PTs), 78t
FISPQ (Ficha de Informações de Segurança de Produtos Químicos), 440
fitoquímicos, 363
flebite, 575, 580
flebotomistas, 654
Fleidner, Theodor, 53
flora, 475
flora residente (normal), 467
flora transitória, 467
fluido, perdas e ganhos, 519t
fluido extracelular (FEC), 379, 526
fluido intersticial, 380, 526, 540, 608
fluido intracelular, 379, 516, 518, 522, 526, 528, 531, 547, 549, 574, 667
fluido intravascular, 526
flúor, 391, 457, 796
fluorescência na angiografia, 681
fluoroscopia, definição, 680
foco, na comunicação, 122
folato (ácido fólico), 388, 405, 669
folha de rosto, 168t
folhas de fluxo, 182, 183-185f
fômites, definição, 469
fonte primária dos dados, 156
Food and Drug Administration (FDA), 76, 203, 374, 388, 392, 446, 501, 552, 566, 636
formação reativa, 263

fórmula, 400
formulários
    apropriados, 173-175
    folha de fluxo, 183, 183-184f
    Kardex, 182
    notas de progresso do enfermeiro, 176
    resumo da alta, 183, 185f
formulários de consentimento, 169
fortificado, definição, 394
fosfatase ácida, 661
fosfatase ácida do soro (prostática) (ACP), 661
fosfatase alcalina (ALP), 661, 672
fosfato
    distúrbios no equilíbrio de fluidos e eletrólitos, 529, 531
    exames de sangue, 668
    sistema de tampão, 522-523
fosfato de di-hidrogênio sódico (NaH_2PO_4), 523
fosfato de monoidrogênio sódico ($NaHPO_4$), 523
fosfolipídios, 383
fósforo (P), 390t, 518t, 661t
fragmento de degradação da fibrina, 660
fragmento do dímero D, 660
Fraqueza/fadiga, 293
frascos, 571, 910-912
Freud, Sigmund, 199, 200t
fricções mentoladas, 640
frio, aplicação de
    análise, 893
    avaliação, 901
    diagnóstico de enfermagem, 893
    documentação, 901
    implementação, 894-900
    planejamento, 893
    visão geral, 893
FSH (hormônio estimulante do folículo), 669
FTA-ABS (teste de absorção do anticorpo treponemal fluorescente), 675
fungos, 468

G

gama glutamil transferase (GGT), 669
gases, 520
gases sanguíneos arteriais (ABGs), 533, 655, 663
gavagem, alimentação, 989-990
GBs (glóbulos brancos), 467, 475, 478, 566, 658, 675, 676
GCS (escala do coma de Glasgow), 442, 460
genética, efeito na saúde, 312
gengibre (Zingiber officinale), 368
gengivite, 457
genogramas, 315-316, 317f

geração de imagens de ressonância magnética (IRM), 94, 687, 689t
geração tradicional, 1114
Geração X (Bumerangue), 114, 115b, 116
Geração Y (Milenário), 114, 116b
gerenciamento do tempo, 10-14
germicida, 501
Gerontological Society of America, 228
gestos, 111, 113, 117
GGT (gama glutamil transferase), 669
ginkgo *(Ginkgo biloba)*, 368
glaucoma, 317
glicogênese, 382
glicogenólise, 382
glicose, 382, 675
glicose no sangue, 658
globulina, 666
glóbulos brancos (GBs), 467, 475, 478, 566, 658, 675, 676
glóbulos vermelhos (GVs), 583, 658
gluconeogênese, 384
gonadotropina coriônica humana (hCG), 670
Gordura ADEK, recurso mnemônico, 388
gordura fecal, 676
gorduras
    absorção de, 385
    armazenamento de, 384
    classificação de, 383-384
    digestão de, 384
    fontes de, 383-384
    funções, 382-383
    requisitos diários, 380, 383
    sinais de deficiência e excesso, 384
    valor do combustível, 381
gota (gts), 558
gotas otológicas, 586
grades laterais, 446-447
graduação como associado em enfermagem (ADN), 59-60
gráfico de Snellen, 607
grama (gr), 558
gramas de fístula, 684
gravidade
    centro de, 450
    específica, 675
gravidade específica, 675
gravidez, requisitos nutricionais durante, 404
Grécia, antiga
    história da enfermagem, 49, 347
    terapias complementares/alternativas, 355-356
Gregorc Associates, Inc., 152
gripe (influenza), 318

grupo amino (NH), 523
grupo do carboxil (COOH), 523
grupos de alimentos, 393-395
grupos minoritários, definição, 231
grupos relacionados ao diagnóstico (GRDs), 77
GTT (exame de tolerância à glicose), 658, 669
guáiaco (sangue oculto nas fezes), 315, 317, 678, 837
Guerra Civil e enfermagem, 54
GVs (glóbulos vermelhos), 582, 657

H

H_2CO_3 (ácido carbônico), 534
habilidade, definição, 6
habilidades, 18, 22
habilidades especiais, 99
habilidades interpessoais, 84, 118, 124, 143
Hale, Mamie, 56
halitose, 457
Hall, Lydia, 154
harmonia, 119
Harvard Health Publications, 708
HCFA (Health Care Financing Administration), 81
HCO_3 (bicarbonato), 658, 668
Hct (hematócrito), 541, 659,
HDL (lipoproteína de alta densidade), 460, 666
Health Care Financing Administration (HCFA), 81
Lei Substituta de Cuidados da Saúde, 277
Health Care Financing Administration (HCFA), 81-82
Health Resources and Services Administration (HRSA), 76, 132
Health System Reform Agenda, 86
Healthy People 2000, 308-311
Healthy People 2010, 308-311, 319, 320
hematócrito (Hct), 541, 659
hematúria, 506, 653, 676
hemoglobina (Hgb), 541, 659
hemólise, definição, 524
heparina, 365, 563, 572, 582, 588, 655, 658, 660, 663, 668
heparina sódica, 655
hepatite
    coleta de fezes de um paciente com, 657
    vírus da hepatite B (HBV), 315, 481, 487
    vírus da hepatite C (HCV), 481
hereditariedade, influência no crescimento e desenvolvimento, 197
HFA (Hospice Foundation of America), 99
Hgb (hemoglobina), 541, 659
HICPAC (Hospital Infection Control Practices Advisory Committee), 487
hidratação, 100, 160, 290, 300, 313, 414, 442, 478, 520, 527, 540, 541, 542, 545

hidroclorotiazida, 531, 555, 664,
hidrocortisona, 584, 661, 666, 678, 927
hidrogênio, 381, 382-384, 389, 390, 518, 519
hidrólise, 380
hierarquia de necessidades de Maslow, 37-38, 157
higiene
    fatores que influenciam as práticas, 438
    mão, 40, 205, 207, 409
    processo de enfermagem, 442
        avaliação, 442
        diagnóstico de enfermagem, 443
        identificação do planejamento/resultado, 445
higienização, 409
hinduísmo, 248, 295, 398
hiperalimentação, 532
hipercalcemia, 386, 530, 539, 670,
hipercalemia, 390, 528, 534, 583, 667, 690,
hipercloremia, 530, 532
hiperfosfatemia, 530, 532
hiperglicemia, 222, 381, 658
hipermagnesemia, 530, 532
hipernatremia, 390, 528, 532
hipertensão, 20, 145, 218, 223, 249, 265, 317, 358, 361, 366, 390, 405, 407, 415, 426, 428, 507, 530
hiperventilação, 532-538, 605, 732, 852, 855
hipervolemia, 580, 583
hipnose, 269, 354, 356, 358, 371, 641
hipocalcemia, 529, 531, 532, 585
hipocalemia, 390, 528, 529, 531, 538, 539, 543
hipocloremia, 530, 532
Hipócrates, 50, 51
hipofosfatemia, 530, 532,
hipoglicemia, 222, 381, 658, 662
hipomagnesemia, 390, 530-532
hiponatremia, 528, 529
hipotensão ortostática, definição, 606
hipoventilação, 534, 538, 605
hipoxemia, 534
hispano-americanos, 242, 233, 237, 330, 428, 630
histeroscopia, 695
histerossalpingograma, 684,
histórico de saúde, 124, 155, 156
    alergia, 566
    estágio desenvolvimental, 329, 330
    exposição a doenças transmissíveis, 468, 594
    histórico médico, 123, 168, 566, 835
    histórico psicossocial, 598
    histórico sociocultural, 598
    imunizações, 76, 85, 207-209, 213, 233, 315, 474, 501
    informações demográficas, 310, 593
    medicamentos atuais, 594
    medicamentos vencidos, 598
    razões para buscar o atendimento de saúde, 593
    revisão dos sistemas (RDS), 598
    uso de terapias complementares/alternativas, 3, 36, 48
histórico médico, 168t
histórico nutricional, 412
histórico psicossocial, 598
histórico sociocultural, 598
HIV (vírus da imunodeficiência humana), 76, 311, 481, 487
HLA-DW4 (antígeno do leucócito humano DW4), 670
HMOs (organizações para manutenção da saúde), 49, 58, 74, 80, 284
HMOs (organizações para manutenção da saúde), 49, 58, 74, 80, 284
homens na enfermagem, 54-55
homeostasia, 36, 517, 525, 527, 532, 539, 543, 547, 886
honestidade, 121-122
hormônio adrenocorticotrópico (ACTH), 661
hormônio antidiurético (ADH), 527, 662
hormônio estimulante da tireoide (TSH), 673
hormônio estimulante do folículo (FSH), 669
hospedeiro comprometido, 471
hospedeiros suscetíveis, 471
Hospice Foundation of America (HFA), 99
hospitais
    de atendimento agudo, 93, 97, 99, 129, 556, 826
    uso reduzido, 81
hospitais de atendimento agudo, 100
Hospital Infection Control Practices Advisory Committee (HICPAC), 487
Household Nursing Association School of Attendant Nursing, 56
HRSA (Health Resources and Services Administration), 76, 132
humildade intelectual, 23
humor, 640

I

I (iodo), 366, 389, 391
IA (ingestão adequada), 396
IASP (International Association for the Study of Pain), 618, 647
ICN (Conselho Internacional de Enfermeiros), 51, 71
idade
    influência na comunicação, 113-114
    influência na dor, 624-626
    influência na segurança, 438-439
    influência no repouso e sono, 426-427
idade escolar, 280
    morte e questões referentes, 264

Idade Média, 50
identidade, como componente do autoconceito, 324, 325
identificação de radiofrequência (IRF), 637
Igreja de Jesus Cristo dos Santos dos Últimos Dias (Mórmons), 247, 295, 398
IHS (Indian Health Service), 76
iluminação, 450
imagem corporal, 325
    cuidados pessoais, 40
    finalidade, 76
    mamografia, 315
    populações vulneráveis, 83
    quedas, 439
    segurança/higiene, 473, 477-478
    site, 228, 322, 484, 496, 505
    sobrepeso, 407
    terapia IV, 579
    teste de imobilização do *Treponema pallidum* (ITP), 675
imagem corporal, 325-326, 441
imagem corporal perturbada, definição, 331
imagens traumáticas, 282
IMC (índice de massa corporal), 412
imparcialidade, 20-21, 23
império romano, hospitais no, 50
imunidade adquirida, 475-476
imunidade humoral, 466, 476
imunização, 474
imunização, 76, 85, 207-209, 213, 233, 315, 474, 501
    cadeia de infecção, 467, 468
    quebra da cadeia de infecção, 472, 473, 474
    varíola, 476, 499-503
inalantes, 554, 586, 587
inalantes respiratórios, 576
incidente de exposição, 489
incompatibilidades entre fármacos, 581
Indian Health Service (IHS), 76
indicadores de saúde (LHIs), 310
índice de massa corporal (IMC), 412
índios norte-americanos
infância
    definição, 205
    desenvolvimento do autoconceito, 324
ensino da promoção de saúde, 326
    importância para a enfermagem, 205, 207
    requisitos nutricionais durante, 399-401
    visão geral, 205-210
infância
    análise da dor, 606
    aprendizagem contínua, 140-141
    efeito na perda e luto, 279

ensinando a promover a saúde, 312
injeções, 639
nutrição, 399-400
infecção, 468-472
    cadeia de, 468
    colonização e, 467, 468
    defesas do corpo, 474, 475
        agente, 468
        hospedeiro, 471, 585
        porta de entrada, 470
        porta de saída, 473
        quebra da cadeia de, 472
        reservatório, 468
    definição, 468
    flora, 467
    hospitalar, 477
    modos de transmissão, 470
    patogenicidade e virulência, 467
    processo de enfermagem, 477
    visão geral, 477-482
infecções associadas aos serviços de saúde, 477
infecções hospitalares, 467, 477, 483
infecções nosocomiais, 477, 487
infecções sexualmente transmitidas, 317
inferências, 22
infiltração, 580
influência no repouso e sono, 425
influência no sistema de atendimento de saúde, 75
influenza (gripe), 126, 220, 225, 268, 315, 317, 366, 367, 468, 471, 492, 500, 1027-1038
infusão intermitente, 581
infusão piggyback (infusão secundária), 1009-1012
infusão secundária IV (*piggyback*), 1009, 1010, 1012
ingestão, 157, 162, 163, 164, 308, 312, 317, 318
ingestão adequada (IA), 395-396
ingestão de alimentos, como reguladora do equilíbrio de fluidos e eletrólitos, 527, 540
ingestão dietética de referência (DRI), 396
início da ação, definição, 553
início da dor, 628
injeção com trajeto em Z, 573, 921, 925-926
injeção intramuscular (IM), 528, 550, 553, 572, 573
injeções intradérmicas (ID), 570, 571, 573, 912, 913
injeções intramusculares (IM), 572, 663, 920, 921, 922, 925
injeções subcutâneas, 572, 573t, 916-920, 916t
INR (relação normalizada internacional), 660
insônia, 262, 269, 279, 340, 364, 366, 426, 427, 429, 432
instalação de atendimento de longo prazo, 95-97
instalação de atendimento estendido (de longo prazo), 95-96, 100t
instalações de atendimento intermediário, 95, 100

instalações de enfermagem qualificadas (SNFs), 95-96, 101-102
instilação enteral, 568, 985-991
instilação sublingual, 554, 567-568, 901-906
instilações nasais, 586, 935-938
instilações vaginais, 587, 948-951
instituição de cuidados prolongados (ECF), 95
instituições de atendimento de longo prazo (estendido) (ECF), 95, 100
Institute for Safe Medication Practices, 566
Instituto Nacional de Saúde (National Institutes of Health - NIH), 36, 76, 355
instruir por meio de exemplos, 339t
insulina, 90, 99, 129, 135, 144, 146, 381, 382, 392
Insulina Isophane (NPH), 557
insulina NPH (Isophane), 557
integridade intelectual, 23
intensidade da dor, 626, 628, 629
interações alimentos/fármacos, 405-406
internação do paciente, 489
International Association for the Study of Pain (IASP), 618, 647
International Stress Management Association UK, 276
interpretação de dados, 155
interrupções, 12
intervenção de enfermagem independente, 162
intervenção de enfermagem interdependente, 144, 154, 162
intervenção na crise, 270
intervenções, 100, 107, 156, 161, 162, 633-634
intervenções de enfermagem dependentes, 162
intervenções não invasivas, 639-641
intervenções no corpo e na mente, 355
intervenções no corpo e na mente, 355-358
intolerância à atividade, 431-432
intolerância à lactose, 382b
invasivo, definição, 649
inventário gerenciado pelo fornecedor (VMI), 509
iodeto de potássio (KI), comprimidos, 508
iodo radioativo, 653
ioga, 359
IRF (identificação de radiofrequência), 637
iridologia, 364
iridologia, 364
IRM (geração de imagens de ressonância magnética), 94, 687, 689t
IRM das articulações, 689
IRM do cérebro, 689
IRM do tecido mole, 689
IRM vertebral, 689
Irmãs da Santa Cruz, 54
Irmãs de Caridade, 54
irrigação de ferimentos, 892-895

Islã, 248, 287, 295, 398
isoenzima LDH_1 (coração e eritrócitos), 665t
isoenzima LDH_2 (sistema reticuloendotelial), 665t
isoenzima LDH_3 (pulmões e outros tecidos), 665t
isoenzima LDH_4 (rim, placenta, pâncreas), 665t
isoenzima LDH_5 (músculos hepáticos e estriados), 665t
isolamento
    diagnóstico de enfermagem, 444
    práticas de, 487
    reação do cliente ao, 493
Isolamento de substância corporal, 488
isolamento de substância corporal, 488
isolamento reverso, 492
isótopos, 453, 519, 692

J

joelhos, amplitude de movimento, 754t
jogos, 140
Joint Commission on Accreditation of Healthcare Organizations (JCAHO), 95
    abreviaturas-padrão, 174
    avaliação da dor, 662
    contenções físicas, 448
    critérios de cuidados espirituais, 338
    ensino, 144
    experiência de dor, 625
    planos de atendimento individualizado, 170
    preparação para a guerra biológica e o bioterrorismo, 511
    restrições, 839
Joint Commission on Accreditation of Healthcare Organizations, 58
Journal of the American Medical Association, 307
Judaísmo, 248, 295, 398
julgamentos, definição, 18
Juramento Hipocrático, 50

K

Kapha, 354
kcal (quilocalorias), 379
Ketorolac trometamina (Toradol), 635-636
KI (iodeto de potássio), comprimidos de, 508
Kohlberg, Lawrence, 199, 200-201t
KUB (radiografia do rim, ureter e bexiga), 684t
kwashiorkor, 385

L

lábios, exame físico de, 608
laboratório clínico, 94
Lancaster, G., 603
lanches, 402
Language Line Services, 132

laparoscopia, 695t
lavagem antisséptica das mãos, 480-481, 710-711
lavagem dos cabelos, 458
LDH (desidrogenase lática), 665t
LDL (lipoproteína de baixa densidade), 666t
Learning Web, The, 152
Lei da Nutrição, Rotulagem e Educação (Nutrition, Labeling and Education Act - NLEA), 408
lei Harrison Narcotic (1909), 552
Lei Kefauver-Harris (1957), 552
leis (EUA) da prática de enfermagem, 168-169
leis estaduais dos Estados Unidos de prática de enfermagem, 169-170
leite de magnésia (MOM), 532, 559
lentes de contato, 459, 506, 801-805
lesão, risco de, 439, 440, 442
lesão inflingida, 328-329
lesão pulmonar aguda relacionada à transfusão, 584t
LHIs (indicadores de saúde), 310
lidocaína (Xylocaine), 638
limite de Spondee (audiometria da fala), 704
limites profissionais, 124
limpeza, 472. Consular também banho dos pacientes
limpeza antisséptica das mãos, 480-481, 710, 713
linfangiogramas, 684t
linfócitos, 475, 478, 659t
linguagem, influência na comunicação, 116
linhas centrais, 656
lipídeos, 382
lipídios no sangue, 658, 676
lipoproteína de alta densidade (HDL), 666
lipoproteína de baixa densidade (LDL), 666t
lipoproteína de muito baixa densidade (VLDL), 666
lipoproteínas, 658
líquidos e nutrição parenteral, 416-417, 572-573
líquidos forçados, 542
litotomia, posição, 601f
liver mortis, 297
Livro de Ocorrências, 181-182
livros-texto, 14
LOC/NC (nível de consciência), 126, 608
lógica, 20
lubrificantes, 380
ludoterapia, 370-371
Luterano(ismo), 246-247
luto, 223, 278, 279, 280-285, 288, 293, 294, 298, 301, 304, 344
　etapas do, 279
　fatores que afetam o, 280-282
　processo de enfermagem e, 278-279
　tipos de, 279

luto, 278
luto antecipatório, 278, 279
luto complicado por morte traumática, 282-283
luto crônico, 279
luto descomplicado, 279
luto disfuncional, 279, 280
luto exagerado, 279
luto mascarado, 279b
luto sem privilégios, 278
luva aberta, 871-656
luvas, 480, 481, 489, 491, 713-717, 864, 866

M

magnésio (Mg^{++})
　distúrbios no equilíbrio de fluidos e eletrólitos, 530t, 531
　exames de sangue, 668t
　visão geral, 390t, 518t
Mahoney, Mary, 55, 55f
maioridade
　ensino da promoção de saúde, 312
　tardia, 201, 280-281
maioridade (Continuação)
　juventude
　　efeito na perda e luto, 280
　　requisitos nutricionais durante, 405
　　significado para a enfermagem, 216-217
　　visão geral, 201
　média
　　efeito na perda e luto, 280
　　requisitos nutricionais durante, 405
　　significado para a enfermagem, 220-221
　　visão geral, 201, 218-219
　velhice
　　aprendizagem vitalícia, 140-141
　　ensino da promoção de saúde, 312
　　requisitos nutricionais durante, 405-404
　　significado para a enfermagem, 225
　　visão geral, 201, 220-225
maioridade jovem
　fatores que afetam a perda e o luto, 280
　importância para a enfermagem, 213-214
　necessidades nutricionais durante, 405
　visão geral, 201
malária, 471
mamas
　amamentação, 411, 413
　avaliação torácica, 609-611
　biópsia, 697
　câncer, 317
　IRM, 689

ultrassonografia das, 688
mamografia, 685t
manganês (Mn), 391t, 518t
manobra de Heimlich, 208, 843, 844, 848
Manual de Precauções de Isolamento em Hospitais, 487
Manual de Precauções de Isolamento em Hospitais, 487
manutenção de veia aberta (MVA), 580
mãos
    amplitude de movimento, 442, 448, 477, 613, 614
    higiene, 40, 205, 207, 317
mapa de atendimento (protocolos emergenciais), 181
marasmo, 385
marcha com balanço, 761
marcha de dois pontos, 763
marcha de quatro pontos, 764
marcha de três pontos, 762-763
máscara, 168
máscaras, 489, 714-715
massagem, 640
massagem terapêutica, 361-362
massagens nas costas, 456, 806-808, 807f
mastigação, 377
matemática, habilidades em, 6-7
matéria, definição, 517
Materia Medica for Nurses, 55
Matricaria chamomilla (camomila), 366t
McCaffery, M., 618, 621, 624, 631, 634
MDs (médicos), 78t, 128, 312
mecânica corporal
    adequada, 447
    análise, 746
    avaliação, 749
    cuidados pessoais, 40
    diagnóstico de enfermagem, 747
    documentação, 749
    elevação, 746f
    implementação, 747-749
    planejamento, 747
    visão geral, 745-746
mecanismos de defesa, 262, 263t
medicações para os ouvidos, 586, 930-931
medicações tópicas
    inalantes respiratórios, 585
    instilações nasais, 586
    instilações vaginais, 585
    medicações para o olho, 585-586
    medicações para o ouvido, 586
    preparação, 554t
    visão geral, 553-554, 583-584, 932-935
Medicaid, 81-82
medicamento mediante solicitação (MOD), 637
medicamentos adjuvantes, definição, 633-634
medição "rígida" de E e S, 543-544
medição da dobra de pele, 412-413
medição da temperatura axilar, 718, 725
medição da temperatura oral, 720-721
medição da temperatura timpânica, 721-722
medição de altura, 607
medição de temperatura retal, 724
medição do peso, 607, 742f
Medicare, 81
medicina chinesa tradicional (MCT), 353
medicina nuclear (radiologia), 94, 169
medições antropométricas, 412
médicos (bacharéis em medicina – doutores), 78t, 138
médicos (doutores), 78t, 128, 312
médicos independentes licenciados (LIPs), 448
medidas de enfrentamento adaptativo, 263
medidas mal-adaptativas, 263
meditação, 337-338, 338b, 356
meia-idade
    efeito na perda e luto, 281
    requisitos nutricionais durante, 405
    significado para a enfermagem, 220
    visão geral, 201t, 217t
meias antiembólicas
    análise, 810
    avaliação, 812
    diagnóstico de enfermagem, 810
    documentação, 812
    implementação, 811-812
    planejamento, 810
    visão geral, 810
meias elásticas
meia-vida, 432, 553
meios de contraste, 650, 680-681
mel, 381
Melzack, R., 623
membrana semipermeável, 523
membranas mucosas, 475
menarca, 213
mente-corpo, definição, 355
meperidina (Demerol), 636
metabolismo
    farmacocinética, 555
    taxa de, 533
    visão geral, 378-379
metabolismo basal, 379, 406
metadona (Dolophine), 636
metas de curto prazo, definição, 160-161

metas de longo prazo, 161
metas/objetivos, 12, 161
Metodista, 247
métodos manipulativos e baseados no corpo, 358
micro-organismos MDR (*multidrug*-resistant – micro-organismos resistentes a múltiplos fármacos), 487
micro-organismos resistentes a múltiplos fármacos – *multidrug*-resistant (micro-organismos MDR), 487
mielogramas, 685t
Mind Tools, 34
minerais, 390t-392t
    absorção de, 392
    armazenamento de, 392
    classificação de, 389-392
    digestão de, 392
    fontes de, 389-392
    funções, 386
    principais minerais e elementos residuais, 390t-392t
    requisitos diários, 389
    sinais de deficiência e excesso, 392
mirtilo (*Vaccinium myrtillus*), 365
Mn (manganês), 391t, 518t
Mo (molibdênio), 392t
mobilidade, 285, 416-417
mobilidade física comprometida (diagnóstico de enfermagem), 567
MOD (medicamento mediante solicitação), 637
modas passageiras, influência na nutrição, 399
modelo dos sistemas corporais, 157
modelo médico, 75
modulação, 625f
moléculas, 519-520
molibdênio (Mo), 392t
MOM (leite de magnésia), 532, 559
monitor de eventos cardíacos, 690
monitor Holter, 690
monitoramento de tumescência peniana noturna, 702
monócitos, 478, 659t
monossacarídeos, 381
moradia assistida, 97-98
moralizar, 339t
morbidez, 53
morfina, 636-637
Morley, Peter, 232
Mórmons (Igreja de Jesus Cristo dos Santos dos Últimos Dias), 247, 295t, 398
mortalhas, 297
mortalidade, 53
morte e questões referentes
    estágios, 285-286
        Características dos pais

considerações éticas, 285
considerações legais, 284
direitos da pessoa que está morrendo, 289f
fases de Kübler-Ross, 286t
fatores de risco controláveis, 3181t
observadas quando da morte do filho, 282t
Reação dos irmãos após a morte de um bebê, 283t
religiões, 127, 245, 281
morte iminente, 284, 286, 294, 296
morte inesperada, 282
motivação, 136
mover o cliente no leito, 771-774
movimento das mulheres, 55
movimento de substância, 523
movimento não rápido dos olhos (NREM), 423
movimento ocular rápido (REM), 423-424
movimento periódico das pernas durante o sono (PLMS), 429
movimentos, 359
MTC (medicina tradicional chinesa), 353
muletas
    análise, 144, 449, 761
    avaliação, 149
    crioterapia (compressas frias), 640
    diagnóstico de enfermagem, 158-160
    documentação, 144
    implementação, 148, 163
    planejamento, 160, 250
muletas de Lofstrand, 449
músculo deltoide, 572
músculo dorsogluteal, 921
músculo vasto lateral, 920
músculo ventrogluteal, 921
musicoterapia, 370
MVA (manutenção de veia aberta), 580
MyPyramid, (EUA), 393f

N

N (nitrogênio), 518t
nada por via oral (*nil per os*, NPO), 414, 544,
nada por via oral (NPO), 414, 544
NaH_2PO_4 (fosfato de sódio dibásico), 522-523
NAHA (National Association for Holistic Aromatherapy), 364
$NaHCO_3$ (bicarbonato de sódio), 522
NaHPO (fosfato de sódio dibásico), 523
naloxona (Narcan), 637
naltrexona (Trexal), 637
não invasivo, definição, 649
não opioides, 635-636
NAPNES (National Association for Practical Nurse Education and Service, Inc.), 65, 66t

Narcan (naloxona), 637
narcolepsia, 427
narcóticos, 565
nariz
  assistência médica no fim da vida, 290
  exame físico, 607
  gotas para, 937
  higiene, 458-459
natimortos, 282
National Association for Holistic Aromatherapy (NAHA), 364
National Association for Home Care (NAHC), 98
National Center for Complementary and Alternative Medicine (NCCAM), 48
National Council Licensure Examination (NCLEX), 59
National Council of State Boards of Nursing (NCSBN), 65, 67t, 129
National Disaster Medical System, 474
National Empowerment Center, 324
National Federation of Licensed Practical Nurses (NFLPN), 52t, 65, 66t, 67t, 69, 77
National Formulary (NF), 551
National Guard Medical Services Branch, 509
National Hospice and Palliative Care Organization (NHPCO), 99
National Institute for Occupational Safety and Health, , 440,
National Institute of Child Health and Human Development (NICHD), 228
National Institute on Deafness and Other Communication Disorders (NIDCD), 125
National League for Nursing (NLN), 55, 60, 63-65, 141
National League for Nursing Accrediting Commission (NLNAC), 63
National Library of Medicine, 708
National Organization for Public Health Nursing, 57
National Sleep Foundation (NSF), 426-427
náusea, 388
NCCAM (National Center for Complementary and Alternative Medicine), 48, 353, 354,
NCLEX (National Council Licensure Examination), 30-31, 59, 65, 155
NCSBN (National Council of State Boards of Nursing), 65, 129, 132
nebulizadores, 586, 951-951
necessidades de amor e de pertencer, 38
necessidades de aprendizagem em potencial, 144-147
necessidades fisiológicas, 38, 290-292
necessidades nutricionais, 402-404
necessidades reais de aprendizagem, 143-144
necrose, definição, 658
necrotério, 297
Needle Stick Safety and Prevention Law (2001), 922

negação, 286
neuralgia, definição, 621
neurocirurgia, 641
neuropeptídeos, definição, 355
neurotransmissores, definição, 355
neutrófilos, 478, 658-659
neutrófilos imaturos, 659
neutrófilos maduros
  aptidão intelectual, 43
  bem-estar espiritual, 44-45
  bem-estar físico, 40-42
  bem-estar psicológico, 43
  bem-estar sociocultural, 43-44
  organizar dados pela teoria de, 157
neutrófilos maduros, 659, 659t
nêutrons, 519
NF *(National Formulary)*, 551
NFLPN (National Federation of Licensed Practical Nurses), 68
NH_2 (grupo amino), 523
niacina (ácido nicotínico), 387
NIC (Classificação das Intervenções da Enfermagem), 180, 186
NICHD (National Institute of Child Health and Human Development), 228
NIDCD (National Institute on Deafness and Other Communication Disorders), 125
Nightingale, Florence, 44, 53-54
NIH (National Institutes of Health/Instituto Nacional de saúde), 36, 76, 355
nitrogênio (N), 518
nitrogênio ureico sanguíneo (BUN), 413, 664
nitroglicerina (transdérmica, NTG), 553
nitroglicerina, 553
nível de açúcar no sangue pós-prandial em 2h (PPBS 2h), 664
nível de consciência (LOC/NC), 126, 608
nível de desenvolvimento, 114
nível de entrada superior tolerável (UL), 394-395
nível de glicose pós-prandial em 2h (PPG 2h), 664
nível de pico no plasma, 553
nível de prolactina (PRL), 671
NLEA (Nutrition, Labeling and Education Act), 408
NLN (National League for Nursing), 55, 60, 63-65, 141
NLNAC (National League for Nursing Accrediting Commission), 63
NMDS (Conjunto de Dados Mínimos de Enfermagem), 182
NOC (Classificação dos Resultados da Enfermagem), 180, 186
nociceptores, definição, 622
nome comercial (de marca), 552

nome químico, definição, 552
nomes genéricos, 552
nomes proprietários, 552
North American Nursing Diagnosis Association-International (NANDA-I)
    administração de medicação, 567
    angústia espiritual, 340
    assistência médica no fim da vida, 283
    autoconceito, 331
    controle da dor, 632
    controle de infecções/assepsia, 477
    diagnóstico de enfermagem, 158-160
    equilíbrio de fluidos, eletrólitos e ácido-base, 542
    segurança/higiene, 443-444
    site, 193
    terapias complementares/alternativas, 362
    visão geral, 186
notas, 16-17, 16f
notas de evolução de enfermagem 182
notas de progresso feitas pelo enfermeiro, 169
notas de progresso feitas pelo médico, 168, 168t
NPT (nutrição parenteral total), 417, 532, 539
NREM (movimento não rápido dos olhos), 423
NSF (National Sleep Foundation), 426-427
NSRED (síndrome alimentar noturna ou transtorno alimentar noturno – Nocturnal Sleep-related Eating Disorder), 429
Nubain (cloridrato de nalbufina), 637
Números de páginas seguidos por "f" indicam figuras, "t" indica tabelas e "b" indica *boxes*.
Nurse Healers—Professional Associates International, Inc., 48
Nurse Practice Act, 95
Nurse Week, 84
Nursing for the Future and Nursing Reconsidered: A Study for Change, 58
nutrição, 376-418
    água, 379-380
    assistência médica no fim da vida, 290
    ciclo de vida
        adolescência, 405
        gravidez e lactação, 404-405
        infância, 401-405
        jovens e adultos de meia-idade, 405-404
        primeiro ano de vida, 399-401
        terceira idade, 404
    controle do peso, 406-408
    cuidados pessoais, 37-38
    distúrbios do repouso e sono, 431-432
    fatores que influenciam, 396-399
    fisiologia de, 377-379
    indicadores físicos do estado nutricional, 412t
    nutrientes
        carboidratos, 381-382
        classificação de, 379t
        gorduras, 382-384
        minerais, 389-392
        nutrientes, valor nutritivo e necessidades diárias, 379t
        proteína, 384-385
        vitaminas, 385-389
    processo de enfermagem
        análise, 410-413
        avaliação, 417-418
        diagnóstico de enfermagem, 413
        identificação do planejamento/resultado, 413
        implementação, 414-417
    promovendo a nutrição adequada, 392-396
    qualidade do alimento, 408
    quebra da cadeia de infecção, 472, 474
    rotulagem de alimentos, 408
    saúde e, 405
    segurança alimentar, 409-410
    visão geral, 376-377
nutrição enteral, 416-417, 568, 985-991
nutrição parenteral total (TPN), 417, 532, 539
nutrientes energéticos, 379
nutrientes inorgânicos, 379, 389, 518, 519, 520,
nutrientes orgânicos, 379t
Nutting, Adelaide, 55

O

O (oxigênio), 451, 454, 554
o dia inteiro (ATC), 634
O e P (ovos e parasitas) nas fezes, 678
OAM (Office of Alternative Medicine/Departamento de Medicina Alternativa), 355
obesidade, 407
objetiva, 172
objetos limpos, 479
OBRA (Omnibus Budget Reconciliation Act), 52t, 96, 284, 448
observar, 117
obstrução da via aérea, 844-845
Occupational Safety and Health Administration (OSHA), 415, , 488 496
odores de respiração, anormais, 607
óleos essenciais, 364
olhos
    assistência médica no fim da vida, 289
    cuidados, 458-459, 541, 801-806
    equilíbrio de fluidos, eletrólitos e ácido-base, 517-547
    exame físico, 607-608

exames de, 315
  medição do tamanho da pupila, 607f
  proteção para, 489, 713
olhos artificiais, 801-802
olhos protéticos, 926-929
ombros, amplitude de movimento, 750
Omnibus Budget Reconciliation Act (OBRA), 52t, 96, 284, 448
onça (oz), 558
opiáceos, 292f
opiniões, 18
opioides, 635-637
opressão, 231
oração curativa, 236, 242
ordem de não ressuscitar (ONR), 182
ordens de dose única, 557
ordens específicas, 165
organização, como princípio da aprendizagem, 137
organização de cuidados terminais, 293
organização de dados, 157
Organização Mundial da Saúde (WHO)
  conceito de saúde, 36
  definição de saúde, 232, 307
  e morte neonatal, 203
  escada analgésica, 291, 633f
organização química
  átomos, 517-518
  elementos, 517
  íons, 520
  moléculas e compostos, 519-520
  visão geral, 517
organização social
  estrutura familiar, 244-245
  funções dos sexos, 245
  religião, 245-248
organizações de procura de órgãos (OPOs), 297-298
organizações de revisão por pares, 170
organizações para manutenção da saúde), 49, 58, 74, 80, 284
orientação no espaço e tempo, influências culturais em, 243-244
Ortodoxia, 247, 295t, 398
OSHA (Occupational Safety and Health Administration), 488, 496
osmolalidade, 541
  da urina, 541
  541

oxalato de potássio, 655
oxalato de sódio, 655
oxidação, 378
oxidado, 533
oxigênio (O), 451, 454, 518
oxigenoterapia, 964-965
oximetria de pulso, 545, 703, 718, 720, 739

P

P (fósforo), 373, 518, 671
PA (assitente de médico), 78
pacientes que sofreram abuso, exame físico, 602
Padrão de sono perturbado (diagnóstico de enfermagem), 161, 252, 268, 429-430
padrões, definição, 19
padrões da prática para técnicos de enfermagem, 60t
padrões de prática, 77-78
padrões de saúde funcional, organizar dados por, 157
padrões do, 19
padrões intelectuais universais (UIS), 18
padronização do atendimento, 86
Painometer, Gaston, 629
palpação, 599, 727
Papanicolaou (Pap), esfregaço, 680, 702
papel dos sexos, influências culturais e raciais em, 245
paracentese, 696t, 698
paracetamol, 636-637
paráfrase, 122
parasitas, 679
parassonia, 428-429
Pasero, C., 570, 621, 624, 631, 634
PASS, recurso mnemônico, 452
Patient Care Partnership, 142
Patient Self-Determination Act (PSDA) (1985), 284
patogenicidade, 467
patógenos, 467
patógenos transportados pelo sangue, 913
Pb (chumbo), 670
PCV (vacina conjugada pneumocócica), 207
peculiaridades de um pensador disciplinado, 22
pedidos agendados, 517
pele
  administração de medicação para, 931-936
  análise, 608-609
  arranhões, 703
  assistência médica no fim da vida, 289-290
  como reguladora do equilíbrio de fluidos e eletrólitos, 526-527
  defesa imune inespecífica, 475-476
  equilíbrio de fluidos, eletrólitos e ácido-base, 533-534

lista de verificação do potencial de deterioração, 443t
punções de, 985-986
remover suturas e grampos, 1015-1023
pensamento crítico
pentear os cabelos, 458
peptídeo natriurético do tipo B (BNP), 664
percepção, definição, 624
percepção positiva dos enfermeiros, 84
Percocet, 633
percussão, 600, 600t
    tônus, 599t
perda
    aceitação de, 283
    da pessoa amada, 278
    de um objeto externo, 281-282
    do ambiente familiar, 278
    do relacionamento com a pessoa ou a coisa, 281-282
    fatores que afetam, 280-281
perda, 278
perda de água insensível, 527
perda de esperança, 282, 341
perda maturacional, 278
perda situacional, 278
perfeccionismo, 5, 12
perfil de pressão da uretra (UPP), 705
perfusão ineficaz do tecido (diagnóstico de enfermagem), 588
perguntas abertas, 121
perguntas fechadas, 122
pericardiocentese, 696
período crítico, 197
período de incubação da infecção, 476, 477, 594
período prodrômico, 476
peristaltismo, 377
permeabilidade, definição, 523
permissões nutricionais recomendadas (RDAs), 396
PERRLA, recurso mnemônico, 607
perseverança intelectual, 23
pés
    amplitude de movimento, 754
    cuidados com, 456-457
    reflexologia, 363f
pesar pacientes, 741
pescoço, exame físico de, 608
peso diário, 539, 543, 607
pesquisa, 171
pessoal de apoio não licenciado (UAP)
peste, 503
PET (tomografia de emissão de pósitrons), 94, 683
PFTS (exames da função pulmonar), 703

pH, 521, 522f, 541, 663
pH da urina, 541, 675, 676t
PIA (Problema, Intervenção, Avaliação), prontuário, 178
Piaget, Jean, 199, 200t
PICCs (cateteres centrais de inserção periférica), 656
pielograma intravenoso (PIV), 680, 681, 684
PIM (ponto de impulso apical), 731
pimentão *(Capsicum annum)*, 366
piorreia, 457
Piper methystium (cava), 368t
pirâmide alimentar, 393-395, 402t
piridoxina (vitamina B_6), 387
Pitta, 354
PIV (pielograma intravenoso), 680, 681, 684
planejamento contínuo, 160
planejamento de alta, 78t, 626
planejamento inicial, 160
plano assistencial, 163-164f
plano assistencial de enfermagem, 162,
plano de atendimento de enfermagem 169
plano de operações de emergência (EOP), 510
planos de atendimento do cliente, 162, 169
plástico, 453
pletismografia arterial (gravador do volume de pulso), 700
PLMS (movimentos periódicos de pernas durante o sono), 429
pneumonia, 318t
pneumotórax, 699
PNIE (psiconeuroimunoendocrinologia), 355
polegares, amplitude de movimento, 753
polissacarídeos, 381
politicamente correto, 119
poluição sonora, 455
ponta Luer-Lok, 569f
ponto de entrada único, 80
ponto de impulso apical (PIM), 731
ponto de pulsação braquial, 604, 737
ponto de vista, 21
ponto do pulso, 728
ponto do pulso apical, 604, 609f, 726, 730-732
ponto do pulso femoral, 604, 728
ponto do pulso poplíteo, 604t, 728t
ponto do pulso radial, 604, 726
ponto do pulso temporal, 603-604
ponto do pulso tibial posterior, 604t, 728t
ponto do pulso ulnar, 604, 728
pontos de pulsação, 604, 614, 730
POP ou POMR (prontuário médico orientado ao problema), 177
populações vulneráveis,

porta de entrada, 471, 474
porta de saída, 469-470, 474
porta implantável, 575
port-a-cath (cateter totalmente implantado sob a pele), 656
portadores, definição, 469
posição de decúbito lateral, 766-767
posição de Sim, 601
posição do corpo
    análise, 767
    avaliação, 771
    como comunicação não verbal, 111, 113
    controle da dor, 634
    diagnóstico de enfermagem, 767
    documentação, 771
    implementação, 768-771
    planejamento, 767
    tipos de, 601
    visão geral, 766-767
posição joelho-peito, 601
posição sentada, 601
posição supina, 601, 768-771
posicionamento do tubo PEG, 695
posições de projeção radiográfica, 686f
postura, 41, 113
potássio (K), 614
    alimentos ricos em, 528t
    distúrbios no equilíbrio de fluidos e eletrólitos, 491-494
    exame de sangue, 666
    visão geral, 374, 483
prática supervisionada, 140
precauções
    avental, 479
    controle ambiental, 489
    cuidados com a unidade de internação do cliente, 490
    higiene das mãos, 458
    luvas, 489
Precauções baseadas na transmissão, 490-492, 492t
precauções de gotículas, 491-492
Precauções para sangue e fluidos corporais, 487
Precauções universais, 487
precisão, 20
pré-escolares, 200, 202, 210, 230, 327, 401-402, 439, 575
prefixos em grego, 558
prefixos em latim, 558
pré-hipertensão, 735
premissas, 21
prep LE (exame de lúpus eritematoso), 670t
preparação de fármacos, 554t
preparo, segurança alimentar e, 311, 408-409
Presbiteriana, 247

prescrição, 568
prescrições imediatas, 557
pressão arterial
    análise, 718
    avaliação, 726
    diagnóstico de enfermagem, 719
    documentação, 726
    exame físico, 601
    implementação, 720-726
    leitura normal e variações, 602
    planejamento, 719
    visão geral, 718
pressão arterial, 605-606
pressão diastólica, 606
pressão do pulso, 606
pressão hidrostática, 517, 524, 526
pressão osmótica, 524
pressão sistólica, 605
prevenção de doença, 310-311
prevenção de envenenamento, 453-454
prevenção de incêndio, 451-452
prevenção primária, 311
prevenção terciária, 311
prilocaína (Citanest), 638
priorização do atendimento, 29
PRL (nível de prolactina), 671
problemas de cooperação, 154
problemas de prioridade de primeiro nível, 161
problemas de prioridade de terceiro nível, 161
procedimentos, introdução, 649
procedimentos endoscópicos, 692-695
processo, introdução, 154
processo de enfermagem e, 22
processo intelectual disciplinado, 13
processo patológico, 99
procrastinação, 12
procuração, 73f
produtos do sangue, 583-584
    eletrólitos séricos, 658
    enzimas no sangue, 658
    glicose no sangue, 658
    lipídios no sangue, 658
    tipo e prova cruzada, 658
    tipos de, 658, 658-675t
proficiência no idioma, 126
programas computadorizados, 7
projeção, 263
promoção da saúde
    bem-estar, 307, 308, 309
    influências culturais em, 139, 232

prona, 601, 770
prontidão para aprender, 145-146, 150
pronto-socorro (PS), 93
prontuário do ponto de atendimento, 18
prontuário narrativo, 177
prontuário orientado à fonte, 177
prontuário orientado ao problema (POMR), 177
Prontuário PLA, 178
prontuário por exceção (CBE), 177f, 178f, 180
propionibacterium, 467
proporções, 559
proteína
    absorção de, 386
    digestão de, 384
    exames de sangue, 661
    fontes de, 389, 390
    funções, 384
    necessidades diárias, 386
    sinais de deficiência e excesso, 389
    visão geral, 379
proteínas completas, 377, 385
Proteínas de Bence Jones, 677
proteínas incompletas, 385
Protestantismo, 295
protetor facial, 489
protocolos, definição, 165
prótons, 519
protozoários, 468f
protuário de enfoque, 178-180
prova de função respiratória (PFR) 703
proxêmica, 118
PS (pronto-socorro), 93
PSA (antígeno específico da próstata), 671
PSDA (Patient Self-Determination Act), 284
psiconeuroimunoendocrinologia (PNIE), 355
psicoterapia, 641
PTT (tempo de tromboplastina parcial), 660
puberdade, 212
pulmões, 527
pulseira de identificação (ID), 446
pulso, 718
    análise, 728-729
    avaliação, 732
    documentação, 732
    implementação, 733-736
    planejamento, 728
    ressíveis diagnósticos de enfermagem, 727
punção arterial, 655
punção capilar, 656, 656f
punção pós-arterial, 655b

punções lombares (PLs), 696t, 699
punhos
    amplitude de movimento, 753
    restrições para, 842-843
Pure Food and Drug Act (1901), 552-553
push intravenoso (IV) (bólus), 581, 582

Q

qi, 353
quadrante direito inferior (RLQ), 612
quadris, amplitude de movimento, 754
qualidade do alimento, 408
quedas
    prevenção de, 446-450
    risco de, 443
queimadura solar, 317
questionário de frequência alimentar, 412
quilocalorias (kcal), 379
quimo, 377

R

RACE, recurso mnemônico, 452
raciocínio, 21
raciocínio e solução de problemas, 21
Raciocínio e solução de problemas, 21
racionalização, 263
radiação
radiação alfa, 519
radiação gama, 519
radiação nuclear, 508459
radicais livres, 363
radiografia (raios X), 681, 683-684
radiografia do reservatório ileo-anal, 685
radiografia do rim, ureter e bexiga (KUB), 684t
radiografias abdominais, 682
radiografias de osso longos, 684t
radiografias de tórax, 681
radiologia (medicina nuclear), 94
radioterapia, 641
raios X (radiografia), 681, 683-684
raiva, fase da morte286
RAM (registro de administração de medicação), 169t, 180, 561, 564
raspagem da próstata, 702
raspagem de Tzanck, 705
RCP (reação da cadeia de polimerase), 500, 671
RD (nutricionista registrado), 78
RDAs (permissões nutricionais recomendadas), 396
reabilitação, 101
    a equipe interdisciplinar de atendimento, 101

análise funcional e avaliação para, 101, 103
reabilitação domiciliar, 100, 101, 102
reabilitação em ambulatório, 102-103
reação de cadeia de polimerase (PCR), 500, 667t
reação de transfusão de hemolítica aguda, 554-555t
reação de transfusão não hemolítica, 584
reação hemolítica tardia, 585
reação idiossincrática, 555, 556
reações adversas, 555
realidade, fase do luto, 279
recebedores do atendimento, 288
recordatório de 24 horas, 411-412
recuperação, fase do luto, 279-280
recursos mnemônicos, 10, 15, 17
recusa do tratamento, 98
redação
    à tinta, 174
    comunicação verbal, 112
    crítica, 19
    de maneira legível, 174
    em todas as linhas, 175
    habilidades em, 13
    visão geral, 128-129
reembolso, 170
reflexo, 122
reflexo de espirro, 475
reflexologia, 362
reforço, 136, 149, 157
reformulação, 639
reformulação cognitiva para interromper pensamentos, 269-270
registro de administração de medicação (RAM), 169t, 180, 561, 564
registro de alimentos, 412
registro do volume de pulso (pletismografia arterial), 700
registro médico do paciente, 168
registro profissional/licenciamento, 31, 93
regra de Clark, 560
regra de Fried, 560-561
regra de Young, 560
regressão, 263
relação enfermeiro-cliente
    comunicação, 124-127
    confiança, 431, 639
relação normalizada internacional (INR), 660
relações sexuais, 313
relatório de Brown, 57
relatório de consulta, 168
relatório de Flexner, 56-57
relatório de Goldmark, 68

relatório do Institute of Research and Service in Nursing Education, 57
relatórios, 187
    Institute of Research and Service in Nursing Education Report, 57
    intervenções, 162
    relatório de Brown, 58
    relatório de Flexner, 56
    relatório de Goldmark, 57
    resumo, 189-190
    rondas, 187
    telefone, 189-190
    turno, 128
relatórios de incidentes, 175, 187, 188, 189, 441, 453, 665, 566, 904
relatórios de laboratório, 168t
relatórios de radiologia, 168
relatórios de turno, 128
relatórios resumidos, 187
relaxamento
    como terapia, 359
    cuidados pessoais, 42
    distúrbios do repouso e sono, 431
    técnicas, 366, 599
relaxamento muscular progressivo (RMP), 357, 639, 589
relevância, 20, 136, 145
religião, 245
    As religiões e as questões relacionadas à morte e ao morrer, 295f
    Budismo, 248
    Catolicismo romano, 295
    Ciência Cristã, 247
    Cientologia, 247
    definição, 340
    fatores que afetam a perda e o luto, 280
    Hinduísmo, 248-249
    influência na história da enfermagem, 51
    influência na nutrição, 398
    Islã, 248
    Judaísmo, 248
    Mórmons, 247
    Ortodoxia, 247
    Protestantismo, 295
    Religião dos índios americanos, 247
    Sistema de apoio-religioso, 246
    Testemunhas de Jeová, 247
relógio biológico, 424
REM (movimento ocular rápido), 423-424, 425
remetentes, 111
Renascimento, 53
renina, 527, 672

renovação de atividades e relacionamentos, 283
repetição, 137
reposicionamento em bloco, 767, 770
repouso e sono, 423-434
    alterações-padrão do sono, 427-429
    apneia do sono, 427
    ciclo do sono, 424
    definição de sono, 423
    falar dormindo, 428
    fases do sono, 423, 424
    fases e estágios do sono, 423-424
    fatores que afetam, 4405-427
    higiene durante o sono, 429
    privação de sono, 428, 431
    processo de enfermagem, 429-433
    quebrar a cadeia de infecção, 474
    relógio biológico, 424
repouso e sono, 474
repressão, 263
resfriados, 319
residências de atenção continuada para idosos, 96
residual pós-micção (RPM), 702
respiração abdominal (diafragmática), 732
respiração costal (torácica), 732
respiração torácica (costal), 732
respirações
    como reguladora do equilíbrio ácido-base, 533
    contagem, 732-734
    cuidados no fim da vida, 287
    exame físico, 539-540
respirações de Kussmaul, 732
responsabilidade, 28
resposta auditiva evocada pelo tronco cerebral (RAETC ou PAETC), 700
resposta de fugir ou lutar, 261
respostas que sugerem julgamento, na comunicação, 123
ressuscitação, 284
ressuscitação cardiopulmonar (RCP)
    análise, 849
    avaliação, 857
    diagnóstico de enfermagem, 849
    documentação, 857
    implementação, 850-857, 850-854f
    planejamento, 849-850
    visão geral, 849
REST, recurso mnemônico, 432
restrições
    análise, 861-862
    avaliação, 859
    diagnóstico de enfermagem, 844
    documentação, 859-861
    implementação, 856-859
    padrões da Joint Commission, 840-841
    planejamento, 840
restrições de tórax, 841
restrições do tornozelo, 839-840
resultado esperado, 161
resumo da alta, 169t, 182
resumo de alta de enfermagem, 169
resumos, na comunicação terapêutica, 122
retorno, definição, 580
revisão da vida, 286
revisão dos sistemas (ROS), 5558-599
revisões de teste, 17
Revolução Industrial, 53
riboflavina (vitamin B_2), 386
Richards, Linda, 55
ricina, 504-506
Rickettsia, 499
rigor mortis, 297
rins
    angiografia renal, 686t
    como reguladores do equilíbrio de fluidos e eletrólitos, 527
    controle renal da concentração de íons de hidrogênio, 533
    doença de, 318t
Risco de aspiração (diagnóstico de enfermagem), 444
Risco de envenenamento (diagnóstico de enfermagem), 444
Risco de infecção (diagnóstico de enfermagem), 471-472, 474, 477
Risco de lesão (diagnóstico de enfermagem), 418, 433, 443
Risco de quedas (diagnóstico de enfermagem), 444
Risco de resposta de alergia ao látex (diagnóstico de enfermagem), 444
Risco de sufocamento (diagnóstico de enfermagem), 444
Risco de suicídio (diagnóstico de enfermagem), 444
Risco de trauma (diagnóstico de enfermagem), 444
riscos no banheiro, 451
ritmo circadiano, 424
ritmo circanual, 424
ritmo do pulso, 604
ritmo infradiano, 424
ritmos circadianos, 424
RMP (relaxamento muscular progressivo), 357, 642t
RNA (ácido ribonucleico), 467
Robb, Isabel Hampton, 55
ronco, 427-428
rondas, 187-188
rotulagem dos alimentos, 408
roupa de cama, 456, 473
roupa(s) de cama, 456, 473, 490

RPM (residual pós-micção), 702
RQL(quadrante direito inferior), 612

S

S (enxofre), 391, 483, 504
Sabal serralata (palmito), 369
saciedade, 382
SAF (síndrome alcoólica fetal), 203
SAG (síndrome de adaptação geral), 260, 261f
sais, 521
SAL (síndrome de adaptação local), 260
sala de cirurgia 474
sangue AB positivo, 657
sangue de Rh negativo, 658
sangue de Rh positivo, 658
sangue oculto, 678
sangue oculto nas fezes (guaiaco), 678
sangue total, 582-583
saúde, definição, 36, 232
scanners temporais, 731-732
Schaffner, W, 487
sedação processual, 653
sede
    como indicador de déficit de volume de líquidos, 540-541
    como reguladora do equilíbrio de fluidos e eletrólitos, 527-528
segurança
    administração de medicação, 561-567
    locomoção, 756-760
    processo de enfermagem, 442
        análise, 477, 478
        avaliação, 442-444
        implementação, 479, 543
        processo de enfermagem, 442-443
    transfusão de sangue, 582
segurança alimentar, 409
segurança durante viagens, 318
segurança na locomoção
    análise, 756
    avaliação, 760
    diagnóstico de enfermagem, 757
    documentação, 760
    implementação, 756-760
    planejamento, 756
    visão geral, 755-756
segurança no ambiente de trabalho, 318
seguro
    associação de enfermeiros visitantes, 57
    Blue Cross e Blue Shield, 57
    privado, 77
    responsabilidade, 66, 77
seguro Medigap, 79
seguro privado, 79-80, 95
sentimento de impotência, 330
seringas, 569, 569t, 570f
seringas de dose única pré-enchidas, 569
seringas de tuberculina, 569
seringas hipodérmicas, 569, 570, 667, 912
serviço funerário, 297
serviços de apoio, 94
sessões de perguntas e respostas, 139
setor privado, 58, 77
setor público, 76-77, 87
Shiatsu, 362
Sickledex (teste da célula falciforme), 673
sigilo, 54, 170
sigla SPIRIT, 342
sigmoidoscopia flexível, 694
silêncio, na comunicação, 122
Silybum marianum (cardo), 369
sinais vitais
    dor, 606-607
    equilíbrio de fluidos, eletrólitos e ácido-base, 541, 543
    pressão arterial, 605-606
    pulso, 603-605
    respirações, 605
    temperatura, 603
    variações, 602t
síndrome alimentar noturna ou transtorno alimentar noturno (Nocturnal Sleep-related Eating Disorder – NSRED), 429
síndrome da articulação temporomandibular (ATM), 641
síndrome da ATM (articulação temporomandibular), 641
síndrome da dor não maligna intratável crônica, 621
síndrome da mamadeira, 400
síndrome das pernas inquietas (SPI), 429
síndrome de adaptação geral (SAG), 260, 261f
síndrome de adaptação local (SAL), 260
síndrome de desuso, risco de, 444
síndrome de imunodeficiência adquirida
síndrome de morte súbita infantil (SMSI), 282
síndrome do álcool fetal (SAF), 203
síndromes de dor miofascial, 621
síntese, 511
sistema circulatório, como porta de entrada, 471
sistema de atendimento de saúde, 75, 77, 80
    intervenções de enfermagem, 186
    notas de evolução de enfermagem, 182
    perguntas de avaliação, 166, 167, 341, 539
    planos do governo federal, 57, 81

tendências na documentação, 182
volume hídrico deficiente, 542
sistema de coleta de urina de drenagem fechada, 656-657, 887-888
sistema de informações em enfermagem (NIS), 180
Sistema de Linguagem Médica Unificada (UMLS), 186
sistema de pagador único, 79
sistema de pagamento prospectivo (PPS), 81, 170
sistema de tampão de bicarbonato, 522
sistema do boticário, 558
sistema gastrintestinal (GI), 517, 611-612
sistema hematológico, 657, 658 (tabela)
sistema métrico
  conversão entre sistemas, 560
  equivalentes aproximados de, 559, 559t
  prefixos do, 558, 558t
  visão geral, 557-558
sistema nervoso, 517
sistema nervoso central (SNC), 521, 622
sistema neuromuscular, exame físico de, 541
sistema sem agulha, 575, 577f
sistema tegumentar, como porta de entrada, 471
sistemas de cura orientais, 353-354
sistemas de informações em enfermagem (Sienf), 180
situação socioeconômica, 399, 441-442
SMSI (síndrome de morte súbita infantil), 282
Smyth, R., 603
SNC (sistema nervoso central), 521, 622
SNFs (instalações de enfermagem qualificadas), 95, 101-102
SNS (Strategic National Stockpile), 509
SOB (falta de ar), 545
sobrecarga circulatória, 583
sobrecarga sensorial, 455
sobrepeso, 407
Society of Critical Care Medicine, 269
socorristas, 506
sódio (Na⁺)
  alimentos ricos em, 528t
  distúrbios no equilíbrio de fluidos e eletrólitos, 527-528
  exame de sangue, 667
  função renal, 527
  visão geral, 389-392, 517-518
soletrar, 128
solução hipertônica, 517, 524, 525
solução hipotônica, 524, 525, 819
solução isotônica, 517, 524, 525
soluções, 554, 554t, 1000-1006
solventes, 380
sonambulismo, 428
sonda nasogástrica (SNG), 568, 992-996

sonda nasogástrica (SNG) 568, 993-996
sons broncovesiculares, definição, 610
sons brônquicos, definição, 610
sons intestinais, definição, 610
sons respiratórios adventícios, definição, 610
SPI (síndrome das pernas inquietas), 429
Stafford Act, 509
Standards for Nursing Staff Development, 64
Staphylococcus aureus, 467, 679
State Children's Health Insurance Program (CHIP), 82
status cardiovascular, 609-610
status de saúde, 60, 124, 142, 148
status respiratório, 610
Strategic National Stockpile (SNS), 508-509
subcutâneo, definição, 553
sublimação, 263
substância de teratogênica 203
substâncias controladas, 552, 565, 610
sucos gástricos, 543
sufocamento, 444, 455
suicídio, 282, 330, 444
sul dos Estados Unidos, nutrição e, 396-397
sulfato de estreptomicina (Streptomycin), 503
sulfato de gentamicina, 503
superstições, influência na nutrição, 399
suplementos vitamínicos, 388
supositórios, 554
supressão, 263
suprimentos estéreis descartáveis, 453

T
T_3 (triiodotironina), 379, 674
T_4 (tiroxina), 379, 673
TAA (terapia assistida por animais), 370
tabagismo, 41, 313-314
tai chi, 359, 375
talassemia, 317
Talerico, K., 447
Talwin (cloridrato de pentazocina), 637
tampões
  sistema de tampão de bicarbonato, 522
  sistema de tampão de fosfato, 522-523
  tampões de proteína, 523
tampões de proteína, 523
taquicardia, 604
taquipneia, 605
tarefas desenvolvimentais, 197
tartarato de butorfanol, 637
Task Force in Psychoneuroimmunology, 370
Tax Equity Fiscal Responsibility Act (TEFRA) (1977), 58

Índice Remissivo   1075

taxa de fluxo, definição, 578
taxa de sedimentação de eritrócitos (ESR, teste de taxa de sed), 478, 667
taxa de serviço, 77
taxa do pulso, 604
taxa metabólica, definição, 378
taxas "per capita", 80
Taylor, S., 447
TB (tuberculose), 487, 593
TC (tomografia computadorizada), 94, 681, 683, 686
tecido absorvente, 392
tecido adiposo, 380-381
técnica asséptica, 777-487
técnica limpa, 479
técnico de enfermagem, 27
técnico de enfermagem, 28
TEFRA (Tax Equity Fiscal Responsibility Act), 58-59
telefone
   comunicação oral por, 128
   relatórios e ordens por, 188, 189f
telehealth (telessaúde) (EUA), 129
telemedicina (EUA), 129
telenfermagem (EUA), 129
Tempa-Dots, 721
temperatura
   medição
      análise, 718
      avaliação, 732
      diagnóstico de enfermagem, 718
      documentação, 732
      implementação, 725-726
      planejamento, 719
      visão geral, 718-719
   visão geral, 380, 601-602
temperatura corporal, 380, 602-603
tempo, definição, 598-599
tempo de protrombina (PT), 660
tempo de sangramento, 660
tempo de tromboplastina parcial (PTT), 660
tempo de tromboplastina parcial ativada (TTPA), 659-660
TENS (estimulação nervosa elétrica transcutânea), 641
tensão pré-menstrual (TPM), 425
teofilina (Theomar), 426
teoria de Erikson, 200t, 327
teoria do portão para o controle da dor, 623
teoria dos cuidados pessoais, 156-157
TEPT (transtorno de estresse pós-traumático), 282
terapeutas da fala, 76
terapeutas ocupacionais (TOs), 94
terapia assistida por animais (TAA), 370

terapia da música, 370
terapia de líquidos por via oral, 544
terapia intravenosa (IV), 170, 182, 448, 545
   administração, 545
   avaliação, definição, 545
   controle, 580
   equilíbrio de fluidos, eletrólitos e ácido-base, 525
   equipamento, 545
   monitoramento, 580
   sepse, 580, 581, 583, 986
   veias periféricas usadas, 579
   volume de fluido, 545
terapia IV (terapia intravenosa), 98, 182, 542, 545, 548, 550, 572, 575, 577, 579, 580, 582, 1000-1002, 1009, 1013, 1014
terapia lúdica, 37
terapia quiroprática, 359
terapias complementares/alternativas (C/A), 355-363
   aromaterapia, 356-364
   biofeedback, 358
   hipnose, 358
   histórico de, 353-354
   histórico de saúde, 593
   humor, 364
   iridologia, 364
   tendências atuais, 354-355
   terapia assistida por animais, 364
   terapias de base biológica, 363-364
   terapias energéticas, 360-363
terapias de base biológica, 363-364
terapias energéticas, 360-364
terapias espirituais, 358
terceira idade
   aprendizagem vitalícia, 142
   ensino da promoção de saúde, 309-311
   exame físico, 601-602
   necessidades nutricionais, 404
   significado para a enfermagem, 225
   visão geral, 201, 220-226
terceira idade/velhice, 201t, 281
termômetro, crianças, 603f
termômetro químico descartável, 603
termômetros de tira química (descartáveis), 725
termômetros não invasivos de varredura da artéria temporal, 725-726
terrorismo, definição, 498
teste adaptativo computadorizado (TAC), 31
teste alérgico, 702
teste audiométrico, 700
teste da hemoglobina A1c (Hb_{A1c}), 670
teste da troponina I, 674

teste de absorção do anticorpo treponemal fluorescente (FTA-ABS), 675
teste de esforço, 692-693
teste de estímulo do TSH, 673
teste de Huhner (teste pós-coito), 701
teste de imobilização do ITP (*Treponema pallidum*), 675
teste de imobilização do *Treponema pallidum* (TPI), 675
teste de tolerância à glicose (GTT), 669
teste do anticorpo antimicrossomal, 662
teste do anticorpo antimicrossomal da tireoide, 662
teste do anticorpo da tireoide, 662
teste do anticorpo microssomal antitireoide, 662
teste do fator de liberação da tirotropina (TRF), 673
teste do hormônio de liberação da tirotropina (TRH), 673
teste do hormônio de paratireoide (PT, paratormônio), 670
teste do TRF (fator de liberação da tireotrofina), 673
teste do TRH (hormônio de liberação da tireotrofina), 673
teste DST prolongado/rápido, 667
teste específico cardíaco da troponina T, 674
teste FTI$_4$, 674
teste livre da tiroxina, 674
teste pós-coito (Teste de Huhner ou Sims-Huhner), 701t
Testemunhas de Jeová, 247, 256, 287, 295
testes C e S (cultura e sensibilidade), 679, 701
testes de laboratório
    cateter implantado, 656
    coleta de amostras, 653-654
    coleta de urina, 604-605
    exame de fezes, 676-679
    exame de Papanicolau, 680
    exame de urina, 675
    exames de sangue, 657-675
    linhas centrais, 656
    punção arterial, 655
    punção capilar, 656
    testes de cultura e sensibilidade, 625, -626
    venopunção, 654
tetraciclina, 502-503, 555
TFs (alimentações por tubo), 414-415, 540-541
TGO (transaminase oxalacética glutâmica do soro), 663
Thompson Practical Nursing School, 56
tiamina (vitamina B$_1$), 387
TIBC (capacidade ligação total do ferro), 674
Tigan (cloridrato de trimetobenzamida), 636
timpanometria, 705
tipos de, 307-308
tirocalcitonina, 664
tirotropina, 673
tiroxina (T$_4$), 392, 673
tolerância, definição, 635

tomada de decisão, 273
tomografia computadorizada (TC), 94, 681, 683, 686
tomografia por emissão de pósitrons (PET), 94, 685t
tonometria, 704
toque, 111, 113, 360-361
toracentese, 697-699
Toradol (Ketorolac trometamina), 638-639
tornozelos, amplitude de movimento, 754
TOs (terapeutas ocupacionais), 78t
toxicidade do citrato, 585
TPG (transaminase pirúvica glutâmica do soro), 661
TPM (tensão pré-menstrual), 425
tráfego microbiano global, 471
traje cirúrgico, 480
transaminase oxalacética glutâmica do soro (TGO), 663
transaminase pirúvica glutâmica do soro (TPG), 661
transcendência, 336
Transcultural Nursing Society, 258
transdução, 624
transdutor, 687
transferência de pacientes
    para a maca, 777-779
    para caminhar, 756-760
    para cadeira de rodas, cômodo ou cadeira, 774-777
transfusão de sangue
    administração, 583
    análise e preparação inicial, 583
    doenças transmitidas com, 585t
    incompatibilidades, 583
    medidas de segurança, 583
    produtos do sangue, 583
    reações a, 583, 584t
    sangue total, 583
transmissão
    definição, 624
    modos de, 470-472
transmissão de veículo, 470-471
transmissão pelo ar, 470-471, 491-492
transmissão por contato, 467, 470
transmissão por vetor, 471-472
transpiração, 380
transporte ativo, 524-525
transporte passivo, 523-524
transtornos de estresse pós-traumático (TEPT), 282
transtornos/distúrbios alimentares, 330, 405
traqueostomia, 971-975
trato gastrointestinal, 472, 526
trato geniturinário, 471, 612
trauma, risco de, 444
trazodona (Desyrel), 426

Trexal (naltrexona), 637
triglicerídeos/triglicérides, 383, 666, 674
tri-iodotironina (T_3), 379, 674
triptofano, 432
trocarte, 698
trombose venosa profunda, 587
troponina cardíaca T, 665
TSH (hormônio de estimulante da tireoide), 673
TSOF (exame de sangue oculto nas fezes), 676
TTPA (tempo de tromboplastina parcial ativada), 659-660
tuberculose (TB), 571
tuberculose, infecções do trato urinário, 317
tubos de gastrostomia endoscópica percutânea (PEG), 989
tubos PEG (gastrostomia endoscópica percutânea), 987
turgor, 540
Twycross, R., 628

U

U.S. Adopted Names Council, 552
U.S. Army Medical Research Institute of Chemical Defense, 514
U.S. Department of Agriculture (USDA), 321, 393, 394, 411
U.S. Department of Defense, 508
U.S. Department of Health and Human Services (USDHHS)
    Diretrizes alimentares, 395
    Healthy People 2000, 309
    HICPAC, 487
    pressão arterial, 605-606
    visão geral, 76
U.S. Public Health Service (USPHS), 76
UIS (padrões intelectuais universais), 18
ultrassom da tireoide, 688
ultrassom de bexiga pós-micção, 689
ultrassom Doppler, 688t, 727
ultrassom transretal da bexiga, 689
ultrassonografia, 687, 688t
UMLS (Sistema de Linguagem Médica Unificada), 186
unidade de diálise, 94
unidade de educação do paciente, 94
unidade de recuperação (UR), 94
unidade de saúde mental, 93
unidade de terapia coronariana (UTC), 93
unidade de terapia intensiva (UTI), 95
unidades cirúrgicas, 94
unidades de atendimento especializado ao paciente, 93-94
unidades de enfermagem, 93
unidades de reabilitação, 94
unidades psiquiátricas, 94
Unitária, religião, 295

University of Maryland Medicine, 598
urinol, 712-816
urobilinogênio, 676
urofluxometria, 705
uso de álcool, 41, 314
uso de tabaco, 41, 313-314
uso do equipamento de proteção individual (EPI), 713-719
USPHS (U.S. Public Health Service), 76
UTC (unidade de terapia coronariana), 93
UTI (unidade de terapia intensiva), 95

V

VA (Veterans Administration), 76
Vaccinium myrtillus (mirtilo), 365
vacina conjugada pneumocócica (PCV), 207
vacinações, definição, 476
VADs (dispositivos de acesso vascular), 575
validação
    de dados, 155
    na comunicação, 121
valor de referência de ingestão de nutriente (DRI), 377
valores
    espiritualidade e, 338
    por geração, 114-116, 339t
variação biológica, influências culturais em, 248, 249t
variações biológicas, 248-249
varicela (catapora), 476
varíola, 501
VARK, 34, 151
varredura com pirofosfato de tecnécio, 690
varredura de perfusão miocárdica (testes de tálio), 691t
varredura de pulmão (varredura de ventilação-perfusão), 690t
varredura de ventilação-perfusão (varredura de pulmão), 690
varredura nuclear, 687, 689-690t
varredura radioisotópica de múltiplos portões (varredura com aquisição de múltiplos portões, MUGA), 690t
varreduras por TC das órbitas, 685t
vasopressina, 662
Vata, 354
VDRL (Venereal Disease Research Laboratory), 675
veia jugular, 541
veias, localização, 579
Velcro, faixas abdominais, 837-838
veneno, definição, 453
Venereal Disease Research Laboratory (VDRL), 675
venografia adrenal, 682
venopunção (coleta de sangue), 579-589, 654-655, 996-1000
vesicante, 505t, 581
Veterans Administration (VA), 76

via de dor aferente, 622
vias críticas (mapa de atendimento), 169, 255
vias de dor eferentes, 621
Vibramycin (doxiciclina), 504
Vicodin, 634
vidro, 452-453
vínculo, 203
virar e posicionar pacientes, 766-771
vírus, 467-468
vírus, definição, 467
vírus da febre do Nilo Ocidental, 471
vírus da imunodeficiência humana (HIV), 76, 311, 481, 487
visão geral, 234-235, 340-341, 551
    cutânea/tópica, 931-935
    injeções subcutâneas, 916-920
    padrões, 551
    pesos e medidas, 557-561
    retal, 939-942
    segurança, 561
    sublingual, 901-906
    vaginal, 942-951, 949f-950f
Vistaril (cloridrato de hidroxizina), 636
vitamina
    A, 386
    B (riboflavina), 386
    B_1 (tiamina), 386
    B_{12} (cobalamina), 386
    B_6 (piridoxina), 386
    C, 363, 386
    D, 386, 533
    E, 386, 391
    K, 386
vitaminas, 385-389
    hidrossolúveis, 387-388t, 386
    lipossolúveis, 386t, 388

vitaminas hidrossolúveis, 387-388t, 386
vitaminas naturais, 388
vitaminas sintéticas, 388
vitaminas solúveis em gordura, 386, 388
VLDL (lipoproteína de muito baixa densidade), 666
VMA (ácido vanililmandélico), 678
VMI (inventário gerenciado pelo fornecedor), 509
volume de fluido, 540-541
Volume deficiente de fluidos (diagnóstico de enfermagem), 992, 1001, 1007, 1013
Volume excessivo de fluidos (diagnóstico de enfermagem), 540, 542-547, 573
vômito, 293, 505t, 532

W
Wald, Lillian, 55-56, 57
Wall, P. D., 623
Williamson, P., 603

X
xamanismo, 354
xamãs, 354
xícara (medição de volume), 825
xilocaína (lidocaína), 638

Y
Yersinia pestis, 503
yin e yang, 2419, 353
York Retreat, 370

Z
zinco (Zn), 391, 518
Zingiber officinale (gengibre), 368
Zn (zinco), 391, 518
zofran (cloridrato de ondansetrona), 636
zonas de conforto, 118

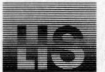

Este livro foi impresso na
LIS GRÁFICA E EDITORA LTDA.
Rua Felício Antônio Alves, 370 – Bonsucesso
CEP 07175-450 – Guarulhos – SP
Fone: (11) 3382-0777 – Fax: (11) 3382-0778
lisgrafica@lisgrafica.com.br – www.lisgrafica.com.br